现代
心肺复苏
急救学

Modern
Cardiopulmonary
Emergency

Resuscitation &
Medicine

Xiandai
Xinfei Fusu Jijiuxue

主编 —————— 李宗浩

CTS|K 湖南科学技术出版社

"十三五"国家重点图书出版规划项目

《现代心肺复苏急救学》编委会

杨菲虹　中国医学救援协会

申文娟　中山大学附属第七医院

曾宪国　中山大学附属第七医院

付　乐　中山大学附属第七医院

黄珊珊　中山大学附属第七医院

周睿彤　中山大学附属第七医院

王　珊　中山大学附属第七医院

刘　萍　中山大学附属第七医院

朱　媛　中山大学附属第七医院

罗嘉文　中山大学附属第七医院

左巧云　中山大学附属第七医院

黄　勇　中山大学附属第七医院

丘　文　中山大学附属第七医院

冯　强　中山大学附属第七医院

刘汉坤　中山大学附属第七医院

彭丽丽　中山大学附属第七医院

王传林　北京大学人民医院

陈庆军　北京市和平里医院

兰　频　丽水市中心医院

李洪臣　吉林省通化市中心医院

苗冬滨　哈尔滨市第四医院

李永武　厦门市第五医院

庄鸿志　晋江市中医院

康　新　大连大学附属中山医院

刘　斯　北京大学第一医院

王　静　中国人民解放军总医院第一医学中心

郭程娱　中国人民解放军总医院第一医学中心

张红亮　中国人民解放军总医院第一医学中心

王俊康　中国人民解放军总医院第一医学中心

王　超　中国人民解放军总医院第一医学中心

舒　心　中国人民解放军总医院第一医学中心

金　辉　北京市红十字会

葛　鑫　飞利浦中国研究院

苏敦筠　飞利浦中国研究院

刘可心　飞利浦中国研究院

吕　晨　飞利浦中国研究院

罗忠池　飞利浦中国研究院

吴　慧　中国医学救援协会

顾佳欣　中国医学救援协会

华颂文　中南大学湘雅二医院

审　定　徐延豪　中国科学技术协会

霍　勇　北京大学第一医院

姜保国　北京大学人民医院

何裕隆　中山大学第七医院

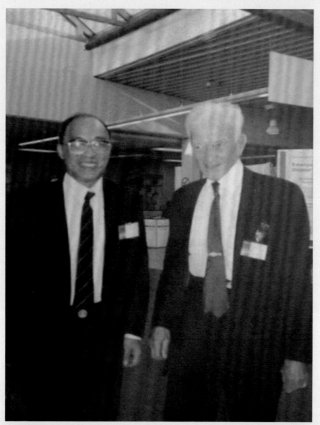

彼得·沙法与李宗浩在第十届世界急救灾害医学大会上
1997年10月，德国

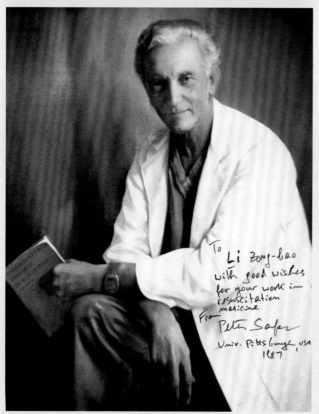

致李宗浩，衷心祝你在复苏医学领域工作顺利
美国匹兹堡大学 彼得·沙法，1987年

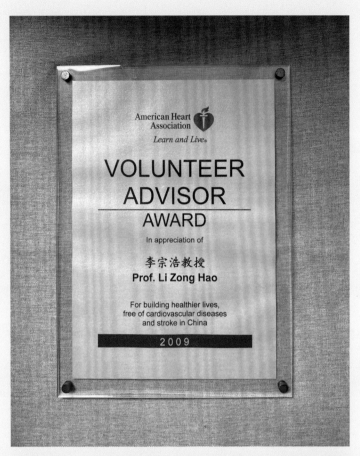

美国心脏协会（AHA）致李宗浩教授在中国心血管急救领域担任顾问
2009年

李宗浩与陶里·挪度 2008年

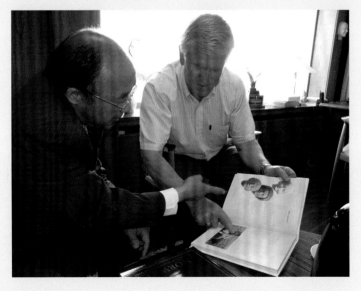

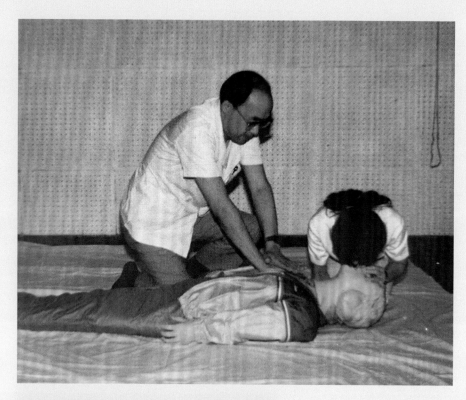

李宗浩在"复苏安妮"模型
上演示心肺复苏

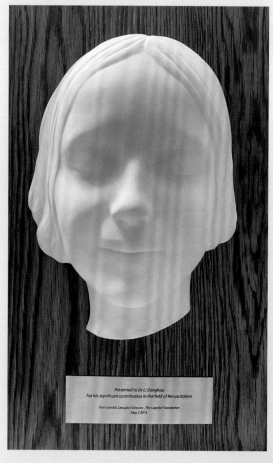

Presented to Dr Li Zonghao
For his significant contribution in the field of Resuscitation

Tore Laerdal, Executive Director, The Laerdal Foundation
May 5 2019

"复苏安妮"模型
致李宗浩医师在复苏领域所做出的重大贡献
挪度基金会主席陶里·挪度 2019年5月5日

现代心肺复苏急救学
Modern Cardiopulmonary
Resuscitation & Emergency Medicine

心肺复苏，夺回不该过早失去的生命
——代前言

一

2020 年，是现代心肺复苏（cardiopulmonary resuscitation，CPR）创立 60 周年，整整一个"甲子"。对人生而言，时值壮年，阅历丰富，精力旺盛；对学科而言，学术成熟，蓄势劲发，是创新辉煌时期。

1958 年，彼得·沙法（Peter Safar，1924—2003 年）在阅读文献启示下以及大量研究中重新发现并创立了口对口吹气术，后与威廉·考恩霍文（William Kouwenhoven）这位心脏按压创始者的谈话中探讨了联合使用这两项技术的合理性。不久，沙法把这两种方法结合起来，称为"基本心肺复苏法"。

20 世纪 50 年代前，医学家就认识到约有 1/4 的生命是在不该失去的时候丧失。在现实生活中，对于呼吸、心搏骤停的猝死的抢救几乎是不可能的。沙法兴奋地说道，现在一场复苏医学的革命已经来到。此际，沙法更得到了北欧挪威企业家奥思蒙·挪度（Asmund Laerdal）的理解、支持和配合，创造了心肺复苏的模型"安妮小姐"，科学、生动、形象、准确地显示了口对口吹气、胸外心脏按压的简易、有效、可信的操作技术，极大地开拓了复苏专业教学和公众培训的普及推广的前景，它像插翅双翼，迅速地飞向全世界，到了 20 世纪 80 年代末 CPR 已风靡全球。

我们可以将 1960—1990 年的 30 年间称为 CPR 的第一阶段即创始阶段。

我国心肺复苏医学事业的起步略晚于欧美发达国家，但并不落后，早在 20 世纪 50 年代，我国对电力工人就明确要求必须掌握人工呼吸等急救知识。1963 年我国拍摄了《触电急救》的科教影片，不仅作为电力等生产部门人员必须掌握的技术，也对公众的安全用电、万一触电如何开展急救进行了普及。20 世纪 70 年代中期，基于农村用电迅猛增加，安全用电、触电急救工作愈显重要，我国水利电力部门和卫生部门为触电急救的心肺复苏成立了调研和科技攻关项目组，并且开始了对心脏除颤的动物实验等重要研究。我有幸参与了上述工作，践行了有关现场急救的科学研究和普及。

在此，我应特别提到革命前辈、我国卫生界领导人傅连暲医师。早在 20 世纪 60 年代，他对我从事的急救、复苏医学工作给予了肯定和支持，并明确指出，中国今后在急救复苏领域必然会创建重要的新兴的学科。他约请我国麻醉医学权威谢荣教授以及复苏领域相关专家作为我的导师给予指导。后来，谢荣教授在 20 世纪 80 年代中期又将我推荐给当代急救灾害、心肺复苏医学创立者彼得·沙法教授，使我当时这样一位年纪轻轻的医师就得到了国内外著名专家的培养和教育。大师们高尚品格和精湛医术的言传身教，以及和我同时代医师们的互相促进、共同前行，创建了中国急救复苏医学事业。

二

CPR 在 1990—2020 年的 30 年间，发挥了愈来愈大的作用，可以用"席卷全球"四个字来形容，这是 CPR 的发展阶段。"生老病死"是自然规律，寿终正寝的生理之死与不治之症、慢性疾病至晚期等死亡是不可改变的，不是本书所言的复苏范围。本书所述诸如心脏性猝死、呼吸道梗阻（典型的老年人气道异物）以及常态下的意外，乃至突发灾害疫情导致呼吸衰竭、循环骤停等，及时（争分夺秒）、正确（规范标准的 CPR、AED）地由"第一目击者"（first responder）在现场急救，将使当今全球抢救成功率的悬殊（有的两位数，有的个位数）经若干年后会有明显地缩小，而且患者在复苏后能重新回归社会，至少是生活能自理。如果艰辛抢救回来的是生活不能自理、意识丧失的"植物人"或"植物状态"，这是患者的不幸，家庭的痛苦，社会的负担，而绝非是我们大力提倡实施 CPR 的初衷。

CPR 的哲学意义正如彼得·沙法所言："作为急救医学组成部分的复苏医学的哲学挑战，致力于生命终结之前恢复暂停生命，表明人类生命存在的价值⋯⋯目标必须具有思想与生理活动的存在，才能得到有质量的生活。"

我认为，CPR 经历了第一个 30 年的创始阶段（1960—1990），第二个 30 年的发展阶段（1990—2020），现在进入第三个成熟阶段（2020—2050）。当今我们正处在第三个阶段的开始之际。

这个成熟阶段的特征之一，即是 CPR 可以称为质量心肺复苏（QCPR）。在乌斯坦因（Utstain）标准及今后一系列标准制定下的普遍应用、规范指导，统一登记下的大数据记录分析，AED 的 PAD 等全面提前［电话心肺复苏（TCPR）］执行下的 CPR·D 以及与心脏血液灌注科技融合等还需要二三十年。

2019 年 12 月，在美国西雅图华盛顿大学举行的全球复苏联盟（Global Resuscitation Alliance，GRA）会议上，专家共识是全球进入了一个 CPR·AED 的新时代，进入一个标准规范、一个尽快将全球一些国家或地区个位数抢救成功率较普遍地提高到两位数的时代。美国、瑞典、挪威、丹麦、法国、日本等发达国家的不少地区其复苏成功率达到 15%～20%，个别地区更高，而且大多数人能回归社会，回到生活。这种成功的数据是可以复制的。

目前，我国 CPR 在对心脏性猝死抢救的成功率很低，仅 1%。但事实上，少数地区已有所提升。由于全国总体而言培训和普及不够广泛，缺乏统一的强制性的登记制度，CPR 规范标准实施不一，AED 尚未普及等诸多因素，导致成功率低的现象出现。随着我国主管部门的政策和措施的出台，标准发布的实施，据此教学、培训和普及的规范开展，尤其是中国政府的《健康中国行动（2019—2030）》的全面实施，我们可以预言，在 3～5 年内可望基本达到与发达国家相同的救治水平和复苏成功率。

三

本书系"十三五"国家重点图书出版规划项目，我作为这部专著的主编既感荣幸，更知责任重大，但我有充分的自信，因为我们已拥有一个在此领域内强大的国内外专家团队，拥有《中国急救复苏与灾害医学杂志》多年来形成的科学素养、学术水平较高的作者队伍，以及广大的心肺复苏急救的医学工作者和志愿者。

我从 20 世纪 60 年代走来，一直到参与 2019 年 12 月在美国西雅图举行的全球复苏联盟与心搏骤停峰会。30 余名著名的全球复苏专家的闭门会议，千余名来自世界各地的专家以及近百人的"志愿者""复苏存活健康人"的学术研讨、科学普及、产品展示等，给予我们充分的启示与鼓舞。本书的初稿，也在此次会议后作了较大调整、充实与提高，力争反映近年来学术的进步。

十分感谢我急救医学事业上的同事和朋友，他们一如既往地支持与合作，为本书的编著和审定付出了辛勤的劳动和大量的心血。中国人民解放军总医院急救医学中心主任黎檀实教授、徐州医科大学急救医学系主任许铁教授、中国人民武装警察部队后勤学院贺智教授、中山大学附属第七医院重症医学科罗亮主任率领他们的专家团队以其学术强项为本书写下了重要篇章。

此外，诚如前述，中国复苏医学早年得到了电力部门的重视，为此我特地约请了北京电力医院麻醉科韩文勇主任医师、重症医学科卢年芳主任医师为本书写下了心肺复苏生命支持的章节。我们不应忘记，当年电力部门为此作了大量调研和基层普及工作。20 世纪70 年代我与广东、上海等地的同事进行了心室纤颤的动物实验等方面的复苏、除颤研究，积累了大量经验和科学资料，所以此次又约请飞利浦中国研究院的专家团队梳理 AED 的进展，以使读者对此有较为全面的了解。

我长期在急救中心工作，我的同事们辛勤地奔波于院外急救、危重患者转运，尤其在今年抗击新型冠状病毒肺炎疫情期间，各地急救中心所承担的工作十分繁重，从呼救电话处理、救护车到达现场再送至医院，它是现场与医院最为重要的通路。为此，特别约请武汉急救中心撰写了本书的有关章节。

中国科学技术协会徐延豪副主席，在他的医学背景和科协工作中，对心肺复苏这项关系学术与普及的重大题材有着深刻的理解；北京大学第一医院心内科、亚洲心脏学会主席霍勇教授致力于心脏急症的医院内外无缝连接，创立了胸痛中心救治新模式；北京大学人民医院院长、国家创伤医学中心主任姜保国教授凭借其骨科的丰厚学术素养聚焦于现场创伤救治的大格局；中山大学医学院党委书记、中山大学第七医院院长何裕隆教授沉淀了普通外科的精华，汲取了发达国家的经验，用全新的视野制定出急救新思路。在此特别感谢上述专家用他们的科学素养和专业强项为本书相关章节分别作出了审定。

科学书籍的编著离不开国际同行的支持。我在 CPR 领域里的老朋友、挪威挪度总部的卓越领导人陶里·挪度及其团队，多年来一直潜心研究并支持 CPR 标准制定。全球复苏联盟（GRA）的专家们在制定规范标准、创新公众 CPR 复训模式、复苏挤压深度及速度等方面，在理论和实践中都有不凡之举，发展了 CPR，组织制定了乌斯坦因标准。在本书的编写过程中，他们也给予了我很大的帮助。

我国的急救复苏事业须立足本国、借他山之石，才能在前人研究实践的基础上继续前行。彼得·沙法教授早在 1992 年就对中国的急救复苏事业充满信心。他说："世界正以极大的期望注视着中国，以便了解这个已经能够建立生机勃勃和组织良好社会体系的人口最多的国家，将如何发展现代急救和复苏医学的潜力，并与传统的医学相结合。不同国家的研究者与急救医疗保健提供者应当相互学习，最大程度地降低世界范围的提前死亡和残废。"让我们一如既往地团结国内外同道，互相学习，共同努力，夺回本不该过早失去的1/4 的生命，规范开展心肺复苏急救事业！

中 国 医 学 救 援 协 会 会 长
徐州医科大学救援医学研究所所长
李宗浩
2020 年 10 月于北京

目　录

第一篇　心肺复苏总论

第二篇　心肺复苏后的重症监护和治疗

第三篇　脏器系统急症和处置

第四篇　急性中毒和核化生突发事件医学救援

第五篇　突发灾害事件医学救援

第六篇　创　　伤

第七篇　动物致伤与破伤风

第一篇
心肺复苏总论

第一章　心肺复苏急救的历史沿革

第一节　概　　述

一、概述

心肺复苏（cardiopulmonary resuscitation，CPR）急救，既是一个医学范畴内的重要学科，同时也是一个全新的社会普遍关注的重大公共卫生题材。从它问世以来，尚未有一个较为确切、合理、简明的定义来诠释。这是因为无论在古代还是现代，无论是科学界还是民间，对其理解既有人类的一些共识，也有文化之差异，更有科技进展之伴随。本书作者爱见所及，尽可能地与国内外有关医学专家（包括哲学家）多次深入研讨，提出为当代医学（包括公共卫生学）、社会学所能基本认同的定义。准确的定义，使学术发展有正确健康的方向，少走弯路得以可持续发展，乃至能衍生出新兴的科学和技术。

任何学术的进步发展，是建立在前人真知灼见、艰苦卓绝的心智体力和科学经历、记录之上，尤其是如心肺复苏急救涉及远超医学的众多领域，又关联着人文、科学、伦理、道德、哲学、宗教等。如此重大题材，非我辈我等所能为之，所以首先要学习心肺复苏急救的历史沿革。

二、关于复苏急救的古代记载

人类对于疾病，尤其对于急性疾病的科学系统认识（而不是研究）可以追溯到遥远古代，而对于突然死亡等的认识和采取的方法即"急救"，无论从传说还是到史料记载，我们都是可以参考阅读的。

《史记·扁鹊仓公列传》中记载，有一天，扁鹊路过虢国首都，听到人们议论说虢国太子患了"尸厥病"而暴死。尸厥，也就是假死症，是一种突然发生的昏迷、不省人事。扁鹊向太子的侍从官——中庶子问了详细病情，发现太子还有呼吸，体温也正常，扁鹊觉得还可以抢救一下。国君马上让扁鹊觐见，扁鹊采取针灸之法，刺"百会穴"，这个穴位在头顶的正中间，居然成功让太子苏醒过来。不过从现在的角度来看，会发现百会穴处颅骨闭合，扁鹊的针灸应该只扎到了头皮，所以让太子苏醒的功劳，恐怕还是要记在"疼痛刺激"这一项上，太子很有可能是被痛醒的。

在成书于3世纪初的著作《金匮要略》的"杂疗方"中有针对自缢者的救助，这段文字言简意赅："徐徐抱解，不得截绳，上下安被卧之……一人以手按据胸上，数动之；一人摩捋臂胫屈伸之，若已僵，但渐渐强屈之并按其腹，如此，一炊顷，气从口出，呼吸眼开，而犹引按莫置，亦勿苦劳之。"被认为是世界上最早的关于胸外心脏按压等复苏抢救的详细记载。当代的医学家们认为，这一系列做法，其实涉及救助体位处理、心脏按压前的准备、人工呼吸的节奏等。在1700多年前，我们的祖先就总结出了这么系统并且有效的复苏方法，应当说是非常不容易的。那么，那个时期的欧洲又是怎样的情形呢？

4世纪，当欧洲医学在急救方面依旧毫无头绪，只能靠保温、保暖来应急时，在中国的两晋时期，另一位医学大家，提出了关于急救方面的另一个重要观点。葛洪在著作《肘后方》中，针对自缢者的救助，除了继承前人的经验，还特别提到了人工通气的方法：塞两鼻孔，以芦管内其口中至咽，令人嘘之。别看就是这么几个字，也是切中要害，强调人工呼吸，应当捏住鼻子，防止漏气，并缓慢吹气。不得不说，我国古人真的很会总结经验，这种方法和现在的人工呼吸法，理论上已经极为相似了。而反观欧洲，在中世纪之前，急救术都没有什么实质性的发展，直到文艺复兴时，这种状态才有所改观。

风箱人工呼吸法，来源于赫赫有名的维萨里，他是在文艺复兴时期一个很有名的医学专家或者说是一个医学天才。他为了了解人体的结构，打破了教会的种种封闭之后，自己偷偷地跑到刑场上、坟地里偷尸体，借以解剖来了解人体。所以在 1543 年的时候，他就写了一本医学专著——《人体构造》。直到今天这本书我们依然可以看到，它里面详细描述了人体的内脏结构、骨骼，还有我们的肌肉分布。据说就是在这个过程中，他曾经做过一个实验，就是了解肺部与生命之间的关系，当时他采用的实验对象是猪和狗，他将猪和狗的气管切开一个口子，连接一根芦苇，这根芦苇是中间空心的，然后外面再加上一个风箱给里面鼓气，结果他就发现借助这种方式，猪和狗还能维持相当长的一段时间的呼吸，所以维萨里就得出了一个结论，那就是当我们的肺脏的换气功能始终能够保持的话，那么我们的生命也就可以延续下去了。可能正是因为他的这部著作，所以在后来欧洲才出现了开始用风箱来唤醒昏迷患者的方法。

不过不管怎么说，维萨里是位医学史上的天才或者说是开时代先河的人物，正是因为有了维萨里的努力和他的这部不朽的巨著，医学界才开始真正认识到心肺复苏或者是心脏与肺部之间的关系。

1732 年 12 月 3 日，一位名叫詹姆斯·布拉尔的矿工在一次煤矿火灾中死里逃生，但是逃出火场的他，却因为吸入过多烟雾而呼吸不畅，生命垂危。参与救治的苏格兰医师威廉·托萨一时间找不到风箱，情急之下，采取了口对口的人工呼吸对这位矿工进行了抢救，没想到 1 小时后布拉尔恢复了知觉，在当天就自行回家了。这是西方历史上第一次有记载的成功的人工呼吸。另一位英国医师约翰·福斯吉尔听说了这件事，了解了整个过程后，发表了一篇关于人工呼吸的文章，建议将人工呼吸纳入抢救流程。人工呼吸的出现，使人类终于摆脱各种原始、荒谬的"早期复苏术"，成为现代心肺复苏术发展史上的一个重要里程碑。

三、中医学在复苏急救上的成就

我国远古时代，在垂危患者以及一些创伤、意外伤害的救治上，逐步有了一些正确的方法。原始人在与猛兽搏斗或部落战争时，容易发生一些外伤，因此用树叶、草茎涂裹伤口，用烧热的石块、沙土作局部热敷。在使用火的过程中产生了熨法和灸法，在使用石器中发明了砭石和石针来治病。

随着生产的发展，医疗技术也相应提高。生于公元前 5 世纪的名医扁鹊（秦越人），他不仅切脉享有盛名，同时也掌握了很多治疗方法。有一次他经过虢国，虢太子患尸厥，他和弟子们把虢太子急救过来。当时人们盛传扁鹊有"起死回生"之术，而扁鹊却说："越人非能生死人也，此自当生者，越人能使之起耳。"这不仅反映了扁鹊高超的急救医疗技术，更说明了他那种实事求是的科学态度，正确认识到生死是自然界的规律，已经死的人是不能救活的。这种高尚的医疗作风是值得我们学习的。

东汉末年张仲景（约 153—219 年）所写成的《伤寒杂病论》中，对自缢救治的人工呼吸、注意事项等都提得周尽完备，类似现代的口对口吹气、胸外心脏按压。200 年左右，我国古代名医华佗，在《华佗神方》一书的"急救奇病方"中，就已有如今的胸外心脏按压和人工呼吸的相关记载，早于其他国家一千多年。

对于雷击伤的认识上，在一千九百多年前东汉时代的唯物主义哲学家和进步思想家王充，在《论衡·虚雷篇》中指出："雷者，火也……然则雷为天怒，虚妄之言。"雷电绝不是"上天"制造出来的，而是有规律可循的自然现象，雷就是火。人被雷烧灼自然有灼伤，有何大惊小怪呢？

同样，在中毒等急救上也有了科学的记载。在原始公社制社会，人们在寻找食物过程中，往往误食一些有毒的植物，因而引起疾病甚至死亡。在反复实践的过程中，人们识别了一些有毒植物，同时亦掌握了简单的防治方法，形成了毒物学的一些初步概念。"神农尝百草，一日遇七十毒"的传说，反映了应用草药防治疾病的丰富实践。

我国现存最早的药物学专著《神农本草经》，集中了古代劳动人民在生产生活实践中的经验和智慧，总结了汉代以前直至远古时代所积累的药物学知识，载药共 365 种，其中植物药 252 种，动物药 67 种，矿物药 46 种，对药物的作用及毒性都有了较详细的记载，奠定了毒物学的基本知识。

早在周朝对于饮食卫生、食物中毒方面就注意了，那时医学上即有食医（营养医师）、疾医（内科）、疡医（外科）、兽医等部门。东汉的王充提出："饮食不洁净，天之大恶也。"《金匮要略》也有"六畜自死，皆疫死，则有毒，不可食之"等记载。

我国现存最为系统的法医学专著《洗冤集录》是宋慈在淳佑七年（1247 年）吸取了前人著作的精华，加上自己丰富的经验所作。该书对各种急性中毒及急救方法都有较精辟的论述，它不仅是一部很好的法医学书籍，同样也是一部很好的急性中毒救治的参考书。如那时已经知道了食河豚有毒，书中载有"河豚风药弁食毒"的句子。对盐卤中毒的患者，描述确切："服盐卤死者，发怒，手指甲秃，胸前有抓伤痕，因痛不可忍，逼地滚跌，自抓掐所致。"对砷中毒的急救方法有"砒霜服下未久，取鸡蛋一二十个，打入碗内搅匀，入明矾三钱，灌之，吐则再灌，吐尽便愈，但服久，砒已入腹，则不能吐出"的记载。直到今天，这种方法仍为我们急救中所采用。

《洗冤集录》对苦杏仁、菌薯、莨菪、巴豆等中毒亦有记载。该书从 13 世纪至 19 世纪沿用了六百多年，在国际上早被翻译成朝鲜、日本、俄、英、德、法、荷兰等国文字出版。它比欧洲最早的法医学专著即 1602 年意大利人菲特利斯编著的《医师关系论》，还早三百五十多年。我国明代伟大的医学家、药学家李时珍（1518—1593 年），摈弃科举、辛勤劳动、品尝百草、上山采药，积数十年之努力所编写的名著《本草纲目》更是举世闻名。全书共 52 卷，载药 1892 种，药方一万多个，插图一千余幅。李时珍在编写过程中，深入田野山林，跋山涉水，请教采药人、农民、樵夫、渔人，注重调查实践，努力学习前人著作。

《本草纲目》还批判了在封建社会所流传的食用"金丹"可长生不老的观点，对某些书籍在这方面的错误主张也提出了批评，如服食黄连、雄黄、芫花可以成仙不死，李时珍不仅从理论上予以否定，还指出其结果会导致中毒、死亡。李时珍不仅在急性中毒上给我们留下了宝贵的遗产，更重要的是他这种实事求是的科学态度和对人民负责的精神，并摆脱当时的科举制禁锢，打破"述而不作，信而好古"的教条，给我们树立了榜样。《本草纲目》这部巨著，从急救学的角度来看，实是在有毒动植物、矿物的毒理、救治上的一部极有价值的参考书。

《本草纲目》这部巨著在国际上有很大的影响。该书于 1606 年传入日本，先后被译成了日、英、德、法、俄、朝鲜及拉丁文，对中国和世界的医学、药物学作出了卓越的贡献。

明代的《天工开物》也值得一提。该书在载"熔礁"之中，提到"用墙以抵炎热"的防热屏障，用来预防中暑的发生；在入井挖煤的矿工的防护方面，科学地记载了其方法："初见煤端时，毒气灼人，有将巨竹凿去中节，尖锐其末，插入炭中，其烟从竹中透上，人从其下施镬拾取者。或一井而下，炭纵横广有，则随其左右阔取，其上支板，以防压崩耳。凡煤炭取空，而后以土填实其中。"这段文字对有毒气体的预防方法作了清晰的说明，而且还对塌方外伤也采取了严密的预防措施。所以，宋应星在明末编的这部《天工开物》是我国科学史上的一部重要著作，可称为工农业技术的百科全书。

第二节　现代心肺复苏医学的创立

一、概述

用现代科学的视角，对人体和"复苏"科学、实践的定义，应该是在该生命不该终结时，即突然发生的危重急症、意外伤害等因素，导致生命在正常进行过程中，最重要的生命现象的心脏出现了严重的危象，为严重的心律失常以致不能有效地排出血液进行血液循环，呼吸因中枢衰竭而无法进行正常呼吸，或因呼吸通道（咽喉、气管、支气管、肺泡等）严重被堵塞物理性的（机械堵塞，或化学性的、生理性的气体无法交换等）使空气无法出入、无法进行气体交换。

人体的各个脏器、组织、细胞无时无刻不需要通过心脏规则跳动来维持血液循环，而呼吸心搏骤停，使血液循环处于中断状态，意味着生命迅速进入死亡。因此，从现代医学观点而言，最及时、有效的针对心跳、呼吸的急救方法就是心肺复苏技术。

二、口对口吹气和体外心脏按压创立了现代心肺复苏

尽管在 20 世纪 60 年代前，在医院的手术室或病房内有对呼吸心搏骤停者抢救成功的报告，但病例数极少，而且多是对呼吸骤停的患者偶有抢救成功。也有很少数是在医务人员和设施具备的条件下，开胸按压心脏的复苏成功。所以，在现实生活工作环境里"心肺复苏"可以说是不存在的。

1950 年，Peter Safar 等和 Elam 等通过阅读一位助产士用口对口吹气的方法复苏刚出生的婴儿，使他们"再次发现"了这一方法。1958 年，Peter Safar 等证实 Elam 等所提出的口对口通气的有效性。1960 年，Kouwenhoven 等发现用力胸外心脏按压可得到相当明显的动脉搏动。他们在一组由麻醉诱发的心搏骤停患者中发现，单独应用胸外心脏按压可以维持生命，并能维持到更有效的抢救措施的实施。现代 CPR 关键步骤——"闭胸"按压和"口对口"吹气诞生了。

几年后，Peter Safar 和 Kouwenhoven 通过偶然的谈话，认为同时做胸外心脏按压与口对口吹气是合理的。不久，Safar 把这种方法结合起来，目前被称为基本心肺复苏方法。这种方法十分简单，使得它能广为传播："所需要的一切，只是两只手。"本方法所带来的希望是，在美国和欧洲，每天平均能挽救近 1000 例院外猝死患者。

Peter Safar 的理论与研究，得到了北欧挪威国挪度企业家奥思蒙·挪度（Asmund Laerdal，1913—1981 年）的理解和支持。为了解决传授心肺复苏技术既不能用活人来练习，也无法显示其效果的困境，在两人密切合作下，美丽的模型"安妮小姐（Anni）"诞生了。

"安妮"形象生动地展示了口对口吹气、胸外心脏按压的实操过程，在模型上再现了重启的呼吸、恢复的循环，显现了 CPR 通气、按压的正确位置，对呼吸、心跳的有效性。复苏模型的出现，开创了规范有序的 CPR 操作培训，不仅医学院校的师生们容易理解讲授，社区民众也很快接受培训。

不过 20 年的时间，时至 20 世纪 80 年代，CPR 已风靡全球，"安妮小姐"也因此走遍世界。20 世纪 90 年代，全世界有近百个国家和地区采用它作为心肺复苏的模型，于是又有了不少黑皮肤、黄皮肤的"表亲"，以及"安妮小童"和"安妮婴儿"。这说明了全球公众对于学习心肺复苏的热情在不断高涨。中国也在 20 世纪 80 年代开启了现代 CPR 的专业教学与公众普及，"安妮小姐"也成为中国人民的"朋友"。

近些年来，为了简化"安妮小姐"的"体态与行装"，挪度公司为此推出了新的产品"迷你安妮"，即小型的半身简易复苏模型，携带和使用十分方便。在功能上，"安妮小姐"也在不断扩展升级，科学记录资料和操作者的动作，对操作正确与否进行评定，进一步提升了 CPR 普及的广度和深度。

这一切，无疑是科学家和企业家合作的成功典范。用科学做商品的基础和内涵，是真正的品牌。这与时下一些商品不注意质量，过多依靠名人星族们来做广告，乃至不科学地宣传等比起来，实在是大相径庭。

三、自动体外除颤器发展了心肺复苏

20 世纪 80 年代后期，德国美因茨大学医学院的专家根据 Peter Safar 的 CPR 复苏原理和实践，对于心脏停搏时尽早（同期）在现场进行心脏除颤作了设计并取得成功，这也是最早的自动体外除颤器（automated external defibrillator，AED）雏形。AED 脱颖而出。

传统的心脏除颤器是在医院内，由专科医护人员使用操作，这不仅只有少数人才会使用，更因此大大延误了抢救时机，也就是说，争分夺秒的挽救生命的黄金时间丧失殆尽。AED 的诞生与使用，不再需要到医院后由专科医师护士来进行除颤，在现场可以由"第一目击者（first responder）"，即受过培训的公众进行，使用这个极为重要的救命仪器，比以往至少可以将除颤时间提前 15～20 分钟，大大提高了抢救成功率。后来，在不断实践过程中，对除颤应用的能量与波形进行了研究、分析、设计，调整合适有效的能量，同时力求实现全自动的操作，为公众在现场最简便、最有效地使用除颤提供了可能。现在，大多数出品的 AED，均已做到了全自动和科学记录。

现在，CPR 与 AED 在不少地方可以同时进行，本书主编提出的 CPR·D 已获得专家共识，并在逐步推广之中。

第三节　心肺复苏的社会学基础

一、"生存链"的提出

20 世纪 60 年代后，经过多年的践行与科学会议讨论，院外急救医疗服务（emergency medical service，EMS）体系及医院内急诊危重症的专家们开始聚焦于院外急救，于是在 1992 年，"生存链（chain of survival）"被正式提出。

有关"生存链"论文发表在当年《美国医学杂志》（JAMA，1992 年）上，奠定了 AED 在抢救院外心脏停搏（out-of-hospital cardiac arrest，OHCA）患者中的重要地位和作用。

所谓"生存链"，指的是四个相互联系、按一定方式排列的四个环组成的链，也就是四个 E（Early），即四个早期［早期通路（early recognition and callforhelp）、早期心肺复苏（early CPR）、早期心脏除颤（early defibrillation）和早期高级生命支持（early advanced life support）］。

这四个"E"即四个"早期"，就是"生存链"的四个环。任何一环都必须及时、正确、充分地实施，才能保证环环紧扣行之有效。其中，迅速地进行心肺复苏（CPR）、体外自动除颤（AED）是决定生存的最重要因素。

二、心肺复苏、体外自动除颤联合使用

心肺复苏对呼吸心搏骤停抢救的关键作用毋庸赘言，而自动体外除颤器（AED）在现场的及时使用，大大提升了抢救成效。CPR·AED（CPR·D）的联合使用，已成为 21 世纪理论学术与科学实践的"标配"。

我们必须充分认识到 AED 在院外心脏停搏（OHCA）抢救中的重要性。现在，不少国家纷纷开始推广实施公众启动除颤（public access defibrillator，PAD）计划。即在公共场所配置 AED，使普通大众可以在救护人员到达前，进行 CPR 的同时使用 AED，为心脏停搏患者实施电除颤。

美国是世界上最早开始实施 PAD 计划的国家。从 20 世纪 90 年代开始建立 PAD 项目，美国心脏协会（American Heart Association，AHA）对 PAD 放置的地点和数量建议为患者倒地 3 分钟之内，有一个训练有素的救援人员拿着 AED 赶到现场。PAD 计划可以减少心脏停搏患者从发病到接受除颤的时间，越早的除颤治疗，患者的生存率越高，从而达到真正提高 OHCA 抢救成功率的目的。

近些年来，"后来者居上"。北欧一些国家，如瑞典、丹麦、挪威等奋起直追，亚洲的日本、韩国、新加坡也不甘落后。要达到真正实施"四个环"，从而提升猝死抢救成功率的目的，PAD 计划显然是个可靠、有效、事半功倍的重要措施。选择"重点地区"和"有针对性人群"是 PAD 的核心。选择地区至关重要，如机场候机大厅、民航班机、教学单位、运动场所、公共集会等。为了提高公众参与"第一目击者"救助的积极性，保护救助者的权益，一些国家相继出台了 CPR·AED 免责等法律条款。

这一系列措施，使 OHCA 抢救成功率由个位数提升到了两位数。个别地区成绩卓著者，心脏性猝死抢救成功率达到了 30%～33%，如美国的西雅图。

三、开启院外心脏停搏的急救实践

全球复苏联盟（Global Resuscitation Alliance，GRA）是一个致力于提高院外心脏停搏（OHCA）存活率的全球专家网络，于 2015 年成立，其目标是到 2020 年，将全球心脏停搏生存率在 2015 年基础上提高 50%。为此，他们根据在不同国家和地区的 CPR 培训经验，总结出最佳实践方案，包括心脏停

搏登记、电话 CPR、高质量 CPR、快速调度、专业复苏的监测、针对第一目击者的 AED 项目、快速 CPR 和 AED 技术、CPR 和 AED 的强制性培训、责任、形成卓越文化 10 项。

心脏停搏登记是监测的本质。连续监测能体现 CPR 过程中可能存在的问题，决定是否需要改进并确定改善的进一步步骤；而监测结果则可以量化各项举措带来的生存益处。在 1990 年的乌斯坦因会议上，国际心肺复苏专家就认识到统一的数据报告对心脏停搏方案改进的重要性，对如何记录、报告生存数据达成了共识，并于 2011 年出版，称为"Utstein 方法"。各个国家、地区可以根据当地的需要进行定制，建立与当地相适应的登记体系。如美国的心脏停搏登记（myCARES. net）、日本的 Utstein 项目、韩国的 OHCA 注册等，每年可以收集大量 OHCA 案例。

现场抢救措施的规范科学性，即每一个抢救动作正确与否对被救者来说都是"致命的"。美国华盛顿大学心脏病学系 Peter J Kudenchuk 教授为中国医学救援协会主办的"中国·国际第 17 届现代救援医学论坛"专门制作了视频报告。根据作者近年发表的论文《心肺复苏：手背后的科学（cardiopulmonary resuscitation：the science behind the hands）》，依据其研究资料指出心脏停搏是全球死亡的主要原因，尽管 CPR 已使用了 60 年，但成效在各地各个社区存在很大差异，关键是胸外心脏按压的质量，实施有效胸外心脏按压明显取得成功。同时，也再次提出了尽早使用 AED，越早使用复苏效果愈好。当然，在除颤前进行 CPR，可以延长心室纤颤时间，有明显的协同作用，CPR 的主要作用不容忽视。

CPR 和除颤每延迟 1 分钟，存活率下降 7%～10%。GRA 通过数据证明，电话 CPR、快速调度、对一线急救人员（包括警察、保安和其他公共服务人员）的 AED 培训、在学校等特殊机构进行强制性 CPR 和 AED 的培训、利用智能技术提供 CPR 和 AED 等措施，可以提高第一目击者 CPR 率，缩短从呼救到 CPR 的间隔时间，增加心脏停搏患者生存率。除了及时性，影响心脏性猝死抢救成功率的另外一个重要因素就是 CPR 的规范性、科学性，即"高质量心肺复苏（quality CPR，QCPR）"。

应该说，CPR 操作技术并不复杂，容易学习和掌握。但是，在生命悬于一刻的时限内，绝不允许有分秒的耽误，每一个抢救动作，都必须保证是正确的、有效的，是能真正达到心肺复苏之目的。更不用说，在生命攸关之际，应用错误的、不科学的"急救方法"，这是要付出"生命代价"的。

急救医学服务（EMS）体系领导人在西雅图创建复苏学院（Resuscitation Academy，RA）之目的，是在复苏指南的基础上，进行科学的最佳实践，并根据收集到的反馈数据，进行效果分析和持续改进。依据这种模式，一年后，华盛顿有目击者的心室颤动心脏停搏患者年生存率由 35% 提高到 50% 以上（甚至有一年达到 62%）；纽约 OHCA 抢救成功率由 5.3% 升至 16.6%，达 3 倍以上。

最佳 EMS 实践，使得丹麦、西雅图、首尔等国家或地区的心脏停搏患者生存率在 10 年期间成倍数增加。而在丹麦，更是由 19.3% 增加到了 65.3%。数据显示，如果按照这个趋势，到 2020 年，这些国家的心脏停搏患者生存率还会增长 50%。

第四节　心肺复苏的伦理学

一、心肺复苏的伦理学原则

心肺复苏（CPR）和心血管急救（ECC），与其他医疗措施有着同样的目标：挽救生命，恢复健康，解除病痛和减少伤残。但是，CPR 的执行可能与患者自身的愿望和要求发生冲突，或者他（她）们本身并不希望接受 CPR。有关 CPR 的决定是复杂的，抢救者经常必须在数秒内做出决定，而抢救者很可能不了解患者的情况或不知道是否存在事先的遗嘱。如果患者医疗的目的不能达到，复苏也许是不适合的。在某些情况下，复苏本身可能浪费有限的医疗资源。然而尽管需要考虑长期监护的费用问题，但亦不能阻碍对患者进行急救复苏。

开始或停止 CPR 应做出选择。应该依据伦理学原理和可提供的科学信息，针对不同的患者富有同情心地做出每一个决定。

对于什么时候开始或结束复苏，必须考虑不同的伦理和文化标准的差异。虽然一些概括性的原则诸如有益、无害、自主和公正似乎在各种文化背景下能被接受，但这些原则中最重要的因素在不同的习俗中则是不一样的。在中国，更多的是人性文化因素，传统的"救人一命，胜造七级浮屠"的宗教思想的影响。而在美国，最主要强调的是患者个人的自主权，在欧洲，比较强调医务人员的自主权和他们对患者信息决策的责任。在某些社会，社会利益大大超越个人的自主权。在决定复苏问题时医师必须起重要作用。科学证明的资料和社会价值是指导复苏的原则，同时我们应尽力维护不同文化的自主性。

二、患者自主权的原则

患者自主权在伦理学上是受到尊重的，在许多国家亦受到法律的保护。然而这要求患者能够交流、能表达同意或拒绝某项措施，包括 CPR。在许多国家，如美国，成年患者是假定具有决策能力的，除非法庭宣布他们没有决定此类问题的能力。在其他国家对精神病患者没有必要由法庭来宣布，他们不具有这种能力。

信息决策确实要求患者接受和理解相关信息，如他们的病情、预后、推荐诊疗措施的特性、其他可供选择的项目及其风险和利益。患者必须深思熟虑，在多项诊疗项目中进行选择，并应做出稳定而有价值的决定。当患者有疑虑时，应将其看作是具有选择能力的表现，当患者的决策能力因现存疾病、药物治疗及情绪抑郁而受到影响时，经过治疗可恢复其决策能力。在急诊，因时间短暂，患者不可能做出肯定的选择。在这种情况下，标准的治疗应该慎重。

人们很少为将来的疾病作打算，许多人不愿意准备临终遗嘱或者讨论 CPR。即使对于病情很重的患者，医师也很少讨论临终遗嘱。许多患者对 CPR 及其后果只有一个模糊的理解。通常，公众过高地估计了心脏停搏患者幸存的机会。因为幸存者可能产生严重的神经系统功能的后遗症，一些患者会拒绝CPR。事实上，在许多报道中，认为心脏停搏幸存者的生活质量是可以接受的。

但是，医师和患者对生活质量的理解可能不同，医师有义务使患者了解 CPR 和复苏结果。适当的决定依赖于良好的理解，如果必要可对复苏的认识和结局进行讨论。这一目标可能会因医师的错误概念而变得复杂，例如，许多医师不能准确预料心脏停搏患者生存的机会。让患者明确同意心肺复苏一直是对医务工作者的一个挑战。

社会的进步，文明程度的提高，我们应该考虑或者说参考美国等发达国家的"临终遗嘱和生存意愿"。

临终遗嘱（advance directive）是一个术语，它提供患者对他（她）的生命终末期诊治的想法、希望或意向。大多数临终遗嘱就是提出他的医疗范围，包括心脏停搏的复苏。临终遗嘱可能基于谈话、书面遗嘱、生存意愿及对医务人员永久的委托书。但是患者与亲戚、朋友或医师的谈话是最普通的临终遗嘱的形式，亦是有法定效果的。在美国和其他一些国家，法庭认为书面的临终遗嘱比谈话的记录更有可信价值。对丧失决定能力的患者，遵从他们的临终遗嘱（临终遗嘱包括生存意愿、委托书及健康代理人）就是尊重他们的自主权，因此被普遍接受。

美国的法律认为临终遗嘱不能阻止生命支持治疗，除非出现下列情况：

代理人已被授权。有 2 位医师证明患者处于终末状态。2 位医师证明患者处于长期植物人状态，其中一名医师是评估认知功能的专家。

在生存意愿里，患者应把医疗遗嘱交给医师，以作为患者到终末期或不能做出决定时的医疗依据。生存意愿是明确表达出患者愿望的证据，在美国大多数地区实施生存意愿受到法律保护。其他大多数国家认为不需要从法律上要求医务人员遵从生存意愿中的医疗遗嘱。

生存意愿和临终遗嘱一旦建立，应该定期重新检查。当患者病情加重或从慢性疾病中恢复的时候，不可避免地会改变他们对生活质量和再生存数天或数周重要性的认识。患者的意愿甚至在 2 个月内都可能有变化。在 SUPPORT 的研究中，首选不尝试复苏（Do Not Attempt Resuscitation，DNAR）的患者比首选 CPR 的患者更容易改变主意。严重患者有非常强烈的生存愿望，医务人员有低估这种愿望的倾向。每一个人应该能够提供临终遗嘱，然后每隔一段时间重新评估这些意愿。

三、医院外复苏的伦理学问题

基础生命支持的培训极力主张普通公民对心脏停搏者首先做出急救，进行 CPR。期望医务人员掌握基础生命支持（BLS）和高级生命支持（ACLS），并作为自己的职责进行实施。本节参考美国等发达国家的作为（较为成熟的已编入"国际指南"）。

患者死亡时，有明显不可逆死亡的临床体征。

在执行 CPR 时，救援者将要冒身体受伤的危险。

在患者或代理人已明确表示不愿意复苏时，公众或专业人员都不应该凭借现有或可预料到的神经系统状况来判断猝死者现在和将来的生活质量。这种草率的判断往往不准确。生活质量不能作为停止CPR 的标准。这种不可逆的脑损害或脑死亡的情况不能事先做出可靠的估计和预测。

在我国、欧洲和其他非美国家，救护车配备专职医师是十分普遍的，这样就解决了有关临终遗嘱、DNAR 和死亡宣言的许多问题。在美国，EMS 方案必须了解和安排那些持有限制复苏的临终遗嘱的儿童和成年人的抢救工作。对这种院外 DNAR 遗嘱必须要求医师、患者、家庭成员和好友以及院前急救人员清楚了解。对家属或患者做出的决定，可能会误解关于临终事件、愿望、CPR 的价值等方面的问题。临终遗嘱有许多形式，如书面（医师在床旁记录的遗嘱）、皮夹内的鉴定卡、鉴定手镯和被当地EMS 机构认同的其他形式。

尊重院外临终遗嘱：

在美国，华盛顿州 EMS 系统已采取"不 CPR"系统，这一系统允许 EMS 人员对患者生命终末期提供治疗或减轻痛苦的处理，没有义务进行不合适的复苏。

在某些情况下，开始决定是否复苏是很困难的。例如，尽管有 DNAR 遗嘱，家庭成员、代理人或家庭医师仍可能要求对患者施行 CPR。如果有明确的理由证明 DNAR 遗嘱无效，或证明患者可能改变他们的主意，或者患者的意愿存在问题，EMS 人员应开始 CPR 和 ACLS。在有理由怀疑的时候，他们亦应开始 CPR 和 ACLS。如果获得更进一步的信息后，可以停止 CPR 或其他生命支持措施。有时，患者亲属或其他医疗人员在复苏开始的数分钟内到达，并确定患者有明确的不进行复苏的愿望。

院外遗嘱不应和临终遗嘱或生存意愿相混淆。临终遗嘱是表明当患者丧失决定能力时，他们所要求的医疗水平。临终遗嘱和生存意愿要求医师解释，并必须以专门的复苏医嘱写入治疗计划中，这与患者意愿是一致的。生存意愿的存在并不表明患者想要放弃积极的医疗或 CPR，例如，生存意愿可能特指患者选择积极的医疗，包括 CPR。相反，生存意愿在终末期亦可以特指不复苏要求。

EMS 专职人员不要求立刻决定是否生存意愿是有效的。在美国，如果患者没有 EMS 权威机构批准的明确的 DNAR 遗嘱，规定必须立刻开始复苏。不清楚的问题可等入院后解决。在其他国家，EMS 专业人员能审查和做出这些决定，不需要医师参加。

家庭成员可能担心如果院外发生心脏停搏，EMS 人员将不遵从在院内书写的临终遗嘱。患者出院后，家属和医师常不能提供院外场合的临终遗嘱或 DNAR 遗嘱。因此，院外 DNAR 遗嘱常常是得不到的。在能得到院外 DNAR 遗嘱的国家里，EMS 人员必须意识到并强调他们开始抢救的责任。当患者到达医院时，通过询问家属，应获取更明确的意见。解决这种困难的关键是依靠于心搏骤停前提供治疗的经管医师。例如，不合适的院外气管内插管可由急诊科或医院的负责医师纠正。急诊科人员中断 EMS人员在入院前现场所开始的治疗，是符合伦理学的，这些治疗是指当时是正确的，事后是不合适的。这包括去除气管内插管，撤掉静脉通路，停止输液和静脉用药。

国际伦理学家是完全同意这一点的，一旦决定是否不开始 CPR 或一旦开始 CPR 又停止 CPR，在伦理上和法律上是同样的，没有区别。通俗的说法就是："在发病初始不给复苏"，在伦理和道德上就相当于"在终末期撤消复苏"。

四、中止心肺复苏标准与医嘱

在医院，是否终止心肺复苏的决定取决于治疗医师，医务人员必须了解患者的情况、心脏停搏特征和那些复苏预测相关的重要整体因素。这些包括 CPR 时间、除颤时间、原发病、心脏停搏前状态和心脏停搏的初始心律。这些因素中没有单独的或综合的因素能清楚地预测结果。与不良预后相关的最重要的因素是复苏的时间、能存活出院的概率和神经系统完整性随着复苏时间的增加而减少。临床医师必须反复评估病情。在临床医师高度确认猝死患者对进一步的 ACLS 没有反应时，应该停止复苏（看下边进一步的讨论）。在心脏停搏时，没有提供用来决定神经功能结果的可依赖标准。

科学研究已经表明：如病情无改善，对成人或儿童延长复苏时间亦是不可能成功的，如果经连续 30 分钟的 ACLS 后仍无自主循环的恢复，则可以停止复苏。然而，在任何时间的自主循环恢复，不管持续多久，考虑延长复苏时间是合适的。其他问题如药物过量和心脏停搏前有严重的低体温（如溺入冰水）应该考虑是否延长复苏。

对于新生儿，如果 15 分钟后自主循环未恢复，可以停止复苏。经过积极复苏 10 分钟以上仍无反应，预示结果极差，存活或无后遗症的可能性很小。

急救医疗不像其他医疗措施，CPR 是在共同的急救治疗理论的指导而无医师医嘱的情况下就开始的。在美国，CPR 的终止则必须要有医师的命令。但是，在特殊情况下不适用于其他国家。例如，在欧洲由于救护车配备专职医师越来越普遍，这些医师能够自己做出决定，不必打电话给专门的医疗监控人员。许多患者希望讨论复苏的选择，但医师在开始讨论时常犹豫不决，这是因为不合适的考虑会激起患者严重的担心或打击患者的希望。有证据表明这不是问题。

在美国，使用临终遗嘱停止 CPR 以前，法律先例已确定许多特殊的要求。在医院写的 DNAR 遗嘱不是临终遗嘱，所以与这些法律要求无关。DNAR 的范围是模糊的。DNAR 不能阻碍一般治疗措施：如输液、营养供给、氧气、止痛、镇静、抗心律失常药或血管加压剂的使用。一些患者可能选择接受除颤和胸外心脏按压，但不接受插管和人工通气。对某个患者在特殊的临床情形下可以书写 DNAR 遗嘱，并应该定期查阅。

当认为患者存在心脏停搏危险时，某些医师会讨论 CPR。特别是在患者的情况越来越差，心脏停搏的可能性变得愈来愈大时。但这时患者已丧失做出决定的能力。针对危重的患者讨论 CPR，讨论 DNAR 遗嘱意味着暗淡凄惨的预后。

终末期患者担心的不是死亡而是被遗弃和疼痛。在和这种患者讨论时，医师们应强调，即使放弃复苏，也会对他们控制疼痛，提供舒服而全面的治疗。

〔李宗浩　江旺祥　袁轶俊〕

参考文献

［1］Elam J O，Greene D C，Brown E S，et al. Oxygen and carbon diox-ide exchange and energy cost of expired air resuscitation［J］. Journal of the American Medical Association，1958，167（3）：328.

［2］Kouwenhoven W B . Closed-Chest Cardiac Massage［J］. JAMA-Journal of the American Medical Association，1984，251（23）：3133.

［3］Diack A W，Welborn W S，Rullman R G，et al. An automatic cardiac resuscitator for emergency treatment of cardiac arrest［J］. Med In-strum，1979，13（2）：78 - 83.

［4］Hallstrom A，Eisenberg M S，Bergner L . Modeling the effectiveness and cost-effectiveness of an emergency service system［J］. Social Sci-ence & Medicine Medical Economics，1981，15（1）：13 - 17.

［5］Urban N，Eisenberg B M S . The Costs of a Suburban Paramedic Pro-gram in Reducing Deaths Due to Cardiac Arrest

[J]. Medical Care，1981，19（4）：379 - 392.

［6］美国心脏学会. 2000 年心肺复苏和心血管急救国际指南［M］. 北京：海洋国际出版社，2002：20 - 64.

［7］李宗浩. 实用急救学［M］. 北京：人民卫生出版社，1975：23 - 63.

［8］李宗浩. 现代急救医学［M］. 杭州：浙江科学技术出版社，1993：23 - 37.

第二章　中国心肺复苏医学

第一节　我国心肺复苏的创建和发展

一、概述

在世界范围内，中国政府和主管部门高度重视急救、复苏工作。

20 世纪 60 年代前，中国政府就明确电力等生产部门的安全生产操作，如电工必须学会急救技术人工呼吸。1963 年拍摄了以人工呼吸为主题的《触电急救》科教影片。

20 世纪 70 年代中期，即"文化大革命"后期，原国家卫生部、水利电力部不仅拍摄了普及心肺复苏为主要内容的《生命的复活》科教影片，同时对触电导致呼吸心搏骤停包括心室纤颤除颤（人工叩击、电击、药物除颤）等多种挽救技术进行了科学实践，对六省二市进行了触电猝死的流行病学调查，并在广东进行了数量较多的猴子、狗的电击除颤和心肺复苏研究，并取得了珍贵的科学资料，成果指导于实践，成为应用于广大农村《触电保安器》的重要科学数据。心肺复苏的科研、普及及应用等也引起了国际急救领域科学家的关注，并得到肯定。本书主编担任了该项工作的科学研究和科教片的医学负责人。

随着我国改革开放力度的加大，20 世纪 80 年代中国专家加入了国际权威的"世界灾害急救协会（World Association for Disaster and Emergency Medicine，WADEM）"。1989 年，这个全球灾害急救领域的主流权威学术团体在中国香港召开了第 6 届世界灾害急救大会（6th WADEM）后，以彼得·沙法教授为主体的专家们在香港会议后到北京参加了第 6 届大会的北京卫星会。我国政府医学界领导、中国科协副主席、中国医学科学院院长吴阶平教授以及本书主编（时任中华医学会急诊分会副主席兼秘书长）等出席大会并讨论了中国急救复苏医学事业的发展。国际急救界领导对中国在 CPR 及心脏除颤等方面取得的成就给予了很高的评价。

2000 年 2 月，权威的、面向 21 世纪的《2000 年心肺复苏和心血管急救国际指南》（*Guidelines 2000 for CPR & ECC，International Censensus on*）最终定稿（本书在参考该著作时简称为"国际指南"）。同年 9 月，在美国正式发布时，本书主编应邀参加，并被推选为与指南发布会议同时举行的亚太地区会议主席，主持了此次会议。美国心脏协会授权本书主编为中文版编译并在中国开展教学培训，时任原国家卫生部部长张文康教授于 2020 年 10 月为指南中文版写了序言，特别强调了心肺复苏在中国的重要作用。

序言全文如下：

人类文明的不断进步，医学科技的不断发展，急救工作愈来愈受到重视。作为其核心学术内容的心肺复苏医学，无论是发达国家还是发展中国家，无论是在医院内的临床科室还是医院外的急救系统、社区医疗，受到普遍关注。心脑急症、心脏猝死严重地威胁着人类的健康和生命。急救医疗服务体制和现场、医院抢救及时、正确、先进与否，与患者生命息息相关。20 世纪末，美国心脏协会（AHA）在圣地亚哥举行了《2000 年心肺复苏和心血管急救国际指南》发布会。这部历时 8 年、凝聚着全球众多医学专家心血，以科学为依据、证据为基础，面向新世纪的重要学术著作，不仅对于急救医学乃至整个医学领域都具有深远影响。

我国急救医学专家李宗浩教授长期从事急救事业，在心肺复苏医学上有较深造诣，并参加了该国际指南的有关工作和会议。为了使这部学术内涵丰富、科学技术先进的权威著作，能全面、系统、准确、及时地介绍给我国医学界同行，在得到美国心脏学会的授权，主持、组织了有关专家，经过一年的艰苦工作翻译了全书。译稿完成后，又由美国心脏学会在美组织专家对中文全稿进行阅校。这种严肃认真的科学态度和遵守国际版权的作风，对于读者了解学习心肺复苏、心血管急救领域里最新成果进展，学术上与国际接轨，是很有帮助的。

相信该书中译本在新世纪之初的出版，对于提高我国急救医学学术水平、促进急救医学事业发展会起到积极作用。

二、引进体外心脏除颤器及政府授权开展规范培训

中国专家参与了许多国际先进的急救和CPR重要活动。中国在CPR的创立与发达国家同步，AED也早在20世纪90年代引进，PAD计划也同步引进。基本与欧美发达国家同步。2008年在中国举办奥运会后，CPR的普及和AED的配置有了明显进展，在公共场所，如2008年奥运会前夕，北京首都国际机场配置了AED。

在CPR创立发展中，目前，我国心肺复苏还存在一些亟待改进的问题。体系不够健全完善，培训不够规范，监督管理需要加强等，尤其是要加大力度制定标准。上述问题已引起国家主管部门的重视，并正在采取相应措施。

国家卫生健康委员会医政医管局于2018年7月27日发函，委托中国医学救援协会开展心肺复苏等急救知识和技术的培训。2018年8月，中国医学救援协会、中华护理学会作为实施心肺复苏的主要学术团体和专家团队，经过深入研讨，在中国标准化研究院指导下，发布了《现场心肺复苏和自动体外心脏除颤技术规范》。中国科协科普部、国家卫健委宣传司也在力促心肺复苏在社区、公共场合普及。凡此种种，都表明我国心肺复苏正处于一个蒸蒸日上的发展阶段。

此外，我国相关法律法规的出台，也为公众心肺复苏提供了很好的保障。2017年10月1日正式发布实施的《中华人民共和国民法总则》第184条规定"因自愿实施紧急救助行为造成受助人损害的，救助人不承担民事责任"，即中国的"好人法"开始实施。

三、中国的复苏行动

中国国家主席习近平提出的"健康中国"战略，为全面建立中国特色基本医疗卫生制度、医疗保障制度和优质高效的医疗卫生急救服务体系指明了方向，奠定了基础。

以"关爱生命、科学救援"为宗旨的中国医学救援协会，一直将CPR视为重要的行业和学术内容。中国医学救援协会联合中华护理协会于2018年8月在北京起草了《现场心肺复苏和自动体外心脏除颤技术规范》，与会专家作了相应的论述。

中国医学救援协会专家团队于2018年在天津率先提出了"心肺复苏与心脏除颤（CPR·D）"行动，得到了全国胸痛中心及相关领域专家们的积极响应和支持。中国医学救援协会接受国家卫健委科学规范开展CPR培训的委托，落实中国科协批准协会建立急救灾害科普基地要求等，建立立足中国国情，汲取国际先进科技的教学培训体系和发证、监管等制度，使这项与生命攸关的急救行业、学术，不仅与当今全球最先进的"高质量心肺复苏（QCPR）"同步，更在中国优越的制度体系、优良的人文传统上发扬光大。随着这种体系的建立和实施，必将使我国的CPR教学培训迈上一个新的台阶，为猝死抢救成功率的提升打下良好的基础。人类文明的进步需要互相学习借鉴，共同提高。本着"他山之石"，中国医学救援协会及专家团队致力于与GRA、AHA、欧洲复苏委员会、挪度总部等建立密切的科学合作，于2019年5月成立了中国复苏联盟（China Resuscitation Alliance，CRA），旨在广泛团结全国同道、社会贤达和志愿服务者，推动中国急救复苏事业发展。

建立CPR的科研和开展心肺复苏等急救知识和技术的培训，目的在于普及心肺复苏技术，提高我

国 OHCA 抢救成功率。这需要中央有关部门支持，需要国家卫健委、国家科技部、教育部、中国科协、红十字会等有关部门的指导、支持与参与，从科研、科普，以及学校增设，社会开展科普等全方位合力推动 CPR·D。

根据乌斯坦因公式（医疗技术×教育质量×当地实施效果＝生存率）可知，要提高猝死抢救生存率，需要从完善医疗技术，提高教育质量，总结实施效果等环节着手，为此，近年来，中国医学救援协会在积极地进行这方面工作。

完善医疗技术，就是要形成高质量 CPR。目前，国际上已经有相对完善的复苏指南，并被广泛应用。但指南中的数据，更多是依据欧美地区的实验结果形成的，不一定完全适用于亚洲人。因此，适应中国人的复苏指南对于我国高质量 CPR 的形成，以及建立中国心脏停搏登记体系也是近年来的重要工作。这样既能判断记录结果，证明改进后 CPR 质量是否有所提高，也可以根据抢救过程及结果，分析操作中存在的不足，并加以改进。

提高教育质量，需要建立起规范统一的培训体系，这是中国复苏行动的重要内容。要保证所有人接受的都是科学、准确的培训方法。因此，需要一个权威的、有影响的、有号召力的组织，制定出一套规范的培训方法，从教材、师资、考核等方面达成统一并实时监测，保障我国 CPR 普及高质量的开展。

所有的理论方法，都要接受实践的检验，并通过实践不断完善。中国的国土面积占世界的 6.4％，总人口占世界的 19.2％。在这样一个人口众多的大国，要全面开展 CPR 规范培训，有一定难度，需要时间。因此，先从部分地区开始，设立培训试点，普及科学复苏方法，收集记录资料，总结并完善培训方法和体系，之后再逐步向非试点地区推广，同时开展相关的科学研究。为使科技创新与科学普及的"一体两翼"得到落地，目前，在浙江省温州市有关方面的综合支持下，以瓯海区作为试点，在生命健康小镇里建立中国复苏联盟及科研教学培训实验基地。基地汇集了当地政府及卫健委联合温州医科大学、温州市急救中心、红十字会温州分会等机构力量，以点带面，示范引领。

随着我国经济社会的快速发展，人民生活质量逐步提高，人口老龄化日趋加剧，心血管疾病的发生率也呈上升趋势，心脏性猝死发病率明显增加。每年登记在册的心脏性猝死发病率约为 54 万人，实际发病率应至少多一倍。若能将我国 OHCA 抢救成功率在 2～3 年由目前的 1％提升到 10％，每年将至少有约 5 万不该过早离世的人，得以重返家庭回归社会。

当今，我们处于历史上最好的时期，有条件、有能力，有举措来解决这一重大的事关生命健康的大事。我们要珍惜这个机会，力争用 2～3 年时间、以"急行军"速度，在全国若干个城市、社区、重点单位，加速规范化的 CPR·AED 抢救技术的普及，提高我国 OHCA 抢救成功率，走在世界该领域的前列。

第二节　我国心肺复苏的现代化、规范化和法制化

在我国，根据近些年资料，每年因心脏停搏而致心脏性猝死的总人数估算约为 54.4 万人，其中 80％以上是由恶性心律失常（室性心动过速或心室纤颤）引起。心肺复苏（CPR）是抢救心脏停搏最有效的措施，早期高质量 CPR 及迅速电击除颤则是成功心肺复苏的关键。

现代 CPR 始于 20 世纪 50 年代末 60 年代初。经过半个多世纪几代医学家的努力，随着医学科学的进步，医疗技术和设备的快速发展，建立在循证医学基础上的现代 CPR 技术日益提高，其中 Peter Safar 和 Kouwenhoven 等著名医学家论证并确立了口对口吹气及胸部按压联合应用 CPR 的合理性，为现代 CPR 医学的发展和形成做出了重大贡献。从此，人工通气、人工循环以及电除颤作为 CPR 的三大核心技术在临床上开始广泛应用，从而奠定了现代 CPR 的基础。

1992 年 AHA 提出了"生存链"的概念，包括对心脏停搏患者需要采取的 4 个紧急行动环节：①尽早对心脏停搏患者识别和启动 EMS；②尽早得到第一目击者的 CPR 救助；③尽早电击除颤；④尽

早进行高级生命支持。从而形成了急救技术和社区人群（公众）急救相结合的新的理念，是心肺复苏的一次飞跃。

20世纪末自动体外除颤器（AED）的广泛应用，将CPR推进到一个新的高度，标志着社会文明的进步和对生命的关爱已深入人心。

2000年AHA首次推出《2000年心肺复苏和心血管急救国际指南》，该指南经来自世界各国500余位有关专家开会反复讨论，最终达成一致意见，于2000年8月15日在 *Circulation* 杂志上发表，指南涵盖了CPR、AED、心血管急症、急性冠状动脉综合征及脑卒中等多项急救内容。指南集中了各国专家的智慧，并与实践相结合的成果，指导急救人员以最有效的方法救治心血管急症。根据循证医学获得的科学证据制定各项指南建议，在方法学上确立了其安全性及有效性，为急救人员提供了有效、安全、简便易学及最先进的复苏理论、实施方法和实践经验。

上述指南是全球专家学者集体智慧的结晶，是获得广泛认可的国际性指南。近年来随着现代科学技术的进展，医学科学也日新月异，迅速发展，新理论、新技术及新疗法不断涌现，急救医学也在不断发展。为了能将新进展及时补充，该指南将已证明过时的内容删除，使指南始终保持其先进性和实用性，并决定每5年修订一次。修订工作从2002年开始，国际复苏联络委员会（ILCOR）为了对有关CPR和ECC的新证据进行评估，成立了6个课题组，总计有281位国际专家被任命为课题组成员，对276个课题完成了403份材料。先后召开了6个国际会议对各课题进行讨论。2005年1月由AHA及ILCOR主持召开，举行CPR及ECC治疗国际会议，并达成共识。于2005年11月在 *Circulation* 及 *Resuscitation* 两家期刊上同时发表，随之于2005年在 *Circulation* 12月增刊Ⅳ上发表。"2005年AHA心肺复苏和心血管急救国际指南"，接替"2000年指南"。"2005年新指南"有以下三大特色：①指南的建议是根据已发表的（特别是2000年以后的）大量CPR文献资料，即循证医学的内容制定的；②指南对所有课题组成员要求必须披露其受聘的机构，被商业机构资助的背景以及潜在的利益关系，使指南完全透明，不受商业利益的支配，从而保证指南的公正性和科学性；③指南尽量减少施救者必须学习和记忆的信息，使最重要的复苏急救技术更为简明易学，便于实施。

近年来，指南最重要的改变是简化CPR程序，提高CPR质量，强调施救者在实施胸部按压时应"用力按压，快速按压"，每分钟按压100次，按压深度为4～5 cm 将胸部按压的按压通气比例改为30∶2，使胸部充分弹性复位，尽可能减少胸部按压的间断。

美国专家近年来认为，原发性心脏停搏及因呼吸骤停引起的继发性心脏停搏，推荐引用相同的CPR方法，即传统CPR（胸部按压加口对口人工吹气）。口对口人工吹气对呼吸骤停引起的心脏停搏是必要的，因为这类患者的动脉血含氧量严重不足，可引起低血压及继发性心脏停搏。但大多数原发性心脏停搏患者在初期其动脉血含氧量尚充足，口对口人工吹气对这类患者的存活并非十分必要，可能有害，而且是目击者实施CPR的一大障碍。因而主张对这两种临床情况应进行不同的CPR，对呼吸骤停（如淹溺及药物过量等）而致继发性心脏停搏患者应实施传统CPR救治，但对于目击的意外突发虚脱患者（最大可能是由于原发性心脏停搏引起），宜只做胸部按压，不进行口对口人工吹气，并呼吁现行的CPR指南亟需改变，以提高心脏停搏患者复苏的成功率。当然，这是某些专家的见解，仅供参考。

2008年后AHA根据2005年以来的研究成果，向公众提出了以下科学建议：未经培训的目击者以及虽经培训但对实施传统CPR缺乏信心的目击者，对心脏停搏患者提供只需动手（只做胸部按压）的CPR，以简化CPR的操作，有利于提高CPR的质量，消除或减少目击者实施CPR的障碍和顾虑，更好地推广和普及目击者进行CPR，从而提高心脏停搏患者的存活率。

尽管CPR的研究和实施已进行了数十年，但院外心脏停搏患者的存活率仍然很低，平均约6％，其原因是多方面的。例如，进行临床试验难度大，在设计上受到限制，难以随机化，规模过小等，因而对心脏停搏心肺复苏救治的研究尚有待改进。如何提高心脏停搏复苏的成功率和患者的存活率，是医学救援、公共卫生领域和心血管急救学界面临的一项巨大挑战。现已认识到目击者实施CPR存在着两大问题：一是 CPR 的质量往往欠佳，方法不统一、不规范；二是目击者 CPR 的应用率低，据调查，仅 15%～30% 的院外心脏停搏（OHCA）患者接受了目击者的 CPR，这表明 CPR 的普及率离要求尚有很大差距，远远未能满足实际需求。

据史料记载，早在两千多年前，我国著名医学家扁鹊、张仲景及华佗等，他们对心肺复苏的认识和实施方法与现代 CPR 大体相似，做出了历史性的贡献。

在国外现代心肺复苏的理论与实践的影响下，我国现代心肺复苏技术也获得了较快的发展。1956 年天津王旭源在手术室用体外心脏按压术首次复苏成功一例心脏停搏患者。我国电力部也是在此期间将人工急救呼吸法纳入电工职业资格考试中。20 世纪 60 年代北京李宗浩出版了《急救常识》，1963 年受国家有关部委委托，北京科学教育电影制片厂拍摄了《触电急救》的科教影片，向非专业救援者普及了人工急救呼吸法，影片获得了国家科委等五部门颁奖。1966 年电力部和原卫生部对中国六省二市开展了触电时呼吸心搏骤停抢救的调研，广东省和上海市进行人工呼吸、心脏按压等抢救方法的研究。1975 年人民卫生出版社出版了《实用急救学》，随后北京科教电影制片厂拍摄了《生命的复苏》，1987 年出版的《冠心病急救与监护》，对口对口吹气胸外心脏按压、心脏除颤等作了详细介绍，明确提出心脏按压的位置是胸骨下 1/2，较全面地反映了我国大力普及 CPR 技术和相应研究工作的进展和成果。20 世纪 80 年代，中国第一个现代化的北京急救中心着力开展了现代 CPR 的实践、研究和教育、培训。在 20 世纪 90 年代初的 4 年中，抢救 4600 例猝死患者均采用了 CPR。1996 年李宗浩等在《中华医学杂志》上发表了"院外猝死 814 例临床分析"。以上反映了中国急救医护人员应用 CPR 及心脏除颤技术所取得的进步，经几代医务人员以及电力等部门的安全生产工作者不懈努力，伴随着我国改革开放，我国心肺复苏医学也步入了崭新的时代。

尽管近年来我国在心肺复苏领域积累了丰富的临床经验，取得了重要进步，但每年有 50 余万人发生心脏性猝死，抢救成功率不高，原因是多方面的。如城市急救网络的不健全等，而与目击者实施 CPR 操作不规范，CPR 技术远未普及也有重要关系。因此，制定符合中国国情尤其适合医院外现场环境的心肺复苏指南，规范我国心肺复苏技术，提高心肺复苏的成功率意义重大，是我国医学救援、公共卫生及心血管急救行业乃至整个医学界和社区安全领域的一项重要任务。

中国医学救援协会、中国医师协会急救复苏专业委员会以及中国灾害防御协会救援医学会作为我国急救急诊医师的行业协会，以及从事社区基层医疗卫生工作、心血管疾病领域的医护人员对制定我国心肺复苏指南具有义不容辞的责任。为此，协会牵头组织国内相关复苏与心血管急救专家，以 2000 年后修订的版本为基础，吸取近年来国内外在本领域的最新科研成果，以及半个多世纪以来我国实施 CPR 的丰富临床实践经验，立足我国国情，遵循科学原则，编写《中国心肺复苏指南》，以规范我国心肺复苏技术，有利于这一技术在专业急救人员及公众中普及，从而进一步提高我国心脏停搏救治的成功率。

第三节　中国学术团体发布心肺复苏指南

一、概述

由中国医学救援协会、中国医师协会急救复苏专业委员会和中国灾害防御协会救援医学会组织专家成立的中国心肺复苏指南学术委员会编写了《中国心肺复苏指南》，由于现场复苏操作等内容与本书下一节介绍的技术规范基本相同，为避免本书相关章节内容重复，故删去了雷同部分，本节着重于高级生命支持与药物使用阐述。

心脏停搏（SCA）是临床医学和公共卫生领域中最危急的情况之一，表现为心脏机械活动突然停止，患者对刺激无反应，无脉搏，无自主呼吸或濒死喘息等，如不能得到及时有效救治常致患者即刻死亡，即心脏性猝死（SCD）。

成人发生 SCA 最常见原因为心脏疾病，尤其是冠心病；其他包括创伤、淹溺、药物过量、窒息、出血等非心脏性原因。小儿发生 SCA 的主要原因为非心脏性的，包括外伤（如车祸、烧伤等）、中毒（包括药物过量）、呼吸疾病（如气道梗阻、烟雾吸入、溺水、感染、婴儿猝死综合征）、神经系统疾病等。

SCA 表现为 4 种类型，即心室颤动（VF）、无脉室速、无脉电活动（PEA）和心室停搏，其中 VF 最为常见。如能得到及时有效救治，VF、无脉室速及 PEA 的复苏成功率相对较高，而心室停搏的复苏成功率仅为 1% 左右。

针对呼吸、心搏骤停所采取的抢救措施称为心肺复苏（CPR）。包括通过胸部按压建立暂时的人工循环，通过电除颤转复 VF，促进心脏恢复自主搏动；采用人工呼吸纠正缺氧，并努力恢复自主呼吸。

CPR 可分为基础生命支持（BLS）和高级生命支持（ACLS）。BLS 主要是指徒手实施 CPR，包括 ABCD 4 个步骤，即开放气道（A）、人工呼吸（B）、胸部按压（C）及自动体外除颤器（AED）、电除颤（D）。ACLS 是指由专业医护人员应用急救器材和药品所实施的一系列复苏措施，主要包括人工气道的建立，机械通气，循环辅助设备、药物和液体的应用，电除颤，病情和疗效评估，复苏后脏器功能的维持等。

二、高级生命支持

（一）通气与氧供

1. 氧供　吸氧在 SCA 最初数分钟后，组织缺氧逐步进展。CPR 可提供 25%～33% 的心输出量。这种低输出量状态能维持很少量但是非常关键的血流供应心脏和大脑，此时组织缺氧将持续，直到有效的自主循环重新建立。组织缺氧导致无氧代谢和代谢性酸中毒，酸碱失衡常会导致患者对化学治疗和电击反应迟钝。为了改善氧合功能，应在基础生命支持和循环支持过程中吸入 100% 浓度的氧。吸入高浓度氧可使动脉血氧饱和度达到最大值，从而达到最佳的动脉血氧含量，同时这种短期的氧疗方案不会造成氧中毒。

2. 通气　CPR 期间的通气目的在于保持足够的氧合，并使二氧化碳得以充分排出体外。在施救过程中，急救者应避免引起过度通气，因为 CPR 时过度通气可能会影响静脉回流并减少心输出量。

在 VF 所致 SCA 最初数分钟内，胸部按压相对人工呼吸更为重要，因为 SCA 时氧气向心脏、大脑和其他组织的输送受到血流的限制，血流下降对脑组织的负面影响超过了动脉氧含量下降带来的影响。因此，在抢救 VF 所致 SCA 的最初几分钟内，单人复苏者应减少因人工通气而造成的胸部按压中断。同时 ACLS 提供者在建立人工气道或检查心脏节律时，也须谨慎以减少胸部按压的中断。

对于 VF 导致的持续 SCA 以及窒息缺氧引起的呼吸骤停（包括淹溺、药物过量导致的原发性呼吸骤停），人工通气和胸部按压同等重要。

在 CPR 过程中，每 30 次胸部按压之后利用短暂的间歇（3～4 秒）进行人工呼吸。当高级气道（如气管内插管、食管气管内插管或者喉罩气道）建立后，急救者应每分钟给予 8～10 次通气，每次通气维持 1 秒，同时给予 100 次/min 的胸部按压。对于存在严重的阻塞性肺疾病以及呼气阻力增加的患者，应用低呼吸频率（6～8 次/min）

球囊面罩：球囊面罩由球囊和面罩两部分组成，球囊面罩通气是 CPR 最为基本的人工通气技术，所有的急救者都应熟练掌握使用。球囊面罩可为复苏开始数分钟内不能及时应用高级气道或应用失败的患者提供通气支持。使用球囊面罩通气时，急救者应抬高患者下颌以确保气道开放，并使面罩紧贴其面部以防漏气，通过球囊提供足够的潮气量（6～7 ml/kg 或 500～600 ml）使得胸廓扩张超过 1 秒，该通气量可使胃胀气的风险最小化。

口咽、鼻咽通气道：口咽、鼻咽通气道适用于缺乏咳嗽或咽反射的无意识患者（Ⅱa 级），对于经口咽通气道有困难以及意识障碍不深的患者鼻咽通气道更为适用。鼻咽通气道慎用于有严重头面部损伤患者。

放置口咽通气管的方法：先将导管弯头向上送入口内，沿舌上方插入全长 1/2 时，将导管旋转 180°，向前继续推进至合适部位后予以固定。

放置鼻咽通气管的方法：先在导管表面涂以润滑剂，取与腭板平行方向插入，越过鼻咽腔转角处后再向前推进到气流最通畅处予以固定。

高级人工气道相对于球囊面罩以及口咽、鼻咽通气道等，高级气道可保证更加确定的通气效果，并减少并发症的发生，但对于操作技术的要求也较高。

（1）食管气管导管：食管气管导管相对于球囊面罩的优势在于：隔离气道、减少误吸的风险以及提供更为可靠的通气。而与气管内导管相比，食管气管导管的优势主要在于更易于培训和掌握。因此，食管气管导管可以作为气管内导管的替代措施。其最为严重的并发症是管腔位置判断错误，其他并发症包括食管损伤及皮下气肿。

（2）喉罩导管：喉罩导管由通气密封罩和通气导管组成，喉罩较面罩密封性好，通气更为可靠，且发生反流和误吸的概率远小于球囊面罩通气。训练置入及使用喉罩气道较气管内插管简单，因为置入喉罩不需要使用喉镜和直视声带。

喉罩导管可应用于颈部损伤、不能施行气管内插管以及气管内插管不能达到合适位置的患者。喉罩导管可作为气管内插管的备选方案用于 CPR 的气道管理（Ⅱa 级）。据报道，喉罩导管的通气成功率为 71.5%～97%，与气管内导管通气效果相当，但成功置入后仍有少部分患者不能成功通气，此时应立即更换其他人工气道。使用喉罩气道的急救者应接受全面的培训，能熟练插入该装置，并掌握气道管理的备选方案。

（3）气管内插管：急救者应充分考虑 CPR 过程建立高级气道的利弊，一般宜在患者对初步的 CPR 和除颤无反应或自主循环恢复后再实施。气管内插管包括经口气管内插管、经鼻气管内插管和经环甲膜气管内插管。

气管内插管的优点：①能长时间维持气道开放；②方便抽吸呼吸道分泌物；③可进行高浓度供氧和潮气量可调的通气；④提供备选的药物输入途径；⑤避免误吸的发生。

紧急气管内插管的指征：①意识丧失且球囊面罩不能提供足够的通气；②气管失去保护性反射（如昏迷或 SCA 时）；③神志清醒但自主清理气管和排出分泌物能力不够；④可疑误吸或需长时间通气。

注意事项：气管内插管时应尽可能缩短胸部按压的中断时间。实施胸部按压的急救者一旦停止按压，实施插管的急救者应立即进行气管内插管。插管时间限制在 10 秒以内，一旦气管导管通过声门，马上开始胸部按压。如果一次插管失败，应先予以通气和按压再进行下一次尝试。

经口气管内插管主要禁忌证包括：喉头水肿、喉头黏膜下血肿或脓肿、主动脉瘤压迫气管、咽喉部烧伤肿瘤或异物残留、颈椎骨折、头部不能后仰、张口严重受限者。

气管内插管并发症包括口咽损伤、较长时间中断胸部按压和通气、气管导管位置错误导致低氧血症等，主要因操作者不熟练以及对导管位置检测不力引起。

1）经鼻气管内插管：适合于下颌活动受限，张口困难或头部后仰受限（如颈椎骨折）等情况。患者对经鼻插管较易耐受，长期插管通气时可考虑经鼻插管。经鼻气管内插管禁忌证与经口气管内插管基本相同。此外，鼻或颌面严重骨折、凝血功能障碍、鼻或鼻咽部梗阻和颅底骨折的患者也不宜进行经鼻气管内插管。

2）经环甲膜气管内插管：又称逆行气管内插管，是指先行环甲膜穿刺，将导丝经环甲膜送入气管，通过喉部到达口咽部，由口腔或鼻腔引出，再将气管导管沿导丝插入气管。经环甲膜气管内插管适应证：因上呼吸道解剖因素或病理条件无法暴露声带甚至会厌，不能完成经口或经鼻气管内插管；头后仰受限不能经口气管内插管。禁忌证包括：甲状腺肿大、口腔完全无法张开、穿刺部位感染、凝血功能障碍等。

插管完成后应立即检查确认气管导管位置（Ⅱa 级），方法包括：临床评价、呼吸末 CO_2 监测或者食管探测（EDD）。

监测呼气末 CO_2 浓度是目前确认气管内导管位置的常用手段之一（Ⅱa 级），但呼气末 CO_2 浓度监测并不完全可靠，其敏感性为 $33\%\sim100\%$，特异性为 $97\%\sim100\%$，阳性预测值为 100%，阴性预测值为 $20\%\sim100\%$。

EDD 仅能作为确认气管内导管位置的一种辅助手段。某些情况如静脉注射肾上腺素哮喘引起严重的气道阻塞以及肺水肿时，呼气末 CO_2 浓度可骤减，推荐使用 EDD。但当气管趋于塌陷时，EDD 可能会产生错误结论从而误导急救者的判断。此类情况包括：肥胖症、晚期妊娠、哮喘持续状态以及气道内有大量分泌物。目前，尚无证据表明 EDD 可以准确地对气管内导管的位置进行持续监测。

（4）插管后的护理：在建立高级气道并确认导管位置正确后，急救者应立即记录导管的深度，以切牙作为标记，并对导管加以保护和固定（Ⅰ 级）。在转运过程中，特别是将患者由一个位置转移到另一个位置时应对气管内导管的位置作持续监测。

建立高级气道后的注意事项：①确定高级通气装置的位置正确。②2 个急救者不再轮流实施 CPR，其中一人以 100 次/min 的频率进行持续的胸部按压，另一人以 $8\sim10$ 次/min 的频率提供通气。2 个急救者每 2 分钟交换通气和按压的角色，以避免按压疲劳造成按压质量和频率的下降。如有多名急救者在场，应每 2 分钟轮换实施胸部按压。③避免过度通气。

（5）机械通气自动呼吸机（ATVs）：无论院内还是院外 SCA，ATVs 均可用于已建立人工气道的成年患者，对于未建立人工气道的成年患者，可使用不具备呼气末正压（PEEP）功能的 ATVs。如果 ATVs 潮气量可调，潮气量的设置应使胸廓有明显的起伏（$6\sim7$ ml/kg 或 $500\sim600$ ml），且送气时间 >1 秒。如未建立人工气道，急救者应提供一个渐升渐降的压力以避免胃胀气的发生。一旦建立人工气道，CPR 期间呼吸频率应为 $8\sim10$ 次/min。一项对 73 例气管内插管患者的研究显示，绝大多数患者发生院内或院外 SCA 时，使用 ATVs 与使用带储氧袋的面罩比较，血气分析指标没有差别。ATVs 的缺点包括需要氧源和电源。因此，急救者应配备有效的带储氧袋的面罩作为备用。年龄 <5 岁的小儿不宜使用 ATVs。

手动触发、以氧气为驱动源、流量限制的人工呼吸器。这种呼吸器较之带储氧袋面罩通气更少发生胃胀气，一般用于 CPR 期间尚未建立人工气道仅以面罩通气时。应避免使用自动模式、以氧气为驱动源、流量限制的人工呼吸器，以免产生持续的 PEEP，减少心输出量。

（二）循环支持

1. 阻阀设备（ITD）　阻阀设备与气管内插管、面罩或其他气道辅助设备如喉罩导管、食管气道导管联合使用可增加回心血流量和心输出量，降低脑血管阻力，从而为心脏和大脑提供更多的血供。只要能够保持面罩和面部的密封，TD 和面罩同时使用与 ITD 和气管内插管同时使用均能产生气管内负压。ITD 是新的 AHA 指南高度推荐的能增加循环血量和复苏成功机会的 CPR 方式。有研究证实，TD 联合传统的徒手 CPR 可使心脏和脑血流量倍增，患者血压升高 1 倍，24 小时存活和健康出院的概率增加 50% 以上。一旦恢复自主循环应立即除去 ITD，目前尚未见正确使用 ITD 出现不良影响的报道，如果不恰当使用（如忘记及时移除 ITD）理论上可导致肺水肿的发生。

2. 主动按压-减压 CPR（ACD-CPR）　ACD-CPR 是使用一个装配有负压吸引装置的设备，在减压阶段主动吸抬前胸以增加静脉回流。对于院内 SCA 患者，ACD-CPR 可作为标准 CPR 之外的备选方案。在一项对 610 例院外 SCA 的成年患者的随机研究中，同时使用 ITD 和 ACD-CPR 较之单一标准 CPR 可促进自主循环的恢复，提高 24 小时存活率。ACD-CPR 和阻力单向活瓣装置 ITD 联用，可改善机体的代谢，显著增加循环血量、呼气末 CO_2 浓度，升高血压，提高复苏成功率。关于应用 ACD-CPR 对生存率的影响还存在争议，其中一些研究显示一年生存率有显著提高，而另一些则显示应用此装置后没有明显获益。

3. 充气背心 CPR（VES-TCPR） VES-TCPR 也称负荷带 CPR，该装置可环绕胸廓行脉动式按压及减压，从而使胸腔内压力显著升高或降低。对于院内或院外 SCA 患者，负荷带 CPR 可作为标准 CPR 的辅助措施（Ⅱb 级）。2006 年 JAMA 杂志上发表了关于 VES-TCPR 的一份大规模临床研究报告，结果显示 EMS 救护车配备 Auto Pulse 未能改善院外非创伤性 SCA 患者的预后。另一篇发表在同一期的大规模临床研究报告指出，负荷带 CPR 与徒手 CPR 相比，存活率和神经功能的预后更差。目前对于该装置改进和临床价值仍在进一步研究中。

4. 机械泵 CPR 对于难以开展徒手 CPR 的情况可考虑使用机械泵 CPR（Ⅰb 级）。机械泵设备通过安装在机器上的气动活塞按压胸骨部分达到胸外心脏按压的目的。它提供了一个可以连续进行机械胸部按压的方式，同时又不阻碍胸廓回弹，相反有助于胸廓完全回弹。由 1 个成人前瞻性随机研究和 2 个随机交叉研究证实，由专业人员施行的机械泵 CPR 能改善院内和院外 SCA 患者的呼气末 CO_2 分压和平均动脉压。

5. 有创 CPR 开胸 CPR 可考虑应用于心胸外科手术后早期或胸腹已被打开的情况下发生的 SCA（Ⅰa 级）。目前尚无开胸 CPR 随机对照研究结果的报道。开胸 CPR 的优点在于改善冠脉灌注压和增加自主循环的恢复。开胸 CPR 不应作为常规，其在 SCA 救治早期的作用有待进一步研究和评价。

三、心脏停搏的药物治疗

发生 SCA 时，基本 CPR 和早期电除颤是最重要的，然后才是药物治疗。在 CPR 和除颤之后应立即建立静脉通道，进行药物治疗。药物治疗目前以血管加压药和抗心律失常药为主。给药时应尽可能减少按压中断时间。

（一）给药途径

1. 中心静脉与外周静脉给药 复苏时大多数患者不需要置入中心静脉导管，只需置入一根较粗的外周静脉导管。与中心静脉给药相比，外周静脉给药到达中心循环需要 1～2 分钟，药物峰浓度低、循环时间长。但建立外周静脉通道时无需中断 CPR，操作简单，并发症少，也可满意地使用药物和液体，所以复苏时首选外周静脉给药。如果从外周静脉注射复苏药物，则应在用药后再静脉注射 20 ml 液体并抬高肢体 10～20 秒，促进药物更快到达中心循环。

2. 骨内给药 骨内导管置入能提供一条不塌陷的静脉丛，骨内给药能起到与中心静脉给药相似的作用。骨内给药对液体复苏、药物输送、血标本采集都是安全有效的，适用于各年龄组（特别是 6 岁以上患者）使用。如果静脉通道无法建立，可进行骨内注射（IO）。

如果除颤、外周静脉给药、骨内静脉丛给药均不能恢复自主循环，急救者应立即进行中心静脉穿刺给药。注意，中风或急性冠状动脉综合征溶栓后是中心静脉置管的相对禁忌证。

3. 气管内给药 如果静脉或骨内穿刺均无法完成，某些复苏药物可经气管内给予。利多卡因、肾上腺素、阿托品、纳洛酮和血管加压素经气管内给药后均可吸收。同样剂量的复苏药物，气管内给药比静脉给药（IV）血浓度低。气管内给药产生的低浓度肾上腺素，可能产生 β 肾上腺素作用，这种作用是有害的，能导致低血压和低冠状动脉灌注压，有潜在降低自主循环恢复的风险。因此，复苏时最好还是采用静脉给药或骨内给药，以达到更高的药物浓度和更好的药理学效应。大多数药物气管内给药的最佳剂量尚不清楚，但一般情况下气管内给药量应为静脉给药量的 2～2.5 倍。气管内给药时应用注射用水或生理盐水稀释至 5～10 ml，然后直接注入气管。

（二）治疗

1. 药物与使用方法

（1）血管加压药：到目前为止，在无脉 VT、VF、PEA 或心脏停搏患者的复苏中，尚无研究显示何种血管加压药能增加无神经功能障碍的患者存活出院率。但有证据表明，使用血管加压药有助于自主循环的恢复。

1）肾上腺素：由于肾上腺素可刺激 α 肾上腺素受体，产生缩血管效应，增加 CPR 时冠状动脉和脑的灌注压，因此在抢救 VF 和无脉 VT 时能产生有益作用。尽管肾上腺素已普遍使用，但很少有证据显示它能改善患者存活率。开始或逐步增加的高剂量肾上腺素偶尔能增加自主循环恢复和早期存活率，但在多项心脏停搏的研究中，与标准剂量（1 mg）相比，高剂量肾上腺素并不能改善患者的存活出院率或神经功能，即使在开始用高剂量肾上腺素亚组患者亦如此。在 SCA 的复苏中，每 3～5 分钟使用 1 mg 肾上腺素 IV/IO 是恰当的。大剂量肾上腺素可用于某些特殊情况，如受体阻滞药或钙通道阻滞药过量时。如果 IV/IO 通道延误或无法建立，可用肾上腺素 2～2.5 mg 气管内给药。

2）血管加压素：为非肾上腺素能血管收缩药，也能引起冠状动脉和肾血管收缩。法国一项大规模的前瞻性研究发表，共有 2894 名患者被随机地纳入研究，结果表明血管加压素，肾上腺素联合应用与单独应用肾上腺素相比，在自主循环恢复、出院率、一年生存率、神经功能恢复方面都没有明显差异。而最近一项系统回顾性研究表明，对心脏停搏患者，联合使用血管加压素和肾上腺素对自主循环恢复（restoration of spontaneous circulation，ROSC）恢复率有好处，但对生存率影响无差异。因此，目前没有足够的证据支持联合使用血管加压素和肾上腺素。基于以上等多项研究发现，施救者可以考虑用血管加压素治疗心脏停搏患者，但并没有充分证据表明要求对心脏停搏患者用或不用血管加压素。肾上腺素每 3～5 分钟一次用于复苏，第一次或第二次可用血管加压素替代肾上腺素。

3）去甲肾上腺素：早期复苏时发现，对心脏停搏患者去甲肾上腺素产生的效应与肾上腺素相当。但在唯一的一项前瞻性研究中，对比标准剂量肾上腺素、大剂量肾上腺素和大剂量去甲肾上腺素，并未发现去甲肾上腺素有益，相反可导致更差的神经预后。

（2）抗胆碱药：阿托品能逆转胆碱能介导的心率下降、全身血管收缩和血压下降。迷走神经张力增高能导致或诱发心脏停搏，阿托品作为迷走神经抑制药，可考虑用于心脏停搏或 PEA 的治疗。SCA 时推荐的阿托品剂量为 1 mg IV，如果停搏持续存在，可每 3～5 分钟重复使用一次，连续 3 次或直至总量达到 3 mg。

（3）抗心律失常药：目前尚无证据证明对 SCA 常规使用抗心律失常药能增加存活出院率。但是，胺碘酮与安慰剂或利多卡因相比，能增加短期存活出院率。

1）胺碘酮：胺碘酮可影响钠、钾、钙通道，并有阻断 α 和 β 肾上腺素能特性。在 CPR 中如 2～3 次电除颤和血管加压药物无效时，立即用胺碘酮 300 mg（或 5 mg/kg）静脉注射，然后再次除颤。如仍无效可于 10～15 分钟后重复追加胺碘酮 150 mg（或 2.5 mg/kg）。注意用药不应干扰 CPR 和电除颤。VF 终止后，可用胺碘酮维持量静脉滴注。最初 6 小时以 1 mg/min 速度给药，随后 18 小时以 0.5 mg/min 速度给药，第一个 24 小时用药总量应控制在 2.0～2.2 g 以内。第二个 24 小时及以后的维持量根据心律失常发作情况酌情减量。对除颤、CPR 和血管加压药无反应的 VF 或无脉 VT 患者，可考虑静脉使用胺碘酮。在对院外复发 VF/无脉 VT 的随机、双盲、对照研究中，胺碘酮 300 mg 或 5 mg/kg IV，与安慰剂或利多卡因比较，能增加存活出院率。另一项研究表明，对 VF 或血流动力学不稳的 VT 患者应用胺碘酮，能持续改善对除颤的反应。静脉应用胺碘酮可产生扩血管作用，导致低血压，故使用胺碘酮前应给予缩血管药以防止低血压发生。初始剂量 300 mg IV/IO，后续剂量 150 mg IV/IO。

2）利多卡因：室性心律失常应用利多卡因缘自早期的动物实验以及用药过程中发现它能抑制室性早搏和预防急性心肌梗死并发 VT。院前双盲随机对照研究发现，使用胺碘酮的患者存活出院率高于利多卡因，而利多卡因更易引起除颤后心脏停搏。利多卡因是常用的两种抗室性心律失常药之一，与其他抗心律失常药相比，具有更少的不良反应。然而，尚无证据证明利多卡因对 SCA 有长期或短期作用。起始剂量 1～1.5 mg/kg IV，如果 VF/无脉 VT 持续存在，5～10 分钟后可再用 0.5～0.75 mg/kg IV，最大剂量为 3 mg/kg。

3）普鲁卡因胺：用于治疗 VF 和无脉 VT。普鲁卡因胺仅限于慢灌注和不能确定效果的紧急情况下使用。

4）镁剂：静脉注射镁剂能有效终止 QT 间期延长引起的尖端扭转型室速（TDP），而对正常 QT 间期的不规则/多形性 VT 似乎无效。当 VF/无脉 VT 与 TDP 相关时，可给予 1～2 g 硫酸镁稀释后 IV/IO（5～20 分钟）。如果 TDP 发作时不能触及脉搏，可先给予负荷剂量，然后用 1～2 g 硫酸镁加入 50～100 ml 液体中静脉滴注，给药速度要慢。

5）碳酸氢钠：在 SCA 和 CPR 时，组织无血流或血流较少，可产生代谢性酸中毒。自主循环是维持酸碱平衡的关键。CPR 时应用碱性药物不能增加除颤成功率和患者存活率，且有很多不良反应：①降低冠状动脉灌注压；②引起细胞外酸中毒，氧解离曲线右移，氧释放减少；③引起高钠血症和高渗血症；④产生大量的 CO_2，弥散至心肌细胞和脑细胞内，引起反常性酸中毒；⑤加重中枢神经系统酸中毒；⑥使儿茶酚胺失活。CPR 时或自主循环恢复后，不推荐常规使用碳酸氢钠。主要用于合并代谢性酸中毒、高钾血症，三环类抗抑郁药过量所致的 SCA 患者。首次剂量为 1 mmoL/kg 静脉滴注。应用时须严密监测碳酸氢根离子和剩余碱，防止发生碱血症。碳酸氢钠最好不与肾上腺素类药物混合，以免后者失活。

（4）其他药物：①纤维蛋白溶解药。标准 CPR 无效的 SCA 患者用纤维蛋白溶解药（Tpa）已有成功报道，特别是急性肺栓塞患者。尚无充分证据证明对 SCA 患者用或不用纤维蛋白溶解药治疗。只有对怀疑为肺栓塞引起的 SCA 患者考虑使用。继续 CPR 不是纤维蛋白溶解药物的禁忌证。②输液。目前没有足够的证据推荐 CPR 时常规输液治疗。仅当大量液体丢失导致 PEA 时需补液治疗。不推荐高渗盐水。除非存在低血糖，否则不用葡萄糖溶液。

第四节　现场心肺复苏和自动体外心脏除颤技术规范

中国医学救援协会联合中华护理学会于 2018 年 8 月 12 日在北京发布了《现场心肺复苏和自动体外心脏除颤技术规范》（*Technical speifcations for cardiopulmonary resuscitation and automatic extracorporeal difibilltion*）团体标准，T/CADERM 1001—2018（以下简称"团标"）。

中国政府高度重视发展团体标准。2015 年 3 月 11 日，国务院发布的《深化标准化工作改革方案》（国发〔2015〕13 号）指出了团体标准的发展方向，提出了鼓励具备相应能力的学会、协会、商会、联合会等社会组织和产业技术联盟协调相关市场主体共同制定满足市场和创新需要的标准，供市场自愿选用，增加标准的有效供给。2017 年 11 月 4 日，全国人大常委会发布的新修订的标准化法，提出了团体标准发展的基本要求。要求制定团体标准，应当遵循开放、透明、公平的原则，保证各参与主体获取相关信息。反映各参与主体的共同需求，并应当组织对标准相关事项进行调查分析、实验、论证。国家支持在重要行业、战略性新兴产业、关键共性技术等领域利用自主创新技术制定团体标准、企业标准。国家鼓励社会团体、企业制定高于推荐性标准相关技术要求的团体标准、企业标准。2017 年 12 月 15 日，原国家质检总局、国家标准委、民政部发布的《团体标准管理规定（试行）》（国质检标联〔2017〕536 号）提出了团体标准管理的具体要求，包括团体标准的制定、实施和监督等方面对《标准化法》有关规定的细化落实措施。

中国医学救援协会认真贯彻国家法律法规及规章关于研究、制定和实施团体标准的要求，确保制定的团体标准科学、合理和有效。

中国医学救援协会和中华护理学会作为两个国家级协会，联合发布"团标"，足见对此的高度重视。"团标"的发布与实施，是行业和学术的科学化、标准化的重要体现，对从事急救急诊、灾害医学救援和医学领域的专业人员、热心于急救事业的"第一目击者"及公众具有重要的指导意义和实用价值。

20 世纪 50 年代末 60 年代初，现代心肺复苏（CPR）技术问世，70 年代风靡全球，现已成为全球公认的"第一救命技术"。20 世纪 80 年代末，自动体外除颤器（AED）问世、使用，成为全球推崇的"现场第一救命仪器"。正如由美国心脏协会（AHA）主导发布的《心肺复苏和心血管急救国际指南》（*cardiopulmonary resuscitation & emergencyeardiac care*，CPR & ECC），在科学知识中开宗明义地指出，"在现代 CPR 和 ECC 被推广的 40 年里，ECC 在抢救心脏停搏方面已取得许多进展。这些抢救方法已挽救了许多呼吸心搏骤停者的生命……1960 年以前，只能对呼吸骤停的患者抢救成功。有时在人员和设施具备的条件下，开胸按压心脏可复苏成功——Safar 把这种方法结合起来，目前被称为基本心肺复苏方法。这种方法十分简单，使得它能广泛传播：'所需要的一切，只是两只手'。本办法所带来的希望是，在美国和欧洲，每天平均能挽救近 1000 例院外猝死患者"。

我们认为，学术团体间应该在某个相同相通领域内进行密切的合作，如联合制定规范标准、建立科研项目等；专家学者通过广泛交流和深层次沟通以科学证据达成共识，促进学术开放与繁荣发展，这种风气应该提倡。我们既不可"老死不相往来"，也不可"自说自话，包办代替"。此次"团标"的发布，是中国医学救援协会与中华护理学会对"心肺复苏·心脏除颤（CPR·D）"这个重大题材的共同关注与共同践行的重要体现，也是急救、护理学术内涵的紧密相通和关爱生命人文情怀的充分表达。

无论是团标、行标、国标，还是共识、指南、规范，其前提或谓基础皆是科学内容、规范制定、程序发布、权威证据的有机统一。心肺复苏、自动体外心脏除颤是一项与生命有关的医学技术，救护践行时需争分夺秒，容不得一丝半毫的差错和延误。在当今全球经济一体化、国际化的大环境中，与生命相关的技术标准指南、共识、规范等的"中国发布"，必然也会受到国际相关领域的学术团体和世人的高度关注。

前　言

本标准按照 GB/T 1.1—2009 给出的规则起草。

本标准由中国医学救援协会联合中华护理学会提出，由中国医学救援协会归口并负责解释。

本标准起草单位：中国医学救援协会及协会急诊、心血管急救、急救、整合康复医学、空中急救、心肺复苏分会，中华护理学会、中国心血管健康联盟胸痛中心总部、心血管健康（苏州工业园区）研究院、中国医师协会急救复苏和灾难医学专业委员会、中国人民解放军总医院 309 医院、北京协和医院、北京大学第一医院、首都医科大学护理学院、北京急救中心、北京市红十字会急诊抢救中心、天津急救中心、上海市医疗急救中心、重庆急救中心、武汉市急救中心、杭州急救中心、郑州急救中心、南京急救中心、北京大学人民医院、中日友好医院、上海瑞金医院、原武警总医院、北京首都国际机场急救中心、陆军总医院附属八一儿童医院、浙江省人民医院、军事科学院系统工程研究院卫勤保障技术研究所、北京电力医院、徐州医科大学、徐州医科大学附属医院、徐州医科大学救援医学研究所、首都医科大学附属朝阳医院、首都医科大学附属天坛医院、北京复兴医院、泰康仙林鼓楼医院、武汉大学护理学院、中山大学附属第七医院、四川省人民医院、四川大学华西医院、绵阳市中心医院、湖州师范学院医学院等单位参与了团体标准的编制。

本标准主要起草人有：李宗浩、黎檀实、姜保国、郑静晨、葛均波、霍勇、李秀华、吴欣娟、吴瑛、韩文勇、于学忠、朱继红、陈尔真、张文中、李立兵、刘兆祺、李尚伦、许铁、樊毫军、彭明强、何裕隆、朱勤忠、金辉、田建广、马渝、王运斗、李成辉、封志纯、江旺祥、乔伍营。

参加起草讨论人员有：姜丽、刘红梅、李斗、孙振学、王传林、田振彪、唐发宽、马东星、马圣奎、王蕊、魏建民、孙红、李红、吴晓英、关欣、金静芬、周文华、黄素芳、甘秀妮、邢更彦、张军根、袁轶俊、沈正善、张擎、林方才、蔡文伟、王东、何梅、陈焜、罗亮、钱阳明、黄叶莉、曹钰、曾俊、王贵生、郭伟、唐子人、刘秋玲、王梅、何甘华、钟斌、徐婷、李尚君、李国庆、许煊、刘圣军、李玉坤、袁力、张小梅、金红旭、张文武、卢中秋、刘凌宇、兰超、裴红红、卢东民、贾嘉、赵丽、陈志。

引　言

为了进一步规范我国现场急救的技术标准，提升现场急救的能力，中国医学救援协会、中华护理学会根据国家卫生健康委员会医政医管局给中国医学救援协会《关于委托开展空中医疗急救及心肺复苏技术培训的函》（国卫医资源便函〔2018〕305号）文件的要求，围绕军民融合发展、灾害医学救援、急救技术标准化建设等内容，在参考《中国心肺复苏指南（初稿）》（《中国急救复苏与灾害医学杂志》）及2000—2015美国心脏协会（AHA）《心肺复苏和心血管急救国际指南》的基础上，结合我国近年来在紧急救护方面新的发展和经验积累，制定本标准。

为使操作熟练可靠，每三年对医务人员及经过培训的施救者进行一次复审与考核是非常必要的。

为提高心脏停搏抢救成功率，与国际标准接轨，应在公共场所如机场、车站、地铁站、会议中心、体育场、大型商场、超市、医院、学校等区域配备自动体外心脏除颤仪。

1　范围

本标准规定了现场心肺复苏、自动体外心脏除颤的技术操作要求。包含现场心肺复苏和自动体外心脏除颤紧急施救基本要求、现场心肺复苏技术要点、自动体外心脏除颤操作、现场心肺复苏和自动体外心脏除颤紧急施救流程图、急救操作流程和心肺复苏的再判断等。

本标准适用于对呼吸心脏停搏的被救者进行现场心肺复苏和自动体外心脏除颤操作的施救者。

2　术语、定义及缩略语

2.1　自动体外心脏除颤（automatic extracorporeal defibrillation）　对有除颤指征的被救者进行自动识别并进行体外电击除颤的操作。

2.2　按压呼吸比（compressions breaths ratio，CBR）　在现场心肺复苏中，胸外按压和人工呼吸交替进行，两者频率的对应关系。

2.3　施救者（rescuer）　接受过现场急救技术规范培训的救护人员。

2.4　自动体外除颤器（automated external defibrillator，AED）　具有对心脏心电节律自动分析并通过语音提示等方式指导施救者完成体外电击除颤的抢救仪器。

2.5　心肺复苏（cardiopulmonary resuscitation，CPR）　对呼吸、心脏停搏者给予人工呼吸和胸外按压的急救技术。

2.6　急救医疗服务（emergency medical service，EMS）　具有接受呼救应答并提供院外专业救护的服务体系。

3　现场心肺复苏和自动体外心脏除颤基本流程

3.1　基本流程

3.1.1　评估现场环境，施救者通过视、听、嗅觉及思维整合确认抢救现场环境安全。

3.1.2　识别判断被救者无意识、无呼吸、无心跳，快速呼救并拨打急救电话。

3.1.3　施救者立即并持续进行CPR。（具体见4.5.2）。

3.1.4　由另一施救者取AED，并尽早使用，执行AED语音提示规范操作。（具体见5.2）。

3.1.5　施救者在现场坚持CPR及AED技术操作，同时需要尽量减少胸外按压和人工呼吸停顿时间。

3.1.6　被救者自主呼吸及心跳恢复或专业医务人员到达现场后决定是否继续进行CPR。

3.2　成人心肺复苏流程图，见图2-1。

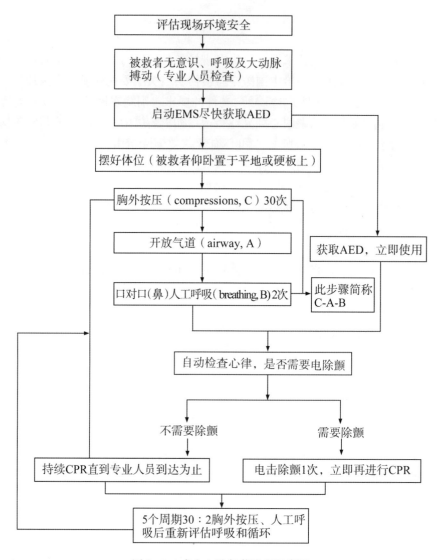

图 2-1　成人心肺复苏流程示意图

4　现场心肺复苏技术要点

4.1　心肺复苏体位　心肺复苏时应将被救者仰卧置于平地或硬板上，暴露胸部，立即就地迅速进行规范的心肺复苏抢救，见图 2-2。

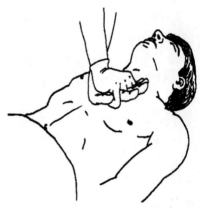

图 2-2　心肺复苏体位

4.2　施救者体位　施救者于被救者身体的任何一侧，两腿自然分开与肩同宽，使施救者的中线对齐被救者乳头连线，见图2-3。

4.3　打开气道

4.3.1　口腔异物去除法　施救者双手托住被救者脸颊，用两手拇指同时下压下颌使被救者张嘴，侧头观看口腔内是否有异物。发现固体异物，应用一手示指弯曲托住下颌同时大拇指压住被救者的下唇使其张嘴，用另一手示指将固体异物钩出或用两手指交叉从口角处插入取出固体异物，操作中应注意防止将固体异物推到咽喉深部。清除口腔中的液体分泌物可用指套或指缠纱布的方法，见图2-4。

4.3.2　仰头抬颏法　站立或跪在被救者身体一侧，用一手小鱼际放在被救者前额向下压迫；同时另一手示指、中指并拢，放在下颏部的骨性部分向上提起，使得颏部及下颌向上抬起、头部后仰至耳垂与下颌角连线垂直于地面，气道即可开放，见图2-5。

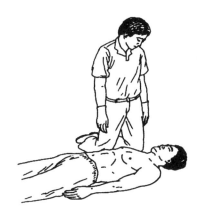

图2-3　施救者体位

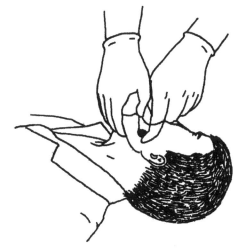

图2-4　口腔异物去除法

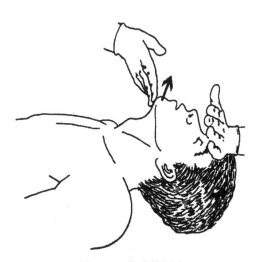

图2-5　仰头抬颏法

4.3.3　双手举颏法　站立或跪在被救者头顶端，肘关节支撑在被救者仰卧的平面上，两手分别放在被救者头部两侧，分别用两手示指、中指固定住被救者两侧下颌角，小鱼际固定住两侧颞部，拉起两侧下颌角，使头部后仰，气道即可开放，此方法可避免加重颈椎损伤，见图2-6。

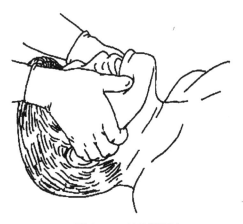

图2-6　双手举颏法

4.4　人工呼吸

4.4.1　开放气道后，施救者应立即进行两次口对口（鼻或口鼻）人工呼吸，人工呼吸时应暂停实施胸外按压。

（1）口对口吹气：保持被救者气道通畅，施救者应用拇指和示指捏紧被救者鼻翼，施救者平静吸气后，用嘴严密包合被救者口周，缓慢吹气，持续1秒以上，观察被救者胸廓起伏，吹气结束，施救者口唇离开、放开捏住的鼻孔，让气体被动呼出，见图2-7。

（2）口对鼻吹气：被救者牙关紧闭，施救者应将被救者嘴唇紧闭，用口唇罩住被救者鼻孔缓慢吹气，观察胸廓是否起伏。

（3）口对口鼻吹气：婴儿采用口对口鼻的人工呼吸法。保持气道畅通，施救者口唇包严婴儿口鼻，缓慢吹气，观察胸廓起伏，见图2-8。

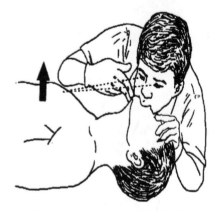

图2-7　口对口人工呼吸示意图

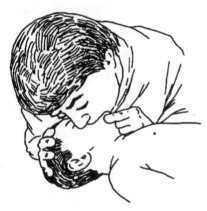

图2-8　口对口鼻人工呼吸示意图

4.4.2　吹气频率　年龄＞1岁：8～10次/min；婴儿（出生28天至不足1岁）：12～20次/min。

4.4.3　若吹气时被救者胸廓未抬起，重复一次仰头抬颏法，再次吹气，观察胸廓是否抬起，在吹气时应避免过快、过强。

4.5　人工循环

4.5.1　胸外按压定位有以下3种方法。

（1）胸骨中线与两乳头连线交汇点或胸骨下半部即为按压位置，见图2-9。

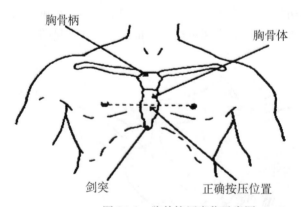

图2-9　胸外按压定位示意图

（2）示指和中指并拢，沿肋弓下缘向上，找到肋骨和胸骨接合处的中点，中指放在切迹中点（剑突底部），示指平放在胸骨下部，另一只手大鱼际紧挨示指上缘，掌根置于胸骨上，即为按压位置，见图2-10。

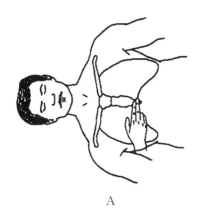

A　　　　　　　　　　　　　　　　　　　　　B

图 2-10　肋弓下缘定位示意图

（3）掌根旋转定位法：施救者将右手置于被救者胸前，方向与胸骨柄重合，中指置于其胸骨上窝凹陷处，以掌根为支点顺时针旋转 90°，使手掌根位于胸骨下半部，见图 2-11。

4.5.2　成人胸外按压方法　成人年龄段为含 8 岁以上。

（1）施救者位于被救者一侧，被救者仰卧在硬质的平面上，暴露胸部，迅速确定按压的部位。施救者一只手掌根放在按压部位上，另一只手重叠在前一只手上，两手掌根相重叠，手指翘起，上体前倾，两肩位于被救者胸骨正上方，两臂伸直，以髋关节为支点，利用上身的重力垂直用力向下按压，见图 2-12A。

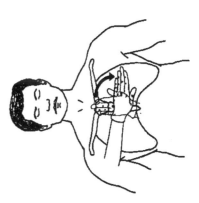

图 2-11　掌根旋转定位法示意图

（2）按压深度：5～6 cm，频率：100～120 次/min。

（3）每次按压后应使胸廓充分回弹。

（4）尽量减少胸外按压的中断，同时应避免过度通气。

（5）按压呼吸比为 30∶2，见图 2-12B。

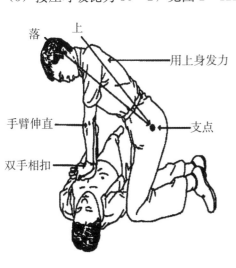

落　上　　　　　　　用上身发力

手臂伸直　　　　　　支点

双手相扣

A

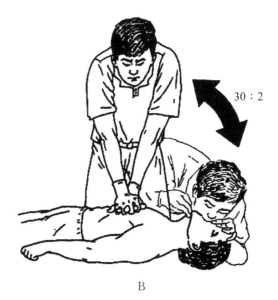

30∶2

B

图 2-12　成人胸外按压方法示意图

4.5.3　儿童胸外按压方法　儿童年龄段为 1～7 岁和学龄前。

（1）施救者位于被救儿童一侧，被救儿童仰卧在硬质的平面上，暴露胸部，迅速确定按压的部位。施救者双手按压的方法与成人胸外按压的方法相同。施救者单手按压的方法：一手掌根放在被救者儿童按压部位上，肘部伸直，利用上身的重力垂直用力向下按压，见图 2-13。

（2）按压深度：胸廓前后径的 1/3，频率：100～120 次/min。

（3）每次按压后应使胸廓充分回弹。

（4）尽量减少胸外按压的中断，同时应避免过度通气。

（5）单人心肺复苏按压呼吸比为 30∶2；双人心肺复苏按压呼吸比为 15∶2。

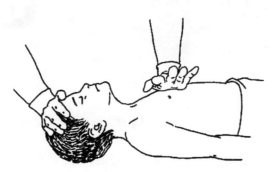

图 2-13　儿童胸外按压方法示意图

4.5.4　婴儿胸外按压方法（图 2-14）　婴儿年龄段为出生 28 天至不足 1 岁。

（1）施救者位于被救婴儿一侧，婴儿仰卧在硬质的平面上，暴露胸部，迅速确定按压的部位。胸骨中线与两乳头连线交汇点。

（2）施救者用两个手指放在按压部位用力垂直向下压或将双手的拇指放在按压部位用力向下压，其余手指环绕胸廓。

（3）按压深度：胸廓前后径的 1/3～1/2，按压频率：100～120 次/min。

（4）每次按压后应使胸廓充分回弹，尽可能减少胸外按压的中断。

（5）单人心肺复苏按压呼吸比为 30∶2；双人心肺复苏按压呼吸比为 15∶2。

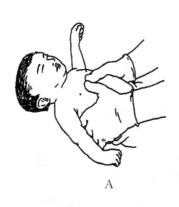
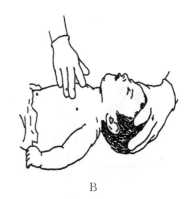

A　　　　　　　　　　　　　　　　　　　　　　　　　　　　　　　　　B

图 2-14　婴儿胸外按压方法示意图

5　自动体外心脏除颤操作

5.1　施救者在不中断实施 CPR 的同时，应尽快就近获取 AED 进行心脏除颤。

5.2　施救前应掌握的 AED 使用方法

（1）打开 AED 电源开关。

（2）选择合适电极片（8 岁以下使用儿童电极片），按设备图示贴在被救者右上胸和左下胸裸露皮肤上；使电极板与皮肤充分接触。AED 自动分析心律。

（3）语音提示：将电极片插头与主机插孔连接好，分析心律，所有人不要接触被救者，建议除颤，等待充电，按电击键除颤。

（4）除颤后施救者立即继续进行 CPR 操作，尽可能减少 CPR 中断时间。

（5）施救者持续 CPR 2 分钟后，AED 再次自动分析心律。

6　成人、儿童、婴儿 CPR 施救方法对比，见表 2 - 1。

表 2 - 1　　　　　　　　　　　成人、儿童、婴儿 CPR 施救方法对比

项　目		成　人	儿　童	婴　儿
分类		含 8 岁以上儿童	1～7 岁，学龄前	出生 28 天至不足 1 岁
判断意识		轻拍双肩、大声呼喊	轻拍双肩、大声呼喊	拍打足底
检查呼吸		确认没有呼吸或无正常呼吸，仅是喘息	没有呼吸或仅是喘息	
检查脉搏		检查颈动脉	检查颈动脉	检查肱动脉
注：仅医务人员要求，检查时间 10 秒之内				
	CPR 步骤	C - A - B	淹溺者及新生儿心肺复苏适用 A - B - C 流程	
胸外按压	按压胸部	胸部正中乳头连线水平（胸下骨半部处），特殊非标准发育体格用另两法		胸部正中乳头连线下方水平
	按压方法	双手掌根重叠	单手掌根或双手掌根重叠	中指、环指（两手指）或双手环抱双拇指按压
	按压深度	达到 5～6 cm	胸廓前后径的 1/3	胸廓前后径的 1/3
	按压频率	100～120 次/min		
	胸廓反弹	每次按压后即完全放松，使胸壁充分回弹，使血液充分回心		
	按压中断	尽量避免中断胸外按压，应把每次中断的时间控制在 10 秒以内		
人工呼吸	开放气道	头部后仰，气道通畅		
	吹气方式	口对口或口对鼻		口对口鼻
	吹气量	正常呼吸、胸廓略隆起		
	吹气时间	吹气持续 1 秒以上		
按压/吹气比		30：2	单人 30：2；双人 15：2	

注：C、A、B 为胸外按压（compressions）、开放气道（airway）、人工呼吸（breaths）的首写字母的缩写，表示操作的先后顺序，A - B - C 的字母含义与之相同仅操作顺序不同。

警示：错误的 CPR 方法达不到抢救目的。

7　心肺复苏的再判断

7.1　心肺复苏应按以下要求进行再判断

（1）使用 AED 现场复苏大约 2 分钟后，在 AED 判断心律的同时，施救者判断被救者的反应和呼吸，如果没有发现其有生命体征，在 AED 不提示电击下应继续心肺复苏。

（2）施救者在现场复苏时应尽量减少判断频率，让 CPR 持续进行。

（3）5～10 秒内若判定呼吸心跳未恢复，则继续坚持用心肺复苏技术抢救。

（4）判定呼吸心跳恢复，应将被救者摆放为安全体位，见图 2 - 15。

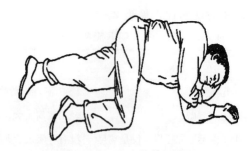

图 2-15　安全体位示意图

7.2　检查大动脉方法　检查循环体征：成人、儿童触摸颈动脉，婴儿触摸肱动脉。示指中指并拢置于被救者喉结，向一侧颈部滑动至胸锁乳突肌前缘之内侧，轻压颈动脉，判断是否搏动。婴儿肱动脉检查方法：示指中指并拢置于被救婴儿上臂内侧中间，轻压检查肱动脉是否搏动，见图 2-16。

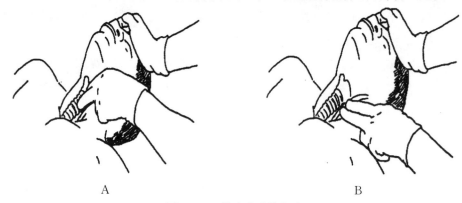

A   B

图 2-16　检查大动脉方法

8　教育与培训

8.1　从事心肺复苏和自动体外心脏除颤培训工作的师资，应具有医师、助理医师、护士专业技术职称的医务人员，并经过由卫生行政主管部门认定的培训、考核后，方可从事该项教育工作。师资应每三年进行一次复训。

8.2　机场、车站、地铁站、会议中心、体育场、大型商场、超市、医院的工作人员应接受心肺复苏和自动体外心脏除颤的专业培训，并通过考核。

8.3　中学生、大学生应接受心肺复苏和自动体外心脏除颤培训，成为自救互救志愿者。小学生应定期接受心肺复苏和自动体外心脏除颤培训，或开展相关知识和技能的科普活动。

8.4　对经过规范培训后成为合格施救者的志愿者，应每三年进行一次复训。

〔李宗浩　江旺祥　刘红梅　张军根　袁轶俊　周　强

许　铁　李立兵　张文中　蔡文伟　卢东民　华颂文〕

参考文献

［1］ Ornato J P, Craren E J, Nelson N, et al. The economic impact of cardiopulmonary resuscitation and emergency cardiac care programs ［J］. Cardiovasc Rev Rep, 1983 (4)：1084-1085.

［2］ Nichol G , Laupacis A , Stiell I G , et al. Cost-effectiveness analysis of potential improvements to emergency medical services for victims of out-of-hospital cardiac arrest ［J］. Annals of Emergency Medicine, 1996, 27 (6)：711.

［3］ Nichol G , Allstrom A P , Ornato J P, et al. Potential Cost-effectiveness of Public Access Defibrillator in the United States ［J］. Circulation, 1998, 97 (13)：1315-1320.

［4］ Nichol G, Stiell I G, Laupacis A, et al. A cumulative meta-analysis of the effectiveness of defibrillator-capable emergeney medical services for victims of out-of-hospital cardiac arrest ［J］. Annals of Emergency Medicine，1999，34（4 Pt 1）：517.

［5］ Valenzuela T D，Criss E A，Spaite D，et al. Cost-effectiveness analysis of paramedic emergency medical services in the treatment of pre-hospital cardiopulmonary arrest ［J］. Annals of Emergency Medicine，1990，19（12）：1407 - 1411.

［6］ Andrew W Harris，Peter J Kudenchuk. Cardiopulmonary resuscitation：the science behind the hands ［J］. Heart，2018，104（13）：1056 - 1061.

［7］ 李宗浩. 冠心病急救与监护 ［M］. 天津：天津科学技术出版社，1986：75，84 - 85.

［8］ 李宗浩. 走下科学殿堂，讨论社会、医界的热点：急救/中国科协学会学术部心肺复苏、自动除颤与灾害自救互救生命链 ［M］. 北京：中国科学技术出版社，2012：6 - 29.

［9］ 美国心脏协会. 2000 年心肺复苏和心血管急救国际指南 ［M］. 北京：海洋国际出版社，2002：82 - 92.

［10］ 李宗浩. 实用急救学 ［M］. 北京：人民卫生出版社，1975：22 - 48.

［11］ 李宗浩. 现代急救医学 ［M］. 杭州：浙江科学技术出版社，1993：45 - 69.

［12］ 李宗浩，钱方毅. 我国心肺复苏（CPR）技术亟需现代化、规范化及法制化——写在《中国心肺复苏指南》初稿发表之前. 中国急救复苏与灾害医学杂志，2009，4（6）：353 - 355.

［13］ 中国心肺复苏指南学术委员会. 中国心肺复苏指南（初稿）［J］. 中国急救复苏与灾害医学杂志，2009，4（6）：356 - 357.

［14］ 中国心肺复苏指南学术委员会. 中国心肺复苏指南（初稿）续一　成人基本生命支持（BLS）［J］. 中国急救复苏与灾害医学杂志，2009，4（7）：449 - 454.

［15］ 中国心肺复苏指南学术委员会. 中国心肺复苏指南（初稿）续二　高级生命支持（ACLS）［J］. 中国急救复苏与灾害医学杂志，2009，4（8）：545 - 549.

［16］ 中国心肺复苏指南学术委员会. 中国心肺复苏指南（初稿）续三　复苏后监护与器官功能支持 ［J］. 中国急救复苏与灾害医学杂志，2009，4（9）：641 - 644.

［17］ 中国心肺复苏指南学术委员会. 中国心肺复苏指南（初稿）续四　小儿心脏停搏与复苏 ［J］. 中国急救复苏与灾害医学杂志，2009，4（10）：737 - 743.

［18］ 李宗浩，王明晓，田军章，等. 紧急医学救援 ［M］. 北京：人民卫生出版社，2013.

［19］ 李宗浩. 中国灾害救援医学：上卷 ［M］. 天津：天津科学技术出版社，2013：100 - 140.

第三章　基础生命支持

第一节　基础生命支持的原则和程序

一、基础生命支持（basic life support，BLS）的基本原则

基础生命支持是由国际心肺复苏联合委员会（ILCOR）发布的 2020 国际心肺复苏指南及既往发布各版本心肺复苏指南的重要部分，又称现场急救或初期复苏处理，是指现场目击者除个人防护外不使用任何设备徒手对发生心脏停搏的患者进行循环支持和呼吸支持的抢救措施。这项措施可以由现场目击者或医疗专业人员在院外或院内实施。

从定义可以看出基础生命支持是提高心脏停搏的复苏成功率和保证复苏后神经功能完整的关键。大多数心脏停搏发生在社区即院外，基础生命支持的成功有效实施依赖于第一目击者正确高效的反应，心肺复苏（CPR）基础生命支持的培训目标是确保当出现急救复苏需要时现场目击者能做、愿意做、敢做心肺复苏。心肺复苏指南不仅需要符合科学原则而且应具有简单易学的特点，简化指南内容及流程能提高受训者获得技能的存留时间，降低对心肺复苏效果不理想的恐惧，增加实施心肺复苏的意愿。由国际心肺复苏联合委员会根据循证医学科学进展证据作出的有关心肺复苏及心血管急救的治疗建议共识 2015 年 10 月发表在《循环》和《复苏》杂志上。美国心脏协会（AHA）和欧洲复苏委员会（European Resuscitation Council，ERC）基于以上指南参考制定本地区相应指南。依据指南每 5 年更新一次的惯例，最新 2020 国际心肺复苏指南于 2020 年 10 月已发布。

现场急救尤其是院外急救无论是急救环境、急救人员技术、心理素质以及急救具备的条件都会受到客观外界因素的限制，并可能影响最终的复苏效果。近年来统计数据表明，无论是国际还是国内，无论是院外还是院内，心脏停搏总的抢救复苏成功率近数十年来没有发生根本性变化。基础生命支持的参与率较低以及实施基础生命支持的质量不高是两个重要的原因。据统计，美国 1978—2008 年院外心脏停搏存活率平均为 7.6%，院外心脏停搏总体平均生存率为 12%；院内平均存活率为 24.8%，心脏停搏平均存活率低于 10%。新加坡统计数据表明，目击者心肺复苏参与比率为 15%～22.9%。新加坡之外发达国家为 28%～46%。

虽然近年我国心肺复苏普及率有很大进展，但不完全统计我国总体普及率仍然远低于发达国家。研究表明目击者早期干预呼叫急救医疗服务系统及开始心肺复苏能最终改善心脏停搏患者的转归。基础生命支持开始越早，转归越好。另有研究数据提示 EMS 到达前实施心肺复苏的心脏停搏患者 30 天存活率可以增加 1 倍以上。一项发表于 JAMA 杂志的文章显示院外心脏停搏与接受高级生命支持（ACLS）相比，首先接受 BLS 的院外心脏停搏患者住院、出院生存率及 90 天生存率较高，出现神经功能损害可能性更小。可见基础生命支持在心肺复苏中的关键性作用。有一项关于院外心脏停搏（out-of-hospital cardiac arrest，OHCA）的大型观察性研究发现，与单纯胸外按压式心肺复苏（hands-only CPR）相比，在儿童心脏停搏（除了突然的、有目击的青少年崩溃）、成人和儿童窒息性心脏停搏（如溺水、药物过量）和长时间心脏停搏时，实施传统心肺复苏存活率更好（>15 分钟）。

与所有的现场急救一样，基础生命支持开始之前必须确保急救现场环境的安全，施救者可以通过眼睛看、鼻子闻、耳朵听结合大脑综合思维作出决断，由于急救环境不安全仓促急救所引发的继发伤害屡

有发生，给急救人员造成各种伤害后果，这需要引起所有急救人员及从事急救培训相关工作人员的高度重视。心脏停搏急救不同于一般急救之处是其有严格的时限性要求。如果不能在心脏停搏发生后 4～6 分钟内急救复苏，将极大地影响复苏成功率及复苏存活率。心脏停搏超过 10 分钟，大脑因长时间缺血缺氧发生脑死亡，即使复苏成功，患者恢复自主心脏搏动，患者也将极可能成为脑功能严重损害的植物人状态。大脑是人体对缺血缺氧最敏感的器官，大脑氧储备 20 秒消耗尽，完全缺氧 5 分钟内糖及 ATP 耗尽。

相比于大脑 4～6 分钟耐受缺血缺氧时间，心脏心肌耐受缺血缺氧则可达 30 分钟。所以理论上心肺复苏恢复自主心脏搏动比保持大脑功能完整目标相对容易。这一点必须引起急救人员的注意，贯彻以脑复苏或复苏后脑功能完整为最终目标的思想是心肺复苏的核心。

二、基础生命支持程序

基础生命支持程序就是如何高效完成突发心脏停搏的复苏急救，是由一系列的操作技术组成，这些技术包括评估、支持、干预。主要内容有以下 3 个方面：

（一）首先必须明确需要实施心肺复苏基础生命支持的对象

心肺复苏的对象毫无疑问就是因各种原因发生心脏停搏的患者。当然这其中不包括一些疾病终末期、肿瘤晚期以及发生不可逆死亡的病理状况如头与躯干离断、尸僵、尸体肿胀腐烂等情况。专业人员以及非专业人员现场对心脏停搏的判断是下一步开展心肺复苏急救的前提，对于有监护的院内心脏停搏通过心电监护从心脏停搏 4 种心电表现（心室颤动、心脏停搏、无脉性室性心动过速、心电机械分离）结合临床可以迅速准确判断。从 2000 年第一版国际心肺复苏指南至现在参照的 2015 国际心肺复苏指南都特别强调心脏停搏判断的快速、准确。心脏停搏发生后患者机体病理生理变化紧密相联，往往随着心脏停搏的发生，心脏泵血功能的丧失，失去血液和氧气供应的人体重要器官相继发生改变，具体表现为大动脉（颈动脉、股动脉）搏动消失，症状出现时间几乎与心脏停搏同时。意识消失，出现在心脏停搏后 5～10 秒内；自主呼吸停止，出现在心脏停搏后 30 秒以上；以及瞳孔散大对光反射消失（30～60 秒或更长时间出现，90 秒内）。

呼吸停止可以由许多原因所致，包括溺水、脑卒中、气道异物梗阻、烟雾吸入、会厌炎、药物过量、触电、窒息、外伤、心肌梗死、雷击，以及各种原因所致的昏迷。当呼吸骤停发生时，心脏和肺对血液的氧合作用能够依靠体内储备维持数分钟，能继续满足脑及其他重要生命器官的基本供氧。在患者被证实存在循环体征的情况下，给予呼吸骤停或者自主呼吸不足的患者建立气道或进行人工呼吸支持可挽救其生命，进而防止病情恶化发展为心脏停搏。但心脏停搏时循环停止、生命器官缺氧所表现出无效的"濒死样"呼吸或"喘息样"呼吸不能与有效呼吸相混淆，这种呼吸多发生在心脏停搏的前期。

心脏停搏时意识消失的判断通过大声呼叫、轻拍双肩的指南建议对于普通人相对容易。其中关键是认识什么是正常呼吸、什么是不正常呼吸。因此，教会非专业目击者通过呼吸评估心脏停搏的正确呼吸识别能力十分重要。为了便于所有的现场目击者识别心脏停搏，并且节约宝贵的黄金抢救时间，2015 国际心肺复苏指南推荐现场急救通过大声呼喊、轻拍患者双肩判断意识以及观察患者是否呼吸停止或仅仅是濒死呼吸的方法。如果患者的头部或颈部有明确外伤或有可疑外伤，只有在绝对必要的情况才可以移动患者。因为不适当的随意搬动可能引起患者脊柱或脊髓损伤加重，甚至有截瘫的危险。有研究发现大动脉搏动可判断颈动脉搏动的准确率只有 65%，只有 15% 的人能在规定的 10 秒内完成大动脉搏动的检查，掌握检查脉搏无论对现场施救者还是专业人员都有一定难度。因此无需非专业人员学习掌握。只要求专业急救人员现场判断心脏停搏时必须同时触摸大动脉搏动，并且必须在 10 秒之内完成。简而言之，非专业人员判断心脏停搏就是看意识、看呼吸。专业人员在此基础上辅以查大动脉搏动。无论何种身份人员整个判断心脏停搏的时间都必须控制在 10 秒以内，诊断心脏停搏确立必须立即实施心肺复苏。

仅有意识消失但呼吸、循环体征存在的患者的急救应将其摆放为安全恢复体位。因为无意识患者仰卧并可以自主呼吸时，呼吸道可能被舌或各种黏液、呕吐物阻塞。侧卧安全恢复体位可以防止阻塞误吸的风险，口中液体随口角自然流出。但需要指出的是真正的侧卧位是不稳定的，颈椎过伸，减少引流物从口中流出。因此有人提出改良侧位，但接近俯卧位可能阻碍通气，俯卧限制横膈活动，减少肺和胸廓顺应性。这两种体位各有优点，没有哪一种体位是适于所有患者。但应用某一种体位应遵循以下原则：患者尽可能置于标准侧位，头部保持在利于口腔引流的位置；体位应稳定不因变动导致伤害；急诊急救患者应避免胸部受压影响呼吸；体位也应利于紧急情况改变体位，特别是转为仰卧心肺复苏体位，翻身或体位变动注意保护颈椎；任何体位均应有利于患者的观察，尤其躯体压迫的上肢血运、呼吸道保持通畅，且不加重患者已有损伤。保持恢复体位的患者，每 30 分钟应更换一侧体位。

（二）立即启动急救医疗服务（emergency medical services，EMS）系统

生存链：心肺复苏是一项需要多方密切配合的综合工程，在判断确定患者发生心脏停搏的基础上，必须立即启动急救医疗服务系统。急救医疗服务系统又常称作生存链，比喻生存的链条之意。1992 年美国心脏协会（AHA）首先提出这一概念，最初生存链包括 4 个环环相扣的环节，到 2015 国际心肺复苏指南生存链进一步拓展细化为院外心脏停搏和院内心脏停搏生存链两部分，每个链条又依据发生心脏停搏的地点不同包括与之对应的 5 个方面内容。2020 国际心肺复苏指南进一步将链条补充为 6 个环节，增加康复环节。生存链的完善进一步提高院外心脏停搏的抢救成功率。生存链有专门章节描述，为了体现基本生命支持系统流程完整性，此处仅作必要的简单介绍。院外心脏停搏生存链具体包括识别和启动急救反应系统，立即高质量心肺复苏，尽早电击除颤，基础及高级急救医疗服务，高级生命支持维持和骤停后护理 5 个方面。这也是开展现场急救心肺复苏的总体框架，依据此框架结合急救现场的条件进行相应的分工、合作。急救医疗服务系统将心肺复苏中的院前急救和院内急救、基础生命支持、高级生命支持以及复苏后的支持有条不紊地结合在一起，实现心肺复苏各阶段各时间节点操作的无缝衔接，保证心肺复苏全流程链条完整有机统一，最大化地提高心脏停搏复苏成功率和神经功能完整的复苏成活率。

国外研究还发现 EMS 治疗下有目击者院外可电击节律心脏停搏，有效实施生存链环节，生存率可接近 50%。新英格兰杂志 2017 年的一项研究发现：有目击者实施心肺复苏和电击除颤与没有目击者实施心肺复苏相比，患者事后发生脑损伤、死亡、需要居家护理以及复苏后转归风险明显降低。系列研究均提示基础生命支持的重要意义。目击者在 EMS 人员到达前实施心肺复苏，患者生存率提高 2～3 倍。因此生存链意义可见一斑。

启动急救医疗服务系统对于成人与儿童略有不同：对于成人心肺复苏急救若施救者为一人，且没有手机，先离开患者启动急救医疗服务系统并取得 AED，然后开始心肺复苏，或者指定其他人去，自己立即进行心肺复苏，AED 取得后尽快使用。有目击者目击儿童婴儿心脏停搏启动急救医疗服务系统与成人相同；若无目击者目击心脏停搏，则施救者应首先进行 2 分钟心肺复苏，然后离开患者去启动急救医疗服务系统并取得 AED。尽快返回儿童身旁继续心肺复苏并尽快使用 AED。

急救医疗派遣是全面 EMS 救援中重要的组成部分。

调度员指导下心肺复苏是 2015 国际心肺复苏指南倡导的基础生命支持的重要模式之一。医疗急救人员及调度员在心脏停搏的早期发现和旁观者快速心肺复苏中起着至关重要的作用。急救医学调度员（120 接线员）是患者和现场目击者与 EMS 人员的第一联系人。在专业急救人员到达之前，调度员可以使用医学标准电话指令程序指导目击者进行现场急救。包括处理气道、CPR、解除气道异物梗阻和使用 AED。调度员必须接受正规的医疗调度训练，使他们可以使用急救调度的途径指导目击者正确操作。能帮助目击者识别濒死呼吸是心脏停搏的一种表现，观察发现濒死呼吸或喘息很常见，在 40% 突发心脏停搏病例早期出现，喘息的出现与生存率增加有关。濒死喘息以及短暂的全身性癫痫发作可能是心脏停搏的首发表现。调度员在早期患者分诊和急性心肌梗死的救护中起到非常重要的作用。调度员应能准确识别。他们必须具备电话沟通准确识别判断心脏停搏患者包括无意识无呼吸或者仅有濒死喘息呼吸患者的能力。他们也需要专门培训以提高识别和优选脑卒中患者的能力，从而改善这两种急救的最终治疗效果与转归。调度员电话指导下的 CPR 是有效且切合实际的，能提高目击者主动参与对心脏停搏患者

启动心肺复苏的比例。由于调度员的指导可挽救生命，所以调度员电话指导迅速成为 EMS 系统的标准措施。这一措施在 2015 国际心肺复苏指南中得到强调。未经训练的非专业施救者应在调度员指导下进行单纯胸外按压式心肺复苏。

1. 急性冠状动脉综合征的识别和急救　每年因胸痛就诊的患者全世界有数百万之多。其中半数被诊断为急性冠状动脉综合征（acute coronary syndrome，ACS），包括不稳定心绞痛、无 Q 波心肌梗死（myocardial infarction，MI）以及 ST 段抬高的 MI。在所有 ACS 患者中，约半数在到达医院前死亡。而在到达医院的患者中，有 25% 在一年内死亡，有 17% 的患者以缺血性疼痛为首发的、最终的或仅有的症状。急性冠状动脉综合征是院外心脏停搏的主要原因。因此急性冠状动脉综合征的识别与急救是基础生命支持中的重要内容。指南建议的急性冠状动脉综合征引起的院外心脏停搏患者，必须行紧急冠状动脉血管造影检查。当前对 ACS 的处理与过去有较大改进，溶栓药物治疗和介入治疗（血管成形或血管支架）使缺血梗死心肌相关冠状动脉再通恢复血液供应。这些方法挽救了生命并提高了生活质量。急性心肌梗死（AMI）的早诊断、早治疗可显著降低死亡率，减少梗死面积。提高局部或整体左心室功能，降低心力衰竭的发病率。但是这些急救都有极强的时限性，需要在发病头几小时内进行。所有符合条件的患者应在症状出现 12 小时内接受再灌注治疗。经皮冠状动脉介入治疗（percutaneous coronary intervention，PCI）是推荐的再灌注方法，只要能及时进行，目标争取控制从第一次医疗接触到实施的时间 ≤90 分钟。ST 段抬高型心肌梗死，如果患者在 120 分钟内无法到达具备 PCI 能力条件的医院，则应在到达医院后 30 分钟内进行溶纤治疗，只要符合前提条件且没有使用禁忌证，从入门就诊到球囊扩张时间 30 分钟内，住院死亡率为 3%，120 分钟时的死亡率为 6%，180 分钟时的死亡率为 9%。

各医疗机构设立的胸痛中心及卒中中心非常有效地保障了限时治疗的便利性，达到早识别、早干预、早运送那些疑诊为 ACS 的患者，并直接运往胸痛中心，从而可以大大降低病残率和死亡率。

2. ACS 的表现　如果患者或现场旁观目击者不能识别 ACS 的症状和体征并早呼叫 EMS 系统，通常会导致治疗延误。ACS 治疗延迟是 ST 段抬高型心肌梗死（STEMI）相关发病率和死亡率的主要因素。对于公众的此方面知识科普普及教育十分必要，有助于提高人们对 ACS 症状和体征的认识，应鼓励公众尽快呼叫 EMS 系统。ACS 的典型症状是胸骨后极度难以言状的不适，症状描述并不特定，有如压榨感、紧迫感等，常放射至左上臂、颈部、下颌，可以伴有气促、心悸、恶心、呕吐或大汗。典型的心绞痛症状持续一般不超过 15 分钟；与 AMI 的症状特征相比，AMI 更强烈，且多持续时间 >15 分钟。有的 ACS 患者有不典型的胸部不适，患者可以感觉头晕、气短、恶心、无力或伴有冷汗。这种不适感较典型症状是胸痛更为弥散，可向后背部放射，或集中于背部肩胛区。老年人、妇女和糖尿病患者发生 ACS 时，更多表现为不典型症状，不是典型的胸痛。初发胸部不适的患者应尽快休息。心绞痛和 AMI 均是由于心肌缺乏足够的血液供应所致，所以活动应降低至最小程度。如果胸部不适持续超过几分钟，应立即着手急救。现场目击者的急救内容包括：立即识别 ACS 的症状和体征；嘱患者坐下或平卧；不适感超过 5 分钟应呼叫 EMS 系统。呼叫 EMS 系统后，对患者进行支持护理，包括安静休息、给予安慰和采取恢复体位。如果患者开始失去意识，应准备进行胸外心脏按压、人工呼吸以及尽早使用 AED 除颤（如果有可能和合适时）。患者对急症 ACS 或 AMI 处理的常见反应是拒绝，往往第一倾向是否认心脏病发作的可能。这种反应不仅限于患者，目击者也往往会否认这种可能性。在急症发生时，无论是患者还是旁观者，都倾向于否认或不重视问题的严重性。这种反应是出自本能的，必须克服，以给患者最大的存活机会。否认症状的严重性将耽误治疗并增加死亡的危险。老年人、妇女、糖尿病患者、高血压患者或已知有冠状动脉疾病的患者，最可能延迟呼叫 EMS 系统。因为患者可能否认心脏病发作，目击者必须准备呼叫 EMS 系统。必要时给予 BLS。公众教育已经取得很好的效果，应进一步提高公众对这一事件重要性的认识和警惕程度。

3. ACS 的院外救援　一旦识别了 ACS 的症状和体征，应尽快呼叫 EMS 系统，这有很多好处。EMS 派出急救专业人员，并在专业人员到达前电话指导治疗患者救治。BLS 急救人员可进行 CPR；使用 AED；开放气道、供氧和人工呼吸；在院外有条件可给予硝酸甘油和阿司匹林治疗。EMS 急救人员应尽可能获得详细的病史和有关 ACS 的高危因素。硝酸甘油对缓解患者症状有效，它可以扩张冠状动脉，降低心室前负荷和心肌耗氧量。如果胸痛患者有硝酸甘油，且其收缩压＞90 mmHg，那么 BLS 急救人员应帮助患者服用硝酸甘油，在监测血压不低的情况下每 3～5 分钟给予 1 次 0.4 mg，一共 3 次。对于曾经开过硝酸甘油处方的患者，应指示患者立即舌下服用 1 剂硝酸甘油，以缓解胸部不适或疼痛。如果症状没有缓解，或服用 1 剂硝酸甘油后 5 分钟症状恶化，患者应立即拨打紧急急救电话。如果许可，BLS 急救人员应在运送途中给予阿司匹林（162～325 mg）。阿司匹林可预防冠状动脉在溶栓治疗后发生再次血栓梗阻。并降低 ACS 由于心肌梗死导致的死亡率。阿司匹林可将不稳定心绞痛（unstable angina，UA）/非 ST 段抬高型心肌梗死（Non-ST-segment elevation myocardial infarction，NSTEMI）患者的死亡或心肌梗死风险降低 50% 以上。每天 75～162mg 作为长期二级预防治疗。无论肠溶还是非肠溶阿司匹林均应先咀嚼后吞服。BLS 急救人员在院外常规应用硝酸甘油和阿司匹林是为了降低 AMI 的病残率和死亡率。有些 ACLS 急救人员经被授权使用吗啡，以减轻疼痛，降低心肌耗氧量和左心室前后负荷。ACLS 急救人员应监测心律，以便能立即发现潜在的致死性心律失常，ACLS 急救人员应用药物控制心律失常、休克、肺瘀血。他们也可开始安装经皮起搏器。这些治疗可以简化为 MONA〔吗啡（morphine）、氧气（oxygen）、硝酸甘油（nitroglycerin）、阿司匹林（aspirin）〕作为 ACS 院外治疗核心的提示，吗啡一般作为给予 3 剂硝酸甘油胸痛无缓解或治疗中为患者减轻疼痛。为提高 ACS 的急救效率，在条件允许的情况下，在许多系统中，ACLS 急救人员被要求给患者及时做 12 导联心电图，并通过特定网络将结果传递给急救接收医院，提高心脏病发作的诊断效率，缩短治疗时间，包括院内的溶栓治疗。这种院外 ECG 及时传递显著改善患者预后。如果有并发症，不管是当时还是往医院运送途中存在，应及时给予急救措施，包括 CPR、快速除颤、开放气道、静脉用药。

4. 脑卒中的识别和对疑似诊断脑卒中患者的急救　脑卒中的定义是指涉及特定的脑血管区域的临床、放射学或病理学上的缺血或出血证据的临床综合征。脑卒中是成年人死亡和脑损伤的首要原因。每年有上百万的成年人出现新的或复发的脑卒中，其中约 1/4 死亡。脑卒中是美国第五位致死病因，是致残的首位病因。脑卒中发生率在发达国家呈现稳步下降，然而低中收入国家发病率逐年持续上升，占世界卒中负担总量的 85%。对脑卒中患者的治疗过去多是支持性的以并发症治疗为重点的方法；这些措施对于脑卒中的进程没有直接改善作用，因此也很少强调快速诊断、运转或治疗。溶栓治疗直接改善脑卒中患者的转归，使缺血性脑卒中患者的神经系统损害明显减少，增加预后改善的机会。研究显示溶栓治疗对指征确定患者可以减少脑卒中的致死率和致残率。经过溶栓治疗患者出院恢复正常回家生活的可能性增加，到康复治疗或慢性病护理机构的可能性减小。所以溶栓治疗对于脑卒中患者意义明确，治疗有益，可以持续改善生活质量。正是基于以上的结论，对于在发病 3 小时内到达医院的急性缺血性脑卒中患者应及时实施静脉溶栓治疗。动脉溶栓治疗对发病 3～6 小时内大脑中动脉闭塞的脑卒中患者是有效果的。因为提供有效治疗的时间窗很短。对大多数脑卒中患者必须在发病 3 小时内进行院内治疗。脑卒中患者治疗的时限性强调目击者及急救人员的重要作用。早识别、早治疗、早运送可以尽可能减少脑卒中的病残率和致死率。

5. 脑卒中的临床表现　短暂性脑缺血发作（transient ischemic attack，TIA）是一种短暂可逆的局灶性的神经功能障碍，一般持续数分钟至几小时。在起病时无法对 TIA 和脑卒中进行区别。如果神经系统症状在 24 小时内完全消失，就可以诊断为 TIA。当然多数 TIA 发作时间短于 15 分钟。需要注意的是 TIA 是明确的脑卒中的前兆。有统计表明将近 1/4 的脑卒中患者曾有早期 TIA。此外，约 5% 未经治疗的 TIA 患者在 1 个月内发展成脑卒中。要认识到短暂性脑缺血发作（TIA）需要紧急评估这一点与脑卒中是同样重要的。在一项研究中发现，短暂性脑缺血发作后 2 天内脑卒中的风险约为 5%，90 天内约为 10%。脑卒中是一种大脑血液供应中断所导致的神经系统损伤。约 75% 的脑卒中为缺血性，是由脑血栓或栓塞导致动脉完全阻塞的结果。而出血性脑卒中是由于脑动脉破裂所致。脑动脉破裂致大脑表面（蛛网膜下腔出血）或脑实质出血（脑内出血）。蛛网膜下腔出血的最常见病因为动脉瘤。高血压是内出血的最常见病因。但是无论缺血性脑卒中还是出血性脑卒中都是致命的，不过缺血性脑卒中很少在发病 1 小时内死亡，出血性脑卒中则发病迅速，病情立即恶化甚至发病后即很快死亡。缺血性脑卒中在发病 3 小时内到达医院多可以进行溶栓治疗。出血性脑卒中不能溶栓，否则病情将是颅内出血恶化。部分出血性脑卒中需要外科手术的干预。在脑卒中和心脏病突发时，血液供应都是不足的，这是由于血液凝块阻塞血管导致。迅速进行溶栓治疗可以改善缺血性脑卒中的预后，道理机制类似于 AMI 后溶栓治疗改善预后一样。

6. 识别脑卒中的症状和体征　这对早期的干预与治疗是重要的。脑卒中的表现可以是很细小的，其症状和体征可以包括轻微的面瘫或构音困难。这些症状很容易被患者或其家属忽略或否认。其他症状体征包括：意识的改变，意识不清、木僵、昏迷；身体一侧的面部、手臂或腿突然感觉无力或麻木；构音不清或语无伦次；无法解释的眩晕；平衡失调；猝倒；视物模糊或失明，尤其单侧眼发病时。目击者一旦怀疑有脑卒中的症状和体征，应立即呼叫 EMS 系统。脑卒中患者可能不能理解自己得了脑卒中，往往如同得了 AMI 患者一样，总以合理的理由否认这些症状。许多脑卒中患者在发病后延误几小时才去呼叫 EMS 系统。这很可能因为这种延误丧失溶栓治疗的机会。目击者应进行初步急救并迅速呼叫 EMS 系统，必要时采取其他 BLS 急救措施。

7. 脑卒中治疗的 7 个 "D"　对脑卒中患者的处理可用易于记忆的 7 个 "D" 来归纳：发现（detection）、调度（dispatch）、运送（delivery）、入门（door）、资料（data）、决策（decision）、药物（drug）。延误可发生在处理过程的各个环节，所以处理脑卒中患者必须在每一个环节都训练有素并且有效。前 3 个 "D" 是社区 BLS 急救人员包括居民和 EMS 急救人员的责任。患者、家属及旁观者发现脑卒中或 TIA 的症状和体征，应向 EMS 系统求救，EMS 应优先应答疑诊脑卒中的患者，正如其优先应答 AMI 或严重创伤的患者一样，应派遣适宜的急救队伍。EMS 急救人员必须反应快速，确认脑卒中的症状和体征，并将患者运送至脑卒中治疗中心（指患者在到达急诊科门口后 1 小时内进行溶栓治疗的医院）。其余 4 个 "D" 是在医院内开始的，包括急诊科入门后迅速分诊，行神经学检查，行 CT 扫描以明确脑卒中类型（资料），选择合适的溶栓患者（决策），以及溶栓治疗（药物）。

8. 目击者对脑卒中的 BLS 救援　一旦出现脑卒中的症状和体征，立即呼叫 EMS 系统极为重要。因为由 EMS 人员运送脑卒中患者到达医院，远比不利用 EMS 系统者快（这是治疗上重视时限性的优点）。而且，EMS 可以优先派遣合适的急救队伍，并在 EMS 人员到达前指导目击者对患者的处理。EMS 系统可以更快速地运送患者至医院脑卒中治疗中心，并在到达前通知医院，以确保快速的医院内评估和治疗。如果患者和家属与家庭医师联系或用私家车运送患者，则将延误运送和院内初始评估，这种延误会使患者失去溶栓治疗的机会。

当前，在美国仅有半数脑卒中患者通过 EMS 系统运送至医院。如果脑卒中发生时，患者正在睡眠或独自在家，这更会延误症状的迅速识别和开始迅速的治疗。85% 的脑卒中发生在家中，故公众教育计划将重点针对脑卒中高危人群及其家属和朋友。公众教育计划已经成功地缩短了到达急诊科的时间。

在呼叫 EMS 系统后，即可给予支持治疗，包括安慰、将患者置于安全恢复体位，如果患者失去知觉发生呼吸阻塞，应给予开放气道、人工呼吸，必要时采取其他 CPR 措施。

BLS 的急救人员在识别、稳定和快速转运脑卒中患者以及选择有溶栓能力的接收医院发挥了重要作用。相比过去 EMS 人员有计划、针对性地对脑卒中患者进行相关处理的训练，提高患者脑卒中的准确识别和优先处理患者的能力。

给予具有溶栓能力的医院救护车等同于 AMI 或严重创伤症状和体征的患者处理同样的派遣、治疗、转运优先权。对疑诊脑卒中伴有呼吸道不通畅或意识改变的患者，也应予以优先处置。脑卒中后发生呼吸道不通畅相对比较常见。在脑卒中后的最初数小时和数天内，虽然很多患者出现各种心律失常，如快速性室性心律失常、心房颤动，但出现心脏停搏相对少见。

BLS 急救人员对疑诊脑卒中患者的院外处理目标是：优先派遣和反应；初步评估和治疗包括气道支持、供氧、通气和循环；通过应用标准脑卒中评分表迅速明确脑卒中；快速运送患者至有能力在到达 1 小时内进行溶栓治疗的医院脑卒中治疗中心，并在到达前通知医院。

　　缺血性脑卒中和出血性脑卒中的临床表现常常类似或重叠，单纯依靠症状不可能完全做出诊断。一般而言，突发头痛，患者常以一生中最重的头痛来描述，意识障碍、恶心和呕吐多见于颅内出血。可能有短暂的意识丧失，但在患者接受医疗救治前就可能已经恢复。蛛网膜下腔出血可以有剧烈头痛但无明显的局灶性神经系统体征。

　　缺血性脑卒中患者可能适合院内进行溶栓治疗。然而对缺血性脑卒中的诊断和溶栓指征的判断必须在进行相关检查之后方可进行，启动卒中中心医疗团队，评估患者做出能否具有溶栓指征、做 CT 检查以排除颅内出血，然后开始治疗，所有这些措施必须确保在患者发病出现症状后 3 小时内给药，BLS 急救人员应迅速确定可能发生脑卒中的患者，并迅速将其转运至卒中中心，在到达前就通知接收医院，以尽量增加有溶栓指征的患者的抢救溶栓机会。在院外评估和处理方案中应当包括这种强调时限性的治疗。

　　BLS 急救人员应当确定脑卒中症状和体征出现的时间：这一时间对于进一步的治疗有重要意义。出现症状即为脑卒中发病，此后 3 小时内适于溶栓治疗。如果患者不能确定症状和体征出现的时间，可以询问在场的家属或朋友等目击者。确定患者何时被最后见到、症状出现时患者在做什么以及其他任何有用的情况，有助于医师估计症状出现的时间。

　　简单的神经系统评估：脑卒中量表和脑卒中筛查表。

　　在院外因为考虑尽可能减少向医院急诊转运的时间延迟，不可能进行全面的神经系统检查，应采用一项有效的工具进行简要的院外神经系统检查，如 Cincinnati 院前脑卒中筛查表或 Angeles 院前脑卒中筛查表。如果 BLS 急救人员使用 Cincinnati 院前脑卒中量表筛查时患者符合以下 3 项中的任何一项，则支持脑卒中：面部歪斜、手臂下垂和构音异常。LAPSS 设计了几个项目，用于排除意识变化的其他原因（癫痫病史、严重的高血糖或低血糖）。急救人员用 LAPSS 检查患者有无不对称面部肌肉无力或歪斜、握力或手臂力量，其中任何一项不对称（右侧或左侧）都支持患者有脑卒中可能。这些尺度在诊断脑卒中时不仅敏感而且特异，使用也十分便捷。还应评估患者的意识水平。当患者的意识水平下降时，Glasgow 量表（Glasgow coma scale，GCS）可用于给患者反应程度评分。此量表用于评价患者对简单刺激如声音和疼痛的睁眼反应、最佳运动反应和最佳应答反应，其满分是 15 分；13～14 分表明神经系统轻度损伤；11～13 分为中度神经系统损伤；<11 分为重度神经系统损伤。对于脑卒中患者使用 GCS 时有重复性强而且可靠的特点。

　　EMS 人员可以合理使用敏感而特异的尺度确认脑卒中患者。一旦拟诊断脑卒中则应尽量缩短在发病现场的时间，立即将患者运送至脑卒中治疗中心。应与神经科医师和当地医院共同制定拟诊急性脑卒中的明确方案。除非地面救护车的路程超过 30 分钟，否则 EMS 救护车应将脑卒中患者运送至能在到达后 1 小时内对有指征患者进行溶栓治疗的急诊接收机构。加拿大的一项研究显示，大多数居民的住处距离能 24 小时进行 CT 扫描检查的医院在 30 分钟车程以内。在到达前通报接收医院，可缩短脑卒中患者院内评估和干预的时间。除了常规资料，EMS 系统还应将脑卒中评分或筛查结果、GCS 评分、症状出现的估计时间在到达前通报给接收医院。接收医院应制订书面计划以便尽可能快地开始治疗。

　　脑卒中一旦发生，治疗方案是有限的，往往只能在症状出现后的短时间内使用。因此，半个多世纪以来，脑卒中预防一直被认为是脑卒中管理的主要措施，尽管在脑卒中预防方面进行了几十年的研究，但二级脑卒中预防仍然存在着一些基本的挑战。有研究则认为 85% 的脑卒中是可以预防的。了解脑卒中的病因是整个过程中至关重要的一步，因为无论是脑卒中风险因素的校正还是脑卒中预防都是从脑卒中机制的特征开始的。根据脑卒中发生的机制不同，脑卒中复发的风险和预防的建议流程也各不相同。生活方式的改变对预防脑卒中特别有意义，因为在过去 30 年里，发达国家脑卒中的发病率下降了 42%，而发展中国家的脑卒中发病率却上升了 100% 以上。这项观察研究表明生活方式和饮食对脑卒中发病的重要作用；吸烟、高脂血症或高血压等脑卒中危险因素的发生率大大降低，从而提高了高收入国家人口的认识。然而，在低收入国家，工业化导致了不利的食物和生活方式的改变。

三、心肺复苏操作的具体实践内容

生存链亦即急救医疗服务系统的启动意味着心脏停搏心肺复苏急救的全面展开。具体操作包括下面5个方面（注2020国际心肺复苏指南还包括康复）：需要立即拨打急救电话120寻求专业帮助；需要立即开始现场基础生命支持〔即最常说的CAB，具体指胸外按压（compressions，C），开放气道（airway，A），人工呼吸（breathing，B）〕；需要尽早电击除颤；需要专业急救接手后高级生命支持的实施；最后专业运转至专业医疗机构后高级生命支持维持和骤停后护理。生存链5个环节环环相扣，使得心肺复苏高效有序。但这5个方面是一个总的概况，更确切操作有更明晰的细节，例如拨打急救电话操作就必须注意到以下关键点：急症事件发生的详细地点（尽量详细到办公地点、办公室名称、房间号码、十字路口或街道名称等），接应救护车的标志及人物特性，现场联系人的姓名电话，事件发生的性质及简要经过，需要救助的人数、伤亡情况，现场已经采取的急救及复苏措施等，而且切记拨打急救电话的呼救者必须确保信息接收者接收到完整求救信息之后方可挂断电话。从2010国际心肺复苏指南开始，心肺复苏基础生命支持由循环支持胸外按压开始接着开放气道、人工呼吸。改变了过去心肺复苏开放气道、人工呼吸、胸外按压循环支持的顺序，也就是我们常说的A-B-C变为C-A-B，指南再次强调循环支持的重要性。下节内容将就现场基础生命支持CAB具体细节进行——探讨；关于尽早电击除颤以及高级生命支持、复苏后处理等内容将在其他章节详细论述。

第二节　胸外按压

一、胸外按压心泵机制和胸泵机制

胸外按压能够抢救心脏停搏提供循环支持通常认为主要依靠两种机制发挥作用：心泵机制和胸泵机理。但随着经胸超声心动图（TTE）以及经食管超声心动图（TEE）技术在心肺复苏中的广泛应用，胸外按压更多机制：肺泵机制、心房泵机制以及呼吸泵机制亦被提出。但公认还是心泵机制和胸泵机制为主。心泵机制认为心脏体表投影位于胸骨和脊柱中间位置，通过按压胸骨，心脏受到来自胸骨和脊柱之间的机械挤压被动向外泵血。当挤压停歇胸廓自动回弹，心脏恢复自主扩张，外周血重新回流心脏，整个过程产生类似心泵的效果。这种胸外按压对心脏直接压迫产生的心泵作用机制已被影像学证据所证实。而胸泵机制认为心脏泵血是由于受到胸腔内外压力改变作用的结果，人工呼吸吹气时肺膨胀胸腔内转为正压状态，胸腔内心脏及大血管受到外在正压力挤压压力上升，在胸腔内外血管内压力差作用下血液向外流出。一旦停止人工呼吸吹气，随肺弹性回缩肺内气体排出胸腔压力下降，外周血在胸腔内外动静脉不同顺应性及压力差作用下重新回流心脏。这就是胸外按压的胸泵工作机制。静脉血管顺应性大于动脉血管形成胸腔内外较大压差是胸泵理论的生理基础，胸外按压时动脉和静脉压迹峰值同步出现则进一步支持胸泵机制的存在。

二、胸外按压操作技能与心泵、胸泵机制关联性

封闭式胸部心脏按压于1960年由心肺复苏创始人之一Kouwenhoven医师首先提出，他对胸外按压是这样描述的"任何人、任何时间，现在就可以立即开始心肺复苏措施，而这所有的一切只需要一双手"。胸外按压技术的提出与推广挽救了无数人的生命。通过及时、适当地进行这些措施可以防止心、脑等重要器官的缺氧挽救人的生命，还可以防止许多无法挽回的伤害。胸外按压理论上仅能提供正常情况1/4～1/3心输出血流，有限的胸外按压血流全力保证了心、脑等重要器官的存活，重要性可想而知。胸外按压的实施明显提高复苏成功的机会。但即使最优质胸外按压也只能维持最基础的血流。胸外按压的质量对于复苏成功至关重要。尽管如此，调查发现即便是医务人员胸外按压质量也经常不能达到最佳状态。胸外按压包括两个动作；用力按压和抬起放松。提高心肺复苏循环支持的质量必须充分发挥胸外

按压心泵、胸泵机制的作用机制，达到理论上最大化循环支持的目的。从心泵机制的角度看，保证胸外按压动作充分到位才能提供最优化的被动循环血流，胸外按压充分的前提是心脏腔内有血液充盈，按压的有效性才能得到保证，这又取决于外周血液能否充分回流心脏。这也就是胸外按压循环支持效果能够得到保证的心泵理论基础。从胸外按压抬起放松动作分析，血液充分回流心脏与胸外按压过程中抬起放松动作密切相关。因此，胸外按压放松时手部抬起充分不倚靠胸壁是保证外周血液充分回流心脏，进而保证胸外按压效果的关键。总而言之胸外按压动作细节十分关键。研究表明胸外按压频率过快或过慢都会影响循环支持效果，维持 100～120 次/min 的按压频率，心脏停搏患者能获得最大的复苏成活率以及神经功能完整率。2015 国际心肺复苏指南规定胸外按压深度为 5～6 cm，按压频率为 100～120 次/min。按压和抬起放松各占 50% 的时间。据研究胸外按压时操作者同步自行语音计数可以有利于提高按压效率，减少按压中断。2018 AHA 发布心肺复苏指南小更新考虑到院外心肺复苏大多数志愿者存在按压力度不足的情况，再次将按压深度重新恢复 2010 国际心肺复苏指南建议的胸外按压至少 5 cm 的标准。最新 2020 国际心肺复苏指南同样延续胸外按压至少 5 cm 的标准。当心脏停搏发生时心脏停止搏动，只有通过持续不间断的胸外按压才有可能维系支持心脑重要器官灌注有限且宝贵的血流，因此指南特别强调除合理的人工呼吸、评估自主循环恢复、电击除颤中断外，应尽可能减少胸外按压的中断。单次按压中断时间不超过 10 秒，维持心脏按压时间分数（chest compression fraction，CCF）最低 60% 以上，最好能达到 85%。由循环支持胸外按压机制可以看出高质量的胸外按压必须做到用力按压、持续按压、减少中断、按压放松保证胸廓充分回弹等关键要点。胸外按压放松时回弹不充分直接影响心脏、脑血流灌注以及心排血量。胸外按压质量随着施救者体力疲劳而下降。因此指南建议实施胸外按压施救者每 2 分钟进行 1 次轮换。从心肺复苏个体化角度思考，符合我国人群最优化的心肺复苏胸外按压指南建议需要进行有循证依据的科学探索。因此真正从国人解剖、生理病理的大样本科学数据提炼的中国特色版本有公信力的心肺复苏指南的面世需要相关有识之士不懈努力，也具有极大意义。

三、胸外按压操作要领

（一）按压体位与细节

施救者胸外按压应采取标准的体位跪立或站立，依据心脏停搏发生现场的具体情况做出选择。当患者位于平地时，一般采取跪立在患者一侧，双膝与肩同宽；当患者位于离地的床或高处时一般采取站立在患者一侧。特殊情况需要转移心脏停搏患者时可以骑跨在患者腹部的特殊方式以减少按压中断，切忌采取半蹲、半跪、直立弯腰等姿势，既存在姿势不稳定的安全隐患，也不能保证按压的高质量，并且胸外按压施救者容易疲劳不能持久。胸外按压轮换施救者分别位于患者不同侧有利于减少轮换时的按压中断，提高按压效率。

（二）按压定位

胸外按压要快速用力按压胸骨下半部分。这种按压通过直接挤压心脏或增加胸内压产生血流。实际现场操作胸外按压点定位可以依据不同情况采用以下几种方法之一。按压定位必须快速确定，尽可能减少按压的中断。

1. 双乳头连线定位法　对于成年男性胸外按压点确定，指南简化为双侧乳头连线与胸骨长轴的交点。这种定位方法最简单最常用，避免非专业志愿者不熟悉胸外按压定位而浪费宝贵的急救复苏时间，但也仅限于发育正常的标准成年男性。

但现实生活中还有许多非成年男性心脏停搏患者，对于这些患者还应该掌握以下两种胸外按压定位方法。并且有报道认为通过双乳头连线定位胸骨下半部的按压定位方法并不可靠。研究显示通过掌根放置于胸骨下半部可以比传统通过肋弓下缘寻找胸外按压定位的方法有较短的按压通气间转换的中断。

2. 掌根旋转定位法　以手掌平行置于心脏停搏患者胸骨上，指端对准胸骨上窝，顺时针旋转 90° 时掌根所在位置即为胸外按压点。

3. 剑突上两横指法　沿着心脏停搏患者肋弓下缘向内找到剑突，剑突上 2 横指所在点即为胸外按压的位置。

（三）胸外按压具体操作

正确的胸外按压操作是高质量心肺复苏、提高心肺复苏成功率、降低合并症的关键。在上述正确胸外按压定位的基础上，还需要把握以下要领。以一只手掌掌根与患者胸骨长轴平行接触，另一只手4指与其交叉重叠在其上并保持手指翘起离开患者胸壁；双臂伸直身体略微前倾，双臂、双肩在一条直线上并与患者胸骨垂直，肘部不能弯曲，以髋关节为轴心用上半身的力量用力快速下压。不正确的胸外心脏按压不仅不能保证高质量心肺复苏而且是导致患者肋骨骨折、内脏损伤出血、气胸、血胸、肝脾破裂，甚至死亡等严重并发症发生的重要原因。有研究观点认为胸外按压致命并发症极罕见。此类并发症发生率低于1%。对于没有心脏停搏患者进行不必要胸外按压的严重并发症风险与心脏停搏延误心肺复苏导致的严重后果相比微不足道。肋骨骨折是比较常见的胸外按压并发症，尸检中发生率高达1/3。因此成功复苏恢复自主循环后均需要再次评估复苏相关的损伤。

（四）胸外按压关键要点

依据2015国际心肺复苏指南，胸外按压频率100～120次/min，胸外按压频率与存活有明显相关性，按压深度5～6 cm。另据一项研究最佳胸外按压频率为107次/min，深度为4.7 cm。不过一项9136例院外心脏停搏患者的分析发现，在心肺复苏实际操作中仅有45%胸外按压能够达到指南建议的按压深度。有关院外心脏停搏和院内心脏停搏的研究显示，施救者不能做到足够的按压频率和按压深度，并且存在频繁的按压中断。

由于亚洲人体型明显不同于欧美，因此符合亚洲尤其是国人心肺复苏胸外按压最佳深度需要大样本循证医学证据的进一步研究。亚洲女性医师及护理人员由于自身体重等原因致按压深度难以保证。一项关于10371例样本的院外心脏停搏的医疗急救人员救治资料的大型研究发现，校正调整按压深度及100～120次/min按压频率后患者生存出院率明显增高。

为便于复苏操作及评估复苏效果，患者应仰卧于平地或坚硬的平面、地板上。如果患者处于俯卧体位，则应及时将患者在保证头、颈、肩、躯干在同一轴线同一平面上做整体翻转。没有呼吸的患者将其手臂置于身体两侧，以便判定需要心肺复苏时体位合适。

（五）2015国际心肺复苏指南中儿童、婴儿胸外按压方法

儿童是指1岁至青春期；婴儿是指不足1岁，除外新生儿。儿童、婴儿因其体格特点，胸外按压技术与成人略有不同，下面就二者之间胸外按压相同点及不同点分别做一简单总结。

胸外按压与成人相比的相同点如下。

按压频率指南建议依然为100～120次/min。

没有高级气道的按压通气比：单人施救30∶2；双人施救15∶2。

有高级气道的按压通气比：按压频率100～120次/min；每6秒给予一次呼吸（每分钟10次呼吸）。

胸外按压均应确保胸廓充分回弹，控制胸外按压中断在10秒内。

胸外按压与成人相比的主要不同点如下。

儿童（1岁至青春期）：

胸外按压深度　至少胸部前后径1/3，大约5 cm。

手法　将双手或一只手放在胸骨下半部。

婴儿（不足1岁，除外新生儿）：

胸外按压深度　至少胸部前后径1/3，大约4 cm。

手法　只有一名施救者，将两根手指放在婴儿胸部中央，乳线正下方；两名以上施救者，将双手拇指环抱婴儿胸部中央，乳线正下方。

（六）单纯胸外按压式心肺复苏（hands-only CPR）技术

2010年AHA和ERC建议所有经过培训的施救者包括目击者和医疗专业人员均应实施胸外按压和人工呼吸的传统心肺复苏技术。口对口人工呼吸虽然是一种安全有效的技术，也曾经挽救过许多患者的

生命，但施救者不愿实施现场心肺复苏急救的一个重要原因就是不愿意实施口对口人工呼吸。这既有情感心理上不能适应和接受，害怕担责，也有对传播感染性疾病的担忧。

这严重影响院外心脏停搏现场目击者的心肺复苏参与率，为此 2015 国际心肺复苏指南对于院外未经过培训的非专业施救者再次提倡单纯胸外按压式心肺复苏技术，并且有大量文献资料证实其与经典传统心肺复苏技术相比有同样的复苏效果。单纯胸外按压式心肺复苏技术使得现场目击者的心肺复苏参与率及心脏停搏患者存活率明显提高。因为大多数突发性 OHCA 发生于成人，大多是源于心脏原因。70％～80％的 OHCA 患者最初心电表现为心室颤动（VF）。在心室颤动心脏停搏的初始阶段，人工呼吸不如胸外按压重要，因为在心脏停搏后的最初几分钟内，血液中的氧气水平仍然足够维持基本生存需要。在一项对旁观者目击具有可电击心律 OHCA 患者事件的前瞻性观察研究中，接受单纯按压的患者与接受传统心肺复苏治疗的患者相比，1 个月生存率和神经预后良好的更高（19.4％ vs 11.2％，$P=0.041$）。单纯胸外按压式心肺复苏技术也是指南对未经培训的施救人员进行调度员辅导心肺复苏（dispatcher-assisted CPR，DA-CPR）的推荐方式。但这种方式仅适合于院外，也仅推荐无经验的非专业人员实验，对于专业人员及经过培训的志愿者具备条件应该实施标准的胸外心脏按压和人工呼吸的经典心肺复苏技术。

（七）机械辅助胸外心脏按压技术

近年来机械辅助按压装置越来越多的应用于院前急救转运、心脏停搏介入治疗过程，不适合人工胸外心脏按压的特殊环境中人工胸外心脏按压的临时替代，以及一些需要超长时间心肺复苏但胸外心脏按压急救人员数量、体力难以坚持等情况。机械辅助按压装置没有人工心肺复苏操作的疲劳问题，对于按压频率、按压深度能按照设定保持稳定的标准操作质量。但 2015 国际心肺复苏指南并未主张以机械胸外按压装置代替人工胸外心脏按压。近期有关机械辅助胸外按压使用的多项研究均未能证明在院外心脏停搏心肺复苏中与人工胸外心脏按压技术相比更具有优势。但是对一些在医院内发生的心脏停搏中使用机械胸外按压装置的非大样本研究的荟萃分析的结论认为该装置可以改善患者的预后。由于目前的这些研究引用证据质量很低。对机械胸外按压装置对住院心脏停搏患者存活率影响的使用价值有必要进行更大样本量随机试验来评估。

第三节　开放气道

一、气道基本概念

气道也就是常说的呼吸道，人体呼吸道以声门为界分为上呼吸道和下呼吸道。上呼吸道包括口、鼻、咽喉；下呼吸道包括气管、支气管、肺。人体气道最狭窄部位在声门。婴幼儿气道最狭窄部位于声门下。现场急救主要是要解决上呼吸道的问题。在正常情况下人体气道是畅通的，但是在心脏停搏、意识消失等病理情况下，患者无知觉或无意识，气道周围组织、肌肉由于失去肌张力的有效支撑，舌和会厌阻塞咽喉，舌后坠导致气道发生梗阻、出现呼吸困难，若不能及时有效处理，最终会导致呼吸停止甚至心脏停搏。

二、开放气道方法

开放气道是解决各种原因导致患者因舌后坠发生气道梗阻的重要方法。由于舌与下颌相连，当下颌向前被动移动时，舌随之远离喉部，气道重新开放。在自主性吸气时舌和会厌可以形成阻塞气道入口的活瓣机制，此时舌或会厌软骨均有可能引起气道梗阻。开放气道的方法包括手法开放气道以及借助工具开放气道。在院外由于条件限制，主要以手法开放气道，急救技术、急救设施的普及在一些情况也见到使用简单方便易掌握实施的工具，如口咽通气道、鼻咽通气道以及单向活阀面罩、喉罩等进行人工通气。开放气道时若患者口中有任何可见异物或呕吐物，施救者可用戴手套或缠绕纱布的手指清除患者口中流出的液体或糊状物，用呈钩状的示指抠出固体状物体，同时用另一只手提起患者的舌和下颌。

（一）手法

开放气道有两种手法：压额举颏法和双手托下颌法。

1. 压额举颏法　包括 3 个动作：开口、仰头、托下颌；施救者用一只手的小鱼际置于患者前额头上用力后压使头后仰，另一只手示指、中指、环指放于下颌骨下近颏骨骨性部位往上提起下颌。使颏向前，牙齿几乎闭合。达到使患者下颌骨与地面垂直，鼻孔朝向正上的位置即可有效开放梗阻的气道。但注意避免在颏下软组织处深压，这样反而可能阻塞气道。不要用拇指抬举下颏。

2. 双手托下颌法　操作方法，施救者以双手贴于患者脸部两侧，双拇指与其余四指分开，以肘部支撑于患者仰卧的平面，除双手拇指外其余各四指置于下颌角位置往前上方提升下颌，同样可以起到开放气道的作用。如果患者口唇紧闭，可用拇指下推下唇。

这两种方法的最大不同在于压额举颏法需要后仰颈椎，对于怀疑有颈椎疾病、颈椎外伤患者不适合；而双手托下颌法则在保持颈椎序列稳定的情况下无需活动颈椎，仅仅提举下颌骨，因此特别适用于不宜活动颈椎的各种患者开放气道。

除压额举颏法和双手托下颌法这两种最基本常用的开放气道的方法外，急救现场还可以利用已有的简单气道开放工具进行气道开放，如带有单向活阀的口对口吹气面罩、口咽通气道、鼻咽通气道等。

三、人工通气

人工通气是解决通气出现障碍的解决办法，对于意识消失、心脏搏动正常但是呼吸停止的患者，人工呼吸支持是最直接有效的急救方法。在有效治疗之前必须清楚判断呼吸是否正常。正常呼吸是一个平静的有节奏的呼吸过程，胸部缓慢地上升和下降，通常频率为 $16\sim18$ 次/min。心脏停搏的患者常常在心脏停止搏动的前几分钟出现喘息。现场目击者往往因为不能准确识别这种异常呼吸而延误心脏停搏的诊断后及时急救。

大约 2000 年前，Claudius Galenus 是最早谈论肺通气的人之一。1472 年，Paulus Bagellardus 出版了第一本描述关于儿童疾病口对口复苏的书，推荐在没有呼吸的情况下助产士向新生儿的嘴里吹气来使其复苏。最早的口对口人工呼吸描述来自《圣经》中上帝创造亚当的过程。1958 年美国的 Peter Safar 发现并确认口对口人工呼吸法，因此也被公认为人工呼吸创始人"现代复苏之父"，在一项临床研究中证明了口对口通气优于其他人工通气方法。口对口人工呼吸是一种快速有效向患者供氧的办法，施救者给患者吹入的气体有足够氧气供患者需要。经历 60 余年急救的发展，人工呼吸依然是心肺复苏急救中重要关键的一部分，从人工呼吸简单机制可以看出，正常人呼出气前段 100 ml 左右是来自气道死腔未经气体交换的空气，平均 FiO_2 为 $16\%\sim21\%$，CO_2 浓度为 $2\%\sim4\%$，在口对口人工呼吸时，这部分气体首先进入患者的肺泡，可使患者动脉血氧饱和度在 90% 以上。心肺复苏中每按压 30 次以后给予 2 次人工呼吸，潮气量 $400\sim600$ ml。

（一）口对口人工呼吸

在上述各种开放气道的基础上，施救者张大嘴包住患者嘴，用一只手手掌置于患者前额，用拇指、示指捏住患者鼻翼，阻止吹入的气体从鼻腔外溢。平静呼吸下缓慢往患者口中吹气 1 秒以上至患者胸廓抬起，吹气完成后松口鼻，患者肺内气体自然排出。若是对小婴儿实施人工呼吸，则施救者可以张嘴同时包住婴儿口鼻进行吹气。简言之人工呼吸记忆要点就是"捏紧鼻翼、包严口周、吹气 2 次、每次 1 秒、胸廓起伏"20 个字。口对口人工呼吸时容易发生胃膨胀，并继发产生反流、误吸、吸入性肺炎等，同时胃膨胀胃内压力增加，膈肌上抬，肺部呼吸运动受限，呼吸系统顺应性降低等一系列影响。当胃膨胀食管压力超过食管下段括约肌开放压力，括约肌开放，人工呼吸吹入气体将会进入胃而不是期待的肺。而在心脏停搏时食管下段括约肌呈松弛状态，胃膨胀概率增加。人工呼吸吹气时间过短、潮气量过大、气道压力过高是常见导致食管压力增高进而发生胃膨胀的常见因素。人工呼吸通气不成功往往需要重新手法开放气道，头颈、颏位置不当是引起通气困难的常见原因。

（二）口对鼻人工呼吸

口对鼻人工呼吸适用于不能通过口对口通气的患者，如无法张口患者牙关紧闭，口腔有严重外伤以及难以密闭进行口对口人工呼吸情况。进行口对鼻人工呼吸时，一只手放于患者前额，使头后仰，另一手抬举患者下颌骨，并使患者嘴封闭，施救者平静呼吸后用嘴包住患者鼻孔处，向鼻腔吹气，吹气后完全移开嘴唇，患者进行被动呼气，同时可见患者胸廓起伏。

（三）口对造瘘口人工呼吸

对于带有气管永久造瘘口的患者需要人工呼吸时，可以直接对造瘘口通气。施救者用嘴包住造瘘口，并保持密闭。吹气完成松开包住造瘘口的嘴，患者被动呼气，成功的人工呼吸应该可以见到患者胸廓起伏。

（四）口对面罩的人工呼吸

许多急救场所已经配备单向活阀的呼吸面罩，通过面罩活瓣直接将施救者吹入的气体输送给患者，吹气完成患者通过面罩周围将呼出气体排出。单向活阀有效避免了由于与患者直接接触可能交叉感染的问题，但使用需要一定的专业基础。部分面罩带有供氧插口还可以进行额外供氧。面罩的紧密贴合可以保证通气的有效性。通过面罩进行人工呼吸可以依据急救要求、患者情况、现场条件结合两种不同的开放气道方法实施。

四、简易球囊面罩呼吸器（bag-valve-mask，BVM）人工呼吸

简易球囊面罩呼吸器多用于院内或院外紧急救护医疗服务。20世纪中叶，出现了几种具有不同技术特点的单向阀辅助工具，是现代简易球囊面罩呼吸器的原型。最初的球囊单向阀面罩概念是在1953年由德国医师 Holger Hesse 和他的搭档丹麦麻醉师亨宁·鲁本（Henning Ruben）开发的，复苏器名为"Ambu"（人工手动呼吸装置）。"Ambu"（Artificial Manual Breathing Unit），1956年由他们的公司生产和销售。带非重复吸入呼吸阀的 BVM 系统可用于控制性通气或自主通气，以维持或增加患者插管前的动脉血氧分压。

简易球囊面罩呼吸器包括储氧袋、球体、面罩3部分。球体与患者端由单向阀、连接口组成，连接口可以连接面罩或者气管内插管。成人球体容积大约为1500 ml。通常单人操作由于既要保持开放气道与通气的密闭性，还要挤压球囊，需要技术较强。双人配合效果更佳，一人固定面罩，另一人挤压球囊，缓慢输气。成人简易球囊面罩呼吸器需要满足无阻塞入口活瓣系统，允许最大氧流量30 L/min。无论是否具有压力释放活瓣，压力密闭活瓣必须能够密闭完好。具有标准的15mm和22mm接口，带有可提供高浓度氧气的储氧囊。出口活瓣不易被异物堵塞且不能逆流。并且能适应一般环境及极端温度状况，保证正常工作的能力。简易球囊面罩呼吸器通气技术是一项复杂的技术，要求经过专业培训和实际练习，方可能在各种情况下熟练有效的使用。与其他通气技术如喉罩、食管气管联合通气均限于医务人员在 BLS 使用，相比气管内插管容易。

（一）使用方法

球囊面罩呼吸器使用前必须检查：结构完整，各活阀功能良好，密闭性好

无氧源的空气球囊-面罩通气：潮气量为8~10 ml/kg（700~1000 ml），成人球囊1/2体积。非一次性设备每次使用后应清洁擦拭消毒部位后于约定地点保存。

携氧（吸氧浓度>0.40）球囊-面罩通气：潮气量为6~7 ml/kg（400~600 ml），成人球囊1/3体积，或目测通气时胸廓随时有起伏即表明通气有效。单纯空气人工呼吸提供给患者氧浓度不超过21%；无储氧袋连接的建议球囊呼吸器连接10~15 L/min 氧，能够提供给患者50%~55%浓度氧；有储氧袋的简易球囊呼吸器连接10~15 L/min 氧，能够提供给患者90%~100%浓度氧；人工呼吸时不同的氧疗方法与胸外心脏按压相互配合可以最优化心肺复苏效果。

（二）不足及相关并发症

简易球囊呼吸器使用可能会有通气不足、过度通气、气压伤等各种各样的严重事件，使用前的常规

检查特别是灭菌和清洗后单向阀门的重新组装必须由经过训练的专业人员完成。一次性免拆卸简易球囊呼吸器降低其中的部分风险。只能由经过培训的专业人员使用。相对于上述人工呼吸方法，借助简易球囊呼吸器的呼吸支持更加方便、高效。

2015 国际心肺复苏指南特别强调避免过度通气以免影响心肺复苏效果，人工呼吸时高浓度供氧结合满足需要的最低潮气量不仅保证心肺复苏高质量，同时还能避免胃膨胀的相关反流、误吸等潜在并发症。小潮气量供氧均能满足合适氧饱和度。成人人工呼吸的呼吸频率为每 5～6 秒 1 次，每分钟 10～12 次。

研究显示心肺复苏技能培训在 3～6 个月后将会出现减退，尤其是口对口人工呼吸技能。因此加强规律培训至关重要。

第四节　气道异物梗阻

一、气道异物梗阻（foreign-body airway obstruction，FBAO）概述

气道学名呼吸道，是肺呼吸气流所经过的通道。以喉为界，其上包括鼻、咽、喉，称为上呼吸道，将气管、支气管、肺泡称为下呼吸道。外界含氧气体通过此通道进入肺，此过程简称外呼吸；含氧气体在肺内肺泡毛细血管网完成气体交换，氧气进入人体循环并经血液循环运送至全身各器官，二氧化碳经肺交换排出体外，此过程称为内呼吸。一旦气体进入人体肺的通道因各种原因受阻将会产生一系列缺氧窒息的表现，气道完全梗阻窒息不能在短时间内解除将发生心脏停搏最后死亡。气道异物窒息一直是儿科常见的问题，可能导致严重的后果，特别是学前儿童与老人。儿童吸入异物的风险较高，因为他们习惯将物体放入口中，没有白齿咀嚼某些食物，哭泣或带着东西奔跑，缺乏协调的吞咽机制。

气道异物梗阻即熟知的窒息是极度危险的事件，若不能及时采取措施治疗将会发生死亡的严重后果，尤其完全性的气道梗阻是急症。窒息缺氧 4～6 分钟即可导致脑损伤死亡。除非立即采取措施开放完全梗阻的气道，否则生存以及完全恢复的机会将迅速降低。每年气道异物窒息可导致上万人死亡，据统计发生概率为 0.65～0.9/10 万。然而这可能只是大约估计，因为由于窒息导致的更多死亡可能被错误地归因于其他原因，如心肌梗死。FBAO 并不特别常见，但是是一可以预防其发展为心脏停搏的病因。上呼吸道梗阻的常见原因是意识丧失和心脏停搏过程舌后坠堵塞气道所致。无意识患者的气道梗阻可分为内源性（舌和会厌）或外源性（异物）所致。欧洲复苏委员会建议对于有意识的气道异物窒息成年患者实施后背叩击或胸部冲击的方法。不幸的是，据报道，在某些情况下，这些技术会导致严重的并发症。例如背部打击可能会使异物在气管中停留更紧密。胸部冲击（Heimlich 手法）可能导致内脏器官破裂。

依据一项国外国家安全委员会的统计数据，气道异物梗阻是第四位导致意外死亡的原因，2015 年共有 5051 位有记录的因气道异物导致的死亡病例。美国 2013 年有记录死亡病例 4864 例。16 岁以下儿童气道异物梗阻则是首位导致意外死亡的原因。由于与气道异物窒息相关的意识丧失和死亡的普遍性和快速性，包括医疗健康领域以外的所有人，都应该对如何护理窒息患者有一个基本的了解。教会目击者简单的海姆立克手法（Heimlich maneuver），Heimlich 报道证实该方法已经挽救 162 例患者生命。完全性气道梗阻会立即危及患者生命；部分性气道梗阻阻碍气体交换，导致呼吸困难、肺炎、肺脓肿的形成。

二、气道异物梗阻的病因和预防

FBAO 发生紧急，对于任何患者无特殊明显原因突然出现的呼吸停止、发绀、意识丧失，特别是年轻患者应高度怀疑 FBAO 可能。成人经常发生在进食过程中，肉是最常见的梗阻原因。但各种其他食物和异物常见于儿童及某些成人常见因素，例如吞咽大块、咀嚼不好的食物，血液乙醇浓度升高及义

齿。吞咽困难的老年患者有 FBAO 的危险，吃饭饮水应特别注意。以下事项有利于预防 FBAO。

将食物分成小块，细嚼慢咽，特别是带有义齿时应咀嚼完全。

咀嚼吞咽进食时要避免谈话或大笑。避免过量饮酒。

儿童口中有食物时不做运动，如散步、跑步、玩耍等。

小物品尤其是玩具零件、弹子、念珠、圆钉、拼图、硬币应远离儿童及新生儿。

不喂食或将需要完全咀嚼的食物如花生米、玉米粒、泡米花、果冻、汤圆直接给较小儿童。

三、气道异物梗阻的识别

及时识别气道异物梗阻是抢救成功的关键，重要的是和其他急症如晕厥、脑卒中、抽搐、药物过量以及可以引起呼吸骤停的需要治疗的其他情况鉴别。气道异物梗阻可以分为完全性和部分性。部分性气道梗阻患者可以进行部分通气，往往患者是清醒的，能够自主用力咳嗽。应鼓励患者持续进行自主咳嗽和呼吸。施救者不要干预患者自主排出异物，但应严密监护患者反应及病情发展变化。若短时间无改善应及时呼救或就近就医。完全性气道梗阻患者则不能说话、不能呼吸，也不能咳嗽。患者往往表现出用拇指和其他手指抓住脖子，呼吸动作消失。应熟悉及警惕该特征性症状。立即询问是否有异物窒息噎食，如果患者点头示意立即询问其是否能够说话。如果不能说话表明患者存在完全性气道梗阻，也意味着目击者必须立即采取相应急救措施。完全性气道梗阻不能快速解除，梗阻气道阻碍氧气进入，患者氧合将迅速下降，患者很快会丧失意识并随后发生心脏停搏。

四、气道异物梗阻的紧急处理

FBAO 的紧急处理主要包括以下几种操作措施：海姆立克腹部冲击法、后背叩击法、胸部冲击法。这几种方法在不同的国家和地区复苏协会的指南优先建议有不同的推荐意见。基层救护人员海姆立克手法（Heimlich maneuver）应推荐应用于有意识的成年人［8 岁（含）以上］和儿童的 FBAO 急救。

背部叩击法是另一种推荐的 FBAO 急救的方法，用手根部在患者的肩胛骨之间用力叩击 5 次。当 5 次叩击后异物未能排出则立即进行 5 次腹部冲击。

腹部冲击法是指腹部被冲击时横膈升高，气道压力升高，气体被动从肺内排出，产生人为咳嗽，从而有效排出气道异物。Heimlich 手法已经成为公众及急救人员熟知的气道异物急救技术。但是 Heimlich 手法的并发症需要注意，可能导致内脏损伤、腹部或胸部内脏破裂或挫伤。应在 Heimlich 手法急救后排除严重并发症的可能性。另外在手法上不要将施救者的手置于胸骨剑突下或胸廓下缘，应在高于脐之上 2 横指正中线。但是即使严格定位也不可能完全避免并发症的发生。

五、不同情况下气道异物梗阻的急救操作

（一）对可以站立或坐位的有意识患者使用 Heimlich 手法

施救者站在患者后边，用手臂环绕患者的腰部，一只手握拳，拳头拇指侧拳眼紧靠患者腹部肚脐与剑突连线中点位置，另一只手紧握拳头，大拇指盖住拳眼，用快速向上向内拳头的冲击力冲击患者的腹部。重复冲击直到异物从气道中清除或患者情况恶化失去意识。每一次新的冲击都应当成独立和不同的急救操作按步骤进行，才能达到排出异物解除气道梗阻的目的。一旦 Heimlich 手法未能使气道异物排出，患者发生意识丧失应及时呼叫 EMS 系统，对于发生心脏停搏应立即心肺复苏。

（二）自救 Heimlich 手法

当只有自己一个人环境发生气道异物梗阻时，应立即采取自救措施，尤其是自救处理完全 FBAO，患者一只手握拳，把拳头的拇指放在肚脐上和剑突下方中间位置。用另一只手抓住拳头，然后快速向横膈向内向上冲击。如果该办法不成功，患者应用上腹部在任何坚硬的表面快速挤压，例如椅子、桌子、门、廊、栏杆等。多连续冲击几次对于气道异物的清理是很有必要的。

（三）孕妇或肥胖患者气道异物梗阻的急救操作

对于妊娠晚期或严重病态性肥胖的患者，胸部冲击可作为 Heimlich 手法的另一种补充方法。施救者站于患者身后，在患者的腋窝下直接用手臂环绕患者胸部，一只手拳头的拇指侧放于患者胸骨中部，注意避开患者剑突和胸骨缘部位。用另一只手抓住拳头，向后冲击直到异物排出，一旦患者失去意识则停止操作，根据病情选择相应的下一步操作。如果施救者双臂不能环绕孕妇或肥胖患者，则可以让患者仰卧进行胸部冲击，施救者跪在患者一侧，手的位置以及胸部冲击的技术与心肺复苏时胸外按压是相同的。对成人胸部冲击，施救者手掌根置于患者胸骨下半部，每一次冲击目的是排出气道异物，解除梗阻。

（四）无意识患者气道异物梗阻的急救方法

此处所讲无意识患者 FBAO 是指对于使用上述方法急救过程中，患者意识逐步消失的情况的处置，而不是对患者的鉴别诊断，如果施救者仅一人，单个施救者应紧急呼叫 EMS 系统，或有旁观者能代替呼叫，并开始心肺复苏。有证据表明胸外按压对于解除无意识患者 FBAO 是同样有效的。因为胸外按压同样可以产生高的气道压力，相当于或大于腹部冲击产生的压力。在实施心肺复苏过程中，施救者人工通气后确认患者有明确的气道梗阻时应继续 CPR，按照指南意见按压与通气交替进行。但是在 CPR 中每次进行开放气道动作时，应仔细察看咽喉后部有无阻塞的异物，一旦发现异物应立即取出。对于完全性 FBAO 的无意识患者专业人员可以采取抠挖方法，但不能适应于清醒或抽搐患者。方法为面对患者，用拇指和其他手指抓住舌和下颌底部（舌-下颌抬举法），打开患者口腔。该动作拉舌离开咽后部，从而远离可能堵塞此处的异物，解除气道梗阻。插入另一只手的示指，沿着面颊的内侧深入患者喉部，到达舌根，然后用钩的动作取出异物，直钩到嘴中以便取出。必要时用示指将异物推到舌的对侧，一定要小心避免异物进入更深的气道内。

（五）气道异物梗阻患者由清醒变为意识消失的处置

可将患者平卧，进行腹部冲击，骑跨在患者的双腿上，以一只手掌根部放于患者腹部脐与剑突连线中间位置，另一只手置于其上迅速向上冲击，可以利用身体重量做冲击。一旦发生心脏停搏应立即启动 EMS，开始心肺复苏，同时在每次开放气道时注意察看异物并及时取出。

（六）气道异物梗阻的预防

需要采取更积极主动的预防措施，保护风险人群特别是儿童不吸入异物，并预防死亡率和发病率发生。这些措施包括：①提高父母和照料者对儿童进行监督的意识，并为他们创造一个安全的环境；②促进立法和执行法规，以防止向儿童出售危险产品；③改变产品的设计，特别是食品和玩具，以减少窒息发生的风险。

〔韩文勇〕

参考文献

［1］Handley A J. Basic life support ［J］. Br J Anaesth, 1997, 79 （2）: 151-158.

［2］Lim S H, Wee F C, Chee T S. Basic Cardiac Life Support: 2016 Singapore Guidelines ［J］. Singapore Med J, 2017, 58 （7）: 347-353.

［3］Travers A H, Perkins G D, Berg R A, et al. Basic Life Support Chapter Collaborators. Part 3: Adult Basic Life Support and Automated External Defibrillation: 2015 International Consensus on Cardiopulmonary Resuscitation and Emergency Cardiovascular Care Science with Treatment Recommendations ［J］. Circulation, 2015, 132 （16 Suppl 1）: S51-83.

［4］Bhanji F, Finn J C, Lockey A, et al. Education, Implementation, and Teams Chapter Collaborators. Part 8: Education, Implementation, and Teams: 2015 International Consensus on Cardiopulmonary Resuscitation and Emergency Cardiovascular Care Science with Treatment Recommendations ［J］. Circulation, 2015, 132 （16 Suppl 1）: S242-268.

［5］Perkins G D, Travers A H, Berg R A, et al. Basic Life Support Chapter Collaborators. Part 3: Adult basic life support and automated external defibrillation. 2015 International Consensus on Cardiopulmonary Resuscitation and Emergency

Cardiovascular Care Science with Treatment Recommendations [J]. Resuscitation, 2015, 95: e43 - 69.

[6] Finn J C, Bhanji F, Lockey A, et al. Education, Implementation, and Teams Chapter Collaborators. Part 8: Education, Implementation, and Teams: 2015 International Consensus on Cardiopulmonary Resuscitation and Emergency Cardiovascular Care Science with Treatment Recommendations [J]. Resuscitation, 2015, 95: e203 - 224.

[7] Chan P S, McNally B, Tang F, et al. CARES Surveillance Group. Recent trends in survival from out-of-hospital cardiac arrest in the United States [J]. Circulation, 2014, 130 (21): 1876 - 1882.

[8] Girotra S, Nallamothu B K, Spertus J A, et al. Trends in survival after in-hospital cardiac arrest [J]. N Engl J Med, 2012, 367 (20): 1912 - 1920.

[9] Sasson C, Rogers M A, Dahl J, et al. Predictors of survival from out-of-hospital cardiac arrest: a systematic review and meta-analysis. Circ Cardiovasc Qual Outcomes, 2010, 3 (1): 63 - 81.

[10] Rea T D, Eisenberg M S, Sinibaldi G, et al. Incidence of EMS-treated out-of-hospital cardiac arrest in the United States [J]. Resuscitation, 2004, 63 (1): 17 - 24.

[11] Ong M E, Chan Y H, Anantharaman V, et al. Cardiac arrest and resuscitation epidemiology in Singapore (CARE I study) [J]. Prehosp Emerg Care, 2003, 7: 427 - 433.

[12] Lim SH, Anantharaman V, Teo W S, et al. Results of the first five years of the prehospital automatic external defibrillation project in Singapore in the "Utstein style" [J]. Resuscitation, 2005, 64: 49 - 57.

[13] Tham L P, Chan I. Paediatric out-of-hospital cardiac arrests: epidemiology and outcome [J]. Singapore Med J, 2005, 46: 289 - 296.

[14] Valenzuela T D, Roe D J, Cretin S, et al. Estimating effectiveness of cardiac arrest interventions: a logistic regression survival model [J]. Circulation 1997, 96: 3308 - 3313.

[15] SOS-KANTO study group. Cardiopulmonary resuscitation by bystanders with chest compression only (SOS-KANTO): an observational study [J]. Lancet, 2007, 369: 920 - 926.

[16] Cummins R O, E isenberg M S. Prehospital cardiopulmonary resuscitation. Is it effective? [J] Journal of the American Medical Association, 1985, 253: 2408 - 2412.

[17] Eisenberg M S, Bergner L, Hallstrom A. Cardiac resuscitation in the community. Importance of rapid provision and implications for program planning [J]. Journal of the American Medical Association, 1979, 241: 1905 - 1907.

[18] Hasselqvist-Ax I, Riva G, Herlitz J, et al. Early Cardiopulmonary Resuscitation in Out-of-Hospital Cardiac Arrest [J]. N Engl J Med, 2015, 372, 2307 - 2315.

[19] Mark D G, Vinson D R, Ballard D W. Outcomes After Out-of-Hospital Cardiac Arrest Treated by Basic vs Advanced Life Support [J]. JAMA Intern Med, 2015, 175 (8): 1422 - 1423.

[20] Ogawa T, Akahane M, Koike S, et al. Outcomes of chest compression only CPR versus conventional CPR conducted by laypeople in patients with out of hospital cardiopulmonary arrest witnessed by bystanders: nationwide population based observational study [J]. BMJ, 2011, 342: c7106.

[21] Madl C, Holzer M. Brain function after resuscitation from cardiac arrest [J]. Curr Opin Crit Care, 2004, 10 (3): 213 - 217.

[22] Lavy S, Stern S. Electroencephalographic changes following sudden cessation of artificial pacing in patients with heart block [J]. Stereofact Funct Neurosurg, 1967, 29 (1): 47 - 54.

[23] Aminoff M. Electrocerebral accompaniments of syncope associated with malignant ventricular arrhythmias [J]. Ann Intern Med, 1988, 108 (6): 791 - 796.

[24] Lempert T, Bauer M, Schmidt D. Syncope: a videometric analysis of 56 episodes of transient cerebral hypoxia [J]. Ann neurol, 1994, 36 (2): 233 - 237.

[25] Mackenzie G J, Taylor S H, McDonald A H, et al. Haemodynamic effects of external cardiac compression [J]. Lancet, 1964, 1: 1342 - 1345.

[26] Tang W, Weil M H, Sun S J, et al. Cardiopulmonary resuscitation by precordial compression but without mechanical ventilation [J]. Am J Respir Crit Care Med, 1994, 150: 1709 - 1713.

[27] Noc M, Weil M H, Sun S J, et al. Spontaneous gasping during cardiopulmonary resuscitation without mechanical ventilation [J]. Am J Respir Crit Care Med, 1994, 150: 861 - 864.

［28］ Clark J J, Larsen M P, Cully L L, et al. Incidence of agonal respirations in sudden cardiac arrest ［J］. Ann Emerg Med, 1991, 21: 1464 - 1467

［29］ Eberle B, Dick W F, Schneider T, et al. Checking the carotid pulse check: diagnostic accuracy of first responders in patients with and without a pulse ［J］. Resuscitation, 1996, 33: 107 - 116.

［30］ Lim S H. Basic Cardiac Life Support: 2011 Singapore guidelines ［J］. Singapore Med J, 2011, 52: 538 - 542; quiz 543.

［31］ Teo W S, Anantharaman V, Lim SH. Update on resuscitation 2006 ［J］. Singapore Med J, 2007, 48: 100 - 105.

［32］ Safar P, Escarrage L A. Compliance in apneic anesthetized adults ［J］. Anesthesiology, 1959, 20: 283 - 289.

［33］ Handley A J, Becker L B, Allen M, et al. Single rescuer adult basic life support: an advisory statement from the Basic Life Support Working Group of the International Liaison Committee on Resuscitation (IL-COR) ［J］. Resuscitation, 1997, 34: 101 - 108.

［34］ Kitamura T, Iwami T, Kawamura T, et al. Nationwide improvements in survival from out-of-hospital cardiac arrest in Japan ［J］. Circulation, 2012, 126: 2834 - 2843.

［35］ Daya M R, Schmicker R H, Zive D M, et al. Resuscitation Outcomes Consortium Investigators. Out-of-hospital cardiac arrest survival improving over time: Results from the Resuscitation Outcomes Consortium (ROC) ［J］. Resuscitation, 2015, 91: 108 - 115.

［36］ Kragholm K, Wissenberg M, Mortensen R N, et al. Bystander Efforts and 1-Year Outcomes in Out-of-Hospital Cardiac Arrest ［J］. N Engl J Med, 2017, 376 (18): 1737 - 1747.

［37］ Wissenberg M, Lippert F K, Folke F, et al. Association of national initiatives to improve cardiac arrest management with rates of bystander intervention and patient survival after out-of-hospital cardiac arrest ［J］. JAMA, 2013, 310 (13): 1377 - 1384.

［38］ Hollenberg J, Herlitz J, Lindqvist J, et al. Improved survival after out-of-hospital cardiac arrest is associated with an increase in proportion of emergency crew-witnessed cases and bystander cardiopulmonary resuscitation ［J］. Circulation, 2008, 118 (4): 389 - 396.

［39］ Abella B S, Aufderheide T P, Eigel B, et al. Reducing barriers for implementation of bystander-initiated cardiopulmonary resuscitation: A scientific statement from the American Heart Association for healthcare providers, policymakers, and community leaders regarding the effectiveness of cardiopulmonary resuscitation ［J］. Circulation, 2008, 117 (5): 704 - 709.

［40］ Rossi R. The role of the dispatch centre in preclinical emergency medicine ［J］. Eur J Emerg Med, 1994, 1: 27 - 30.

［41］ National Association of EMS Physicians. Emergency medical dispatching ［J］. Prehospital Disaster Med, 1989, 14: 163 - 166.

［42］ Bobrow B J, Spaite D W, Vadeboncoeur T F, et al. Implementation of a regional telephone cardiopulmonary resuscitation program and outcomes after out-of-hospital cardiac arrest ［J］. JAMA Cardiol, 2016, 1 (3): 294 - 302.

［43］ Bobrow B J, Zuercher M, Ewy G A, et al. Gasping dang cardiac arrest in humans is frequent and associated with improved survival ［J］. Circulation, 2008, 118: 2250 - 2254.

［44］ Smith J N, Negrelli J M, Manek M B, et al. Diagnosis and management of acute coronary syndrome: an evidence-based update ［J］. J Am Board Fam Med, 2015, 28 (2): 283 - 293.

［45］ Gillum R F. Trends in acute mycoardial infarction and coronary heart disease death in the United States ［J］. J Am Coll Cardiol, 1994, 23: 1273 - 1277.

［46］ Kannel W B, Schatzkin A. Sudden death: lessons from subsets in population studies ［J］. J Am Coll Cardiol, 1985, 5 (suppl): 141B - 149B.

［47］ Tateishi K, Abe D, Suzuki K, et al. Association Between Multivessel Coronary Artery Disease and Return of Spontaneous Circulation Interval in Acute Coronary Syndrome Patients with Out-of-Hospital Cardiac Arrest ［J］. Int Heart J, 2019, 60 (5): 1043 - 1049.

［48］ Gach O, El H Z, Lancellotti P. Syndrome coronarien aigu ［Acute coronary syndrome］ ［J］. Rev Med Liege, 2018, 73 (5 - 6): 243 - 250.

［49］ Nolan J P, Soar J, Cariou A, et al. European Resuscitation Council and European Society of Intensive Care Medicine

Guidelines for Post-resuscitation Care 2015 [J]. Resuscitation, 2015, 95: 202 - 222.

[50] Brouwer M A, Martin J S, Maynard C, et al. Influence of early prehospital thrombolysis on mortality and event-free survival (the Myocardial Infarction Triage and Intervention [MITI] Randomized Trial): MITI Project Investigators [J]. Am J Cardiol, 1996, 78: 497 - 502.

[51] Raitt M H, Maynard C, Wagner G S, et al. Relation between symptom duration before thrombolytic therapy and final myocardial infarct size [J]. Circulation, 1996, 93: 48 - 53.

[52] O'Gara P T, Kushner F G, Ascheim D D, et al. 2013 ACCF/AHA guideline for the management of ST-elevation myocardial infarction: A report of the American College of Cardiology Foundation/American Heart Association Task Force on Practice Guidelines [J]. J Am Coll Cardiol, 2013, 61: e78 - e140.

[53] Kumar A, Cannon C P. Acute coronary syndromes: Diagnosis and management, part II. Mayo Clin Proc, 2009, 84 (11): 1021 - 1036.

[54] Rathore S S, Curtis J P, Chen J, et al. Association of door-to-balloon time and mortality in patients admitted to hospital with ST elevation myocardial infarction: national cohort study [J]. BMJ, 2009, 338: b1807.

[55] Majumder B, Mavroudis C, Smith C, et al. Superior outcome with direct catheter laboratory access versus ED-activated primary percutaneous coronary intervention [J]. Am J Emerg Med, 2012, 30: 1118 - 1124.

[56] Zapka J, Estabrook B, Gilliland J, et al. Health care providers' perspectives on patient delay for seeking care for symptoms of acute myocardial infarction [J]. Health Educ Behav, 1999, 26: 714 - 733.

[57] Menees D S, Peterson E D, Wang Y, et al. Door-to-balloon timeand mortality among patients undergoing primary PCI [J]. N Engl J Med, 2013, 369: 901 - 909.

[58] Moser D K, Kimble L P, Alberts M J, et al. Reducing delay in seek-ing treatment by patients with acute coronary syndrome andstroke: a scientific statement from the American Heart Association Council on cardiovascular nursing and stroke council [J]. Circulation, 2006, 114: 168 - 182.

[59] Weaver W D. Time to thrombolytic treatment: factors affecting delay and their influence on outcome [J]. J Am Coll Cardiol, 1995, 25 (suppl): 3S - 9S.

[60] Solomon C G, Lee T H, Cook E F, et al. Comparison of clinical presentation of acute myocardial infarction in patients over 65 years of age to younger patients: the Multicenter Chest Pain Study experience [J]. Am J Cardiol, 1989, 63: 772 - 776.

[61] Sullivan A K, Holdright D R, Wright C A, et al. Chest pain in women: clinical, investigative, and prognostic features [J]. BMJ, 1994, 308: 883 - 886.

[62] Newby L K, Rutsch W R, Califf R M, et al. Time from symptom onset to treatment and outcomes after thrombolytic therapy: GUSTO-1 Investgators [J]. J Am Coll Cardiol, 1996, 27: 1646 - 1655.

[63] Rossi R. The role of the dispatch centre in preclinical energency medicine [J]. Eur J Emerg Med, 1994, 1: 27 - 30.

[64] Haynes B E, Pritting J. A rural energency medical technician with selected advanced skills [J]. Prehosp Emerg Care, 1999, 3: 343 - 346.

[65] Funk D, Groat C, Verdile V P. Education of paramedics regarding aspirin use [J]. Prehosp Emerg Care, 2000, 4: 62 - 64.

[66] Held P. Effects of nitrates on mortality in acute myocardial infarction and in heart failure [J]. Br J Clin Pharmacol, 1992, 34 (suppl 1): 25S - 28S.

[67] Anderson J L, Adams C D, Antman E M, et al. Writing Committee to Revise the 2002 Guidelines for the Management of Patients With Unstable Angina/Non-ST-Elevation Myocardial Infarction ACC/AHA 2007 guidelines for the management of patients with unstable angina/non-ST-elevation myocardial infarction [J]. J Am Coll Cardiol, 2007, 50 (7): e1 - e157.

[68] Lewis H D, Davis J W, Archibald D G, et al. Protective effects of aspirin against acute myocardial infarction and death in men with unstable angina [J]. N Engl J Med, 1983, 309 (7): 396 - 403.

[69] Théroux P, Ouimet H, McCans J, et al. Aspirin, heparin or both to treat unstable angina [J]. N Engl J Med, 1988, 319 (17): 1105 - 1111.

[70] Cairns J A, Gent M, Singer J, et al. Aspirin, sulfinpyrazone, or both in unstable angina: results of a Canadian multi-

center trial [J]. N Engl J Med, 1985, 313 (22): 1369-1375.

[71] Ebrahimi R, Dyke C, Mehran R, et al. Outcomes following preoperative clopidogrel administration in patients with acute coronary syndromes undergoing coronary artery bypass surgery: the ACUITY (Acute Catheterization and Urgent Intervention Triage strategY) trial [J]. J Am Coll Cardiol, 2009, 53 (21): 1965-1972.

[72] Tan W A, Moliterno D J. Aspirin, ticlopidine, and clopidogrel in acute coronary syndromes: underused treatments could save thousands of lives [J]. Cleve Clin J Med, 1999, 66: 615-618, 621-624, 627-628.

[73] Kumar A, Cannon C P. Acute coronary syndromes: diagnosis and management, part I [J]. Mayo Clin Proc, 2009, 84 (10): 917-938.

[74] Canto J G, Rogers W J, Bowlby L J, et al. The prehospital electrocardiogram in acute myocardial infarction : is its full potential being realized? [J]. J Am Coll Cardiol, 1997, 29: 498-505.

[75] Mozaffarian D, Benjamin E J, Go A S, et al. American Heart Association Statistics Committee and Stroke Statistics Subcommittee Heart disease and stroke statistics-2015 update: a report from the American Heart Association [J]. Circulation, 2015, 131 (4): e29-e322.

[76] O'Donnell M J, Xavier D, Liu L, et al. INTERSTROKE investigators Risk factors for ischaemic and intracerebral haemorrhagic stroke in 22 countries (the INTERSTROKE study): a case-control study [J]. Lancet, 2010, 376 (9735): 112-123.

[77] Easton J D, Hart R G, Sherman D G, et al. Diagnosis and management of ischemic stroke, I : threatened stroke and its management [J]. Curr Probl Cardiol, 1983, 8: 1-76.

[78] Albers G W, Bates V E, Clark W M, et al. Intravenous tissue-type plasminogen activator for treatment of acute stroke: the Standard Treatment with Alteplase to Reverse Stroke (STARS) study [J]. JAMA, 2000, 283: 1145-1150.

[79] Vitanen M, Eriksson S, Asplund K. Risk of recurrent stroke, myocardial infarction and epilepsy durinf long-term follow-up after stroke [J]. Eur Neurol, 1988: 227-231.

[80] Johnston S C, Sidney S, Bernstein A L, et al. A comparison of risk factors for recurrent TIA and stroke in patients diagnosed with TIA [J]. Neurology, 2003, 60 (2): 280-285.

[81] Alberts M J, Perry A, Dawson D V, et al. Effects of professional and public education on reducing the delay in presentation and referral of stroke patients [J]. Stroke, 1992, 23: 352-356.

[82] Kothari R, Barsan W, Broderick J, et al. Frequency and accuracy of prehospital diagnosis of aute stroke [J]. Stroke, 1993, 26: 937-941.

[83] Smith W S, Isaacs M, Corry M D. Accury of paramedic identification of stroke and transient ischemic attack in the field [J]. Prehosp Emerg Care, 1998, 2: 170-175.

[84] Scott P A, Temovsky C J, Lawrence K, et al. Analysis of canadian population with potential geographic access to intravenous thrombolysis for acute ischemic stroke [J]. Stroke, 1998, 29: 2304-2310.

[85] Bamford J, Sandercock P, Dennis M, et al. Classification and natural history of clinically identifiable subtypes of cerebral infarction [J]. Lancet, 1991, 337 (8756): 1521-1526.

[86] Kernan W N, Ovbiagele B, Black H R, et al. American Heart Association Stroke Council, Council on Cardiovascular and Stroke Nursing, Council on Clinical Cardiology, and Council on Peripheral Vascular Disease Guidelines for the prevention of stroke in patients with stroke and transient ischemic attack: a guideline for healthcare professionals from the American Heart Association/American Stroke Association [J]. Stroke, 2014, 45 (7): 2160-2236.

[87] Hankey G J. Nutrition and the risk of stroke [J]. Lancet Neurol, 2012, 11: 66-81.

[88] Ewy G A. The mechanism of blood flow during chest compressions for cardiac arrest is probably influenced by the patient's chest configuration [J]. Acute Med Surg, 2018, 5 (3): 236-240.

[89] Higano S T, Oh J K, Ewy G A, et al. The mechanism of blood flow during closed chest cardiac massage in humans: transesophageal echocardiographic observations [J]. Mayo Clin Proc, 1990, 65: 1432-1440.

[90] Cipani S, Bartolozzi C, Ballo P, et al. Blood flow maintenance by cardiac massage during cardiopulmonary resuscitation: Classical theories, newer hypotheses, and clinical utility of mechanical devices [J]. J Intensive Care Soc, 2019, 20 (1): 2-10.

[91] Shaw D P, Rutherford J S, Williams J A. The mechanism of blood flow in cardiopulmonary resuscitation-introducing

the lung pump [J]. Resuscitation, 1997, 35: 255 - 258.

[92] Ma M H, Hwang J J, Lai L P, et al. Transesophageal echocardiographic assessment of mitral valve position and pulmonary venous flow during cardiopulmonary resuscitation in humans [J]. Circulation, 1995, 92: 854 - 861.

[93] Deshmukh H G, Weil M H, Rackow E C. Echocardiografic observations during cardiopulmonary resuscitation: a preliminary report [J]. Crit Care Med, 1985, 13: 904 - 906.

[94] Convertino V A, Ryan K L, Rickards C A, et al. Optimizing the respiratory pump: harnessing inspiratory resistance to treat systemic hypotension [J]. Respiratory Care, 2011, 56: 846 - 857.

[95] Liu P, Gao Y, Fu X, et al. Pump models assessed by transesophageal echocardiography during cardiopulmonary resuscitation [J]. Chin Med J, 2002, 115: 359 - 363.

[96] Prinzing A, Eichhorn S, Deutsch M A, et al. Cardiopulmonary resuscitation using electrically driven devices: a review [J]. J Thorac Dis, 2015, 7: E459 - E467.

[97] Mokashi S A, Guan J, Wang D, et al. Preventing cardiac remodeling: the combination of cell-based therapy and cardiac support therapy preserves left ventricular function in rodent model of myocardial ischemia [J]. J Thorac Cardiovasc Surg, 2010, 140 (6): 1374 - 1380.

[98] Weale F E, Rothwell-Jackson R L. The efficiency of cardiac massage [J]. Lancet, 1962, 1 (7237): 990 - 992.

[99] Kouwenhoven W, Jude J, Knickerbocker G. Closed-chest cardiac massage [J]. JAMA, 1960, 173: 1064 - 1067.

[100] Maier G W, Tyson G S Jr, Olsen C O, et al. The physiology of external cardiac massage: high-impulse cardiopulmonary resuscitation [J]. Circulation, 1984, 70: 86 - 101.

[101] Rudikoff M T, Maughan W L, Effron M, et al. Mechanisms of blood now during cardiopulmonary resuscitation [J]. Circulation, 1980, 61: 345 - 352.

[102] Atcheson S G, Fred H L. Letter: Complications of cardiac resuscitation [J]. Am Heart J, 1975, 89 (2): 263 - 265.

[103] Schmitto J D, Rajab T K, Cohn L H. Prevalence and variability of internal mammary graft use in contemporary multivessel coronary artery bypass graft [J]. Curr Opin Cardiol, 2010, 25 (6): 609 - 612.

[104] Schmitto J D, Mokashi S A, Cohn L H. Past, present, and future of minimally invasive mitral valve surgery [J]. J Heart Valve Dis, 2011, 20 (5): 493 - 498.

[105] Schmitto J D, Mohr F W, Cohn L H. Minimally invasive aortic valve replacement: how does this perform in high-risk patients? [J]. Curr Opin Cardiol, 2011, 26 (2): 118 - 122.

[106] Schmitto J D, Mokashi S A, Cohn L H. Minimally-invasive valve surgery [J]. J Am Coll Cardiol, 2010, 56 (6): 455 - 462.

[107] Duval S, Pepe P E, Aufderheide T P, et al. Optimal Combination of Compression Rate and Depth During Cardiopulmonary Resuscitation for Functionally Favorable Survival [J]. JAMA Cardiol, 2019, 4 (9): 900 - 908.

[108] Stiell I G, Brown S P, Nichol G, et al. What is the optimal chest compression depth during out-of-hospital cardiac arrest resuscitation of adult patients? [J]. Circulation, 2014, 130 (22): 1962 - 1970.

[109] Iwami T, Kitamura T, Kiyohara K, et al. Dissemination of chest compression-only cardiopulmonary resuscitation and survival after out-of-hospital cardiac arrest [J]. Circulation, 2015, 132: 415 - 422.

[110] Dumas F, Rea T D, Fahrenbruch C, et al. Chest compression alone cardiopulmonary resuscitation is associated with better long-term survival compared with standard cardiopulmonary resuscitation [J]. Circulation, 2013, 127: 435 - 441.

[111] Iwami T, Kitamura T, Kawamura T, et al. Chest compression-only cardiopulmonary resuscitation for out-of-hospital cardiac arrest with public-access defibrillation: A nationwide cohort study [J]. Circulation, 2012, 126: 2844 - 2851.

[112] Zhan L, Yang L J, Huang Y, et al. Continuous chest compression versus interrupted chest compression for cardiopulmonary resuscitation of non-asphyxial out-of-hospital cardiac arrest [J]. Cochrane Database Syst Rev, 2017, 3 (3): CD010134.

[113] Gates S, Quinn T, Deakin C D, et al. Mechanical chest compression for out of hospital cardiac arrest: Systematic review and meta-analysis [J]. Resuscitation, 2015, 94: 91 - 97.

[114] Couper K, Yeung J, Nicholson T, et al. Mechanical chest compression devices at in-hospital cardiac arrest: A systematic review and meta-analysis [J]. Resuscitation, 2016, 103: 24 - 31.

［115］Neumar R W, Shuster M, Callaway C W, et al. Part 1: Executive Summary: 2015 American Heart Association Guidelines Update for Cardiopulmonary Resuscitation and Emergency Cardiovascular Care ［J］. Circulation, 2015, 132 (18 Suppl 2): S315 - 367.

［116］Shin J, Rhee J E, Kim K. Is the inter-nipple line the correct hand position for effective chest compression in adult cardiopulmonary resuscitation ［J］. Resuscitation, 2007, 75: 305 - 310.

［117］Kusunoki S, Tanigawa K, Kondo T, et al. Safety of the inter-nipple line hand position landmark for chest compression ［J］. Resuscitation, 2009, 80: 1175 - 1180.

［118］Handley A J. Teaching hand placement for chest compression—a simplertechnique. Resuscitation, 2002, 53: 29 - 36.

［119］Lim S H. Basic Cardiac Life Support: 2011 Singapore guidelines ［J］. Singapore MedJ, 2011, 52: 538 - 542; quiz 543.

［120］Lim S H, Aw S J, Cheong M A, et al. A randomised control trial to compareretention rates of two cardiopulmonary resuscitation instruction methods in the novice ［J］. Resuscitation, 2016, 103: 82 - 87.

［121］Wik L, Kramer-Johansen J, Myklebust H, et al. Quality of cardiopulmonary resuscitation during out-of-hospital cardiac arrest ［J］. JAMA, 2005, 293: 299 - 304.

［122］Hasegawa T, Daikoku R, Saito S, et al. Relationship between weight of resuerand quality of chest compression during cardiopulmonary resuscitation ［J］. J Physiol Anthropol, 2014, 33: 16.

［123］Idris A H, Guffey D, Aufderheide T P, et al. Resuscitation Outcomes Consortium (ROC) Investigators. Relationship between chest compression rates andoutcomes from cardiac arrest ［J］. Circulation, 2012, 125: 3004 - 3012.

［124］Koster R W, Baubin M A, Bossaert L L, et al. European Resuscitation Council Guidelines for Resuscitation 2010 Section 2 Adult basic life support and use of automated external defibrillators ［J］. Resuscitation, 2010, 81: 1277 - 1292.

［125］Ornato J P, Hallagan L, McMahan S B, et al. Attitudes of BCLS instructors about mouthto-mouth resuscitation ［J］. Annals of Emergency Medicine, 1990, 19: 151 - 156.

［126］Brenner D E, Kauffman J. Reluctance of internists and medical nurses to perform mouth-to-mouth resuscitation ［J］. Archives of Internal Medicine, 1993, 153: 1763 - 1769.

［127］Caffrey S L, Willoughby P J, Pepe P E, et al. Public use of automated external defibrillators ［J］. N Engl J Med, 2002, 347: 1242 - 1247.

［128］Valenzuela T D, Roe D J, Nochol G, et al. Outcomes of rapid defibrillation by secaty officers after cardiac arrest in casinos ［J］. N Engl J Med, 2000, 343: 1206 - 1209.

［129］Berg R A, Sanders A B, Kern K B, et al. Adverse hemodynamic effects of interrupting chest compressions for rescue breathing dang cardiopulmonary resuscitation for ventricular fibrillation cardiac arrest ［J］. Circulation, 2001, 104: 2465 - 2470.

［130］Safar P, Escarraga L A, Chang F. Upper airway obstruction in the unconscious patient ［J］. J Appl Physial, 1959, 14: 760 - 764.

［131］Ruben H M, Elam J O, Ruben A M, et al. Investigation of upper airway problems in resuscitation: studies of pharyngeal x-rays and performance by laymen ［J］. Anesthesiology, 1961, 22: 271 - 279.

［132］Clark J J, Larsen M P, Culley L L, et al. Incidence of agonal respirations in sudden cardiac arrest ［J］. Ann Emerg Med, 1992, 21: 1464 - 1467.

［133］Bobrow B J, Zuercher M, Ewy G A, et al. Gasping during cardiac arrest in humans is frequent and associated with improved survival ［J］. Circulation, 2008, 118: 2550 - 2554.

［134］Bang A, Herlitz J, Martinell S. Interaction between emergency medical dispatcher and caller in suspected out-of-hospital cardiac arrests calls with focus on agonal breathing. A review of 100 tape recordings of true cardiac arrest cases ［J］. Resuscitation, 2003, 56: 25 - 34.

［135］Breckwoldt J, Schloesser A, Arntz H R. Perceptions of collapse and assessment of cardiac arrest by bystanders of out-of-hospital cardiac arrest (OOHCA) ［J］. Resuscitation, 2009, 80: 1108 - 1113.

［136］Fukushima H, Imanishi M, Iwami T, et al. Abnormal breathing of sudden cardiac arrest victims described by laypersons and its association with emergency medical service dispatcher-assisted cardiopulmonary resuscitation instruction ［J］. Emerg Med J, 2015, 32: 314 - 317.

[137] Fukushima H, Panczyk M, Hu C, et al. Description of abnormal breathing is associated with improved outcomes and delayed telephone cardiopulmonary resuscitation instructions [J]. J Am Heart Assoc, 2017, 6: e005058.

[138] Chopin C. L'histoire de la ventilation mécanique: des machines et des hommes [J]. Réanimation, 2007, 16: 4 - 12.

[139] O'Donnell CPF, Gibson A T, Davis P G. Pinching, electrocution, ravens' beaks, and positive pressure ventilation: a brief history of neonatal resuscitation [J]. Archives of Disease in Childhood: Fetal and Neonatal Edition, 2006, 91 (5): F369 - 373.

[140] Wenzel V, Idris A H, Banner M J, et al. Respiratory system compliance decreases after cardiopulmonary resuscitation and stomach inflation: impact of large and small tidal volumes on calculated peak airway pressure [J]. Resuscitation, 1998, 38: 113 - 118.

[141] Wenzel V, Keller C, Idris A H, et al. Effects of smaller tidal volumes during basic life support ventilation in patients with respiratory arrest: good ventilation, less risk? [J]. Resuscitation, 1999, 43 (1): 25 - 29.

[142] Lawes E G, Baskett PJF. Pulmonary aspiration during unsuccessful cardiopulmonary resuscitation [J]. Intens Care Med, 1987, 13: 379 - 382.

[143] Bjork R J, Snyder B D, Campion B C, et al. Medical complications of cardiopulmonary arrest [J]. Arch Intern Med, 1982, 142: 500 - 503.

[144] Weiler N, Heinrichs W, Dick W. Assessment of pulmonary mechanics and gastric inflation pressure during mask ventilation [J]. Prehospital Diasaster Med, 1995, 10: 101 - 105.

[145] Cheifetz I M, Craig D M, Quick G, et al. Increasing tidal volumes and pulmonary overdistension adversely affect pulmonary vascular mechanics and cardiac output in a pediatric swine model [J]. Crit Care Med, 1998, 26: 710 - 716.

[146] Berg M D, Idris A H, Berg R A. Severe ventilator compromise due to gastric distension during cardiopulmonary resuscitation [J]. Resuscitation, 1998, 36: 71 - 73.

[147] Baskett P, Nolan J, Parr M. Tidal volumes which are perceived to be adequate for resuscitation [J]. Resuscitation, 1996, 31: 231 - 234.

[148] Baskett P, Bossaert L L, Carli P, et al. Guidelines for the basic management of the airway and ventilation during resuscitation: a statement by the Areway andVentilation Management Working Group of the European Resuscitation Council [J]. Resuscitation, 1996, 31: 187 - 200.

[149] Ruben H. The immediate treatment of respiratory failure [J]. Br J Anaesth, 1964, 36: 542 - 549.

[150] De Godoy ACF, Vieira R J, Vieira Neto R J. Oxygen outflow delivered by manually operated self-inflating resuscitation bags in patients breathing spontaneously [J]. Jornal Brasileiro de Pneumologia, 2008, 34 (4): 212 - 216.

[151] Tibballs J, Carter B, Whittington N. A disadvantage of self-inflating resuscitation bags [J]. Anaesthesia and Intensive Care, 2000, 28 (5): 587.

[152] Smith G. Problems with mis-assembly of adult manual resuscitators [J]. Resuscitation, 2002, 53 (1): 109 - 111.

[153] Tandon P, Meakin G H. Mis-assembly of Laerdal resuscitator valve [J]. Anaesthesia, 2008, 63 (3): 324 - 325.

[154] Nishiyama C, Iwami T, Kitamura T, et al. Long-term retention of cardiopulmonary resuscitation skills after shortened chest compression-only training and conventional training: a randomized control trial [J]. Acad Emerg Med, 2014, 21: 47 - 54.

[155] Ho AM-H, Shragge B W, Tittley J G, et al. Exhalation obstruction due to Laerdal valve misassembly [J]. Critical Care Medicine, 1996, 24 (2): 362 - 364.

[156] Brkic F, Umihanic S, Altumbabic H, et al. Death as a Consequence of Foreign Body Aspiration in Children [J]. Med Arch, 2018, 72 (3): 220 - 223.

[157] Hegde S V, Hui P K, Lee E Y. Tracheobronchial foreign bodies in children: imaging assessment [J]. Semin Ultrasound CT MR, 2015, 36 (1): 8 - 20.

[158] Bamber A R, Pryce J, Ashworth M, et al. Fatal aspiration of foreign bodies in infants and children [J]. Fetal and Pediatric Pathology, 2014, 33 (1): 42 - 48.

[159] Howard C E, Garrett J S, Stoler R C, et al. Overall survival and brain death frequency following out-of-hospital cardiac arrest [J]. Proc (Bayl Univ Med Cent), 2018, 31 (1): 6 - 8.

[160] Mittleman R E, Wetli C V. The fatal cafe coronary: foreign-body airway obstruction [J]. JAMA, 1982, 247:

1285 - 1288.

[161] Langhelle A, Sunde K, Wik L, et al. Airway pressure with chest compressions versus Heimlich manoeuvre in recently dead adults with complete airway obstruction [J]. Resuscitation, 2000, 44 (2): 105 - 108.

[162] Montoya D. Management of the choking victim [J]. CMAJ, 1986, 15; 135 (4): 305 - 311.

[163] Bintz M, Cogbill T H. Gastric rupture after the Heimlich maneuver [J]. J Trauma, 1996, 40 (1): 159 - 160.

[164] Wolf D A. Heimlich trauma: a violent maneuver [J]. Am J Forensic Med Pathol, 2001, 22 (1): 65 - 67.

[165] Heimlich H J. A life-saving maneuver to prevent food-choking. JAMA, 1975, 234: 398 - 401.

[166] Ekberg O, Feinberg M. Clincal and demographic data in 75 patients with near-fatal choking episodes [J]. Dysphagia, 1992, 7: 205 - 208.

[167] Fioritti A, Giaccotto L, Melega V. choking incidents among psychiatric patients: retrospective analysis of thirty-one cases from the Bologna psychiatric wands [J]. Can J Psychiatry, 1997, 42: 515 - 520.

[168] Lan R S. Non-asphyxiating tracheobronchial foreign bodies in adult [J]. Eur Respir J, 1994, 7: 510 - 514.

[169] Fitzpatrick P C, Guarisco J L. Padiatric foreign bodies [J]. J La State Med Soc, 1998, 150: 138 - 141.

[170] Jacob B, Wiebrauck C, Lamprecht J, et al. Laryngologic aspects of bolus asphyxiation-bolus death [J]. Dysphagia, 1992, 7: 313 - 315.

[171] Chen C H, Lai C L, Tsai T T, et al. Foreign body aspirations into the lower airway in Chinese adult [J]. Chest, 1997, 112: 129 - 133.

[172] Jones T M, Luke L C. Life threatening airway obstruction: a hazard of concealed eating disorders [J]. J Accid Emerg Med, 1998, 15: 332 - 333.

[173] Guildner C W, Williams D, Subitch T. Airway obstructed by foreign material: the Heimlich maneuver [J]. JACEP, 1976, 5: 675 - 677.

[174] Lippmann J, Taylor D M, Slocombe R, et al. Lateral versus anterior thoracic thrusts in the generation of airway pressure in anaesthetised pigs [J]. Resuscitation, 2013, 84: 515 - 519.

[175] Day R L, Crelin E S, DuBois A B. Choking: the Heimlich abdominal thrust vs back blows: an approach to measurement of inertial and aerodynamic forces [J]. Pediatrics, 1982, 70: 113 - 119.

[176] Nowitz A , Lewer B M, Galletly D C. An interesting complication of the Heimlich manoeuvre [J]. Resuscitation, 1998, 39: 129 - 131.

[177] Majumdar A, Sedman P C. Gastric rupture secondary to successful Heimlich manoeuvre [J]. Postgrad Med J, 1998, 74: 609 - 610.

[178] Bintz M, Cogbill T H. Gastric rupture after the Heimlich maneuver [J]. J Trauma, 1996, 40: 159 - 160.

[179] Dupre M W, Silva E, Brotman S. Traumatic rupture of the stomach secondary to Heimlich maneuver [J]. Am J Emerg Med, 1993, 11: 611 - 612.

[180] Anderson S, Buggy D. Prolonged pharyngeal obstruction after the Heimlich manoeuvre [J]. Anaesthesia, 1999, 54 (3): 308 - 309.

[181] Langhelle A, Sunde K, Wik L, et al. Airway pressurebduring chest compression vs Heimlich maneuver in newly dead adults with complete airway obstruction [J]. Resuscitation, 2000, 44: 105 - 108.

[182] Skulberg A. Chest compression: an alternative to the Heimlich manoeuver? [J]. Resuscitation, 1992: 24 - 91.

[183] Cohen S, Goldberg S, Springer C, et al. Foreign body aspiration in children [J]. Harefuah, 2015, 154 (3): 175 - 177.

第四章　自动体外除颤器与"公众启动除颤"

第一节　自动体外除颤器的诞生和发展

心脏停搏是公共卫生和临床医学领域中最危急的情况之一。表现为心脏机械活动突然停止，患者对外界刺激无反应，无脉搏，无自主呼吸或濒死喘息等，如不能得到及时有效救治，常导致患者即刻死亡，即心脏性猝死（sudden cardiac death，SCD）。

在心脏停搏患者中，心室颤动（ventricular fibrillation，VF）（简称室颤）是最主要的致病因素之一。记录显示，25%～50%的心脏停搏患者发生了室颤。然而事实上这个比例可能更高，一些研究认为，有更多的患者其实发生了室颤或快室速，但当除颤器或其他可采集心电图的设备到达时，其心律已经转化成停搏。

心脏停搏患者的抢救需要争分夺秒，每延迟1分钟，患者的生存率便降低7%～10%，故有黄金救治4～6分钟的说法。心脏停搏可发生于任何时间、任何地点、任何人员，心脏病是心脏停搏的主要危险因素，不当的运动、高压及节奏快等均为诱发因素。心脏停搏绝大多数发生于医院外，因未能获得抢救机会，直接死于院外多种现场。

对于心脏停搏的抢救，国际上普遍认可"生存链"的提法（图4-1），即早期识别和呼救、早期心肺复苏、早期除颤、早期高级生命支持和标准化复苏后护理。"生存链"起始于早期识别和呼救，而其核心环节则是除颤和心肺复苏，心肺复苏帮助心脏实现再灌注，为组织和大脑提供氧气，而电击除颤则帮助心脏恢复到有效搏动。如能在1分钟内实施心肺复苏，3～5分钟内进行自动体外除颤器（AED）除颤，可使其存活率达到50%～70%。

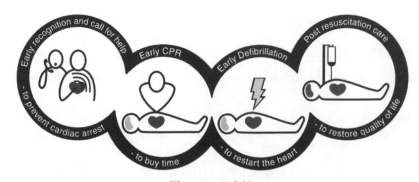

图4-1　生存链

由于电除颤是治疗室颤的唯一有效方法，因此早期电除颤是挽救心脏停搏患者之关键，AED使非专业人员能安全、简便、有效地进行除颤。美国心脏协会（AHA）建议第一目击者进行早期心肺复苏及AED可以有效提高心脏停搏抢救成功率。美国每年因心脏停搏造成的死亡超过350000例，平均生存率为5%，有些地区由于广泛配置AED并进行相关心肺复苏培训，抢救成功率高达40%以上。

根据不完全资料显示，我国每年有超过54.4万人死于心脏性猝死，这意味着每天1480例心脏性猝死（相当于4架波音747坠机）。90%发生在医院外的家庭、工作单位、公共场所及差旅途中等。由于未能普遍、广泛、规范开展心肺复苏的急救技能培训和配置AED，加上救护车到达时间过晚，抢救的成功率不到 1%。

　　CPR 是全球公认的"第一救命技术"，AED 是公认的最及时有效并能由公众使用的安全、可靠、及时的用于各种场合的救命器械，CPR 与 AED 的结合使用，即 CPR·D，将会大大提高心脏停搏抢救成功率。

　　近年来，AED 的使用、安装在我国已受到重视，为此本节对 AED 作一系统阐述。

一、除颤器技术的发展

　　电击除颤技术的缘起最早可以追溯到 18 世纪。早在 1775 年，丹麦医师 Abildgaard 描述了一系列实验，在这些实验中，他通过身体施加的电脉冲使母鸡"没有生命"，又通过随后施加的电脉冲使它们恢复知觉，他还发现在胸部以外的地方实施这种电击是没有效果的。但是，Abildgaard 并不知道室颤的存在。直到 1849 年，Ludwig 和 Hoffa 描述了 Abildgaard 进行的这种实验，并首次定义了心室纤颤（fibrillation of the ventricles）这个术语。Ludwig 还记录了用电刺激狗的心室纤颤。

　　1900 年，Prevost 和 Batelli 在对心室颤动（VF）的狗的研究中发现，弱的交流电（AC）或直流电（DC）的冲击产生心室纤维性颤动，而强大的电流可以除颤。Wiggers 和 Wegria 对上述两位的试验进行了拓展，他们描述了心脏被诱导室颤的脆弱周期。他们还报告说，电流传递的实施是成功地对心室纤颤进行所谓"电除颤"（countershocking）的关键。

　　实用除颤器的开发始于 20 世纪 20 年代。当时纽约的爱迪生（Edison）联合基金会提供了资金，以应对触电导致的事故和死亡人数的增加。1947 年，贝克（Beck）第一次通过电除颤挽救了人的生命。他使用了一个特殊设计的心内电极浆，用 110 V、1.5 A 的交流电，电击 2 次，在外科手术中恢复了一名 14 岁患者的心脏搏动。1956 年，卓尔（Zoll）等人首次成功进行了第一例人的体外除颤，70 V、1.5 A 的交流电，在胸外进行了 0.15 秒的放电除颤。在 1961 年，亚历山大（Alexander）等人第一次描述了交流电电击终止室性心动过速（VT），尽管卓尔已经建议过电击治疗室性心动过速的可能性，但这也是第一次电击治疗应用于非心室纤颤的报告。

　　在除颤器发展早期，人们一直在争论交流电和直流电除颤的优劣。1933 年，Kouwenhoven 和他的同事研究了交流电除颤和直流电除颤的效果，并认为交流电除颤可以获得更好的效果。直到 20 世纪 60 年代，Lawn 及其同事的工作证明了除颤技术中直流电相对于交流电的优越性和安全性。从此以后，直流电除颤逐渐成为主流，直至今天。

二、从急救技师使用 AED 到今日公众的应用

　　20 世纪 60 年代后，医师越来越认识到以移动冠心病监护病房（mobile coronary-care unit，MCCU）的形式进行社区早期干预治疗的重要性。1966 年，Belfast 医师首次在急救车上成功除颤。1969 年，波特兰俄勒冈雇用了有急救技师（Emergency Medical Technicians，EMTs）在现场实施的除颤。不过，这次行动直到 1972 年才被报道出来。在 20 世纪 70 年代初期，这些活动病房配备训练有素的非医生（EMT，paramedic 急救人员），在接受了心室纤颤识别和手动除颤器的训练期间，心脏停搏患者的生存率从 7% 提高到 19%。

　　AED 在 1970 年由 Diack 和他的同事发明。他们开发出了 AED 的原型机，并在波特兰地区进行了测试，后来他们创建了心脏复苏公司来推广他们的设备。这种设备被命名为 HeartAid@AED，其心脏辅助的院外试验是于 1980 年在英国的布赖顿开始的。当时，该装置重达 28 磅，用一个口腔/腹部和心前区的导联电极记录心电图描记并释放电击。它也能经皮起搏心脏。在自动分析算法的帮助下，AED 让仅受到过有限训练的人员可以实施早期电除颤，从而极大地提高了对室颤患者在黄金救治 4～6 分钟内第一时间实施电除颤的可能性。

　　1982 年，美国食品药品监督管理局（Food and Drug Administration，FDA）批准了 EMT - 心脏除颤（EMT-Defibrillation，EMT-D）的临床试验。美国早期手动的 EMT-D 和最终 EMT 和第一目击者

使用 AED 的调查在华盛顿、爱荷华、明尼苏达和田纳西等区域进行。

随后，在 20 世纪 80 年代中期，美国食品药品监督管理局正式批准了自动体外除颤器（AED），除颤器的使用范围从 EMT 进一步扩大到受过训练的非专业人士、配偶及家庭成员中使用，极大的提高了患者在第一时间接受干预治疗的可能性。

三、卡尔·摩根和飞利浦的 AED

除颤器离不开工程师和相关公司。1992 年，卡尔·摩根（Carl Morgan）与另外 4 名工程师——汤姆·莱斯特（Tom Lyster）、布拉德·格里纳（Brad Gliner）、约翰·哈里斯（John Harris）和克林特·科尔（Clint Cole）——怀揣独特妙想，希望通过新技术显著提高心脏停搏患者的生存率。这种自动体外除颤器操作简单，可供普通人即刻在现场使用。质优价廉，像灭火器一样，可装配在任何地方，如所有公共场所、工作地点，甚至是家里。这样，就能够在急救人员到达之前进行有效的抢救，节省宝贵时间，每年也能挽救成千上万的患者生命。这种仪器可在适当的情况下，根据患者体征，自动发放电击，还能够在急救全过程始终为抢救者提供简单清晰的语音指导。当心脏停搏发生时，"第一目击者"（first responder）可以立即使用除颤器，及时进行电击复律，从而让患者有挽回生命的机会。

五位创始人开始发展自己的公司，将其命名为 Heartstream。一开始资金全部来源于信用卡。就在他们用光最后一张信用卡前，他们得到了风险资金。在 1996 年，他们制造了第一台 Fore Runner AED，这也是首个使用双相波技术的 AED。

他们最早的客户之一是罗切斯特市的 MN 警察署（罗切斯特市是举世瞩目的梅约诊所的所在地），最先在警车里使用 AED。他们服务的第一个大公司是美国航空公司，该公司意识到至今为止飞机上突发疾病是导致死亡的最重要原因。他们感到提高空中急救反应能力迫在眉睫。他们采取的其中一步就是在每架飞机上安装 AED。

与美国航空公司的合作推动了业务的进一步发展，吸引了惠普（HP）的眼球，惠普在抢救者复苏业务方面有雄厚的专业基础。惠普公司在心脏关护领域已有 35 年经验，1961 年就进入了医疗市场。在复苏和除颤方面皆执牛耳。惠普公司经验丰富，专业过硬，市场规模也令人称羡，Heartstream 公司对除颤普及化充满愿景，二者携手，成就了 AED 事业的光辉奇迹。惠普公司在发展的过程中将医疗产业并入了独立运营的安捷伦科技有限公司。2001 年，安捷伦医疗并入飞利浦公司，自此，飞利浦公司拥有了 Heartstream 的所有技术和产品，并以飞利浦在医疗领域内的实力和内涵引领 AED 技术的发展。

在飞利浦 AED 技术的发展中，制造了第一台儿童使用的 AED，使得孩子在接受除颤治疗时更加安全。在 2004 年 9 月，美国食品药品监督管理局（FDA）批准了飞利浦的 HS1AED 可以作为非处方（OTC）产品在家庭中使用，这正是飞利浦除颤技术可靠性的体现。在此基础上，飞利浦在 2003 年研发了快速电击（quick shock）技术，大大缩短了 AED 分析到放电的时间，从而提高了心脏停搏抢救成功率。2006 年，飞利浦又推出了 smart CPR 技术，从而进一步提高了心脏停搏患者的生存率。

随着 AED 技术的不断发展和完善，以前笨重，不方便使用等性能得到了显著改善，新的 AED 使用了低能量双相波技术，并且更加小巧、轻便、价廉，便于使用。我们相信，随着技术的进步和"公众启动除颤"（PAD）项目的推广，AED 必将给越来越多的心脏停搏患者带来福音。

第二节　自动体外除颤器技术及其应用

上一节描述了 AED 的诞生和发展史，本节首先对 AED 的基本原理包括硬件和算法进行简要探讨，随后重点介绍了低能量除颤相关技术如双向指数截尾波和经胸阻抗补偿技术及其应用。在此基础上，进一步讨论了现代 AED 中一些先进技术及其应用，如快速电击技术、策略优化技术、质量反馈技术等。

一、AED 基本原理

（一）AED 硬件原理

Braga 等人的文章总结了除颤器电路的基本原理，如图 4-2 所示。除颤器的核心其实是一个（或多个）大电容。除颤器的工作过程可以分为充电和放电两个阶段。在充电阶段，电容与患者不连接，电源给电池充电，将电容迅速充满。放电阶段，充电回路断开，电容中的电流在几毫秒到十几毫秒的短暂时间内释放到患者，从而通过大电流达到除颤的效果。

需要注意的是，图 4-2 中给出的仅仅是除颤器原理的一个核心原理图，实用的除颤器电路需要考虑诸多因素，如系统控制、充电效率、放电波形控制、阻抗监测与补偿、电气隔离与安全等，因而有很高的复杂度。

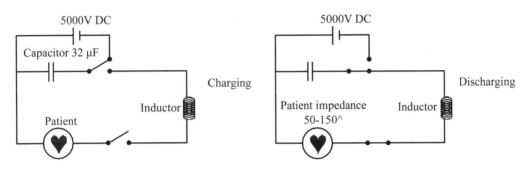

图 4-2 除颤器电路基本原理

相比手动除颤器，自动体外除颤器在此基础上增加了心电监测、分析和控制模块。图 4-3 给出了一个典型的 AED 设备的硬件框架图。图中的除颤单元提供了除颤相关的核心功能，心电采集单元负责采集-导联 ECG 信号用于分析。监护控制单元是系统的中心，除了常规的显示、存储、控制功能外，其中的分析判别模块是心电分析算法，用于判别患者的心电图是否是室颤或者其他可电击心电，若是，则提示用户进行相应除颤操作。

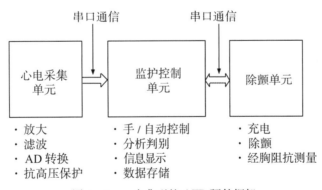

图 4-3 一个典型的 AED 硬件框架

（二）AED 自动分析算法

AED 自动分析算法解决的其实是一个心电图分类问题，主要目的是区分是否需要进行电击。美国心脏协会（AHA）建议 AED 算法将心电图分为可电击心律（shockable rhythms）、不可电击心律（non-shockable rhythms）和中间心律（intermediate rhythms）三类，并提出了相应的性能指标。其中可电击心律包括粗颤（Coarse VF）、快室速（Rapid VT）；不可电击心律包括正常窦性心律、房颤、窦性心动过缓、室上性心动过速、传导阻滞、室性自主心律、室性早搏、停搏等；中间心律包括细颤（fine VF）和其他类型的室速。AHA 建议，对于可电击心律，算法应当达到相应的灵敏度要求（粗颤

95％以上，快室速 75％以上）；对于不可电击心律，算法应达到相应的特异性要求（正常窦性心律 99％以上，其他 95％以上）。

自从发明 AED 以来，为了有效判别是否需要除颤，人们已经提出了许多种算法。例如，幅度概率密度函数算法、心率与变异性分析算法、自相关函数算法、快速模板匹配算法、VF-filter 算法、频谱分析算法、时频分析算法、高阶谱分析算法、小波分析算法，等等。

二、低能量除颤技术——双向指数截尾波和经胸阻抗补偿技术

（一）电击除颤机制、除颤能量和电流

电击除颤是目前所知治疗室颤的唯一有效方法。人们对于电击除颤的认识是一个实践先于理论的过程，早在 1900 年，Prevost 和 Batelli 就通过动物实验发现，弱电击可产生心室纤维性颤动，而强大的电流可以除颤。除颤器作为临床上终止室颤的首选治疗手段也有了半个多世纪。但直到今天，人们仍然未能对电击除颤的原理有完整的了解。关于电击除颤机制目前普遍认同的观点是，在放电形成的电场作用下，足够数量的心肌细胞被强制除极，同时进入不应期，使得室颤的波前无法继续传播，原本杂乱无章的电活动得到抑制。之后在窦房结的自发兴奋的带动下，心肌恢复正常心律。

Dillon 等人通过光学标测发现，成功除颤时，细胞不应期延长要比失败时长。他们提出了不应期延长假说，认为成功除颤需要将处于相对不应期的心肌细胞的不应期延长，使得室颤的波前无法传递。

Zipes 等人在动物实验和临床研究的基础上，认为电击只能够终止"临界质量"心肌中的电兴奋，电击没有消除掉的激动由于剩下的心肌质量不足而无法维持纤颤，将会自动消亡。他们还认为狗心室的临界质量大约在心室质量的 75％。

Chen 等人发现无论电击除颤是否成功，电击后室颤的模式和电击前的模式不一样，这种现象无法用临界质量假说解释。据此他们提出"易损期上界假说"，认为失败的除颤实际上等同于诱颤机制，如果一个电击略低于除颤所需的强度的话，那么除了消除了原先室颤的激动波之外，还引起某些区域处于"易损期"细胞的兴奋，从而诱发新的室颤。这个除颤所需的强度，就是所谓的"易损期上界"。

Effimov 等人提出虚拟电极假说。他们通过标测实验发现，电击可以导致心肌产生除极和超极化两个互邻的区域。除极区域已经进入不应期状态，无法传播兴奋波，但超极化区域则是可以兴奋的，所以如果条件合适，除极区域的兴奋可以传播到超极化区域，那么可能可以导致折返，最终重新诱发室颤。

虽然这些假说对电击除颤机制的解释仍然莫衷一是，但大都指向一个现象，即成功除颤需要达到一定阈值的电击强度。由于能量是最方便的衡量电击强度的指标，通常除颤器都采用除颤能量作为主要标准参数。然而目前公认的观点是，流经心肌的电流强度才是决定除颤成功与否的关键因素。

由于患者经胸阻抗的不同，同样的电击能量在对于不同的患者产生的效果是不同的。Kerber 等人研究发现，同样 100 J 的电击能量，对于经胸阻抗较低的患者，其除颤能量的 70％作用于除颤，而对于经胸阻抗较高（>97Ω）的患者，仅 20％的能量作用于除颤。

Kerber 等人、Geddes 等人、Lerman 等人的研究均证实，经胸电流与除颤成功率有很好的一致性。这一结论也得到了美国心脏协会和欧洲复苏委员会的认可。在欧洲复苏委员会发布的临床指南中明确指出："虽然除颤选择了能量水平作为标准，实现除颤效果的其实是流经心肌的电流强度。电流与成功的除颤和心脏复律有很好的相关性"，"越来越清楚的是，由于除颤波形的不同和阻抗补偿技术的使用导致经胸电流不同，选择能量作为比较不同除颤设备的指标是一个很差的标准。最佳能量水平最终可能会因不同的制造商和不同的波形而有所不同"。

（二）强电击的副作用和低能量除颤

前文指出，成功的电击除颤是有一定阈值的，那么除颤器是否能量越高越好呢？答案是否定的。

Walcott 等人对放电能量与心肌损伤的关系做了研究，他们以不同的放电能量对狗进行体外除颤，得到图 4-4A 的能量剂最响应曲线图。当放电能量超过除颤的能量阈值的 5 倍时，可看到心肌的组织学损伤；当放电能量超过能量阈值的 20 倍时，则会造成动物死亡。Gold 等人给出了不同安培数和时间

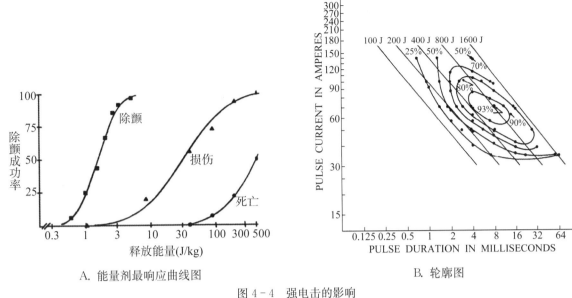

A. 能量剂最响应曲线图　　　　　　　　　　B. 轮廓图

图 4 - 4　强电击的影响

的除颤电击与除颤成功率的关系图，见图 4 - 4B，称为"轮廓图"。可以发现在某些电击时间宽度下，高安培数的电击反而只有更低的除颤概率。使用高电击强度的初衷是更高的成功率，但实际却刚好相反，这显然不是我们所希望看到的。

研究表明，强电击的副作用包括但不限于：①改变动作电位时程和波形；②改变静息电位的除极化过程；③提高起搏阈值；④兴奋性丧失；⑤可能导致瞬时异位后除极化，进而诱发除颤后心律失常；⑥造成心肌机械功能的短期障碍：加重收缩性和血流动力学方面的症状。

欧洲复苏委员会指出："除颤需要传递足够的电能，以使心肌的临界质量除颤，消除 VF 的波阵面并以有组织的节律形式恢复自发的同步电活动。除颤的最佳能量是在实现除颤的同时将心肌损害降至最低的程度。选择适当的能量水平还可以减少重复性电击的次数，从而限制了心肌的损害。"理想的除颤器希望在达到除颤效果的前提下尽可能地降低除颤能量，从而减少除颤器释放的高电流对患者的伤害。这就是所谓的低能量除颤。

目前对除颤器低能量化的研究主要在这几个方面展开：放电波形对除颤效果的影响；经胸阻抗对除颤效果的影响；除颤电极（电极的形状、面积以及安放位置等）对除颤效果的影响；放电时的电流分布对除颤效果的影响等。其中前两类技术是低能量除颤的重点研究方向，下文中将主要讨论这两种技术。

（三）除颤波形——双相指数截尾波

除颤波形是影响除颤效果和除颤能量的关键因素。在除颤波形的研究上，人们取得了丰硕的成果。图 4 - 5 给出了除颤发展史上出现的一些主流波形。在除颤发展的早期，交流电除颤占据主要地位，关于直流电和交流电除颤孰优孰劣的问题一直有所争论。直到 20 世纪 60 年代，Lawn 及其同事的工作证明了除颤技术中直流电相对于交流电的优越性和安全性，从此以后，交流电除颤逐渐被抛弃。

早期的直流电除颤采用的是正弦衰减波，又称为阻尼正弦波。后来又出现了单相指数截尾波。在单相波时代，典型的除颤能量是 360 J。20 世纪 80 年代，随着植入式体外除颤器的发明，出现了双相指数截尾波。20 世纪 80～90 年代，人们围绕着双相波除颤的效果和安全性展开了一系列的研究。研究发现，使用双相波可以在 150～200 J 的除颤能量下，达到与 360 J 单相波类似甚至更高的成功率。同时，在预后效果和对心脏功能的影响方面，双相波也优于单相波。

例如，Clark 等人对双相指数截尾波与单相指数截尾波的对比研究表明，在除颤能量低于 200 J 的情况下，BTE 的除颤成功率明显高于 MTE，甚至除颤能量为 100 J 的 BTE 的除颤成功率已经超过了除颤能量为 200 J 的 MTE 的除颤成功率。Reddy RK 等人的研究表明：使用 115 J 和 130 J 的双相波除颤

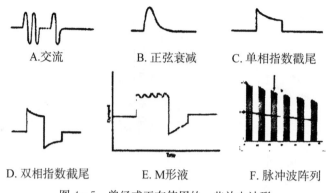

图 4-5　曾经或正在使用的一些放电波形

后，ECG 中 ST 段的改变要小于使用 200 J 单相波除颤后的改变。Tang W 等人的研究表明：用三个非递增的低能量（150 J）双相波除颤后，心室功能障碍的出现概率要低于用递增能量（200 J—300 J—360 J）的单相波除颤。

20 世纪 90 年代末，美国心脏协会（AHA）组织专家对双相波除颤的安全性和有效性进行了系统性的研究论证，最终认为低能量双相波是"安全的、可接受的和临床上有效的"，从此以后，双相波进入 AHA 和 ERC 的临床指南，取代单相波成为临床上主要推荐的除颤波形。

1996 年 9 月，FDA 批准了第一款采用双相波的除颤器，即 Heartstream 公司（现飞利浦公司）的 ForeRunner™，该除颤器采用双相指数截尾波（BTE）。从此开启了双相波除颤的新时代。

（四）经胸阻抗补偿技术

如前文所述，决定除颤效果的关键其实是电流而不是能量。因此，人们想到可以通过测量经胸阻抗动态调整放电波形、能量、电压、电流、时长等参数，从而达到更好的除颤效果，并降低除颤能量，这就是所谓的阻抗补偿技术。

Kerber 等人对阻抗补偿技术进行了研究，他们通过测量经胸阻抗，在阻抗超过一定阈值时，将除颤能量提高 40%～100%。通过对狗的动物实验研究，他们发现该方案可以有效地提高高阻抗情况下的除颤电流，进而提高除颤成功率。

Gliner 等人的专利给出了实用的配合双向指数截尾波的阻抗补偿方案。由于研究发现，双相波的倾斜度（即放电结束电压与初始放电电压的比值）会对除颤效果产生影响。倾斜度较低的放电波形能得到更好的除颤效果。然而，对于相同的初始放电电压和放电时长，由于患者经胸阻抗的不同，对于高阻抗的患者其波形倾斜度会比较高，这进一步导致了高阻抗的患者除颤效果较差。改进方案通过对放电电压和时长等参数进行调整，使得高阻抗和低阻抗的患者都能达到相近的波形斜率，从而有效地改进除颤效果。

阻抗补偿技术作为低能量除颤重要研究成果之一，同双相波技术一起，在临床上得到了广泛认可和普遍应用。1998 年，美国心脏协会将"采用低能量（150 J）、非递进（150 J—150 J—150 J），采用阻抗补偿技术的双相波电击"作为主要推荐方案写入了临床指南。

三、快速电击技术

（一）电击前延时

前文提到，在用除颤器治疗心搏骤停患者时，时间至关重要，因为他们在心搏骤停后存活下来的机会会随着时间的推移而急剧下降。这里涉及两个重要的时间间隔。第一个时间间隔是从心搏骤停开始到第一次除颤电击的时间，无论是否执行 CPR，该间隔都是重要的，这一时间在前文也多次提及，若不及时进行电击，患者生存率以分钟为单位迅速下降，因此通常有"黄金四分钟"的说法。第二个时间间隔主要涉及 CPR 和电击除颤的无缝衔接，指的是 CPR 终止到除颤电击之间的时间间隔，或称电击前延时（pre-shock delay）。这里主要讨论电击前延时。

当进行心肺复苏术时，人为地恢复了一定程度的循环，可以提高生存机会，尤其对于发生心脏停搏时间较长的患者，由于对心脏进行了再灌注，心肺复苏的意义更加关键。然而，心肺复苏对于提高生存机会的效果随着时间的流逝迅速消失，因为当停止心肺复苏时，血液循环会再次停止。如果说前文的第一个时间间隔是以分钟为单位的，那么电击前延时则是以秒为单位的。

1997 年，Sato 等人通过小鼠的动物实验研究电击前延时对除颤效果和预后的影响。他们发现，若立即除颤，所有小鼠都可以恢复自主循环；当除颤被延迟 10 秒或 20 秒时，每组 5 只动物中的 3 只恢复了自主循环，延迟 30 秒后，仅 5 只动物中的 1 只恢复了自主循环；延迟 40 秒后，没有动物成功复苏（$P < 0.01$）。而且，随着延迟的增加，小鼠的 24 小时和 48 小时生存率也相应降低。

2002 年，Yu 等人通过猪的动物实验进一步验证了这个结果，他们将从 CPR 停止到电击除颤的延时设置为 3 秒、10 秒、15 秒和 20 秒，结果如图 4-6A 所示。当延时为 3 秒时，所有实验动物都恢复了自主循环，若延时为 10 秒，这一概率下降到近 80%。当延时超过 10 秒时，电击除颤的成功率迅速下降：在 15 秒间隔时迅速下降到 40% 以下，而超过 20 秒则降为 0。

同年，Eftestol 等人对 156 例患者的 868 次电击的前瞻性观察研究证实了相似的结论，如图 4-6B 所示。他们将患者按预期自主循环恢复概率分为 3 组。研究显示，在预期恢复概率较高（40%～100%，图中○所示）和中等（25%～40%，图中●所示）的患者中，电击前延时对实际自主循环恢复率有着显著的影响。仔细观察实验结果可以发现，自主循环恢复曲线在延时 0～3 秒时有较快的下降，在 3～10 秒时趋于平坦，但当延时超过 10 秒后，自主循环恢复恢复率又开始较快下降。

通过动物实验和临床研究，人们逐渐认识到缩短电击前延时的重要意义。若能够将电击前延时控制在 10 秒以内，则可以显著提升电击除颤的成功率，而 20 秒左右的电击前延时会大大降低成功率。这一结论也迅速得到了广泛认可，美国心脏协会在 2005 年发布的心肺复苏临床指南就明确指出，"将胸部按压到电击的时间间隔缩短几秒，可以增加电击成功的可能性"。国际复苏联合委员会（ILCOR）在 2015 年发布的心肺复苏和紧急心血管护理专家共识中也明确给出了关于缩短电击前延时的建议，"我们建议尽量缩短电击前延时，不超过 10 秒"。

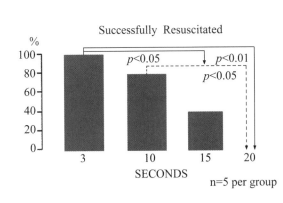

A. Yu 等人的动物实验结果

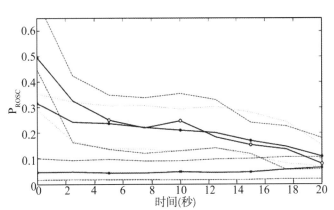

B. Eftestol 等人的前瞻性观察研究结果

图 4-6　电击前延时和自主循环恢复的关系研究

（二）快速电击技术

相比于手动除颤器，电击前延时的控制对于自动体外除颤器（AED）显得尤为关键。这是因为 AED 需要通过算法分析患者心电图并进行充电，这通常需要一段时间。直到目前，大多数主流 AED 在心肺复苏停止后，仍然需要约 20 秒的时间进行分析和充电，然后才能放电。考虑到电击前延时的重要影响，这样的效率显然是不够的。

随着电击前延时的重要性逐渐明确，AED 的厂商开始研发快速除颤技术，力求把电击前延时控制到最低，争分夺秒地为患者的生命争取时间。AED 的电击前延时主要由两方面时间组成，一是算法的分析时间，二是电容的充电时间。通过优化策略和改进性能缩短以上两部分时间，才可以有效地压缩电击前延时。

Lyster 等人的专利提出了一种压缩算法分析时间的方法，由于在心肺复苏操作中会有短暂的停歇，他们提出在除颤器中设置心肺复苏模式，该模式下可以采集心电波形，并分析干扰的强度。在心肺复苏的短暂停歇时，心电波形没有明显干扰，则这段时间的波形会用于除颤分析算法。通过这样的方法，可以缩短心电分析算法耗费的时间。

一些研究希望能够在 CPR 进行过程中，通过信号处理方法滤除按压造成的干扰，从而能够在 CPR 进行时同步分析心电，达到缩短电击前延时的效果。例如，Sullivan 等人的专利披露了一种方案，他们通过梳状滤波器滤除按压干扰。但是这样的方案并没有得到医学专家的认可。例如，国际复苏联合委员会（ILCOR）在 2015 年发布的心肺复苏和紧急心血管护理专家共识中明确指出："我们反对在 CPR 实施时通过伪迹滤波算法进行心电分析的做法，除非，这仅仅是在研究项目中使用。"

Synder 等人提出了一种通过 AED 流程优化缩短电击前延时的方法，具体如下：①在 CPR 结束之前的预定时间间隔，开始将治疗电容器充电至中间水平。②指示急救人员"停止心肺复苏术"，或"不要触摸患者"，并启动治疗电容器的最终充电。③给救援人员短的时间间隔（例如 3 秒或更短），以中止心肺复苏。④开始获取心电图和干扰信号进行分析。⑤分析心电图（例如 4.5 秒）。⑥如果 ECG 分析显示可电击心律，则在电容完全充满后（通常是立即充满）提示操作者进行放电操作。

通过传感器监测 CPR 终止，可以有效地将提示停止 CPR 到进行电击的时间控制在 8 秒以内。如果不考虑救援人员的反应时间（对于熟练的操作者这个时间可能很短），理想情况下可以将从 CPR 终止到进行电击的时间控制在 5 秒以内，从而真正实现了 CPR 和 AED 的无缝衔接。2007 年，飞利浦公司的 AED 集成了快速电击技术，极大地缩短了电击前延时，从而提高了心脏停搏患者的抢救成功率。

四、急救策略优化

（一）先除颤还是先复苏

如前文所述，心脏停搏后的除颤时间是生存的主要决定因素，这一点已经在临床上得到了公认。然而，当救援人员首次遇到 VF 患者时，最有可能有益的干预措施仍然存在疑问。公认的是，如果救援人员目睹了心脏停搏的发生并有除颤器，则立即进行除颤电击的优先级高于包括心肺复苏在内任何其他干预措施。然而，若发病未被目击，即无法知道发病时间，则当有除颤器可用时，是否应将除颤电击作为初始疗法进行治疗，还是应当在电击前进行一段心肺复苏，这一问题尚有疑问。

1999 年，Cobb 等人的研究发现，在除颤之前提供约 90 秒的 CPR，可改善发生时间超过 4 分钟的室颤患者的生存率。2003 年 Wik 等人进行了一项随机试验，结果显示在室颤发生和救护车响应间隔超过 5 分钟的患者中，在除颤电击之前进行 3 分钟的 CPR 可获得更好的结果。另一方面，2005 年 Jacobs 等人报道的另一项研究则显示在除颤电击之前进行 90 秒的 CPR 并未能显著改善生存率。

此外，在室颤机制研究上，Masse 等人在灌注的离体人体心脏研究中发现，全局缺血可以导致室颤激动频率下降，但是 2 分钟的再灌注可以使室颤激动频率回复到室颤初发时的状态。通过心脏再灌注，室颤的模式甚至可以发生逆向变化，这似乎可以说明为什么有时先进行心肺复苏再除颤能得到更好的除颤效果。

目前为止，对于非目击的室颤性心搏骤停的最佳初始干预尚存在不确定性。2005 年美国心脏协会发布的临床指南指出，没有足够的数据来证明对室颤中的所有心脏停搏患者进行除颤前推荐进行心肺复苏。相反，该指南允许急救人员选择先提供 CPR，尤其是在院外心脏停搏设置中，其响应间隔可能会大于 4～5 分钟。如果使用此选项，则建议之前的心肺复苏周期为 1.5～3 分钟。国际复苏联合委员会（ILCOR）在 2015 年发布的专家共识中承认了目前对于未被目击的室颤的首选干预措施尚存在知识差距，并提示通过心电图波形分析进行动态策略优化的可能性。

（二）智能心肺复苏技术

对于未被目击的心脏停搏，由于发生时间未知，很难由简单的策略决定应当先除颤还是先进行心肺复苏，于是，这给了 AED 智能算法通过动态策略发挥作用的空间。

理想的决定首选干预措施的策略应当根据客观的测量结果来确定，不受响应时间的不确定性的影响，并尽可能降低延迟电击可能造成的风险。理想情况下，这种决定因素不仅应预测电击的直接影响，例如终止室颤、有组织的节律恢复、自主循环恢复（ROSC），也需要考虑最终患者的结局。

这项研究的起点是通过心电图波形判断室颤的发生时间并预测其预后。如图 4 - 7 所示，发生时间不同的室颤在波形特征上有显著区别。对此学者们进行了一系列卓有成效的研究，提出了各种不同的指标和方案。1983 年，Weaver 等人的研究发现幅度＜0.2 mV 的细颤可能是治疗延迟导致的，并指出室颤幅度可能是判断室颤预后的有效指标。1993 年，Brown 等人提出，心电图中的中等频率成分可以用来推测室颤的发生时间，他们建立了一个数学模型，先后通过猪和人体的数据进行评估，达到了较好的效果，并提出此模型可以用于除颤器的优化决策。1999 年，Noc 等人的研究发现，单独采用室颤平均振幅，或采用平均振幅与室颤的主导频率相结合，都可以作为客观的非侵入性测量指标以预测除颤的成功率。他们指出，这样的指标可以用以指导 AED 进行优化决策，例如，若可预测到电击无法恢复有效的节律时，可以减小在心肺复苏术过程中重复中断进行机械干预造成的风险。

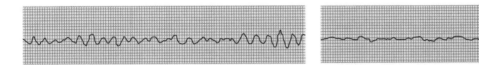

A. 发生时间较短的室颤波形　　　　　　　　B. 发生时间较长的室颤波形

图 4 - 7　发生时间不同的室颤波形

Dawn 等人的专利披露了一种实用的 AED 进行心肺复苏策略优化的方法，通过分析室颤的频率、幅度等参数，可以有效地预测患者的 ROSC 和预后，并通过 AED 语音提示建议施救者应当先进行电击还是先进行 CPR。这项技术后来也被集成到了飞利浦公司的除颤器中，称为 SMART CPRTM 技术。Snyder 等人在 2013 年通过 87 例未目击的心脏停搏患者的试验显示，此项技术相比基于时间的协议能够更有效地预测患者的 ROSC，从而能够显著有效地识别那些通过先除颤可以获得更高生存率的患者，并能有效识别那些通过先除颤无法存活的患者，转而推荐先进行心肺复苏。

五、心肺复苏质量管理

（一）心肺复苏质量

在 AED 到达之前，正确有效的实施心肺复苏术是挽救患者生命的关键因素。然而，心肺复苏术能为机体提供基础的供血和供氧，从而为后续除颤等进一步抢救争取时间，但其本身并不能替代自主循环。研究发现，按照临床指南进行的质量较好的心肺复苏，仅可提供正常心脏 10%～30% 的血流输出，仅可为大脑提供正常血流的 30%～40%。而如果心肺复苏的质量较差，则供血量在此基础上将大打折扣，从而无法满足机体和大脑最基本的需求。在这种情况下，心肺复苏的质量显得至关重要。

美国心脏协会（AHA）2013 年发表的专家共识总结了衡量心肺复苏质量的五个主要指标和相应推荐参数，包括：胸部按压分数（不小于 80%），胸部按压速度（100～120 次/min），胸部按压深度（成人不小于 50 mm），胸部反冲（安全）和通气（每次＜12 次/min，最小胸部上升）。完美地达到这些要求即使对于受过训练的急救专业人员也是有一定难度的。然而，在心搏骤停现场往往缺少专业人员，实际的心肺复苏通常由旁观者（bystander）实施，其质量更加难以保证。在此背景下，欧美国家推广急救派遣员辅助下的 CPR（也称电话 CPR）的方式，由急救派遣员电话指导旁观者实施 CPR。研究表明，电话 CPR 可以有效地提高旁观者 CPR 的实施质量，从而提高心脏停搏患者的生存率。因此此方案也是美国心脏协会（AHA）和欧洲复苏委员会（ERC）的临床指南中的推荐方案。图 4-8 是 ERC 推荐的急救派遣员电话指导下的急救方案。

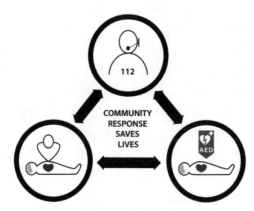

图 4-8　电话 CPR

然而，在中国，由于国民受教育程度、急救管理制度、急救机构工作强度、急救人员能力等多个方面的原因，电话 CPR 无法得到广泛实施。因此，如何保证心肺复苏的质量更加成为一个难题。

（二）心肺复苏质量反馈技术

由于 CPR 质量的关键意义，通过技术手段对 CPR 质量进行监测和指导成为一个非常有意义的研究课题。而 AED 作为院外急救环节中的主要智能设备，天然地成为此类技术的首选载体。

Gruber 等人的文章对 CPR 质量反馈技术、设备及其相关的模拟研究和临床研究做了系统性地回顾。CPR 质量反馈技术通常首先通过传感器对 CPR 质量相关数据进行采集，然后利用数据处理分析的结果采用语音或者视频的方式对于操作者进行指导干预。通过实时的监控和反馈，设备可以提示操作者当前 CPR 操作是否存在问题，以及如何改进。

信号采集方面，CPR 检测设备主要采用两类传感器。一类设备采用压力传感器；另一类设备采用加速度传感器。此外，一些设备还配备了节拍器，通过滴答声或语音指导 CPR 操作者的操作频率。许多研究都显示，节拍器可以有效地规范按压和人工呼吸的频率。

早期的设备一般采用压力传感器测量施加到患者胸部的压力，并结合患者体重等信息计算按压深度。此类设备通常只是一个纯机械装置，仅能检测按压深度，难以检测按压频率。Nicholas 等人的专利披露了一种采用压力传感器进行 CPR 质量检测的技术，压力传感器实际是个液压板，在进行 CPR 时放置于患者胸部和操作者的手之间。当操作者施加压力时，液压板能产生形变，从而能测量按压的压力。由于设备放置在操作者和患者之间，使用时操作者需要花费更大的力气。此外，压力传感器的可动部分有对操作者产生伤害的潜在可能。

Helge 等人的专利披露了一种采用加速度传感器的方案，他们使用一个加速度传感器测量按压深度，并采用另外一个加速度传感器测量患者移动以进行矫正。从测量参数上，这些方案还可以测试按压频率、胸部反冲等。由于克服了压力传感器方案的主要弊端，目前新的 CPR 检测设备大都采用此类方案。由于主体部分采用电子装置，集成了处理器，这样的设备通常会作为除颤器的配件，搭载在除颤器上使用。

人工呼吸质量的测量是较为困难的问题。飞利浦公司的除颤器设备中较早的支持了这一功能，它们采用测量患者经胸阻抗在呼吸时的变化分析通气质量。

近年来，还涌现出了一些较新的方法，例如，Paul 等人的专利披露了一种采用无创血压传感器监测 CPR 质量的技术。相比于传统方案仅通过指南推荐的一些经验的机械数据判定 CPR 质量，此方案直接利用血压等生理参数，可以更好地反映 CPR 的质量，并避免患者个性化差异造成的不足。

Andrea 等人对采用 Laerdal 公司的 QCPRTM 技术和电话 CPR 方式进行了随机对比研究。他们将

125 名学生随机分成两组分别通过两种方式进行 CPR，结果显示，QCPR 组的学生具有显著更高的压迫得分、完全释放胸部按压的百分比和更好的胸部按压率。

目前很多主流的除颤器或 AED 都支持附加 CPR 质量监测和指导装置。Jo 等人对配备 CPR 反馈装置的飞利浦除颤器帮助下实施的 CPR 和无监测的 CPR 进行随机对比研究，结果显示自动监测能够有效地改善 CPR 的质量，并提高患者的短期生存率。

第三节　让自动体外除颤器参与第一响应——"公众启动除颤"计划

推动"公众启动除颤（PAD）"计划，在公共场所广泛部署 AED，并培训公众使用 AED，能够挽救大量院外心脏停搏患者的生命。"可用、敢用、会用、好用"是 PAD 项目推广的关键。国际上 PAD 项目已发展多年，在布局投放、培训、运维、立法等相关环节能够给予我们怎样的经验和教训？我国近年来 PAD 项目发展的情况如何？本节试图做一些探讨。

一、公众启动除颤

SCA 大部分发作于院外，也称为院外心脏停搏（OHCA）。据统计，在美国和欧洲，每年约有 70 万人死于 OHCA。早期除颤对于患者的生存至关重要。自动体外除颤器（AED）使外行救援人员可以在紧急医疗服务到达现场之前就开始治疗，从而提高抢救的成功率。为了尽可能减少电击时间，欧美国家开始推广"公众启动除颤"计划，将 AED 放置在人们聚集的特定位置，例如，购物中心、机场、酒店、运动场所、办公大楼，以便于在 OHCA 发生时，由熟悉 AED 使用的现场目击者或"第一反应人"（通常是非专业人员），在第一时间实施除颤。这类计划目前已经在美国、欧洲、日本、新加坡等国家和地区得到广泛推广。例如，美国心脏协会（AHA）自 1995 年开始推荐"公众启动除颤"计划，并强调组织、计划、培训的重要性，以最大限度地发挥这些计划的作用。

研究显示，"公共启动除颤"计划的应用可以有效缩短 AED 到达和除颤电击的时间，从而提升 OHCA 急救的成功率。1999—2001 年，Caffrey 等人较早地对芝加哥三个机场的 PAD 项目进行了研究，结果发现布置于机场公共区域的标志清晰的 AED 被有效地用于抢救心脏停搏患者，该项目两年间急救的成功率达到 50% 以上。Jocelyn 等人在 2006—2009 年间进行了一项基于人群的队列研究，他们通过对连续 2833 例非创伤性院外心脏停搏患者进行的研究发现，现场 AED 使用将初次电击的时间从 11 分钟减少到 4.1 分钟，从而使 OHCA 患者的生存率相比于派遣员的急救提升一倍以上。

基于诸多临床研究的结果，国际复苏联合委员会（ILCOR）的专家共识认为，推广"公众启动除颤"计划可以有效提高患者的 30 天生存率，并将其列为一类推荐。

二、国内外"公众启动除颤"计划现状

（一）美国

美国是世界上推广"公众启动除颤"计划最早的国家之一，每年销售的用于公众使用的 AED 在 20 万台左右，通过推广 PAD 计划，使得 OHCA 患者的生存率提高了约 1 倍。第一个报道的针对 PAD 项目的研究是于 2000 年在内华达州的赌场进行的，他们在该州的 32 家赌场配置了 AED，并为赌场安全人员提供了心肺复苏术（CPR）和 AED 的使用培训。在这种情况下，在 3 分钟内进行除纤颤的患者的存活率达到 74%。

Caffrey 等人在 2002 年报道了对芝加哥机场 PAD 项目的研究情况。该项目中，AED 放置的规则为步行 60～90 秒可达。在最大的芝加哥奥黑尔机场，他们在公共区域布置了 42 台 AED，见图 4-9A，在非公共区域布置了 17 台 AED。他们对机场的 500 多名警察和安保人员进行了培训，并对其他机场工作人员进行了自愿培训。在 2 年中，发生了 21 例心脏停搏，其中 18 例表现为室颤，11 例患者在 5 分钟内首次电击，其中 10 例在 1 年后还活着并且没有神经功能障碍。因此，该项目的生存

率接近 50%。

Eckstein 介绍了 2002—2012 十年间洛杉矶全市范围 PAD 项目的实施情况。洛杉矶共有约 380 万人口，共部署了 1300 台 AED，分布于市属建筑物和其他公共场所，如机场、高尔夫球场和公共泳池。项目还对 AED 的安装布置、运维、人员培训进行了统一规划。该项目也取得了良好的效果，在 AED 抢救的心脏停搏患者中，69% 得以存活。

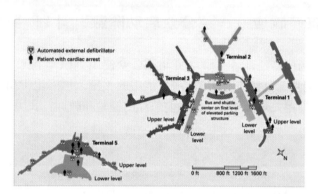

A. 芝加哥奥黑尔机场的 AED 布置图

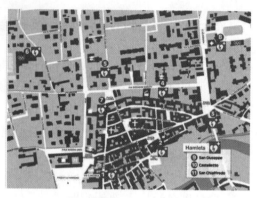

B. 意大利布斯卡 PAD 项目布置图

图 4 - 9   典型 PAD 项目布置图

近年来，也有在院内部署 PAD 项目的报道。2005 年，Friedman 等人报道了在波士顿市区的教学机构、医院中实施的"公众启动除颤（PAD）"计划。该医院占地约 3 km²，由多个相互连接的建筑物组成，住院单元、门诊单元、车库、人行道和就餐场所等部分。医院中的许多非患者区域都远离住院和门诊区域，但是仍然有发生 SCD 的风险。该计划的设计保证门诊和住院单元外任何位置在不超过 3 分钟的步行距离内有 AED 布置，而对于人员密集区域则不超过两分钟。为此，共配置了 11 台 AED，9 台安装在离门诊和住院单元较远的区域，2 台作为备用。此外，医院还对所有员工进行了 AED 操作培训。该项研究显示，非住院区域的 PAD 项目能够有效挽救生命，故建议其他医院也应考虑类似的计划。

（二）欧洲

在英格兰和威尔士，政府推广名为"国家除颤器项目（NDP）"的 PAD 计划。卫生署将自动体外除颤器放置在繁忙的公共场所，这些场所是从常规救护车数据中识别出的容易发生心脏停搏的场所，例如，机场和主要火车站。AED 存放在未上锁的柜子里，保证在 200 m 步行距离之内均有配置。在这些地点工作的员工自愿接受了 4 小时的培训，以提供基础生命支持（BLS）和使用 AED。

Nielsen 等人的文章介绍了丹麦全国的 PAD 项目的实施情况。丹麦约有 4.3 万 km² 的面积，共 550 万人口。该项目共部署了 807 台 AED，广泛分布于丹麦的城市、郊区和农村，其中半数以上布置于运动场所，其余大部分分布于公共场所，如剧场、图书馆、学校、机场、火车站、港口等。在研究的 28 个月期间，AED 布置区域共发生了 48 起心脏停搏事件，其中 69% 的患者得到了成功抢救。

意大利的 PAD 项目起步较晚，2016 年意大利北部小城布斯卡部署了 PAD 项目。布斯卡约有 1 万人口，共安装了 11 台 AED，保证在任何位置步行 4 分钟的距离均有 AED 布置，见图 4 - 9B。AED 可以 24/7 全天候使用，并放置在关键位置（最繁忙的街道和广场、学校、健身场所）。项目还组织基础生命支持培训，在不到两年的时间内培训了 552 名市民。

（三）亚洲其他国家

日本自 2005 年开始在全国范围内推广 PAD 项目，截至 2007 年，共安装 AED 约 88000 台，相当于居住区域平均每平方千米 0.97 台，平均 10 万人 AED 拥有量为 69 台。PAD 在全国范围内的推广将患者的初次除颤电击时间从平均 3.7 分钟缩短到 2.2 分钟，并显著提高了生存率。

韩国的 PAD 项目推广始于 2007 年前后，但一直缺乏其对 OHCA 生存率改善效果的系统性评估。2016 年，Yoon 等人对釜山都市圈的 PAD 项目进行了调研，发现共部署了 206 台 AED，部署密度为每平方千米 0.268 台，平均 10 万人 AED 拥有量仅为 6.07 台。他们还发现，釜山公共 AED 的使用率非常低，总计仅使用了 15 次，相当于每台平均每 26.3 年使用一次。部署方面，釜山的公共 AED 未能按照临床指南部署，一些设备被部署在低优先级位置。

（四）中国

PAD 在中国的发展相对滞后，AED 投放的配置要求和操作流程尚缺乏统一标准，应用不够规范，给 OHCA 患者抢救工作带来了极大的困难。虽然早在 2002 年中华医学会急诊医学分会就将 AED 和 PAD 计划写入《中国心肺复苏指南（初稿）》，但是现实中尚有十分巨大的差距。

2006 年开始北京首都机场配备了 76 台 AED，上海 2015 年起在公共场所陆续配置了 315 台 AED。但据公开资料，目前中国大陆已配备的公共场所 AED 数目不超过 1000 台（2017 年数据），与国外还有很大的差距。因此，国家财政部门、各地区政府应当增加经济投入，向各个地区尤其是 OHCA 发生概率较高的人口密集区域增加 AED 配置数量。此外，可积极推动 AED 在健身场所、商场、公司企业大楼等的配置，使更多的公众接触和认识 AED。

三、布局投放

布局投放是 PAD 项目实施的关键。不合理的布局是可能导致 AED 无法得到广泛有效使用。

历史上，AED 的设置存在过一些争议。欧洲复苏委员会（ERC）曾经建议将 AED 放置在预期每 2 年发生一次心脏停搏的地方，而美国心脏协会（AHA）的指南则指出，合理的设置应当是将 AED 放置在发生心脏停搏事件的频率为 5 年内使用一次的地方。Folke 等人利用哥本哈根数字地图上标记的地理信息对两种建议进行了对比研究，他们发现，ERC 建议涵盖了 19.5% 的 OHCA，将需要 125 台 AED，而如果应用 AHA 的建议，该覆盖率将增加到 67%，需要 1104 台 AED。他们提出了"基于质量调整后的每个生命年的估计成本"作为成本评估指标，该指标对 ERC 准则为 33100 美元，对于 AHA 准则为 40900 美元，差别不大。故建议采纳 AHA 建议以获得更大的覆盖率。

随着后续的最新 ILCOR 专家共识，ERC 对其立场进行了审查，认同了 AHA 关于将 AED 放置在预计每 5 年发生一次心脏停搏的地区的建议。

具体布置位置方面也有许多研究。Kobayashi 等人为了优化 AED 的位置布局，对日本的 PAD 项目中 2 万多例成人心脏停搏病例的发生位置做了统计，发现 5761 例（27.5%）发生在公共区域，2089 例（10.0%）发生在工作场所，2095 例（10.0%）发生在娱乐/运动区域，310 例（1.5%）发生在教育机构，4151 例（19.8%）发生在街道和高速公路上，6564 例（31.3%）发生在其他区域。

Zakaria 等人的研究指出，港口/机场/出入境检查站，酒店/旅馆，交通设施，体育/娱乐设施和健康/医疗机构是放置 AED 的高收益公共场所。另一方面，一些学者也指出，效率可能并非布置 AED 的唯一考量。例如，学校布置 AED 可能成本效益较低，但是孩子的意外死亡会对社区产生深远的影响，保护这一人群的愿望可能超过了常规的财务考虑。在对美国大学体育协会计划的研究结果也发现，大多数 AED 的购买是出于对责任的关注，而不是出于成本效益。

在大多数国家和地区，PAD 项目由于考虑成本效益，往往集中于公共区域。而事实上，在家中发生的 OHCA 占据很大比例。新加坡的统计显示，该国 70% 的 OHCA 发生在家中。2016 年新加坡发布的除颤临床指南指出，鉴于超过 80.0% 的人口居住在人口密度高的成簇公共住房中，14.4% 的人居住在高层公寓中，相比于欧美国家，新加坡有一个独特的机会来改善家中发生 OHCA 的 PAD。为此，新加坡内政部和卫生部着手在公共住房公寓楼大规模安装自动体外除颤器，这是"拯救生命"计划的一部分，该计划的目标是到 2019 年将其覆盖到其他所有公共住房。国内大中城市的居住情况与新加坡十分类似，在我国城市 PAD 项目布局规划应考虑借鉴其经验。

四、培训和运维

（一）AED/CPR 培训

PAD 项目的有效部署仅解决了有 AED "可用"的问题，如果没有有效的配套培训，没有人"会用"AED，则很难保证 PAD 达到理想的效果。Mao 等人的文章指出，在 OHCA 现场，救援人员的迅速行动至关重要，如果在 EMS 到达之前由旁观者使用 AED 进行第一次电击，则受害者有更大的生存机会。为此，需要对大量的非专业旁观者进行 AED/CPR 培训。

Jonathon 等人的研究显示，仅仅部署 AED 项目，而没有配套的 AED/CPR 培训，无法得到良好的效果。2008 年，Kuramoto 等人通过 1000 多人的问卷调查研究发现，AED/CPR 培训与公众中尝试 CPR 和 AED 的意愿有高度的相关性，这提示培训可能会唤起公众对使用 AED 和参与心肺复苏急救的积极态度。

Christopher 等人对阻碍 AED 推广的因素进行了调研，他们发现很多阻碍因素，诸如不知道 AED 是什么；缺少何时应该使用/如何使用 AED 的知识；认为 AED 应当仅由专业人员使用；不认识 AED 的标志；不知道附近的 AED 的位置；担心错误使用 AED；缺少正确使用 AED 的信息等。通过推广 AED/CPR 培训可以有效降低这些因素的影响。

美国北卡罗来纳州和日本的研究显示，在全州/全国范围内进行复苏培训的教育干预措施之后，接受旁观者心肺复苏和除颤的患者比例显著增加，而患者生存的概率也相应增加。Iwami 等人的研究显示，有必要简化 AED/CPR 的公众培训，并将其重点放在提高普及率上，简化的培训计划可吸引更多的受众，并且更有可能取得成功。Mao 等人介绍了 AED/CPR 简化培训课程的良好范例，如英国心脏基金会"救助者之国——呼叫、推入、救援"计划，大阪的 PUSH 项目和新加坡的 DARE 计划。

新加坡 2016 年发布的除颤临床指南提出配套 PAD 项目建立第一响应人计划，建议对包括消防员、空乘、警察、医务人员、安保人员、救护车人员等 9 类人员进行 AED 使用培训，已提升 PAD 项目的效果。

（二）AED 运维

Christopher 等人的研究指出，缺少有效的运维也是阻碍 AED 有效使用的瓶颈之一。由于 OHCA 的特点，AED 通常使用频率较低，而一旦使用往往在争分夺秒的紧急时刻，这就使得 AED 的运维显得极其重要。中国人有所谓"养兵千日、用兵一时"的说法，用在 AED 上非常贴切，若没有对 AED 进行有效的运维，当 OHCA 发生时，抢救者发现 AED 出现故障，或电池没电，则对患者的后果将是灾难性的。

2012 年，Owen 等人对爱尔兰考克市安装于业余体育俱乐部的 AED 的运维情况进行了调研，大多数俱乐部对 AED 进行了规律性的维护，但有 12.9% 的俱乐部承认他们的 AED 从未做任何维护。Ashimi 等人在苏格兰的研究发现，由于没有卫生部门的资助，苏格兰一些人流密集的公共场所虽然通过私人公司、慈善机构和地方政府的资助购置了 AED，但大多数站点仅提供了初始培训，而在长期维护和更换机器等方面发现了一些缺陷。由于私人公司提供的经费有限，大部分用于 AED 的购买，在他们调研的机构中，仅 18% 的机构有正式的 AED 运维计划，仅 24% 的机构制订了 AED 更换计划，而更换年限从一年到十年不等。这也提示了政府支持对于 PAD 项目长期维护的重要性。

五、法律责任和立法现状

（一）概述

如前文所述，推广"公众启动除颤"可以有效减少心源性猝死的发生。但是，如果许多非专业目击者担心由于疏忽而造成的民事或刑事责任，他们可能会不愿意使用 AED。尽管目前尚无很多因抢救失败起诉救助者的案例，但对于法律责任的担忧对于 PAD 项目的有效推广会产生很大影响。为解决"敢用"的问题，通过立法明确救助者的法律责任至关重要。这类法律通常称为"好撒玛利亚人法（Good

Samaritan Law）"，或称"见义勇为法""好人法"。

另一方面，由于 AED 的安装运维需要成本，而其带来的收益是全社会的，通过立法也可以对公共场所部署 AED 进行鼓励，或明确相关主体的安装责任，从而促进 PAD 计划的推广。

（二）国外立法情况

美国在 AED 立法方面较为领先，在 1995 年到 2000 年之间，所有 50 个州都通过了有关非专业施救者 AED 计划的法律和法规，即所谓"好撒玛利亚人法"。2000 年，联邦通过了《心脏停搏生存法》（CASA，公共法 106—505）。CASA 呼吁制定在联邦建筑中建立 AED 计划的准则，并在无其他可适用的豁免法规的前提下，对紧急 AED 用户和 AED 提供方提供有限的民事责任豁免权。各州和联邦法律法规的差异曾经使推广非专业施救者 AED 计划的工作复杂化，在某些情况下，阻碍了此类计划的发展。自 2000 年以来，大多数州都重新审查了非专业施救者 AED 法规，许多州已通过立法以消除障碍并鼓励发展非专业施救者 AED 计划。

在推广 PAD 项目方面，美国许多州也都制定了相应的法规。例如，伊利诺伊州制定了一项法规（HB4232），该法规要求健身场所至少配备 1 个 AED，一名受过训练的 AED 用户以及一份管理医疗紧急情况的书面计划。纽约州颁布了一项法律（2004：S 6803/A. 5084），要求所有健身俱乐部、健身中心、健康水疗中心、健身室、健身房、体重控制室以及武术场所在营业时间内至少要有 1 个 AED 和至少 1 名人员（员工或志愿者）经过 CPR 和 AED 使用培训。

在欧洲，目前尚无整个欧盟层面的 AED 立法，但在许多国家诸如意大利、法国、希腊、西班牙、葡萄牙等均有 AED 相关的立法。对于谁可以使用 AED 的问题，不同国家的法律规定不一，荷兰、德国、法国等国的法律规定所有人均可以合法使用 AED；西班牙、波兰和匈牙利等国，规定受过训练的人可以使用；少数国家如土耳其、葡萄牙要求急救人员使用；而保加利亚则规定仅医师使用。

在韩国，2011 年颁布的《紧急医疗服务法案》也对紧急情况下救助的法律责任进行了明确，被称为韩国的"好撒玛利亚人法"。

（三）中国立法进展

我国的 AED 立法开始较晚，自 2010 年以来，在一些省市开始陆续颁布了一些与 AED 和紧急救助相关的法规。

海南省在 2010 年 8 月 1 日颁布的《海南省红十字会条例》中明确规定："县级以上红十字会可以在机场、港口、车站等公共场所配备符合国际标准的自动体外除颤器等急救设备。"这是我国首个支持公共场所使用 AED 的法规；其次，《条例》还要求一些公共场合，如机场、学校等人群聚集的地方，要强制配备 AED；再次，《条例》明确社会高度相关者，如警察等，强制性进行救人培训。

深圳市在 2013 年颁布了《深圳经济特区救助人权益保护规定》，其第三条要求："被救助人主张其人身损害是由救助人造成的，应当提供证据予以证明。没有证据或者证据不足以证明其主张的，依法由被救助人承担不利后果。"

杭州市 2015 年颁布的《杭州市院前医疗急救管理条例》第三十条规定："鼓励经过培训取得合格证书、具备急救专业技能的公民对急、危、重伤病员按照操作规范实施紧急现场救护，其紧急现场救护行为受法律保护，不承担法律责任。"上海市人大常委会 2016 年发布的《上海市医疗急救服务条例》则规定："紧急现场救护行为受法律保护，对患者造成损害的，依法不承担法律责任。"但紧急现场救护行为被定义为"经过培训的人员"，同时，该条例还提出："鼓励有条件的场所和单位配备自动体外除颤仪。"

南京市 2017 年颁布的《南京市院前急救条例》则要求："机场、长途汽车客运站、火车站、养老机构、市 3A 级以上社区居家养老服务中心、设有医疗机构的旅游景区（点）及轨道交通换乘车站等场所，还应当配备自动体外除颤仪（AED）等急救器械，由专、兼职人员进行使用和维护。"

除此之外，在成都、沈阳、广州、长春、宁波等地，也有相关的法规颁布。

2017 年 10 月 1 日，新颁布实施的《中华人民共和国民法总则》第 184 条首次在全国立法层面上给予见义勇为者免责保护，规定"自愿实施紧急救助行为造成受助人损害的，救助人不区分情形一律豁免民事责任"，这一善意救助者责任豁免规则，被称作中国版"好人法"。2020 年 5 月 28 日，该《民法总则》被新的《中华人民共和国民法典》取代，相关条款保持一致。

六、总结

自动体外除颤器（AED）是院外心脏停搏的"救命神器"。为了让 AED 真正有效地发挥作用，需要推动"公众启动除颤（PAD）"计划，在公共场所广泛部署 AED，并培训公众使用 AED。

"可用、敢用、会用、好用"，总结了 PAD 项目推广过程中的要点。合理规范布局投放，保证有 AED"可用"；完善地立法解决了"敢用"的问题；普及有效的 AED/CPR 培训提高了 AED 的"会用"性；而长期落实的运维则保证了 AED 的"好用"。完整地落实以上四点，PAD 项目才能长期有效地挽救 OHCA 的生命。

推广 PAD 项目是意义重大的，是利国利民的好事。我国的 PAD 开始较晚，目前为止仍处于起步阶段，推进 PAD 项目需要政府、立法机关、专家、企业以及大众的配合，任重而道远。但我们欣喜地看到一些专家和业内人士为推动 PAD 在中国的发展而大声疾呼，政府也逐渐认识到 PAD 的重要性。相信假以时日，我国的 PAD 项目会有长足的进展，从而极大地提高国内 OHCA 患者的生存率。

〔李宗浩　葛　鑫　罗忠池　苏敩筠　刘可心　华颂文　李　晨〕

参考文献

［1］中国心肺复苏指南学术委员会. 中国心肺复苏指南（初稿）［J］. 中国急救复苏与灾害医学杂志，2009，4（6）：356-357.

［2］Berdowski J，Berg R A，Tijssen J G，et al. Global incidences of out-of-hospital cardiac arrest and survival rates：Systematic review of 67 prospective studies［J］. Resuscitation，2010，81（11）：1479-1487.

［3］Agarwal D A，Hess E P，Atkinson E J，et al. Ventricular fibrillation in Rochester，Minnesota：experience over 18 years［J］. Resuscitation，2009，80（11）：1253-1258.

［4］Huang Y，He Q，Yang L J，et al. Cardiopulmonary resuscitation（CPR）plus delayed defibrillation versus immediate defibrillation for out-of-hospital cardiac arrest［J］. Cochrane Database Syst Rev，2014，9：CD009803.

［5］Lopshire J C. Sudden Cardiac Death：Better Understanding of Risks，Mech-anisms，and Treatment［J］. Circulation，2006，114（11）：1134-1136.

［6］Zhang S. Sudden cardiac death in China：current status and future perspectives［J］. Europace，2015，17（Suppl 2）：14-18.

［7］Bocka J. Automatic External Defibrillators［J］. Ann Emerg Med，1989，18（2）：1264-1268.

［8］Crampton R. Accepted，controversial，and speculative aspects of ventricular defibrillation［J］. Prog Cardiovasc Dis，1980，23（3）：167-186.

［9］WIGGERS C J. The Mechanism and Nature of Ventricular Fibrillation［J］. Anesthesiology，1941，2（1）：114.

［10］DeSilva R A，Graboys T B，Podrid P J et al. Cardioversion and defibrillation［J］. American Heart Journal，1980.

［11］Kouwenhoven W B. The American College of Physicians Award Lecture：The Development of the Defibrillator［J］. Ann. Intern. Med，1969.

［12］Beck C S，Pritchard W H，Feil H S. Ventricular fibrillation of long duration abolished by electric shock.［J］J Am Med Assoc，1947.

［13］ZOLL P M，LINENTHAL A J，GIBSON W，et al. Termination of ventricular fibrillation in man by externally applied electric countershock［J］. N Engl J Med，1956，254（16）：727-732.

［14］Lown B，Kleiger R，Wolff G. The technique of cardioversion［J］. Am Heart J，1964.

［15］Varon J，Sternbach G L，Marik P E，et al. Automatic external defibrillators：Lessons from the past［J］. present and future. Resuscitation，1999.

［16］Pantridge J F，Geddes J S. A mobile intensive-care unit in the management of myocardial infarction［J］. Lancet，1967.

［17］ Grace W J，Chadbourn J A. The mobile coronary care unit Dis ［J］. Chest，1969.

［18］ Pantridge J F，Geddes J S. Cardiac arrest after myocardial infarction ［J］. Lancet，1966.

［19］ Heber M. Out-of-hospital resuscitation using the "Heart-Aid"，an automated external defibrillator-pacemaker ［J］. Int J Cardiol，1983.

［20］ Jacobs L. Medical，legal，and social implications of automatic external defibrillators ［J］. Annals of Emergency Medicine，1986.

［21］ Wahler B A，Hunt D K，Bahy A L. Overvoltage protection for defibrillator ［J］. EP，2016.

［22］ 宋海浪. AED 中识别算法的研究和对实施低能量除颤的探讨 ［J］. 上海：复旦大学，2008.

［23］ Jenkins J，Noh K H，Guezennec A，et al. Diagnosis of atrial fibrillation using electrograms from chronic leads：evaluation of computer algorithms ［J］. Pacing Clin Electrophysiol，1988，11 （6）：622 - 631.

［24］ Chen S，Thakor N V，Mower M M. Ventricular fibrillation detection by a regression test on the autocorrelation function ［J］. Med Biol Eng Comput，1987，25 （3）：241 - 249.

［25］ Clayton R H，Murray A，Campbell R W. Comparison of four techniques for recognition of ventricular fibrillation from the surface ECG ［J］. Med Biol Eng Comput，1993，31 （2）：111 - 117.

［26］ Barro S，Ruiz R，Cabello D，et al. Algorithmic sequential decision-making in the frequency domain for life threatening ventricular arrhythmias and imitative artefacts：a diagnostic system ［J］. J Biomed Eng，1989，11 （4）：320 - 328.

［27］ Afonso V X，Tompkins W J. Detecting ventricular fibrillation ［J］. IEEE Eng Med Biol Mag，1995，14 （2）：152 - 159.

［28］ Khadra L，Al-Fahoum A S，Binajjaj S. A quantitative analysis approach for cardiac arrhythmia classification using higher order spectral techniques ［J］. IEEE Trans Biomed Eng，2005，52 （11）：1840 - 1845.

［29］ 郑懿. 低能量除颤方法研究与实验装置. 上海：复旦大学，2011.

［30］ Dillon S M. Optical recordings in the rabbit heart show that defibrillation strength shocks prolong the duration of depolarization and the refractory period ［J］. Circ Res，1991，69 （3）：842 - 856.

［31］ Zipes D P，Fischer J，King R M，et al. Termination of ventricular fibrillation in dogs by depolarizing a critical amount of myocardium ［J］. Am J Cardiol，1975，36 （1）：37 - 44.

［32］ Chen P S，Wolf P D，Melnick S D，et al. Comparison of activation during ventricular fibrillation and following unsuccessful defibrillation shocks in open-chest dogs ［J］. Circ Res，1990，66 （6）：1544 - 1560.

［33］ Efimov I R，Cheng Y，Van Wagoner D R，et al. Virtual electrode-induced phase singularity：a basic mechanism of defibrillation failure ［J］. Circ Res，1988，82 （8）：918 - 925.

［34］ Geddes L A，Tacker W A，Rosborough J P，et al. Electrical dose for ventricular defibrillation of large and small animals using precordial electrodes ［J］. J Clin Invest，1974，53 （1）：310 - 319.

［35］ Lerman B B，Halperin H R，Tsitlik J E，et al. Relationship between canine transthoracic impedance and defibrillation threshold. Evidence for current-based defibrillation ［J］. J Clin Invest，1987，80 （3）：797 - 803.

［36］ Wyllie J，Bruinenberg J，Roehr C C，et al. European Resuscitation Council Guidelines for Resuscitation 2015：Section 7. Resuscitation and support of transition of babies at birth ［J］. Resuscitation，2015，95：249 - 263.

［37］ Walcott G P，Killingsworth C R，Ideker R E. Do clinically relevant transthoracic defibrillation energies cause myocardial damage and dysfunction? ［J］. Resuscitation，2003，59 （1）：59 - 70.

［38］ Gold J H，Schuder J C，Stoeckle H. Contour graph for relating per cent success in achieving ventricular defibrillation to duration，current，and energy content of shock ［J］. Am Hear J，1979，98 （2）：207 - 212.

［39］ Malkin R A. Large sample test of defibrillation waveform sensitivity ［J］. J Cardiovasc Electrophysiol，2002，13 （4）：361 - 370.

［40］ Krassowska W，Filev P D. Modeling electroporation in a single cell ［J］. Biophys J，2007，92 （2）：404 - 417.

［41］ Sambelashvili A T，Nikolski V P，Efimov I R. Virtual electrode theory explains pacing threshold increase caused by cardiac tissue damage. Am J Physiol Hear ［J］. Circ Physiol，2004，286 （6）：H2183 - 2194.

［42］ Sharma V，Susil R C，Tung L. Paradoxical loss of excitation with high intensity pulses during electric field stimulation of single cardiac cells ［J］. Biophys J，2005，88 （4）：3038 - 3049.

［43］ Kam R M，Garan H，McGovern B A，et al. Transient right bundle branch block causing R wave attenuation postdefibrillation ［J］. Pacing Clin Electrophysiol，1997，20 （1 pt 1）：130 - 131.

[44] Li Y, Ristagno G, Yu T, et al. A comparison of defibrillation efficacy between different impedance compensation techniques in high impedance porcine model [J]. Resuscitation, 2009, 1312-1317.

[45] Kerber R E, McPherson D, Charbonnier F, et al. Automated impedance-based energy adjustment for defibrillation: experimental studies [J]. Circulation, 1985, 136-140.

[46] Swartz J F, Fletcher R D, Karasik P E. Optimization of biphasic waveforms for human nonthoracotomy defibrillation [J]. Circulation, 1993, 88 (6): 2646-2654.

[47] Heames R M, Sado D, Deakin C D. Do doctors position defibrillation paddles correctly? Observational study [J]. BMJ, 2001, 322 (7399): 1393-1394.

[48] Karlsson G, Zhang Y, Davies L R, et al. Does electrode polarity alter the energy requirements for transthoracic biphasic waveform defibrillation? Experimental studies [J]. Resuscitation, 2001, 51 (1): 77-81.

[49] Truong J H, Rosen P. Current concepts in electrical defibrillation [J]. J Emerg Med, 1997, 15 (3): 331-338.

[50] Yoon R S, DeMonte T P, Hasanov K F, et al. Measurement of thoracic current flow in pigs for the study of defibrillation and cardioversion [J]. IEEE Trans Biomed Eng, 2003, 50 (10): 1167-1173.

[51] Jones J L, Jones R E, Balasky G. Improved cardiac cell excitation with symmetrical biphasic defibrillator waveforms [J]. Am J Physiol, 1987, 253 (6 pt 2): H1418-1424.

[52] Jones J L, Tovar O H. Threshold reduction with biphasic defibrillator waveforms. Role of charge balance [J]. J Electrocardiol, 1995, 28 (suppl): 25-30.

[53] Schuder J C, McDaniel W C, Stoeckle H. Defibrillation of 100kg calves with asymmetrical, bidirectional, rectangular pulses [J]. Cardiovasc Res, 1984, 18 (7): 419-426.

[54] Clark C B, Zhang Y, Davies L R, et al. Transthoracic biphasic waveform defibrillation at very high and very low energies: a comparison with monophasic waveforms in an animal model of ventricular fibrillation [J]. Resuscitation, 2002, 54 (2): 183-186.

[55] Birkenes T S, Myklebust H, Neset A, et al. Quality of CPR performed by trained bystanders with optimized pre-arrival instructions [J]. Resuscitation, 2014, 85 (1): 124-130.

[56] 李宗浩, 钱方毅. 我国心肺复苏 (CPR) 技术亟需现代化、规范化及法制化——写在《中国心肺复苏指南》初稿发表之前 [J]. 中国急救复苏与灾害医学杂志, 2009, 4 (6): 353-355.

[57] 赵丽, 李杰, 王志东. 院外 AED 成功救治呼吸心跳骤停患者 1 例报告 [J]. 中国急救复苏与灾害医学杂志, 2019, 14 (1): 88-90.

[58] Gruber J, Stumpf D, Zapletal B, et al. Real-time feedback systems in CPR [J]. Trends Anaesth Crit Care, 2012, 2 (6): 287-294.

[59] Kern K B, Stickney R E, Gallison L, et al. Metronome improves compression and ventilation rates during CPR on a manikin in a randomized trial [J]. Resuscitation, 2010, 81 (2): 206-210.

[60] Fletcher D, Galloway R, Chamberlain D, et al. Basics in advanced life support: a role for download audit and metronomes [J]. Resuscitation, 2008, 78 (2): 127-134.

[61] Perkins G D, Augre C, Rogers H, et al. CPREzy: an evaluation during simulated cardiac arrest on a hospital bed [J]. Resuscitation, 2005, 64 (1): 103-108.

[62] Cortegiani A, Russotto V, Montalto F, et al. Use of a Real-Time Training Software (Laerdal QCPR®) Compared to Instructor-Based Feedback for High-Quality Chest Compressions Acquisition in Secondary School Students: A Randomized Trial [J]. PLoS One, 2017: e0169591.

[63] White R D, Bunch T J, Hankins D G. Evolution of a community-wide early defibrillation programme experience over 13 years using police/fire personnel and paramedics as responders [J]. Resuscitation, 2005, 65 (3): 279-283.

[64] Snyder D E, White R D, Jorgenson D B. Outcome prediction for guidance of initial resuscitation protocol: Shock first or CPR first [J]. Resuscitation, 2007, 72 (1): 45-51.

[65] Jacobs I G, Finn J C, Oxer H F, et al. CPR before defibrillation in out-of-hospital cardiac arrest: a randomized trial [J]. Emerg Med Australas, 2005, 17 (1): 39-45.

[66] Weaver W D, Cobb L A, Dennis D, et al. Amplitude of ventricular fibrillation waveform and outcome after cardiac arrest [J]. Ann Intern Med, 1985, 102 (1): 53-55.

［67］Brown C G，Dzwonczyk R，Martin D R. Physiologic measurement of the ventricular fibrillation ECG signal：estimating the duration of ventricular fibrillation［J］. Ann Emerg Med，1993，22（1）：70-74.

［68］Noc M，Weil M H，Tang W，et al. Electrocardiographic prediction of the success of cardiac resuscitation［J］. Crit Care Med，1999，27（4）：708-714.

［69］Eftestol T，Sunde K，Steen P S. Effects of interrupting precordial compressions on the calculated probability of defibrillation success during out-of-hospital cardiac arrest［J］. ACC Curr J Rev，2002，11（6）：74-75.

［70］赵达明. 自动体外除颤仪与"公众启动除颤"计划［J］. 临床急诊杂志，2008，9（06）：365-366.

［71］Caffrey S L，Willoughby P J，Pepe P E，et al. Public use of automated external defibrillators［J］. ACC Curr J Rev，2003，12（1）：71.

［72］Berdowski J，Blom M T，Bardai A，et al. Impact of onsite or dispatched automated external defibrillator use on survival after out-of-hospital cardiac arrest［J］. Circulation，2011，124（20）：2225-2232.

［73］Valenzuela T D，Roe D J，Nichol G，et al. Outcomes of rapid defibrillation by security officers after cardiac arrest in casinos［J］. N Engl J Med.，2000，343（17）：1206-1209.

［74］Eckstein M. The Los Angeles public access defibrillator（PAD）program：Ten years after［J］. Resuscitation，2012，83（11）：1411-1412.

［75］Friedman F D，Dowler K，Link M S. A public access defibrillation programme in non-inpatient hospital areas［J］. Resuscitation，2006，69（3）：407-411.

［76］Nielsen A M，Folke F，Lippert F K. Use and benefits of public access defibrillation in a nation-wide network［J］. Resuscitation，2013，84（4）：430-434.

［77］Giamello J D，Giaccone A，Gallo M，et al. Good-hearted people，Busca cardio-protected city：an evidence-based public access defibrillation project［J］. Shanghai Chest，2019，3：29-29.

［78］Yoon C G，Jeong J，Kwon I H，et al. Availability and use of public access defibrillators in Busan Metropolitan City，South Korea［J］. Springerplus，2016，5（1）：1524.

［79］陈楚琳，桂莉，阚庭，等. 公众启动除颤实施现况及效果的研究进展［J］. 解放军护理杂志，2017，33（1）：41-44.

［80］Mao R D，Ong MEH. Public access defibrillation：improving accessibility and outcomes［J］. Br Med Bull，2016，118（1）：25-32.

［81］Atkins D L. Public access defibrillation：where does it work？［J］. Circulation，2009，120（6）：461-463.

［82］Coris E E，Miller E，Sahebzamani F. Sudden cardiac death in division I collegiate athletics：analysis of automated external defibrillator utilization in National Collegiate Athletic Association division I athletic programs［J］. Clin J Sport Med，2005，15（2）：87-91.

［83］Eng HOM，Chan Y H，Anantharaman V，et al. Cardiac arrest and resuscitation epidemiology in Singapore（CARE I study）［J］. Prehosp Emerg Care，2003，7（4）：427-433.

［84］Drezner J A，Rao A L，Heistand J，et al. Effectiveness of emergency response planning for sudden cardiac arrest in United States high schools with automated external defibrillators［J］. Circulation，2009，120（6）：518-525.

［85］Iwami T. Effectiveness of Public Access Defibrillation with AEDs for Out-of-Hospital Cardiac Arrests in Japan［J］. JMAJ，2012，55（3）：225-230.

［86］Cronin O，Jordan J，Quigley F，et al. Prepared for sudden cardiac arrest？A cross-sectional study of automated external defibrillators in amateur sport［J］. Br J Sport Med，2013，47（18）：1171-1174.

［87］Ashimi A O，Cobbe S M，Pell J P. Scottish survey of public place defibrillators［J］. Scott Med J，2010，55（3）：8-10.

［88］Bae H. Legal aspects of the application of the lay rescuer automatic external defibrillator（AED）program in South Korea［J］. J Emerg Med，2008，34（3）：299-303.

［89］Park C. Status of the implementation of automated external defibrillators in South Korean health/fitness facilities［J］. Lit Lingu Comput，2013，41（2）：346-351.

［90］Bahr J，Bossaert L，Handley A，et al. AED in Europe. Report on a survey［J］. Resuscitation，2010，81（2）：168-174.

第五章 高级生命支持

高级心肺复苏又称进一步生命支持（advanced cardiac life support，ACLS）。它是在初级复苏（或基础生命支持）基础上的继续发展，即使用各种机械方法和复苏药物，尽快恢复患者心跳和呼吸，重建心肺功能（图 5-1）。

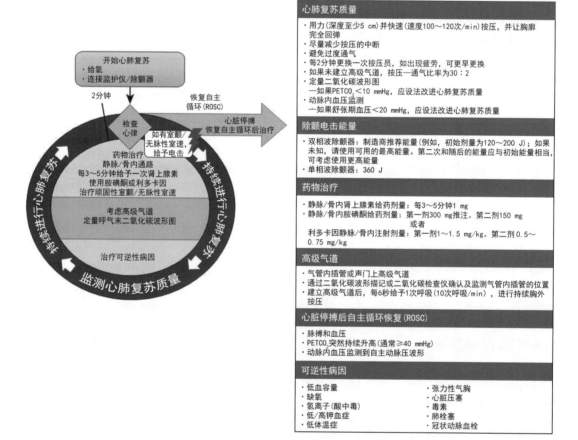

心肺复苏质量

- 用力（深度至少 5 cm）并快速（速度 100～120 次/min）按压，并让胸廓完全回弹
- 尽量减少按压的中断
- 避免过度通气
- 每 2 分钟更换一次按压员，如出现疲劳，可更早更换
- 如果未建立高级气道，按压—通气比率为 30 : 2
- 定量二氧化碳波形图
  —如果 PETCO₂＜10 mmHg，应设法改进心肺复苏质量
- 动脉内血压监测
  —如果舒张期血压＜20 mmHg，应设法改进心肺复苏质量

除颤电击能量

- 双相波除颤器：制造商推荐能量（例如，初始剂量为 120～200 J）；如果未知，请使用可用的最高能量。第二次和随后的能量应与初始能量相当，可考虑使用更高能量
- 单相波除颤器：360 J

药物治疗

- 静脉/骨内肾上腺素给药剂量：每 3～5 分钟 1 mg
- 静脉/骨内胺碘酮给药剂量：第一剂 300 mg 推注。第二剂 150 mg
  或者
  利多卡因静脉/骨内注射剂量：第一剂 1～1.5 mg/kg。第二剂 0.5～0.75 mg/kg

高级气道

- 气管内插管或声门上高级气道
- 通过二氧化碳波形描记或二氧化碳检查仪确认及监测气管内插管的位置
- 建立高级气道后，每 6 秒给予 1 次呼吸（10 次呼吸/min），进行持续胸外按压

心脏停搏后自主循环恢复（ROSC）

- 脉搏和血压
- PETCO₂ 突然持续升高（通常≥40 mmHg）
- 动脉内血压监测到自主动脉压波形

可逆性病因

- 低血容量 · 张力性气胸
- 缺氧 · 心脏压塞
- 氢离子（酸中毒） · 毒素
- 低/高钾血症 · 肺栓塞
- 低体温症 · 冠状动脉血栓

开始心肺复苏
· 给氧
· 连接监护仪/除颤器

2 分钟

检查心律

恢复自主循环（ROSC）

如有室颤/无脉性室速，给予电击

心脏停搏恢复自主循环后治疗

药物治疗
静脉/骨内通路
每 3～5 分钟给予一次肾上腺素
使用胺碘酮或利多卡因
治疗顽固性室颤/无脉性室速

考虑高级气道
定量呼气末二氧化碳波形图

治疗可逆性病因

持续进行心肺复苏

监测心肺复苏质量

图 5-1 成人心脏停搏环形流程图

一、呼吸支持

给氧：呼吸心搏骤停后的呼吸复苏至关重要。肺脏是机体与外界环境进行气体交换的器官，通过呼吸获得机体所需的氧气，同时排出代谢过程中产生的二氧化碳。肺的气体交换功能与心脏循环功能是维持生命的基本条件。

呼吸骤停可由多种原因引起，一般分为两大类：一类为中枢性呼吸骤停，是由于呼吸中枢和/或传导系统的严重疾病及损害引起的，呼吸器官本身大多正常，常见有脑卒中、脑外伤、中毒和严重缺氧等；另一类为梗阻性呼吸骤停，主要为淹溺或各种原因的呼吸道异物阻塞或梗阻。呼吸骤停后储存于肺及血液中的氧气约有 1000 ml，可继续循环于脑、心等主要器官，但也仅能维持 3～4 分钟的消耗，心脏尚能工作数分钟。因此出现呼吸骤停时要立即畅通呼吸道，施行人工呼吸，进行心肺复苏，防止心脏停搏。同时，心搏骤停后通常 20～30 秒即可导致呼吸停止，而此时现场心肺复苏是抢救成功的关键。

心肺复苏期间的通气目的是保持足够的氧合，并使二氧化碳被充分排出。胸外按压大致可以提供 25％～33％ 的心排血量。这种低心排血量状态只能维持心脏和大脑的部分血液供应，组织缺氧仍然会逐渐加重，为了改善氧合功能，急救人员应在救治过程中给予 100％ 的吸入氧浓度。高浓度吸氧往往会使动脉血氧饱和度达到最大值，从而提高动脉血氧含量。

在进行氧气治疗之前必须尽可能采取措施使呼吸道通畅，只有将二者相辅相成在一起实施才能保证心肺复苏的成功。首先徒手畅通呼吸道，尽快进行气囊面罩紧急正压人工呼吸。同时准备喉罩或者气管内插管，接呼吸机控制或者辅助呼吸，这是心肺复苏过程中很重要的环节。

（一）气囊面罩呼吸器给氧

这是心肺复苏和重症救护的必备器材。面罩应由透明材料制成，能与患者面部严密贴合，并有与呼吸气囊对接的标准接口。气囊有气体输出口与面罩相接，有单向进气阀和单向出气阀。挤压气囊时正压气体进入患者肺部，患者呼出气体由出气阀排出；放松气囊时由于橡皮弹性通过进气阀吸入空气，并通过供氧侧孔供氧，如保持氧流量在 10～15 L/min，可使吸入气的氧浓度达到 75％ 以上。

使用气囊面罩呼吸器的操作方法较为简便。术者一只手保持呼吸道通畅，并固定面罩与患者面部紧密接触，另一只手挤压气囊，或者有第二人辅助操作。每次挤压气囊压入肺内的气体 500～800 ml，可以见到患者胸廓上抬；气囊面罩呼吸器挤压通气频率为 12～15 次/min。气囊面罩呼吸器示意图见图 5-2。

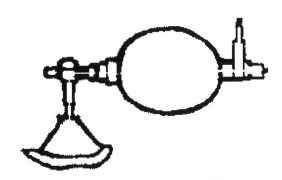

图 5-2　气囊面罩呼吸器示意图

（二）气管内插管下给氧

在缺乏呼吸道有效保护时，应尽可能给予气管内插管，保持气道开放，这样有利于输送高浓度氧、保持稳定的潮气量，并可避免误吸发生，有利于气道管理。

气管内插管时应尽量缩短停止胸外按压的时间，争取限制在 10 秒以内完成。在心肺复苏过程中，当实施胸外心脏按压的抢救者一旦停止按压，实施插管者应该立即进行插管。一旦气管导管通过声门，立即恢复胸外按压。如果首次插管失败，在第二次插管前必须给予纯氧，同时实施胸外按压。气管内插管后，抢救者立即行临床评价（视诊双侧胸廓运动是否对称，同时配合听诊：双肺呼吸音是否对称以及上腹部听诊是否存在有力呼吸音），同时还可以借助认证装置（呼出二氧化碳检测仪等）来确认气管内插管的位置。确定及固定好导管后，必要时可行胸部 X 线检查，明确导管是否在气管隆突上方。

气管内插管成功建立后，立即给予每分钟 10 次的辅助通气。实施胸外按压的抢救者应以 100～120 次/min 的频率进行胸外按压，不再因人工呼吸而暂停胸外按压。双人复苏时仍应每 2 分钟交换 1 次，以避免实施胸外按压者疲劳，导致胸外按压的质量和频率降低。当气管内插管困难时，也可考虑采用喉罩、环甲膜穿刺等建立人工气道。

经口气管内插管详细的操作步骤：

1. 操作准备

（1）患者准备：患者仰卧，头略后仰（图5-3、图5-4）。用吸引器吸净口腔、鼻腔中的分泌物。

（2）器械准备：

1）喉镜：根据喉镜片的形状将喉镜分为直喉镜和弯喉镜（图5-5）。直喉镜与弯喉镜的使用方法、插入部位有所不同：直喉镜是插入会厌下，向上挑，即可暴露声门（图5-6A）；弯喉镜是插入会厌和舌根之间，向前上方挑，会厌间接被牵拉起来，从而暴露声门（图5-6B）。插管前，须检查电池、灯泡及镜片和镜柄是否接触良好。

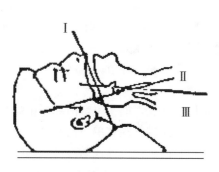
图5-3　呼吸道三条轴线图

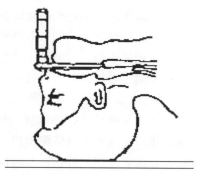
图5-4　头后仰使三条轴线成一条轴线

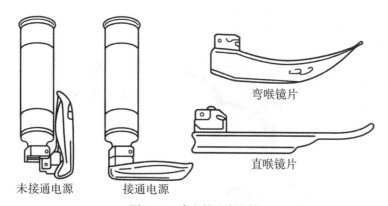
未接通电源　　　接通电源　　　弯喉镜片

直喉镜片

图5-5　直喉镜和弯喉镜

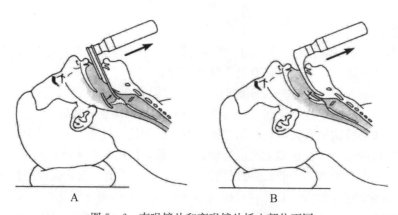
A　　　　　　　　　　B
图5-6　直喉镜片和弯喉镜片插入部位不同

2）气管导管（图5-7）：①根据患者的年龄、性别准备不同型号的气管导管。②检查导管气囊是否漏气：可将气囊浸入生理盐水中，注入气体后检查是否漏气，然后将气体完全抽出。③润滑气管导管：气管导管远端三分之一表面涂液状石蜡，有助于插入声门、减少创伤。④使用导丝：将导丝插入导管中，利用导丝将导管塑形，一般将导管弯成J形；注意导丝不能越过导管远端，以免损伤组织。

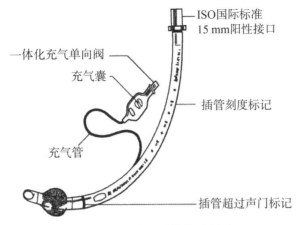

图 5-7 气管导管结构示意图

2. 操作方法

（1）实施胸外心脏按压的抢救者停止胸外心脏按压时，立即进行气管内插管。

（2）插入喉镜，观察和清洁上呼吸道：操作者站在患者头端，用左手握喉镜，从患者口腔右侧插入，将舌推向左侧。喉镜应处于口腔正中，观察口咽部。如有分泌物，则充分抽吸，以免影响插管的视野。

注意：插入喉镜时，应以持续温和的力将喉镜镜片沿镜柄的长轴提起，不可以牙齿或下额等做支点（图 5-8A～E）。

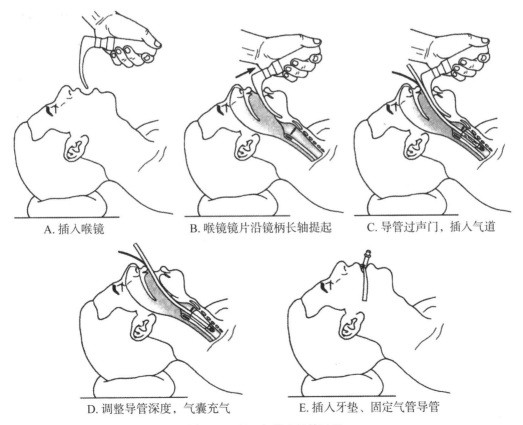

A. 插入喉镜　　　　B. 喉镜镜片沿镜柄长轴提起　　　C. 导管过声门，插入气道

D. 调整导管深度，气囊充气　　　E. 插入牙垫、固定气管导管

图 5-8 经口气管内插管过程

（3）观察声门的解剖标志物：会厌和构状软骨是声门的解剖标志物。会厌位于声门上方（前方），构状软骨位于声门的下方（后方），两者之间即为声门（图5-9和图5-10）。将喉镜插入会厌与舌根之间或插入会厌下方，向前上方挑，即可将会厌挑起。一般首先看到构状软骨，再用力上挑，则可看到声带。气管内插管时并非一定要看到声带，只要看到构状软骨，甚至看到构状软骨下方（后方）的食管，即可判断声门的位置，进行插管。

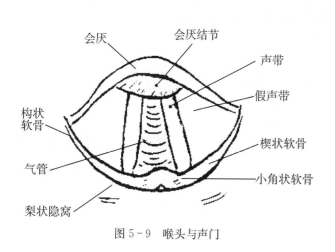

图5-9 喉头与声门   图5-10 喉镜下看到的声带和声门裂

（4）插入气管导管和调节导管深度：观察到声门或声门的解剖标志物后，右手持气管导管，将导管插入声门。在气管导管插入声门后，一边送导管，一边将导丝拔除。调整导管深度，避免插入过深，注意双侧呼吸音是否对称。一般情况下，男性患者插入深度为距离门齿22～24 cm，而女性为20～22 cm。立即给气囊充气，将气管导管接呼吸机，实施机械通气。

注意：一旦气管导管通过声门，立即恢复胸外按压。如果首次插管失败，在第二次插管前必须给予纯氧，同时实施胸外按压。

（5）通过以下手段确认导管进入气管：①监测呼气末二氧化碳浓度以明确导管是否进入气管。如导管进入气管，则在二氧化碳浓度-时间曲线上呼气期二氧化碳波形呈现方波。②将气管导管接呼吸机，在流速时间曲线上看到典型的主波方向向下的呼气波形（图5-11）。③用听诊器听胸部和腹部的呼吸音，胸部呼吸音较腹部强（此方法可靠性欠佳）。

（6）固定气管导管：将牙垫插入口腔，此时才可以将喉镜取出，用蝶形胶布将气管导管和牙垫一起固定于面颊部及下颌部（图5-8E）。

3. 二氧化碳波形图的检测

（1）二氧化碳波形图变化的临床意义：①推荐二氧化碳波形图（PETCO₂）的定量检测，以确认和监测气管内插管的位置及监测CPR的质量；②当气管内插管患者的 $PETCO_2 < 10$ mmHg 时，预示心输出量不足。若经过20分钟心肺复苏后，呼气末二氧化碳（FETCO₂）仍然较低，未达10 mmHg以上的插管患者复苏的可能性很低。

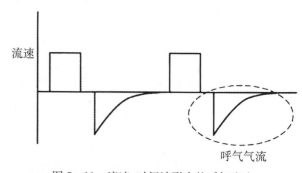

图5-11 流速-时间波形中的呼气流速

③CPR期间监测 PETCO₂ 的变化趋势，也可以对按压的深度和速率做出适应性调整，便于发现按压者是否已经疲劳。④CPR期间 PETCO₂ 突然而持续升高，是自主循环恢复的标志。

（2）二氧化碳波形图假阴性的原因：假阴性见于插管位于气管内，但没有检测到二氧化碳波形，可见于：①肺栓塞；②检测仪被胃内容物或酸性药物污染（如气管内使用肾上腺素）堵塞；③严重气道梗阻的患者，如哮喘持续状态或肺水肿。

（三）喉罩下给氧

喉罩（LAM）是由英国麻醉师于 1983 年根据人的咽喉解剖结构所研制的一种人工气道，是介于气管内插管通气和面罩通气的声门上通气装置。因其使用简便、损伤小，既可自由呼吸又能实现正压通气，故已广泛应用于临床。

喉罩与普通导气管相比，喉罩无需使用肌肉松弛药、喉镜及其他设备，在短时间内使患者获得通气。同时，喉罩还可与呼吸机连接起来，有辅助患者通气的作用，尤其针对心脏复苏、插管困难，及院外环境差不宜暴露气道等紧急情况时，具有极强的适用性。另外，喉罩由于操作简单，易于初学者学习和使用。

1. 喉罩的结构 喉罩是由套囊、喉罩插管、指示球囊、充气管、机器接头和充气阀组成。

（1）禁忌证：①绝对禁忌证。饱胃、未禁食者为第二代喉罩绝对禁忌，具有反流危险的患者，如肥胖、裂孔疝、妊娠等；②气管受压和气管软化者，咽部病变患者；③呼吸道出血。

（2）相对禁忌证：肺顺应性降低或高肺阻力者；气管内插管困难者；气道不易接近或气管内插管不易完成者。

2. 喉罩置入方法 选好喉罩型号（体重 60 kg 以下选择 3 号，体重 60 kg 以上选择 4 号），检查喉罩是否完整，气囊是否漏气，注意保持喉罩边缘的平整无皱折，检查无误后，抽出部分气体，留存气囊三成气体，先用少量液状石蜡润滑喉罩尖部及背部，或在喉罩的背部表面均匀涂抹盐酸丁卡因胶浆或利多卡因乳膏，患者去枕仰卧位，头尽量后仰，使患者口张开，如果患者张口度＜3 cm，可用左手拇指及示指帮助患者张口，右手以握笔式持喉罩，经口将喉罩前端紧贴门齿内侧，后面紧贴硬腭推入咽喉部后壁，下推至有阻力时为止。当到达喉头位置时会感到有明显的阻力，也可借助喉镜明视下插入（图5-12）。

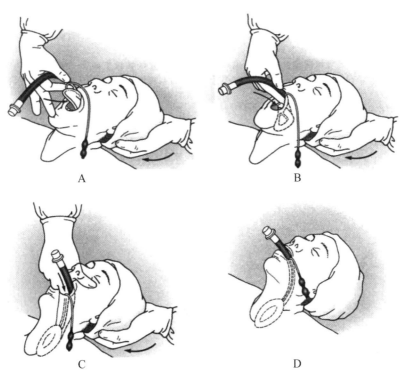

图 5-12 喉罩插入步骤

连接呼吸管路通气，观察胸廓的起伏及听诊两侧呼吸音，判断喉罩置入是否成功，置入成功后，置入牙垫，用胶布粘贴喉罩的固定柄和患者面部，防止喉罩移动，再连接呼吸机行机械通气。

3. 喉罩置入成功的标志 ①双手用力按压左右胸廓，见喉罩呼吸管路有湿化气流；②左右胸廓对称起伏；③听诊左右两肺呼吸音清晰、对称；④监护仪显现呼气末二氧化碳分压（PETCO$_2$）波形。

4. 注意事项 医护急救人员要谨记喉罩插管中的各项禁忌证。①消化道反流、呕吐、误吸等情况都会影响喉罩正常使用，肠麻痹和插胃管者及饱食患者要避免使用，重度肥胖患者在应用喉罩时也要考虑到呕吐误吸的情况，禁止使用；②使用前应常规检查气囊是否漏气，有无疝囊形成以及老化现象，进行常规消毒；③放喉罩前麻醉诱导要有足够深度，操作要准确、轻柔，到位后自始至终使用牙垫，以固定喉罩管端并防止咬管，不能将常规口咽通气道当作牙垫使用，以致喉罩失去中心位置，造成密封不严；④如果喉罩通气过程中发生罩囊周围漏气，需要观察患者的胸廓起伏状态，分析患者情况，如果状态良好，可以不替换喉罩，进行大通气量辅助呼吸；⑤喉罩安置好后，不得做托下颌等操作，否则可使喉罩压向喉头，导致位置不良或喉痉挛，同时要时刻关注患者有无气道梗阻现象，有条件者可监测呼气末二氧化碳和脉搏氧饱和度的变化，有利于及时调整；⑥麻醉喉镜直视下安置喉罩较常规法为佳，即喉镜将会厌挑起显露声门，然后将喉罩置入，其喉罩尖端插入食管上口处，充足气体后缓慢退出喉镜；⑦喉镜患者口腔内肿瘤或扁桃体肥大者，喉罩插入准确度常较困难，应予注意；⑧在患者的保护性反射恢复之前，不宜移动喉罩，气囊也不宜放气。

（四）环甲膜切开

当患者上呼吸道梗阻，尤其是声门区阻塞导致的窒息性心搏骤停，需立即开放气道，但又无法立即建立常规人工气道者，需要进行紧急的环甲膜切开术以畅通气道。具体步骤如下：

1. 患者取仰卧位，肩部稍垫高，头部后仰。环甲膜前的皮肤常规消毒和铺无菌巾。

2. 在环状软骨与甲状软骨之间正中处可以触到一凹陷，即环甲膜，此处即为穿刺位置（图 5-13）。

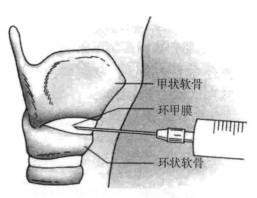

甲状软骨
环甲膜
环状软骨

图 5-13 环甲膜穿刺图

3. 右手持针于气管中线垂直方向经环甲膜刺入约 1.5 cm，针达喉腔有落空感。经过穿刺针置入硅胶管，退出穿刺针并留置导管于气管内，经导管接人工气囊辅助呼吸。

二、循环支持

（一）机械胸外按压装置

目前无证据表明，使用机械活塞装置对心脏停搏患者进行胸外按压，相对人工胸外按压更有优势。但是，在进行高质量人工胸外按压比较困难或危险时的特殊条件下（如施救者有限、长时间心肺复苏、低温心脏停搏时进行心肺复苏、在移动的救护车内进行心肺复苏、在血管造影室内进行心肺复苏，以及在准备体外心肺复苏期间进行心肺复苏），其可以作为传统心肺复苏的替代品。

历史：便携式心肺复苏机主要应用在院前的心肺复苏中。便携式心肺复苏机一般以气体为动力源，以气缸为压力传动装置，结构简单、可最大限度地降低整机重量，真正达到便携的目的。

目前国内外便携式心肺复苏机，应用最广的是萨勃（THUMPER）心肺复苏机。第一台萨勃心肺复苏机是压缩空气为动力进行胸外按压，但不是空气压缩机。1968 年增加了同步通气装置，即萨勃

1003 型。萨勃心肺复苏机从 20 世纪 60 年代初开始开发到 80 年代初的萨勃 1004 型，才被公认为"标准"心肺复苏机。1004 型是第一个机械式心肺复苏系统，真正具有便携式功能，具有功能齐全和同步通气的特点，在任何环境下使用心肺复苏都不会被打扰。氧气动力装置仅需要压缩气体源。这些气体源在心肺复苏时可得到，例如急救现场、救护车、医院等。萨勃 1007 型是在 2000 心肺复苏指南之后开发的，公认为标准的机械式心肺复苏机，如图 5-14 所示。

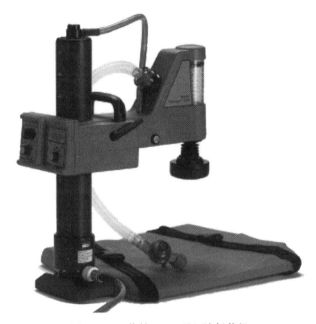

图 5-14　萨勃 1007 型心肺复苏机

（二）体外膜氧合辅助心肺复苏（extracorporeal cardiopulmonary resuscitation，ECPR）

体外膜氧合（extracorporeal membrane oxygenation，ECMO）是通过体外循环代替或部分代替心肺功能，挽救生命或为挽救生命赢得宝贵时间的支持治疗手段。随着 ECMO 设备和技术的进步及近年来临床研究和实践的进展，ECMO 的临床应用越来越广泛。

心脏停搏在急诊科非常常见，传统心肺复苏（CCPR）仅有 47% 的患者能自主循环恢复（ROSC）。院内心脏停搏的存活率为 15%～17%，院外心脏停搏的存活率仅为 8%～10%。

CCPR 不仅存活率低，且即使患者恢复自主循环，也可能导致严重的神经功能受损。有资料显示，ECPR 治疗心脏停搏患者 ROSC 可高达 95%，存活率达 27.6%～50%，使得 ECPR 成为心肺复苏领域临床和科研的热点。

ECPR 是指对已使用 CCPR 不能恢复自主心律或反复心脏停搏而不能维持自主心律的患者快速实施体外膜氧合（ECMO），这在很大程度上提高了心脏停搏患者的存活率，但 ECPR 开展难度大，对时效性要求高，由于各地医疗水平不均衡，规范性和经验积累有限，开展效果并不理想。专家共识中提出标准心肺复苏超过 10 分钟没有恢复有效自主循环或间断短时间恢复自主循环期间又反复出现心脏停搏者应尽快实行 ECPR，为 ECPR 开始的时机提供了重要的参考（图 5-15）。

1. 心脏停搏患者 ECMO 适应证

（1）适应证：①院内心脏停搏（IHCA）。发生于诊疗过程中，患者诊断已明确，猝死为病程发展的自然结果，如急性心肌梗死、大面积肺栓塞、顽固性室性心律失常、心脏外伤、致死性哮喘、暴发性心肌炎、充血性心力衰竭、药物中毒等，此类患者病因可逆，无 ECMO 禁忌证，应考虑尽早开始 ECPR。②IHCA 发生于诊疗过程中，但所获得临床资料尚不能明确诊断，针对此类患者，如患者＜75 岁，无严重基础疾病，无 ECMO 禁忌证，ECPR 可作为 CCPR 无效的备选手段。③院外心脏停搏

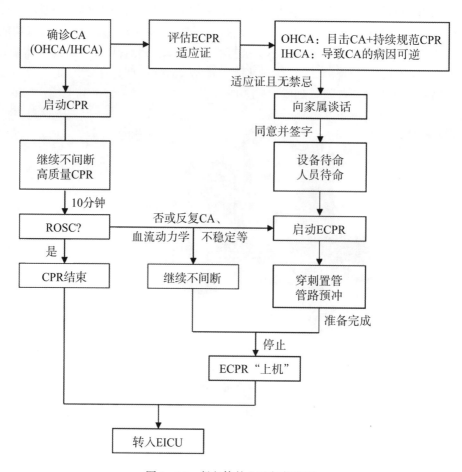

图 5-15 紧急体外心肺复苏流程

（OHCA）患者应充分评估神经系统功能是否存在可逆性，ECPR 应慎重考虑，如患者为目击状态下发生心脏停搏，且有持续规范的心肺复苏，实施 ECPR 可能获得良好的神经功能预后，如 OHCA 患者心脏停搏时间无法精确判定，或无持续规范的心肺复苏，因无法预测患者神经功能恢复情况，应慎重实施ECPR。建立时间越短，患者存活率越高，神经功能恢复越好。

（2）禁忌证：可参考 VA ECMO 禁忌证，大部分禁忌均为相对禁忌。常见禁忌证包括：①年龄＞75岁；②不可逆性脑损伤（脑供血完全中断超过 5 分钟后产生不可逆神经损伤，神经功能预后差。生前医嘱捐献自身器官者除外）；③不可控制的严重出血（目前尚存在争议，应根据本单位综合救治能力进行决策）；④严重主动脉瓣关闭不全；⑤左心室血栓；⑥主动脉夹层（目前仅有 3 例 Stanford A 型主动脉夹层患者行 ECPR 抢救的报道，其中 1 例存活，2 例死亡，目前主动脉夹层患者是否可行 ECPR 仍存在争议，可能出现假腔灌注是主要原因）；⑦家属明确拒绝心肺复苏意愿；⑧慢性/恶性疾病终末期；⑨严重酸中毒（pH＜6.8）。

2. ECMO 前准备　实施 ECPR 的设备配置：ECPR 在急诊抢救室或 EICU 内实施，主要设备配置包括离心泵（用于离心泵头驱动）、手摇泵（离心泵不能正常工作时应急使用）、变温水箱、氧饱和度监测仪、空氧混合器、氧气瓶、床旁超声、手术包（准备切开置管及撤管的常规器械）、血凝仪（出凝血功能监测）、头灯（特殊情况下操作辅助照明设备）等。

3. 实施 ECPR 的技术要点

（1）管路预充：预充液的选择。①常规使用生理盐水进行预充；②条件允许的情况下推荐使用不含外源性乳酸的晶体液进行预充；③如果预充液中需要加入清蛋白或者血制品，需要晶体预充后再加入。

（2）物品准备：

　　1）耗材：ECMO 套包、插管、穿刺套包、专用器械包（包含穿刺不成功时切开血管时所使用的器械）、深静脉包、灭菌手套、手术衣、管道钳 4 把、血氧饱和度监测探头 2 个、双公头管（用于连接动脉管侧路与远端灌注管）、6 F 鞘管（远端灌注管）、剪刀、无菌超声探头保护套、耦合剂等。

　　2）药品：肝素、利多卡因、预充液、常用抢救药品。

　　（3）置管：成人最常用的插管方式是股静脉为引血端（图 5-16），股动脉为回血端。CCPR 开始后即进行双侧股动静脉穿刺，留置中心静脉导管及动脉测压管路，如需进行 ECPR 只需更换导丝即可快速完成置管操作，由两名医师分别进行两侧的插管操作可减少插管时间。由于 CPR 过程中动脉搏动难以触及，盲穿容易损伤血管，抗凝后易导致穿刺部位出血，止血困难，形成血肿，甚至影响血流动力学的稳定，因此，建议在超声引导下动静脉穿刺，利于快速完成置管操作。穿刺置管失败的患者，及时行血管切开置管。

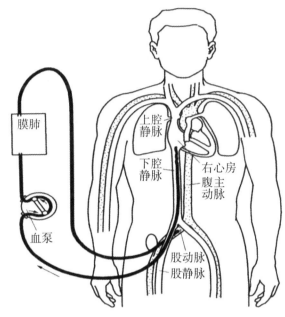

图 5-16　静脉-动脉通路 ECMO

　　由于 ECPR 期间，会使用较多的收缩血管的药物，股动脉已经被药物刺激收缩，基本与插管的直径相同，所以插管远端下肢缺血的发生率较高。为减少下肢缺血的发生率，ECMO 置管 6 小时内，需要建立股浅动脉远端顺行插管。从 ECMO 动脉插管引出侧支，与在股浅动脉放置的 6 F 动脉鞘管相连接，以供远端股动脉血流，减少下肢血管并发症发生率。

　　（4）ECMO 运行开始：置管完毕后快速连接静动脉管路，核对确认管路连接无误后启动循环并计时开始，再打开气源，保持血相压力一直大于气相压力。如果气相压力大于血相压力，通过膜肺、气泡可以进入血液循环而造成气体栓塞。必须保持膜肺高度低于泵头，低于患者。

　　（5）抗凝管理：动静脉导丝均置入后，需要给负荷剂量的肝素 100 U/kg（假如患者存在凝血功能障碍，则需要减少肝素用量）。监测患者的 ACT 和 APTT，ACT 维持在目标范围 180～220 秒内，APTT 维持在 60～80 秒内，即可以插管和转机。ECMO 运行期间，当 ACT 与 APTT 结果不一致时，应以 APTT 为准。需强调：心肺复苏期间，无有效循环，肝素有可能不能进入体内，也可以在放置插管前经过股静脉鞘管给药。当 ACT 低于 180 秒时，启动肝素持续泵入。国外肝素输注维持剂量为 20 U/（kg·h），但是鉴于东西方人种差异，国内通常 8～10 U/（kg·h）输注。补充促凝药物（血小板、血浆、冷沉淀、凝血酶原复合物、纤维蛋白原）时适当调高肝素泵入剂量，建议从外周静脉输入。

　　（6）流量调整：VA ECMO 的初始目标流量应为 2.2～2.5 L/（min·m²），平均动脉压 >60 mmHg，既往高血压患者，可以适当维持较高血压。膜肺初始吸氧体积分数设定为 50%～60%，逐步滴定将外周血氧饱和度调整至 90%～95%，混合静脉血氧饱和度维持 70% 左右，从而减轻缺血-再灌注损伤，每 3 小时测量一次血气分析，分析电解质和内环境的情况，及时调整 ECMO 流量以维持或恢复正常的肾、肝和肺功能。

（7）ECMO 期间，需每天复查心脏彩超及胸片，因 VA ECMO 运行可产生"分水岭"现象，增加左心室后负荷，导致主动脉瓣不能正常打开，并有形成左心室血栓的风险。因此，行心脏彩超可以观察左心室舒张末径、左心房大小、右心室舒张末径、室间隔运动情况、心脏 EF 值及主动脉瓣开放情况等，行胸片也可间接提示左心室后负荷是否增加。所以适宜的流量应该在保证器官灌注的同时尽量减小左心室后负荷。同时需每天复查血游离血红蛋白及胶体渗透压。游离血红蛋白监测以观察 ECMO 期间血细胞的破坏，胶体渗透压监测以了解患者体内渗透压，防止组织水肿。

ECPR 支持期间，如发现左心室扩张、左心房压力升高、肺水肿、主动脉瓣开放受限等情况时，应积极行左心室减压。左心室减压可使用主动脉内球囊反搏泵（IABP）、联合左心辅助（Impella）等方式。

（8）对顽固性心脏停搏的患者行 ECPR 后，应尽早转至导管室行冠状动脉造影，可提高患者神经功能恢复率。低温治疗也可提高神经功能恢复，目标温度为 32 ℃～36 ℃。

（9）一旦启动 VA ECMO，就应当立即启动容量优化策略。通过使用利尿药或肾脏替代治疗（RRT）可以获得最佳的液体状态。

4. ECPR 的撤离

（1）放弃治疗：神经系统功能不恢复，严重并发症，家属放弃。

（2）长期辅助装置或心脏移植：神经系统功能恢复良好，经足够时间辅助（心脏 5～7 天）脏器功能无恢复趋势，或预期短时间内不能具备脱机条件应尽早考虑移植及长期辅助装置。

（3）患者恢复具备撤机条件，导致心脏停搏的因素得到纠正，心肺功能恢复，机械通气达到 FiO_2 <50%，吸气峰压（peak inspiratory pressure，PIP）＜30 cmH_2O，呼气末正压（positive end-expiratory pressure，PEEP）＜8 cmH_2O，平均动脉压＞60 mmHg，心指数（cardiac index，CI）＞2.4 L/（min·m^2），肺毛细血管楔压（PCWP）＜18 mmHg，乳酸＜2 mmol/L，混合静脉血氧饱和度＞65%，ECMO 氧体积分数调整为 21%，流量调整为 1 L/min 或正常心排血量 1/10 水平仍能在小剂量血管活性药物支持下维持循环稳定和正常代谢，此时可考虑撤机；ECMO 联合 IABP 同时使用时，建议先撤 ECMO，再撤 IABP，增加撤机成功率。

三、复苏药物

心脏停搏时，基本生命支持和尽早电除颤是首位的，药物治疗是第二位的。心脏停搏时所有的药物均缺乏充分的证据证明其有效。开始电除颤和心肺复苏后，可以考虑建立给药通道，给予药物治疗。

（一）给药通道的建立

1. 外周静脉通道　外周静脉通道首选肘前或颈外静脉，外周静脉通道也可以选择手、手臂、腿或者足上静脉进行，小儿可选择头皮静脉。外周静脉通道与中心静脉通道相比，尽管外周静脉给药后药物峰值降低，循环时间延长（外周静脉给药到达中央循环时间需 1～2 分钟），但是建立外周静脉通道时不需要中断心肺复苏，操作简单，并发症少。

注意：外周静脉给药时，应该采取弹丸式给药，给药后立即快速弹丸式推入等张晶体液 20 ml，并抬高肢体末端 10～20 秒，以便于药物快速进入中心循环。

2. 骨内通道　在进行心肺复苏时，6 岁以上的患者，如果在 90 秒无法建立静脉通道，应立即建立骨内通道。骨内通道给药（图 5-17）对于心脏停搏或血压过低，血管塌陷穿刺困难时，是一种有效的急救措施。目前已有方便快速建立骨内通道的工具包。由于骨内静脉丛是不塌陷的静脉丛，穿刺向骨髓内注射药物后经过静脉丛吸收与中心静脉给药相似，可迅速、安全、有效地给药。骨内给药对液体复苏、药物到达、血标本采集是安全有效的。其药物浓度和剂量与中心静脉给药非常相似，为了克服小静脉的阻力，快速大量复苏的液体、黏性药物等需要输液泵或手动加压输入。成人采用胸骨、髂前上棘或髂后上棘穿刺，小儿多在胫骨结节处穿刺置管，目的是不损伤骨生发中心，不影响生长发育。

据报道，骨内通道给药的并发症发生率<1%，并发症包括胫骨骨折、远端肢体骨筋膜室综合征、严重的药物溢出、骨髓炎，严格的操作可以避免其中的一些并发症。

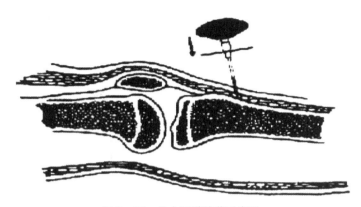

图 5-17　骨内通道给药示意图

3. 气管内给药　在静脉通道和骨髓内通道尚未建立时，可以考虑气管内给药。这些药物在呼吸心搏骤停时能够迅速经气道吸收入血。气管内给药方法简单、安全，同时不会影响胸外心脏按压。药物在肺部的吸收和其他部位的吸收机制相似。小分子的水溶性药物可以自由通过生物膜的膜孔而扩散，脂溶性的药物可以溶于生物膜的类脂质中扩散。对于不溶于脂肪的药物，其吸收取决于相对分子质量的大小，相对分子质量越大，药物吸收越少。通过气管给药，可以给脂溶性的药物，例如肾上腺素、利多卡因、阿托品、地西泮等。而钙剂、去甲肾上腺素，以及碱性药物（如碳酸氢钠等）不能从气管给药。

经气管内给药时，给药的最佳剂量尚不清楚，一般来说，可以给静脉给药剂量的2~2.5倍。研究表明，CPR时，肾上腺素的气管内给药剂量为静脉内给药剂量的3~10倍时，两者的药效相等。CPR气管内给药时，推荐肾上腺素的最大给药剂量可以为静脉内给药剂量的10倍。同时药物经过气管内给药时，需要进行稀释，应该将推荐剂量的药物用5~10 ml蒸馏水或者生理盐水稀释，并直接注入气道内。由于蒸馏水会影响肺的换气功能，故目前普遍推荐使用生理盐水进行稀释。

药物气管内给药时应快速准确，所用生理盐水不宜过多或过少，如果<5 ml，液体到达肺泡的量少，使药物的吸收减少，>10 ml则可损害肺泡表面活性物质，从而引起肺不张。

儿童和婴儿心肺复苏时优选的给药途径与成人略有不同。儿童和婴儿肾上腺素可以气管内给药，但不同患儿对气管内使用肾上腺素的反应不同，而且患儿之间的差异较静脉给药的差异更大，不推荐气管内大剂量使用肾上腺素。对气管内使用肾上腺素没有反应的新生儿，应考虑建立静脉通道给药。

4. 中心静脉给药　大多数复苏患者不需要建立中心静脉通道。如果经过心脏按压、电除颤、外周静脉、骨内通道或者气管内通道给药后自主循环未恢复，如果急救人员有足够的放置中心静脉通道的经验，可以考虑建立中心静脉通道（有禁忌证者除外）。外周静脉给药时，药物需要1~2分钟到达中心循环，而中心静脉给药药物到达中心循环的时间更短。中心静脉通道给药安全、快速，给药时能减轻对周围组织的损伤。急救人员可以使用颈内静脉、锁骨下静脉、股静脉建立中心静脉通道。

同时，由于建立中心静脉通道时需要中断胸外心脏按压，而且有可能会出现并发症，故是否需要建立中心静脉通道，需要权衡利弊。当患者凝血功能明显异常，有较大的出血风险时尽量不要建立中心静脉通道；如果准备行溶栓治疗，也尽量避免建立中心静脉通道。

中心静脉通道的建立：

1）置管所需的器具：置管所需器具包括穿刺针、导丝、扩张器、中心静脉导管、局部麻醉药、一次性注射器、无菌手套及消毒物品。根据患者病情可选用单腔、双腔导管。

2）置管途径的选择：常用的置管途径有颈内静脉、锁骨下静脉及股静脉，三种途径各有其优缺点（表5-1），假如条件具备，最好在超声引导下穿刺，这样穿刺可以节省时间，并发症更少。

颈内静脉：患者去枕仰卧，最好将头低15°~30°，以保持静脉充盈并减少空气栓塞的危险性，头转向对侧。根据穿刺点与胸锁乳突肌的关系，将颈内静脉穿刺路径分为前位径路、中央径路和后侧径路。

前位径路穿刺点于胸锁乳突肌前缘中点，颈动脉搏动的外侧 0.5～1 cm，穿刺方向为同侧乳头和肩部，穿刺深度一般为 3～4 cm。中央径路定位于胸锁乳突肌胸骨头、锁骨头及锁骨形成的三角顶点，穿刺方向为同侧乳头，如能摸清颈动脉搏动，则按颈动脉平行方向穿刺（图 5‑18）。后侧径路定位于胸锁乳突肌锁骨头后缘、锁骨上 5 cm 或颈外浅静脉与胸锁乳突肌交点的上方，穿刺方向为胸骨上切迹，紧贴胸锁乳突肌腹面，深度不超过 5～7 cm。

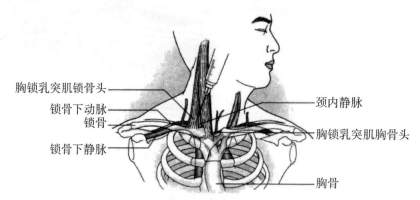

图 5‑18　颈内静脉中央径路穿刺示意图

锁骨下静脉：体位同颈内静脉穿刺。可选择锁骨上和锁骨下两种路径。锁骨上穿刺点于胸锁乳突肌锁骨头后缘与锁骨夹角平分线，朝向对侧乳头。锁骨下穿刺点于锁骨中点或稍偏内、锁骨下 1 cm 处，针头朝向胸骨上切迹。

股静脉：患者仰卧，大腿外旋并外展 30°。穿刺点位于腹股沟韧带下 2～3 cm、股动脉搏动点内侧 1 cm，针尖指向剑突，与皮肤呈 45°，一般进针 3～5 cm 即可抽到回血。在心跳停止或休克等摸不清股动脉搏动时，可按下述方法确定穿刺点：在髂前上棘与耻骨联合间作一连线，其中点有股动脉穿过，于此中点下 2～3 cm 处的内侧 1 cm 穿刺。

表 5‑1　　　　　　　　　　　　　　　　　不同中心静脉置管途径比较

置管途径	优　点	缺　点
颈内静脉	出血时易于压迫 穿破胸膜机会较锁骨下静脉少 直接进入上腔静脉，放置肺动脉漂浮导管时易于到位	容易误穿颈内动脉（前路＞中路＞后路） 可能引起气胸（中路＞前路＞后路） 可能误伤迷走神经、臂丛、胸导管（左侧穿刺时） 气管切开时容易引起感染 可能引起空气栓塞 肥胖和水肿患者解剖标志不清楚
锁骨下静脉	解剖标志清楚，肥胖和水肿对解剖无影响 不会引起颈部结构的损伤 便于固定和覆盖敷料 对患者颈部和上肢限制少，患者感觉较舒适 相对颈内静脉和股静脉途径不易受污染	出血和误穿动脉时不能直接压迫止血 易造成气胸和血胸 可能引起空气栓塞 导管可能异位至颈内静脉 有时导管不易通过第 1 肋与锁骨之间的狭窄间隙，致置管或调整导管位置困难
股静脉	出血时易于直接压迫止血 无气胸等并发症	难以保持无菌，感染危险性增加 下肢难以绝对固定，易致导管移位 有血栓栓塞性疾病者下肢深静脉血栓形成的危险性增加

5. 心内注射给药途径　因心内注射可增加发生冠状动脉损伤、心脏压塞和气胸的危险，也会延误

胸外按压和肺通气的时间，目前已经少用，仅在开胸或其他方法失败或困难时才考虑直接心内注射。

（二）复苏药物的使用

1. 肾上腺素　2015 年美国心脏协会心肺复苏指南中推荐，对于非可除颤心律而言，在专业人员开始进行心肺复苏后应尽早使用肾上腺素。

肾上腺素作为心肺复苏最早应用的血管活性药物一直沿用至今，仍是现代心肺复苏中首选的血管活性药物。它的作用机制主要是激动血管平滑肌上的 α_1 受体，引起血管收缩，增加主动脉舒张压，从而提升冠状动脉和颅内灌注压，而冠状动脉灌注压与自主循环恢复密切相关。然而，肾上腺素的给药时机、给药剂量、给药间隔以及联合用药等问题一直都是争论的焦点。

（1）给药时机：一项初始为不可除颤心律的院内心脏停搏成年患者的研究，针对肾上腺素不同给药时机（1～3 分钟、4～6 分钟、7～9 分钟）与预后的相关性进行了分析，结果显示早期使用肾上腺素的患者具有更高的自主循环恢复概率和良好的神经系统预后。

相反，一项关于可除颤心律的心脏停搏患者的研究，结果显示除颤后 2 分钟内使用肾上腺素与生存率下降相关，早期使用肾上腺素会导致自主循环恢复概率降低以及脏器功能恶化，该研究认为早期使用肾上腺素，除了减少心、脑微循环血流外，肾上腺素引起的心肌需氧量增加可能也是有害的。

因此，对于不可除颤心律的心脏停搏患者，早期使用肾上腺素能提高自主循环恢复概率，改善远期预后。然而，对于初始为可除颤心律的心脏停搏患者，在初次除颤 2 分钟内给予肾上腺素可能是有害的。2015 年美国心脏协会心肺复苏指南中同样推荐，对于非可除颤心律而言，在专业人员开始进行心肺复苏后应尽早使用肾上腺素。

（2）给药剂量：一项研究比较了 2255 例非创伤性院外心脏停搏患者复苏中应用不同剂量肾上腺素的预后。该研究分为高剂量组：第 4 分钟给予 1 mg 肾上腺素，随后不可除颤心律的患者每 2 分钟给予 1 mg 肾上腺素，可除颤心律的患者每 8 分钟给予 1 mg 肾上腺素；低剂量组：第 4 分钟和第 8 分钟分别给予 0.5 mg 肾上腺素，随后不可除颤心律的患者每 2 分钟给予 0.5 mg 肾上腺素，可除颤心律的患者每 8 分钟给予 0.5 mg 肾上腺素。研究结果显示两组出院存活率以及神经系统预后差异无统计学意义。同样，一项针对院外心脏停搏患者复苏中应用标准剂量肾上腺素（1 mg）和高剂量肾上腺素（＞1 mg）的荟萃分析发现，标准剂量组患者的自主循环恢复概率和院前生存率下降，而出院存活率和良好神经系统预后差异无统计学意义。

目前尚未明确心肺复苏中肾上腺素的最佳应用剂量。但就目前研究结果来看，增加肾上腺素剂量，并不会改善心脏停搏患者的出院存活率以及神经系统预后。

（3）给药间隔：一项院内心脏停搏患者复苏中不同肾上腺素给药间隔与出院存活率相关性的回顾性研究，将肾上腺素平均给药间隔定义为初始肾上腺素给药时间到复苏终点之间的时间除以初次给药后接受的肾上腺素总剂量，研究结果显示，不管是可除颤心律还是不可除颤心律的心脏停搏患者，与肾上腺素平均给药间隔 4～5 分钟相比，给药间隔越长的患者出院存活率越高。

因此，缩短肾上腺素给药间隔并没有明显的获益，反而延长肾上腺素给药间隔与出院存活率升高有关。2015 年美国心脏协会心肺复苏指南中推荐，成人心脏停搏复苏中，3～5 分钟给予 1 mg 肾上腺素静脉注射，直至自主循环恢复。

（4）联合用药：近年来，心肺复苏过程中肾上腺素应用的副作用逐渐引起人们的关注。大剂量肾上腺素不仅造成心肌耗氧量增加、诱发严重的心律失常，而且还发现其影响脑组织的血液灌注。因此，试图通过联合用药以弥补其副作用，收效都甚微。目前尚缺乏大规模多中心随机对照临床研究证明联合用药的有效性。

2. 血管加压素　血管加压素是休克时一种重要的内源性应激激素。血管加压素能有效升高平均动脉压和每搏输出量，降低心率、中心静脉压、平均肺动脉压及其他血管活性药的需要量，并特异性表现为收缩出球小动脉效应大于收缩入球小动脉效应，而增加肾小球灌注压，从而增加肾小球滤过压，增加尿量，改善肾功能；但有可能导致血液在肠壁内分流及肠道氧需增加，可能加重胃肠黏膜的缺氧。

近年来，对血管加压素在心肺复苏中的使用效果进行了一系列临床研究。这些研究一共纳入了2000多例患者（其中包括一项纳入727例患者的随机双盲多中心对照研究），并且将单用加压素、加压联合肾上腺素与单用肾上腺素的效果进行了比较。研究结果一致提示，与单用肾上腺素相比，单用加压素以及联合加压素并不能改善远期预后，同样也不能提高ROSC的成功率。

可以看出，无论是单用加压素，还是联合使用加压素和肾上腺素，相对于单独使用肾上腺素并无优势。而在2015国际心肺复苏指南中，为简化流程，也将加压素从成人心肺复苏流程中进行了去除。

3. 抗心律失常药

（1）胺碘酮：胺碘酮是心肺复苏中重要的抗心律失常药。对心肺复苏、电除颤和血管活性治疗无反应的室颤/无脉性室性心动过速，可考虑给予可达龙（300 mg或者5 mg/kg）。2018年美国心脏协会心肺复苏指南更新认为：对除颤难治性室颤/无脉性室性心动过速的心脏停搏患者在复苏期间使用药物时，胺碘酮的地位仍和2015国际心肺复苏指南保持一致。

（2）利多卡因：2018国际心肺复苏指南更新再次推荐针对除颤难治性的室颤/无脉性室性心动过速（VF/pVT）患者，在除颤无效时应该使用胺碘酮或利多卡因，尤其是对于有目击者的患者，应及早使用这些药物，首次强调针对成人除颤难治性VF/pVT心脏停搏患者在复苏期间除颤无反应时，尽早使用胺碘酮/利多卡因的必要性。

虽然对利多卡因和胺碘酮进行无差别推荐，但利多卡因使用推荐证据级别有所上升，由2015国际心肺复苏指南的胺碘酮替代药物升级为与胺碘酮同等地位的抗心律失常药。

利多卡因的推荐剂量为首次剂量1.0～1.5 mg/kg，若需第二次给药，剂量为0.50～0.75 mg/kg。

（3）镁剂：不建议在成人患者的心脏停搏治疗中常规使用镁剂。可将镁剂考虑用于治疗尖端扭转型室性心动过速（即与长QT间隔相关的多形性室速）。然而，并无更新的研究表明其在QT间期正常的室性心律失常中具有有益作用。

（4）β受体阻滞药：目前的证据不足以支持或反对自主循环恢复后β受体阻滞药的尽早（最初1小时内）常规使用。β受体阻滞药虽然能够抑制儿茶酚胺活性，降低心律失常风险，同时能够稳定细胞膜，减少缺血损伤，但目前仍无其在心脏停搏患者早期（<1小时）常规使用的循证医学证据。

4. 其他药物

（1）碳酸氢钠：碳酸氢钠在心肺复苏的早期不主张使用。盲目使用反而增加危害性，因为在心搏骤停时即使进行了心脏按压，但心输出量仍然很低，通过人工通气虽然可以维持动脉血的pH接近正常，但静脉血和组织中的酸性代谢产物及CO_2不能及时排除，导致PCO_2升高和pH降低。如果给予碳酸氢钠，可以解离出更多的CO_2，而CO_2的弥散能力很强，可以自由地通过血-脑屏障和细胞膜，使脑脊液酸化，加重颅内酸中毒，更进一步加重脑水肿。

在心肺复苏期间纠正代谢性酸中毒最有效的方法是提高CPR的质量，增加心排血量和组织灌注，尽快恢复自主循环。当心脏停搏的患者经过人工通气、电除颤、胸外心脏按压约10分钟后，查血气分析显示pH仍低于7.20、高钾血症，或者存在三环类抗抑郁药以及巴比妥盐过量时可考虑使用碳酸氢钠注射液。使用剂量最初应为1 mmol/kg，随后每隔10分钟用0.5 mmol/kg的剂量。最好能根据血气分析（根据碱缺失或碳酸氢根浓度）来指导碳酸氢钠的使用。

（2）类固醇：一项纳入100例院内心脏停搏患者的随机对照研究结果提示，与仅使用肾上腺素相比，在复苏中联合甲泼尼龙并在复苏后存在休克的患者中使用氢化可的松能提高患者的出院生存率。因此，新指南也做出了相关的推荐，在成人高级心血管生命支持时，院内心脏停搏时可使用类固醇。而对于其他药物，近年来尚无更多的证据提示患者可以从中获益。

复苏药物研究面临的重要问题是如何将初始复苏成功率的提高转化为生存率和远期神经功能恢复率的提高。之前有相关研究提示，通过新的血管活性调节药物或微循环调节药物如硝酸酯类药物或一氧化氮相关药物可能更好地改善复苏期间的器官血流灌注。然而，近年来仍无进一步的研究对相关的治疗方法进行更深入地研究，同时也无相应的临床研究对上述治疗方法的效果进行观察。因此，关于这类血管活性药物的使用，仍无明确的指南或共识进行推荐。

第二节　儿童高级生命支持

与成人心脏停搏病因不同，儿童心脏停搏多继发于急性呼吸衰竭或休克后的严重低氧血症和脏器低灌注，最终导致心动过缓或心脏停搏。儿童并非缩小版的成人，因此，在儿童心肺复苏过程中应同时关注呼吸和心脏两个方面的问题，甚至呼吸衰竭的防治更为重要。

一、儿童心脏停搏的高级气道管理

成人心脏停搏的原因绝大部分是心源性的，与成人心脏停搏不同，儿童心脏停搏大部分是由于呼吸系统的病情恶化所致，因此，儿童心脏停搏时的气道管理和通气管理尤其重要。尽管对大部分患儿可以成功实施球囊面罩通气（bag-mask ventilation，BMV），但是需要中断胸外心脏按压，并存在误吸的风险。气管内插管可以减少误吸风险，气管内插管成功后就不需要中断胸外心脏按压，但在儿童身上实施气管内插管操作较困难，需要特殊的设备和熟练的操作者，还可能会产生一些并发症。由于儿童气道解剖同成人存在差异，即使非常熟练的专业人员，也可能插管失败。声门上气道（supraglottic airway，SGA）比如喉罩气道，比气管内插管容易，普通的医务人员就可以将喉罩安全地用于患儿，但是不能保证喉罩气道成功建立，也存在误吸风险。

2019年国际复苏联合委员会（International Liaison Committee on Resuscitation，ILCOR）儿童生命支持协作组和美国心脏协会（American Heart Association，AHA）儿童协作组对气管内插管与BMV、SGA置入，与BMV、SGA置入与气管内插管等14个关于儿童心脏停搏后高级气道管理的研究进行了系统评价，提出以下推荐：在儿童院外心脏停搏（OHCA）时，与高级气道管理（气管内插管或SGA）相比，BMV更合理。

由于关于院内心脏停搏（in-hospital cardiac arrest，IHCA）的研究较少，对IHCA高级气道管理方法不作推荐。同时，也不推荐在OHCA或IHCA中，哪种高级气道管理更为有效。

2010国际心肺复苏指南关于高级气道管理的推荐意见：在院前对婴儿及儿童进行BMV是合理的，尤其是在转运时间短的情况下（推荐等级2a级，证据水平B）。在OHCA时，最恰当的气道管理方式应根据转运时间、转运者技术水平和经验以及设备的可获得性来综合评估。尽管BMV是合理的选择，但是，在BMV无效时，应采用更高级的气道管理。关于儿童心脏停搏的高级气道管理，2019国际心肺复苏指南重点重申了2010国际心肺复苏指南的建议，没有重大变化。

（一）球囊面罩加压通气

球囊面罩加压通气能更稳定有效地送气，复苏者必须具备选择合适的面罩、开放气道、固定面罩、有效送气及评估通气效果的能力。在儿童CPR期间，短时间内球囊面罩加压通气与气管内插管通气同样有效且更安全，因此如果转运时间较短，推荐院外复苏采用球囊面罩加压通气。为确保每次送气有效，送气前需要有效开放气道，开放气道的方法有仰头提颏法或推举下颌法，仰头提颏法适用于没有颈部外伤者，推举下颌法适用于颈部外伤患者。气囊面罩加压通气时，每次送气时间需要达到1秒，使患者胸部抬起，这样才说明送气容量足够。如不能达到有效送气，则应重新开放气道，再送气。

（二）高级气道——喉罩

如果置入高级气道需要中断CPR，则应在患者对初始CPR、除颤无反应或恢复自主循环后进行高级气道建立。

1. 喉罩的选择　普通喉罩按大小分为7种型号，其中4种适用于小儿，1号喉罩用于新生儿或者体重5 kg以下的婴儿，建议充气量为2～4 ml；1.5号喉罩用于体重5～10 kg的婴儿，建议充气量为7 ml以下；2号喉罩用于体重10～20 kg的幼儿，可以充气10 ml；2.5号喉罩用于体重20～30 kg的儿童，充气量14 ml以下；3号喉罩用于体重30 kg以上儿童及小体重成人，充气量20 ml以下；4号喉罩用于一般成人；5 号喉罩用于大体重成人。一般采用三指宽度方法选择小儿喉罩型号，具体方法为：患儿手心向上，摊开手掌，示指、中指和环指内收，拇指和小指外展，喉罩充气至最大建议容量后，将其腹面与患儿示指、中指和环指三指内收时的宽度比对，喉罩最宽部与三指最宽部最匹配的，即为应选择的型号。紧急情况时，常使用 3 号喉罩。

2. 操作方法　患儿取仰卧位，头部轻度后仰。操作者站在患儿头侧，先将喉罩内气体抽尽或剩余三分之一。检查有无漏气，在喉罩接触面抹上少量液状石蜡润滑，以减小插入阻力。操作者左手牵引下颌以展宽口腔间隙，右手持喉罩，罩口朝向下颌，将喉罩经口腔、舌面再紧贴硬腭、软腭，沿舌正中线贴咽后壁向下置入，直至不能再推进为止。操作应动作轻柔，不可暴力插入。用左手固定喉罩，右手用注射器注入空气至气囊显示值。放入牙垫，用宽胶布固定，接入人工球囊或者呼吸机。

3. 注意事项　使用前应根据患儿年龄、体重不同选择正确型号规格，并检测罩囊是否漏气。喉罩插好固定后，应该用听诊器确定喉罩是否插入正确。喉罩的位置不当、通气罩折叠或旋转等均可导致呼吸道部分或完全性梗阻。由于小儿舌体大、声门位置偏高偏前、会厌大且松软等解剖特点，常会遮盖咽部，更容易造成呼吸道不畅，所以，喉罩置入后一定要及时判断喉罩是否置入成功。如发现胸廓不起伏或起伏幅度欠佳、听到漏气声时，应立即拔除喉罩，重新置入，拔除前应注意先抽吸出气体。用注射器注入空气至气囊显示值，不可过多或者过少。小儿的神经发育和食管的解剖有别于成年人，即小儿胃液相对较多。胃内压较高如有流涎、口吐白沫、呕吐等症状，有误吸的可能，使用喉罩前一定要清理呼吸道。听到痰鸣音时要及时吸痰。喉罩插入应当动作轻柔，避免暴力插入损伤呼吸道。

（三）高级气道——气管内插管

对院前心跳、呼吸停止的患儿，是否予以气管内插管，其安全性和有效性目前尚存在争议。有一项前瞻性随机研究显示，气管内插管通气与球囊面罩通气，对复苏后生存率、神经系统后遗症的影响无统计学意义。而气管内插管通气有较高的插管失败率和并发症发生率，说明实施插管人员的培训、熟练程度影响了预后，而不是插管干预本身对预后有影响。其他一些研究也认为，在院前 CPR 过程中或短途转运复苏患儿，球囊面罩通气供氧与气管内插管通气供氧相比，前者同样有效且安全，两种通气对预后的结果相似。2010 年美国心脏协会心肺复苏指南指出：如果置入高级气道需要中断 CPR，则应在患者对初始 CPR、除颤无反应或恢复自主循环后进行高级气道建立。

以下情况需要进行气管内插管：呼吸心跳停止经复苏自主循环恢复后，如仍无自主呼吸或自主呼吸不规则、呼吸功能不全，或部分患儿需要吸入高浓度氧，则需要机械通气；患儿 CPR 后仍处于休克状态亦需要机械通气以减少呼吸做功。

CPR 期间，施救者需要选择合适的气管内插管型号及插入深度（表 5-2）。在紧急情况下，复苏者在选择插管大小时可能会过大或过小。过大的插管，尤其是带有套囊的插管，易造成气管黏膜受损或气管炎性反应，是造成声门下狭窄的高危因素。另外，插管过小或不带套囊的插管可导致较大的声门漏气。以上两种情况都需要重新插管，以减少相关并发症的发生，同时也保证达到足够潮气量和 PEEP。

表 5-2　　　　　　　　　　　　　　　　　气管内插管型号及插入深度

年　　龄	气管导管内径（mm）	从口腔插入深度（cm）	从鼻腔插入深度（cm）
新生儿	3.0	9	12
6 月龄	3.5	10	14
12 月龄	4.0	12	16
1~2 岁	4.5	13	17
3~4 岁	5.0	14	18
5~6 岁	5.5	15~16	19
7~8 岁	6.0	16~17	20

续表

年　龄	气管导管内径（mm）	从口腔插入深度（cm）	从鼻腔插入深度（cm）
9～10 岁	6.5	17～18	21
11～13 岁	7.0	18～20	23
成年女性	7.0～8.0	20～22	25
成年男性	8.0～8.5	22～24	25

呼吸机参数的设定：对肺顺应性正常的患儿，以下数据可作为呼吸机参数的初始设定参考：潮气量 6～8 ml/kg，吸气峰压 15～20 cmH$_2$O，PEEP 3～4 cmH$_2$O，避免吸入高浓度氧，呼吸频率为同龄儿童的正常值。同时需根据患儿呼吸频率、呼吸做功及血气分析结果调整机械通气模式及参数。

呼吸心搏骤停患儿经过心肺复苏后发生急性呼吸窘迫综合征（acute respiratory distress syndrome，ARDS）的危险性很高，是因为肺部误吸和肺缺血再灌注损伤所致。ARDS 的特点是肺顺应性降低、肺泡塌陷、通气/血流比例失调、肺泡-毛细血管通透性增加、肺水肿等导致低氧血症。ARDS 需要采取保护性肺通气策略，即：①小潮气量（6 ml/kg）；②限制性气道内平台压（≤30 cmH$_2$O）；③最佳 PEEP。

二、儿童高级生命支持之循环支持

体外膜氧合辅助心肺复苏（extracorporeal cardiopulmonary resuscitation，ECPR）通常指经过传统心肺复苏（CCPR）抢救心脏停搏至少 20 分钟仍不能自主循环恢复（ROSC）或者反复心脏停搏不能维持自主心律时，快速实施体外膜氧合（extracorporeal membrane oxygenation，ECMO）技术，以暂时替代心肺功能，保证脏器有效的血液灌注与充足的氧供，增加自主循环恢复（ROSC）的可能性。ECPR 技术发展之前，经 CPR 30～60 分钟仍未恢复 ROSC 的患者，通常选择放弃或终止抢救。2015 年美国心脏协会心肺复苏指南提出，具备 ECMO 技术流程、专业团队和设备的医疗机构，对于存在可逆可能的心脏停搏患者，可以考虑使用 ECPR 替代 CCPR。

ECPR 的建立主要指在标准胸外心脏按压下建立 ECMO 的过程。ECPR 的操作通常包括：①持续标准的胸外心脏按压直至 ECMO 的运转；②胸外心脏按压同时进行快速 ECMO 置管，年长儿童常选择股动脉与股静脉，年幼儿童可以选择颈内静脉与颈静脉；③开始 ECMO 运行后停止按压；④采取其他措施保障心、肺、肾、脑等重要器官的灌注和氧合；⑤原发疾病的治疗。

儿童实施 ECPR 难度显著高于成人，主要在于建立血管通路困难。儿童股静脉和颈内静脉相对细小，心脏停搏时血管呈"塌陷"状态，即使准备充分，建立 ECMO 的时间明显长于成人。国内儿童 ECPR 起步晚，对于 ECPR 建立的适应证、时机、转流后的管理等方面尚缺乏成熟的经验。

（一）ECPR 的适应证与禁忌证

1. 适应证　2015 年美国心脏协会心肺复苏指南提出，对于 CCPR 救治无效且病因可逆的心脏停搏患者，可以考虑 ECPR 替代 CCPR。

2. 禁忌证　不可逆或无法纠治的心脏疾病、无法控制的多脏器功能衰竭、脑死亡、严重凝血功能障碍、晚期恶性肿瘤等。严重脓毒症合并心脏停搏一度被认为是 ECPR 的相对禁忌证，但现在正越来越多地使用 ECMO 来进行挽救性治疗。儿童和新生儿脓毒性休克血流动力学支持临床实践指南已将 ECPR 纳入儿童难治性脓毒性休克合并心脏停搏的治疗方案。一项难治性脓毒性休克患儿的研究报道，40% 的患儿在 ECMO 治疗前出现了 CCPR 未能 ROSC 的 CA，经 ECPR 挽救性治疗后 47% 患儿出院存活，提示 ECMO 可能使严重脓毒症导致的心脏停搏患儿受益。

（二）ECPR 建立时机

目前公认的实施 ECPR 的时机是在 CCPR 实施后 20 分钟内无 ROSC、血流动力学不稳定或出现 ROSC 但自主心律不能维持时。为确保机体低灌注时间控制在 60 分钟以内，ECPR 建立的时间窗最迟不宜超过 60 分钟。如评估心脏停搏患者 CCPR 后 ROSC 的可能性低，建议在 10 分钟内开始并在 15 分钟内完成 ECPR 决策，一旦决定 ECPR 宜 30 分钟内快速建立 ECMO。

（三）ECPR 团队与设备

ECMO 团队通常包括 ECMO 总负责人，外科医师、重症医学科医师、ECMO 专科护士。合格的 ECMO 团队宜于 10 分钟内快速建立 ECMO。整个 ECMO 环路由体外循环管道、动静脉血管内插管、血泵、氧合器、空氧混合仪、变温水箱、ECMO 控制系统等部分组成。当前 ECMO 系统中最新的进展是纳米技术的肝素涂层插管和导管以及新型有搏式 ECMO 离心泵。ECMO 离心泵产生的血流为无搏动性平流血，血流在体内易出现断续和瘀滞，在提供同等脏器有效血流灌注的前提下，有搏式的血流较平流需要更少的循环容量，有助于心脏 ROSC 及脏器血流供应。

（四）ECPR 的实施

根据患儿体重与年龄选择合适的动静脉插管、膜肺与循环管路。把握的原则是体外循环的容量不超过患儿血容量的 30%。通常情况下，<5 kg 患儿选择新生儿套包，5～20 kg 患儿选用儿童套包，≥20 kg 患儿选用成人套包。体外循环量占患儿血容量 10% 以下时，可使用渗透压平衡的晶体液进行预冲；10%～20% 时可加入清蛋白等人工胶体液进行预充；>20% 时用红细胞悬液进行预充。但即使体外循环血量占体重 20% 以上，也可选择清蛋白或人工胶体预充，不能因血制品短时间难以获得而影响 ECMO 的启动时间。

ECPR 血管通路的选择：<30 kg 患儿尽可能选择颈内动静脉，≥30 kg 患儿可选择股动静脉。动静脉置管时需全身肝素化（50～100 U/kg）抗凝，推荐使用床旁心脏超声确认动静脉置管位置合适后，将动静脉插管分别与 ECMO 动静脉管路连接，确保连接无误后开始启动 ECMO 系统。为防止血液逆流，需按先打开静脉管道钳，启动 ECMO 血泵（初始泵速在 1500 r/min 左右），最后打开动脉管道钳的步骤进行。缓慢增加 ECMO 泵速，体外循环流量合适后儿童血流量 80～120 ml/（kg·min）可停止胸外按压，但需要持续泵注肾上腺素以维持心脏自主兴奋性。同时需要使用床旁超声快速判断 ECMO 置管位置与患儿心室腔大小，若心室腔小，考虑存在有效血容量不足，需补液恢复容量。如果超声显示心脏出现无效蠕动式收缩，左心室增大明显，则需行左心室减压并增加 ECMO 循环血流量。

（五）ECMO 期间的抗凝

ECMO 抗凝时，首先需要给普通肝素 50～100 U/kg 负荷剂量，然后以 20～70 U/（kg·h）的速度持续泵入肝素。其间监测全血活化凝血时间（activated clotting time，ACT）或者部分凝血活酶时间（active partial thrombin time，APTT）。维持 ACT 在 180～220 秒或 APTT 在正常值的 1.5～2.5 倍（60～80 秒），以此为目标值进行调整。当患儿出血风险较大时适当降低 ACT 或者 APTT 的标准，反之，当具有血栓倾向时相应提高抗凝标准。

（六）撤机指征

1. 原发病好转。

2. ECMO 血流速降至 10～15 ml/（kg·min）时，无需或小剂量血管活性药物即可维持血流动力学稳定（血压正常，血乳酸<2 mmol/L）。

3. 无致命性心律失常。

4. 辅助流量减少到正常心排血量的 10%～20%，超声心动图显示射血分数>40%，心脏指数>3.3 L/（min·m²）。

5. ECMO 吸入气流改为空气，气血比降为 0.6∶1，呼吸机调整为撤机时可接受的范围 PIP<25 cmH₂O，PEEP<6 cmH₂O，FiO₂<0.50，患儿氧合稳定，二氧化碳分压正常。

（七）ECMO 终止指征

不可逆的严重脑损伤、重要器官功能不可逆衰竭、顽固性大出血、肺部出现不可逆损伤。

（八）儿童 CPR 期间的有创血流动力学监测

2015 国际心肺复苏指南推荐：儿童在医疗机构内发生心脏停搏时，往往有创血流动力学监测已经存在，或能够快速建立。若有条件进行血流动力学监测，可用于指导提高 CPR 的质量。儿童 CPR 时特定的目标血压值尚未建立。

三、药物使用

（一）胺碘酮和利多卡因

2019 国际心肺复苏与 2015 国际心肺复苏指南推荐对于除颤无法纠正的心室颤动或无脉室性心动过速可使用胺碘酮或利多卡因。

儿童室性心律失常多发生在特定人群，原因大致如下。①器质性原因：器质性心脏病、全身性疾病、离子通道病、药物、手术等；②特发性原因：右心室流出道来源、左心室间隔部及其他来源；③功能性原因：自主神经功能紊乱异常。总体而言，儿童室颤/无脉性室性心动过速并不常见，原发心律为室颤/无脉性室性心动过速的心脏停搏占住院患儿的 10%～14%、院外患儿的 7%。继发性室颤/无脉性室性心动过速仅出现在 15% 心脏停搏的住院患儿中。尽管 Valdes 等的研究显示，对室颤/无脉性室性心动过速患儿使用利多卡因是 ROSC 独立有效因素，但使用利多卡因或胺碘酮或不使用抗心律失常药 3 组患儿的存活率无差异。因此，在儿童高级生命支持时，复苏时是否使用抗心律失常药，以及用药的时机和方式目前尚无最佳答案。故儿童心肺复苏指南的更新应根据儿童的研究来制定，不应采用成人的研究。未来对儿童高级生命支持指南的更新应考虑个体化及不同国家或地区的治疗条件等因素。

（二）肾上腺素

2015 国际心肺复苏指南推荐心脏停搏时可考虑使用肾上腺素。患儿在实施心肺复苏时肾上腺素一直是治疗心搏骤停的主要药物。患儿在心肺复苏中，肾上腺素产生的 α 受体激动作用能够提高患儿动脉张力，使外周动脉血管收缩，同时降低了动脉血管容量，增加了主动脉的舒张压，从而改善心肌和脑血流供应。

心脏停搏时，升压药的使用通过改善冠状动脉灌注来恢复自主循环，并有助于维持脑灌注。然而升压药的使用也会导致血管强烈收缩以及增加心肌耗氧量，这可能是有害的。理由：心脏停搏时使用肾上腺素的推荐等级略有下降，没有高质量的儿童研究显示心脏停搏时使用任何血管升压药（肾上腺素或升压药联合）的有效性。2 个院外的儿童观察性研究因混杂因素太多也无法判定升压药是否有利，一项成人的 OHCA 随机对照研究显示使用肾上腺素与提高 ROSC 和存活入院率相关，但无法改善存活出院率。

（三）碳酸氢钠

关于碳酸氢钠在儿童心肺复苏中的推荐和成人差异不大。

在心肺复苏期间纠正代谢性酸中毒最有效的方法是提高 CPR 的质量，增加心排血量和组织灌注，尽快恢复自主循环。当心脏停搏的患者经过人工通气、电除颤、胸外心脏按压约 10 分钟后，查血气分析显示 pH 仍低于 7.20、高钾血症，或者存在三环类抗抑郁药以及巴比妥盐过量时可考虑使用碳酸氢钠注射液。最好能根据血气分析（根据碱缺失或碳酸氢根浓度）来指导碳酸氢钠的使用。

（四）钙剂

研究显示院前或院内心脏停搏的患儿给予钙剂，存活入院率、出院率或神经系统预后等方面无改善。因此，不推荐呼吸心搏骤停常规应用钙剂，除非是低钙血症、钙通道阻滞药过量或高血钾。

（五）激素

心脏停搏时激素不推荐常规使用。对已确认的肾上腺功能不全或近期应用激素后下丘脑-垂体抑制的脓毒性休克患儿，或液体复苏无效、需血管活性药物支持者可考虑应激剂量的皮质类固醇激素，且持续用至患儿不再依赖血管活性药时再减停。

（六）液体复苏

在特定条件下，治疗有发热病症的儿童患者时，使用限制量的等渗性晶体液可以增加存活率。这与常规的大量液体复苏有益的传统想法相反。

对于脓毒症性休克患者，早期快速大量的等渗液体复苏一直被广泛接受，但是一项针对资源有限条件下，为有严重发热病症的儿童进行液体复苏的大型随机对照试验发现，大量静脉补液会造成不良后果。对于休克儿童，20 ml/kg 的首剂液体是合理的。强调补液需要个体化治疗和滴定式的临床评估。

（七）紧急气管内插管时给阿托品

2015 国际心肺复苏指南更新的推荐：现有证据并不支持危重症婴儿和儿童在气管内插管前常规使用阿托品，对于存在心动过缓高危风险（如为便于插管而给予神经阻滞药琥珀酰胆碱等）的病例，紧急气管内插管可使用阿托品作为前期用药。新版推荐阿托品作为紧急气管内插管的前期用药仅适用于婴儿和儿童，剂量为 0.02 mg/kg，无最小剂量限制。

理由：儿童紧急气管内插管时存在刺激迷走神经、缺血/缺氧、正压通气的反射性反应，或一些药物的药理反应（如琥珀酰胆碱或芬太尼），常导致心动过缓的发生。操作者可在操作前使用阿托品来预防心动过缓的发生，相关证据大多是观察性的，且插管前使用阿托品是否能减少心动过缓或其他心律失常的发生尚存在争议。目前，没有证据显示在插管前使用阿托品能提高存活率或预防婴儿和儿童心脏停搏的发生，但有观察性数据显示它提高了 28 天以上患儿 ICU 的存活转出率。最近研究显示使用 <0.1 mg 剂量的阿托品后并没有增加心律失常发生的可能性。（图 15-19）

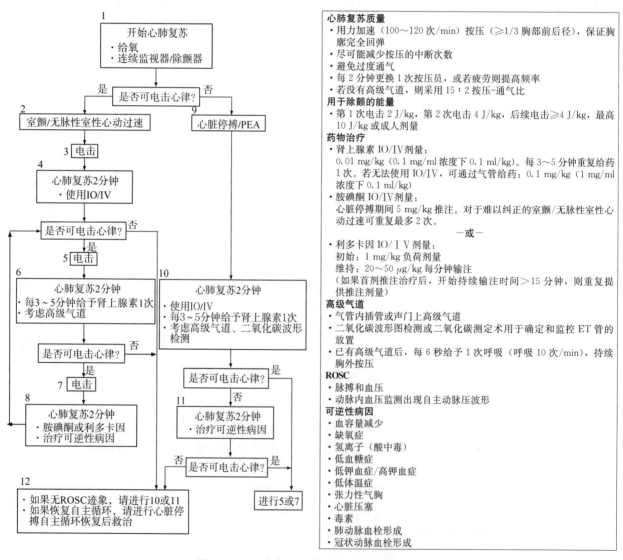

图 5-19　儿童高级生命支持心脏停搏流程图

〔李宗浩　卢年芳　许　铁　韩文勇　燕宪亮〕

参考文献

［1］ Link M S，Berkow L C，Kudenchuk P J，et al．Part 7：Adult Advanced Cardiovascular Life Support：2015 American Heart Association Guidelines Update for Cardiopulmonary Resuscitation and Emergency Cardiovascular Care［J］．Circulation，2015，132（18Suppl 2）：S444 - 464.

［2］ Reynolds J C，Frisch A，Rittenberger J C，et al．Duration of resuscitation efforts and functional outcome after out-of-hospital cardiac arrest：when should we change to novel therapies［J］．Circulation，2013，128（23）：2488 - 2494.

［3］ Mosier J M，Kelsey M，Raz Y，et al．Extracorporeal membrane oxygenation（ECMO）for critically ill adults in the emergency department：history，current applications，and future directions［J］．Crit Care，2015，19：431.

［4］ Kim S J，Kim H J，Lee H Y，et al．Comparing extracorporeal cardiopulmonary resuscitation with conventional cardiopulmonary resuscitation：a meta-analysis［J］．Resuscitation，2016，103：106 - 116.

［5］ Brooks S C，Anderson M L，Bruder E，et al．Part 6：Alternative Techniques and Ancillary Devices for Cardiopulmonary Resuscitation：2015 American Heart Association Guidelines Update for Cardiopulmonary Resuscitation and Emergency Cardiovascular Care．Circulation，2015，132（18 Suppl 2）：S436 - 443.

［6］ Yukawa T，Sugiyama K，Miyazaki K，et al．Treatment of a patient with acute aortic dissection using extracorporeal cardiopulmonary resuscitation after an out-of-hospital cardiac arrest：a case report［J］．Acute Med Surg，2018，5（2）：189 - 193.

［7］ Napp L C，Martens A．ECPR in acute aortic dissection-Really a no-go？［J］．Am J Emerg Med，2019，37（8）：1590 - 1591.

［8］ Swol J，Belohlávek J，Haft J W，et al．Conditions and procedures for in-hospital extracorporeal life support（ECLS）in cardiopulmonary resuscitation（CPR）of adult patients［J］．Perfusion，2015，31（3）：182 - 188.

［9］ Gass A，Palaniswamy C，Aronow W S，et al．Peripheral venoarterial extracorporeal membrane oxygenation in combination with intra-aortic balloon counterpulsation in patients with cardiovascular compromise［J］．Cardiology，2014，129（3）：137 - 143.

［10］ Yang F，Jia Z S，Xing J L，et al．Effects of intra-aortic balloon pump on cerebral blood flow during peripheral venoarterial extracorporeal membrane oxygenation support［J］．J Transl Med，2014，12（1）：106.

［11］ Akin S，dos Reis Miranda D，Caliskan K，et al．Functional evaluation of sublingual microcirculation indicates successful weaning from VA-ECMO in cardiogenic shock［J］．Crit Care，2017，21：265.

［12］ Ortuno S，Delmas C，Diehl J L，et al．Weaning from veno-arterial extra-corporeal membrane oxygenation：which strategy to use？［J］．Ann Cardiothorac Surg，2019，8（1）：E1 - E8.

［13］ Donnino M W，Salcicciioli J D，Howell M D，et al．Time to administration of epinephrine and outcome after in-hospital cardiac arrest with nonshockable rhythms：retrospective analysis of large in-hospital data registry［J］．BMJ，2014，348：g3028.

［14］ Andersen L W，Kurth T，Chase M，et al．Early administration of epinephrine（adrenaline）in patients with cardiac arrest with initial shockable rhythm in hospital：propensity score matched analysis［J］．BMJ，2016，353：i1577.

［15］ Fisk C A，Olsufka M，Yin L，et al．Lower dose epinephrine administration and out-of-hospital cardiac arrest outcomes［J］．Resuscitation，2018，124：43 - 48.

［16］ Lin S，Callaway C W，Shah P S，et al．Adrenaline for out-of-hospital cardiac arrest resuscitation：A systematic review and meta-analysis of randomized controlled trials［J］．Resuscitation，2014，85：732 - 740.

［17］ Warren S A，Huszti E，Bradley S M，et al．Adrenaline（epinephrine）dosing period and survival after in hospital cardiac arrest：a retrospective review of prospectively collected data［J］．Resuscitation，2014，85：350 - 358.

［18］ Ong M E，Tiah L，Leong B S，et al．A randomised，double-blind，multi-centre trial comparing vasopressin and adrenaline in patients with cardiac arrest presenting to or in the Emergency Department［J］．Resuscitation，2012，83（8）：953 - 960.

［19］ Ducros L，Vicaut E，Soleil C，et al．Effect of the addition of vasopressin or vasopressin plus nitroglycerin to epinephrine on arterial blood pressure during cardiopulmonary resuscitation in humans［J］．J Emerg Med，2011，41

(5): 453 - 459.

[20] Mentzelopoulos S D, Zakynthinos S G, Tzoufi M, et al. Vasopressin, epinephrine, and corticosteroids for in-hospital cardiac arrest [J]. Arch Intern Med, 2009, 169 (1): 15 - 24.

[21] Yannopoulos D, Matsuura T, Schultz J, et al. Sodium nitroprusside enhanced cardiopulmonary resuscitation improves survival with good neurological function in a porcine model of prolonged cardiac arrest [J]. Crit Care Med, 2011, 39 (6): 1269 - 1274.

[22] Dezfulian C, Shiva S, Alekseyenko A, et al. Nitrite therapy after cardiac arrest reduces reactive oxygen species generation, improves cardiac and neurological function, and enhances survival via reversible inhibition of mitochondrial complex I [J]. Circulation, 2009, 120 (10): 897 - 905.

[23] Minamishima S, Bougaki M, Sips P Y, et al. Hydrogen sulfide improves survival after cardiac arrest and cardiopulmonary resuscitation via a nitric oxide synthase 3 - dependent mechanism in mice [J]. Circulation, 2009, 120 (10): 888 - 896.

[24] Buick J E, Wallner C, Aickin R, et al. Paediatric targeted temperature management post cardiac arrest: a systematic review and meta-analysis [J]. Resuscitation, 2019, 139: 65 - 75.

[25] Duff J P, Topjian A A, Berg M D, et al. 2019 American Heart Association focused update on pediatric advanced life support: an update to the American Heart Association guidelines for cardiopulmonary resuscitation and emergency cardiovascular care [J]. Circulation, 2019.

[26] Gausche M, Lewis R J, Stratton S J, et al. Effect of out-of-hospital pediatric endotracheal intubation on survival and neurological outcome : a controlled clinical trial [J]. JAMA, 2000, 283 (6): 783 - 790.

[27] Neumar R W, Otto C W, Link M S, et al. Part 8: Adult advancedcardiovascular life support: 2010 American Heart Association Guidelines for Cardiopulmonary Resuscitation and Emergency Cardiovascular Care [J]. Circulation, 2010, 122 (18 Suppl 3): S729 - S767.

[28] Maclaren G, Butt W, Best D, et al. Extracorporeal membraneoxygenation for refractory septic shock in children: oneinstitution's experience [J]. Pediatr Crit Care Med, 2007, 8 (5): 447 - 451.

[29] Valdes S O, Donoghue A J, Hoyme D B, et al. Outcomes associated with amiodarone and lidocaine in the treatment of in-hospital pediatric cardiac arrest with pulseless ventricular tachycardia orventricular fibrillation [J]. Resuscitation, 2014, 85 (3): 381 - 386.

[30] Enright K, Turner C, Roberts P, et al. Primary cardiac arrest following sport or exertion in children presenting to an emergency department: chest compressions and early defibrillation can save lives, but is intravenous epinephrine always appropriate? [J]. Pediatr Emerg Care, 2012, 28 (4): 336 - 339.

[31] Diechmann R A, Vardis R. High-dose epinephrine in pediatric out-of-hospital cardiopulmonary arrest [J]. Pediatrics, 1995, 95 (6): 901 - 913.

第六章　心肺复苏：体外膜氧合（ECMO）与体外膜氧合辅助心肺复苏（ECPR）

第一节　概　　述

随着体外循环支持技术的推广、执行单元前移、操作标准流程化、设备的不断改进、适应证的不断突破和多学科合作等体外膜氧合（ECMO）技术在医学各个领域开展并取得长足发展，在急危重症领域不论是在院前急救、院内急诊和 EICU 的应用也取得了很大进展和突破。

ECMO 技术源于早期的心脏外科体外循环支持，在 20 世纪 30 年代体外循环机被发明，并于 1956 年第一个膜式氧合器正式在临床使用，主要临床标志性的应用事件是 1971 年第一个成人病例救治成功；1972 年第一个儿童心源性疾病救治成功；1975 年第一个婴儿病例救治成功；1989 年体外生命支持组织（extracorporeal life support organization，ELSO）成立。随着 ELSO 的成立和发展，在 1990 年制定了儿童和婴儿的体外循环支持标准化操作规范，2000 年在部分体外循环支持中心制定了成人体外循环支持标准化操作规范等，随着 ECMO 技术的不断完善和器械设备的不断改进，ECMO 技术作为一个全新的技术在各个临床学科快速发展，适应证不断拓展，在中国也成立了对应的 China ELSO 组织，越来越多的中国医院具备开展 ECMO 技术的能力，操作也逐渐程序化、简易化，如管道的植入通过经皮穿刺的方式可以使得 ECMO 在短时间内建立运行，避免了手术切开过程，也逐步使其从手术室走向重症监护室，再走向门急诊抢救，并在部分欧美国家突破到院前现场抢救的应用，ECMO 技术在新冠肺炎疫情中对危重型患者抢救起到了至关重要的作用，也使该技术进一步被大家认识，国家卫健委在相关规范中明确规定医疗机构和医师应当定期接受 ECMO 的临床应用能力评估和质量评价。同时实施 ECMO 前，应向患者告知上机目的、手术风险等，严格落实知情同意制度，相信不久的将来在中国 ECMO 技术将成为临床基础培训技术之一。

ECMO 技术的原理是通过循环管道将血液引流到体外后经过膜肺的氧合后再泵入体内，可以长时间的进行肺和/或心的支持，让心肺得到休息，为心肺功能及其他脏器恢复赢得宝贵的时间，其基础模式可分为 VV（venovenous）和 VA（venoarterial）模式，VV-ECMO 是从静脉引流出血液经过氧合后回注到静脉系统，主要对肺脏的功能进行支持，改善机体的氧合情况，所以很早用于各种原因导致的呼吸衰竭、急性呼吸窘迫综合征等的支持治疗。所以该模式的主要适应证为传统的呼吸支持治疗（如呼吸机支持）无效的情况下可逆的肺部疾病。VA-ECMO 模式是从静脉系统引流血液经过氧合后回注到动脉系统，在提供氧合功能的同时对动脉血流的动力产生一定的影响，根据管道植入动静脉位置的不同对心脏的前后负荷产生不同的影响，所以在一定程度上对血流动力学有一定的支持作用，从而起到辅助心脏的作用，所以其适应证主要针对各种原因导致血流动力学不稳定的疾病如心肌梗死或心肌炎导致的心源性休克等。两种模式相比较在安全性上 VV 模式操作更简单和安全，并发症相对也少于 VA 模式，在氧供能力上 VA 是优于 VV 模式的，但是其对心脏功能和肺循环会产生影响，也没有 VV 模式的氧合血再循环产生。当然也有部分患者应用到两种模式相结合的支持治疗，如 VAV 模式、VVA 模式等。

ECMO 技术的实施和管理是团队成员协作完成，各有分工，成员需要经过严格的培训和练习，EC-MO 建立过程主要包括置管医师、灌注师、手术护士、超声医师等数量不等的人员，后期的管理主要为经过 ECMO 技术培训的临床医师和护士，团队成员需要熟练掌握 ECMO 的设备和配套器械物品等组成及使用，具备对 ECMO 建立和管理中涉及的问题和各种临床观察指标及并发症的处置，目前国内医院 ECMO 中心的组建模式不同，所以其中心成员的组成也有一定差异性，如以急诊危重症团队为主、以心胸血管外科团队为主、以呼吸危重症团队为主等不同形式的团队。

ECMO 技术应用到急诊领域也是在近些年才开始快速发展。2017 年 9 月发生在武汉大学中南医院急救中心的"剪衣门"事件，引发了全国性的大讨论，但是同时也使大家意识到 ECMO 技术在门急诊抢救中的重要地位，常规心肺复苏技术（conventional cardiopulmonary resuscitation，CCPR）尽管不断改进，但是其成功率并没有明显的改善，自主循环的恢复和机体的氧合最终影响到了复苏的结果，同时神经功能的缺血缺氧损伤也导致了患者预后不良和生存质量的下降。ECMO 技术应用到心肺复苏，改变了临床复苏结果，由此产生了体外膜氧合辅助心肺复苏（extracorporeal cardiopulmonary resuscitation，ECPR）术，ECPR 在门急诊抢救、院前抢救的开展极大地影响了患者的生存率和预后质量，特别是导致呼吸心搏骤停的病因可逆情况下，ECMO 技术应用到 CPR 中为病因解除争取了宝贵时间，同时在保障了复苏期间脑、心、肝、肾等重要脏器的灌注和氧合，从而改善了预后。ECMO 技术在急诊领域不仅用于 CPR，在各种原因导致的休克、呼吸衰竭等急危重症的抢救中起到了重要作用，也应用到急危重症患者的安全转运，包括救护车转运和空中转运等，在未来随着 ECMO 技术在急诊应用的不断成熟，ECMO 技术未来最终将成为急诊领域一项需要常规掌握和应用的技能。

〔夏　剑　李宗浩　江旺祥〕

第二节　ECMO 的技术和设备

体外膜氧合（ECMO）是一种持续体外生命支持技术，通过体外设备长时间全部或部分代替心肺功能，使心脏、肺脏得以充分休息，为心脏、肺脏病变治愈及功能恢复争取时间。

一、ECMO 原理

在血泵的驱动下血液通过特殊的导管被引流到体外，进入膜式氧合器进行氧合并释放 CO_2，经过调温装置再把氧合后的血回输至体内。从而在体外完成氧合与 CO_2 的排出，同时维持机体各脏器的灌注和供血。（图 6-1）

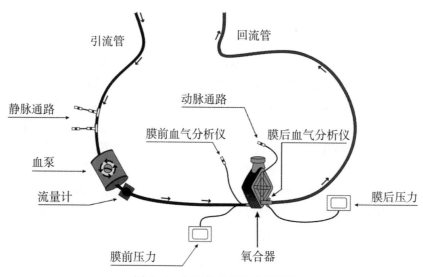

图 6-1　标准体外膜氧合回路图

二、ECMO 设备

主要设备：由血泵、体外膜氧合器及管路系统组成。

辅助设备：有变温水箱、空氧混合器、血氧饱和度仪以及压力、温度传感器等。

（一）血泵

血泵的功能是驱动患者的血液到氧合器上，目前最常用的血泵为离心泵和滚压泵。离心泵运转时耗能低且安全性能优越，主要缺点为流量不稳定，低流量时溶血风险增大。相反，滚压泵流量稳定，低流量运转时溶血风险低，缺点是不论血容量、管路压力的大小，滚压泵都会持续运行，容易出现管路负压或正压过大，增加空气栓塞的风险，安全性不好。此外，每台血泵均应配有备用电源或自带蓄电池，另一必备的配套设备是手摇柄，保证在血泵故障时能启动手摇柄驱动血泵泵头。

（二）体外膜氧合器

体外膜氧合器是另一核心部件，为进行气体交换的装置。目前市场上体外膜氧合器的材料有固体硅胶膜、微孔中空纤维膜（聚丙烯）或固体中空纤维膜（聚甲基戊烯，PMP）。与固体硅胶膜相比，微孔中空纤维膜气体交换能力强，膜面积小，膜材料生物相容性好，跨膜压差低，预冲时排气快，操作简单、高效，同时能有效减少血小板的激活、红细胞的破坏和血栓形成；但易发生血浆渗漏而失去功能，尤其是静脉输注脂类更容易发生，限制了其临床应用。目前常用的固体中空纤维膜结合以上两种膜的优点，克服了血浆渗漏的缺点，使临床使用时间明显延长。

（三）插管导管及血液管路

插管导管是血流量的主要限制因素，插管口径越大，能够提供的血流量越大，但穿刺时的难度会加大，血管损伤增大；而较小的口径则不能提供足够的血液流量，且回血端的回血阻力显著增加。患者通过管路与 ECMO 的主要部件如血泵和体外膜氧合器连接。不考虑转运便利的因素，管路越短越好，管路接头越少越好，以便尽量减少湍流和血栓的形成。

三、ECMO 模式

按照血液引流和回输的血管类型及支持的器官类型不同，通常分为两种类型：

（1）静脉-静脉体外膜氧合（veno-venous ECMO，VV-ECMO）模式，静脉—离心泵—膜肺—静脉，适用于心功能尚可而肺功能衰竭的患者，主要用于呼吸支持。插管位置可采用左股静脉—右股静脉或右颈内静脉—右股静脉。（图 6-2）

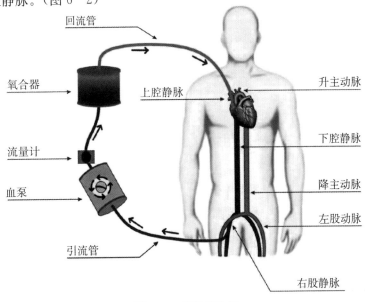

图 6-2　VV-ECMO

（2）静脉-动脉体外膜氧合（venoarterial ECMO，VA-ECMO）模式，静脉—离心泵—膜肺—动脉，可同时替代心肺功能，适用于心功能衰竭或心肺功能均衰竭的患者，可用于循环支持或小婴儿的呼吸支持。插管位置：静脉可采用股静脉、颈静脉或右心房，动脉可采用股动脉、升主动脉，颈动脉等。（图6-3）

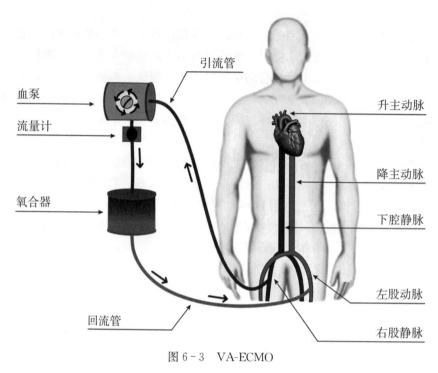

图6-3　VA-ECMO

四、ECMO 适应证与相对禁忌证

（一）适应证

1. VA-ECMO 适应证　各种原因导致的心源性休克、血流动力学不稳定等。如，①冠心病，严重缺血或坏死使心肌收缩及舒张障碍；②不明原因的心源性休克；③心脏手术术后严重低心排，常规治疗无效，在排除心脏结构畸形后；④爆发性心肌炎，继发严重心力衰竭及心律失常，药物治疗无效；⑤心肌病发展为重症难治性心力衰竭；⑥药物难治性肺动脉高压；⑦急性肺动脉栓塞；⑧心脏移植患者，术前血流动力学难以维持，术后排异反应致供体心脏功能不全或移植后供体心脏右心功能不全。

2. VV-ECMO 适应证　各种原因导致的呼吸衰竭如成人呼吸窘迫综合征、重症肺炎、创伤性湿肺、新生儿肺疾病引起的呼吸衰竭。

（二）相对禁忌证

1. 存在可能的严重脑损害或脑神经功能无法恢复。

2. 长时间休克状态无法纠正：代谢性酸中毒（BE<−5mmol/L 超过12小时）、尿少［尿<0.5 ml/（kg·h）超过12小时］。

3. 长时间低心排血量和/或多脏器功能衰竭。

4. 长时间呼吸机使用肺部无法恢复（新生儿>10天/成人>7天）。

五、ECMO 建立

（一）人员准备

包括监护室医师行穿刺插管（必要时需外科医师行切开置管）、灌注师协助医师连接和预充管道以及相应的护理人员。

（二）管道准备

按照 ECMO 常规，穿刺置管前患者予以 0.5mg/kg 的半量肝素化抗凝。

（三）置管部位选择

股动脉、主动脉、股静脉、颈内静脉、右心房等。成人多采用外周血管插管，其中股动静脉插管最为常见。新生儿或低体重婴幼儿可选择颈部血管插管。开胸手术后的婴幼儿一般采用经原手术切口右心房和升主动脉插管（此方法也使用于成人患者），以保证充分转流。

（四）置管类型

1. 单腔管　仅有一个管腔，包括普通静脉引流管、主动脉插馆、股动脉插管、股静脉插管等。

2. 双腔管　单根插管被分隔为两个管腔，单一位点置入时即可满足 VV-ECMO 呼吸支持的需求，建立迅速，插管创伤小，并发症少。目前国外 VV-ECMO 多选用双腔管，但国内因尚未上市主要采取两个单腔管方法建立 VV-ECMO。

（五）置管方式

采用外科切开直视下插管或 Seldinger 技术经皮留置套管。

1. 经皮留置套管

（1）单腔管模式：股静脉-颈内静脉模式，超声定位后先在患者体表初步定位置管深度，超声引导下将 18G 穿刺针经皮刺入股静脉血管，随后用 Seldinger 技术置入 8F 鞘管，外周用荷包先固定以减少扩张器扩张血管引起的局部出血。随后置入导丝，逐级使用扩张器，当获得合适的扩张效果后，将插管与插管内芯经引导丝置入，插管达到初步定位置管深度后拔除内芯和钢丝。此时血液将充满整个插管，同时用管道钳夹闭，接头处充分排气后与 ECMO 循环管路连接。完成股静脉穿刺后可继续用相同的方法穿刺颈内静脉，确认插管位置后，用缝线固定插管与皮肤，防止插管移位或者脱落。

置管成功后，床旁 X 线或彩超可以确定插管位置是否到位，进行 VV-ECMO 治疗时，股静脉插管的尖端应位于下腔静脉与右心房交界处附近，而颈内静脉插管的尖端则应位于上腔静脉与右心房交界处附近。

股静脉-股动脉模式，插管方法同股静脉单腔管一样，置管成功后确定导管尖端位置，静脉插管尖端被放置于下腔静脉或右心房开口处用于引流血液，而动脉插管尖端被置于腹主动脉内用于回输。

（2）双腔管模式：双腔插管的方法跟单腔管相同，需要注意的是插管需要经过颈内静脉被引导到右心房，导管尖端进入下腔静脉，导管的侧孔对应右心房三尖瓣部位。在此位置上可减少 VV-ECMO 的再循环，增加机体供氧、减少肺损伤。

2. 切开插管技术

（1）颈动脉-静脉模式：主要适用于新生儿及体重＜25 kg 的儿童。将颈肩部垫高，头面部后仰略偏左侧。延胸锁乳突肌前缘做切口，切开颈阔肌及浅筋膜，暴露出胸锁乳突肌前缘，打开颈动脉鞘，将颈内静脉牵向外侧，暴露出颈总动脉分叉部。颈外动脉位于颈内动脉内侧，分别在颈内动静脉缝荷包，插入相应口径动脉插管及静脉插管，然后勒紧、固定。动脉插管尖端应进入主动脉弓，静脉引流管尖端应处于下腔静脉开口位置。

（2）主动脉-右心房模式：患者均为开胸心脏手术中插管，插管部位已经充分暴露，在体外循环术毕，直接由外科手术医师经右心耳做双重荷包，将静脉插管经荷包中央置入下腔静脉开口处，收紧荷包。在升主动脉上做双重荷包，经荷包中央向主动脉弓方向插入，开口一定要置于主动脉弓部，切忌尖端置于主动脉瓣口方向。收紧荷包固定。最后采用普通缝线固定动、静脉插管。

（3）股动脉-静脉模式：患者取仰卧位，大腿略外展并外旋。在腹股沟韧带中点略下外方触摸股动脉搏动，延缝匠肌内缘略外做弧形切口，于缝匠肌内侧切开深筋膜，暴露股动脉鞘，切开鞘外膜游离出股动脉上段，股静脉位于股动脉后内侧，用血管带分别绕过股动静脉，后套入乳胶套，后在股动脉表面缝双重荷包，插入合适口径的动脉插管，收紧荷包线和股动脉套管并结扎固定。在股静脉表面缝双重荷包，先在线圈内穿刺，插入导丝至心房水平，然后置入静脉插管，收紧套管并固定。

VV-ECMO 的切开置管方法同上述 VA-ECMO 的静脉部分。

六、ECMO 管道预充

体外循环师连接并安装管道，将空氧混合气体连接到氧合器上，固定连接处，检查有无渗漏，保证管道的密闭性。ECMO 预充包括晶体预充、蛋白附着和血液预充，通常使用晶体预充液。为保证有效的血红蛋白浓度，小儿 ECMO 预充可加入适当的库存红细胞、蛋白或血浆。血液预充时，应在肝素化的同时使用钙剂。时间允许的情况下可以对预充液进行适当调整，减小其对机体内环境的影响。

七、ECMO 启动

体外循环师将预充好的 ECMO 管路递上手术操作台，连接插管和 ECMO 管路，注意连接处不要有气泡。台上、台下一起检查核对管道，确保无误后先打开静脉管道钳，启动 ECMO 泵调节至转数在 1500 r/min 以上，后打开动脉管道钳（以防止血液逆流），ECMO 开始运转。

八、ECMO 管理

（一）流量管理

ECMO 运行前 15 分钟应尽量提高流量，达到全流量（成人心输出量 2.2～2.6 L/（m^2·min），新生儿 100～150 ml/（kg·min），儿童 80～120 ml/（kg·min）的 1/2～2/3，尽快偿还氧债、改善微循环，增加组织器官的氧供，使心肺得到休息。后根据心率、血压、中心静脉压等调整最适流量，并根据血气结果调整用药维持酸碱电解质平衡。

（二）气体管理与机械通气

初始膜肺氧浓度设为 70%～80%，气流量与血流量比为（0.5～0.8）∶1，使动脉氧饱和度达到 98% 以上，静脉氧饱和度 65% 以上。然后再根据血气结果调整参数，氧浓度一般不低于 50%，保持氧合后 $PaO_2 \leq 200$ mmHg、$SaO_2 \geq 99\%$、$PaCO_2$ 35～50 mmHg、SvO_2 约为 70%。由于 VV-ECMO 存在再循环的因素，维持 SaO_2 85%～90%、PaO_2 60～80 mmHg 即可。ECMO 中的机械通气在提高肺泡氧分压同时可降低肺血管阻力，常规低压低频的呼吸机参数可以使肺得到休息，较高的 PEEP 以防止肺不张。具体参数为：峰值压力 20～24 cmH_2O、PEEP 10 cmH_2O，频率 5～10 次/min，FiO_2 21%～40%。

（三）抗凝管理与出血处理

ECMO 期间需全身肝素化，置管前给肝素 100 U/kg，后根据 ACT 调整肝素用量，早期 ACT 每小时测一次，稳定后可每 3～6 小时测一次。肝素配置：200 U/kg 肝素→50 ml→1 ml/h→4 U/（kg·h），一般泵入速度为 4～30 U/（kg·h）。肝素持续泵入维持 ACT 150～200 小时，活化部分凝血活酶时间（APTT）50～70 秒。ECMO 期间抗凝不足会导致 ECMO 系统血栓形成，肝素抵抗或者肝素导致血小板减少患者可使用比伐卢定、阿加曲班或水蛭素等凝血酶抑制剂替代肝素抗凝。抗凝过量会引起致命性出血，严重渗血、出血时可以少用或不用肝素，适当应用止血类药物如氨基己酸、抑肽酶等减轻出血，在无明显渗血后再逐渐增加肝素的用量。注意将血小板维持在（50～70）×10^9/L，降低时应申请血小板。

（四）药物调整

逐渐减量血管活性药物、正性肌力药物以保证血流动力学的平稳，直至停用让心脏得到充分的休息。

（五）氧代谢平衡

维持氧供和氧耗的平衡。氧供和氧耗一般为 4∶1，如果动脉血氧合完全，机体代谢正常，静脉饱和度最佳应维持在 70% 左右。氧供明显减少时，氧耗量也会下降，同时会伴有酸中毒、低血压等。

（六）血液破坏

ECMO 期间一般溶血较轻，如果溶血较严重，出现血红蛋白尿，应考虑降低负压（<-30 mmHg），

同时适当碱化尿液促进游离血红蛋白的排除及保护肾功能。严重血红蛋白尿时可考虑更换膜肺或泵头。

（七）水电解质

ECMO 期间水分过多时，用呋塞米、甘露醇等药物利尿，或进行血液净化超滤。同时也应注意水的丢失，根据中心静脉压及皮肤黏膜状态适量补液，维持水电解质平衡。

（八）胃肠道与营养支持

ECMO 期间应重视补充能量，密切监测胃液颜色性质、胃肠蠕动、排便排气情况，使用肠内营养，防止胃肠胀气，适时使用肠外营养，禁用脂肪乳，以防膜肺血浆渗漏。

（九）血压管理

ECMO 期间尤其是在 ECMO 早期血压可偏低，中期平均动脉压（MAP）不宜太高，维持在 50～60 mmHg 即可。但是目标 MAP 水平需要个体化，慢性高血压患者需要更高的肾灌注压，既往有卒中史和颈动脉狭窄患者可能需要更高的脑灌注压。

（十）温度管理

ECMO 期间注意将体温维持在 35 ℃～36 ℃。温度太高会增加机体耗氧，温度太低则易发生凝血系统和血液动力学的紊乱。

（十一）管道和泵的管理

静脉管路引流不畅时管道会出现抖动；负压过高（＞－30 mmHg）时易出现溶血；管路应固定牢固避免滑脱和扭折；对负压管道系统操作时必须先停泵。离心泵底座会发热易出现血栓。当转数与流量不相符、出现血红蛋白尿等情况时，提示可能有血栓产生。

九、ECMO 撤除与终止

（一）ECMO 撤除指征

1. ECMO 灌注流量降至正常血流量的 10％～25％后仍能维持血流动力学稳定。

2. 心电图正常，无心律失常及心肌缺血的表现。

3. 胸部 X 线改善，肺顺应性改善，气道峰压下降。

4. 膜式氧合器氧浓度降至 21％，机械通气参数 $FiO_2 < 50\%$，$PIP < 30\ cm\ H_2O$，$PEEP < 8\ cmH_2O$，血气指标满意。

（二）ECMO 脱机指征

1. VA-ECMO 脱机指征　$SvO_2 \uparrow$，血压 $\uparrow$，心电图正常，超声心脏收缩舒张恢复。ECMO 流量小于心输出量的 10％～20％，血管活性药物用量较小且依赖性小。

2. VV-ECMO 脱机指征　肺顺应性改善，$PaO_2 \uparrow$，$PaCO_2 \downarrow$，气道峰压 $\downarrow$。停止气流后患者相关指标无明显变化。

（三）撤机步骤

在 ECMO 停机后应继续观察患者 1～3 小时，病情稳定则拔出插管，修复血管缝合切口，撤离机器。

1. VA-ECMO 撤机步骤　拔管前需要静脉注入肝素 1 mg/kg，消毒铺巾后先拔出静脉导管，再拔出动脉导管和下肢灌注血管，后缝合修复血管。新生儿可直接结扎动静脉，缝合皮肤伤口。

2. VV-ECMO 撤机步骤　消毒铺巾后直接拔出静脉导管，清理创口，拔出导管后压迫止血；新生儿不需修复血管直接结扎即可。

（四）ECMO 终止指征

1. 不可逆的脑神经功能损伤。

2. 其他重要器官功能严重衰竭。

3. 顽固性大出血。

4. 肺部出现不可逆损伤、心脏功能无任何恢复迹象且无各种原因导致的无法器官移植。

〔甘佼弘　夏　剑〕

第三节　ECPR 的概念和发展

常规心肺复苏（CCPR）是心脏停搏患者初始抢救治疗的基础，随着心肺复苏指南的不断更新，心脏停搏患者的复苏成功率有所提高，但仍不理想，院外心脏停搏患者的生存率仅为 2%～11%，院内心脏停搏患者的平均生存率也只有 23.7%，复苏成功且无器官功能损伤的存活率则更低，原因在于高质量的 CCPR 仅能为心脏和脑分别提供心脏停搏前 10%～30% 和 30%～40% 的血流灌注，复苏时间越长，神经功能损伤越严重，患者预后越差。所以，迅速恢复患者的自主循环、保证重要器官的组织灌注、避免激发的缺血再灌注损伤，是挽救心脏停搏患者生命的重要前提。

近年来，常规心肺复苏有了新的突破，ECMO 开始应用于心肺复苏，即"体外膜氧合辅助心肺复苏（ECPR）"。ECPR 是指在潜在的、可逆病因能够祛除的前提下，对已使用传统心肺复苏不能恢复自主心律或反复心脏停搏而不能维持自主心律的患者快速实施静脉-动脉体外膜氧合（VA-ECMO）、提供暂时的循环及氧合支持的技术，该技术提高了心肺复苏的成功率及 ROSC 患者的存活率。对于常规 CPR 超过 10 分钟仍无法复苏的患者，紧急建立 ECMO 辅助可以为患者提供即刻循环支持，保证重要脏器的组织灌注和氧供，从而为患者心肺功能的恢复和进一步的综合治疗赢得时间。

早在 1966 年，已有学者认识到，给心脏停搏患者实施 ECMO 技术可以恢复心脏血流，尤其适用于长时间 CCPR 而未恢复自主循环的患者。此后，先后有临床机构对婴幼儿及成人心搏骤停患者施行 ECPR。1983 年，梅西医疗中心报道了 5 名接受 ECPR 的患者，通过套管连接儿童氧合器、漩涡泵头和患者的股动静脉，所有患者成功在装置启动 5 分钟之内恢复自主循环，虽然最终只有 3 名患者得以存活，但证明了心脏复苏可以通过增加体外循环支持实现。自 20 世纪 90 年代首次报道 ECMO 成功应用于挽救难治性心脏停搏患者生命以来，许多临床中心已将 ECPR 作为难治性心脏停搏患者的循环支持手段。根据美国体外生命支持组织（ELSO）提供的数据，截止 2017 年 7 月，全球在该组织登记的成人 ECPR 患者为 3995 例，其中 1572 例（39.3%）患者成功脱机，1144 例（28.6%）得以幸存出院或等到器官移植。

目前 ECPR 仍处于研究摸索阶段，尚无大规模随机对照临床试验证实 ECPR 的疗效，但有回顾性研究及荟萃分析指出 ECPR 在特定人群中的获益。Shin 团队回顾性分析了 2003—2009 年 406 例院内心脏停搏患者，其中包括 CCPR 组 321 例、难治性心脏停搏心肺复苏 10 分钟后进行 ECPR 组 85 例，结论指出 ECPR 组出院生存率及 6 个月神经功能预后良好的生存率均高于 CCPR 组，而且 ECPR 是出院生存率及 6 个月生存率的独立预测因素。阜外医院 2017 年发布了亚太地区成人 ECPR 多中心回顾性研究，其中整理分析了 2000 年 1 月至 2016 年 12 月登记在 ELSO 的亚太地区成人 ECPR 的相关数据，发现亚太地区成年患者 ECPR 支持数量整体呈上升趋势，急性肾衰竭、ECMO 相关机械并发症、神经系统或肾脏并发症是影响患者生存的风险因素，同时指出 ECMO 支持前 6 小时最差血气 pH 及 FiO_2 可辅助判断成年 ECPR 患者的预后。有研究比较了 ECPR 和 CCPR 患者的预后，发现接受 ECPR 的心脏停搏患者出院生存率为 27.6%～50%，治疗后出院生存及出院患者神经功能恢复良好的比例是仅接受 CCPR 患者的 2～4 倍。

ECPR 的综合获益不仅源于其对心肺功能的支持，更源于其为后续的有效治疗提供了可行的时间及平台。2015 年美国心脏协会推荐对于可逆病因导致的心脏停搏患者，经传统心肺复苏治疗不能恢复自主循环或反复心脏停搏不能维持自主心律的患者，如果患者和医院条件允许可考虑及时使用 ECPR 辅助循环和氧合。ECPR 增加心脏停搏患者冠状动脉及脑、肝、肾等重要器官氧合的灌注，增加患者恢复自主循环的机会，预防不可逆气管损伤和缺氧性神经功能损伤，从而增加生存率。

近年来，在难治性心脏停搏患者的救治中，ECPR 的应用逐年增多，提升了患者的存活率和良好神经预后。国外有研究证明，ECPR 对于难治性院内心脏停搏患者是有效的，在 30 分钟内开始 ECPR 的患者出院存活率为 41.7%，明显高于 CCPR 患者（20%），且随着心肺复苏至 ECPR 开始时间的延长，患者的出院生存率逐渐降低。同样，有研究指出对院外心脏停搏患者进行 ECPR（29.2%），3 个月神经功能预后良好的生存率明显高于 CCPR 治疗（8.3%），这意味着 ECPR 对院外心脏停搏的救治仍有积极推动作用。

从心脏停搏到 ECMO 开始转机的时间窗是 ECPR 预后的决定性因素，因此，不管是院内还是院外心脏停搏患者，针对合适人群尽早地开展 ECPR 可能预示着更高的生存率。对于年轻的、目击下心脏停搏的、初始为电机械分离的患者，ECPR 治疗效果较好。随着 ECPR 技术的逐渐成熟和完善，ECPR 有望在院内外急救现场迅速进行，进一步缩短心肺复苏时间，改善患者生存率，但 ECPR 具体疗效的证实和广泛应用的推行仍需大规模的随机对照临床试验提供更多依据。

〔杨菲虹　夏　剑〕

第四节　ECMO 支持下的新型冠状病毒肺炎危重症患者转运

一、ECMO 定义

体外膜氧合（ECMO）是一种新型的体外生命支持技术。其原理是将体内的静脉血引出体外，经过人工心肺旁路氧合后注入患者动脉或静脉系统，起到替代部分心肺的作用，能够维持机体脏器的氧合血供。常见的 ECMO 辅助模式有静脉-动脉模式（VA-ECMO）和静脉-静脉模式（VV-ECMO）两种类型。

二、ECMO 支持下的新型冠状病毒肺炎危重症患者转运概述

新型冠状病毒肺炎（简称新冠肺炎）往往导致患者心肺功能严重损害，为了为其器官功能恢复赢得时间，常需要 ECMO 治疗。但由于具备使用 ECMO 治疗的医院数量不足，此时需要在转诊医院由专业团队启动 ECMO 设备，再转运至有条件的医院进一步后续治疗，即一般为院际之间的转运。新冠肺炎患者 ECMO 转运过程中涉及隔离防护、生命支持、体外循环、重症呼吸、重症护理等多个领域，但是如何使用 ECMO 安全转运此类患者目前尚无标准可循。

三、ECMO 支持下的新冠肺炎危重症患者转运的准备

（一）急救转运团队的人员准备

参与 ECMO 转运的急救医疗人员应该具备临床急危重症抢救的专业素质。

急救转运团队一般由司机、急救医师、护士各一人组成，必要时配置医疗救护员或担架员 2 名。

由于转运车辆空间狭小，仅限必要人员乘坐，其他人员（担架员或相关人员）由后勤车或保障车随救护车同行。

（二）转运车辆准备

新冠肺炎为乙类传染病按甲类管理，一般需由负压救护车转运；普通救护车转运时需要开窗通风并保持驾驶舱和医疗舱严密隔离；必要时增加后勤补给车辆一台。

（三）转运急救设备准备

转运急救设备：①车载氧气瓶；②便携式氧气瓶；③便携式一体式除颤监护仪；④便携式呼吸机（气动电控或电动电控）及配套一次性管路及过滤器；⑤多组输液泵（2 组以上）；⑥便携式车载吸痰器；⑦220 V 车载电源（承载 1200 W 以上），需有足够的电源接口（5 个以上）；⑧相关急救药品及耗材。

（四）ECMO 支持设备的准备

由 ECMO 循环支持团队酌情准备，除 ECMO 主机和管路外，一般还应包含：①紧急驱动装置（手摇泵）；②ECMO 主机备用电源；③止血钳；④备用 ECMO 管路。长途转运时，车辆内还需配备：①便携式血气分析仪；②便携式 ACT 血凝监测仪；③便携式 B 超等。

（五）人员标准防护

1. 由于转运 ECMO 支持下的新冠肺炎危重型患者的特殊性，标准防护必须贯穿转运的整个过程。个人防护装备是保障医护人员安全最为重要的预防措施，包括手卫生和穿戴个人防护装备，如穿高级别隔离服、外科手套、外科口罩、N95 防护口罩及护目镜，戴防护面屏。

2. 长时间机械通气、切换转运呼吸机管路或气管内插管切换便携呼吸机时会造成飞沫/气溶胶喷射，所以建议在具备条件的情况下戴正压头罩实行三级防护措施。

3. 转运途中出现 ECMO 管路脱出，会造成血液喷溅，防护服应达到防泼溅级别，减少职业暴露机会。

四、ECMO 支持下的新冠肺炎危重症患者转运的评估

ECMO 支持下的新冠肺炎危重症患者转运目的是为了进一步地做好后续治疗，但由于转运存在风险，需积极评估转运风险及获益。

（一）早期评估

接到转运信息后，急救转运团队通过电话尽快向转出方医院主管医师核实信息，初步了解患者病情和基本生命体征。

（二）现场评估

1. 急救转运团队到达医院后，查看患者病情及生命体征，了解 ECMO 设备运行情况等。

2. 急救转运团队与 ECMO 医师检查和确定救护车医疗舱内设备匹配情况，填写检查表。

3. 是否启动转运由急救医师、ECMO 循环支持团队、转出方医院和接收方医院共同决定，同时需确保四方信息通畅。患者病情不适合转运，可择期或终止转运。

4. 确定转运后，急救转运团队通过 120 指挥调度平台和车载院前院内一体化信息平台提前通知接收医疗机构。

5. 救护车驾驶员对路线进行优化安排，尽量减少堵车及颠簸路况。

五、ECMO 支持下的新冠肺炎危重症患者的转运

（一）救护车准备环节

1. 负压救护车转运前应提前开启负压（−10～−38 Pa），在医疗舱密封的状态下，开启负压 1 分钟后检查负压值是否在正常范围。

2. 转运时应全程开启负压，保持医疗舱密封状态。

3. 如负压救护车空调系统有双区过滤功能，可在转运过程中全程开启空调系统，保持车厢内温度恒定，确保患者舒适。如无双区过滤功能，不建议在转运过程中使用空调系统。

4. 普通救护车转运时，需要全程开窗通风并保持驾驶舱和医疗舱严密隔离。

（二）接转患者环节

1. 对患者进行适当预处理。如充分吸痰，确保气道通畅，将输液通路减至最少，保留血管活性药物通路等。

2. 患者由一人指挥，多人平抬搬运，避免出现意外。

3. 全程保证所有管路通畅，无牵拉及弯折。

4. 保证 ECMO 主机、便携式呼吸机、便携式除颤监护仪等固定妥当。

5. 患者开始转运后换接移动氧源，切换 ECMO 主机为内置电池状态，或连接 UPS 电源。

6. 患者担架移动时，急救医师、ECMO 团队人员应分别位于担架车四周及时观察患者生命体征、ECMO 设备及管路颜色变化等情况。

7. 转运时尽量保证担架车处于水平状态，避免设备及患者滑脱。

8. 上下救护车时确保 ECMO 主机、便携式氧源和监护设备跟随患者同步移动。

（三）转运时医疗舱内人员及设备的分布（图 6-4、图 6-5）

1. 人员座位分布及职责

1 号位：ECMO 团队队长，观察并及时调整 ECMO 主机。

2 号位：ECMO 治疗师，观察 ECMO 循环泵及静脉管路情况，监护患者生命体征变化。

3 号位：急救转运团队护士，负责管理及调整输液、氧气、吸痰、微量泵的使用，在 ECMO 治疗医师指导下进行药物使用。

4 号位：ECMO 呼吸治疗师，观察并管理患者气道，监控机械通气情况。

5 号位：急救转运医师，总体协调患者转运事宜的管控。

6 号位：急救转运团队驾驶员。

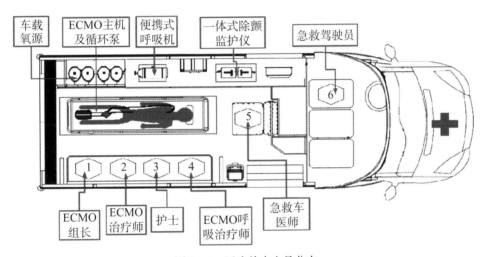

图 6-4　医疗舱内人员分布

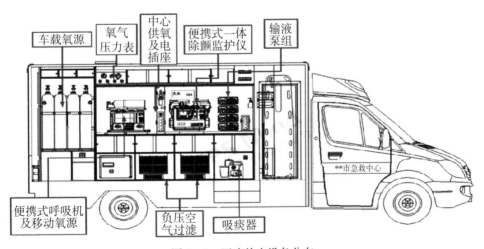

图 6-5　医疗舱内设备分布

（四）途中监护

1. 重点监测患者生命体征参数：呼吸、心率、血压、体温、瞳孔大小、血氧饱和度。

2. 做好患者气道管理：观察患者呼吸道是否通畅，通气管路是否存在弯折及脱落，口鼻腔及气道等部位有无出血情况。

3. 观察患者末梢循环状态：包括肢体末端血运、温度、色泽、足背动脉搏动、双下肢有无肿胀坏死等情况。

4. 严密观察 ECMO 运行状态：转速与流量匹配情况；管路中血液颜色变化；置管口及有无渗血、血凝块、空气；各类导管有无抖动，是否存在滑脱、弯折或出血等异常情况；膜肺有无颜色改变，有无血凝块、空气，是否存在渗漏等情况。

（五）到达接收医院

1. 通过专用绿色通道到达床边。

2. 转运团队向接收医师介绍病情及途中情况，并填写交接单，转交相关病历资料，回收整理相关医疗设备。

3. 完成交接手续后，急救转运团队应向指挥调度部门或规定指挥人报告，同时完成信息登记及病案书写。

（六）标准消洗

1. 完成转运任务后的救护车，应直接返回规定消洗站，不应执行其他任务，也不应在其他地方停留或上下人员。

2. 按照《中华人民共和国传染病防治法》及《医疗机构内新型冠状病毒感染预防与控制技术指南（第一版）》《新型冠状病毒感染的肺炎防护中常见医用防护用品使用范围指引（试行）》做好车辆消洗，人员消毒，医疗废物处理等。

六、转运过程中特殊情况的处理

（一）转运过程中出现血氧饱和度下降

检查 ECMO 氧合器后查看人工膜肺是否有故障，呼吸机管路是否松脱、漏气，患者是否出现体内氧耗增加。对策：提高氧浓度，维持患者体温，充分镇静。

（二）转运过程中出现管路抖动

是否存在容量不足、管路负压小、转数过高、管路扭曲、患者烦躁等情况。对策：重新调整插管位置、保持足够血容量、检查管路，排除弯折、栓塞等情况，增加引流。

（三）转运过程中出现膜氧合颜色改变或静脉管路血液颜色改变（暗红或发黑），动脉氧分压和氧饱和度降低，$PaCO_2$ 升高

见于血浆渗漏及血栓形成或者人工膜肺气体交换功能失能。对策：调整氧浓度，发现渗漏或血栓必须暂停 ECMO 快速熟练更换人工膜肺套件，严防空气进入。（图 6-6～图 6-10）

（四）转运过程中出现监测不到 ECMO 离心泵转数

见于流量耦合器干燥（传感器中断）、电源中断、UPS 电源耗尽、机械故障。对策：更换耦合剂、检查离心泵电源开关、更换 UPS、机械故障发生时立即使用手动驱动离心泵维持血流，更换备用 ECMO 等。

（五）转运过程中出现管路意外脱出

见于意外牵扯管路，插管太浅未充分固定、患者改变体位、躁动牵扯。对策：转运期间充分镇定，防止患者躁动，如管路脱出立即用血管钳夹闭管路，ECMO 停机，按压出血部位，外科止血，补充血容量，重新插管。（图 6-11）

（六）转运过程中出现心律失常

对症药物处理。

（七）转运过程中出现血压降低

检查循环泵情况，是否渗血或出血，对症处理。

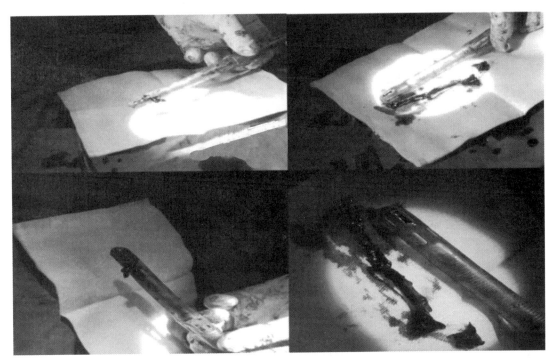

图 6-6　插管处血栓形成

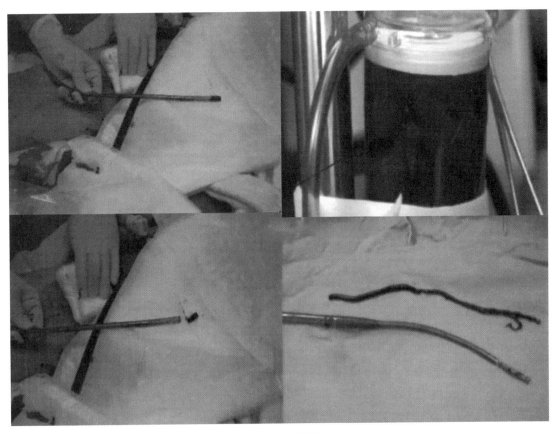

图 6-7　血栓形成

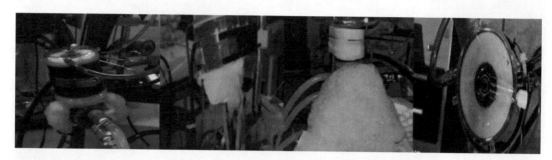

图 6-8 血浆渗漏

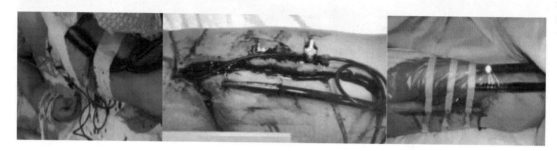

图 6-9 出血、渗血

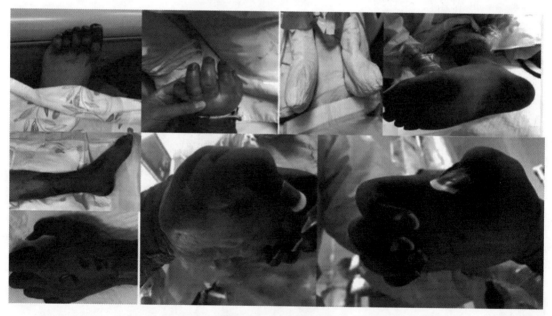

图 6-10 缺血性坏死

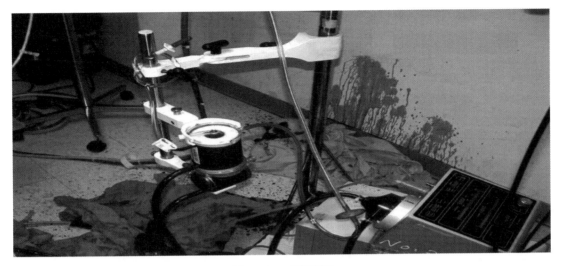

图 6-11　插管崩脱

〔蔡　华　金俊英　陈　欢　夏　韬　陈　浩〕

附　临床病例

世界首例 ECMO 治疗成功的新型冠状病毒肺炎危重型患者

一、病史介绍

患者，男，52 岁。既往有高血压病史，因"发热 3 天"于 2020 年 1 月 5 日晚收治急诊隔离病房。

患者长期从事菜市场贩卖海鲜工作，无华南海鲜市场工作及接触史；3 天前从菜市场返家后出现寒战、发热，体温最高 39.0 ℃，伴干咳，在当地医院抗感染治疗（具体治疗不详）3 天后上述症状未见好转，血气分析提示 PO_2 66 mmHg、SPO_2 93％（鼻导管吸氧 4 L/min），查肺部 CT 提示双肺多发磨玻璃样改变，当地医院考虑重症肺炎，转我院进一步诊治。

二、救治过程介绍

入院后 T 36.4 ℃，P 80 次/min，R 27 次/min，BP 120/87 mmHg，SPO_2 96％（鼻导管吸氧 6 L/min），血常规提示白细胞及淋巴细胞计数明显降低，胸部 CT 提示双肺散在多发条片、细网格样磨玻璃密度影，经多学科会诊后考虑病毒性肺炎，给予高流量鼻导管吸氧、抗病毒、激素等对症支持治疗。入院后第 3 天患者呼吸困难加重，P 133 次/min，R 39 次/min，BP 145/89 mmHg，SPO_2 84％（储氧面罩吸氧 8 L/min），血气分析提示 PO_2 62 mmHg、SPO_2 85％，复查肺 CT 提示双肺条片及网格影明显增多（见附图 1），氧合指数＜150 mmHg，行气管内插管、有创呼吸机辅助通气（PA/C 模式：R 20 次/min，FiO_2 90％）、俯卧位通气等 6 小时后血氧饱和度维持在 82％～85％，血气分析提示 PO_2 70 mmHg，武汉大学中南医院急危重症移动 ECMO 支持中心团队进行上机指征评估及生存率 RESP 评估，危险分级为 Ⅱ级，生存率约为 76％，与家属沟通病情后行 VV-ECMO 治疗，选择股静脉-颈内静脉经皮穿刺置管，20 分钟内成功上机运转（穿刺部位），初始 ECMO 转速 3650 r/min，流量 4.9 L/min，氧浓度 100％，有创呼吸机保护性肺通气模式（PA/C 模式：R 6 次/min，FiO_2 30％），P 67 次/min，R 6 次/min，BP 100/71 mmHg，SPO_2 98％。（图附 2）

除基础镇痛、镇静、抗病毒感染（奥司他韦、炎琥宁）、抗细菌感染（亚胺培南西司他丁联合莫西沙星）、激素等治疗外，ECMO 管理团队进行常规抗凝、氧流量、血流量、血氧（膜前、膜后）等监测，隔日复查床边胸片，逐步降低 ECMO 流量及氧浓度，运行 2 天后，ECMO 转速 3150 r/min，流量 4.2 L/min，氧浓度 60％，有创呼吸机辅助通气（P-SIMV 模式：PEEP 5 cmH_2O，PSV 10 cmH_2O，R 18 次/min，FiO_2 40％），P 88 次/min，R 18 次/min，BP

135/78 mmHg，SPO_2 97%。运行 4 天后 ECMO 转速下调至 2250 r/min，流量下调至 3.0 L/min，氧浓度 40%，患者生命体征维持良好。运行 5 天后关闭 ECMO 氧流，观察 3 小时，评估撤机指征，患者氧合可维持正常，予以拔管撤机，呼吸机维持支持治疗（P-SIMV 模式：PEEP 6 cmH₂O，PSV 12 cmH₂O，R 18 次/min，FiO_2 35%），停用镇静药后患者神志清楚，恢复自主呼吸，行呼吸机撤机试验，拔除气管内插管，P 72 次/min，R 18 次/min，BP 112/69 mmHg，SPO_2 96%（鼻导管吸氧 3 L/min）。因痰培养提示鲍曼不动杆菌复合菌，后继续抗感染（替加环素＋头孢哌酮钠舒巴坦钠）治疗，15 天后复查肺 CT 条片网格影较前明显吸收好转（附图 1），20 天后复查冠状病毒核酸 2 次阴性后考虑治愈予以出院。

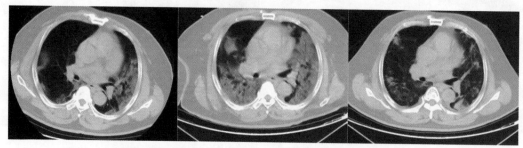

附图 1　患者肺部 CT 影像学变化（从左到右依次为 01‑05、01‑07、01‑21）

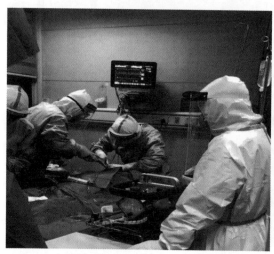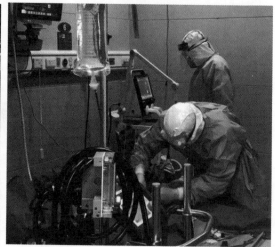

附图 2　VV-ECMO 上机过程

三、ECMO 救治的经验分享

（一）ECMO 的早期评估和运用是救治危重型新型冠状病毒肺炎患者的重要手段

如同该病例，危重型患者常常病情进展变化快，一般氧疗及呼吸机辅助通气效果差，即使使用肺保护性通气策略及俯卧位通气对氧合的改善作用也有限，早期需不断反复多次进行病情评估，计算氧合指数、复查血气分析等，评估是否有 ECMO 上机指征从而获得适当的上机时机。ECMO 团队的早期评估和及时上机很重要，可避免长时间缺氧引起的多器官功能衰竭，有效改善患者的预后。该患者反复评估病情，早期及时运用 ECMO，获得了良好的预后。

（二）肺部影像学的及时复查是病情评估必不可少的手段

新型冠状病毒肺炎常常进展迅速，影像学变化与临床表现并非总是保持一致，及时复查肺部 CT 或 X 线可以辅助评估病情的进展速度，一般为 3 天左右，病情变化时需随时复查；该患者入院第 3 天呼吸困难加重，复查肺 CT 提示肺部感染明显加重，为 ECMO 的早期评估奠定了基础。

（三）抗凝管理是 ECMO 正常运行的关键

该患者 ECMO 运行期间采用肝素抗凝，需密切监测凝血功能，观察患者有无出血倾向，做好抗凝管理避免出血。本案例患者未出现全身及管道出血、凝血等并发症。

（四）良好的个人防护是救治新型冠状病毒肺炎患者的前提

医护人员为 ECMO 患者进行吸痰、翻身、气管内插管、支气管镜等操作会导致体液的飞溅及气溶胶传播，呼吸机排气、ECMO 的排气孔更是能通过气溶胶传播病毒，极有可能导致医护感染，需做好个人防护以减少感染风险，虽然防护设备的穿戴使得 ECMO 的建立增加了难度，但良好的个人防护是救治新型冠状病毒肺炎患者的前提。本病例中因个人防护措施不完善，导致护理该患者的护士感染新型冠状病毒，不仅有害个人的健康，也使关键医护人员变得更加稀缺。

〔甘佼弘　夏　剑〕

参考文献

[1] 中国医师协会体外生命支持专业委员会. 成人体外膜氧合循环辅助专家共识 [J]. 中华医学杂志，2018，98（12）：886 - 894.

[2] Haukoos J S，Witt G，Gravitz C，et al. Out-of-hospital cardiac arrest in denver，colorado：epidemiology and outcomes [J]. Acad Emerg Med，2010，17（4）：391 - 398.

[3] Berdowski J，Berg R A，Tijssen J G，et al. Global incidences of out-of-hospital cardiac arrest and survival rates：Systematic review of 67 prospective studies [J]. Resuscitation，2010，81（11）：1479 - 1487.

[4] Chan P S，Krein S L，Tang F，et al. Resuscitation Practices Associated with Survival After In-Hospital Cardiac Arrest：A Nationwide Surve [J]. JAMA Cardiol，2016，1（2）：189 - 197.

[5] Yam N，McMullan D M. Extracorporeal cardiopulmonary resuscitation [J]. Ann Transl Med，2017，5（4）：72.

[6] 中国老年医学学会急诊医学分会，中国老年医学学会急诊医学分会 ECMO 工作委员会. 成人体外膜肺氧合辅助心肺复苏（ECPR）实践路径 [J]. 中华急诊医学杂志，2019，28（10）：1197 - 1203.

[7] 中国医药教育协会急诊专业委员会，中华医学会急诊分会复苏学组，中国急诊体外膜肺氧合联盟. 成人体外膜肺氧合患者院际转运专家共识 [J]. 中华急诊医学杂志，2020，29（2）：165 - 170.

[8] 新型冠状病毒肺炎体外膜肺氧合支持治疗专家组. 新型冠状病毒肺炎体外膜肺氧合支持治疗专家共识 [J]. 中华急诊医学杂志，2020，29（3）：314 - 319.

[9] Brodie D，Slutsky A S，Combes A. Extracorporeal life support for adults with respiratory failure and related indications：a review [J]. JAMA，2019，322（6）：557 - 568.

[10] Schmidt M，Tachon G，Devilliers C，et al. Blood oxygenation and decarboxylation determinants during venovenous ECMO for respiratory failure in adults [J]. Intensive Care Med，2013，39：838.

[11] MacLaren G，Combes A，Bartlett R H. Contemporary extracorporeal membrane oxygenation for adult respiratory failure：life support in the new era [J]. Intensive Care Med，2012，38（2）：210 - 220.

[12] Kulkarni T，Sharma NS，Diaz-Guzman E. Extracorporeal membrane oxygenation in adults：A practical guide for internists [J]. Cleve Clin J Med，2016，83（5）：373 - 384.

[13] 龙村. 体外膜肺氧合 [M]. 北京：人民卫生出版社，2016.

[14] Billie Lou Short. 体外膜肺氧合培训手册 [M]. 3 版. 赵举，等译. 北京：人民卫生出版社，2015.

[15] Krisa Van Meurs. ECMO：危重病体外心肺支持 [M]. 3 版. 李欣，等译. 北京：中国环境科学出版社，2011.

[16] Haukoos J S，Witt G，Gravitz C，et al. Out-of-hospital cardiac arrest in denver，colorado：epidemiology and outcomes. [J]. Acad Emerg Med，2010，17（4）：391 - 398.

[17] Chan P S，Krein S L，Tang F，et al. Resuscitation Practices Associated with Survival After In-Hospital Cardiac Arrest：A Nationwide Survey [J]. JAMA Cardiol，2016，1（2）：189 - 197.

[18] Kennedy J H. The role of assisted circulation in cardiac resuscitation [J]. JAMA，1966，197（8）：615 - 618.

[19] Phillips S J，Ballentine B，Slonine D，et al. Percutaneous initiation of cardiopulmonary bypass [J]. Ann Thorac Surg，1983，36（2）：223 - 225.

[20] Shin T G，Jo I J，Sim M S，et al. Two-year survival and neurological outcome of in-hospital cardiac arrest patients rescued by extracorporeal cardiopulmonary resuscitation [J]. Int J Cardiol，2013. 168（4）：3424 - 3430.

[21] Kim S J，Kim H J，Lee H Y，et al. Comparing extracorporeal cardiopulmonary resuscitation with conventional cardiopulmonary resuscitation：A meta-analysis [J]. Resuscitation，2016，103：106 - 116.

[22] Chen Y S，Lin J W，Yu H Y，et al. Cardiopulmonary resuscitation with assisted extracorporeal life-support versus conventional cardiopulmonary resuscitation in adults with in-hospital cardiac arrest：an observational study and propen-

sity analysis [J]. Lancet, 2008, 372 (9638): 554 - 561.

[23] Wang C H, Chou N K, Becker L B, et al. Improved outcome of extracorporeal cardiopulmonary resuscitation for out-of-hospital cardiac arrest—a comparison with that for extracorporeal rescue for in-hospital cardiac arrest [J]. Resuscitation, 2014, 85 (9): 1219 - 1224.

第二篇
心肺复苏后的重症监护和治疗

第七章　心肺复苏后器官功能监护和治疗

第一节　中枢神经系统监护和治疗

一、概述

尽管生命支持技术发展迅速，生命支持设备也日趋成熟，但全球范围内心脏停搏（cardiac arrest，CA）患者仍有着很高的死亡率，据文献报道美国成人院外心脏停搏患者存活率仅为10.8%，其中只有9%的患者无明显神经系统功能损伤，院内心脏停搏患者的出院存活率约26.4%，其中仅有15.9%的患者出院时恢复良好的神经系统功能。与此同时，一项有关涵盖欧洲27个国家的研究报道显示欧洲每年院外心脏停搏的发生率大约为80/10万，仅有10%的患者经过及时抢救和积极的住院治疗能恢复良好出院，其中仅5%的患者出院时保持良好的神经系统功能。随着生活工作压力的升高，我国心脏停搏患者发生率也很高，并逐渐年轻化，发病率接近发达国家水平，但由于我国急救体系和救治水平远远低于发达国家，仅有1%的患者出院时保持良好的神经系统功能。随着心肺复苏（CPR）指南和现代复苏理念的普及，从心脏停搏发生到开始心肺复苏的时间大大缩短，脉搏恢复率增加至50%，越来越多的心脏停搏患者经过积极胸外按压能够恢复自主循环，但在循环恢复后多个器官系统仍存在不同程度的功能障碍，特别是神经系统功能障碍，因为在循环停止后仅几分钟就会发生脑损伤，且随着时间延长而加重；颅内不同部位结构的损伤会导致不同的神经功能症状，所以在心脏停搏后循环恢复的患者中，神经功能性结局变化很大。重度脑损伤和脑水肿可以进展为脑死亡状态；中度脑损伤可以导致昏迷，其中一部分昏迷患者呈现持续性植物状态，即使在昏迷患者明显缓解为觉醒状态时，其运动能力、精神状况和生活质量也会受到严重影响，给家庭和社会带来沉重的负担。因此，现代复苏理念提倡心肺脑复苏以期达到良好的脑复苏效果。

二、心肺复苏术后中枢神经系统病理生理

心脏停搏后脑损伤是一个复杂的病理生理过程，既包括缺血期间的能量代谢障碍、兴奋性氨基酸毒性、细胞内钙超载，又包括复苏成功后再灌注期间的氧自由基损伤、炎症反应损伤、线粒体损伤，以及最后共同的细胞凋亡机制等。各损伤机制相互级联、相互影响，互为因果，形成一个复杂的"网络"结构。

（一）心脏停搏后缺血无灌注期损伤

正常成人的脑容量只占体重的2%，而脑血流量却占心排血量的15%，安静状态下脑耗氧量却占全身耗氧量的20%，是一个典型的高耗能器官。然而脑组织储存的氧、葡萄糖和ATP等能源物质却极少，所以其对缺血、缺氧高度敏感。其中易受损脑组织包括大脑皮质的投射神经元、小脑的浦肯野细胞和海马的CA1区域，它们对缺血、缺氧的耐受性特别低。心脏停搏发生后，脑组织血流量急剧减少，大脑很快处于缺血缺氧状态，10秒内脑组织内氧储备就会耗尽，逐渐出现意识水平下降，与此同时脑细胞开始无氧糖酵解并产生大量的酸性代谢产物，堆积在细胞内，引起脑细胞酸中毒和脑部内环境紊乱；$2\sim4$分钟后细胞内无氧糖酵解终止，细胞内线粒体产生的ATP也逐渐减少，细胞膜上ATP依赖的Ca^{2+}泵和Na^+-K^+泵功能失调，引起神经细胞膜通透性发生改变；$4\sim6$分钟后脑组织能量代谢完全

衰竭，脑细胞供能终止并发展为不可逆性脑损伤。心脏停搏后全脑缺血缺氧后能量代谢障碍所导致的酸中毒、Ca^{2+} 泵和 Na^+-K^+ 泵功能失调、神经细胞膜通透性改变等病理生理变化会导致细胞内 Na^+ 和水的蓄积进而引起脑细胞水肿。同时，过量的 Ca^{2+} 积聚在细胞内会激活多种相关蛋白酶进而导致相应的结构蛋白发生溶解和破坏，神经细胞膜的完整性遭到破坏，最终导致神经细胞的不可逆性损伤和坏死。CA 后激活 α_1 内源性或外源性肾上腺素受体激动药而减少毛细血管内血流量，增加动脉血乳酸水平，从而减少脑微循环血流量。此外，心脏停搏发生后会引起血管内血小板活性增加，并促进机体内血管活性物质释放，最终引起脑部血管收缩，导致脑内血流量进一步减少，同时，脑部血液流动速度变慢，血液黏度增加，两者共同作用，进一步加重脑水肿。

心脏停搏发生后，大脑处于缺血缺氧状态，继而出现能量代谢紊乱，Ca^{2+} 内流导致谷氨酸等兴奋性氨基酸的释放增加、重摄取障碍而大量积聚于突触间隙，激活谷氨酸相应的受体，其具体导致脑细胞损伤主要是通过以下两种机制：①谷氨酸作用于 α-氨基-3-羟基-5-甲基-4-异噁唑丙酸受体，启动磷脂酰肌醇信号通路，导致细胞膜对各种离子的通透性增加，细胞外大量的 Na^+、Cl^- 和水向细胞内流动，使脑细胞发生肿胀，最终导致脑细胞的坏死和凋亡；②过量的谷氨酸作用于 N-甲基-D-天冬氨酸受体，受体依赖性 Ca^{2+} 通道被激活，大量的 Ca^{2+} 流入细胞内，引起细胞内钙超载，钙超载会导致大量的 Ca^{2+} 积聚在线粒体内部，这不仅能使线粒体呼吸链的电子传递遭到破坏，从而抑制脑细胞呼吸而导致其死亡，还能使线粒体通透性转换孔开放，水和溶质进入线粒体内导致线粒体发生肿胀，其正常功能也出现障碍；同时钙超载可以使血管内皮细胞间隙增大，损害血-脑屏障并使其通透性增加，产生血管源性脑水肿；另外钙超载能激活 Ca^{2+} 依赖性蛋白酶、一氧化氮合酶以及磷脂酶 C 和 A2，使细胞内产生大量的氧自由基，促进兴奋性氨基酸的产生，而兴奋性氨基酸又反过来激活 N-甲基-D-天冬氨酸受体，促进 Ca^{2+} 内流，并且细胞内 Ca^{2+} 超载和兴奋性氨基酸过度释放又可产生大量氧自由基，从而形成一个由 Ca^{2+} 介导的兴奋性氨基酸与氧自由基之间相互介导脑细胞损伤的恶性循环过程。

（二）缺血再灌注损伤

心脏停搏后经心肺复苏等措施复苏成功后，会出现各器官缺血再灌注损伤，脑缺血再灌注损伤机制目前未明确，据文献报道，氧自由基、炎症反应、线粒体损伤、内质网应激反应等均参与脑缺血再灌注损伤机制。

缺血再灌注期间，脑细胞内氧自由基大量蓄积而导致细胞凋亡。大量的氧自由基可以使蛋白质、脂质和核酸等物质过氧化，导致细胞骨架遭到破坏、膜通透性增大、核酸断裂、蛋白质降解和线粒体变形，最终导致神经元细胞裂解死亡；大量氧自由基作用于线粒体，导致细胞色素 C 氧化酶发生去磷酸化，使线粒体跨膜电位升高，线粒体通透性转换孔开放，并通过激活多种凋亡因子来促进细胞凋亡；另外在氧自由基协同其他相关细胞因子，加重内皮细胞损伤，血小板释放的血管活性物质被过度激活，促进脑内各级血管收缩，进一步加重脑缺血。

炎症反应是心脏停搏后脑缺血再灌注损伤的主要机制之一。心脏停搏后全脑缺血缺氧能激活少突胶质细胞、星形胶质细胞、白细胞、T 淋巴细胞等各种炎性细胞产生不同的炎性因子，诱导一系列的炎症反应能对脑细胞造成致命的损伤，导致内皮功能障碍和血管运动失调，破坏血-脑屏障，引起脑水肿，导致组织缺氧及神经损伤。急性激活的少突胶质细胞能产生多种促炎因子，如白细胞介素 1β、白细胞介素 6、肿瘤坏死因子 α 及一些其他细胞毒性因子，如活性氧类、一氧化氮和前列腺素等。缺血发作后几小时内，外周血白细胞，尤其是中性粒细胞黏附于血管内皮细胞表面，在细胞黏附分子的协助下跨内皮迁移到受损的大脑组织中并释放多种促炎因子，引起中性粒细胞大量浸润，进一步加重炎症反应；中性粒细胞浸润不仅能增强基质金属蛋白酶 9 的活性，同时还能释放活性氧和细胞激动素等，进而破坏血-脑屏障，导致脑水肿和神经元损伤；大量白细胞浸润还能引起微血管阻塞，导致脑血管低灌注。研究发现，T 淋巴细胞浸润在脑缺血再灌注损伤中也发挥重要作用。炎性因子在脑缺血再灌注损伤中扮演的角色各异，如白细胞介素 1β 和肿瘤坏死因子 α 具有加重脑损伤的作用，而转化生长因子 β 和白细胞介素 10 则可能存在保护神经元作用。白细胞介素 1β 可能通过多个环节参与心肺复苏后脑缺血再灌注损伤：①白细胞介素 1β 能诱导黏附分子表达增加，促进脑部内皮细胞和中性粒细胞相互黏附，并引起中性粒细胞大量浸润到脑部缺血组织，引发炎症反应，加重脑细胞的损伤；②白细胞介素 1β 能激活内皮细胞，促进其产生多种活性物质，最终导致血管内血栓形成和脑内血管狭窄，进一步加重脑组织缺血；③白细胞介素 1β 能促进脑内活性氧类和兴奋性氨基酸（EAA）等神经毒性物质分泌，加重细胞内 Ca^{2+} 超载，进而引起脑细胞的损伤和凋亡。肿瘤坏死因子 α 同样也能激活内皮细胞，促进黏附分子和趋化因子释放，启动炎症级联反应，加重缺血/再灌注损伤。

心脏停搏造成组织器官灌注不足，导致线粒体损伤。线粒体是细胞的"能量供应中心"，正常情况下，脑细胞生命活动所需能量的 90% 来源于线粒体。线粒体损伤是复苏成功后全脑缺血再灌注损伤机制的中心环节，它作为损伤的效应器和靶点在脑损伤中发挥关键作用。心脏停搏后全脑缺血缺氧所导致的 ATP 生成减少，以及缺血再灌注引起的细胞内钙超载、EAA 的积聚和活性氧类的大量产生等都可能导致线粒体通透性转换孔开放，线粒体膜的结构完整性受损，水和溶质进入线粒体内导致线粒体肿胀。线粒体损伤后释放细胞色素 C 入胞质，激活 caspase-3 和 caspase-6，诱导线粒体相关性 caspase 依赖性细胞凋亡；同时释放凋亡诱导因子，诱导细胞核 DNA 降解，诱导非 caspase 依赖性细胞凋亡；线粒体电子传递链受阻，产生大量的活性氧类，不仅对线粒体 DNA 和细胞核 DNA 造成直接损伤，同时也促进了脂质过氧化，损伤细胞膜功能，诱导细胞凋亡；线粒体损伤后 ATP 生成迅速减少，细胞膜上 ATP 依赖的 Ca^{2+} 泵和 Na^+-K^+ 泵功能失调，导致细胞内钠、钙超载，促使脑细胞水肿及脑组织间水肿发生。

心脏停搏发生后脑细胞缺血、缺氧、能量供应不足以及再灌注后的氧自由基损伤等一系列因素均会使内质网稳态遭到破坏，大量的未折叠蛋白和错误折叠蛋白聚积在内质网内，引起内质网应激（endoplasmic reticulum stress，ERS）。为了减轻 ERS，修复内质网功能，细胞分别通过内质网膜上的转录因子 6、需肌醇酶 1 和蛋白激酶 R 样内质网调节激酶 3 种感受器蛋白来激活未折叠蛋白反应。未折叠蛋白反应的激活可以活化信号通路下游靶基因，促进未折叠蛋白或错误折叠蛋白的快速降解，以此来维持内质网稳态，保证细胞的存活，但是，当 ERS 持续时间过长或严重时，未折叠蛋白反应过度激活会诱导细胞凋亡。长时间 ERS 主要通过激活以下 3 条信号通路介导细胞凋亡：①蛋白激酶 R 样内质网调节激酶真核细胞翻译起始因子 2α-活化转录因子 4-CCAAT 区/增强子结合蛋白同源蛋白（CCAAT/enhancer binding protein homologous protein，CHOP）信号通路。研究表明，CHOP 可激活内质网氧化酶 1α，其在二硫键形成过程中介导电子转移到分子氧以产生过氧化氢，这种反应可促进活性氧类的产生和内质网内的 Ca^{2+} 外流，外流的 Ca^{2+} 被线粒体摄取，并通过不同机制产生更多的活性氧类。因此，ERS 会引起氧化应激和线粒体功能的损害，从而导致细胞死亡。②caspase-12 信号通路，caspase-12 是存在于内质网内面的一种蛋白水解酶，其在 ERS 介导的脑细胞凋亡中发挥重要作用，已有研究发现心脏停搏心肺复苏后，大鼠脑组织 ERS 的标志物葡萄糖调节蛋白-78 和 X-盒结合蛋白-1，以及凋亡标志物 CHOP 和 caspase-12 上升，且葡萄糖调节蛋白-78 和 X-盒结合蛋白-1 开始升高的时间早于 CHOP、caspase-12，说明心脏停搏心肺复苏后脑组织损伤的过程中，ERS 及其诱发的相关细胞凋亡通路被激活。同时有研究者在诱导大鼠心脏停搏成功后，施行心肺复苏时给予富氢液，可提高心脏停搏心肺复苏后的生存率，并能改善神经功能结局，其机制可能是富氢液通过抑制 ERS 而下调氧化应激，减轻细胞凋亡。③c-Jun 氨基末端激酶信号通路，有研究发现急性脑缺血再灌注损伤同样也会激活 c-Jun 氨基末端激酶，并且通过某种药物抑制 c-Jun 氨基末端激酶能够改善神经功能障碍，同时脑细胞的存活率也相应有所提高。

心脏停搏后脑损伤过程中有多种诱发细胞凋亡的因素，包括能量衰竭、氧自由基、蛋白酶激活、离子失衡、线粒体损伤、DNA 损伤等。这些因素可以使细胞发生形态学变化，如细胞皱缩起泡、凋亡小体形成、染色质浓缩、核碎裂、染色体 DNA 碎裂和信使 RNA 衰变等。引起细胞凋亡的途径主要有两种：①Fas 和其他肿瘤坏死因子受体超家族成员和配体介导的外源性途径，它通过死亡受体参与触发并激活 caspase-8；②线粒体介导的内源性途径，是指在各种不利因素的刺激下，线粒体释放细胞色素 C 和凋亡诱导因子来激活 caspase-8。这两种途径最终都引起 caspase-3 活化，导致维持细胞存活和完整所必需的细胞蛋白降解，引起细胞凋亡。

心脏停搏后全身缺血以及随后的再灌注将通过免疫和凝血途径激活全身性炎症反应，活化白细胞聚集于微血管内，炎性细胞因子表达增多，产生细胞毒作用。激活凝血途径而不激活内源性纤维蛋白溶解将导致微血管血栓形成。而激活的中性粒细胞和血小板则聚集在微循环内。脑微循环血流量进一步受到 α_1-肾上腺素能激动药-内源性或外源性肾上腺素的作用，导致毛细血管血流量的减少、动脉乳酸水平的增加。再灌注期间产生的氧自由基（ROS）可加剧内皮损伤，增加交换血管通透性和微血管滤过，致使血-脑屏障的破坏，引起脑水肿、脑出血和神经元的损伤。

三、心肺复苏术后神经系统监测与评估

（一）心肺复苏术后神经系统监测

当脑的氧输送下降至不足以满足脑氧代谢需求时，就将出现神经功能障碍。由于神经功能障碍的表现往往早于细胞结构完整性的破坏，故神经功能监测能预警颅内缺血、缺氧的状态，有助于在发生不可逆的脑损伤之前争取纠正缺血、缺氧的时间。因此，神经系统功能监测可以用于指导治疗，如心肺复苏后颅内压增高；还可以用于疾病并发症的治疗，如脑水肿。一般监测手段主要包括两大类：第一类主要是针对神经系统功能的监测，如临床神经系统查体、脑电图以及诱发电位；第二类主要是脑灌注指标的监测，如经颅多普勒（TCD）、近红外光谱脑氧饱和度监测（NIRS）、脑组织氧分压（PO_2）及脑或颈静脉血氧监测。根据监测结果综合监测脑血流、脑功能、颅内压、影像学变化以及心肺功能可能对临床决策有所帮助。

1. 神经系统功能监测　心肺复苏后患者的处理强调及时性，首先应想到的是挽救患者生命，处理和评估同时进行，不应由于反复评估神经系统功能而忽略对基本生命体征的监测，延误治疗时机，神经系统评估应包括定位和定性评估。应采用目标式神经系统体格检查，其中意识状态、脑干反射（瞳孔对光反射、角膜反射、头眼反射、前庭眼反射）、肢体运动、癫痫/肌阵挛等对脑损伤监测与评估最为准确、可靠。对意识水平的判断则主要是定性评估。目前还没有评价患者意识水平的可靠客观手段，临床上通常依靠主观评价方法。随着对意识障碍临床研究的深入，衍生出多种意识评估系统，但最常用的仍然是格拉斯哥昏迷量表（GCS）评分。GCS 由睁眼（E）、体动（M）和语言（V）3 部分组成，每项包含不同等级，评为不同分值。总分为 15 分，代表完全清醒；最低为 3 分，代表觉醒和知晓功能完全丧失。实施 GCS 评分时应须注意以下细节：①对患者的刺激应遵循由轻到重的原则，如先呼唤、后轻拍肩膀、再推动肩膀、最后疼痛刺激，切忌一开始就给予疼痛刺激。疼痛刺激的方法可选择叩诊锤针刺甲床、拿捏斜方肌或手指关节搔刮胸骨。②所给予的疼痛刺激绝不能针对下肢，此时所引出的体动反应可能是脊髓反射的结果，容易造成混淆。③呼唤患者姓名时睁眼应判断为自主睁眼。呼唤患者姓名时不睁眼，大声呼唤时才睁眼，判断为呼唤睁眼。④判断遵嘱和语言定向力时，所提问题应尽可能简单明确，如嘱患者握手、松手，询问患者姓名、年龄和身高，询问患者现在何处。应避免提问不易回答的复杂问题。⑤评价时应记录观察到的最佳状态。GCS 具有简便易行的优点。其主要缺点包括：①属主观评分，依赖操作者掌握程度。②未包括瞳孔和脑干功能的评价。③各评价部分间无权重，有时相同评分的患者病情截然不同。④部分组合不存在或无临床意义，如体动反应过伸（去脑强直）不可能出现语言定向。因此，建议记录并报告各部分的评分。⑤人工气道患者无法评估语言功能。应记录为"人工气道"（T）。眼部直接损伤、水肿或麻痹的患者无法评估睁眼动作，应记录为"闭眼"（C）。

对于心肺复苏后仍意识不清患者神经系统体格检查应注意 4 个方面：①呼吸方式；②瞳孔；③眼球活动；④肢体动作。呼吸方式不同的脑结构损害可产生不同类型的呼吸节律异常：①大脑广泛损害为潮式呼吸。②中脑被盖部损害为中枢神经源性过度呼吸。③脑桥上部被盖部损害为长吸气式呼吸。④脑桥尾端被盖部损害为丛集式呼吸。⑤延髓损害为共济失调式呼吸。瞳孔反应：瞳孔检查对昏迷的评估十分重要。双侧瞳孔等大、对光反射存在，常提示意识障碍可能由全身性因素导致。但是，小脑出血或梗死患者的瞳孔可能表现为双侧等大，对光反射灵敏。下位脑桥或丘脑以上部位病变也可能不引起瞳孔改

变。瞳孔对光反射消失，大小不等，一侧扩大，提示颞叶沟回疝。瞳孔散大、直径超过 6 mm 且固定于外下方，提示动眼神经受损，最常见原因是海马沟回疝。"针尖样瞳孔"由脑桥病变破坏交感神经通路所致。眼球运动的检查应包括观察静止眼球位置、评价自发性眼球运动以及检查反射性眼球运动。①眼球在水平方向向一侧凝视，提示大脑半球视中枢受累；垂直性眼球分离提示脑干损伤。②眼球浮动、向一侧来回运动，通常见于代谢性脑病或者双侧脑干以上病变；双眼快速向下跳动、继而缓慢回到中间位置和眼球反射运动障碍，提示急性脑桥病变；逆向眼球上下跳动，包括缓慢向下继而快速向上、眼球反射运动正常，提示弥漫性脑损害。③眼球运动检查包括眼脑反射、睫毛反射、眼前庭反射和紧张性颈反射。这些反射可用于判断脑干有无损伤。④肢体动作检查：患者在外界刺激时的肢体动作，有助于判断脑损伤部位和意识深度。通常的疼痛刺激包括眼眶上缘压迫、甲床重力压迫和搔刮胸骨。去皮质状态患者的表现是，在刺激后出现上肢屈曲、肩部外展和下肢伸直，提示病变在脑干水平以上。去大脑状态患者的表现是在刺激后出现四肢伸直。提示中脑尤其是红核水平受损的病变。

脑电图（EEG）主要由脑皮质锥体细胞产生，锥体细胞对缺血具有相对易损性。因此，EEG 对脑缺血也十分敏感。脑血流（CBF）<20～25 ml/(100 g·min) 时，脑电活动开始减慢；16～17 ml/(100 g·min) 时，自发脑电活动衰竭，诱发脑电波幅进行性降低；<12～15 ml/(100 g·min) 时，诱发脑电消失；能量衰竭则在 CBF<10 ml/(100 g·min) 时才发生，而在脑皮质发生不可逆损害之前，EEG 已经变成等电位。心肺复苏后，进行 EEG 监测有助于判断中枢神经系统的情况。心脏停搏后较高的癫痫发病率（8%～18%）提示脑电图可以作为一种持续监测手段以检测可治疗的无抽搐性癫痫样活动。在间断脑电图上获取的与神经系统恢复较差相关的诊断性脑电图波形包括普遍抑制（<20 μV）、与全身性癫痫活动相关的爆发抑制或在平面背景下弥散性周期性复合波。持续脑电图监测显示，在心脏停搏后最初几天脑电活动非常有活力，并不断变化。对深度昏迷患者，EEG 常表现为慢波。若病情好转可恢复到正常波；若病情恶化，则逐渐进入平坦波形。对怀疑脑死亡患者，其脑电活动消失，呈等电位改变，若持续 30 分钟以上，结合临床可协助脑死亡诊断。由于 EEG 受麻醉药的影响，因此判断脑功能状态时，必须排除麻醉药的作用。

体感诱发电位（SSEPs）是通过电刺激正中神经或胫后神经，并沿能反其传导通路记录直至对侧皮质。在心肺复苏后 1～3 天，双侧 N20 消失提示预后不良，但低温治疗可能影响检查结果。相反，如果双侧皮质 SSEPs 均存在，则提示缺氧性昏迷苏醒的可能性。SSEPs 与听觉诱发电位（AEPs）的结合有助于昏迷患者的管理。总的来说，如果脑干听觉诱发电位（BAEPs）和皮质 SSEPs 均完好，即使其他临床征象提示预后不良，患者的最终转归还是相当好的。如果皮质 SSEPs 消失而 BAEPs 存在，最佳转归可能也只是植物生存状态。如果皮质 SSEPs 和 BAEPs 的 I 波之前均消失，则极有可能是 BAEPs 和 SSEPs 潜伏期的早、中部分，对于脑功能尚存的患者，BAEPs 和 SSEPs 应当存在。相反的，脑电图在药物过量或某些治疗如巴比妥昏迷时呈现完全静止。

由于诱发电位仅能够在特定的神经传导通路上被记录，故将其作为脑电图的补充，在脑电图提示 α、0 或 α-0 昏迷的患者中，双侧皮质 SSEPs 消失提示预后不良。相反，SSEPs 存在提示预后较好。

2. 脑灌注压的监测　脑灌注压等于平均动脉压与颅内压（intracranialpressure，ICP）之间的差值。颅腔是一个半封闭、硬性腔隙，内容物包括脑组织、血液和脑脊液。脑组织的可压缩性很小。当颅内容物增加时，如脑水肿、肿瘤占位、梗阻性脑积水等，颅内压会相应增高。作为代偿机制，血液和脑脊液被挤压出颅腔，避免颅内压增高得过高过快。另外，正常情况下，脑血管自身调节机制也可发挥作用，脑灌注压在一定范围内波动时，脑血流量基本维持稳定。在病理情况下，颅内容积进一步增加，代偿机制逐渐耗竭，这时小幅度的容积增加也会引起 ICP 快速升高，进而引起脑灌注压下降，脑血流减少，造成脑缺血性损伤。因此，将脑灌注压维持在生理范围内，就具有重要的临床意义。由于 ICP 监测技术的进步，使得床旁常规监测脑灌注压成为可能。

从颅内压力-容积曲线的变化趋势可见，从代偿到失代偿之间的转化是非常迅速的（图 7-1）。在代偿阶段，临床表现可能并不明显。而一旦进入失代偿阶段，ICP 迅速升高，脑血流灌注将在短时间内极度降低，临床常常表现出脑疝症状。这时再采取处理措施，可能挽救脑组织的机会已经丧失。因此，进行 ICP 监测的临床意义在于及时发现 ICP 升高的趋势，在进入失代偿期之前尽早采取措施。

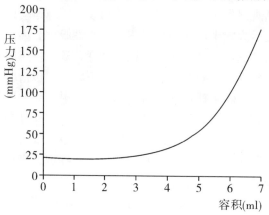

图 7-1　颅内压力-容积曲线

根据所采用的技术不同，ICP 监测可分为液体传导测压、光电传导测压及其他无创监测类型。如脑室内测压、尖端整合压力传感器的 ICP 监测导管以及无创 ICP 监测等。①液体传导测压，即脑室穿刺置管测压，这是目前临床使用最多的监测手段，方法为在颅缝与瞳孔中线交点处行颅骨钻孔并行脑室穿刺，在术中置入细硅胶管并与测压装置相连接。置管位置多选择一侧侧脑室前角。通常在颅骨钻孔处和头皮穿刺处之间建立皮下隧道，目的为降低感染发生率，并便于多选择颅外水柱压力传感器，测压管路中充满生理盐水。脑室内测压采用的是液体传导测压系统，零点校正是容易导致监测误差的重要因素之一。体外传感器的水平应与体内零点位于同一水平面。推荐的校正手段包括水平尺、封闭水柱管路和激兴式平仪。目测校正方法存在较大误差，在开展 ICP 监测的单位，应制订操作常规，并加强技术培训。②光电传导测压，此种监测使用尖端整合压力传感器的 ICP 监测导管。顾名思义，这类监测导管的尖端配有传感器，有光纤和电-张力传感器两种。探头尖端可放置到脑室、脑实质、蛛网膜下隙、硬膜外隙等部位，扩大了监测适应证，操作也变得相对简单。③无创 ICP 监测，包括鼓膜移位、经颅多普勒和视觉诱发电位技术。对于存在 ICP 监测禁忌证的患者，如凝血功能异常，人们一直希望能寻找到一种无创方法。但是，到目前为止，尚未开发现能够准确实时反映 ICP 的无创手段。上述技术的准确性尚有待验证，临床应用尚处于摸索阶段。

ICP 监测的并发症主要包括两个：①感染。文献统计的 ICP 监测感染率为 0%～27%，皮下隧道可明显降低感染危险，脑实质探头的感染发生率较低。发生颅内感染的危险因素主要包括监测装置的置入时间＞5 天和手术室外置管。置管和日常操作监测装置时严格遵守无菌原则（手套、口罩和隔离衣）。常见病原菌包括金黄色葡萄球菌、表皮葡萄球菌、大肠埃希菌、克雷伯菌和链球菌。②出血。所有颅内置入的监测都存在导致出血的危险性。与其他创伤性操作相同，恰当的培训并获得实际经验是减少出血的主要手段。患者的凝血功能状态是临床实施 ICP 监测时关注的焦点。

3. 脑血流的监测　1944 年 Kety 及 Schmidt 首次提出 Kety-Schmidt 模型测定人全脑血流量，$CBF = 100\ Qt / \int_0^t (A\text{-}V)\ dt$ 来测定脑血流的数值，测定正常人脑血流量为 30～40 ml/(100 g·min)。

1959 年 Lassen 等首次提出脑血管自动调节功能的概念，指出当动脉压在 60～150 mmHg 之间波动时，脑血流保持稳定的能力。脑血管自动调节功能保护脑，避免低血压导致的脑灌注不足，或高血压导致的脑充血、过度灌注。

（1）脑血流的调节因素及机制：

$$rCBF = rCPP / rCVR$$

其中 CBF 为脑血流；CPP 为脑灌注压；CVR 为脑血管阻力。

脑血流的调节因素主要包括脑灌注压及脑血管阻力，近端血管狭窄情况、系统血压以及侧支循环情况影响脑灌注压的变化，由于脑灌注压（CPP）来自动脉压（artery blood pressure，ABP）和颅内压间的压力梯度，在颅内压不高或是颅内压病情稳定情况下脑灌注压的动态波动依赖动脉压的瞬时变化。故在研究和临床中，常常应用动脉压来评估脑灌注压的情况。一段时间内变化趋势不大的动脉压波动作用于脑血流效应，能通过频率分析/传递函数分析进行评估，鉴于动脉压和脑血流慢性波动改变的时域相关性评估，为减少心搏和呼吸对动脉压的影响，观察采用的时间平均值通常为 10 秒，一般来说描绘一个相关性评估（泊松相关系数）趋势需要大约 30 个样本。动脉压和脑血流之间正相关提示自动调节损伤。相反负相关或零相关提示自动调节功能保存。动态调节的相关性指数通常与静态自动调节相一致。由于脑血流监测多是临时性的，其持续监测非常困难。因此临床上也在不断寻找其替代方法。脑血流的改变，本质上引起脑血流容量的改变，相应引起颅内压上升或下降。颅内压的持续监测目前是临床常规进行的监测指标，容易实施并且是精确的。大型观察研究和回顾性分析均认为，监测并控制颅内压的患者相比未控制者有较好的预后，并支持 20 mmHg（1 mmHg＝0.0133 kPa）作为颅内压上限。

应用颅内压替代脑血流，评估与动脉压动态变化之间的关系，引入了一个相关脑血流自动调节的新名词即脑血管压力反应性（cerebrovascular pressure reactivity，CPR），其基本理论为脑血管自动调节能力完整的患者，其动脉压下降可引发颅内血管系统的扩张，以保证稳定的脑血流供应，相应颅内容量的增加，颅内压随之上升。反之，脑血管自动调节能力损害患者，动脉压下降诱发脑血容量的减少和颅内压的下降。这种压力反应性可用应力反应指数（pressure reactivity index，PRx）客观描述，PRx 是动脉压和颅内压之间低频波动的泊松相关系数，PRx 是一种时域自动调节指数，评估 30 个连续的 10 秒片段的动脉压和颅内压平均值之间的相关系数获得。其值位于－1 与＋1 之间，正值即正相关，提示脑血流自动调节功能损害，负值提示脑血流自动调节功能完整。

理想的最佳脑灌注压（Optimal，CPP）应位于静态自动调节曲线的中点。临床实践中，持续测量动态自动调节功能，可以获得一系列 PRx。以 PRx 和相应脑灌注压可以得到 U 形曲线，PRx 最低点相应的脑灌注压，即自动调节功能最强时的脑灌注压。

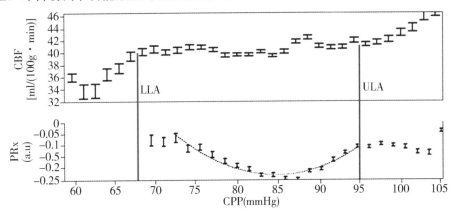

图 7-2 PRx 的 U 形曲线和最佳 CPP 的关系

如图 7-2 所示，PRx 均值和相应脑灌注压形成曲线，在 70～95 mmHg，PRx 处于最低值，提示自动调节功能良好。其余部分 PRx 比较高，提示自动调节功能损害。如果用抛物线函数拟合这些相关数据，最小的 PRx 值为－0.23，相应 85 mmHg 之间是最佳脑灌注压。最佳脑灌注压能够持续计算，但是最佳脑灌注压数值不是持续不变的，控制脑灌注压靠近最佳脑灌注压水平的患者，相比远离最佳脑灌注压水平的患者，有更好的预后。

脑血管自动调节功能通过小动脉和毛细血管括约肌调节脑血管的阻力，关于机制，主要是 4 种学说，包括肌源性、神经源性、内皮性和代谢反应机制。肌源性张力是压力增高时小动脉及其平滑肌收缩，压力降低时舒张。代谢反应机制发生在较小的血管，局部微环境的变化会影响血管舒缩反应，例如，低于自动调节下限的低血压导致了脑血流降低，进而导致 CO_2 蓄积，由于调节存在则小血管扩张，

$PaCO_2$ 每增加 1 mmHg，脑血流增加近 4%。相反，高于脑血流自动调节上限的高血压导致高灌注和 CO_2 减少，相应地血管收缩，$PaCO_2$ 每降低 1 mmHg，脑血流减少 4%。该反应已经被归因于脑血管平滑肌对 H^+ 的反应。神经源性机制也被称为"神经血管耦联"，包括对中、小直径血管的控制。神经元分泌具有血管活性的神经递质，如血管扩张药乙酰唑胺、NO 及血管收缩剂 5-羟色胺和神经肽 Y。通过红外视频显微技术观察大鼠的神经元之间和邻近的微血管，发现微血管对神经元间去极化的反应是收缩。内皮性机制是指内皮细胞产生了多种信号，如内皮细胞分泌血管扩张药 NO 等，以及血管收缩剂如内皮素-1、血栓素 A2 等，影响正常和疾病状态下脑血管的张力。

另外局部病理生理学状态也会影响脑血管阻力，局部二氧化碳分压或酸碱度影响脑血管扩张程度。随着二氧化碳分压的升高，脑血管调节曲线的平台期会随之上升，即随着二氧化碳分压的上升，相同灌注压下的脑血流量增加。与此同时，平台期也会逐步缩短，即自动调节的低点升高，而高点降低。直至极度升高二氧化碳分压（$PCO_2 \geqslant 70$ mmHg），脑血流调节功能消失。（图 7-3）

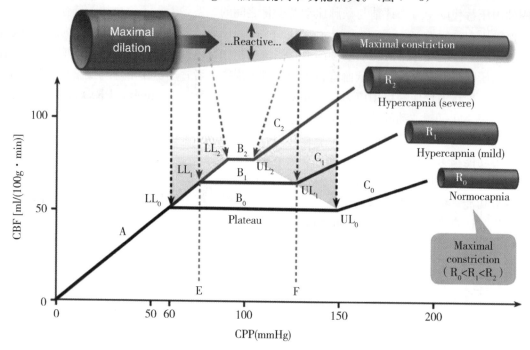

图 7-3 高碳酸血症对大脑自我调节的影响

与之相反，低碳酸血症将会造成平台期的下移，即脑血量减少，与此同时，自动调节曲线的低点并未发生明显的改变，但是高点会发生不可预知的变化。（图 7-4、图 7-5）

除了二氧化碳和血压之外，交感神经反应性、麻醉方式、过度通气和血氧分压都会对自动调节曲线造成改变：高碳酸血症本身会引起交感神经反应性提高，从而抑制增加的脑血流量；吸入麻醉药本身的扩血管作用可以看作是对脑血流自动调节功能的一种抑制作用，而丙泊酚静脉麻醉对调节功能则起到了保护作用；过度通气在引起低碳酸血症的同时，会引起平均动脉压的升高和心输出量的降低，从而干扰低碳酸血症本身对调节功能的影响；当患者的血氧饱和度维持在 90% 以上时，对脑血流没有明显的影响。

脑血管的适应性调节机制有助于保证脑在各种条件下均可获得充足且适当的血液供应。包括：动脉血压（arterial blood pressure，ABP）在一定范围内变动时，保持脑灌注稳定能力的脑血流自动调节；脑内动脉 $PaCO_2$/pH 改变时，保持脑灌注稳定的血流动力学反应的脑血管运动（舒缩）反应性（cerebral vasomotor reactivity，VMR）。以上 2 种调节机制针对的是静息状态的脑血流调控。此外，细胞活性增加时，CBF 通常也会增加，这是通过神经血管耦联（neurovascular coupling，NVC）调整脑灌注以适应大脑活动增强时细胞功能增加的高代谢需求，又被称为功能性充血。

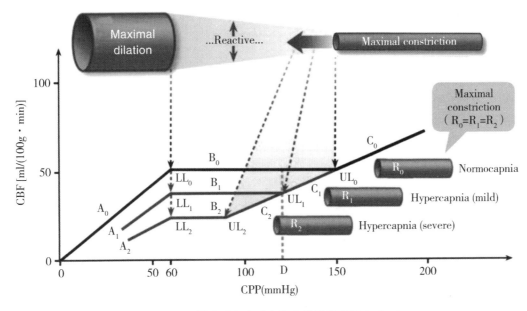

图 7-4　低碳酸血症对大脑自我调节的影响（一）

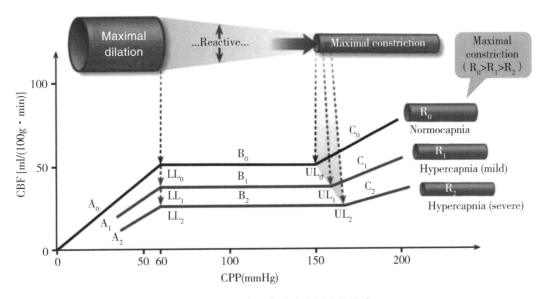

图 7-5　低碳酸血症对大脑自我调节的影响（二）

　　脑血管自动调节功能的动态监测目前主要通过激发试验来实现。激发试验的机制是升高动脉 CO_2 浓度或给予乙酰唑胺（acetazolamide，ACZ）诱发高碳酸血症，增多的 CO_2 在脑脊液和血浆之间自由弥散，与水结合形成碳酸之后电离为 H^+ 和 HCO_3^-，H^+ 为脑小动脉扩张的主要刺激因子。$PaCO_2$ 是使脑血管扩张、血管阻力减小及脑血流量增加的最重要影响因素。主要有以下几种方法：①CO_2 吸入试验。一般使用 CO_2 麻醉气囊吸入含 5％ CO_2 和 95％ O_2 混合气体，导致动脉血 $PaCO_2$ 升高，脑血管扩张增加 CBF。该试验个体差异较大，可能出现高血压、呼吸道不适等不良反应，且需要特殊设备、操作复杂，限制了临床应用。②屏气试验。与 CO_2 吸入试验原理相同，屏气后体内 CO_2 潴留人为地造成高碳酸血症使血管扩张，经常与 TCD 联合应用。该方法简单、快速、无创、耐受性好，但需排除呼吸系统疾病及意识不清的患者。③ACZ 试验。ACZ 是一种碳酸苷酶抑制药，使碳酸分解为 CO_2 和 H_2O 的速度减慢，造成组织中的 $PaCO_2$ 和 H^+ 浓度升高，达到小动脉扩张、CBF 增加的目的。ACZ 是目前应用最多、效果最好、最理想的脑血管扩张激动药。

根据脑血流 CBF 的评价，将脑血流动力学分为 3 级。

0 级：正常，rCPP 正常，有正常的 rCBF，rCBV 和 rMTT 无升高，rCBF 对血管扩张药的反应正常。

1 级：rCPP 下降，但在脑血管自动调节机制的范围内，rCVR 下降，rCBF 可保持正常范围。rCBV 和 rMTT 升高，rCBF 对血管扩张药的反应性下降。

2 级：贫困灌注状态。rCPP 下降超过脑血管自动调节能力的下限，rCBF 下降。

（2）脑血流储备的影像学评价：在临床工作中，可通过多种影像学方法结合血管扩张激发试验比较基础态与激发态灌注参数值的变化来评价脑血流储备能力。

影像学方法的原理是追踪示踪剂或对比剂浓度随时间的变化，获得时间-密度/信号曲线，计算脑血流量（cerebral blood flow，CBF），脑血容量（cerebral blood volume，CBV），平均通过时间（mean transmit time，MTT），达峰时间（time to peak，TTP）等参数值，反映局部脑血流变化情况。脑血流储备的计算公式：（激发后 CBF－激发前 CBF）/激发前 CBF×100％，正常值为 20％～75％。正常情况下，激发试验后 CBF 会明显升高，如果 CBF 反应减弱，提示脑血管自身调节能力降低，脑组织位于临界梗死的边缘。

常用技术包括：磁共振灌注加权成像（MR perfusion weighted imaging，PWI），CT 灌注成像（computed tomography perfusion，CTP），正电子发射计算机体层摄影（positron emission tomography，PET），TCD，单光子发射计算机体层摄影（single photon emission computed tomography，SPECT）等。

近年来随着多模态医学影像技术快速发展，PET/CT、一站式 CTP-CTA 等新型影像设备发挥了更大的优势，临床应用价值更高。脑血流储备的多种检测方法各具优势，PET/CT 将功能代谢显像和解剖结构显像完美结合，提高了空间分辨率，图像质量更清晰；一站式全脑动态容积 CTP-CTA 成像，一次扫描同时得到 CTP 及 CTA 信息，扫描速度更快、辐射剂量更低；PWI 为多方法、多参数、多序列成像，对疾病检测更敏感，组织分辨率更高，且无电离辐射损害；TCD 结合屏气试验因简便、无创、经济等优点可作为首选检测脑血流储备方法。

（3）脑血流动力学-侧支循环的评价：在心肺复苏后出现脑血流的减少，若存在基础颅内动脉狭窄时就会出现大脑不同部位结构的缺血梗死，此类患者的预后与侧支循环密切相关，因此，颅内动脉侧支循环的评估尤为重要。

首先，按来源对侧支循环分级。

1 级：Willis 环的前后交通动脉。

2 级：大脑前、中、后，小脑动脉颅内软脑膜侧支、颅外血管的解剖分流（面、下颌、脑膜中动脉、枕动脉）、颅内分流（眼动脉）。

3 级：新生毛细血管。

按代偿效果对侧支循环分级使用 ASITN/SIR 侧支循环评估系统。

0 级：没有侧支血流到缺血区域。

1 级：缓慢的侧支血流到缺血周边区域，伴持续的灌注缺陷。

2 级：快速的侧支血流到缺血周边区域，伴持续的灌注缺陷；仅有部分到缺血区域。

3 级：静脉晚期可见缓慢但是完全的血流到缺血区域。

4 级：通过逆行灌注，血流快速而完全地灌注到整个缺血区域。

0～1 级为侧支循环较差；2 级为侧支循环中等；3～4 级为侧支循环较好。

评价已有的侧支循环，推测建立新的"血管旁路"的必要性。侧支循环评估方法包括结构学评估和功能学评估，前者包括经颅多普勒（TCD）、经颅彩双功能超声（TCCS/TCCD）、基于 CT 血管成像技术（CTSI、MPR、MIP）、三期 CTA、动态 CTA、MRA、DSA。功能学评估包括 TCD 血流储备功能测定、氙增强 CT、单光子发射 CT、CT 灌注、磁共振灌注加权成像（PWI）、动脉自旋标记（ASL）。

其中 DSA 作为脑血管侧支循环的诊断金标准，但其他诊断方法也有不可或缺的临床应用及意义。

虽然针对侧支评估方法及方案尚缺乏统一定论，更缺乏指南与专家共识的指导，各级医院仪器设备及系统不同，但能使用自身具备影像学分析方法对患者进行侧支循环评价，对指导早期再灌注或者血管再通治疗具有重要指导意义，并能对患者临床预后做出预估。

4. 氧供/氧需平衡监测　当存在缺氧或灌注不足时，大脑将发生一系列生物化学异常。脑代谢监测的目的就是尽早发现这些异常情况。脑氧监测可通过颈静脉球血氧饱和度（$SjvO_2$）监测来实现。

$SjvO_2$ 的决定因素：脑的氧耗量（$CMRO_2$）等于单位时间内进入和流出脑的氧量之差。

$$CMRO_2 = CBF \times (CaO_2 - CjvO_2) = CBF \times [(Hb \times 1.34 \times SaO_2 + PaO_2 \times 0.0031) - (Hb \times 1.34 \times SjvO_2 + PjvO_2 \times 0.0031)]$$

公式中 CaO_2、SaO_2 和 PaO_2 分别为动脉血氧含量、血氧饱和度和氧分压；$CjvO_2$、$SjvO_2$、$PjvO_2$ 分别为颈静脉血氧含量、血氧饱和度和氧分压；Hb 为血红蛋白浓度。

正常情况下，当脑氧耗量升高时，脑血流量随之升高；脑血流量降低时，脑氧耗量也随之降低，称为脑代谢-血流耦联。这时 $SjvO_2$ 维持不变，脑氧提取率也维持不变。病理情况下，脑代谢-血流耦联受损，将导致脑氧提取的变化，表现为 $SjvO_2$ 降低或升高。$SjvO_2$ 监测的主要目的是提早发现 $SivO_2$ 的变化，反映出的问题是脑血流与脑代谢之间的平衡失调。

关于心脏停搏后颈静脉球血氧饱和度（$SjvO_2$）的临床研究显示，心脏停搏后 $SjvO_2$ 呈现为动态模式。在心脏停搏后最初几天，$SjvO_2$ 往往较混合静脉血氧饱和度低，且在发生心源性休克后其较混合静脉血氧饱和度下降更快。这些研究并未发现预后较好和较差患者之间任何的早期差别。在一些预后较差的患者中，$SjvO_2$ 在接下来一天或数天内会增加（脑氧摄取降低）。受损大脑氧摄取下降可能代表全脑代谢障碍，或者表示可能进展为脑死亡。目前尚无关于心脏停搏后根据 $SjvO_2$ 进行逐步调整治疗的研究。总之，颈静脉球监测是一种评估脑氧供和摄取平衡的技术，但尚未确定任何亚组患者能够根据此监护逐步调整治疗。

（二）心肺复苏术后神经系统评估

1. 评估时机　不同评估项目在不同时间预测预后的准确性不同，因此，选择适当时机进行脑损伤评估是准确预测预后的保证。以往研究表明，CPR 后昏迷患者的 GCS 和肌阵挛发作持续状态的评估时机最好在脑损伤 24 小时内，瞳孔对光反射的评估时机最好在 24～48 小时内，体温的评估时机最好在脑损伤 48 小时内，肢体对疼痛刺激的运动反应、角膜反射和头眼反射的评估时机最好在脑损伤 3 天后，血清好在 24～72 小时内，EEG 的评估时机最好在 72 小时内，SLSEP 的评估时机最好在 24 小时至 7 天内。总之，脑损伤 3～7 天内是各项评估的最佳时机，若在此期间进行动态追踪则评估结果的准确性和可靠性提高。

2. 参数评估　2006 年美国神经病学会的质量标准委员会对心肺复苏（CPR）后昏迷患者的脑损伤评估参数进行了文献系统分析，分析后发现预后不良的参数有瞳孔对光反射消失、角膜反射消失、肢体对疼痛刺激无反应或过伸、肌阵挛发作持续状态、血清神经元特异性烯醇酶增高（$>33\ \mu g/L$）、短潜伏期体感诱发电位的双侧皮质电位缺失以及脑电图的暴发抑制模式或广泛癫痫样放电。这些参数可作为 CPR 后昏迷患者预后不良的可靠指标，并建议推广使用。

3. 评估分级　部分监测项目可进行分级量化评估，如 GCS 评分、脑电图分级评估、短潜伏期诱发电位分级评估和经颅多普勒超声分级评估等。按分级标准进行脑损伤不仅提高了评估的可操作性，而且提高了评估的准确性。CPR 后昏迷患者，临床神经系统检查按 GCS 分级评估，3～5 分提示预后不良，预测准确性为 $54\% \sim 100\%$；EEG 按 Young 分级标准评估，$\geqslant$ Ⅲ级提示预后不良，预测准确性为 $71\% \sim 100\%$；SLSEP 按 Cant 分级标准评估，Ⅲ级提示预后不良，预测准确性为 $86\% \sim 89\%$。

四、心肺复苏后中枢神经系统的支持治疗

(一) 心肺复苏后脑损伤患者的气道管理

对于心肺复苏后仍昏迷的患者丧失对气道的控制能力，数分钟内即可造成灾难性后果。心肺复苏后脑复苏患者中，脑神经功能不全、气道保护性反射异常、气道机械性梗阻以及中枢性呼吸肌无力的发生率较高，对这些患者的气道管理尤其重要。呼吸道的正常反射有赖于第Ⅴ、Ⅶ、Ⅸ、Ⅹ和Ⅻ对颅神经的正常功能。这些颅神经损伤可发生吞咽功能、舌体运动和声带功能异常，导致上呼吸道梗阻，严重时发生肺水肿。

建立人工气道的适应证包括：①格拉斯哥昏迷量表（GCS）评分≤8分；②咽喉部保护性反射丧失；③未经控制的持续癫痫；④其他临床情况导致患者氧合和通气功能障碍。

脑复苏患者的气管内插管应充分强调避免颅内压增高。常需配伍应用镇静镇痛药。镇静药，苯二氮䓬类药物和丙泊酚起效快，作用时间短。苯二氮䓬类药物中咪达唑仑对心血管影响也较轻。镇痛药，临床常用阿片类药物（如芬太尼）对循环的影响较小，并可应用拮抗药（纳洛酮）拮抗。插管途径首选经口，对外伤患者应避免经鼻途径。人工气道的撤除，应在患者自主呼吸可以维持正常呼吸功能的前提下进行。人工气道撤除前，还需仔细判断患者的吞咽和咳嗽反射，以及自主吞咽和咳嗽功能，最后判断刺激支气管隆突时的咳嗽反射，若反射存在，可随即拔除人工气道。不应反复试验，引起患者剧烈咳嗽，导致血压升高，使脑出血和水肿的危险性增加。由于存在再插管困难的可能性，对于脑干（尤其是延髓）损伤患者，在拔除气管内插管前应行气管切开准备。

(二) 心肺复苏术后患者的液体管理原则

脑复苏患者液体治疗的目的包括恢复有效循环血量、稳定血流动力学参数以及保证脑及其他重要生命器官组织灌注。在保证心脏容量负荷的前提下，液体复苏应充分考虑到血-脑屏障破坏的因素，这也是脑损伤患者补液的特点。

血-脑屏障由脑血管内皮细胞间的紧密连接构成，有效孔径为 0.7～0.9 mm，正常情况下仅可透过水分。当血-脑屏障破坏后，电解质在其两侧的移动产生渗透压梯度的改变，进而造成水分在脑组织和血浆间的重新分布，可能导致或加重脑水肿。因此，液体的渗透压会影响治疗的有效性和安全性。0.9%氯化钠为等渗溶液，常用于液体复苏，对脑组织水含量的影响较小。临床上有不同浓度的白蛋白，均可作为胶体进行液体复苏，减少晶体液的使用，但根据目前研究结果，相比晶体，并不能改善患者预后。甘露醇为高渗溶液，是治疗颅内压升高和脑水肿的主要方法之一，并非血容量扩张剂。对于急性颅高压患者，可应用甘露醇 0.25～1.0 g/kg，于 20 分钟内输注。应用于预防手术后脑水肿时，剂量为0.25～0.5 g/kg，q8h 或 q12h。由于渗透性利尿作用，静脉注射甘露醇后尿量增加，可造成容量丢失。对于脑损伤患者，以往常强调绝对的负体液平衡，应用大量渗透制剂，并未注意补充有效循环血容量。现在的观点认为，应用渗透制剂的目的为减轻中枢神经系统水肿，并非维持低血容量。因此，在应用渗透制剂的同时，应注意补充循环血容量，不应过分强调绝对负体液平衡。脑损伤患者的液体管理目标为轻度高渗状态下的正常血容量。

(三) 水钠平衡紊乱

CRP 合并脑损伤患者往往合并水钠平衡紊乱，主要包括 3 种情况：尿崩症、抗利尿激素异常分泌综合征和脑耗盐综合征。

脑损伤患者发生尿崩症（DI）最多见于垂体和下丘脑部位的损伤。DI 的诊断标准包括血浆渗透压升高（>295 mOsm/L）、尿渗透压降低（<300 mOsm/L）和尿量增多 [>2 ml/(kg·h)]。DI 的治疗应根据病情变化选择抗利尿激素制剂。如醋酸去氨加压素，可口服每次 100～200 μg 或静脉注射每次1～4 μg，每天 3 次。

抗利尿激素分泌失调综合征（syndrome of inappropriate secretion of antidiuretic hormone, SIADH）的病因是 ADH 分泌增多，导致体内水分增加，细胞外液容量扩张。但机体对容量负荷的代

偿机制保持正常，因此诱发肾脏排钠增多。表现为血容量正常或轻度增加、低钠血症和血浆渗透压降低、尿钠和尿渗透压升高。SIADH 的典型表现为低钠但无脱水。主要诊断依据包括血浆渗透压 <275 mOsm/L、尿钠>40 mmol/L、尿渗透压>600 mOsm、中心静脉压正常或增高。确定诊断前需排除甲状腺和肾上腺功能异常。临床实用的方法是应用 3% 氯化钠溶液，以 1~2 ml/(kg·h) 的速度输注 [0.5~1 mmol/(kg·h)]。必须每 2~3 小时监测血钠水平，将血清钠离子浓度的升高速度控制在 0.5 mmol/(L·h) 左右 [12 mmol/(L·d)]。可同时应用袢利尿剂，促进游离水的排出，防止细胞外液容量过多。SIADH 的另一治疗策略是限制液体入量、将输液量控制在 500~1000 ml 是多数临床单位采取的标准。

脑耗盐综合征（cerebral salt wasting syndrome，CSWS）是以低钠血症和细胞外液容量不足为特征的综合征。目前对 CSWS 尚缺乏统一的诊断标准。出现下列情况时有助于 CSWS 的诊断：①低钠血症伴多尿；②尿钠升高而尿相对密度低；③低钠血症经限制入量后反而加重；④中心静脉压降低。CSWS 与 SIADH 的区别在于前者存在细胞外液容量不足。然而，临床对容量状态的评估并不一定准确。现多采用中心静脉压<5 cm H$_2$O 作为鉴别 CSWS 和 SIADH 的标准。CSWS 的主要治疗措施时充分补钠补水。由于 CSWS 表现为低血容量性低钠血症，因此需要快速补充血容量，提高血浆渗透压，以改善微循环。在治疗过程中也要严密监测血钠、尿钠和 24 小时尿量，防止快速纠正低钠血症导致的中枢脱髓鞘。

（四）中枢神经系统损伤患者的针对性脑保护措施

神经保护策略的目的在于维持脑组织代谢的供需平衡，针对性神经保护措施的基本原理也在于此。对于 CNS 损伤患者，目前临床应用的针对性脑保护措施主要包括渗透治疗、低温治疗和镇痛镇静。

1. 渗透治疗　渗透治疗是临床最常采用的降低颅内压的措施。通过建立血管内外和细胞内外的渗透压梯度，使水分由细胞内向细胞外转移，达到脱水降颅压的作用。渗透压梯度的建立依赖于血-脑屏障结构和功能的完整性。需要注意的是，当血浆渗透压高于正常水平超过 48 小时后，细胞内将产生自发性渗透分子，细胞内外的渗透压达到新的平衡。此后若迅速纠正血浆渗透压，将导致自由水进入颅内间隙。因此，应用长效的渗透性药物后，停药前必须逐渐减量。这一原则适用于各种渗透制剂。常用的渗透制剂包括甘露醇和高渗盐水。

（1）甘露醇：20% 甘露醇的渗透压为 1100 mOsm/L。大量动物和人类临床研究发现，甘露醇具有降低颅内压、维持脑灌注压、改善脑血流和脑代谢的作用，广泛应用于临床。甘露醇的作用机制主要包括两个：血容量扩张效应和渗透效应。由于具有高渗特性，甘露醇静脉输注后引起血浆容量即时扩张，血细胞比容降低，红细胞变形能力增强，血液黏度降低。这些血液流变学作用致使脑血流及脑氧输送增加，尤其对于脑灌注压降低患者。甘露醇的渗透效应发生于应用后的 15~30 分钟，当血浆和细胞的渗透梯度建立之后，根据临床条件不同，持续时间从 90 分钟至 6 小时或更长时间不等。甘露醇的常用剂量是 0.5~1.0 g/kg 体重静脉注射，每 4~6 小时 1 次。应用甘露醇的过程中应监测血浆渗透压。治疗目标是维持达到获得预期疗效的最低渗透浓度。随着甘露醇应用时间的延长，血浆测定的渗透压与计算的渗透压之间的差值（渗透压间隙）将逐渐升高。应用甘露醇时的监测目标是使渗透压间隙维持在 15 mOsm/kg 左右。甘露醇治疗时血浆渗透压超过 320 mOsm/kg 并不会取得更好的疗效，反而使渗透压间隙进一步增加，导致急性肾衰竭。

（2）高渗盐水：高渗盐水可通过直接影响血浆钠水平达到预期的血浆渗透压，可改善 CNS 损伤患者的血流动力学参数，并提高生存率。此后，高渗盐水被应用于颅脑创伤颅内压增高、蛛网膜下腔出血和脑卒中等 CNS 损伤患者。应用高渗盐水的主要潜在危险是可能导致渗透性中央脑桥或桥外脱髓鞘，因此对于低钠血症患者，给予高渗盐水应格外慎重。需要经常监测血清钠水平，以避免血浆钠浓度变化过快。应用 3% NaCl 溶液时，可每 4~6 小时静脉注射 150 ml，或以 0.5~1.0 ml/(kg·h) 的速度持续注射。23.4% NaCl 可以每 6 小时 30~60 ml 的剂量静脉注射。

2. 低温治疗　低温治疗是以物理方法将患者核心温度降低到预期水平而达到治疗疾病目的的方法。

人们很早就认识到低温可能对 CNS 具有保护作用。原因是低温治疗对脑血流有调节作用、降低脑氧代谢率和改善细胞能量代谢、减少兴奋性氨基酸的释放、减少氧自由基的生成、减少细胞内钙超载。有研究表明，温度每降低 1 ℃，脑组织代谢降低 6%～7%。通常低温治疗在临床上可将核心温度控制在不同的范围以达到相应的治疗效果。

低温治疗的关键技术环节：靶温度、持续时间和复温方法是低温治疗的关键技术环节。

（1）靶温度：根据体温水平，临床一般将低温分为 3 个水平：①轻度低温（33 ℃～35 ℃）；②中度低温（28 ℃～32 ℃）；③深度低温（10 ℃～27 ℃）。对于 CNS 损伤患者，目前已经达成的共识是无需将温度降至 30 ℃以下，否则发生威胁生命并发症的危险明显增加。现有研究也均将温度控制于 32 ℃～35 ℃，称为轻中度低温。当体温由 37 ℃降低至 35 ℃～36 ℃时，患者颅内压明显降低，脑灌注压明显升高，再进一步降低体温，颅内压的下降幅度减小，然而多数患者的心率、血压、血清钾离子浓度和白细胞计数却受到更为显著的影响。

（2）低温持续时间：北美开展的研究多是将低温时间控制在 24～48 小时，而国内开展的研究低温维持时间较长，多在 3～5 天。低温具有降低颅内压的作用，复温过程中通常会出现颅内压的反跳。理论上讲，应以颅内压的控制指导低温持续时间，实施个体化治疗。

（3）复温方法：缓慢复温是低温治疗的共识原则，快速复温会导致颅内压反跳，造成医源性继发损伤。针对心脏停搏的临床指南推荐复温速度应低于 0.25 ℃/h～0.5 ℃/h。对于进行颅内压监测的患者，可应用颅内压的变化指导复温过程，在复温过程中出现颅内压升高的趋势时，应暂停复温。对于未进行颅内压监测的患者，按 1 ℃/4h，甚至 1 ℃/24h 的速度复温，是较为稳妥的方法，并且在复温过程中应密切观察患者的生命体征和神经系统体征的变化。

3. 镇静镇痛　从血流角度讲，脑灌注取决于体循环压力与颅内压之间的差值。从代谢角度讲，则取决于全身氧输送与脑氧耗之间的平衡。正常情况下，由于自身调节功能发挥作用，脑灌注压在一定范围内变化时脑血流维持相对稳定。而 CNS 损伤患者的脑血流，由于自身调节功能受损或丧失，当患者疼痛、躁动机械通气不同步或接受刺激性操作时，体循环压力升高将直接导致脑血流增加，脑血容量增多，进而导致颅内压明显增高。若同时伴有胸腔内压力升高，将阻碍颈静脉回流，加剧颅内压的增高幅度。另一方面，这些情况势必增加大脑氧耗，对低灌注的耐受性降低，严重时发生脑缺血和梗死。恰当的镇痛、镇静在抑制体循环应激反应的同时，降低脑代谢，减少正常区域脑组织的血流量，降低颅内压，发挥对受损大脑的保护作用，另外，镇静镇痛还能减少循环儿茶酚胺释放量、控制颅内压、减少机械通气中的人机对抗、控制癫痫以及维持血流动力学稳定。镇静药的选药原则为短效、镇静深度容易调节、对循环干扰轻微以及对 CNS 无附加损害。咪达唑仑为水溶性苯二氮䓬类镇静药，单次给药后 5～10 分钟达到最大镇静效果，消除半衰期为 2～4 小时，特点是对循环影响小。丙泊酚为短效镇静药，维持静脉泵入速度与血浆稳态浓度之间具有明显相关性，说明镇静深度的可控性良好。缺点为单次静脉注射时对循环的影响较大，表现为扩张外周血管，血压降低。但维持泵入时若掌握好泵入速度，降压作用轻微。丙泊酚以脂质溶剂为载体，长期输注可能导致血浆乳糜微粒形成，并影响血浆脂质清除。丙泊酚的特点为代谢迅速，消除半衰期仅为 30～90 分钟。当需要短期快速镇静时，丙泊酚是较佳的选择，有利于进行神经系统体检和机械通气撤机。对于非机械通气支持条件下的 CNS 损伤患者，应避免深度镇静，防止呼吸抑制而加重颅内压增高。如果需要更进一步的镇静治疗，可在通过建立确切的人工气道的保障下进行。

五、预后

心脏停搏复苏后会出现以脑损伤为主要表现的临床情况。对于心脏停搏患者，仅需对神经系统以外器官系统的常规诊疗进行微调。但是，注意优化脑灌注、避免脑水肿、警惕常见癫痫样活动及靶向体温控制的应用却是针对心脏停搏后患者的独特 ICU 诊疗。重症科医师在进行连续诊疗的同时还需要辅助家属评估患者发生有意义的神经系统恢复的可能性。在心脏停搏后昏迷患者的诊疗中，很大一部分涉及神经系统能否出现有意义恢复的可能性。有意义恢复一般指能够唤醒，但患者家属教育也非常关键：即使患者苏醒了依然存在其他功能缺陷。了解几种可能的预后中患者对正在进行生命维持治疗的优先意愿，对于为患者提供正确的建议和诊疗非常重要。对于患者进行统一评估及初始治疗可以为患者家属提供较早的预后信息，以帮助其做决定。在进行初始评估的同时，重症医师可以对患者家属进行教育，并评估患者的意愿是否得到准确表达。即使基于这些讨论，在心脏停搏后的任何时刻均有可能发生评估强度减少或偏离一般诊疗途径的事情发生。多种临床情况可以导致心脏停搏后生存障碍。在进入重症监护室后，顽固性休克或多器官功能衰竭促使诊疗停止。其次，最严重的患者可能进展为脑死亡。最后，对于神经系统恢复较差的患者，治疗团队及家属预感患者将会成为持续性植物状态，估计心脏停搏后昏迷发展为持续性植物状态还是觉醒的方法有很多种。每个评估方法都有可能改变评估概率的正确性，并且没有哪个评估方法是百分之百的正确。直接评估包括昏迷程度的评定及颅 CT 扫描。在 ICU 最初的 1～2 天内，额外的数据可以通过脑电图和系列检查获得。对于降低体温后又复温的患者来说，皮质功能没有临床征兆和持续性昏迷没有做 MRI 及 DWI 检查，可以通过 3～7 天内的 SSEP 得到更精确的预后估计。脑死亡通常需要 1～2 天来确定，因为要纠正代谢性或毒性的干扰因素，除非有明显的脑疝或无脑血流，家属可能要求终止生命维持治疗。在后两种情况中，患者有被视为器官捐献者的可能性。根据当前定量数据，认识到预后的不确定性非常重要。在过去十年，很多先前未被认识的关于治疗的多个特异性临床问题已经得到确认（最佳抗惊厥药、最佳镇静药、最佳血压目标值、最佳影像学选择等）。将来更多的临床试验也将会完善这些知识空缺。

〔黄姗姗　罗　亮〕

第二节　心脏支持

一、概述

总的来说，最常见的导致心脏停搏的原因是各种心血管疾病，尤其是冠状动脉缺血。应注意识别并治疗心脏停搏的主要原因。自主循环建立后冠状动脉造影是一个至关重要的检查手段，有助于明确病因和决定下一步治疗策略。心脏支持的主要目的是保障重要脏器的灌注。目前除开常规的药物手段外，机械支持手段层出不穷，给了医师更多的治疗选择和争取了更多的时间。

二、心肺复苏术后心脏功能的病理生理

（一）复苏后心肌功能障碍

多种相互作用过程导致心脏停搏后心脏功能的可逆性恶化，从而导致在潜在的结构性心脏病上出现急性心脏功能障碍。心脏停搏的触发病因通常会导致心脏功能障碍，但这些急性和慢性心脏疾病在概念上与真正的复苏后心肌功能障碍不同，因此更适合视为继发性疾病。导致复苏后心肌功能障碍的 3 个主要途径是：心血管缺血-再灌注损伤，儿茶酚胺引起的心肌损伤和细胞因子介导的心血管功能障碍。微血管功能障碍，肾上腺皮质功能不全，线粒体功能障碍，直流电反击引起的心脏停搏以及包括治疗性低体温在内的医源性干预措施的心血管作用进一步加剧了复苏后心肌功能障碍引起的休克。目前对复苏后心肌功能障碍和休克的治疗是支持性的，针对临床病理生理的疗法尚未在以患者为中心的临床研究中进行研究。预防复苏后心肌功能障碍将需要针对多种途径的干预措施，以产生临床获益，它仍然是复苏后研究的一个有前途的领域。

心脏停搏后心肌功能障碍导致院内和院外心脏停搏后低存活率。然而，大量的临床证据表明，这种现象对治疗都有反应，是可以逆转的。自主循环建立后，心率和血压可以立即变化。重要的是要认识到，自主循环建立之后立即出现的正常或升高的心率和血压可能是由于局部和循环中儿茶酚胺浓度的短暂升高引起的。当发生心脏停搏后心肌功能障碍时，可以在自主循环建立后的几分钟内用恰当的监测手

段监控到。在猪的研究中，在自主循环建立后 30 分钟之内，射血分数从 55% 降低到 20%，左心室舒张末期压力从 8 mmHg 升高到 20～22 mmHg。在这期间，令人吃惊的是，冠状动脉血流量并不会减少，这表明冠状动脉不是永久性伤害或完全梗塞。在 148 例心脏停搏后接受冠状动脉造影的患者中，49% 的受试者表现为心动过速和左心室舒张末压升高，表现为心肌功能障碍，随后约 6 小时后出现低血压（MAP<75 mmHg）和低心输出［心脏指数<2.2 L/(min·m²)］。

但这种整体功能障碍是短暂的，可能会完全恢复。在没有冠状动脉粥样硬化性心脏病（简称冠心病）或其他左心室功能障碍的猪模型中，恢复时间多发生在 24～48 小时。一些病例报告描述了人心脏停搏后的短暂性心肌功能障碍。在院外心脏停搏中幸存的患者，心脏指数值在复苏后 8 小时达到最低点，24 小时便有显著提高，并且在 72 小时后几乎平均恢复正常。另据报道，一些院前或院内心脏停搏后患者，射血分数持续减低，但可在数周至数月内逐渐恢复。动物研究已充分证明心脏停搏后整体心肌功能异常，但对正性肌力药物有较好的反应性。在猪中多巴酚丁胺输注量为 5～10 μg/(kg·min)，即可显著改善心脏停搏后收缩压、左心室射血分数和舒张功能障碍。

整体性心肌缺血后造成心肌功能障碍的机制尚不清楚，但已提出了几种假设。其中包括总腺嘌呤核苷酸库的再灌注后持久耗竭，氧衍生自由基的产生，钙超载以及由于肌浆网功能障碍引起的兴奋收缩的解耦联。最近，已建立了相关性复苏后早期响应于局部缺血的应激而合成和释放的促炎细胞因子水平与心肌功能下降之间的关系。复苏后心肌功能障碍在全球普遍存在。复苏后 24～48 小时患者的心肌功能障碍可能会改善，恢复到正常值；复苏后 24 小时心脏指数持续低下与多器官衰竭早期死亡相关。在同一研究中，尽管 24 小时心脏指数显著改善，但仍发现了持续的血管舒张，延迟了血管活性药物的停用。在心脏无法维持正常循环的同时，还观察到了外周组织氧气利用率改变的情况。这两种机制共同解释了复苏后早期阶段持续的无氧代谢特征。

自主循环建立后开始，复苏后心肌功能障碍可以分为几个阶段（表 7-1）：

表 7-1 复苏后分期

阶 段	起始时间	持续时间
极早期	自主循环建立	20 分钟
早期	20 分钟	6～12 小时
中期	6～12 小时	72 小时
恢复期	72 小时	3 天以上

1. 复苏后极早期　始于自主循环建立后即刻，持续约 20 分钟，其特征是在心脏停搏和 CPR 期间发生的病理生理障碍的影响，以及在此期间出现的新表现。尽管恢复了心脏的自主性，血液从肺循环流向全身循环，但收缩和舒张心肌功能受损。收缩功能障碍是收缩力整体下降的一种表现，而舒张功能障碍则表示缺血性挛缩在复苏后阶段的延长，其特征是左心室壁增厚，舒张末期容积减少，以及舒张受损。"无复流"现象和局部缺血/再灌注损伤会增加现有的心肌水肿，从而导致更大的氧气弥散距离，增加的心肌僵硬度和增强的心肌功能障碍。心肌水含量增加 2.6% 会导致左心室功能和顺应性下降 43%，而增加 3.5% 会导致心输出量下降 30%～50%。心室射血分数和心输出量均仍低于其骤停前的值，但足以维持以组织氧输送不足为特征的基础循环流量。

自主循环建立后，儿茶酚胺循环浓度迅速升高，导致心率和血压正常或升高，以及微循环血流量减少。在此阶段，高水平的肾上腺素会导致血小板凝集并增加心肌抑制。这种抑制与心脏停搏的持续时间成正比，与 β 肾上腺素受体抑制 Na^+-H^+ 交换并增加 H^+ 的代谢产物相关。此外，儿茶酚胺水平升高会促进 cAMP 介导的 Ca^{2+} 超载。肾上腺素水平的升高还会引起急性肺动脉高压，从而增加右心压，进而增加中心静脉压。这阻碍了通过心肌淋巴管从心脏间质中的回流过程，从而导致液体积聚在左心室，导致左心室功能障碍。此外，增加的中心静脉压力会增加冠状窦压力，从而增加冠状动脉微血管压力，从而导致液体超滤进入心脏间质，并在左心室产生额外的液体积聚。同时，由于局部缺血对神经细胞的影响，以及由于外源肾上腺素水平的升高下调了 α 和 β 受体的表达，从而导致正性肌力和冠状血管收缩反应减弱，导致交感神经反应能力受到破坏。几种直接抑制肾上腺皮质醇合成并增加早期难治性休克风险的细胞因子被上调。如 TNF-α 和 IL-8 的水平特别高。TNF-α 破坏 Ca^{2+} 的稳态和敏感性，并诱导 β-肾上腺素信号传导缺陷，导致儿茶酚胺的反应性降低，而 IL-8 通过诱导中性粒细胞浸润促进组织损伤。

在自主循环建立后不久，内皮功能变得不正常，并且一氧化氮形成减少。这导致血管舒张受损，血小板和嗜中性粒细胞进一步活化，这些血小板和嗜中性粒细胞积聚在再灌注的组织中，从而增加冠状血管张力并扩大组织损伤。另外，在 CPR 过程中已经开始出现高凝状态，从而促进了血管内微血栓形成的形成。所有这些都增强了"无复流"现象的影响，这种现象在心内膜中更为明显。

在心脏停搏期间发生了复杂的化学变化，在骤停后立即开始的第一分钟就容易产生大量的活性氧自由基。活性氧自由基损害 β 肾上腺素信号传导并继续抑制已经受损的 ATP 产生。此时脂肪酸的氧化提供心脏能量的 95%～100%，导致心肌耗氧量/收缩效率下降，并抑制了葡萄糖的氧化速率。糖酵解继续与氧化过程脱钩，导致胞质 H^+ 净增加，从而导致肌细胞功能障碍。较低的 ATP 水平和增加的氧自由基会损害离子泵的功能，同时细胞内 Ca^{2+} 持续流入，这与已存的电解质紊乱同时作用，会导致动作电位的缩短，以及引起心律失常。肾素-血管紧张素系统的激活和血管紧张素 II 的产生进一步增加了细胞内 Ca^{2+} 的水平，此时可能会发生频繁的室性早搏、室性心动过速以及随后的难以复律的心室颤动（简称室颤），但这些异常现象会逐渐消失，直至此阶段结束（自主循环建立后 15～20 分钟）。

2. 复苏后早期　复苏后早期阶段开始于自主循环建立后 20 分钟，持续 6～12 小时。外源性和内源性肾上腺素浓度的增加将动脉血压维持在中至高水平。但是，尽管恢复了心肌血流，但自主循环建立后 30 分钟，冠状动脉血流储备仍是骤停前水平的 50% 或更少。肾上腺素，微血栓的存在，"无复流"现象以及缺血性挛缩的维持是造成微循环和心肌功能障碍持续受损的原因。收缩力受损导致心脏指数、射血分数和左心室做功能力降低，并使心脏容易受到后负荷增加的影响。

在此阶段，心肌重量增加。更具体地说，是心肌含水量增加。心肌僵硬，心肌含水量增加导致压力-容量曲线的移位，进一步损害顺应性。肿瘤坏死因子 II（TNF-II）和其他白介素的可溶性受体水平急剧增加，并在此阶段开始后约 2.5 小时达到血液中的峰值浓度，表明存在由于缺血/再灌注损伤引起的系统性炎症反应综合征。该综合征反映了休克的严重程度，并进一步损害了心脏功能障碍。另外，此时最大的 IL-8 浓度开始下降，但在整个阶段均保持中性粒细胞浸润。

同时，许多被共价修饰并因此在心脏停搏中失活的酶在骤停后早期的大约 2.5 小时内自然恢复。在此时间点之后，心肌能量和抗氧化剂储备增加，心肌细胞代谢开始恢复。ATP 浓度的增加归因于氧化磷酸化过程的逐渐恢复，以及细胞内 pH 的增加和离子泵的逐步重新激活，从而改善了心肌细胞的功能和体内稳态。在心脏停搏后早期阶段即将结束时，肾上腺皮质功能逐渐恢复，导致皮质醇浓度显著增加。皮质醇与肾上腺素起协同作用，使血压升高。然而，在此期间，肾上腺素的循环水平不会一直不受影响，除非再次给药，否则肾上腺素会通过心肌淋巴管回流吸收后被代谢。心肌收缩力和乳酸含量开始下降，而心室舒张时间和 ATP 形成增加。

3. 复苏后中期　复苏后的中期阶段在自主循环建立之后的 6～12 小时开始，一直持续到 72 小时。尽管心脏整体状况仍然很差，但从该阶段的中期到后期可能会改善心肌的电活动。心脏指数值在自主循环建立后 8 小时达到最低点，24 小时开始大幅提高。在前 24 小时内，血压很大程度上取决于基础皮质醇水平。皮质醇浓度的任何降低都会影响血压，并可能损害心脏本已恶化的状态。

线粒体的氧化磷酸化继续进行，ATP 的增加重新建立了 Na^+-K^+-ATP 酶的功能。尽管 Na^+ 的细胞内浓度的下降阻止了细胞内液体的积聚，但是由于膜通透性仍然受损并且水肿消退缓慢，因此，心肌壁仍然厚且僵硬。尽管存在水肿的压迫作用，但"无复流"现象的减退导致心肌微循环逐渐改善。由于肾上腺素浓度降低，血管收缩逐渐减弱，Ca^{2+} 的涌入以及 K^+ 的流出开始下降。另外，促进 Na^+-H^+ 交换和有氧代谢会降低 H^+ 的浓度，并随后增加细胞内 pH，从而恢复收缩蛋白对 Ca^{2+} 的敏感性。较低浓

度的胞质 Ca^{2+} 使蛋白酶失活，以及收缩蛋白的敏感性增加，以及由于有氧代谢引起的心肌耗氧量/收缩效率提高，改善了心肌的收缩性。增加的心输出量会升高血压，进而抑制肾素-血管紧张素系统的激活。血管紧张素 II 的下降进一步降低了 Ca^{2+} 的细胞内水平。

4. 复苏后恢复期　复苏后的恢复阶段在自主循环后 72 小时开始。在此阶段中，从心脏停搏开始直到此时的病理生理异常都已开始消退。尽管心脏的状况开始稳定，但心肌仍然存在顿抑并且仍然脆弱。将可能会进一步破坏心肌电-机械稳定性的因子的作用减至最小，会导致更好的预后。复苏过程中的许多因素都与预后有关。心脏停搏和开始心肺复苏之间的间隔时间长，心肺复苏术到自主循环建立的持续时间增加以及缺乏对既定的心肺复苏术指南的依从性，均导致不良的预后。激活的凝血系统，细胞因子和氧自由基的浓度增加，酸碱平衡失调，电解质异常，在 CPR 期间发生任何心肌损伤以及组织灌注不足是导致心肌功能障碍的主要因素。尽管在复苏后的早期和中期可达到血流动力学稳定性，但有时完全恢复会延迟。据报道，心脏停搏患者的射血分数可持续降低，持续数周至数月。因此，在此阶段必须采取足够的措施保持患者状况稳定。

三、CPR 术后心脏功能的监测

（一）心电图

急性心肌梗死、心肌病和原发性心律不齐是导致心脏停搏的最常见原因。在建立自主循环后，应迅速获得心电图（ECG）并评估需要紧急再灌注治疗的 ST 段抬高心肌梗死（STEMI）（包括新的左束支阻滞）的表现。传导间期，电轴和 T 波的异常可能为病因提供线索。例如，延长的 QTc 间隔可能反映了原发性心律不齐，体温过低或电解质异常。肺栓塞可能存在右心劳损的证据（如心电轴右偏）。

在院外心脏停搏患者中，在没有发生急性 STEMI 的情况下，经常也会由严重的冠状动脉疾病导致。在表现为心律不齐为室颤（VF）或无脉室性心动过速（VT）的患者中，冠状动脉病变的发生率最高。因此，对于没有 STEMI 但有可疑的线索（前胸疼痛或呼吸急促和心脏危险因素）或出现心律不齐为 VF 或无脉性 VT 的患者，可能需要进行紧急介入。

（二）超声心动图

复苏期间的超声心动图被认为是鉴定和治疗可逆心脏停搏原因的重要工具。复苏后心肌功能障碍发生在自主循环建立之后。在心脏停搏后早期，恢复心肌功能以维持血压很重要。当基于 ECG 的检查结果不能确定急性冠状动脉综合征（ACS）的诊断时，床旁超声心动图检查可能显示局灶性室壁运动异常，提示急性心肌梗死。因为心脏停搏后，会出现整体性而非局部性运动不足。心脏停搏后左心室功能不全的超声心动图模式包括整体运动功能减退，局部室壁运动异常和 Takotsubo 模式。

（三）冠状动脉造影

1. 急性冠状动脉综合征　从心脏停搏复苏后怀疑急性 ST 段抬高心肌梗死的患者应进行紧急冠脉造影术，并且根据造影结果，应进行经皮腔内血管形成术或冠状动脉旁路移植术。同样，已确诊急性 ST 段抬高心肌梗死的患者和高度怀疑正在进展的心肌缺血的患者也应进行冠状动脉造影术并根据造影结果进行血运重建。心脏停搏可能是急性冠状动脉综合征（ACS）的首发且唯一的症状。

2. 在非急性冠状动脉造影综合征患者中诊断性血管造影　在没有 ACS 的心脏停搏的幸存者中，冠状动脉造影用来排除稳定的慢性冠心病，这是心脏停搏的主要原因之一。恶性心律失常和心脏停搏仍可以发生在这类患者中，尤其是那些陈旧性心肌梗死并残留心肌瘢痕的患者。与 ACS 患者相比，致命心律失常通常是与瘢痕相关的单形性室性心动过速（简称室速），这并不是缺血的结果。但是，单形性室速最终可以演变为室颤，尤其是在心律不齐加重局部缺血的情况下。由于心脏停搏可能是慢性冠心病的首发临床证据，因此大多数心脏停搏幸存者在出院前都要接受诊断性血管造影。如果确定了其他明确的心脏停搏原因（如长 QT 综合征，WPW，Brugada 综合征，肥厚型心肌病，左心室致密不全或心律失常性右心室心肌病），且没有冠心病体征或症状的特定患者可以不需要诊断性冠状动脉造影。建议在没有明确心脏停搏原因的年轻患者中常规进行血管造影，在这些患者中，血管造影还可以检测出冠状动脉的异常起源。在 35 岁以下的竞技运动员中，一系列研究中，13％的心脏停搏幸存者被发现存在冠状动脉异常起源。

3. 血流动力学监测 由于血容量不足，心脏功能障碍或血管舒缩功能改变，复苏后患者通常在血流动力学上不稳定（或有变得不稳定的趋向），导致器官功能障碍，恶化为多器官功能衰竭并最终死亡。通过血流动力学监测，我们旨在指导医疗管理，以预防或治疗器官衰竭并改善患者的预后。治疗措施可能包括液体复苏，升压药或正性肌力药。复苏中和复苏后阶段均可使用血流动力学监测进行指导。监测本身包括几种不同的技术，每种都有其自身的优点和缺点，并且可能从已校准或未校准的有创技术到微创技术甚至是无创技术。

4. 指征 所有复苏后的患者均应接受监测，但监测程度可能有所不同。血流动力学稳定的患者可能只需要连续心电监测，定期无创血压测量和外周脉搏血氧饱和度测定。那些不稳定或有不稳定风险的人，应接受动脉置管，以进行连续有创血压测量和定期分析动脉血气。任何接受升压药或正性肌力药的患者都需要一条中央静脉导管来进行给药，并在需要时测量 CVP 和中心静脉血氧饱和度（$ScvO_2$）。当最初的复苏未能改善患者的血流动力学和/或呼吸状况时，将需要进行先进的血流动力学监测以指导医疗管理。测量 CO 及其成分将告诉我们是否持续需要液体复苏、升压药或正性肌力药。它可以用作诊断工具，根据血流动力学特征确定休克的类型（低容量性，心源性，梗阻性或分布性）。此外，它可用于指导复苏，即恢复后的阶段，在此阶段我们经常面临液体超负荷（本身是重要的阴性预后指标）。临床情况以及监测方法提供的不同可能变量将决定我们将使用哪种方法。表 7-2 是各种血流动力学监测方法的总结，具体应用详见本书相关章节。

表 7-2　　　　　　　　　　　　血流动力学监测方法总结

方　法	商品名	是否需要校准	主要优点	主要缺点
有创方法				
肺动脉导管		是	直接测量右心和肺循环	CO 监测有延迟，创伤性最大
微创方法				
经肺热稀释	PiCCO® VolumeView® / EV1000® LiDCO®	是	可间断也可连续测量 CO，参数多	需要特殊的动脉导管和深静脉管路 LIMITS（PiCCO® system）
超声波流稀释	COstatus®	是	连续测量 CO，参数多，可以检测心内分流	需要动静脉造瘘
脉冲轮廓和脉压变异	FloTrac® /Vigileo® ProAQT® /Pulsioflex® LiDCOrapid® /pulseCO® Most Care® /PRAM	否	连续测量 CO	患者血流动力学不稳定时或使用血管活性药物期间缺乏准确性
部分 CO_2 重呼吸	NiCO®	否	无需血管内设备	仅可在镇静和容控通气患者中使用，肺部疾病会有干扰
经食管超声心动图		视设备而定	实时心脏结构和血流影像	学习曲线长
食管多普勒		视设备而定	实时 CO 和后负荷数据，参数较多	存在移位风险

续表

方　　法	商品名	是否需要校准	主要优点	主要缺点
无创手段				
经胸超声		视设备而定	直接测量 CO，心脏结构可视化	在 ICU 中超声非首选
无创性脉冲轮廓系统	T-line® ClearSight®/Nexfin®/Physiocal® CNAP®/VERIFY®	否	无创，简单	欠准确，需继续改进
生物阻抗		否	简单，主要提供 CO 和液体负荷的参数	胸腔内液体含量和 SVR 均会影响测量结果
估计持续心输出量®	esCCO®	否	应用广泛，主要用于测量 CO	只是估计值，欠准确
超声心输出量监测®	USCOM®	否	学习曲线短，风险小	只是估测值，应用的是标准瓣膜面积，但临床情况不一定符合

注：CO，心输出量；SVR，外周血管阻力。

四、心脏支持技术

（一）复苏后心律失常的处理

1. 心室颤动和无脉搏动性室速　心室颤动（VF）和无脉搏动性室速（pVT）是源自心室的非灌注性心律，因此早期的心律识别和除颤是治疗的主要手段。如果发现心脏停搏，就开始进行标准的胸部按压，并在连接除颤器时继续进行。如果无法立即使用除颤器，请继续进行 CPR，直到获得除颤器。一旦有除颤器可用，将其连接到患者身上并在继续进行 CPR 的同时为其充电，然后停止加压以评估心律并在适当情况下进行除颤（如存在 VF 或 pVT）。如果存在心搏停止或无脉搏电活动（PEA），请继续进行 CPR。给予任何电击后应立即恢复 CPR。缩短除颤时间可提高成功转换为灌注心律和患者生存率的可能性。10 秒或更少的 CPR 不太可能产生任何实质性的灌注。

推荐使用双相波除颤器，因为它们在较低的能量水平下具有更高的功效。ACLS 指南建议，在使用双相除颤器时，临床医师应使用制造商建议的初始能量剂量（120～200 J）。如果该能量未知，则可以使用最大能量。我们建议对 VF 或 pVT 以最大能量进行首次除颤。ACLS 指南建议在除颤后立即恢复 CPR，而不检查脉搏。临床医师应仅在心肺复苏后 2 分钟才停止按压以进行心律检查，如果心律为 VF 或 pVT，则不应在除颤器充满电并准备放电之前停止。如果至少一次除颤尝试和 2 分钟的 CPR 后 VF 或 pVT 仍然存在，则在执行 CPR 时应给予肾上腺素［每 3～5 分钟静脉内注射或骨内注射（IO）1 mg］。过早使用肾上腺素（在除颤 2 分钟内）与存活率降低相关。在 2015 年 ACLS 更新的指南中，血管加压素已从心脏停搏的治疗策略中删除，因为试验数据表明它不如肾上腺素。有研究人员认为，高浓度循环儿茶酚胺对经历恢复自主循环（ROSC）的患者可能有害，并且在治疗 VF 或 pVT 时应谨慎使用较低剂量的肾上腺素或较长的给药间隔。但是，在尚无定论的数据或 ACLS 指南发生正式变更之前，我们建议根据现有指南给予肾上腺素。

有证据表明，抗心律失常药物在难治性 VF 或 pVT 中几乎没有生存获益。但是，当前的 ACLS 指南指出它们可以在某些情况下使用。没有指定抗心律失常的使用时间。我们建议在第二次尝试除颤失败后再考虑使用抗心律失常药物，以期待第三次电击。

在 VF 或 pVT 中对除颤、CPR 和肾上腺素无反应的患者可给予胺碘酮（300 mg IV/IO 推注，重复剂量为 150 mg）或利多卡因（1～1.5 mg / kg IV/IO 推注，然后每 5～10 分钟 0.5～0.75 mg / kg）。硫酸镁（2 g IV/IO 推注，然后持续输注）可用于治疗与尖端扭转型室速相符的多形性室速，但不建议在成人心脏停搏患者中常规使用。

难治性 VF 或 pVT 可能是由急性冠状动脉综合征（ACS）引起的，在这种情况下，如果患者得以再次成功复苏，则考虑进行经皮冠状动脉介入治疗。请注意，心脏停搏后，心电图（ECG）对 ACS 可能不敏感。ACS 以外的其他原因也可能导致 SCA。

2. 心搏停止和无脉性电活动　心搏停止被定义为完全没有可证明的机械性心脏活动。无脉性电活动（PEA）定义为有心电图节律，而心脏没有足够的机械收缩以产生可察觉的脉搏或可测量的血压。根据定义，心搏停止和 PEA 为非灌注性节律，当两者均存在时，需要立即启动 CPR。心搏停止和 PEA 的成功管理都取决于出色的 CPR 和快速逆转根本原因，例如，低氧、高钾血症、中毒和出血。心搏停止可能是原发性或继发性心脏传导异常的结果，可能是由于末期组织缺氧和代谢性酸中毒引起的，或者很少是迷走神经过度刺激的结果。尽快识别和治疗所有潜在的心搏停止或 PEA 继发性疾病至关重要。由于张力性气胸和心脏压塞使 CPR 无效且通常可快速逆转，因此，如果认为必要，临床医师应毫不犹豫地立即进行针头胸腔穿刺术或心包穿刺术。

开始心肺复苏后，立即酌情考虑和治疗可逆原因，并给予肾上腺素（每 3～5 分钟静脉注射 1 mg）。与 VF 和无脉性 VT 一样，对心搏停止或 PEA 患者的肾上腺素研究结果好坏参半，需要进一步研究。心搏停止和 PEA 对除颤均无反应。阿托品不再被推荐用于治疗心搏停止或 PEA。心脏起搏对心脏停搏无效，不建议使用。

总而言之，对心搏停止和 PEA 的治疗包括立即考虑和治疗可逆性病因，并配合肾上腺素给予标准的 CPR，直到发生可电击的节律。

3. 心动过缓　心动过缓传统定义为心率低于每分钟 60 次搏动，但有症状的心动过缓通常意味着心率低于每分钟 50 次搏动。建议临床医师不要干预，除非患者有证据表明缓慢的心律导致组织灌注不足。灌注不足的体征和症状包括低血压，精神状态改变，休克体征，进行性局部缺血性胸痛以及急性肺水肿的证据。呼吸源性低氧血症是心动过缓的常见原因。如果周围灌注足够，请使用脉搏血氧仪测定氧合血红蛋白饱和度。如果灌注不足或无法使用脉搏血氧饱和度测定，请评估患者的呼吸衰竭体征（如呼吸频率增高或下降，呼吸量减少，回缩或腹部反常呼吸）。气管内插管患者的心动过缓应被认为可能提示食管插管或插管移位。

心动过缓的治疗方法：我们通常在给予阿托品的同时准备迅速的临时起搏（经静脉，如果可立即获得，或经皮）和/或为患有临床上明显症状的心动过缓患者输注药物，原因是以下病因之一：高度迷走神经张力（如由于 ACS 导致的心肌缺血）；药物引起的（β受体阻滞药，钙通道阻滞药，洋地黄的治疗水平）；具有狭窄 QRS 复合波群的高位房室阻滞。如果心动过缓被认为是由于在希氏束以下（完全房室阻滞中的宽 QRS 波群，或Ⅱ度二型房室阻滞）引起的传导障碍，我们应避免使用阿托品并直接采取心脏起搏。

阿托品：阿托品的初始剂量为 0.5 mg 静脉注射。该剂量可以每 3～5 分钟重复一次，总剂量为 3 mg。

临时起搏：如果可以迅速开始临时性心脏起搏，请做好静脉起搏的准备。如果无法立即开始静脉起搏，请开始经皮起搏。在使用经皮起搏之前，请评估患者是否可以感知与此手术相关的疼痛，如果可能，请提供适当的镇静和镇痛作用。需要经皮或经静脉起搏的患者还需要进行心脏科会诊，以评估是否可能永久性放置起搏器。

强心药：对于阿托品给药后仍保持症状的患者，或因暂时起搏无法成功缓解症状的患者，建议持续输注强心药。多巴胺或肾上腺素均应启动，但不能同时启动。多巴胺输注的起始剂量为每分钟 2～20 mg/kg，而肾上腺素的起始剂量为每分钟 2～10 mg。每次都应根据患者的反应进行调整。

4. 心动过速 心动过速的定义是心率超过每分钟 100 次搏动，但有症状的心动过速通常涉及每分钟超过 150 次搏动，除非存在潜在的心室功能障碍。快速心律失常的管理取决于快速心率引起的临床症状和体征。

心动过速的治疗方法：基本方法如下。首先确定患者是否不稳定（如表现出持续的局部缺血性胸痛，急性精神状态改变，低血压，休克迹象或急性肺水肿迹象）。低氧血症是心动过速的常见原因。寻找呼吸困难的迹象（如呼吸频率增加，收缩，腹部反常呼吸）和低氧饱和度。如果存在不稳定征象并表现为与心动过速有关，除非心率为窦性心动过速，否则应立即进行同步心脏复律治疗。

室上性心动过速的某些病例可对大剂量的腺苷（6～12 mg 静脉注射）立即治疗产生反应，而无需进行复律。尽可能评估患者是否可以感觉到与心脏复律相关的疼痛，如果可以，提供适当的镇静和镇痛作用。对于稳定的患者，使用 ECG 来确定心律不齐的性质。虽然可能无法进行特异性的节律识别，但是，通过 ECG 检查，可以确定适当的治疗策略。以下 3 个问题为在这种情况下评估心电图提供了基础：①患者是窦性心律吗？②QRS 波群是宽的还是窄的？③节律是规律的还是不规律的？

5. 规则的窄 QRS 波群心动过速 窦性心动过速和室上性心动过速是导致规则的窄 QRS 波群心动过速的主要原因。窦性心动过速是对发热、贫血、休克、脓毒症、疼痛、心力衰竭或任何其他生理压力的常见反应。不需要药物来治疗窦性心动过速，治疗的重点是治疗病因。室上性心动过速（SVT）是一种常规的心动过速，最常见的是由传导系统内的折返机制引起的。QRS 波群间隔通常较窄，但如果存在束支传导阻滞，则 QRS 波群间隔可 >120 毫秒。刺激迷走神经的动作可能会阻塞通过房室结节点的传导并导致折返回路的中断，从而终止心动过速。可在准备其他疗法的同时对适当的患者进行刺激迷走神经动作。仅靠刺激迷走神经动作（如 Valsalva 动作，颈动脉窦按摩）可将高达 25％ 的 SVT 转换为窦性心律。刺激迷走神经操作无效的 SVT 考虑用腺苷治疗。由于其半衰期极短，腺苷（6～12 mg 静脉注射）应尽快注入大的近端静脉，然后立即用 20 ml 生理盐水冲洗并抬高四肢，以确保药物进入中央循环在它被代谢之前。如果第一剂量的腺苷不能改变心律，可以给予第二和第三剂量的 12 mg 静脉注射。服用茶碱或可可碱或摄入大量咖啡因的患者可能需要更大剂量（如 18 mg 静脉注射）。服用潘生丁或卡马西平的患者，心脏移植患者或通过中心静脉注射时，应给予较小剂量（如 3 mg 静脉注射）。注射前，应警告患者腺苷的短暂副作用，包括胸部不适，呼吸困难和潮红，并应保证这些作用非常短暂。在给药期间进行连续的心电图记录。如果腺苷不能使 SVT 转复，请考虑该节律的其他病因，包括心房扑动或非折返 SVT，当房室结传导减慢时，在 ECG 上可能会很明显。

如果复律尝试失败，使用静脉内非二氢吡啶钙通道阻滞药或 β 受体阻滞药启动心率控制。可以选择地尔硫草、维拉帕米和多种 β 受体阻滞药如美托洛尔、阿替洛尔、艾司洛尔和拉贝洛尔。

6. 不规则的窄 QRS 波群心动过速 可能由心房纤颤，房室结传导性不规则的心房扑动（简称房扑），多灶房性心动过速（简称房速）或窦性心动过速伴多发早搏引起。其中，心房颤动（简称房颤）最为常见。稳定患者的最初治疗目标是使用非二氢吡啶类钙通道阻滞药（地尔硫草 15～20 mg 静脉输注 2 分钟，在 15 分钟后以 20～25 mg 静脉输注重复一次，或维拉帕米 2.5～5 mg 静脉输注）来控制心律超过 2 分钟，然后每 15～30 分钟静脉注射 5～10 mg）或 β 受体阻滞药（如美托洛尔 5 mg 静脉注射每 2～5 分钟 3 剂；然后每 12 小时增加 200 mg 口服）。结合使用 β 受体阻滞药和钙通道阻滞药的治疗会增加发生严重心脏阻滞的风险。在大多数情况下，地尔硫草被建议用于快速心室反应的急性房颤的治疗。也可以使用 β 受体阻滞药，在急性冠状动脉综合征的治疗中，β 受体阻滞药可能是优选的。β 受体阻滞药对慢性心律失常更有效。对于与低血压相关的心房纤颤，可以使用胺碘酮（在 10 分钟内静脉滴注 150 mg，然后以 1 mg/min 的速度滴注 6 小时，然后以 0.5 mg/min 的速度给药），但是必须考虑复律的可能。

对于与急性心力衰竭相关的房颤，胺碘酮或地高辛可用于心率控制。多灶房速的治疗包括纠正可能的诱因，如低血钾和低镁血症。在不考虑栓塞性中风的风险的情况下，不应进行稳定的不规则狭窄的窄 QRS 波群心动过速的复律。如果已知房颤持续时间少于 48 小时，则栓塞性中风的风险较低，临床医师可以考虑进行电或药物心脏复律。许多药物可用于心脏复律，最好的药物根据临床情况而有所不同。药物复律是否合适以及选择哪种药物的问题需依据个体决定。

7. 规则的宽 QRS 波群心动过速　通常规则的宽 QRS 波群心动过速病因很多。由于很难区分室性心动过速（VT）和 SVT 并伴有差异性传导，因此都首先假设存在 VT。用抗心律不齐药或选择性同步电复律治疗临床稳定的宽 QRS 波群心动过速。对于规则的、宽的、具有单形的 QRS 波群的心动过速，腺苷可用于诊断和治疗。对于不稳定的或表现为节律不规则或多形性的宽 QRS 波群心动过速的患者，请勿给予腺苷。腺苷不太可能影响室性心动过速，但可能减慢或使 SVT 异常转复。剂量与用于 SVT 的剂量相同。

其他可用于治疗稳定的宽 QRS 波群心动过速的稳定患者的其他抗心律不齐药物包括胺碘酮（150 mg 静脉内注射 10 分钟，根据需要重复使用，首次静脉注射共 2.2 g 24 小时）和索他洛尔（5 分钟内静脉注射 100 mg）。输注药物直到心律失常得到控制，或患者血压下降，QRS 波群超出基线 50％。QT 间期延长的患者应避免使用普鲁卡因酰胺和索他洛尔。如果广泛复杂的心动过速持续存在，尽管进行了药物治疗，仍可能需要选择性电复律。

8. 不规则的宽 QRS 波群心动过速　不规则的宽 QRS 波群心动过速可能伴有预激的房颤（如 Wolf Parkinson White 综合征），伴有阻滞的房颤（束支阻滞）或多形性室性心动过速（VT）/间断扭转型室速。在病因不明的宽 QRS 波群心动过速中使用房室结阻滞药可能会导致心室颤动（VF）和患者死亡，这是禁忌的。这类药物包括 β 受体阻滞药，钙通道阻滞药，地高辛和腺苷。为了避免不适当的和可能的危险治疗。建议假定任何广泛的复杂，不规则的心动过速都是由预激性房颤引起的。由预激性房颤引起的不规则的宽 QRS 波群心动过速的患者通常表现出极快的心律（通常每分钟超过 200 次），并需要立即进行电复律。如果电复律无效或不可行，或再次发生心房颤动，则可采用胺碘酮或索他洛尔进行抗心律不齐的治疗。指南建议对所有不规则的宽 QRS 波群心动过速患者进行专科会诊。抗心律失常药的剂量如上所述。

紧急除颤治疗的指征包括多形性室速。预防复发性多形性室速的干预措施包括纠正潜在的电解质异常（如低钾血症，低镁血症），如果观察到或认为存在延长的 QT 间隔，则停止所有增加 QT 间隔的药物。可以给予硫酸镁（2 g 静脉注射，然后持续输注）以预防与家族性或获得性延长 QT 综合征相关的多形性室速。具有房颤的临床稳定患者，且已知存在早于束支阻滞的 QRS 波群间隔较宽（即旧的 ECG 表现为已存在的阻滞），可以采用与窄 QRS 波群的心房颤动相同的方式进行治疗。

（二）复苏后心脏介入治疗

虽然 ST 段抬高的患者更有可能接受紧急冠状动脉造影术进行治疗。但某些医疗机构对所有因室颤（VF）或无脉性室性心动过速（VT）引起的院外心脏停搏后恢复自主循环的患者常规进行冠状动脉导管术，而无论心电图结果如何。因为既往研究发现在该类患者中，急性冠状动脉闭塞的发生率较高。在一次研究中，435 名患者中有超过 70％ 的 VF 或无脉性 VT 在导管检查时发现明显病变。

一些专家主张不用考虑患者当前的心电图情况，应当放宽冠状动脉造影的指征。根据一项涉及数千名患者的 11 项回顾性研究的荟萃分析，发现超过 30％ 的没有 ST 段抬高的复苏后患者，均患有急性冠状动脉闭塞。对于没有 ST 段抬高的复苏后患者，冠状动脉造影的最佳时机仍不确定。在"心脏停搏后冠状动脉造影"试验（COACT）中，将 552 例心脏停搏后的无 ST 段抬高的患者随机分配到立即组（中位时间 2.3 小时）或延迟组（中位时间 121.9 小时）进行冠状动脉造影，均采用经皮冠状动脉介入治疗（PCI）。结果发现大约 65％ 的患者均有冠状动脉病变，但早期血管造影对 90 天生存率没有改善。但另外一些研究比较在没有明确的冠状动脉介入指征的患者中，早期干预与延迟干预之间的差别。调整其他因素后，几项研究报告均表明，接受冠状动脉导管介入治疗的心脏停搏患者出院或康复的可能性是未经治疗的患者的两倍。我们认为，在怀疑心脏性猝死的患者中，即使他们还没有苏醒，尽早进行早期冠状动脉造影是合理的。即使没有进行冠状动脉血运重建，急性冠状动脉综合征（ACS）的药物治疗（如抗血小板和抗凝治疗）也是有益的。

不管心电图检查结果如何，持续血流动力学不稳定的患者都可能需要紧急冠状动脉导管介入术。因此，我们建议，根据初始心电图、心肌梗死标志物水平的变化、休克的发生情况来综合决定冠状动脉介入的时机。在复苏后的患者中进行冠状动脉导管介入术，永远不应该因为昏迷而延误。昏迷可能需要几天才能好转。

（三）血管活性药

血管活性药可在自主循环建立后给予，以支持心输出量，并可针对：心率，心肌收缩力（正性肌力作用），动脉压（血管收缩作用），减少后负荷（血管扩张作用）。由于危重患者的药代动力学和药效动力学存在差异，因此不建议使用特定的输液速率。表 7-3 列出了常用的初始剂量范围。在初始使用阶段，医务人员应在床头滴定血管活性药物，以确保预期效果，同时尽量避免副作用。注意所输送的药物浓度以及与先前和同时给药的药物的配伍相容性。通常，肾上腺素类药物不应在静脉导管或输液管中与碳酸氢钠或其他碱性溶液混合，因为有证据表明肾上腺素能药物在碱性溶液中会失活。尽可能通过中央静脉导管给予去甲肾上腺素和其他儿茶酚胺类药物，因为如果外渗会导致组织坏死。如果发生儿茶酚胺外渗，应尽快将稀释在 10～15 ml 盐水中的 5～10 mg 酚妥拉明注入外渗部位，以减少组织损伤。

表 7-3　　　　　　　　　　　　　　　　**各种血管活性药一览**

药　　物	常用起始剂量
肾上腺素	$0.1～0.5\ \mu g/(kg \cdot min)$ ·适用于症状性心动过缓，在没有阿托品和经皮起搏失败情况下 ·用于治疗严重的低血压（如收缩压<70 mmHg） ·对伴血流动力学不稳定或呼吸窘迫的过敏性反应有用
去甲肾 上腺素	$0.1～0.5\ \mu g/(kg \cdot min)$ ·用于治疗严重的低血压（如收缩压<70 mmHg）和较低的总外周阻力时 ·低血容量患者为相对禁忌。用于缺血性心脏病患者，它可能会增加心肌需氧量，必须谨慎使用 ·通常引起肾和肠系膜血管收缩；在脓毒症中，去甲肾上腺素可改善肾血流量和尿量
去氧肾 上腺素	$0.5～2.0\ \mu g/(kg \cdot min)$ ·用于治疗严重的低血压（如收缩压<70 mmHg）和较低的总外周阻力
多巴胺	$5～10\ \mu g/(kg \cdot min)$ ·用于治疗低血压，尤其是与症状性心动过缓相关的情况 ·尽管以前有建议低剂量多巴胺输注以维持肾血流量或改善肾功能，但最近的数据未能显示出这种疗法的有益作用
多巴酚丁胺	$5～10\ \mu g/(kg \cdot min)$ ·（＋）异构体是有效的 β-肾上腺素能激动剂，而（－）异构体是有效的 α-1 激动药 ·（＋）异构体的 β_2 肾上腺素受体激动舒张血管，能平衡 α 肾上腺素受体导致的收缩血管，通常很少导致全身血管阻力的改变
米力农	10 分钟使用负荷剂量 $50\ \mu g/kg$，然后 $0.375\ \mu g/(kg \cdot min)$ 输注 ·用于治疗低心排血量 ·与多巴酚丁胺相比，较少引起心动过速

心脏停搏后患者通常血流动力学不稳定。复苏后支持期间应尽量避免收缩压低于 90 mmHg，平均动脉压低于 65 mmHg 的应及时纠正。在心脏停搏后患者中，其他血液动力学或灌注措施（如心输出量，混合/中心静脉血氧饱和度和尿量）的目标仍然不确定。

（四）机械支持手段

最佳的血流动力学支持可导致足够的靶器官灌注，尤其是对大脑、肾脏、肝脏和心脏的灌注。目前尚不存在理想的机械支持装置。理想的设备应同时满足以下条件：①提供足够平均动脉压来打开器官的小动脉；②提供足够的流量以在小动脉打开后灌注组织，③心室减负（通过降低左心室压力和左心室体积）以减少心肌壁应力和氧气消耗；④增加冠状动脉灌注压力（由冠状动脉和左心室舒张末期压力之间的差值决定）；⑤提供气体交换以治疗呼吸、循环衰竭。机械支持有两种基本类型：脉冲性和连续性。通过主动脉内球囊反搏（IABP）可以实现脉冲支持，而通过 Impella（Abiomed）设备，Cardiac Assist（Tandem Heart，Protek Duo 和 Tandem Life 的制造商）设备或静脉-动脉体外膜氧合（VA-ECMO）可以实现更强大的连续血流。对于 Impella 设备，连续血流是体内的，而对于插管和离心式流量泵则可以是体外的。体外平台可以将模肺串联连接到其回路中。静脉-静脉体外膜氧合（VV-ECMO）虽然无法自行提供循环支持，但可以与 Impella 设备并联使用以提供足够的气体交换。

1. 主动脉内球囊反搏　主动脉内球囊反搏（IABP）是一种临时性的机械循环支持设备，用于增加冠状动脉灌注并减少心肌需氧量。IABP 于 20 世纪 60 年代末首次引入以治疗心源性休克，它仍然是目前最常用的机械循环支持设备，用于急性心肌梗死（MI）、心源性休克、各种形式的心肌病以及围手术期的心脏手术环境。心肺复苏后的这些情况也可以考虑使用。主动脉内球囊通常长 20~25 cm，安装在导管上，并通过外部传感系统连接至控制单元。心脏舒张期期间，气球用氦气膨胀，阻挡血液并增加升主动脉中的动脉压，从而产生增加的冠状动脉灌注压。收缩期早期的放气减少了后负荷，并略微减少了心肌的需求。IABP 可以通过股骨或腋窝入路放置。近年来，由于不少研究结果表明缺乏血流动力学和临床获益，IABP 使用的趋势正在减弱，在美国和欧洲的治疗指南中，IABP 的使用建议已降低。

严重主动脉瓣关闭不全患者禁止使用 IABP，因为反搏会明显增加反流流量，严重的快速性心律失常可能会通过影响充气/放气的时间并减少舒张期中的冠状动脉充盈时间来降低 IABP 的作用。其他禁忌证包括主动脉夹层，严重的外周血管疾病导致置管困难，无法控制的脓毒症和严重出血性疾病。

最常见的并发症是 IABP 的位置不当，最多可能发生在 50% 的患者中。球囊位置过高可能导致主动脉弓的循环血管闭塞，四肢血管或脑血管舒张期灌注不足，球囊位置过低产生的反搏效率较低，并可能导致肾动脉、腹腔和肠系膜轴阻塞，并伴有远端器官舒张期灌注不足。撕裂是 IABP 植入的另一种可能的并发症，可能发生在主动脉或其他任何沿股骨或腋导管放置的血管通路上。其他并发症包括放置部位出血，远端栓塞事件和肢体缺血。也可能发生球囊破裂。

2. 经皮左心室辅助装置　Impella 装置是一种新型的经皮左心室辅助装置，用于增加患有晚期心力衰竭和/或心源性休克的患者的心输出量并减少其心肌负荷。与 IABP 相比，它已显示出更好的血流动力学支持，并且在某些情况下得到欧洲和美国指南的认可。对临床试验的荟萃分析表明，早期使用可以减少死亡率，因此，对于有心源性休克的急性心肌梗死和高危选择性 PCI 手术，通常将 Impella 置于经皮冠状动脉介入治疗（PCI）之前。Impella 有左、右心室支持的多种模式（表 7-4）。左心室 Impella 设计结合了一个导管，该导管在其近端装有一个轴向泵和出口区域，而远端入口区域则连接到一个穿过主动脉瓣固定到左心室的细猪尾结构上。旋转泵可提供非搏动依赖性血流。与 IABP 不同，Impella 可提供稳定的血流动力学支持，而与心律无关。Impella 已获得美国食品药品监督管理局批准使用 6 小时，但通常在实际中应用中使用达数天至数周。可在急性环境中提供支持或充当通向心室辅助装置的过渡桥梁用。禁忌证包括机械主动脉瓣，严重的主动脉瓣狭窄，室间隔缺损和严重的外周动脉疾病。

表 7-4　　　　　　　　　　　　　　Impella 装置的不同型号

型　号	Impella 2.5	Impella CP	Impella 5.0	Impella LD	Impella RP
作用心室	左	左	左	左	右
泵大小	12F	14F	21F	21F	22F
置管部位	经皮，股动脉或腋动脉	经皮，股动脉或腋动脉	切开，股动脉或腋动脉	手术放置	股静脉
最大血流	2.5 L/min	4.0 L/min	5.0 L/min	5.0 L/min	4.6 L/min

报告的与 Impella 器械相关的并发症包括器械故障（10%~20%），器械移位（20%），溶血

（5%～10%）和植入期间或植入后的出血（5%～10%）。左心室 Impella 错位可能发生在近端或远端。罕见的并发症包括主动脉瓣损伤，心脏压塞和急性二尖瓣关闭不全。急性血管并发症，包括肢体缺血，血肿和/或假性动脉瘤，发生于置管部位，占 15%～20%。

3. 体外膜氧合

（1）概述：在潜在可逆的急性呼吸和/或心力衰竭的情况下，体外膜氧合（ECMO）可提供心肺支持。静脉血被泵送通过体外模肺，该模肺使血液充分氧合并去除二氧化碳，然后将该血液送回循环中去。

ECMO 有 2 种主要方案：静脉-静脉 ECMO（VV-ECMO）和静脉-动脉 ECMO（VA-ECMO）。在VV-ECMO 中，可以使用单插管或双插管方法。单插管技术使用双腔插管，该插管通过上腔静脉和下腔静脉引出静脉血，然后通过在右心房的另外一个开口回输含氧血液。双插管技术涉及放置 2 个单独的插管，一个插管通过股总静脉引流，另一个插管通过颈内静脉或股静脉输注。在 VA-ECMO 中，插管从股静脉或右心房引流静脉血，含氧血液通过股、腋或颈动脉的外周 ECMO 回路回输，或通过 ECMO中央回路回输回主动脉。

VV-ECMO 和 VA-ECMO 都通过补充氧气来提供呼吸支持，但主要区别在于只有 VA-ECMO 提供了血液动力学支持。VA-ECMO 绕过肺循环，从而降低了肺动脉压力并降低了 LV 前负荷，从而使 LV减压。与 VV-ECMO 相比，直接动脉血液回流还增加了全身压力，改善了终末器官灌注，并维持了较高的氧分压。鉴于 VV-ECMO 与 VA-ECMO 的生理机制不同，其适应证也有所不同。当低心排血量和低血压对体积复苏、升压药、正性肌力药物或 IABP 反应不佳时，VA-ECMO 可用于急性心源性休克的治疗。VA-ECMO 也可用于心胸外科手术后无法撤机的患者，也可以作为心脏移植的过渡桥梁。但是ECMO 常常在心脏移植之前过渡到心室辅助装置。因为有研究表明采取 ECMO 作为桥接手段的患者，移植后 1 年和 5 年生存率更差。

VV-ECMO 或 VA-ECMO 均可用于呼吸支持，以在急性呼吸衰竭中提供抢救治疗或作为肺移植的桥接。如果不需要心血管支持，VV-ECMO 可能是首选，因为它避免了心血管并发症的发生和动脉插管。ECMO 在急性呼吸窘迫综合征（ARDS）的管理中提供了显著的生存益处。ECMO 允许"肺部休息"并促进肺保护性通气策略，包括减少潮气量和 FiO_2 以减少与呼吸机相关的损伤和氧中毒。

（2）患者的选择：对于哪些是使用 VA-ECMO 的最有可能受益的患者，尚无明确的公认的循证指南。此外，VA-ECMO 的设备的组件已获得美国食品药品监督管理局的许可，可以在手术（如冠状动脉搭桥）和患者运输过程中使用长达 6 小时。美国食品药品监督管理局（FDA）已批准将此类设备在呼吸支持时使用＞6 小时。因此，哪些患者可从 ECMO 中获益的信息取决于文献综述和专家意见。在这种情况下，ECMO 最常用于发生严重心源性休克和心脏停搏的患者。了解 ECMO 的血流动力学变化对于了解是否需要进行适当的患者监护以确保左心室和肺部不会出现液体超负荷非常重要。在这方面，一个重要的原则是，尽管 ECMO 可以减轻中央静脉、右心房和右心室的负担，但它并不能从本质上减轻左心室的负担，尤其是当左心室收缩功能严重受损时。实际上，收缩力差的心脏中的 ECMO 可以显著增加左心室舒张末期压力和室壁张力，从而导致心肌耗氧量增加和对缺血介导的坏死的敏感性增加。

对于患有急性严重但潜在可逆的心脏损伤（如心肌炎和心肌缺血）的患者，VA-ECMO 可能为康复提供了桥梁。在患有急性代偿功能失调的慢性心力衰竭或严重心肌梗死的患者中，VA-ECMO 可以用作桥接疗法，例如，心室辅助设备和心脏移植。

在许多情况下，应考虑采用其他策略，例如，经皮或手术植入的临时心室辅助设备，以减少ECMO 的许多并发症，例如，全身性炎症反应综合征、血小板受损，以及出血、血管损伤，肢体缺血和脑栓塞的风险。此外，这些策略还可以预防肺水肿的发展，增加心肌壁压力以及发生脑缺氧的可能性。但是，迄今为止，ECMO 在急性机械循环支持策略中还是独一无二的。因为它可以提供氧气和二氧化碳交换来代替肺功能。因此，ECMO 对潜在的肺部疾病患者可能有用。

（3）血流动力学变化：因为使用大内径置管和现代泵，虽然流量通常为 3～4 L/min，但 VA-

ECMO 流量支持可能很高。通过直接从静脉系统中抽取血液，VA-ECMO 可以减少右心室的前负荷和周围静脉的充血。根据泊肃叶定律：$Q=\pi\Delta Pr^4/8\eta l$，流量（Q）是由泵建立的压力梯度驱动，并在很大程度上取决于插管的半径（r）（与 r^4 成正比），与流体黏度（η）和插管长度（l）成反比。

尽管可以认为这种从心脏转移血液的方法还可以减少左心室前负荷并减少肺部充血，但这种情况相对少见。主要是由于 ECMO 提供的动脉血流增加会导致血压升高。因此，尽管血流增加，但 ECMO 并不能减少血液回流到左心室。返回左心室的血液必须通过主动脉瓣排出。为了使这种情况发生，左心室必须能够产生足够的压力，以克服 ECMO 引起的动脉压升高。因此，必须通过调节左心室充盈压力（和使用 Frank-Starling 机制）来建立平衡条件，以使在 ECMO 期间建立的动脉压下，左心室流出等于从所有来源返回左心室的流量。肺毛细血管楔压（PCWP）由左心室舒张末期充盈压确定。假设肺动脉舒张压接近左心房压力（作为 PCWP 的替代指标），这是在不进行肺导管楔入时监测左心室充盈压的重要参数。

ECMO 流量对左右侧参数的影响如图 7-6 所示，其中 LV 的固定收缩力明显降低。从基线状态开始，随着 ECMO 流量的增加（1～4.75 L/min），右心房压力降低，主动脉压力升高；然而，随之而来的是，左心室容积增加（左心室扩张），左心室收缩容积减少，而左心室舒张末期压力、左心室收缩末期压力，左心室和肺动脉压力增加。因此，ECMO 可诱发或加重已有的肺水肿。同样，随着流量增加和动脉压力增加，动脉搏动压力降低，表明 LV 搏动量逐渐减少，主动脉瓣打开时间缩短。在压力容积图上，这些表现为压力容积环路沿舒张末期压力容积关系向右/向上移动以及环路变窄（即，较小的行程容积）。在此处所示的最高 ECMO 流速下，主动脉瓣几乎不会打开，这可能会导致左心室腔内血液滞留。如先前的研究人员所述，左心室内的血液淤积可导致左心室、主动脉和肺血栓形成，从而导致中风、外周血栓、肺栓塞，并且在许多情况下是致命的。

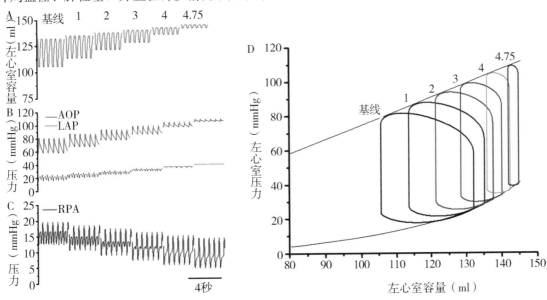

A. 左心室体积和压力增加；B. 主动脉压力（AOP）和左心房压力（LAP）增加；C. 右心房压力（RAP）降低；D. 在急性心源性休克和 VA-ECMO 期间，流速增加时产生的压力-体积环

图 7-6　在急性心源性休克和外周静脉-动脉体外膜氧合（VA-ECMO）期间，无机械通气下，ECMO 不同流速（1、2、3、4、4.75 L/min）时左心室发生的血流动力学变化

随着 ECMO 流量的增加，主动脉压力和后负荷（动脉弹性的斜率和收缩末期压力）增加。随之而来的是收缩容积的减少（由压力容积环的宽度表示）以及左心室容积（左心室膨胀）和 LAP 的增加。当搏动量接近零时，这在临床上将相当于在整个心动周期中主动脉瓣保持关闭状态。

另一个因素是在后负荷增加和左心室舒张压升高的情况下左心室充盈会降低跨冠状动脉灌注梯度，

并可能损害冠状动脉灌注（尤其是心内膜下灌注），从而造成或加重心肌缺血。总体而言，在一系列研究中，左心室容量过大被认为是导致左心室恢复差和无法撤离 VA-ECMO 的主要原因。

总之，LV 扩张、肺水肿以及左心室和主动脉根部内的血液淤滞是高度相关的事件。如下所述，至少有 8 种不同的策略可以克服 ECMO 的这些后果。但是，在 ECMO 患者管理中最重要的是通过适当的监测来发现这些情况。

（4）管理策略：外周血管的 VA-ECMO 患者中有 12%～22% 发生下肢缺血，许多患者需要筋膜切开术进行房室综合征或截肢。通常，将 6F～8F 血管导引器放置在动脉导管远端。股总动脉或股浅动脉可为插管侧下肢提供顺行的股动脉血流，并防止缺血性损伤。它的近端连接到动脉套管植入部位附近的端口。或者，可以将远端灌注套管插入胫骨后动脉或足背动脉，并进行逆行灌注。尽管大多数中心标准化了 ECMO 启动时远端灌注套管的放置时间，但尽早经皮放置远端灌注套管与较低的缺血性肢体损伤风险相关。

VA-ECMO 及其伴随的炎性环境会增加血栓形成的风险，这可能会导致泵故障、模肺功能衰竭和血栓栓塞事件。然而，据报道，在全部 VA-ECMO 患者中约有 1/4 发生了大出血。最佳抗凝治疗策略的数据有限，目前主要基于专家意见的指南建议使用普通肝素靶向活化凝血时间（ACT）为 180～220 秒。越来越多的研究发现 ACT 和部分凝血活酶时间之间（APTT）以及出血事件之间关联性很小。目前的抗凝目标正在朝着使用抗 X a 分析的方向发展（目标 0.3～0.7）。抗 X a 的使用证据不多，实质上是监测肝素水平，但是由于几乎没有外界因素对其准确性（除溶血作用）干扰，所以它可以考虑作为金标准。由于消耗，抗凝血酶Ⅲ（ATⅢ）通常会耗尽。肝素必须与之结合才能发挥其抗凝活性，故此时会产生明显的肝素耐药性。发生这种情况时，应检查 ATⅢ 功能测定，如果 <70% 以及临床肝素耐药性，应补充其目标功能活性为 80%～120%。尽管许多中心使用血浆来补充 ATⅢ，但对于患者全身体积而言，输入血浆中的 ATⅢ 很少。所以优先使用浓缩形式的 ATⅢ 之一，即合成的人 ATⅢ 或重组人抗凝血酶。

（5）并发症：由于全身抗凝治疗，血小板功能障碍和机械性溶血作用，ECMO 最常见的并发症是出血，可发生在 30%～40% 的患者中。形式包括插管部位出血，肺部出血，腹腔内出血，纵隔血肿。血管并发症的发生频率较低，但却是导致患者死亡的最重要原因。VA-ECMO 与插管/拔管相关的血管并发症更为常见，包括血管穿孔、动脉夹层或假性动脉瘤、肢体远端缺血和动静脉瘘。缺血是周围型 VA-ECMO 的常见的潜在并发症，据报道在 VA-ECMO 患者中占 10%～70%。充氧的血液优先灌注动脉插管部位近端的器官，而相对缺氧的血液灌注心肌、大脑和上肢，使这些器官处于缺血的危险中。ECMO 患者，尤其是接受 VA-ECMO 的患者，存在心输出量低、血液黏滞、ECMO 回路的人工材料的表面、慢性内皮损伤等多种引起血栓形成的风险因素，肺动脉、全身动脉和全身静脉血栓形成的风险也显著增加。ECMO 的其他常见并发症包括感染和急性肾损伤。

4. 心室辅助装置　心脏移植是左心室终末衰竭患者治疗的有效手段。尽管在世界各地进行的移植手术数量不断增加，但器官的来源有限，通常导致心脏移植的等待时间超过 6 个月。此外，由于各种合并症，许多患者不适合进行心脏移植手术。在过去的几十年中，仅对等待移植的患者或没有资格接受心脏移植的患者进行最佳药物优化治疗。在过去的 20 年中，与单独的优化药物治疗相比，通过手术置入的泵或左心室辅助装置（VAD）的广泛发展已显示出可以降低死亡率，并改善患者生活质量。植入这些 VAD 的主要原因有两个：心脏移植的桥接或者没有资格行心脏移植患者的终末治疗。较不常见的第三种适应证是为部分因急性心肌梗死而导致非缺血性心肌病的年轻患者的康复提供桥接。在大多数情况下，VAD 放置在左心室中以提供左心室支持（LVAD）或同时放置在左心室和右心房中以提供双心室支撑（BiVAD）。

尽管商用的 LVAD 有许多型号，但大多数都具有 4 种相似的机械组件：①通过外科手术进入左心尖的流入套管；②与升主动脉吻合的流出套管；③位于流入和流出管之间并与之连接的泵，将血液从左心室抽出并泵入升主动脉；④连接至泵，穿过皮肤表面并连接至外部皮带控制器和电池组的驱动线。

LVAD 并发症可在任何时间和情况下发生。并发症较多，包括出血、错位或硬件故障、血栓、感染和右心衰。LVAD 放置后出血是常见并发症，可发生在手术部位周围或远离手术部位外。胸部 CT 用于评估胸腔出血部位，并可能定位出血部位，常见部位包括左心室顶点和主动脉吻合处。出血量可能很大，导致心脏压塞。放置 LVAD 后，胃肠道出血也很常见。这些出血大多数发生在上消化道，是继发于全身性抗凝、纤溶途径激活、获得性血管性血友病因子缺乏症以及由于泵旋转速度增加而引起的肠道血管发育不良。

尽管伦理方面的问题不允许我们在急性情况下对机械支持的患者进行随机对照试验，但技术终将继续发展，我们需要学习如何更有效地利用它。临床情况及其环境影响决定使用哪种机械支持装置。启动时间是一个重要因素，尤其是在存在 CPR 的情况下。一个简单的经胸超声心动图可以帮助快速评估严重的瓣膜疾病，估计患者的心输出量以及计算所需的维持足够的终末器官灌注的流量。当复苏后显示出严重的呼吸困难的证据时，应该考虑可以提供气体交换的设备。对于检验数值严重失调的患者，如 pH和乳酸，应该考虑提供最可靠的设备。主动选择适当的支持设备，一旦患者稳定下来，就可以快速地脱机，并发症更少，并在专用的单元中监护患者，这都是成功支持策略的重要组成部分。

五、展望

心脏，作为全身血液循环的中枢器官，既是心脏停搏的始动因素，也是心肺复苏后支持的重点脏器。复苏后的心脏支持，一直是医疗领域的重点关注对象。心脏支持的指南由美国心脏协会于 1974 年首次发布，并于 1980 年、1986 年、1992 年、2000 年、2005 年、2010 年以及最近的 2015 年进行了更新。从 2015 年开始，每年都进行了小更新。尽管如此，传统的每 5 年一次的重大更新也将继续。从最开始的只有药物，到现在的药物、机械并重，医师的选择也越来越多。心脏支持的发展也代表了医疗技术的发展水平，我们相信在未来将会有进一步更好的支持手段来破解心脏停搏后的死亡率居高不下的难题。

〔李一德　罗　亮〕

第三节　血流动力学监测和治疗

一、概述

随着急救医疗体系的不断完善，以及心肺复苏技术的推广与普及，患者经过心肺复苏术后，恢复自主循环的成功率有所提高，但心肺复苏术后，患者的出院存活率仍低，远期功能恢复情况更差，其中影响死亡率的一个重要原因为复苏术后综合征。此综合征的特征为：心力衰竭乃至心源性休克、伴随凝血系统激活的全身炎症反应综合征，不断进展的脑损伤以及持续存在的病理学变化。心肺复苏术后 3 天内是患者出现心力衰竭的高峰期，而心源性休克往往是患者此时的重要死因之一。因此，对于心肺复苏术后患者住院期间，必要时采取合适的血流动力学监测手段，及时识别和治疗心力衰竭是一个重要的治疗目标。

对于血流动力学不稳定患者，需要进行心输出量监测。如果在优化了前负荷的前提下，血流动力学监测仍未达标，需使用血管活性药及正性肌力药，如果这些措施仍未能保证患者脏器灌注，应考虑使用循环辅助装置。

在缺乏最佳目标血压数据的情况下，应保证充足的脏器灌注。血流动力学治疗目标应同时考虑到患者的目标体温管理及其对心功能的影响。

虽然心肺复苏术后明显的心力衰竭较为常见，但往往 2～3 天即开始恢复，若要完全恢复则需要更长的时间。全身的缺血再灌注损伤往往激活免疫及凝血途径，导致多脏器功能损害及增加感染风险。因此，心肺复苏后综合征与脓毒血症往往存在很多相似之处，包括血管内容量消耗、血管扩张、内皮损伤、微循环障碍。

由于心肺复苏术后心力衰竭普遍存在，且具有重要的治疗意义，因此，一般建议对所有心脏停搏的患者均应尽早进行心脏彩超检查以筛查心功能，用于评估患者心功能的量化指标。由于心肺复苏术后心力衰竭的发生可能延后至数小时，因此超声心动图检查应在复苏后的数小时重复检查。存在心力衰竭的患者往往需要使用正性肌力药，至少在短期内需要使用。各项治疗措施应在监测血压、心率、尿量、血乳酸廓清能力、中心静脉血氧饱和度等指标下进行，连续的超声心动图检查也应使用，特别对于血流动力学不稳定患者。

二、心肺复苏术后血流动力学病理生理学特点

（一）心肺复苏术后心脏功能、代谢特点

1. 心肌能量代谢变化　维持心脏活动需要消耗大量的能量，而且心肌细胞膜上 Na^+-K^+-ATP 酶、Ca^{2+}-Mg^{2+}-ATP 酶也要消耗大量 ATP。呼吸心搏骤停后，因冠状动脉血流断流、心肌细胞缺血缺氧，细胞代谢迅速由有氧代谢转变为无氧酵解，后者生成的 ATP 明显减少，远远不能满足心肌的需要，且心肌能量储备有限，无法维持心肌活动需求。故心肌完全缺血时，心肌细胞能量很快耗竭。另一方面，由于心肌细胞持续糖酵解，产生大量乳酸，且由于心搏停止，冠状动脉断流，乳酸不能及时被血流冲刷带走，造成心肌细胞内严重代谢性酸中毒，导致心肌收缩力明显下降，并降低心肌的室颤阈值，导致顽固性室颤，大大增加了救治难度。

另外，心肌细胞内各种生物膜功能的维持有赖于 Na^+-K^+-ATP 酶功能正常。ATP 缺乏后 Na^+-K^+-ATP 酶功能异常，使细胞内 K^+ 外逸，造成细胞外高钾状态，这种细胞外高钾状态常常是心脏复搏困难和复苏过程中心脏再度停搏的重要原因之一；Na^+-K^+-ATP 酶功能障碍，还能引起细胞外 Na^+ 及水进入细胞内，形成细胞水肿，长时间的细胞水肿，严重威胁细胞的功能与生存，而且细胞质中线粒体的水肿进一步影响能量的生成。心肌完全缺氧，Ca^{2+}-Mg^{2+}-ATP 酶功能下降，以及因细胞内 Na^+ 升高促使 Na^+-Ca^{2+} 交换，细胞外 Ca^{2+} 大量进入细胞内，可至线粒体损伤，溶酶体溶解，严重抑制细胞功能甚至死亡。

2. 心功能变化

（1）心电活动的影响：心肌细胞急性缺血时电生理改变主要包括静息电位降低，动作电位上升的速度变慢，时程缩短，兴奋性和传导性降低，一些快反应细胞转变成慢反应细胞。在心电图上则表现为缺血心肌对应部位 ST 段抬高，R 波振幅增加。再灌注使缺血中心区 R 波振幅迅速降低，ST 段高度恢复到原水平，Q 波很快出现，并常常出现心律失常。缺血-再灌注损伤导致心律失常发生率较高，表现为早搏、自发性室性节律或室性心动过速，乃至室颤。

（2）心肌收缩舒张功能降低：在缺血损伤中，心肌静止张力（指心肌在静息状态下受前负荷作用而被拉长时产生的张力）随缺血时间延长而逐渐升高，但发展张力（指心肌收缩时产生的主动张力）逐渐降低；再灌注时静止张力更加增强，表现为心室舒张末期压力升高；发展张力愈加降低，表现为心室收缩峰压和心室内压最大变化速度均下降，从而导致收缩舒张功能减弱。

（3）心肌顿抑：指心肌细胞缺血后不发生坏死，但引起的结构、功能和代谢改变在再灌注后并不立即恢复，常需数小时、数天甚至数周才能恢复正常，其特征为收缩功能障碍。心肌顿抑产生机制目前认为与缺血时被耗竭的高能磷酸化合物恢复较慢、再灌注自由基产生过多或细胞内钙超载有关。一般认为，心肌顿抑是再灌注损伤的表现，但也有人认为这是一种对心肌的保护效应，通过使缺血-再灌注心肌的耗氧量减少，进而限制心肌坏死的发生。

3. 心肌超微结构变化　缺血心肌的超微结构变化与代谢紊乱有关，包括线粒体和内质网肿胀、染色体的边集和浓缩。不可逆损伤和超微结构变化包括线粒体絮状、线状的聚集和肌膜完整性破坏，线粒体显示钙磷酸盐的沉积。从可逆到不可逆主要改变心肌细胞间隙和微脉管系统的变化。

4. 无复流现象　在心脏停搏及其后的心肺复苏中，由于人工循环的支持，本应恢复血流灌注的缺

血血管不见有血流的现象，称之为"无复流现象"。该现象发生可能与心肌细胞肿胀、小血管内皮细胞肿胀、心肌细胞收缩、微血管堵塞等原因有关。心脏停搏后，缺血缺氧导致白细胞集聚和堵塞、血小板聚集、微血栓形成而呈不再流动的状态。这种无复流现象不仅见于心肌，亦见于肠、肾、骨骼肌等缺血-再灌注过程，但随着心肺复苏的持续、血液循环的恢复，这种暂时性损伤可因再灌注而逐渐恢复。

5. 复苏后血流动力学特点　成功复苏恢复循环后的心肌功能障碍状态往往是心脏充盈压升高、心脏指数下降、收缩和舒张功能下降。严重但短暂的左心室收缩和舒张功能障碍可在心脏停搏和成功复苏10～15分钟后出现。然而，较长时间的心肺复苏，可能导致心肌不可逆性损伤。超声心动图发现，心肺复苏术后可导致射血分数下降，dP/dt 减小，收缩期峰值左心室压/收缩期末体积比减小。心肺复苏后最初较低的射血分数（EF）是预测复苏后心脏指数较低和未来 24 小时发展至多器官衰竭的重要指标。

心肺复苏术后综合征最常见表现是复苏后心力衰竭，许多患者常常死于心力衰竭。心肺复苏术后 3 天内是患者出现心力衰竭的高峰期，而此时心源性休克往往导致患者死亡。因此，对于心肺复苏术后患者住院期间，识别和治疗心力衰竭是一个重要的治疗目标。

心肺复苏术后心力衰竭的原因由心脏机械及心电两部分组成。前者可导致心肌收缩功能严重受损，同时也影响舒张功能，后者则主要表现为心律失常，在严重状态时可出现电风暴现象。此方面可导致血流动力学不稳定，表现为低血压及低心排血量，同时导致多脏器功能衰竭。

与冠状动脉闭塞导致的局部心肌损伤相比，心力衰竭导致的心肌损伤是全心受累，亦称为心肌顿抑。复苏后心肌顿抑现象在最初 48～72 小时如果得到积极支持治疗，是一个急性可逆的心功能障碍过程。如果早期严重的功能障碍能被及时纠正，可能会有较好的长期的良好预后。相反，持续而无效的 CPR 会导致左心室舒张和收缩体积逐渐减小，左心室自由壁厚度和硬度增加，从而导致"石心"，这是一种严重且不可逆的缺血性挛缩。

虽然心肺复苏术后明显的心力衰竭较为常见，但往往 2～3 天即开始恢复，但若要完全恢复则需要更长的时间。全身的缺血再灌注损伤往往激活免疫及凝血途径，导致多脏器功能损害及增加感染风险。因此，心肺复苏后综合征与脓毒血症往往存在很多相似之处，包括血管内容量丢失、血管扩张、内皮损伤、微循环障碍。

三、心肺复苏术后血流动力学监测

对于心肺复苏术后血流动力学不稳定患者，血流动力学监测尤为重要，必要时需进行心输出量监测。如果在优化前负荷前提下，患者血流动力学监测仍未达标，需使用血管活性药及正性肌力药，如果这些措施仍未能保证患者脏器灌注，应考虑使用循环辅助装置。

在缺乏最佳目标血压数据的情况下，应保证充足的脏器灌注。血流动力学治疗目标应同时考虑到患者的目标体温管理及其对心功能的影响。

（一）心脏停搏后血流动力学监测

心力衰竭在心肺复苏术后患者中极其常见，许多患者最终死于心血管疾病。心力衰竭是绝大多数早期 3 天内的死因，这是心肺复苏术后心力衰竭患者的死亡高峰期，脑功能损害导致死亡是心肺复苏术后后期主要死因。Laurent 及其同事报道发现，患者心脏停搏后 24 小时内出现可逆的心力衰竭，并出现在此基础上叠加的血管舒张，持续 72 小时。如果心力衰竭持续 24 小时均未能及时纠正，患者因多脏器功能衰竭死亡的可能性极高。

1. 无创血压监测（NIBP）　无创血压监测是通过短时间加压袖带测量动脉血压。其简便易行，不需要特殊设备，是最常用的测量方法。分为手动测压法和自动测压法。

（1）手动测压法：该方法为经典的血压测量方法，为袖套测压法。该方法设备简单，费用低廉，便于携带，适用于一般患者的监测。在院外特别是条件受限的复苏现场可快速使用。导致手动测压法误差的因素主要有袖带不当、听诊间歇及患者因素等。袖带太窄或袖带绑得太松则测压读数偏高，太宽或绑得过紧则可导致读数偏低。

（2）自动测压法：一般使用示波测量法测量血压，是目前 ICU 中用于监护心肺复苏术后患者最常用的无创血压监测手段，它克服了手动测压的一些缺点。最大震荡出现时的最低压力与 MAP 有很好的相关性，可自动显示收缩压、舒张压、平均动脉压和脉率。收缩压和舒张压通过运算法则确定，但通常分别与最大震荡波形的初始上升和最后下降相对应。袖带宽度应覆盖上臂的 2/3。常规监测的测量周期不应少于 3 分钟，过于频繁的测量可能影响肢体灌注并损害外周神经。

2. 有创血压监测　在 ICU 里，对于心肺复苏术后患者，动脉穿刺置管持续监测血压极其重要。是否需要使用更高级的血流动力学监测手段，应基于患者血流动力学不稳定程度，以及是否同时使用正性肌力药及血管活性药等因素决定。如果使用了肺动脉漂浮导管或一些无创的血流动力学监测手段，使用心排指数及外周血管阻力可指导治疗措施。但目前无证据表明心搏骤停后使用漂浮导管或无创心排血量监测手段对患者预后有改善作用。

有创血压监测是动脉血压测量的"金标准"。在正确放置并校准的情况下，导管-传感器-监护仪系统测定的血压数值可非常准确地连续反映实际血压。

适应证：①血流动力学不稳定患者；②某些重症患者需要非常严格的控制血压（如动脉夹层、主动脉创伤、中枢神经系统出血、缺血等疾病）；③心肺复苏术后需要低温治疗者；④需要大剂量使用血管活性药物患者；⑤需要频繁留取动脉血检验者。对于心肺复苏术后患者，大多数情况下需考虑进行有创血压监测。

禁忌证：严重凝血功能障碍和穿刺部位感染、血管病变等，但并非绝对禁忌证。

动脉穿刺途径常用桡动脉，也可选用足背动脉、股动脉，一般不选用肱动脉。

有创动脉血压监测的临床意义：

（1）可以连续为临床提供准确、可靠的动脉血压数据。

（2）正常动脉压波形特点：可分为收缩相和舒张相。主动脉瓣开放和快速射血入主动脉时为收缩相，动脉压波迅速上升至顶峰，即为收缩压。血流从主动脉到周围动脉，压力波下降，主动脉瓣关闭，直至下一次收缩开始，波形下降至基线为舒张相，最低点即为舒张压。动脉压波下降支出现的切迹称重搏切迹。身体各部位的动脉压波形有所不同，脉搏冲波传向外周时发生明显变化，越是远端的动脉，压力脉冲到达越迟，上升支越陡，收缩压越高，舒张压越低，但重搏切迹不明显。

（3）压力上升速率（dp/dt）：通过动脉压波测量和计算 dp/dt_{max}，是一个心肌收缩性的粗略指标，方法简单易行，可连续测量。心功能正常的患者 dp/dt 为 1200 mmHg/s 左右。

（4）异常动脉压波形：

1）圆钝波波幅中等程度降低，上升和下降支缓慢，顶峰圆钝，重搏切迹不明显，见于心肌收缩功能低下或容量不足。

2）不规则波波幅大小不等，早搏波的压力低平，见于心律失常患者。

3）高尖波波幅高耸，上升支陡，重搏切迹不明显，舒张压低，脉压宽，见于高血压及主动脉瓣关闭不全。主动脉瓣狭窄者，下降支缓慢及坡度较大，舒张压偏高。

4）低平波的上升和下降支缓慢，波幅低平，严重低血压，见于休克和低心排血量综合征。

常见并发症：①血栓形成与动脉栓塞。②动脉空气栓塞。③渗血、出血和血肿。④局部或全身感染。

3. 中心静脉压监测　经皮穿刺中心静脉，主要经颈内静脉和锁骨下静脉，将导管插入上腔静脉。也可经股静脉或肘静脉，用较长导管插入上腔静脉或下腔静脉。

（1）中心静脉穿刺置管适应证：①心肺复苏术后，需要开放静脉通路，但外周静脉置管不能满足需求。②因抢救需要多腔同时输液。③心肺复苏术后，需要使用高渗性药物、血管活性药等药物时。④心肺复苏术后，需监测患者血流动力学变化。⑤需要进行血液净化、ECMO 等治疗时需要血流管路者。

（2）中心静脉穿刺置管禁忌证：一般禁忌证包括凝血功能障碍、穿刺静脉局部感染及血栓形成。其中凝血功能障碍为相对禁忌证。

（3）监测 CVP 的临床意义：

1）参考值：一般认为 CVP 的参考值为 $5\sim10$ cmH$_2$O，<5 cmH$_2$O 一般提示血容量不足，$>15\sim20$ cmH$_2$O 往往提示输液过多或心功能不全。

2）影响 CVP 的因素：①病理因素。CVP 升高见于心力衰竭、心房颤动、肺梗塞、输血补液过量、纵隔压迫、张力性气胸及血胸、慢性肺部疾病、心脏压塞、腹内压增高的各种疾病等。CVP 降低的原因有失血和脱水引起的低血容量，以及周围血管扩张，如分布性休克等。②神经体液因素。交感神经兴奋，儿茶酚胺、抗利尿激素、肾素和醛固酮等分泌增加，血管张力增加，使 CVP 升高。相反，某些扩血管活性物质，使血管张力减少，血容量相对不足，CVP 降低。③药物因素。快速输液、应用去甲肾上腺素等血管收缩药，CVP 明显升高；用扩血管药或心功能不全患者用洋地黄等强心药后，CVP 下降。④其他因素。有缺氧和肺血管收缩，患者呛咳、气道堵塞，患者挣扎和躁动，控制呼吸时胸内压增加，腹腔手术和压迫等均使 CVP 升高，麻醉过深或椎管内麻醉时血管扩张，CPV 降低。

3）CVP 波形分析：①正常波形。有 3 个正向波 a、v、c 和 2 个负向波 x、y，a 波由心房收缩产生；x 波反映右心房舒张时容量减少；c 波是三尖瓣关闭时瓣叶轻度向右心房突出引起右心房压轻微增加所产生；v 波是右心房充盈的同时伴随右心室收缩，三尖瓣关闭时心房膨胀的回力引起；y 波表示三尖瓣开放，右心房排空。右心房收缩压（a 波）与舒张压（v 波）几乎相同，常在 $3\sim4$ mmHg 以内，正常右心房平均压为 $2\sim6$ mmHg。②异常波形。a. 压力升高和 a 波抬高和扩大：见于右心室衰竭、三尖瓣狭窄和反流，心脏压塞、缩窄性心包炎、肺动脉高压及慢性左心衰，容量负荷过多。b. v 波抬高和扩大：见于三尖瓣反流，心脏压塞时舒张期充盈压升高，a 波与 v 波均抬高，右心房压力波形明显，x 波突出，而 y 波缩短或消失。但缩窄性心包炎的 x 波和 y 波均明显。c. 呼吸时 CVP 波形：自主呼吸在吸气时，压力波幅降低，呼气时增高，机械通气时随呼吸变化而显著。

（4）中心静脉置管并发症：

1）感染：中心静脉置管容易发生导管相关性感染，在操作过程中应严格遵守无菌技术，加强护理，使用导管时严格手卫生；每天评估导管留置的必要性，长期置管者，可选用特殊材料的导管，部分导管可埋藏在皮下。

2）心律失常：为置管过程中的并发症，主要原因为钢丝或导管刺激引起。应避免钢丝或导管插入过深，并防止体位变化所致导管移动，操作过程应持续进行 ECG 监测，充分评估置管深度，避免置管过深。发生心律失常时可将导管退出 $1\sim2$ cm。

3）出血和血肿：颈内静脉穿刺时，穿刺点和进针方向偏内侧时易穿破颈动脉、进针太深可能穿破颈横动脉、椎动脉或锁骨下动脉，在颈部可形成血肿，凝血机制不好或肝素化后的患者更易发生。一旦发生血肿，应做局部压迫，不要急于再穿刺。锁骨下动脉穿破可形成纵隔血肿、血胸或心脏压塞等，所以需按解剖关系准确定位，穿刺针与额状面的角度不可太大，力求避免损伤动脉。目前超声引导下穿刺越来越普及，应尽量使用超声引导下穿刺置管。

4）气胸和血胸：主要发生在锁骨下静脉穿刺时，因胸膜圆顶突起超过第一肋水平以上 1cm，该处与锁骨下静脉和颈内静脉交界处相距仅 5 mm，穿刺过深及穿刺针与皮肤成角太大较易损伤胸膜。所以操作时要倍加小心，有怀疑时听两侧呼吸音，早期发现，并及时应用胸腹腔引流术及输血、补液等措施，以免发生生命危险。

5）神经和淋巴管损伤：可损伤臂丛、膈神经、颈交感干、喉返神经和迷走神经等。损伤胸导管可并发乳糜胸。

6）气栓：中心静脉在吸气时可能形成负压，穿刺过程中，更换输液器、导管或接头脱开时，尤其是头高半卧位时，容易发生气栓。预防方法是：穿刺和更换输液器时应取头低位，避免深呼吸和咳嗽，导管接头脱开时应立即接上或暂时堵住；穿刺置管时应尽可能不使中心静脉与空气相通。

7）血栓形成和栓塞：多见于长期置管和高营养疗法的患者，血栓形成发生率高达 $30\%\sim80\%$，应注意液体持续滴注和定期用肝素生理盐水冲洗。

8）血管及心脏穿孔：为少见的严重并发症，可发生血胸、纵隔血肿和心脏压塞，后者往往致死。

（二）心肺复苏术后心输血量监测

1. 肺动脉漂浮导管（Swan-Ganz 导管）　1929 年，一位名叫 Forssmann 的外科住院医师对着镜子经自己的左前臂静脉插入导管，测量右心房压。1953 年 Lategola 和 Rahn 等人曾在实验室内试用顶端带有气囊的导管，发现导管可以非常顺利地进入肺动脉。直到 1970 年，Jeremy Swan 与 William Ganz 合作研制了顶端带气囊、血流导向的肺动脉漂浮导管，并应用于临床，因此常把肺动脉漂浮导管称为 Swan-Ganz 导管。

（1）肺动脉漂浮导管简介：成年人最常用的 Swan-Ganz 导管为 7F 四腔漂浮导管，长 110 cm，不透 X 线，从导管顶端开始，每隔 10 cm 有一黑色环形标志，作为插管深度的指示（图 7 - 7）。导管的顶端有一个可充入 1.5 ml 气体的气囊。导管的近端为 3 个腔的连接端和一根热敏电极的连接导线。这 3 个腔分别为：①开口于导管顶端的肺动脉压力腔，用于测量肺动脉压和采取混合静脉血标本；②开口于距顶端 30 cm 的导管侧壁的右心房压力腔，用于测量右心房压和测量心排出量时注射指示剂液体；③充盈导管顶端气囊的气阀端，气囊充盈后基本与导管的顶端平齐，但不阻挡导管顶端的开口，有利于导管随血流向前推进，并减轻导管顶端对心腔壁的刺激。热敏电极终止于导管顶端近侧 3.5~4 cm 处，可以快速测量局部温度的变化，并通过导线与测量心排血量的热敏仪相连。儿童患者可选用 5F 的肺动脉漂浮导管。

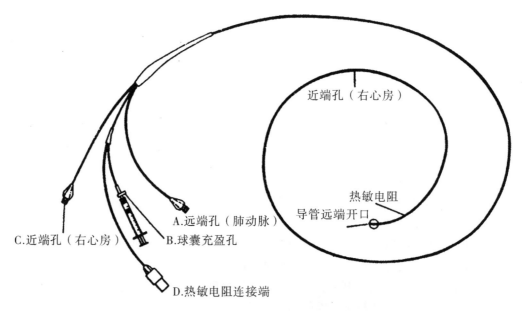

图 7 - 7　肺动脉漂浮导管

（2）适应证：①心肺复苏术后患者出现肺水肿、休克等表现。②考虑需要增加患者组织氧输送患者。由于肺动脉漂浮导管是一种监测手段，因此使用指征往往取决于临床医师对患者血流动力学监测的需求及对病情变化把握程度及对治疗的反应能力。

（3）禁忌证：

1）绝对禁忌证：在导管经过的通道上有严重的解剖畸形，导管无法通过或导管本身即可使原发疾病加重。如右心室流出道梗阻、肺动脉瓣或三尖瓣狭窄、肺动脉严重畸形、法洛四联症等。

2）相对禁忌证：①细菌性心内膜炎或动脉内膜炎，活动性风湿病。②完全性左束支阻滞。③严重心律失常，尤其是室性心律失常。④严重的肺动脉高压。⑤各种原因所致的严重缺氧。⑥近期置起搏导管者，施行 PAC 插管或拔管时不慎，可使起搏导线脱落。⑦严重出血倾向或凝血障碍，如溶栓和应用大剂量肝素抗凝。⑧心脏及大血管内有附壁血栓。⑨疑有室壁瘤且不具备手术条件者。

（4）肺动脉漂浮导管参数的测量：通过 Swan-Ganz 导管可获得的血流动力学参数主要包括 3 个方面：压力参数（包括右心房压、肺动脉压）、流量参数和氧化射方面的参数。

1）压力参数：压力测量装置由压力监测仪、压力传感器、冲洗装置和三通开关组成。压力传感器是整个监测系统中最为重要的部分。我们所测量的压力实际上是与大气压相关的压力。所以，在使用压力传感器之前，应校正压力监测系统的零点水平，应尽可能选用较短的延伸管。压力传导的管路中存有气泡会严重地影响压力的传导。由于气泡的顺应性远大于液体的顺应性，所以管路中存有较大的气泡可导致压力波的明显衰减。微小的气泡可造成很强的压力返折波。对整个管路进行冲洗是保证压力传导通路不被血栓阻塞的关键。

右心房压（RAP）的测量是将 Swan-Ganz 导管置于正确的位置之后，导管近侧开口正好位于右心房内，经此开口测得的压力即为右心房压力。

肺动脉压（PAP）是当 Swan-Ganz 导管的顶端位于肺动脉内（气囊未充气）时，经远端开口测得的压力。肺动脉压力可分别以收缩压、舒张压和平均压力来表示。

肺动脉嵌顿压（PAWP）是将气囊充气后，Swan-Ganz 导管的远端嵌顿在肺动脉分支时测量的气囊远端的压力。PAWP 是 Swan-Ganz 导管可测量的特征性参数，具有特殊的意义。由于肺循环是一个相对低压力的系统，并且没有血管瓣膜，理论上讲肺动脉嵌顿压有如下的相关性：PAWP∝PVP∝LAP∝LVEDP。因此有可能通过右心导管监测左心的压力改变，从而了解左心的功能变化。要保持这种相关性的存在，测量 PAWP 要满足 3 个基本条件：①通畅的通路；②确实的嵌顿；③足够的压力平衡时间。

2）流量参数（主要为心输出量）和氧代谢方面的参数（混合静脉血标本）：以这些参数为基础，结合临床常规检查，通过计算可以获得更多的相关参数。临床上常应用压力指标来反映容量负荷。这时，应注意心室顺应性的影响。除顺应性的影响之外，心脏及大血管外的压力变化对 PAWP 的测量也有很大影响。胸腔内压力的变化是常见的影响因素。在肺功能正常的情况下，尽管在吸气时胸腔内负压增加，但对循环压力影响不大。可在气道阻力增加、肺顺应性下降时，患者的呼吸困难可导致胸腔内压明显增大。从而，不仅改变了血管内的压力，而且也会影响 PAWP 与 LVEDP 的相关性。机械通气时，正压的通气形式可对循环系统的压力产生影响，尤其是在应用 PEEP 时，可明显地影响 PAWP 的测量。呼吸对胸腔内压影响的最小时限是在呼气末期。所以，测量 PAWP 时应选择在呼气末期进行。

Swan-Ganz 导管可以快速测量心输出量并且可在短时间内多次重复或持续监测。测量心输出量的原理是热稀释方法，当将冰水由 Swan-Ganz 导管的近端孔注入右心房后，这些冰水立即与血液混合，随着这部分血液经过右心室并被泵入肺动脉，这部分血液的温度也逐渐升高。在 Swan-Ganz 导管远端的温度感受器可以感知这种温度的变化，并将这种变化输送到心输出量计算仪。心输出量的计算是根据 Stewart-Hamilton 公式进行的：$Q = V_1(T_B - T_1)K_1K_2/T_B(t)dt$。式中，$Q$ 代表心输出量；V_1 代表注射冰水量；T_B 代表血液温度；T_1 代表注射冰水温度；K_1 代表密度系数；K_2 代表计算常数；$T_B(t)dt$ 代表有效时间内血液温度的变化，反映了热稀释曲线下的面积。这些参数的变化对心输出量的测量有着明显的影响，所以，在进行心输出量测量时要注意对这些参数有影响因素的控制。

注入冰水的量一定要准确。若以每次注入 5 ml 冰水测量心输出量，如果有 0.5 ml 的误差，则测量的结果就可能出现 10% 的偏差。冰水从含冰容器中被抽出后，应尽快进行测量。这段时间不要超过 30 秒。因为冰水的温度会随着离开容器时间的延长而逐渐增加，从而导致测量误差。注射时应尽可能快速、均匀，选择在呼吸周期的同一时限（呼气末）连续测量 3 次，取其平均值。注射应在 4 秒内完成。在整个操作过程中要注意导管系统的密闭性，防止污染及导管源性感染的发生。

3）混合静脉血标本：混合静脉血是指从全身各部分组织回流并经过均匀混合后的静脉血。从肺动脉内取得的静脉血是最为理想的混合静脉血标本。抽取混合静脉血标本时应首先确定 Swan-Ganz 导管的顶端在肺动脉内，压力波形显示典型的肺动脉压力波形。气囊应予排空，在气囊嵌顿状态下所抽取的血标本不是混合静脉血标本。抽取标本的速度要缓慢，先将管腔中的肝素盐水抽出，再抽取标本，然后用肝素盐水冲洗管腔。在整个抽取标本过程中要严格遵守无菌操作的原则。如果要进行混合静脉血的血气检查，在标本抽取的过程中一定要注意采用隔绝空气的技术。

（5）肺动脉漂浮导管的并发症及其防治：肺动脉漂浮导管是创伤性监测技术，在中心静脉穿刺过程、插导管以及留置导管中，可发生一些并发症，发生率报道不一，其中严重心律失常发生率为最高，有的发生率虽低，如肺动脉破裂，但病死率高。

（6）Swan-Ganz 导管的常见并发症如下：

1）心律失常：当导管顶端通过右心时，易发生房性或室性心律失常，主要发生在插管的过程中。心律失常多由于导管顶端刺激右心室壁所致，多为偶发性或阵发性的室性心律失常。原有左束支阻滞的患者可能出现完全性房室阻滞。在心肌梗死急性期的患者，导管的刺激可能导致心脏停搏。用热稀释法测量心输出量时，快速向右心房内注射冰水也可能导致心律失常。导管顶端进入右心室后应立即将气囊充气，以减少导管顶端对心室的刺激。如果出现心律失常应立即将导管退出少许，心律失常一般可以消失。为急性心肌梗死患者或其他心律失常高危患者插入 Swan-Ganz 导管时，应预先准备好相应的治疗和抢救装备。如果室性心律失常仍然存在，可经静脉给予利多卡因 $1\sim2$ mg/kg。如果患者原有完全性左束支阻滞，应尽量选择其他血流动力学监测手段。

2）导管打结：Swan-Ganz 导管打结的常见原因是导管在右心室或右心房内缠绕。导管可自身打结，也可和心内结构（乳头肌、腱索）结在一起，或是同心脏起搏器等同时存在的其他导管打结。X 线检查是诊断导管打结的最好方法。如果在调整导管时遇到阻力，应首先想到导管打结的可能。插管时应注意避免一次将导管插入过多，注意导管的插入深度应与压力波形所提示的部位相吻合。打结的处理困难，在 X 线直视下进行插管操作可以有效地防止导管打结。

3）肺动脉破裂：常发生在高龄、低温和肺动脉高压的患者。主要原因为导管插入过深，以致导管的顶端进入肺动脉较小的分支。此时如果给气囊充气或快速注入液体，则容易造成肺动脉破裂；若导管较长时间嵌顿，气囊或导管顶端持续压迫动脉壁，也可能造成肺动脉破裂；如果是偏心气囊，嵌顿时导管的顶端直接摩擦动脉壁，可导致肺动脉破裂；肺动脉高压时，导管很容易被推向肺动脉远端，容易出现肺动脉破裂。气囊不能过度充气，测量 PAWP 的时间应尽量缩短。

4）气囊破裂：多见于肺动脉高压和重复使用气囊的患者，应注意检查和保护气囊：导管储藏的环境不宜>25 ℃，在高温中乳胶气囊易破裂；从盒内取出及剥开塑料外套时需轻柔；充气容量不要>1.5 ml，间断和缓慢充气。

5）肺栓塞：主要原因包括导管所致深静脉血栓形成、右心内原有的附壁血栓脱落、导管对肺动脉的直接损伤和导管长时间在肺动脉内嵌顿。测量肺动脉嵌顿压力后没有及时将气囊排空，导致肺栓塞。所以，每次气囊充气时间不能持续超过 30 秒。Swan-Ganz 导管的气囊内不能注入液体。插入 Swan-Ganz 导管后应持续监测肺动脉压力波形。如果波形发生变化，应及时调整导管位置。如已知患者原有心内附壁血栓，应慎用 Swan-Ganz 导管。

6）感染：可发生在局部穿刺点和切口处，也能引起细菌性心内膜炎和导管相关性感染。防治感染应注意严格遵守无菌操作原则。导管穿过皮肤的部位应每天常规消毒，并更换无菌敷料。如果敷料被浸湿或污染应立即更换。尽可能避免或减少经 Swan-Ganz 导管注入液体的次数。如果情况许可应尽早拔出 Swan-Ganz 导管。导管保留时间一般不超过 72 小时。

肺动脉漂浮导管的出现在血流动力学的发展史上具有里程碑意义，为心血管监测带来了一场革命，使危重患者的床旁监测成为可能，让人类第一次从量化的角度获得了心排血量及其衍生出的一系列血流动力学参数，其发展出来的热稀释测量法也成为脉波指示剂连续心排血量等后续监测心排血量的依据，从而使得血流动力学指标更加系统化和具有对治疗的反馈指导性。但并没有充分的证据表明使用肺动脉导管可以改善心肺复苏术后患者的远期预后。

2. 脉搏指示剂连续心排血量（pulse indicator continuous cardiac output，PiCCO）监测　是一种脉搏轮廓连续心排血量与经肺温度稀释心排血量联合应用技术，PiCCO 技术在热稀释测量的同时，分析动脉脉搏轮廓并计算出主动脉顺应性。根据校正动脉脉搏轮廓公式，计算个体化平均每搏量（SV）、心排血量（CO）和每搏量变异（SVV），以达到多数据联合应用监测血流动力学变化的目的。

原理：脉波轮廓心排血量法（pulse contour method for cardiac output，COpc）以动脉压力波形计算心搏量，认为心搏量同主动脉压力曲线的收缩面积成正比，对压力依赖于顺应性及其系统阻力，经过对压力、心率年龄等影响因素校正后该法得到认可，并逐步转向临床。PiCCO 则采用相继 3 次冷稀释股动脉心排血量（COa）的平均值作为 COref 来校正主动脉阻力，在监视器上所显示的 COpc 值是前 30 秒逐次心搏量的平均值。PiCCO 还要采集监护仪上的 ABP、CVP 用来计算 SVR。

主动脉血流和主动脉末端（股动脉或其他大动脉）测定的压力之间的关系，是由主动脉顺应性函数所决定的，即主动脉顺应性函数具有同时测定的血压和血流（CO）的共同特征。利用与连续动脉压同时测定的经肺温度稀释心排血量来校正脉波轮廓分析中的每个患者的主动脉顺应性函数。

PiCCO 系统测定的准确性：经大量实验与临床研究证实 PiCCO 所显示的数据，与 Fick 氏氧量法、肺动脉导管的冷与加温、染料稀释心排血量以及超声多普勒法相比较，其准确度、精确度、重复性、敏感度、临床应用的有效性方面，均显示高度相关。可以较全面地进行血流动力学评估是 PiCCO 的优点，其中包括：容量状态与容量反应性评估；心功能评估以及血管外肺水评估等方面。在容量状态与容量反应性评估方面包括：容量反应性反映的是心脏前负荷储备能力，是指容量增加时每搏输出量或心排血量相应增加的能力。容量反应性评估有助于减少扩容治疗导致的容量过负荷的发生。

（1）容量反应性评估有利于安全有效地实现液体治疗目标。液体治疗的目标在于优化调整心排血量及循环内容量，是休克治疗的重要组成部分。容量反应性是评估患者是否可以通过输液增加每搏心排血量或心排血量的方法。通过容量反应性的评估有助于判断容量状态与心排血量的关系是处于 starling 曲线的上升支部分还是平台部分，进而指导患者容量负荷状态的评估。①胸腔内总血容量（ITBV）：胸内血容量是指示剂稀释心排血量测定中左右心腔舒张末期容量和肺血容量组成，即注入点到探测点之间胸部心肺血管腔内的血容量。大量研究证明 ITBV 是一项比 PAOP、RVEDP 和 CVP 更好的心脏前负荷指标。②心脏舒张末总容积量（global end diastolic volume，GEDV）：GEDV 反映了整个心脏腔室内在舒张末期的总容积。GEDV 占 ITBV 的 $2/3\sim3/4$。③每搏排血量变异率（SVV）：SVV 是由正压通气引起左心室搏出量发生周期性改变，可用来判断容量反应性。SVV 的测定除要求呼吸机控制通气外，还易受潮气量及心肌收缩力的影响，对呼吸机控制通气的患者，SVV 比 CVP、GEDI 等静态指标更能反映容量反应性。通过 SVV 而不是通过容量负荷试验，就可避免过多的容量负荷，对心功能或肾功能不全的患者尤为重要。SVV 指的是在机械通气期间，最大的每搏量（SV_{max}）与最小的每搏量（SV_{min}）之差值与每搏量平均值（SV_{mean}）相比获得的，计算公式为 $SVV=（SV_{max}-SV_{min}）/SV_{mean}\times100\%$，其中 $SV_{mean}=（SV_{max}+SV_{min}）/2$。SVV 来自心脏和肺的相互作用，正压通气过程中随着胸腔内压力升高或降低的周期性变化，左心室每搏量（stroke volume，SV）也发生相应的周期性改变。机械通气期间，吸气相时胸膜腔压力增加，从而使静脉回流减少，右心房和右心室前负荷降低，继而右心室每搏量减少。通过肺循环传递这一效应，左心室的每搏量在吸气相达到峰值，而在呼气相降至最低。当血容量不足（左心室前负荷低）时，左心室处于 Frank starling 曲线的上升段，由机械通气导致的每搏量变化比血容量正常时更为显著。根据此原理，还可以监测收缩压力变异（systolic pressure variation，SPV）和脉搏压力变异（pulse pressure variation，PPV）等指标，后两者也具有与 SVV 相似的意义。

目前 SVV 的标准测量有必要的前提条件：①SVV 不能用于自主呼吸的患者，不能用于具有心律失常的患者。②受到机械通气的影响，因此设定不同的潮气量会影响 SVV 的阈值，当潮气量<8 ml/kg 时，不能作为预测液体治疗效果的指标。③若是患者有肺源性心脏病，尚不能解释 SVV 的意义。④不同的监测系统进行动脉波形计算方法不同，得出的 SVV 不同。因此，不能仅仅依靠 SVV 预测液体治疗的效果，还要根据患者的病情以及其他血流动力学参数做出综合判断。

（2）心功能评估是血流动力学治疗的重要环节。虽然血流动力学治疗可以从不同角度入手，但是早期评估心功能状态可以使治疗方向更快明确，更早做出有利于达到治疗目的的调整。

1）心排血量/心脏指数（CO/CI）。注一次冰水就可以显示出两者的精确数值；以后仅需每 6～8 小时校正一次就可以连续显示。

2) 全心射血分数/心功能指数（GEF/CFI）。全心射血分数（GEF）：主要依靠左右心室的收缩力来决定并用于判断左右心室的功能失常。全心射血分数（GEF）来源于在舒张末期（GEDV）4 个腔室每搏输出量的比率。心功能指数（CFI）：代表了心排血量与全心舒张末期容积的比率。

3) dPmx 是 $\Delta P/\Delta t_{max}$ 的缩写。这个参数表明在收缩期左心室压力上升的速度。它代表左心室收缩力的指数。除了 CFI，dPmx 也可以用于指导正性肌力和血管活性药物的临床应用。

（3）血管外肺水（EVLW）：评估总的肺水量是由肺血的含水量和血管外肺水量组成，EVLW 指的是分布于肺血管外的液体，该液体由血管滤出进入组织间隙的量，是目前监测肺水肿较好的量化指标。任何原因引起的肺毛细血管滤出过多或液体排出受阻都会使 EVLW 增加，导致肺水肿。超过正常 2 倍的 EVLW 就会影响气体弥散和肺的功能，出现肺水肿的症状与体征。研究表明，血管外肺水是影响患者死亡率的独立危险因素。EVLW 的临床意义如下。①确立肺水肿的诊断：根据临床特征，包括 X 线征象，有时很难将肺水肿和新发感染、胸腔积液、肺不张区分开来，EVLW 的监测有利于发现早期肺水肿的存在。②鉴别肺水肿的性质：区分高静水压性和高通透性，肺血管通透性指数（PVPI）＝EVLW/PBV，正常值 1～3。PVPI＞3 时，提示肺血管通透性增高。③指导 ALI/ARDS 的液体治疗：限制液体有利于改善气体交换、减轻肺水肿；开放液体有利于改善循环和组织灌注。

（三）超声检查

超声是目前能够在床旁提供实时有关心脏、肺脏、血管等结构和功能信息的唯一的影像工具。由于心肺复苏术后心功能改变普遍存在，且具有重要的治疗指导意义，因此一般建议对每一例心搏骤停的患者均应进行心功能筛查。对于全部患者，超声心动图评估（经胸或经食管）应尽早进行，用于评估患者心功能的量化指标。由于心肺复苏术后心力衰竭的发生可能延后至数小时，因此超声心动图检查应在复苏后的数小时后重复检查。针对心功能不全的各项治疗措施，应在血压、心率、尿量、血乳酸廓清能力、中心静脉血氧饱和度等指标监测指导下进行，同时应进行连续的超声心动图检查，特别对于血流动力学不稳定患者更有帮助。

1. 前负荷评估指标　超声对容量状态的评估一般给予静态指标和动态指标，静态指标即单一的测量腔静脉、心脏内径大小和流量快慢；动态指标用来判断液体反应性，包括流量和内径大小对于动态手段的变化〔自主或机械通气时呼吸负荷的变化、被动抬腿试验（PLR）、容量负荷试验等〕。

最常见的指标是通过经胸超声测量下腔静脉直径（diameter of inferior vena cava）。当患者存在严重低血容量时，患者的下腔静脉直径明显变窄，而当患者下腔静脉明显充盈，显示为扩张固定时，通常提示患者存在着容量高负荷。另外，左心室舒张末期面积也可以作为评估患者容量状态的指标，当 LVEDA＜5.5 cm^2/m^2 BSA 也提示患者存在着容量不足。

利用心肺相互作用，可以利用超声评估患者是否存在着容量反应性。例如，在完全机械通气的窦性心律的患者中，如上腔静脉塌陷率，下腔静脉扩张指数，左心室射血的呼吸变化率等指标提供患者容量反应性的相关参数。

2. 超声在评估心功能时的作用　在心肺复苏术后患者中，心功能的改变非常常见，尤其心功能抑制或衰竭，此时心室收缩、舒张功能的定性、定量分析对于病情监测、指导治疗和判断预后具有十分重要的临床意义。超声作为无创手段对心脏功能进行评估常包括二维心脏超声、M 型心脏超声、组织多普勒技术和三维超声等方法。心功能测定包括左（右）心室收缩功能和舒张功能。

（1）左心室功能评估：射血分数（EF）是目前研究最多，且最为临床所接受的心脏功能指标，具有容易获得、可重复性好以及能够较早评价全心收缩功能等优点；EF 还是目前发现与预后最相关的心功能指标。EF 的测量方法有很多，其中 Simpson 最普遍。EF 值作为一个最重要的反映左心室收缩功能的指标，有一定局限性，对前后负荷的依赖非常明显，前负荷增加通过 Frank-Starling 机制增加 EF 值而后负荷增加抑制 EF 值，如在没有血管活性药物支持血压仅扩容治疗的感染性休克患者，前负荷稳定或增加同时血压/外周阻力明显下降都会导致 EF 测量值不能代表心肌的真实收缩功能。

　　组织多普勒技术（TDI）测量的心肌收缩速度可以代表全心室功能，尤其二尖瓣环心肌收缩速度，但研究是与 EF 比较，证明相关性好；由于对前后负荷的依赖较小，对于肥厚性心肌病和那些具有舒张功能不全的患者，运用 TDI 的心肌收缩速度指标可以在显性心肌肥厚和显性心脏收缩功能不全之前即发现渐进的心肌收缩功能受损。

　　近年来，有关超声多普勒技术领域，评估左心室心脏收缩指标的进展集中在两个方向，一是发展一些对负荷依赖程度低的指标；二是那些研究心肌本身的指标。随着超声多普勒技术的进步，尤其组织多普勒的发展，应用无创技术测量心肌本身或内在的功能成为可能。应力与应变及两者关系是研究变形体材料本质特征的黄金方法和指标，它受负荷影响小，因此临床更有意义。超声测量应力和应变现实而具有较好的前景。

　　实时三维超声全面、快速准确地测定左心室功能，新的技术可以仅在一个心动周期的超声图像即可能自动算出心室射血分数。实时三维超声可以产生实时二维的心脏图像及左心室容积-时间曲线，克服了二维超声的限制，在测量心室容积时不需要几何形状的假定，因而测量的结果更为准确，能全面实时地观察和测量动态心室的整体及局部容积大小、运动及功能状态，从而提高心功能评估的可靠性，是一种有前途的新方法。

　　（2）右心室功能评估：多年以来，心脏功能的评估通常是以左心室为核心，而右心室作为心脏评估中的重要环节却常被人忽视。右心室是静脉回流的终点，所有的血液都需要经过右心室克服肺动脉阻力后才能递呈至左心室。右心室与左心室共用一个室间隔，右心室的容积或压力的升高均通过室间隔传递给左心室，从而影响左心室的射血。因此，首先评估右心室功能，明确右心室对于左心室的影响乃至对于整个循环系统的影响显得尤为重要。右心室功能的评估：右心室大小与室间隔运动较为重要。

　　与左心室不同的是，右心室的游离壁由横行肌纤维（transverse muscle fibers）构成，明显薄于左心室，这种独特的解剖结构使得右心室对于压力和容量的负荷均比较敏感，前负荷和后负荷的增加都会导致右心室内压力升高，使得右心室体积增加。正因为如此，右心室相对于左心室的大小可以作为右心功能不全的指标。通常情况下，在心脏超声的心尖四腔心切面，右心室与左心室舒张末期面积的比值（RVEDA/LVEDA）＜0.6，当 RVEDA/LVEDA＞0.6 时，已经出现了右心室的扩张，而当比值＞1 时，即可认为右心室存在重度扩张。有很多学者将 RVEDA/LVEDA 的比值与室间隔的矛盾运动一起作为急性肺心病的超声诊断指标。当患者出现 RVEDA/LVEDA＞0.6 并存在室间隔的矛盾运动时，即可诊断肺心病。而当右心室的压力进一步增加并超过左心室压力时，在胸骨旁短轴即可看到"D"字征。

　　（3）连续肺部超声 B 线评估肺水肿：当肺组织中的液体量增加时，肺部超声表现为垂直于胸膜的彗星尾征，即 B 线。B 线的条数、密度及分布区域与血管外肺水程度密切相关。B 线间隔 7 mm 提示小叶间隔水肿，符合 CT 发现的增厚的小叶间隔；B 线间隔≤3 mm 提示肺泡水肿，符合 CT 发现的毛玻璃样变区，提示弥漫肺水肿。是临床应用过程中需要注意肺部感染、弥漫肺间质疾病、ARDS 等疾病的肺部超声发现的 B 线，应结合心脏超声及容量状态共同来对疾病加以鉴别。

四、心肺复苏术后心血管血流动力学治疗与管理

（一）心肺复苏术后患者冠脉介入治疗的应用

　　冠状动脉疾病，特别是急性缺血性疾病，是心脏停搏的最常见原因。从尸检及冠状动脉造影的结果看，心肺复苏术后患者中有 70% 存在显著的冠状动脉疾病。研究表明，急性心肌梗死约占院外发生猝死原因的 50%，而约占院内发生猝死的 11%。心肺复苏救治过程中的心肌损伤导致心肺复苏术后识别急性心肌梗死的心脏标志物特异性下降。对于发生急性心肌梗死的猝死患者，如果不能尽早开通冠状动脉，心肺复苏术后很容易出现复苏后心功能障碍和各种恶性心律失常，甚至出现心源性休克。因此，即使在早期心电图未出现 ST 段抬高，如果患者被怀疑存在冠状动脉缺血，则应考虑使用冠状动脉造影检查。如果没有条件做 PCI，可以对 ST 段抬高的急性心肌梗死患者进行溶栓治疗，这对于血流动力学不稳定或者反复出现恶性心律失常患者尤为重要。复苏后患者中，存在 ST 段抬高的应在复苏后立即进行

冠状动脉造影术，无 ST 段抬高患者，如怀疑可能有急性冠状动脉综合征导致的心脏停搏，也应立即进行冠状动脉造影检查。

（二）心肺复苏术后平均动脉压和组织灌注的目标管理

1. 动脉血压　类似于脓毒症的早期目标指导复苏策略，虽然目前受到部分研究质疑，但对于心肺复苏术后患者，仍推荐一些包括目标血压控制的集束化治疗措施。特别需要指出的是，这项集束化措施包括保持平均动脉压＞65 mmHg，收缩压＞90 mmHg，混合血氧饱和度＞70%。然而，相比脓毒症导致的单侧或全心力衰竭而言，心肺复苏术后综合征是一个独特而更为复杂的综合征，因此，设置相同的血流动力学指标似乎过于简单化。对于一些像脓毒症这种无初始大脑损伤患者，由于脑循环的自我调节能力，在更大的血压范围可保证脑组织的血流灌注。对于心搏停止前存在高血压患者，使用近红外光谱学研究脑组织氧输送情况发现，35% 心肺复苏术后的患者自我调节能力受到影响。最佳的平均动脉压应该是保持脑灌注而避免给受损的心脏增加额外的后负荷。

这些前提导致了对于心肺复苏术后患者平均动脉压推荐维持在患者平时的正常水平，维持在＞65 mmHg，但最佳的平均动脉压/收缩压仍未有定论。在一项单中心前瞻性观察研究发现，纳入的151 名为心肺复苏术后患者，联合了时间加权的维持平均动脉压≥70 mmHg 患者，有较好的神经功能结局。相反的，一项大型的多中心的前瞻性观察研究发现，纳入的 8736 名心肺复苏术后的患者中，维持 MAP＞80 mmHg 与患者死亡率及出院患者的神经功能结局无相关性。最近的另外一项观察性研究，使用近红外光谱观察发现，纳入研究的 82 名心肺复苏术后患者中，维持患者平均动脉压在 76～86 mmHg，并维持混合静脉血氧饱和度在 67%～72%，可获得最大限度的存活率。

目前尚不明确什么血压水平最佳，或平均动脉压水平或高水平的血管加压药需求是否最有害。这些研究对使用血管加压药维持血压到一个目标血压是否对患者神经功能预后有影响还有待确定，在没有明确数据支持的情况下，应把良好的组织灌注作为反映最佳目标平均动脉血压的间接指标，例如，实现患者有充足的尿量 [1 ml/（kg·h）]、正常或较低的血浆乳酸值，当然还需要考虑患者原正常血压水平、心脏停搏的原因，以及心功能损害的程度。需要指出的是，低温治疗可能会增加尿量，且会轻微影响患者血乳酸清除率。

2. 心率　在一项前瞻性研究中发现，心动过速与患者的不良结局有关。在轻度诱导低温时，正常的生理反射是心动过缓。最近的实验研究发现轻度诱导低温可增加心肌收缩力，但可能通过增加心肌肌丝对钙的敏感性，进而增加舒张期的紧张性，并增加收缩期的时长，而进一步加重舒张功能障碍。通过轻度诱导低温降低心率，似乎可通过延长心脏舒张期时间及降低心脏氧耗进而对心脏起到保护作用。相反的，如果尝试增加心率，特别是通过右心起搏的方式进行的话，将会因为缩短心动周期中舒张期时间而导致心脏灌注的减少，以及损害心脏舒张功能。

心动过缓以前被认为是诱导低温的一个副作用，特别是心率下降至 40 bpm 以下；然而，最近的研究发现心动过缓往往与较好的临床结局相关。在一项关于心肺复苏术后诱导低温治疗的患者中，心动过缓 8 小时与患者有更好的出院结局有关。这说明了对心肺复苏术后昏迷患者轻度诱导低温的血流动力学管理尤为重要。在一个多变量模型中，调整协变量时，缺血后 8 小时心动过缓与更好的神经预后无关。这就说明，诱导低温过程中的心率情况，虽然理论上是有利的，但就结局而言并不是最重要的，只是一个预后好或坏的标志物，只要保证平均动脉压、血乳酸清除率及尿量即可。

最近，一项关于心肺复苏术后持续昏迷纳入 234 名患者的前瞻性研究发现，假设患者存在心脏病史或可至休克性心律失常，证实心动过缓与患者较好的预后有关。在诱导轻度低温至 33 ℃时，患者如果存在心动过缓（定义为＜50 bpm），其 180 天死亡率为 17%，而无心动过缓患者的死亡率为 38%，调整后的危险比为 0.45。类似的，低温治疗过程中，心动过缓与患者发生不良神经系统后果概率较低直接相关。因此，心动过缓可以被看作一个有较好的短期预后的标志物，而不应被认为是损害血流动力学的心律失常的标志。

（三）心肺复苏术后血管活性药和正性肌力药使用

心肺复苏术后综合征患者出现心力衰竭合并全身炎症反应综合征，继而出现的脑缺血及再灌注损伤，可能导致心力衰竭乃至死亡。因此，诊断并治疗这些心脏相关并发症是心搏骤停后住院患者的关键措施。

对于低血压的首选干预措施是通过补液提升前负荷。心肺复苏术后综合征的患者对相对大量的容量有较好耐受性。有一项研究显示，心肺复苏术后自主循环恢复患者，在第一个 24 小时需要输注 3.5～6.5 L 晶体液以保持右心房压在 8～13 mmHg。在另一项研究里显示，院外心肺复苏术后患者，在复苏后 24 小时内正平衡（3.5±1.6）L，以保持中心静脉压在 8～12 mmHg。

心律失常可以通过维持正常的电解质浓度和使用标准药物和电除颤来纠正。无证据证明心搏骤停后需要常规预防性使用抗心律失常药。心律失常常常由局灶性心肌缺血引起，而早期恢复再灌注是治疗心律失常的最好方式。由于心律失常引起的心搏骤停患者，应评估是否使用心脏起搏器或植入式心脏复律除颤器。

1. 血管加压药使用　如果经过优化患者前负荷后，患者血流动力学仍无法达到目标值，则需考虑使用正性肌力药及血管加压药。心脏停搏后的患者心力衰竭往往是可逆，且对正性肌力药有反应的。心脏停搏患者往往普遍存在血管损伤性舒张，因此需要使用血管加压药治疗。有报道指出，即使已优化前负荷状态，并纠正了心力衰竭情况，心脏停搏患者在紧接着的 72 小时往往仍对血管加压药存在依赖性。对于心力衰竭治疗用药方面，目前无任何单药或联合用药的最佳方案。虽然使用正性肌力药或血管加压药可改善血流动力学效果，但目前其对于心脏停搏后是否改善患者生存率仍缺乏相关研究。而且，正性肌力药对于急性冠状动脉综合征或冠状动脉疾病患者，可能存在加剧或诱发局部心肌缺血潜在风险。

血管加压药可以根据血流动力学参数、超声对心力衰竭的评估，以及其他的一些替代结果，如中心静脉血氧饱和度、血乳酸清除率、尿量等来选择。由于心肺复苏术后患者往往出现 SIRS，导致血管麻痹及严重血管舒张，且多巴胺可导致心律失常等并发症，对于心肺复苏术后低血压患者，首选去甲肾上腺素。

2. 正性肌力药的选择　对于补充充足的血容量和足够的 MAP 仍出现灌注不足征象，或者血流动力学监测提示存在心脏充盈压升高、CO 降低时，建议使用正性肌力药。临床上最常使用的正性肌力药是多巴酚丁胺，但多巴酚丁胺可能诱导患者心率进一步加快，甚至出现心律失常。

一个可能替代多巴酚丁胺的正性肌力药是左西孟旦。这种钙增敏剂通过与肌钙蛋白结合发挥其正性肌力作用，进而增加肌细胞多钙的敏感性。选择这种正性肌力药的机制，是心肌细胞增强了收缩力，而不会导致细胞内的一环腺苷、单磷酸和钙浓度的升高。因此，避免了高能量消耗的 β 肾上腺素能效应，使得它在心肺复苏术后的治疗非常有吸引力。事实上，有研究对比左西孟旦与多巴酚丁胺两种药物在心力衰竭患者的治疗上，证实使用前者可使射血分数增加及肺动脉压下降。

一种磷酸二脂酶抑制剂也可被考虑作为替代药物，如米力农，其疗效更为持久，但是可能导致低血压。这些药物治疗方案均需要大量研究来评估其较多巴酚丁胺的潜在临床效应，多巴酚丁胺仍是复苏后心肌功能障碍的首选药物。

（四）类固醇

心肺复苏术后往往合并肾上腺激素不足，这可导致患者死亡率增加。两个随机对照研究发现对于院内心肺复苏后休克患者，联合使用甲泼尼龙、血管加压素、肾上腺素及氢化可的松，其出院存活率可升高。对于两种低剂量类固醇的使用，及在脓毒性休克患者中的效果仍存在争议。虽然心肺复苏术后类固醇相对不足普遍存在，但目前尚无证据表明使用类固醇可改善患者长期预后。因此，不推荐心肺复苏术后常规使用类固醇。

（五）机械辅助装置

如果通过扩容及使用血管加压药及正性肌力药均未能使患者组织灌注恢复，则考虑使用机械辅助循环装置。这个目的是短期内使用机械辅助方式对严重心力衰竭患者进行循环支持，而这往往发生于心肺复苏后 24～48 小时。可考虑使用 IABP 治疗。如果还需要其他的循环支持措施，则可考虑使用经皮心肺旁路（PCPB）、体外膜氧合（ECMO）、经胸心室辅助装置。

（六）ECMO 在猝死患者中的应用

ECMO 是通过泵将静脉血液从体内引至体外，经体外膜氧合器进行气体交换，使静脉血成为富含氧气的动脉血之后再将血回输入体内，可用于部分或完全替代患者心肺功能，保证全身脏器的供血供氧，同时使心肺得以充分休息，从而为原发病的诊治争取时间。ECMO 是一项体外生命支持技术，它可以对各种原因引起的猝死、急性严重心力衰竭、急性严重呼吸功能衰竭以及各种严重威胁呼吸循环功能的患者进行暂时代替支持，为危重症的抢救赢得宝贵的时间。

猝死患者心肺复苏恢复循环后存在心功能障碍，严重者出现心源性休克，如果经过积极液体复苏、血管活性药物应用、呼吸机支持等治疗仍不能纠正心源性休克，建议尽早启动 ECMO 辅助支持治疗。

（七）对于休克患者的体温控制及血流动力学管理

心肺复苏术后往往需要低温管理，但大剂量的低温液体输注，往往增加肺水肿的风险、氧化及血气分析参数恶化，甚至导致再次出现心脏停搏。因此患者转入时即应该被评估肺过负荷情况。肺超声应在急诊室或 ICU 被快速使用，可准确判断肺水肿情况。胸 X 线也应被作为一个可选方式，然而，只有患者在严密监测下，并且需要被控制在较低温（如 33 ℃）时才考虑使用低温液体输注。

虽然心肺复苏术后低温治疗已成为许多心肺复苏术后患者的救治标准，但 2015 年指南对休克患者并未作出任何明确推荐建议，因为休克患者在以往的随机试验中是在排除标准里。最近的研究发现诱导低温可改善患者血流动力学并降低心源性休克的患者死亡率。最近的关于体温控制目标的试验发现，体温控制在 33 ℃～35 ℃对患者死亡率、神经功能影响等指标无明显区别。

一个关于目标体温的回顾性分析提示，139 名在入科时存在心力衰竭的患者中，71 名体温控制在 33 ℃，68 名控制在 36 ℃。心源性休克的患者较无心源性休克的患者，不管干预措施如何，肾上腺素用量更大，心肺复苏时间更长。虽然维持 33 ℃的危重患者似乎有更高的死亡率，但目标体温控制在 33 ℃或 36 ℃对入科时存在休克的患者的短期或长期死亡率均无显著性影响。血乳酸水平及血管活性药的需求，作为休克的标志指标，在目标体温 33 ℃组中更高，但患者心率及平均动脉压无显著性差异。但不管干预措施如何，在入科时存在休克的患者，较无休克患者有更高的死亡率。

在动物模型里，舒张性心力衰竭被报道为目标体温为 33 ℃的一个副作用。在低温治疗中被观察到的心率下降，往往被认为是对抗心脏舒张障碍这一副作用的；但在回顾性分析里发现，在心力衰竭组患者中，低温治疗组并无明显的心率下降。在体温管理试验中回顾性分析，体温控制在 33 ℃组患者中，心率无明显下降，可是需要更多的血管加压药，并导致更差的治疗结果。

（八）复苏后微循环障碍

微循环血流的充足灌注是机体细胞存活和组织器官维持正常功能的必要条件。微循环监测常常被用于危重患者，在脓毒症方面的研究相对较多，但在 CPR 的研究中也得到了应用。采用先进的正交极化光谱成像和侧流暗视野成像技术，可床旁直接观察和分析复苏后微循环变化。Omar 等针对复苏后微循环进行评价，与健康人相比，心肺复苏术后患者舌下微循环血流指数明显下降，而且 24 小时微循环血流指数与神经功能预后明显相关。心肺复苏术后由于大脑缺血缺氧损伤导致自我调节受损以及颅内压增高，需要通过升高平均动脉压来增加脑灌注。为了使平均动脉压保持在 65 mmHg 以上来维持脑和心脏灌注，血管活性药物常被过量应用。然而有研究表明平均动脉压与微循环血流没有明显相关，应用血管升压药提升血压虽然可以得到较好的血流动力学参数，但并不改善甚至可能加重微循环灌注障碍。所以，关注猝死患者的平均动脉压的同时，也要关注微循环血流的变化（图 7-8）。

五、展望

随着数字科技时代的到来，未来的血流动力学监测手段应向无创、符合人体工程学、便捷、易穿戴以及集合智能软件和算法等特点发展。如桡动脉平张测压法对于休克患者来说不够准确，因而能提供无

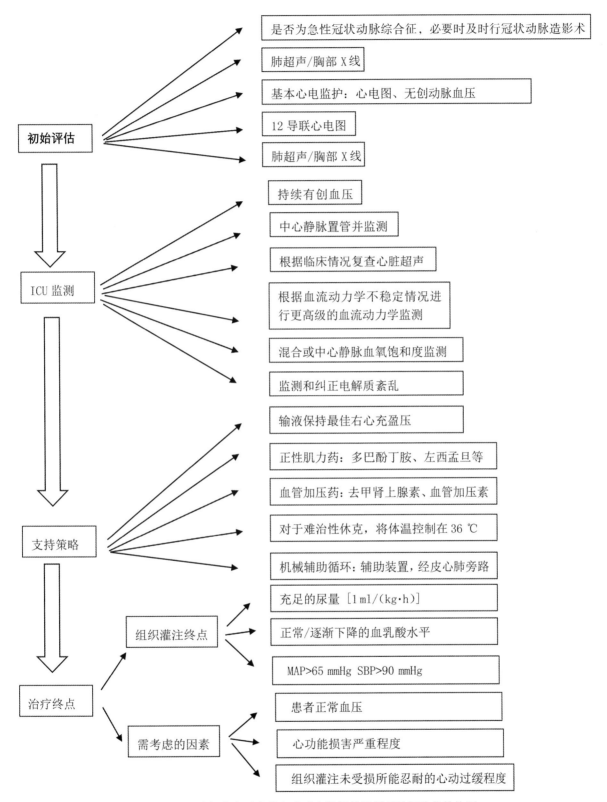

图7-8 心肺复苏术后患者血流动力学评估及管理的标准化结构图

线和无创高精确度压力曲线的新一代传感器正在研发中。通过它们，我们可以想象到未来能无创和可靠地监测 CO 和评估前负荷反应性。其次，未来的血流动力学监测应整合局部灌注和微循环监测。微循环的改变及大循环、微循环的脱节会发生在休克患者身上，因此监测微循环将有利于更好地理解休克的机制、更好地选择和调整综合治疗，以及依照血流动力学连贯性的原则确保大循环的改变来确实改善微循环。目前凭借手持式可视显微镜唯一能床边监测的微血管床只有舌下微循环，目前还不可能得到完全实时的微循环评估。

过去，血流动力学监测不断向更小程度的侵入性和可实时测量不同指标参数方向发展。对休克患者而言，心脏超声检查仍是目前的一线评估方式，同时对于最初治疗无反应或非常复杂的休克患者则推荐监测 CO 以及运用高级的血流动力学监测技术。未来集成大循环、微循环和代谢指标的最低程度侵入性、多模式监测方法将为重症休克患者提供更加个体化的监测和治疗。

目前临床上 CA 的救治效果仍不理想，病死率和致残率很高。通过对心肺复苏术后患者的血流动力学监测，并加强管理，有利于提高重要脏器的组织灌注，从而提高患者生存率，改善患者的远期预后。

〔莫伟胜　罗　亮〕

第四节　呼吸功能监测和支持治疗

一、概述

在过去的几年中，为改善心脏停搏（CA）后患者的预后，医师们整合了多种干预措施，如早期血运重建目标体温管理（TTM），血管升压药的使用，控制癫痫发作以及代谢紊乱。此外，在急救医疗服务（EMS）人员到达之前进行早期心肺复苏（CPR），与在 EMS 到达之前未进行 CPR 相比，存活率明显提高。

然而，心脏停搏后的死亡率仍高达 50%，并被认为是继发于自主循环恢复（ROSC）后的一种独特的病理生理过程，即心脏停搏后综合征。心脏停搏后综合征是指由缺血再灌注损伤引起的全身炎症反应加重，导致多器官功能障碍的现象。心脏停搏后综合征定义为神经损伤、心肌功能障碍和全身缺血和再灌注反应。不仅仅是脑损伤，心血管不稳定和呼吸功能障碍可能与不良的死亡结局也有相关性。因此，心脏停搏后机械通气的最佳设置可以通过维持正常的二氧化碳，预防低氧血症，改善脑灌注，维持血流动力学稳定和最小化呼吸机相关性肺损伤来改善患者的状况。然而，很少有证据表明，不同的通气策略和气体交换管理对这些患者的死亡率和神经预后的作用。

本节我们旨在讨论：①心脏停搏后肺部并发症的病理生理学；②心脏停搏患者呼吸监测；③心脏停搏后呼吸功能支持治疗；④展望。

二、心脏停搏后呼吸系统病理生理学

（一）通气功能变化

研究表明，胸部受压引起的胸壁上升和下降产生的潮气量不足，无法进行足够的气体交换和氧合。先前的研究表明，气体交换的合理最小潮气量需 >250 ml。阈值 250 ml 是克服解剖和生理死腔并产生有临床意义的气体交换所需的最小潮气量的近似值。有研究发现理想状态下胸部按压能够在口腔产生通气，但在真实情况并不如此，此外在胸部按压期间气道阻力为 (15 ± 5) $cmH_2O/(L \cdot s)$。

大量的研究表明，氧分压和二氧化碳分压的异常与院外心脏停搏后不良的预后之间存在关联，并且心脏停搏后综合征（PCAS）患者可能对氧合和通气方面的干扰特别敏感。

在呼吸心搏骤停的开始，因肺泡内氧分压比静脉血氧分压高，而肺泡内二氧化碳分压比静脉血二氧化碳分压低，故气体交换仍然存在，氧由肺泡向血液内弥散，二氧化碳则由静脉血向肺泡内弥散。动物研究表明，在没有有效通气的心律失常 CA 后，可接受的 PO_2/PCO_2 水平可以维持几分钟。在这种情况

下，氧气输送更多地受到血流的限制，而不是含氧量。有人测定，CO_2由血液向肺泡内弥散的量比氧由肺泡向血液弥散的量约减至1/10，结果肺泡内气体总量逐渐减少，肺泡内形成负压。如果呼吸道通畅，呼吸道内气体进入肺泡，这样就产生了没有呼吸运动的通气-弥散呼吸。弥散呼吸仅在呼吸心搏骤停后维持约2分钟，而气体交换量很少，交换后的血液也不能很快回到心脏。

呼吸心搏骤停后，由于体内蓄积的CO_2不能经呼吸道呼出，所以，在呼吸心搏骤停后的5～10分钟内，以呼吸性酸中毒为主，如果此期间内迅速建立人工气道并实施有效的人工通气，呼吸性酸中毒大都能缓解。但如未及时采取措施纠正呼吸性酸中毒，则特征性地出现静脉系统中CO_2分压升高，使得CO_2从血液弥散至心肌细胞和脑细胞，造成心肌功能和大脑功能受到抑制，同时由于机体在缺血缺氧条件下主要依靠糖酵解产生ATP，导致代谢产物乳酸堆积，最终在呼吸性酸中毒的基础上并发甚至加剧代谢性酸中毒。代谢性酸中毒的害处有可加重体内血管扩张，增加毛细血管的通透性；电解质紊乱；拮抗儿茶酚胺，发生传导阻滞；降低心肌细胞的室颤阈值并直接抑制心肌功能。并且酸中毒降低了血红蛋白对氧的亲和力，增加了组织的氧卸载，在同时存在肺部疾病或CPR过程中提供分钟通气量相对较低的情况下潜在地损害了肺中的氧摄取。有趣的是Strand Steen和Idris的实验结果表明$PaCO_2$在心脏停搏期间没有变化，分别发现心脏停搏8分钟后基线和心脏停搏5分钟后的$PaCO_2$没有显著差异，但是却在开始胸外按压时$PaCO_2$上升，这可能是由于在胸部按压期间，二氧化碳从外周组织向心血管系统输送增加所致。

尽管在心肺复苏期间，特别是在长时间的复苏过程中，需要通气来维持气体交换，但越来越多的证据表明，当过度或在心肺复苏开始前后胸部按压中断时，通气可能是有害的。Yannopoulos等人比较无主动通气和开放气道时的间歇性正压通气，并发现无正压通气组与正压通气组相比有严重的缺氧、呼吸性酸中毒和较差的神经预后。此外，Markstaller研究表明，在没有正压通气的情况下，胸外按压仅在实验环境中导致肺不张，影响气体交换和肺灌注。有趣的是，ROSC后间断正压通气不能逆转这些效应。另一方面，McCaul研究了在间歇性正压通气的基础上加用呼气末正压通气（PEEP）的效果，发现在CPR期间和之后持续应用PEEP（5 cmH₂O）对存活率有好处。ROSC背后的病理生理仍然模糊不清，但也许与通气相关，如产生高呼气末正压（PEEP），这会损害静脉回流和心室充盈。动态肺过度充气和PEEP增加被认为是ROSC的另一个原因。

即使ROSC后自主呼吸迅速恢复，呼吸力学异常和神经呼吸驱动、低氧血症、肺水肿仍可持续12小时以上。

（二）高氧

《2015 ILCOR国际共识：心肺复苏和心血管急救治疗建议》建议在心肺复苏期间尽可能使用最高的吸入氧浓度（缺乏推荐，证据质量很低）。美国心脏协会的心肺复苏和紧急心血管护理指南推荐CA后患有ROSC的成人患者氧合血红蛋白饱和度可以维持在94%或更高，并建议当氧合血红蛋白饱和度为100%时降低FiO_2是合理的。欧洲复苏委员会复苏指南建议滴定吸入氧浓度以将动脉血氧饱和度维持在94%～98%的范围内。有研究发现尽管动脉高氧，心肺复苏期间组织氧分压仍保持在正常范围，但在ROSC后组织氧分压显著升高，吸气氧分压或动脉血氧分压无明显变化。

不能否认，高氧对机体有潜在有害影响。

在心脏停搏、缺血-再灌注损伤期间，肺泡内大量产生活性氧和大量的剩余氧，导致氧化性肺损伤，这种损伤可能发生在肺部，然后会对其他器官造成损害。在心脏停搏期间和早期ROSC后，高浓度氧气可能会增加脑损伤，复苏后暴露在高氧中会放大氧自由基的产生，并促进自由基产生的损伤、线粒体功能障碍和神经元损伤，对脑灌注有害，并促进癫痫发作。Anne研究表明，CA心肺复苏成功后，长时间过度换氧对猪脑的组织病理学改变有显著影响，表现为尾状核和壳核的坏死神经元数量显著增加，血管周围炎症程度加重。

高氧对循环系统有重要的病理生理影响，如冠状动脉血流量减少或冠状动脉阻力增加，导致血管收缩并诱导心肌缺血。心脏成纤维细胞在暴露于高氧血症后会产生大量的ROS，线粒体释放产生的活性氧改变蛋白膜转运，诱导膜脂质过氧化，造成内皮损伤。

复苏后高氧通气联合 TTM 可改善血流动力学，生化和组织学结果也提示复苏后高氧通气可减轻心肌和脑功能障碍，在 TTM 期间，100％氧气通气的动物的心肌和脑功能障碍明显减轻，这表明伴随的低温参与了对高氧的有害影响的改变。TTM 的生理效应可能是由多因素决定的，包括保持耗氧量和抑制自由基反应。

一项研究发现高氧血症（PaO_2＞300 mmHg）组的死亡率（63％）明显高于正常血氧组 [260 mmHg＜PaO_2＜300 mmHg（45％）] 和低氧血症组 [PaO_2＜60 mmHg（57％）]。发表的两项大型观察性研究阐明了 ROSC 后低氧、常氧和高氧对心脏停搏（CA）复苏患者生存和功能状态的影响，虽然一些数据表明，心肺复苏后应用高氧对生存的有害影响与缺氧相当。几项研究表明，与正常氧相比，高氧血症与出院时较差的结果（总存活率，或神经功能良好的存活率）之间存在关联，而其他研究报告显示没有关联。这些研究很难解释，因为高吸氧量可能是疾病严重程度的替代标志。Walker 发现对于 CA 术后合并 ROSC 的重症监护病房患者，第一个 24 小时内的最佳 SpO_2 可能为 95％～97％。最佳氧合对 PCA 护理至关重要。低氧血症是 CA 的原因之一，因此 Myat A 强烈建议避免 ROSC 后的低氧血症。《2015 ILCOR 国际共识：心肺复苏和心血管急救治疗建议》建议在任何情况下避免成人 ROSC 患者 CA 术后的高氧血症。

鉴于以上分析，对于心肺复苏期间是否使用高浓度氧的问题，有研究发现对复苏时间长、死亡率高的重度窒息仔猪，胸部按压期间空气通气效果与 100％氧气相当。

（三）氧分压对神经中枢系统的影响

尽管心肺复苏（CPR）最初取得了成功，但很大一部分患者将无法存活到出院或有严重的神经损伤。院外心脏停搏患者只有 6％～9.6％存活到出院，估计有 22.3％的住院心脏停搏患者存活到出院，与心脏停搏相关的脑损伤是死亡和残疾的主要决定因素。大多数数据来自对照动物和实验室研究，指出自主循环恢复（ROSC）后高氧导致的神经预后较差。应用经皮心肺支持（PCP）的患者经常死于神经并发症，如复苏后缺氧性脑病。

心脏停搏心肺复苏成功后，大脑是最容易受到进一步伤害的器官。优化脑氧合是另一值得关注的点，一方面，低氧血症会加重缺氧性脑损伤；另一方面，高氧血症可加重氧自由基形成、再灌注损伤引起炎症应激反应、神经元脂质过氧化、线粒体功能障碍，从而恶化心脏停搏后的预后。Anne 研究表明，CA 心肺复苏成功后，长时间过度换氧对猪脑的组织病理学改变有显著影响，表现为尾状核和壳核的坏死神经元数量显著增加，血管周围炎症程度加重。动物实验表明，CA 后血氧饱和度维持在 94％～96％的范围可使小脑中受损的蒲肯野神经元的数目减少 70％以上，使海马 CA1 区锥体神经元受损的数目减少 50％。

《2010 美国心脏协会心肺复苏及心血管急救指南》建议心脏停搏后 ROSC 患者保持 $PaCO_2$ 在 40～45 mmHg，但在成功的现场复苏后，只有 55％的心脏停搏患者在亚低温治疗期间 $PaCO_2$ 达到 35～45 mmHg。动脉二氧化碳分压（$PaCO_2$）是主要由 pH 介导的脑血流调节的主要决定因素。高碳酸血症可增加脑血容量和升高颅内压，而 $PaCO_2$ 降至 20～25 mmHg 可能导致脑血流量减少 40％～50％，并可能加重脑缺血。在大鼠实验研究中，轻、中度高碳酸血症（$PaCO_2$ 60～100 mmHg）对短暂性全脑缺血再灌注损伤有神经保护作用，表现为提高惊厥阈值和氧化应激。

Yuda 研究表明，心脏停搏后早期较高的镇静程度可能会减少继发性脑损伤，并更好地实施保护性机械通气。

（四）并发急性肺水肿

呼吸心搏骤停后，由于肺泡表面活性物质生成减少、肺毛细血管通透性增加、肺循环重新分布，加上 CPR 时高能量反复多次电击、胸外按压、误吸、补液过多、应用升压药等诸多因素，常易并发急性肺水肿。CPR 后并发急性肺水肿，使复苏后期处理更加困难，同时患者可能由于心源性肺水肿而出现明显的气体交换障碍。正压通气对肺水肿患者可能产生积极作用。此外，复苏后的肺水肿可能不仅与心肌功能障碍有关，还可能与肺损伤有关。另外，由于缺氧、酸中毒等因素可造成肺毛细血管内皮细胞及基底膜损伤，毛细血管的通透性增加，易并发肺水肿。

（五）肺炎

心脏停搏后感染很常见，有几个系列报告的发病率高达70%。呼吸道和血流是最常见的报告部位。肺炎是ROSC后的一个严重并发症。正常呼吸道借助黏膜上皮的纤毛运动清除进入呼吸道的微小粉末颗粒及微生物，呼吸道黏膜上皮细胞尚可分泌一些分泌型IgA抗体以及巨噬细胞、肺泡上皮细胞的吞噬功能能防止病原微生物的入侵。但是由于呼吸心搏骤停，纤毛运动由于黏膜上皮细胞缺氧导致能量生成急剧减少而减弱或停止，因此清除功能减弱。另外，呼吸道黏膜上皮细胞分泌的IgA减少，加上肺泡缺氧，大大削弱了巨噬细胞及肺泡上皮细胞的吞噬能力。显著降低了呼吸道的防御功能，易发生细菌甚至条件致病菌的感染。

在心脏停搏期间有误吸和紧急气道开放的风险，可能会引发肺部并发症，即肺炎。但可能由于混杂因素而难以诊断，例如，ROSC后出现模仿脓毒症的全身炎症反应综合征的迹象，以及引入损害白细胞功能的亚低温治疗症，可能会增加肺炎的风险并掩盖发热反应，使得肺部感染的诊断具有挑战性。

（六）急性呼吸窘迫综合征（ARDS）

许多在最初事件中幸存下来的人将患上心脏停搏后综合征（PCAS），这是一种以再灌注损伤、氧化应激和多器官功能障碍为特征的高度炎症状态。肺泡上皮的Ⅱ型肺泡细胞能分泌一种单分子磷脂的表面活性物质，以降低肺泡表面张力，防止肺泡萎缩。但是呼吸心搏骤停后机体缺氧，Ⅱ型肺泡细胞分泌肺泡表面活性物质的功能受到明显影响，肺泡表面活性物质生成减少，肺泡易于萎陷，从而导致肺不张及急性呼吸窘迫综合征（ARDS）。

PCAS患者发生ARDS的可能机制可能还包括再灌注损伤、氧化应激、胸部按压所致的肺挫伤、呼吸机诱导的肺损伤、吸入和感染。此外，ARDS和PCAS的病理生理机制有很大的重叠，包括炎症、白细胞激活、凝血通路的激活以及肺泡内皮细胞和上皮屏障的通透性改变。在复苏后存活至少48小时的院外心脏停搏患者中，近一半会发展为ARDS，早期ARDS与不良预后和增加医疗资源利用率有关。

（七）神经呼吸驱动效率下降

在ROSC之后，产生相同水平的通气需要更高的神经呼吸驱动和更多的吸气肌力量；换句话说，呼吸中枢和通气之间存在呼吸链与氧化磷酸化的耦联遭到破坏的现象——解耦联。这种解耦联可能是由于肺顺应性的降低和低氧血症导致的呼吸肌疲劳所致。呼吸节律和频率由延髓呼吸中枢产生，受各种中枢和外源性刺激的调节。此外，还观察到复苏后早期呼吸频率明显增加而潮气量减少，提示ROSC后通气量的增加可能主要是通过增加呼吸频率而不是潮气量来实现的。

（八）肺顺应性降低

Wenzel等人和Wang等人报道心肺复苏后呼吸系统顺应性降低。考虑到持续的胸部按压对胸部顺应性有相当大的影响，呼吸系统顺应性不能准确反映肺损伤的严重程度。有研究结果显示，ROSC术后动态肺顺应性下降，提示肺组织弹性降低，气道阻力增加。

（九）肺循环阻力增加

肺循环阻力增加主要与3个因素有关。①缺氧：肺小动脉对缺氧非常敏感。一旦发生缺氧，肺小动脉平滑肌则发生持续痉挛，肺循环阻力增加。②CO_2分压增高及酸中毒：除了静脉血CO_2分压升高，加上代谢性酸中毒，血液中H^+离子明显上升，增加了肺小动脉对缺氧的敏感性，进一步增加肺循环阻力。③交感神经亢进及血中儿茶酚胺浓度增加：因机体处于高度应激状态，交感亢进，肾上腺大量释放儿茶酚胺及抢救时使用大剂量肾上腺素，肺动脉及肺小动脉的肾上腺素能受体兴奋，肺血管收缩，肺循环阻力增加。

三、心肺复苏术后患者的呼吸功能监测

复苏后肺损伤及呼吸衰竭是全身缺血再灌注损伤的一部分。成人临床观察研究显示，心肺复苏后肺

损伤发生比率占第 3 位，前 2 位分别是脑和心功能障碍。相关动物实验研究也显示，心肺复苏后损伤较为严重的脏器依次为心脏、大脑、肺。呼吸功能监测的目的包括评估患者呼吸功能、保证通气的有效性、减少相关并发症。

（一）评估患者呼吸功能

1. 胸部查体

（1）胸壁：除常规评估皮肤、骨骼肌、静脉情况外，应重点观察有无皮下气肿、胸壁压痛以及肋间隙回缩或膨隆。

1）皮下气肿：胸部皮下气肿多由于肺、气管或胸膜受损后，气体自病变部位溢出，积存于皮下。以手按压存在皮下气肿的部位，引起气体在皮下组织内移动，可出现捻发感或握雪感。用听诊器按压皮下气肿部位时，可听到捻发音。

2）胸壁压痛：正常情况下胸壁无压痛，肋骨骨折、肋间神经炎、肋软骨炎、胸壁软组织炎的患者，胸壁受累的局部可有压痛。

3）肋间隙：吸气时肋间隙回缩提示呼吸道阻塞，使吸气气体不能自由地出入肺内；肋间隙膨隆见于大量胸腔积液、张力性气胸或严重慢性阻塞性肺疾病患者用力呼气时。

（2）胸廓：从前至后，结合胸廓表面标志，观察胸廓大小、形状、对称性。正常胸廓两侧大致对称，呈椭圆形。成人胸廓的前后径较左右径短，两者比例约为 1：1.5；小儿和老年人胸廓的前后径略小于左右径或几乎相等，呈圆柱形。胸廓大小或外形改变可能提示患者呼吸或循环功能的异常。如桶状胸除老年人或矮胖者，还可见于严重慢性阻塞性肺疾病患者；扁平胸见于瘦长体型者，还可见于慢性消耗性疾病，如肺结核；胸部局部隆起可见于肋骨骨折或心脏明显肿大、大量心包积液、胸壁肿瘤等情况；胸廓一侧膨隆多见于大量胸腔积液、气胸或一侧严重代偿性肺气肿，胸廓一侧不平坦或下陷常见于肺不张、肺纤维化、广泛性胸膜增厚和粘连等。

（3）肺和胸膜：

1）视诊：观察患者呼吸运动、呼吸频率、呼吸深度和呼吸节律。

a. 呼吸运动：正常男性和儿童的呼吸以膈肌运动为主，胸廓下部及上腹部的动度较大，从而形成腹式呼吸；女性的呼吸则以肋间肌的运动为主，故而形成胸式呼吸。胸骨骨折、肺或胸膜疾病均可使胸式呼吸减弱而腹式呼吸增强。上呼吸道部分阻塞患者，可出现吸气性呼吸困难，表现为胸骨上窝、锁骨上窝及肋间隙向内凹陷，称为"三凹征"。

b. 呼吸频率：正常成人静息状态下呼吸频率为 12～20 次/min。呼吸过速指呼吸频率超过 20 次/min，常见于发热、疼痛、心力衰竭等。呼吸过缓指呼吸频率低于 12 次/min，常见于麻醉药或镇静药过量和颅内压增高。

c. 呼吸深度：呼吸浅快常见于肥胖、腹腔积液以及肺部疾病，如肺炎、胸腔积液和气胸等。深快呼吸可见于严重的代谢性酸中毒，是肺脏为排出 CO_2 的代偿过程，这种深长的呼吸又称为库斯莫尔（Kussmaul）呼吸。

d. 呼吸节律：常见异常呼吸节律包括潮式呼吸、间停呼吸、抑制性呼吸、叹息样呼吸等。潮式呼吸又称陈-施（Cheyne-Stokes）呼吸，不规则呼吸呈周期性，呼吸频率和深度逐渐增加和逐渐减少以至呼吸暂停交替出现，常见于药物引起的呼吸抑制、充血性心力衰竭、大脑损伤（通常于脑皮质水平）；间停呼吸又称比奥（Biots）呼吸，规则呼吸后出现长周期呼吸停止又开始呼吸，常见于颅内压增高、药物引起的呼吸抑制、大脑损害（通常于延髓水平）；抑制性呼吸是由于胸部发生剧烈疼痛导致吸气相突然中断，呼吸运动短暂的受到抑制，患者表情痛苦，呼吸较正常浅而快，常见于急性胸膜炎、胸膜恶性肿瘤、肋骨骨折及胸部严重外伤等；叹息样呼吸表现为一段正常呼吸节律中插入一次深大呼吸，并常伴有叹息声，常见于精神紧张、神经衰弱或抑郁。

2）触诊：包括胸廓扩张度、语音震颤、胸膜摩擦感，需要患者较好的配合，重症患者难以实现。

3）叩诊：先检查前胸，由锁骨上窝开始，沿锁骨中线、腋前线自第 1 肋间从上至下逐一肋间隙进行叩诊，沿腋中线、腋后线叩诊侧胸壁，沿肩胛线叩诊背部，并作左右、上下、内外对比。根据叩诊音强度、音调、时限和性质将叩诊音分为清音、鼓音、浊音和实音。

a. 正常叩诊音：正常胸部叩诊为清音。右侧腋下因为受肝脏的影响叩诊音稍浊；左侧腋前线下方有胃泡，叩诊呈鼓音。

b. 异常叩诊音：肺部大面积含气量减少或肺内不含气的占位病变时叩诊为浊音或实音，如肺炎、肺不张、肺水肿、胸腔积液、肺肿瘤等；肺张力减弱而含气量增多时叩诊为过清音，如慢性阻塞性肺疾病；肺内空腔性病变或胸腔积气时叩诊呈鼓音，如空洞型肺结核、气胸。

4）听诊：听诊对于评估监测重症患者的呼吸功能十分重要，检查顺序和叩诊相同。两侧比较正常呼吸音的强度、音调、时限和性质，区分异常呼吸音、啰音、摩擦音。

a. 正常呼吸音：根据解剖位置，分为气管呼吸音、支气管呼吸音、支气管肺泡呼吸音、肺泡呼吸音。

a）气管呼吸音：正常听诊区域位于胸外气管，呼吸音粗糙、极响亮、音调极高，吸呼比1：1，因不说明临床上任何问题，一般不予评价。

b）支气管呼吸音：正常听诊区域位于胸骨柄，喉部、胸骨上窝、背部第6、第7颈椎以及第1、第2胸椎均可听到，越靠近气管区音响越强、音调越低。呼吸音为管样、响亮、音调高，吸呼比1：3。

c）支气管肺泡呼吸音：正常听诊区域位于主支气管，于胸骨两侧第1、第2肋间隙，肩胛间区第3、第4胸椎水平以及肺尖前后部。当在其他部位听到，均属异常，提示有病变。呼吸音为管样沙沙声，强度和音调中等，吸呼比1：1。

d）肺泡呼吸音：正常情况下大部分肺野可听到肺泡呼吸音，呼吸音为轻柔沙沙声，柔和、音调低，吸呼比为1：3。

b. 异常呼吸音：

a）异常肺泡呼吸音：与肺泡内的空气流量、进入肺内的空气流速及呼吸音的传导异常有关。减弱或消失可见于胸廓活动受限、呼吸肌疾病、支气管阻塞、压迫性肺膨胀不全和腹部疾病，如胸痛、重症肌无力、慢性阻塞性肺疾病、胸腔积液、气胸、大量腹水等。增强常见于机体需氧量增加、缺氧兴奋呼吸中枢、血液酸度增加，如运动、发热、贫血、酸中毒等。此外还包括因下呼吸道部分阻塞或痉挛导致呼吸音延长，因肺内局部炎症或支气管狭窄导致断续性呼吸，因支气管黏膜不光滑导致粗糙性呼吸音。

b）异常支气管呼吸音：如在正常肺泡呼吸音部位听到的支气管呼吸音。常见原因包括肺组织实变、肺内大空腔和压迫性肺不张，如大叶性肺炎实变期、肺脓性、胸腔积液等。

c）异常支气管肺泡呼吸音：指在正常肺泡呼吸音区域听到的支气管呼吸音，是由于肺实变区域较小且与正常含气肺组织混合，或肺实变部位较深被正常肺组织覆盖。常见于支气管肺炎和胸腔积液上方肺膨胀不全等。

c. 啰音：呼吸音意外的附加音，正常情况下不存在。

a）湿啰音：气道分泌物黏着导致小支气管闭陷，当吸气时突然张开重新充气，气体通过分泌物，导致水泡破裂所产生的声音称为湿啰音或水泡音。在吸气时或吸气终末较明显，部位较恒定，咳嗽后可减轻或消失。按呼吸道腔径大小和腔内渗出物的多寡将湿啰音分为粗、中、细湿啰音和捻发音。

b）干啰音：是由于气管、支气管或细支气管狭窄或部分阻塞，空气吸入或呼出时形成湍流产生。吸气和呼气均可听及，但呼气时更明显，持续时间较长，位置易变，强度和性质也容易改变，如由于主支气管以上大气道的狭窄导致的喘鸣。干啰音可分为源于小支气管或细支气管的高调干啰音，即哨笛音；以及多发生于气管或主支气管的低调干啰音，即鼾声。

d. 胸膜摩擦音：当胸膜由于炎症、纤维素渗出而变得粗糙时随呼吸出现，一般在吸气末或呼气初较为明显，屏气即消失。最常听到的部位是前下侧胸壁，常见于纤维素性胸膜炎、胸膜肿瘤及尿毒症患者。

2. 血气分析 正常成年人动脉血氧分压（PaO_2）为80～100 mmHg，卧位时PaO_2＝103.5－

0.42×年龄。当年龄>70 岁时，PaO_2>70 mmHg 为正常。动脉血二氧化碳分压（$PaCO_2$）正常值为 35～45 mmHg，血氧饱和度（SaO_2）正常值为 95%～98%。在海平大气压下，静息呼吸空气情况下 PaO_2<60 mmHg 或伴有 $PaCO_2$>50 mmHg 时，可诊断为呼吸衰竭。心肺复苏后患者常伴有通气不足，表现为 PaO_2 降低，$PaCO_2$ 升高。在给予通气支持时，滴定吸氧浓度，维持 PaO_2 在 70～100 mmHg，SaO_2 在 94%～98% 即可，可允许 $PaCO_2$ 稍高（45～55 mmHg）。

3. 呼气末二氧化碳分压（$PetCO_2$）　呼气末二氧化碳分压可反映动脉血二氧化碳分压情况，正常值为 38 mmHg。呼吸心跳停止时，$PetCO_2$ 为 0 mmHg，若复苏后 $PetCO_2$>10 mmHg，则复苏成功率高。在 CPR 过程中，用其确定循环功能的恢复较心电图、脉搏和血压更有效，但应用大剂量肾上腺素后 $PetCO_2$ 指标会受到影响。

4. 影像学　心肺复苏后约 65% 的患者早期出现肺 CT 影像学异常，大部分为双侧改变，肺部 CT 影像学改变包括两肺散在分布的斑片或大片状高密度影、毛玻璃影、肺透亮度减低、肺血管模糊，局部可见肺实变，背部更明显，部分病例可见胸腔积液。

5. 纤维支气管镜　心肺复苏患者常伴有误吸风险，若肺部影像学或气道吸出胃内容物提示误吸，应立即行纤维支气管镜治疗，清理气道并留取病原学标本。术中应严密观察患者的神志，监测血压、血氧饱和度和心率，术后应再观察 10～30 分钟，随时做好抢救准备。

（二）保证通气的有效性

1. 判断气管内插管位置　对于接受有创正压通气的患者，气管导管误入食管可发生致命后果，且患者转移过程中可能出现导管移位或脱出，因此患者转入 ICU 后首先要确认气管导管位置。目前尚无一种确定导管位置的方法能保证导管万无一失插入气管内，因此临床上常联合使用几种方法来证实导管位置。

（1）导管内可见气流通过，有白色冷凝气；人工通气时胸廓起伏明显且对称，腹部无异常。

（2）听诊双肺呼吸音对称，双肺听诊最好在每侧腋窝上部，可减少对侧呼吸音传导所致的影响。如仅在一侧听见呼吸音，表明导管插入过深，误入单侧主支气管。

（3）指脉氧或血氧饱和度正常或明显上升。

（4）呼出气二氧化碳波形：无波形或<5 mmHg，表示位于食管。

（5）机械通气监测：连接呼吸机后观察呼吸机潮气量以及流速波形。

（6）胸部 X 线：成人隆突平胸骨角，相当于第 4 或第 5 胸椎水平，导管开口在隆突上 2～3 cm，即第 3 胸椎体位置；环状软骨相当于第 6 颈椎体位置，建议套囊与环状软骨之间至少保持相当于第 7 颈椎体距离，即套囊处于第 1 胸椎体位置。

（7）纤维支气管镜检查：气管内插管导管位于隆突上 2～3 cm。

导管位置判断不确定或通气后生命体征更加不平稳者，应立即拔出导管，呼吸囊面罩辅助呼吸后重新插管。

2. 气管内插管

（1）气管导管型号：通常以导管内径（ID）标号，型号从 2.5～9.0。一般经口插管成年男性选用 7.5～9.5 mm，成年女性选用 7.0～9.0 mm。

（2）导管插入深度：一般成人患者经口插管时从门齿测量（22±2）cm，男性为 22～24 cm，女性为 21～23 cm。经鼻插管应从外鼻孔测量，深度约（27±2）cm。每 12 小时测量一次，防止脱出或进入单侧主支气管。

（3）气囊：目前临床上使用的大多数是高容量低压力气囊，气囊压力应低于气管壁毛细血管内压力，最适宜的气囊压力为 25～30 mmHg。

导管型号的正确选择，插入深度及气囊压力的监测，在保证通气质量的同时，可以避免气道阻力过大、黏膜损伤、漏气等并发症。

3. 呼吸机监测

（1）呼吸频率（RR）监测：正常人静息状态下呼吸频率为12～20次/min。呼吸频率过高应警惕患者病情变化，如疼痛、发热、感染、肺水肿等，此外需排除管路积水。呼吸频率过低排除呼吸中枢驱动降低、神经-肌肉疾病、药物使用等患者因素后，需检查吸气触发灵敏度的设置、管路是否存在漏气等。

（2）潮气量（V_T）监测：最新的ROSC后护理指南推荐使用低潮气量通气（6～8 ml/kg），潮气量报警设置应结合患者实际呼吸频率，以保证分钟通气量（MV）为目的。潮气量高限应高于实际潮气量的20%～30%，低限应保证患者的最低通气需求（MV≥4 L/min）。高潮气量报警常见于严重酸中毒、肺顺应性改善、支持压力过高、管路漏气等。低潮气量报警常见于气道分泌物增多、肺顺应性降低、支持压力较低、吸气时间短等。

（3）压力监测：

1）气道峰压（Ppeak）：用于克服胸肺黏滞阻力和弹性阻力。影响气道峰压的主要因素包括呼吸机管路阻力、气管内导管阻力、气道阻力、肺弹性阻力和胸部阻力。此外，还与吸气流速、潮气量、呼气末正压（PEEP）有关。

2）气道平台压（Pplat）：用于克服胸肺弹性阻力。与潮气量、胸肺顺应性和PEEP有关。平台压的大小与气压伤关系密切，要严格限制平台压不高于35 cmH_2O。

3）气道平均压（Pmean）：是数个周期中气道压的平均值。与影响气道峰压的因素及吸气时间长短有关。气道平均压的大小决定了正压通气对心血管系统的影响。通常认为Pmean>7 cmH_2O即可引起血流动力学变化。对存在血容量不足或心功能不全的患者，机械通气对循环的抑制作用更明显。

4）内源性PEEP（PEEPi）：内源性PEEP的产生是由于呼气气流受限，与呼气阻力增加、呼气时间不足、分钟通气量较大、呼气肌主动用力呼气等因素有关。

5）胸膜腔内压（Ppl）：胸膜腔内压的监测常用于计算跨肺压。由于胸内食管壁顺应性较好，食管压（Pes）能较好地反映Ppl，故临床常用Pes代替Ppl进行动态观察。

6）压力报警：一般气道峰压报警设置高于实际气道峰压5～10 cmH_2O，但不高于45 cmH_2O，气道高压报警常见于痰液堵塞、导管打折、患者肺顺应性降低或气道阻力增高、呼吸机参数设置不当等。气道低压报警设置低于呼气相压力5 cmH_2O，气道低压报警常见于气管食管瘘、管路脱开或漏气、气囊漏气。

（4）流速监测：

1）吸气峰流速（PIFR）：通常设置为40～80 L/min。如果患者吸气时腹肌紧张，说明流速太高，应降低流速或延长吸气时间；若患者保持很强的吸气努力，应给予一个较高的吸气流速。

2）平均吸气流速（V_T/Ti）：反映呼吸中枢驱动力，与$PaCO_2$水平直接相关。

（5）气道阻力（Raw）：是气道黏滞阻力的简称，主要受气道半径影响，此外还与气道长度、流速、肺容积相关。气道阻力的测定通常采用吸气末阻断法，即打断患者自主呼吸，使用定容控制通气，给予方波，在吸气末阻断气流≥3秒，测得Ppeak和Pplat，通过公式：Raw=（Ppeak－Pplat）/Flow，算得气道阻力。机械通气患者正常值为5～10 $cmH_2O/(L·s)$。气道阻力过高常见于导管打折、牙齿咬合、痰痂形成、气道分泌物增加等。

（6）呼吸系统顺应性（Crs）：呼吸系统顺应性与弹性阻力（E）呈倒数关系，Crs=V_T/（Pplat－PEEPtot）。其中PEEPtot指的是呼吸机设置的呼气末正压（PEEP）和患者内源性呼气末正压（PEEPi）的总和，常采用"呼气末阻断法"测量，即在无自主呼吸干扰、控制通气的情况下，在呼气末阻断呼气气流≥2～3秒。机械通气患者Crs正常值一般为60～100 ml/cmH_2O。顺应性降低常见于肺水肿、肺不张、肺实变、气胸、胸腔积液等。

（7）吸气0.1秒末闭合气道压（P0.1）：可评估呼吸中枢驱动力，正常值为0.2～0.4 cmH_2O。>0.6 cmH_2O表示呼吸肌负荷过重，不易脱机。

（三）减少相关并发症

1. 有创正压通气　长时间有创正压通气容易造成气道损伤、呼吸机相关性肺损伤以及呼吸机相关性肺炎等并发症，应实时监测患者呼吸指标，尽快撤机、拔管。

自主呼吸试验（spontaneous breathing trail，SBT）是指对于有创机械通气超过 24 小时的患者，在吸氧浓度不变的情况下，运用 T 型管实验、低水平（5 cmH_2O）CPAP、低水平（5~7 cmH_2O）PSV 等自主呼吸模式，持续观察 30~120 分钟，根据患者能否耐受，判断能否撤机。

（1）呼吸浅快指数（rapid-shallow-breathing index，RSBI）：可用于进行 SBT 前的快速评价。呼吸浅快指数＝呼吸频率（次/min）/潮气量（L），RSBI 增高是呼吸肌疲劳患者的表现，数值＞105~120 代表患者不能耐受 SBT。

（2）试验前评估（readiness to wean，RTW）：进行 SBT 前，要先进行 RTW。RTW 操作方法同自主呼吸试验，不同在于操作时间为 3 分钟，主要观察 VT、RR 的变化，若 VT＜5 ml/kg 或 RR＞35 次/min，终止试验，返回试验前通气模式，若 RTW 通过，则进行 SBT。对于有创机械通气超过 24 小时患者，应每天早上进行 RTW。（表 7-5）

表 7-5 试验前评估（RTW）通过标准

1. 引起呼吸衰竭的原发疾病得到控制
2. 氧合状况良好（$PaO_2/FiO_2 \geq$150~200 mmHg，PEEP$\leq$5~8 cmH_2O，$FiO_2 \leq$0.4~0.5）
3. 血流动力学状态稳定［HR$\leq$140 次/min，90 mmHg＜SBP＜160 mmHg，未用血管活性药物或小剂量应用，如多巴胺或多巴酚丁胺剂量＜5μg/(kg·min)］
4. 较强的自主呼吸能力、咳嗽能力
5. 无高热（T＜38 ℃）
6. 无明显呼吸性酸中毒
7. 血红蛋白水平不低于 8~10 g/dl
8. 精神状态良好（觉醒，GCS$\geq$13 分，无持续镇静药物输注）
9. 代谢状态稳定（无明显的电解质紊乱，血糖水平正常）

（3）试验终止标准：SBT 过程中持续监测通气功能、氧合功能、血流动力学和主观感受等临床指标。若出现任意一条试验终止标准，且持续 30 秒至 2 分钟，则试验失败，返回试验前通气模式，反之成功，可撤机、拔管。（表 7-6）

表 7-6 试验终止标准

1. 肺泡气体交换恶化（$SpO_2 \leq$85%~90%；$PaO_2 \leq$50~60 mmHg；pH$\leq$7.32；$PaCO_2$增加，$\geq$10 mmHg）
2. 血流动力学恶化（HR＞120~140 次/min，或变化＞20%；SBP＜90 mmHg 或＞180~200 mmHg，或变化＞20%；血管活性药物剂量增加）
3. 呼吸形式恶化（RR＞30~35 次/min，或变化＞50%）
4. 明显的精神状态恶化（嗜睡、昏迷、躁动、焦虑等）
5. 明显的主观感觉不适
6. 明显发汗
7. 明显的呼吸功能增加（辅助呼吸肌参与呼吸，胸腹矛盾运动）

2. 无创正压通气 无创正压通气患者应注意有无上呼吸道干燥、排痰不畅、面部压疮、胃胀气等问题。应做好充分湿化，加强痰液引流，加强面部保护，对有明显胃胀气者可考虑胃管引流。

3. 氧疗 监测患者血氧饱和度，避免长时间高浓度吸氧导致"氧中毒"。

四、心肺复苏术后呼吸功能支持治疗

ROSC 后，CPR 操作者应确保气道通畅和立即进行呼吸功能支持。无意识的患者通常都需要建立高级气道，以进行机械通气、呼吸支持并降低口腔和胃分泌物吸入肺的风险。

（一）纠正呼吸心搏骤停后酸中毒

呼吸心搏骤停后，由于体内蓄积的 CO_2 不能经呼吸道呼出，所以，在呼吸心搏骤停后的 5~10 分钟

内，以呼吸性酸中毒为主，如果此期间内迅速建立人工气道并实施有效的人工通气，呼吸性酸中毒大都能缓解；但如未及时采取措施纠正呼吸性酸中毒，则特征性地出现静脉系统中 CO_2 分压升高，使得 CO_2 从血液弥散至心肌细胞和脑细胞，造成心肌功能和大脑功能受到抑制，同时由于机体在缺血缺氧条件下主要依靠糖酵解产生 ATP，导致代谢产物乳酸堆积，最终在呼吸性酸中毒的基础上并发代谢性酸中毒。因此，呼吸心搏骤停后，应迅速有效地解除呼吸道梗阻和建立有效通气。

（二）ICU 后入院管理

入 ICU 后，应根据患者自主呼吸情况、血氧饱和度、血气值、分钟通气量（呼吸频率和潮气量）及人机同步性等参数来调整机械通气支持。

1. 机械通气的基本模式分类

（1）容量预设型通气和压力预设型通气：

1）容量预设型通气：呼吸机以预设通气容量来管理通气，即呼吸机送气达预设容量后停止送气，依靠肺、胸廓的弹性回缩力被动呼气。常见的容量预设型通气模式有容量控制通气（VCV）、容量辅助-控制通气（VA/CV）和容量控制-同步间歇指令通气（VC-SIMV）等，统称为容量预设型通气。容量预设型通气能够保证潮气量的恒定，从而保障分钟通气量。容量预设型通气的吸气流速波形恒定，不能适应患者的吸气需要，尤其存在自主呼吸的患者，这种人机不协调可能增加镇静药和肌肉松弛药的剂量，并消耗很高的吸气功，从而诱发呼吸肌疲劳和呼吸困难。当肺顺应性较差或气道阻力增加时，气道压将升高。

2）压力预设型通气：呼吸机以预设气道压力来管理通气，即呼吸机送气达预设压力且吸气相维持该压力水平，而潮气量是由气道压力与 PEEP 之差及吸气时间决定，并受呼吸系统顺应性和气道阻力的影响。常见的压力预设型通气模式有压力控制通气（PCV）、压力辅助控制通气（PA/CV）、压力控制-同步间歇指令通气（PC-SIMV）、压力支持通气（PSV）等，统称为压力预设型通气。压力预设型通气时潮气量随肺顺应性和气道阻力而改变，气道压力一般不会超过预置水平，以限制肺泡压过高和预防呼吸机相关性肺损伤（VILI），流速多为减速波，肺泡在吸气早期即充盈，利于肺内气体交换。

（2）控制通气（CV）和辅助通气（AV）：

1）CV：呼吸机完全代替患者的自主呼吸，呼吸频率、VT、I∶E（吸气时间比呼气时间）、吸气流速完全由呼吸机控制，呼吸机提供全部的呼吸功。CV 适用于严重呼吸抑制或伴呼吸暂停的患者，如麻醉、中枢神经系统功能障碍、神经肌肉疾病、药物过量等情况。在 CV 时可对患者呼吸力学进行监测，如静态肺顺应性、PEEPi、阻力、肺机械参数。CV 参数设置不当，可造成通气不足或过度通气；应用镇静药或肌肉松弛药将导致分泌物清除障碍等；长时间应用 CV 将导致呼吸肌萎缩或呼吸机依赖。故应用 CV 时应明确治疗目标和治疗终点，只要患者条件允许宜尽早采用"AV 支持"。

2）AV：依靠患者的吸气努力触发呼吸机吸气阀实现通气，当患者存在自主呼吸时，根据气道内压力降低（压力触发）或气流（流速触发）的变化触发呼吸机送气，按预设的潮气量（容量预设）或吸气压力（压力预设）输送气体，呼吸功由患者和呼吸机共同完成。AV 适用于呼吸中枢驱动正常的患者，通气时可减少或避免应用镇静药，保留自主呼吸以减轻呼吸肌萎缩，改善机械通气对血流动力学的影响，利于撤机过程。

2. 机械通气的常用模式

（1）辅助/控制通气（assist/control ventilation，A/CV）：是 AV 与 CV 两种模式的结合，当患者自主呼吸频率低于预设频率或患者吸气努力不能触发呼吸机送气时，呼吸机即以预置的参数进行正压通气，即 CV；当患者的吸气能触发呼吸机时，以高于预设频率进行通气，即 AV。A/CV 又分为压力辅助/控制通气（pressure assist/control ventilation，PA/CV）和容量辅助/控制通气（volume assist/control ventilation，VA/CV）。

1）容量辅助/控制通气（VA/CV）：在吸气期内输出预设的潮气量，每次呼吸的潮气量保持不变，而通气压力随顺应性、阻力等变化。VA/CV 如何开始吸气——时间或自主触发［时间触发称控制通气

（简称 C，control），自主触发称辅助通气（简称 A，assist）］；吸气如何进行——恒定流量（流量限制）、设置目标容量 volume；如何结束吸气——设置吸气时间 Ti（时间转换）（高压报警时为压力转换）；呼气：基线压力 PEEP。

VA/CV 的临床特点：用于各种呼吸衰竭的治疗，提供最大力度的呼吸支持；可保证患者最基本的分钟通气量；可能导致人机不协调、过度通气的发生；用于呼吸力学测量。

2）压力辅助/控制通气（PA/CV）：在吸气期内按预设压力进行通气，每次通气压力保持不变，而产生的潮气量随顺应性、阻力等变化。PA/CV 如何开始吸气——时间或自主触发［时间触发称控制通气（简称 C，control），自主触发称辅助通气（简称 A，assist）］；吸气如何进行——恒定压力（压力限制），即设置目标压力 Pressure；如何结束吸气——设置吸气时间 Ti（时间转换）（高压报警时为压力转换）；呼气：基线压力 PEEP。

PA/CV 的临床特点：用于各种呼吸衰竭的治疗，可提供最大的呼吸支持；人机协调性更好；潮气量受多因素影响。

（2）同步间歇指令通气（synchronized intermittent mandatory ventilation，SIMV）：是自主呼吸与 A/CV 相结合的呼吸模式。呼吸机按预设呼吸频率进行 A/CV 通气，使用 VA/CV 时，称容积控制同步间歇指令通气（volume controlled synchronized intermittent mandatory ventilation，VC-SIMV 或 V-SIMV），使用 PA/CV 时，称压力控制同步间歇指令通气（pressure controlled synchronized intermittent mandatory ventilation，PC-SIMV 或 P-SIMV）；在两次 A/CV 之间允许患者自主呼吸，而不进行 A/CV 通气，自主呼吸期间可加用 PSV 模式给予压力支持，称 SIMV＋PSV。

SIMV 的临床特点：预设呼吸频率仅在 A/CV 通气时起作用，保障最低呼吸频率和一定的通气量，同时在一定程度上允许自主呼吸参与，防止呼吸肌萎缩，实际总呼吸频率≥预设呼吸频率。

（3）压力支持通气（pressure support ventilation，PSV）：由自主呼吸触发呼吸机送气，并维持吸气过程，并间接影响吸呼气的转换，呼吸机仅在吸气过程中给予一定压力辅助。潮气量、吸气流量、呼吸频率、吸气时间受自主呼吸能力和 PSV 参数的双重影响。PSV 如何开始吸气——自主触发；吸气如何进行——恒定压力；如何结束吸气——流量转换（高压报警时为压力转换；吸气时间过长，超过呼吸机默认临界值时，将自动结束吸气，转为呼气，此为时间转换）；呼气：基线压力 PEEP。

PSV 的临床特点：用于自主呼吸能力较强患者；支持适当可减轻呼吸肌废用性萎缩；5～8 cmH$_2$O 的 PS 可克服气管导管和呼吸机回路的阻力，故 PSV 可应用于自主呼吸试验。

（4）持续气道内正压（continuous positive airway pressure，CPAP）：呼吸机在整个呼吸周期中只提供气流和一恒定压力，在吸气相并不提供通气支持，通气过程由自主呼吸完成。实质是压力基线从零上抬至设定水平。

CPAP 的临床特点：适用于通气功能正常的低氧患者，具有 PEEP 的各种优点和作用，如增加肺泡内压和功能残气量，改善氧合，防止气道和肺泡萎陷，改善肺顺应性，降低呼吸功，对抗 PEEPi。

（5）双相气道正压（biphasic positive airway pressure，BIPAP/BILEVEL）：是指在自主呼吸时，交替给予两种不同水平的气道正压。其基本通气模式是 CPAP，但 CPAP 的水平不是恒定的，而是交替在高压力水平（PEEPhigh）和低压力水平（PEEPlow）之间定时切换，利用从 PEEPhigh 切换至 PEEPlow 时肺容积的变化提供通气辅助。主要特点："万能"通气模式；可保留患者自主呼吸，允许患者在两种压力水平上自主呼吸，从而克服了用传统模式通气时，自主呼吸和控制通气不能并存的缺点，提高人机配合程度，改善人机协调性。

（6）气道压力释放通气（airway pressure release ventilation，APRV）：实质为实行反比通气的双相气道正压通气，其基本通气模式是 CPAP，通气周期由相对较长时间的气道高压相（相当于吸气过程）和短时间的气道低压相（相当于呼气过程）组成，在吸呼气相均允许患者自主呼吸，利用从 PEEPhigh 切换至 PEEPlow 时的短暂压力释放实现肺容积的变化，从而提供通气辅助。

APRV 具有以下优点：①较长时间保持较高的气道压力，有助于保持肺泡开放；②压力释放时间短或呼气时间短，使顺应性低的肺泡易于保持充张状态（通过 PEEPi），防止其塌陷；③可保留自主呼吸，减少对镇静药和肌肉松弛药的需要；④气道压力接近平均气道压力，变化幅度小，有助于减少气压伤。

（三）优化机械通气策略

心脏停搏后氧分压与二氧化碳分压异常与不良神经功能预后有关，并可能会引起二次神经损伤。许多心脏停搏后的患者具有发展成为 ARDS 的高风险，通过 ARDS 的机械通气手段也可能会改善预后。

1. 复苏后动脉血氧分压（PaO_2）对死亡率和神经预后的影响　在心脏停搏后的护理中，大脑是最容易受到进一步伤害的器官。通过恢复足够的全身血流动力学来优化脑血流是脑复苏的主要组成部分，除此之外，优化脑氧合也是另一值得关注的点。低氧血症会加重缺氧性脑损伤。另一方面，高氧血症可加重氧自由基形成、再灌注损伤、神经元脂质过氧化、线粒体功能障碍，从而恶化心脏停搏后的预后。

Kilganon 等人对 120 家医院 ICU 的多中心队列研究显示，在非创伤性心脏停搏的成人患者中，高氧血症组（$PaO_2 > 300$ mmHg，死亡率 63％），与正常氧分压组（PaO_2 60～300 mmHg，死亡率 45％）或低氧血症组（$PaO_2 < 60$ mmHg，死亡率 57％）相比，住院死亡率更高。对倾向评分模型进行调整后，暴露在高氧环境中会增加死亡风险。随后的分析发现氧分压每增加 100 mmHg，死亡风险增加 24％。此外，低于 60 mmHg 的缺氧与死亡率有关。最近的一项荟萃分析，纳入 9 项临床研究，发现在成人患者中，缺氧（< 60 mmHg）和高氧（> 300 mmHg）都与较高的住院死亡率相关。

根据重症监护氧气组（SOCC）的研究，在 125 个 ICU 的非创伤性心脏停搏中，对氧分压数据应用 Cox 比例风险模型优化后，发现高氧血症（氧分压 > 400 mmHg）与死亡率无明显相关性。Ihle 等人报道称，在院外心脏停搏的室颤患者中，在调整了旁观者进行心肺复苏、患者年龄和心脏停搏时间后，ICU 中的高氧血症与住院死亡率的增加无关。在心脏停搏后接受轻度亚低温治疗的患者中，Janz 等人已经证明，较高的 PaO_2 水平（254 mmHg：198 mmHg）与住院死亡率增加和神经预后不良相关。

Oxygen-ICU 临床试验是一项意大利单中心随机研究，自 2010 年 3 月至 2012 年 10 月登记入 ICU 内 434 例患者，他们被随机分为限制性氧疗组（维持氧分压在 70～100 mmHg，SPO_2 在 94％～98％）和传统氧疗组（氧分压 > 150 mmHg，SPO_2 在 97％～100％），传统氧疗组氧分压明显高于限制性氧疗组（102 mmHg：87 mmHg），死亡率也更高（20％：12％）。另外限制性氧疗组休克、肝功能衰竭、菌血症的发生率低于传统组。但是这些患者中有多少是发生过心脏停搏的并不清楚，这种滴定氧疗能否适用于心脏停搏后的患者及能否对全身缺血再灌注损伤产生影响并不明了。

基于上述数据，我们推荐在自主循环恢复后即刻滴定吸入氧浓度，维持 SPO_2 在 92％～97％（氧分压为 70～100 mmHg）。关于复苏后人群中高氧或低氧是否都有害目前还不是很清楚，仍需更多研究。

2. 复苏后动脉血二氧化碳分压（$PaCO_2$）对死亡率和神经预后的影响　心脏停搏后患者体内二氧化碳分压与神经功能结局有着复杂的关系。早期有研究表明超过一半的行亚低温治疗的心脏停搏患者在入院 48 小时内出现二氧化碳分压异常。随后有许多观察性研究发掘了二氧化碳分压与结局之间的关系。因为研究方法、分类、血气采集间隔时间的差异大，研究结论也不尽一致。

动脉二氧化碳分压（$PaCO_2$）是主要由 pH 介导的脑血流调节的主要决定因素。高碳酸血症可增加脑血容量和颅内压，而 $PaCO_2$ 降至 20～25 mmHg 可能导致脑血流量减少 40％～50％，并可能加重脑缺血，低碳酸血症与神经系统恢复不利。最近的一项 Meta 分析合并了 8 项观察性研究，基于超过 23000 例患者的数据发现，相比于低碳酸血症和高碳酸血症，维持二氧化碳正常与神经功能恢复良好有关。

高碳酸血症与神经系统恢复相关性尚不明确。其中可能的机制包括：二氧化碳在细胞水平调节缺血再灌注损伤。在实验中发现，缺血心肌细胞再灌注过程中维持低碳酸血症则使细胞死亡率从 55％增加至 80％，活性氧浓度翻倍，提示低碳酸血症通过线粒体氧化增加细胞死亡。在同一实验中，高碳酸血症对再灌注有保护作用。但是，酸血症增加心脏停搏后神经元细胞死亡，并与不良预后有关。在最近的一项多中心队列研究（ANZICS-APD 数据库）中，与正常二氧化碳（$PaCO_2$ 35～45 mmHg）和高碳酸血症（$PaCO_2$＞45 mmHg）相比，低碳酸血症（$PaCO_2$＜35 mmHg）与较高的住院死亡率和较低的出院回家率相关，而高碳酸血症与较好的出院回家机会相关。$PaCO_2$≤30 mmHg 和 $PaCO_2$≥50 mmHg 均与出院时不良神经预后相关。

虽然最近的《2010 美国心脏协会心肺复苏及心血管急救指南》建议心脏停搏后 ROSC 患者，保持 $PaCO_2$ 在 40～45 mmHg，但在成功的现场复苏后，只有 55％的心脏停搏患者在亚低温治疗期间 $PaCO_2$ 达到 35～45 mmHg。

如果允许性高碳酸血症确实是一项有用的措施，那么如何平衡酸血症与允许性高碳酸血症是一项挑战。

总之，心脏停搏后二氧化碳分压与预后之间存在重要的相互作用。动脉血低碳酸血症与不良神经结局有相关性，应注意避免。因此对此类患者需早期采集血气，关于轻度允许性高碳酸血症其对结局的影响尚不能完全明确，需要进一步研究。

3. 肺保护性通气策略预防进一步的肺损伤　心脏停搏后的肺部并发症包括吸入性肺炎、肺挫伤和心源性肺水肿。肺部并发症发病率为 50％，并不少见。此外，不恰当的机械通气设置可能会造成肺损伤。呼吸机相关性肺损伤（VALI）最常见的机制是：①高潮气量（VT）和驱动压导致肺泡过度扩张；②不稳定肺单位的反复复张和去复张；③低呼气末肺容量时外周气道塌陷和外周气道的周期性开放和关闭；④生物伤，特别是在液体负荷状态下的细胞外基质（ECM）成分。

在三项前瞻性观察研究的二次分析中，在 812 例心脏停搏后接受机械通气的患者中（100 例来自 1998 年，239 例来自 2004 年，473 例来自 2010 年）表明通气管理随着时间的推移而改变，随着潮气量的减少〔从 1998 年平均 8.9（标准差）（2）ml/kg 实际体重（ABW）到 2010 年 6.7（2）ml/kg ABW 和从 2004 年 9（2.3）ml/kg 预测体重（PBW）到 2010 年 7.95（1.7）ml/kg PBW〕和 PEEP 增加〔从 1998 年平均 3.5（SD 3）到 2010 年 6.5（SD 3）〕，进一步分析发现：PaO_2＜60 mmHg 为 28 天住院死亡的独立危险因素之一；而在 ICU 入院时无肺损伤的患者中，前 24 小时内较高的潮气量、较高的平台压和较低的呼气末正压（PEEP）是发生 ARDS 或 ICU 期间获得性肺炎的独立潜在危险因素。因此，建议在心脏停搏后患者使用低潮气量和驱动压，并使用低等到中等水平的 PEEP。

（四）心脏停搏患者集束化呼吸机管理

现有数据提示对于心脏停搏后患者的呼吸机管理策略，应该同样参考肺保护性通气策略，避免气道高压、低氧血症及过度高氧血症非常重要。

低潮气量保护性通气可减少肺部并发症，改善无肺损伤患者的预后。另一方面，PEEP、正压通气可增加颅内压，并可能意外减少脑血流量，加重 VALI。此外，如上所述，TTM 可以减少 CO_2 的产生，并可能影响脑灌注。呼吸机设置需要在诱导降温期间和复温阶段动态更改，因此，监测吸气气道压力、呼吸系统顺应性，以优化吸气气道压力和合适的 PEEP 水平。在某些情况下，如腹型高血压和肥胖症患者，测得的气道压可能只反映呼吸系统的总弹性，而不能反映实际的肺顺应性，因此可以考虑测量食管压力，并在这些情况下计算 PEEP 和潮气量设定时的跨肺压，以减少肺损伤。

在心脏停搏后和开始正压通气期间，心输出量监测应该是必要的。使用超声心动图测量下腔静脉直径的呼吸变异度来测量心输出量并预测液体反应性。B 线的超声评估与 EVLW 程度有关。

此外，经肺热稀释法是一种微创技术，不仅可以测量心输出量、整体舒张末期容积等血流动力学参数，还可以测量血管外肺水量和肺通透性指数。血管外肺水与肺血容量的比值，即所谓的肺血管通透性指数，被发现有助于区分心源性肺水肿和渗出性水肿。Tagami 等研究了 PICCO 在心脏停搏患者接受亚低温治疗后的精确度。作者发现，PICCO 派生的变量即使在 3 次注射所致温度条件变化的情况下，也依然精确和准确。

镇静和亚低温治疗可能会影响心脏停搏后患者的预后。神经学检查，即瞳孔对光反应和角膜反射缺失，肌阵挛持续状态癫痫和对疼痛的缺失或姿势运动反应，双侧皮层体感诱发电位缺失和血清神经元特异性烯醇化酶水平高是预测不良预后的可靠工具。医师需要一种特定的引导工具来监测脑血流量（CBF）。经颅多普勒（TCD）超声可以连续监测心脏停搏后 72 小时内颅内主要动脉的血流速度和搏动性。然而，在心脏停搏后的患者中，脑血流灌注会发生变化，CBF 或颅内血流特征与预后之间没有明显的相关性。超声测量视神经鞘直径可能有助于评估颅内高压。

心脏停搏后，在急性期，意识水平低，在心脏停搏期间有吸入和紧急气道进入的风险，可能会引发肺部并发症，即肺炎。在慢性期，认知、运动和心理功能的下降可能会降低生活质量。Kim 等人。已经证明心脏停搏后的高危患者可以安全地进行心脏康复治疗，并显示出运动能力的改善。23%～50% 的 HCA 幸存者有认知问题。多学科的心脏康复干预，包括入院后立即进行呼吸康复，开始步行后进行有氧运动和低强度抗阻训练，以及社会康复，与不干预相比，呼吸并发症的发生率降低了，一年后重返社会的患者数量增加了。应对认知、行为状态、焦虑和抑郁进行监测，以便及早实施干预措施，提高生活质量。

我们建议使用一个通用的监测和管理集束化策略，目的是将对重要器官的进一步损害降至最低，并提高心脏停搏患者的生存率，具体如下：①在心肺复苏期间，建议在整个复苏过程中给予 100% 的氧气，然后将 FiO_2 滴定到最低水平，使动脉血氧饱和度达到 ≥94%，同时避免过度通气；②保护性机械通气，潮气量为 6～8 ml/kg，预计体重，PEEP 为 5～6 cmH_2O；③PaO_2 为 60～300 mmHg 或脉搏血氧饱和度保持在 94%～98%，$PaCO_2$ 在 30～50 mmHg；④密切监测呼吸或肺机械能，EVLW 和肺通透性指数；⑤临床神经学检查、脑电图反应、血清神经元特异性烯醇化酶和/或无创性经颅多普勒和/或颅内压监测脑血流；⑥考虑温度变化对 pH、PaO_2 和 $PaCO_2$ 的影响及动脉血气测定方法；⑦支持性护理，如控制血糖和癫痫发作；⑧根据患者的血流动力学稳定性，早期给予心脏康复治疗。

五、展望

心脏停搏患者心肺复苏后，缺氧及缺血再灌注带来的心、脑、肺等重要脏器的损伤，要求我们在管理患者呼吸功能的同时，兼顾对循环及颅脑功能的影响，寻求正压通气与颅内压以及液体治疗与肺水等指标之间的平衡。在选择呼吸机通气量及通气压时，需要进行特异性微调，对机械通气和呼吸参数付出更加细致的努力将有可能改善心脏停搏患者的预后，然而其对结局的影响尚不能完全明确，需要进一步研究。超声心动图、经肺热稀释法测定血管外肺水、经颅多普勒超声等微创监测技术可提高心脏停搏患者的救治水平。此外，早期心、脑、肺康复的研究对于减轻相关并发症，减少住院天数，提高患者生活质量也非常重要。

〔刘　萍　朱　媛　罗嘉文　罗　亮〕

第五节　肾脏功能监测和支持治疗

一、概述

肾脏发挥的主要生理功能为排泄代谢废物、维持内环境稳定及内分泌功能，其中维持内环境功能的作用至关重要；肾脏通过泌尿排出新陈代谢产物、有机酸等代谢废物，以达到调节体内水、电解质及酸碱平衡的目的，保证体内体液容量、渗透压、离子浓度恒定，维持机体正常运转。肾脏还可产生如肾素、促红细胞生成素、活性维生素 D、前列腺素等内分泌物质，同时也是胰岛素、胃肠激素等内分泌激素的降解场所。当肾脏出现问题、肾功能出现异常时，上述功能均将受到影响，同时还会通过一系列机制影响全身多个系统如循环系统、消化系统、血液系统 、神经系统等，因此，事实上肾脏疾病并非单一系统疾病，更多的是全身多器官多系统的综合征表现。

（一）肾脏的正常解剖结构

肾脏是成对的实质性器官，位于腹膜后脊柱两侧，紧贴腹后壁，临床上常将竖脊肌外侧缘与第 12

肋之间的部位称为脊肋角，此为肾区所在，当肾脏出现病变如肾结石、肾挫裂伤时，叩击该区常有压痛或叩痛。正常的成年人肾脏长 10～12 cm，宽 5～6 cm，厚 3～4 cm，当发生慢性肾脏疾病时，肾脏体积往往会缩小，临床中常常通过检查肾脏体积大小来协助判断肾脏疾病为急性或是慢性。肾脏上缘与第 11、第 12 胸椎同高，下缘可达第 3 腰椎，由于肝脏压迫，因此右肾位置略低于左肾 1～2 cm。肾的外侧缘隆凸，内侧缘中部凹陷，称为肾门，肾门为肾盂、肾动静脉、神经以及淋巴管出入的门户，被结缔组织包裹，合称肾蒂。

肾脏可分为肾实质和肾盂两部分，肾实质由肾皮质和肾髓质组成。肾皮质新鲜时为红褐色，由一百万个肾单位组成，每个肾单位由肾小球和肾小管构成，部分皮质伸展至髓质椎体间，成为肾柱；肾单位为尿液的制造场所。肾髓质由 10～20 个锥体构成，肾锥体底部向肾凸面，尖端朝向肾门，锥体主要组织为集合管，锥体尖端称肾乳头，每一个乳头有 10～20 个乳头管，向肾小盏漏斗部开口。肾锥体与肾小盏相连，每侧肾脏有 7～8 个肾小盏，相邻 2～3 个肾小盏合成一个肾大盏，肾大盏汇合成肾盂，肾盂出肾门后逐渐缩窄变细，移行为输尿管。

肾单位是肾脏结构与功能的基本单位，每个肾单位由肾小体和肾小管组成。肾小体内部为肾小球毛细血管丛，两端分别与入球小动脉与出球小动脉相连，外面为肾小囊包绕，又为鲍曼（Bowman）囊，肾小囊分为两层，其间有囊腔与肾小管的管腔相连。血液经过入小动脉进入毛细血管丛，而后由出球小动脉流出，超滤作用使得原尿产生并进入鲍曼囊，之后流入肾小管，经过加工、处理后成为终尿。肾小管为细长的单层上皮管道，分为近端小管、远端小管以及集合小管 3 大部分，发挥了重吸收与分泌的重要功能。

（二）肾脏的生理功能

1. 肾脏的血流生理学　肾脏的血液供应极为丰富，双肾重量只占体重的 0.4%，但肾血流量约占心输出量的 1/4～1/5。肾脏血压分布不均，其中近 94% 左右的血液分布在肾皮质，5%～6% 分布在外髓，其余不到 1% 供应内髓。在肾脏中共形成两套毛细血管网，分别为肾小球毛细血管网与肾小管毛细血管网；腹主动脉发出肾动脉分支，进入肾门后分成数支叶间动脉，行于肾锥体之间，在肾锥体底部分支为弓形动脉，弓形动脉与肾表面平行，以规则的间距发出放射状的分支进入肾皮质，称为小叶间动脉。小叶间动脉沿途向两侧发出许多入球小动脉，分别进入一个或几个肾小球，形成盘曲的毛细血管网，即血管球，少数入球小动脉直接来自弓形动脉或叶间动脉。肾小球内毛细血管网再汇合成出球小动脉，离开肾小球。皮质肾单位的出球小动脉离开肾小球后又分支形成球后毛细血管网，营养近端小管、远端小管和部分集合管，以后依次汇成小叶间静脉、弓形静脉和叶间静脉。与相应动脉伴行，最后经肾静脉出肾。这两套毛细血管网串联排列，由出球小动脉隔开。其中肾小球毛细血管内静水压较高，有利于肾小球的滤过作用，而肾小管周围毛细血管网静水压较低，有利于肾小管重吸收作用。通过调节入球小动脉和出球小动脉的阻力，肾脏可以调节肾小球和管周毛细血管静水压而调节肾小球滤过和肾小管回吸收，使内环境维持稳态。

肾脏具有强大的自我调节功能，在动脉血压 80～180 mmHg 肾脏血流均能保持稳定，一旦超过该极限，肾血流量将随血压变化而变化。关于肾脏血流的自身调节机制有两种学说：肌源性机制和管-球反馈学说。肌源性机制学说认为，当灌注压升高时，肾小球小动脉血管平滑肌受到牵张刺激加大，使得 Ca^{2+} 从胞外进入胞内增加，继而平滑肌收缩增强，血管口径变小，血流阻力增加，最终导致血流量减少；一旦动脉压超过代偿极限，平滑肌收缩亦达极限，自我调节失效。管-球反馈学说认为，当肾血流量和肾小球滤过率下降时，小管液在髓袢的流速变慢，使 NaCl 在髓袢升支的重吸收增加，导致流经致密斑处的 NaCl 浓度降低，致密斑感受浓度变化后使得肾小球旁器分泌肾素增加，进而激活肾素-血管紧张素-醛固酮系统，使出球小动脉收缩，保 Na^+ 排 K^+ 增加，肾小球毛细血管静水压升高；另一方面降低入球小动脉阻力，升高肾小球毛细血管静水压，两方面共同作用下调节肾脏血流；相反，当肾小球滤过率增加时，致密斑感受到相关信息并反馈至肾小球，使入球小动脉收缩，局部亦产生腺苷、NO、前列腺素等同时参与，达到降低肾血流量的目的。

在一般的血压变动范围内，肾脏可依靠自身调节来稳定肾血流量，紧急情况下，神经及体液作用使全身血量重新分配，减少肾血流量，以确保心、脑等重要器官的血液供应。肾脏入球小动脉及出球小动脉的血管平滑肌受肾交感神经支配，当肾交感神经兴奋时，可引起肾血管强烈收缩，肾血流量减少。而体液因素中，去甲肾上腺素、肾上腺素、血管紧张素Ⅱ等可引起肾血管收缩，而NO、缓激肽、前列腺素等可舒张肾血管，腺苷可引起入球小动脉收缩，肾血流量减少。肾血流量的神经和体液调节主要在于使肾血流量与全身循环血流相配合，因此在机体受到强烈应激反应时，往往合并急性肾脏损伤。

2. 尿液的生成　尿液生成共分3个步骤：肾小球的滤过、肾小管和集合管的重吸收以及肾小管和集合管的分泌，其中任何一个环节出问题都能导致尿液出现异常。

（1）肾小球滤过功能：由于肾小球毛细血管具有较高的静水压和滤过系数，其滤过率高于其他的毛细血管，当血液流经肾小球毛细血管网时，血浆中的水和小分子物质，包括少量相对分子质量较小的蛋白，通过滤膜滤到肾小囊的囊腔内，形成的滤出液称为原尿。

正常的肾脏滤过膜共有3层结构：毛细血管的内皮细胞层、基底膜层和肾小囊脏层细胞。其中毛细血管内皮层主要防止血细胞滤过，而基底膜层为非细胞结构，主要起过滤器作用，脏层细胞层主要由足突细胞形成裂隙，发挥其滤过及屏障功能。滤过膜包含机械屏障和电荷屏障两部分。机械屏障与滤过膜孔径大小及构型有关。分子直径<2 nm时可自由通过，>4.2 nm时不能通过，分子直径为2~4.5 nm时，随直径增加滤过率下降。电荷屏障主要位于足突细胞上，可有效阻挡带负电荷的物质滤除，例如，血液中的白蛋白在正常血浆中带负电荷，因此正常情况下白蛋白不能被滤过，但某些病理情况下如微小病变型肾病综合征时，电荷屏障受损，大量白蛋白被滤出，形成蛋白尿。

肾小球有效滤过压是肾小球滤过的驱动压力。共有三种作用力形成有效滤过压：有效滤过压＝肾小球毛细血管压－血浆胶体渗透压－肾小球囊内压。正常情况下平均肾小球毛细血管静水压为45 mmHg，囊内压为10 mmHg，平均血浆胶体渗透压约为25 mmHg，有效滤过压仅为10 mmHg，肾小球滤过的原尿依靠有效滤过压进入肾小囊。因此，肾小球毛细血管血压、囊内压、血浆胶体渗透压、肾血浆流量、肾小球滤过膜本身均可影响肾小球滤过率。影响毛细血管血压的因素主要与动脉血压相关，影响囊内压的因素主要与尿路梗阻相关；血浆白蛋白水平直接影响血浆胶体渗透压；长期慢性未控制的高血压和糖尿病通过增加肾小球基底膜的厚度来影响肾小球滤过率。

肾小球滤过量的大小可用肾小球滤过率（glomerular filtration rate，GFR）表示。GEF是指单位时间内肾脏生成的滤液量。正常体表面积为1.73 m² 的成人的GFR约为125 ml/min，相当于每天180 L的原尿。约20%的肾血浆流量（renal plasmaflow，RPF）被肾小球滤过。滤过分数计算公式如下：

$$FF=GFR/RPF$$

其中RPF＝RBF×（1－HCT），其中RBF为肾血流量；HCT为血细胞比容。

（2）肾小管和集合管的重吸收功能：正常人每天生成的原尿量约为180 L，最终尿量每天仅有1.5 L左右，其中99%被肾小管重吸收。然而肾小管和集合管的重吸收是有选择性的，原尿中的葡萄糖、氨基酸和少量蛋白质全部被肾小管重吸收，水和电解质大部分被吸收，小部分尿素被重吸收，肌酐则完全不被重吸收，因此肌酐往往作为评估肾功能的有效化验指标。

近曲小管是重吸收最重要的部位，原尿中的葡萄糖、氨基酸、维生素及少量蛋白质几乎都在近曲小管。肾小管对水的重吸收属于被动重吸收，随Na⁺转运而吸收，其中近曲小管占67%，且不受抗利尿激素的调控；远曲小管占20%~30%，受抗利尿激素的调控。小管能对原尿中的葡萄糖进行重吸收，但有一定限度，正常人尿中不含糖，而当血糖浓度超过10 mmol/L时，近曲小管则不能完全重吸收，此时尿中会出现葡萄糖，这个浓度界限被称为肾糖阈；大量激素的使用会降低肾糖阈，此时尽管血糖正常，亦可出现尿糖异常。

髓袢主要吸收一部分水和氯化钠，髓袢降支细段对水易通透，但对钠及尿素不易通透，导致对水的重吸收大于对溶质的吸收，使管内的渗透压逐渐升高，而髓袢升支细段则相反，对钠易通透，对尿素中等通透，使得溶质不断被重吸收，尿液渗透压又逐渐下降，在髓袢升支粗段、远曲小管及集合管对钠均主动重吸收，远曲小管及集合管对水的重吸收能力受抗利尿激素的调控。在 U 形直小血管结构的基础上，这段渗透压的变化称为逆流倍增，对尿液的浓缩稀释有至关重要的作用。

（3）肾小管和集合管的分泌功能：能从肾小管和集合管上皮细胞分泌的主要物质有 H^+、K^+ 和 NH_3 等，而这种分泌功能正是肾脏调节内环境的重要环节之一，肾脏通过分泌 H^+、重吸收 HCO_3^- 来调节体内的酸碱平衡，肾脏的近曲小管、远曲小管和集合管均能分泌 H^+。K^+ 主要由远曲小管和集合管分泌，K^+ 排出依靠的是 K^+-Na^+ 交换，而 K^+-Na^+ 交换和 Na^+-H^+ 交换相互抑制，血液酸中毒时 Na^+-H^+ 交换增加而 K^+-Na^+ 交换减少，导致高钾血症出现。另外机体产生的肌酐等可被肾小管分泌，进入体内的物质如青霉素等主要由近曲小管分泌。

（4）尿生成调节：肾内自身调节和神经体液调节均可影响尿液生成。自身调节主要分为两个方面：小管液溶质浓度的影响及球管平衡。当小管液溶质浓度增加时则发生渗透性利尿，例如高渗性糖尿病昏迷患者大量失水即为此原理。球管平衡作用原理主要通过近端小管对肾小球滤过液的定比重吸收，即滤过液的重吸收始终占肾小球滤过量的 $65\%\sim70\%$。

神经调节主要受交感神经影响，交感神经兴奋时刺激入球小动脉收缩，减少肾小球血流量，降低有效滤过压，最终导致 GFR 下降，尿量减少；同时刺激入球小动脉旁的颗粒细胞产生肾素，激活肾素-血管紧张素 II-醛固酮系统（RAAS 系统），发挥保钠保水排钾作用，引起尿量减少；另一方面交感神经兴奋时去甲肾上腺素刺激小管膜 a_1 受体，引起水、钠重吸收增加，尿量减少。

除此之外影响尿量的激素有抗利尿激素、心房钠尿肽、内皮素、前列腺素、内皮源性 NO 等。抗利尿激素由视上核、室旁核合成，储存于神经垂体中，通过增加远曲小管和集合管对水的通透性、增加髓袢升支粗段对氯化钠的重吸收，增加内髓集合管对尿素通透性来达到抗利尿的作用。心房利钠肽由心房肌细胞产生，可以抑制 RAAS 系统，抑制抗利尿激素分泌，有利钠利尿的作用。

3. **肾功能评价**　肾小球的滤过功能是反映肾功能最主要的指标，因此肾功能的评估就是肾小球滤过率的评估。然而 GFR 不能直接测量，只能通过对某种标记物的清除率来反映。清除率即单位时间内肾排除某物质的总量（尿中浓度×尿量）与同一时间该物质血浆浓度之比。

临床工作中常常采用内生肌酐清除率（Ccr）来评估肾小球滤过率。肌酐是肌肉代谢的产物，一般情况下肌肉的代谢较为恒定，且体内的肌酐几乎全部经肾小球滤过，且不被肾小管重吸收及分泌，因此肌酐是较为理想的指标。但血肌酐水平由肌肉质量决定，并常常受多种因素的影响，如性别、年龄、体重、种族等，而且当肾功能损伤<50%时，单纯由血肌酐的水平来评估肾小球滤过率并不准确，因此常常应用公式估算肌酐清除率。现有 3 个不同公式估算肌酐清除率。Cockcroft-Gault 公式：GFR（ml/min）＝[140－年龄（岁）]×理想体重（kg）（女性×0.85）/血清肌酐（mg/dl）×72。儿童肌酐清除率公式：GFR（ml/min）＝$[0.48×身高（m）]$/血清肌酐（mg/dl）×$（体重/70）^{0.7}$。MDRD 公式被广泛用于美国患者肾小球滤过率的估算，并被 KDIGO 所推荐，其中简化版 MDRD 公式为：GFR$[ml/(min \cdot 1.73\ m^2)]$＝$186×Scr^{-1.154}×年龄^{-0.203}×（女性×0.742）$，该公式并未将黄种人纳入计算，并且对肾功能接近正常者可能低估，而慢性肾衰竭的患者可能高估。2006 年我国 eGFR 课题协作组对美国的 MDRD 公式进行改良，基于我国的人种及慢性肾脏病患者的特点开发出更适合我国国人的公式，公式如下：

a. eGFR$[ml/(min \cdot 1.73\ m^2)]$＝$186×[肌酐（mg/dl）]^{-1.154}×[年龄（岁）]^{-0.203}×[女性×0.742]$
　　　　　　　$×[中国人×1.233]$

b. eGFR$[ml/(min \cdot 1.73\ m^2)]$＝$175×[肌酐（mg/dl）]^{-1234}×[年龄（岁）]^{-0.179}×[女性×0.79]$

当医疗机构采用碱性苦味酸动力法 Beckman CX3 生化分析仪测定肌酐值时，建议采用公式 a，当采用 Hatichi 生化分析仪测定肌酐时，建议采用公式 b。

随着更多内生标记物的出现，胱抑素 C 结合血肌酐水平评估患者肾小球滤过率似乎更加精确，很多研究表明胱抑素 C 是比血清肌酐更敏感的 GFR 变化标志物，因为它在体内匀速释放，且水平不受肌肉质量、年龄、炎症、发热或其他外源性因素的影响，但仅仅基于胱抑素 C 往往会高估肾小球滤过率，因此学者提出胱抑素 C 结合血肌酐预测 GFR，公式如下：

$$eGFR = 177.6 \times [\text{肌酐}(mg/dl)]^{-0.65} \times [\text{胱抑素 C}(mg/L)]^{-0.57} \times [\text{年龄}(\text{岁})]^{-0.20} \times [0.82(\text{女性})]$$
$$\times [1.11(\text{黑人})]$$

中国学者提出相关公式：

$$eGFR = 169 \times [\text{肌酐}(mg/dl)]^{-0.608} \times [\text{胱抑素 C}(mg/L)]^{-0.63} \times [\text{年龄}(\text{岁})]^{-0.157} \times [0.83(\text{女性})]$$
$$\times [1.11(\text{黑人})]$$

相较于血肌酐，当前胱抑素 C 并未广泛运用于临床，虽然大部分医院已开展胱抑素 C 检测，但并未将胱抑素 C 纳入肾小球滤过率的估算当中。

人体肾脏有强大的储备代偿能力，一般来说，当肾功能衰退至 50% 以下时，血肌酐才开始升高，因此肌酐正常不能断定肾功能正常，多数时候肌酐清除率在肾损伤而肾功能相对稳定状况下代表了真实 GFR 的上限。另外，当合并营养不良或慢性消耗性疾病时，肌肉消耗使得肌酐的生成减少，导致血肌酐水平下降，此时往往会高估肾小球滤过水平。

二、心肺复苏后肾脏病理生理

对于心脏停搏患者，在整个复苏过程中重心都集中于维持心脏及脑的灌注，尤其心肺复苏（CPR）过程中大剂量血管活性药物的使用，使得此时内脏尤其是肾脏血流可能接近零。因此我们不难发现，在整个 CPR 过程中患者常常处于无尿的状态，此时缺血性肾损伤已经存在。内脏的瞬时低灌注可以挽救生命，同时也通过多种机制造成了严重的全身炎症反应与多器官功能障碍，其中机制与缺血再灌注损伤、全身黏膜尤其是消化道黏膜对内毒素的高通透性、炎症介质的激活等机制密切相关。肾缺血再灌注损伤作为其中十分重要的环节，原理仍不明确。目前认为，部分或全部的肾缺血再灌注损伤将破坏肾脏的稳态平衡及排泄功能。此过程中缺血性肾损伤主要病理改变为肾血管改变、肾小管堵塞及肾小管细胞坏死与凋亡，而各部分损伤的具体程度如何目前仍有争议。

（一）发病机制

1. RAAS 系统激活　复苏过程中，RAAS 系统作为人体调节体液容量的重要组成部分，被迅速激活，肾素分泌增加，从而增加血管紧张素的产生，主要收缩出球小动脉来维持 GFR 的稳定，随着肾脏缺血事件和程度的增加，肾素过度分泌，入球小动脉收缩，导致缺血性 AKI。

2. 线粒体功能障碍　随着肾血流的减少，肾皮质至肾髓质的血流量均随之改变。肾皮质细胞主要依靠酮类、乳酸、脂肪酸及谷氨酰胺等进行供能，进行有氧代谢；肾髓质中少部分可进行无氧糖酵解。在肾移植相关综述文献中表明，对连续 72 小时低温缺血的肾脏恢复血流 1 小时后肾脏细胞仍然可以在不同程度上恢复产能。在最后再灌注阶段，肾脏内 ATP 水平可以得到不同程度的恢复，因此缺血发生后 ATP 的多少与肾损伤程度无关，对 ATP 的利用能力才是评判肾脏功能的重要指标。在缺血 120 分钟以上时，细胞线粒体开始发生肿胀，一旦超过 2～4 小时，线粒体肿胀将不可逆转，功能不能恢复，当线粒体功能障碍时 Na^+-Ca^{2+} 离子泵功能异常导致细胞内钙离子浓度升高，这不仅造成线粒体功能进一步障碍，还会激活一系列酶的活性如核酸酶、蛋白酶等，导致细胞的凋亡。

3. 氧自由基形成　许多研究指出，在肾脏缺血 30 分钟后黄嘌呤氧化酶开始大量激活，氧化酶被认为是氧自由基的重要来源，近端小管与内皮细胞一样可大量产生氧自由基，氧自由基可导致脂质过氧化，造成生物膜破坏、胞内核酸酶和蛋白酶活性增加，细胞凋亡等，但具体机制仍不清楚，不过有研究发现在缺血 45 分钟后给予 21-氨基类固醇 U74006F 可减少损伤，改善功能。

4. 缩血管物质生成　肾脏细胞暴露于大量氧自由基与磷脂酶 A_2 之中时会产生 PGE_2，PGF_2，6-酮基-PGF_1 和 TXB_2，这些物质可增加肾小动脉阻力，减少超滤。尽管 PGI_2 可对抗 TXB_2，有舒血管作用，但 PGI_2 及 PGE_2 的分泌增加可导致肾小球细胞内环腺苷单磷酸浓度增加，这反过来可能刺激肾素合成，加重肾脏的低灌注。不过，此阶段给予心房利钠肽治疗或可增加 PGI_2，改变 TXB_2/PGI_2 的比例，从而改善肾血管的舒张。

5. 炎症反应激活　缺血缺氧时细胞会释放趋化因子，趋化因子在介导炎症反应过程中起着十分重要的作用，它不仅可以趋化炎症细胞如白细胞的聚集、活化，促进炎症反应，还可以增加细胞表面黏附分子 ICM-1 的表达，而 ICM-1 在白细胞的游走、趋化和活化中起着重要的作用。白细胞/多形核中性线细胞（PMNS）可黏附于内皮细胞而扰乱微循环，同时激活的 PMNs 通过产生自由基、弹性蛋白酶和其他有害物质使得肾小球基底膜功能退化。

6. 补体系统过度激活 补体不仅参与机体微生物防御反应以及免疫调节，同时也介导免疫病理的损伤反应。在缺血再灌注损伤过程中补体系统被迅速活化并释放大量活化后的产物（C3a、C4a、C5a、C5b-9 和过敏毒素等）。其中 C5a、C5b-9 可以刺激内皮细胞表达选择素以及细胞表面黏附分子 ICM-1，对肾小管的坏死起着重要的介导作用。

7. NO 物质作用 一氧化氮（NO）又称为内皮细胞源性舒张因子，是内皮细胞释放的舒血管物质。NO 在肾脏缺血再灌注损伤中的作用尚不清楚，不过部分研究者已经证实，它有可能导致持续的缺血性肾损伤，另一些学者认为它可以通过减少肾血管的收缩而改善肾功能。

总结得出，各种因素所致肾血管收缩、肾静脉淤血所致机械梗阻（红细胞及中性粒细胞作用）、内皮细胞及肾小管细胞肿胀（Ga^{2+} 和自由基损伤作用）是导致肾脏缺血再灌注损伤后低血流量的综合因素。

（二）临床表现

缺血性肾损伤（AKI）临床表现可分为 3 期：起始期、维持期与恢复期，每个阶段表现不同但并不完全独立。患者临床表现与肾功能损伤的严重程度、肾脏缺血程度和持续事件密切相关，而且患者表现不完全相同，并不是所有患者均会有典型的 3 个阶段的临床表现。

1. 起始期 有效循环血容量的锐减导致肾脏持续低灌注，患者肾小球滤过率下降，尿量减少，但是尚未发现明显肾实质损伤，故临床表现不明显，此阶段如能采取有效措施可有效阻止疾病进展。起始期病程较短，一般持续数小时至数天，此期肾脏损伤可逆，患者无明显临床症状。

2. 维持期 此阶段肾功能进一步恶化，肾血流进一步减少，血肌酐与尿素氮进行性升高，少尿是这一期最主要的表现，不过部分患者也可无少尿表现，氮质血症期间尿量在 500 ml/d 以上称为非少尿型 AKI；患者在此期表现为尿毒症样，消化系统表现为恶心、呕吐、纳差，严重时可出现应激性溃疡、消化道出血；在复苏成功后患者持续少尿可导致容量过负荷表现，如心力衰竭、肺水肿等；呼吸系统上主要循环容量过多所致急性肺水肿、呼吸衰竭及后续所致的肺部感染等；因大量毒素堆积、酸中毒、电解质紊乱，可导致心律失常、心肌病变等；血液系统表现为凝血功能障碍甚至弥散性血管内凝血（DIC）；神经系统上 AKI 本身可导致意识障碍、抽搐、昏迷等。

在心肺复苏成功后，水、电解质及酸碱平衡紊乱是急性 AKI 发生后最主要面临的临床问题。主要表现为容量过负荷、代谢性酸中毒、高钾血症。在复苏过程中为保持重要脏器灌注，往往会大量补液扩容，同时肾脏灌注不足导致水分排出明显减少，继而循环血容量过多，临床常常出现急性充血性心力衰竭及急性肺水肿。复苏过程中患者本身因组织灌注不足、缺血缺氧，即会出现代谢性酸中毒、乳酸酸中毒，而急性 AKI 发生时，肾小管泌酸和重吸收碳酸氢根能力下降，酸性代谢产物排出减少，且本身机体即处于高分解代谢状态，进一步加重了代谢性酸中毒的程度。电解质紊乱表现为高钾血症、稀释性低钠血症、低钙及高磷血症，高钾血症为临床中最突出的问题。少尿期高钾血症的原因有 3 个方面，一是尿液减少所致钾排出减少，二是代谢性酸中毒使得细胞内钾离子转移至细胞外，三是细胞高分解状态使得细胞内钾离子大量释放。此时需密切监测患者心电图变化，注意有无心律失常发生，积极予以对症治疗。

患者在少尿期肌酐、尿素氮进行性升高，持续时间为 1~2 周，对于心肺复苏后患者，急性 AKI 持续时间与心功能恢复时间密切相关，持续时间越长，患者肾功能预后越差。

3. 恢复期 又称多尿期，顾名思义，此阶段患者尿量开始明显增加，一般来说有典型少尿期患者当尿量超过 400 ml/d 时意味着患者开始进入多尿期；进行性尿量增加是肾功能开始恢复的标志，达 2.5 L 以上时成为多尿。多尿原因与肾小球滤过功能恢复先于肾小管重吸收功能恢复有关。患者虽然尿量增加，但在该阶段早期，肌酐和尿素氮仍会进行性升高，而且肾脏仍然不能充分排出血中氮质代谢产物、钾和磷，故仍有可能发生高钾血症。随着患者尿量的增加，水、电解质及酸碱平衡紊乱仍是该阶段需要密切关注的问题，患者较常出现低钾血症、低钠血症以及低血容量表现。

患者在多尿期肾小管细胞再生、修复，肾小管逐渐恢复再通，肾小球滤过率逐渐恢复正常。恢复期大多持续1~3周，不过根据缺血时间的长短、病情的严重程度不同，患者恢复情况也不一致，部分患者可能会出现持续性肾功能受损，最终发展为慢性肾功能不全。

三、CPR 术后肾脏功能的监测

急性肾损伤是 ICU 常见的综合征，尤其对于心肺复苏患者，急性肾损伤是临床医师常常直面的问题，如能早期诊断 AKI，对患者预后的改善有显著帮助。随着当前技术的发展与进步，目前有许多手段可以协助肾功能的判断，然而在实际临床工作中，尿量、血肌酐（serum creatinine，Scr）及血尿素氮（blood urea nitrogen，BUN）仍然是最常用且使用性最高的指标，然而这些指标均有各自的局限性与不足。

（一）相关生物标志物

理论上理想的肾功能标志物应该具有以下特征：①具有肾脏特异性，该指标仅与肾脏相关，不受其他脏器功能影响，且最好由受损的肾脏细胞直接产生；②标志物有稳定的血浓度，不受其他病理影响，血浆蛋白结合率低，且其浓度与肾功能的损伤程度呈正相关，可以帮助判别损伤的严重程度；③易于获得，监测方便，可重复监测，能快速服务于临床；④灵敏度高，在疾病早期阶段，临床表现尚未出现时即可出现异常；⑤不被肾小管重吸收及分泌。

1. 血肌酐　前文中亦提出过，血肌酐来源于肌肉的代谢活动，但是易受性别、年龄 种族、营养状态、体重等多种因素的影响，在 ICU 中患者多为营养不良肌肉萎缩状态，肌酐值往往偏低，易对临床医师产生误导。我们的肾脏有强大的代偿功能，当肾小球滤过率下降超过 30%~50% 时，肌酐才会出现明显异常；当疾病进展迅速时，肌酐的升高往往明显延迟于尿量的变化，并不利于急重症患者的临床判断；另外，肾小管也可以分泌一部分肌酐，用肌酐估算肾小球滤过率并不完全准确。因此，血肌酐在敏感性、特异性、及时性上均有一定不足。

2. 血尿素氮　血尿素氮是体内蛋白的最终产物，主要经过肾脏代谢，但是尿素在各段肾小管中皆可发生重吸收，同样在肾功能尚可代偿阶段血尿素氮可不升高，并且影响尿素氮的因素众多，如高蛋白饮食、炎症、创伤等均可导致血尿素氮异常，因此血尿素氮并不是理想的生物标记物。

3. 中性粒细胞明胶酶相关脂质转运蛋白（NGAL）　NGAL 是一个与中性粒细胞明胶酶共价结合的糖蛋白，具有生长因子样作用，能够调节细胞的凋亡与分化，还可以调节上皮细胞表型，诱导人胚胎和成人肾脏上皮细胞形成，正常情况下 NGAL 在人体的肺、胃、结肠和近端小管上皮细胞中低水平表达，但发生缺血和毒性肾损伤中，肾小管上皮细胞的 NGAL 显著升高，在最初的 2 小时内，患者尿液、血液中的 NGAL 水平将显著升高，并且明显先于血肌酐的升高，因此 NGAL 有助于早期诊断。一份针对体外循环术合并急性肾损伤患儿的研究中发现，2 小时尿 NGAL 诊断 AKI 的 AUC 值为 0.998，而血清 NGAL 诊断 AKI 的 AUC 值为 0.906；因此，对于缺血性肾损伤患者，NGAL 有较好的敏感性与特异性。血清 NGAL 水平的变化还有助于监测患者肾功能的恢复情况，并作为预测血液透析治疗的指征。不过由于 NGAL 在其他器官均有表达，因此 NGAL 值会受到感染、炎症、肿瘤等因素的影响，对于合并有脓毒症的患者，血 NGAL 并不一定准确。

4. 胱抑素 C（Cys C）　胱抑素 C 是半胱氨酸蛋白酶抑制药，在多种蛋白质和肽类的细胞内代谢中发挥作用。编码胱抑素 C 的基因属于管家基因，能在所有的有核细胞内以恒定的速度持续转录及表达，因此胱抑素 C 在体内以基本恒定的速度产生并存在于各种体液当中，胱抑素 C 并不受性别、年龄和肌肉质量影响。胱抑素 C 能自由通过肾小球，并被肾小管完全重吸收及代谢，因此尿液中不含有胱抑素 C，且血液中的浓度高低直接反映肾小球滤过率的高低。在过去 10 年中胱抑素 C 被广泛研究，发现其能很好地预测肾小球滤过率并显著优于血肌酐，成为估算肾小球滤过率的最佳标记物，Herget Rosenthal 等报道发现胱抑素 C 可以较准确地预测肾脏结局，而且尿胱抑素 C 的高低亦直接反映了肾小管的功能，由于其精确性与监测的高效性，现该指标已获得 FDA 批准。不过该指标也有一定的局限性，血胱抑素 C 也会受到炎症反应、肿瘤、甲状腺功能异常、糖皮质激素使用等各方面的影响。

5. 白介素-18（IL-18）　IL-18 是一种前炎症反应因子，已被广泛地描述在许多炎症性疾病中，包括炎症性关节炎、多发性硬化、炎症性肠病、慢性肝炎、系统性红斑狼疮、牛皮癣等，AKI 中该指标同样明显升高，当急性缺血性肾损伤发生时，近端肾小管将大量合成 IL-18 并分泌至尿液中，同时 IL-18 可以通过诱导中性粒细胞直接参与肾脏的炎症反应，促进炎症进展，进一步加重肾脏损伤。损伤发生后 6 小时，尿 IL-18 开始升高，12 小时后达到峰值，具有较好的敏感性。较多研究发现，尿 IL-18 评估急性肾损伤的敏感性及特异性均在 90% 以上。不过，其他炎性疾病均可能对该指标有一定的影响，故其特异性较差。

6. β_2 微球蛋白（β_2M）　β_2M 是一种 11.8 kDa 的蛋白质，它在细胞合成分解过程中从重链分离并进入人体循环，β_2M 通常被肾小球完全滤过，而后由近端肾小管细胞再吸收和分解代谢，急性 AKI 中，尿 β_2M 升高提示肾小管受到损伤；通常在肾毒性损伤、心脏外科手术后、肾移植术后均可监测到该指标的上升，并且时间较血肌酐提前 4~5 天。虽然该指标敏感性较高，可作为早期标记物，但尿 β_2M 的程度极易受尿量的影响，且研究提示该指标并不能很好地预测肾功能损伤的严重程度。

（二）急性肾损伤的分级

对于急性肾损伤的定义及分类，目前有多种诊断标准共存，所有的诊断标准都基于血肌酐的变化，通过血肌酐的升高程度来预测患者短期与长期预后。2004 年急性肾损伤（AKI）取代了急性肾衰竭（AKF），AKI 囊括的范围更加广泛，从肾脏的微小变化到需要肾脏替代治疗（RRT）的治疗阶段都可称之为 AKI。

由急性透析质量倡议（acute dialysis quality initiative，ADQI）小组于 2004 年提出统一的 AKI 诊断及分级标准：RIFLE 标准。RIFLE 标准采用肌酐及尿量作为两项诊断标准，将 AKI 由轻到重分为 3 个级别：危险（Risk，R），损伤（Injury，I），衰竭（Failure，F）。同时将肾功能丧失（loss of kidney function，L）和终末期肾病（end-stage kidney disease，E）作为判断 AKI 预后的 2 个分级标准。具体标准如表 7-7。

2005 年急性肾损伤网络（acute kidney injury network，AKIN）在 RIFLE 分级基础上制定了新的标准——AKIN 标准。AKIN 标准中取消了 GFR 的变化标准，单纯采用血肌酐，并加入了血肌酐绝对值的变化；取消了 R、I 及 F 的分期名词，改为了数字分期，并取消了 RIFLE 中对肾脏预后评估的两个分期，具体如表 7-8。

AKIN 标准对 AKI 的定义为：不超过 3 个月的肾脏功能或结构方面的异常，包括血、尿、组织检测或影像学方面的肾损伤标记物的异常；诊断标准为：肾功能突然减退，在 48 小时内 Scr 升高绝对值≥26.4 μmol/L（0.3 mg/dl），或 Scr 较基线升高≥50%；或尿量＜0.5 ml/(kg·h) 持续时间超过 6 小时。AKIN 标准的采用，避免了基线值无法确定导致的诊断困难，为早期临床诊断提供了依据，同时该标准将诊断时限限制在 48 小时内，强调了早期诊断与治疗的重要性，以及强调了血肌酐动态变化趋势的重要性，为临床诊断治疗提供了帮助，不过由于血肌酐浓度变化往往滞后于肾功能的急性变化，因此，急性期血肌酐水平可能并不能完全代表当前肾功能水平状态。

表 7-7   AKI 的 RIFLE 诊断标准

期别	肾小球功能指标（Scr 或 GFR）	尿量指标
R 期	Scr 升高＞1.5 倍，或 GFR 下降＞25%	＜0.5 ml/(kg·h)，时间＞6 小时
I 期	Scr 升高＞2 倍，或 GFR 下降＞50%	＜0.5 ml/(kg·h)，时间＞12 小时

续表

期别	肾小球功能指标（Scr 或 GFR）	尿量指标
F 期	Scr 升高＞3 倍，或＞353.6 μmol/L（4 mg/dl）或急性增加＞44.2 μmol/L（0.5 mg/dl）；或 GFR 下降＞75%	＜0.3 ml/(kg·h)，时间＞24 小时或无尿＞12 小时
L 期	持续肾衰竭＞4 周	
E 期	持续肾衰竭＞3 个月	

注：AKI 为急性肾损伤；Scr 为血肌酐；GFR 为肾小球滤过率。

表 7-8 　　　　　　　　　　　　　**AKI 的 AKIN 诊断标准（基于 RIFLE）**

期别	肾小球功能指标（Scr）	尿量指标
1 期	升高≥26.5 μmol/L（0.3 mg/dl）或升高 1.5~2 倍	＜0.5 ml/(kg·h)，时间＞6 小时
2 期	升高 2~3 倍	＜0.5 ml/(kg·h)，时间＞12 小时
3 期	升高＞3 倍，或升高＞353.6 μmol/L（4 mg/dl）伴急性升高≥44.2 μmol/L（0.5 mg/dl），或需要肾脏替代治疗	＜0.3 ml/(kg·h)，时间＞24 小时或无尿＞12 小时

注：AKI 为急性肾损伤；AKIN 为急性肾损伤网络；Scr 为血肌酐。

　　2012 年改善全球肾脏病预后（kidney disease improving global outcomes，KDIGO）组织在 RIFLE 标准及 AKIN 标准的基础上制定了新的定义及诊断标准。KDIGO 指南中，急性肾损伤是由各种原因导致的短时间内肾功能快速减退而导致的临床综合征，表现为肾小球滤过率下降，同时伴有血肌酐、血尿素氮等潴留，水、电解质和酸碱平衡紊乱，严重时出现多系统并发症。符合以下任何一项便可诊断为 AKI：血肌酐在 48 小时内绝对值≥26.5 μmol/L（0.3 mg/dl）或 7 天内血肌酐较基线值升高≥50%，或者尿量＜0.5 ml/(kg·h)超过 6 小时，KDIGO 标准如表 7-9 所示。

表 7-9 　　　　　　　　　　　　　　　　　**KDIGO 标准**

分期	血肌酐标准	尿量标准
1	7 天内血肌酐升高至基础值的 1.5~1.9 倍，或 48 小时内血肌酐增加≥26.5 μmol/L（0.3 mg/dl）	＜0.5 ml/(kg·h)超过 6 小时
2	7 天内血肌酐升高至基础值的 2.0~2.9 倍	＜0.5 ml/(kg·h)超过 12 小时
3	7 天内血肌酐升高≥基础值的 3.0 倍，或血肌酐≥354 μmol/L（4.0 mg/dl），或开始肾脏替代治疗，或对于＜18 岁患者，其估计的肾小球滤过率下降至＜35 ml/(min·1.73 m^2)	＜0.3 ml/(kg·h)超过 24 小时；或无尿≥12 小时

　　在 KDIGO 标准中再次强调血肌酐水平变化的重要性，与 AKIN 标准不同的是，它将肌酐与基线值对比变化的时间窗放宽至 7 天。不过不管是何种标准，尿量都是对肾功能评判及诊断急性肾损伤的重要指标，尤其是在未经过临床治疗的尿量值对临床治疗有重要的指导意义。从标准的不断更替及优化中我们不难看出，AKI 的早期诊断与及时干预对 AKI 的治疗及后期预后有重要意义。

四、CPR 术后肾脏功能支持治疗

　　对于心肺复苏后患者，急性肾损伤似乎是个不可避免的问题，任何血流动力学的变化都可能会给肾脏带来损伤。因此 ICU 中急性肾损伤是常见的并发症，与患者短期及长期预后均密切相关。对于急性肾损伤的处理，重点是容量以及电解质的管理，以及适当的时候肾脏替代治疗的介入。

　　（一）肾脏血流动力学评估

　　急性肾损伤一旦发生，都应迅速对患者病因进行评估，尤其注意可逆性因素如药物性肾损伤，应迅速排除肾后性及肾性因素存在，明确患者是否为肾前性因素所致肾功能不全。AKI 发生后都需要仔细评估血流动力学和容量状态，肾脏的灌注压、血流量及血管阻力的变化对在 AKI 的整个发病过程中均至关重要。

肾灌注压的监测是 AKI 患者重要的监测项目，一旦患者少尿发生，排泄分数（尿钠及尿素氮排泄分数）有助于评估肾脏灌注压，但是临床上尤其是危重患者中这些操作十分受限，目前仍然主要依靠监测尿量、肾脏损伤标记物进行间接评估。近年来超声的发展对灌注压的评估有了重要帮助，彩色多普勒、脉冲多普勒、能量多普勒和超声造影等都可直接对肾脏灌注进行评价。

肾动脉压、肾血流量以及肾静脉压均对肾脏的灌注有重要影响。复苏过程中患者血压无可避免会出现下降，肾动脉压也随之下降，入球小动脉压力不足时肾脏无法发挥其滤过作用；血压下降以及心肌收缩力下降带来心输出量明显下降，势必肾脏的灌注量也明显下降，通常采用平均动脉压（MAP）来评估患者肾动脉压，在脓毒症患者中推荐 MAP 维持在 $65\sim70$ mmHg，不过对于慢性高血压患者，往往需要更高的 MAP 水平。通常情况下，肾脏具有自我调节能力，肾脏灌注压在 $80\sim180$ mmHg 肾血流量均能保持稳定水平，心脏停搏、循环衰竭时超出了肾脏的自我调控范围，使得肾脏血流量发生异常。肾静脉压力的评估常常被临床工作者所忽视，肾静脉压力的变化同样影响肾脏的血流量，当肾静脉压力明显升高时，一方面增加了肾小球毛细血管静水压和肾动脉压，增加尿量，另一方面增加的毛细血管静水压反作用于肾小管，导致肾脏淤血，肾小管受压，尿量减少，且该作用力更强，因此维持肾静脉压在一个合适的水平尤为重要。目前肾静脉压无法监测，仅能靠 CVP 的变化间接反映肾静脉压的高低。在拯救脓毒症运动中就提出，对于脓毒症患者建议 CVP 维持在 $8\sim12$ mmHg 水平，过高的 CVP 反而会影响心脏回心血量，对于肾脏来说，肾脏灌注压为平均动脉压与肾静脉压之差，容量过负荷时并不能进一步增加回心血量及动脉压，反而会导致静脉压进行性升高，继而导致肾脏灌注压下降，加重肾损伤。

对于重症患者，生命体征及体格检查不能满足需求，常常需要侵入性血流动力学监测如中心静脉压、漂浮肺导管、心排血量等监测进一步评估，血管活性药的应用与容量控制是一个复杂的评估过程，低血压会导致 AKI 患者肾功能持续损害，但有时血管活性药的应用可能进一步减少肾血流量；相反，AKI 患者常常有容量过负荷风险，液体过负荷对患者同样存在伤害，因此精准的血流动力学治疗才能给患者带来更多的获益。

（二）复苏与血管活性药使用

对于肾血流量减少的患者，是否可以通过增加血管内容积来增加心输出量，以达到复苏的目的？早期针对脓毒症患者液体复苏的 3 个大型前瞻性研究中发现，按照原计划予以补液、强心和输血的患者，死亡率及患者对 RRT 的需求并未发生明显改善，可能大量扩容补液在低血容量初期有益，但在晚期液体超负荷能给患者带来危害。在一个大规模多中心队列研究中发现，在透析治疗开始时液体超负荷（体重增加 10%）患者死亡风险显著升高。目前有许多种方法可以评估患者液体反应性，但没有一种办法被优先推荐，我们仍需要反复评估及测量来做判断。在大量的液体复苏后即使患者仍保持有容量反应性，此时依然需要使用血管活性药物，因此，KDIGO 认为对于血管舒张性休克合并 AKI 或 AKI 高危患者，在液体复苏时应该联合使用升压药物和输液治疗。然而如何才能判断液体复苏是否达到理想水平呢？有研究显示，心指数（CI）<2.5 L/(min·m²) 时 AKI 的发生率最高，CI 为 $2.5\sim4.0$ L/(min·m²) 及 CI>4.0 L/(min·m²) 时 AKI 的发生率并无差异。理想的状态应该是动脉血乳酸、Pv-aCO_2 等指标都满意，而这就需要不断评估血流动力学来进行综合评价，以达到恰当的液体复苏的目标。

复苏时到底该选择晶体液还是胶体液？KDIGO 认为在非失血性休克合并 AKI 患者中等张晶体液才是初始复苏治疗的首选，在盐水与清蛋白的对比试验中发现，补充清蛋白并不能给肾脏结局带来获益，但清蛋白的使用可以显著减少静脉液体的输入量，因此需要大量扩容补液的患者，清蛋白依然可以作为一种选择，尤其是对于需要补液扩容的肝病患者，清蛋白的使用可以带来获益。目前尚无证据支持其他胶体液如羟乙基淀粉、明胶、右旋糖苷等在休克合并 AKI 患者中可以带来获益，对于羟乙基淀粉，现已发现对肾功能存在一定损害，脓毒症患者已反对使用该药进行复苏。在晶体液的选择中，等渗盐水和平衡液还是存在差异，理论上认为等渗盐水中的氯离子浓度远高于人体细胞外浓度，大量盐水的使用会导致患者出现高氯血症，而高氯血症与肾血管阻力增加、肾素活动增加以及 GFR 的降低有关。而平衡液更加接近人体的生理状态，使用过程中并不会造成医源性的电解质紊乱，有研究发现与生理盐水相比，使用平衡盐可以改善患者肾功能及 RRT 的需求。

所有血管活性药物中，去甲肾上腺素依然是首要选择，对于分布性休克如脓毒症休克合并 AKI 的患者，复苏过程中推荐联合使用去甲肾上腺素。对于此类患者，去甲肾上腺素的使用能够提升血压，增加尿量，虽然理论上去甲肾上腺素有缩血管效应，有可能进一步加重肾脏缺血，但很多临床研究显示肾血流量并未因此减少，不仅不加重肾损伤，反而有助于改善预后，目前去甲肾上腺素已作为临床一线用药。即使在心源性休克的患者中，过去认为多巴胺及多巴酚丁胺是首选，但近期大量证据支持去甲肾上腺素的使用带来更大的获益。对于肝肾综合征的患者，特利加压素也可作为一种选择，但是否优于去甲肾上腺素目前仍存在疑虑，目前尚无研究支持。而多巴胺、心房利钠肽均不建议用来治疗和预防 AKI。

（三）利尿、营养支持及其他治疗

虽然利尿药被广泛用于少尿型 AKI 患者的临床治疗中，但究竟利尿药能带来多少获益目前并不明确，KDIGO 组织并不建议对 AKI 患者常规使用利尿药，除非患者出现容量过负荷表现。不过患者对利尿药的反应性或可以用来评估总体预后，不过这一观点目前尚缺少大型临床研究支持。

由于 AKI 是一种高分解代谢疾病，因此在疾病过程中需要积极营养支持治疗。营养支持首选肠内营养，当肠内营养不耐受时可以考虑额外补充肠外营养，不过肠外营养会增加感染等相关并发症的发生风险。AKI 患者的营养处方各不相同，这取决于 AKI 的潜在的各种原因以及 RRT 的形式，不过任何阶段的 AKI 患者，都建议达到 $20\sim30$ kcal/(kg·d)，并且与慢性肾脏病患者不同的是，AKI 患者不应限制蛋白质的摄入，对于无需透析治疗的非高分解代谢的 AKI 患者，蛋白质摄入量为 $0.8\sim1.0$ g/(kg·d)，对于需要 RRT 的 AKI 患者，蛋白质的摄入量为 $1.0\sim1.5$ g/(kg·d)，而对于使用连续性肾脏替代治疗（CRRT）或高分解代谢的患者，蛋白质摄入量应不超过 1.7 g/(kg·d)。在 AKI 患者血糖的控制方面，强化血糖治疗似乎并不能带来获益，NICE-SUGAR 研究发现，与血糖控制在 $81\sim108$ mg/dl 的患者相比，血糖 <180 mg/dl 的患者在 RRT 的需求并无增加，但却有更低的死亡率，因此，对于降糖目标，AKI 患者可适当放宽范围，不过严重的高血糖同样会增加 AKI 患者的死亡风险。

目前尚无针对 AKI 治疗的特效药物，没有证据表明 α-促黑激素、心房利钠肽、钙通道阻滞药、利尿药、多巴胺、促红细胞生成素、非诺多泮、胰岛素生长因子、乙酰半胱氨酸、他汀类药物、氨茶碱能给 AKI 患者带来获益；碱性磷酸酶、左卡尼汀、维生素 D、己酮可可碱等药物对 AKI 的作用尚在研究中。不管如何，早期识别和早期干预始终是 AKI 治疗中的重中之重，比药物治疗更为重要。

（四）AKI 并发症的处理

由于肾小球滤过功能及肾小管排泄分泌功能下降，急性 AKI 患者无可避免将面临各种并发症如高钾血症、水钠潴留、代谢性酸中毒、容量过负荷、尿毒症症状等，并发症的处理贯穿 AKI 治疗的始终。

当发生高钾血症时需积极治疗，处理主要包括 3 个方面。①稳定心肌细胞膜：通常予以葡萄糖酸钙或氯化钙 1 g 在数分钟内静脉注射，在给药时应密切观察心电图变化，并谨慎使用洋地黄类药物，避免增加洋地黄毒性。②促进钾离子向细胞内转移：使用常规胰岛素 10 U 静脉注射，或者根据患者体重调整剂量，剂量一般为 0.1 U/kg，建议最多 10 U，该剂量在不影响降钾效果的情况下可以降低低血糖的风险，在胰岛素使用过程中会引发低血糖，因此应该配合 $25\sim50$ g 葡萄糖同时静脉注射；β_2 受体激动药与 β_2 受体结合后可激活 Na^+-K^+-ATP 酶，促进钾离子细胞内流，因此可予以沙丁胺醇 $5\sim20$ g 雾化给药，给药过程中注意观察有无心动过速的发生；碳酸氢钠通过增加血清 pH，增加细胞 H^+-K^+ 交换，以达到钾离子向细胞内转移的目的。③增加钾离子排出：在少尿的情况下可选择袢利尿药 $40\sim60$ mg 静脉注射，如患者对利尿药敏感，则要注意容量补充；另一方面，使用阳离子交换树脂可加强钾离子的肠道排除，可使用聚苯乙烯磺酸盐钠 15 g 口服或灌肠，4 次/d。

引起 AKI 患者代谢性酸中毒的原因前文已经缀述过，发生代谢性酸中毒时首先应积极处理原发病，处理酸中毒及危及生命的情况。对于轻度代谢性酸中毒时以治疗原发病为主，当发生严重代谢性酸中毒（pH$<$7.2 或 $HCO_3^-$$<$15 mmol/L）时可以选择静脉补充碳酸氢钠。在补充碳酸氢钠时需要严密监测分析，临床工作中要避免发生碱中毒。

考虑容量过负荷时可采用利尿药予以利尿，当发生尿毒症症状时还需警惕消化道出血的发生，此时需密切监测，对于高危患者，推荐予以胃黏膜保护剂质子泵抑制剂和 H_2 受体拮抗药来预防消化道出血。

（五）RRT 治疗

1. RRT 启动时机 在以上的积极处理下，仍有部分严重的 AKI 患者需要接受 RRT 治疗。当出现危及生命的容量、电解质和酸碱平衡改变时，应紧急开始 RRT，传统的 RRT 指征为对利尿药无反应的血管内容量超负荷；保守治疗无效的高钾血症、顽固性代谢性酸中毒；尿毒症症状明显的脑部和心包炎；尿毒症性出血表现、可经透析清除的药物或毒素中毒；缺乏特异表现的进展下氮质血症。然而实际临床过程中尤其是危重症患者疾病严重程度高，并发症多，病情危重复杂，使得 RRT 的开始时机更加难以判断，目前对于 RRT 的启动时机临床有大量的研究，研究大多聚焦于早期或延期行 RRT 治疗，究竟何种方式才最有利于患者的预后；研究众多但研究结果也不完全相同。针对合并 AKI 的危重症患者，ELAIN 试验进行研究发现与晚期 RRT 治疗组相比，早期 RRT 治疗组（AKI Ⅱ期及血浆 NGAL明显升高）患者的 90 天死亡率显著下降，不过该试验是一个单中心试验，并纳入了较多的心导管术后合并 AKI 的患者。而另外一项 AKIKI 试验给出了相反的结论，研究发现对于 KDIGO Ⅲ 期患者，晚期 RRT 治疗组患者死亡率与晚期 RRT 治疗组患者相比并不会发生显著增加。IDEAL-ICU 试验同样发现对于脓毒症合并急性 AKI 患者延迟 RRT 并不会带来更大的死亡风险，未来我们需要更多的大型临床试验为我们明确 RRT 治疗时机。不过在 AKIKI 试验与正在进行的 STARRT-AKI 试验中均发现，延迟RRT 治疗组的患者中有一部分在行 RRT 治疗前肾功能已逐渐恢复，这提示了我们在临床工作中作出开始 RRT 的决策时，应当全面考虑临床情况以及实验室检查结果的变化趋势，不应仅根据 BUN 和肌酐的水平识别患者可能的病情走势。

2. RRT 模式选择 启动 RRT 后，CRRT 及 IHD 是目前临床中最常用的选择模式，延长的间断RRT 治疗或持续低效血液透析也可作为一种选择，尽管在初步研究和荟萃分析中，这些模式与 CRRT或 IHD 进行比较对患者预后无显著差异，但还需要更多高质量证据支持这一理论。对于血管条件受限或存在其他禁忌证的患者，腹膜透析也可作为急性 AKI 时的肾脏替代治疗。多种模式中，CRRT 是否为最优选择？目前为止，多个小型随机临床试验与荟萃分析并未发现 CRRT 与其他模式相比可以改善AKI 患者的肾脏及生存预后，在实际操作时需根据患者实际血压状态、容量负荷状态、出血风险的程度，以及设施的可用性及经验性来进行治疗模式的选择。

3. RRT 治疗剂量 在治疗剂量的选择上，早期一个单中心试验表明，高强度 CRRT [35～45 ml/（kg·h）] 治疗组的患者死亡率低于低强度 CRRT [20 ml/（kg·h）] 的患者，然而，随后的 2 个多中心随机对照试验（VA/NIH ATN 和 ANZICS 试验）研究发现高强度和低强度 CRRT 在死亡率和肾脏恢复方面无差异，因此目前指南推荐的目标治疗剂量为 20～25 ml/（kg·h）。关于 IHD 剂量，需要密切监测尿素清除率或 Kt/V 以确保透析足够。在 VA/NIH ATN 研究中，IHD 的中位时间为 4 小时，平均血流速率为 360 ml/min，这表明在这些分解代谢型患者中，需要充足的时间来确保足够的透析剂量。

4. RRT 的抗凝 RRT 治疗过程中抗凝也是重要组成部分，抗凝的使用可以延长滤器的使用时间，保证 RRT 治疗顺利进行，过滤器寿命的延长意味着更少的治疗中断和更有效的透析时间。抗凝方式有全身抗凝及体外抗凝两种，全身抗凝包括肝素抗凝、低分子肝素抗凝，体外抗凝可以选择肝素及鱼精蛋白、枸橼酸钠抗凝。理想的抗凝治疗应满足以下条件：防止滤器凝血且没有出血风险、药物半衰期短、作用仅限于体外环路、易于监测、没有全身不良反应、过量时有拮抗药。那么毫无疑问局部抗凝的方式优于全身抗凝。多个临床试验证实，在合并 AKI 危重症患者中采用枸橼酸抗凝进行 RRT 治疗更加安全

有效,尤其在重症监护病房,AKI 患者持续 RRT 治疗时采用局部枸橼酸抗凝治疗在滤器寿命和给药剂量方面均显著优于肝素;因此指南建议,如果患者在没有枸橼酸抗凝禁忌证的情况下应首选局部枸橼酸抗凝。枸橼酸抗凝的相对禁忌证有对枸橼酸过敏、合并严重的肝功能不全、严重的低氧血症或组织灌注明显异常、重度代谢性碱中毒、高乳酸血症患者、高钠患者。当存在枸橼酸禁忌时可使用肝素或低分子肝素替代,不过对于枸橼酸的使用均为相对禁忌,有相关文献报道即使在重度肝功能不全的患者中,使用枸橼酸抗凝也较为安全,因此在临床中,应结合患者实际情况评估抗凝方式的选择,而对于枸橼酸带来的代谢风险如代谢性碱中毒、严重低钙血症等,有文献认为,在严格的配方下这些大多可以避免发生。当患者明确不能使用枸橼酸抗凝但又不得不需要抗凝且全身存在高出血风险时,另一种体外抗凝方式肝素/鱼精蛋白抗凝或可成为一种选择,但是肝素/鱼精蛋白存在很大的弊端,主要因为肝素-鱼精蛋白复合物并不稳定,在血浆蛋白酶的作用下,鱼精蛋白分解速率较肝素快,结果导致游离的肝素再出现抗凝作用,引起出血,反而增加全身出血风险,而使用鱼精蛋白同样存在过敏风险等不良反应。在使用肝素/鱼精蛋白局部抗凝时需要密切监测患者凝血功能变化。

5. RRT 终止时间的选择 决定对患者终止 CRRT 时应基于以下 3 种临床情况之一:①肾功能已充分改善满足需求;②导致肾脏支持治疗的疾病已经得到改善;③继续 RRT 不再符合护理目标。目前没有充足的临床依据可以指导医师停止 RRT 治疗,但是尿量或可成为评估患者成功终止 RRT 的预测指标。在一项研究中发现当未使用利尿剂时尿量 >400 ml/d 或使用利尿药后患者 24 小时尿量 >2300 ml/d 时,患者有 80% 的概率可以成功终止 RRT 治疗,其他研究发现测定尿肌酐及尿素氮排泄率或有助于协助评定 RRT 治疗的终止时机,就目前为止我们尚需要更多的前瞻性研究为终止 RRT 治疗时机提供证据。2016 年第 17 届 ADQI 国际会议就 CRRT 的开始与停止时机提出:①当代谢和液体管理需求超过肾脏功能时,需紧急考虑急行 RRT;②对肾脏功能的需求由非肾性并发症、疾病严重程度、溶质和液体负荷决定;③肾脏功能由多种不同的方法来评估,肾脏功能变化和受损后肾脏功能可维持时间可以用肾脏损伤标记物预测;④肾脏功能需求与能力的平衡是动态变化的,应定期进行评估;⑤对于需要多器官功能支持的患者,RRT 开始与停止时机应当结合其他治疗综合考虑;⑥一旦启动 RRT,需立即实施,通常时限在 3 小时内。而对于 RRT 的停止时机,共识认为:①如果肾脏功能已经恢复到足以使需求与能力达到预期水平或达到总体治疗目标时,可以考虑撤离 RRT;②为持续了解肾功能恢复情况,建议在 RRT 治疗期间监测尿量和肌酐;③对需要多器官功能支持治疗的患者,撤离 RRT 需结合其他治疗综合考虑。因此 RRT 的撤离不能单单依靠某一指标,而需对患者的总体情况进行综合评估。

五、展望

急性肾损伤一直是住院患者最常见的并发症之一,其发病率与死亡率居高不下,尤其在发生心脏停搏、心肺复苏的患者中。急性肾损伤是临床医师不得不直面的一个重要问题,AKI 患者的预后与多方面因素,包括其原发病、年龄、相关合并症(糖尿病、高血压、冠心病等)、是否早期诊断与及时干预、有无合并多器官功能障碍。虽然当前肾脏替代技术已经越来越成熟,目前已经可以达到肾脏完全替代支持的技术水平,但是肾脏的预后仍然与患者总体预后密切相关。

虽然以前人们普遍认为大多数发生急性肾损伤的患者可以达到完全康复的目标,但当前人们逐渐认识到在已发生过 AKI 的患者中随后再次发生 AKI、进展性 CKD 和未来死亡的风险均有所增加,即使是轻度的 AKI 也与慢性肾脏病的发生密切相关。在一项倾向校正的队列研究中发现,经历过肾功能恢复过程的住院患者中,AKI 患者的 CKD 发生率(RR $=2.14$;95% CI,$1.96\sim2.43$)和死亡率(RR $=1.48$;95% CI,$1.20\sim1.83$)显著升高。AKI 的发生除了增加 CKD 和死亡的发生风险之外,还与之后心血管疾病的发生密切相关。近期一项荟萃分析显示,AKI 的发生可使得随后心力衰竭事件的发生风险增加 58%,使急性心肌梗死的发生风险增加 40%。因此急性肾损伤的发生不仅仅是肾脏这一单一器官的问题,更涉及全身多个系统脏器功能,尤其是在心脏停搏的患者当中。因此,临床医师在面临 AKI 这个问题时,不仅要解决肾脏的问题,同时目光应更多地放在全身多系统综合评估与治疗上。

对于发生过 AKI 的患者，尽管住院期间肾功能已恢复，仍然建议患者在 3 个月后对肾功能进行评估，即使是那些肾功能已经恢复到基线水平的患者，其患慢性肾脏病的风险也可能显著增加，不过目前尚不清楚任何干预或监测的增加是否降低这些不良预后的风险。

对于危重症患者来说，RRT 治疗是 AKI 患者在临床治疗干预中最重要的一个环节，正确的应用RRT 治疗可以改善重症患者的生存与预后，不过 RRT 治疗仍然有许多细节之处存在争议，这就需要临床医师有细致的观察、充足的经验从患者的整体出发，多角度分析，做出正确的判断。

〔周睿彤 罗 亮〕

第六节 消化功能监测和支持治疗

一、概述

在心肺复苏术中，治疗主要集中在恢复自主循环和确保脑灌注，而对于消化系统来说，心脏停搏及 CPR 的时间代表一个灌注非常低的时间，当在心肺复苏中使用血管升压药以增加重要器官的灌注时，内脏的血流可能接近于零。长时间的低灌注，导致各重要脏器缺血缺氧。随着复苏成功后，自主循环恢复（ROSC），机体仍面临一系列新的问题：缺血再灌注损伤、大量炎性因子释放导致的全身炎症反应，从而导致血流动力学、神经、心血管、代谢等异常，引起各个脏器不同程度的损害，进一步进展导致多器官功能障碍综合征（MODS）的发生。ROSC 后患者仍然存在较高的病死率。早期死亡主要是血流动力学不稳定，而晚期主要是多器官功能衰竭。因此早期的治疗重点应该放在血流动力学的优化上，保证重要脏器的灌注，减少脏器损伤，避免进一步进展导致多器官功能衰竭。而肠道在 MODS 的发生发展中具有重要的影响。

肠屏障功能由 3 条主要屏障组成：①生物屏障。由正常肠道菌群（肠道微生物群）组成。微生物群具有重要的代谢、免疫和肠道保护功能，通过拮抗营养物质和发挥定殖抗性来阻止潜在致病菌的生长。②免疫屏障。由内脏相关淋巴组织（GALT）、效应细胞和调节性 T 细胞、常驻巨噬细胞以及固有层的树突细胞等组成。③机械屏障。由封闭的肠上皮细胞和黏膜下层的毛细血管内皮细胞组成。肠上皮细胞通过一种称为"紧密连接"（TJs）的特殊结构，使细胞相互连接，限制离子、分子和细胞通过细胞旁间隙。

Deitch 在 2006 年提出了肠道起源脓毒症和 MODS 的"内脏-淋巴"理论。根据这一理论，心肺复苏患者早期的低灌注损伤及再灌注损伤导致肠道屏障破坏，黏膜通透性增加。三次打击导致肠道屏障损伤：第一次是内脏灌注不足或局部缺血，第二次是复苏后肠道血流的恢复导致缺血-再灌注损伤，第三次是肠道屏障功能的丧失，使得腔内细菌、内毒素或两者都能穿过黏膜屏障。即使移位的细菌被局限在肠壁或肠道淋巴结内，没有进入体循环，细菌移位也可以首先激活局部肠道炎症反应。这种肠道炎症反应的结果是产生有毒和炎症物质，这些物质通过肠系膜淋巴管进入全身循环。这些有害的生物分子（DAMPs）是公认的固有免疫系统的细胞，包括巨噬细胞、白细胞、树突状细胞以及血管细胞、成纤维细胞和上皮细胞，以促进炎症和纤维化。如果系统释放的 DAMPs 足够大，则会促进不同器官损伤，发展为 MODS，进一步加重肠道屏障损伤，形成恶性循环。（图 7 - 9）

在 20 世纪 80 年代早期，大量的临床前和临床证据表明，菌群易位现象存在于不同的临床疾病。在缺乏感染性病灶的情况下，甚至在尸检中也证实，全身性炎症反应综合征（SIRS）的发展最终导致了 MODS 的发生。1985 年，在外科感染学会的一次小组讨论中，Meakins 和 Marshall 提出，肠道可能是 MODS 的"发动机"。根据这一理论，在心肺复苏患者中，由于微循环的改变，肠道屏障的完整性被破坏。细菌和内毒素通过肠系膜淋巴结和门静脉系统，最终进入体循环，在肝脏功能失调的情况下，肠道细菌或其产物无法清除。因此，全身炎症反应被促进，导致不同甚至远处器官的有害功能和结构改变，从而导致 MODS。（图 7 - 10）

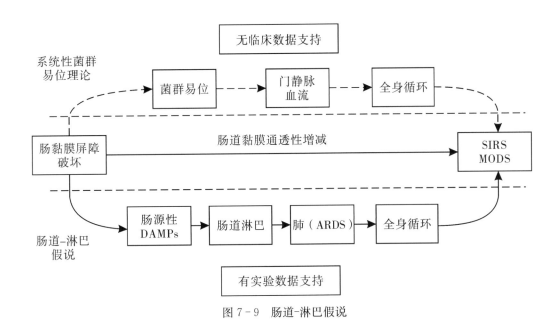

图 7-9 肠道-淋巴假说

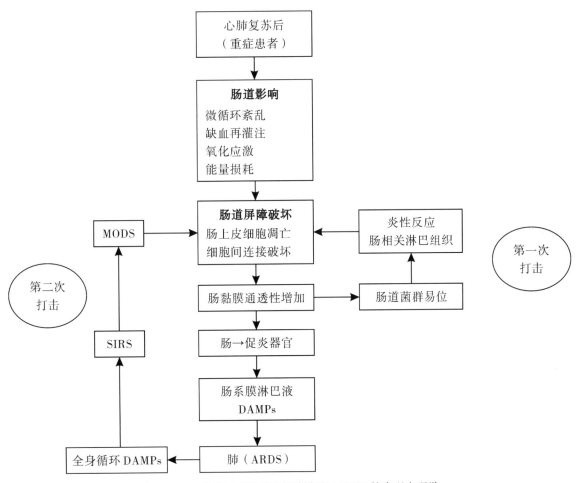

图 7-10 危重患者肠源性脓毒症和 MODS 的病理生理学

二、心脏停搏、心肺复苏和心肺复苏术后消化功能的病理生理

（一）心脏停搏、心肺复苏的病理生理

在心脏停搏期间，氧的输送迅速下降到零，组织缺氧随之发生。无氧代谢导致乳酸产生和酸中毒。细胞损伤和死亡发生在氧供和氧需之间存在严重失衡的时候。耗氧量高的器官会最先受到缺氧的影响。缺血时，线粒体通过氧化磷酸化产生的 ATP 显著减少，导致 ATP 依赖的膜功能受到抑制，钙、钠和水进入细胞内。细胞内次黄嘌呤浓度增加，随着氧释放的恢复，次黄嘌呤被转化为黄嘌呤，产生氧自由基。在内皮细胞中，促炎介质上调（如白细胞黏附分子和细胞因子），而抗炎介质下调（如一氧化氮和前列环素）。

随着自主循环的恢复，当缺血器官恢复含氧血液循环时，一系列复杂的事件发生。这种再灌注综合征的特征是炎性介质的释放，从而导致血小板聚集、补体和中性粒细胞活化，并产生白细胞介素和肿瘤坏死因子。内皮损伤可导致毛细血管渗漏、组织水肿和血管内凝血，从而损害重要器官的微循环。氧传递的恢复导致活性氧的产生，从而进一步加剧细胞损伤，包括脂质膜的过氧化。氧自由基生成的增加和一氧化氮生成的减少之间的不平衡导致了额外介质的激活，这些介质可以阻止血管内皮扩张，促进血管收缩和继发性缺血组织损伤。在最严重的情况下，缺血再灌注损伤会导致多器官系统功能障碍，这是心脏停搏复苏后延迟死亡的常见原因。

（二）心脏停搏、心肺复苏对内脏循环（消化系统）影响的病理生理

内脏循环是指为肝脏、脾脏、胃、胰腺和大、小肠等腹部主要器官提供血液的血管系统。内脏血管系统被认为是占总血容量 20%～40% 的主要血液储备，在危急情况下，内脏循环是血液储备的主要来源。虽然在某些情况下，内脏灌注的短暂减少可能是挽救生命的，但内脏灌注不足可能通过缺血再灌注（I/R）损伤、增加内毒素和细菌的黏膜通透性、激活炎症介质等多种机制参与了全身炎症和多器官功能障碍的发病机制。（图 7-11）

1. 胃　胃黏膜的结构完整性是通过防御机制来维护的，包括前列腺素、黏液糖蛋白、水、碳酸氢盐、三叶肽家族、磷脂和热休克蛋白（HSPs）的产生，特别是 HSP70。前列腺素刺激黏膜血流、黏液和碳酸氢盐的产生，从而促进上皮细胞的生长和修复。黏液-碳酸氢盐屏障形成了一个物理屏障，阻止腔内酸和胃蛋白酶的流入，并且在捕获从胃上皮细胞扩散的碳酸氢盐阴离子方面也很重要。碳酸氢盐足以中和上皮细胞表面黏液凝胶内的 pH，尽管其管腔内 pH 为 1.5～2.0。胃上皮细胞修复（或再上皮化）是一种防御机制，通过这种机制，上皮细胞向表面损伤区域快速迁移，需要消耗能量，导致上皮完整性的恢复。氧自由基的形成和生理应激与降低细胞增殖、胃上皮细胞修复有关。

心脏停搏、心肺复苏时，内脏的灌注几乎为零或维持在一个很低的水平，这种低灌注导致一个复杂的相互作用系统，最终导致黏膜保护防御的破坏，导致胃肠道壁的损伤和侵蚀性生理因素引起的溃疡。内脏低灌注（或胃黏膜缺血）被认为是心脏停搏、心肺复苏患者发生应激性溃疡的主要潜在原因。血液从内脏和皮肤分流是一种适应这些应激的改变，目的是在机体遭受打击时保持重要器官的灌注。暂时的内脏血流分流是可以接受的，然而，它也会因为分流时间延长而导致病变。MacLaren 发现，休克或低血压会导致胃肠道出血的风险增加，而高血压似乎具有保护作用。心脏停搏和心肺复苏期间，胃黏膜灌注明显减少，交感神经系统被激活，特别是在胃肠道内儿茶酚胺的释放增加和血管收缩，促炎细胞因子的释放和一氧化氮的生成受损。复苏后综合征类似于脓毒症样改变，而脓毒症患者更容易出现胃肠道微循环减少。由于内脏灌注不足、胃肠动力下降、酸性物质和其他刺激物从胃中清除延迟、延长胃酸暴露时间，均可导致相应的溃疡风险增加。

心肺复苏后患者胃十二指肠黏膜损伤的因素包括：洗脱效应下降导致局部壁内酸中毒，自由基增加、缓冲酸的能力下降、黏液和碳酸氢盐分泌减少，以及上皮细胞修复缺陷可能。这些作用的最终结果是 H^+ 反扩散的增加和上皮屏障的破坏，最终导致胃黏膜损伤。胃蛋白酶可直接损伤胃黏膜，但当 pH＞4.5 时，胃蛋白酶变得不活跃。此外，胃蛋白酶有助于凝块的溶解，这可能会增加心肺复苏后应

激性溃疡出血。

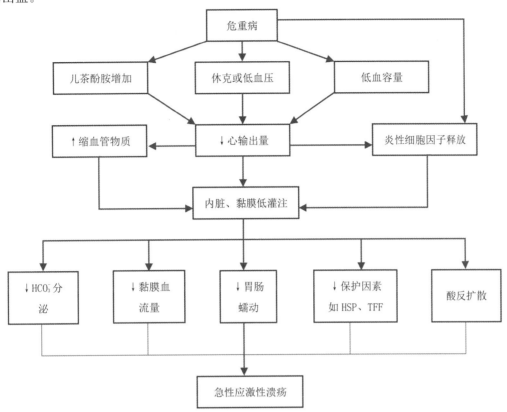

图 7-11　应激性溃疡、出血的病理生理学

2. 肠　肠系膜循环接受人体正常心脏输出量的 $10\%\sim15\%$，提供 $50\sim70\ ml/(min\cdot100\ g)$ 组织的肠内静息血流量。黏膜层和黏膜下层约占 70%，肌肉层和黏膜下层接收其余的血流。肠系膜血流的调节是复杂的：除了代谢和肌源性调节外，还有复杂的神经和激素因素影响血流。神经和全身循环体液血管收缩剂的激活导致内脏血管床的不成比例的收缩，这虽然有助于将血液重新分配到心脏、大脑和肾脏，但同样会导致局部内脏缺血。

有研究表明，当血流量维持在临界水平［约 $25\ ml/(min\cdot100\ g)$ 组织］以上时，氧摄取才得以维持。因为存在补偿机制，只要氧耗量保持在正常的 50% 以上，即使血流量减少持续 2 小时，也几乎不会造成可检测到的损伤。与其他器官一样，肠的进一步损伤很可能是在血流恢复后引起的缺血再灌注损伤。如果心脏停搏、缺血时间为 1 小时或更长，最初的损伤可能非常严重，不会发生进一步的恶化。这种长时间的低灌注和自主循环恢复后的缺血再灌注损伤可导致黏膜屏障的破坏，加重损伤。

肠黏膜屏障是肠道中使肠内细菌及内毒素不进入机体的一层重要生物学屏障，为机体自身保护机制的重要组成之一。肠屏障主要由机械屏障、生物屏障和免疫屏障构成：肠道机械屏障主要是由肠黏膜上皮细胞间紧密连接组成的，其在肠屏障组成中占据核心地位；生物屏障主要是由肠道内寄生菌及其相关分泌物组成的动态平衡微环境；免疫屏障主要是由黏膜内相关淋巴结及肠内免疫细胞所分泌的抗体（sIgA）发挥作用构成的。在不同原因的病理性因素影响下常可引起肠道缺血，而肠缺血再灌注损伤后肠屏障受损是此过程中常见的损害之一。缺血再灌注损伤中肠屏障功能的损害机制包括多种因素。其中主要对肠屏障的 3 个重要组成结构引起损害。缺血再灌注损伤对肠黏膜屏障的影响：

1）对机械屏障的损伤：当肠道因低灌注缺血时，肠黏膜上皮细胞内线粒体功能受到影响，导致有氧代谢发生障碍，ATP 产生减少，继而导致钠钾泵功能障碍，造成细胞水肿或死亡。另外，缺血再灌注可导致细胞质内钙离子超载，钙离子大量进入线粒体导致细胞内 ROS 的产生，最终引起细胞的凋亡增加。氧自由基多度生成与钙超载相互促进导致级联性破坏，引起肠黏膜上皮细胞的凋亡，肠黏膜通透性增加，导致肠腔内细菌及内毒素入血侵入机体，引起相关器官损伤。

当器官或组织恢复血流时，通过缺血再灌注导致组织细胞损伤加重。机制：① I/R 引起血管内皮细胞间黏附分子表达上调，导致中性粒细胞激活，在炎症因子趋化下吞噬细菌。此过程需要大量的氧，从而需激活细胞膜上的氧化酶，生成大量的活性氧自由基，通过自发歧化作用生成过氧化氢，最终产生 OH^-，大量生成的氧自由基、活性氧可导致肠黏膜上皮细胞损伤，从而破坏肠屏障的正常结构和功能。②I/R 激活诱导型 NO 合酶，NO 生成过多，引起细胞内支架破坏，导致细胞死亡或破坏细胞间紧密连接。③I/R 后大量 ROS 产生并集聚在原缺血组织器官处，导致正常的细胞功能严重受到影响，最终引起细胞死亡。

2）缺血再灌注对生物屏障的损伤：大量存在于肠道内的微生物有双重作用，可以对抗外来抗原对集体存在的潜在威胁，另一方面微生物的代谢可以为肠道上皮细胞提供营养成分，同时一些致病微生物的黏附、定植、生长可以被有效抑制。缺血再灌注损伤时，肠道内正常的菌群减少，不能有效抑制致病菌的生长和繁殖，导致细菌大量增加，破坏肠道内的微生物动态平衡，并侵入机体导致菌群易位，最终引起机体炎症反应，进一步导致 MODS 的发生。

另外，肠缺血再灌注时可以促进大量炎性细胞因子的释放，可进一步导致细胞损伤，破坏肠黏膜屏障功能。加上 NO 的大量生成引起血压降低，血流速度减慢，机体微循环淤血，加重肠道组织损伤。缺血再灌注亦可引起血小板活化因子（PAF）的大量生成，促进微循环内血液凝集，加重肠黏膜上皮细胞损伤。活化的补体产物诱导中性粒细胞与巨噬细胞释放大量有害物质，与炎症反应协同导致肠上皮细胞损伤。

3）缺血再灌注对免疫屏障的损伤：主要有以下机制。①缺血再灌注时，机械屏障相关的细胞凋亡增加，固有层内细胞数量大量减少，机械屏障的完整性遭到破坏，由于淋巴细胞尤其是 B 淋巴细胞的减少，使细胞不能有效阻止细菌和毒素侵入机体。再加上炎性细胞大量释放，导致机体细胞免疫功能受到抑制，使免疫屏障功能受损。②肠道菌群的动态平衡在肠道免疫功能中发挥重要作用，随着动态平衡被打破，生物屏障功能受损，肠道大量细菌侵入机体引起菌群易位，引起全身炎症反应，导致多器官组织损伤。

综上所述，损伤程度似乎在很大程度上与初始缺血损伤的持续时间和完整性有关。完全闭塞产生的损伤最快，从 30 分钟时通透性增加到 60 分钟时绒毛完全丧失，再到 4 小时时黏膜坏死和梗死。虽然肠缺血持续时间长对肠本身的影响最为明显，但现在已经认识到这种缺血的肠外后果。一段时间的缺血不足以引起跨壁性肠梗死，但对其他器官系统可能是毁灭性的。肠道现在被认为是多器官功能障碍和多种形式的休克的"发动机"。

3. 肝　流向肝脏的血液由肝动脉和门静脉供应。肝脏对缺血性损伤可能也比较敏感，原因是其 70% 的血液由肠道经门脉系统流出的静脉供血。肝脏每 100 g 组织含有 25～30 ml 血液，因此占总血容量的 14%。心脏停搏或低灌注时，动脉和门静脉血流平行下降，这可能反映了肝动脉和肠系膜动脉的选择性收缩，这在很大程度上是由对血管紧张素 II 敏感性的增加引起的。

在一定的时间内恢复再灌注，肝实质的损伤其实就是缺血缺氧、自由基、脂质过氧化和炎症介导的损伤联合所致。

钙离子在 I/R 肝损伤中的作用已经被明确证明，在肝脏 I/R 期使用多种钙离子通道阻滞药如维拉帕米和地尔硫䓬后，肝脏 I/R 损伤明显减轻。可能涉及 Ca 离子通道的阻断，从而导致蛋白酶激活和自由基生成的减少，以及血管舒张作用从而改善再灌注血流。

肝脏 I/R 损伤的主要原因是肝细胞、库普弗细胞（Kupffer）、中性粒细胞和内皮细胞在肝脏内产生的自由基。不管来源如何，自由基造成损伤的证据部分是基于在 I/R 期间肝脏中含量特别丰富的谷胱甘肽（GSH）明显减少。如果在 I/R 前实验中使用了谷胱甘肽，肝损伤会大大加重，脂质过氧化产物也会增加。与其他器官一样，这些自由基的分子来源也存在争议。由于缺血时 ATP 减少，这些自由基被认为是由黄嘌呤氧化酶激活产生的，尽管黄嘌呤脱氢酶转化为氧化酶的速率各不相同。如果黄嘌呤氧化酶确实在肝脏中产生并释放，它可能通过参与局部 PMN 诱导的损伤和对远处器官的损伤而导致系统损伤。无论其来源何处，予以氧自由基清除剂可以减少肝脏 I/R 损伤，进一步的证据表明，这些活性氧对 I/R 引起的肝损伤和功能障碍有一定作用。

脂质过氧化反应发生在肝脏的 I/R 反应中，表现为脂质过氧化产物的增加。这些变化可以通过服用降低脂质过氧化的物质如维生素 E 来改善。

PMNs、Kupffer 细胞、炎症介质花生四烯酸产物、细胞因子、PAF 和补体似乎在肝 I/R 损伤中起重要作用，并具有复杂的相关性。I/R 启动 Kupffer 细胞诱导的氧化应激，也启动 Kupffer 细胞和 PMNs 通过激活补体系统增加氧自由基的产生。肝脏中 PMN 的浸润和黏附也明显是通过补体系统而非 CD-18 机制介导的，因为 CD-被阻断受体不导致中性粒细胞黏附的减少。补体消耗导致 I/R 期间肝 PMN 明显减少。在 I/R 过程中产生的超氧自由基也被证明是 PMN 聚集的原因。肝脏中的 PMNs 所造成的损失可能是由于自由基和蛋白酶的产生以及微血管的堵塞造成的。在 I/R 过程中，Kupffer 细胞产生的 PAF 通过趋化和激活 PMNs 的能力，似乎是造成晚期肝细胞损伤的主要原因。细胞因子可能是由 I/R 激活 Kupffer 细胞产生，也可能在肝 I/R 损伤中起到一定作用。缺血 60 分钟后再灌注，TNF 产生，30 分钟后达到峰值。IL-6 也被检测到，与 TNF 无关。应用 TNF 免疫血清可降低 I/R 对肝脏的损害。已知 TNF 可引起 Kupffer 细胞产生 PAF。内毒素的存在对肝脏 TNF 的产生不是必需的。

不论上述机制造成的损害程度如何，都会影响微循环。而 60 分钟的血流控制性再灌注可显著降低肝细胞损伤，控制性再灌注可导致大量细胞死亡。在显微镜下观察，压力控制法中很少有血窦引导血流，这完全取决于肝内血管阻力。因此，再灌注损伤可能只是代表更多的持续缺血。

4. 胰腺 胰腺作为外分泌和内分泌的器官，按重量计算，胰腺由 98% 的腺泡组成，其中 90% 的血液流向腺泡，而其余 10% 的血液流向胰岛系统。胰腺总血流量 [40～120 ml/(min·100 g 组织)] 与其他内脏器官相似。胰腺的血流量和耗氧量受复杂的神经激素控制：血管活性物质如肾上腺素、去甲肾上腺素、多巴胺、血管加压素和血管紧张素 II 可使血流量严重减少。

心脏停搏、心肺复苏时，低灌注甚至是零灌注，可造成缺血性胰腺炎。细胞内溶酶体酶和酶原水解酶的释放可加速坏死。离体胰腺灌注高淀粉酶后，一段时间的缺血加重了损伤。研究表明，使用别嘌呤醇可降低 I/R 损伤，这表明自由基参与了 I/R 过程。众所周知，胰腺蛋白酶能够将黄嘌呤脱氢酶转化为氧化酶。在缺血期间，当受损细胞膜发生大量渗漏时，蛋白酶抑制剂如 α_1 抗胰蛋白酶可能不堪重负。其他因素，如 TNF，可能增加胰腺水肿。

毫无疑问，无论其机制如何，微循环都会受到不利影响。研究表明，通过使用诸如右旋糖酐的血液稀释剂优化血液的流变性，从而增强胰腺的供氧功能，减少损伤。胰腺的 I/R 损伤可能以类似于其他内脏器官的方式影响远端器官系统，如心脏和肺。

（三）心脏停搏内脏器官 I/R、全身炎症反应综合征、多系统器官功能障碍或衰竭之间的关系

一些复苏成功的患者最终发展为多器官功能障碍综合征和衰竭，导致死亡，这被称为复苏后综合征。这种复苏后疾病的机制涉及全身缺血再灌注综合征，与全身炎症反应综合征（SIRS）和脓毒症有许多共同特征，包括血浆细胞因子升高而产生细胞因子失调、内毒素、凝血功能异常和肾上腺功能障碍。

SIRS 和由此产生的器官功能障碍通常由四种情况引起：感染、灌注不足、炎症、组织坏死或损伤。这些刺激性因素可能叠加。自由基、炎症介质、免疫因子和神经激素因子都在 SIRS 及其向 MODS 的发展中起作用。这些介质可能是由于应激而从内脏器官产生的。SIRS 反应一般在 3～4 天内达到峰值，在 7～10 天内消退，然后康复。然而，如果 SIRS 继续发展，MODS 就会发展并最终导致死亡。死亡率急剧上升，从 40% 上升至 100%，可能发生在 SIRS 转换到 MODS 之后。器官或机体复苏后遭受任何打击的反应是基于多种因素，包括初始损伤的严重程度，患者的器官功能储备，从损伤到复苏的间隔时间，复苏的充分性。例如，如果不能控制感染或纠正灌注不足，将把一个稳定的 SIRS 患者转变为一个 MODS 进展为衰竭患者，甚至死亡。

有研究显示，在心脏停搏 ROSC 后 6 小时检测到 TNF，提示炎症反应和 SIRS 可能。生存时间少于 4 小时的患者未发现 TNF。在该研究中生存超过 20 天的患者在 6 小时时没有检测到 TNF，尽管 TNF 最终出现了。存活超过 12 小时，但在 72 小时内死亡的患者，其血 TNF 水平最高。在其他休克和 I/R 模型中，TNF 在再灌注后 30～180 分钟达到峰值。这些状态与上述心脏停搏研究检测 TNF 的时间延迟不同，提示刺激 TNF 的可能不是心脏停搏和 CPR 的初始缺血时间，而是 ROSC 后的复苏过程。有充分的证据表明，在 ROSC 之后很长一段时间内，氧的输送和消耗都存在紊乱，这可能是复苏后发生的大多数脏器损伤的基础。

细胞因子在心脏停搏后 3 小时即在循环中增加。白介素-6（IL-6）的血浆浓度死亡患者比存活患者更高，在需要血管加压素治疗的患者中更高。IL-6 和可溶性 TNF 受体 Ⅱ 与血浆乳酸浓度密切相关，提示缺血再灌注损伤与炎症反应之间存在相关性。复苏成功后 2 天内血浆内毒素水平升高可能是内毒素通过肠壁缺血部位易位所致。心肺复苏成功之后发现可溶性细胞间黏附分子 1，可溶性血管细胞黏附分子 1 和 P、E 选择素均有升高。然而，该研究观察到循环白细胞的低反应性，可以防止炎症过程的失调，但也可能诱发免疫麻痹，增加继发感染的风险。

SIRS 进展到其他休克状态的 MODS 与心脏停搏之间的关系可能取决于心脏停搏的病因和 CPR 术后事件。外伤或脓毒症引起的心脏停搏之前可能有一定程度的 SIRS。另外，心肺复苏引起的肺、肝损伤，继发的感染性病灶，如导管相关感染或败血症、吸入性肺炎等，都可能诱发非原发性缺血的 SIRS。由于这些复杂的关系，心脏停搏的初始缺血本身，或 CPR 背景下的细胞因子是否在心脏停搏复苏成功后导致类似于脓毒症的综合征仍值得怀疑。心脏停搏时产生的氧债本身不太可能对复苏后的死亡率和多系统器官衰竭的发展造成致命的影响。对危重外科患者的研究表明，当氧债 <4100 ml/m^2 时，多系统器官衰竭的发展很少或几乎不导致死亡。累积氧债分别为 4900 ml/m^2 和 5800 ml/m^2 时，死亡率增加到 50% 和 95%。相比之下，对于一个 70 kg 的人，基线耗氧量为 120 ml/(min·m^2)，30 分钟的心脏停搏会产生氧债 3600 ml/m^2。复苏后的血流动力学紊乱可能导致更多的氧债积累到更致命的范围。

大量证据表明，除非缺血时间极度延长，否则心脏停搏本身并不会促进全身炎症反应，从而导致复苏后综合征的多器官功能障碍综合征。相反，更有可能的是，在 ROSC 后的时期，血流动力学的长期紊乱是主要原因。

三、消化功能的监测

（一）胃肠道症状

1. 食物不耐受综合征（feeding intolerance，FI）　指临床原因（呕吐、胃残余量高、腹泻、消化道出血、肠瘘的存在等）导致的肠内喂养不耐受。目前没有单一的明确的症状或指标来定义 FI。如经 72 小时的喂养尝试不能达到至少 83.68 kJ/(kg·d)，或因任何临床原因肠内喂养必须停止时则应认为 FI 存在。如肠内营养是可选的，或是被手术中断不应认为存在 FI。处理：FI 需要努力维持/恢复胃肠道功能。限制损伤胃肠道运动功能的药物，应用促胃肠动力药或通便药物，控制 IAP。应常规考虑小量肠内营养的尝试。对于不能耐受肠内喂养的患者，应考虑补充肠外营养。数据表明，与早期肠外营养相比，延迟 1 周肠外营养可以促进康复。

2. 腹腔高压（intra-abdominal hypertension，IAH）　如果 IAP 发现为 12 mmHg 或更高，经至少两次（间隔 1～6 小时）测量确认。正常的 IAP 在 5～7 mmHg，IAP 存在一定变化和波动。如果一天至少要进行 4 次 IAP 测量，平均值是 12 mmHg 或更高，那么也应该考虑到存在 IAH。处理：监测液体复苏是必要的，以避免过度复苏。在术后原发 IAH 患者，持续性硬膜外镇痛可降低患者的 IAP。建议鼻胃/肠减压术清除腔内内容物。对于腹水的患者，建议经皮导管减压。床头抬高超过 20° 是 IAH 发展的危险因素。肌肉松弛药可以降低 IAP，但由于其过多的副作用，仅在特定的患者中使用。

腹腔腔室综合征（ACS）被定义为 IAP 在 20 mmHg 以上持续增加（至少两次标准化测量，间隔 1～6 小时进行），并伴有新发器官衰竭。虽然减压仍然是唯一明确的 ACS 治疗方法，但确切的适应证和手术时机仍有争议。目前推荐使用以下方法：①对其他治疗方案难以治疗的 ACS 患者进行手术减压，作为一种挽救生命的干预措施。②考虑在开腹手术时对显示有多重危险因素的患者进行预防性减压。

3. 呕吐　呕吐通常被定义为由于肠道和胸腹壁肌肉组织的收缩而导致胃肠道内容物的口腔排出。呕吐与反胃形成对照，反胃是胃内容物毫不费力地进入口腔。在 ICU 患者中，这种症状往往是无法察觉的，因此，应同时评估反胃和呕吐。

4. 胃潴留　如果单次胃液量超过 200 ml，可认为高胃残余量。没有足够的科学证据或生理依据来定义高胃残余量的确切数值。胃残余量的测量既没有标准化也没有经过验证。建议 >200 ml 的胃残余量应立即进行床边仔细评估，但应避免仅根据 200～500 ml 的残余量停止肠内营养。

静脉注射甲氧氯普胺和/或红霉素用于治疗胃残余量高的患者，而西沙必利不再被推荐。不推荐常规使用促进动力药物。针灸刺激可促进神经外科 ICU 患者胃排空。应尽量避免或减少使用阿片类药物和深度镇静。如果每次测量的残余量超过 500 ml，建议停止进食肠内营养。这时，应该考虑幽门后喂养。但不提倡常规应用幽门后喂养。少数病例中，幽门后喂养可导致严重的小肠扩张和穿孔。

5. 腹泻　腹泻的定义是每天有 3 次或 3 次以上的稀便或流质大便，大便重量 >200～250 g/d（或 >250 ml/d）。可分为分泌性、渗透性、运动性和渗出性腹泻。但在重症监护病房中，通常更好地区分疾病、食物/喂养和药物相关腹泻。对症治疗：补充液体和电解质、稳定血流动力学和保护器官（如纠正低血容量以防止肾功能损害）是基本的治疗方法。同时，需要寻找腹泻原因，并尽可能停止（如泻药、山梨醇、乳果糖、抗生素）或治疗（如吸收不良、炎症性肠病）。危重患者与喂养有关的腹泻可能需要降低输注速度、重新放置饲管或稀释营养配方。改变添加可溶性纤维的配方，延长输注时间。仅在严重或复发的难辨梭状芽胞杆菌引起腹泻病例中，口服万古霉素优于甲硝唑。

6. 胃肠道出血　胃肠道出血是任何进入胃肠道腔的出血，可通过呕吐液体、胃液或粪便中肉眼可见的血液来证实。无症状，内镜下明显的黏膜损伤发生在大多数 ICU 患者。5%～25% 的 ICU 患者出现明显的消化道出血，反映对胃肠道黏膜的严重损害。临床重要出血，定义为与血流动力学不稳定或需要输血的显性出血，在机械通气患者中发生率为 1.5%～4%。

在临床上明确的消化道出血病例中，血流动力学状态决定了治疗方案。对于血流动力学不稳定的出血病例，内镜检查是首选的诊断工具，但当出血持续且量大时，无法进行充分的内镜评估，这时血管造影是合适的。建议早期上消化道内镜检查（<24 小时），除了急性静脉曲张出血的患者，应该考虑更快速的手术（<12 小时）。肾上腺素注射液可联合其他方法，如夹钳、热凝固或硬化剂注射。常规的第二次内镜检查是不推荐的，但如果再次出血，建议再次尝试内镜治疗。如果胃镜检查呈阴性，有消化道出血的证据，应进行结肠镜检查，如果结肠镜检查呈阴性，则应进行小肠探查。如果内镜检查阴性，持续出血，应考虑内镜腹部手术或介入治疗。

7. 下消化道麻痹（麻痹性肠梗阻）　是指肠蠕动受损而无法排便。临床症状包括连续 3 天或 3 天以上无大便，无机械性梗阻。肠音可能存在，也可能不存在。这些症状在 ICU 患者中可能无法表达，在大多数的流行病学 ICU 研究中都使用了 3 天的截止水平。

抑制胃肠道运动的药物（如儿茶酚胺类药物、镇静药、阿片类药物）必须尽可能停用，纠正损害运动能力的情况（如高血糖、低钾）。由于肠道蠕动延迟，通便药物必须尽早开始或给予预防。由于长期疗效和安全性未知，阿片类拮抗药的常规使用不推荐。吗丁啉、甲氧氯普胺、红霉素等促动力药用于刺激上消化道（胃和小肠），而新斯的明刺激小肠和结肠运动。尽管缺乏控制良好的研究和足够的证据，促动力药应作为肠道动力紊乱的一个标准治疗措施。

（二）胃肠道体征

1. 异常肠鸣音　正常的肠鸣频率在每分钟 5～35 次。肠音异常的临床意义尚不明确。没有一种听诊技术被证明是优越的。作者建议在两个象限至少听诊 1 分钟，在短时间内至少重复一次。听诊前腹部触诊可能会刺激肠蠕动，导致随后可能没有的肠鸣音。

2. 无蠕动　仔细听诊时听不到肠鸣音。

完全没有肠道声音是不正常的。然而，应该认识到，肠鸣音的存在并不能证实正常的运动，肠鸣音的再次出现与肠麻痹的改善无关。

3. 蠕动亢进　听诊时听到过多的肠鸣音。

蠕动亢进是消化道过度运动的一种状态。它可以出现在肠梗阻期间，发生在试图克服梗阻的肠道部分。对于肠鸣音缺失/异常没有特别的管理建议。

4. 肠扩张　如果结肠直径超过 6 cm（盲肠＞9 cm）或小肠直径超过 3 cm，可通过腹部 X 线或 CT 扫描诊断为肠扩张。

肠扩张是胃肠道梗阻常见的标志。无梗阻也可能出现肠扩张；在结肠炎和急性结肠假性梗阻或 Ogilvie 综合征后出现的毒性巨结肠，用于描述急性严重结肠扩张。处理：除了纠正体液平衡和电解质外，尽管剖腹手术后常规使用鼻胃管是不推荐的，但鼻胃减压可能也有帮助。排除机械性梗阻后，盲肠直径＞10 cm，24 小时内无改善的患者可考虑静脉注射新斯的明。对于盲肠直径＞10 cm，且保守治疗 24～48 小时无改善的患者，建议使用结肠镜进行非手术减压。结肠镜减压的效果可达 80%，但有一定的发病/死亡风险。保守治疗联合结肠镜检查可以持续 48～72 小时，除非盲肠直径＞12 cm。在保守治疗无效的情况下，由于存在穿孔的危险，有手术指征。在腹部手术后适当使用腹腔镜技术联合硬膜外阻滞这种方式可增强肠功能，防止肠扩张。

（三）肠道屏障功能障碍的生物标志物

考虑到以上分析的病理生理学，我们迫切需要一种可靠且易于应用的肠道屏障完整性生物标志物，以帮助重症医师识别有发展为 MODS 风险的肠道屏障功能障碍患者。一些临床研究关注于非侵入性生物标志物在 ICU 中评估肠道屏障功能障碍的潜在应用。由于肠道通透性的主要决定因素是肠道的机械屏障，它由一层紧密连接的上皮细胞、肠上皮细胞的血浆生物标志物组成，且 TJs 的完整性已经在重症监护的背景下进行了评估。最近在这一研究领域的系统综述突出了两种肠细胞完整性生物标志物的重要作用：血浆瓜氨酸，一种功能性肠上皮细胞质量标志物和血浆或尿肠脂肪酸结合蛋白（I-FABP）的指标，一种肠上皮细胞损伤的标志物。这两种标志物在不同的研究中都与肠道通透性、内毒素血症、全身炎症，甚至危重患者的预后相关。另一项试点研究显示，血浆连蛋白，一种 TJs 完整性和通透性的调节剂，在 TJs 功能障碍时血浆中水平增加，作为脓毒症 ICU 患者肠道屏障破坏的生物标志物，具有积极的作用。目前，这些生物标志物的临床应用受到其局限性的限制。它们的测量是耗时的，不能即时获得，它们的预测预后的阈值还没有确定，需要更详细的数据（半衰期、代谢和清除）。

屏障功能障碍的表现包括：应激相关的黏膜疾病（SRMD）、胃肠道出血、细菌易位、脓毒症，严重时可发展为多器官功能障碍综合征（MODS）。

危重症患者的屏障功能障碍可通过多种方法进行测量。与 SRMD 一致的糜烂和溃疡可以通过直接检查黏膜溃疡或糜烂的迹象来进行调查，这可以通过传统内镜或胶囊内镜来进行。胃肠道通透性可通过多种方式进行评估。阻抗谱通过测量体内电阻来评估胃的通透性。肠道通透性通常通过胃肠道吸收各种口服糖来评估，最常见的是乳果糖和戊单糖。血液和淋巴组织都可以通过培养和/或进行分子诊断聚合酶链反应（PCR），以检测细菌易位的证据。这些模式中有许多在一些疾病中并不实用，因此，屏障功能障碍通常是通过支持性临床体征来评估的：呕血、黑便、脓毒症和 MODS。

（四）胃肠道动力障碍监测

对人胃肠动力的评估主要包括胃残余量的监测、对乙酰氨基酚（扑热息痛）吸收试验、碳同位素呼吸试验、胃排空的超声评估和胃阻抗监测。核闪烁成像被认为是金标准，尽管它确实存在个体差异，且需要使用放射性同位素。胃残余量是最常用的技术，尽管它可能受到内源性胃液和唾液分泌物的显著影响。它与反流或误吸的发生的相关性也很差，而且没有标准化。

在试验中，胃运动已通过超声计算来评估胃排空。胶囊内镜检查也能确定胃肠蠕动。C13 呼吸试验已在狗身上进行了验证，但由于需要专门的设备，在大多数 ICU 中还不能使用。核闪烁成像是金标准，但由于必须使用放射性同位素，其临床应用也受到限制。

四、消化功能的支持治疗

（一）缺血再灌注损伤的相关治疗

1. 预防自由基和炎症介质损伤　由于大多数心脏停搏导致的原发性缺血不足 1 小时，因此可能存在时间窗用于抑制各种分子介导的 I/R 损伤。人们研究了许多药物，希望不仅能限制对单个内脏器官本身的损害，而且能限制对远处器官系统的损害。

许多潜在的抗氧化治疗已经被提出，因为他们习惯去认为氧化剂是导致损伤的原因。然而，在许多情况下，这需要在缺血损伤前或再灌注开始时给予抗氧化剂。因此，虽然抗氧化剂可能在这些情况下被证明是有益的，但当推广到心脏停搏的临床背景下时却面临许多问题。这再次涉及这些治疗的有效时间窗的概念。

2. 氧输送和氧耗　心脏停搏患者的复苏在 ROSC 后并没有结束。从许多其他形式的休克研究中可以清楚地看出，在最初的打击后，患者可能会在数天内保持低复苏状态。这种情况很可能发生在心脏停搏患者身上，因为他们担心神经系统的存活能力而推迟了积极的治疗。心率、血压和尿量等指标已被明确证明是判断复苏是否充分的较差指标。如前所述，微循环衰竭很可能是长时间的，这是持续损伤的一个主要因素，最终导致组织缺氧。

氧耗（VO_2）在危重患者中差异很大。明确的休克状态氧耗是减少的，而其他则表现出氧耗增加。研究表明，存活率与 VO_2 水平的增加有关。有人建议将氧输送量（DO_2）增加到 $600\ ml/(min \cdot m^2)$ 以上有助于克服 VO_2 缺陷，即使不能保证适当的氧摄取和氧利用。这种类型的治疗在心脏停搏复苏阶段的确切作用还不完全清楚。心脏性猝死以心源性休克为主，然而，即使在这种情况下，最后心源性休克也可能与原发性心源性休克有很大不同。基于内脏器官血管的敏感性以及再灌注介导的微血管堵塞，内脏器官发生 VO_2 缺陷的风险极大。因此，VO_2 可能受到弥散限制，再加上增加 DO_2 的困难，使这些器官面临进一步的危险。

心脏停搏后心源性休克的 DO_2 很难优化。使用儿茶酚胺需要一个精细的平衡。对于冠状动脉阻塞导致的心脏性猝死，应慎重考虑非常早期的冠状动脉造影和血管成形术，因为心脏储备将限制儿茶酚胺类药物在增加心脏指数方面的作用，同时对内脏器官仍有负面影响。

3. 高压氧治疗　理论上，高压氧的使用有助于偿还氧债，逆转由于氧供减少和氧耗导致的持续缺血。在 3.0 个大气压下吸入 100％ 氧气可以将 PaO_2 水平提高到 1800 mmHg。溶解在血浆中的这一水平可以满足身体的代谢需求为血流完整但有缺血危险的区域提供 O_2，因为附近高灌注区产生高 PaO_2 弥散梯度。此外，高压氧已被证明可以增加红细胞的变形能力，降低血小板聚集，从而使它们更容易通过血管。最终的结果是增加了血管未完全堵塞区域的 DO_2。

也有证据表明高压氧可以改善再灌注损伤。在几个 I/R 模型中，高压氧已被证明可减少中性粒细胞对内皮的黏附，减少脂质过氧化，并引起超氧化物歧化酶活性的增加。此外，高压氧增加了 PMNs 杀灭细菌的能力。从理论上讲，高压氧可以预防或逆转内脏器官的持续缺血，特别是在血流动力学不稳定的依赖血管升压药的心脏停搏后患者，可能存在内脏缺血再灌注的风险。

4. 主动脉内球囊反搏（IABP）　在复苏阶段早期应用这项技术可能会减少对血管升压药的需求，从而减少血管升压药引起的内脏器官缺血的发生率。主动脉内球囊泵血可以增加内脏器官的血流量，如失血性休克。

5. 低体温　降低体温是另一种潜在的降低内脏器官缺血影响的治疗方法。复苏后体温过低作为一种神经拯救策略已被大力研究。在内脏器官缺血时，低温在器官移植过程中被研究。近期循环停止的供体迅速诱导低温似乎延长了几种器官移植的生存能力，包括肝和肾。低温治疗挽救或防止进一步缺血性损伤的确切机制可能与减缓某些在分子水平上引起继发性损伤的反应以及降低器官的代谢率有关。

6. 血液稀释　如果 ROSC 后存在微循环障碍，改善血流的流变性可能会促进缺血器官的血流。保持血红蛋白水平在 10 g/dl 以上似乎没有什么好处。内源性内脏器官缺血是持续的，面对相对正常的血流动力学时，主要发生在复苏后的阶段。Yano 和 Takori 发现，即使在不使用血管升压药的情况下，心脏停搏仅 5 分钟后，某些内脏器官的血流就会减少，持续到骤停后 90 分钟，这可以用右旋糖酐进行血液稀释来防止。如果血液稀释可以改善这些器官的血流，而不危及心肌和大脑的氧气输送和消耗，那么内脏器官可能会受益。Lenov 和他的同事尝试了类似的血液稀释策略来减少复苏后大脑的低灌注。虽然他们的尝试是成功的，但红细胞压积氧气含量下降了 $20\%\sim25\%$，整体 DO_2 没有增加。当与其他复苏后操作如高压氧疗法相结合时，血液稀释可能有最大的好处，因此可以补充氧含量。

7. 神经体液和激素反应的改变　由于内脏血管系统对血管升压药非常敏感，特别是内源性的血管紧张素Ⅱ和血管加压素，暂时阻断这种反应可能是有益的。在休克状态下，这些药物的内源性产生率更高，这表明内脏血管系统的反应比血管系统的其他部分大得多。在心源性休克的模型中，内脏血流量的减少会持续很长一段时间，致使根本原因得到纠正。

控制心房利钠肽水平也可能是有益的。心脏停搏时心房利钠肽升高，可能是由心房扩张所致。在心脏停搏期间，阻断该因素增加血管升压药反应已被考虑。再次，这必须与复苏后可能对内脏器官的 I/R 损伤的潜在有害影响进行权衡。

如前所述，皮质醇水平在复苏后可能被抑制。补充皮质醇可减少对强效外源性血管升压药的需求。一项动物研究表明，当在复苏过程中给予皮质醇时，有更早复苏的趋势和更少的肾上腺素需求。

8. 肠道去污染　由于局部缺血可能会造成肠屏障的破坏，因此，用不可吸收的抗生素如多黏菌素、两性霉素和妥布霉素选择性清除胃肠道中的细菌，可以减少肠道微生物的含量，降低内毒素和细胞因子的浓度。它似乎可以降低内毒素血症及其相关并发症的发生率，并可能降低院内肺炎的发病率。抗生素的作用原理是结合脂多糖，控制革兰阴性菌的浓度。其他可能有助于去污的方法包括全肠道灌洗和早期肠内营养。

（二）应激性溃疡的防治

心脏停搏患者有因应激相关性黏膜疾病（stress-related mucosal disease，SRMD）而出血的危险，患有 SRMD 的患者 ICU 停留时间更长，死亡风险也更高。但只有一小部分人会发生出血。然而，越来越多的重症监护病房（ICU）患者出现了预测出血风险较高的临床因素，应激性溃疡预防（stress-ulcer prophylaxis，SUP）被认为是 ICU 标准护理的基础。在发病后 72 小时内进行的内镜检查显示，$75\%\sim100\%$ 的危重患者表现出胃黏膜病变。病变最常见的是弥漫性上皮下出血和糜烂。然而，如果大量出血，则表明溃疡已经形成。

相关的临床表现是明显出血，表现为呕血、咖啡渣样呕吐物、黑便或鼻胃管内洗出血性液体。1998 年，10 个预防性治疗的随机试验的汇总结果（与安慰剂或无治疗相比），应激性溃疡出血的发生率为 17%。然而，在过去 10 年的报告中，SRMD 相关的临床显著性出血或应激性溃疡出血（包括明显出血合并输血、血流动力学不稳定和/或需要干预）的发生率明显下降。尽管如此，SRMD 和临床意义重大的出血仍然是重要的临床问题，因为相关的死亡率很高，主要与患者的潜在疾病有关。

1. SRMD 的药物预防　在 ICU 中使用抑酸制剂进行 SUP 已日益普遍。1994 年和 1999 年加拿大重症试验组发表了两项在这方面具有里程碑意义的研究，作为 SUP 的基准，而 1999—2010 年数据表明 ICU 中 90% 的患者接受某种形式的 SUP 治疗。

没有一项研究或荟萃分析报告与 SUP 方法相关的总死亡率下降。Krag 在 2014 年发表了最新的随机临床试验荟萃分析，比较了 SUP 组和安慰剂组以及无预防措施组。在这项分析中，共有 20 个试验，共计 1971 名患者被纳入，16 例为单中心试验，18 例为 H2RAs 评估，2 例为 PPI 评估。以总死亡率作为主要终点，接受 SUP 的患者与未接受预防或安慰剂的患者之间无统计学差异。同样，在所有的亚组分析中，治疗组和安慰剂组之间没有观察到差异。

很少有关于 SUP 对整体或 ICU 死亡率影响的报道。2014 年发表的一项回顾性队列研究使用了来自科罗拉多的信息，多个机构审查委员会分析了 35312 例需要机械通气＞24 小时的患者的数据。倾向评分调整和倾向评分匹配的多元回归模型表明，与 H2RAs 相比，PPIs 与 ICU 死亡风险增加相关（分别为 15.3%，12.3%；$P<0.001$）。不幸的是，这项研究不能得出因果关系的结论，因为它的设计不能完全消除混杂因素；此外，作者没有评估 ICU 中没有接受 SUP 的患者，因此 PPIs 或 H2RA 的净效应无法估计。

（1）出血的预防：目前的一些研究支持使用 SUP 来在减少胃肠道出血。在一项 Meta 分析中，ICU 内接受 SUP 治疗的患者与接受安慰剂或无预防措施的患者相比出血风险降低 59%（固定效应 RR 0.41；95% 可信区间 0.31~0.53）。Barkun 等人的荟萃分析表明，与接受 H2RAs 治疗的患者相比，接受 PPIs 治疗的患者出血风险降低的幅度相同（OR=0.30；95% CI 0.17~0.54），Alhazzani 等人的荟萃分析显示，12 个病例的临床重要 RR 值均为 0.36；95% CI（0.19~0.68）和明显出血 RR 值为 0.35；PPIs 治疗组与 H2RAs 治疗组相比，95% CI（0.21~0.59）降低。相反，2010 年发表的另一项荟萃分析中，相比 H2RAs，并没有发现 PPI 用于应激相关的 UGIB 或降低死亡率的有力论据。

SUP 已成为 ICU 标准监护治疗，有时不考虑危险因素的存在。因此，使用真实数据的 SUP 的好处是不容易估计的，因为没有对照组。2014 年发表的一项德国单中心回顾性研究中，91.3% 的患者接受了 SUP（主要是质子泵抑制剂），在出血方面没有任何区别。MacLaren 等人的回顾性队列研究表明，与 H2RAs 相比，PPIs 与更大的胃肠道出血风险相关。尽管这两种药物都能抑制胃酸的产生，但 H2RAs 也可能限制再灌注损伤，可能减少黏膜损伤后的氧化应激。综上所述，在存在危险因素的患者中，有充分的证据支持使用 PPIs 预防应激性溃疡出血。

（2）SUP 不良事件：胃内容物的酸性是胃内细菌存活的主要控制因素。胃和十二指肠的细菌过度生长常发生在胃酸分泌减少的情况下。Thorens 等人进行了一项随机分配 47 名门诊患者接受 4 周每天 20 mg 奥美拉唑或 800 mg 西咪替丁的 RCT 研究。经胃和十二指肠内容物培养评估，在接受奥美拉唑治疗的患者中有 53% 的细菌过度生长，而接受西咪替丁治疗的患者中有 17% 的细菌过度生长。随后的一项研究也表明，PPIs 和 H2RAs 都能诱导细菌过度生长，PPIs 的作用比 H2RAs 明显得多。2012 年和 2013 年发表的两篇比较 SUP 制剂的 RCT 的荟萃分析并没有质子泵抑制剂的院内肺炎风险增加的证据。有趣的是，将预防措施与安慰剂或无预防措施进行比较的荟萃分析并未提示预防措施组的院内肺炎风险增加（RR=1.16；95% CI 0.84~1.58）。一项在 17 个欧洲国家进行的为期 1 天的流行病学研究，其中 1417 个 ICU 提供 10038 例，感染 4501 例（44.8%），获得性感染 2064 例（20.6%），肠杆菌（34.4%）、金黄色葡萄球菌（30.1%）和铜绿假单胞菌（28.7%）是 3 种最常见的细菌。肺是最常见的感染部位，有 47% 的患者。SUP 是感染的独立危险因素（OR=1.38；95% CI 1.20~1.60）。Buendgens 等通过单因素分析发现 PPIs 与肺炎的发生相关（OR=1.79；95% CI 1.47~2.02），但多元分析却显示不相关（OR=1.28；95% CI 0.95~1.73）。硫糖铝被证实对感染有保护作用（OR=0.68；95% CI 0.50~0.73）。MacLaren 等人只比较了 PPIs 和 H2RAs，发现 PPIs 与 ICU 获得性肺炎的发病率显著增加相关（分别为 34%、30.7%；$P<0.001$）。110 例呼吸机相关性肺炎患者和 110 例无肺炎的机械通气患者的病例对照研究未发现 SUP 是肺炎的重要危险因素（OR=1.01；95% CI 1.00~1.02；$P=0.08$）。

过去 10 年发表的队列或病例对照研究几乎一致表明，在 ICU 接受 SUP 的患者感染艰难梭菌的风险增加，即使绝对风险与院内肺炎相比很小。

（3）SUP 风险获益比：确定 SUP 的风险获益比并不容易，因为出血和 ICU 获得性感染都有增加 ICU 死亡的风险（OR=1.59；95% CI 1.06~2.41 难治性艰难梭菌相关腹泻，OR=1.82；95% CI 1.52~2.18 医院感染，OR=2.5；95% CI 1.19~5.25 上消化道出血）。总的来说，死亡率可能是反映风险获益最佳分析。来自 RCT 的 Meta 分析报告对死亡率没有影响，而来自观察性研究的数据表明与 H2RAs 相比，PPIs 可能增加死亡率，尽管不是完全一致。然而，有强有力的论据支持 PPIs 在预防应激性溃疡出血中的保护作用，没有明确的证据证明不良事件风险增加，因此，高危患者 SUP 的风险获益比可被认为是积极的。

尽管大量的相关文献明确了 SRMD 最相关的危险因素，并讨论了硫糖铝、PPIs 或 H2RAs 的使用，但 2014 年发表的流行病学研究强调，ICU 患者接受 SUP 的比例＞90%，虽然他们中的大多数接受 PPIs，但也有相当一部分（高达 20%）接受不同药物的组合治疗，包括 PPIs 和 H2RAs。在没有危险因素的患者中，68.1% 的患者在入 ICU 时接受了预防治疗；从 ICU 转出后，60.4% 的患者继续接受治疗，约 30% 的患者在无新适应症的情况下出院回家继续使用。

总之，高危患者推荐 SUP（最好是 PPIs）似乎是合理的，即那些具有明确的危险因素，如至少 48 小时的机械通气和凝血功能障碍的患者。对于接受肠内营养或任何类型药物治疗的患者，没有理由要求静脉注射 PPIs。由于潜在的院内感染风险增加，所以不应该给低风险患者使用 SUP。

2. 肠内营养预防 SRMD　在 ICU 患者中使用抑酸制剂或抗分泌剂一直受到质疑，黏膜血流量下降和后续组织缺血机制被认为是应激引起的，由随后的炎症的激活和缩血管物质导致的级联放大，而质子泵抑制剂和/或 H2RA 不太可能影响这种机制。肠内营养被认为可以改善黏膜血流，逆转炎症介质的产生。然而，评价肠内营养与抗酸药物有效性的临床研究结果各不相同。

Marik 等人对相关文献进行了系统的回顾，以探讨 ICU 进行 SUP 的益处、风险和对肠内营养的可能影响。共有来自 17 项研究的 1836 名患者参与了分析，他们发现仅在未接受肠内营养的患者中观察到 H2RAs 降低了胃肠道出血的风险（OR=0.47；95% CI 0.29~0.76）。此外，H2RAs 在空腹患者中没有增加院内获得性肺炎的风险，在肠内喂养的患者中显著增加了风险（OR=2.81；95% CI 1.2~6.56；$P=0.02$）。同样，接受肠内营养和 H2RA 治疗的患者的住院死亡率也有所增加（OR=1.89；95% CI 1.04~3.44；$P=0.04$），说明在这个患者群体中，辅食可能是不必要的，也可能是有害的。有趣的是，来自同一研究小组的研究表明，肠内喂养要么对临床上重要的出血可能没有影响（多元回归 OR=1.0；$P=0.99$），要么降低 70% 的风险（OR=0.30；95% CI 0.13~0.67；$P=NS$）。不幸的是，在确定谁接受了肠内营养方面存在缺陷和缺乏对每个患者的分析，这样导致无法得出任何结论。

3. ICU 上消化道出血的管理　SRMD 患者的处理与 ICU 中出现非静脉曲张性上消化道出血（UGIB）的其他患者相似，但 ICU 患者群体中通常存在更严重的疾病和多种共存病。关于非静脉曲张性 UGIB 患者治疗的详细评论和专家共识建议已经发表。当然，如果怀疑危重患者有静脉曲张出血，可以改变手术方法。虽然气道、呼吸和循环仍然是急性 UGIB 患者初始评估中最关键的步骤，但这些因素在 ICU 中通常已最佳化。所有患者最低限度的血液检查应包括分型和交叉配型，以获得适当数量的红细胞，同时测定血红蛋白、血细胞比容、血小板和电解质水平以及凝血时间。取决于急性出血的严重程度以及是否有出血的迹象（主要是当凝血酶原时间和 V 因子低于正常范围的 50% 时），需要及时液体复苏，晶体或胶体，红细胞悬液和新鲜冷冻血浆也是需要的。维生素 K、维生素 K 依赖因子或纤维蛋白原通常用于抗凝血治疗上。与羟乙基淀粉相比，生理盐水或醋酸林格更受欢迎，因为羟乙基淀粉已被证明会增加 ICU 患者对肾脏替代治疗的需求，甚至可能增加严重出血的风险（RR=1.52；95% CI 0.94~2.48；$P=0.09$）。在危重患者中，有人提出血红蛋白的水平达到 90 g/L，主要是在冠状动脉疾病的情况下，虽然红细胞输血增加氧的输送但不增加氧的消耗。目的是维持平均动脉压＞65 mmHg 和尿量＞0.5 ml/(kg·h)。在 ICU 内放置鼻胃管可能是合适的，主要用于评估再出血，因为胃肠动力改变，使用血管加压药可能会导致出血表现或血流动力学改变延迟。然而，由于鼻胃管引流液的阴性预测值较低，约为 60%，其有效性受到质疑。

胃镜检查前必须停止肠内营养输注和胃内容物排空，或使用促动力药物。基于同样的原因，机械通气患者应加强镇静和镇痛。在服用抗凝药的患者中，凝血功能障碍通常是相反的，应使用维生素 K、维生素 K 依赖因子或纤维蛋白原。然而，这一过程不应延迟早期胃镜检查，即在急性 UGIB 发生后 24 小时内，要记住，只要 INR 不高于治疗水平（即不超过 2.5），内镜止血是安全的。大多数患者的血小板输注阈值为 50×10^9/L，而怀疑有血小板功能障碍的患者输注阈值为 100×10^9/L。

虽然很多患者可能已经在服用 PPI 了，尽管如此，Cochrane 系统荟萃分析并没有发现内镜前应用 PPIs 导致最重要的临床结果减少，但这一做法确实导致了内镜下高风险溃疡降为低风险病变。因此，当早期内镜检查不可行或当地专业经验有限时，这种方法可能是经济有效的。然而，内镜前应用 PPIs

不应取代适当的初始复苏或延迟早期内镜检查。最佳剂量仍然未知，但许多临床医师选择使用大剂量静脉注射 PPI 80 mg，然后 8 mg/h 静脉泵入，作为最高质量的证据来自使用该方案的试验。

抗血小板聚集药治疗的患者急性管理是基于权衡风险和获益，但是对于正在服用阿司匹林二级预防心血管疾病并出现急性溃疡出血的患者，随机对照试验数据支持 3～5 天内恢复阿司匹林。理论上氯吡格雷和 PPI 之间的相互作用似乎无重要的临床意义，如果有临床指征，不应阻止医师使用 PPIs。

（三）急性胃肠损伤

心肺复苏时的胃肠血流几乎为零，而复苏过程中有一定时间的极低水平的血流以及自主循环恢复后导致的缺血再灌注损伤，均可导致黏膜缺血、黏膜损伤，导致胃肠功能障碍，而急性胃肠功能障碍，过去提出的各种定义导致了混淆，故欧洲重症监护协会医学（ESICM）于 2012 年总结了重症监护患者胃肠功能障碍的定义。定义急性胃肠损伤（AGI）及其 4 个等级的严重程度，以及喂养不耐受综合征和胃肠道症状（如呕吐、腹泻、瘫痪、胃残余量高）。AGI 是重症监护患者由于急性疾病引起的胃肠道功能障碍。AGI Ⅰ级＝GI 功能障碍或衰竭（一种自我限制的情况）的风险增加；AGI Ⅱ级＝GI 功能障碍（需要干预的情况）；AGI Ⅲ级＝GI 功能衰竭（干预无法恢复 GI 功能）；AGI Ⅳ级＝显著的胃肠道功能衰竭（立即危及生命的情况）。

越来越多的证据表明，早期针对性治疗可以改善危重症患者的器官功能和预后。将胃肠道功能障碍定义为多器官功能障碍综合征（MODS）的一部分及其衍生的序贯器官功能障碍评估评分（SOFA），将为建立预防和治疗措施 bundle 奠定基础，并支持新的治疗策略和发展。

急性胃肠损伤（AGI）及其分级　急性胃肠损伤是危重患者由于急性疾病导致的胃肠道功能障碍。AGI 根据严重程度可以分为以下等级（图 7-12）。

（1）AGI Ⅰ级（存在胃肠道功能障碍或衰竭的危险因素）：胃肠道功能部分受损，表现为与已知病因相关的胃肠道症状，并被认为是短暂的。临床表现为受到打击后出现胃肠道症状，具有暂时性和自限性。一般情况在逐渐改善，除了静脉给予足够的液体外，不需针对胃肠道症状给予特殊的干预措施。建议胃肠损伤后 24～48 小时尽早给予肠内营养。尽可能减少损伤胃肠动力的药物（如儿茶酚胺、阿片类药物）。

（2）AGI Ⅱ级（胃肠功能障碍）：胃肠道不能充分消化和吸收以满足身体对营养和水分的需求。与胃肠道问题相关的患者一般情况无变化。这种情况的特征是急性胃肠道症状的出现，需要通过治疗干预来满足营养和液体的需求。如胃轻瘫伴胃残余或反流、下消化道麻痹、腹泻、腹腔内高压Ⅰ级（腹内压 IAP），胃内容物或粪便中可见血。至少存在喂养不耐受，在尝试喂食后 72 小时内无法通过肠内途径达到 83.68 kJ/(kg·d)。处理：需要采取措施来治疗这种情况和防止进展到胃肠道衰竭（如治疗腹腔内高血压；或恢复胃肠道运动功能的措施，如促动力治疗）。肠内喂养应开始或继续；在胃残余/反流较多或喂养不耐受的情况下，应定期考虑常规尝试少量肠内营养（EN）。在胃轻瘫患者中，促动力治疗无效时应开始幽门后喂养。

（3）AGI Ⅲ级（胃肠功能衰竭）：胃肠功能丧失，即尽管采取了干预措施，仍不能恢复胃肠功能，一般情况也没有改善。临床认为经治疗后（如红霉素、幽门后置管）对肠内喂养持续不耐受而无改善，导致 MODS 持续或恶化。处理：防治胃肠衰竭进一步恶化的措施，如监测和处理腹腔内高压，排除其他腹腔疾病，如胆囊炎、腹膜炎、肠道缺血。尽早停用导致胃肠道麻痹的药物。避免给予早期的肠外营养（住 ICU 前 7 天）以降低院内感染发生率（grade 2B）。需常规尝试性给予少量的肠内营养。

（4）AGI Ⅳ级（胃肠功能衰竭，严重影响远处器官功能）：随着 MODS 和休克的恶化，AGI 已经发展为直接、立即危及生命。如 AGI 已导致远处器官功能障碍患者的一般情况严重恶化时的情况。处理：需要开腹手术或其他紧急干预以挽救生命的情况（如结肠镜检查、结肠减压术）。

（四）肠源性脓毒症、MODS 的治疗

限制和治疗肠道菌群易位主要有两种方式：①保护正常肠道微生态和/或抑制致病菌生长和附着于肠道上皮的治疗，这是细菌易位过程（选择性消化道去污-sdd、益生菌/益生元/合生菌）的第一步。

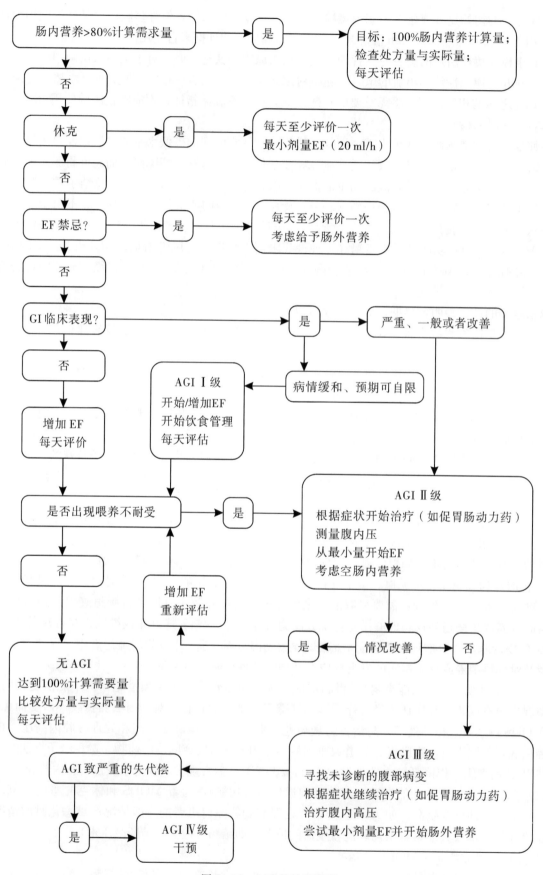

图 7-12 AGI 的处理流程

②旨在增强肠上皮屏障的完整性和/或预防肠道损伤的治疗（早期复苏、肠内营养、免疫营养和抗氧化剂）。

1. 选择性肠道去污染　选择性消化道净化包括使用口服不可吸收的抗生素和短期的全身性抗生素，主要针对致病性革兰阴性需氧菌，对共生厌氧菌作用最小。抑制致病性肠道细菌的过度生长有望限制细菌易位和内脏来源的感染和脓毒症。SDD 一直被证明可以减少 ICU 患者的感染和呼吸机相关肺炎（VAP）。关于 SDD 和超氧化物歧化酶（SOD）策略的比较，在荷兰的 13 个特护病房进行了一项大型开放标签、分组随机交叉研究，涉及 5927 名患者，结果显示这两种治疗方法在感染率和死亡率，以及低水平的耐药菌定殖方面效果相当。

2. 微生态制剂　另一种治疗方法是使用益生菌、益生元和合生菌来维持肠道菌群。益生菌是一种活的非致病性微生物，通过促进健康的肠道菌群，以最佳剂量对人体健康产生有益影响。益生元是促进有益细菌生长的特殊植物纤维，而合生菌则是这两者的结合。益生菌已被广泛测试，并取得了积极的结果，作为一种措施，可减少选择性大腹部手术患者术后感染率。然而，在一项随机对照试验的结果显示，在重症急性胰腺炎患者中预防性使用微生态制剂后，对它们的使用产生了质疑：益生菌不仅没有减少感染并发症，而且还把死亡率从 6％提高到了 16％。在危重症 ICU 患者中，益生菌可将 VAP 发生率降低 40％，但未显示生存益处。一项随机临床试验显示，合生菌可降低血流感染引起的脓毒症和鲍曼不动杆菌引起的 VAP。考虑到这些相互矛盾的结果，似乎益生菌给药需要仔细选择患者。在肠道屏障完整性出现任何损害之前，如术前减少术后感染，对病情稳定的患者预防性使用抗生素是合理的。相比之下，在危重症患者中使用益生菌可能导致肠道损伤和肠道通透性增加，使这些患者更易发生菌群易位，从而促进全身炎症反应，使患者的临床结局恶化。

3. 早期血流动力学复苏　肠道灌流不足已被认为是导致危重患者肠损伤和肠屏障功能障碍的重要原因。肠血供不足会引起多种与黏膜屏障破坏相关的损伤作用，而这种损伤在再灌注过程中通过氧化应激介导的机制进一步加重。肠上皮细胞的凋亡增加，增殖反应减少，紧密连接的完整性丧失是与肠屏障功能障碍相关的最重要的病变。因此，早期复苏维持血管内有效循环容量和心输出量是一个关键的治疗。传统的积极的液体复苏已经受到挑战，早期的证据支持限制液体治疗和早期血管活性药物的使用，以减少高血容量状态引起的肠黏膜水肿。为了防止氧化应激相关的再灌注损伤，一些研究采用了抗氧体积复苏疗法，并取得了积极的结果。

4. 肠内营养　肠道需要特定的营养来维持其正常的结构和功能。实验和临床研究表明，从食物营养素及其相关的胃和胰胆分泌物中剥夺消化道会导致黏膜萎缩，损害肠道屏障的完整性，从而促进细菌易位。与全肠外营养相比，肠内喂养可降低重症急性胰腺炎患者的感染并发症、SIRS、MODS 和死亡率。一项对 18 个 RCT 的 Meta 分析显示，3347 例危重症成人患者显示肠内营养在感染并发症和 ICU 住院时间方面优于全肠外营养，但在死亡率方面无差异。

5. 免疫营养　"免疫营养"一词是指肠内或肠外给药的药理活性营养素（药物营养素），可调节新陈代谢及对外科手术或重大疾病的发炎反应，并增强免疫功能。肠内免疫营养是指肠内给药的基础营养的正常成分富含这些特定的免疫调节底物，以直接营养肠上皮细胞和防止肠道屏障损伤。研究较充分的免疫营养素包括谷氨酰胺、精氨酸、ω-3 脂肪酸，γ-亚麻油酸和核苷酸。这些营养成分已被证明对肠黏膜具有多种作用，包括增殖、抗凋亡、抗氧化和抗炎作用，从而增强了机械功能（肠上皮细胞紧密连接）和肠屏障的免疫完整性，以预防 BT。这些积极的作用主要来自动物研究和胃肠道肿瘤选择性手术的临床研究，然而，在危重患者中，证据一直存在争议。虽然早期对 ICU 患者的单中心研究显示了一些临床益处，但最近的多中心试验显示没有益处甚至在死亡率或其他临床终点方面有负面影响。

一个大型的随机试验在加拿大、美国和欧洲的 40 个重症监护病房（ICU）中进行，1223 名危重症患者显示，多器官功能衰竭的危重症患者早期服用谷氨酰胺与死亡率增加有关。

6. 抗氧化剂　由于氧化应激已被证明是危重患者肠损伤的一个关键因素，抗氧化剂逆转肠屏障功能障碍的治疗试验似乎是合理的。然而，临床研究补充抗氧化剂在这个患者群体中显示出不一致的结果。2012 年，一项 Meta 分析分析了所有关于微量营养素和抗氧化剂作为药物制剂对危重症患者临床结果的影响的随机临床试验，结果表明，高剂量的肠外硒可降低死亡率，特别是对死亡风险高的患者。随后的两个大型随机对照试验，使用抗氧化剂的组合，未能显示抗氧化剂对 ICU 患者的临床结果有任何好处。另一方面，最近一些对严重脓毒症患者使用高剂量硒的分析显示出 28 天的生存益处。很明显，在上述结果的基础上，对于危重患者使用抗氧化剂没有循证推荐。这些相互矛盾的发现可以用不同的抗氧化剂剂量或不同的抗氧化剂组合、患者疾病的不同阶段或免疫功能（如脓毒症的炎症或免疫麻痹阶段）来解释。我们认为，可能应该重塑我们对氧化应激作为细胞和组织损伤的有害介质的看法。活性氧也是调节细胞信号通路的重要分子。抗氧化剂在危重疾病中的负面结果可能是由于中断调节宿主对严重感染的有效防御的正常信号过程所致。

〔金 彪 罗 亮〕

第七节　凝血功能监测和支持治疗

目前对心脏停搏的急诊处理方法有心肺复苏及心脏电除颤，两者方法均可恢复患者的心跳及脉搏。近年来，对心肺复苏（CPR）的研究已取得了极大的进展，但患者自主循环恢复（ROSC）后的预后并未获得明显改善，大部分 ROSC 的患者会在数小时或几天内死亡，生存率较低。心脏停搏患者预后与 ROSC 及复苏后综合征有关。ROSC 后出现的缺氧、酸中毒及缺血再灌注损伤等会引起组织和血管内皮细胞损伤，诱发全身炎症反应综合征（SIRS）、多器官功能障碍综合征（MODS）等严重并发症。复苏后综合征发生机制复杂，凝血系统异常是重要机制之一。

一、概述

心脏停搏接受 CPR 的患者，由于缺血缺氧造成的氧自由基大量增加、细胞内钙超载、白细胞增多及微循环障碍，当组织器官恢复血流后，极易发生缺血再灌注损伤，加重心、脑、肺、肝、胃肠等重要脏器的代谢紊乱、功能障碍及结构损伤。除此之外许多实验与临床观察发现，CPR 术后缺血再灌注损伤组织中存在无复流现象（no-reflow phenomenon），即缺血区并不能得到充分的血流灌注，这种无复流现象广泛存在于缺血再灌注损伤组织的微循环中，加之自由基损伤、白细胞聚集，促使微循环障碍愈演愈烈，若不能及时纠正微循环功能，淤滞在微循环中的血液浓缩、血液流动更加缓慢，血小板、红细胞堆积，最终导致 DIC，极大增加患者死亡率。

CPR 术后的患者自主循环恢复后，凝血功能异常的医源性因素就变得更为突出。除缺血再灌注损伤外，CPR 术后的治疗措施，如 CRRT 和 ECMO 管路置入等有创操作或抗凝、抗血小板、溶栓药物的使用，均可进一步加重凝血功能紊乱。因此，在对 CPR 术后患者的诊治过程中，及早恢复血液灌注、识别和纠正出凝血异常至关重要（图 7 - 13）。

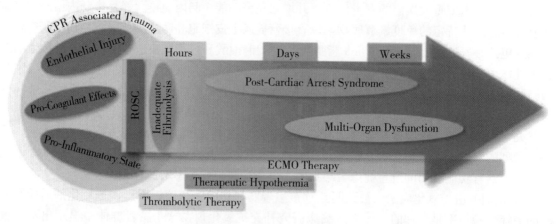

图 7 - 13　心肺复苏后循环改变

二、心肺复苏术后凝血功能改变的病理生理

凝血反应是凝血因子被级联激活，最终形成血凝块的复杂过程。生理性凝血作为防止过度出血的抗损伤反应，在凝血过程中始终存在一定的抗凝血机制的调节与制约，这既能保证凝血反应以一定强度在有限的局部进行，又不至于影响全身的凝血与抗凝血稳态。在机体维持血液正常循环或生理性止血过程中，凝血系统、抗凝与纤维蛋白溶解系统、血管以及血细胞（尤其是血小板）构成了凝血与抗凝血平衡的4个基本环节。CPR术后患者的凝血系统被激活，即可导致各种凝血与抗凝血平衡紊乱，引起微血管内血栓形成，诱发MODS，甚至死亡。

（一）内源性凝血与抗凝的变化

低氧血症、器官灌注不足和复苏后直接组织损伤导致的内皮损伤，释放各种促炎介质，同时抗炎化合物如一氧化氮和前列环素的水平显著降低。研究显示在成功复苏的心脏停搏患者中，白细胞介素-6和乳酸水平持续升高。此外，其他促炎细胞因子如肿瘤坏死因子-α和白细胞介素-1水平也显著升高。多种炎症途径的大量激活导致血小板的系统性激活和组织因子的二次释放，产生大量凝血酶促进血管内凝血。凝血酶除了直接促进血栓形成外，还具有强大的促炎作用。这种全身炎症和促凝血活性的相互增强，使CPR术后患者血栓栓塞发生率明显增加，严重影响患者预后。除了上述促凝血作用外，循环停止和心肺复苏也会导致机体抗凝途径的显著改变：抗凝血酶、蛋白C和蛋白S水平持续降低。而激活的蛋白C在生理上具有抑制凝血酶产生、增强纤溶、减轻炎症，从而更快地促进组织内稳态恢复的功能。基于蛋白C的这些特性，心脏停搏后蛋白C的早期降低在复苏期尤其有害。（图7-14）

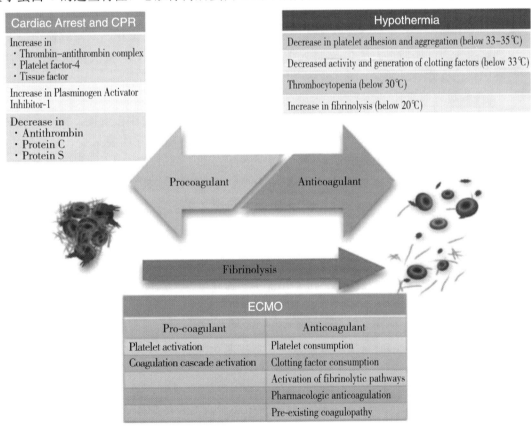

图7-14　心脏停搏及心肺复苏后凝血功能的病理生理改变

（二）纤维溶解系统的变化

在机体血液循环停止后，起初D-二聚体水平的轻度或中度增加似乎提示机体的纤维溶解活性增

加，但血栓的有效分解仍受到严重限制，同时全身炎症和纤溶促进剂（如活化蛋白C）水平的降低会进一步减弱纤维溶解反应，阻碍纤溶活性的充分发挥，并且CPR术后循环中的纤溶酶原抑制物水平也明显升高。综合来看，上述改变提示全身纤溶反应不足，这种不平衡直接影响心脏停搏后的患者生存率。许多对CPR术后患者的队列研究均显示心脏停搏且未存活的患者中，其体内的D-二聚体水平远远低于存活患者，提示纤溶反应严重受抑，机体无法充分分解血栓的这种现象与心脏停搏后的病理生理改变密切相关，微循环中这些无法分解的血栓又进一步导致复苏后多器官功能障碍，特别是当大脑、肺、心脏或肾脏等重要器官受到影响时，对患者的打击可能是毁灭性的。

（三）血液成分的变化

微血管的收缩-舒张平衡是维持正常的微循环灌注的基础，它依赖于作用于微血管的血管收缩物质和扩张物质的调控，血管内皮细胞和平滑肌细胞在调节这种平衡中发挥着重要作用。CPR术后由于缺血再灌注损伤的作用，一方面激活的中性粒细胞和血管内皮细胞可释放大量缩血管物质，如内皮素、血管紧张素 II、血栓素 A2（TXA2）等；另一方面因血管内皮细胞受损而致扩血管物质如 NO、前列环素（PGI_2）合成释放减少。PGI_2 主要由血管内皮细胞生成，除了有很强的扩血管作用外，还能抑制血小板的黏附、聚集。TXA2 主要由血小板生成，其不仅使一个很强的缩血管物质，而且也是一种引起血小板黏附、聚集的因子，因此一个很强的致血栓形成的物质。缺血缺氧时，一方面因血管内皮细胞受损而致 PGI_2 生成减少，另一方面在儿茶酚胺等因素刺激下，血小板释放 TXA2 增多，PGI_2 和 TXA3 调节失衡，因而发生强烈的血管收缩和血小板聚集并进一步释放 TXA2，从而促使血栓形成和血管堵塞，有助于无复流现象的发生。

心脏停搏后，由于严重酸中毒，红细胞膜通透性增加，Na^+、Ca^{2+} 进入细胞内使红细胞膨胀，变形性下降，不易通过毛细血管，也易被脾脏破坏，发生血管外溶血；缺氧、酸中毒又可致血小板聚集，形成血栓；白细胞膜通透性增加，大量 Ca^{2+} 进入细胞内，促使溶酶体破裂，释放大量水解酶，引起细胞自溶；同时淋巴细胞抗体生成减少，机体免疫功能下降，易发生全身性感染。

（四）血管结构功能的变化

心脏停搏由于血流停止，血液在微循环中淤滞；血黏度增高，许多血小板聚集、加上毛细血管内皮损伤、易发生 DIC。动物实验和临床观察均证明，心脏停搏后血小板计数明显减少，凝血酶原时间延长，纤维蛋白降解产物增加，抗凝血酶 III 减少，凝血因子 II、III、IX、VIII 等均不同程度地减少，以上改变与循环停止的时间密切相关。激活的中性粒细胞与血管内皮细胞可释放大量的致炎物质，如 ROS、蛋白酶、溶酶体酶等，引发自生的膜结构、骨架蛋白降解等，甚至细胞死亡，从而导致微血管结构损伤。

细胞内 Na^+、H^+、Ca^{2+} 增加引起的细胞内渗透压升高与细胞膜结构损伤、膜离子泵、离子通道蛋白功能障碍，共同导致的血管内皮细胞肿胀，导致了微血管管径狭窄。微血管结构损伤，使其通透性增加，能引发组织水肿，又可导致血液浓缩，进一步促进缺血再灌注组织的无复流现象发生。同时，白细胞从血管内游走到细胞间隙，释放的大量致炎物质也造成周围组织细胞的损伤。已有实验证明，心脏停搏复苏后全血黏度、血浆黏度均增加，红细胞变形能力下降，红细胞电泳时间延长，心肺复苏后如能维持正常血流动力学，及时纠正酸中毒即电解质紊乱，上述变化可逐渐趋向正常。

三、凝血功能监测

患者入 ICU 后应常规行血常规、血涂片和凝血功能的监测。有许多实验可用于检查患者的出凝血情况，如凝血酶原时间（PT）、活化部分凝血活酶时间（APTT）、凝血酶时间（TT）、纤维蛋白原（FIB）、激活全血凝固时间（ACT）及血小板计数（PLT）等，但没有哪个单一检查能够完全反映整个出凝血系统。常规凝血试验只能体现凝血机制的某一独立的方面，不能反映凝血级联及凝血系统全过程中的内部反应情况。其中凝血相（APTT、PT、TT、FIB）只能反映凝血因子的状况，并不能反映凝血过程的全貌；而 PLT 只是对血小板的定量检验，并不能反映血小板的功能。对于 PT、APTT、TT、

FIB 的临床应用，可通过监测 APTT、TT 指导肝素治疗；通过 PT、APTT、FIB 监控溶栓治疗，以及通过筛查 PT、APTT、PLT 指导 DIC 的诊治。由于 DIC 在 CPR 术后患者中发生率较高，且起病急骤、病情复杂、发展迅猛、诊断困难，如不及时处理常危及生命，因此在凝血功能检测中主要介绍针对 DIC 的实验室检查。

（一）血小板检查

血小板计数：血小板数目减少是 DIC 中最常见且重要的实验室异常，动态观察血小板出血进行性减少比单次检测血小板的数值更有意义。

血小板活化的分子标志物改变：β-TG、PF4 存在于血小板颗粒中，是血小板特有的蛋白质，可作为血小板体内的活化的指标，当患者出现急性 DIC 时增高尤为明显，对慢性或代偿性 DIC 诊断意义更大；PF4 可与血浆游离肝素结合，DIC 时血栓形成导致血浆肝素样物质减少，因此 PF4 升高可作为广泛血小板聚集活化的指标；P 选择素是血小板 α 颗粒膜外显糖蛋白，其水平的变化可以反应血小板活化的程度；TXB2 是花生四烯酸代谢启动的分子标志物，在急诊 DIC 的早中期其水平显著升高，后期由于血小板数量减少而逐渐下降至正常，在慢性代偿性 DIC，TXB2 也有较大的诊断意义。

（二）血浆凝血因子检查

1. 活化部分凝血活酶时间/部分凝血活酶时间（APTT/PTT）　是在血样中加入颗粒物质以激活内源性凝血途径来检测凝血功能。PTT 的正常值随实验室所用试剂的不同而不同，并且要求内源性出凝血系统中凝血因子水平正常。PTT 对凝血因子数量减少及使用肝素抗凝较为敏感；当循环中存在抗凝物（如狼疮抗凝物或抗 Ⅷ 因子抗体）时 PTT 也会延长。临床医师需谨记 PTT 异常并不一定与临床出血有关，除非患者存在活动性出血，否则有 PTT 异常的手术患者并不一定需要积极纠正。

2. 凝血酶原时间（PT）　测定的是外源性凝血系统，通过在血样中加入凝血活酶试剂来测定。PT 即 PTT 均受凝血因子 Ⅴ、凝血因子 Ⅹ、凝血酶原即纤维蛋白原的影响，而 PT 对缺乏 Ⅶ 因子尤为敏感，在缺乏凝血因子 Ⅷ、Ⅸ、Ⅺ、Ⅻ、前激肽系统释放酶和高相对分子质量激肽原时 PT 正常。国际标准化比值（INR）使 PT 值标准化；华法林抗凝患者需要监测 INR 值以指导抗凝。虽然 INR 通常用于评估肝病患者的凝血异常（如 MELD 评分），但是由于肝脏疾病同时影响维生素 K 依赖及非维生素 K 依赖的凝血因子，因此 INR 对此类患者可能并不适用。

3. 纤维蛋白原（FIB）　纤维蛋白原在大出血或 DIC 患者中因过度消耗而缺乏。纤维蛋白原的正常值为 150～400 mg/dl。它是一种急相期反应物，在术后、创伤或者炎症患者中通常升高。对于引起出血的大型外科手术或在大量输液的情况下，应通过输注新鲜冰冻血浆（FFP）或冷沉淀以维持纤维蛋白原＞100 mg/dl。CPR 术后患者出现 DIC 时纤维蛋白原减少较为常见，严重者可呈纤维蛋白原血症状态，但是由于纤维蛋白原在体内代谢快、代偿能力强且为急性时相反应蛋白，因此在慢性、亚急性 DIC，甚至急性 DIC 早期纤维蛋白原可正常甚至升高，所以观察纤维蛋白原水平动态变化更有意义。

4. 组织因子（TF）　组织因子通过与因子 Ⅶ/Ⅶa 结合而启动血液凝固级联反应。而且组织因子依靠其与细胞膜的紧密结合发挥"锚"作用，使生理性凝血过程局限于损伤部位，而不从血液凝固的起始部位向远处播散。组织因子启动血液凝固的过程是，当细胞表面表达的组织因子暴露于血浆蛋白时，组织因子就会与其有高亲和力的因子 Ⅶ（factor Ⅶ，FⅦ）相粘连。游离的因子 Ⅶa（FⅦa）和/或已形成的 TF2-Ⅶa 复合物可激活 TF2FⅦ复合物转变成 TF-Ⅶa 复合物，而且 TF-Ⅶa 复合物可进一步激活游离 FⅦ。这些机制被称为组织因子介导 FⅦ自身激活。TF-Ⅶa 复合物可迅速催化因子 Ⅹ 的激活。另外，TF-Ⅶa 能以较低的速率激活因子 Ⅸ，激活的因子 Ⅸa 在辅因子 Ⅷ 的存在下可激活因子 Ⅹ 转变成因子 Ⅹa，这些过程最终导致凝血酶产生。凝血酶进而催化纤维蛋白原转变成纤维蛋白并聚合成纤维蛋白血块。即 TF 可同时激活凝血因子 Ⅸ 和 Ⅹ，启动内、外源性两种凝血酶联放大反应，在血栓形成过程中起着重要作用。在生理浓度时组织因子和 FⅦ 单独存在都不具有促凝活性，但是组织因子对评估前 DIC、早期 DIC 尤为重要。

5. 因子 Ⅴ、Ⅶ　因子 Ⅴ 是组成凝血活酶必需的消耗性因子，因子 Ⅶ 是外源性凝血途径中必需的非消耗性因子，两者均产生于肝脏。DIC 时因子 V 呈消耗性减少，因子Ⅶ理论上并不减少，以此与肝病两者合成障碍性减少相鉴别。凝血因子Ⅶ的半衰期最短（4～6 小时），血浆含量较低（0.5～2 mg/L），故可作为肝病患者蛋白质合成功能减退的早期诊断指标。凝血因子Ⅶ的表达与肝纤维化的分级呈负相关，可作为预测纤维化程度的指标。凝血因子Ⅶ活性还与预后有着密切的联系，它是肝硬化患者预后好坏的早期预测指标，可更好地识别肝移植候选人。肝硬化患者凝血因子Ⅶ活性可明显下降，凝血因子Ⅶ缺乏可导致血小板活性的改变，结合血小板计数减少使出血时间延长，因此对有创诊断与治疗的肝硬化患者，还应该用凝血因子Ⅶ活性进行出血危险度的评估，而不能仅看血小板计数。除诊断之外，重组凝血因子Ⅶ可以有效地纠正肝病患者凝血异常，有利于有创性检查的进行。

6. 因子Ⅷ　DIC 时因子Ⅷ/C 减低发生率为 60%～80%，早期Ⅷ/C 可有暂时性升高，中后期因子Ⅷ虽有消耗，但Ⅷ/C 仍在正常低限；在慢性 DIC，因生成加速也罕见Ⅷ/C 下降。凝血因子Ⅷ不仅由肝细胞产生，而且由窦内皮细胞与库普弗细胞产生，其他组织如肾脏也可产生。当肝细胞合成功能减退时，窦内皮细胞及库普弗细胞仍维持凝血因子Ⅷ的合成；肝脏清除功能减退，内毒素及免疫因素刺激使它的合成与释放增加。血管性假血友病因子（von willebrand factor，vWF）主要由肝外合成，肝硬化患者可能由于内毒素血症，血管内皮细胞功能异常，使其释放增加；vWF 分解蛋白酶对其分解减少，也使其血浆水平升高。在大多数病毒性肝炎患者凝血因子Ⅷ活性、vWF 均明显升高。但肝病合并 DIC 者，由于凝血因子大量消耗，使凝血因子Ⅷ活性水平降低，故凝血因子Ⅷ活性小于正常 50% 作为诊断肝病合并 DIC 的必备条件之一。

7. 因子 X　因子 X 是由 448 个氨基酸残基所组成，激活时释放出一肽段，形成由二硫键连结的两条肽链。它与因子Ⅸ相似，与磷脂及因子 V 的结合部位在轻链，而酶的催化活性部位在重链。激活后的因子 X 与 Ca^{2+}、磷脂及因子 V 共同形成一复合物，后者最终使凝血酶原激活为凝血酶。DIC 时因子 X呈消耗性减少，其异常敏感性明显高于 PT、APTT 和纤维蛋白原等指标。因子 V 的性质与因子Ⅷ有很多相似之处，它不是起酶的催化作用，而是加速凝血酶原的激活，当因子 V 与磷脂同时存在时激活过程可加速 2 万倍。同样因子 V 也可被凝血酶激活成 V，成为另一个正反馈效应。因子 V 也是一种大相对分子质量的糖蛋白，由相对分子质量约 30 万的亚基所组成，在体内极不稳定，容易被体内蛋白 C（也是一种丝氨酸蛋白酶）所破坏，因此称为不稳定因子。

8. 分子标志物　血浆凝血酶原片段 1+2（Fragment 1+2）是凝血酶原转变为凝血酶过程中最早释放出来的片段，它直接反映凝血酶生成的总量；FPA 反映凝血酶水解纤维蛋白原的活性。两者均有助于前 DIC、早期 DIC 的诊断。

（三）抗凝物质检测

1. 血浆抗凝血酶（AT）活性测定　抗凝血酶（antithrombin，AT）是一个较小的蛋白质分子，可灭活凝血系统几种酶类。抗凝血酶是一种由肝产生的糖蛋白，由 432 个氨基酸组成。它包含 3 个二硫键和 4 种可能的糖基化位点。主要包括抗凝血酶三、肝素、蛋白质 C、蛋白质 S。抗凝血酶三是由肝脏合成的一种球蛋白，通过与因子 2、7、9、10、11、12、PK 等形成 1∶1 的共价复合物而灭活这些因子，它是体内最强的一种物质。肝素是由肥大细胞合成的一种酸性蛋白聚糖，正常情况下血液中含量甚微，所以生理条件下抗凝作用较小。蛋白质 C 是由肝脏合成的一种依赖维生素 K 的糖蛋白，可螯合钙离子，具有明显的抗凝作用，血浆中蛋白质 S 是蛋白质 C 的辅因子，可使激活的蛋白质 C 作用大大加强。DIC时 AT 与凝血酶结合而呈消耗性减少，敏感性达 90%，对前 DIC 及早期 DIC 诊断意义更大。但 AT 由肝脏生成，故若合并重症肝脏疾病的患者则 AT 对 DIC 的诊断价值有限。

2. 血浆蛋白 C（PC）、蛋白 S（PS）测定　血浆蛋白 C（PC）是体内重要的抗凝因子，具有抗凝血、促进纤维蛋白原溶解的作用。它的变化直接影响凝血-抗凝血机制的平衡。PC 检测包括 PC 活性和PC 抗原含量检测，可反映 PC 的抗凝功能。血浆蛋白 S（PS）是一种维生素 K 依赖的抗凝因子，由肝脏、内皮细胞和巨核细胞合成。PS 是蛋白 C 的辅因子，对因子 Va、Ⅷa 有灭活作用。血浆蛋白 S 测定是对血浆中的总血浆蛋白 S 和游离血浆蛋白 S 进行测定，以助于判断血栓与出血性疾病。PC 和 PS 在发布过程中明显下降，其主要原因在于消耗性减少及肝功能受损的生成障碍，但由于其依赖于维生素 K 合成，因此在维生素 K 缺乏及肝功能不良患者，PC 和 PS 不宜作为 DIC 实验室诊断指标。

3. 血浆组织因子途径抑制物（TFPI）测定　组织因子途径抑制物（tissue factor pathway inhibitor，TFPI）是控制凝血启动阶段的一种体内天然抗凝蛋白，它对组织因子途径（即外源性凝血途径）具有特异性抑制作用，曾称为外在途径抑制物。因为血浆中的 TFPI 大部分存在于脂蛋白部分，故早期称为脂蛋白相关凝血抑制物。TFPI 抑制 TF/Ⅶa 活性，DIC 时存在 TFPI 的调控不足。

4. 血浆凝血酶-抗凝血酶复合物（TAT）测定　抗凝血酶Ⅲ（antithrombin Ⅲ，AT Ⅲ）是凝血酶及因子Ⅻα、Ⅺα、Ⅸα、Ⅹα等含丝氨酸的蛋白酶的抑制剂，它与凝血酶精氨酸-丝氨酸肽键相结合，形成 AT Ⅲ凝血酶复合物而使酶灭活，肝素可加速这一反应达千倍以上。肝素与 AT Ⅲ所含的赖氨酸结合后引起 AT Ⅲ构象改变，使 AT Ⅲ所含的精氨酸残基更易与凝血酶的丝氨酸残基结合。一旦肝素-AT Ⅲ凝血酶复合物形成，肝素就从复合物上解离，再次与另一分子 AT Ⅲ结合而被反复利用，AT Ⅲ-凝血酶复合物则被网状内皮系统所消除。抑制凝血酶活性的作用与肝素分子长度有关，分子越长则酶抑制作用越大，AT Ⅲ与产生的凝血酶迅速结合形成 TAT，从而使凝血过程减弱，TAT 反映凝血酶与抗凝血酶结合形成复合物的量，间接提示凝血酶的生成，是前 DIC 及早期 DIC 敏感指标之一。

（四）纤溶活性检测

1. 血浆鱼精蛋白副凝固试验（3P 试验）　血浆鱼精蛋白副凝固试验又称 3P 试验，是检测纤维蛋白降解产物的一个较为古老的试验。硫酸鱼精蛋白可使纤维蛋白单体和纤维蛋白降解产物的可溶性复合物中的纤维蛋白单体再解离，纤维蛋白降解产物又自行聚合呈肉眼可见纤维状、絮状或胶冻状物，这种不需要加凝血酶使血浆发生的凝固，称为副凝固，反映了纤维蛋白降解产物的存在，根据发生纤溶类型不同，本试验可以得出不同的结果。处于高凝状态并有继发纤溶时，可使血液中的纤维蛋白单体及早期的纤维蛋白降解产物增多，而出现阳性。因此 3P 试验可用于 DIC 早、中期，继发性纤溶等疾病的诊断、治疗监测和预后判断。但由于 3P 试验受溶血、脂血、黄疸等标本因素的影响，近年来有被血浆 D-二聚体试验取代的趋势，血浆 D-二聚体试验敏感度高，特异性强，较血浆 3P 试验临床实用价值高。DIC 血浆中出现的血浆可溶性纤维蛋白单体复合物（SFMC）主要是纤维蛋白单体与 FDP 中的碎片 X 所组成的复合物，鱼精蛋白可使该复合物解离，纤维蛋白单体复合物形成纤维蛋白丝胶状物，此称为副凝固现象。本试验阳性，主要表明血液中存在 SFMC；而血清鱼精蛋白副凝固试验阳性则表明 FDP 增多。碎片 X 是相对分子质量较大的早期降解产物，在 DIC 早期纤溶系统尚未启动，血浆内无足够的 SFMC 及 FDP 产生；而晚期由于继发性纤溶亢进，体内无过量的纤维蛋白单体存在，碎片 X 极少而相对分子质量较小的晚期降解产物 Y、D、E 增多，此类小碎片不能与纤维蛋白单体形成 SFMC，因此在这两种情况下，3P 试验可呈阴性结果，此外血液中医源性肝素增多，可干扰鱼精蛋白的作用，导致 3P 试验假阴性。

2. 优球蛋白溶解时间（ELT）　血浆优球蛋白组分中含有纤维蛋白原、纤溶酶原（血浆素原）及其激活物，而不含有抗纤溶酶。用水稀释血浆，降低环境中的离子浓度，且在 pH 为 4.5 时使优球蛋白沉淀，经过离心除去抗纤溶酶，并将此沉淀溶于缓冲液中，再加钙或加凝血酶使其凝固。在 37 ℃条件下，观察凝块完全溶解所需要的时间，简称 ELT。ELT 是检测纤维蛋白溶解系统功能的一项初筛试验，可粗略反映纤溶活性情况，检查有无隐性纤溶活性升高，常用于先天性心脏病及肝硬变手术前准备及溶血栓治疗时的监测。一般采集安静状态下空腹静脉血检测。血浆优球蛋白组分中含有 Fg、PLG 和 PA，但不含纤溶酶原抑制物。ELT 参考值为 120 分钟以上。DIC 时如纤溶亢进则 ELT 缩短；反之则提示纤溶活性降低。

（五）血液黏弹性检测（viscoelastic haemostatic assay，VHA）

血液黏弹性包括血栓弹力图（thrombela-stography，TEG）和 TEG 演变而来的旋转血栓弹性检测（rotational thromboelastometry，ROTEM），于 20 世纪 50 年代首次推出用于全血凝固检测，几十年来逐渐在不同类型疾病的凝血检测中应用。

血栓弹力图（TEG）是血栓弹力仪描绘出的特殊图形。弹力仪的主要部件包括自动调节恒温（37 ℃）的不锈钢盛血杯、插入杯中的不锈钢的小圆柱体及可连接圆柱体的传感器。盛血杯安置在能以 4°45′角来回转动的反应池上，杯壁与圆柱体中间容放血液。当血液标本呈液态时，杯的来回转动不能带动圆柱体，通过传感器反映到描图纸上的信号是一条直线；当血液开始凝固时，杯与圆柱体之间因纤维蛋白黏附性而产生阻力，杯的转动带动圆柱体同时运动，随着纤维蛋白的增加阻力也不断增大，杯带动圆柱体的运动也随之变化，圆柱体运动切割磁力线产生电流，电流转换为数字信号，此信号通过传感器描绘到描图纸上形成特有的血栓弹力图（图 7 - 15）。

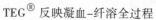

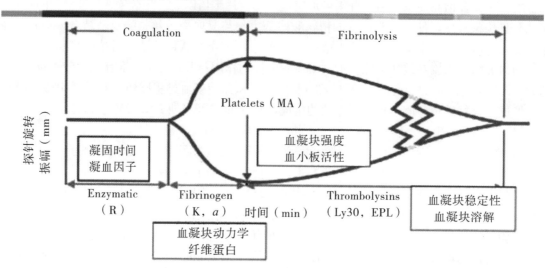

图 7 - 15　TEG 能够反映除血管内皮因素之外，从凝血到纤溶的整个凝血过程

血栓弹力图的主要指标有：①反应时间（R），表示被检样品中尚无纤维蛋白形成；②凝固时间（K），表示被检样品中开始形成纤维蛋白，具有一定的坚固性；③图中两侧曲线的最宽距离（MA）表示血栓形成的最大幅度；④血栓弹力图（ε），表示血栓弹性的大小。⑤最大凝固时间（m），表示凝固时间至最大振幅的时间。血栓弹力图均用血栓弹力图仪进行检测。

R 时间是指血样置于 TEG 上，直至第 1 块纤维蛋白凝块形成之间的一段潜伏期，凝血因子缺乏或使用抗凝血药时延长，而血液高凝时缩短；MA 即最大幅度，是指正形成的血凝块的最大强度及其稳定性，与纤维蛋白原及血小板（质量、数量）密切相关，尤其与血小板的关系更密切，可了解血小板功能；K 时间是指从 R 时间终点至描记图幅度达 20 mm 所需的时间，可了解血凝块强度达到某一水平的速率，影响血小板功能及纤维蛋白原的抗凝血药可使其延长（表 7 - 10）。

表 7 - 10　　　　　　　　　　　　　血栓弹力图各参数的范围及意义

参　　数	参考范围	临床意义	
		增　　高	降　　低
R（反应时间）	5～10 分钟	凝血因子功能不足	凝血因子功能增强
K（血凝块形成时间）	1～3 分钟	纤维蛋白原功能不足	纤维蛋白原功能增强
Angle（血凝块生成速率）	53°～72°	纤维蛋白原功能增强	纤维蛋白原功能不足
MA（最大血凝块强度）	50～70 mm	血小板功能增强	血小板功能不足
LY30（血凝块溶解百分数）	0～7.5%	纤溶亢进	—
EPL（血凝块溶解预估百分比）	0～15%	纤溶亢进	—

心脏停搏导致的缺血缺氧引起血管内皮损伤，常常是凝血功能亢进，由于凝血功能受到自主循环恢复后给予的亚低温治疗、抗凝血药等多种因素的影响，可能会导致凝血因素的下降，而临床上多种因素常交织在一起，常规的凝血指标如 APTT、PT 等，反映的是凝血过程的某个时刻，不能反映其整体情况，且凝血常规的检测需要在常温下进行，因此临床治疗过程中的干预措施可能会影响其检测的准确度，而 TEG 在了解凝血、纤溶全过程的同时可评估血凝块形成、血凝块生成速度等血液指标；另外无须处理血样，以全血液、血浆、富含血小板的血浆均可作为标本检测。TEG 检测操作方便，可随时进行，定性伴定量的结果，数值及曲线同时存在，给临床医师直观系统的数据便于分析及研究。有研究发现，通过动物模型检测出 ROSC 后 15 分钟 R 时间缩短，提示 ROSC 后可以通过血栓弹力图快速分析患者的凝血异常，从而能迅速评价患者血液高凝与否的情况（图 7-16）。

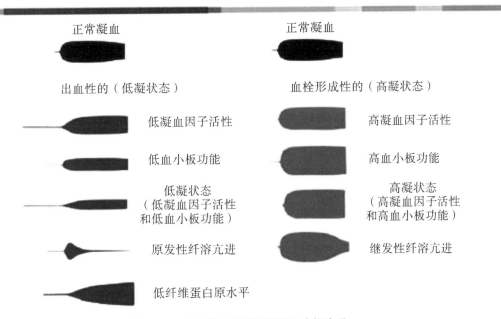

图 7-16　血栓弹力图形甄别凝血功能障碍

在重症凝血中，TEG 能够动态反映整个凝血过程，从血小板-纤维蛋白原相互反应开始记录血小板和纤维蛋白凝血级联反应，包括血小板聚集、血凝块强化、纤维蛋白交叉连接最后到血凝块溶解的整个过程。因此，可反映有关凝血因子活性、血小板功能及纤维蛋白溶解过程等指标。TEG 可通过图形形式，动态、完整地把凝血开始到血凝块形成及纤维蛋白溶解过程表现出来，它能全面地检测和评估凝血因子、血小板功能、纤维蛋白原和纤维蛋白溶解等情况，其携带方便，可床旁监测，更能及时发现患者的凝血功能改变，更好地服务于临床。

（六）血凝块波形分析仪

血凝块波形分析仪（CWA）的诞生源于传统的对 APTT 的分析流程。最早用光线的透过比来判断 PT 和 APTT 的时间，现在已经可以用电脑分析血液凝结过程中凝血酶形成时间和纤维蛋白形成过程中光线透过吸收比的图形。从该图形衍生出的 10 个参数可以用来描述凝血前期、凝血期和凝血后期 3 个凝血过程。CWA 最早被用于监测弥散性血管内凝血（DIC），结果发现和标准的 APTT 监测相比，该方法诊断 DIC 的敏感性及特异性高达 98% 及 97.6%。此外，该方法比传统的方法可以更早地识别 DIC，以至于目前许多指南中均有推荐使用 CWA 诊断和治疗 DIC。CWA 可以轻松地在床旁发现轻度 XII、X、IX、VII、V 和 II 因子的缺乏，还可以区分出甲型血友病及乙型血友病，甚至有一些专家学者发现 CWA 可以用于预测脓毒症的严重程度和进程。尽管 CWA 检测价格不高，同时也易于在床边检测，但其缺点也较为显著。目前市面上仅有两款软件可用于检测分析其透光吸收率的变化，这些软件需要实时更新升级以更好地描绘出其图形。另一个问题是在激活的过程中使用透明且不吸光的试剂，但是若患者存在高胆红素血症、高脂血症或者溶血，就可能对检测结果造成影响。

四、凝血功能支持治疗

心脏停搏后患者的处理是复杂的，治疗不仅要关注呼吸心搏骤停的根本原因，还应关注 CPR 术后器官缺血再灌注的后果。对 CPR 术后患者的治疗方式，如亚低温治疗、溶栓、ECMO 和血液净化治疗，都具有加重已经紊乱的凝血系统的固有风险。高级生命支持如气道管理、血管内或骨内置管等有创操作对 CPR 术后患者的凝血功能是进一步的打击。此外，CPR 过程中胸外按压导致肋骨的骨折和损伤、ECMO 及血液净化治疗前的大口径血管通路开放以及亚低温治疗均可对血管造成损伤。

（一）亚低温治疗

亚低温治疗是一种以物理方法将患者的体温降低到预期水平而达到治疗疾病目的的方法。根据治疗温度的不同，分为深低温治疗、低温治疗、亚低温治疗等。

临床深低温治疗的应用和研究由来已久，低温在心外科和神经外科手术中已得到广泛应用，并取得了良好的脑保护作用，但体温低于 28 ℃时，常诱发心律失常、凝血机制障碍等严重并发症。因此从 20 世纪 80 年代起，深低温已很少应用，80 年代末，研究发现脑温下降 2 ℃～3 ℃（亚低温）对缺血性脑损伤也有保护作用，且无深低温所致的各种并发症，使低温治疗重新引起人们的兴趣。近几年，国外率先开始使用亚低温（30 ℃～35 ℃）治疗脑缺血、脑缺氧和脑出血患者，取得了令人瞩目的研究成果。研究认为低温（32.5 ℃～35 ℃）可降低颅内压；同时发现脑卒中后及时降低体温有助于减少病死率。

目前的治疗指南建议昏迷患者在心脏停搏后自主循环恢复的情况下，维持 32 ℃～34 ℃的亚低温 12～24 小时，有利于患者脑神经功能恢复。体温每降低 1 ℃，大脑氧代谢率可降低约 6%，降温可以改善微循环，防止血栓形成。但值得注意的是，低温不仅是治疗措施，也可能成为导致心脏停搏的原因。

低温与凝血系统的功能紊乱密切相关，低温带来的抗凝作用可改善微循环，同时血小板功能和数量减少、酶活性降低和大量凝血因子生成又可加重低体温。血液温度与凝血功能紊乱之间的关系并非线性：凝血功能紊乱的程度随着血液温度的降低呈指数增长。通过研究体外血栓弹力图发现，这种指数关系适用于血栓形成开始的时间（R 值）以及血栓达到硬度的速度（K 值，α 角）。一旦血液温度降至 16 ℃以下，几乎不会发生凝血。有趣的是，一旦血栓完全形成，低温似乎不会影响血栓的稳定性。体温降低至 35 ℃时对凝血系统的影响最小；在 32 ℃～34 ℃的体温下，凝血、血小板数量和血小板功能的变化可能会变得明显。血小板的激活过程在低温下不会受损，但随着温度的降低血小板黏附和聚集的功能便逐渐恶化；当体温低于 30 ℃时，机体内血小板计数开始明显下降。

血小板功能障碍和血小板减少在体温恢复后都是可逆的，超过 80% 的分离血小板在恢复正常体温后可恢复循环。针对低温对特定凝血因子的影响的研究发现，当血液温度从 37 ℃降低至 33 ℃时，凝血级联反应中的酶活性仅略微降低，在这种轻度低温下，凝血过程没有明显损害；在低于 33 ℃的血液温度下，凝血因子的功能开始在凝血功能紊乱中发挥越来越大的作用。

纤维蛋白溶解途径似乎在很大程度上不受轻度至中度低温的影响。在动物研究中，在低于 20 ℃的低温水平下，血液循环中的儿茶酚胺增加，促使血管内皮细胞释放组织纤溶酶原激活剂，促使纤维蛋白溶解活性显著增加。

在一项关于心脏停搏后治疗性低温不良事件的前瞻性观察研究中，输血并发症仅发生在 6% 的患者身上，且与死亡率增加无关。如果在治疗性低温期间出现大出血，医师需要权衡持续低温的潜在益处和持续出血的风险。由于可逆性血小板功能障碍可能是这种程度低温下凝血障碍的主要原因，因此一线治疗是对患者进行复温。如果认为有必要继续降温，应采取干预措施来改善体温下降时的凝血功能，其中纠正酸中毒是一个重要的早期步骤，因为在某些临床情况下，低温可导致严重酸中毒，并协同损害凝血。此外，一项使用健康志愿者全血样本的体外研究发现，去氨加压素通过快速改善血小板聚集性可部分纠正低温诱导的凝血障碍。这很可能是由于糖蛋白 1b 受体通过从细胞质到细胞膜的再分配而增加表达所致。此外，研究人员还发现，当稀释、低温和酸中毒导致纤维蛋白原水平较低时，外源性补充纤维蛋白原浓缩物有助于恢复正常的凝血模式，并且在生理 pH 下，去氨加压素和纤维蛋白原的作用更为有效。

大量研究表明，溶栓治疗可以安全地用于亚低温治疗患者。在亚低温治疗期间接受组织纤溶酶原激活剂治疗的患者出血并发症的发生率与接受药物治疗的常温患者相同。然而，发生出血并发症的低温患者需要大量输血才能达到预定的血细胞比容。

（二）溶栓和抗凝治疗

急性心肌梗死或大面积肺栓塞是造成心脏停搏的主要原因。研究发现，急性心肌梗死早期行溶栓治疗能改善患者的局部心肌血液供应，并能有效降低恶性心律失常的发生率。不过，有研究资料显示，对心肺复苏后的急性心肌梗死患者进行溶栓治疗则易引发严重出血而导致死亡，具有一定的危险性，被视为心肺复苏的禁忌证。近年来，临床研究发现，心肺复苏过程中进行溶栓治疗有助于改善神经系统预后和自主循环恢复，降低死亡率。

心肺复苏是对心脏停搏患者进行有效早期干预的主要抢救方式，临床研究证实，心脏停搏及心肺复苏治疗后，患者凝血-纤溶系统失衡，血管中微血栓广泛形成，这可能是造成微循环开通失败的主要原因。因此，为了有效防止微血栓的发展和进一步形成，应尽早疏通微循环，有效改善无复流现象，进而改善缺血区无功能心肌细胞的功能，有效预防恶性心律失常的再次发生。阿司匹林能有效抑制血小板的环氧酶，从而抑制血小板聚集，能显著减轻或防止微循环血栓的进展，血栓通则具有抗栓形成、抗细胞凋亡以及抗组织缺血性损伤的作用，不但能缩短凝血时间，改善微循环和使血栓溶解，有效降低缺血损害，而且能扩张冠状动脉，从而提高心肌耐血氧能力并降低血液黏度。因此，心肺复苏后使用阿司匹林和血栓通抗凝安全有效，有助于改善患者的微循环。

在以往心肺复苏治疗指南中，急性心肌梗死溶栓的绝对或相对禁忌证中包含心肺复苏。多数研究资料均提出，急性心肌梗死患者心肺复苏后溶栓治疗能增加患者出血的风险。有研究者发现，患者心肺复苏后体内发生明显的急性事项炎性因子聚集，从而导致其体液免疫和细胞免疫功能降低，而抗凝和凝血因子活化能力增强，这导致凶险性溶栓后极有可能发生内脏出血，尤其是颅内出血。不过，随着此项研究的进一步深入和发展，研究者发现，造成心脏停搏患者死亡的主要原因是血栓，由急性心肌梗死或大面积肺栓塞引起的心脏停搏患者在进行心肺复苏时，溶栓治疗有可能有效消除病因并提高复苏成功率的效果。为此，大量学者研究发现，心肺复苏早期给予溶栓治疗并不会增加患者出血并发症的发生概率，多数出血与心肺复苏并没有直接关系。因此，有部分学者提出，急性心肌梗死患者在心肺复苏后给予溶栓和抗凝治疗均是可行的。鉴于医学界关于溶栓疗法在心肺复苏中应用的认识转变，国际心肺复苏及心血管急救指南于 2005 年提出，虽然目前并没有充分证据证明在心肺复苏中可使用溶栓治疗，但心肺复苏并不是溶栓疗法的禁忌证。

许多研究现已明确了抗凝血药（主要是肝素或阿司匹林）以及溶栓药在 CPR 术后患者的即时治疗中的作用价值。溶栓药可直接降解血栓，而肝素除了可防止血栓形成外，还可抑制纤溶酶原激活物抑制物-1 的作用，从而通过内源性机制进一步增加血栓降解率。Li 等回顾了 8 项研究，比较了在心肺复苏过程中用溶栓药和肝素治疗心脏停搏患者的结果，研究表明治疗组的自主循环恢复率、24 小时生存率、出院生存率和远期神经功能均有改善。欧洲一项前瞻性多中心随机研究中，通过对院外心脏停搏复苏期间的溶栓试验进一步探讨了溶栓治疗对 CPR 术后患者的潜在益处，该研究将 20 例院外心脏停搏患者随机分为两组，一组接受替奈普酶治疗，另一组接受安慰剂治疗，在对主要终点和次要终点的正式无效分析显示，干预组和安慰剂组的患者预后没有差异后，该试验提前中止；而替奈普酶组的颅内出血发生率显著高于安慰剂组。因此根据目前的研究数据，溶栓治疗不应常规用于 CRP 术后患者的治疗，只有当怀疑心脏停搏的原因为大面积肺栓塞所致时，或者已知原发性病理状况对这种治疗有反应时，溶栓治疗才显得合理且必要。

在心脏停搏和心肺复苏期间使用抗凝血药发生出血并发症的可能性更大。对于接受抗血小板和抗凝治疗的患者，由于心肌缺血或心肌梗死引起循环衰竭的风险更大。近年来，新型口服抗凝血药在原发性心脏病患者中的应用越来越广泛，同时这些抗凝血药对心脏停搏后出血风险的影响引起人们高度关注，但至今尚未有明确的研究结果。不仅如此，在临床工作中遇到新型抗凝血药使用过量的患者时，如何逆转这些药物的抗凝作用，也缺乏相应的药物研究和数据支持。综上，早期抗凝和溶栓治疗心肺复苏能有效改善患者微循环，提高梗死再通率，降低心脏事件和死亡的发生。在掌握好手术适应证的前提下，是提高抢救成功率的有效方法。

（三）替代治疗

对于血小板减少、凝血因子缺乏的患者应尽早给予替代治疗，以弥补凝血过程中血小板、凝血因子及其抑制物的消耗。

1. 新鲜全血　可提供血小板和除 TF、钙离子以外的全部凝血因子。为迅速纠正低凝状态，在新功能允许的情况下，可一次输血 $800\sim1500$ ml，或按 $20\sim30$ ml/kg 的剂量输入，以使血小板升至约 $50\times10^9/L$，各种凝血因子水平升至正常含量的 50% 以上。为避免因输注血小板和凝血因子诱发或加重 DIC，可在输血同时按每毫升血加入 $5\sim10$ IU 标准肝素，并计入全天肝素治疗总量，称为"肝素化血液制品输注"。

2. 新鲜血浆　新鲜冰冻血浆所含血小板和凝血因子与新鲜全血相似，并可减少输入液体总量、避免红细胞破坏产生膜磷脂等促凝因子进入患者体内，是 DIC 患者较理想的凝血因子和血小板的补充制剂。血浆输入还有助于纠正休克和微循环。新鲜冰冻血浆在输注时要十分慎重，对于心肺功能较差的患者，过量输注新鲜冰冻血浆会导致充血性心力衰竭。因此，输注新鲜冰冻血浆时要密切监测患者生命体征。需要注意的是，肾功能不全者清除 FDP 和 D-二聚体的能力下降，因此输注库存血及血浆时可使 FDP 含量升高。

3. 纤维蛋白原　适用于 DIC 有明显低纤维蛋白原血症或出血极为严重的患者。首剂 $2\sim4$ g，静脉滴注，后根据血浆纤维蛋白原含量补充。

4. 血小板　血小板低于 $20\times10^9/L$ 或血小板低于 $50\times10^9/L$ 伴有出血或出血倾向（需要有侵袭性操作）的 DIC 患者，需要紧急输血小板。血小板输注要求足量，首次用量至少在 4 IU 以上。为使血小板达到有效止血水平，24 小时用量最好在 10 IU 以上。输入血小板的有效作用时间一般约 48 小时，但对于无出血倾向的患者不推荐预防性输注血小板。

（四）连续性血液净化治疗

连续性血液净化（CBP）技术最初是用于肾脏替代治疗，多用于急性肾衰竭，随着该技术的不断发展，CBP 技术已经可以用于急性呼吸窘迫综合征、全身炎症反应综合征、多器官功能障碍综合征等危重症的救治。CBP 是一组连续、缓慢清除血液中水分和溶质的治疗方式，目前连续性血液净化包含有多种治疗技术，如连续性动脉-静脉血液透析滤过（CAVHDF）、连续性静脉-静脉血液透析（CVVHD）、缓慢连续性超滤（SCUF）、高容量血液滤过（HVHF）、连续性高流量透析（CHFD）等。连续性血液净化的作用机制主要是弥散、吸附和对流，针对相对分子质量<500 D 的小分子溶质，以及中分子物质等，通过透析膜两侧液体的相对流动和浓度之间的梯度差，溶质分子会从高浓度流向低浓度，自然达到动态的平衡效果。

经复苏后自主循环的建立仅是心肺复苏术后复杂而漫长的治疗过程的开始，虽然呼吸与循环支持、脑复苏治疗等方面进展迅速，但最终仍然只有很少一部分人能够存活出院，影响预后的因素很多，包括基础病、复苏时间、多脏器功能衰竭程度等。首先，维持水、电解质及酸碱平衡。复苏后患者绝大部分会出现不同程度多脏器功能衰竭，而急性肾衰竭、电解质失衡的出现常常导致严重的治疗矛盾，甚至导致治疗中断，而 CBP 可以说是此时的救命稻草。CBP 治疗后，pH、HCO_3^-、K^+、Na^+ 等均明显被纠正，有显著意义。同时，CBP 可以更精确地控制液体平衡，从而巩固脱水效果，减轻脑水肿。更重要的是为营养支持及其他药物的使用创造了条件，使治疗得以持续进行。其次，控制体温。亚低温疗法可以同时作用于心脏停搏的不同环节，因此成为目前临床上脑复苏的治疗标准。而亚低温治疗周期结束后，中枢性高热的体温控制对于改善预后有积极意义。传统控制体温的方法如物理降温、药物退热、冬眠疗法等的效果有限，体温波动大，而且过度镇静不利于痰液引流，可引起低血压，影响心肺功能的恢复。CBP 作为实施亚低温治疗的手段之一，其临床应用尚不普遍，但它有其他方法所不具有的优势，可以持续、精确地控制体温，同时避免过度镇静所导致的不良反应。此外，CBP 对心肺复苏过程中产生的有害代谢因子的清除可能有助于改善患者的临床预后，特别是脓毒血症患者。

连续性血液净化对于脑复苏的作用：首先，可以清除氮质代谢物及毒性物质，避免这些物质对脑细胞功能产生损害，将酸碱和水电解质纠正过来，纠正代谢紊乱，使机体内环境维持平衡。其次，它容量波动小，且无输液限制，有利于血浆重新充盈，稳定细胞外液的渗透压，维持血流动力学的稳定，进而保持脑组织的血流灌注。第三，它所使用的高通透性滤器可以清除大量的细胞因子，通过对流和吸附，清除循环中的水溶炎症介质，改善免疫细胞功能；清除过多的血乳酸、氧自由基等，减轻脑组织水肿。此外，有学者研究表明连续性血液净化与亚低温疗法联合，在进行 CBP 治疗前可先采用冰盐水静脉灌注，在 CBP 开始治疗后 4 小时左右就可以将患者的体温降至 32 ℃～34 ℃，可以有效促进患者神经功能的恢复。

连续性血液净化不仅用于肾脏替代治疗，还可通过非选择性清除血液循环中过度表达的前炎性递质和炎性递质降低炎性递质和细胞因子的峰浓度，下调机体的炎性反应，特别是可以很好地清除 TNF-α、IL-1、IL-6 和 IL-8 等炎性递质，从而减少对血管内皮细胞的影响，抑制凝血系统活化，稳定机体内环境，改善血流动力学指标，利于 SIRS 及 MODS 病理过程和预后的改善。尽管影响 CPR 成功的因素很多，但早期应用 CBP 可使经 CPR 自主循环恢复后凝血功能障碍的患者短期内临床获益，是治疗 CPR 后凝血功能障碍、防治 MODS 和改善预后的一种有效手段。

（五）体外膜氧合

体外膜氧合（ECMO）是一种呼吸循环支持技术，其原理是经导管将静脉血引到体外，在血泵的驱动下，经过膜式氧合器氧合再输回患者体内。ECMO 是一种有效的循环辅助方法，同时具有呼吸支持功能，能够快速改善失代偿期心功能不全的患者低氧血症和循环状态。

ECMO 作为一种体外生命支持方式，最初主要应用严重呼吸衰竭的患者，采取 ECMO 模式多为静脉-静脉模式（VV-ECMO），而在心脏危重症患者中采用是静脉-动脉模式（VA-ECMO），此模式可以对血流动力学有强大的机械辅助作用，可迅速减少血管活性药物剂量，有效改善组织微循环血液供应，减轻心脏负荷，使全身组织器官氧合和血流动力学处于相对稳定状态。ECMO 技术可以使机体在脱离或部分脱离自身心肺的情况下进行血液循环和气体交换，暂时替代心肺的部分功能或减轻心肺的负荷，迅速纠治各种原因所致的心脏停搏引起的呼吸循环功能衰竭，保证重要脏器的灌注，使其获得一定时间来完成功能上的改善和病理上的修复，帮助患者渡过危险期，改善预后。ECMO 治疗期间，心脏和肺得到充分的休息，全身氧供和血流动力学处在相对稳定的状态。体外膜氧合还可酌情控制机体温度、降低氧耗、保护重要生命脏器功能，尤其可同时进行亚低温治疗，对脑复苏具有重要作用。

ECMO 作为一种危重患者的治疗手段，在心血管急危重症的抢救治疗中主要用于循环支持、呼吸支持及替代体外循环 3 个方面。循环支持主要用于急性心肌炎、急性心肌梗死导致的心脏停搏、心源性休克的抢救以及安装心室辅助装置、人工心脏及心脏移植前的过渡。ECMO 可以对心肺功能衰竭的危重患者进行有效的呼吸或循环支持，使心肺得到充分休息，为心功能的恢复及其原发病的治疗赢得时机，是目前救治难治性心源性休克或循环衰竭的有效支持手段。对于危重的急性心肌梗死患者，ECMO的及时应用可有效地改善血流动力学，增加冠状动脉内血流及心肌灌注，为患者进一步治疗争取时间；在 ECMO 辅助下进行急诊介入治疗安全可靠，同时，在成功地完成 PCI 后，可以短时间内改善心源性休克的血流动力学异常，有效地恢复梗死区心肌再灌注，降低死亡率。

急性心肌梗死合并心脏停搏、严重致命性心律失常、心源性休克的死亡率极高，及时、有效、持续开通梗死相关动脉，实现再灌注是急性心肌梗死治疗的关键，尽早恢复冠状动脉血流可以减少梗死面积、改善预后。主动脉内球囊反搏（IABP）是一种循环辅助装置，它本身不能代替心脏收缩，只是通过降低心脏后负荷，改变全身脏器血液分布，增加心、脑等重要脏器的血液供应，改善心功能，在心脏收缩功能较低时效果往往不佳，并且在心脏停搏没有自主心律时不能提供有效循环辅助。ECMO 的人工心泵能有效地替代患者自体心泵，可以部分代替心肺功能，从而维持血流动力学的稳定性，为 PCI 提供必备的前提条件。尤其重要的是，ECMO 能改善危重 AMI 患者血流动力学，为急诊血运重建治疗创造条件，降低危重 AMI 患者的死亡率。同时，ECMO 可增加组织和脏器氧供，使缺血的顿抑心肌和冬眠心肌恢复收缩能力，达到改善心功能的目的。

急性心肌梗死合并心脏停搏时，有效的自主循环的建立是随后脑复苏成功从而挽救生命的前提。常规心肺复苏只能达到正常心搏量的 $1/4 \sim 1/3$，随着心肺复苏时间的延长、胸廓弹性下降、心搏量进一步下降、心脏动脉血灌注量及氧供逐步降低，而且随着心肺复苏术的进行、心肌缺血时间延长，导致其反应性逐渐下降，并最终失去对各种治疗措施的反应。临床结果表明通过 CPR 联合 ECMO 治疗，达到了常规心肺复苏所不能达到的效果，患者的神经功能恢复良好，较少有神经性后遗症。

对于急性心肌梗死合并心脏停搏应用 ECMO：① 应用 ECMO 的前提是常规 CPR 无效或不能维持有效的动脉血压而心、脑功能有恢复的可能；②70% 心脏停搏发生在院外，ECMO 技术因时间和条件限制，很难在"生存链"的早期得到应用，因而尚不能提高心脏停搏的院外心肺复苏成功率；③ECMO 本身不直接治疗疾病，而是一种短期生命支持的方法，在维持全身血流动力学稳定的基础上应尽快采取综合治疗措施，积极治疗原发病，恢复心泵功能，同时尽量降低 ECMO 流量；④ ECMO 可以有效地改善低氧血症、迅速提高氧分压，改善全身组织氧供，减少机械通气对循环的影响，给心肺一个休息恢复的时机，减少多脏器功能不全的发生，降低病死率；⑤ 急诊 ECMO 专用成套物品的配备以及建立一套完整的规范制度和操作程序，组建一支分工明确合作有序的团队，同时加强与其他相关科室的协作，准备充分，在紧急情况下有条不紊地做出正确而快速的反应，是快速建立 ECMO、提高抢救成功率的重要条件。体外膜氧合是一种成功的提高氧合能力和向重要器官输送血液的方法，但也有潜在的副作用，相对常见的并发症是出血和血栓形成，两者都可能危及生命。流行病学资料显示，VA-ECMO 在难治性心脏停搏和心肺复苏中的应用越来越多，经治疗后的生存率平均约为 30%，最近的一项单中心前瞻性研究显示，院内心脏停搏患者接受 ECMO 治疗后的 1 年生存率可增加约 50%。

ECMO 治疗前的动脉/静脉置管使患者的血液暴露在体外循环的非生物表面，极大地促进了机体炎症和凝血反应。ECMO 启动后，血小板立即黏附在导管表面并释放 α-颗粒，导致大量血小板的活化和聚集。管路作为非生物异物也激活了凝血级联反应中的许多促凝血因子，同时血小板颗粒进一步增强了促凝血因子活性，从而使凝血酶通过正反馈环产生并刺激血小板进一步活化。凝血系统的这种不受控制的激活触发了纤溶系统的反应性上调。总之，通过表面接触释放凝血因子，补体系统的大量激活，以及导致粒细胞脱颗粒的强烈炎症反应，为促凝血以及纤溶和抗凝过程提供了燃料。这导致血小板的净损失、凝血因子的消耗以及广泛血栓的形成。ECMO 管路中的血栓是最直接的有害后果，因为它可能导致氧合器故障、血流阻塞或对大脑和其他重要器官的系统性栓塞。肝素是 ECMO 治疗中最常用的抗凝血药，用来减轻凝血反应，但同时也内在的增加出血的风险。虽然肝素对血小板活性的直接影响很小，但它可通过抑制凝血级联反应有效地限制血栓的形成。随着 ECMO 治疗时间的延长，肝素抗血栓形成的作用会趋于减弱，因此，在抗凝水平过高和过低之间找到平衡点是管理 ECMO 治疗的一个关键因素。

五、展望

在对心脏停搏和心肺复苏患者的诊治过程中通常会遇到严重的凝血功能紊乱，这些凝血功能紊乱的原因通常是多因素的，是内源性和医源性成分共同作用的结果。尽管近年来针对 CPR 术后患者凝血功能机制的研究逐年增多，目前针对 CPR 术后凝血功能紊乱的病理生理机制仍未完全明确，对 CPR 术后的患者出现凝血功能紊乱目前的治疗仍较为被动，主要为全身支持治疗，对改善凝血功能暂无特异性或显著疗效的治疗手段。因此，了解各种凝血异常的潜在机制、明确各项凝血检测指标的意义、减少医源性凝血功能紊乱因素等，可以极大地提高对患者的诊治水平，并有望进一步改善患者预后。

〔黄姗姗 李一德 莫伟胜 刘 萍 朱 媛 罗嘉文 周睿彤 金 彪 王 珊 罗 亮〕

参考文献

［1］Grsner J T，Lefering R，Koster R W，et al. EuReCa ONE-27 Nations，ONE Europe，ONE Registry：A prospective one month analysis of out-of-hospital cardiac arrest outcomes in 27 countries in Europe ［J］. Resuscitation，2016，105：188-195.

［2］Zhang S. Sudden cardiac death in China：Current status and future perspectives ［J］. Europace，2015，17（Suppl 2）：ii14-18.

［3］Shao F，Li C S，Liang L R，et al. Outcome of out-of-hospital cardiacarrests in Beijing，China ［J］. Resuscitation，2014，85（11）：6991.

［4］Hua W，Zhang L F，Wu Y F，et al. Incidence of sudden cardiac death in China：Analysis of 4 regional populations ［J］. J Am Coll Cardiol，2009，54（12）：1110-1118.

［5］张在其，陈文标，陈玮莹，等. 广州市 97823 例院前急救患者流行病学分析 ［J］. 中国危重病急救医学，2011，23（2）：99-103.

［6］Girotra S，Chan P S，Bradley S M. Post-resuscitation care following out-of-hospital and in-hospital cardiac arrest ［J］. Heart，2015，101（24）：1943-1949.

［7］Pana R，Hornby L，Shemie S D，et al. Time to loss of brain function and activity during circulatory arrest ［J］. J Crit Care，2016，34：77-83.

［8］Ristagno G，Tang W，Huang L，et al. Epinephrine reduces cerebral perfusion during cardiopulmonary resuscitation ［J］. Crit Care Med，2009，37（4）：1408-1415.

［9］Crack P J，Taylor J M. Reactive oxygen species and the modulation of stroke ［J］. Free Radic Biol Med，2005，38（11）：1433-1444.

［10］Uchino H，Ogihara Y，Fukui H，et al. Brain injury following cardiac arrest：Pathophysiology for neurocritical care ［J］. J Intensive Care，2016，4：31.

［11］Crack P J，Taylor J M. Reactive oxygen species and the modulation of stroke ［J］. Free Radic Biol Med，2005，38（11）：1433-1444.

［12］Molinaro P，Cataldi M，Cuomo O，et al. Genetically modified mice as a strategy to unravel the role played by the Na^+/Ca^{2+} exchanger in brain ischemia and in spatial learning and memory deficits ［J］. Adv Exp Med Biol，2013，961：213-222.

［13］Tano J Y，Gollasch M. Calcium-activated potassium channels in ischemia reperfusion：A brief update ［J］. Front Physiol，2014，5：381.

［14］Phaniendra A，Jestadi D B，Periyasamy L. Free radicals：Properties，sources，targets，and their implication in various diseases ［J］. Indian J Clin Biochem，2015，30（1）：11-26.

［15］Allen C L，Bayraktutan U. Oxidative stress and its role in the pathogenesis of ischaemic stroke ［J］. Int J Stroke，2009，4（6）：461-470.

［16］Iadecola C，Anrather J. The immunology of stroke：From mechanisms to translation ［J］. Nat Med，2011，17（7）：796-808.

［17］Lakhan S E，Kirchgessner A，Hofer M. Inflammatory mechanismsin ischemic stroke：Therapeutic approaches ［J］. J Transl Med，2009，7：97.

［18］Ysebaert D K，De Greef K E，De Beuf A，et al. T cells as mediators in renal ischemia / reperfusion injury ［J］. Kidney Int，2004，66（2）：491-496.

［19］Ayoub I M，Radhakrishnan J，Gazmuri R J. Targeting mitochondria for resuscitation from cardiac arrest ［J］. Crit Care Med，2008，36（11 Suppl）：S440-446.

［20］Donnino M W，Liu X，Andersen L W，et al. Characterization of mitochondrial injury after cardiac arrest （COMICA） ［J］. Resuscitation，2017，113：56-62.

［21］Quillinan N，Herson P S，Traystman R J. Neuropathophysiology of Brain Injury ［J］. Anesthesiol Clin，2016，34（3）：453-464.

[22] Wang M, Kaufman R J. Protein misfolding in the endoplasmic reticulum as a conduit to human disease [J]. Nature, 2016, 529 (7586): 326 - 335.

[23] Han J, Back S H, Hur J, et al. ER-stress-induced transcriptional regulation increases protein synthesis leading to cell death [J]. Nat Cell Biol, 2013, 15 (5): 481 - 490.

[24] Zhang J, Xie X, Pan H, et al. Role of endoplasmic reticulum stress in brain damage after cardiopulmonary resuscitation in rats [J]. Shock, 2015, 44 (1): 65 - 71.

[25] Gao Y, Gui Q, Jin L, et al. Hydrogen-rich saline attenuates hippocampus endoplasmic reticulum stress after cardiac arrest in rats [J]. Neurosci Lett, 2017, 640: 29 - 36.

[26] Chen A, Oakley A E, Monteiro M, et al. Multiplex analyte assays to characterize different dementias: Brain inflammatory cytokines in poststroke and other dementias [J]. Neurobiol Aging, 2016, 38: 56 - 67.

[27] Treda C, Popeda M, Ksiazkiewicz M, et al. EGFR activation leads to cell death independent of PI3K /AKT /mTOR in an AD293 cell line [J]. PLoS One, 2016, 11 (5): e0155230.

[28] Czosnyka M, Smielewski P, Kirkpatriek P, et al. Monkoring of cerebral autoregulation in head-injured patients [J]. Stroke, 1996, 27 (10): 1829 - 1834.

[29] Czosnyka M, Smielewski P, Kirkpatrick P. et al. Continuous assessment of the cerebral vasomotor reactivity in head injury [J]. Neurosurgery, 1997, 41 (1): 11 - 17.

[30] Diedler J, Santos E, Poli S, et al. Optimal cerebral perfusion pressure in patients with intracerebral hemorrhage: an observational case series [J]. Crit Care, 2014, 18 (2): 51.

[31] Peberdy M A, Callaway C W, Neumar R W, et al. Part 9: post-cardiac arrest care: 2010 American Heart Association guidelines for cardiopulmonary resuscitation and emergency cardiovascular care [J]. Circulation, 2010, 122 (18 suppl 3): S768 - S786.

[32] Panchal A R, Berg K M, Kudenchuk P J, et al. 2018 American Heart Association focused update on advanced cardiovascular life support use of antiarrhythmic drugs during and immediately after cardiac arrest: an update to the American Heart Association guidelines for cardiopulmonary resuscitation and emergency cardiovascular care [J]. Circulation, 2018, 138 (23): e740 - 749.

[33] Lemkes J S, Janssens G N, van der Hoeven N W, et al. Coronary angiography after cardiac arrest without ST-segment elevation [J]. New England Journal of Medicine, 2019, 380 (15): 1397 - 1407.

[34] Andersen L W, Holmberg M J, Berg K M, et al. In-Hospital Cardiac Arrest: A Review [J]. JAMA, 2019, 321 (12): 1200 - 1210.

[35] Dragancea I, Rundgren M, Englund E, et al. The influence of induced hypothermia and delayed prognostication on the mode of death after cardiac arrest [J]. Resuscitation, 2013, 84 (3): 337 - 342.

[36] Lemiale V, Dumas F, Mongardon N, et al. Intensive care unit mortality after cardiac arrest: the relative contribution of shock and brain injury in a large cohort [J]. Intensive Care Med, 2013, 39 (11): 1972 - 1980.

[37] Dragancea I, Rundgren M, Englund E, et al. The influence of induced hypothermia and delayed prognostication on the mode of death after cardiac arrest. Resuscitation, 2013; 84: 337 - 342.

[38] Chang W T, Ma M H, Chien K L, et al. Postresuscitation myocardial dysfunction: correlated factors and prognostic implications [J]. Intensive Care Med, 2007, 33: 88 - 95.

[39] Noc M, Fajadet J, Lassen J F, et al. Invasive coronary treatment strategies for out-of-hospital cardiac arrest: a consensus statement from the European association for percutaneous cardiovascular interventions (EAPCI) /stent for life (SFL) groups [J]. EuroIntervention, 2014, 10, 31 - 37.

[40] Pene F, Hyvernat H, Mallet V, et al. Prognostic value of relative adrenal insufficiency after out-of-hospital cardiac arrest [J]. Intensive Care Med, 2005, 31: 627 - 633.

[41] Thiele H, Zeymer U, Neumann F J, et al. Intraaortic balloon support for myocardial infarction with cardiogenic shock [J]. N Engl J Med, 2012, 367: 1287 - 1296.

[42] Nichol G, Karmy-Jones R, Salerno C, et al. Systematic review of percutaneous cardiopulmonary bypass for cardiac arrest or cardiogenic shock states. Resuscitation, 2006, 70: 381 - 394.

[43] Gaieski D F, Band R A, Abella B S, et al. Early goal-directed hemodynamic optimization combined with therapeutic

hypothermia in comatose survivors of out-of-hospital cardiac arrest [J]. Resuscitation，2009，80：418－424.

[44] Kilgannon J H，Roberts B W，Jones A E，et al. Arterial blood pressure and neurologic outcome after resuscitation from cardiac arrest [J]. Crit Care Med，2014，42：2083－2091.

[45] Jacobshagen C，Pelster T，Pax A，et al. Effects of mild hypothermia on hemodynamics in cardiac arrest survivors and isolated failing human myocardium [J]. Clin Res Cardiol，2010，99：267－276.

[46] Staer-Jensen H，Sunde K，Olasveengen T M，et al. Bradycardia during therapeutic hypothermia is associated with good neurologic outcome in comatose survivors of out-of-hospital cardiac arrest [J]. Crit Care Med，2014，42：2401－2408.

[47] Thomsen J H，Hassager C，Bro-Jeppesen J，et al. Sinus bradycardia during hypothermia in comatose survivors of out-ofhospital cardiac arrest-a new early marker of favorable outcome? [J] Resuscitation，2015，89：36－42.

[48] 中国医师协会体外生命支持专业委员会. 成人体外膜氧合循环辅助专家共识 [J]. 中华医学杂志，2018，98（12）：886－894.

[49] older man K H，Herold I. Therapeutic hypothermia and controlled normothermia in the intensive care unit：Practical considerations，side effects，and cooling methods [J]. Crit Care Med，2009，37（3）：1101－1120.

[50] Wu J V，Li C S，Yuan W. Phosphodiesteruse-5 inhibition improves macrocirculation and microcirculation during cardiopulmonary resuscitation [J]. Am J Emerg Med，2016，34（2）：162－166.

[51] Omar Y G，Massey M，Andersen L W，et al. Sublingual microcirculation is impaired in post-cardiac arrest patients [J]. Resuscitation，2013，84（12）：1717－1722.

[52] Dubin，Pozo M O，Casa bella C A，et al. Increasing arterial blood pressure with norepinephrine does not improve microcirculatory blood flow：a prospective smdy [J]. Crit Care，2009，13（3）：R92.

[53] Lima A，van Bommei J，Jansen T C，et al. Low tissue oxygen saturation at the end of early goal-directed therapy is associated with worse outcome in critically ill patients [J]. Crit Care，2009，13（Suppl 5）：S13.

[54] Lima A，van Bommel J，Sikorska K，et al. The relation of nearinfrared spectroscopy with changes in peripheml circulation in critically ill patients [J]. Crit Care Med，2011，39（7）：1649－1654.

[55] Tarvasmaki T，Lassus J，Varpula M，et al. Current real-life use of vasopressors and inotropes in cardiogenic shock-adrenaline use is associated with excess organ injury and mortality [J]. Crit Care，2016，20（1）：208.

[56] Grimaldi D，Guivarch E，Neveux N，et al. Markers of intestinal injury are associated with endotoxemia in successfully resuscitated patients [J]. Resuscitation，2013，84：60－65.

[57] Adrie C，Adib-Conquy M，Laurent I，et al. Successful cardiopulmonary resuscitation after cardiac arrest as a "sepsis-like" syndrome [J]. Circulation，2002，106：562－568.

[58] Lemiale V，Dumas F，Mongardon N，et al. Intensive care unit mortality after cardiac arrest：the relative contribution of shock and brain injury in a large cohort [J]. Intensive Care Med，2013，39：1972－1980.

[59] Noc M，Fajadet J，Lassen J F，et al. Invasive coronary treatment strategies for out-of-hospital cardiac arrest：a consensus statement from the European association for percutaneous cardiovascular interventions（EAPCI）/stent for life（SFL）groups [J]. EuroIntervention，2014，10：31－37.

[60] Kim F，Nichol G，Maynard C，et al. Effect of prehospital induction of mild hypothermia on survival and neurological status among adults with cardiac arrest：a randomized clinical trial [J]. J Am Med Assoc，2014，311：45－52.

[61] ichard F，Pinsky M R，Vincent J L. Intensive care medicine in 2050：NEWS for 8L hemodynamic monitoring [J]. Intensive Care Med，2017，43（3）：440－442.

[62] Monnet X，Saugel B. Could resuscitation be based on microcir-culation data? We are not sure! [J]. Intensive Care Med，2018，44（6）：950－953.

[63] Ince C，Boerma E C，Ceceoni M，et al. Cardiovascular Dynamics Section of the ESICM. Second consensus on the assessment of sublinguaI microcirculation in critically ill patients：results from a task force of the European Society of Intensive Care Medicine [J]. Intensive Care Med，2018，44（3）：281－299.

[64] 姚咏明. 急危重症病理生理学 [M]. 北京：科学出版社，2013.

[65] Neumar R W. Optimal oxygenation during and after cardiopulmonary resuscitation [J]. Curr Opin Crit Care，2011，17：236－240.

［66］Dell'Anna A，Lamanna I，Vincent J L，et al. How much oxygen in adult cardiac arrest? ［J］. Crit Care，2014，18：555.

［67］Wang S，Wu J Y，Guo Z J，et al. Effect of rescue breathing during cardiopulmonary resuscitation on lung function after restoration of spontaneous circulation in a porcine model of prolonged cardiac arrest ［J］. Crit Care Med，2013，41：102－110.

［68］Martin D S Grocott M P. Oxygen therapy in critical illness：precise control of arterial oxygenation and permissive hypoxemia ［J］. Crit Care Med，2013，41：423－32.

［69］Dell'Anna A M，Lamanna I，Vincent J L，et al. How much oxygen in adult cardiac arrest? ［J］. Crit Care，2014，18：555.

［70］Pilcher J，Weatherall M，Shirtcliffe P，et al. The effect of hyperoxia following cardiac arrest-a systematic review and meta-analysis of animal trials ［J］. Resuscitation，2012，83：417－422.

［71］Saugstad O D，Ramji S，Soll R F，et al. Resuscitation of newborn infants with 21％ or 100％ oxygen：an updated systematic review and meta-analysis ［J］. Neonatology，2008，94：176－182.

［72］Cavus E，Bein B，Dörges V，et al. Brain tissue oxygen pressure and cerebral metabolism in an animal model of cardiac arrest and cardiopulmonary resuscitation ［J］. Resuscitation，2006，71：97－106.

［73］朱蕾. 机械通气 ［M］. 上海：上海科学技术出版社，2017：75－76.

［74］王辰. 呼吸治疗学教程 ［M］. 北京：人民卫生出版社，2010：142－177.

［75］万学红，卢雪峰. 诊断学 ［M］. 北京：人民卫生出版社，2013.

［76］Nolan J P，Soar J，Cariou A，et al. European resuscitation council and European Society of Intensive Care Medicine Guidelines for postresuscitation care 2015：Section 5 of the European Resuscitation Council Guidelines for Resuscitation 2015 ［J］. Resuscitation，2015，95：202－222.

［77］Pitman E B，Zaritski R M，Moore L C，et al. A reduced model for nephron flow dynamics mediated by tubuloglomerular feedback ［J］. Membrane Transport & Renal Physiology，2009，129：345－364.

［78］Inker L A，Schmid C H，Tighiouart H，et al. Estimating glomerular filtration rate from serum creatinine and cystatin C ［J］. N Engl J Med，2012，367：20－29.

［79］Levey A S，Greene T，Kusek J，et al. A simplified equation to predict glomerular filtration rate from serum creatinine ［J］. J Am Soc Nephrol，2000，11：A0828.

［80］Ma Y C，Zuo L，Chen J H，et al. Improved GFR estimation by combined creatinine and cystatin C measurements ［J］. Kidney Int，2007，72：1535－1542.

［81］Wilson R F. The Science and Practice of Resuscitation Medicine ［J］. Cardiac Arrest，2008，100（4）：283－284.

［82］Michael J R，Guerci A，Koehler R C，et al. Mechanisms by which epinephrine augments cerebral and myocardial perfusion during cardiopulmonary resuscitation in dogs ［J］. Circulation，1984，69：822－835.

［83］Jakob S M. Splanchnic blood flow in low-flow states ［J］. Anesth Analg，2003，96：1129－1138.

［84］Neumayer H H，Gellert J，Luft F C. Calcium antagonist and renal protection ［J］. Renal Failure，1993，15：353－358.

［85］Baud L，Ardaillou R. Involvement of reactive oxygen species in kidney damage ［J］. Br Med Bull，1993，49：621－629.

［86］Greene E L，Paller M S. Oxygen free radical in acute renal failure. Miner ［J］. Electrolyte Metab，1991，17：124－132.

［87］Stanley J J，Goldblum J R，Frank T S，et al. Attenuation of renal reperfusion injury in rats by the 21－aminosteroid U74006F ［J］. J Vasc Surg，1993，17：685－689.

［88］Ferguson M A，Waikar S S. Established and emerging markers of kidney function ［J］. Clin Chem，2012，58：680－689.

［89］Kokkoris S，Pipili C，Grapsa E，et al. Novel Biomarkers of Acute Kidney Injury in the General Adult ICU：A Review ［J］. Renal Failure，2013，35（4）：579－591.

［90］Khwaja，Arif. KDIGO Clinical Practice Guidelines for Acute Kidney Injury ［J］. Nephron Clinical Practice，2012，120（4）：179－184.

［91］Annane D，Siami S，Jaber S，et al. Effects offluid resuscitation with colloids vs crystalloids on mortality in critically ill patients presenting with hypovolemic shock：the CRISTAL randomized trial ［J］. JAMA，2013，310：1809 - 1817.

［92］Asfar P，Meziani F，Hamel J F，et al. High versus low bloodpressure target in patients with septic shock ［J］. N Engl J Med，2014，370：1583 - 1593.

［93］Bouchard J，Soroko S B，Chertow G M，et al. Fluid accumulation，survival and recovery of kidney function in critically ill patients with AKI ［J］. Kidney Int，2009，76：422 - 427.

［94］Chowdhury A H，Cox E F，Francis S T，et al. A randomized，controlled，double-blind crossover study on the effects of 2L infusions of 0.9％saline and Plasma-Lyte（R）148 on renal blood flow velocity and renal cortical tissue perfusion in healthy volunteers ［J］. Ann Surg. 2012，256：18 - 24.

［95］Davison D，Junker C. Advances in critical care for the nephrologist：hemodynamic monitoring and volume management ［J］. Clin J Am Soc Nephrol，2008，3：554 - 561.

［96］van den Berghe G，Wouters P，Weekers F，et al. Intensive insulin therapy in critically ill patients ［J］. N Engl J Med，2001，345：1359 - 1367.

［97］Vanmassenhove J，Kielstein J，J orres A，et al. Management of patients at risk of AKI ［J］. Lancet，2017，389：2139 - 2151.

［98］Zarbock A，Kellum J A，Schmidt C，et al. Effect of early vs delayed initiation of renal replacement therapy on mortality in critically ill patients with AKI：the ELAIN randomized clinical trial ［J］. JAMA，2016，315：2190 - 2199.

［99］Gaudry S，Hajage D，Schortgen F，et al. Initiation strategies for renal-replacement therapy in the intensive care unit ［J］. N Engl J Med，2016，375：122 - 133.

［100］Macedo E，Mehta R L. Continuous dialysis therapies：core curriculum 2016 ［J］. Am J Kidney Dis，2016，68：645 - 657.

［101］Ponce D，Balbi A，Cullis B. Acute PD：evidence，guidelines，and controversies ［J］. Semin Nephrol，2017，37：103 -112.

［102］Uchino S，Bellomo R，Morimatsu H，et al. Discontinuation of continuous renal replacement therapy：a post hoc analysis of a prospective multicenter observational study ［J］. Crit Care Med，2009，37：2576 - 2582.

［103］Bucaloiu I D，Kirchner H L，Norfolk E R，et al. Increased risk of death and de novo CKD following reversible AKI ［J］. Kidney Int，2012，81：477 - 485.

［104］Chawla L S，Eggers P W，Star R A，et al. AKI and CKD as interconnected syndromes ［J］. N Engl J Med，2014，371：58 - 66.

［105］Thorens J，Froehlich F，Schwizer W，et al. Bacterial overgrowth during treatment with omeprazole compared with cimetidine：a prospective randomised double blind study ［J］. Gut，1996，39（1）：54 - 59.

［106］Haglund U，Bulkley G B，Granger D N. On the pathophysiology of intestinal ischemic injury. Clinical review ［J］. Acta Chir Scand，1987，153（5 - 6）：321 - 324.

［107］Bulkley G B，Kvietys P R，Parks D A，et al. Relationship of blood flow and oxygen consumption to ischemic injury in the canine small intestine ［J］. Gastroenterology，1985，89（4）：852 - 857.

［108］Chiu C J，McArdle A H，Brown R，et al. Intestinal mucosal lesion in low-flow states. I. A morphological，hemodynamic，and metabolic reappraisal ［J］. Arch Surg，1970，101（4）：478 - 483.

［109］Schupp K N，Schrand L M，Mutnick A H. A cost-effectiveness analysis of stress ulcer prophylaxis ［J］. Ann Pharmacother，2003，37（5）：631 - 635.

［110］Filbin M R，Hou P C，Massey M，et al. The microcirculation is preserved in emergency department low-acuity sepsis patients without hypotension ［J］. Acad Emerg Med，2014，21（2）：154 - 162.

［111］Barkun A N，Bhat M，Armstrong D，et al. Effectiveness of disseminating consensus management recommendations for ulcer bleeding：a cluster randomized trial ［J］. CMAJ，2013，185（3）：E156 - 166.

［112］Krag M，Perner A，Wetterslev J，et al. Stress ulcer prophylaxis versus placebo or no prophylaxis in critically ill patients. A systematic review of randomised clinical trials with meta-analysis and trial sequential analysis ［J］. Intensive Care Med，2014，40（1）：11 - 22.

［113］ Marik P E，Vasu T，Hirani A，et al. Stress ulcer prophylaxis in the new millennium：a systematic review and meta-analysis ［J］. Crit Care Med，2010，38 （11）：2222 - 2228.

［114］ Barkun A N，Bardou M，Pham C Q，et al. Proton pump inhibitors vs. histamine 2 receptor antagonists for stress-related mucosal bleeding prophylaxis in critically ill patients：a meta-analysis ［J］. Am J Gastroenterol，2012，107 （4）：507 - 520；quiz 521.

［115］ Alhazzani W，Alenezi F，Jaeschke R Z，et al. Proton pump inhibitors versus histamine 2 receptor antagonists for stress ulcer prophylaxis in critically ill patients：a systematic review and meta-analysis ［J］. Crit Care Med，2013，41 （3）：693 - 705.

［116］ Lin P C，Chang C H，Hsu P I，et al. The efficacy and safety of proton pump inhibitors vs histamine-2 receptor antagonists for stress ulcer bleeding prophylaxis among critical care patients：a meta-analysis ［J］. Crit Care Med，2010，38 （4）：1197 - 1205.

［117］ MacLaren R，Reynolds P M，Allen R R. Histamine-2 receptor antagonists vs proton pump inhibitors on gastrointestinal tract hemorrhage and infectious complications in the intensive care unit ［J］. JAMA Intern Med，2014，174 （4）：564 - 574.

［118］ Thorens J，Froehlich F，Schwizer W，et al. Bacterial overgrowth during treatment with omeprazole compared with cimetidine：a prospective randomised double blind study ［J］. Gut，1996，39 （1）：54 - 59.

［119］ Wang K，Lin H J，Perng C L，et al. The effect of H2-receptor antagonist and proton pump inhibitor on microbial proliferation in the stomach ［J］. Hepatogastroenterology，2004，51 （59）：1540 - 1543.

［120］ Vincent J L，Bihari D J，Suter P M，et al. The prevalence of nosocomial infection in intensive care units in Europe. Results of the European Prevalence of Infection in Intensive Care （EPIC） Study. EPIC International Advisory Committee ［J］. JAMA，1995，274 （8）：639 - 644.

［121］ Barletta J F，El-Ibiary S Y，Davis L E，et al. Proton Pump Inhibitors and the Risk for Hospital-Acquired Clostridium difficile Infection ［J］. Mayo Clin Proc，2013，88 （10）：1085 - 1090.

［122］ Barletta J F，Kanji S，MacLaren R，et al. American-Canadian consortium for Intensive care Drug utilization （ACID） Investigators. Pharmacoepidemiology of stress ulcer prophylaxis in the United States and Canada ［J］. J Crit Care，2014，29 （6）：955 - 960.

［123］ Farrell C P，Mercogliano G，Kuntz C L. Overuse of stress ulcer prophylaxis in the critical care setting and beyond ［J］. J Crit Care，2010，25 （2）：214 - 220.

［124］ Osman D，Djibré M，Da Silva D，et al. Management by the intensivist of gastrointestinal bleeding in adults and children ［J］. Ann Intensive Care，2012，2 （1）：46.

［125］ Madsen K R，Lorentzen K，Clausen N，et al. Danish Society of Intensive Care Medicine；Danish Society of Anesthesiology and Intensive Care Medicine. Guideline for stress ulcer prophylaxis in the intensive care unit ［J］. Dan Med J，2014，61 （3）：C4811.

［126］ Barkun A N，Bardou M，Kuipers E J，et al. International Consensus Upper Gastrointestinal Bleeding Conference Group. International consensus recommendations on the management of patients with nonvariceal upper gastrointestinal bleeding ［J］. Ann Intern Med，2010，152 （2）：101 - 113.

［127］ Laine L，Jensen D M. Management of patients with ulcer bleeding ［J］. Am J Gastroenterol，2012，107 （3）：345 - 360；quiz 361.

［128］ Lu Y，Loffroy R，Lau J Y，et al. Multidisciplinary management strategies for acute non-variceal upper gastrointestinal bleeding ［J］. Br J Surg，2014，101 （1）：e34 - 50.

［129］ Opio C K，Garcia-Tsao G. Managing varices：drugs，bands，and shunts ［J］. Gastroenterol Clin North Am，2011，40 （3）：561 - 579.

［130］ Bailey R W，Brengman M L，Fuh K C，et al. Hemodynamic pathogenesis of ischemic hepatic injury following cardiogenic shock/resuscitation ［J］. Shock，2000，14 （4）：451 - 459.

［131］ Reilly P M，Wilkins K B，Fuh K C，et al. The mesenteric hemodynamic response to circulatory shock：an overview ［J］. Shock，2001，15 （5）：329 - 343.

［132］ Toung T，Reilly P M，Fuh K C，et al. Mesenteric vasoconstriction in response to hemorrhagic shock ［J］. Shock，

2000，13（4）：267－273.

[133] Vreede-Swagemakers JJ MD，Gorgels APM，Dubois-Arbouw W I，et al. Out-of-hospital cardiac arrest in the 1990s：A population-based study in the Maastricht area on incidence，characteristics and survival ［J］. Journal of the American College of Cardiology，1997，30（6）：1500.

[134] Ganter M T，Hofer C K. Coagulation monitoring：current techniques and clinical use of viscoelastic point-of-care coagulation devices ［J］. Anesth Analg，2008，106（5）：1366－1375.

[135] Huet O，Dupic L，Batteux F，et al. Postresuscitation syndrome：potential role of hydroxyl radical-induced endothelial cell damage ［J］. Crit Care Me，2011，39（7）：1712－1720.

[136] Reikvam H，Steien E，Hauge B，et al. Thrombelastography ［J］. Transfus Apher Sci，2009，40（2）：119－123.

[137] Grubb A，Walsh P，Lambe N，et al. Survey of British clinicians'views on management of patients in persistent vegetative state ［J］. Lancet，1996，348（9019）：35－40.

[138] 蔡海英，叶立刚，徐善祥. 血栓弹力图监测低温对严重创伤患者凝血功能的影响 ［J］. 中华创伤杂志，2013，29（1）：10－14.

[139] 魏红艳，胡春林，李欣. 亚低温对兔心肺复苏后凝血及脑微循环的影响 ［J］. 中华急诊医学杂志，2011，20（3）：259－263.

[140] Kettner S C，Kozek S A，Groetzner J P，et al. Effects of hypothermia on thrombelastography in patients undergoing cardiopulmonary bypass ［J］. Br J Anaesth，1998，80（3）：313－317.

[141] White N J，Leong B S，Brueckner J，et al. Coagulopathy during cardiac arrest and resuscitation in a swine model of electrically induced ventricular fibrillation ［J］. Resuscitation，2011，82（7）：925.

[142] Holzer M. Targeted temperature management for comatose survivors of cardiac arrest ［J］. N Engl J Med，2010，363：1256－1264.

[143] Kleinman M E，Srinivasan V. Postresuscitation care ［J］. Pediatr Clin North Am，2008，55：943－967.

[144] Adrie C，Monchi M，Laurent I，et al. Coagulopathy after successful cardiopulmonary resuscitation following cardiac arrest：Implication of the protein C anticoagulant pathway ［J］. J Am Coll Cardiol，2005，46：21－28.

[145] Gando S，Nanzaki S，Morimoto Y，et al. Tissue factor and tissue factor pathway inhibitor levels during and after cardiopulmonary resuscitation ［J］. Thromb Res，1999，96：107－113.

[146] Böttiger B W，Motsch J，Böhrer H，et al. Activation of blood coagulation after cardiac arrest is not balanced adequately by activation of endogenous fibrinolysis ［J］. Circulation，1995，92：2572－2578.

[147] Esmon C T. Protein C anticoagulant pathway and its role in controlling microvascular thrombosis and inflammation ［J］. Crit Care Med，2001，29（7 supp l）：S48－51.

[148] Mysiak A，Nowicki P，Kobusiak-Prokopowicz M. Thrombolysis during cardiopulmonary resuscitation ［J］. Cardiol J，2007，14：24－28.

[149] Nielsen N，Sunde K，Hovdenes J，et al. Adverse events and their relation to mortality in out-of-hospital cardiac arrest patients treated with therapeutic hypothermia ［J］. Crit Care Med，2011，39：57－64.

[150] Polderman K H. Mechanisms of action，physiological effects，and complications of hypothermia ［J］. Crit Care Med，2009，37（7 suppl）：S186－202.

[151] Ruzicka J，Stengl M，Bolek L，et al. Hypothermic anticoagulation：Testing individual responses to graded severe hypothermia with thromboelastography ［J］. Blood Coagul Fibrinolysis，2012，23：285－289.

[152] Michelson A D，MacGregor H，Barnard M R，et al. Reversible inhibition of human platelet activation by hypothermia in vivo and in vitro ［J］. Thromb Haemost，1994，71：633－640.

[153] Wolberg A S，Meng Z H，Monroe DM Ⅲ，et al. A systematic evaluation of the effect of temperature on coagulation enzyme activity and platelet function ［J］. J Trauma，2004，56：1221－1228.

[154] Baird C W，Zurakowski D，Robinson B，et al. Anticoagulation and pediatric extracorporeal membrane oxygenation：Impact of activated clotting time and heparin dose on survival ［J］. Ann Thorac Surg，2007，83：912－919.

[155] Ferraris V A，Brown J R，Despotis G J，et al. 2011 update to the Society of Thoracic Surgeons and the Society of Cardiovascular Anesthesiologists blood conservation clinical practice guidelines ［J］. Ann Thorac Surg，2011，91：944－982.

［156］郭双菊. 急性心肌梗死心肺复苏后溶栓治疗的临床观察［J］. 基层医学论坛，2014，18（8）：1027－1028.

［157］张晓丽. 急性心肌梗死心脏停搏患者心肺复苏后静脉溶栓疗效分析［J］. 中华老年医学杂志，2014，33（3）：232－234.

［158］李伟华，李翔，曾勇. 阿替普酶在50例急性心梗溶栓治疗中的临床疗效观察［J］. 中国民族民间医药，2014，23（4）：54.

［159］唐隆文，郑天骑. 美托洛尔用于急性心梗早期溶栓治疗临床观察［J］. 心血管病防治知识，2013，3（9）：15－16.

［160］吴志镛，代成刚，林燕，等. 心肺复苏初期3种序贯性气道开放对血流动力学、复苏后综合征和预后的影响［J］. 中国现代医药杂志，2016，18（4）：30－32.

［161］郝艳云. 美托洛尔在急性心梗早期溶栓治疗中的疗效［J］. 中西医结合心血管病杂志（电子版），2015，3（7）：24.

［162］刘军梅. 急性心肌梗死心肺复苏术后溶栓的临床研究［J］. 中国伤残医学，2014，22（11）：115－116.

［163］陈永华，张广潮，陈子清，等. 心肺复苏机抢救心脏停搏的应用及有效性分析［J］. 内科急危重症杂志，2017，23（2）：130－132.

［164］宋代军，丁琳，高月敏. 心肺复苏机在心脏停搏患者急诊抢救中的效果分析［J］. 泰山医学院学报，2016，37（05）：534－535.

［165］Breet N J，van Werkum J W，Bouman H J，et al. Comparison of platelet function tests in predicting clinical outcome in patients undergoing coronary stent implantation［J］. JAMA，2010，303：754－762.

［166］Bonello L，Camoin-Jau L，Arques S，et al. Adjusted clopidogrel loading doses according to vasodilator-stimulated phosphoprotein phosphorylation index decrease rate of major adverse cardiovascular events in patients with clopidogrel resistance：a multicenter randomized prospective study［J］. J Am Coll Cardiol，2008，51：1404－1411.

［167］Patel J H，Stoner J A，Owora A，et al. Evidence for using clopidogrel alone or in addition to aspirin in post coronary artery bypass surgery patients［J］. Am J Cardiol，2009，103：1687－1693.

［168］Bevilacqua S，Alkodami A A，Volpi E，et al. Risk stratification after coronary artery bypass surgery by a point-of-care test of platelet function［J］. Ann Thorac Surg，2009，87：496－502.

［169］Helm R E，Gold J P，Rosengart T K，et al. Erythropoietin in cardiac surgery［J］. J Card Surg，1993，8：579－606.

［170］Vitale M G，Stazzone E J，Gelijns A C，et al. The effectiveness of preoperative erythropoietin in averting allogenic blood transfusion among children undergoing scoliosis surgery［J］. J Pediatr Orthop B，1998，7：203－209.

［171］Monk T G. Preoperative recombinant human erythropoietin in anemic surgical patients［J］. Crit Care，2004，8（Suppl 2）：45－48.

［172］Goldberg M A. Perioperative epoetin alfa increases red blood cell mass and reduces exposure to transfusions：results of randomized clinical trials［J］. Semin Hematol，1997，34：41－47.

［173］Hardy J F. Pharmacological strategies for blood conservation in cardiac surgery：erythropoietin and antifibrinolytics［J］. Can J Anaesth，2001，48（Suppl）：24－31.

［174］Alghamdi A A，Albanna M J，Guru V，et al. Does the use of erythropoietin reduce the risk of exposure to allogeneic blood transfusion in cardiac surgery? A systematic review and meta-analysis［J］. J Card Surg，2006，21：320－326.

［175］Madi-Jebara S N，Sleilaty G S，Achouh P E，et al. Postoperative intravenous iron used alone or in combination with low-dose erythropoietin is not effective for correction of anemia after cardiac surgery［J］. J Cardiothorac Vasc Anesth，2004，18：59－63.

［176］Osaka M，Fukuda I，Ohuchi H. Aprotinin and recombinant human erythropoietin reduce the need for homologous blood transfusion in cardiac surgery［J］. Jpn J Thorac Cardiovasc Surg，1998，46：846－853.

［177］Yoshikawa Y，Niwaya K，Hasegawa J，et al. Effect of blood conservation in open-heart surgery：a comparison of 3 different methods［J］. Kyobu Geka，1994，47：1059－1062.

［178］Price S，Pepper J R，Jaggar S I. Recombinant human erythropoietin use in a critically ill Jehovah's witness after cardiac surgery［J］. Anesth Analges，2005，101：325－327.

［179］Sonzogni V，Crupi G，Poma R，et al. Erythropoietin therapy and preoperative autologous blood donation in children undergoing open heart surgery [J]. Br J Anaesth, 2001, 87: 429 - 434.

[180] Shimpo H, Mizumoto T, Onoda K, et al. Erythropoietin in pediatric cardiac surgery: clinical efficacy and effective dose [J]. Chest, 1997, 111: 1565 - 1570.

[181] Sowade O, Warnke H, Scigalla P, et al. Avoidance of allogeneic blood transfusions by treatment with epoetin beta (recombinant human erythropoietin) in patients undergoing open-heart surgery [J]. Blood, 1997, 89: 411 - 418.

[182] Rosengart T K, Helm R E, Klemperer J, et al. Combined aprotinin and erythropoietin use for blood conservation: results with Jehovah's Witnesses [J]. Ann Thorac Surg, 1994, 58: 1397 - 1403.

[183] Fullerton D A, Campbell D N, Whitman G J. Use of human recombinant erythropoietin to correct severe preoperative anemia [J]. Ann Thorac Surg, 1991, 51: 825 - 826.

[184] Gaudiani V A, Mason H D. Preoperative erythropoietin in Jehovah's Witnesses who require cardiac procedures [J]. Ann Thorac Surg, 1991, 51: 823 - 824.

[185] Hoynck van Papendrecht M A, Jeekel H, Busch O R, et al. Efficacy of recombinant erythropoietin for stimulating erythropoiesis after blood loss and surgery. An experimental study in rats [J]. Eur J Surg, 1992, 158: 83 - 87.

[186] Beholz S, Liu J, Thoelke R, et al. Use of desmopressin and erythropoietin in an anaemic Jehovah's Witness patient with severely impaired coagulation capacity undergoing stentless aortic valve replacement [J]. Perfusion, 2001, 16: 485 - 489.

[187] Yamagishi I, Sakurada T, Abe T. Cardiac surgery using only autologous blood for a patient with hereditary spherocytosis: a case report [J]. Ann Thorac Cardiovasc Surg, 1998, 4: 294 - 297.

[188] Spiess B D. Transfusion of blood products affects outcome in cardiac surgery [J]. Semin Cardiothorac Vasc Anesth, 2004, 8: 267 - 281.

第八章　心肺复苏后重症感染、营养支持和临床用药

第一节　心肺复苏术后患者重症感染

一、概述

心肺复苏术后，机体发生了明显的缺血再灌注损伤、炎性因子大量释放、免疫系统紊乱等机制，本身就是感染的高危因素。在治疗过程中，伴随着各种导管的植入、有创呼吸机机械通气、亚低温治疗等，容易导致各种感染出现。包括吸入性肺炎、呼吸机相关性肺炎、血流感染、导管相关性血流感染、导管相关性尿路感染、肾盂肾炎、鼻窦炎、腹膜炎、脑膜炎、手术伤口感染和艰难梭菌性结肠炎等。其中，肺炎是心肺复苏术后最常见的感染，其次为血流感染。长期的机械通气、紧急的气道管理、心肺复苏导致的肺挫伤、气管切开、再插管、长期的 ICU 住院治疗、肠内或肠外营养、口咽部或消化道误吸等，均是心肺复苏术后患者肺炎发生的高危因素。

心肺复苏术后感染的病原学分布非常广泛，据统计，院外心脏停搏的患者病原学主要有：金黄色葡萄球菌、肺炎链球菌、表皮葡萄球菌、粪肠球菌、梭状芽胞杆菌、大肠埃希菌、流感嗜血杆菌、肺炎克雷伯菌、铜绿假单胞菌、卡他莫拉菌、白色念珠菌等。对于心肺复苏术后并发肺炎的患者中，革兰阴性杆菌比革兰阳性菌更为常见。院内心脏停搏的患者病原学则与当地病区流行病学类似，容易出现多重耐药菌感染。大肠埃希菌是培养出的最常见的革兰阴性菌，在革兰阳性菌中，金黄色葡萄球菌是最常见的分离出的病原体。一项关于心肺复苏术后研究显示，相对于未并发感染的患者，出现感染并发症的患者具有更长的 ICU 住院时间（7 天 vs 3 天，$P < 0.001$）、机械通气时间（6 天 vs 3 天，$P < 0.001$）。

心脏停搏后短时间内就能够发现，患者血流中各种细胞因子和组织相容性受体表达水平明显升高，强烈提示机体发生了免疫功能紊乱，成为感染的高危因素。有相关研究表明，细胞因子水平如白细胞介素-6 和组织相容性肿瘤坏死因子受体 II 浓度与血乳酸水平关系密切，而乳酸是组织缺氧的标志，提示心肺复苏后的炎症反应机制与缺血再灌注损伤密切相关。心肺复苏术后成功的 2 天内，肠道发生了明显的缺血再灌注损伤，导致肠道黏膜屏障破坏，肠道菌群易位，内毒素水平大量释放。然而，目前没有高质量研究显示血浆内毒素浓度水平与死亡率呈正相关性。

在心肺复苏过程中和心肺复苏术后，可以发现，血浆中可溶性细胞间黏附分子-1、可溶性血管细胞黏附分子-1、选择蛋白 P 和选择蛋白 E 水平升高，提示中性粒细胞激活，并导致内皮细胞损伤。不仅如此，心肺复苏术后循环血中白细胞、单核细胞和中性粒细胞的敏感性下降，这种现象称之为内毒素耐受，这种情况一般见于脓毒症和创伤。尽管这种现象可能在强烈的炎症反应中具有保护作用，也可能会诱导免疫麻痹，或内源性免疫抑制，可能会增加后续院内感染的风险。

正如创伤等其他重症疾病一样，感染也常发生在心肺复苏术后治疗过程中。吸入性肺炎以及呼吸机相关性肺炎高发于心脏停搏且心肺复苏术后长期昏迷的患者。重要的感染并发症，在院外心脏停搏的患者中发生率高达 50% 以上。相对于其他重症疾病导致气管内插管，因心脏停搏导致 48 小时内气管内插管发生肺炎的风险极高。在成人心肺复苏术后存活者的研究中显示，血流感染发生率波动在 34%～45%，其发生率与是否使用亚低温治疗有关。小儿患者心肺复苏术后感染发生率暂不明确，对于小儿患者，在心脏停搏前出现脓毒症、因脓毒症导致的心脏停搏以及心肺复苏术后出现的脓毒症或血流感染等

情况时，均应使用广谱抗生素覆盖。在重症成人和儿童患者中，使用一些特殊的治疗策略如抗生素选择性消化道去污并没有证明有改善结局的作用。对儿童患者预防性使用抗生素是否可以用来预防感染具体还不明显，需要进一步的研究。

二、心肺复苏术后机体免疫功能病理生理改变——与脓毒症类似

心肺复苏术后机体出现明显的缺血再灌注损伤，机体免疫功能紊乱，其病理生理机制特点与脓毒症导致的机体损害类似，包括血浆细胞因子表达升高、内毒素释放、凝血机制功能紊乱以及肾上腺功能失调等。

（一）缺血再灌注损伤

虽然持续的组织缺血导致器官功能损害，然而，在血液灌注恢复之后，组织损伤将进一步加重。这在心肺复苏术后的患者表现尤为突出，表现为全身所有组织和器官的缺血再灌注损伤。在缺血阶段，低氧本身是导致组织损伤的关键因素。低氧导致细胞线粒体氧化磷酸化过程受到抑制，无氧糖酵解增加，细胞生产 ATP 减少；在再灌注阶段，血液灌注恢复之后，组织损伤进一步加重，加重的程度与缺血缺氧时间、氧浓度、体温、pH 等有关。再灌注时，机体氧自由基释放、凝血系统异常、补体系统激活和细胞因子作用导致中性粒细胞表面黏附因子激活，中性粒细胞表面黏附因子与内皮细胞配体结合，从血管间隙排出，导致组织损伤。白细胞黏附因子是血管内皮损伤的关键因子，可导致毛细血管通透性增加以及微血栓形成。更重要的是，缺血再灌注损伤导致消化道肠黏膜屏障受损，造成肠道黏膜广泛损伤，肠黏膜通透性增加、腹泻、内毒素释放以及肠道菌群易位。肠道菌群易位入血加剧组织损伤，甚至导致多器官功能障碍。

（二）炎症反应

心脏停搏后 3 小时就能发现，血中各种炎症因子和组织相容性受体在血中表达明显升高。相对于存活者，心肺复苏术后死亡患者血液中各种细胞因子水平更高，且接受血管活性药物治疗的心肺复苏患者中，细胞因子水平也相应更高水平。细胞因子水平如白细胞介素-6 和可溶性肿瘤坏死因子受体 Ⅱ 与血乳酸水平成正相关，提示机体在缺血再灌注损伤后出现了明显的炎症反应。心肺复苏术后的 2 天内，血浆内毒素水平的升高与肠道缺血再灌注损伤后的广泛肠黏膜屏障破坏有关，然而，血浆内毒素水平与死亡率不成正相关性。可溶性细胞间黏附分子-1、可溶性血管细胞黏附分子-1、P 选择蛋白、E 选择蛋白等在心肺复苏后表达明显升高，提示中性粒细胞激活以及后续的内皮细胞损伤。

有趣的是，在脓毒症、创伤以及心肺复苏术后康复的患者，发现全身炎症反应综合征过程中也可出现白细胞反应低下的情况，这种现象出现在单核细胞、中性粒细胞和淋巴细胞激活通路，称之为内毒素耐受。这种机制可能有助于防止促炎相关信号通路过度激活，但同时可能诱导免疫麻痹（或内源性免疫抑制），导致后续的医院获得性感染风险增大。心脏停搏心肺复苏术后的患者全身炎症反应综合征的主要机制是缺血再灌注损伤，同时，心脏停搏的患者发生误吸风险很高，即使是微量的误吸，也可能加剧全身炎症反应。

（三）心功能紊乱

动物试验模型相关研究显示，心肺复苏术后血流动力学紊乱影响因素以心肌功能障碍为突出特点。持续的心肌缺血后缺血再灌注损伤可导致心肌收缩力受损、容量负荷下降以及不同程度的舒张功能障碍，可在自主循环恢复后的几小时至几天后出现。在猪诱导的全心心肌顿抑试验的模型中，使用多巴酚丁胺有助于阻止心肌功能紊乱的发生。在心肺复苏术后的患者中，也能够发现短暂的血流动力学不稳定以及心功能紊乱的现象，例如，在一项研究中，3 名且年龄<40 岁的出现心室颤动致心脏停搏的患者，通过检查很快发现患有先天肥厚性心肌病且合并有心肌顿抑，但是通过随访发现，患者的心功能在心肺复苏术后 2 周变成正常或接近正常，这项研究表明，心室颤动或电除颤虽然可导致明显的心肌顿抑，但通常心功能是可逆的。随着心肺复苏术后各方面机制研究的不断深入，心功能紊乱相关机制随着研究的深入逐渐被阐释。研究发现，即使患者不存在冠状动脉基础疾病以及心肺复苏术后血流动力学不平稳，

也几乎都能够发现心肺复苏术术后心功能紊乱，在大多数情况下，心功能紊乱在心肺复苏术后的 4～7 小时后开始出现，一般在 72 小时之内恢复。在急性冠状动脉病变导致的心脏停搏、大剂量的肾上腺素以及长时间的心肺复苏情况下，更容易造成复苏后血流动力学不平稳。急性心肌梗死并发顽固性心源性休克患者，如果早期进行血运重建，可将死亡率从 19.1% 降至 13.5%。急性心肌梗死出现心脏停搏时，血运重建能够提高生存率。可能与血运重建后挽回缺血的心肌，从而降低恶性心律失常的发生率，逆转心功能紊乱有关。

心肺复苏术的过程中，在使用血管活性药的同时，患者往往接受大量的液体复苏，24 小时液体量在 3500～6500 ml，主要为晶体，使得心脏灌注压在 12 mmHg 以上，心输出量增加。大量的液体复苏导致血液稀释，同时，血浆内出现大量的细胞因子和内毒素。心肺复苏术后心肌抑制可能与血浆中大量的炎性因子释放有关，包括肿瘤坏死因子-α 和白细胞介素-1β，这与脓毒症导致心肌抑制机制类似。治疗措施也与脓毒症导致的血流动力学紊乱类似，心脏停搏导致血管麻痹，也需要大量液体复苏来维持血压。

（四）凝血障碍

在动物实验以及机体中均能够发现，心脏停搏后出现了明显的凝血障碍。心肺复苏术后的患者，尤其复苏后自主循环恢复的患者，机体内凝血/抗凝系统、纤维蛋白溶解-抗纤维蛋白溶解系统激活，凝血酶原-抗凝血酶复合物持续性升高，这是凝血系统激活的标志。而一些抗凝血因子如抗凝血酶、蛋白 S、蛋白 C 水平均持续性下降。纤溶系统激活以血纤溶酶-抗纤溶酶复合物为标志，心肺复苏术后的患者普遍存在血纤溶酶-抗纤溶酶复合物水平以及纤溶抑制因子 PAI-1 水平改变，心肺复苏术后 PAI-1 水平立即开始升高，第 2 天明显升高。另一项内源性纤溶激活的标志物——血浆 D-二聚体水平，在心肺复苏术后并没有明显的变化，表明血液凝固与纤维蛋白形成不足以充分抵消内源性纤维蛋白溶解过程。然而，如果心肺复苏术后患者自主循环恢复迅速，且持续平稳状态，有可能血浆 D-二聚体水平会出现明显升高。

在院外心脏停搏心肺复苏术后的患者体内能够发现内源性蛋白 C 出现短暂的升高，在健康成人患者中，激活的蛋白 C 水平受血浆中蛋白 C 和凝血酶浓度影响。然而，在脓毒症的患者，由于内皮细胞功能紊乱，血栓调节蛋白和内皮细胞蛋白 C 受体表达下调，内源性蛋白 C 激活过程受损。相对于脓毒症，心脏停搏发生在明确的时间点，因此可以监测各系统生物标志物的明显变化，早期内皮细胞刺激作用和凝血酶产生可能大大刺激蛋白 C 的激活，继而内皮细胞功能急剧下降，内皮细胞刺激不能产生足够的蛋白 C 刺激因子。心脏停搏心肺复苏术后，蛋白 C 激活，表达增加，通过内源性代偿机制，激活凝血途径和炎症反应，导致广泛的毛细血管微血栓形成以及凝血因子消耗，可能诱发弥散性血管内凝血。弥散性血管内凝血可导致多器官功能衰竭的发生，其中，也包含中枢神经系统损害。心肺复苏术成功后继发的凝血功能障碍在导致中枢神经系统缺血性损伤的同时，也能导致再灌注损伤。有研究表明，激活的蛋白 C 能够减少脊髓损伤和休克继发的缺血以及缺血再灌注损伤。

（五）肾上腺功能障碍

正如脓毒症导致的肾上腺功能障碍，由于各种机制，下丘脑-垂体-肾上腺轴受损，最终导致肾上腺功能障碍，机体肾上腺分泌不足，这一点在具有潜在凝血功能障碍的患者尤为显著。大量的炎性因子分泌能够直接抑制肾上腺，导致皮质醇分泌下降，例如，使用外源性细胞因子观察机体肾上腺激素水平变化的研究显示，使用外源性白介素-6 在第 1 天就能够导致机体血浆中 ACTH 水平明显升高，且持续高水平状态，随后，对促肾上腺皮质激素水平的反应性不同程度下降。正如上文所述，在心脏停搏复苏成功后，机体出现了显著的炎症反应和凝血功能障碍，二者均能够导致机体肾上腺功能障碍。一篇发表在 JAMA 杂志上的大规模随机对照研究表明，对于具有高死亡率的脓毒性休克的患者，使用外源性促肾上腺皮质激素对提高生存率是有益的，且对于肾上腺功能不全（血浆皮质醇 <9 μg/dl）的患者，使用小剂量的糖皮质激素替代治疗能够降低死亡率。

在心脏停搏心肺复苏术后的患者中，同样出现了皮质醇激素水平的变化。Schultz 等人发现，血浆皮质醇水平在心肺复苏过程中以及在心肺复苏术后都出现了表达升高，但上升水平没有重度应激导致的上升水平高。近来，也有一些研究发现心肺复苏术后 6～36 小时出现了高水平的皮质醇表达情况，尤其是在心肺复苏术后出现了顽固性休克且死于神经功能不全的患者。对于心肺复苏术后死于顽固性休克和死于神经功能不全的患者，两类皮质醇激素基线水平可能存在着差异。通过随机研究表明，心肺复苏术后的 6～24 小时，有相当一部分患者存在着血流动力学不稳定，但这并不意味着后期一定会存在神经功能不全，并且，糖皮质激素替代治疗可能有助于顽固性休克恢复，并对神经功能康复具有一定的治疗作用。关于心肺复苏术的肾上腺皮质功能以及小剂量的糖皮质激素替代治疗的获益情况，仍需要进一步大规模的研究。

三、肺炎

感染是心肺复苏术后常见并发症之一，据统计，感染事件在心肺复苏术后的患者中发生率可高达 70%，其中，肺部是最常见的感染部位。除了上文所述心脏停搏、心肺复苏术后机体全身免疫功能改变外，局部呼吸道防御功能也明显降低。正常呼吸道借助气管、支气管黏膜上皮的纤毛运动清除进入呼吸道的微小粉末颗粒及微生物，呼吸道黏膜上皮细胞尚可分泌一些分泌型 IgA 抗体以及巨噬细胞、肺泡上皮细胞的吞噬功能能防止病原微生物的入侵。心脏停搏后，气管、支气管黏膜上皮细胞缺氧，能量生成急剧减少，纤毛运动减弱或停止，清除粉末及微生物的功能降低；另外，呼吸道分泌的 IgA 减少，肺泡缺氧也大大削弱了巨噬细胞及肺泡上皮细胞的吞噬能力。上述因素的存在显著降低了呼吸道的防御功能，易发生细菌甚至条件致病菌的感染。所以，心肺复苏术后应予抗感染药治疗。

肉眼可见的误吸、痴呆和非心源性因素导致的心脏停搏是较为明确的导致肺炎高发的高危因素。另外，脑组织缺氧导致的癫痫和机械通气时间也影响肺炎发生率。机械通气的患者使用呼气末正压（PEEP）也可能与心肺复苏术后肺炎发生率有关，其作用机制可能是影响了肺的换气及机体氧合状态。

目标性亚低温治疗对肺炎发生率的影响仍不明确。Perbet 等通过 6 年的时间收集了在院外出现心脏停搏后心肺复苏成功的共 641 名患者的数据，研究发现，有 65% 的患者在入院 3 天内出现了肺炎。如使用亚低温治疗将目标体温控制在 33 ℃，总体肺炎发生率从 77% 上升至 83%，提示亚低温治疗导致肺炎发生率升高。进一步通过多变量统计学分析显示，将体温控制在 33 ℃ 是导致早期肺炎增加的独立危险因素。此研究结果与另一项包含 23 项研究大于 2100 名患者的大样本 Meta 分析结果相符，均提示将目标体温控制在 33 ℃ 会增加心肺复苏术后肺炎的发生率。

然而，如将亚低温治疗目标体温控制得高一些，可能会有不一样的结果。Bray 等对比了不同温度对心肺复苏术后肺炎发生率的影响，将目标体温控制在 36 ℃ 与 33 ℃ 相比，肺炎发生率由 50% 降至 23%，提示亚低温治疗将体温控制在 36 ℃ 能够降低肺炎发生率。

对于心肺复苏的患者，首先要充分评估有无误吸风险因素，例如，意识改变、吞咽功能障碍、气管内插管过程中呕吐和困难插管等。如怀疑误吸或者肺炎，必须及时留取下呼吸道标本送检培养，可以使用经导管吸痰的无创方法，也可以通过纤维支气管镜或者保护性支气管毛刷留取标本。当纤支镜肺泡灌洗液定量培养 $<10^4$ CFU/ml，或纤支镜保护性毛刷定量培养 $<10^3$ CFU/ml 时，往往提示气道内定植情况。在留取下呼吸道标本的同时，也应留取血培养标本送检。

生物标志物可能有助于心肺复苏术后肺炎的诊断。有一项关于 280 名心肺复苏术后机械通气患者的肺泡灌洗液淀粉酶的研究，用以预测吸入性肺炎的诊断价值，结果发现，当肺泡灌洗液淀粉酶浓度 <125 U/L 时，高度提示细菌性肺炎发生率低。血浆 PCT 水平常用于诊断重症疾病细菌感染，但是由于心肺复苏术后 PCT 水平明显升高，其升高水平往往并不代表存在感染，且与感染严重程度不相符。因此，血浆 PCT 水平在心肺复苏术后的患者中的应用受到质疑。有研究显示，心肺复苏术后合并感染的患者 PCT 水平要高于非感染患者，但其敏感性及特异性均较低。因此，即使生物标志物在临床上应用广泛，但其在心肺复苏术后的患者中关于感染的指导意义往往受限。

相对于生物标志物，临床征象对抗感染治疗方案指导作用更强。如患者的肺部影像学出现新的渗出性病灶、白细胞增多或减少、气道内脓性痰、明显的误吸等感染高危因素，应及时启动经验性抗感染治疗方案。如等待病原学结果再使用抗生素，有研究显示死亡率将增至 60％以上。由于心肺复苏术后出现缺血再灌注损伤、全身炎症反应综合征以及目标性亚低温治疗，肺炎的诊断受到一定影响。因存在误吸等各种肺炎高发的危险因素，且心肺复苏术后机体免疫功能紊乱，推荐心肺复苏术后肺炎的诊断和治疗策略如图 8-1。

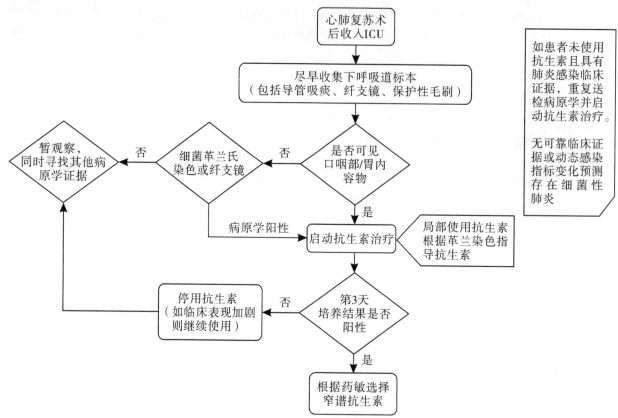

图 8-1　心肺复苏术后肺部感染诊断及抗生素指导方案

心肺复苏术后患者在选择抗生素时，也应结合当地流行病学，并评估患者是否具有耐药菌定植高危因素。院外呼吸心搏骤停的患者，也需要警惕是否具有医疗机构相关性肺炎特点，如住院 90 天前接受过家庭护理、家庭输液治疗、慢性血液透析、家庭伤口护理等，患者往往出现多重耐药菌定植。另外，患者的基础疾病及个人史也可能是多重耐药菌风险因素，如酗酒、近期手术、慢性心肺疾病、糖尿病、糖皮质激素使用史等，对于这类患者，经验性使用抗生素时，需要考虑单用或者联用广谱抗生素。

四、血流感染

据统计，在心肺复苏的患者中，血流感染占所有部位感染的第二位，仅次于肺炎。美国约有 80000例导管相关性血流感染患者，预估花费 4 亿美元费用，并导致死亡率明显增加。国内 2008 年原卫生部全国细菌耐药性监测网所属的三级甲等医院分离的血培养菌株分析显示：血培养阳性菌株占所有监测菌株的 6.3％。医院内血流感染最常见的致病菌主要是凝固酶阴性葡萄球菌、金黄色葡萄球菌、肠球菌及真菌。

（一）组织相关性血流感染

肠道菌群失调是血流感染的重要来源。心脏停搏后心脏射血减少，心输出量下降，肠道供血不足。另外，心肺复苏过程中使用肾上腺素等血管活性药物。肾上腺素为保证大脑等重要组织供血，选择性的造成肠道血管进一步收缩，血流进一步减少，甚至出现肠系膜缺血坏死的情况。肠黏膜广泛性缺血坏死，最终导致肠道屏障破坏，容易诱发腹泻，导致血流感染。另外，肠道细菌入血后通过血流播散到导管，形成细菌定植，随后引起局部或全身感染。

（二）导管相关性血流感染

在心肺复苏术过程中留置的深静脉导管，经常是紧急的情况下留置，经常出现消毒不充分的情况，穿刺过程中或穿刺之后，皮肤表面的细菌通过皮下侵入导管皮内段至导管尖端，导致导管内细菌定植，是血流感染最常见的和最主要的危险因素。

（三）输液污染相关性血流感染

心肺复苏的患者往往长期留置中心静脉导管。输液污染相关性血流感染是由于输入血管的液体或输液装置污染引起的细菌入血引起的血流感染，导管维护不当，微生物也容易污染导管接头盒内腔，导致管腔内细菌繁殖，引起感染，这种血流感染属于腔内感染。在此类血流感染病原学中，主要为革兰阳性菌，尤其是金黄色葡萄球菌。

（四）其他部位引起的血流感染

其他部位如大面积烧伤、多发伤导致的全身皮肤软组织挫伤等开放性伤口，长期留置尿管导致逆行性感染如肾盂感染等。

1. 血流感染的临床表现及诊断　当患者出现寒战、发热、皮疹、肝脾大，实验室检查白细胞总数增加、核左移、血小板减少等表现提示可能出现血流感染，严重者会出现组织灌注不足表现，如血压下降、少尿、乳酸增高，甚至出现弥散性血管内凝血、多器官功能衰竭等。当出现导管相关性血流感染时，置管部位常常出现红肿、硬结或有脓液渗出。一项研究显示，发现导管部位周围红斑直径＞4 mm与导管感染明显相关。除此之外，有的甚至还出现医院获得性心内膜炎、骨髓炎和其他迁徙性感染症状。需要注意的是，以上不是血流感染的必要条件，由于心肺复苏后患者免疫功能紊乱，不一定均出现发热，白细胞可能不升甚至反而下降，而且心肺复苏后亚低温治疗对体温影响较大，影响血流感染诊断。怀疑血流感染者，应及时抽取血培养以便尽早明确诊断。抽取血培养应同时采集外周静脉以及中心静脉导管标本。由于一次血培养的污染率在$1\%\sim4.5\%$，因此必要时，送检$2\sim3$次。血流感染诊断标准如下：

（1）1996 年美国 CDC 血流感染诊断标准：需同时满足以下标准。

1）血培养阳性1次或1次以上，阳性病原体与其他感染部位无关。

2）患者至少有以下1项症状或体征：发热＞38 ℃；寒战或低血压。

同时满足任何一项：①若血培养为常见的皮肤寄生菌，需有不同时间2次或2次以上的血培养阳性。②若血培养为常见皮肤定植菌，血培养仅1次阳性，则需同时有静脉导管培养为阳性的同一病原菌。③血抗原测定阳性，且症状、体征、实验室结果不能用其他部位的感染来解释。

（2）2001 年中国原卫生部医院感染诊断标准（试行）：分为临床诊断和病原学诊断。

1）临床诊断：发热＞38 ℃或＜36 ℃，伴或不伴寒战，并符合下列情况之一。①有入侵门户或迁徙病灶。②有全身中毒症状而无明显感染灶。③有皮疹或出血点、肝脾大、血液中性粒细胞增多伴核左移，且无其他原因可解释。④收缩压＜90 mmHg，或较原收缩压下降超过 40 mmHg。

2）病原学诊断：在临床诊断的基础上，符合下述两条之一即可诊断。①血培养分离出病原微生物。若为常见皮肤菌，如凝固酶阴性葡萄球菌、肠杆菌、类白喉棒状杆菌、丙酸杆菌等，需在不同时间采血2次或多次培养阳性。②血液中检测到病原体的抗原物质。

（3）导管相关性血流感染诊断：①同时从外周静脉与导管抽血定量培养，做菌落数比较，即取两份血样本定量培养，一份来自外周静脉，一份来自中心静脉导管，若中心静脉导管抽血培养比外周静脉抽血培养出现阳性结果时间至少早于2小时，且中心静脉导管血样本菌落数大于外周静脉血培养菌落数5倍以上时，可诊断 CRBSI。②当怀疑 CRBSI 而拔除导管时，导管培养是诊断 CRBSI 的"金标准"。半定量（平皿滚动法）或定量（导管搅动或超声）培养技术是目前最可靠的诊断方法，半定量培养结果≥15 CFU，定量培养结果≥1000 CFU，同时伴有明显的局部和全身中毒症状，即可诊断 CRBSI。

2. 血流感染的治疗　　血流感染的治疗有多方面，主要原则是评估是否拔除导管，以及根据病原学结果针对性使用抗感染药。2007 年血管内导管相关感染的预防与治疗推荐如下：

（1）评估导管是否拔除——拔除时机：

1）当怀疑导管相关感染时，应立即拔除静脉导管，并进行导管与外周血标本的培养。（推荐级别 B）

2）仅有发热的患者（血流动力学平稳、无持续血行感染证据、无导管局部或迁徙感染灶时）可不常规拔除导管，但应及时判断导管与感染表现的相关性，同时送检导管内血与周围血两份标本进行培养。（推荐级别 B）

3）怀疑中心静脉导管导致的发热，同时合并严重疾病状态、穿刺部位脓肿时、出现并发症（如心内膜炎），应当立即拔除导管。（推荐级别 A）

4）中心静脉导管合并金黄色葡萄球菌感染时应立即拔除导管，并需明确是否并发感染性心内膜炎。（推荐级别 B）

5）对于革兰阴性菌导致的导管相关菌血症，建议拔除中心静脉导管。（推荐级别 D）

6）念珠菌导致的导管相关菌血症时，建议拔除中心静脉导管。（推荐级别 A）

（2）挽救感染导管和治疗：有学者提出，如怀疑 CRBSI 即拔除导管将有可能拔除非感染性导管，发生率达到 70%～80%，因此，挽救感染导管也是切实可行的选择，特别是长期或永久留置的导管。当确定 CRBSI 并培养分离到特定病原菌后，如需挽救导管应考虑"抗菌药物锁"治疗。抗感染药物锁技术，即用高浓度的抗感染药封闭导管来杀灭感染菌达到治疗的效果。Viale 等对 30 例 CRBSI 病例进行了前瞻性研究，所有病例在最初 48 小时内均接受抗感染药治疗后分为两组，一半采用抗感染药锁即继续用全身心抗感染药，另一半仅使用抗感染药物锁，最终 28 例患者（93.3%）在保留导管的情况下被治愈。

（3）抗感染药治疗：心肺复苏术的患者免疫功能紊乱，并发血流感染后容易诱发脓毒性休克或加重气管功能损害，因此，早期的经验性药物治疗十分必要。初始抗感染药的选择需要按照严重程度、心脏停搏及心肺复苏时间、院外或院内心脏停搏、基础状态、可能的致病菌及当地病原学流行病学特征等来选择。

由于心肺复苏术后肠道广泛缺血肠道屏障破坏，菌群易位入血，且免疫功能紊乱，故首先应覆盖革兰阴性菌及厌氧菌。而如果考虑导管相关性血流感染，应着重覆盖表皮葡萄球菌（15.16%）、金黄色葡萄球菌（13.18%）、铜绿假单胞菌（13.12%）、肺炎克雷伯菌（7.16%）和鲍曼不动杆菌（6.12%）。葡萄球菌是导管相关感染最常见的细菌，且存在高耐药性，金黄色葡萄球菌中 MRSA 占 60%～91%，凝固酶阴性葡萄球菌中耐甲氧西林的菌株也达 80% 以上。另外，真菌在院内心肺复苏术后并发血流感染患者发病率逐年升高，真菌血症可导致心肺复苏术后患者死亡率明显增加，因此，若考虑存在真菌导致的血流感染，应及早给予积极的经验性抗真菌治疗。

（4）抗感染药应用的疗程：一般基础情况可，无免疫功能低下的血流感染，抗感染疗程一般为 2 周。心肺复苏术的患者，常出现免疫功能紊乱，甚至出现感染性心内膜炎、骨髓炎及感染性血栓性静脉炎等严重并发症，抗感染药应用的疗程应该适当延长，一般感染性心内膜炎 4～6 周，骨髓炎 6～8 周，感染性血栓性静脉炎 4～6 周。心肺复苏紧急情况留置的中心静脉，如出现感染征象时应及早拔除，并送检导管尖端培养。金黄色葡萄球菌导致的导管相关感染，一般在拔除导管后使用敏感抗感染药治疗 >14 天，有研究显示，疗程 <14 天与 >14 天比较，死亡率明显增高。

五、侵袭性真菌感染

近几十年来，随着医学技术的进步，心肺复苏术后患者存活率明显提升。然而由于缺血缺氧时间长的患者脑复苏困难，许多患者面临长期的住院治疗，加上心肺复苏患者免疫功能紊乱以及继发感染抗生素的使用，使患者易于感染某些条件致病菌，其中念珠菌成为重要的医源性感染病原菌。有资料显示，念珠菌血症是血流感染的主要侵袭性真菌，它是第 4 位血流感染的致病菌，占所有医源性血流感染的

8％，近二十年来医源性念珠菌发病率在大型教学医院上升了500％。念珠菌血流感染病死率达47.1％，近年来其他真菌，如曲霉菌、梭霉菌、新型隐球菌、皮炎芽生菌、荚膜组织胞质菌、球孢子菌所致原发或局部真菌的发生率也在上升。

（一）侵袭性念珠菌感染

1. 流行病学　白念珠菌是最常见的病原菌，然后依次是光滑球念珠菌、近平滑念珠菌、热带念珠菌、克柔念珠菌等，但不同感染部位及年龄层次会有所不同。来自国内一个多中心研究显示：血液标本中白念珠菌、近平滑念珠菌和光滑球念珠菌依次为主要致病菌。另一个调查表明，新生儿念珠菌血症主要由白念珠菌和近平滑念珠菌所致，光滑球念珠菌和其他念珠菌菌种则较为少见。与之相对比的是，光滑球念珠菌在成人日益多见。

白念珠菌是分布于胃肠道及其他解剖部位的正常菌种，内源性白念珠菌所致的血流感染多来源于胃肠道。心肺复苏应急状态下，肠道菌群紊乱，广谱抗菌药的应用使得白念珠菌被选择为优势菌群，最后发生侵袭感染。白念珠菌外源性传播很少见，而非白念珠菌通过间接途径的外源性传播较为常见。近平滑念珠菌不是人的共生菌，并不需要在感染之前就定植，近平滑念珠菌感染通过与ICU环境或其他患者间接接触而产生。

2. 病死率　侵袭性念珠菌血流感染的病原学诊断较为困难，血培养仍只有50％的阳性率。侵袭性念珠菌血流感染患者预后差，死亡率高达39.2％，部分原因是确诊困难，患者往往得不到及时的诊断而延误治疗时机。有资料显示，侵袭性念珠菌感染24小时内早期经验性治疗，其病死率明显低于72小时治疗。不管病因如何，重症患者血流感染归因病死率为14.5％，并且住院时间延长10.1天。

3. 危险因素　心肺复苏术后侵袭性真菌感染独立危险因素包括留置血管导管、广谱抗生素的使用、真菌多处定植、血液净化治疗、肠外营养、外科手术、机械通气等。在诸多危险因素中，血管留置导管、广谱抗生素使用和外科手术是三大主要危险因素。心肺复苏术后的患者这些危险因素经常难以避免，例如，处于深昏迷状态自主呼吸差的心肺复苏术后患者长期机械通气状态，呼吸机相关性肺炎难以避免，长期处于各种抗生素暴露中，另外，广谱抗感染药导致肠道菌群紊乱，到一定程度后，念珠菌就从肠道易位至血液或其他器官。长期的留置导尿也是念珠菌血症的重要来源。有研究显示，泌尿道定植是ICU中播散性念珠菌病的前兆，50％以上念珠菌尿的患者合并其他部位念珠菌定植。而46％～68％的念珠菌尿患者出现念珠菌血症，因此，念珠菌尿是念珠菌血症的预警指标。

（二）侵袭性曲霉菌感染

曲霉菌在外界环境中普遍存在，它主要通过外界吸入感染患者。尽管侵袭性曲霉菌感染患者80％累及肺，但在皮肤、中枢神经系统和心血管系统中也能发现曲霉菌感染。侵袭性曲霉菌感染是化疗、糖皮质激素长期治疗、器官移植、造血干细胞移植和其他先天或后天免疫缺陷患者的常见并发症。

侵袭性曲霉菌感染的诊断目前进展不大，组织学和细胞病理学仍然是诊断曲霉菌感染的"金标准"。肺部曲霉菌感染的病灶早期影像学不典型，典型影像学改变要经过2～3周的演变，主要的改变呈现高密度结节。在严重中性粒细胞缺乏的患者可呈现晕轮征，而在非中性粒细胞缺乏的患者影像学则呈现月芽征，但是，在造血干细胞移植的患者中可能就没有这些影像学表现。高分辨CT的应用提高了侵袭性曲霉菌感染影像学检查诊断率。近年来，半乳甘露聚糖（GM）试验检测已用于临床曲霉菌感染的早期诊断，并被几个国际权威指南推荐。研究显示，当GM抗原检测折点为0.6时，敏感性达100％，特异性达93％，阳性预测值为55％，阴性预测值为100％。其他血清抗原标志物和PCR等在曲霉菌感染早期诊断中的价值尚存在争议。

（三）抗真菌药

1. 两性霉素B及两性霉素B脂质体

（1）两性霉素B脱氧胆酸盐能破坏真菌细胞膜，增加其通透性而杀死真菌。

1）药效学：按0.6 mg/kg剂量静脉滴注两性霉素B，经过7天大约70％剂量从尿和粪便排泄，剩下30％将残留在体内。

2）毒性：两性霉素 B 所致输液反应包括高血压、发热、畏寒、寒战等，它还可产生剂量依赖性毒性反应，包括氮质血症、肾小管性酸中毒、电解质紊乱、心律失常、血液系统异常和听力障碍等。两性霉素 B 肾毒性发生率达 15％～80％，一般发生在治疗的早期，并随着时间推移肾功能会慢慢恢复。治疗前应用异丙嗪、糖皮质激素等药物能减轻治疗时的不良反应。

尽管两性霉素 B 会产生一系列不良反应，但它属于剂量依赖性，故极少因毒性反应中断治疗或干扰其他药物的使用。两性霉素 B 所致肾毒性系剂量依赖性，固有不可预测性。目前认为，大部分患者两性霉素 B 可造成肾功能障碍，但其肾功能减退并不严重且往往是可逆的，严重的肾功能障碍并不常见，并且即使发生了也经常可以恢复。

3）治疗剂量：对于侵袭性念珠菌病，使用两性霉素 B 进行治疗的剂量为每天 0.5～0.7 mg/kg，但当考虑到非白念珠菌，如光滑或克柔引起的侵袭性感染时，给药剂量调整为每天 1 mg/kg。

（2）两性霉素 B 脂质体：两性霉素 B 脂质体包括两性霉素 B 脂质复合体、两性霉素 B 脂质体和两性霉素 B 胶质分散体，是两性霉素 B 的衍生物，在动物模型中已证明其疗效，并且临床实践证实两性霉素 B 有相当的治疗效果。两性霉素 B 脂质体在临床上可使用更大的剂量和更长的时间，更重要的是它所导致的肾毒性显著少于两性霉素 B。

2. 唑类抗真菌药　唑类抗真菌药包括氟康唑、伊曲康唑、伏立康唑和泊沙康唑。一般唑类药物抗真菌药主要通过抑制依赖 14α-脱甲基酶的细胞色素 P450（CYP），该酶能将羊毛甾醇转化为麦角固醇，能使真菌细胞壁的成分麦角固醇耗竭，从而破坏细胞壁的完整性。不同唑类的抑制程度不同。

唑类抗真菌药的药物反应主要以不同机制发生在胃肠道、肝脏、肾脏。它能改变胃肠道 pH，与离子产生络合反应，或干扰肠壁上的转运酶活力。在肝脏它能干扰药物代谢酶的活力。唑类药物还能作用于肾小管或通过其他机制影响肾小球滤过率，是极少几种能通过上述一个或多个机制同时发生反应的药物之一。另外，所有唑类药物具有亲脂性并由 CYP 酶调节代谢，均能抑制一个或多个 CYP 酶，因此，唑类药物和其他药物的相互作用十分广泛，如 CYP 3A4（如咪达唑仑、利福平、苯妥因）、CYP 2C9（如华法林）或 CYP 2C19（如奥美拉唑）的药物代谢影响。

3. 棘白菌素类抗真菌药　棘白菌素是一类新型抗真菌药，通过作用于真菌细胞壁 1，3-β-D-葡聚糖合酶而阻断细胞壁的合成，是一类杀菌剂。这种酶存在于大多数真菌病原体中，而哺乳动物细胞中不具有这种酶。棘白菌素对曲霉菌和念珠菌均有较强的杀菌活性，抗菌谱扩展到卡氏肺孢子虫。但与其他念珠菌相比，近平滑念珠菌对棘白菌素类的体外敏感性很低，因此认为棘白菌素类药物对近平滑念珠菌效果较差，而且这些药物对荚膜组织胞质菌、皮炎芽生菌和新型隐球菌无杀菌活性。目前已上市的棘白菌素抗真菌药包括醋酸卡泊芬净、米卡芬净和阿尼芬净。

卡泊芬净在肝脏、肾脏和胃肠道都能达到较高的组织浓度，药动力学上不存在年龄、性别、种族的差异，主要清除途径是非酶降解。对于肾功能不全的患者或者透析的患者不需要调整给药剂量。卡泊芬净和米卡芬净很小一部分经肝代谢，而且都不是主要经过肝细胞 P450 酶途径。卡泊芬净是唯一需要对中至重度肝功能不全患者调整剂量的棘白菌素类药物，在严重肝脏损害患者中使用应剂量减半，即负荷剂量 70 mg/d，维持剂量 35 mg/d。

通常情况下卡泊芬净的耐受性较好，临床治疗中不良反应发生率显著低于两性霉素 B。少数患者可出现发热、头痛、恶心、皮疹等不良反应，但症状较轻，通常不需中断治疗，并且卡泊芬净和其他药物相互作用也很少。据报道，卡泊芬净可以与环孢素、他克莫司发生轻微的相互作用，但具体机制尚不清楚。

4. 嘧啶类抗真菌药（氟胞嘧啶）　氟胞嘧啶系嘧啶氟化后与氟尿嘧啶结合，是此类药物中唯一用于抗真菌治疗的药物。这类药物抗菌谱较窄且毒性较大，单药治疗后很快出现耐药。氟胞嘧啶口服可以完全吸收并分布于体液中，肝脏代谢和一些蛋白对其影响几乎可以忽略，近 90％以原型经肾脏排泄，其清除率与肌酐清除率密切相关。肌酐清除率下降将延长它的半衰期。

骨髓抑制是氟胞嘧啶的主要副作用，而且氟胞嘧啶还能引起严重的皮疹、恶心、呕吐、腹泻和肝功能损害。氟胞嘧啶的毒性主要与药物浓度有关，常见于肾功能不全的患者。由于氟胞嘧啶常与两性霉素B联合使用，所以其对肾功能的毒性作用不容忽视。

氟胞嘧啶的理想药物浓度应维持在 $25 \sim 100 \ \mu g/ml$，这样可使毒性反应最小又不至于很快产生耐药性。现有几种肾功能不全的患者肌酐清除率来计算氟胞嘧啶剂量的方法，但这些方法是根据血肌酐值来计算的，所以它们只适用于慢性肾功能不全的患者。在老年患者中使用应十分慎重，治疗期间应根据血药浓度不断进行剂量调整。目前为减少氟胞嘧啶的毒性反应，应用剂量 $75 \sim 100 \ mg/(kg \cdot d)$ 在临床受到青睐，体外敏感性检测显示氟胞嘧啶的抗真菌效果并不因剂量减少而减弱。

（四）侵袭性真菌感染的治疗

1. 侵袭性念珠菌抗感染治疗　心肺复苏后侵袭性真菌感染的早期经验性治疗有较多药物可以选择，主要包括两性霉素B、氟康唑、伊曲康唑、伏立康唑、泊沙康唑、卡泊芬净、米卡芬净和阿尼芬净。由于侵袭性真菌感染患者预后较差，使抗真菌药物应用泛滥，特别是氟康唑，在心肺复苏术后患者中无论是否具备感染的依据，都在进行预防或早期经验治疗。据报道，氟康唑的频繁应用使酵母菌感染风险增高。

侵袭性真菌感染的四个原则是：预防性治疗、经验性治疗、先发治疗和靶向或目标治疗。预防性治疗是指在具有念珠菌感染危险因素的患者中用药，而无念珠菌感染的临床症状和体征，目前，对ICU普通重症患者不提倡预防性治疗。经验性治疗是指临床发现有念珠菌感染的征象而又缺少病原学依据时使用，先发治疗用于临床诊断的患者，靶向或目标治疗是指针对临床确诊的患者。上述几种原则区别很小，常能互相替换。

（1）念珠菌感染的预防治疗：根据美国感染疾病学会（IDSA）2009念珠菌病治疗指南提出的意见，对于侵袭性念珠菌感染发病率较高的成人ICU高危患者（B-Ⅰ），可使用氟康唑 400 mg/d，即 6 mg/(kg·d)。

（2）念珠菌感染的早期经验性治疗：IDSA 2009念珠菌病治疗指南对早期经验性治疗提出了如下指征。

存在念珠菌感染高危因素，且出现不明原因发热的重症患者（B-Ⅲ），核心是基于侵袭性真菌感染危险因素的临床评估、血清学标志物或非无菌部位的培养结果（B-Ⅲ）。

药物选择的推荐意见：经验性治疗方案与确诊念珠菌病的治疗相似，氟康唑首剂负荷剂量 800 mg，即 12 mg/(kg·d)，维持 400 mg，即 6 mg/(kg·d)；卡泊芬净负荷剂量 70 mg/d，维持剂量 50 mg/d；阿尼芬净负荷剂量 200 mg/d，维持剂量 100 mg/d；或米卡芬净 100 mg/d 推荐作为初始治疗选择，推荐作为绝大部分成年患者初始治疗选择（B-Ⅲ）。棘白菌素类推荐用于近期使用过三唑类药物、中度或重度感染的患者，或具有光滑球念珠菌及克柔念珠菌感染的高危因素患者（B-Ⅲ）。

脱氧胆酸两性霉素B $0.5 \sim 1.0 \ mg/(kg \cdot d)$，两性霉素B脂质体 $3 \sim 5 \ mg/(kg \cdot d)$ 在患者无法耐受其他抗真菌药物或者其他药物对病原体活性有限时，可任选其一治疗（B-Ⅲ）。

（3）念珠菌血症的治疗：IDSA 2009念珠菌病治疗指南对于念珠菌血症的药物治疗推荐意见如下。

氟康唑首剂负荷剂量 800 mg，即 12 mg/(kg·d)，维持 400 mg，即 6 mg/(kg·d)；或棘白菌素类（卡泊芬净：负荷剂量 70 mg/d，维持剂量 50 mg/d；米卡芬净：100 mg/d；阿尼芬净：负荷剂量 200 mg/d，维持剂量 100 mg/d）推荐作为绝大部分成年患者初始治疗选择（A-Ⅰ）。专家小组主张对于中至重度患者或近期使用过三唑类药物的患者使用棘白菌素类药物治疗。氟康唑推荐用于感染程度较轻的患者以及近期未使用过三唑类药物的患者（A-Ⅲ）。该治疗方案同样推荐用于儿童，但需要注意不同的给药方案。

对于分离株可能对氟康唑敏感（白念珠菌）以及临床症状稳定的患者，推荐将棘白菌素类药物更换为氟康唑（A-Ⅱ）。

光滑球念珠菌感染推荐使用棘白菌素类治疗（B-Ⅲ）。在没有敏感性试验证实的情况下，不推荐改为氟康唑或伏立康唑治疗（B-Ⅲ）。对于初始接受氟康唑或伏立康唑的患者，如症状改善，患者随后的培养结果阴性，继续使用三唑类药物结束治疗是合理的（B-Ⅲ）。

对于由近平滑念珠菌引起的感染，推荐使用氟康唑治疗（B-Ⅲ）。初始使用棘白菌素类药物的患者，若临床症状改善，随后的培养结果阴性，及时用棘白菌素类药物治疗是合理的（B-Ⅲ）。

脱氧胆酸两性霉素 B 给药剂量是 0.5～1.0 mg/(kg·d)，两性霉素 B 脂质体给药剂量是 3～5 mg/(kg·d)，若果患者无法耐受其他抗真菌药或者感染病原体对其他药物活性有限，可任选其一治疗。若患者分离菌株可能对氟康唑敏感（如白念珠菌）并且患者临床症状稳定，可将脱氧胆酸两性霉素 B 或两性霉素 B 脂质体更换为氟康唑治疗（A-Ⅰ）。

伏立康唑负荷剂量为 400 mg，即 6 mg/kg，每天 2 次，维持剂量 200 mg，即 3 mg/kg，每天 2 次，对于念珠菌血症有效（A-Ⅰ），但伏立康唑对于氟康唑优势有限，推荐作为由克柔念珠菌或伏立康唑敏感光滑球念珠菌引起的念珠菌血症的口服序贯治疗（B-Ⅲ）。

推荐无转移病灶念珠菌血症的治疗疗程为：初次血培养阴性，相关症状体征消失后继续治疗 14 天（A-Ⅲ）。

强烈推荐拔除静脉导管（A-Ⅱ）。

2. 侵袭性曲霉菌及其他真菌感染治疗　在血液系统恶性肿瘤、免疫功能受损的重症患者，尤其是骨髓移植或造血干细胞移植的患者，都是曲霉菌感染的高危人群。曲霉菌感染的临床和病原学诊断比较困难，在发热和中性粒细胞减少、基础为血液系统恶性肿瘤的患者，尤其要警惕侵袭性曲霉菌感染的可能性。

目前应用于治疗侵袭性曲霉菌的药物有两性霉素 B 脱氧胆酸盐、两性霉素 B 脂质体、伊曲康唑、伏立康唑、泊沙康唑和卡泊芬净。FDA 批准伏立康唑和两性霉素 B 脱氧胆酸盐用于侵袭性曲霉菌的初始治疗，两性霉素 B 脂质体、伊曲康唑和卡泊芬净用于侵袭性曲霉菌感染的补救治疗。欧盟批准泊沙康唑用于两性霉素 B 脱氧胆酸盐或伊曲康唑治疗无效的侵袭性曲霉菌感染，而米卡芬净和阿尼芬净虽然也为棘白菌素类药物，对曲霉菌具有活性，但 FDA 尚未批准用于侵袭性曲霉菌感染的治疗。

侵袭性曲霉菌感染的经验治疗。心肺复苏术后免疫功能紊乱、长期抗生素暴露，尤其是血液系统恶性肿瘤基础的患者，是曲霉菌感染的高危人群。如肺部渗出不能用细菌感染解释或出现 GM 试验阳性，无须等待病原学结果，尽早进行经验性治疗。药物选择包括卡泊芬净负荷剂量 70 mg，维持剂量 50 mg/d，伊曲康唑 200 mg/d，每天 2 次，伏立康唑负荷剂量为首日 6 mg/kg，每 12 小时 1 次，维持剂量 3 mg/kg，每 12 小时 1 次。不推荐常规初始使用联合治疗，提升免疫功能对侵袭性曲霉菌感染治疗成功至关重要。

六、消化系统感染

心肺复苏术后患者病情危重，是医院获得性肠道感染的高危人群，但是其发病率和死亡率不详，且往往容易被忽视。正常情况下，胃肠道蠕动、胃酸和肠道正常菌群构成胃肠道的非特异性免疫屏障，心肺复苏的应激状态、缺血再灌注损伤、长期的机械通气治疗、长期使用质子泵抑制剂、广谱抗生素的使用等因素，使消化系统容易出现感染。其中，尤以肠道感染突出。肠道感染与肠道的屏障功能被破坏密切相关。

（一）肠道的屏障功能

随着医学的发展和研究的深入，人们逐渐认识到肠黏膜不仅具有消化和吸收功能，而且发挥着重要的防御性屏障作用。肠道屏障功能是肠道上皮具有分隔肠腔内物质，防止致病性抗原侵入的功能。肠道是人体与外界环境间最大的接触面，肠腔内存在大量的细菌和多种毒素，在正常情况下，肠道具有屏障作用，使细菌和内毒素局限于肠道内，维护人体健康。正常机体的肠道屏障由机械屏障、免疫屏障和生物屏障共同组成。

1. 机械屏障　结构和功能完整的肠黏膜上皮及细胞间的紧密连接构成机械屏障。

肠黏膜上皮细胞：肠黏膜表面上皮有许多圆锥形、指状的肠绒毛，绒毛表面有吸收细胞和杯形细胞。吸收细胞是小肠上皮中最多的一类细胞，发挥机械屏障作用。杯形细胞多为柱形或圆锥形，其分泌物对肠壁有重要的机械和化学保护作用，具有免疫效应。固有层中 B 细胞分泌 IgA，杯形细胞在基底部和侧面细胞分泌 IgA 后，经顶部分泌到管腔，起着免疫防御功能。黏膜上皮下方是结缔组织和固有层，固有层中含有成纤维细胞、浆细胞、巨噬细胞、嗜酸性粒细胞、肥大细胞及淋巴细胞等，与黏膜上皮细胞共同组成屏障功能单位。

紧密连接：肠黏膜上皮细胞之间的连接为紧密连接，位于相邻上皮细胞之间，多呈带状分布，在连续的细胞层中建立扩展屏障并起着封闭细胞间隙的作用。肠上皮细胞之间的紧密连接能防止肠腔中的有害物质从肠腔渗漏到周围组织中，且对离子的定向转运和大分子物质的吸收起调控作用，有效阻止肠腔内细菌、毒素及炎性介质等物质的旁细胞转运，从而有效维持肠黏膜上皮屏障功能的完整性。

2. 免疫屏障　肠黏膜上皮细胞产生的分泌性免疫球蛋白 A（sIgA）、IgM 等抗体及黏膜下淋巴组织组成免疫屏障。

肠黏膜免疫屏障主要由肠相关淋巴组织和弥散免疫细胞组成，通过细胞免疫和体液免疫防止致病性抗原对机体的伤害。肠道中有两种不同表型的淋巴细胞，即分散在上皮细胞层中的上皮内淋巴细胞和位于疏松结缔组织中的固有层淋巴细胞，包括 B 细胞、浆细胞、T 细胞、巨噬细胞、嗜酸性粒细胞和肥大细胞等，分布于血管和淋巴管丰富的结缔组织中，受到刺激时，分泌多种细胞因子并产生不同的细胞毒作用，发挥其抗细胞、抗病毒的作用。

3. 生物屏障　肠道内正常共生菌对致病菌的定植抵抗作用及其菌间聚集构成了生物屏障。

胃肠道是人体最大的细胞和内毒素贮存库，寄居者 $10^{13} \sim 10^{14}$ 个细菌，随着胃肠道的下行，细菌的种类和数量逐渐增多，在结肠粪便中的细菌数可高达 $10^8 \sim 10^{11}$ 个/L，肠道内正常微生物扮演着双重角色，一方面作为抗原，在特定的条件下对肠黏膜屏障存在着一定的潜在危险；另一方面，它们可为肠黏膜上皮细胞提供某些营养，与肠道内致病菌竞争生存空间，阻止其在肠黏膜表面增殖并激活肠黏膜免疫系统，构成肠黏膜屏障的组成部分。

（二）心肺复苏术后的肠屏障功能障碍

1. 缺血再灌注损伤　呼吸心搏骤停导致的全身性缺血、缺氧，肠系膜血流减少，肠绒毛呈低灌注状态，氧供出现短路现象，产生肠黏膜水肿。广泛的肠系膜缺血可导致肠黏膜细胞坏死、绒毛脱离，甚至肠壁固有层断裂。肠黏膜上皮有丰富的黄嘌呤脱氢酶，肠缺血期间，细胞内大量的 ATP 分解成次黄嘌呤。再灌注后，次黄嘌呤在黄嘌呤氧化酶作用下生成黄嘌呤，释放活性氧自由基，氧自由基和其他炎症介质的作用进一步损伤肠管，影响肠黏膜修复，肠黏膜通透性增加，屏障功能丧失。另外，缺血与缺氧导致的酸中毒也是导致肠黏膜损伤、通透性增加的机制之一。

2. 损伤应激　心肺复苏导致机体处于应激状态，通常伴有肠黏膜萎缩和溃疡形成，损伤应激与感染反应类似，可导致肠系膜血管收缩，肠黏膜供血供氧不良，肠黏膜屏障发生障碍。应激状态时交感神经兴奋，导致常运动受限、蠕动减弱。另外，应激状态下肠黏膜通透性增高，细菌和内毒素易位，由肠道吸收经门静脉进入肝脏后，刺激肝脏库普弗细胞释放一系列细胞因子，如肿瘤坏死因子 TNF-α、IL-1、IL-6 等，严重的可导致全身多脏器损伤。

3. 感染　感染导致的呼吸心搏骤停，尤其是合并腹腔内或腹膜后感染时，容易导致肠屏障障碍。感染导致细菌内毒素释放，后者通过炎症介质和细胞因子作用于肠黏膜与黏膜下层，肠绒毛高度降低。肠上皮细胞增殖能力受抑制，而细胞凋亡加速，细胞坏死增多。重症感染状态下，神经内分泌调节异常，肠蠕动功能紊乱，严重的可导致肠麻痹。

4. 其他因素　饥饿状态、长期肠外营养、抗生素相关性腹泻、肠内营养不耐受等，导致肠道功能紊乱，削弱了肠黏膜屏障，肠黏膜分泌异常，并影响肠黏膜的通透性等，导致肠屏障被破坏。

（三）肠道感染的治疗

1. 抗感染治疗　肠道中细菌绝大多数是厌氧菌及革兰阴性菌，心肺复苏术后各种因素导致肠屏障被破坏，菌群易位及内毒素释放，容易早期就出现肠道感染，抗生素的使用能够覆盖厌氧菌及革兰阴性菌。长期使用抗生素导致的抗生素相关性腹泻和伪膜性肠炎是心肺复苏术后患者常见并发症，主要为艰难梭菌肠炎，可口服甲硝唑 500 mg，每 8 小时 1 次，或者 250 mg，每 6 小时 1 次，疗程 10～14 天。不能口服的患者，可静脉滴注 500 mg，每 8 小时 1 次。万古霉素治疗艰难梭菌只能口服，推荐剂量为 125 mg，每 6 小时 1 次。

2. **肠内营养** 尽早选择正确的营养方式，尽快恢复肠内营养，是保护肠黏膜屏障的重要措施。通过肠内营养不但能为机体补充大量的水、电解质、葡萄糖、脂肪，还能补充足够的蛋白质、维生素和微量元素。有助于恢复肠道原驻菌群，刺激肠道激素分泌，加强肠蠕动，稳定肠黏膜屏障。

3. **生态应用** 乳酸杆菌、双歧杆菌等肠道微生物对人体有生物拮抗作用，减少致病菌过度生长，同时，提高肠道细菌的酵解以改善肠道内环境，激活免疫系统，最终达到维护肠道生态系统及功能的目的。许多研究表明，补充益生菌和益生素有一定的营养价值，并能抑制病变、增强机体免疫力、保护肠黏膜屏障。

4. **改善肠黏膜血流** 肠黏膜的绒毛微血管结构对血液灌注非常敏感，心脏停搏时肠系膜血管收缩及胃肠道血流减少，再灌注后，这些病理改变仍将持续一段时间，因此，除补充血容量外，还可以应用改善肠道血液循环的药物，小剂量的多巴胺、山莨菪碱与前列腺素 I_2 可能有一定的解除肠系膜微血管的痉挛、改善肠道组织灌注的作用。

（四）食管念珠菌病

食管念珠菌病主要见于 AIDS、血液系统恶性肿瘤等免疫力低下的患者。心肺复苏患者由于免疫功能紊乱，或者合并有基础免疫功能低下的相关性疾病，也是食管念珠菌病感染的高危人群。食管念珠菌病主要症状是吞咽困难和胸骨后烧灼样疼痛，但是心肺复苏术后患者可能长时间处于昏迷状态或气管内插管。临床上无法解释的发热有时需要考虑食管念珠菌感染。

食管念珠菌病最常见的致病菌是白念珠菌，其次是热带念珠菌、近平滑念珠菌、克柔念珠菌和光滑念珠菌。非白念珠菌感染呈上升趋势，与预防使用三唑类药物有关。食管念珠菌病需要给予全身抗真菌治疗，基于氟康唑安全、有效、服用方便且价格低廉，首选氟康唑 200～400 mg/d，静脉点滴或者口服，每天 1 次，疗程 2～3 周。氟康唑治疗失败或复发可以使用伏立康唑 200 mg，每天 2 次，静脉点滴或者口服。不能口服或不耐受口服药物的患者，可以使用棘白菌素类药物，如卡泊芬净，负荷剂量 70 mg，静脉点滴，维持剂量 50 mg，每天 1 次；或米卡芬净 150 mg，静脉点滴，每天 1 次；或阿尼芬净，负荷剂量 200 mg，静脉点滴，维持剂量 100 mg，每天 1 次。耐药菌株感染、光滑念珠菌感染、克柔念珠菌感染选两性霉素 B 治疗，剂量为 0.5 mg/(kg·d)。

（五）胃炎

胃炎在心肺复苏术后患者消化系统感染并不重要，幽门螺杆菌感染与应激性溃疡的关系尚无定论。有研究表明，幽门螺杆菌感染是胃黏膜损伤的独立危险因素，但是，由于抗生素的使用，幽门螺杆菌检出率显著下降。

七、中枢神经系统感染

中枢神经系统感染是可危及生命的严重感染，细菌、病毒、真菌、立克次体、螺旋体、寄生虫等病原微生物均可导致中枢神经系统感染。因累及的部位不同，临床表现为脑膜炎、脑炎、脊髓炎和神经炎，其中，以急性脑膜炎最常见。细菌性脑膜炎中，以金黄色葡萄球菌、凝固酶阴性葡萄球菌和革兰阴性菌常见，特别是颅脑外科手术后或脑室引流术后的患者，另外，鲍曼不动杆菌导致的颅内感染有增加的趋势。

成人典型的化脓性脑膜炎表现包括发热、头痛、脑膜刺激征和意识障碍。常伴恶心、呕吐、寒战、大汗、乏力和肌肉酸痛等症状。脑膜刺激征中以颈抵抗最常见，克氏征和布氏征少见。炎性渗出物包裹颅神经或颅内压增高可导致颅神经损伤，常累及动眼神经、展神经和面神经。老年人特别是合并脑萎缩的患者，症状往往被基础疾病所掩盖，并且，老年人在中枢神经系统以外的其他部位发生感染时，也可出现神经系统症状，表明为行动减少、嗜睡，甚至昏迷。心肺复苏术后的患者，中枢神经系统感染症状和体征不典型，容易被其他症状掩盖或干扰。

脑脊液检查是确诊细菌性脑膜炎的重要依据。脑脊液外观混浊、白细胞计数升高，通常在 $(1.0\sim5.0)\times10^9/L$，以中性粒细胞为主。脑脊液生化检查显示葡萄糖低于 40 mg/dl，70%的患者脑脊液葡萄糖与血糖比值<0.31。脑脊液革兰染色对病原学诊断非常重要，即使脑脊液白细胞增高不显著或正常者，也应进行革兰染色寻找细菌。脑脊液涂片革兰染色诊断细菌性脑膜炎敏感性为 60%~90%，特异性接近100%。此外，脑脊液和血培养对病原学诊断也很重要。

头颅CT和MRI对细菌性脑膜炎诊断价值相对有限，主要用于鉴别诊断。当患者抗感染治疗后仍持续发热，长时间昏迷，新出现癫痫或癫痫反复发作，颅内压增高，神经系统定位体征，持续脑脊液异常时应进行头颅影像学检查。

治疗：

1. 针对病原菌药物治疗 急性细菌性脑膜炎应选择有效穿透血-脑屏障的杀菌药物，根据抗生素药效学优化给药方案。抗生素的脑脊液穿透率取决于血-脑屏障状态，在炎症状态下，血-脑屏障的通透性增加，但是随着炎症的消退，血-脑屏障通透性也随之下降，因此在整个治疗过程中都应该使用最大剂量的抗生素，以保证有足够的药物透过血-脑屏障。应静脉给药，避免口服。经验性治疗时，一般首选万古霉素联合头孢噻肟或者头孢曲松，次选美罗培南。一旦分离到致病菌，则应根据菌种和药敏结果调整抗生素方案。

2. 辅助治疗 糖皮质激素和非甾体抗炎药，能抑制前列腺素合成，减轻炎症反应，糖皮质激素还可以减轻脑水肿，降低颅内压，减轻细菌溶解释放内毒素引起的炎症反应。地塞米松应在使用抗生素前或与抗生素同时应用，对于已经使用抗生素治疗的患者不推荐使用。

颅内压增高会引起恶心、呕吐，意识障碍加深，甚至会造成不可逆性脑损伤。降低颅内压的方法包括：①床头抬高30°，最大限度以利于静脉回流。②使用甘露醇或甘油果糖等高渗药物脱水。③过度换气，二氧化碳维持在 27~30 mmHg，引起脑血管收缩，降脑血流。但该方法颇受争议。④使用糖皮质激素。

若有症状性癫痫发作，应给予抗癫痫治疗。

〔付 乐 罗 亮〕

第二节 心肺复苏术后患者营养支持治疗

一、概述

心脏停搏时内脏血流减少，胃肠道缺血，肠黏膜屏障功能受损、通透性增加，细菌易位，促进全身炎症反应和多器官功能障碍的发生。早期肠内营养可保持肠黏膜完整性，保护黏膜免疫力，防止黏膜通透性增加，减少细菌易位。但心脏停搏自主循环恢复后，肠内营养治疗的最佳时机仍不清楚。在危重患者低灌注前后进行肠内营养治疗，患者一般均能耐受，并且大部分患者也可能受益。当患者使用的升压药剂量稳定、平均动脉压正常时，可考虑开始进行肠内营养治疗。在进行肠内营养治疗时，如出现血压下降或需要增加升压药剂量或增加机械通气支持力度时，应暂停肠内营养治疗。如果肠内营养治疗不耐受或存在禁忌证时，应进行肠外营养治疗。

二、心肺复苏术后肠道及机体代谢的病理生理

1. 心肺复苏术后肠道的病理生理 肠道缺血是心脏停搏、休克或心脏和主动脉手术后内脏血流量低的常见结果，也是重症监护患者多器官功能衰竭的主要原因。心脏停搏时，内脏血流减少，胃肠道缺血，肠黏膜屏障功能受损、通透性增加，细菌、内毒素或胰腺蛋白酶经淋巴系统、门静脉系统易位到全

身系统。肠缺血的次要后果包括氧自由基的形成，巨噬细胞释放炎性介质，白细胞的黏附和活化。虽然短暂地减少内脏灌注以保证心脑的血液供应可能可以挽救生命，但内脏灌注不足可能通过多种机制，包括缺血再灌注损伤、肠道黏膜对细菌和内毒素的通透性增加以及炎症介质的激活，促进全身炎症反应和多器官功能障碍的发生。

在心肺复苏过程中及复苏成功后，导致内脏器官损伤的主要机制仍是缺血再灌注损伤。在心肺复苏期间，治疗的焦点主要集中在如何使心脏复搏、使自主循环恢复以及保证脑灌注。而对于内脏循环，在CPR期间则表现为严重的低灌注。在心肺复苏中使用血管活性药以增加重要脏器的灌注时，内脏器官的血流可接近于零。

内脏血管是机体主要的储血库，其内的血液量占总血液量的$20\%\sim40\%$，使其成为在危重情况下血液动员、血流再分布的主要来源。虽然在某些特定情况下，内脏灌注的短暂减少以保证重要器官的灌注可能是救命性的，但内脏灌注不足可能通过缺血再灌注损伤、增加肠道黏膜对内毒素和细菌的通透性、激活炎症介质等多种机制参与全身炎症反应和多器官功能障碍的形成。不管研究的器官是什么，所有的器官对缺血再灌注损伤都有相似的复杂反应。缺血及再灌注对机体都会造成损伤，但两者的作用孰轻孰重还是一个尚待明确、具有争议的问题，可能与初始缺血的持续时间有关。如果缺血损伤还没有严重到导致大量细胞死亡从而引起器官衰竭的程度，那么可以推断，在再灌注期间存在多种损伤机制造成了器官进一步损伤，这涉及复杂的分子、神经、激素和免疫反应。这些反应不仅对相关器官本身造成继发损伤，而且还会对其他器官造成继发性缺血性损伤，并且每一种作用机制的程度均是未知的，不同器官之间可能有所不同。

肠系膜血供占人体正常心输出量的$10\%\sim15\%$，这可提供每100 g肠道组织$50\sim70$ ml/min的静息肠血流量。黏膜层和黏膜下层接受约70%的血流，而肌层和黏膜下层接受剩下约30%的血流。肠系膜血流的调节很复杂，除了代谢和肌源性调控外，复杂的神经和激素调节也会影响肠道流量。神经和全身循环体液性血管收缩物质的激活会导致内脏血管不成比例地收缩，这虽然有助于将血液重新分配给重要脏器如心脏、大脑和肾脏，但会选择性地导致其他内脏缺血。

了解肠道损伤的严重程度和持续时间后，肠缺血研究的主要发现就更容易解释。研究表明，当血流量保持在临界水平［约25 ml/(min•100 g) 组织］以上时，肠道的氧摄取得以维持。由于机体的代偿机制，即使肠道血流减少2小时，只要肠道耗氧量保持在正常的50%以上，肠道也很少甚至不会发生缺血性损伤。当有缺血性损伤发生时，肠道则主要发生于肠黏膜的绒毛层。对于任何给定的血流量减少，由于在肠道绒毛层底部的氧逆向交换，肠黏膜的缺氧会被放大，这种机制将牺牲绒毛层顶端的氧合而保持其基底部的氧合。

很少有研究检测了高能磷酸盐对缺血再灌注程度的作用，并将其与组织学损伤程度联系起来。一项使用磷31 (^{31}P) 的磁共振波谱研究报告显示，缺血20分钟后磷酸肌酸和三磷酸腺苷（ATP）完全丧失，而血流再灌注60分钟后磷酸肌酸和三磷酸腺苷（ATP）则显著恢复。相反，直接组织活检显示，完全缺血30分钟后，ATP水平降低到基线水平的40%，但即使继续缺血至120分钟后，ATP也没有进一步的消耗、减少。造成这些差异的原因尚不清楚。高能磷酸盐的消耗减少对最终的组织损伤所起的确切作用仍有待明确。由于有研究表明，组织学损伤发生在缺血后的10分钟内，并且在完全缺血60分钟内，这种组织损伤是可逆的，这表明高能磷酸盐的消耗减少只是导致缺血再灌注损伤的众多因素之一。

与其他器官一样，肠道的进一步损伤很可能是在血流恢复后引起的，而且这种损伤至少部分地受到氧自由基生成的影响。而再灌注损伤的功能作用尚不清楚。如果肠道缺血时间达1小时或以上，缺血导致的最初损伤可能已经非常严重，以至于不会发生进一步的再灌注恶化。似乎有一个时间窗，在这个时间窗内再灌注才会导致整个器官损伤。

黄嘌呤氧化酶在肠道损伤中的作用越来越受到重视。肠黏膜是黄嘌呤氧化酶的前体——黄嘌呤脱氢酶最丰富的来源之一。毫无疑问，氧化酶可以产生有毒的自由基，但是这些自由基是否会直接伤害细胞还不清楚。相反，酶及其产生的自由基可能主要作为化学毒素促进多形核白细胞（PMNs）的聚集，从而促进自由基引起的损伤。研究表明，肠道缺血1～120分钟内，肠道的黄嘌呤脱氢酶转化为氧化酶。在缺血前或再灌注前给予别嘌呤醇可防止再灌注损伤，其主要的作用机制被认为是别嘌呤醇可通过竞争性结合抑制黄嘌呤氧化酶的作用。然而，另一些研究表明，别嘌呤醇本身可作为自由基清除剂或通过稳定线粒体膜来减少组织器官损伤。

尽管自由基引起的脂质过氧化被认为是肠道缺血再灌注损伤的原因，但尚不清楚抑制其作用是否可以防止肠黏膜损伤。在一项研究中，使用抗氧化剂——U74389F对大鼠肠道黏膜损伤无明显改善作用。

多形核白细胞（PMNs）的作用目前仍在研究中，它不仅在缺血再灌注过程中参与了对肠道本身的损伤，而且还参与了缺血再灌注后对远隔器官的损伤。缺血再灌注时，PMNs能够在肠道内产生自由基和蛋白水解酶，如弹性蛋白酶。目前尚不清楚是什么触发了已经存在于肠道中的PMNs的这种反应，以及随后如何从全身循环中分离出额外的PMNs。黄嘌呤氧化酶和脂质过氧化产生的自由基以及磷脂酶A2所产生的物质可能是PMNs强有力的有效趋化剂和化学激活剂。这种PMNs的流入和毒素的释放增加了微血管的通透性和肠黏膜屏障的功能障碍。肠道PMNs黏附的机制尚不清楚，但可能涉及补体和糖蛋白选择素家族。含分泌性白细胞蛋白酶抑制剂（SLPI）的PMNs弹性蛋白酶的拮抗作用以及白介素-1受体拮抗药（IL-1ra）和肿瘤坏死因子（TNF）结合蛋白的激活和黏附抑制作用均不能预防缺血60分钟和再灌注4小时后的局部肠道损伤。

缺血性肠道中磷脂酶A2的活化也可能引起再灌注损伤。当使用磷脂酶A2的抑制剂，如奎纳克林和氢化可的松时，有研究显示再灌注损伤减少，而另一些研究则显示没有变化。

一氧化氮（NO）在肠道缺血再灌注损伤中的作用也不清楚。外源性NO，例如硝普钠和L-精氨酸，可降低缺血再灌注诱导的肠道通透性。即使NO不增加肠道血流，也会产生这样的作用。NO还可以对抗超氧化物的氧化作用，并减少PMNs介导的损伤。

肠道内的毒性物质也与缺血时的肠道损伤有关。肠道缺血时，在消化过程中分泌的盐酸、胆汁酸盐、蛋白酶和脂肪酶可能引起肠道黏膜进一步的损伤。在胰管结扎或应用蛋白酶抑制剂的研究中发现，缺血时肠道损伤减少。

肠道缺血时，肠道细菌过度生长。在正常情况下，机体有多种机制使超过500种的细菌停留在肠腔内而不侵入循环。这些机制包括肠道内固有的肠系膜淋巴结和PMNs的作用，以及肝脏Kupffer细胞系统和肺泡巨噬细胞系统的作用。这些机制是串联作用，因此在肠道毒素进入体循环之前就有多种机制清除它们。需氧菌和厌氧菌都能产生各种毒素，大多数胃肠道感染是由需氧菌引起的。肠杆菌科细菌释放的内毒素脂多糖，可产生严重的局部和全身反应。尽管正常的机体防御机制保留，但肠道缺血会促进细菌和内毒素从肠道易位侵入体循环。在肠道局部缺血的早期，肠道通透性的增加即可使得内毒素（不包括细菌）等分子进入腹腔，内毒素可在腹腔内被吸收而侵入全身血液循环，这是另外一种易位机制。这种内毒素易位的机制可增强肠道细菌易位到肠系膜淋巴结，导致循环系统中内毒素水平进一步升高，而这些易位的内毒素又进一步增强了肠系膜淋巴结的细菌易位，因为内毒素是全身炎症反应的有效激活剂，而不断放大的全身炎症反应会增加局部和全身组织器官黏膜的通透性。内毒素还刺激巨噬细胞释放细胞因子，从而激活PMNs在内皮细胞上黏附，并通过渗出和吞噬作用，由溶酶体产生自由基和非氧化酶来杀死细菌。

内毒素在PMNs启动中的确切作用尚不清楚，事实上，它可能不是必要的。自由基产生后常常被PMNs产生的清除剂——超氧化物歧化酶（SOD）清除，虽然这种情况通常只发生在感染部位的细胞内，但当大量且持久的内毒素血症持续存在时，SOD无法清除大量产生的自由基，从而引起机体失控的全身炎症反应，进而导致组织器官的损伤和功能障碍。在肠道内，内毒素引起肠黏膜屏障的破坏增加，并促进细菌直接通过受损的肠道黏膜和门静脉进入肝脏。但这些引起机体损伤的毒素、细菌和蛋白酶，其导致机体损伤的程度很可能取决于肠道缺血的程度和持续时间。

尽管长时间的肠道缺血引起的损伤主要还是作用在肠道本身，但现在已经逐渐认识到肠道缺血引起的肠道外损伤，不足以引起透壁性肠坏死的局部缺血可能还会破坏其他器官系统。一旦肠道黏膜屏障受损，细菌、内毒素、消化酶和炎性介质即可被吸收进入门静脉，进而侵入全身。这被认为是导致机体发生全身炎症反应综合征和多器官系统功能障碍或衰竭的主要诱因。现在的学者认为，肠道在许多种休克中都是发生多器官功能障碍和衰竭的"动力"。

肠道缺血再灌注损伤后肝损害的特征是血清肝脏细胞酶学的急性增加、胆汁排出减少和 PMNs 的聚集。有研究显示，在 120 分钟的肠道缺血和 60 分钟的再灌注后，肝细胞暴露在氧化应激下，氧化性谷胱甘肽水平升高。然而，尽管 PMNs 数量增加，脂质过氧化产物并没有显著增加，这表明肝细胞损伤在这种情况下是可逆的。此外，长时间的肠道缺血再灌注损伤可诱导肝脏 Kupffer 系统产生 TNF 和白介素-1（IL-1），进而激活其他各种介质和 PMNs。肝细胞损伤可通过给予 SOD、过氧化氢酶（CAT）等多种自由基清除剂来改善。减少动物的嗜中性粒细胞数量、用药抑制 PMNs 的激活和黏附以及抑制 PMNs 弹性酶的分泌也能减少肠道缺血再灌注损伤产生的肝细胞损伤。肠道的缺血再灌注损伤也会导致肝脏 Kupffer 细胞功能的损伤，进而间接地增强了易位的内毒素和细菌的毒性。

肠道的缺血再灌注损伤也通过类似的机制对肺脏造成严重损害。肠道缺血再灌注损伤后产生的黄嘌呤氧化酶进入循环系统，促进 PMNs 在肺中聚集。用别嘌呤醇降低循环系统中黄嘌呤氧化酶的水平后，肺脏中 PMNs 减少。此外，细胞因子、类花生酸盐类和其他炎症质水平的升高对 PMNs 有强烈的趋化作用。减少肠道缺血再灌注损伤前中性粒细胞水平，使用 SOD、CAT、SLPI、IL-1ra、肿瘤坏死因子结合蛋白（TNFbp）等治疗可减少肺毛细血管的渗漏。除了 TNFbp 外，以上治疗还可以降低肺脏中 PMNs 的聚集程度。当用肠道缺血再灌注后的血浆孵育肺血管内皮细胞时，肺脏内皮细胞的 ATP 水平降低，其机制目前尚不清楚。ATP 峰值消耗时间与已知的促凝活性峰值、细胞因子合成和释放以及黏附分子表达的时间序列相关。内毒素在肺损伤中的作用尚不清楚，但其作用可能是间接的。

肠道缺血仅 20 分钟以及缺血再灌注后 2 小时，心肌收缩功能障碍即可发生。表现为左心室压力降低，左心室功能曲线右移，对钙离子灌注液反应降低。在缺血再灌注损伤前给予别嘌呤醇可预防这种心肌收缩功能障碍，这为证明自由基发挥了一定作用提供了证据。使用己酮可可碱可以减少 PMNs 的聚集，也可以预防心肌收缩功能障碍。

从肠道的形态变化到肠黏膜、毛细血管通透性的功能改变，不同的观察指标被用来观察肠道缺血的变化。在肠道局部低血压、低血流 1 小时［30～40 mmHg、5～15 ml/(min·100 g) 组织］后再恢复灌注 1 小时，可观察到缺血部位毛细血管灌注的增加，但即使在最浅表的肠黏膜也没有观察到组织学上的损伤。

有研究表明，肠道完全缺血 1～4 小时后恢复灌注 30 分钟，肠黏膜通透性的增加程度、肠绒毛的损伤程度与肠道的缺血时间成正比，而治疗前给予的自由基清除剂很明显不能预防这些损伤，这表明在这种情况下，大多数肠道损伤不是由再灌注引起的。然而，在没有再灌注的情况下，灌注压力为 25～35 mmHg 的长时间低灌注会导致绒毛顶端坏死，而以正常血流再灌注后会加重绒毛的坏死，且使用自由基清除剂可以在很大程度上预防该坏死。在体内灌注模型中，Chiu 等人证明，完全闭塞血管 1 小时会导致绒毛的完全坏死，而在 5 ml/(min·kg) 灌注血流下需要 4 小时才会产生同样的后果。灌注血流 15 ml/(min·kg) 4 小时则观察到没有明显的组织学变化。另一研究显示，大鼠肠绞窄 4 小时后可出现黏膜层坏死，而肌层没有发生坏死很大程度上是抗生素和液体发挥了作用，最终基本上保留了肠壁的完整性，黏膜也得以再生。

综上所述，机体损伤的程度在很大程度上与肠道初始缺血性损伤的持续时间和肠道的完整性是否得以保留有关。肠道缺血 30 分钟时通透性增加，缺血 60 分钟时绒毛完全消失，缺血 4 小时时黏膜坏死，而血流的完全中断会产生最快的损伤。肠道完全缺血 1 小时后，给予自由基清除剂无效，提示肠道缺血是有治疗窗的。

缺血性损伤后肠黏膜的修复快速、显著。完全缺血 45～60 分钟后，再灌注 3 小时内肠黏膜即可出现黏膜的修复，再灌注 24 小时后肠黏膜仅留下少许缺损。而缺血 90 分钟，肠黏膜修复也可在 18 小时内完成。肠道黏膜的修复是通过邻近肠黏膜细胞的再生来完成的。

2. 心肺复苏术后机体代谢的病理生理 心肺复苏术后机体处于一种强烈的应激状态。在过去的一段时间，人们都认为应激时机体的分解代谢增加而合成代谢下降。目前有研究证实，在应激初期，无论是分解代谢还是合成代谢均增加，只是分解代谢和合成代谢的平衡被打破，机体处于失衡的代谢亢进状态。应激后的代谢改变是由神经内分泌与细胞因子共同作用的结果，免疫反应失衡及高分解代谢、大量蛋白质分解是重症患者的主要特征之一。应激时合成代谢的标记物不再是生理状态下的血清蛋白和肌肉蛋白，而是各种急性相蛋白，如各种（炎性）细胞因子，包括肿瘤坏死因子（TNF-α）、白细胞介素（IL-1、IL-2、IL-6）、干扰素、C 反应蛋白（CRP）、降钙素原（PCT）、纤维蛋白原等。上述多种急性相蛋白合成的原料，绝大多数来自患者自身，即患者自身的肌肉以及内脏蛋白分解所提供的氨基酸。若患者的病因未能得到及时有效的控制和祛除，且机体始终处于应激代谢亢进状态，则一方面机体的内脏与肌肉蛋白源源不断地分解，将导致器官结构损伤；另一方面，急性相蛋白大量不断地产生，将维持和加剧机体的炎性反应；最终，这种恶性循环导致器官功能障碍，甚至危及生命。肌肉和内脏蛋白与各种细胞因子具有不同的氨基酸结构组分。机体许多组织细胞必须在不同转氨酶的帮助下，将肌肉和内脏蛋白分解所产生的氨基酸努力转化为构成各种细胞因子所需要的氨基酸，从而加重了机体组织器官的代谢负担；而实在不需要或难以转化利用的氨基酸最终通过肾排出体外。因此，上述急性应激的代谢过程实际上是机体各器官组织分解与合成代谢负担均加重的过程，也正是人们大病初起往往食欲下降，藉以通过减少摄食，以减轻器官代谢应激负担而自我防御保护的病理生理基础。体内无脂组织群（lean body mass，LBM）的迅速丢失导致严重的能量与营养的负平衡，进一步导致重症患者营养状况的迅速下降，出现不同程度的营养不良，并伴有生理功能与器官功能受损及骨骼肌萎缩。基于上述认识的进步，最近20 年来，所谓"代谢调理、营养治疗"的理念逐渐为广大同道所接受。即通过补充营养底物，刻意增加或限制某些炎性反应所必需的氨基酸（以及脂质）供应，以调节全身炎症反应、减轻机体过度的炎性反应、维持免疫功能、减少内脏和骨骼肌蛋白的分解、促进组织修复、维持胃肠道及肺脏黏膜的屏障作用，最终达到保护器官功能代谢的目的。

机体对应激的反应被描述为"退潮期（ebb phase）"和"涨潮期（flow phase）"。早期的"退潮期"在受损伤后立即发生，持续 24～48 小时，以血流动力学不稳定、心输出量和耗氧量减少、核心体温低、胰高血糖素、儿茶酚胺和游离脂肪酸（FFA）水平升高为特征。这一阶段的持续时间可因损伤类型、复苏措施的启动以及控制原发病理过程的具体治疗而有所不同。随后，较长时间的"涨潮期"的特征是机体总耗氧量、代谢率、心输出量和能量物质（碳水化合物、氨基酸和脂肪）氧化的增加。这个阶段需要重症监护病房的积极支持治疗，并根据疾病的病因制定相应的管理策略。在这个阶段适当的营养支持治疗可能对改善结局很重要。重要的是，营养在调节炎症反应、维持免疫功能、减缓骨骼肌分解代谢、促进组织修复、维持胃肠道和肺脏黏膜屏障等方面起着重要作用。

三、营养支持筛查、治疗与监测

（一）营养筛查

目前，对于"营养风险"及"营养不良"的定义还没有金标准。常用的营养风险筛查工具有营养风险筛查表 2002（NRS—2002），危重症患者营养风险评分（NUTRIC Score），主观全面评定法（subjective globe assessment，SGA），营养不良通用筛查工具（malnutrition universal screening tools，MUST）。上述几种重症患者的营养评估工具，有的侧重营养状态，有的侧重营养风险。总体而言，NRS-2002 评分无法评估卧床、水肿、腹水等患者的营养状态，SGA 评分适用于评估慢性疾病或已存在营养不良的患者，NUTRIC Score 适用于病情危重、神志不清、卧床等患者的营养风险评估。2016 年由美国危重病学会和美国肠外肠内营养学会更新的成人危重患者营养支持治疗指南建议，对所有入住 ICU 的预计自主进食不足的患者通过 NRS-2002 或 NUTRIC Score 评定其营养风险，因为在上述常用的营养评估工具中，只有 NRS-2002 与 NUTRIC Score 同时关注了患者的疾病严重程度和营养状况，是将疾病严重程度和营养状况相结合的两种评估工具。该指南还指出，营养风险高的患者最可能从早期营养治疗中获益。

营养风险筛-2002（NRS-2002）是2003年由丹麦及瑞士学者、欧洲肠外肠内营养协会提出的一种营养风险筛查工具，其预测的有效性已经通过将其应用于128个营养支持的RCT的回顾性分析中得到证实。该结果显示，达到NRS-2002营养风险标准的患者（≥3分）更有可能从营养支持治疗中获益。2006年，中华医学会肠外肠内营养学会（CSPEN）发布的肠外肠内营养指南中推荐把NRS-2002作为首选的营养筛查工具在住院患者中进行营养筛查。

NRS-2002分为营养风险筛查和营养风险评估。具体方法是：

第一步：初步营养筛查（表8-1）。回答下面四个问题：①是否BMI<20.5 kg/m²？②患者在过去3个月有体重下降吗？③患者在过去的1周内有摄食减少吗？④患者有严重疾病吗（如在ICU治疗）？营养筛查结果：①如果以上任一问题回答"是"，则进入第二步营养风险评估。②如果所有的问题回答"否"，则应每周重复筛查1次。

第二步：最终营养筛查（表8-2）。包括3个方面：①营养状况受损评分（0～3分）。②疾病的严重程度评分（0～3分）。③年龄评分。筛查结果：三项评分相加为疾病严重程度＋营养状态受损评分＋年龄评分，总分>3分的患者有营养风险，开始制订营养治疗计划；总分<3分，每周复查营养风险筛查。

表8-1　　　　　　　　　　　　　　　　　初步营养筛查

		是	否
1	BMI<20.5 kg/m²		
2	在过去的3个月中体重是否减轻		
3	在过去的1周饮食是否减少		
4	患者是否有严重的疾病（如在ICU治疗）		

结果：①以上任何问题回答"是"，则继续进行最终营养筛查（见表8-2）。②如果以上全部问题均回答否，则每周再评估1次。如果患者拟行1次大手术，需要制订营养支持计划以预防营养不良的发生

表8-2　　　　　　　　　　　　　　　　　最终营养筛查

疾病状态	分　值	评　分
骨盆骨折或者慢性病患者合并有以下疾病：肝硬化、慢性阻塞性肺疾病、长期血液透析、糖尿病、肿瘤	1	
腹部重大手术、脑卒中、重症肺炎、血液系统肿瘤	2	
颅脑损伤、骨髓抑制、加护病患（APACHE>10分）	3	
营养状况指标（单选）		
正常营养状态	0	
3个月内体重减轻>5%或最近1个星期进食量（与需要量相比）减少20%～50%	1	
2个月内体重减轻>5%或BMI 18.5～20.5或最近1个星期进食量（与需要量相比）减少50%～75%	2	
1个月内体重减轻>5%（或3个月内减轻>15%）或BMI<18.5（或血清清蛋白<35 g/L）或最近1个星期进食量（与需要量相比）减少70%～100%	3	
年龄≥70岁加算1分	1	
营养风险筛查总分（三项相加）		

续表

疾病状态	分　值	评　分
注：总分≥3 分，患者有营养风险，需实施营养支持治疗 总分<3 分，若患者将接受重大手术，则每周重新评估其营养状况 　1 分：患者因与慢性疾病相关的并发症而住院。患者很虚弱，但不卧床。蛋白质需求量增加，但在大多数情况下可以通过口服饮食或额外补充满足 　2 分：因病卧床的患者，如腹部大手术或严重感染的患者。蛋白质需求量大幅度增加，虽然在许多情况下需要人工喂养，但仍可以满足其需求 　3 分：需辅助通气、正性肌力药物等的 ICU 患者。蛋白质需求量增加，大多数情况下人工喂养无法满足，但蛋白质分解和氮的丢失可以显著减少		

NUTRIC Score 是由 Heyland 等于 2011 年在 *Critical Care* 上发表的一种在 ICU 中使用的量化营养风险的方法，其目的在于筛选出最可能从积极的营养支持治疗中获益的有营养风险的危重患者（表 8-3）。NUTRIC Score 共包含 6 个评分项目：年龄（0~2 分）、APACHE Ⅱ 评分（0~3 分）、SOFA 评分（0~2 分）、并发症数量（0~1 分）、入 ICU 前住院天数（0~1 分）、白介素-6 水平（0~1 分）。其中有第 6 项白介素-6 数据时计算 6 项的总得分，无时则计算前 5 项的总得分。分值越高，越有可能从积极的营养支持治疗中获益。

表 8-3　　　　　　　　　　　　　　　　**NUTRIC Score**

评分项目	范　围	分　值
年龄	<50	0
	50~75	1
	≥75	2
APACHE Ⅱ	<15	0
	15~20	1
	20~28	2
	≥28	3
SOFA	<6	0
	6~10	1
	≥10	2
并发症数量	0~1	0
	≥2	1
入 ICU 前住院天数	0~1	0
	≥1	1
IL-6	0~400	0
	≥400	1
注：1. 有 IL-6 结果时，6~10 分为高营养风险，这些患者最可能从积极的营养治疗中获益；0~5 分为低营养风险 　　2. 无 IL-6 结果时，5~9 分为高营养风险，这些患者最可能从积极的营养治疗中获益；0~4 分为低营养风险		

（二）营养支持治疗

目前，关于心肺复苏术后患者的营养研究较少，但心肺复苏术后患者的应激代谢情况与其他危重患者情况相似，故营养支持治疗可参考一般危重患者的营养支持治疗。

1. 肠内营养治疗　心肺复苏术后肠内营养治疗的最佳时机尚不清楚。对于危重患者，目前均推荐不能进食的重症患者在 24~28 小时内开始早期肠内营养。早期肠内营养可保持肠道黏膜的完整，保护肠黏膜免疫功能，防止黏膜通透性增加，减少细菌易位。心肺复苏患者经过早期的有效复苏，在血流动力学稳定后应尽早开始肠内营养治疗。对于未控制的休克、低氧血症和上消化道出血、肠缺血、肠梗阻、腹腔间隔室综合征等危重患者应延迟肠内营养治疗。血管活性药在减少时可以谨慎地开始肠内营养。若实施肠内营养期间，血管活性药再次上调或新出现低血压，肠内营养则应立刻停止。欧洲重症医学会关于肠内营养治疗的三种特殊情况给出了下列推荐：

（1）需要延迟肠内营养的情况：

1）休克未能控制、血流动力学和组织灌注目标未达成时应延迟肠内营养，但当休克在输液和使用血管加压药/正性肌力药的情况下得到控制时可以开始小剂量的肠内营养喂养，肠内营养实施过程中应注意观察病情，警惕肠缺血的发生。

2）存在未控制的危及生命的低氧血症、高碳酸血症或酸中毒时应延迟肠内营养，但当低氧血症稳定、高碳酸血症和酸中毒为代偿性或允许性时可开始实施肠内营养。

3）存在活动性上消化道出血时应延迟肠内营养，但当出血停止且没有再出血的临床表现时可开始实施肠内营养。

4）明显的肠缺血患者。

5）与瘘道远端无法建立营养通道的高输出肠瘘患者。

6）腹腔间隔室综合征患者。

7）胃回抽量>500 ml/6h 患者。

（2）低剂量开始肠内营养的情况：

1）正在接受低温治疗的患者，但复温后肠内营养剂量需增加。

2）腹腔高压但还没达到腹腔室间隔综合征的患者，在肠内营养治疗过程中若腹腔压力进一步增加需暂停肠内营养或减少肠内营养剂量。

3）急性肝功能衰竭患者，严重代谢紊乱得到控制时。

（3）应实施早期肠内营养的情况：

1）接受 ECMO 的患者。

2）创伤性脑损伤的患者。

3）脑卒中（缺血性或出血性）的患者。

4）脊髓损伤的患者。

5）重症急性胰腺炎的患者。

6）胃肠手术术后患者。

7）腹主动脉手术术后患者。

8）腹部外伤患者，胃肠道的连续性保留或恢复后。

9）正在使用神经肌肉阻滞药的患者。

10）俯卧位通气的患者。

11）腹部开放的患者。

12）不论是否存在肠鸣音，除非腹泻患者怀疑有肠缺血或肠梗阻时。

肠内营养实施时，经胃喂养较经小肠喂养更符合人体生理。经胃喂养时营养液经过了胃、十二指肠，对胃、十二指肠的内神经、内分泌有刺激作用。经胃喂养在技术上更容易实现，因此更可能缩短开始肠内营养治疗的时间。与经小肠喂养相比，经胃喂养时不耐受的情况更常见，且更容易发生肺炎，但两者在病死率、腹泻、住 ICU 时间上并没有差异。而且，经小肠喂养在置管技术难度上更大，常因置管技术的问题导致肠内营养实施的延迟，因此推荐常规使用经胃喂养。但对胃轻瘫出现喂养不耐受、反流误吸风险高的患者推荐经小肠（空肠）喂养。ASPEN 定义的高误吸风险患者有：气道保护能力下降、机械通气、年龄＞70 岁、意识水平下降、口腔护理不佳、护理人力不足、仰卧位、神经系统受损、胃食管反流、转出 ICU、间断输注肠内营养。

肠内营养剂型分为整蛋白型、预消化型、单体配方、特殊疾病配方。目前标准型肠内营养配方仍是大部分危重患者的选择，不建议常规使用特殊配方的制剂，也不建议常规预防性使用商业化的混合纤维剂型以促进排便或预防腹泻。

有条件的医院，推荐使用间接能量测定（IC）确定患者的能量需求。间接能量测定是通过测定机体单位时间内生成的二氧化碳量和氧消耗量以及排出的尿氮量以计算人体能量消耗的一种方法。因为没有一种能量预测方程能准确地估算危重患者的能量消耗，因此它被认为是人体能量消耗测定的金标准。通过这种无创的、精确的测量方法，临床医师可以个性化的制定危重患者的营养支持治疗方案，避免喂养不足和喂养过量。而在营养治疗过程中，通过间接能量测定，可以监测机体代谢对营养方案的反应，控制能量的摄入，从而优化营养治疗方案，改善患者的临床结果。随着该技术的发展，不管是有自主呼吸的患者，还是机械通气的患者，均可对其进行准确而简单的能量测定。但因为在实施技术上的困难，间接能量测定并没有被广泛地推广开。危重患者的急性应激状态是间接能量测定的指征之一。常见的影响间接能量测定的实施和结果的因素有：

（1）测量期间的躁动、发热。

（2）血管活性药及镇静药的调整。

（3）呼吸回路漏气。

（4）肾脏替代治疗。

（5）ECMO。

（6）PEEP＞10 cmH$_2$O 的机械通气。

（7）FiO$_2$＞80％的机械通气。

（8）无创机械通气。

（9）自主呼吸患者的额外给氧。

对于绝大多数无法行间接能量测定的医院，推荐使用基于体重指数的理想体重的算法计算能量需求。

理想体重（IBW）：

男性＝50 kg＋[2.3 kg×（身高 cm－152）]/2.54

女性＝45.5 kg＋[2.3 kg×（身高 cm－152）]/2.54

预计体重（PBW）：

男性＝50＋0.91(H－152.4)

女性＝45.5＋0.91(H－152.4)

纠正体重（adjusted body weight，ABW）：如果实际体重与理想体重之差＞25％，应计算纠正体重，并按此补充能量。

纠正体重＝IBW＋0.4（实际体重－IBW）（kg）

体重指数（body mass index，BMI）：与单纯体重相比，体重指数（BMI）是一个较可靠的评价指标，较客观地分析体重对于不同高度的人所带来的影响。

BMI＝体重(kg)/身高^2(m^2)

Harris-Benedict 公式（计算基础代谢率）：

男性基础代谢率(kcal/24 h)＝66.5＋13.8×W＋5×H－6.8×A；

女性基础代谢率(kcal/24 h)＝655＋9.6×W＋1.9×H－4.7×A。

其中 W 是以"kg"为单位的体重，H 是以"cm"单位的身高，A 是年龄（岁），1 kcal＝4.184 kJ。应用 HB 公式计算的基础能量消耗通常高于实际值10％左右，并没有考虑病情与治疗带来的影响，如体温升高、呼吸做功（MV）等与能量消耗相关的功能性参数，因此，用此公式计算时需做适当调整。

肠内营养实施时最开始可从 $10\sim20$ ml/h 的速度开始输注，耐受良好的患者可逐渐增加输注速度（每 $4\sim8$ 小时增加 $10\sim20$ ml/h），不能耐受的患者可加用促胃肠动力药，如红霉素、甲氧氯普胺等，若还不耐受则应该减量甚至暂停。肠内营养 $1\sim3$ 天需达到目标喂养量，这样才有助于维持肠道黏膜的结构与功能，才能获得肠内营养治疗的临床益处。除了能量的供给，还要补充足量（高剂量）的蛋白，重症患者需要的蛋白量为 $1.2\sim2.0$ g/kg。最近的研究表明，蛋白质的足量供应比热量的供应获益更大。对于合并肾衰竭的患者，一般不需减少蛋白质和能量的供给。在患者有明显的电解质紊乱时，可考虑使用特殊类型的营养配方，如低磷、低钾配方。若患者因肾衰竭而行床边血液净化治疗时，蛋白质的剂量可增加至 2.5 g/(kg·d)，并且不应为了避免或延迟行床边血液净化治疗而限制蛋白质的摄入。

2. 肠外营养治疗　心肺复苏术后患者，如果有高营养风险或营养不良，同时又有肠内营养禁忌证或肠内营养不能耐受时，应尽快实施肠外营养。存在下列情况时不宜进行肠外营养治疗：①休克纠正、血流动力学尚未稳定、组织灌注仍不良时。②早期严重内环境紊乱未纠正时，如严重高血糖、水电解质和酸碱平衡紊乱。③严重肝肾衰竭时。

对于单独使用肠内营养不能满足营养需求的 60% 的患者，开始补充性肠外营养治疗的最佳时间仍不清楚，建议在住 ICU $7\sim10$ 天后才开始进行补充性肠外营养治疗。早期开始补充性肠外营养治疗不仅不能改善患者预后，甚至可能对患者有害。早期肠内营养的作用是维持肠道完整性，减少氧化应激，调节全身免疫。对于已经接受肠内营养治疗的患者，在头 $7\sim10$ 天内开始实施补充性肠外营养可能可以增加能量和蛋白的摄入，但效果甚微，且价格昂贵，增加了患者的经济负担。

早期（第一周）使用"允许性低热卡"（$20\sim25$ kcal/kg 或小于能量需求估计值的 80%）和充足蛋白（$\geqslant1.2$ g/L）的营养策略。危重症患者可能从此营养策略中获益。它减少了发生高血糖和胰岛素抵抗的可能，优化了危重症患者早期肠外营养的疗效。在一些患者中，避免过多的能量摄入可以降低感染性疾病的发病率、机械通气时间和住院时间。

肠外营养的营养素包括碳水化合物、脂肪、蛋白质和氨基酸、水和电解质、维生素、微量元素。

（1）碳水化合物：碳水化合物又名糖类，是含醛基或酮基的多羟基化合物和它们的缩聚产物及某些衍生物的总称。糖类经过胃肠道消化后最终转变成单糖（葡萄糖）被人体吸收利用。体内主要的碳水化合物就是葡萄糖，是非蛋白质热量（NPC）的主要来源之一。葡萄糖是细胞最常用的供能物质，尤其是脑神经系统、红细胞等其他组织必需的功能物质，每天需要量 >100 g。机体应激后炎症与内分泌变化使内稳态发生改变，导致的主要代谢变化是葡萄糖以糖原形式储存的合成状态转变为分解代谢状态，能量消耗明显增加。在应激开始的几小时内，机体糖原储备迅速耗尽，机体脂肪和蛋白质储备被作为供能物质。在代谢抑制初期，葡萄糖生成略有增加，而胰岛素水平下降；在代谢亢进期，尽管胰岛素水平上升，但同时葡萄糖水平也持续升高。糖的利用下降和内源性的糖异生增加是应激后糖代谢紊乱的特点，表现为高血糖症。此外，由于胰岛素抵抗和不足，不论是否合并有糖尿病，许多危重症患者都会出现应激性高血糖，且血糖升高的程度和感染等并发症的发生及病死率升高相关。尽管葡萄糖功能最符合人体生理，但在严重应激状态下，会出现葡萄糖氧化障碍和胰岛素抵抗，摄入大量的高渗葡萄糖会产生不利的影响，如机体静息能量消耗增加、高血糖及高渗型并发症、二氧化碳产生过多而加重呼吸肌负担、肝功能损害或脂肪肝、糖异生受到抑制。因此，在营养支持治疗期间给予大量的营养素前，应深入了解与严重疾病相关的葡萄糖代谢变化。葡萄糖的供给量应参考机体糖代谢与肝、肺等脏器功能，降低非蛋白质热量中的葡萄糖补充。理想的碳水化合物需要量时既能防止蛋白质功能，同时又能避免高血糖症。碳水化合物的最小需要量约为 1 mg/(kg·min)，最大耐受量为 $4\sim7$ mg/(kg·min)，或占危重症患者非蛋白质热量（NPC）供能的 50%~60%。葡萄糖：脂肪的比例保持在（60:40）~（50:50），同时应注意输注速度，早期控制在 $2.5\sim4$ mg/(kg·min)，外源性的葡萄糖供给一般从 $100\sim150$ g/d 开始。建议严重应激的患者每天葡萄糖摄入量 <250 g。营养开始前及营养治疗期间应注意血糖的监测及控制，推荐将血糖控制在 $150\sim180$ mg/dl。

（2）脂肪：脂肪主要的生理功能是氧化功能，氧化 1 g 脂肪所释放的能量约为 37.7 kJ（9 kcal），比氧化 1 g 糖或蛋白质的热量 16 kJ（4 kcal）大 1 倍多。脂肪除供应能量外，还可供给必需脂肪酸。必需脂肪酸是人体内不能合成的多不饱和脂肪酸，如亚油酸（ω-6 系：花生四烯酸、前列腺素、白三烯等）、亚麻酸（ω-3 系）。当必需脂肪酸缺乏时，机体的代谢会受到影响并出现一系列的功能异常，如上皮细胞功能异常、创伤愈合不良、抵抗力减弱、心肌收缩力降低、血小板凝聚力增强等。脂肪是非蛋白热量的另一种主要来源，糖脂双能源供能有助于减轻葡萄糖代谢负荷及营养支持治疗时血糖升高的程度。在危重症早期阶段，碳水化合物是比脂肪更好的能量来源。并且，脂肪转化为三磷酸腺苷（ATP）需要依赖完整的线粒体功能以及大量的氧气，这两个条件在危重病时常常受损。脂肪长时间摄取不足将导致必需脂肪酸缺乏。外源性补充脂肪需考虑危重症患者对糖和脂肪代谢能力，并监测脂肪廓清、血糖水平及肝功能等。为防止必需脂肪酸的缺乏，脂肪的摄取量应占每天热量的 2%～4%（其中 1%～2% 来自亚油酸，0.5% 来自 α-亚麻酸）。但是过量的脂肪将导致高甘油三酯血症、脂肪负荷过重，后者表现为呼吸窘迫、凝血障碍、肝功能异常及网状内皮系统功能受损。因此，脂肪所供热量应限制在总热量的 15%～30%，或占非蛋白质热量的 30%～50%，以减少脂肪摄入过多引起的并发症。通常 0.8～1.5 g/（kg·d）被认为是安全的，并建议脂肪的最大绝对量不超过总热量的 60%。有文献报道，补充超过 2.5 g/（kg·d）和 0.11 g/（kg·h）将对甘油三酯水平、凝血机制及呼吸功能产生不良影响。高甘油三酯血症患者不推荐使用脂肪乳剂，合并脂代谢障碍（如重症急性胰腺炎早期患者）及老年患者，应适当降低脂肪的补充量 0.5～1.0 g/（kg·d）。

研究发现，ω-3 多不饱和脂肪酸（ω-3 PUFA）在改善危重症患者预后方面有非常重要的临床价值。它能影响花生四烯酸的代谢途径，竞争性地降低 PGE2 产物的合成，还能影响细胞膜的完整性、稳定性和流动性，从而影响细胞运动、受体形成、受体与配体的结合等，减少 TNF、IL-1、IL-2、IL-6 等细胞因子的分泌与释放，最终促进巨噬细胞的吞噬功能，下调炎症反应，调节免疫功能。近年来，许多有关肠外肠内途径补充 ω-3 PUFA 在调控患者免疫炎症反应、降低病死率及改善患者预后方面显示出正性效果。但这往往与疾病的严重程度有关，对于炎症反应较轻或无器官功能障碍的围术期重症患者并未显示有特殊优势。另外，ω-3 PUFA 对患者肺功能的改善也有极其重要的影响。它能使肺动脉压下降，改善肺血管的通透性进而改善氧合，从而降低急性呼吸窘迫综合征患者的死亡率。由于 ω-3 PUFA 在改善患者预后方面存在剂量依赖，因此应控制在 0.2 g/（kg·d），也有报道认为早期在调控炎症反应时的药理作用剂量可达 0.5 g/（kg·d）。

（3）蛋白质和氨基酸：蛋白质是所有活细胞的必需营养成分，几乎参与所有的机体功能。在组织、细胞和细胞器结构、作为酶和激素、细胞间信号分子及遗传物质中发挥着重要的作用。在危重症患者的急性应激代谢分解阶段，蛋白质是能量的主要来源。被当作"能量"代谢的蛋白质主要来源于骨骼肌、结缔组织和胃肠道中"不稳定氨基酸"的分解。人体内没有任何的"备用蛋白质"，因为机体内所有的蛋白质都有其结构或功能性作用。机体遭受不同的损伤后，会发生全身炎症反应，这种全身炎症反应会随着病情的缓解逐渐消失。但过于强烈持久的炎症反应会导致机体蛋白质代谢严重紊乱，其结果是蛋白质分解代谢亢进，最终引起急性蛋白质营养不良，并伴有免疫功能障碍和亚临床多器官损害，如急性肾衰竭等。蛋白营养不足或过度都会导致不良反应的发生。蛋白摄入不足时，机体蛋白的消耗和氮的丢失增加；蛋白摄入过量则因脱氨基作用产生的氨以尿素的形式排出体外，由于尿素的排出需要消耗水分，可能导致脱水。危重症患者蛋白质需要量供给至少应达到 1.2～1.5 g/kg，建议蛋白质的供给占总热量的 15%～20%。一般以氨基酸液作为肠外营养蛋白质补充的来源。氨基酸溶液作为肠外营养液中的氮源，是蛋白质合成的底物来源，平衡型氨基酸是临床常选择的剂型，它不但含有各种必需氨基酸，还含有各种非必需氨基酸，且各种氨基酸的比例适当，具有较好的蛋白质合成效应。欧洲肠外肠内营养学会 ESPEN 指南推荐：重症患者实施肠外营养时，蛋白质补充量及热氮比构成的原则：维持氮平衡的蛋白质供给量一般从 1.2～1.5 kg/kg 开始，相当于氮 0.2～0.25 g/（kg·d），热氮比（418.4～627.6 kJ）：1 gN［（100～150 kcal）∶1 gN］。支链氨基酸（BCAA）是在肝外代谢的氨基酸，应用于肝功能障碍的重症患者将有助于减轻肝脏代谢负担，调整血浆氨基酸谱和防治肝性脑病。但有研究表明，强化支链氨基酸的复方氨基酸液在改善蛋白质代谢及影响预后方面并未显示出较平衡氨基酸更明显的优势。

（4）水和电解质：肠外营养治疗时，肠外营养液是其水和电解质的主要来源。通常水的正常需求为 30～40 ml/kg 或 1～1.5 ml/kcal，危重症患者需要足够的液体量来维持血压、尿量及重要器官的灌注，而营养液只是多种液体的来源之一，当需要限制液体时，应根据需求对心、肾、肝功能障碍的患者做出调整。

通常患者对于电解质的需求是基于以下几种情况：电解质缺乏的替代治疗、正常的营养需求、排出液丢失的发现与适当的替代治疗。在替代治疗方面，由于营养支持治疗增加了电解质的需求，因此在某些情况下应在开始输注营养素之前纠正电解质紊乱，如低钾血症、低磷血症。在正常的营养需求方面，有研究认为，为促进非脂肪体重的补充，每克氮需要补充适当比例的电解质。为达到正氮平衡并改善非脂肪体重，需按每克氮补充 0.8 g 磷、3.9 mEq 钾、2.5 mEq 钙。在排出液丢失的发现与适当的替代治疗方面，危重症患者会因造口术、瘘管或鼻胃引流、大量排尿、腹泻等原因出现大量的液体向外排出，导致水、电解质和酸碱的缺乏，应给予及时补充，使其在可控范围。

对于危重症患者来说，维持机体水、电解质平衡为第一需要。水平衡紊乱通常伴有电解质紊乱，两者在临床上密不可分。可通过监测尿量、中心静脉压、皮肤弹性、心率、周围动脉压来检测危重症患者的水平衡。每天常规补充的电解质主要有钾、钠、氯、镁、钙、磷，并根据血清电解质浓度测定的结果予以补充。

（5）微量营养素：微量营养素包括维生素和微量元素。其中维生素是多种酶的辅因子，一般无法在体内合成；微量元素是以微量存在的金属，可作为酶的辅因子或酶结构的一部分。微量元素（锌、镁、铁、铜、硒）及 13 种必需维生素都是稳定或催化人体内环境的稳定反应的必需物质。危重症疾病相关的微量营养素主要有维生素 A、维生素 C、维生素 E、维生素 K，微量元素铁、锌、硒。维生素 A 具有抗氧化活性，维持黏膜完整，促进伤口愈合；维生素 C 是肉毒碱合成所需，是一种非酶性抗氧化物，是胶原合成和伤口愈合所必需的；维生素 E 是抗氧化物，是硒的辅因子，能维持膜的流动性和完整性；维生素 K 是肝脏合成凝血级联反应中的丝氨酸蛋白酶所必需的；铁是氧的载体，与血红蛋白有关；锌在金属酶形成、RNA 构象和膜稳定及蛋白质代谢中起作用，在免疫系统中起重要作用；硒有抗氧化功能，参与甲状腺素的生成，对炎症反应有抑制作用。

值得注意的是，营养支持治疗已成为医学上的一种治疗方法。在营养支持治疗过程中如果管理不当，可能会产生不良后果，有些甚至是极其严重的。特别是在尝试提供接近目标喂养量的能量和蛋白质时，必须谨慎，并应牢记此类干预措施可能产生的不良后果。在实施过程中，应密切监测所有能量来源的输注（包括静脉输注葡萄糖和脂肪类药物，如丙泊酚），并相应地调整营养支持治疗方案，以避免能量过剩。此外，还需注意监测评估液体管理、血糖变化、胰岛素用量、感染的并发症、肠内营养的耐受性、反流和误吸的发生，等等。

（三）营养支持治疗监测

尽管监测是任何治疗的主要步骤之一，但营养治疗的监测在各种指南中普遍没有涉及。

肠内营养治疗期间应每天监测胃肠道的耐受性，避免轻易中断肠内营养。肠内营养耐受性可通过患者主诉、体格检查、排便情况、放射学检查来判断。胃肠道不耐受通常定义为呕吐、腹胀、腹部不适、鼻胃管反流、高胃残余量、腹泻、排便减少或腹部 X 线异常。对于胃肠道耐受性的监测，不必常规监测胃残余量，但若仍在监测的科室，如果胃残余量＜500 ml 且没有其他不耐受表现时，应避免停用肠内营养。肠内营养治疗期间发生腹泻时，不应立刻停止肠内营养治疗，应在继续肠内营养的同时查找导致腹泻的原因，针对性处理。

为了减少营养处方和实际输注量之间的误差，尤其是在实施肠内营养时，ESPEN 的指南中建议制定标准的营养治疗操作程序，并单独记录。ICU 中监测营养治疗的主要目的有：

1. 确定实施关于能量、蛋白质和微量元素目标的最佳营养支持方案。

2. 防治可能的并发症。

3. 监测营养治疗的反应和再喂养的发生。

4. 监测高营养风险患者中微量营养素的缺乏情况。

营养治疗过程中还需监测钾、镁、磷、血糖等一些实验室参数以发现和预防营养相关的严重并发症（如再喂养综合征或肝功能障碍），以及发现及治疗血糖、电解质异常。入 ICU 后或开始营养治疗后 2 天内至少每 4 小时测一次血糖，血糖超过 10 mmol/L 时应用胰岛素。电解质（钾、镁、磷酸盐）在营养治疗的第一周应该每天至少测量一次。再喂养低磷酸盐血症（磷＜0.65 mmol/L 或下降超过 0.16 mmol/L）患者，每天需检测电解质 2～3 次，并按需补充。再喂养低磷酸盐血症患者的能量供应需限制 48 小时，之后逐渐增加。

四、并发症的处理

（一）代谢性并发症

1. 高血糖　应激性高血糖对于危重症患者本身就是一个普遍存在的临床表现，肠外营养患者的糖代谢异常也非常普遍，发生率可高达 90%。营养液输注的速度过快或糖的输注量过高，超过机体的代谢能力将导致发生高血糖。针对肠外营养治疗期间的高血糖，首先应纠正和避免过度喂养，调整能量和营养的供给量。一般而言，将血糖控制在 6.1～8.3 mmol/L（110～150 mg/dl）是适宜的。

血糖控制过程中应注意以下几点：

（1）由于血糖增高的程度和应激状态、疾病严重程度密切相关，患者病情与治疗措施的多变性增加了血糖控制的难度，如全身炎症反应、合并严重感染、持续肾替代治疗等，都会增加血糖水平，引起血糖波动，因此需要加强监测，及时调整胰岛素用量，防止低血糖的发生。

（2）由于营养处方中葡萄糖的用量与输注速度直接影响患者的血糖水平，一般用量不宜超过 200～250 g/d，且输注速度应＜4 mg/(kg·min)。营养液的输注应保持匀速，营养支持治疗以外的治疗尽量选择无糖液体，以免增加血糖的波动。

（3）在使用影响糖代谢的药物（如生长激素、生长抑素、糖皮质激素等）时，需要增加胰岛素的剂量。

（4）对于任何形式的营养支持治疗都应配合强化胰岛素治疗以控制血糖水平。但胰岛素不应加入全营养混合液中，一方面防治营养袋吸附而失去作用，另一方面不易控制用量。同时注意监测，避免低血糖的发生。

2. 电解质紊乱

（1）高钠血症和低钠血症：多与补充有关，高钠血症多伴随有高血糖。严重的低钠血症可以引起神经精神症状，通过严格的限制液体入量，补充钠盐可以纠正低钠血症。

（2）低钾血症和高钾血症：肠外营养不当的补充可直接影响血钾水平，肾功能障碍时选择肠内营养制剂应注意其中钾的含量，以免导致血钾升高。低钾血症常见于分解代谢状态、无脂组织群消耗、代谢性碱中毒、使用胰岛素而未相应地补钾。治疗上强调查找病因及诱因，并针对性给予相应处理。

3. 再喂养综合征　严重营养不良患者初始营养摄入过快过量时，可以引起再喂养综合征，表现为危及生命的心律失常，神经精神改变，如妄想、癫痫发作，严重低磷引起呼吸肌无力、通气不足甚至呼吸衰竭，如果不能及时诊断，并发症的发生率和病死率较高，发生于营养支持后 2～4 天，特别是在完全肠外营养时，常见于严重营养不良患者（癌症、老年人、酗酒、神经性厌食）。可以导致低磷血症、低镁血症、低钾血症、维生素缺乏、液体潴留。因此，在肠外营养支持治疗开始前，应先纠正电解质不足，特别是钾、镁、磷，补充维生素 B_1，能量摄入应从低剂量开始，逐步增加，1 周后达到全量，每天监测电解质。

（二）脏器功能损害

1. 肝功能损害与淤疸　完全肠外营养开始后 1～4 周者可出现肝酶升高，提高热氮比、降低非蛋白质热量摄入可使完全肠外营养导致的肝功能损害发生率大大降低。

2. 淤疸性胆囊炎　主要发生于长期完全肠外营养及经小肠肠内营养的患者，由于食物不经过胃及十二指肠，减少了对胃肠动力激素及缩胆囊素（CCK）等分泌的刺激，使其分泌受到抑制，可进一步导致胆囊运动下降和胆囊胆汁淤积，导致胆囊肿大，重者发生胆囊炎。多见于长期接受营养支持（4～6周或以上）的重症患者。因此，需定期监测肝酶与胆红素，2周以上营养支持的患者应定期复查胆囊超声，及时发现并给予相应治疗。

（三）感染性并发症

导管相关性感染是肠外营养支持治疗时主要的感染性并发症，与置管时间相关。在中心静脉置管患者中发生率占 2%～8%。TPN 时发生全身性感染的途径和原因包括输液管路、肠道黏膜屏障受损，以及高血糖风险增加等。重症患者病情复杂且严重，通常同时进行多项治疗，环境和皮肤定植菌的风险大，导致经腔外感染的机会增多，导致感染很难避免。预防导管感染的主要方法是导管放置和留置期间严格无菌操作，包括无菌置管、无菌处理连接管路并每天更换，每天消毒皮肤、更换敷料。一旦怀疑发生导管感染，应予以拔除并进行血液、导管的规范培养。

（四）血栓形成的并发症

静脉血栓的形成是通过纤维蛋白原和玻连蛋白的黏附、凝血级联的活化剂补体系统的活化而形成的。其并发症是以导管闭塞、静脉栓塞形成及肺栓塞等形式出现，会损害导管功能增加医疗费用，并对患者预后产生负面影响。导管闭塞和静脉血栓的形成占所有导管相关并发症的 25%～40%，是发生导管相关感染的原因之一。若患者处于高凝状态、滴注高渗溶液、所使用导管的尺寸接近血管尺寸或导管放置时间延长，都将增加血栓形成的风险。对于疑似肺栓塞，可采用 V/Q 扫描或胸部螺旋 CT 进行检查。当血栓形成，应实施抗凝治疗。应用较软的导管或在输液中加入肝素可降低相关血栓形成的发生率。

（五）肠内营养相关并发症

1. 肠内营养相关性胃肠道并发症（表 8 - 4）

表 8 - 4　　　　　　　　　　　　　　　肠内营养相关性胃肠道并发症

类　　型	表现特点	主要原因
腹泻	发生率 2.3%～68%，腹泻每天＞3 次，或水样便	喂养相关性腹泻 低蛋白血症：肠黏膜水肿，容易发生腹泻 营养吸收障碍 高脂肪/高渗配方 细菌污染
恶心、呕吐	发生率 10%～22%	输注速度过快；胃排空障碍；乳糖不耐受；口味不适、高脂肪量；喂养管刺激
腹胀与肠痉挛	腹胀、腹痛，肠鸣音亢进	高渗、高脂配方，渗透压过高，药物抑制胃肠蠕动
便秘		水分摄入不足、纤维膳食过低或活动减少
肠坏死	腹胀、腹痛、腹肌紧张、牙痛、反跳痛、血便	肠道缺血时肠内营养加重缺血，进而导致黏膜坏死

2. 反流误吸与吸入性肺炎　反流误吸与吸入性肺炎是肠内营养最严重的并发症。误吸多发生于胃排空不良及腹胀的患者，尤其是昏迷、吞咽和咳嗽反射减弱的患者，对于接受机械通气的患者，反流误吸是引起呼吸机相关性肺炎的重要因素。若误吸时伴有食物颗粒进入肺内，其损害程度明显加重。常见的原因有：食管下端括约肌松弛、平卧位、一次性喂养。

五、展望

心肺复苏术后患者的营养筛查与评估、营养需要量、营养支持的方式和通路、肠外营养治疗的时机等相关问题仍需进一步深入研究，我们期待未来有更多基础和临床的研究能进一步探寻更适合心肺复苏术后患者的营养支持治疗。

〔曾宪国　罗　亮〕

第三节　心肺复苏术后患者临床用药

一、心肺复苏术后药物代谢的病理生理

CPR 术后常伴随多脏器功能衰竭（MOF），MOF 常涉及肝脏、肾脏或心脏等两个以上重要脏器的功能不全，甚至衰竭。虽然偶有肾衰竭合并肝功能水衰竭时极少数药物的药物动力学报道，关于多脏器功能衰竭（MOF）时药物在体内的处置还缺乏定性和定量的资料。通常假设危重患者对药物的药物动力学特性，可能完全不同于已发表的、从健康受试者实验获得的药物动力学参数，不宜采用标准的给药方案。

（一）给药途径

如果 MOF 改变了机体的整体状况，可能会改变药物吸收，在选择给药途径时需要考虑：

1. 由于氨的缓冲作用、抗酸剂的结合作用、因 1，25 -维生素 D 缺乏所致的转运受损或肠道水肿、肾衰竭时胃内 pH 升高，均会减少口服给药的吸收。外周部位（如皮下）给药后，如果慢性肾衰竭已经引发外周水肿，其药物的吸收可能会滞后。

2. 肝功能衰竭时，由于肝脏的首关作用减弱，口服给药后全身药量可能会增加；流量限制性（肝脏提取率高）药物的全身药量会增加，而酶代谢限制性（肝脏低提取率）药物的生物利用度则影响不大。

3. 心力衰竭时，由于心排血量减少和区域性血管收缩所致的外周组织低灌注，在肌内注射、皮下注射、直肠给药、透皮给药、舌下给药后会导致吸收减慢或不规则。又由于交感神经兴奋而减慢胃肠道运动、引起小肠壁水肿、减少小肠的血液灌流，阻碍了药物在小肠吸收的速度和程度。

4. 呼吸衰竭引起组织缺氧和酸-碱平衡失调，改变血流分布，因而像心力衰竭时那样影响药物的吸收，并可能会使静脉注射药物进入心脏和大脑的浓度过高，产生急性毒性。

5. 此外，肝肾功能不全时的恶心和呕吐，可能会减缓胃排空速度，减慢口服药物的吸收。

因此，当多脏器功能处于不同程度的衰竭时，除了静脉输注以外，所有给药途径的吸收均不正常，或难以预料。危重患者所用的绝大多数药物宜采用静脉途径，以避免因脏器功能衰竭而引起药物吸收改变。静脉给药可确保所有的药物均快速、全部地进入全身循环，达到预期的药理作用。那些对皮肤黏膜或胃肠道有局部作用的药物、治疗指数范围较宽的药物、药效反应容易监测的药物，不在此局限之列。

（二）脏器衰竭的药物动力学意义

本文仅就单个脏器衰竭时的药物动力学进行分析。研究疾病状态下的药物动力学，是为了避免因给药方案过于保守而导致血药浓度不足或因给药方案过于激进而导致药物蓄积和中毒。

1. 蛋白结合　各种疾病状态下药物分布的改变，大多是该药物与血浆蛋白结合减少的结果，特别是那些含阴离子的药物。例如，肾衰竭能够通过各种机制改变蛋白结合率，如血浆白蛋白或总蛋白水平降低、该结合蛋白的分子结构改变或尿毒症时蓄积的内源性物质与蛋白竞争结合等。酸性药物的蛋白结合率在尿毒症时趋于降低，而碱性药物的变异性很大。尿毒症还会减少与细胞内蛋白的结合。

慢性肝功能衰竭时，血浆蛋白（特别是清蛋白）生成减少，而有缺陷的血浆蛋白生成增加，导致药物蛋白结合率降低。对于肝提取率高的药物，蛋白结合率下降会引起肝脏药物清除率下降。相反，对于

肝提取率低的药物，蛋白结合率下降会使肝脏药物清除率增加。

肾衰竭和肝功能衰竭均可导致外源性物质（如药物代谢物）和可竞争蛋白结合位点的内源性物质的蓄积。例如，肝功能衰竭可导致胆红素水平升高，而胆红素对白蛋白结合位点的亲和力很强，可能会将酸性药物从该蛋白置换出来。

有关心力衰竭对药物蛋白结合率影响的资料极少。已知 α_1 酸糖蛋白在几种酸性药物的蛋白结合中十分关键，在急性心肌梗死期间它的浓度会升高，因而降低游离药物浓度。心脏病患者可能使用的许多药物之间会竞争蛋白结合位点，这种对蛋白结合的影响大于心脏病的直接影响。

2. 影响分布容积和分布速率的其他因素　影响特定药物的分布容积和分布速率的决定因素，是血浆蛋白结合率和该药物的物理化学性质，与脏器功能衰竭有关的病理生理因素亦与此有关。

（1）尿毒症可能增加毛细血管通透性，其细胞外液和机体总水量占机体质量的比例比平时高，因而以扩散为主的药物可能会增加分布速率和容积。

（2）由于肝硬化患者的肝血流减少、有效血浆总体积可能降低，导致组织中的药物滞留。

（3）循环不足时，药物到达组织的速率和组织吸收药物的速率可能减慢；正常时原本会在给药后迅速分布出去的血药浓度可能会暂时高于预期值。慢性循环衰竭和水肿时，水溶性药物的分布容积增加。

（4）相对于药物的 pK_a 而言，血液 pH 能够显著影响其脂溶性。如果血液 pH 变得偏酸性——在肾衰竭、循环衰竭或呼吸衰竭时较为常见，则弱酸性药物主要呈现非离子化形式，其亲脂性通透性增加。

3. 清除率　肝脏和肾脏是将药物清除出机体的主要脏器。若这两个脏器出了问题，就会直接、显著地改变药物清除率。对于 MOF 的患者来说，除了游离药物比例和分布容积与药物清除率的关系之外，还会存在可能同时影响清除率的各种其他直接的或者间接的因素。

（1）对于以肾脏排泄为主的药物，肾衰竭会引起消除减少，但由于蛋白结合率下降所致游离部分增加，两者作用相抵。肾衰竭继发的酸中毒会降低肾小管重吸收，减慢某些药物的降解代谢；通过其他途径生成的、活性的或有毒代谢物的蓄积，与肾脏无法消除原形药物一样，都是问题。

（2）肝功能不全通常不影响提取率高的药物，因为其代谢能力远远高于药物到达肝脏的速率，此时的药物清除率与肝脏血流量有关。若肝脏的内在药物代谢能力下降，就有可能使提取率差的药物的全身清除率减少。然而，蛋白结合率下降所致的血浆游离药物比例增加，又会抵消这种减少。

（3）心力衰竭时，肝提取率高的药物清除率会下降，以肾脏排泄为主的药物亦如此。这时的肝脏，或者由于低灌注或肝脏充血而致肝细胞损伤，或者由于低氧血症而影响微粒体酶对药物的氧化作用，使得肝脏代谢能力下降。肝脏血流量下降和肝脏静脉压升高，是心力衰竭时肝功能不全的主要原因，而动脉低氧血症是次要原因。这些因素引起肝脏损害的最可能的途径是细胞缺氧。通过低灌注引发的肾小球滤过率降低、肾内血流再分布引发的肾小管重吸收增加和尿量减少，是心力衰竭影响肾清除率的可能机制。

（4）相对于药物处置而言，虽然某些药物的蓄积和代谢会受到肺的影响，但肺具有较为独特的性质，它不是主要调控因素。有专家认为，肺功能衰竭与药物清除率改变有关，但肺清除率本身是否改变并不清楚。肺功能衰竭时肾脏和肝脏的灌注减少，可能会使血流依赖性药物的清除率降低，这也许是血气结果偏低和肺血管阻力增加的结果。

4. 心肺复苏术后重症疾病和加强监护的药物动力学意义　CPR 术后 MOF 时，每个脏器功能衰竭对药物动力学的影响后果可能是相加，甚至是相乘的关系，其药物动力学参数可能每天，甚至每小时都会改变。如果伴随着脏器功能衰竭同时出现药效学改变，则事态发展更加复杂。例如，原预期产生血药浓度 X 的剂量可能会实际产生血药浓度 $2X$；如果根据该患者的机体状况降低剂量，就可能获得血药浓度 X；然而，由于药效学敏感性的改变，X 变成了中毒浓度，而 $X/2$ 才是达到实际预期疗效的浓度水平。低钾血症时调整地高辛血药浓度就是这种情况。

CPR 术后 MOF 患者需要特别的医疗护理和多种救治措施，了解药物在"正常"生理条件下的药物动力学和药效学，可最大限度地预知其可能的特殊药物动力学变化。例如：

（1）关于血液透析对药物动力学的影响已有报道。血液透析可能会以多种方式改变蛋白结合率，其结果难以预测，但可能会暂时增加水溶性药物的清除率。它最显著的作用是通过人工肾，将游离药物从血浆中直接清除出去。当正在透析治疗的患者接受的是可透析药物时，这一点尤其应该考虑。

（2）心脏旁路移植术是一个短时的不安定因素，它会引发药物动力学突然的、复杂的、有时可能是长期的改变。这方面的药物研究极少，可能的趋势是：旁路移植术后初期，药物清除率下降。

（3）机械通气可能会降低区域性血流灌注，特别是肝脏的血流灌注。血流限制性药物的肝脏消除会因机械通气而减少。

（4）营养不良和饥饿会改变某些药物的处置。事实上，营养性或药理性相互作用是复杂的，可能会干扰药物动力学各个过程，包括胃肠道吸收、肝脏微粒体酶活性、蛋白合成、肾脏的浓缩能力以及心脏功能。其中，血清清蛋白浓度下降就是个特别重要的问题。

（5）还需要考虑血液和液体的置换、胃肠外营养、器官移植、败血症对药物分布和消除的影响。

（6）CPR术后重症患者常常需要多药治疗，而药物之间可能发生于吸收、分布、代谢和排泄各环节的相互作用容易被忽视；MOF可能增加这些药物相互作用的发生机会，加剧这些药物相互作用的后果，进而使这些极其病弱患者的药物动力学和药效学过程更加复杂。例如，血管加压药会使某些组织的血流再分布、灌注降低，而用于增加心排血量的药物可能会改善肾脏消除。

5. 小结　肝脏疾病对药物动力学的影响不可能一概而论。那么，MOF的药物动力学意义就更加难以定论了。这些患者对药物动力学的各个环节均处于不确定状态，药物治疗稍有偏差就可能导致严重后果，因而对MOF时的药物动力学研究知之甚少又非常需要。这方面的研究，不但能使患者得到更好的医疗护理，还会对MOF这个复杂疾病过程产生全新的认识和了解。

尽管MOF的药物动力学十分复杂，根据临床经验、总体指导原则、某个血药浓度监测值以及患者的实际效果，可以确定给药方案，而且这样的给药方案基本有效。许多药物用于单个脏器功能衰竭患者的给药推荐方案，已经建立并已有发表。

（三）器官功能改变时的合理用药

临床用药的基本原则是有效、安全、合理、经济。从有效的角度看，少数患者的代谢酶活性较高，需要加大剂量才能达到正常人所能够达到的血药浓度和治疗效果；从安全的角度看，少数因基因多态性而呈现代谢酶数量少或活性低的患者，需要几分之一剂量就足以达到治疗效果，若使用常规剂量则可能因过量而出现中毒症状。这时，不能只看剂量，而要看服用者的生理和病理状况，根据每个患者的药物遗传学和药物基因组学特点，根据经过机体处置后所能够达到的血药浓度或疗效，及时调整给药方案，实现个体化治疗。

合并用药时，需要考虑药物之间在物理化学方面、在药物动力学和药效学方面是否存在相互作用，必要时采取更换适当的药物、错开给药时间、避免配伍等解决办法。

对于危重患者需要结合患者的病情变化，综合考虑其心脏功能变化、肝肾功能变化对药物的吸收、分布、代谢和排泄的影响。若结合血药浓度监测，则可获得客观的体内药物浓度数据，科学、及时地调整剂量。

需要提醒的是，除了恰当的剂量与给药间隔，给药途径和给药速度也关系到用药的安全性和有效性。例如，阿司匹林在胃中酸性环境下99%以上呈分子型，易被吸收。老年患者（>70岁）胃酸缺乏20%～25%，不利于弱酸性药物吸收，相反使弱碱性脂溶性药物奎宁吸收增加。给婴幼儿外用3%酮酸溶液湿敷可因吸收过量而中毒，克林霉素快速静脉滴注可致死，奥美拉唑肠溶包衣制剂研碎鼻饲则使药物暴露于胃酸而被破坏失效；而美罗培南1g静脉滴注3小时的疗效优于以往滴注0.5小时，更符合时间依赖型抗生素的药效学特点。

二、心血管用药

(一) 血管活性药

血管活性药在心肺复苏中的应用已有较长的时间,其意义主要在于提高复苏期间重要器官如心脏、脑的灌注压,从而有助于维持心脏、脑等器官组织的血流灌注,促进自主循环恢复。

1. 肾上腺素　作为心脏停搏的标准缩血管药首选使用,兼有 α 及 β 受体的兴奋作用。其 α 受体作用可使全身外周血管收缩(不包括冠状血管及脑血管),进而增加主动脉舒张压,改善心肌及脑的血液灌注,促使自主心搏的恢复。肾上腺素的 β 受体作用在心肺复苏过程中因可增加心肌耗氧量,故弊大于利,但若自主心搏一旦恢复,因其可提高心肌的收缩力,增加心输出量,改善全身及脑的血液供应,故又变得有益。另外,肾上腺素可以改变细室颤为粗室颤,有利于早期实施电除颤。肾上腺素适用于各种类型的心脏停搏。

用法:室颤和无脉性室速时,标准剂量 1 mg/次,IV/IO,如未建立 IV/IO 通路,气管内给药 2~2.5 mg,每 3~5 分钟重复,到目前为止并没有大规模临床试验证实大剂量肾上腺素能提高存活率和改善神经系统功能。

2. 血管加压素　大剂量时刺激血管平滑肌上的 V_1 受体,产生强效缩血管作用,而对心脑血管影响较小。

用法:可经静脉或骨髓腔应用一次血管加压素 40 U 替代第 1 或第 2 剂剂量的肾上腺素。

3. 去甲肾上腺素　血管收缩药和正性肌力药。可提高心排血量,也可降低心排血量,结果取决于血管阻力大小、左心功能状况和各种反射的强弱。适用于严重的低血压(收缩压<70 mmHg)和周围血管阻力低者。

用法:起始剂量为 0.5~1.0 μg/min,逐渐调节至有效剂量。顽固性休克需要去甲肾上腺素 8~30 μg/min。

4. 多巴胺　是去甲肾上腺素的化学前体,属于儿茶酚胺类药物,同时有 α 受体和 β 受体激动作用,是强有力的肾上腺素能样受体激动药,也是强有力的周围多巴胺受体激动药,而这些效应均与剂量相关。多巴胺用药剂量为 2~4 μg/(kg·min) 时,主要发挥多巴胺样激动药作用,有轻度的正性肌力作用和肾血管扩张作用。用药剂量为 5~10 μg/(kg·min),主要起 $β_1$ 和 $β_2$ 受体激动作用;在 10~20 μg/(kg·min),α 受体激动效应占主要地位,可造成体循环和内脏血管收缩。在复苏过程中,如心动过缓和自主循环恢复后造成的低血压状态,常常选用多巴胺治疗。多巴胺和其他药物合用(包括多巴酚丁胺)仍是治疗复苏后休克的一种方案。

5. 多巴酚丁胺　是一种合成的儿茶酚胺类药物,主要通过激动 β 肾上腺素能样受体而发挥作用,是较强的正性肌力药物,常用于严重收缩性心功能不全的治疗。可增加心肌收缩力、每搏心排血量,但同时伴有左室充盈压的下降,反射性周围血管扩张。其作用有剂量依赖性。

用法:常用剂量范围 5~20 μg/(kg·min)。

(二) 抗心律失常药

1. 胺碘酮　是作用于心肌细胞膜的抗心律失常药,可以用于对 CPR、除颤和血管活性药治疗无反应的室颤或无脉性室速。

用法:首剂为 300 mg(或 5 mg/kg 经骨髓腔内注射),用 5% 葡萄糖溶液 20 ml 稀释后快速静脉推注。随后电除颤 1 次,如仍未转复,可每隔 10~15 分钟重复给药 150 mg,如需要可以重复 6~8 次。第一个 24 小时内使用维持剂量,开始 6 小时内 1 mg/min,后 18 小时为 0.5 mg/min,总量不超过 2.0~2.2 g。

2. 利多卡因　没有胺碘酮时应用利多卡因作为替代。

用法:初始剂量为 1.0~1.5 mg/kg 静脉注射。对于室颤/无脉性室速持续者,可每隔 5~10 分钟重复 0.50~0.75 mg/kg 静脉注射。

3. 阿托品　可逆转胆碱能受体介导的心率减慢，有效解除迷走张力，可应用于心脏停搏和无脉性电活动。阿托品不适用于因浦肯野纤维水平房室阻滞所引起的心动过缓（莫氏 II 型房室阻滞和伴宽 QRS 波群的三度房室阻滞）。

用法：推荐剂量为 1 mg 静脉注射，如果心脏停搏持续存在可间隔 3～5 分钟静脉注射 0.5～1.0 mg/次。

4. 钙通道阻滞药　代表药物有维拉帕米和地尔硫䓬（硫氮䓬酮），可减慢房室结传导并延长其不应期，此作用可终止经房室结的折返性心律失常。对房颤、房扑或频发房性早搏患者，给予钙离子通道阻滞药可控制心率。但注意此类药物可能降低心肌收缩力，因此对严重左心功能不全患者，可能会导致心功能恶化。常作为治疗窄 QRS 波群形 PSVT 的首选药物。

用法：维拉帕米初始剂量为 2.5～5.0 mg，2 分钟内静脉给药完毕，若无效或无副作用，可每 15～30 分钟重复给药 5～10 mg，最大剂量 20 mg。切不能用于左心室功能受损或心力衰竭患者。硫氮䓬酮初始剂量为 0.25 mg/kg，第二次剂量为 0.35 mg/kg，与维拉帕米作用相似。其优点是心肌抑制作用比维拉帕米弱。硫氮䓬酮控制房颤或房扑心室率的给药方法为 5～15 mg/h 静脉滴注。

5. β 受体阻滞药　一种有效的抗心律失常药，可显著降低未行溶栓急性心肌梗死（AMI）患者室颤的发生率。可用于怀疑为 AMI 或高危的不稳定型心绞痛患者。代表药包括：阿替洛尔、酒石酸美托洛尔、普萘洛尔和艾司洛尔。艾司洛尔是一种静脉用短效（半衰期为 2～9 分钟）选择性 $β_1$ 受体阻滞药，一般建议用于室上性心动过速（SVT）紧急治疗，包括阵发性室上性心动过速（PSVT），下列情况中的心率控制：非预激房颤或房扑、房性心动过速、异常窦性心动过速、尖端扭转型 VT、心肌缺血。艾司洛尔不良反应包括：心动过缓、房室传导延迟和低血压。其绝对禁忌证是：二度、三度房室阻滞，低血压，严重充血性心力衰竭，与支气管痉挛有关的肺部疾病。

用法：阿替洛尔一般建议使用剂量为 2.5～5 mg，缓慢静脉注射（5 分钟以上），观察 10 分钟，患者如能耐受，可再给 5 mg 缓慢静脉注射（5 分钟以上），之后每 12 小时口服 50 mg。酒石酸美托洛尔按每 5 分钟缓慢静脉注射 5 mg/次，至总量达 15 mg，静脉注射 15 分钟后开始口服 50 mg，bid，患者如能耐受，24 小时后改为 100 mg，bid。艾司洛尔用药剂量需要使用输液泵。静脉应先给予负荷量：0.5 mg/kg（1 分钟内），继之以 50 $μg/(kg \cdot min)$ 静脉滴注 4 分钟，如药物作用不够充分，可给予冲击量 0.5 mg/kg，1 分钟内给药完毕，并将维持量增至 100 $μg/(kg \cdot min)$。可每 4 分钟重复给予冲击量 0.5 mg/kg，维持量按 50 $μg/(kg \cdot min)$ 递增，直至最大剂量 300 $μg/(kg \cdot min)$，如有必要，可持续 48 小时静脉滴注。

6. 镁离子　可有效终止长 QT 间期引起的尖端扭转室速，但对 QT 间期正常的室速无效。

用法：如果心律为尖端扭转型室速可给予 1～2 g 镁稀释后 5～20 分钟内静脉/骨内注射。

三、抗感染用药

CPR 术后重症患者的感染呈现多样性，不同类型之间发病机制会有所不同。无论何种形式，相互之间差别的核心是重症和感染之间的相互影响。一方面，感染是引起重症的病因。这是重症医学科内最常收治的重症类型之一，如重症肺炎导致严重呼吸功能不全和感染性休克。另一方面，导致重症状态的始动因素不是感染，而是其他因素，如创伤、手术等，由此导致一系列病理生理改变并在此基础上并发感染。重症患者机体防御机制有以下两个特点。首先，机体的免疫功能出现紊乱，此时机体内潜在的机会致病微生物和外源性的机会致病微生物很容易发展成感染状态。其次，重症患者需要多种有创操作来进行必要的监测和治疗。这些有创操作也为外源性病原微生物的入侵打开了方便之门。

可见，无论感染作为重症的始动因素，还是作为重症的伴发情况都属于重症感染的范畴。重症感染治疗时，在遵循抗感染治疗的一般原则的同时，还应考虑其特殊情况。

（1）尽早开始抗感染治疗：重症患者的治疗应争分夺秒，必须在尽可能短的时间内迅速控制原发病的进展和阻断器官功能损害的进程。感染无论作为始动因素还是继发的并发症都需要在短时间内给予适当的治疗。感染的治疗分为原发病灶的处理和适当的抗生素治疗。对于重症患者来说，器官功能损害在持续进行中，任何延迟都是以死亡率的明显升高为代价的。如果有可去除或可引流的感染灶一定要尽早予以处理，否则感染难以得到控制。同样抗生素的使用也要求越快越好，目前一致的要求是在诊断脓毒症（sepsis）或感染性休克后的1小时内，应静脉应用有效的抗生素。

（2）抗生素的经验性应用向目标性应用转换：重症患者感染的治疗不能等到病原菌的培养或鉴定结果再应用抗生素。为了能够尽快开始有效的抗生素治疗，在没有确定的病原菌的情况下，需进行经验性抗生素应用。抗生素的经验性应用是指临床医师根据临床表现、感染部位、院外发生还是院内发生、患者周边环境的细菌流行特征进行的经验性抗生素选择。经验性应用抗生素需考虑有效覆盖可能致病菌。抗生素的目标性应用是指在获得明确病原学证据的情况下，根据致病微生物的种类、药物敏感性等特点进行的目标性抗生素选择。在经验性抗生素应用的同时必须为转为目标性应用抗生素做准备。

为了抗生素能够尽快从经验性应用向目标性应用转换，必须尽快明确病原菌，而且每天评价病情进展和抗生素使用的关系。临床上应该尽可能获得感染灶的标本进行病原学检查。这里考虑血行性感染时应留取血培养，除尽可能留取肺部感染部位的痰标本进行培养外，还应尽可能在手术清除或引流感染灶时留取感染灶的标本进行细菌学检查。一旦获得明确的感染病原菌，就应该根据细菌学药敏和感染所在部位调整抗生素使用。调整原则包括尽可能窄谱、感染局部能够达到有效的效应浓度、抗生素使用的剂量和给药方式符合抗生素药动学和药效学的基本原则。

（3）控制医院获得性感染：首先必须切断进一步发生感染的途径，也就是完善的感染控制措施使其避免新的院内感染的反复侵袭。在此基础上，针对院内感染的抗感染措施才能发挥作用。不难看出，院内感染对于重症患者来说在没有感染时是预防措施，在有感染的情况下既是预防措施也是治疗措施。

（一）抗感染药合理应用的基本原则

1. 疑似或诊断感染者方有指征应用相应抗感染药　根据患者的症状、体征、实验室检查或放射、超声等影像学结果，诊断为细菌、真菌感染者方有指征应用抗感染药；由结核分枝杆菌、非结核分枝杆菌、支原体、衣原体、螺旋体、立克次体及部分原虫等病原微生物所致的感染亦有指征应用抗感染药。缺乏细菌及上述病原微生物感染的临床或实验室证据，诊断不能成立者，以及病毒性感染者，均无应用抗感染药指征。

2. 尽早查明感染病原，根据病原种类及药物敏感试验结果选用抗感染药　抗感染药品种的选用，原则上应根据病原菌种类及病原菌对抗感染药敏感性，即细菌药物敏感试验（以下简称药敏试验）的结果而定。因此有条件的医疗机构，对临床诊断为细菌性感染的患者应在开始抗菌治疗前，及时留取相应合格标本（尤其是血液等无菌部位标本）送病原学检测，以尽早明确病原菌和药敏结果，并据此调整抗感染药治疗方案。

3. 抗感染药的经验治疗　对于临床诊断为细菌性感染的患者，在未获知细菌培养及药敏结果前，或无法获取培养标本时，可根据患者的感染部位、基础疾病、发病情况、发病场所、既往抗感染药用药史及其治疗反应等推测可能的病原体，并结合当地细菌耐药性监测数据，先给予抗感染药经验治疗。待获知病原学检测及药敏结果后，结合先前的治疗反应调整用药方案；对培养结果阴性的患者，应根据经验治疗的效果和患者情况采取进一步的诊疗措施。

4. 按照药物的抗感染作用及其体内过程特点选择　因各种抗感染药的药效学和人体药动学特点不同，各有不同的临床适应证。临床医师应根据各种抗感染药的药学特点，按临床适应证正确选用抗感染药。

5. 综合患者病情、病原菌种类及抗感染药特点制订抗感染治疗方案　根据病原菌、感染部位、感染严重程度和患者的生理病理情况及抗感染药药效学和药动学证据制订抗感染治疗方案，包括抗感染药的选用品种、剂量、给药次数、给药途径、疗程及联合用药等。

（二）在制订治疗方案时应遵循下列原则

1. 品种选择　根据病原菌种类及药敏试验结果尽可能选择针对性强、窄谱、安全、价格适当的抗感染药。进行经验治疗者可根据可能的病原菌及当地耐药状况选用抗感染药。

2. 给药剂量　一般按各种抗感染药的治疗剂量范围给药。治疗重症感染（如血流感染、感染性心内膜炎等）和抗感染药不易达到的部位的感染（如中枢神经系统感染等），抗感染药剂量宜较大（治疗剂量范围高限）；而治疗单纯性下尿路感染时，由于多数药物尿药浓度远高于血药浓度，则可应用较小剂量（治疗剂量范围低限）。

3. 给药途径　ICU的重症患者通常具有下列特点：①不能口服或不能耐受口服给药的患者（如吞咽困难者）；②患者存在明显可能影响口服药物吸收的情况（如呕吐、严重腹泻、胃肠道病变或肠道吸收功能障碍等）；③所选药物有合适抗菌谱，但无口服剂型；④需在感染组织或体液中迅速达到高药物浓度以达杀菌作用者（如感染性心内膜炎、化脓性脑膜炎等）；⑤感染严重、病情进展迅速，需给予紧急治疗的情况（如血流感染、重症肺炎患者等）；⑥患者对口服治疗的依从性差。这些患者应首选静脉注射给药。

肌内注射给药时难以使用较大剂量，其吸收也受药动学等众多因素影响，因此只适用于不能口服给药的轻、中度感染者，不宜用于重症感染者。对于轻、中度感染的大多数患者，可考虑口服治疗，选取口服吸收良好的抗感染药品种。

抗感染药的局部应用宜尽量避免：皮肤黏膜局部应用抗感染药后，很少被吸收，在感染部位不能达到有效浓度，反而易导致耐药菌产生，因此治疗全身性感染或脏器感染时应避免局部应用抗感染药。抗感染药的局部应用只限于少数情况：①全身给药后在感染部位难以达到有效治疗浓度时加用局部给药作为辅助治疗（如治疗中枢神经系统感染时某些药物可同时鞘内给药，包裹性厚壁脓肿脓腔内注入抗感染药物等）；②眼部及耳部感染的局部用药等；③某些皮肤表层及口腔、阴道等黏膜表面的感染可采用抗感染药局部应用或外用，但应避免将主要供全身应用的品种作局部用药。局部用药宜采用刺激性小、不易吸收、不易导致耐药性和过敏反应的抗感染药。青霉素类、头孢菌素类等较易产生过敏反应的药物不可局部应用。氨基糖苷类等耳毒性药不可局部滴耳。

4. 给药次数　为保证药物在体内能发挥最大药效，杀灭感染灶病原菌，应根据药动学和药效学相结合的原则给药。青霉素类、头孢菌素类和其他β-内酰胺类、红霉素、克林霉素等时间依赖性抗感染药，应一天多次给药。喹诺酮类和氨基糖苷类等浓度依赖性抗感染药可一天给药一次。

5. 疗程　抗感染药疗程因感染不同而异，一般宜用至体温正常、症状消退后72~96小时，有局部病灶者需用药至感染灶控制或完全消散。但血流感染、感染性心内膜炎、化脓性脑膜炎、伤寒、布鲁菌病、骨髓炎、B组链球菌咽炎和扁桃体炎、侵袭性真菌病、结核病等需较长的疗程方能彻底治愈，并减少或防止复发。

6. 抗感染药的联合应用　单一药物可有效治疗的感染不需联合用药，仅在下列情况时有指征联合用药。

（1）病原菌尚未查明的严重感染，包括免疫缺陷者的严重感染。

（2）单一抗感染药不能控制的严重感染，需氧菌及厌氧菌混合感染，两种及两种以上复数菌感染，以及多重耐药菌或泛耐药菌感染。

（3）需长疗程治疗，但病原菌易对某些抗感染药产生耐药性的感染，如某些侵袭性真菌病；或病原菌含有不同生长特点的菌群，需要不同抗感染机制的药物联合应用，如结核和非结核分枝杆菌。

（4）毒性较大的抗感染药，联合用药时剂量可适当减少，但需有临床资料证明其同样有效。如两性霉素B与氟胞嘧啶联合治疗隐球菌脑膜炎时，前者的剂量可适当减少，以减少其毒性反应。

联合用药时宜选用具有协同或相加作用的药物联合，如青霉素类、头孢菌素类或其他β-内酰胺类与氨基糖苷类联合。联合用药通常采用2种药物联合，3种及3种以上药物联合仅适用于个别情况，如结核病的治疗。此外必须注意联合用药后药物不良反应亦可能增多。

四、镇静镇痛用药

（一）镇痛药物

CPR 术后重症患者使用的镇痛药物治疗主要包括阿片类镇痛药、非阿片类中枢性镇痛药及非甾体抗炎药（NSAIDs）。

1. 阿片类药 理想的阿片类药物应具有以下优点：起效快易调控，用量少，较少的代谢产物蓄积及费用低廉。临床中应用的阿片类药物多为相对选择性 μ 受体激动药。所有阿片受体激动药的镇痛作用机制相同，而用药后峰值效应时间、作用持续时间等存在较大的差异。其副作用主要是引起呼吸抑制、血压下降和胃肠蠕动减弱，老年人尤其明显。阿片类药诱导的意识抑制可干扰对重症患者的病情观察，在部分患者还可引起幻觉、加重烦躁。因此在临床工作中，应根据患者特点、药理学特性及副作用等综合考虑来选择药物。另外，由于人类对阿片类药物的镇痛反应存在很大的差异。这种个体差异至少为 3～5 倍，因此为每个患者制订治疗计划和镇痛目标是必需的。

（1）阿片类药的理化特性：阿片类药呈弱碱性，当溶于溶液时，它们解离成质子化和游离碱成分，其比例取决于 pH 和 pK_a 值，游离碱较质子化成分脂溶性高。

高脂溶性有助于阿片类药转运到生物相或作用部位，脂溶性高的阿片类药起效更为迅速。由于阿片受体识别质子化形式的阿片分子，因此阿片类药作用强度与药物生物相和质子化程度密切相关。

所有阿片类药与血浆白蛋白结合，包括 α_1-酸性糖蛋白，而未结合的部分构成溶解部分，产生浓度梯度，促进阿片类药从血中向组织中弥散而发挥镇痛效应。因此，脂溶性和蛋白结合力 2 个因素影响了阿片类药的起效速度。

（2）阿片类药的药代动力学共同特性：静脉注射阿片类药后，其血浆浓度升高到峰值，然后呈现出快速再分布相及缓慢的消除相。典型的阿片类药的药代动力学特征可用房室模型描述。

进入中央室后，阿片类药或由中央室快速消除（通过分泌或生物转化）或分布到周边室。总体来说，阿片类药在肝脏通过生物转化从血浆中清除。然而对于某些阿片类药肝外代谢也很重要。

由于阿片类药物的高脂溶性，它们能够广泛而快速地分布到机体组织，这种再分布对阿片类浓度的下降有显著的影响，尤其是注射后早期。

阿片类药被肺摄取对其药代动力学有明显影响。达到阿片类药峰浓度所需时间受肺摄取百分比的影响。高亲脂性阿片类药，如芬太尼，其初始剂量的大部分（75%）被肺摄取，然后在快速释放。

（3）阿片类镇痛药：

1）吗啡：吗啡的药代动力学与芬太尼种属的药物有明显的不同。它的脂溶性相对较低，肺脏对吗啡几乎没有一过性的摄取作用。吗啡主要通过肝脏以结合方式代谢，它的消除依赖于肾排除机制。吗啡的主要活性代谢产物是吗啡-3-葡糖苷酸（M3G），它不与阿片受体结合，几乎没有镇痛作用。M3G 可以拮抗吗啡，这一作用可能与吗啡在镇痛治疗中的反应及耐受的变异性有关。另一代谢产物吗啡-6-葡糖苷酸（M6G），占吗啡活性代谢产物的 10%，是一种强于吗啡的 μ 受体激动药，M6G 在吗啡镇痛方面起重要作用。其作用持续时间与吗啡相似。M3G 和 M6G 都要通过肾脏排泄，在肾功能正常的患者，代谢时间是 3～5 小时，肾功能不全者代谢时间是 50 小时。因此肾衰竭患者最好不选用吗啡。

吗啡对呼吸的抑制作用主要是延髓呼吸中枢对二氧化碳反应性降低，同时还降低颈动脉和主动脉体化学感受器对缺氧的反应性，临床表现为呼吸频率减缓、潮气量减少、分钟通气量下降。吗啡可释放组胺，然而治疗剂量的吗啡对血容量正常患者的心血管系统一般无明显影响，但低血容量患者则容易发生低血压。

由于吗啡的肝脏摄取率高，因而其口服的生物利用度（20%～30%）显著低于肌内或皮下注射，肌内注射 15～30 分钟起效，45～90 分钟产生最大效应。静脉注射 20 分钟产生最大效应。因此间断给药或低剂量持续静脉输入常用于手术后和 ICU 的急性疼痛治疗。

2）哌替啶：哌替啶的主要代谢产物去甲哌替啶有镇痛活性及中枢神经兴奋作用。去甲哌替啶的消除半衰期较哌替啶长，因此在肾功能不全的患者，重复给药易导致毒性代谢产物的蓄积，引起神经兴奋症状（如欣快、谵妄、震颤、抽搐）。哌替啶禁忌和单胺氧化酶抑制剂合用，两药联合使用，可出现严重副作用。因此在 ICU 不推荐使用哌替啶。

3）芬太尼：芬太尼的镇痛效价是吗啡的 100～180 倍，静脉注射后起效快，对循环的抑制较吗啡轻。肺脏对芬太尼的首过摄取率约 75%。大约 80% 的芬太尼与血浆蛋白结合。由于芬太尼在机体组织中广泛分布，因此半衰期相对较长。重复用药后可产生明显的蓄积和延时效应。但肾衰竭对芬太尼的临床药理学无明显影响，并不改变芬太尼在血中的清除。芬太尼是一个快速起效的镇痛药，适合用于急性疼痛患者的短期镇痛，对血流动力学不稳定和肾功能不全患者，也可考虑选择芬太尼。

4）瑞芬太尼：瑞芬太尼是新的短效 μ 受体激动药，化学结构与芬太尼种属相同，但其因拥有酯键而结构独特。瑞芬太尼是快速起效的镇痛药，平衡时间是 1 分钟，重要的代谢途径是去酯化作用，其酯键易被血和组织中的非特异酯酶水解，主要是被红细胞中的酶代谢。快速消除的半衰期大概是 8 分钟。对狗的研究表明，瑞芬太尼的代谢产物是完全无活性的，即使在肾衰竭和肝功能衰竭时对其药动学均无明显影响。临床上部分肾功能不全患者的持续输注中，没有发生蓄积作用。近年来在 ICU 采用持续输注瑞芬太尼用于短时间镇痛的患者，取得了较好的治疗效果。瑞芬太尼对呼吸有抑制作用，但停药后3～5 分钟可以恢复自主呼吸。

5）舒芬太尼：由于舒芬太尼的浓度测定敏感性差，其药动学特性直到最近仍未完全确定。舒芬太尼的镇痛作用为芬太尼的 5～10 倍，作用持续时间是芬太尼的两倍。一项与瑞芬太尼的比较研究证实，舒芬太尼在持续输注过程中随时间剂量减少，唤醒时间比瑞芬太尼延长。舒芬太尼主要代谢途径包括脱羟作用、氧化脱甲基作用和芳香族羟化作用。

另外，阿片类药如吗啡作用在延髓孤束核阿片受体可抑制咳嗽，因此，临床上应用阿片类药能减弱或消除气管内插管引起的躯体以及自主神经反射，使患者容易耐受气管内插管的刺激。几种常用阿片类药物的药理学特点见表 8-5。

表 8-5　　　　　　　　　　　　　常用阿片类药物的药理学特点

阿片类药物	起效时间	半衰期	负荷剂量	维持剂量	不良反应
吗啡	5～10 分钟	3～4 小时	2～4 mg	2～30 mg/h	累积有肝肾损害，组胺释放
芬太尼	1～2 分钟	2～4 小时	0.35～0.5 μg/kg	0.7～10 μg/(kg·h)	比吗啡更少的低血压。累积有肝损害
瑞芬太尼	1～3 分钟	3～10 分钟	0.5～1.0 μg/kg iv（>1 分钟）	0.02～0.15μg/(kg·min)	没有肝肾损害
舒芬太尼	1～3 分钟	784 分钟左右	0.2～0.5μg/kg	0.2～0.3μg/(kg·h)	长期使用可能增加机械通气时间

2. 非阿片类中枢性镇痛药　近年来合成的镇痛药曲马多属于非阿片类中枢性镇痛药。曲马多可与阿片受体结合，但亲和力很弱，对 μ 受体的亲和力相当于吗啡的 1/6000，对 K 和 δ 受体的亲和力则仅为对 μ 受体的 1/25，镇痛强度约为吗啡的 1/10。口服后 20～30 分钟起效，维持时间为 3～6 小时。肌内注射后 1～2 小时产生峰效应，镇痛持续时间 5～6 小时。治疗剂量不抑制呼吸，大剂量则可呼吸频率减慢，但程度较吗啡轻。曲马多主要用于术后轻度和中度的急性疼痛或慢性疼痛治疗。

非甾体抗炎镇痛药（NSAIDs）的作用机制是通过非选择性、竞争性抑制前列腺素合成过程中的关键酶，代表药物如对乙酰氨基酚。对乙酰氨基酚可用于治疗轻度至中度疼痛，它和阿片类联合使用时有协同作用，可减少阿片类药物的用量。该药可用于缓解长期卧床的轻度疼痛和不适。对肝功能衰竭或营养不良造成的谷胱甘肽储备枯竭的患者易产生肝毒性，应予警惕。对于那些有明显饮酒史或营养不良的患者使用对乙酰氨基酚剂量应<2 g/d，其他情况<4 g/d。

非甾体抗炎镇痛药用于急性疼痛治疗已有多年历史。虽然有不同的新型 NSAIDs 问世，但其镇痛效果和不良反应并无明显改善。其主要不良反应，包括胃肠道出血、血小板抑制后继发出血和肾功能不全。在低血容量或低灌注患者、老年人和既往有肾功能不全的患者，更易引发肾功能损害。

综上所述，关注 ICU 患者的镇痛是非常重要的，所有患者都有权利要求给予镇痛和疼痛的处理。有研究显示，在 ICU40%～80% 的患者对疼痛难以耐受，尤其对于气管内插管这样疼痛有着深刻的记忆。2013 年的 IPAD 指南，把镇痛放在了第 1 位，并强调了内科外科创伤 ICU 都有被疼痛折磨的经历，ICU 都应该给予常规的镇痛治疗。指南推荐静脉使用阿片类药物作为治疗危重症患者非神经源性疼痛的一线药物。建议考虑使用非阿片类镇痛药，以减少阿片类药物用量（或避免使用阿片类药物）和阿片类药物相关副作用。除此之外，2004 年一项瑞芬太尼与芬太尼用于 ICU 机械通气支持患者双盲、随机、对照研究显示，在镇痛完善的同时，两组患者仅有 48% 的患者使用丙泊酚而达到满意的镇静。之后随着国内外相继的研究结果，业内普遍达成的共识是：镇痛完善下的镇静更容易达到 ICU 清醒镇静的目标。

但在对接受镇痛治疗的患者，应在医护人员的监护下实施，同时主张选择个体化的药物剂量及给药途径。发生不良反应的处理方法：①改变药物的剂量和给药途径；②更换不同的阿片类药物；③联合用药缓解不良反应。

3. 镇痛方法的实施

（1）阿片类药间断肌内注射给药：阿片类药间断肌内注射是一种传统的术后镇痛方法，但临床上需反复注射给药、患者的退缩心理以及药物起效所需时间等综合因素使镇痛效果不尽如人意。这种方法不能消除患者的药效学和药动学的个体差异，在危重患者由于局部灌注不良和吸收不确切，不推荐血流动力学不稳定的患者使用肌内注射方式。

（2）阿片类药静脉连续输注：持续静脉用药常比肌内用药量少，对血流动力学影响相对较少，对一些短效镇痛药更符合药效学和药动学的特点，持续静脉泵入阿片类镇痛药物，必要时追加负荷剂量是 ICU 常用的镇痛方法，但是在实施过程中，需根据镇痛效果的评估不断调整用药剂量，来达到更有效的镇痛控制和更小的阿片类药剂量。

（3）阿片类药皮下连续注入：皮下连续给药的优点在于其稳定的血药浓度，可以避免单次给药血药浓度过高时所产生的不良反应。但药物吸收程度依赖于药物通透性、皮温和血流灌注。血浆药物浓度的峰值在患者间的差异很大。对血流动力学稳定的患者，若需要长期镇痛时芬太尼可皮下注射，但不是急性镇痛的推荐模式。

（4）患者自控镇痛（PCA）：PCA 的特点是患者可以根据其疼痛的情况自行按压预先设置好的 PCA 镇痛泵来给药。原则上这种方法可以最大限度地消除患者间用药量的个体差异，从而使患者达到所期望的镇痛状态。同时使用背景输注可以让患者不便按压的时候（如睡眠）仍能维持一定的血药浓度。PCA 在非危重患者中使用，能够达到稳定的血药浓度，高质量的镇痛，更小的镇静，低剂量的阿片类药和较少的不良反应。但在危重患者，尤其老年人理解能力下降，不能保证患者用药决定权而难以保证镇痛效果。PCA 单次量设定，吗啡初始单次量一般为 1 mg，维持浓度 0.5～2 mg/h。年龄超过 70 岁的患者减半。芬太尼 20～40 μg，维持浓度 10～20 μg/h。

不论以何种方式应用阿片类药，为了即刻进行有效的镇痛，可以单次从静脉给予小剂量阿片类药（如吗啡 1～2.5 mg），直至疼痛得到控制。

（5）硬膜外镇痛：硬膜外镇痛技术在术后使用的安全性已经得到证实。如果具有经过相关培训的护士，能在日常护理中对患者一般情况、疼痛程度及导管位置等进行常规检查，会使部分局部麻醉药（如布比卡因）的并发症及阿片药引起的不良反应大大降低。硬膜外镇痛可减少术后的并发症，缩短 ICU 和住院时间，促进术后更快的恢复。局部麻醉药加阿片类用于硬膜外镇痛，是目前临床常用的方法。但是应注意吗啡和芬太尼在脑脊液中的长时间停留可能导致延迟性呼吸抑制。除此之外，临床上还应关注硬膜外镇痛带来的恶心、呕吐、皮肤瘙痒、血压下降及可能发生的神经并发症。合理选择药物、适时调整剂量及加强监测，是降低并发症的保证。

《2013 ICU 成人疼痛、躁动和谵妄处理的临床实践指南》（简称 PAD 指南）建议对于接受腹主动脉瘤手术的患者，推荐考虑使用行胸椎硬膜外术后镇痛治疗，建议对创伤性肋骨骨折患者考虑进行胸段硬膜外镇痛治疗。

（二）镇静药

CPR 术后重症患者常因自身疾病的不适及周围环境刺激而出现紧张焦虑，甚至躁动，尤其是气管插管机械通气的患者。据统计，ICU 有 50% 以上的患者有焦虑症状，躁动也占有一定的比例，甚至出现精神紊乱。故在充分镇痛和纠正生理紊乱的前提下，合理镇静是必需的。

理想的镇静药应具备以下特点：起效快，剂量-效应可预测；半衰期短，无蓄积；对呼吸循环抑制最小；代谢方式不依赖肝肾功能；抗焦虑与遗忘作用；停药后能迅速恢复；价格低廉等。但是尚无任何药物能符合以上所有要求。目前几种较常用的镇静药的药理学特点见表 8-6。

表 8-6　　　　　　　　　　　　　　　常用镇静药的药理学特点

药　物	起效时间	消除半衰期	首次剂量	维持剂量	不良反应	备　注
咪达唑仑	2～5 分钟	3～11 小时	0.01～0.05 mg/kg	0.02～0.1 mg/(kg·h)	呼吸抑制；低血压；可能导致谵妄	对循环影响小；乙醇、药物戒断反应的一线选择
地西泮	2～5 分钟	20～120 小时	5～10 mg	0.03～0.1 mg/kg	呼吸抑制；低血压	半衰期过长，不容易实现"浅镇静"策略，不推荐作为镇静一线选择
丙泊酚	1～2 分钟	快速清除 34～64 分钟；缓慢清除消除 184～382 分钟	0.5 μg/(kg·min)	1～4 mg/(kg·h)	低血压；呼吸抑制；高甘油三酯；输注点疼痛；丙泊酚输注综合征	儿童镇静时要特别注意丙泊酚输注综合征，高甘油三酯血症患者慎用
右美托咪定	5～10 分钟	1.8～3.1 小时	1 μg/kg，超过 10 分钟缓慢输注	0.2～0.7 μg/(kg·h)	心动过缓；低血压	可以预防、治疗谵妄，对循环影响小

1. 苯二氮䓬类药

（1）理化性质：最常用的苯二氮䓬受体激动药是咪达唑仑、劳拉西泮及地西泮 3 种药物。这些药分子较小，而且在生理 pH 下为脂溶性。咪达唑仑在 3 种药物中脂溶性最高，但是由于其溶解度以 pH 为依赖，因此在酸性缓冲介质（pH 为 3.5）中配制时成为水溶性。这 3 种药物具有高度的脂溶性，因此对中枢神经系统起效迅速，分布容积也较大。

苯二氮䓬类药在肝脏进行生物转化。主要途径有肝微粒体氧化和葡萄糖酸结合。这两条途径具有显著差异，因为氧化易受外界影响，如老年、疾病状态（肝硬化）或合用其他损害机体氧化能力的药物都能影响氧化反应。而结合反应对这些因素相对不敏感。由于咪达唑仑迅速氧化，所以其肝脏清除率要高于地西泮。

苯二氮䓬类药的代谢产物也有一定的作用。地西泮可生成两种活性代谢产物，奥沙西泮和去甲基地西泮，两者均能增强和延长地西泮的药效。咪达唑仑经生物转化生成羟基咪达唑仑，后者也具有药理活性，长时间使用咪达唑仑可发生蓄积。这些代谢产物可迅速结合经肾排泄，患者肾功能损害时可发生深度镇静。

（2）药动学：苯二氮䓬类药根据其代谢和血浆清除快慢可分为短效（咪达唑仑）、中效（劳拉西泮）和长效（地西泮）。所有苯二氮䓬类药的血浆清除方式可用二室或三室模型描述。三种苯二氮䓬类药蛋白结合和分布容积差别不大，但其清除率存在显著差异。咪达唑仑的清除率为 $6 \sim 11$ ml/(kg·min)，劳拉西泮为 $0.8 \sim 1.8$ ml/(kg·min)，地西泮为 $0.2 \sim 0.5$ ml/(kg·min)。

影响苯二氮䓬类药药动学的因素有年龄、性别、种族和肝肾疾病等，因此使用时应考虑这些因素，按个体化调整药物剂量。

（3）药理学：苯二氮䓬类药是理想的镇静药和催眠药。它主要作用于脑干网状结构和大脑边缘系统，产生催眠、镇静、抗焦虑、遗忘、抗惊厥和中枢性肌肉松弛作用。在药效学方面，这些药物的强度和效能各不相同。每种药物的化学结构决定其独特的理化性质、药动学及受体结合点。苯二氮䓬类药与相应受体的结合具有高度亲和性、立体性和饱和性。三种激动药按照与受体亲和力的高低（即效能）依次为：劳拉西泮＞咪达唑仑＞地西泮。咪达唑仑效力为地西泮的 $3 \sim 6$ 倍，劳拉西泮为地西泮的 $5 \sim 10$ 倍。

苯二氮䓬类药的作用已基本阐明。配体和受体的相互作用可用来解释生化复合体系统、分子药理学、基因变异及临床行为模式。基因学研究最近发现，$GABA_A$ 各种亚型介导不同的作用，如遗忘、抗惊厥、抗焦虑和催眠。镇静、顺行性遗忘作用及抗惊厥作用由 $\alpha_1 GABA_A$ 受体介导。而抗焦虑和肌肉松弛作用由 $\alpha_2 GABA_A$ 受体介导。药效与血药浓度密切相关。通过模拟研究血浆药物浓度及药动学，至少要占领 20% 的受体才能产生抗焦虑作用，占领 30%～50% 的受体产生镇静作用，而意识消失则需占领 60% 或更多的受体。

反复或长时间使用苯二氮䓬类药可致药物蓄积或诱导耐药的产生，即药物效能随时间而下降。该类药物有可能引起反常的精神作用。目前尚未完全了解慢性耐受的机制，可能由于长期应用苯二氮䓬类药导致受体结合减少，受体功能减弱。

苯二氮䓬类药的作用存在较大的个体差异，如老年患者、肝肾功能受损者药物清除减慢，肝酶抑制剂亦影响药物的代谢，其负荷剂量可引起血压下降，尤其是血流动力学不稳定的患者。故用药过程中应经常评估患者的镇静水平以防镇静延长，必须按个体化原则进行调整。

ICU 常用的苯二氮䓬类药为咪达唑仑、劳拉西泮及地西泮。

1）咪达唑仑：是苯二氮䓬类药中相对水溶性最强的药物。其作用强度是地西泮的 $2 \sim 3$ 倍，其血浆清除率高于地西泮和劳拉西泮，故其起效快，持续时间短，清醒相对较快，适用于治疗急性躁动患者。但注射过快或剂量过大时可引起呼吸抑制、血压下降，低血容量患者多见。咪达唑仑的肝脏清除率要高于其他药物，每天反复给药或长时间持续输注时，其血药浓度下降较其他药物快。因此持续输注或数天内反复注射咪达唑仑的患者苏醒要快于应用地西泮和劳拉西泮的患者。缓慢静脉输注可有效减少其不良反应。咪达唑仑的代谢产物活性低，但长时间用药后会有蓄积和镇静时间的延长，在肾衰竭患者尤为明显；部分患者还可产生耐受现象。丙泊酚、西咪替丁、红霉素和其他细胞色素 P450 酶抑制药可明显减慢咪达唑仑的代谢速率。每天中断咪达唑仑输注（唤醒），再调整到理想的镇静，可以减低咪达唑仑用量，减少机械通气时间和 ICU 停留时间。

2）劳拉西泮：是一种水溶性低的药物，但其效能是咪达唑仑的 $4 \sim 7$ 倍。由于其脂溶性较地西泮低，透过血-脑屏障较慢，故起效缓慢。该药在体内分布不如地西泮广泛，因此有效血药浓度维持较久，作用时间长，故不适于治疗急性躁动。劳拉西泮是 ICU 患者长期镇静治疗的首选药物，但其清除半衰期是 $12 \sim 15$ 小时，注射用药不容易调节，镇静的维持可通过间断和持续静脉给药来完成。劳拉西泮优点是对血压、心率和外周阻力无明显影响，对呼吸无抑制作用。缺点是易于在体内蓄积，苏醒慢；其溶剂丙二醇长期大剂量输注可能导致急性肾小管坏死、乳酸酸中毒及高渗透压状态。

3）地西泮：具有抗焦虑和抗惊厥作用，作用强度与剂量相关，依给药途径而异。大剂量可引起一过性的呼吸抑制和血压下降。静脉注射可引起注射部位疼痛。地西泮单次给药有起效快、苏醒快的特点,可用于急性躁动患者的治疗。但其代谢产物去甲安定和去甲羟安定均有类似地西泮的药理活性,且半衰期长。因此反复用药可致蓄积而使镇静作用延长。

2. 丙泊酚 是目前最常用的静脉镇静药。

(1) 理化性质:丙泊酚属于烷基酚类化合物。在室温下为油性,不溶于水,但具有高度的脂溶性。1%的丙泊酚溶液含有10%的大豆油、2.25%甘油及1.25%纯化卵磷脂。此配方pH为7.0,性状黏稠乳白色。由于微生物可能在乳剂中滋生,加入依地酸二钠(0.005%)以抑制细菌生长。目前为ICU的镇静推出了2%的丙泊酚及含中、长链甘油三酯混合物的配方。临床使用中可用5%的葡萄糖溶液稀释丙泊酚。

(2) 药动学:很多学者对丙泊酚不同剂量以及药物动力学进行了研究,可按二室和三室模型来描述。丙泊酚单次注射后,其全血药物浓度由于再分布和清除而迅速下降。丙泊酚初始分布半衰期为2~8分钟,应用二室模型的研究显示,丙泊酚的消除半衰期为1~3小时。

三室模型可更好地描述丙泊酚的药动学,其初始和慢相分布半衰期分别为1~8分钟,消除半衰期为4~23小时不等。丙泊酚镇静时血药浓度下降不到50%通常即可苏醒。因此即使长时间输注丙泊酚仍可迅速清醒。

丙泊酚的药动学可受各种因素的影响,如性别、体重、年龄、既往病史及合用药等,也可通过心排血量的影响而改变其各房室的清除率。心排血量的变化可影响丙泊酚单次和恒速输注时的血药浓度。心排血量增加,丙泊酚血药浓度则降低,反之亦然。在出血性休克模型中发现,在代偿期丙泊酚的血药浓度可增加20%,出现失代偿性休克后血药浓度可迅速显著增高。肝脏疾病可增加稳态和中央室容积,清除率不变,但半衰期略延长。肾脏疾病不影响丙泊酚的药动学。

(3) 药理学:丙泊酚是一种催眠药,其机制可能是通过与GABA受体和β亚基结合,增强GABA诱导的氯电流,从而产生催眠作用,目前还不清楚其确切的作用机制,但是有证据显示丙泊酚主要是通过与N-甲基-D-门冬氨酸(NMDA)亚型产生广泛的抑制。连续丙泊酚输注后的特点是起效快,作用时间短、撤药后迅速清醒,且镇静深度容易控制,呈剂量依赖性。丙泊酚亦可产生遗忘作用和抗惊厥作用。

丙泊酚单次注射时可出现暂时性呼吸抑制和血压下降、心动过缓,对血压的影响与剂量相关,尤其见于心脏储备功能差、低血容量的患者。老年人丙泊酚用量应减少。丙泊酚使用时可出现外周静脉注射痛。因此临床多采用持续缓慢静脉输注方式。另外,部分患者长期使用后可能出现诱导耐药。

肝肾功能不全对丙泊酚的药动学参数影响不明显。丙泊酚的溶剂为乳化脂肪,提供热卡1.1 kcal/ml,长期或大量应用可能导致高甘油三酯血症;2%丙泊酚可降低高甘油三酯血症的发生率,因此更适宜于ICU患者应用。因乳化脂肪易被污染,故配制和输注时应注意无菌操作,单次药物输注时间不宜超过12小时。丙泊酚长期使用时可见胰酶升高。在小儿患者中长期使用(>48小时),大剂量[>66 μg/(kg·min)]可产生乳酸中毒,会发生心动过缓和高脂血症。FDA特别推荐儿科患者长期使用镇静不得使用丙泊酚。

丙泊酚具有减少脑血流,降低颅内压(ICP),降低脑氧代谢率(CMRO$_2$)的作用。用于颅脑损伤患者的镇静可减轻ICP的升高。而且丙泊酚半衰期短,停药后清醒快,有利于进行神经系统评估。此外,丙泊酚还有直接扩张支气管平滑肌的作用。

3. 中枢 α$_2$受体激动药 α$_2$受体激动药抑制环磷酸腺苷,使cAMP和蛋白激酶减少,改变调节蛋白,减少神经元的激活和抑制神经递质的释放。临床常用药为可乐定和右美托咪定,前者是部分激动药,后者是完全激动药。

α$_2$受体激动药有很强的镇静、抗焦虑作用。与镇痛药合用时,可延长止痛时间和减少阿片类的需要量,同时亦降低阿片类药的副作用,尤其是呼吸抑制作用,但其单独使用不能产生足够的止痛作用。有很强的抗交感神经作用,可减低心血管反应(高血压、心动过速),因此常导致心动过缓和/或低血压。

右美托咪定是中枢 α$_2$肾上腺素受体激动药,通过抑制交感神经兴奋,产生镇静、催眠、抗焦虑作用，其特点在于维持自然非快速动眼睡眠，可随时唤醒，使患者的合作性更好。其半衰期较短（2 小时），可单独应用，也可与阿片类或苯二氮䓬类药合用。对短时间或长时间（＞24 小时）的镇静均有较好效果。在 ICU 使用不推荐静脉给药负荷量，可明显降低其心血管不良反应。使用右美托咪定引起的心动过缓和低血压，应予警惕。

2009 年 Riker 等和 2012 年 Jakob 等研究均证实，与咪达唑仑、丙泊酚相比较，右美托咪定的镇静作用并无差异，但其更能维持清醒镇静，由此带来气管内插管和 MV 时间的减少。

4. 镇静药物的给药方式

（1）镇静药的选择：急性躁动产生于各种各样的病因，包括疼痛。因此镇静应在给予患者充分镇痛的基础上实施，镇静药应根据患者的病情和镇静所需的时间不同进行选择。使用过程中不断进行镇静评估，如无特殊病情需要，应以维持清醒镇静为目标。有研究显示，机械通气患者使用非苯二氮䓬类药（丙泊酚或右美托咪定）镇静，维持早期目标镇静，可以改善临床预后。既往指南推荐短期镇静可考虑使用苯二氮䓬类药，而长时间镇静建议使用异丙酚；近年来大量临床研究均证实，苯二氮䓬类药应用会导致过度镇静、拔管延迟、ICU 住院时间及费用增加，是住院时间和 6 个月内死亡率增加的独立预测因子。2013 年新指南建议：为改善成人机械通气患者的临床预后，首选非苯二氮䓬类药（丙泊酚或右美托咪定）镇静。但苯二氮䓬类药在 ICU 也并非"一无是处"，研究结论表明，咪达唑仑用于镇静治疗时心动过缓、低血压发生率明显低于右美托咪定和丙泊酚，适用于循环功能不稳定患者。在临床实践中，控制躁动，治疗癫痫持续状态及乙醇药物戒断反应，以及某些深度镇静、需要联合用药时，苯二氮䓬类药均具有重要价值。目前关于苯二氮䓬类药在 ICU 镇静的讨论仍在继续，特别是此类药对谵妄发生率、患者死亡率的影响，现有研究结论尚不一致，还需要进一步研究分析。

对未气管内插管的患者要谨慎使用镇静药，因为有呼吸抑制的危险。

（2）镇静药的给药方式：镇静药的给药方式应以持续静脉输注为主，首先应给予负荷剂量以尽快达到镇静目标。此方式能有效地避免单次静脉注射引起的一过性血药高浓度，避免血药浓度的过度波动，维持有效的治疗浓度，减少药物用量。间断静脉注射一般用于负荷剂量的给予，以及短时间镇静且无需频繁用药的患者。经肠道（口服、胃管、空肠造瘘管等）、肌内注射则多用于辅助改善患者的睡眠。近年来，异丙酚靶控输注（TCI）镇静亦开始应用于 ICU，其建议靶浓度范围在 0.2～2.0 $\mu g/ml$，但尚缺乏更多的临床研究资料。

无论采用何种镇静药，采取何种方式，用药后都应该应用评估工具经常评估镇静效果，调整用量，达到设定的镇静深度后，或逐渐减量，或每天停药一段时间，以此减少镇静时间的延长，以达到个体化用药。

为避免药物蓄积和药效延长，可在镇静过程中实施每天唤醒计划，即每天定时中断镇静药输注（宜在白天进行），以评估患者的精神与神经功能状态，该方案可减少用药量，减少机械通气时间和 ICU 停留时间。但患者清醒期须严密监测和护理，以防止患者自行拔除气管内插管或其他装置。

大剂量使用镇静药治疗超过一周，可产生药物依赖性和戒断症状。苯二氮䓬类药的戒断症状表现为躁动、睡眠障碍、肌肉痉挛、肌阵挛、注意力不集中、经常打哈欠、焦虑、躁动、震颤、恶心、呕吐、出汗、流涕、声光敏感性增加、感觉异常、谵妄和癫痫发作。因此，为防止戒断症状，镇静药长期（＞7 天）或大剂量使用后，停药不应快速中断，而是有计划地逐渐减量，以防戒断症状出现。

五、心肺复苏术后合并心功能不全重症患者的营养支持

（一）心肺复苏术后心功能不全患者的营养与代谢改变

心肺复苏术后心功能不全患者往往病程较长，由于心脏以及心脏以外的因素的综合作用，常合并有蛋白质能量营养不良，甚至心源性恶病质。其营养状态与代谢改变的特点主要有以下几个方面：

1. 组织缺氧　慢性充血性心力衰竭患者血浆中的血管活性物质如去甲肾上腺素、肾上腺素、醛固酮、心钠素及皮质醇的浓度有不同程度的升高，从而导致长期血管舒缩功能失调，组织氧供降低，水钠潴留，并由此造成全身性水肿、内脏淤血与缺氧，使血乳酸含量增加，混合静脉血氧含量降低。

2. 能量消耗增加 呼吸肌与心肌做功的增加，心脏与周身组织氧耗增加，体温升高、代谢率提高，以及手术创伤等影响使能量消耗增加。

3. 血浆蛋白降低 由于内脏淤血与缺氧，患者常合并肠壁组织水肿并影响消化吸收功能，患者往往没有食欲，进食很少，导致营养缺乏。同时合并有肾功能不全的患者，蛋白质摄入量降低及肝脏淤血肿大、肝细胞受损，使低蛋白血症更为严重。强心苷可抑制小肠中氨基酸与糖的转运，亦影响蛋白质与糖代谢。当合并感染、创伤等应激时，蛋白质消耗与丢失增加，临床上常出现低蛋白血症与贫血。

4. 电解质与微量元素改变 由于低盐饮食与利尿药物应用，导致钠钾失衡，可出现低钠、低钾。合并肾功能障碍时又可造成血钾、镁的浓度升高。

急性心梗早期血 Zn 含量降低并与心肌缺血的严重程度相关，而血清 Cu 升高，Cu/Zn 比改变。在体外循环心脏直视手术后血 Cu、Zn 有不同程度的下降，Cu/Zn 比增高。Cu、Zn 参与各种生物酶的合成、代谢，并与酶的活性密切相关。缺 Cu 可改变血管张力，增加心肌脆性。Zn 广泛参与核酸、蛋白质和糖的代谢。因此，Cu、Zn 含量降低或 Cu/Zn 比升高均可使心肌细胞氧化代谢异常，甚至发生心肌变性。

上述改变，使许多心肺复苏后心功能不全的患者出现不同程度的营养不良，进一步影响患者并发症的发生率与死亡率。临床上常表现有贫血与低蛋白血症，使患者对任何打击的承受能力差，常影响血流动力学状态甚至出现休克。肝细胞水肿则影响其代谢功能。胶体渗透压降低而造成组织水肿并影响伤口的愈合。肺间质水肿则影响氧合，进一步加重缺氧。甚至导致 MODS 的发生。免疫功能降低，各种感染的发生率升高并较难控制。

（二）营养支持策略

营养不良是心力衰竭患者常见的并发症，甚至出现恶病质，并影响治疗的成功与预后。恰当的营养支持有助于维持患者的营养状况，改善代谢水平以及维持体内各种营养素的平衡与内环境稳定，支持脏器功能与免疫功能，从而提高机体的抗病能力，提高恢复质量。

心力衰竭患者营养支持目的在于满足适当的能量与营养需求，维持体重与内脏蛋白含量，减轻内脏组织淤血与水肿，改善器官功能。胃肠道功能良好的患者应选择肠道喂养的途径，由于心力衰竭时胃肠道黏膜缺血、组织水肿，消化腺分泌减少，胃肠动力下降，从而使胃肠道对营养物质的消化、吸收能力下降，并常合并有腹胀。如此则应考虑肠外营养支持方式或通过肠内联合肠外途径实现有效的营养供给。

此外，根据患者心脏与全身情况，综合计划每天营养液需要量，在心力衰竭有效控制前，容量限制与避免过负荷是需要考虑的方面。心力衰竭患者营养液的输入量与渗透压（肠内营养）均应注意，避免过多增加血容量，加重心脏负荷，这对于心功能较差者尤为重要。肠内或肠外营养的补充量和浓度是根据患者的心功能状态决定的，如无额外丢失，入液量可限制于 1500～2000 ml/d，保证尿量。肠内营养液一般采用普通整蛋白型或短肽型制剂（≤1 kcal/ml），避免增加肠黏膜缺血。肠内营养补充不当亦可导致"喂养性水肿"，同样使血容量增加、血压升高及水钠游留等。心功能与循环状态稳定后，为控制入液总量，对于射血分数低于 25% 的患者，可考虑给予高浓度配方制剂。同时注意监测血清电解质水平，合并急性肾衰竭时应进行肾脏替代治疗。

能量与营养供给：心力衰竭患者热量与蛋白质的需求增大，合并肝大时蛋白质的合成下降、丢失增加，应注意及时恰当地补充。正常心肌细胞供能的 67% 来自血液中游离脂肪酸，但在缺氧及酸中毒时，心肌细胞对营养素的适应力显著减弱，过高的脂肪酸可能会加重心肌损害，而葡萄糖利用较好，成为主要的供能底物。由于液体入量所限，PN 时可选用浓度较高的营养制剂由中心静脉途径输入。如 30%～50% 葡萄糖溶液，20%～30% 脂肪乳剂。同时注意电解质（K、Mg）与酸碱平衡的维持及微量元素与维生素的补充，1，6-二磷酸果糖（FDP）是葡萄糖氧化供能的中间产物，在无氧酵解时产生 ATP 较葡萄糖高 1 倍，同时，作为磷酸果糖激酶的激动剂及丙酮酸激酶的辅酶，能促进糖的利用。此外，还能稳定细胞与溶酶体膜，促进红细胞释放氧，从而对缺血、缺氧组织，心肌细胞与肝细胞等起保护作用。每天可补充 5～10 g。

〔付　乐　曾宪国　左巧云　罗　亮〕

参考文献

［1］Homer-Vanniasinkam S，Crinnion J N，Gough M J. Post-ischaemic organ dysfunction：a review ［J］. Eur J Vasc Endovasc Surg，1997，14：195－203.

［2］Adrie C，Adib-Conquy M，Laurent I，et al. Successful cardiopulmonary resuscitation after cardiac arrest as a "sepsis-like" syndrome ［J］. Circulation，2002，106：562－568.

［3］Gando S，Nanzaki S，Morimoto Y，et al. Alterations of soluble L-and P-selectins during cardiac arrest and CPR ［J］. Intensive Care Med，1999，25：588－593.

［4］Munford R S，Pugin J. Normal responses to injury prevent systemic inflammation and can be immunosuppressive ［J］. Am J Respir Crit Care Med，2001，163：316－321.

［5］Kern K B，Hilwig R W，Rhee K H，et al. Myocardial dysfunction after resuscitation from cardiac arrest：an example of global myocardial stunning ［J］. J Am Coll Cardiol，1996，28：232－240.

［6］Kern K B，Hilwig R W，Berg R A，et al. Postresuscitation left ventricular systolic and diastolic dysfunction. Treatment with dobutamine ［J］. Circulation，1997，95：2610－2613.

［7］Deantonio H J，Kaul S，Lerman B B. Reversible myocardial depression in survivors of cardiac arrest ［J］. Pacing Clin Electrophysiol，1990，13：982－985.

［8］Krishnagopalan S，Kumar A，Parrillo J E，et al. Myocardial dysfunction in the patient with sepsis ［J］. Curr Opin Crit Care，2002，8：376－388.

［9］Faust S N，Levin M，Harrison O B，et al. Dysfunction of endothelial protein C activation in severe meningococcal sepsis ［J］. N Engl J Med，2001，345：408－416.

［10］Cheng T，Liu D，Griffin J H，et al. Activated protein C blocks p53-mediated apoptosis in ischemic human brain endothelium and is neuroprotective ［J］. Nat Med，2003，9：338－342.

［11］Annane D，Sébille V，Troché G，et al. A 3-level prognostic classification in septic shock based on cortisol levels and cortisol response to corticotropin ［J］. JAMA，2000，283：1038－1045.

［12］Schultz C H，Rivers E P，Feldkamp C S，et al. A characterization of hypothalamic-pituitary-adrenal axis function during and after human cardiac arrest ［J］. Crit Care Med，1993，21：1339－1347.

［13］Laurent I，Monchi M，Chiche J D，et al. Reversible myocardial dysfunction in survivors of out-of-hospital cardiac arrest ［J］. J Am Coll Cardiol，2002，40：2110－2116.

［14］Tsai M S，Chiang W C，Lee C C，et al. Infections in the survivors of out-of-hospital cardiac arrest in the first 7 days ［J］. Intensive Care Med，2005，31：621－626.

［15］Pabst D，Römer S，Samol A，et al. Predictors and outcome of early-onset pneumonia after out-of-hospital cardiac arrest ［J］. Respir Care，2013，58：1514－1520.

［16］Perbet S，Mongardon N，Dumas F，et al. Early-onset pneumonia after cardiac arrest：characteristics，risk factors and influence on prognosis ［J］. Am J Respir Crit Care Med，2011，184：1048－1054.

［17］Xiao G，Guo Q，Shu M，et al. Safety profile and outcome of mild therapeutic hypothermia in patients following cardiac arrest：systematic review and meta-analysis ［J］. Emerg Med J，2013，30：91－100.

［18］Bray J E，Stub D，Bloom J E，et al. Changing target temperature from 33 ℃ to 36 ℃ in the ICU management of out-of-hospital cardiac arrest：A before and after study ［J］. Resuscitation，2017，113：39－43.

［19］Weiss C H，Moazed F，DiBardino D，et al. Bronchoalveolar lavage amylase is associated with risk factors for aspiration and predicts bacterial pneumonia ［J］. Crit Care Med，2013，41：765－773.

［20］Kleinman M E，Srinivasan V. Postresuscitation care ［J］. Pediatr Clin North Am，2008，55（4）：943－xi.

［21］Lambell K J，Tatucu-Babet O A，Chapple L A，et al. Nutrition therapy in critical illness：a review of the literature for clinicians [J]. Crit Care, 2020, 24 (1): 35.

[22] Taylor B E, McClave S A, Martindale R G, et al. Guidelines for the provision and assessment of nutrition support therapy in the adult critically ill patient: Society of Critical Care Medicine (SCCM) and American Society for Parenteral and Enteral Nutrition (A. S. P. E. N.) [J]. Crit Care Med, 2016, 44 (2): 390 - 438.

[23] Singer P, Blaser A R, Berger M M, et al. ESPEN guideline on clinical nutrition in the intensive care unit [J]. Clin Nutr, 2019, 38 (1): 48 - 79.

[24] Wischmeyer P E. Tailoring nutrition therapy to illness and recovery [J]. Crit Care, 2017, 21 (Suppl 3): 316.

[25] Michael J R, Guerci A, Koehler R C, et al. Mechanisms by which epinephrine augments cerebral and myocardial perfusion during cardiopulmonary resuscitation in dogs [J]. Circulation, 1984, 69: 822 - 835.

[26] Linder K H, Brinkmann A, Pfenninger E G, et al. Effect of vasopressin on hemodynamic variables, organ blood flow, and acid-base status in a pig model of cardiopulmonary resuscitation [J]. Anesth Analg, 1993, 77: 427 - 435.

[27] Adrie C, Laurent I, Monchi M, et al. Postresuscitation disease after cardiac arrest: a sepsis-like syndrome? [J]. Curr Opin Crit Care, 2004, 10: 208 - 212.

[28] Jakob S M. Splanchnic blood flow in low-flow states [J]. Anesth Analg, 2003, 96: 1129 - 1138.

[29] Hoshino T, Maley W R, Bulkley G B, et al. Ablation of free radical-mediated reperfusion injury for the salvage of kidneys from non-heartbeating donors [J]. Transplantation, 1988, 45: 284 - 289.

[30] Schoenberg M H, Berger H G. Reperfusion injuryafterintestinal ischemia [J]. Crit Care Med, 1993, 21: 1376 - 1386.

[31] Reilly P M, Bulkley G B. Vasoactive mediators and splanchnic perfusion [J]. Crit Care Med, 1993, 21: S55 - S68.

[32] Haglund U, Bulkley G B, Granger D N. Of the pathophysiology of intestinal ischemic injury [J]. Acta Chir Scand, 1987, 153: 321 - 324.

[33] Bulkley G B, Kvietys P R, Parks D A, et al. Relationship of blood flow and oxygen consumptionto ischemic injury in the canine small intestine [J]. Gastroenterology, 1986, 89: 852 - 857.

[34] Parks D A, Williams T K, Bechman J S. Conversion of xanthine dehydrogenase to oxidase in ischemic rat intestine: a reevaluation [J]. Am J Physiol, 1988, 254: G768 - G774.

[35] Moorehouse P C, Grootveld M, Halliwell B J, et al. Allopurinol and oxypurinol are hydroxyl scavengers [J]. FEBS Lett, 1987, 213: 23 - 28.

[36] Boros M, Karacsony G, Kasszaki J, et al. Reperfusion mucosal damage after complete intestinal ischemia in the dog: the effects of antioxidant and phospholipase A 2 inhibitor therapy [J]. Surgery, 1993, 113: 184 - 191.

[37] Simpson R, Alon R, Kobzik L, et al. Neutrophil and nonneutrophil-mediated injury in intestinal ischemia-reperfusion [J]. Ann Surg, 1993, 218: 444 - 454.

[38] Brown M F, Ross A J, Dasher J, et al. The role of leukocytes in mediating mucosal injury of intestinal ischemia/reperfusion [J]. J Pediatr Surg, 1990, 25: 214 - 217.

[39] Payne D, Kubes P. Nitric oxide donors reduce the rise in reperfusion-induced intestinal mucosal permeability [J]. Am J Physiol, 1993, 265: G189 - G195.

[40] Poggetti R S, Moore F A, Moore E E, et al. Simultaneous liver and lung injury following gut ischemia is mediated by xanthine oxidase [J]. J Trauma, 1992, 32: 723 - 728.

[41] Terada L S, Dormish J J, Shanley P F, et al. Circulating xanthine oxidase mediates lung neutrophil sequestration after intestinal ischemia-reperfusion [J]. Am J Physiol, 1992, 263: L394 - L401.

[42] Caty M G, Guice K S, Kunkel S I, et al. Evidence for tumor necrosis factor-induced pulmonary microvascular injury after intestinal ischemia-reperfusion injury [J]. Ann Surg, 1990, 212: 694 - 699.

[43] Gerkin T M, Oldham K T, Guice K S, et al. Intestinal ischemia-reperfusion injury causes pulmonary endothelial cell ATP depletion [J]. Ann Surg, 1993, 217: 46 - 48.

[44] Koike K, Moore E E, Moore F, et al. Gut ischemia/reperfusion produces lung injury independent of endotoxin [J]. Crit Care Med, 1994, 22: 1438 - 1444.

[45] Horton J W, White D J. Cardiac contractile injury after intestinal ischemia-reperfusion [J]. Am J Physiol, 1991,

261：H164 – H170.

[46] Horton J W, White D J. Free radical scavengers prevent intestinal ischemia-reperfusion-mediated cardiac dysfunction [J]. J Surg Res, 1993, 55：282 – 289.

[47] Cuthbertson D P. Post-shock metabolic response [J]. Lancet, 1942, 239 (6189)：433 – 437.

[48] Marik P E, Bellomo R. Stress hyperglycemia：an essential survival response! [J]. Crit Care, 2013, 17 (2)：305.

[49] Reintam Blaser A, Starkopf J, Alhazzani W, et al. Early enteral nutrition in critically ill patients：ESICM clinical practice guidelines [J]. Intensive Care Med, 2017, 43 (3)：380 – 98.

[50] Anthony P S. Nutrition screening tools for hospitalized patients [J]. Nutr Clin Pract, 2008, 23 (4)：373 – 382.

[51] Coltman A, Peterson S, Roehl K, et al. Use of 3 tools to assessnutrition risk in the intensive care unit [J]. J Parenter Enteral Nutr, 2015, 39：28 – 33.

[52] Heyland D K, Dhaliwal R, Jiang X, et al. Identifying critically ill patients who benefit the most from nutrition therapy：the development and initial validation of a novel risk assessment tool [J]. Crit Care, 2011, 15 (6)：R268.

[53] Kondrup J, Rasmussen H H, Hamberg O, et al. Nutritional risk screening (NRS 2002)：a new method based on ananalysis of controlled clinical trials [J]. Clin Nutr, 2003, 22 (3)：321 – 336.

[54] Kondrup J, Johansen N, Plum L M, et al. Incidence of nutritional risk and causes of inadequate nutritional care in hospitals [J]. Clin Nutr, 2002, 21 (6)：461 – 468.

[55] Schlein K M, Coulter S P. Best practices for determining resting energy expenditure in critically ill adults [J]. Nutr Clin Pract, 2014, 29 (1)：44 – 55.

[56] Ireton-Jones C, Jones J D. Improved equations for predicting energy expenditure in patients：the Ireton-Jones equations [J]. Nutr Clin Pract, 2002, 17 (1)：29 – 31.

[57] Mifflin M D, St Jeor S T, Hill L A, et al. A new predictive equation for resting energy expenditure in healthy individuals [J]. Am J ClinNutr, 1990, 51 (2)：241 – 247.

[58] Biolo G. Protein metabolism and requirements [J]. World Rev Nutr Diet, 2013, 105：12 – 20.

[59] Ammori B J. Importance of the early increase in intestinal permeability in critically ill patients [J]. Eur J Surg, 2002, 168 (11)：660 – 661.

[60] Marik P E, Zaloga G P. Early enteral nutrition in acutely ill patients：a systematic review [J]. Crit Care Med, 2001, 29 (12)：2264 – 2270.

[61] Kudsk K A, Minard G, Wojtysiak S L, et al. Visceral protein response to enteral versus parenteral nutrition and sepsis in patients with trauma [J]. Surgery, 1994, 116 (3)：516 – 523.

[62] Davies A R, Morrison S S, Bailey M J, et al. A multicenter, randomized controlled trial comparing earlynasojejunal with nasogastric nutrition in critical illness [J]. Crit Care Med, 2012, 40 (8)：2342 – 2348.

[63] Acosta-Escribano J, Fernandez-Vivas M, Grau Carmona T, et al. Gastric versus transpyloric feeding in severe traumatic brain injury：a prospective, randomized trial [J]. Intensive Care Med, 2010, 36 (9)：1532 – 1539.

[64] Hsu C W, Sun S F, Lin S L, et al. Duodenal versus gastric feeding in medical intensive care unit patients：a prospective, randomized, clinicalstudy [J]. Crit Care Med, 2009, 37 (6)：1866 – 1872.

[65] White H, Sosnowski K, Tran K, et al. A randomised controlled comparison of early post-pyloric versus early gastric feeding to meet nutritional targets in ventilated intensive care patients [J]. Crit Care, 2009, 13 (6)：R187.

[66] Khalid I, Doshi P, DiGiovine B. Early enteral nutrition and outcomes of critically ill patients treated with vasopressors and mechanical ventilation [J]. Am J Crit Care, 2010, 19 (3)：261 – 268.

[67] 刘大为. 实用重症医学 [M]. 北京：人民卫生出版社. 2017.

[68] Casaer M P, Mesotten D, Hermans G, et al. Early versus late parenteral nutrition in critically ill adults [J]. N Engl J Med, 2011, 365 (6)：506 – 517.

[69] Heidegger C P, Berger M M, Graf S, et al. Optimisation of energy provision with supplemental parenteral nutrition in critically ill patients：a randomised controlled clinical trial [J]. Lancet, 2013, 381 (9864)：385 – 393.

[70] Jacobi J, Bircher N, Krinsley J, et al. Guidelines for the use of an insulin infusion for the management of hyperglycemia in critically ill patients [J]. Crit Care Med, 2012, 40 (12)：3251 – 3276.

[71] Bech A, Blans M, Raaijmakers M, et al. Hypophosphatemia on the intensive care unit：individualized phosphate re-

placement based on serum levels and distribution volume [J]. J Crit Care, 2013, 28 (5): 838 - 843.

[72] Gervasio J M, Garmon W P, Holowatyj M. Nutrition support in acute kidney injury [J]. Nutr Clin Pract, 2011, 26 (4): 374 - 381.

[73] Reintam Blaser A, Starkopf J, Alhazzani W, et al. Early enteral nutrition in critically ill patients: ESCIM clinical practice guidelines [J]. Intensive Care Med, 2017, 43: 380 - 398.

[74] Peterson C M, Thomas D M, Blackburn G L, et al. Universal equation for estimating ideal body weight and body weight at any BMI [J]. Am J Clin Nutr, 2016, 103: 1197 - 1203.

[75] Mastronardi P, Cafiero T. Rational use of opipids [J]. Miner-va-anestesiol, 2001, 67 (4): 332 - 333.

[76] Muellejans B, Lopez A, Cross M H, et al. Remifentanil versus fentanyl for analgesia based sedation to provide patient comfort in the intensive care unit: a randomized, double-blind controlled trial [ISRCTN43755713] [J]. Crit Care, 2004, 8 (1): RI - RI1.

[77] Baillard C, Cohen Y, Le Toumelin P, et al. Rem if entanil-midazolam compared to sufentanil-mldazolam for ICU long-term sedation [J]. Ann Fr Anesth Reanim, 2005, 24 (5): 480 - 486.

[78] Krishnan K, Elliot S C, Berridge J C, et al. Remlfentanil patient-controlled analgesia following cardiac surgery [J]. Acta Anesthesiol Scand, 2005, 49 (6): 876 - 878.

[79] Rotondi A J, Chelluri L, Sirio C, et al. Patients'recollec-tions of stressful experiences while receiving prolonged mechanical ventilation in an intensive care unit [J]. Crit Care Med, 2002, 30: 746 - 752.

[80] Puntillo K A, Arai S, Cohen N H, et al. Symptoms experi-enced by intensive care unit patients at high risk of dying [J]. Crit Care Med, 2010, 38: 2155 - 2160.

[81] Lindenbaum L, Milia D J. Pain management in the ICU [J]. Surg Clin North Am, 2012, 92: 1621 - 1636.

[82] Barr J, Fraser G L, Puntillo K, et al. Clinical Practice Guidelines for the Management of Pain, Agitation, and Delirium in Adult Patients In the Intensive Care Unit [J]. Critical Care Medicine, 2013, 41 (1): 260 - 293.

[83] Mckeage K, Perry C M. Propofol: a review of its use ln intensive care sedation of adults [J]. CNS Drugs, 2003, 17 (4): 235 - 272.

[84] Vean M, Newman J, Gfourds M. A phase Ill study to evaiuate the efficacy of dexmedetomidire for sedation in the medical inteniusive care Unit [J]. lntensive Care Med, 2003, 29 (2): 201 - 207.

[85] Riker R R, Shehabi Y, Bokesch P M, et al. Dexmedetomi-dine vs midazolam for sedation of critically ill patients: a randomized trial [J]. JAMA, 2009, 301 (5): 489 - 499.

[86] Jakob S M, Ruokonen E, Grounds R M, et al. Dexmedeto-mi dine vs midazolam or propof ol for sedation during prolonged mechanical ventilation: two randomized con-trolled trials [J]. JAMA, 2012, 307: 1151 - 1160.

[87] Bioc J J, Magee C, Cucchi J, et al. Cost effectiveness of a benzodiazepine vs a nonhenzodiazepine-based seda-tion regimen for mechanically ventilated, critically ill adults [J]. J Crit Care, 2014, 29: 753 - 757.

[88] Ferrell B A, Girard T D. Sedative choice: a critical deci-sion [J]. Am J Respir Crit Care Med, 2014, 189: 1295 - 1297.

[89] Lonardo N W, Mone M C, Nirula R, et al. Propofol is as-sociated with favorable outcomes compared to benzodi-azepines in ventilated intensive care unit patients [J]. Am J Respir Crit Care Med, 2014, 189: 1383 - 1394.

[90] 邱海波, 刘大为. 重症医学教程 [M]. 北京: 人民卫生出版社, 2015.

[91] 刘大为. 实用重症医学教程 [M]. 北京: 人民卫生出版社, 2017.

[92] 中国研究型医院学会心肺复苏学专业委员会. 2016 中国心肺复苏专家共识 [J]. 解放军医学杂志, 2017, 42 (3): 243 -269.

[93] 王凡, 张新超. 心肺复苏药物治疗的新进展 [J]. 临床急诊杂志, 2019, 20 (1): 30 - 32.

第九章　心肺复苏术后重症护理和康复治疗

一、中枢神经系统病情观察和护理

心肺复苏术后，由于脏器血液灌注不足和缺氧，引起组织细胞不同程度损害和再灌注损伤，中枢神经系统的中脑保护是 CPR 术后重点观察内容，因为脑细胞对缺氧的耐受性最差，在正常体温下，心脏停搏 4～6 分钟，即可造成"不可逆的"损伤。对缺血缺氧损害大脑中各成分的易脆性并非一致，一般而言，神经元较其他类型细胞更容易受损。海马 Ammon 角的 CAI、CA4 区的锥状神经元、脑浦肯野细胞、中间大小纹状体神经元、脑皮质第 3、第 5、第 6 层锥体细胞及主要动脉周围脑组织最易受损。神经系统的缺血缺氧损害与相应区域神经元易脆性相关。对心肺复苏后中枢神经系统恢复过程及其神经细胞机制目前我们仍然知之甚少，但有限的资料表明，中枢神经系统首先恢复的是延髓；恢复自主呼吸后继之瞳孔对光反射恢复，表示中脑开始有功能；接着是咳嗽、吞咽、角膜反射和痛觉反射的恢复；随之出现四肢屈伸活动和听觉，听觉恢复是大脑皮质恢复的信号；呼吸反应的出现意味着患者将要清醒，最后才是视觉和共济功能的恢复。

（一）病情观察

1. 意识　意识障碍程度的准确判定对心脏停搏的诊断和心肺复苏后的分析非常重要。意识是反映中枢神经系统功能的重要指标，意识障碍程度和持续时间的长短是判断脑损伤最可靠、最敏感的指标。根据患者对刺激的反应程度、清醒水平及维持清醒的时间来判断意识状态。一般将意识障碍分为 3 个级别：①嗜睡，意识障碍的早期表现，患者经常入睡，能被唤醒，醒来后意识基本正常，停止刺激后继续入睡；②昏睡，患者处于较深睡眠，一般外界刺激不能被唤醒，不能对答，较强烈刺激可有短时意识清醒，醒后可简短回答所提问题，当刺激减弱后很快进入睡眠状态；③昏迷，意识完全丧失，对外界各种刺激或自身的需要不能感知。可有无意识的活动，任何刺激均不能被唤醒。昏迷又可按刺激反应及反射活动等分为浅昏迷、中度昏迷、深昏迷。意识障碍是脑水肿急性颅内压增高的危险信号，昏迷越深说明脑水肿越重，预后越差。

2. 瞳孔　除外麻醉镇静药等对瞳孔的影响，瞳孔大小的改变对脑疝的形成判断有重要价值。正常瞳孔直径在一般光线下 2～4 mm，等圆等大、双侧对称，CPR 术后观察瞳孔散大、缩小、双侧是否等大等圆、直接和间接对光反射等。两侧瞳孔等大，但有扩大或缩小，光反射迟钝或消失常提示脑干病变。若两侧瞳孔不等大，出现一侧扩大多提示脑干损伤严重或天幕疝。脑疝早期由于动眼神经的刺激性损害，瞳孔可缩小，或忽小忽大，天幕疝形成早期改变尤为明显；一旦天幕疝形成，同侧动眼神经损害麻痹时则瞳孔扩大，对光反射消失。双侧瞳孔同时持续扩大，光反射消失提示枕骨大孔疝形成。

3. 神经反射　主要包括正常的生理反射及异常的病理反射两部分。生理性反射的减弱或消失及病理性反射的出现均提示神经系统功能发生改变。通过检查神经反射可以帮助判断疾病的性质、严重程度及预后。如角膜反射：其反射弧在脑桥，输入纤维为三叉神经第一支（眼神经）之分支鼻睫神经，传出神经为面神经颞支。反射弧：角膜→三叉神经的眼神经→三叉神经脑桥核和脊束核→两侧的面神经核→面神经→两侧的眼轮匝肌；脑干反射：脑干正常神经反射以及病理神经反射的存在与否，对判定脑神经功能损害或受抑制的程度，进而对患者的病情预后做出相应的判断有重要意义，更是判别患者昏迷层面（皮质、间脑、中脑、桥脑、延脑）以及判定脑死亡的重要依据；脑膜刺激征（meningeal irritation sign）：为脑膜受激惹的表现，脑膜病变导致脊髓膜受到刺激并影响到脊神经根，当牵拉刺激时引起相应肌群反射性痉挛的一种病理反射；锥体束征：病理反射是正常情况下（除婴儿外）不出现，仅在中枢神经系统损害时才发生的异常反射。脊髓性和脑性的各种病理反射主要是由锥体束受损后大脑失去了对脑干和脊髓的抑制作用而出现的。主要有以下 4 个。①巴宾斯基征（Babinski 征）：被检查者仰卧，下肢伸直，医师手持被检查踝部，用钝头竹签划足底外侧缘，由后向前至小趾跟部并转向内侧，正常反应为呈跖屈曲，阳性反应为拇趾背伸，余趾呈扇形展开。②奥本海姆征（Oppenheim 征）：医师用拇指及示指沿被检查者胫骨前缘用力由上向下滑压，阳性表现同巴宾斯基征。③戈登征（Gordon 征）：检查时用手以一定力量捏压腓肠肌，阳性表现同 Babinski 征。④查多克征（Chaddock 征）：又称查氏征。属于病理反射。查多克征阳性是锥体束损害时最重要的体征。阳性表现为拇趾背屈，其余四趾呈扇形散开。

4. 生命体征　生命体征紊乱是脑干受损的征象。患者出现血压逐渐上升、脉压增大，脉搏减慢、搏动强而有力提示颅内压增高，要引起注意。当颅内压继续上升接近衰竭期时，脉搏渐增快、心搏减弱、血压下降、体温升高、呼吸不规则或出现潮式呼吸，最后自主呼吸停止。

5. 格拉斯哥昏迷评分法（GCS）　格拉斯哥昏迷评分表（表 9-1）能客观反映中枢神经损伤的严重程度，对脑功能的判定，简明实用、判断客观，已广泛应用于临床。主要是通过对患者的睁眼反应、语言反应、运动反应 3 项指标的 15 项检查计分结果来判断患者的昏迷程度及意识障碍程度。最高 15 分，为神志清晰，正常；最低 3 分，为深昏迷、脑死亡。通常 8 分为病情严重的界限，低于 8 分为预后不良；低于 6 分为脑功能衰竭；低于 4 分为罕有幸存者。

表 9-1　　　　　　　　　　　　　　　　　　　　格拉斯哥昏迷评分表

睁眼反应（Eye opening，E）

4 分：自然睁眼（spontaneous）：靠近患者时，患者能自主睁眼，术者不应说话、不应接触患者

3 分：呼唤会睁眼（to speech）：正常音量呼叫患者，或高音量呼叫，不能接触患者

2 分：有刺激或痛楚会睁眼（to pain）：先轻拍或摇晃患者，无反应后予强刺激，如以笔尖刺激患者第 2 或第 3 指外侧，并在 10 秒内增加刺激至最大，强刺激睁眼评 2 分，若仅皱眉、闭眼、痛苦表情，不能评 2 分

1 分：对于刺激无反应（none）

C 分：如因眼肿、骨折等不能睁眼，应以"C"（closed）表示

语言反应（Verbal response，V）

5 分：说话有条理（oriented）：定向能力正确，能清晰表达自己的名字、居住城市或当前所在地点、当年年份和月份

4 分：可应答，但有答非所问的情形（confused）：定向能力障碍，有答错情况

3 分：可说出单字（inappropriate words）：完全不能进行对话，只能说简短句或单个字

2 分：可发出声音（unintelligible sounds）：对疼痛刺激仅能发出无意义叫声

1 分：无任何反应（none）

T 分：因气管内插管或切开而无法正常发声，以"T"（tube）表示

D 分：平素有言语障碍史，以"D"（dysphasic）表示

运动反应（Motor response，M）

6 分：可依指令动作（obey commands）：按指令完成 2 次不同的动作

5 分：施以刺激时，可定位出疼痛位置（localize）：予疼痛刺激时，患者能移动肢体尝试去除刺激。疼痛刺激以压眶上神经为金标准

4 分：对疼痛刺激有反应，肢体会回缩（withdrawal）

3 分：对疼痛刺激有反应，肢体会弯曲（decorticate flexion）：呈"去皮质强直"姿势

2 分：对疼痛刺激有反应，肢体会伸直（decerebrate extension）：呈"去脑强直"姿势

1 分：无任何反应（no response）

6. 颅内压监测 颅内压（intracranialpressure，ICP）是指颅内容物对颅腔壁产生的压力。当脑细胞广泛受损，可发现脑细胞广泛水肿，颅内压增高，使脑血流下降，若进一步加重可出现脑组织位移或突出，产生脑疝等严重后果，可用颅内监护仪进行连续颅内压监测。常用的方法有：脑室内插管法、硬脑膜外传感器法、蛛网膜下腔螺栓法、光线探头法、经颅多普勒法、闪光视觉诱发电位法、视网膜静脉压法等。正常成人颅内压力 10~15 mmHg（1.33~2 kPa），颅内压持续超过 15 mmHg 称颅内压增高。密切观察 ICP 值：轻度增高 15~20 mmHg（2~2.7 kPa）；中度增高 20~40 mmHg（2.7~5.3 kPa）；重度增高 >40 mmHg（>5.3 kPa）。

7. 脑电图监测 脑电图（electroencephalogram，EEG）是用现代电子放大技术，从放置在头皮上的电极描记出脑神经细胞的自发性、节律性生物电活动，通过脑电图加以放大后记录脑电波形，不仅能说明脑部本身疾病所造成的局部或弥散的病理表现，而且对脑外疾病如代谢和内分泌紊乱及中毒等所引起的中枢神经系统变化也有观察价值。对于缺氧性脑病 EEG 可见 α 节律抑制或消失以及出现对称弥漫性慢波改变。昏迷的脑电图除出现 α 波形、β 波形、纺锤波形和发作波形外，最常表现为广泛 δ 活动或者 θ 活动的慢波形，昏迷越深，慢波频率越慢，波幅也越低；深度昏迷的患者脑电图常由 δ 活动逐渐转变为平坦活动。去大脑皮质状态时大多数患者表现为广泛性慢活动，严重者显示平坦活动。脑死亡脑电图表现为脑电活动消失，即呈平坦直线形。现已发现，EEG 连续描记，如果早期转为典型的睡眠图则说明预后良好，而"双相"或"多相"活动，不伴有睡眠图则提示损伤严重。目前已有遥测，视频 EEG，皆可进行 24 小时或更长时间监测，是脑复苏的重要客观指标。

8. 脑血流监测 脑功能需要依赖足够的血液供应才能维持，一旦脑血流中断或脑血氧供应障碍，单位时间内流经全脑的血液流量约占心总排血量的 20%，脑组织对缺氧高度敏感，短暂的缺氧就可能引起脑组织的损害并产生脑功能的变化。常用的脑血流监测方法主要有经颅多普勒超声（TCD）、氙 CT 扫描、高灵敏度红外线图像、体感诱发电位等。值得注意的是 TCD 能无创地穿透颅骨，直接获得颅内动脉，包括颅底 Willis 环的血流动态信息，在诊断脑血管病、研究脑循环有独特的使用价值，TCD 对快速、准确地判断脑循环停止和脑死亡的全过程有肯定价值。

（二）术后处理

1. 循环灌注 循环停止后将血压维持在正常或稍高于正常水平，以恢复脑循环和改善全身组织灌注，提高脑组织的血液灌注压，是改善脑组织的血液灌注的关键，因此，适当用血管活性药物来提高血压，且可避免脑组织产生灶性无血现象。一般认为恢复并维持正常或稍高于正常的动脉压即可。血压过高可加重脑水肿；血压过低可加重脑组织的缺血缺氧。采用微量注射泵精密泵入血管活性药，参考患者基础血压，使患者血压维持在一个稳定范围。

2. 呼吸支持 大脑缺氧既是脑水肿的重要根源，也是阻碍恢复呼吸的重要因素。因此在心脏停搏开始应尽早加压给氧，以纠正低氧血症。密切观察患者，如出现呼吸急促、烦躁不安、皮肤潮红、多汗和二氧化碳潴留导致的酸中毒症状，及时采取措施，必要时辅助医师行人工气道呼吸机辅助通气，可为神志不清患者同时使用肌肉松弛药；按需负压抽吸气管内痰液，保持呼吸道通畅，对吸入氧气进行加温加湿处理，可增加患者的呼吸支持治疗的依从性；密切监测动态动脉血气分析，维持正常的 pH 和 $PaCO_2$。低动脉血气 CO_2 分压可引起脑血管收缩，据估计动脉血气 CO_2 分压每下降 1 mmHg，可使脑血流下降 2%，从而进一步减少血流使脑缺血恶化，目前脑复苏中不主张使用辅助过度通气。

3. 脑保护 脑复苏时选择头部降温在我国应用已久，主要依据：亚低温对脑血流有调节作用、降低脑氧代谢率和改善细胞能量代谢、减少兴奋性氨基酸的释放、减少氧自由基的生成、减少细胞内钙超载，增加神经元泛素的合成、减少神经元坏死和凋亡，促进细胞间信号传导的恢复、减轻脑水肿和降低颅内压等，亚低温（33 ℃~35 ℃）对于减轻脑缺血损伤有很好的疗效，而且损害作用也小，脑部温度每降低 1 ℃，大脑代谢率可降低 7%，脑血流减少 6.7%，颅内压、脑脊液压和静脉压下降 5.5%，脑容积减少 4.1%，因而有利于改善脑水肿，减慢缺氧时 ATP 的消耗和乳酸血症的发展，进而提高脑组织对缺氧缺血的耐受能力。

（1）降温方法：物理降温，在患者头部放置冰帽，背部放置冰毯，前额、两侧颈部、腋下和腹股沟应用冰袋。配合药物降温，药物降温必须和物理降温同时进行，应用冬眠药（氯丙嗪 100 mg、异丙嗪 50 mg 及哌替啶 50 mg 用生理盐水稀释至 50 ml）。

（2）降温开始时间：降温时间越早越好，复苏早期就应该严密监测脑功能并采取积极的复苏措施，在不影响 CPR 的情况下，应尽早采取有效的降温措施，争取在抢救开始后 5 分钟内用冰帽头部降温。以最快的速度，力争在 30 分钟内使体温降至 37 ℃以下，数小时内逐渐降至要求的体温。

（3）降温持续时间：持续时间根据病情决定，一般需要 2～3 天，严重者可能 1 周以上。为了防止复温后脑水肿反复和脑耗氧量增加而加重脑损害，故降温持续至中枢神经系统皮质功能开始恢复（以听觉开始恢复为指标）。然后逐步停止降温，让体温自动缓慢上升，绝不能复温过快，一般每 24 小时提升 1 ℃～2 ℃为宜。

（4）降温深度：不论患者体温正常或升高，均应将体温维持在 32 ℃～34 ℃范围。脑组织温度降至 28 ℃时，脑电活动明显呈保护性抑制状态，但体温降至 28 ℃时容易诱发室颤等严重心律失常，所以宜采用头部重点降温法。降温可保护缺氧的脑组织，防止颅内充血或出血，使颅内压降低。一般要求在 6 小时内降到 30 ℃～32 ℃，24～48 小时后保持在 33 ℃～35 ℃。

（5）亚低温治疗注意事项：总原则是及时降温、平稳降温、持续降温、缓慢升温。降温过程要平稳，及时处理副作用，为防止寒颤和控制抽搐，可用小剂量肌肉松弛药或镇静药；亚低温实施时先用冬眠合剂静脉泵入，待患者逐渐进入冬眠状态后再上冰帽和冰毯；亚低温治疗结束的复温顺序是先撤离冰帽或冰毯，后缓慢减少用冬眠合剂的泵入直至停止泵入。注意监测患者的体温，防止体温过低引起的心律失常和血压下降等并发症；亚低温治疗期间，患者对外界的刺激反应差，注意患者冰敷处皮肤观察，预防冻疮发生，四肢保暖，定时翻身，预防医疗相关性损伤的发生，同时应落实好患者的基础护理。

4. 药物应用

（1）冬眠药：用于辅助物理降温，主要目的在于消除低温引起的寒颤，解除低温时的血管痉挛，改善循环血流灌注。可选用冬眠Ⅰ号（氯丙嗪、异丙嗪各 50 mg，哌替啶 100 mg 及 5％葡萄糖液配成）分次肌内注射或静脉滴注。

（2）脱水剂：为了防止脑水肿，在降温和维持血压平稳的基础上，宜及早应用，根据患者年龄、体重和病情给药。如 20％甘露醇、山梨醇、甘油果糖注射液，需快速静脉点滴。脱水后时刻关注电解质情况，防止发生电解质紊乱引起的相关并发症，尤其是钾离子。伴有血容量不足或低蛋白血症者，可选用 20％人血清蛋白或血浆、代血浆补充血容量。

（3）肾上腺皮质激素：能降低毛细血管通透性，维持血脑屏障的完整性，稳定溶酶体膜，从而减轻脑水肿和降低颅内压，改善脑组织循环。如地塞米松（5～10 mg，静脉注射，每 6～8 小时 1 次，连用 2～3 天，一般不超过 4 天），甲泼尼龙等。

（4）改善脑细胞代谢药物：三磷酸腺苷、醒脑静、单唾液酸四己糖神经节苷脂钠、奥拉西坦，此外与脑代谢有关的药物如辅酶 A、细胞色素 C、复合维生素等。

（5）巴比妥类药的应用：巴比妥类药对脑组织保护的主要机制是能降低脑代谢率，它可选择性地降低突触传导耗能，同时维持细胞基本代谢所需能量。此外，巴比妥盐可稳定溶酶体膜，抑制自由基反应，减低细胞内钙离子浓度。如司可巴比妥钠，硫喷妥钠。

（6）钙离子通道阻滞药：主要通过阻断平滑肌细胞膜上的钙离子通道，抑制细胞外钙离子内流，使细胞内钙离子水平降低，明显减轻脑损害。如尼莫地平。

5. 高压氧治疗　高压氧治疗可快速提高患者氧分压、血氧含量，增加其血氧弥散距离，快速纠正其缺氧状态；此外，还可收缩患者动脉水肿部位，减少局部血容量以减轻水肿，增加患者血-脑屏障的通透性，显著提高脑组织和脑脊液的氧分压；高压氧还可以增加患者椎动脉血流，促进网状激活系统血流量的增加，从而加速患者的苏醒。另一方面，在复苏后期，由于高压氧具有增强组织活力及生命合成功能，促进侧支循环建立，对神经细胞的恢复及脑循环的重建有积极的作用。

6. 复苏后心理干预　近年来，随着医学技术的发展，心肺复苏术的广泛普及和应用，使心脏停搏的致死率明显降低。但是由于患者病情较凶险，加之康复中不稳定因素较多，大多数患者普遍存在疾病认知水平较低的问题，担心心肺复苏的效果，对患者易造成应激反应，如紧张、恐惧等，极易使患者在复苏成功后出现各种心理健康问题，不利于复苏后患者身体康复。复苏后给予心理护理干预，通过心理护理干预，可减轻焦虑、抑郁等程度，提升救治效果，尤其是心肺复苏成功的清醒患者。

二、循环系统病情观察和护理

心脏作为循环系统的关键部分，患者心脏停搏（CA）后，循环系统的功能首先丧失，然后继发性影响全身各个系统的功能。循环系统作为全身各个系统的关键桥梁，由于其本身的复杂性与重要性，心脏停搏自主循环恢复（ROSC）后，循环系统的监护与护理至关重要，是高级生命支持（ACLS）的重要组成部分，因此重症监护室的护理人员需要全面掌握心脏停搏心肺复苏术（CPR）后循环系统的监测与治疗技术，既包括如心电监护，中心静脉压测量等基础的监测治疗技术，也包括经肺热稀释脉搏指示持续心输出量（PiCCO）等高级监测治疗技术。

（一）心电监护

心电监护仪的使用是监测心脏电活动、血压、体温及血氧饱和度（SPO_2）的一种手段。普通心电图只能简单观察描记心电图当时短暂的心电活动情况。而心电监护则是通过显示屏连续观察监测心脏电活动情况的一种无创的监测方法，可实时观察病情，提供可靠的有价值的心电活动指标，并指导实时处理，因此心肺复苏术（CPR）后，心电监护为最基本的监护手段，心电监护仪的监测主要包含以下几个方面。

1. 体温监测　对于配备体温监测模块的监护仪，可直接使用监护仪体温导线连续监测患者体温。水银体温计仅能监测 35 ℃～42 ℃的体温范围，而监护仪体温模块可以监测更大的体温范围，可达到 0 ℃～50 ℃，可以更好地满足美国心脏协会心肺复苏及心血管急救指南对于 CPR 术后的目标体温管理（targeted temperarure management，TTM）。但由于各种干扰因素，需要定时与水银体温计进行对比校准，以保证数据的准确性。正常成人腋温波动在 36.5 ℃～37.3 ℃，而 CPR 术后，心脏停搏自主循环恢复之后仍然昏迷（缺乏对语音指令的有意义反应）的患者应实施目标体温管理，维护目标体温 32 ℃～36 ℃至少 24 小时，这是被临床证实能提高 CA 后昏迷患者的生存率、改善神经功能预后的措施。

2. 血压监测　血压监测包括收缩压（systolic blood pressure，SBP）、舒张压（diastolic blood pressure，DBP）及平均动脉压（mean arterial pressure，MAP），心脏停搏自主循环恢复后的最佳血压尚无前瞻性研究，但是维持 SBP 90 mmHg 以上或 MAP 65 mmHg 以上是一个合理目标，因为 CA 后综合征患者大部分存在脑血管自身调节功能受损和复苏后心功能障碍，而 MAP 既是影响脑组织灌注的关键因素，也是影响心功能的重要参数。正常人大脑的脑灌注压（cerebral perfusion pressure，CPP）约为 60 mmHg，CPP＝平均动脉压（MAP）－颅内压（intracranial pressure，ICP），有 ICP 监测条件的监护室可以同时监测 ICP，这样可以为血压管理提供更多的数据支持。医务人员应按需调节输液、血管活性药物或正性肌力药物，以优化血压、心输出量和系统灌注。由于 CPR 术后患者血流动力学处于不稳定的状态，建议进行有创动脉血压（invasive blood pressure，IBP）监测，以提供实时动态连续的血压数据，但 IBP 容易受到多种因素的干扰，为保证观察数据的准确性，医护人员应能够正确识别 IBP 的正常波形，对于异常波形，因为缺乏特异性，在排除干扰因素后，仅作为参考，需要配合其他监护手段共同确定问题根源，见图 9-1。

3. 心电监测　心电图（ECG）是利用心电图机从体表检测心脏电活动在人体体表特定两点间的电位差（即导联）变化来反映心脏的工作状态，是 CPR 术后重要的监护手段。护理 CPR 术后的人员应具备正常心电图及常见异常心电图特点的识别能力，以下文中所示心电图波形网格每一小格横向代表时间 0.04 秒，纵向代表电压 0.1 mV，见图 9-2、表 9-2。

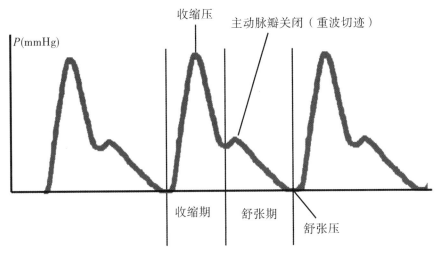

图 9-1　正常有创动脉血压波形

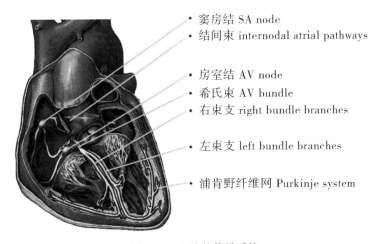

图 9-2　心脏的传导系统

表 9-2　　　　　　　　　　　　　　　　　心电图各个波段解读

波段名称	持续时间	含　义
P 波	宽度＜0.12 秒，振幅在肢体导联≤0.25 mV，胸导联≤0.20 mV	表示窦房结发出冲动到心房除极化
PR 段		反映心房的复极过程及房室结和房室束的电活动
PR 间期	0.12～0.20 秒	P 波与 PR 段合称为 PR 间期
QRS 波群	0.06～0.10 秒	表示心室的除极化
ST 段		QRS 波群综合波之后位于基线上的一个平段，心室缓慢复极
QT 间期	0.32～0.44 秒	从 Q 波起点至 T 波终了，代表心室肌除极和复极全过程所需时间
T 波		由心室复极化形成，正常情况下，T 波的方向大多和 QRS 波群主波方向一致
U 波	振幅一般＜0.05 mV	由心室复极化形成，T 波后 0.02～0.04 秒出现，方向大体与 T 波相一致。U 波明显增高常见于血钾过低

（二）中心静脉压监测

中心静脉压（central venous pressure，CVP）是指腔静脉与右心房交界处的压力，是反映右心前负荷的指标，是临床观察血流动力学的主要指标之一，对了解有效循环血容量和心功能有重要意义。CVP 由 4 个部分组成：右心室充盈压；静脉内壁压即静脉内血容量产生的压力；静脉外壁压，即静脉收缩压和张力；静脉毛细血管压。临床实践当中，连续监测 CVP 的变化趋势较单一的 CVP 值具有更重要的临床意义。CVP 监测常用中心静脉导管为锁骨下静脉和颈内静脉，特殊情况下也可以使用经贵要静脉或股静脉留置的导管，但导管尖端应置入上腔静脉。成人 CVP 的正常值为 5～12 cmH$_2$O，小儿为 3～10 cmH$_2$O。心脏停搏 ROSC 后血流动力学多处于不稳定状态，CVP 作为一种简单快速的监测手段被广泛应用，但多需结合患者的血压（blood pressure，BP）情况进行综合判断，两者的不同组合具有不同的临床意义，见表 9-3。

表 9-3   BP 与 CVP 不同组合的临床意义

BP 与 CVP 组合		临床意义	处理原则
BP↓	CVP↓	有效循环血容量不足	补充血容量
BP↓	CVP↑	心功能不全	强心
BP↓	CVP 正常	有效循环血容量不足或心功能不全	强心、升压药、扩容（快速补液试验或被动抬腿试验）
BP↓	CVP 进行性↑	心脏压塞或严重心功能不全	强心、利尿、心包穿刺减压
BP 正常	CVP↑	容量负荷过重或右心衰	利尿或强心
BP 正常	CVP↓	血容量不足或心脏代偿功能好	补充血容量
BP↑	CVP↑	外周阻力增加或容量负荷过重	扩血管、利尿

1. 快速补液试验 生理盐水 250 ml 与 5～10 分钟内静脉输注，如 BP 升高而 CVP 不变，提示血容量不足；如 BP 不变而 CVP 升高提示心功能不全。

2. 被动抬腿试验 患者取仰卧位或半卧位（床头抬高 45°），测量此时的 BP 与 CVP，放平床头，下肢被动抬高 45°，持续 3～5 分钟，再次测量 BP 与 CVP，与前值对比，判断方法同快速补液试验。

CVP 在多种血流动力学监测中扮演重要的角色，因此其数值的准确性非常重要，要保证其数值的准确性，需要注意以下几点：①检查管道通畅性，确保回抽及注射均通畅（阻力大时禁止用力注射）；②无禁忌证时需去枕平卧测量；③测量前特别是体位变动时需进行 0 点校准，以平卧位时腋中线水平为 0 点校准，心力衰竭等特殊情况无法平卧时，以腋中线与第四肋间交界处为 0 点校准（右心房位置）；④CVP 测量时需暂停同一通道内的补液输注；⑤手工测量时需保证液柱的连续性，换能器测量时保证整个系统的密闭性且管路系统无水泡；⑥正压机械通气患者，尽量减少 PEEP、吸气压力支持等参数的干扰；⑦需在患者安静状态下测量，如患者存在咳嗽、吸痰、呕吐、躁动、抽搐等情况，需在安静后 10～15 分钟再测量；⑧观察 CVP 波形，确保波形正确，正常 CVP 波形包含 a、c、x、v、y 5 个基本结构，见图 9-3、表 9-4。

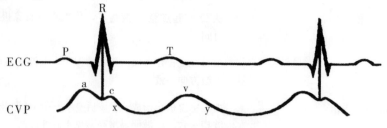

图 9-3 CVP 正常波形

图 9-4 **CVP 波形解读**

名 称	含 义
a 波	右心房收缩产生。a 波通常是最大正向波，位于 ECG 的 P 波之后，在 PR 间期内
c 波	右心室收缩早期，三尖瓣关闭并向右心房突入，而导致右心房压力一过性增高所致。c 波的波幅较小，有时可能并不明显，通常位于 QRS 波群后。a 波与 c 波连接处，或者说 c 波的起点代表了心脏开始收缩前的最后压力，即心室舒张末压
x 波	在 c 波之后，随着右心室的继续收缩（心室收缩中期），右心房开始舒张，使右心房压快速下降所致
v 波	位于 x 波之后（心室收缩末期），由于三尖瓣关闭，右心房舒张快速充盈的结果
y 波	位于 v 波之后（心室舒张早期），由于三尖瓣开放，右心房血快速排空所致

（三）脉搏指示持续心输出量监测

脉搏指示持续心输出量（PiCCO）监测技术是经肺热稀释技术与脉搏轮廓分析技术联合应用的一种血流动力学监测技术，近几年被临床广泛应用，相比较传统的 Swan-Ganz 导管，侵入性小，安全性相对较高，严重并发症少且能获得较多的血流动力学参数。PiCCO 的应用只需要一条中心静脉导管和一条动脉导管，无须 X 线定位导管位置，因此应用门槛相对较低。PiCCO 能够提供连续的心输出量（CO）监测，监测结果与传统的 Swan-Ganz 导管有良好的相关性（$r = 0.97$），是危重症患者血流动力学监测的一个巨大进步。较血压、尿量、心率、肺动脉嵌顿压（PAWP）、CVP 等，PiCCO 的监测参数能更好地反应心脏前负荷。研究表明，较传统的 PAWP 和 CVP 等压力指标及 X 线影像参数，PiCCO 中的血管外肺水（EVLW）指标能够更好地反应肺水肿的情况。因此，CPR 术后应用 PiCCO 技术能够更快速地建立起一套高效的容量监测评价系统，对于 ROSC 具有重要的临床意义。PiCCO 能够提供的参数指标及其含义，见表 9-5、图 9-4。

表 9-5 **PiCCO 常用参数正常范围**

参 数	正常值
心脏指数（CI）	$3.0 \sim 5.0 \ \text{L}/(\text{min} \cdot \text{m}^2)$
每搏量指数（SVI）	$40 \sim 60 \ \text{ml}/\text{m}^2$
全身血管阻力指数（SVRI）	$1200 \sim 1800 \ (\text{dyn} \cdot \text{s} \cdot \text{m}^2)/\text{cm}^5$
全心射血分数（GEF）	$25\% \sim 35\%$
心功能指数（CFI）	$4.5 \sim 6.5 \ \text{L/min}$
全心舒张末期容量指数（GEDI）	$680 \sim 800 \ \text{ml}/\text{m}^2$
胸腔内血容积指数（ITBI）	$850 \sim 100 \ \text{ml}/\text{m}^2$
每搏变异量（SVV）	$\leqslant 10\%$
血管外肺水指数（EVLWI / ELWI）	$3 \sim 7 \ \text{ml/kg}$
肺血管通透性指数（PVPI）	$1.0 \sim 3.0$
心输出量（CO）	$5 \sim 6 \ \text{L/min}$
射血分数（EF）	$\geqslant 50\%$

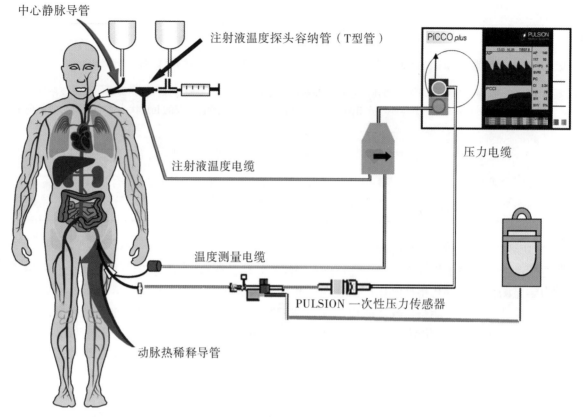

图 9-4　PiCCO 基本原理图

1. PiCCO 各项参数含义解读　PiCCO 各项参数主要可以分为以下几类：容量/前负荷参数，流量/后负荷参数，心肌收缩力参数，肺相关参数。文中所使用体表面积均为理想体表面积，成人体表面积计算公式国内常采用许文生式（Stevenson）。Stevenson 计算公式：体表面积$(m^2)＝0.0061×$身高$(cm)＋0.0128×$体重$(kg)－0.1529$。

（1）容量/前负荷参数：

1）胸腔内血容积指数（intrathoracic blood volume index，ITBI）：是胸腔内血容积（intrathoracic blood volume，ITBV）与体表面积的比值。胸腔内血容积包含了心脏右心房、右心室、左心房、左心室 4 个腔室及肺动脉、肺静脉、肺毛细血管里面所有的血液总量，是反映前负荷是否充足的指标，ITBI 正常值 850～1000 ml/m²。

2）全心舒张末期容积指数（global end-diastolic volume index，GEDI）：是全心舒张末期容积（global end-diastolic volume，GEDV）与体表面积的比值。全心舒张末期容积是心脏右心房、右心室、左心房、左心室 4 个腔室在舒张末期能容纳的血容量总和，是反映前负荷是否充足的指标，GEDI 正常值 680～800 ml/m²。

3）每搏量变异指数（stroke volume index，SVI）：是每搏输出量（stroke volume，SV）与体表面积的比值。SV 指一次心搏、一侧心室射出的血量，左、右心室的每搏输出量基本相等。每搏变异量（stroke volume variation，SVV）指过去 30 秒内，最大的 SV 减去最小的 SV，再除以平均 SV 所获得的值，SVV 的精确测量依赖于以下基本条件：患者完全机械通气、患者为窦性心律而无心率失常、有创动脉血压压力波形为正常波形，SVV 正常值≤10%。

4）心输出量指数（cardiac index，CI）：心输出量（cardiac output，CO）通过热稀释曲线下面积计算所得，计算公式中涉及血液温度，注射液温度，注射液容积，体重等多个参数，是一个综合性的指标，受到心脏前负荷、后负荷及心脏本身因素的影响，CI＝CO/体表面积，CO 的正常值：5～6 L/min，

CI 的正常值：3.0～5.0 L/(min·m^2)。

5）中心静脉压（CVP）：详见 CVP 相关章节。

（2）流量/后负荷参数：

全身血管阻力指数（systemic vascular resistance index，SVRI）：在其他因素不变的条件下，心脏泵血需要克服的阻力，阻力越大心输出量越小，这个参数可以指导临床应用血管活性药，SVRI 正常值1200～1800（dyn·s·m^2)/cm^5。

（3）心肌收缩力参数：

1）全心射血分数（global ejection fraction，GEF）：射血分数（ejection fraction，EF）指每搏输出量占心室舒张末期容量的百分比，是用于评价心肌泵功能的最基本指标，可以通过心脏超声得到左心室的射血分数 LVEF 或者通过肺动脉热稀释导管得到右室射血分数 RVEF，而 PiCCO 提供临床的是全心射血分数，GEF＝4×SV/GEDV，GEF 正常值：25%～35%。

2）心功能指数（cardiac function index，CFI）：在前负荷充足的情况下，心力衰竭患者需进一步给予强心治疗，CFI 能够特异性反映正性肌力药和血管活性药给予后的作用情况。计算公式 CFI＝CI/GEDI，CFI 正常值：4.5～6.5 L/min。

3）左心室收缩力指数（dPmx）：是 $\Delta p/\Delta t_{max}$ 的缩写，动脉压力波形上升支的最大斜率和速率，也就是收缩期大动脉压上升速度的快慢，正常值：1000～2000 mmHg/s，如果低于正常值则考虑患者发生左心功能不完全，临床需要借助超声做进一步的明确诊断 以及应用正性肌力药物进行治疗。

（4）肺相关参数：

1）血管外肺水指数（extravascular lung water index，ELWI）：血管外肺水（extravascular lung water，EVLW）包括细胞内液，间质液以及肺泡内液，不包括胸腔积液。是床边直接量化肺水肿程度的指标，计算公式为 ELWI＝EVLW/体表面积，此体表面积为理想体重下计算的体表面积，因为患者的胖瘦多体现在腹部臀部等，而肺水发生在肺脏，如果除以实际体重的体表面积会过高或者过低地评价肺水肿的程度，EVLW 显示与 ARDS 的严重程度、机械通气天数、住 ICU 时间及死亡率明确相关，在评估肺水肿方面优于胸部 X 线，ELWI 的正常值：3～7 ml/kg。

2）肺血管通透性指数（pulmonary vascular permeability index，PVPI）：计算公式 PVPI＝EVLW/PBV，PBV 为肺动脉血容量（pulmonary blood volume）。发生肺水肿后临床要判断肺水肿的原因到底是静水压型的还是通透性的肺水肿，肺血管通透性指数可以帮助临床判断。如果患者发生肺水肿，而该数值不高的话，考虑是液体过负荷或者心力衰竭引起的静水压型肺水肿；如果发生肺水肿，PVPI 的数值高于正常值，说明是感染或者 ARDS 引起的通透性的肺水肿。肺水肿的类型不同治疗方法也是不同的，PVPI 正常值：1～3。

2. PiCCO 护理操作注意事项

（1）操作前进行 CVP 及动脉血压的调零校准，以确保数据的准确性。因为 CVP 及动脉波形分析均为 PiCCO 多个参数计算公式的重要组成部分。

（2）热稀释指示剂的选择与应用：冰生理盐水，温度 2 ℃～15 ℃，量 10～15 ml，经中心静脉导管快速注入，时间不超过 5 秒，注射前需关闭同一通道内其他液体的输注，CVP 测量通路开放。

（3）一般进行 3 次热稀释求平均值，以减少干扰，保证数据的精确性。

（四）CPR 术后其他注意事项

1. 酸中毒　患者心脏停搏早期，呼吸停止，继发呼吸性酸中毒，如果呼吸功能未能及时恢复，体内缺氧加重，继而引发代谢性酸中毒。酸性的内环境会干扰儿茶酚胺类血管活性药物发挥作用，造成休克状态不能及时纠正，组织灌注不足，会进一步加重酸中毒。

2. 碳酸氢钠的应用　碳酸氢钠为心脏停搏后纠正酸中毒的一线药物，但是有研究表明，过早的应用碳酸氢钠可能会导致短暂的碱中毒，使氧解离曲线左移，减少血红蛋白中氧的释放，进而加重缺氧、引起电解质紊乱、诱发心律失常、抑制心功能、降低儿茶酚胺活性等，因此不建议过早的应用碳酸氢钠纠正酸中毒，除非在有效通气及 CPR 10 分钟后 pH＜7.2 或心脏停搏前已存在酸中毒或伴有严重的高钾血症。

3. 关注高钾血症　代谢性酸中毒时，H^+ 向细胞内转移，同时伴随着 K^+ 向细胞外转移，进而发展为高钾血症，需加强心电图及血气分析的观察。

4. 关注微循环　CA 后多伴随心肌功能障碍，也常并存低血压休克和组织微循环低灌注的状态，由于血管活性药的应用，外周血管收缩，进一步加重微循环障碍。此时患者四肢末梢皮温低，皮肤颜色发绀，应加强保暖并密切观察。

5. 液体复苏　CPR 术后低血压休克首选干预措施是充分补液，在 PiCCO 等严密监护下进行液体复苏会更加安全，但是液体复苏时选择晶体或者胶体孰优孰劣尚无充分证据。推荐液体复苏血压目标 MAP＞65 mmHg，CVP 8～12 mmHg。

三、呼吸系统病情观察和护理

（一）人工气道的相关护理

呼吸循环停止后，既容易发生代谢性酸中毒，也易形成呼吸性酸中毒。酸中毒是心肺复苏术后循环、呼吸功能不稳定，发生心律失常和低血压的重要因素。呼吸性酸中毒主要通过建立人工气道来纠正，气管内插管后使用呼吸机辅助呼吸，可以加强通气，既保证供氧，又使二氧化碳迅速排出，呼吸性酸中毒即可纠正。其呼吸支持的护理如下：

1. 人工气道的定位与固定　留置人工气道后，有时会出现移位，特别是经口气管内插管，因为它较难固定。日常的护理、患者体位的变动（尤其是烦躁患者）等均可能导致人工气道位置的变动。需要注意的是气管内插管，位置过深可能会进入一侧支气管，导致单侧通气、气胸等；过浅时容易出现意外拔管。日常应注意人工气道的位置，并注意固定松紧情况，必要时应作胸部 X 线进行确定。

2. 保持呼吸道通畅　人工气道作为气道分泌物清除通道，如果引流，湿化不充分，易引起痰痂形成，导致管腔不畅，影响通气效果，甚至窒息，同时影响抗感染治疗效果。气管内插管由于路径较长而相对容易发生。日常监护时应注意吸痰管进入顺畅与否，应注意患者呼吸形式变化。加强气道湿化，引流对保持气道的通畅十分重要，若出现异常应加强吸痰，必要时更换人工气道。

3. 做好气囊压力监测　导管气囊主要维持机械通气回路的密封性，气囊压力过高时易引起局部气管黏膜缺血、坏死，是气管狭窄的原因之一，气囊压力过低时易引起气囊上方分泌物的微误吸，并增加呼吸机相关肺炎的风险。目前使用的气囊大多是高容低压气囊，气囊压力建议维持在 25～30 mmHg，应经常检查气囊压力改变，如果气囊漏气，则需要考虑更换人工气道。气囊充气后，气囊内的压力会随着时间的延长逐渐出现下降，应每 4 小时进行一次气囊测压，或使用气囊自动充气泵维持气囊压力于理想范围。

4. 气道温湿化管理　建立人工气道后，气道的加温、湿化功能丧失，因此需要对送入肺的气体进行加温，加湿。达到加温加湿的目标（提供绝对湿度应该在 33～44 mg/L，到达 Y 形管的温度至少到达 34 ℃～41 ℃，相对湿度 100%），以防止气道分泌物干燥、潴留，并最大限度地满足纤毛功能的要求，可以通过痰液的性状观察，评估湿化效果。应注意的是吸入气体的温度越高，气道黏膜和近端气道阻塞的风险也越高，呼吸管路中出现凝集水往往提示吸入气体过度湿化。为减少冷凝水的产生，可使用带加热导丝的呼吸管路，其原理是减少加热湿化器与 Y 形管之间的温度差，从而减少水蒸气的冷凝。

5. 进行有效的气道分泌物吸引　气道湿化、气道分泌物的吸引对维持人工气道的通畅很重要，每次吸痰时间应＜15 秒，间隔时间应根据分泌物的量及黏稠程度，患者的咳嗽等情况而定，一般 1～2 小时。上气道也应定期吸引以清除口腔分泌物，以减轻分泌物于气囊上方聚集，降低误吸风险。使用带有声门下吸引装置的气管导管可以有效清除囊上分泌物，降低呼吸机相关性肺炎的发生率，应该推广使用。吸痰管的直径小于气管导管内径的 1/2。为避免患者因吸痰导致的缺氧，应于吸痰前给予 2 分钟的纯氧。当患者存在以下情况之一时均可应用封闭式吸痰：呼气末正压≥10 cmH_2O；平均气道压

≥20 cmH$_2$O；吸气时间≥1.5 秒；吸氧浓度＞60％；患者吸痰＞6 次/d；断开呼吸机将引起血流动力学不稳定；气道传染性疾病患者（如肺结核）。但需要注意：封闭式吸痰影响呼吸机的触发。不能降低VAP 的发生率。

6. 严格无菌操作　吸痰过程中严格执行无菌操作原则，吸痰用物一人一份，及时更换消毒；吸痰管不能重复使用，口鼻腔与气管内的吸痰管要分开使用，操作前要洗手戴口罩；气管切开的患者每班要更换纱布和消毒内套管。

7. 规范物理治疗　机械通气痰液滞留的患者，用手叩击胸壁和呼气时震荡胸壁，可以使分泌物从支气管壁松动进入中央气道，黏液清除量增加，拍背和叩击可用杯状手或者治疗仪器给胸壁一个外在作用力。高频震荡排痰背心是一种可充气的背心，用于给外胸壁提供高频和小容量的呼气脉冲。短而快速的呼气脉冲会产生一个经呼吸道的负压，以松动、聚集和利于气道分泌物的排出。

8. 机械通气应用的注意事项

（1）呼吸机协调的观察与处理：呼吸机的主要作用是呼吸系统的支持，对于呼吸急促、躁动不安或者呼吸节律不规则的危重患者，常出现自主呼吸与呼吸机不协调情况。需要我们及时查找原因。常见原因：主要有患者因素，呼吸机因素和操作者因素。患者因素为原发疾病的进展以及疾病本身所致并发症的发生，机械通气所致并发症和疼痛、恐惧、焦虑不安等不良心理情绪和其他不适，如缺氧未得到纠正，气道分泌物增多，气道痉挛、不能耐受气管内插管、肺过度动态通气、内源性呼气末正压、急性肺水肿、肺不张、气胸、呛咳、持续高热、严重感染、代谢性酸中毒、腹胀等；呼吸机因素，如呼吸机漏气，管道积水，呼吸机同步性能不佳，气管内插管出现堵塞，异常移位现象、呼吸机管路发生严重扭曲，脱落，气囊漏气等现象，压缩机明显发生明显故障等；操作者因素，医务人员未根据患者具体病情设置呼吸模式，触发灵敏度及相关参数等，也未随病情变化调整呼吸机的模式和相关参数，呼吸道管理意识和流程欠缺。

（2）临床效应观察：机械通气过程中，密切观察血气分析，血气分析更能明确通气效果。

（3）识别呼吸机报警：定时检查呼吸机各项通气参数是否与医嘱要设定的参数相一致，各项报警参数设置是否恰当，报警器是否处于开启状态。报警时，要及时分析报警原因并进行有效处理。如气道压力突然升高常见于咳嗽、痰液过多、痰液黏稠堵塞气道，或管路扭曲、受压。气道压力过低报警多与气体管路衔接不紧、气囊漏气、充盈不足有关。窒息报警时，可能与管路脱开、患者无呼吸努力相关。高呼吸频率报警时，防止过度通气。

心肺复苏术后的患者都采取气管内插管后机械通气，应加强气道的管理，合理使用呼吸机，防止病情的恶化及并发症的发生。

（二）肺水肿的相关护理

心肺复苏期间，由于液体输注过量导致肺毛细血管内压增高；及低蛋白血症导致血浆胶体渗透压降低，大量组织液在短时间内积聚在肺泡、肺间质和细小支气管内，从而造成肺通气与换气功能严重障碍。

1. 体位管理　协助患者抬高床头 30°，如患者处于急性肺水肿期，应协助患者取坐位或半坐位，两腿下垂，注意给患者提供合适的支撑物，并保护患者的安全，防止坠床。

2. 饮食指导　宜用低钠，低脂肪，低盐，富含维生素，易消化的低热量饮食。低盐饮食，可减轻水钠潴留。

3. 氧疗护理　要保持呼吸道通畅，然后给予吸氧，吸氧一般是建议给予高流量吸氧，必要时呼吸机辅助呼吸，可使肺泡内压力增高，减少肺泡内毛细血管渗出液的产生，目前成人急性心力衰竭护理实践指南不建议湿化瓶内加入 25％～30％乙醇。

4. 严密出入量监测　严密监测尿量，控制液体输注量，保持液体负平衡。

5. 用药护理

（1）立即给予血管扩张药：硝普钠或硝酸甘油等血管扩张药静脉滴注，使用过程中注意滴速及血压监护，据血压和症状调整滴速，在保证前后负荷降低，心、肺循环改善的同时，使收缩压不能低于 90 mmHg。当使用硝普钠静脉滴注时，输液管、输液瓶用黑色布或纸遮光，并注意药液超过 6 小时，应更换药液以保证药效。

（2）静脉注射强心药：毛花苷 C 0.4 mg 稀释后缓慢静脉注射，必要时 2 小时再给毛花苷 C 0.2 mg 稀释静脉注射。用药过程中注意心电监护，结合心电图各波变化和患者情况警惕毒性反应，并给予相应处理。避免低钾血症、高钾血症时使用西地兰。

（3）按病情需要，给予呋塞米静脉注射，严格记录 24 小时出入量，并注意电解质变化，尤其防止低血钾发生。

（4）给予氨茶碱解痉和改善通气，氨茶碱 0.25 mg 稀释后缓慢静脉注射，不少于 15 分钟。

总之，心肺复苏期间，由于液体输注过量导致肺水肿期间，患者常有咳嗽，胸闷，轻度呼吸浅速急促，体格检查可闻及双肺哮鸣音，咳大量白的或血性泡沫痰，两肺布满湿啰音。在治疗过程中，注意判断治疗有效性：减少液体的输入量，维持血压稳定，定时使用呋塞米。

四、消化系统病情观察和护理

（一）概述

消化系统由消化管、消化腺以及腹膜、肠系膜、网膜等脏器组成。消化管包括口腔、咽、食管、胃、小肠和大肠等部分，消化腺包括唾液腺、肝、胰、胃腺、肠腺等。消化系统的主要生理功能是摄取和消化食物、吸收营养和排泄废物。肝脏是体内物质代谢最重要的器官。胃肠道的运动、分泌功能受神经内分泌调节。此外，消化系统还具有免疫功能。

（二）口腔护理

当患者入住重症监护室时，其自身呼吸能力较差，需要使用呼吸机来维持生命，故对呼吸机的使用频率较高。在使用呼吸机时，伴随着呼吸机相关肺炎并发症，且其发病率较高，严重威胁患者的生命。呼吸机相关肺炎主要是由于胃肠道的病原菌以消化道方向发生纵向易位，或者口咽部的定植菌误吸入呼吸道，使肺部受到微生物感染。因此预防病原体的传播是避免呼吸机相关肺炎发生的根本。减少细菌繁殖与滋生是预防呼吸机相关肺炎的关键。口腔护理是对口腔进行清理操作，从而降低细菌感染概率。每 6～8 小时的口腔护理频率有助于保证口腔清洁，较少口腔细菌的滋生，避免并发症的发生。

（三）胃黏膜护理

1. 不明原因中毒　及时留置鼻胃管，对怀疑或不明原因的中毒应尽早选择性采集标本进行毒物分析。食入性中毒应尽早清除胃肠道尚未吸收的毒物，愈早、愈彻底，预后愈好。

（1）催吐：适用于神志清醒，能配合，且没有催吐禁忌证者。此法简单有效，便于操作。

（2）洗胃：是彻底清除胃内容物的有效方法，也是口服中毒患者抢救成功与否的关键措施。

（3）导泻：适用于服毒超过 4 小时，洗胃后患者。常用 25％硫酸钠 30～60 ml 或 50％硫酸镁 40～80 ml。中枢神经系统严重抑制的昏迷患者，禁用硫酸镁导泻。

（4）灌肠：适用于口服中毒超过 6 小时以上，导泻无效者及抑制肠蠕动的毒物（如巴比妥类、颠茄类、阿片类）中毒。

2. 应激性溃疡预防　应激是指机体受各种刺激因素的干扰，使正常生理平衡处于紧张状态，所引起的反应。在应激状态下，引起的胃黏膜溃疡、糜烂，称为应激性溃疡。心肺复苏术对机体来说，就是一种强烈的刺激因素。心肺复苏术后引起应激性溃疡严重者可并发上消化道大出血，进一步进展为失血性休克。

（1）及时识别应激性溃疡的临床表现：

1）症状：①常见突发呕血、黑便，出血量一般较大可同时发生便血，严重者很快出现出血性休克。②可出现低血容量的表现，如胸闷、烦躁不安、心悸，甚至出现意识障碍。③需要注意，一旦出现腹痛很可能发生胃穿孔。

2）体征：①休克体征，因为大量出血，可出现出血性休克的体征，如面色苍白、出冷汗、末梢发绀、心率快、血压降低等。②腹部体征，可有上腹部胀满。在出血时，肠鸣音亢进，肠鸣音亢进可作为是否在肠腔内存留较多血液的客观指标；假如发生胃穿孔，则出现典型的急性腹膜炎体征；如果发生出血性休克，则肠鸣音减弱或消失而出现肠麻痹的体征。

（2）呼吸道的维护：清理呼吸道、充分给氧及保持呼吸道通畅，是急救过程中最基础、最主要的措施。患者采取平卧位，头偏向一侧，清醒患者嘱其吐出口腔中的血块和分泌物等；昏迷患者要及时清除口腔异物，保持呼吸道通畅，同时防止误吸导致窒息。呕吐后给予温开水漱口，按常规做好口腔护理，防止口腔感染。迅速建立2～3条静脉通道，穿刺成功后留置血液标本、交叉配血，为患者输血做好准备；给患者吸氧，防止患者出现低氧血症；备好急救物品，如吸痰器、输血器、止血药、升压药和镇静药等。

（3）遵医嘱做好原发病的护理：尽快纠正缺血、缺氧、电解质紊乱；休克患者及时补充血容量；改善内环境，必要时应用抑酸剂；应注意解除患者的应激状态，给予镇静镇痛治疗。

（4）遵医嘱进行药物治疗：改善黏膜微循环，提高胃黏膜血流量，某些大量失血、失液引起休克的患者应尽早使用前列腺素、山莨菪碱、硝酸甘油等血管活性药改善胃黏膜微循环，对抗应激引起的胃肠道黏膜及黏膜下微血管的强烈收缩，提高胃黏膜血流量，此外，还可应用抑酸药及胃黏膜保护药，预防和保护胃黏膜。控制出血是早期急救护理的主要手段。对于清醒的患者，合理使用口服止血药对于消化道出血止血是积极有效的。目前常用的口服局部止血药主要有冰生理盐水、去甲肾上腺素、凝血酶、云南白药等。护理人员应合理安排每种药物的服用时机，应先服用冰生理盐水加去甲肾上腺素，以使局部血管收缩，减少及减缓血液的流出，10～15分钟后再使用凝血酶、云南白药等，可使形成的血凝块易凝结在血管破裂口，以尽快地达到止血目的。

上消化道出血临床上能否抢救成功不仅取决于止血效果，还与输液速度和输液量有关，患者呕血后血压、门静脉压降低，过度扩容可使门脉压增高，引起患者再次呕血。因此早期不宜过度扩容，血压不能升得太高，监控输液速度和输入量以维持平均动脉压（MAP）在65 mmHg左右，心率低于100次/min为宜。护理人员要注意监测患者的生命体征，并及时记录，根据病情合理调整输液速度。

（5）心理护理：患者对突然出现的大量呕血易产生紧张、恐惧、绝望等消极情绪，更有甚者拒绝治疗。护理人员应以关爱的言语安慰患者，鼓励患者坚持治疗，尽可能地消除不利于治疗的消极因素。教会患者掌握心理调节方法，解释各种不适症状产生的原因，及时向患者或者患者家属告知病情的控制情况，使患者树立自信心，积极主动配合治疗和护理。

（6）饮食护理：急性出血期、呕吐期间应禁食，有活动性出血可给予冷流质饮食，出血停止后给予高营养易消化的半流质或软质饮食。饮食温度不宜过热或过冷，以免损伤食管和胃黏膜。应少量多餐，逐渐增量，同时向患者说明饮食与出血的关系，使患者了解饮食治疗的重要性，养成良好的饮食卫生习惯，才有利于身体的恢复。

（7）一般护理：详见图9-5。

（8）亚低温治疗会使凝血功能紊乱，使凝血酶原时间和促凝血酶原时间延长。因此，早期留置胃管很有必要，定时抽吸胃液判断是否存在应激性溃疡出血。鼻饲时温度在30 ℃～32 ℃为宜，不宜过高，注意观察大便颜色、性状和量，必要时行大便隐血试验检查，及时发现胃出血和肠出血的情况。

（四）肝及胃肠道的护理

肝脏在解毒、凝血、代谢、免疫等方面具有重要作用，在低血流灌注、细菌、炎性介质与内毒素等因素的作用下，可导致肝脏发生功能障碍，严重影响患者的生命健康与生活质量。心肺复苏时肝血液灌注减少，肝内微循环障碍和形成弥散性血管内凝血，使肝功能受损，解毒功能减退，特别是不能处理来自肠道的毒性物质，往往是心肺复苏术后病情恶化的重要原因。严重者可发展为肝功能衰竭。胃肠道因严重缺血、缺氧，使胃肠道黏膜糜烂、溃疡和出血。护士应及时识别。

急性胃肠功能障碍（acute gastrointestinal injury，AGI）分级、定义、临床诊断和临床表现。详见表9-6。

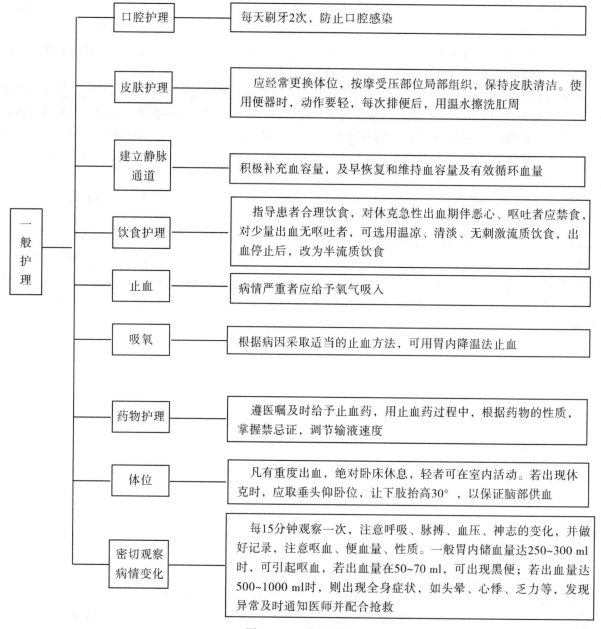

图9-5　一般护理图

表9-6　　　　急性胃肠功能障碍分级、定义、临床诊断和临床表现

分　级	定　义	临床诊断	临床表现
无 AGI	无胃肠系统的功能不全	无胃肠症状	无表现
AGI Ⅰ级	存在发展成胃肠功能障碍或衰竭的风险，胃肠道部分功能损伤	损害之后发生的临床可见的胃肠症状，短暂，具有自限性	休克早期，肠蠕动减弱
AGI Ⅱ级	胃肠功能障碍，消化道不能充分完成消化、吸收功能以满足机体对营养素和水的需求	急性发作的胃肠道症状，需要治疗性介入以保证机体对营养素和水的需求	胃轻瘫伴胃潴留或反流，低位消化道麻痹，腹泻Ⅰ级，腹腔内高压（IAH）（腹腔内压 IAP 12～15 mmHg），胃内容物或大便可见血。喂养不耐受表现为不能达到每天至少 20 kcal/kg 体重的肠内营养，尝试时间超过 72 小时

续表

分　级	定　义	临床诊断	临床表现
AGI Ⅲ级	胃肠衰竭；胃肠功能丧失，尽管采用干预手段，但胃肠道功能无法恢复，一般情况无改善	临床可见治疗后持续的肠内喂养不耐受（如红霉素、幽门后置管），导致 MODS 持续甚至恶化	即使在治疗后，患者仍持续喂养不耐受——高度胃潴留，持续胃肠麻痹，发生或进展性肠扩张，IAH 进展到 Ⅱ 级（IAP 15～20 mmHg），低腹腔灌注压（APP<60 mmHg）。出现喂养不耐受，并出现与 MODS 持续或恶化有关
AGI Ⅳ级	胃肠衰竭严重影响远离器官功能；AGI 进展并转变为直接和立即的生命威胁，伴 MODS 和休克进展	AGI 导致急性严重的全身情况恶化，伴远离器官功能障碍	肠道缺血、坏死，胃肠道出血导致失血性休克，假性结肠梗阻，需要减压的腹腔间隔室综合征等

【注意事项】

（1）肠内喂养不耐受的诊断基于复杂的临床评估，并没有单一清晰的症状或有价值的指标可定义。

（2）单次胃潴留的容量如果超过 200 ml，则可被认为高度胃潴留。但目前对胃潴留的测量既不标准又缺乏有效性，建议如果胃潴留量超过 200 ml，则应该仔细进行床旁评估；如果单次测量胃潴留＞500 ml，则建议停用肠内营养，应考虑幽门后喂养，但不提倡常规使用幽门后喂养，因为幽门后喂养可能引起严重小肠扩张，甚至有些患者出现穿孔。

（3）对于休克但血流动力学平稳（复苏完成，血管活性药剂量在逐渐减低）的患者，可考虑开始肠内营养（滋养性，10～20 kcal/h 或不超过 500 kcal/d），需要至少每天评估一次，评估方法详见图9-6。

（五）结肠

1. 便秘　食量和体力活动明显减少，胃肠道分泌消化液减少，肠管的张力和蠕动减弱，腹腔及盆底肌肉乏力，肛门内外括约肌减弱，胃结肠反射减弱，直肠敏感性下降，使食物在肠内停留过久，水分过度吸收引起便秘。

临床治疗功能性便秘的药物包括促动力药物、微生态制剂、泻药等，其中促动力药有西沙比利促动力药，可加速胃肠蠕动，便于粪便的排出。莫沙比利、普卡比利是当前新型促动力药，可有效刺激胃肠道内胆碱能神经末梢，刺激肌间神经丛运动神经元，进而促进胃肠运动，增加肛管括约肌的正性促动力效应。患者服用微生态制剂通过肠道产生大量的乳酸、醋酸，促进胃肠蠕动。服用泻药后可减少肠道吸收、刺激肠道分泌，提高肠腔内渗透压，促进排便，有着较强的促进排便效果，其中润滑性泻剂、容积性泻剂有着较好治疗效果，但长期服用将出现毒副作用，甚至部分患者停用，加重便秘症状。近年来，缓泻剂聚乙二醇在功能性便秘疾病治疗中得到广泛应用，患者口服后，通过分子中氢键固定肠腔内的水分子，增加粪便的含水量，软化粪便，进而达到治疗目的。

2. 大便失禁　大便失禁即肛门失禁，是指粪便及气体不能随意控制，不自主地流出肛门外，为排便功能紊乱的一种症状。虽不直接威胁生命，但造成患者身体和精神上的痛苦，严重地干扰正常生活和工作。心肺复苏术后常伴有脑梗死并发症，脑梗死可导致大便失禁。常用的方法是多吃含纤维素高的及富有营养的食物，避免刺激性食物。如肛周皮肤有炎症应经常保持肛周清洁，使其保持干燥或外用药涂擦。

五、心理-社会支持和皮肤护理

近年来，随着心肺复苏的不断普及，成功率在逐年提高，这无疑对挽救患者的生命、减少急救患者的伤残率和病死率至关重要，但是很多人，包括医务人员在内对急危重症抢救技术十分关注的同时，却往往忽略了心肺复苏术后患者的心理感受和心理健康问题，导致许多患者在复苏之后，常常留有一定的后遗症。

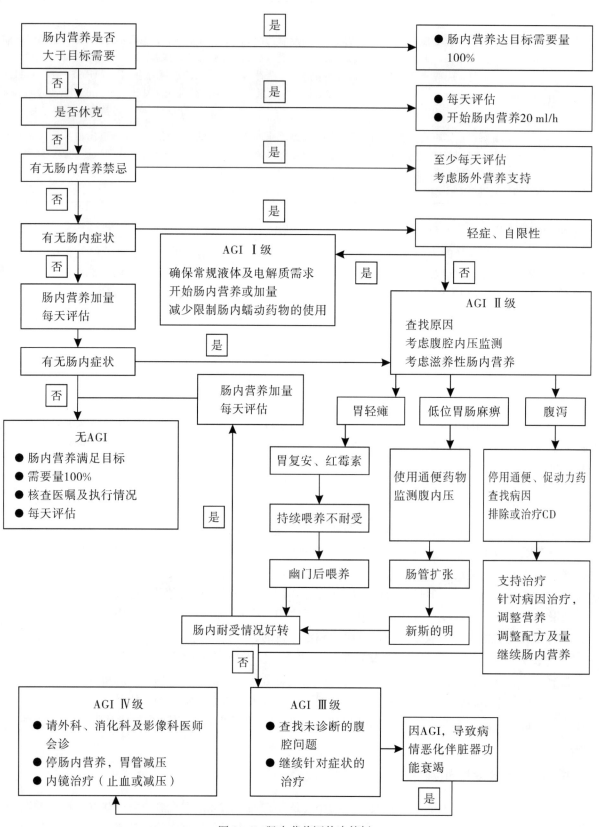

图 9-6 肠内营养评估决策树

其原因主要与紧急心肺复苏存在操作重、动作粗暴、患者在复苏过程中缺氧，尤其在除颤和胸外心脏按压造成电灼伤或胸骨疼痛，以及过多的静脉通路的建立、多条监护导线的应用，抢救中未注意患者的隐私，使患者感到失去尊严等有关。①患者对自身病情缺乏了解，从而导致患者心肺复苏苏醒后出现焦虑、抑郁的情绪，而不良的情绪会提高大脑皮质兴奋性，使得交感神经过度兴奋，导致儿茶酚胺分泌增多，心率加快，心肌耗氧量增高；②在治疗的过程中会运用各种血管活性药物，如肾上腺素、多巴胺等，会引起患者躯体的不适；③在重症监护室这种封闭的环境及刺激下，患者会逐渐失去时间概念，无法确定时间，接受单一刺激，感觉迟钝，直至忧郁。如此因素形成恶性循环，使患者在治疗期及恢复期都要承担高强度的心理压力及治疗等各方面带来的不适感，从而影响患者的康复。随着医学模式的不断发展，人们越来越重视患者的心理-社会支持方面的知识，并且在这方面的了解也越来越深入，因此，医务人员的心理干预以及患者家属的社会支持对于心肺复苏术后患者的康复有着至关重要的作用。

（一）提高患者的舒适度

1. 为患者提供舒适的环境，减少环境的不良刺激。复苏后安排患者住舒适安静的环境，尽量保持病室的安静，白天分贝不超过 40 dB，夜晚不超过 20 dB；空调温度适宜（20 ℃～22 ℃）。并定期对病房进行清扫和消毒，以减少病房内细菌的产生，使患者可以拥有较为舒适的环境进行康复。

2. 给患者摆放生理功能体位，颈部、腰骶部以及腘窝下垫以柔软舒适的棉垫或靠垫，让患者尽可能感觉舒适，同时定时改变患者体位，防止同一体位时间过长引起疲劳，操作间隙给患者按摩腰部、腿部等关节部位。

3. 给患者操作时，如吸痰等尽量动作轻柔，在操作过程中及时与患者沟通，告知患者操作的目的，昏迷的患者注重观察患者的反应及做好镇痛镇静的评分，做到每天唤醒。

在整个治疗及护理中，我们应该最大限度地提高患者舒适度，增强康复的信心。

（二）及早进行沟通干预

在患者进入 ICU 病房后，必须及时对其生命体征和病情变化进行监测，积极与患者进行沟通与交流。部分患者缺乏自主沟通能力，要以观察为主。在与具备沟通能力的患者进行交流时，要以患者的社会背景为依据，采取其能够了解的形式来进行，从而增强护患之间的信任，使之配合临床工作的开展。在患者入住后，需要保证巡视与陪护时间，及时对其需求进行了解。尽可能对患者提出的一些合理需求加以满足，使之感觉到被尊重。同时，对患者的主诉进行倾听，并适当进行疏通，使得患者保持愉悦的心情，促进身体康复。

（三）饮食方式干预

饮食护理能够保证患者摄入充足机体所需能量，为脑血栓患者提供优质护理干预对于提升治疗和康复效果意义重大，临床应用价值较高。心肺复苏术后患者意识尚未恢复清醒，存在进食困难等现象，因此，对患者加强口腔护理及饮食护理对于控制其病情进展可发挥非常重要的作用。待患者意识恢复清醒后给患者提供新鲜蔬果等富含维生素的食物，主食应该质地柔软、易消化。定期为患者实施呼吸道清洁检测，及时发现阻塞气管通道的异物并进行清理，使患者呼吸道保持通畅。

（四）音乐疗法

在 ICU 中播放舒缓的音乐，使得患者的情绪得到舒缓，有助于放松，优化其睡眠质量。干预中有效结合音乐疗法，消除患者不良情绪，使大脑及整个神经系统功能得到改善，并进一步起到镇痛、降压的作用。音乐能同时改善患者的心理及生理状态，主要通过振动声波作用于人体，使体内各器官产生和谐共振，具有减少呼吸道阻力、改善循环和调节神经内分泌功能等作用，从而使心血管、呼吸、胃肠等系统功能发生变化，对避免各种应急状态对人体的损伤有重要价值。音乐疗法还可以明显降低皮质醇浓度，有效缓解术后的负性情绪，减轻应激状态，进而提高患者沟通及适应能力。

（五）认知干预

对患者进行自我教育，使其认识到自身存在的价值及尊严等，让家属通过亲情力量来提高患者治疗及康复的信心。掌握患者心理变化情况，及时调整患者的心态，缓解患者的心理压力，增强患者治疗信心，让其主动战胜负性心理，克服消极情绪，主动融入社会。指导患者养成良好行为习惯，纠正患者平常生活中不良饮食习惯及生活方式，待患者自理能力恢复后，让患者规律性饮食，教导患者日常刷牙、穿衣、洗澡等行为，提高患者日常生活能力，从而提高患者对自身及疾病的认知。

（六）早期康复训练指导

心脏复苏后患者在 ICU 由于各种原因导致患者无法进行功能锻炼，如镇静药、肌肉松弛药，出血，血流动力学不稳定，使用呼吸机导致呼吸肌无力，营养不良，昏迷等。随着医学技术的发展，ICU 获得性肌无力引起了医护人员的重视。

ICU 获得性肌无力（ICU acquired weakness，ICU-AW）是危重症患者除疾病本身之外无其余原因引起的广泛肢体衰弱综合征，其特征为四肢对称性受累，肌张力下降，腱反射减弱或消失，感觉减退或感觉异常，在四肢近端的神经肌肉区域肌无力最明显，呼吸肌也可受累，而面部及眼部的肌肉、颅神经很少受累。包括危重症多发性周围神经病（CIP），危重病肌病（CIM）以及两者重叠的危重病多发性神经肌病（CIPNM）。

以往通常危重患者需待生命体征稳定转出 ICU 后才能开始进行康复治疗。然而研究显示 ICU-AW 可以在危重患者机械通气几小时后开始出现，康复治疗太迟则会严重影响患者的预后。目前有学者提出早期康复治疗应与疾病治疗同时进行，患者进入 ICU 24 小时后即开始评估患者能否进行康复治疗，生理功能稳定后即开始实施早期康复治疗，不需要等到准备撤除呼吸机、撤除呼吸机或转出 ICU 后才开始进行。Bailey 等研究发现急性呼吸衰竭患者入住 ICU 1.4 天即开始早期康复治疗，可以降低再入院率及死亡率。另外研究显示有创机械通气 24～48 小时内进行物理治疗和康复是可行的，能显著改善提高早期脱机成功率，并且在康复训练的过程中能大大提升患者的自信心。

1. 治疗前注意要点

（1）要点一：安全源于评定，评定重于泰山。

若评定结果中出现以下情形，不推荐进行早期活动（红色预警）：

1）心率：超过年龄允许的最高心率的 70%；在静息心率的基础上下降>20%；心率<40 次/min 或>130 次/min；出现新的心律失常；应用新的抗心律失常药；出现新的心肌梗死。

2）血压：收缩压>180 mmHg 或有直立性低血压；平均动脉压<65 mmHg 或>110 mmHg；新加了血管升压药物种类或计量。

3）血氧饱和度≤90%。

4）机械通气：吸入氧浓度 FiO_2≥60%；PEEP≥10 cmH_2O；人机对抗；通气模式为控制通气。

5）呼吸频率：<5 次/min 或>40 次/min。

6）意识水平：RASS 评分-4、-5、3、4。

7）体温≥38.5 ℃或≤36 ℃。

8）药物使用情况：多巴胺≥10 μg/(kg·min) 或去甲肾上腺素/肾上腺素≥0.1 μg/(kg·min)。

若评定结果中出现以下情况，应谨慎决定是否进行早期运动（橙色预警）：

1）临床观察：意识水平下降、出汗、肤色不正常、疼痛以及疲劳。

2）血红蛋白<7 g/dl。

3）血糖水平<3.5 mmol/L 或>20 mmol/L。

4）不稳定性骨折。

5）现有的管道导致活动的不安全。

6）神经系统不稳定，如颅内压≥20 cmH_2O。

7）其他情况：①镇静或昏迷（RASS≤3 分）；②患者明显躁动，需要加强镇静剂量，RASS>2 分；③患者不能耐受活动方案；患者拒绝活动。

（2）要点二：把握治疗原则，延续治疗安全。

1）治疗原则：尽早介入，保证安全的情况下，最大限度地优化治疗效果，治疗内容和方法循序渐进，随病情进行及时调整，争取改善患者的心肺功能、胃肠功能、四肢状态及心理状态，提高生活自理能力。

2）团队合作：重症康复团队组成包括重症医学科医师、康复医学科医师、康复治疗师（物理、作业、言语及 P&O 治疗师）、护士等其他相关科室医务人员。

3）注意事项：

妥善固定气管内插管、引流管和妥善放置引流瓶、引流袋，严密观察患者各管路的固定及通畅情况，防止运动过程中管路脱落或造成逆行性感染。

康复过程中要注意观察心电监护数据变化、患者表情变化、反应等。

如果患者在训练过程中无不良反应，运动或活动时心率增加<10 次/min，次日训练可以增加活动量。若运动中心率增加在 20 次/min 左右，则保持原先的活动量；而心率增加超过 20 次/min，或出现任何不良反应，则应降低活动量，甚至暂时停止运动训练。为了保证安全性，新增加活动时最好在心电监护持续监护下开始。对于持续稳定，活动中一直无不良变化，监护设备对康复过程有一定妨碍作用的患者，重复性的活动时可暂时暂停监护。部分不适用心率进行运动强度评估的患者（如房颤），可采用自我感觉用力评分表等工具进行评估。运动训练过程中时刻注意观察患者的表情、语言反应及生命体征改变。

（3）要点三：发现异常及时终止治疗。

1）收缩压<90 mmHg 或>200 mmHg，平均动脉压<65 mmHg，不稳定的心律或需要用抗心律失常药，需要使用血管活性药，有活动性出血，使用主动脉球囊反搏，出现急性心肌梗死。

2）急性颅内或蛛网膜下腔出血，颅内损伤，缺血性脑卒中，不稳定的颈椎骨折和脊髓损伤，神经功能恶化，需颅内压监测及脑室引流。

3）FiO_2>60%，PEEP>10 cmH_2O，呼吸>35 次/min，需压力控制通气或使用神经肌肉阻滞药。

4）其他需停止的情况还包括：患者感到费力，出现胸痛、眩晕、出汗、疲乏及严重呼吸困难，血氧饱和度<90%等。

2. 康复护理要点、目标及方法

（1）要点：①耐力训练和呼吸能力加强是重点。②坐站本身就是练耐力和呼吸能力。③运动量控制很重要。④治疗方案循序渐进很重要。

（2）目标：

1）对意识清醒的患者：①改善心肺功能，帮助脱机或降低患者的呼吸帮助。②通过训练让患者坐起来、站起来，转出 ICU。③预防和改善长期卧床引起的各种并发症（病情的恶性循环、深静脉血栓、压疮等各方面）。④提高生活质量、给患者带去希望和慰藉。

2）昏迷或植物状态的患者：①促醒。②预防和改善长期卧床引起的并发症。③提高生活质量。

心肺复苏后的患者早期加入康复训练有助于加快患者肢体功能的恢复，也可以增强患者的自信心，但在实施过程中一定要注重医护技多学科配合。

（七）社会支持干预

社会支持干预可让患者家属及亲友参与到患者术后康复护理过程中，充分调动患者术后康复治疗积极性，增强患者治疗信心及配合度，这样有利于患者术后康复。建立良好的社会支持系统。充分发挥医师、家庭、亲属的作用，动员家属亲友共同做好患者的思想工作。护理人员积极与患者的家人、朋友及同事沟通，制订探视计划及探视时与患者交流的具体内容，并严格执行，使他们参与到患者的治疗中来。

（八）皮肤护理

CPR 的过程中，由于机体缺氧，组织细胞营养供给发生障碍，此时，如果再加上额外的压迫，压疮的发生在所难免。因此，在心肺复苏术后患者的护理中，皮肤护理也是一项重要的措施，预防压疮的发生有利于加快患者的康复。

压疮的发生原因有很多，例如，局部组织受到压力、剪切力、摩擦力的作用，压疮的发生相关危险因素包括局部循环不良、大小便失禁、营养不足等。因此，要注意对患者受压部位皮肤的检查与保护，及时清理患者身上可能会压迫皮肤的硬物，采取局部减压与使用气垫床或减压垫，受压部位使用泡沫敷料外贴保护等措施预防压疮的发生。具体如下：

1. 皮肤清洁卫生　皮脂积聚会刺激皮肤，阻塞毛孔形成污垢，心肺复苏患者会在一定时间内卧床，护士应定时给予患者床上擦浴。热水擦浴有助于刺激皮肤的循环，可促进表皮小动脉扩张，为皮肤供应更多的血液和营养，同是，会使患者产生舒适感，自我感觉清新、放松，可增加自尊。水温保持在50 ℃～52 ℃，环境温度维持在24 ℃～26 ℃。

2. 避免局部组织长期受压

（1）经常变换卧位，间歇性解除局部组织承受压力：经常翻身是长期卧床患者最简单而有效地解除压力的方法，可使骨隆突部位轮流承受身体重量，从而减少组织的压力。翻身时尽量给患者摆放生理功能体位，一般每2小时翻身一次，必要时每30分钟翻身一次，翻身时注意技巧，不可用蛮力，注意管道安全，并对骨隆突部位进行按摩。

（2）保护骨隆突处和支持身体空隙处：翻身后可在颈部、腰骶部以及腘窝下垫以柔软舒适的棉垫或靠垫，让患者尽可能感觉舒适。临床上可供选择的表面支撑产品包括泡沫垫、凝胶垫、气垫等，可用于减少或舒缓局部压力。

3. 保持床单位平整干燥　由于心肺复苏后患者需要严密的病情观察，身上的监护管道多，在每次为患者翻身时避免身下有导线等硬物压迫，整理好身下的床单，并保持干燥。如大小便失禁的患者，应及时予以清理，每次清理，予温水冲洗，并擦干，避免大小便等对皮肤造成刺激。

4. 使用气垫床　意识昏迷的患者，优先选择气垫床，避免患者皮肤受压。高危部位如骶尾部、肩胛骨、足跟等易压迫部位使用泡沫敷料外贴保护等措施预防压疮的发生。

5. 营养支持　营养状况是影响压疮形成的重要因素。全身出现营养障碍时，营养摄入不足，蛋白质合成减少，出现负氮平衡，皮下脂肪减少，肌肉萎缩。

（1）促进肠道蠕动，同"（三）饮食方式干预"。

（2）制作营养摄入方案，入病区经评估仍不可经口进食第二天即留置鼻空肠营养管、行肠内营养支持，保证摄入足够的营养。

〔黄　勇　刘汉坤　冯　强　丘　文　彭丽丽　罗　亮〕

第二节　心肺复苏术后患者的康复治疗

近年来，随着重症医学的迅猛发展，重症患者的抢救成功率不断提高。与此同时，对于重症患者，人们关注的不仅仅是存活率，其残存功能状态及其生活质量情况也越来越多地受到关注。研究显示，高达69％的ICU存活者存在严重且长期的身体功能障碍。

心肺复苏术后患者常常由于需要进行亚低温脑保护，长期卧床等处理措施，因此常常出现ICU获得性肌无力（ICU acquired weakness，ICU-AW）。ICU-AW是指重症患者逐渐出现的进行性全身性、弥漫性肌无力，且除危重病本身外无其他原因可解释的、以全身四肢肢体乏力为表现的一组临床综合征。ICU-AW的实质是神经肌肉功能障碍，包括危重症多发性神经病（critical illness polyneuropathy，CIP）、危重症肌病（critical illness myopathy，CIM）及两者共存的危重症多发性神经肌病（critical illness polyneuromypath，CIPNM）。临床上诊断ICU-AW前，需与吉兰-巴雷综合征、肌萎缩性侧索硬化、颈椎病、卟啉病、重症肌无力等患者入住ICU时存在的各种疾病相鉴别。

一、ICU-AW发病率及其危险因素

随着医疗技术的不断发展，经过ICU抢救后的重症患者存活率逐渐增加，ICU-AW的诊断率较之前也明显上升，ICU-AW可导致患者机械通气与住院时间的延长，死亡率增加。目前不同文献报道

ICU-AW 的发病率不一，且不同疾病与 ICU-AW 发生率相关性也各不相同。其中，机械通气患者发生 ICU-AW 的大约为 25%，危重症患者中使用激素的患者，ICU-AW 发病率大约为 30%，神经阻滞药使用的患者 ICU-AW 发病率大约为 46%，如患者合并脓毒血症、全身炎症反应综合证、器官功能障碍等，其发病率甚至可高达 50%～100%，这差异可能与 ICU 患者的原发疾病复杂性及诊断方法有关。研究发现，ICU 住院 7 天以上的患者 CIP/CIM 发病率达到 58%；而脓毒症患者发生 ICU-AW 的概率高达 50%～100%。

其中，持续多个（两个及两个以上）器官功能障碍（MODS）伴或不伴全身炎症反应综合证（systemic inflammatory response syndrome，SIRS）以及血管加压和儿茶酚胺支持的时间、ICU 住院时间、高血糖症、女性、肾衰竭和肾脏替代治疗、持续高渗状态、肠外营养、低蛋白血症、神经系统衰竭、制动（如机械通气）、脓毒症、糖皮质激素的应用、神经阻滞药的应用等，被认为是导致 ICU-AW 发生的独立危险因素。研究表明，APACHE Ⅱ评分、氨基糖苷类药物、神经肌肉阻断药的使用与 ICU-AW 呈显著正相关。

（一）床上制动

制动可以导致肌肉萎缩，甚至炎症变化，肌肉萎缩往往开始于数小时的卧床休息或深度镇静，机械通气尤其同时使用镇静药的患者，甚至可诱发膈肌无力。骨骼肌制动则可使骨骼肌利用率降低，进而减缓蛋白质合成，加速蛋白质水解。即使对于健康人而言，制动亦是导致肌肉数量和力量减少的重要因素。

卧床对于几乎所有的生命体征不稳定的危重症患者来讲都是必要的，尤其对于心肺复苏术后，血流动力学不稳定患者，但长期制动将导致老年人的包括膈肌在内的肌肉数量和力量减少。特别是对于有创机械通气患者，膈肌基本不活动，将导致 ICU-AW 发病率明显升高。长期制动，同时使用机械通气患者，仅仅在数小时的控制性机械通气后，即可导致膈肌功能受损、纤维萎缩等，进而导致 ICU-AW 风险明显增加。

（二）脓毒症

心肺复苏术后患者容易合并脓毒症，重症患者中脓毒症患者发生 ICU-AW 风险极高。脓毒血症患者出现低血压、灌注不足，导致肌肉能量供应的变化，特别是在低灌注的区域能量供需失衡尤为明显，因而导致肌肉营养供应不足，肌肉细胞萎缩，甚至凋亡。脓毒症时释放细胞因子的致病作用已被证实，与全身炎症反应综合证相关的细胞因子和自由基对微循环和肌肉产生不利影响，导致神经元缺氧、轴突变性和肌肉损伤。脓毒症和危重症患者的肌肉损失情况具有很高的相关性，在 ICU 住院的第 1 周内，所有脓毒性休克患者均出现肌电图障碍。另外，研究发现自噬-溶酶体系统是机体在细胞内被分解，是清除损伤和异常的细胞内蛋白质和细胞器的重要方式，是骨骼肌分解代谢过程中的重要参与者，但是脓毒症患者由于禁食、氧化应激等原因，导致机体自噬-溶酶体系统上调，肌肉蛋白降解加速，被称为机体"自噬现象"，也是加速患者发生 ICU-AW 进程的一个重要途径。

（三）急性呼吸窘迫综合征

研究显示，急性呼吸窘迫综合征（ARDS）患者 ICU-AW 依据肌肉病变特点分为早期肌肉功能损害阶段和后期肌肉废用阶段。ARDS 早期全身炎症反应阶段容易发生肌肉功能损害，而肌肉萎缩往往发生于肺功能恢复及急性炎症反应消退期，甚至可能持续至肺损伤恢复后数年之久。加拿大一项有关 ICU 后长期肌肉萎缩的前瞻性研究显示，ICU 7 天后股四头肌横截面积减少，肌无力可持续到 ICU 后 6 个月。

（四）糖皮质激素

心肺复苏术后患者，往往容易合并 ARDS，或严重休克，可能需要使用糖皮质激素。有动物试验研究表明，骨骼肌对糖皮质激素敏感，并导致肌肉萎缩。糖皮质激素对人体肌肉是有害的，特别是对 ICU 的患者已经在一些研究中得到证实。糖皮质激素，尤其大剂量应用是 ICU-AW 发病的高风险因素，但也有研究显示糖皮质激素联合胰岛素控制血糖后，对 ICU-AW 发生可能具有保护作用。

（五）神经肌肉阻断药

心肺复苏术后患者，如合并严重 ARDS，往往需要考虑使用神经肌肉阻断药，然而神经肌肉阻断药与 ICU 患者的肌肉质量直接相关。神经肌肉阻滞药的应用可以导致谵妄、肌无力和肌病，其中一种致病机制可能是骨骼肌的失神经支配，将会加速骨骼肌的退化。许多伴有 ARDS、SIRS 或 MOF 患者接受神经肌肉阻滞药仅数天即可能发展为 ICU-AW。但也有研究发现，ARDS 患者中，大剂量使用苯磺酸阿曲库铵，并未明显增加 ICU-AW。

（六）抗感染药

心肺复苏术后患者往往容易合并肺炎等感染并发症，而对于严重感染患者，可能需要联合使用氨基糖苷类抗感染药。氨基糖苷类抗感染药的使用是 ICU-AW 的危险因素之一。氨基糖苷类药物对前庭和耳蜗神经有明显的毒性作用，并将加剧肌肉质量的进一步损失。多黏菌素的不良反应主要表现在肾脏及神经系统两个方面，其中多黏菌素 B /E 较为多见。大剂量、快速静脉滴注时，由于神经肌肉的阻滞可导致呼吸抑制。一般抗生素停用，症状可消失。

二、ICU-AW 的发病机制

ICU-AW 依据肌肉病变特点分为早期肌肉功能损害阶段和后期肌肉废用阶段，两个阶段的共同特点是均可导致肌肉萎缩。对于 ARDS 患者而言，早期全身炎症反应阶段往往是肌肉损害阶段；而肌肉萎缩阶段往往发生于肺功能恢复以及急性期消退阶段，且可能持续数年之久。ICU-AW 具体发生机制尚未完全明确，可能的机制包括以下几个方面：

1. 微循环变化导致远端轴突神经病　E -选择蛋白（内皮细胞激活的标记）的表达在 ICU-AW 患者的血管神经内外膜血管内皮中是增加的。E -选择蛋白增加可以激活神经内膜空间的白细胞与细胞因子，从而增加微血管通透性，并产生神经内膜水肿。当患有高血糖症和低蛋白血症时则可以进一步加重神经内膜水肿，损害周围神经微循环。

2. 细胞变化与钠通道失活　快速、可逆的超兴奋性或无反应性神经可引起 ICU-AW。神经内膜的高钾血症和低氧血症也可引起周围神经去极化，继而发生 ICU-AW。细胞线粒体功能受损伴随着 ATP 生物合成、能量生产和利用（细胞病变缺氧）减少，也是引起 ICU-AW 的重要机制。

3. 代谢变化　机体代谢在微循环和细胞变化的基础上进一步发展，包括增加应激激素、细胞因子和一氧化氮的分泌，可导致胰岛素抵抗与高血糖症，继而诱发 ICU-AW。

4. 肌肉萎缩，肌蛋白分解增加　制动可以导致肌肉萎缩，甚至炎症变化，肌肉萎缩开始于数小时的卧床休息或深度镇静，机械通气尤其结合镇静可诱发膈肌无力。骨骼肌制动则可使骨骼肌利用率降低，肌肉激活频率降低、时间缩短，负荷变小。这样肌肉的机械去负荷会触发一连串的反应——减缓蛋白质合成，加速蛋白质水解，并增加细胞凋亡，改变骨骼肌形态，使慢速和快速抽动的肌纤维的比例、收缩力、密度和供氧能力发生改变，最终导致肌肉萎缩和肌无力。

三、ICU-AW 诊断评估

（一）临床评估法

鉴于 ICU-AW 的复杂性，目前在临床尚无统一的标准来进行诊断。通常运用徒手肌力测试（manual muscle testing，MMT）以及神经电生理的方法进行综合诊断 。英国医学研究理事会（medical research council，MRC）制定的肌力评定量表进行评估，MRC 为 6 级肌力评定法，每级评分 0～5 分，通过对四肢肌力（其中上肢的伸腕、屈肘、肩关节外展，双侧下肢的足背屈、伸膝、屈髋）进行评价，如果总分＜48 分可诊断 ICU-AW，但评价方法需患者为清醒状态，且可以主动配合。很多 ICU 患者受昏迷、谵妄以及创伤早期等因素的影响，难以用 MRC 评分来评估肌无力衰弱。对 ICU-AW 患者的 MRC 测评应进行连续的评估，若持续低分，电生理检查或肌肉活检两者均必要。若中止镇静后患者仍昏迷，则需行头颅 CT 或 MRI 评估中枢神经系统。若这些检查结果均正常，需行电生理检查或肌肉活检。

Kress 等制作的 ICU-AW 诊断流程图（图 9-7）。

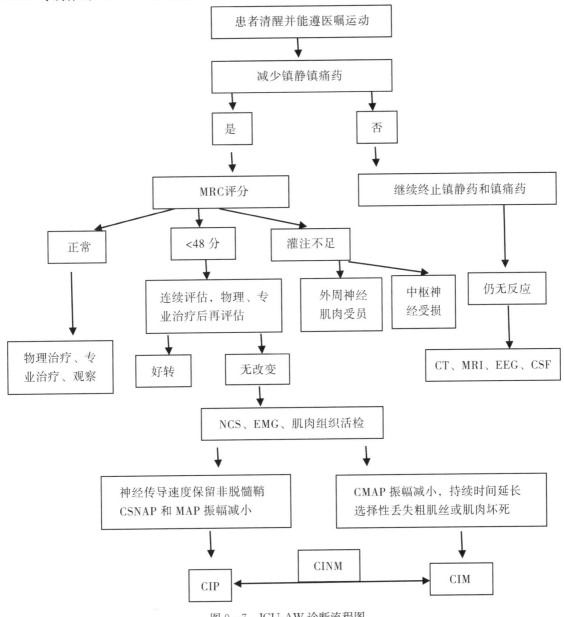

图 9-7 ICU-AW 诊断流程图

（二）辅助检查评估法

1. 神经电生理检查 神经电生理检查一般用于评估周围神经系统病变，包括重复电刺激试验、神经传导测定、针刺肌电图和直接肌肉刺激等方法。但由于此检测方法为有创性操作，且易受 ICU 患者肌肉水肿以及周身各种电极的干扰限制了其使用，且其方法也需要患者的配合，因此临床上难以推广。

2. 肌肉组织活检 肌肉组织活检是诊断 ICU-AW 的"金标准"。该方法可直接通过观察肌肉的组织学形态，进而鉴别 CIM 和 CIP。但该方法为有创操作，由于重症患者往往存在血小板下降或凝血功能障碍等出血倾向，因此该方法可能易导致患者出血风险高，且该方法受 ICU 患者肌肉水肿以及周身各种电极的干扰，因此在 ICU 中很难实现。

3. 膈肌功能评估 评价膈肌的活动能力，对机械通气患者肌力的评估尤为重要。膈肌活动可以通过跨膈压（Pdi）、膈肌肌电图（EMGdi）、膈肌电活动（EAdi）等进行评估。多项研究表明呼吸肌肌力下降和 ICU-AW 具有高度的相关性，最大吸气压力（MIP）可作为肌力下降的替代评估指标，当 MIP <36 cmH$_2$O 可以诊断 ICU-AW。

4. MRI 或 CT 检查　MRI 或 CT 测量骨骼肌质量，可信度和效度均较高，CT 与 MRI 扫描配合特殊软件分析处理能够较稳定、准确地评价机体骨骼肌和脂肪组织的含量，健康者及患病机体的第 3 腰椎横断面肌肉含量被多项研究证实与全身骨骼肌含量具有较好的相关性及较稳定的评估价值。但由于其需要搬运患者离开，因此难以普及。

5. 床旁神经肌肉超声检查　床旁超声有着便捷、快速，结果易于获取等特点，被重症医师广泛应用。有研究显示床旁神经肌肉超声检查在肌肉萎缩确诊中具有一定的临床指导意义，超声检查可以定量评估肌肉厚度、横截面积、体积，定性评估有无脂肪浸润、肌肉坏死等，能够显示患者肌肉组织的损失和退化，但尚待进一步研究证实其可靠性。

近期有研究发现，应用高频超声技术进行肌糖原含量测量进而评估患者肌肉营养状态，其基本原理是根据测量的肌肉组织的超声反射强度进行积分后确定糖原储存情况。此方法在预测营养代谢的储备、营养支持与健康锻炼有效性方面具有普及与深入探讨的前景，有可能取代以往有创的肌肉组织活检，成为一种可观、无创、可重复评估的手段。

四、ICU-AW 的防治措施

（一）合理的营养治疗措施

1. 避免危重症患者的高血糖　过多的碳水化合物摄入或输注，导致患者血糖过高，氧化应激与活性氧产生增加，进而损害骨骼肌组织，使肌肉收缩功能障碍，膈肌功能下降，促进 ICU-AW 的发生。高血糖介导的氧化应激可进一步损害骨骼肌组织，使肌肉收缩功能障碍，损伤膈肌功能，造成机械通气时间延长。

2. 充分的蛋白质补充　目前认为肌萎缩的可能机制为肌肉蛋白合成与分解代谢紊乱所导致，危重症患者全身炎症反应，导致蛋白合成下降，高分解代谢，负氮平衡，肌肉质量下降；同时由于治疗需要，对患者制动，促进了肌萎缩的发生。因此国际重症营养指南强调对重症患者应早期即予以充足的蛋白供给，特别对高营养风险或严重营养不良患者争取 48～72 小时内提供＞80％的目标蛋白质供给，同时需连续评估患者蛋白供给是否充足。

然而，仅仅依靠提高蛋白质的补充与控制糖的摄入等措施以图有效纠正肌萎缩是不够的，关键是要调控炎症反应及代谢状态是未来探讨的方向。机体在饥饿和严重炎症反应状态下，分解代谢明显增强，并持续较长时间，特别是对于烧伤等患者而言，分解代谢甚至可持续至伤后 2 年之久。因此，抗分解代谢和促进合成代谢一直是我们需高度重视的问题。

（二）康复措施

1. 早期康复的安全性　重症康复的对象包括中枢神经、心血管等各个脏器功能损害及器官移植后出现一个或多个器官衰竭的患者。2014 年基于 23 位多学科 ICU 专家形成的"机械通气重症患者主动活动专家共识"，该共识提出了一个"交通灯评估系统"，将重症分为"绿、黄、红"3 种等级，其中绿色表示低风险，发生不良事件风险低，按照常规 ICU 指南以及流程进行；黄色表示中风险，潜在风险及不良事件的发生率较低风险类高，需进行充分评估，权衡利弊后方可决定是否进行康复治疗，进行活动前须先明确每一个活动的注意事项及禁忌证；红色表示高风险，有明确的潜藏风险或不良事件的后果，应禁止患者进行主动活动，除非重症医学相关专家、资深物理治疗师及高级护理人员共同讨论后，一致认为康复治疗利大于弊，方允许患者活动。该共识主要从呼吸系统（人工气道位置、气囊压力、吸氧浓度、呼吸机支持参数等）、心血管系统（基础心律、血压、心脏辅助设备等）、神经系统（意识、颅内压、谵妄等）、手术及其他内科情况（CRRT、引流管等）方面评估患者进行康复锻炼发生不良事件的风险。

2. 康复中止指征　较多学者认为，在运动及物理治疗循序渐进过程中如出现下列情况应暂时停止治疗：①平均动脉压（MAP）<65 mmHg 或>120 mmHg，原有肾脏疾病患者收缩压或舒张压较治疗前下降 10 mmHg；②心率（HR）<50 次/min 或>140 次/min；③出现新的心律失常或需用去甲肾上腺素维持血压，剂量>1 μg/(kg·min)；④吸入氧浓度（FiO_2）为 60%，伴随 PaO_2<70 mmHg；⑤呼气末正压（PEEP）>8 cmH_2O；⑥脉搏血氧饱和度（SpO_2）下降 10% 或<85%；⑦呼吸频率>35 次/min；⑧体温>38 ℃；⑨在运动及物理治疗后病情恶化，出现新的脓毒症，患者再次昏迷，消化道出血，新出现胸痛等。有上述情况发生应在第 2 天重新评估。

3. 重症康复的干预流程　重症康复的流程是基于康复循环的一个系统工程，包括康复评估、确定康复问题、设立康复目标、制定康复方案（适应证、禁忌证、注意事项及对治疗技术改良的考虑）、落实康复方案直到患者社会角色再塑造等内容。而与一般康复流程不同的是，重症康复的评估要求实时开展，反复核对，在治疗时密切关注患者状态，根据患者功能水平变化，及时更新目标、调整治疗方案。重症康复需要多学科团队协作进行综合康复治疗。有专家提出重症康复应遵循 ABCDEF 集束化管理策略，该策略共分为 6 个步骤：① 疼痛的评估、预防和管理；② 自主唤醒测试和自主呼吸测试；③ 镇静、镇痛的选择；④ 谵妄评估、预防和管理；⑤ 早期移动和锻炼；⑥ 家属积极参与。

重症康复的团队成员，包括重症医师、康复医师、相关临床医师、ICU 护士、康复治疗师（物理治疗师、作业治疗师、言语治疗师、假肢矫形师）、呼吸治疗师、营养师以及心理治疗师等，在整个过程中应进行充分沟通，通力合作。康复的评估内容包括意识、认知、镇静、谵妄、疼痛、主/被动关节活动度、肌力、肌张力、感觉、平衡、转移、步行、呼吸情况等。康复治疗方法则包括物理治疗、作业治疗、言语治疗和呼吸治疗等，服务应基于不同独立水平的患者情况，人员比例应能满足患者在重症环境下进行早期的移动和康复治疗。目前国内外的重症康复模式主要包括 2 种：一是 ICU 床旁康复，由康复团队到由其他医师负责的 ICU 开展床旁康复；二是重症康复病房，患者由康复科负责，在 ICU 中接受 24 小时密切的医疗监测和护理，同时接受早期积极的康复训练。重症康复的患者从不同的 ICU 转出后的去向包括相关临床科室、康复科、康复专科医院和社区卫生中心等。

4. 具体康复措施

（1）物理因子治疗：通过刺激神经纤维激活运动神经元，增加肌肉的血流量与收缩力，从而阻止肌肉萎缩，也可使用一定强度的低频脉冲电流，作用于丧失功能的器官或肢体，刺激运动神经，诱发肌肉运动或模拟正常的自主运动来替代或纠正器官和肢体功能，防止肌肉萎缩。

（2）神经肌肉电刺激（nerve and muscle electrical stimulation，NMES）：NMES 是通过表面电极把低功率电脉冲传导至皮肤及肌肉，能够促进骨骼肌生长，增强肌肉力量以及耐力。国外有学者研究发现，对 ICU 中机械通气、严重感染和多器官功能衰竭的患者每天进行神经肌肉电刺激，作用于患者四肢，根据患者情况选择振幅为 20～200 V，2 次/d，30 min/次，持续治疗至出院，出院时发现患者有较高的 MRC 肌力评分，肢体活动范围也接近正常。NMES 能够很好地被患者接受，甚至不需要患者配合，短期内可以改善患者骨骼肌代谢，保持肌肉容积，尤其适用于 COPD 以及充血性心力衰竭患者。

（3）早期康复训练：早期康复训练指采用积极的运动和物理康复治疗，在康复训练治疗前应对患者行早期运动评估，在无禁忌证情况下方可进行。

根据患者疾病的不同阶段及肌力状态，是否可离床等，对患者实施不同阶段的康复训练。包括呼吸康复训练、被动活动、辅助运动、主动运动和/或阻力练习、体位、转移到椅子上和站立等全身运动康复训练来实现的。

1）呼吸康复训练：一般认为具备以下条件即可进行康复治疗：①对刺激有反应；②FiO_2≤60%，PEEP≤8 cmH_2O 和/或患者准备撤机；③无直立性低血压或无须泵入血管活性药。需注意的是在实施康复治疗前要常规 B 超筛查患者是否存在深静脉血栓。患者在运动及物理治疗循序渐进过程中如出现重症患者早期运动评估中应暂时停止康复治疗的条件时，应终止治疗。

主要是加强呼吸肌尤其是膈肌训练、咳嗽训练、缩唇呼吸训练、腹式呼吸训练和主动呼吸循环技术。研究结果显示，通过进行呼吸肌训练，可以使吸气肌的力量和耐力均有显著提高，呼吸困难情况显著降低，吸气气流峰值也有所提高。Bissett 等研究发现，通过对机械通气患者进行吸气肌训练，呼吸肌肌力和抗疲劳强度较对照组升高，能有效地减少机械通气时间，降低病死率。

锻炼呼吸肌功能也有利于排痰，另需指导患者养成正确咳痰方法，咳痰训练分为主动咳嗽训练和辅助咳嗽训练法，辅助训练法中常用的有腹部推挤辅助、肋膈辅助咳嗽及被动咳嗽训练。正常情况下，膈肌在收缩时会表现为血液供应增加，以满足收缩时氧供需求。呼吸机使用时间延长，致膈肌血液供应下降，且呼吸肌使用越长血液供应越少，机械通气 12～48 小时即可导致膈肌萎缩或膈肌收缩功能障碍。超声检查发现膈肌厚度在机械通气情况下每天下降 6%，膈肌萎缩或膈肌收缩功能障碍是呼吸机撤机的最大障碍。

2）全身运动康复训练：运动康复训练分为主动运动和被动运动两类，患者意识不清、镇静状态或尚不能进行主动运动时可采用被动运动，如被动训练器，主要目的是维持关节活动度，防止关节挛缩。一旦情况允许，即可转为主动运动，如床上活动、平卧位改为坐位、床边端坐、床旁行走及肌力训练和抗阻训练等。

对于意识清醒并且有一定肌力的患者建议采用主动的活动度训练方法，主要训练部位除上肢的肩、肘、腕、指和下肢的髋、膝、踝外，同时重视颈部及躯干的活动度训练。并可采取手法治疗的方式进行小关节松动治疗，防止关节囊的挛缩。对于处于镇静状态患者建议每天唤醒，根据病情开展被动锻炼，有助于降低 ICU-AW 的发生率。对于处于意识障碍患者，建议由康复治疗师每天对患者四肢进行被动关节活动，积极维持患者活动度。

目前，对于具体康复措施，临床上未有统一模式。Klein 等编制的渐进式康复计划，包括床上活动、坐位训练、站立训练及行走训练 4 个康复阶段 16 个康复项目，其中床上活动包括被动练习、主动练习、体位改变等 7 个康复项目；坐位训练包括床上坐位练习、床边坐位练习等 5 个康复项目；站立训练包括床边站立练习及站立位的体位转移；行走训练包括辅助行走及独立行走。

Brissie 等制定了"八步法"进行早期目标导向型康复训练，易于实施，可以作为病房每天康复治疗指导措施。①肢体活动，每天 2 次，包括被动肢体活动。②抬高床头＞45°，超过 1 小时。每天 2 次。③床头抬高 60°，双足下垂，超过 1 小时。④调整成坐位，超过 1 小时。⑤1 名以上工作人员协助患者坐在床边，持续 20 分钟以上。⑥站在床边 2 分钟以上。⑦由病床移动至椅子上坐 60 分钟以上。⑧在医务人员协助下行走。通过研究，Brissie 发现团队合作、护理人员主导是推动患者早期康复训练的重要措施。

对于不能进行运动康复的患者（机械通气、使用较大剂量升压药等），在运动康复前，有学者提出可实施一种全身震动式物理疗法（whole-body vibration，WBV），将患者平卧，接受 5～6 分钟物理治疗后，双膝屈曲，双足固定在振动板上，接受震动治疗 15 分钟，休息 60 分钟，整个周期 90 分钟。结果发现，WBV 连发产生更广泛的全身肌肉收缩，增加了肌肉的强度与体积，避免长时间制动导致骨骼肌萎缩无力，而对患者生命体征、血流动力学等方面的并发症对比未见显著性差异。WBV 可作为病情较重或需要制动阶段与早期康复训练之间的衔接或过渡，可能会更早的对肌肉体积与力量保持发挥作用。

3）其他康复相关措施：脚踏车测力计可用于患者进行床旁主动、被动活动。Burtin 等研究显示，住院早期应用脚踏车测力计进行康复治疗的患者在出院时 6 分钟步行试验、股四头肌力及心理状态均好于对照组。

此外，日常生活活动（activities of daily living，ADL）训练也可以用于重症患者的早期功能锻炼，在使用呼吸机期间，在病情允许下进行 ADL 锻炼，包括指导患者自行穿衣、进食、洗漱、床上直立位坐姿、床边站立等。通过反复练习，恢复 ADL 活动能力，从而提高远期的生活质量。另外，在早期康复治疗的同时开展音乐疗法、心理干预、人文关怀等均可以使患者消除紧张状态，减轻因焦虑引起的应激反应，对改善功能状态也有一定的帮助。

五、存在的问题

营养治疗方面仅仅靠提高蛋白质补充和控制血糖远远不够，越来越多的研究发现机体在严重炎症反应状态下，高分解代谢，负氮平衡明显，因此如何调节患者炎症反应，抗分解代谢治疗，促进患者蛋白合成的药物与非药物治疗方法是未来研究的方向。

虽然目前早期康复治疗对防治患者肌萎缩有一定效果，但具体的康复介入时机、不同措施的选择等仍存在不确定性，因此需要更多的研究进一步探讨。

虽然重症患者的早期康复治疗具有重要意义，但是它的实施以及推广受到诸多因素的影响，例如，人力资源不够、缺乏理论知识、缺乏治疗资源以及对安全问题的担忧等。为解决这些问题，首先我们应该转变观念，意识到早期康复治疗的重要性，增加教育培训的机会，加强多学科合作。目前，国外文献提到的早期活动开展均以活动管理团队形式进行，一般需要护士、物理治疗师、呼吸治疗师、职业治疗师等共同参与，使治疗具有专业性和可行性。合理的人员配置是重症监护病房开展早期活动的关键。目前，国内 ICU 护理人员紧缺，护士工作量大，护士忙于完成基础治疗和护理，难以持续协助患者开展早期活动。而物理治疗师和康复治疗师更是凤毛麟角，故国内开展持续早期活动尚缺乏大量的人力支持。另外，早期活动需要一些辅助医疗器械如肌肉电刺激仪、行走辅助器等，以利于活动计划的开展，并保证患者的安全。

六、展望

随着医疗技术的不断发展、危重症患者救治水平的不断提高，ICU 死亡率显著降低，未来大型 ICU 试验的重点应该是生活质量的提高，而不仅仅是死亡率的降低。早期康复干预可以改善 ICU "幸存者"的功能预后，通过在 ICU 住院期间的早期康复干预，最大限度地降低与危重症相关的疾病发病率。ICU 获得性肌萎缩发病机制仍需进一步探讨，超声方法在肌肉及功能的评价方面逐渐显示出其优越性，理想的营养治疗及代谢干预、不同阶段的康复训练形式及作用效果，特别是对近、远期预后的影响，均是今后深入研究与探讨的领域。

在重症监护环境中开展康复治疗是安全有效的。重症康复应遵循康复流程，密切关注患者的状态，及时调整治疗方案。未来我国重症康复应加强重症康复专业团队的培养，建设重症康复多学科团队，为重症患者提供个体化的重症康复服务，促进患者功能水平的康复，使其重返家庭和社会。

〔莫伟胜　罗　亮〕

第三节　心肺复苏术后患者心理-精神和社会康复治疗

一、心理-精神康复：ICU 谵妄的规范化管理

ICU 患者处于强烈的应激环境之中，其常见的应激源包括：①自身严重疾病的影响。患者因病重而难以自理，各种有创诊疗操作，自身伤病的疼痛。②环境因素。患者被约束于病床上，灯光长明，昼夜不分，各种噪声（机器声、报警声、呼喊声等），睡眠被剥夺，旁边患者抢救或死亡情景等。③隐匿性疼痛。气管内插管及其他各种插管，长时间卧床。④对未来命运的忧虑。对疾病预后的担心，死亡的恐惧，对家人的思念与担心等。这些因素构成对患者的恶性刺激，造成患者的心理-精神创伤，其中以认知功能障碍引起的 ICU 谵妄最为常见，导致患者病死率增加，机械通气时间和住院时间延长，增加医疗费用，严重影响患者的预后。CPR 术后患者由于病情突发性较强、脑功能不同程度受损，对患者的心理-精神创伤可能更甚。因此，规范化的 ICU 瞻望管理对于 CPR 术后患者的康复尤为必要。

（一）谵妄概论

谵妄是多种原因引起的一过性意识混乱状态，主要特征为意识障碍和认知功能改变。虽然谵妄的表

现以精神症状为主,但其产生和发展是全身疾病与脑功能共同作用的结果。

谵妄不仅是精神改变,还是一种多伴有病理生理改变过程的临床综合征。其临床表现多种多样,但均可归于精神改变范畴。人们往往仅关注于具体的症状,而忽略了谵妄内在的病理生理机制。因而在ICU谵妄的规范管理上不应仅满足于控制精神症状,而应像其他疾病一样,从病理生理机制出发,寻找根本上的解决方法。

(二)谵妄的原因与相关危险因素

临床中促发或影响谵妄的因素多种多样,对谵妄的影响程度也各不相同(表9-7)。第一类是易患因素,与患者基础状况直接相关,由患者的既往健康背景所决定,如老年痴呆、高龄、酗酒、高血压等。这些因素是患者固有的,有些无法干预,有些即使能干预,也无法在短期内彻底解除其影响。第二类是躯体、心理的急性疾病损伤及治疗干预措施造成的脑功能异常,如严重感染、创伤、休克、呼吸衰竭、体外循环(CBP)等,对这类情况,原发病的治疗对于谵妄至关重要。第三类是促发因素,在患者原发病的基础上,并存促发谵妄的因素,如疼痛、焦虑、抑郁、药物等。在ICU中若未重视这些因素的干预,谵妄的发生率会大大提高。

表9-7   谵妄的病因和影响因素

分　类	因　素
易患因素	高龄
	酗酒
	高血压
	老年痴呆
疾病因素	严重感染
	创伤
	休克
	呼吸衰竭
	代谢性酸中毒
	体外循环
促发因素	疼痛
	焦虑
	抑郁
	药物
	制动

(三)谵妄的评估

谵妄的临床表现错综复杂、多种多样。既有普遍规律,又掺杂着各种不典型症状。早期、准确的评估对后续诊疗、护理及预后判断均具有重要的意义。目前临床常用的谵妄诊断工具均存在各自的优势和弊端,而日益增长的诊治需求已不满足于简单的诊断"是"或"否",而希望能划分出不同的严重程度,甚至在临床诊断前,更早地预测筛查出谵妄人群,达到治未病的目的。

1. 急性意识改变和注意力受损是谵妄的最常见表现。注意力是指人的心理活动指向和集中于某种事物的能力。注意力受损表现为患者对各种刺激的警觉性及指向性下降,不能集中注意力,同时注意力保持、分配和转移也有障碍。谵妄时意识的改变则表现为意识水平和/或意识内容出现波动。

2. 谵妄的评估标准多种多样,目前较常用的方法是CAM-ICU谵妄评分和重症监护谵妄筛查量表(ICDSC)联合评估,其有利于提高谵妄,尤其是亚临床谵妄评估的敏感性。CAM-ICU评估条目少,简便易行，因此在临床上应用广泛，但其只能做出阳性和阴性的定性诊断。而 ICDSC 包含了定向力、幻觉、不恰当的言语和情绪、睡眠-觉醒周期等多种因素的评估，因此对谵妄筛查的阳性率更高，且可以对谵妄程度进行划分，区分临床谵妄和亚临床谵妄，丰富了评估内容。两者结合，才能最大限度地兼顾效率和效果。

3. 应每天评估，有助于早期发现谵妄。谵妄与患者的预后密切相关，且谵妄持续时间与老年患者的一年病死率直接相关。因此早期筛查，并尽可能缩短谵妄持续时间，是改善预后的关键。

4. 谵妄可伴有脑电的改变，有条件的 ICU 可使用床旁脑电监测。目前谵妄的发现及评估均无直接客观数据指导诊断和治疗，只能依赖 CAM-ICU 等评估量表。

脑电的监测对精准镇痛、平复焦虑、保证充足睡眠等方面可起到准确指导作用。同时对临床症状不典型、不易发觉的脑异常放电也可早期发现，有助于排除癫痫等脑部疾病引起的精神障碍，避免盲目治疗。

（四）谵妄的防治

谵妄对重症患者预后的影响深远，因此谵妄的预防和治疗成为重症患者谵妄管理的核心。所有的镇痛镇静治疗策略均应围绕着控制应激反应、降低谵妄发生率、减少谵妄危害来制定。谵妄的防治是一个多项目、多目标、多手段组成的系统诊疗方案，既涵盖了 ICU 固有环境的改进，又包含了重症康复的理念，甚至突出强调了以往易被重症医师忽略的人文关怀和精神慰藉，是对重症治疗整体化的完美诠释。

病因治疗是谵妄管理的关键。

1. 改善 ICU 环境因素、提高患者舒适度有助于减少谵妄的发生，例如，通过灯光的昼夜调节、降低病房内噪声、维持舒适的温度等可减少患者的不适主诉。

2. 早期活动既可降低谵妄的发生率，又可缩短谵妄的持续时间。早期活动既可给予患者心理支持，也可增强躯体器官功能，减少并发症，已成为谵妄患者集束化管理策略中的一项重要举措。

3. 重视和强化与患者的沟通和交流，家庭成员的参与有助于减少患者谵妄的发生，促进谵妄的恢复。医护人员应尽早进行解释沟通，最大限度地减少来自疾病本身及治疗引起的精神创伤和心理应激，从而预防谵妄的发生。通过延长 ICU 探视时间，增加家属与患者接触机会，也对谵妄的管理有明显的促进作用。

4. 应强调睡眠管理在谵妄防治中的作用。在 ICU，由于各种声音、光线和监护治疗措施的干扰，以及疼痛、焦虑情绪的影响，患者常常无法保证正常的睡眠。而一旦 ICU 医护人员发现患者存在睡眠障碍，总是习惯性给予镇静药。然而，镇静药经常不能改善睡眠，有时还会使睡眠质量进一步恶化。合理的睡眠管理推荐，通过声光的管控及放松疗法等非药物方式进行。例如，通过耳塞和眼罩，联合轻缓的音乐可以不同程度地改善睡眠。

5. 应留意药物预防谵妄的作用。右美托咪定对应用机械通气的兴奋型谵妄患者，可明显缩短谵妄持续时间。对非心脏术后的老年患者，也有一定的预防作用。传统抗精神病药（主要是氟哌啶醇）和苯二氮䓬类药均曾用于谵妄（特别是兴奋型谵妄）的治疗，但苯二氮䓬类药的镇静作用及其对认知功能的影响，可能会恶化患者的清醒程度及行为障碍，因此除了镇静安眠药和酒精戒断引起的谵妄，应避免单一使用苯二氮䓬类药，而氟哌啶醇的锥体外系反应和抗胆碱作用也限制了其使用。

总之，多专业合作、持续管理质量改进可提高谵妄管理水平。谵妄的管理涉及评估、监测、干预和预防等多方面内容，每一部分均需要有严格的质量控制体系以保证其实施到位，结果可靠。因此持续的管理质量改进是提高谵妄管理水平的重要保证。评估准确是谵妄诊断的前提，护士主导的干预可明显提高谵妄评估的准确性。而在治疗方面，临床药师参与的镇静、镇痛、谵妄管理策略明显缩短住 ICU 时间和住院时间。由于谵妄的管理涉及神经、精神、麻醉、重症、药理等多系统、多专业理论，因此多学科合作展现出了越来越广阔的发展前景。

二、社会康复：关注 ICU 后综合征

随着对重症诊疗技术的不断进步，重症患者住院死亡率明显降低。然而，随着对转出 ICU 或出院后患者健康状况和生活质量的逐步关注，其长期预后并不容乐观。重症患者转出 ICU 后存在不同严重程度的生理和心理问题，称为 ICU 后综合征（post ICU syndrome，PICS），可持续数月甚至数年。超过 50％的患者需要专业指导和治疗，甚至连家属也会出现类似的改变。PICS 将严重影响重症患者出 ICU 后及出院后的生存质量和远期预后。因此，关注 ICU 患者 PICS 的诊治以改善远期预后具有深远的现实和社会意义。

（一）PICS 的诊断

PICS 包括重症患者在严重疾病后新发或加重的活动能力下降、精神心理异常或认知障碍等改变。常见的症状包括衰弱、乏力、运动能力下降；焦虑或抑郁、睡眠障碍；认知障碍，如记忆力下降、思维迟缓和理解力下降等。患者可出现一种或多种上述临床表现。目前尚缺乏统一的诊断标准，多采用组合、量化的评分表进行诊断，使用较多的评估方法包括日常活动能力评分（activities of daily living，ADL），神经心理状态评分（repeatable battery for the assessment of neuropsychological status，RBANS）以及抑郁量表评分（beck depression inventory second edition，BDL-Ⅱ），当 ADL 评分≥1 分，RBANS 评分≤78 分，BDL-Ⅱ评分≥13 分时，可能存在 PICS。

（二）流行病学与现状

ICU 救治水平的不断提高使很多复杂的、病情危重的患者得以存活。现代医学在关注患者病情恢复和短期预后的同时，进一步观察其长期预后。重症患者因神经和肌肉的炎症状态、血管内皮激活等易伴发运动和感觉多发神经病；因制动、正常应力消失，导致肌纤维丢失，进而产生肌肉萎缩、肌无力，恢复往往需要数月，甚至数年；因关节挛缩、骨钙丢失等极大地影响患者躯体运动功能。器官功能障碍会导致记忆力减退、语言表达能力下降等认知功能障碍，而病痛和各种有创治疗等经历则是创伤性记忆，导致患者易伴发精神心理障碍。

一项多中心研究纳入美国 5 家内科和外科 ICU 的 409 例存活患者，观察患者出院后 3 个月和 12 个月 PICS 发生的情况。结果显示，患者出院后 3 个月 38％的患者存在认知障碍，26％的患者活动能力下降，33％的患者出现抑郁；出院后 12 个月存在认知障碍、活动能力下降和抑郁分别降至 33％、21％和 31％。出院后 3 个月和 12 个月同时存在 2 种临床表现的患者分别为 19％和 16％，3 种临床表现的患者为 6％和 4％。另一项研究对转出 ICU 的 62 例患者进行观察。结果显示，64％的患者存在认知损害，焦虑和抑郁的患者分别为 37％和 27％；运动能力观察显示，1/3 的患者不能独立行走，6 分钟行走距离只有预计值的 56％。

有研究纳入 30 例既往没有痴呆和谵妄的患者。结果表明，转出 ICU 时，43.3％的患者存在认知损害，60.0％的患者出现抑郁，76.7％的患者能够回想起 1 次以上在 ICU 期间的疼痛、焦虑或恶梦等经历。与男性患者相比，女性患者更易发生抑郁。而一项以 ARDS 患者为对象的研究，观察了患者出院后肌力的改变与恢复情况。结果显示，出院 ARDS 患者中，有 38％的患者存在肌力减退。出院后 2 年随着肌力逐渐恢复，患者的生存率逐渐提高。

可见，PICS 在出 ICU 患者中普遍存在，而当前并没有给予足够关注和预防。

（三）危险因素

探讨危险因素有助于 PICS 的早期识别和防治。PICS 的发生与年龄、受教育程度、情感脆弱性、基础疾病以及疾病严重程度密切相关。

一项对 409 例出院 ICU 存活患者的观察，采用前瞻性队列研究探讨患者发生 PICS 的危险因素，观察年龄、受教育程度、情感脆弱、机械通气时间、谵妄和脓毒症对患者出院后 3 个月和 1 年 PICS 发生的影响。结果显示，患者受教育程度和情感脆弱与患者 PICS 的发生显著相关。另一项研究观察了 ARDS 患者出院后 5 年运动能力和体能下降的危险因素。分析显示，年龄是 ARDS 患者出院后运动能

力下降的独立危险因素。此外，Charlson 基础疾病指数和 ICU 期间的 SOFA 分值也与肌力减弱和运动能力下降显著相关。

一项前瞻性多中心观察性研究则探讨了 ICU 存活患者出院 1 年后预后的预测因素。该研究纳入 1237 例 ICU 期间进行机械通气和/或使用血管活性药物 24 小时以上、存活 1 年的患者，分析 ICU 住院期间测定的临床和生化指标对出院 1 年预后的预测价值。结果显示，转出 ICU 时的临床监测指标中收缩压、体温、总蛋白和血小板计数降低、白细胞计数增高与转出 ICU 后病死率相关；年龄、基础疾病及转出 ICU 时的心功能指标 NTproBNP、血管功能指标 bio-ADM、心肌应激指标 sST2 升高与出院后 1 年的预后显著相关。

（四）防治

PICS 严重影响患者预后和生存质量，实施有效的防治措施势在必行。PICS 的防治应该从患者住院治疗期间开始，而且应该在 ICU 治疗期间尽早开始。Venni 等的研究探讨了 ICU 期间镇痛、镇静和谵妄防治策略对重症患者 PICS 发生的影响。该研究纳入住 ICU 时间＞72 小时的重症患者，对入组患者的镇痛、镇静和谵妄防治进行干预，包括依据疾病特征确定镇痛、镇静目标并制订调整流程、采用非药物策略预防谵妄、减少或避免引起谵妄药物的使用。观察患者转出 ICU 后 6 个月内 PICS 的发生情况，研究共纳入 159 例患者，采用 SF-12 评分进行体力、心理和认知状况等方面的评估。结果显示，PICS 的发生率为 18.2%，体力和认知状况的 SF-12 评分分别为（46＋11）分和（48±16）分，大多数患者评分为正常值。可见，ICU 治疗期间的干预措施有助于降低和预防 PICS 的发生。而一项多中心随机对照研究将探讨 ICU 期间书写 ICU 日记对转出 ICU 重症患者焦虑、抑郁和创伤后应激综合征的防治作用。该研究目前正在进行中。

同时，重症患者转出 ICU 后的治疗措施对 PICS 的作用目前尚不清楚，但也有多项研究正在探讨。Khan 等的研究纳入 620 例机械通气的急性呼吸衰竭患者，对试验组患者制订并落实运动康复计划，观察入组后 12 个月该治疗对急性呼吸衰竭存活患者认知和体能等的影响。Wang 等的研究则预计纳入 344 例 50 岁以上、治疗期间曾发生谵妄、经治疗后转出 ICU 的患者，制订认知和体能锻炼计划，将患者随机分为试验组和对照组，观察认知和体能锻炼对患者转出 ICU 后 3 个月和 6 个月认知和体能的影响。该研究目前也正在进行中。

总之，重症医学的目标不仅是要让患者短期活下来，更要保证患者的远期预后，并让其有质量、有尊严地生存，PICS 对 ICU 患者远期生存质量，甚至预后的影响不容忽视，必须及早给予足够重视。进一步明确 PICS 的危险因素有助于早期预防和治疗，从而更好地调整患者入住 ICU 期间或转出 ICU 后的治疗措施，最终达到防治 PICS 发生的目的。

〔黄　勇　刘汉坤　冯　强　丘　文　彭丽丽　莫伟胜　雍　安　罗　亮〕

参考文献

[1] 中华医学会急诊医学分会复苏学组，中国医学救援协会心肺复苏分会. 心脏停搏复苏后血流动力学管理的专家共识 [J]. 中华急诊医学杂志，2019，28（11）：1343-1349.

[2] 苗凤英. 急危重症护理学 [M]. 2 版. 长春：吉林科学技术出版社，2019.

[3] 彭蔚，王利群. 急危重症护理学 [M]. 武汉：华中科技大学出版社，2017.

[4] 吴巧媚，马世红，张燕. ICU 护士速记手册 [M]. 北京：人民卫生出版社，2018.

[5] 刘大为. 实用重症医学（2 版）[M]. 北京：人民卫生出版社，2017.

[6] 美国心脏协会. 高级心血管生命支持实施人员手册 [M]. 杭州：浙江大学出版社，2017.

[7] 卢晓英，陈汝明，马娜，等. 心肌梗死患者心理健康状况与护理对策 [J]. 护理实践与研究，2011，8（1）：115-116.

[8] 周冬梅. 心理护理干预对 ICU 急性心肌梗死患者心理的影响 [J]. 临床医学工程，2008，15（11）：42-44.

[9] 梁婕. ICU 重症患者实施心理护理的方法及效果研究 [J]. 全科口腔医学电子杂志，2019，6（34）：78-85.

［10］常丽娜. 心肺复苏后患者采取急诊护理对其康复效果的影响［J］. 中国医药指南，2019，17（27）：259-260.

［11］吴玉霞，夏鲜，陈兴琼，等. 急性心肌梗死患者心理护理干预的技巧［J］. 实用护理学杂志，2009，19（2）：63-66.

［12］常文红，王建辉，杨秀兰，等. 护理干预对 CCU 心肺复苏病人心理健康水平影响的临床研究［J］. 护理研究，2012，26（4）：1100-1101.

［13］赵 红. 35 例心肺复苏后患者的护理体会［J］. 影像研究与医学应用，2017，1（18）：205.

［14］Eddy F，Fern C，Linda C，et al. An official American Thoracic Society Clinical Practice guideline：the diagnosis of intensive care unit-acquired weakness in adults［J］. American Journal of Respiratory & Critical Care Medicine，2014，190（12）：1437-1446.

［15］Fieldridley A，Dharmar M，Steinhorn D，et al. ICU-Acquired Weakness Is Associated With Differences in Clinical Outcomes in Critically Ill Children［J］. Pediatric critical care medicine：a journal of the Society of Critical Care Medicine and the World Federation of Pediatric Intensive and Critical Care Societies，2015，17（1）：53.

［16］Jolley S E，Bunnell A E，Hough C L. ICU-Acquired Weakness［J］. Chest，2016，150（5）：1129-1140.

［17］Dettling-Ihnenfeldt D S，Wieske L，Horn J，et al. Functional Recovery in Patients With and Without Intensive Care Unit-Ac-quired Weakness［J］. Am J Phys Med Rehabil，2017，96（4）：236-242.

［18］Griffiths R D，Hall J B，Griffiths R D，et al. Intensive care unit-acquired weakness［J］. Critical Care Medicine，2010，38（3）：779-787.

［19］Lipshutz A K，Gropper M A. Acquired Neuromuscular Weakness and Early Mobilization in the Intensive Care Unit［J］. Anesthesiology，2013，118（1）：202-215.

［20］Perme C，Chandrashekar R. Early mobility and walking program for patients in intensive care units：creating a standard of care［J］. Am J Crit Care，2009，18（3）：212-221.

［21］Hermans G，Van den Berghe G. Clinical review：intensive care unit acquired weakness［J］. Crit Care，2015，19（1）：274.

［22］VonHaehling S. ICU-acquired weakness and recovery from critical illness［J］. N Engl J Med，2014，371（3）：287.

［23］Nanas S，Kritikos K，Angelopoulos E，et al. Predisposing factors for critical illness polyneuromyopathy in a multi-disciplinary intensive care unit［J］. Acta Neurol Scand，2008，118（3）：175-181.

［24］Lanone S，Taillé C，Boczkowski J，et al. Diaphragmatic fatigue during sepsis and septic shock［J］. Intensive Care Med，2005，31（12）：1611-1617.

［25］Farhan H，Moreno-Duarte I，Latronico N，et al. Acquired Muscle Weakness in the Surgical Intensive Care Unit：Nosology，Epidemiology，Diagnosis，and Prevention［J］. Anesthesiology，2016，124（1）：207-234.

［26］Files D C，Sanchez M A，Morris P E. A conceptual framework：the early and late phases of skeletal muscle dysfunction in the acute respiratory distress syndrome［J］. Critical Care，2015，19：266.

［27］Needham D M，Wozniak A W，Hough C L，et al. Risk factors for physical impairment after acute lung injury in a national，multicenter study［J］. Am J Respir Crit Care Med，2014，189（10）：1214-1224.

［28］Funk D，Doucette S，Pisipati A，et al. Low-dose corticosteroid treatment in septic shock：A propensity-matching study［J］. Crit Care Med，2014，42（11）：2333-2341.

［29］Papazian L，Forel J M，Gacouin A，et al. Neuromuscular blockers in early acute respiratory distress syndrome［J］. N Engl J Med，2010，363：1107-1116.

［30］Stevens R D，Marshall S A，Cornblath D R，et al. A framework for diagnosing and classifying intensive care unit-acquired weakness［J］. Crit Care Med，2009，37（10 Suppl）：S299-308.

［31］Peñuelas O，Muriel A，Frutos-Vivar F，et al. Prediction and outcome of intensive care unit-acquired paresis［J］. Intensive Care Med，2016，33（1）：16-28.

［32］DiazBallve L P，Dargains N，Urrutia Inchaustegui J G，et al. Weakness acquired in the intensive care unit. Incidence，risk factors and their association with inspiratory weakness. Observational cohort study［J］. Rev Bras Ter Intensiva，2017，29（4）：466-475.

［33］Mourtzakis M，Parry S，Connolly B，et al. Skeletal Muscle Ultrasound in Critical Care：A Tool in Need of Translation［J］. Ann Am Thorac Soc，2017，14（10）：1495-1503.

［34］ Hodgson C L，Stiller K，Needham D M，et al. Expert consensus and recommendations on safety criteria for active mobilization ofmechanically ventilated critically ill adults ［J］. Crit Care，2014，18（6）：658.

［35］ Morris P E，Goad A，Thompson C，et al. Early intensive care unit mobility therapy in the treatment of acute respiratory failure ［J］. Critical Care Medicine，2008，36（8）：2238.

［36］ Toonstra A L，Zanni J M，Sperati C J，et al. Feasibility and safety of physical therapy during continuous renal replacement therapy in the intensive care unit ［J］. Ann Am Thorac Soc，2016，13：699－704.

［37］ Rodriguez Po，xetten M，Maskin Lp，et al. Muscle weak-ness in septic patients requiring mechanical ventilation：protective effect of tianscutaneous neuromuscular electrical stimulation ［J］. Crit Care，2012，27（3）：319.

［38］ Cameron S，Ball I，Cepinskas G，et al. Early mobilization in the critical care unit：a review of adult and pediatric literature ［J］. J Crit Care，2015，30（4）：664－672.

［39］ Berlowitz D J，Tamplin J. Respiratory muscle training for cervical spinal cord injury ［M］. The Cochrane Library：John Wiley &-Sons，Ltd，2010：CD008507.

［40］ KKP M，Nascimento L R，Polese J C，et al. Effect of highintensity home-based respiratory muscle training on strength of respiratory muscles following a stroke：a protocol for a randomized controlled trial ［J］. Braz J Phys Ther，2017.

［41］ Bissett B M，Leditschke I A，Neeman T，et al. Inspiratory muscle training to enhance recovery from mechanical ventilation：a randomised trial ［J］. Thorax，2016，71（9）：812－819.

［42］ Hermans G，Schrooten M，Van D P，et al. Benefits of intensive insulin therapy on neuromuscular complications in routine daily critical care practice：a retrospective study ［J］. Critical Care，2009，13（1）：R5.

［43］ Strom T，Martinussen T，Toft P. A protocol of no sedation for critically ill patients receiving mechanical ventilation：a ran domisedtrial ［J］. Lancet，2010，375（9713）：475.

［44］ Klein K，Mulkey M，Bena J F，et al. Clinical and psy-chological effects of early mobilization in patients treated in a neurologic ICU：a comparative study ［J］. Crit Care Med，2015，43（3）：865－873.

［45］ Tobias Wollersheim. Kurt Haas Whole-body vibration to prevent intensive care unit-acquired weakness：safety，feasibility，and metabolic response ［J］. Critical Care，2017，21：9－16.

［46］ Megan A，Brissie A，Meg Zomorodi，et al. Development of a neuro early mobilisation protocol for use in a neuroscience intensive care unit ［J］. Intensive and Critical Care Nursing，2017，42：30－35.

［47］ Burtin C，Clerckx B，Robbeets C，et al. Early exercise incritically ill patients enhances short term functional recovery ［J］. Crit Care Med，2009，37（9）：2499－2505.

［48］ 汤铂，王小亭，陈文劲，等. 重症患者谵妄管理专家共识 ［J］. 中华内科杂志. 2019，58（2）：108－118.

［49］ 管向东，于凯江，陈德昌，等. 中国医学发展系列研究报告——重症医学 ［M］. 北京：中华医学电子音像出版社，2019.

第三篇
脏器系统急症和处置

第十章　呼吸系统急症

第一节　重症肺炎

　　肺炎是指肺实质的感染。肺炎的发病率、死亡率都很高，但常常被误诊、误治，以及容易被临床医师低估。在过去，肺炎常常分为社区获得性肺炎（community-acquired pneumonia，CAP）、医院获得性肺炎（hospital acquired pneumonia，HAP）或呼吸机相关性肺炎（ventilator-associated pneumonia，VAP），后两种肺炎现在归类于卫生保健机构相关性肺炎（health care-associated pneumonia，HCAP）。

　　重症肺炎（severe pneumonia，SP）没有确切的定义，是由肺组织（细支气管、肺泡、间质）炎症发展到一定疾病阶段、恶化加重形成，引起器官功能障碍甚至危及生命，强调病情的严重性及积极治疗的迫切性。按照肺炎的分类，重症肺炎可分为 SCAP、SHAP、SVAP、SHCAP。

一、病因和发病机制

　　CAP 的潜在病原包括细菌、真菌、病毒和原生动物。新发现的病原体包括汉坦病毒、偏肺病毒、导致严重急性呼吸综合征（SARS）的冠状病毒以及社区获得的耐甲氧西林金黄色葡萄球菌（methicillin-resistant staphylococcus aureus，MRSA）菌株。虽然肺炎链球菌是最常见的，根据患者的危险因素及疾病的严重程度仍需考虑其他的病原微生物。SCAP 的致病菌与 CAP 类似，只是发生率有所不同。肺炎链球菌仍是导致 SCAP 最常见的病原体。我国流行病学的特征 2017 年 CAP 指南指出需要入住 ICU 的 SCAP 患者中，青壮年、无基础疾病的患者以肺炎链球菌、金黄色葡萄球菌、流感病毒、腺病毒、军团菌较常见；有基础疾病或年龄＞65 岁的患者以肺炎链球菌、军团菌、肠杆菌如肺炎克雷伯菌、金黄色葡萄球菌、厌氧菌、流感病毒、呼吸道合胞病毒较常见；有结构性肺病的患者以铜绿假单胞菌、肺炎链球菌、军团菌、肠杆菌如肺炎克雷伯菌、金黄色葡萄球菌、厌氧菌、流感病毒、呼吸道合胞病毒较常见。对于 CAP 患者，很多时候流行病学因素和存在的危险因素对于提示可能感染的病原体更重要。

　　HCAP 病原菌包括非多重耐药菌（non-MDR）及多重耐药菌（MDR）。非多重耐药菌的病原体与SCAP 相似，尤其是在 5～7 天之内发生的 VAP。如果患者有其他感染 HCAP 的危险因素，MDR 病原体是一个考虑因素，哪怕在住院治疗的早期。多重耐药菌主要包括铜绿假单胞菌、不动杆菌、肠杆菌（肺炎克雷伯菌、大肠埃希菌）及金黄色葡萄球菌（包括 MRSA）。不同医院之间，甚至同一医院内不同的重症监护病房之间，多重耐药菌病原谱存在比较大的差异。

　　肺炎是由肺泡水平的微生物病原体的增殖和宿主对这些病原体的反应引起的。病原微生物进入下呼吸道的最常见途径是误吸。少量吸入经常发生在睡眠期间（尤其是老年人）和意识水平下降的患者。细菌也可能通过血流到达肺部，被正常的宿主清除机制过滤，但随后逃逸并导致肺炎。金黄色葡萄球菌肺炎通常是由血行传播引起的，尤其是当存在血管内感染如心内膜炎时。大肠埃希菌和其他革兰阴性菌也可能通过血行传播而导致肺炎。机械因素在宿主防御中至关重要。下呼吸道黏膜能分泌富含分泌性免疫球蛋白 A（sIgA）的黏液，起到防止病原体黏附和激活免疫系统其他部分的作用。这些防御可能被常见的微生物破坏。防御系统的紊乱使"机会主义"微生物引起感染，如革兰阴性菌、厌氧菌、葡萄球菌和真菌。宿主防御能力的减弱、感染毒力强的微生物、微生物负荷过重，这些因素都与发展为肺炎甚至重症肺炎有关。

二、病理生理改变

肺炎的严重程度取决于免疫防御及组织修复两个方面。

免疫防御是通过杀死或清除导致感染的微生物来降低其致病力。当潜在的感染性有机体到达肺泡时，先天性和特异性的防御就开始发挥作用。呼吸道细胞产生抑制或杀死微生物的物质，包括溶菌酶、乳铁蛋白、β-防御素和表面活性剂。肺泡巨噬细胞在清除和杀死病原体方面非常有效。细菌细胞壁成分，如革兰阴性菌中的脂多糖和革兰阳性菌中的肽聚糖，激活替代补体级联反应，导致免疫调理或杀死细菌。它们还上调 toll 样受体，从而增强体液和细胞免疫机制。细菌成分表面表达的抗体大大增强了宿主的防御反应，而针对细菌荚膜多糖的血清型特异性抗体在预防肺炎球菌感染方面尤为重要。如果这些防御机制失效，细菌可能在肺泡内复制，肺泡巨噬细胞会启动炎症反应来增强下呼吸道防御，如炎症介质白细胞介素 1（IL-1）和肿瘤坏死因子（TNF）的释放、趋化因子 IL-8 和粒细胞集落刺激因子的产生，后者可刺激中性粒细胞在肺内聚集。巨噬细胞和新招募的中性粒细胞释放的炎症介质造成肺泡毛细血管渗漏和血浆及炎性细胞的积聚，这在急性呼吸窘迫综合征（ARDS）患者中可以看到。在细菌性肺炎中，宿主的炎症反应是导致大多数疾病表现的原因。肺炎是由微生物通过肺间质和肺泡复制和传播引起的。微生物的存在以及由此产生的炎症反应，以肺泡内血浆和白细胞的积聚为特征，解释了肺炎的大多数临床表现。这种进行性的炎性渗出物在放射学上被诊断为肺炎，会导致通气-灌注不匹配和低氧血症。与细菌性肺炎不同，流感病毒直接侵入柱状上皮细胞，从而导致从一些呼吸道上皮细胞空泡化到整个呼吸道上皮细胞脱落的病理变化。

组织修复指的是宿主承受特定微生物感染的能力。修复途径不是改变微生物的负担，而是通过抑制病原体或免疫损伤来降低病理生理反应。在肺部感染期间，多种过程有助于组织恢复，包括抗炎途径、促分解途径、组织保护途径和修复性再生途径。一旦炎症反应失衡，可导致脓毒症、脓毒症休克、全身炎症反应综合征（SIRS）、多器官功能障碍综合征（MODS）。一些细菌病原体还可以干扰缺氧性血管收缩，导致严重的低氧血症。SIRS 时呼吸驱动的增加导致呼吸性碱中毒。毛细血管渗漏引起的非顺应性降低、低氧血症、呼吸驱动力增强、分泌物增多，以及偶有的感染相关性支气管痉挛，都会导致呼吸困难。如果严重的话，肺容量和顺应性的降低以及肺内血液分流引起的呼吸力学改变可能导致患者死亡。

三、临床表现

（一）症状

1. 全身表现　　肺炎通常表现为急性发热，可伴有畏冷、寒战。身体衰弱患者可表现为低热或不发热。有些患者可能还会出现定向障碍、精神错乱、疲劳或更微妙的精神状态变化。

2. 呼吸系统表现　　患者多有咳嗽和咳痰，并且伴随痰量及痰液形状的改变，咳脓痰或血性痰。有些患者感觉胸闷，还有胸膜性胸痛。病毒性肺炎更容易出现上呼吸道症状，如鼻后滴漏或喉咙痛和干咳。重症肺炎由于双肺渗出范围较大，容易出现低氧血症、呼吸困难甚至呼吸窘迫。

3. 肺外表现　　重症肺炎患者病情严重，可序贯出现呼吸系统以外的脏器功能损害。循环系统功能损害，患者可出现低血压，需行液体复苏甚至需用血管活性药物才能改善。肾脏损害，患者可表现为尿量减少。其他脏器功能损害，如消化道、神经系统、血液系统等。

（二）体征

呼吸频率增加和辅助呼吸肌参与是常见的。触诊可显示触觉性震颤增加或减少，叩诊音可由清音变浊音，分别反映肺和胸膜液的实变。听诊可能会听到湿啰音、支气管呼吸音和胸膜摩擦音。

四、辅助检查

（一）生化检查

血常规可以了解感染严重程度，指导液体复苏。其中血小板进行性下降多提示预后不良。尿常规除外有无泌尿系感染，了解酸碱度及尿液浓缩情况以辅助液体治疗。大便常规有助于发现消化道出血和胃肠功能衰竭等情况。此外还需监测乳酸、肝功能、肾功能、血糖、电解质、清蛋白等指标，了解器官功能情况，其中乳酸≥4 mmol/L 多提示预后不良。CRP 可以较好地反映机体的急性炎症状态，敏感性高。监测 PCT 可作为是否使用抗感染药的依据以及判断停用抗感染药的时机。重症感染及炎症反应可导致凝血功能障碍、血栓形成及出血风险，严重者可引起弥散性血管内凝血（DIC）的发生，需监测凝血功能。重症肺炎患者监测血气分析是病情严重程度的判断指标之一，可协助调整机械通气患者的呼吸机参数。

（二）影像学检查

重症肺炎患者入院时常规进行正侧位 X 线检查，对于体位受限及不方便移动的患者可行床旁胸片检查。如条件允许应行胸部 CT 进一步了解肺部情况。肺部超声是一个快速发展的领域，近几年应用越来越广泛。但超声灵敏度高特异性较低，当 X 线成像出现长时间延迟时，这可能成为一个有用的测试方法。超声对于胸腔积液的诊断也是比较好的一个手段。

（三）病原学检查

重症肺炎患者推荐病原学检查方法包括：痰涂片及培养、血培养、胸腔积液培养、肺泡灌洗、非典型病原体筛查、呼吸道病毒筛查、血清抗原、核酸病原体检测等。2019 年美国 IDSA/ATS 成人 CAP 指南指出对于重症肺炎尤其是气管内插管的患者，建议留取下呼吸道分泌物或肺泡灌洗液进行染色和培养。因为重症肺炎的病因与轻症肺炎有些不同，取得病原微生物依据的最大好处是发现医师原本没有怀疑或耐药的病原体，以及时修改治疗方案。对于疑似结核病或真菌感染，可以使用特定的染色剂。对深度>1 cm 的胸腔积液进行培养也有助于监测病原体。重症肺炎或有 MRSA 或铜绿假单胞菌感染的高危患者仍需留取血培养进一步明确诊断。如条件允许，SCAP 可进行军团菌及肺炎链球菌尿抗原检测，其他的抗原检测包括流感病毒的快速检测、流感病毒和呼吸道合胞病毒的直接荧光抗体检测。G 试验对除隐球菌和接合菌以外的侵袭性真菌感染的诊断有参考价值，半乳甘露聚糖抗原对侵袭性曲霉感染的诊断有重要参考价值。血清学测试被用来帮助识别非典型病原体以及一些典型但相对不寻常的有机体。高通量核酸病原体检测目前应用也逐渐增多。

五、诊断和鉴别诊断

（一）诊断

重症肺炎是肺炎的一种类型，首先要判断是否符合肺炎的诊断标准。2006 年中华医学会呼吸病学分会制订的 CAP 诊断和治疗指南指出，肺炎的诊断需具备下述前 4 项中任何 1 项加上第 5 项，并除外肺结核、肺部肿瘤、非感染性肺间质性疾病、肺水肿、肺不张、肺栓塞、肺嗜酸性粒细胞浸润症、肺血管炎等即可诊断。包括：①新近出现的咳嗽、咳痰或原有呼吸道症状加重，出现脓性痰，伴或不伴胸痛；②发热；③肺实变体征和/或湿啰音；④外周血（WBC）>10×10⁹/L 或<4×10⁹/L，伴或不伴核左移；⑤胸部影像学检查显示新出现片状、斑片状浸润性阴影或间质性改变，伴或不伴胸腔积液。

肺炎的诊断明确后，需评估病情的严重程度是否可诊断重症肺炎。目前多采用 2007 年美国 IDSA/ATS 制订的重症肺炎判定标准，包括 2 项主要标准和 9 项次要标准。符合下列 1 项主要标准或≥3 项次要标准者即可诊断。主要标准：①气管内插管需要机械通气；②脓毒症休克积极液体复苏后仍需要血管活性药物。次要标准：①呼吸频率≥30 次/min；②PaO_2/FiO_2≤250 mmHg；③多肺叶浸润；④意识障碍和/或定向障碍；⑤血尿素氮≥20 mmg/dl；⑥白细胞减少症（WBC 计数<4×10⁹/L）；⑦血小板减少症（血小板计数<100×10⁹/L）；⑧体温降低（中心体温<36 ℃）；⑨低血压需要液体复苏。

（二）鉴别诊断

1. 肺部肿瘤　肺部影像学检查有助于明确诊断，但应始终考虑潜在的恶性肿瘤，尤其是老年患者或有吸烟史的患者。

2. 肺栓塞　肺栓塞也可导致呼吸困难、血流动力学不稳定，炎症指标、肺动脉 CT 造影有助于鉴别。

3. 急性心力衰竭　肺炎很难与急性左心衰鉴别，尤其是在老年患者中，临床症状和白细胞计数不可靠。心力衰竭的肺部渗出多以肺门为中心，靠近胸膜常常渗出少，若症状控制，肺部影像学常常在短期内可得到改善。

六、处置

（一）评估治疗场所

2019 年美国 IDSA/ATS 成人 CAP 指南建议临床医师优先使用肺炎严重程度指数（PSI，见表 10 - 1）联合临床判断以确定 CAP 的成年人是否需要住院治疗。严重程度（PSI≥Ⅳ）的患者应住院或入住 ICU。对需要血管活性药物的低血压患者或机械通气的呼吸衰竭重症肺炎患者可直接收入 ICU。对于不需要血管活性药物或机械通气的患者，可使用 IDSA/ATS 2007 重症肺炎诊断标准的次要标准以及临床判断，来评估患者是否需要更高强度的治疗。

表 10 - 1　　　　　　　　　　　　　　　肺炎严重指数（PSI）分级

Ⅰ级：（不符合下列任何一项者）

年龄＞50 岁
合并肿瘤疾病、充血性心力衰竭、脑血管疾病、肾脏病或肝脏病病史
有意识状态改变，脉率＞125 次/min，呼吸≥30 次/min，收缩压＜90 mmHg，或体温≤35 ℃或≥40 ℃

Ⅱ～Ⅴ级：需要根据 PSI 评分表进行评分（如下）

项　　目	评　　分
年龄	男性　年龄数
	女性　年龄数－10
合并症	
肿瘤	＋30
肝病	＋20
充血性心力衰竭	＋10
脑血管疾病	＋10
肾病	＋10
体格检查	
神志状态改变	＋20
呼吸次数≥30 次/min	＋20
收缩压＜90 mmHg	＋20
体温≤35 ℃或≥40 ℃	＋15
脉搏≥125 次/min	＋10
检查指标	
动脉血 pH＜7.35	＋30

续表

项　目	评　分
血尿素氮≥11 mmol/L	＋20
血钠＜130 mmol/L	＋10
血糖≥14 mmol/L	＋10
HCT＜30％	＋10
PaO_2＜60 mmHg 或 SpO_2＜90％	＋10
胸腔积液	＋10

危险分级		
分　级	评　分	30 天死亡率
Ⅰ	不需要评分	0.1％
Ⅱ	≤70	0.6％
Ⅲ	71～90	0.9％
Ⅳ	91～130	9.3％
Ⅴ	＞130	27％

（二）一般治疗

加强生命体征监测，监测神志、尿量，其他如氧疗、退热、加强痰液引流等对症支持治疗。

（三）抗感染治疗

重症肺炎患者应立即给予恰当的经验性初始抗感染药治疗，给予抗感染药治疗前留取病原学检测标本。抗感染药方案应根据临床和流行病学基础尽量覆盖可能的致病菌。经验性抗感染药应遵循以下原则策略：①明确是 CAP 还是 HAP。②需考虑宿主的基础疾病及是否存在免疫抑制。③有无感染 MDR 或特定病原体的危险因素。④抗生素选择先经验性覆盖，再根据病原体培养结果进行目标性治疗。综合国内外指南及综述，初始性可给予 β-内酰胺类联合阿奇霉素或氟喹诺酮类治疗；对于有铜绿假单胞菌危险因素的患者可予抗假单胞菌的 β-内酰胺联合阿奇霉素或 β-内酰胺联合氟喹诺酮治疗。疑有吸入因素时应优先选择氨苄西林/舒巴坦钠、阿莫西林/克拉维酸等有抗厌氧菌活性的药物，或联合应用甲硝唑、克林霉素等。老年有基础疾病患者要考虑到肠杆菌科菌感染可能，由于我国肠杆菌科菌对氟喹诺酮耐药率高、产 ESBL 比例高，经验性治疗可选择哌拉西林/他唑巴坦、头孢哌酮/舒巴坦或厄他培南等碳青霉烯类。对于存在 MRSA 感染高危因素的患者，可使用万古霉素、利奈唑胺等抗 MRSA 药物。院内获得性肺炎需根据当地流行病学结果选择敏感抗感染药。在起始治疗后根据病原体培养结果和患者对起始治疗的临床反应进行评估，以决定是否降阶梯治疗。真菌感染在重症肺炎中的比例也逐渐升高，可根据患者的具体情况，选择经验性治疗、抢先治疗或目标性治疗。应用药效学/药动学规则可优化抗感染药的疗效。

抗感染治疗一般可于体温正常和主要呼吸道症状明显改善后 3～5 天停药，但疗程视不同病原体、病情严重程度而异，不能把肺部阴影完全吸收作为停用抗感染药的指征。对于普通细菌性感染，如肺炎链球菌，用药至患者热退后 72 小时即可。对于金黄色葡萄球菌、铜绿假单胞菌、克雷伯菌属或厌氧菌等容易导致肺组织坏死的致病菌所致的感染，建议抗感染药疗程≥2 周。对于非典型病原体治疗反应较慢者疗程可延长至 10～14 天。军团菌属感染的疗程建议为 10～21 天。一些生物标志物如降钙素原，有助于指导抗生素治疗的持续时间。

（四）循环支持

重症肺炎患者如合并休克，按照拯救脓毒症运动（SSC）指南予以集束化液体复苏方案，如经过充分的扩容后患者血压仍低，可使用血管活性药物，首选去甲肾上腺素。同时应加强容量管理，避免发生或加重肺水肿。

（五）机械通气

重症肺炎患者出现急性呼吸衰竭，需应用机械通气。机械通气包括无创机械通气（NIV）及有创机械通气，临床医师应注意把握无创及有创机械通气的时机。NIV，通过面罩或头盔，代表了急性呼吸衰竭的一种可能的一线强化治疗，无论是在低氧血症还是高碳酸血症患者中。尽管在重症肺炎和急性呼吸衰竭患者中选择 NIV 的主要原因是为了避免与有创机械通气相关的并发症，临床医师必须考虑那些预测 NIV 失败的因素，防止延迟气管内插管而危及患者的生命。对于已出现 ARDS 的患者，需要一种肺保护性通气策略，理想体重（IBW）的潮气量为 $4\sim8$ ml/kg，平台压力（Pplat）为 30 cmH_2O 或更低，以避免肺损伤。对于上述治疗反映不好的患者可考虑体外膜氧合（ECMO）。

（六）其他器官功能支持

重症肺炎可引起其他器官功能损害，常见的有肝、肾、消化道、血液系统、神经系统等脏器功能损害。注意加强监测，根据脏器功能损害程度给予相应的处理。

（七）糖皮质激素

合并感染性休克的重症肺炎患者，遵循感染性休克的处理原则，适量短程使用小剂量糖皮质激素。不合并感染性休克的重症肺炎患者，激素对于重症肺炎的抗感染作用被部分研究所证实，但临床最终受益并不确定，不常规建议使用糖皮质激素。

（八）其他治疗

有研究表明，静脉注射丙种球蛋白（IVIG）可以作为辅助手段治疗重症肺炎，虽然国内外并无权威指南推荐，但其对免疫缺陷患者及病毒感染患者可能有一定的作用。同时应加强血糖的管理、注意预防应激性溃疡及深静脉血栓，加强营养支持。

重症肺炎仍然是入住 ICU 的常见原因。鉴于危重患者早期治疗的重要性，及时临床判断及结合 PSI 评分评估患者有无入住 ICU 的指征至关重要。致病因素有很大的不同，取决于流行病学和个人危险因素。为了避免不恰当的经验治疗和早期临床失败，快速的微生物诊断是必不可少的。重症肺炎患者常发生严重急性呼吸功能衰竭，需要有创或无创机械通气，必要时需行 ECMO 治疗。重症肺炎常合并其他器官功能损害，需加强监测，给予恰当的处理。

〔申文娟　罗　亮〕

第二节　慢性阻塞性肺疾病急性加重

慢性阻塞性肺疾病（chronic obstructive pulmonary disease，COPD）已成为一个严重的公共卫生问题，是在世界范围内发病率和死亡率都较高的一种慢性疾病，到 2020 年居世界疾病经济负担的第五位。它的特点是进行性的不完全可逆的气流受限，与肺部对有害颗粒或气体的异常炎症反应有关。慢性阻塞性肺疾病急性加重（acute exacerbation of COPD，AECOPD）是一种异质性事件，被认为是由宿主、呼吸道病毒、呼吸道细菌和环境污染之间复杂的相互作用引起的。它的临床特征是患者呼吸困难、咳嗽和/或痰的增加超出了正常的日常变化，急性发病，可能需要改变常规药物。COPD 是一种复杂的慢性全身炎症性疾病，具有多种肺外表现，急性加重期可能出现危及生命的呼吸衰竭。

一、病因和发病机制

导致 COPD 发展的最重要因素是吸烟。不常见的因素包括遗传疾病，如 α_1-抗胰蛋白酶缺乏症、职业暴露和空气污染。只有 30% 的吸烟者发展成具有临床意义的 COPD。COPD 中的气流受限是由于管腔阻塞和黏液分泌过多、肺泡附着物破坏以及黏膜和支气管周围炎症与纤维化（闭塞性细支气管炎）的结合。慢性阻塞性肺疾病导致慢性呼吸困难和增加运动耐力下降。它的特点是间歇性急性加重（通常由并发感染引起）。慢性并发症包括肺动脉高压、肺源性心脏病、继发性红细胞增多症、大疱性肺病、药物相关并发症（如骨质疏松症）、体重减轻和生活质量日益下降。COPD 患者合并支气管扩张症的发生率较高，预后较差。这些患者多为男性，有较长的吸烟史，痰量较多，并且有更频繁的急性加重发作。它们更容易被潜在的致病微生物（如铜绿假单胞菌）感染，病情加重时需使用广谱抗生素治疗。

二、病理生理改变

用力呼气流速持续降低是慢性阻塞性肺疾病最典型的表现。残气量（RV）和 RV/TLC（总肺容量）比值增加，通气分布不均匀，通气血流比失调。

气流受限又称气流阻塞。与 COPD 相关的气流阻塞患者的第一秒用力呼气量（FEV_1）/用力肺活量（FVC）比值降低。COPD 中 FEV_1 的降低很少表现出对吸入支气管扩张药的大反应，尽管改善高达 15% 是常见的，这点是和哮喘不同的。尽管哮喘患者也可能发展成慢性（不完全可逆）气流阻塞。在 FEV_1 显著降低的情况下，最大吸气流量可以相对较好地保持。用力呼气时的气流是肺部促进气流流出的弹性回缩和限制气流流出的气道阻力之间平衡的结果。正常人以及 COPD 患者，最大呼气流量随着肺排空而减少，因为肺实质提供的弹性回缩力逐渐减少，气道的横截面积下降也增加了气流阻力。在流速-容量曲线的呼气支上，与肺容积减少相一致的流速降低很明显。在 COPD 的早期，气流受限仅在肺容积等于或低于功能残气量（FRC）时才明显，表现为流速-容量曲线下降支有一个下凹的部分。COPD 发展到更严重阶段，整个曲线的呼气流速比正常人下降。

在肺功能测定中也经常评估肺容积。慢性阻塞性肺疾病（COPD）晚期常有"气体陷闭"（RV 增加，RV 与 TLC 比值增加）和进行性过度充气（TLC 增加）。潮式呼吸时胸部的过度膨胀可保持最大呼气气流，因为随着肺容积的增加，弹性回缩力增加，气道增大，气道阻力减小。过度充气有助于补偿气道阻塞。然而，过度充气会使横膈膜变平，并产生一些不良影响。第一，通过减少膈肌和腹壁之间的贴壁区，吸气时的腹腔正压不能有效地作用于胸壁，阻碍胸腔运动影响吸气。第二，因为扁平的横膈膜肌纤维比正常的横膈膜短，它们产生的吸气压比正常的要小。第三，平坦的横膈膜（曲率半径 r）必须产生更大的张力（t），以产生潮式呼吸所需的跨肺压（p）。这是根据拉普拉斯定律得出的，$p=2t/r$。另外，由于胸腔在潮式呼吸时膨胀超过了正常静息容积，吸气肌必须克服更大的胸廓阻力，而不是从胸廓的弹性回缩中减少做功。

在 FEV_1 降低至预测值的 50% 甚至更低时，静息状态下氧分压通常可以保持在接近正常水平。在病程早期，肺动脉压可能会出现一定程度的升高，尤其是在运动时。但只有在 FEV_1 显著降低（<预测值的 25%）和慢性低氧血症（PaO_2<55 mmHg）的个体中，才可能出现严重到可以导致肺心病和引起 COPD 患者右心衰的肺动脉高压。非均一通气和通气-血流比失调是 COPD 的特征，反映了疾病过程中气道和肺实质改变的异质性。通气血流比失调是 COPD 患者 PaO_2 下降的主要原因；分流是少量的。这一发现解释了适度氧疗纠正 COPD 低氧血症的有效性。因此，当 COPD 患者的低氧血症难以纠正时，需要考虑 COPD 以外的其他问题。

三、临床表现

（一）病史

大多数慢性阻塞性肺疾病患者的肺功能都会缓慢、稳定地恶化。大多数来诊的患者都是因为急性加重。随着病情的进展，病情加重的频率也随之增加。充分了解患者的基础情况是很重要的。需问患者以下几个方面的问题。①是否被诊断为慢性阻塞性肺疾病，什么时候诊断的，什么时候开始出现症状，肺功能结果怎样，有什么危险因素；②目前的药物：短效和长效支气管扩张药、抗真菌药、类固醇（吸入或口服）、家庭氧疗以及任何其他药物；③平时的运动耐量；④过去几年中患者入院的次数、频率和严重程度（特别是包括无创通气或插管）；⑤此次急性恶化的表现；⑥有无并发症。

（二）症状及体征

慢性阻塞性肺疾病（COPD）的恶化可能会立即危及某些人的生命，需要立即对气道和呼吸进行管理，同时进行评估。

严重呼吸衰竭或呼吸衰竭的临床特征包括以下几点。①呼吸功增加的表现：呼吸急促，缩唇呼吸，说话不能成句，只能说词或者短语，辅助呼吸肌参与做功；②高碳酸血症：患者意识状态改变，表现为嗜睡、疲惫，瞳孔缩小；③听诊：沉默肺，下肺呼吸音低；④张力性气胸的临床证据：气管偏移，单侧呼吸音缺失，颈部静脉怒张；⑤缺氧的表现：发绀，血氧饱和度降低。

一旦关键问题得到处理，评估的重点是慢性阻塞性肺疾病的急性和慢性特征。急性加重的表现可能包括非特异性特征（呼吸急促、心动过速、低血压、心房颤动或多源性房性心动过速）、感染（发热、局部湿啰音、脓痰/血痰）和支气管痉挛。由于疾病的异质性，慢性疾病的特征各有不同。患者可能身材消瘦、桶状胸以及肺心病导致的水肿。需要寻找的重要诱因及并发症包括感染、痰潴留、支气管痉挛、空气污染、呼吸驱动力下降（如镇静药）、胸部损伤、呼吸肌力下降（如代谢或神经肌肉疾病，其他增加代谢需求的疾病）。

四、辅助检查

以下检查可用于评估患有COPD的急性发作患者，但并非全部都需要做。

床边脉搏血氧饱和度监测：避免缺氧或氧合过度。在某些情况下，氧合过度可导致呼吸动力的丧失，这是因为呼吸驱动力依赖于缺氧。

胸部X线检查：胸部X线可提供有价值的信息，以下情况可能需立即干预（如气胸、肺炎、胸腔积液和心力衰竭）。慢性气流受限患者肺部X线的特征可能包括过度充气、横膈膜变平、肺大泡、胸廓前后径增大、血管纹理减少和心脏缩小。

肺功能测定：确认存在气流阻塞——FEV_1 小于预测值的 80%，FEV_1/FVC 低于 0.7。在急性情况下，患者可能无法进行肺功能测定，而且往往不准确。

心电图（ECG）：可检测多源性房性心动过速或房颤，或证明并发缺血性心脏病。心电图可能提供肺动脉高压和右心室肥大的证据。

静脉血气分析：所有中重度患者都应监测。它提供关于慢性代偿（碳酸氢盐升高）、呼吸衰竭（PCO_2 升高）、pH（反映酸中毒和急性严重程度）的信息。它也能迅速提供有关休克（乳酸）、红细胞增多症（Hb）、葡萄糖和电解质的信息。pH 和 HCO_3^- 与动脉结果非常一致。静脉 PCO_2 可作为动脉高碳酸血症的筛选试验。静脉 PCO_2 低于 45 mmHg 对预测动脉高碳酸血症的敏感性和阴性预测值为 100%。

动脉血气（ABG）分析：提供有关氧合和高二氧化碳的更准确信息。根据临床表现（如神志改变或对治疗无反应）和血气结果可以评估患者所需的治疗强度。氧合水平可以经皮监测脉氧饱和度。通过监测 HCO_3^- 水平和 pH，可以将急性高碳酸血症与慢性高碳酸血症区分开来。但 ABG 在临床决策（如是否需要辅助通气或气管内插管）中几乎没有作用。

床旁微生物检测：指导抗生素和抗病毒药物的治疗。这些可用于快速诊断流感、肺炎链球菌、军团菌和呼吸道合胞病毒感染。目前这些检测的不精确性和成本限制了它们的实用性。

全血检查：血常规可能显示继发性红细胞增多症或因感染、长期使用糖皮质激素或急性加重应激反应导致的白细胞升高。电解质需注意钾、钠和葡萄糖水平。

痰培养：50% 的 COPD 加重可能是由细菌引起的，其中流感嗜血杆菌、肺炎链球菌和卡他莫拉菌是主要致病菌。肺功能受损程度越重的患者感染铜绿假单胞菌和其他革兰阴性菌的概率越高。

病毒培养和检测分析：20% 的急性加重是由病毒引起的，如鼻病毒、流感病毒和副流感病毒以及冠状病毒。

血浆脑钠肽（BNP）水平：用于鉴别心源性和肺源性呼吸困难，但并不排除伴随的 COPD 加重。

胸部计算机断层扫描（CT）：CT肺血管造影有助于调查可能的肺栓塞，尤其是当CXR异常时。高分辨率胸部CT可以显示肺气肿和并发支气管扩张的诊断和严重程度，也有助于其他诊断，如肺癌。

心脏相关检查：用心肌生物标志物、超声心动图来评估是否存在心肌缺血和心功能不全以及严重程度。

五、诊断和鉴别诊断

COPD的诊断应根据病史、危险因素、临床症状、体征、结合影像学检查等结果综合分析诊断。肺功能是诊断COPD的金标准，应用支气管扩张药后第一秒用力呼气量（FEV_1）/用力肺活量（FVC）<70%，同时排除已知病因或具特征病理表现的气流受限性疾病，可确诊COPD。根据既往病史的询问及发作期临床表现，可诊断AECOPD。

重要的鉴别诊断包括失代偿性左心衰、急性冠状动脉综合征、肺栓塞、气胸等。

六、处置

COPD治疗的总体目标是确认诊断和评估严重程度；缓解症状（包括使用长效支气管扩张药，以持续缓解中重度COPD的症状，以及对严重COPD并经常加重的患者使用吸入性糖皮质激素）；降低急性加重的风险；制定网络及自我管理计划；治疗急性加重。以下是COPD急性加重期的治疗方法。干预时机和程度取决于疾病的严重程度。对于危重患者的管理决策仅仅是临床上的，不需要进一步的检查来确定是否需要立即气管内插管。

（一）氧疗

严重的低氧血症必须纠正。大多数COPD患者的氧疗不会产生临床意义上的二氧化碳潴留。COPD高碳酸血症是由肺血流量的改变、通气/血流比失调、死腔通气增加等多种因素导致的，而不仅仅是因为缺氧解除时呼吸中枢驱动受到抑制。然而，建议控制目标SpO_2范围为88%～92%，相应的动脉氧分压为60～70 mmHg。当动脉氧分压过高（93%～95%），高碳酸血症呼吸衰竭患者的发病率和死亡率会增加。吸氧可以改善患者的氧合，开始经鼻导管低流量吸氧，氧脓毒0.5～2 L/min，必要时可使用储氧面罩逐步增加氧浓度。持续的低氧（SpO_2<85%）需要寻找并发症，如肺炎、肺水肿、肺栓塞和气胸，并考虑辅助通气。

1. 无创通气 无创通气（NIV）已成为治疗COPD急性呼吸衰竭的一线干预措施。持续气道正压通气（CPAP）和双水平气道正压通气（BiPAP）是无创正压通气的两种主要模式。慢性阻塞性肺疾病全球倡议管理指南（GOLD）建议在呼吸衰竭的早期，在严重酸中毒发生之前考虑NIV。在急性恶化期间，动态过度充气和内源性呼气末正压（PEEPi）的发展导致呼吸功增加。在一定程度上应用CPAP或外部PEEP来克服PEEPi，可以减少呼吸功。BiPAP包括吸气压和呼气压，并且已经证明是急性呼吸衰竭的一种有效模式。吸气气道正压通常为10～20 cmH_2O。呼气末正压其实是持续整个呼吸周期，约设定在5 cmH_2O。NIV的适应证包括：使用辅助呼吸机和胸腹部矛盾运动的中重度呼吸困难，中重度酸中毒和/或高碳酸血症（$PaCO_2$>45 mmHg）和呼吸频率>25次/min。禁忌证包括：呼吸停止，严重低血压，无气道保护能力，患者不配合，经常呕吐，气道大量分泌物，最近面部或胃食管手术，颅面部外伤和面部烧伤。慢性阻塞性肺疾病（COPD）急性呼吸衰竭患者初次（前48小时）NIV后有效发生第二次急性呼吸衰竭的概率约为20%。

2. 有创通气 气管内插管机械通气用于无创性通气失败或有气管内插管指征（如无气道保护能力或呼吸停止）的患者。机械通气的目的是防止呼吸肌过度做功，同时保留一定的自主呼吸做功防止呼吸肌萎缩。COPD患者正压通气的主要问题是气压伤和PEEPi的产生。通常推荐的通气策略包括潮气量的设置为5～7 ml/kg，使用较慢的呼吸频率，吸：呼气约为1：3。大多数患者通常也需要静脉输液来抵消正压通气对静脉回流和心输出量的影响。需要机械通气的患者住院死亡率为17%～30%。当患者在过去12个月内出现严重症状或多次加重，这些患者需要考虑气管内插管并转入重症监护室（ICU）。

（二）支气管扩张药

支气管扩张药用于治疗慢性阻塞性肺疾病急性加重期，因为有一小部分气流阻塞是可逆的。这些药物通常是由雾化器给药的。β受体激动药与抗胆碱药合用是临床上常见的。

1. β$_2$受体激动药沙丁胺醇雾化吸入常用于重症患者。偶尔，在严重的患者中，可能需要静脉给药。常见的副作用包括心动过速、震颤和低钾血症。长效β$_2$受体激动药（如沙美特罗、依福莫特罗）作用时间长达 12 小时，因此每天可用 2 次。研究表明，"缓解型"短效支气管扩张药可以改善肺功能、改善患者生活质量及缓解急性加重症状。

2. 抗胆碱药　短效抗胆碱药的作用时间大于短效β受体激动药。它们的不良反应也较低。最常用的药物是异丙托溴铵。一般剂量为 500 μg，每 4~6 小时使用一次。在临床实践中，有使用频率高达每 20 分钟一次的剂量，尽管证据很少。噻托溴铵是一种长效抗胆碱药，每天使用一次，已被证明能显著改善肺功能、缓解症状和改善生活质量，并减少 COPD 稳定期患者的急性加重次数。一般不用于急性加重期。

（三）糖皮质激素

系统性应用糖皮质激素已被证明能加速 COPD 急性加重期患者的康复、减少住院时间、降低复发风险和减少早期治疗失败。长期低剂量口服类固醇治疗已不再起任何作用。对于急性加重期，最佳初始剂量和疗程持续时间尚待确定，但目前建议使用甲泼尼龙 40~80 mg/d，持续 5 天。长期使用的并发症是无数的，须记住下丘脑-肾上腺轴抑制对患者的潜在副作用。吸入糖皮质激素（倍氯米松、布地奈德、氟替卡松、环索奈德）对慢性阻塞性肺疾病急性加重的作用尚不确定。

（四）抗生素

细菌在大约 50% 的慢性阻塞性肺疾病加重期起作用。30% 的患者没有明确的病因。抗生素仅在重症监护病房（ICU）的患者中被证明具有持续的有益效果。当患者出现呼吸困难、脓痰和痰量增加时，抗生素可能会有益处。与病情较轻的患者相比，病情加重更严重的患者更有可能从抗生素治疗中获益。抗生素应覆盖流感嗜血杆菌、肺炎链球菌和卡他莫拉菌，这取决于当地的流行病学，通常需要用到β-内酰胺酶抑制药。氟喹诺酮类药物的使用正在增加。意识改变、吞咽功能或胸片提示肺炎可能需要静脉使用抗生素。COPD 患者肺炎的抗生素治疗应遵循社区获得性肺炎初始治疗的建议。留取标本培养可指导接下来的治疗。

（五）其他治疗

其他的治疗包括容量管理，营养支持，纠正电解质紊乱，预防深静脉血栓形成，识别和治疗合并症，应用茶碱类药物，胸部物理治疗等。

长期治疗措施有戒烟、接种疫苗、运动训练、家庭氧疗、家庭无创通气，以及其他药物包括他汀类、罗氟司特、质子泵抑制剂、血管紧张素转换酶抑制药的使用。手术治疗有肺减容手术、肺移植。

慢性阻塞性肺疾病急性加重期的患者经常需要住院治疗呼吸衰竭。这类患者的医院死亡率约为 10%，出院后 1 年达到 40%；65 岁以上的患者死亡率更高。患者是否需要入院将取决于目前病情恶化的严重程度、诱发因素的易纠正性以及患者对治疗的反应。慢性阻塞性肺疾病（COPD）加重期患者入住 ICU 的适应证包括：严重的呼吸困难，对最初的治疗反应欠佳，神志改变，持续或恶化的低氧血症（氧疗不能改善），高碳酸血症恶化（PaCO$_2$>70 mmHg）或严重的呼吸性酸中毒，需要机械辅助通气以及血流动力学不稳定需要使用血管活性药物。ICU 入住的适应证经常受到质疑。反映急性疾病潜在严重程度的指标有：心搏骤停后、低的格拉斯哥（GCS）评分、心律失常、低的急性生理学和慢性健康评分（APCHE Ⅱ）和入住 ICU 时碳酸氢盐低（<20 mmol/L）。

〔申文娟　罗　亮〕

第三节　支气管哮喘急性发作

支气管哮喘（简称哮喘）是世界范围内的一个主要健康问题，其发病率和死亡率都很高。哮喘的发病率在世界各地有很大差异，各国哮喘发病率在 1‰～18‰不等，我国成人哮喘发病率为 1.24％。来自全球哮喘倡议的数据表明，目前世界上有 3 亿多人受到这种疾病的影响。澳大利亚、英国和北美的哮喘患病率高于中东和一些亚洲国家。严重程度也存在相当大的地理差异，澳大利亚报告的严重疾病比例最高。造成这种地理差异的原因尚不清楚，但可能在一定程度上与种族、农村与大都市环境以及空气污染有关。许多流行病学研究表明，哮喘的发病率和严重程度在全球范围内缓慢上升。

当患者的常规治疗方案无法充分控制症状时，他们就会到医院就诊。引起的呼吸系统损害可从轻到重，并危及生命。对于这些患者来说，最重要的就是制订一个治疗方案尽快控制目前哮喘症状，并将他们推荐给合适的医师以获得长期的疾病治疗管理方案。

一、病因和病理生理改变

哮喘的特点是气道高反应性和气道慢性炎症，在各种刺激下可导致间歇性、可逆性支气管收缩。它是一种复杂的免疫介导的疾病。有强有力的证据表明它与遗传因素相关，尽管没有一个基因直接与之关联。多基因因素可能可以解释哮喘的临床表现的多样性。免疫反应的触发因素（如外源性变应原、呼吸道病毒感染、污染物、职业暴露、情绪、运动、阿司匹林和 β 受体阻滞药等药物）会引起过度的炎症反应，激活各种类型的细胞，例如，肥大细胞、嗜酸性粒细胞、嗜碱性粒细胞、Th2 细胞和自然杀伤细胞。这会导致一些主要介质如组胺、嗜酸性和中性粒细胞趋化因子，以及次级介质如白三烯、前列腺素、血小板活化因子、白细胞介素和细胞因子等的释放。这些通过直接或胆碱能反射导致支气管收缩，血管通透性增加（水肿）和黏液分泌增加。病理生理上，急性哮喘的发作导致生理性死腔增加、呼吸肌疲劳以及气道陷闭肺过度充气从而出现内源性呼气末正压（PEEPi）。

二、临床评估

临床评估的目的是明确诊断、评估严重程度和识别并发症。

（一）病史

哮喘的特点是偶发性气短，常伴有喘息、胸闷和咳嗽。晚上症状可能更严重。症状可能会在几天内逐渐加重，也可能在几分钟内发作。非典型表现包括咳嗽和运动耐力下降。以下几种情况提示危及生命的哮喘发作，风险增加包括：以前有危及生命的发作，以前入住 ICU 行机械通气，需要三种或更多的药物控制症状，大量使用 β 受体激动药，在过去的一年中反复发作，并且在过去的 6 个月内需要口服皮质类固醇。行为和心理社会因素也与危及生命的哮喘发作有关，包括不遵嘱用药、监测或随访；自行出院；未经专科治疗；精神因素；滥用药物或嗜酒；肥胖；文化层次低；低收入；婚姻家庭因素。

（二）体征

体格检查结果随病情的严重程度而变化。可以表现为轻度喘息、呼吸困难和呼吸衰竭，严重的可能表现为不能正常说话、辅助呼吸机的参与、寂静肺、烦躁或意识水平改变、吸空气的时候血氧饱和度低于 92％以及发绀。临床特征是判断病情严重程度的一个很好的依据（表 10 - 2）。临床特征是反应病情严重程度的指标。

表 10 - 2　　　　　　　　　　　　　　　　哮喘急性发作严重程度分类

严重程度	临床特征
危重	乏力、神志不清、昏迷、发绀、不能言语、呼吸困难、心律失常、心动过缓、低血压
重度	劳力性呼吸困难，心动过速，心率≥110 次/min，呼吸急促，呼吸频率≥25 次/min，不能一口气说完一句话（即只限单词、短句）
中度	休息时呼吸困难，能说短句，胸闷，气喘，常规治疗症状可部分或短期缓解，夜间症状，无重度哮喘特征
轻度	劳累，能正常说话，对常规治疗反应良好

三、辅助检查

（一）轻度至中度哮喘

如有条件完善肺功能检查，评估呼吸峰流速（PEFR）或第一秒用力呼气量（FEV_1）。只有当临床怀疑气胸或肺炎时，才需要行胸部 X 线检查。根据情况行动脉血气和其他血液检测。

（二）重度或危重哮喘

1. 胸部 X 线检查　有时体格检查不能发现潜在的问题，胸部 X 线可以帮助进一步明确肺部情况。

2. 动脉血气分析　如果患者吸空气时血氧饱和度低于 92％，并且存在呼吸困难，血气分析检查是有用的。对于严重哮喘患者，动脉血气可能提示呼吸性碱中毒和轻度至中度缺氧，或缺氧和呼吸性酸中毒。血气分析提示呼吸衰竭加重，也可作为气管内插管的一个依据。

3. 静脉血气分析　越来越多的证据表明，静脉血气可以准确筛查动脉高碳酸血症和酸中毒。鉴于经皮脉氧饱和度测定的准确性，静脉血气分析可用于检测酸中毒和高碳酸血症，从而减少动脉穿刺的痛苦。

4. 全血检查　在没有感染的情况下，可能会出现轻度到中度的白细胞升高。电解质测量可显示轻度低钾血症，尤其是在频繁使用 β 受体激动药的情况下。

四、处置

（一）轻中度哮喘

急性哮喘的紧急处理根据严重程度而有所不同。其原则是确保充足的氧合，逆转支气管痉挛，并尽量减少炎症反应。轻度哮喘发作，可以吸入沙丁胺醇气雾剂 4～12 掀或雾化吸入沙丁胺醇 5 mg，还可以考虑使用甲泼尼龙 40 mg。中度哮喘发作，每 20～30 分钟重复使用沙丁胺醇一次，如有必要可间隔时间更短，持续 1 小时。如果效果欠佳，可使用沙丁胺醇联合异丙托溴铵雾化吸入，每 20 分钟重复一次，持续 1 小时，之后每 4～6 小时雾化吸入一次。甲泼尼龙 40 mg，每天 1 次，使用 5～10 天。

管理哮喘是一个动态的过程，患者病情可以迅速改善和恶化。密切监测及动态评估是必不可少的。如患者 PEFR＞70％预测值可以在症状缓解后 1 小时让其出院，但对于有致命哮喘发作病史以及妊娠的患者，这类患者需要急诊留观或收入院。对于出院的患者，除了标准剂量的吸入糖皮质激素外，口服 0.5～1 mg/（kg·d）的糖皮质激素，应至少持续 5 天或直到恢复，然后停用激素，不必要逐渐减量。

（二）危重哮喘

危重哮喘（定义为临床表现困倦、虚脱、精疲力尽、发绀、呼吸困难、呼吸微弱/听不到呼吸音或氧饱和度＜90％），立即进行严密的生命体征监测，充分吸氧以改善氧合气，雾化吸入 10 mg 沙丁胺醇。如果处理后明显改善，可通过计量吸入器（MDI）或雾化器间断吸入沙丁胺醇，并根据严重哮喘处理全身使用糖皮质激素。如果没有改善，建议尽早考虑采用无创通气（NIV）或气管内插管有创机械通气。对于无明显改善的患者，还建议每 20 分钟雾化吸入异丙托溴铵 500 μg，持续 1 小时（联合沙丁胺醇外）以及全身应用糖皮质激素。如果症状仍没有改善或恶化，静脉注射硫酸镁 10 mmol（如果危及生命的哮喘持续存在），可连续雾化吸入沙丁胺醇和/或静脉滴注沙丁胺醇［先给药 250 μg，然后以 5～10 μg/（kg·h）的速度输注］。需注意监测电解质、酸碱状态和乳酸防止沙丁胺醇毒副反应。如果症状没有改善或恶化，应评估通气支持的必要性，这些患者通常需要转入 ICU。如果严重危及生命的哮喘发作对上述治疗没有反应，则需考虑可能存在未识别的过敏反应并进行相应的治疗。

（三）其他治疗

1. 氧疗　目的是确保血氧饱和度超过 92％。因为这些患者的呼吸频率很快，所以要确保足够的气体流量，建议使用储气面罩或文丘里装置，患者可能需要高浓度氧气。

2. 镁剂　镁剂被认为具有支气管扩张和抗炎作用。研究表明，对于吸氧、注射短效 β_2 受体激动药和静脉注射糖皮质激素没有反应的急性哮喘患者，单剂量静脉注射硫酸镁可减少住院并改善肺功能。但镁剂的疗效仍需要更多的研究来证明。目前的建议是，对吸入治疗反应欠佳或危及生命的急性重度哮喘患者，应考虑单剂量静脉注射硫酸镁（20～30分钟内10 mmol）。

3. 机械通气 如果患者意识状态尚不是很差，有气道保护能力，NIV是合适的，可以避免气管内插管。NIV已被证明可以减少气道阻力和扩张支气管，以及减轻肺不张，减少呼吸功，降低哮喘引起的胸腔压和胸腔内压变化对心血管的影响。但单独使用不能改善气体交换。最近一个关于严重哮喘患者的研究显示，平均使用NIV 5小时，就可以看到PCO_2迅速下降和症状改善。与气管内插管相比，NIV有较低的不良事件。目前还没有指导使用NIV治疗哮喘的指南；然而，在合适的患者中，在严密监测下进行NIV似乎是合理的。

如果患者不适合NIV或症状没有改善，则需要气管内插管有创机械通气。必须注意通气，因为严重的气体陷闭会导致胸腔内压明显升高，并危及心血管甚至心搏骤停。建议缓慢的通气速率为6～8次/min，低通气量和延长呼气时间。为了降低气压伤的风险，只要达到足够的氧合，允许高碳酸血症。

4. 氨茶碱 虽然很多研究未能显示出对成人的益处，但有证据表明，选择对标准治疗无效的少数患者可能会受益于静脉注射氨茶碱［5 mg/kg负荷剂量超过20分钟，然后0.3～0.6 mg/（kg·h）］。应特别注意在入院时已经口服黄嘌呤的患者。

5. 抗生素 结合患者临床情况评估使用。

6. 氯胺酮 在严重哮喘患者中，谨慎的亚诱导剂量的氯胺酮有潜在的益处。氯胺酮在哮喘中的作用机制为拟交感神经作用、对支气管平滑肌的直接舒张作用、对组胺和乙酰胆碱的拮抗作用以及细胞膜稳定作用。一个研究氯胺酮在急性哮喘中作用的随机试验表明，在不增加焦虑症发生率的剂量下，氯胺酮并没有带来益处。对于气管内插管患者，有证据表明氯胺酮静脉注射［1 mg/kg，然后1 mg/（kg·h）］可降低最大吸气压力，改善气体交换、动态顺应性和分钟通气量。

病情较轻的患者一般可以在缓解后并制订治疗方案后出院。对于中度和重度哮喘患者，床边肺功能测试可作为处置决策的有用指导。那些治疗后PEFR低于70%的患者在初始治疗后可以通过适当的治疗出院。预测PEFR为40%～70%的患者需要延长住院观察和治疗时间，之后许多患者可出院。危重哮喘患者或治疗后PEFR低于预测值40%的患者需要住院治疗。此外，在评估出院的安全性时，还应考虑其他因素，包括以往致死哮喘发作的病史、最近的急诊就诊率、入院频率、目前或近期使用糖皮质激素、突然发作次数、依从性、家庭环境以及病情恶化时返回医院的机会。进入ICU适应证包括：PEFR恶化，持续缺氧或恶化，高碳酸血症，酸中毒，疲惫/呼吸功能恶化，困倦、混乱，意识状态改变，需呼吸机支持，呼吸停止。所有出院患者应制订一份哮喘治疗方案，包括接下来的24～48小时如果病情恶化该怎么做。

〔申文娟 罗 亮〕

第四节 呼吸衰竭

呼吸衰竭是指各种原因引起的肺通气和/或换气功能严重障碍，气体交换不足导致的低氧血症伴（或不伴）高碳酸血症。急性呼吸衰竭会在几分钟（超急性）、数小时或数天（亚急性）的时间内发展，而慢性呼吸衰竭则会持续数周、数月或数年。呼吸衰竭分为以下两种。1型呼吸衰竭：$PaO_2 < 8$ kPa，$PaCO_2$ 正常或降低；2型呼吸衰竭：$PaO_2 < 8$ kPa，$PaCO_2 > 6.67$ kPa。1型呼吸衰竭主要由通气/血流比（V/Q）失调引起，通常与呼吸系统疾病有关。2型呼吸衰竭是由肺泡通气不足引起的，伴或不伴V/Q失调，可由呼吸系统或呼吸系统以外的疾病引起。

一、病因和发病机制

1型呼吸衰竭是最常见的呼吸衰竭，低氧血症的机制有：吸入氧分压低，肺泡通气不足，弥散障碍，通气血流比失调，右向左分流。2 型呼吸衰竭通常见于因气流受阻或呼吸系统顺应性降低而呼吸功增加、神经肌肉疾病导致呼吸肌力下降或中枢性呼吸衰竭和呼吸驱动力下降的患者。高碳酸血症也可能是由于代谢增加（败血症、发热、烧伤、过度进食）引起的二氧化碳生成增加或二氧化碳排出减少。二氧化碳分压与肺泡通气（VA）成反比。呼吸频率降低或潮气量（VT）减少导致的分钟通气量减少，或死腔通气增加，都会导致 VA 降低。

呼吸衰竭可能是几种疾病共同作用的结果，例如，肺纤维化或心力衰竭合并肺炎，也可能在慢性基础上急性加重，如慢性阻塞性肺疾病失代偿性呼吸衰竭患者急性加重。对于已经住院的急性呼吸衰竭患者，最常见的原因是医院获得性肺炎、肺栓塞、肺水肿和镇静药（如阿片类药物）。急性呼吸衰竭的原因见表 10 - 3。

表 10 - 3   急性呼吸衰竭的原因

1 型呼吸衰竭	2 型呼吸衰竭
肺炎	中枢呼吸驱动减弱
肺栓塞	镇静药，如阿片类、苯二氮䓬类、乙醇
COPD 急性发作	颅脑外伤
哮喘急性发作	中枢神经占位性病变
纤维化肺病	脑血管意外
肺水肿（心力衰竭）	神经肌肉和胸壁疾病
急性呼吸窘迫综合征	颈髓病变
气胸	吉兰-巴雷综合征
	重症肌无力
	脊髓灰质炎
	膈肌麻痹
	连枷胸
	胸廓畸形（急慢性）呼吸系统疾病
	急性上呼吸道阻塞（异物或意识改变）
	慢性阻塞性肺疾病急性加重
	严重危及生命的哮喘
	气胸
	可加重呼吸衰竭的任何原因
	镇静药：苯二氮䓬类，阿片类物质
	吸入分泌物或胃内容物
	呼吸肌疲劳
	低心排血量综合征
	严重肥胖
	胸壁异常，如脊柱后凸畸形
	大量胸腔积液
	气胸

二、临床评估

（一）病史

患者是否患有潜在的心肺疾病，如哮喘、慢性阻塞性肺疾病、心脏病？是否存在感染，如发热、咳嗽、脓痰或痰量增加？有胸痛（胸膜痛还是非胸膜痛）？起病性质？是急性、亚急性还是慢性？患者的基础功能状态，用药史如鸦片类药物、苯二氮䓬类药、呼吸或心脏病药物。个人史包括职业、吸烟、酗酒等。

（二）体格检查

一般检查：患者会出现神志改变如嗜睡（GCS 评分），有呼吸急促，发绀，心律改变，如心动过速或心动过缓。心力衰竭可表现为颈静脉怒张，外周水肿。胸壁异常（后凸畸形，外伤后连枷胸）、膈肌反常运动。胸部检查哮鸣音可见于哮喘、COPD、心力衰竭患者，吸气相细湿啰音见于心力衰竭、肺纤维化，粗湿啰音见于支气管扩张、肺炎等。肺炎也可闻及支气管呼吸。胸腔积液叩诊呈浊音。语音震颤减弱见于气胸。如果可能的话，需检查患者的呼气峰流速。神经系统检查需注意有无慢性神经系统疾病及局部神经系统定位体征。

三、辅助检查

胸部 X 线检查：胸部 X 线可以提供一些有价值的信息，如肺部感染、气胸、心脏大小、胸腔积液等。

动脉血气：了解 pH 及乳酸，评估呼吸衰竭类型、缺氧程度及组织灌注情况，可以作为是否气管内插管的一个依据。

心电图：明确有无心律失常、心肌缺血等改变。

全血检查：血常规、C 反应蛋白、血糖、肌酐及电解质、血浆 BNP 或 NT-proBNP，了解感染相关指标、内环境。BNP 对于心源性及肺源性呼吸衰竭的鉴别诊断有一定价值。

微生物学检查：血培养、痰涂片镜检及培养，留取病原学依据。

患者如胸片有异常需完善经胸超声检查；怀疑心脏疾病完善超声心动图检查；怀疑中枢神经系统或神经肌肉疾病需完善神经系统相关检查。

四、处置

患者一旦出现以下情况需警惕呼吸衰竭：①呼吸窘迫；②呼吸频率＜8 次/min，＞30 次/min；③不能解释的躁动、意识模糊或意识水平下降；④动脉血氧饱和度＜90％。

第一步应评估患者是否需要紧急气管内插管或机械通气。如果存在严重的上气道阻塞、意识下降导致气道保护能力下降、发生呼吸或心搏骤停、氧疗后仍有严重缺氧或严重酸中毒、高碳酸血症等情况之一，应立即启动抢救并请 ICU 协助。

第二步防止危及生命的缺氧。氧疗是预防危及生命的缺氧的关键，但应谨慎。慢性阻塞性肺疾病（COPD）患者可能会出现伴有高碳酸血症的慢性呼吸衰竭，在这些患者中，缺氧会刺激呼吸中枢，完全消除缺氧可能会使呼吸衰竭恶化。这些患者需要控制性氧疗。因此，应该通过动脉血气分析尽早确定患者呼吸衰竭类型，并进行适当的氧疗。

第三步预防危及生命的高碳酸血症。2 型呼吸衰竭患者需要通过文丘里面罩进行控制性氧疗，使动脉血氧饱和度（SaO_2）达到 88％～92％。反复监测动脉血气分析很重要。如果高碳酸钙或酸中毒持续存在，则需要辅助通气。

第四步诊断和处理导致呼吸衰竭的病因。仔细询问病史、体格检查及合适的辅助检查至关重要。疗效很大程度上取决于诊断以及对最初治疗的反应。有些治疗方法需要尽快进行。例如可以吸入支气管扩张药（如沙丁胺醇 2.5～5 mg）、使用糖皮质激素（如泼尼松龙 30～40 mg）治疗哮喘或慢性阻塞性肺疾病急性加重期患者。静脉利尿药（如呋塞米 40～80 mg）治疗急性肺水肿。肺炎患者尽早启动抗生素治疗；肺栓塞患者抗凝治疗（如低分子肝素）。有大量呼吸道分泌物的情况下进行胸部物理治疗，这些分泌物会影响气体交换。大量胸腔积液或气胸予以引流。慢性阻塞性肺疾病急性加重期高碳酸血症性呼吸衰竭的患者可予无创通气治疗。如为镇静镇痛药的作用，可使用拮抗药，如过量服用阿片类药物使用纳洛酮，过量服用苯二氮䓬类药使用氟马西尼。

最后如有指征予以辅助通气。如果在治疗基础病因后，氧需求仍然很高（如＞60％）或存在高碳酸血症的持续性酸中毒，如果临床情况允许，则应考虑辅助通气（有创或无创）。无创、有创通气的适应证如表 10 - 4。

表 10 - 4　急性呼吸衰竭无创通气指征

通气模式	适应证	禁忌证	并发症
持续气道正压通气（CPAP）	心源性肺水肿	近期面部、上气道、上消化道手术；呕吐；肠梗阻；昏迷或不配合的患者；大量分泌物；血流动力学不稳定	面罩不适腹胀
双水平气道正压（BiPAP）	AECOPD 患者 2 型呼吸衰竭酸中毒；2 型呼吸衰竭酸中毒合并胸廓畸形	未引流的气胸	
气管插管机械通气	上气道梗阻；呼吸骤停；GCS 评分<8 分，气道保护能力下降；氧疗或无创通气失败，PaO_2 为 7.5～8 kPa；呼吸性酸中毒，pH<7.25	患者拒绝机械通气；慢性呼吸系统疾病合并严重的功能受损/严重的合并症；不可逆性广泛神经系统损害	需镇痛镇静；咽喉或气道损伤；呼吸机相关性肺炎；呼吸机相关性肺损伤（气压伤）；困难撤机

〔申文娟　罗　亮〕

第五节　急性肺栓塞

当血栓进入肺动脉循环时，就会发生肺栓塞（pulmonary embolism，PE）。肺栓塞是以各种栓子阻塞肺动脉或其分支为其发病原因的一组疾病或临床综合征的总称，包括肺血栓栓塞症（pulmonary thromboembolism，PTE）、脂肪栓塞综合征、羊水栓塞、空气栓塞等。大多数肺栓塞由深静脉血栓形成（DVT），在腿部、手臂或骨盆中，偶尔在颈静脉或下腔静脉。

全球范围内 PTE 和 DVT 均有很高的发病率。美国静脉血栓栓塞（VTE）的发病率约为 1.17/1000 人年，每年约有 35 万例 VTE 发生。我国近年来 VTE 诊断例数迅速增加，绝大部分医院诊断的 VTE 例数较 20 年前有 10～30 倍的增长。国内的统计资料显示，住院患者中 PTE 的比例从 1997 年的 0.26％ 上升到 2008 年的 1.45％。

一、病因和发病机制

当促凝作用超过纤溶作用时，就会出现凝血块。血栓形成是促使凝-纤溶平衡趋于过度促凝而发生的疾病。任何可以导致静脉血流淤滞、血管内皮损伤和血液高凝状态的因素（Virehow 三要素）均为 VTE 的危险因素，包括遗传性因素和获得性因素 2 类（表 10 - 5）。

发生血栓的诱发因素一般分为遗传性因素与获得性因素。引发血栓的危险因素包括：近期内手术，外伤或与肢体或身体制动相关的任何状况；活动性癌症可能是 VTE 的持久诱因。其他诱发因素通常包括导致静脉血流减慢的疾病，如感染、慢性疾病、使用雌激素、怀孕或初次产后等。年龄>50 岁（50

岁以后每年会增加发生肺栓塞的风险）。

引发症状的 PE 可以形成于腘窝、股总、股浅、骨盆、腋窝、颈静脉、大静脉。至少三分之一的患者 DVT 并发 PE，但可能患者无临床症状。如原先没有先天性心脏病或肺部疾病的患者出现 PE 症状，往往提示肺血栓管至少阻塞 20% 以上。随着血块负担的增加，肺动脉压力增加，导致右心室扩张和心肌损害，从而导致右心室释放肌钙蛋白和 B 型利钠肽。通过 CT 扫描或超声心动图检查发现右心室与左心室比率增加而发现的扩张或损伤；右心室损伤的信号为肌钙蛋白或 B 型利钠肽升高；或 12 导联心电图的急性肺动脉高压表明右心衰，增加循环休克和死亡的风险。

PE 的死亡通常来自以下两种机制之一：①突然完全肺动脉阻塞导致无脉性电活动或缺血对浦肯野传导系统打击导致心搏停止。②进行性右心衰和循环休克，持续数小时至数天。

股静脉和髂股静脉的血块通常在瓣膜形成，导致静脉瓣膜结疤和功能不良，进而导致静脉回流和腿部静脉血积聚，导致静脉曲张、疼痛、肿胀、皮肤色素沉着和溃疡，被称为血栓后综合征。

肢体不动时，VTE 风险会因关节而增加，遵循的顺序为：肘部（最少）＜肩膀＜脚踝＜膝盖和臀部（最多）。突发不承重的情况下，一只腿的髋部和膝盖固定引起 VTE 的风险最大。除了肢体固定不动，全身不动、躯体不动，以及旅行＞8 小时都会增加 VTE 的风险。

术后发生 PE 的患者，超过一半在出院后才被诊断，从手术到 PE 诊断的平均时间为＞10 天。危险因素包括患者年龄，手术时间，开放式手术，未进行血栓预防的手术。风险最高的手术包括腹部与肿瘤相关的手术，关节置换手术，以及在神经功能缺损的情况下对大脑或脊髓进行手术。根据手术的不同，术后 4 年内获得性 PE 复发风险范围为 5%～11%。

癌症患者发生血栓形成潜在性风险因宿主因素、肿瘤分期和肿瘤类型而异。一般而言，癌细胞分化程度越低，肿瘤相关血栓形成风险越高（尤其是已发生远处转移）。腺癌（胰腺癌、卵巢癌和结肠癌），胶质母细胞瘤，转移性黑色素瘤，淋巴瘤和多发性骨髓瘤特别容易导致血栓形成。发生 VTE 的风险较低的肿瘤包括乳腺癌、宫颈癌、前列腺癌和非黑色素瘤等局部皮肤癌，例如，鳞状细胞癌和未经化疗的基底细胞癌。一般来说，癌症患者在化学治疗期间发生 VTE 的风险最高。

尽管吸烟会导致发生 VTE 的危险因素增加（如癌症），并与肥胖症和可能的口服避孕药协同作用，但吸烟本身不会增加 VTE 发生的风险。

表 10-5　　　　　　　　　　　　　静脉血栓栓塞常见危险因素

遗传性危险因素	获得性危险因素		
	血液高凝状态	血管内皮损伤	静脉血流瘀滞
抗凝血酶缺乏	高龄	手术（多见于全髋关节或膝关节置换）	瘫痪
蛋白 S 缺乏	恶性肿瘤	创伤/骨折（多见于髋部骨折和脊髓损伤）	长途航空或乘车旅行
蛋白 C 缺乏	抗磷脂抗体综合征	中心静脉置管或起搏器	急性内科疾病住院
V 因子 Leiden 突变（活性蛋白 C 抵抗）	口服避孕药	吸烟	居家养老护理
凝血酶原 G20210A 基因变异（罕见）	妊娠/产褥期	高同型半胱氨酸血症	
Ⅻ因子缺乏	静脉血栓个人史/家族史	肿瘤静脉内化疗	
纤溶酶原缺乏	肥胖		
纤溶酶原不良血症	炎症性肠病		
血栓调节蛋白异常	肝素诱导血小板减少症		
纤溶酶原激活物抑制因子过量	肾病综合征		

续表

遗传性危险因素	获得性危险因素		
	血液高凝状态	血管内皮损伤	静脉血流瘀滞
非"O"血型	真性红细胞增多症		
	巨球蛋白血症		
	植入人工假体		

二、临床表现

（一）肺栓塞的临床表现

1. 症状　PE 患者可发生无任何症状的猝死。即使存在相似的合并症和血栓大小的患者，也可能发生区别很大的临床表现。PE 的临床特征：发生不明原因的呼吸困难，而这种呼吸困难往往无法通过听诊、心电图改变及胸片检查来解释。

第二种最常见的临床表现是胸膜炎性胸痛，但约有一半被诊断 PE 的患者没有胸痛症状。经典的 PE 疼痛在胸腔中锁骨和肋缘之间，与咳嗽或呼吸有关，而不是胸骨下的，不是从皮肤或肌肉发出的。

肺梗塞（肺组织破坏）可引起严重的局灶性疼痛，通常在栓塞事件发生后 1～3 天发生。肺基底肺段梗死可导致肩部疼痛或类似于胆道或输尿管绞痛。

除了胸痛和呼吸困难的常见症状外，3%～4% 的 PE 患者患有晕厥，并且另外 1%～2% 的患者出现新发作的"癫痫发作"（或类似抽搐的活动）或精神错乱。由于大约 20% 的人存在卵圆孔未闭，右心系统的 PE 可能导致心房中血栓从右向左转移，并冲入脑循环，产生中风样症状，称为反常栓塞综合征。神经系统症状的变化很大，神经系统症状可以有很大的不同，从典型的局部症状到间歇性的凝视，短暂的精神状态改变和非典型脊髓病症状（如四肢或腰部以下麻木），所有这些症状都可以波动。存在卵圆孔未闭可使 PE 的预后恶化。

2. 体征　体格检查发现，当患者生命体征异常时，提示 PE 患者已出现急性右心系统压力增高；这些体征包括心动过速，呼吸急促，脉搏血氧饱和度降低，有时甚至是轻度发热。在确诊为 PE 的患者中，约有一半的患者在诊断时心率低于 100 次/min，约 1/4 的患者早期生命体征异常，但在急诊科中已恢复正常。生命体征改变的机制来自血流阻塞和血栓本身诱发的类内分泌效应，共同刺激肾上腺素释放作用于心脏，并导致肺通气-血流比值失调。血栓的大小无法可靠地通过测生命体征变化来预测，心率血压变化情况与血栓大小无明确的相关性。发热与否与 PE 诊断也无明确相关性。（表 10-6）

除了生命体征，最有可能对诊断有帮助的两项身体检查如下：①单侧肢体肿胀（有或没有留置导管），这种情况下，PE 诊断的可能性提高了 3 倍。②喘息，使 PE 发生概率降低一半。

大多数 PE 患者听诊时呼吸音清。喘息或双侧啰音往往提示支气管痉挛或可能发生肺炎，但不能完全排除 PE；肺栓塞可能在受影响的肺段上产生啰音。

通常在急诊室获得的脉搏血氧饱和度、胸片和心电图对于 PE 患者是非特异性发现。经证实的 PE 患者的脉搏血氧饱和度往往低于没有 PE 的患者；虽然 PE 患者脉搏血氧饱和度下降很常见，但即使脉搏血氧饱和度为 100% 也不能完全排除 PE。自主呼吸的 PE 患者也往往出现呼气末二氧化碳分压较低。

大多数 PE 患者的胸部 X 线片上有一项或多项异常，包括心脏增大，基底部肺不张，肺部渗出或胸腔积液；所有这些都不是 PE 的特异性表现。在 <5% 的患者中，存在楔形区域的肺缺血（称为 Westermark's sing，通常来自完全的大叶动脉阻塞）或周围的圆顶状透光度下降（Hampton's hump，表示肺梗塞）。低氧血症或呼吸困难并伴有听诊双肺呼吸音清，结合胸部 X 线检查提示患者需要考虑进行 PE 相关检查。

心电图上急性肺动脉高压的发现增加了 PE 的可能性。这些发现通常不会被计算机所识别，包括：

心率＞100 次/min，胸导联中 V_1～V_4 的 T 波倒置，不完整或完整的右束支阻滞和 S1-Q3-T3 模式。

表 10-6　　　　　　　　　　　　　急性肺血栓栓塞症的临床表现

症　状	体　征
呼吸困难及气促（80%～90%）	呼吸急促（53%）
胸膜炎性胸痛（40%～70%）	哮鸣音（5%～9%）；细湿啰音（18%～51%）；血管杂音
晕厥（11%～20%）	发绀（11%～35%）
烦躁不安、惊恐甚至濒死感（15%～55%）	发热（24%～43%），多为低热，少数患者可有中度以上的发热（11%）
咳嗽（20%～56%）	颈静脉充盈或搏动（12%～20%）
咯血（11%～30%）	心动过速（28%～40%）
心悸（10%～32%）	血压变化，血压下降甚至休克
低血压和/或休克（1%～5%）	胸腔积液体征（24%～30%）
猝死（＜1%）	肺动脉瓣第二音亢进（P2＞A2）或分裂（23%～42%）
	三尖瓣区收缩期杂音

（二）深静脉血栓形成的临床特征

临床表现：DVT 患者往往诉肢体疼痛，肿胀或痉挛。左右腿胫骨结节下 10 cm 以下小腿直径相差≥2 cm 者，DVT 发生的可能性翻倍。患者出现与上肢导管相关的 DVT 时，常诉手指肿胀或戒指过紧。大约 1/4 的 DVT 患者四肢肿胀时有压痛和发红现象，类似于蜂窝织炎。小腿或大隐静脉凝块较多可能导致血栓性静脉炎，正式定义为静脉中存在血栓物质而导致的静脉炎症（疼痛，继发于静脉的压痛，发红和肿胀）。静脉再狭窄和血凝块形成后，血栓性静脉炎的症状和体征可能会在静脉再通或血栓完全溶解后仍然持续存在。小腿静脉血栓形成可能会导致脚被动背屈时引起小腿疼痛，称为霍曼征；但这个试验有较低的敏感性和特异性，因此对血栓形成诊断没有预测价值。

导致完全静脉阻塞的近端 DVT 可能导致局部压力升高，表现为极度疼痛，四肢肿胀。疼痛性股白肿是指肢体肿胀、疼痛、苍白或白色，可能有近端静脉血栓形成，而颜色为暗色或蓝色的肢体称为股青肿。上述两种情况都可导致肢体功能丧失，需要及时进行积极治疗，包括溶栓治疗。（表 10-7）

表 10-7　　　　　　　　　　　　　PTE 临床可能性评分表

简化 Wells 评分	计　分	修订版 Geneva 评分[a]	计　分
PTE 或 DVT 病史	1	PTE 或 DVT 病史	1
4 周内制动或手术	1	1 个月内手术或骨折	1
活动性肿瘤	1	活动性肿瘤	1
心率（次/min）≥100	1	心率（次/min）75～94	1
		≥95	2
咯血	1	咯血	1
DVT 症状或体征	1	单侧下肢疼痛	1
其他鉴别诊断的可能性低于 PTE	1	下肢深静脉触痛及单侧	1
		下肢水肿年龄＞65 岁	
临床可能性		临床可能性	
低度可能	0～1	低度可能	0～2
高度可能	≥2	高度可能	≥3

注：PTE，肺血栓栓塞症；DVT，深静脉血栓形成；a，修订版 Geneva 评分三分类法：0～1 分为低度可能，2～4 分为中度可能，≥5 分为高度可能。

（三）辅助检查

估计患者中 VTE 的发生风险是选择诊断方法的第一步。没有任何单一的诊断方法可以完美地排除或诊断 VTE。过于积极的诊断可能会因抗凝导致假阳性患者发生出血，或一些自限性小凝块被诊断，或与诊断过程本身相关的不良事件（如对比剂过敏，肾脏损伤或癌症风险）而造成伤害。只有对于预测 PE 发生风险＞2.5 分的患者才进行 PE 诊断措施，而对于预测 PE 发生风险＜2.5 分的患者进行诊断检查时，往往弊大于利，包括检测 D-二聚体。

1. D-二聚体检测　D-二聚体测定法是唯一一种排除 VTE 的有用血液检验，其原理是血凝块含有血纤蛋白，血纤蛋白通过纤溶酶的作用自然降解。对于 PE 和 DVT，自动定量 D-二聚体测定的诊断灵敏度范围为 94%～98%，特异性范围为 50%～60%。D-二聚体的半衰期约为 8 小时，有症状的 VTE 发生后至少可升高 3 天。

值得注意的是，VTE 的所有风险因素均可能会提高 D-二聚体水平。D-二聚体随年龄的增长而升高；可以随着年龄的增长而向上调整可接受的正常阈值，以增加老年患者排除风险的能力。研究的最常用公式是年龄×10 ng/ml（如一个 80 岁的患者对应 800 ng/ml 的异常阈值已调整）。假定常规 D-二聚体截止值为 500 ng/ml；在大型多中心研究中，当与 Wells 分数≤4 分或简化修订的 Geneva 分数＜5.49 分结合使用时，患者的预测发生 PE 的概率低，D-二聚体浓度是通常的临界值的两倍（如在 1000 ng/ml 而不是 500 ng/ml）发生 PE 的概率＜1%。

2. 胸部 CT 血管造影　胸部 CT 血管造影是 PE 的最常见影像学表现，可将凝块确定为增强造影剂的肺动脉充盈缺损。技术上高分辨率的 CT 肺动脉造影扫描的诊断敏感性和特异性均约为 90%。CT 的敏感性不足以排除具有较高预测可能性的患者的 PE。大多数 CT 肺血管造影术方案要求患者仰卧并屏住呼吸几秒，而扫描时则需要通过计算机控制的注射装置注射约 120 ml 造影剂。患者必须具有外周静脉导管（20 号规格或更大规格）或留置针，以允许注入造影剂，并且不能使用中央导管进行注入。除凝块识别外，CT 扫描还可以检测出其他诊断，通常是肺炎（占病例的 8%～22%）。观察者发现在确定节段性或较大的充盈缺损方面的一致性非常好，但对于亚段以下血块的检测效果差。实际上，通常在肥胖或躁动的患者中，约有 10% 的 CT 扫描由于发生继发运动伪影或肺动脉不清。接受胸部 CT 增强扫描的患者中约有 15% 会出现轻度的造影剂相关性肾病。目前，尚无明显有用的预防措施可减少造影剂相关性肾病，即使是静脉滴注平衡晶体液。其他 CT 血管造影并发症包括过敏性反应（＜1∶1000），造影剂外渗到肢体中会导致疼痛或室间隔综合征，并会导致继发性血栓性静脉炎。

3. 平面通气-灌注肺扫描　通气-灌注（V/Q）肺部扫描可在通气正常时识别出灌注缺陷。通常首先获取灌注图像，并且需要外围 IV 导管进行注射；患者在检查过程中必须能够坐起来然后躺下。通气装置要求患者呼吸带有同位素的雾化气雾。不论通气部位的外观如何，在灌注部位整个肺内均等的闪烁 V/Q。扫描对排除 PE 几乎具有 100% 的敏感性。在这些区域正常通气的灌注阶段，在两个或多个顶点中心楔形缺损处进行 V/Q 扫描表明，PE 发生概率＞80%。单独使用时，不能排除或诊断 PE。

V/Q 单光子发射 CT 技术产生的三维图像比平面 V/Q 具有更高的诊断准确度和更低的观察者变异性。V/Q 单光子发射 CT 的综合诊断准确性非常好；2015 年对 3454 名患者进行的系统回顾和荟萃分析发现，合并敏感性为 96%［95% CI，95%～97%］，特异性为 97%（95% CI，96%～98%）。V/Q 单光子发射 CT 可检测到节段性灌注缺损。单光子发射 CT 也可以与低辐射剂量 CT 扫描结合使用，以产生彩色图像，甚至可以更加清晰地显示出来。

4. 磁共振成像　MRI 是一种零辐射检查，可对可能在怀孕患者中有用的肺血管成像。但是，汇总的数据表明，无论图像的技术是否适当，所有检查的 MRI 诊断准确性都太低（敏感性为 5%，特异性为 80%），无法考虑作为一线检查方法。

5. 肺血管超声检查　肺血管超声检查是一种辅助手段，可帮助诊断和排除床旁的 PE。一项研究发现，使用肺血管超声检查来确定是否存在其他诊断时，Wells 评分的诊断准确性有所提高。汇总数据表明，肺血管超声检查的敏感性为 85%（95% CI，78%～90%）和 83% 的特异性（95% CI，73%～90%）。

6. 静脉超声　静脉超声是 DVT 中首选的影像学检查。它可以快速完成，不使用电离辐射，并通过观察静脉的不可压缩性来提供血管内血栓的直接证据。当由经验丰富的超声检查医师进行检查时，静脉超声对 DVT 的诊断敏感性为 96%，特异性为 96%。作为诊断 PE 的替代方法，它还具有约 40% 的灵敏度。由训练有素的急诊医师对超声检查 DVT 的平均敏感性与参考影像学检查相比为 96.1%（95% CI，90.6%～98.5%），加权平均特异性为 96.8%（95% CI，94.6%～98.1%）。但是，测试性能和培训的细节仍然很重要，因为超声检查可能会存在一定的漏诊率，并且新操作者需要至少进行 10 次检查的经验才能获得足够的技能。平面肺动脉造影和静脉造影分别直接可视化显示肺动脉或四肢静脉的充盈缺损。但是，目前没有一种检查用作一线诊断方法。

三、诊断和鉴别诊断（表 10-8、图 10-1、图 10-2）

第一步：对于进入 PE 检查方案的患者，他或她应至少具有 PE 的一种临床表现。这可能是肺部血凝块可能导致的症状（如胸部或躯干疼痛，呼吸困难或精神状态改变）或体征（如异常生命体征）。生理表现必须根据特定患者而定——未经治疗的哮喘患者应首先治疗支气管痉挛并重新评估，而不应立即进行 PE 检查。在缺乏 PE 相关的症状或体征或 PE 阳性排除标准的情况下，即使有静脉血栓栓塞的危险因素，甚至存在多个危险因素，并不建议进行针对 PE 或 DVT 的相关检查。

第二步：在发现 PE 的临床表现后，下一步是要问："我对 PE 的怀疑是否比最初的怀疑低？"低怀疑表示医师对总体临床情况的评估，PE 可能性 <15%。如果该问题的答案为是，则需要进行 PE 诊断检查。

第三步：如果不能用 PE 排除标准规则排除 PE，请选择诊断检查方法。年龄校正过的定量 D-二聚体测定法是最佳的诊断测试方法，基于临床整体估计值，Wells 或简化的修订版 Wells 分数 ≤4 分或根据 PE 排除标准规则。预测可能性低的患者（如合理的非 PE 其他诊断，无咯血，无 DVT 征象）可以用 D-二聚体排除正常阈值两倍的 PE。

第四步：仅对那些具有阳性 D-二聚体结果或高预测试可能性的患者进行进一步检查；根据患者和设施因素选择下一个检查方法。通常，对于疑似 PE 和 D-二聚体阳性的患者，下一个最佳步骤是胸部 CT 血管造影。在孕妇或肾功能不全或先前对造影剂有不良反应的患者中，V/Q 扫描可能是首选。进行下肢静脉超声检查是另一种选择。它无电离辐射，并且在患有 PE 症状的患者中诊断 DVT 的能力等同于直接诊断 PE。但是，下肢血管造影对 PE 的诊断敏感性 <40%，因此所有怀疑造影阴性的 PE 患者都需要进行肺血管成像。高质量的 CT 扫描（足够不透明的血管至亚段动脉水平）或正常的 V/Q 扫描可排除 PE。对于所有节段性或较大充盈缺损与 CT 扫描所见的 PE，高概率 V/Q 扫描或 DVT 所见的所有患者，应开始抗凝治疗。如果患者没有影像检测到的 DVT 或 PE，并且 D-二聚体浓度升高，则可以选择在抗凝之前进行进一步影像学检查，尤其是在患者出血并发症风险增加的情况下。通常，在 2～7 天内重复静脉血管造影是排除 VTE 的另一种选择。具有较低的预测概率（<1 分）或无癌症，改良的 Wells DVT 得分 ≤1 分且 D-二聚体结果正常的患者被视为 DVT 阴性；这种情况下任何阳性的结果都需要有血管造影的支持。Wells 评分中度至高或 DVT 可能（修改后的 Wells DVT 评分）的患者应接受血管造影，只有当血管造影结果为阴性时，D-二聚体才能由医师酌情评估为进一步确认。在这些患者中，如果造影和 D-二聚体试验均为阴性，则假定不存在血栓。如果患者的 US 检查结果阴性且 D-二聚体检查结果阳性，则在 2～7 天后重复 US 检查。

表 10 - 8 　　　　　　　　　　　　　　　　肺血栓栓塞症危险分层

危险分层	休克或低血压	影像学（右心室功能不全）[a]	实验室指标（心脏生物学标志物升高）[b]
高危	＋	＋	＋/－
中高危	－	＋	＋
中低危	－	＋/－[c]	－/＋[c]
低危	－	－	－

注：a，右心功能不全（RVD）的诊断标准：影像学证据包括超声心动图或 CT 提示 RVD，超声检查符合下述表现：①右心室扩张（右心室舒张末期内径/左心室舒张末期内径＞1.0 或 0.9）；②右心室游离壁运动幅度减低；③三尖瓣反流速度增快；④三尖瓣环收缩期位移减低（＜17 mm）。CTPA 检查符合以下条件也可诊断 RVD：四腔心层面发现的右心室扩张（右心室舒张末期内径/左心室舒张末期内径＞1.0 或 0.9）。b，心脏生物学标志物包括心肌损伤标志物（心脏肌钙蛋白 T 或 I）和心力衰竭标志物（BNP、NT-proBNP）。c，影像学和实验室指标两者之一阳性。

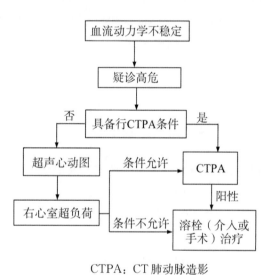

CTPA：CT 肺动脉造影

图 10 - 1 　高危肺血栓栓塞症诊治流程

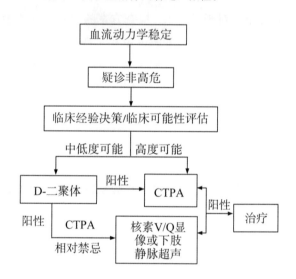

V/Q：肺通气/灌注

图 10 - 2 　非高危肺血栓栓塞症诊治流程

四、治疗

（一）静脉血栓形成治疗

VTE 的治疗需要全身性抗凝，以防止进一步的血凝块形成，并使内源性纤维蛋白溶解得以进行。在许多情况下，VTE 的初始治疗方法是肝素或肝素样药物，如表 10 - 9 常用的非口服抗凝药。在急诊室中诊断为 DVT 的患者通常在接受第一剂低相对分子质量肝素（LWMH），阿哌沙班或利伐沙班后出院，并在门诊患者继续抗凝治疗。DVT 患者的入院适应证主要取决于社会因素，合并症和股静脉 DVT 伴有股青肿。最常见的两种选择是普通肝素或低相对分子质量肝素。VTE 的初始抗凝治疗还可包括口服阿哌沙班或利伐沙班。目前的数据更倾向于使用低相对分子质量肝素而不是普通肝素来治疗 PE 和 DVT，尽管它们的综合获益率（出血和死亡）和成本方面均不高，且获益的幅度并不大。如果不确定存在 PE，可以指导性抗凝治疗；对于任何预先测得 PE 可能性＞20％的患者，经验性抗凝治疗 24 小时的益处都超过了风险（出血和肝素诱导的血小板减少）。延迟向 PE 患者施用肝素会增加死亡率，但尚无研究发现在成像前服用肝素可改善发病率或死亡率。

对于患有严重肾功能不全和急性 DVT 或 PE 的患者，大多数专家建议使用普通肝素而不是低相对分子质量肝素。将上肢 DVT 与下肢 DVT 一样对待，并考虑移除任何与凝块相关的留置导管。不要因为需要进行血栓检查而延迟使用普通肝素。大多数 DVT 可以采用抗凝治疗，但是对于导致股青肿的股静脉 DVT 需要迅速采取措施以降低静脉压力。除了开始抗凝外，将患肢置于中立水平。脱掉紧身的衣服、石膏或敷料；如果没有采取这样的措施，并且不能在 6 小时内安排紧急转运，如果没有绝对的禁忌证，请考虑全身性溶栓治疗。后者的一种治疗方案是在 4 小时内静脉输注 50～100 mg 阿替普酶。

表 10-9　　　　　　　　　　　　　常用的 LWMH 与磺达肝癸钠的使用

药　品	使用方法（皮下注射）	注意事项
依诺肝素钠（克赛）	100 U/kg，1 次/12 h 或 1.0 mg/kg，1 次/12 h	单日总量不＞180 mg
那屈肝素钙（速碧林）	86 U/kg，1 次/12 h 或 0.1 ml/10 kg，1 次/12 h	单日总量不＞17100 U
达肝素钠（法安明）	100 U/kg，1 次/12 h 或 200 U/kg，1 次/d	单日总量不＞18000 U
磺达肝癸钠（安卓）	①5.0 mg（体重＞50 kg），1 次/d ②7.5 mg（体重 50～100 kg），1 次/d ③10.0 mg（体重＞100 kg），1 次/d	

注：LWMH，低相对分子质量肝素。

（二）浅表性血栓性静脉炎治疗

口服非甾体抗炎药（NSAID）或局部双氯芬酸凝胶治疗局部浅表性血栓性静脉炎，直到症状消失。无需全身性抗凝。对于广泛的浅表静脉受累，建议进行全剂量抗凝治疗。压力袜可能会减轻某些患者的压力。

（三）存在于小腿处的静脉血栓治疗

对于小腿静脉（足底或腓肠肌）或隐静脉的血栓形成，目前尚无普遍接受的治疗指南，尽管许多方法使用 3 个月的口服抗凝治疗，或用低相对分子质量肝素进行门诊治疗。替代方案包括不进行急性期治疗，在 1 周内重复进行血管造影检查以确认血栓的进展，或使用低相对分子质量肝素进行门诊治疗。有小腿血栓形成的患者，有 VTE 病史或有 VTE 危险因素的患者应接受 3 个月的全剂量抗凝治疗，除非存在禁忌证。

（四）肺栓塞的溶栓治疗

PE 根据严重程度分为 3 类：大面积、次大面积和较不严重的 PE。大面积的 PE 患者收缩压＜90 mmHg 持续 15 分钟以上，合并有高血压病史者收缩压＜100 mmHg，或者基线收缩压降低 40%以上。次大面积大规模 PE 患者的血压正常或接近正常，但还有其他心肺高压的证据。所有其他 PE 情况都是较不严重的 PE。低危 PE 患者不应接受溶栓治疗；具有大面积 PE（定义为收缩压＜90 mmHg或观察到的血压降低 40 mmHg）的患者可从溶栓治疗中受益。严重次大面积 PE 的患者（即在 CT 扫描或运动功能减退时导致右心室与左心室比率增加，肌钙蛋白或 B 型利尿钠肽升高或持续低氧血症伴窘迫）也可从溶栓治疗中受益，包括获得更高的生存率和更好的质量生活，尽管出血风险更高。

1. 全身性溶栓治疗　最好的证据表明，对于没有纤溶禁忌证且有以下任何情况的患者，应考虑全身性溶栓治疗。低血压（任何收缩压＞90 mmHg）；呼吸衰竭，尽管给了了氧气，但仍表现为严重的低氧血症（脉搏血氧饱和度读数＜90%），以及呼吸作用增加的证据；或超声心动图显示右侧心脏劳损或肌钙蛋白 T 或 I 水平升高或两者兼有的证据（表 10-8）。溶栓治疗的主要禁忌证包括颅内疾病，就诊时无法控制的高血压，近期的大手术或创伤（过去 3 周）和转移性癌症。

任何因晕厥而头部受伤的患者，应在治疗前进行 CT 扫描以排除出血。阿替普酶（组织纤溶酶原激活剂）是目前唯一批准用于 PE 的药物，在 2 小时内以 100 mg 的剂量静脉内给药。依诺肝素（1 mg/kg SC）或普通肝素 [80 U/kg 静脉推注，然后 18 U/（kg·h）静脉推注] 是抗凝药，对于普通肝素，活化的部分凝血活酶时间保持在＜120 秒。肝素或低相对分子质量肝素通常在溶栓后输注开始。尽管这种方法的安全性和有效性尚存争议，但使用 50 mg 阿替普酶可降低出血风险，其结果与 100 mg 阿替普酶相似。

2. 导管介入性溶栓　最近的系统评价表明，针对中度危险性 PE 的导管介入性纤溶治疗可改善血液动力学，颅内出血率<2%。用于 PE 的导管定向溶栓术所需的阿替普酶剂量要低得多（总计约 10 mg），这可能会降低出血风险。对于年龄在 65 岁以上且颅内出血风险最高的患者，可以选择进行导管介入溶栓治疗。由于启动血管介入套件需要一定的时间延迟，因此大多数大面积 PE 患者不应使用肺内溶栓治疗。

3. 手术血栓切除治疗　如果可能，对于较大，近端 PE 伴有低血压的年轻患者，手术栓塞切除术是一种选择。由于手术栓塞切除术通常被延迟，因此报道的死亡率约为 30%。可以提取的血栓通常很多，去除血栓可能有助于降低以后的心肺并发症发生率。

（五）特殊人群

1. 怀孕　孕妇进行 VTE 的临床评估很困难，因为在正常妊娠中会发现许多疑似 VTE 的体征和症状。在先前的回顾性研究中，只有 2% 的 Wells≤4 分孕妇有 PE。在一项前瞻性研究中，修订后的 Geneva 评分导致 PE 发生概率的逐步增加〔低预测概率组为 7/192（3.6%），中等概率组为 18/200（9.0%），高概率组中有 3/3（100%）的人〕。尚未在孕妇中对 PE 排除标准规则进行充分的测试，用以单独使用可排除 PE。

D-二聚体在孕妇中特异性低；到妊娠晚期，几乎所有健康的孕妇的 D-二聚体都呈阳性。研究了 D-二聚体的诊断敏感性的研究因全身抗凝后 D-二聚体测定的数量低和存在问题而受阻。有学者主张将每 3 个月的 D-二聚体的截止值依次提高约 50%（第一个 3 个月为 750 ng/ml；第二个 3 个月为 1000 ng/ml；第三个 3 个月为 1250 ng/ml），尽管该方法尚未在管理研究中得到验证。血管造影对 DVT 的诊断准确性似乎与非妊娠患者相似。妊娠期肺血管成像的最佳选择是有争议且不确定的。正常的 CT 肺血管造影和 V/Q 扫描均显示 100% 对技术上适当的研究具有诊断敏感性。妊娠期间尚未对 MRI 进行充分的测试以提供任何依据。但是，它的敏感性太低（78%），不能排除非妊娠患者的 PE。急诊监护室中诊断为 VTE 的孕妇应使用低相对分子质量肝素抗凝。对于大面积 PE，可以选择全身性溶栓治疗，导管介入溶栓或使用心肺静脉动脉体外膜氧合。目前的文献表明，在大量 PE 的情况下使用全身性纤溶酶治疗，母亲和胎儿存活的可能性均>80%。

2. 孤立性肺栓塞　孤立的亚节段性 PE 是在一条小的肺动脉中见到的充盈缺损，直径通常<3 mm，并且没有 DVT。放射科医师在单独查看这些图像时通常会不敢下诊断。细分 PE 的最佳治疗仍不确定。汇总数据表明，没有高复发风险（如先前无缘无故的 VTE，活动性癌症或其他主要活动危险因素）的患者可能无法从抗凝治疗中获益。作者的选择是将亚节段性 PE 视为阿哌沙班或利伐沙班的门诊患者，并在 1 个月内检查 D-二聚体，如果正常，则停止抗凝治疗。最好与患者及其医师讨论亚节段性 PE 治疗的风险和益处，以帮助做出有关抗凝的最佳决策。

3. 静脉血栓形成的癌症患者　当前的数据和指南建议用低相对分子质量肝素治疗活动性癌症患者至少 6 个月。一项随机试验表明，利伐沙班可用于活动性癌症患者，其 VTE 复发率降低，但增加出血风险。

〔莫伟胜　罗　亮〕

第六节　胸部损伤

一、气道阻塞的基本处理方法

成人静息状态下耗氧量为 250 ml/min，而体内的氧储备约为 1500 ml，所以，一旦创伤患者脑组织和重要器官缺氧，几分钟便可导致死亡。因此，创伤患者要始终保持呼吸道通畅，必要时给氧。为了确保给氧和通气的有效性，首先应解除呼吸道梗阻，同时应避免造成或加重颈部创伤，始终保持头部和颈部居中并完全固定。

在接诊严重创伤的患者时，一定要确保氧气、负压和气道开放设备处于随时备用状态。一旦存在气道开放困难，应尽早向 ICU 或麻醉科寻求帮助。

（一）气道梗阻病因

1. 任何原因导致的昏迷，可导致气道梗阻并失去气道保护能力。

2. 出血或者呕吐堵塞气道。

3. 颜面部或者喉部创伤导致气道正常结构破坏，或者烧伤导致气道出血或者喉部水肿。

（二）评估气道梗阻严重程度

与患者交流，如回答清晰，能够间接反映气道通畅、有自主呼吸并且存在脑血流。在检查和清理伤口之前，勿搬动患者颈部。

查看患者的呼吸方式并听呼吸音，如果气道完全堵塞，会出现胸部矛盾运动，无法听到呼吸音。气道部分堵塞能听到一些喘鸣音或者鼾音。

（三）气道梗阻的管理

1. 检查患者的口咽部有无异物、血液或者呕吐物，可以使用喉镜的前端，起到压舌同时照明的作用。

2. 使用钳子取出所有的异物，用粗的负压吸引器充分吸引液体，观察患者是否有反应，警惕突发的咳嗽或者呕吐。

3. 如果患者呕吐，将头偏向一侧并充分吸引。

4. 缓慢抬起下颌开放气道，不要弯曲或伸展颈部。

5. 开放气道后重新评估呼吸的通畅性和有效性。

6. 如果气道开放困难，考虑使用口咽通气道。口咽通气道有助于解除舌后坠，但有导致咳嗽或呕吐的风险；如果牙关紧闭，考虑使用鼻咽通气道（面部或头部严重损失为相对禁忌证）。

7. 如果气道开放成功，患者有自主呼吸，给予高浓度氧疗（15 L/min 氧流量面罩给氧）。

8. 如果气道通畅，但患者呼吸不充分，则用面罩给氧改善氧储备，准备气管内插管。

（四）插入口咽通气道方法

1. 选择大小合适的口咽通导管。

2. 将口咽通导管贴在患者脸部，对比门齿至下颌角之间的垂直距离选择适宜的大小。一般成人选择 3 号导管，个子偏小的妇女选择 2 号导管。如导管选择不当，可能加重气道堵塞。

3. 打开患者的口腔，用强力的大号吸痰管从口咽部吸引所有的分泌物或血液。

4. 将口咽通气道倒着插入 4～5 cm，然后旋转 180°，再插入直至开口边缘位于牙齿处。

5. 在儿童，可以使用喉镜专用压舌器，插入过程中避免损伤上颚。

6. 插入后再次检查气道和呼吸并高浓度给氧。

7. 如果呼吸不畅，行气管插管机械通气。

（五）插入鼻咽通气道方法

1. 选择大小合适的鼻咽通，一般男性 7.0 mm，女性 6.0 mm。

2. 润滑气道，将其尖端插入一个鼻孔，再顺势插入。

3. 操作应轻柔，使鼻咽通顺利地滑入鼻腔内，直至尖端外露。切勿暴力操作，否则容易导致出血，加重气道阻塞。

4. 插入后重新检查气道及呼吸情况，高流量给氧。

（六）双手抬颌法开放气道

双手示指置于下颌骨后缘，向前推下颌骨，用最小的动作移动颈椎，打开上呼吸道，减少舌后坠。

（七）气管内插管建立人工气道

当患者出现窒息、呼吸不畅、面部烧伤和明显的颅内压增高等情况时，为了保护气道，避免呕吐物或血液误吸，需要进行气管内插管。气管内插管需要一定的镇静药，并需要助手协助完成：一名助手固定头部，防止颈部移动，另一名助手按压环状软骨。气管内插管后，可通过以下几个方面来确认导管位置：

1. 直视下气管导管通过声门。

2. 观察胸部随呼吸运动对称性隆起。

3. 听诊双侧腋下呼吸音对称。

4. 呼气末二氧化碳分压监测等。

如果气道完全堵塞且不能解除，气管内插管不能成功，则需要紧急手术建立人工气道。

（八）气道梗阻的手术处理

当因创伤、水肿或者感染导致气道无法插管，而气管切开因其专业性较强且耗时长不能立即完成，此时，需考虑以下两种方法紧急解决气道梗阻。

1. 环甲膜切开　该方法不适用于年龄<12岁的儿童。

（1）如操作者是右惯用手，则位于患者的左边。用手触及甲状软骨、环状软骨以及环甲膜。

（2）如果患者神志清醒且时间允许，清洗穿刺部位，聚维酮碘消毒。

（3）用非惯用手握住甲状软骨，用刀片切开皮肤和穿过环甲膜做一横行切口，再将刀片尾部旋转90°。如果不能触诊环甲膜，则做一大约9 cm长垂直切口，并用手指辨别喉部解剖结构。

（4）沿着刀片方向，插入一根导丝进入气管内，移开手术刀，将一根已润滑的6.0 mm气管导管插入气管内。

（5）拔除导丝，打入空气囊内压固定。

（6）呼气末 CO_2 监测，确认气管导管位置。

（7）机械通气，固定管路。

（8）胸部查体，检查呼吸机模式及通气情况。

2. 环甲膜穿刺　环甲膜穿刺是一种临时的快速缓解气道梗阻的简要方法，为下一步的环甲膜切开或气管切开做准备，争取时间。对于气道部分阻塞的患者，通过环甲膜穿刺并插入细管通气，最多能争取约45分钟通气支持（图10-3）。

步骤：

（1）选择大号的静脉穿刺套管（成人12 G或14 G，儿童16 G或18 G）附于注射器上。如操作者是右惯用手，则位于患者的左边。

（2）触诊位于甲状软骨和环状软骨之间的环甲膜，左手固定环状软骨。

（3）将针和套管以45°角穿过皮肤中线，通过环甲膜下半部分，进入气管内。

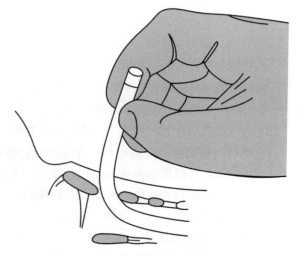

图10-3　环甲膜穿刺术

（4）维持负压，吸气穿刺进入，当吸出空气确认位于气管内，推进外套管时拔出针头，向下进入气管内。

（5）接上氧供，高流量15 L/min给氧。注意软管固定勿脱出。

由于建立的呼吸道较小，患者仍处于呼吸困难状态，仅能吸入少量氧气，且不能解决二氧化碳潴留问题。因此，立即呼叫耳鼻喉科或颌面外科医师建立有效的人工气道。

二、张力性气胸

张力性气胸是危及生命的紧急情况，需要迅速识别和处理。气体积聚在胸膜腔内，导致胸腔内压迅速上升，患侧肺完全塌陷，纵隔向健侧移位。纵隔的运动导致胸腔大血管弯曲，静脉回心血量锐减，心输出量降低。尤其是患者接受机械通气治疗时，张力性气胸往往迅速发生，几分钟内即可导致心搏骤停。

（一）病因

张力性气胸最常见于创伤后，但也见于一些医源性因素如深静脉穿刺。当开始机械通气时，轻度（可能是未曾怀疑的）的气胸很有可能迅速发展为张力性气胸。

（二）临床表现

1. 呼吸困难和急性呼吸窘迫。

2. 患侧无呼吸音。

3. 患部语音震颤减弱或消失（难以在嘈杂的环境中完成）。

4. 颈静脉怒张（注：血容量不足时可能不明显），心动过速，低血压，最终导致意识丧失。

5. 气管偏离患侧。

6. 接受机械通气的患者的气道压力升高。

（三）诊断

紧急行床旁X线检查。

（四）治疗

高流量给氧，然后紧急减压。方法包括：

1. 如果操作允许，在腋中线第5肋间间隙中进行胸廓切开减压术，然后放入胸腔闭式引流管。

2. 通过将深静脉导管（16G或更大）立即插入锁骨中线的第2肋间间隙作紧急减压，穿刺成功后可闻及一阵嘶嘶声。将套管粘在胸壁上，然后随即在患侧插入胸腔闭式引流管。

减压后，立即查体并常规行床旁胸片检查。

注意：使用针头穿刺减压可能额外导致气胸，概率约为10%。如果患者肌肉发达或肥胖，考虑使用比正常人更长的穿刺外套管，或者使用中心静脉导管，以确保到达胸膜腔。

（五）张力性气胸的X线或CT表现

一般而言，严重的张力性气胸在临床上很容易诊断。但在某些情况下诊断可能会遇到困难，如忙碌时有些症状容易忽略，特别是张力性气胸早期症状。此外，需注意有时患者在检查过程中病情迅速恶化。因此在X线或CT扫描之前就应警惕并早期发现张力性气胸，并为减压术提前做好准备。特别注意确保对张力性气胸那侧进行减压——有可能因注意力分散而在健侧进行操作。

三、肋骨骨折

（一）单发肋骨骨折

胸部创伤病史以及伴随的持续性疼痛往往提示存在肋骨骨折，可通过局部胸壁压痛证实该诊断。体格检查时注意有无合并气胸、肺挫伤或多根肋骨骨折，如果不能排除，立即行X线检查。一般单发的肋骨骨折仅需口服镇痛药（如NSAID）对症处理。提示患者疼痛可能会持续3周以上，如果出现其他症状，应及时返院就诊。

（二）多发肋骨骨折

仔细观察胸壁，寻找有无气胸或肺挫伤的临床证据。心电监测、检查SpO_2和动脉血气分析，并行X线检查。需注意的是，多达50%的肋骨骨折在X线上不能显示，漏诊率较高，故可行CT扫描。CT不仅能显示多发肋骨骨折，还能检查整个胸部的受伤情况，如有无合并肺挫伤、气胸、血胸等。

（三）治疗

对多发肋骨骨折的患者进行以下治疗：

1. 对于需要机械通气的多发肋骨骨折患者，因气胸的风险较高，需要密切观察并评估是否需要行胸膜腔闭式引流。

2. 基础患有肺部疾病且呼吸储备有限的患者需要镇痛和胸带固定。

3. 合并肺部感染患者通常需要接受镇痛、监护、抗生素和胸带固定，具体取决于既往病史以及临床和影像学表现。

（四）胸壁损伤评分

胸壁损伤评分基于患者的年龄、既往史和严重程度 3 个方面，有助于病情评估并指导治疗。尤其是老年患者，死亡率下降得益于基于评分的系统管理。胸壁损伤评分内容如下：

年龄	$0\sim10$ 岁 1 分，后每 10 岁＋1 分
肋骨	每骨折＋3 分
慢性阻塞性肺疾病	＋5（如果存在）
抗凝血药或抗血小板聚集药	＋4（低剂量阿司匹林不计算）
SpO_2	＋2（低于 95％每下降 5％）

胸壁损伤评分可以帮助指导管理：

＞10 分——需要住院治疗。

＞20 分——需要入 ICU 重症监护。

＞30 分——考虑转诊到区域性重大创伤中心。

四、胸骨骨折

（一）背景

在交通事故中，由于撞击方向盘或安全带，胸骨经常发生骨折。损伤需注意有无合并心肌挫伤、大血管损伤和脊柱损伤。

（二）临床表现

前胸疼痛，胸骨局部压痛可能伴有淤青和/或肿胀。

（三）辅助检查

1. 立即心电监护。

2. 记录心电图以排除心律不齐、心肌梗死或心肌挫伤（查找 ST 段改变，尤其是 ST 段抬高）。考虑进一步做超声心动图检查。

3. 检查心脏特异性酶（肌钙蛋白）并监测动态变化。

4. 进行胸部 X 线和胸部 CT 检查。

（四）治疗

根据需要提供镇痛药和给氧，早期识别有无心肌挫伤或合并有其他部位严重受伤迹象的患者。仅对胸骨孤立骨折、心电图正常、无相关伤害且心肺功能正常的患者考虑出院，并确保出院后接受口服镇痛药（如 NSAID）和随访，如有相关并发症发生时立即返院治疗。

注意：极少的胸部强迫屈曲会导致胸骨骨折移位，以及胸椎上段楔形骨折。仔细检查脊椎，询问疼痛特点，体格检查，并检查有无脊柱侧弯和压痛（可能并不明显）。胸部 X 线检查通常无法显示上段胸椎受伤，因此，如果怀疑该部位受伤，请考虑要求进行 CT 扫描。

五、连枷胸

胸部创伤时，≥3 个肋骨且同时在两个位置断裂，可使部分胸壁随呼吸运动，称为连枷胸。连枷胸往往合并深部肺组织严重损伤，通常是肺挫伤。根据受伤位置的不同，连枷胸可分为侧面连枷胸（图

10-4）及前侧连枷胸（图10-5）。前侧连枷胸时，随呼吸自由活动部分包括胸骨-肋软骨和肋骨的内侧部分。

（一）临床表现

与其他胸壁损伤相比，连枷胸引起剧烈疼痛并呼吸矛盾运动，限制了有效性呼吸。该诊断是临床诊断，但可能难以判断。侧面观察胸部是否有反常运动的区域，即吸气时向内运动，呼气时向外运动。有时，可伴有呼吸窘迫的表现，如发绀、气促。体格检查时需进一步排查有无气胸或血胸。

（二）辅助检查

1. 脉搏血氧饱和度测定中的 SpO_2。

2. 动脉血气分析提示缺氧和呼吸性酸中毒（PCO_2 升高，酸中毒）表示严重的呼吸系统损害。

3. CT 在显示骨折和其他损伤，如肺挫伤、气胸、血胸等方面比胸部 X 线更有优势。

（三）治疗

1. 提供高流量氧气，并处理威胁生命的相关问题。

2. 与 ICU/麻醉科联系，并仔细考虑是否需要机械通气或紧急气管内插管。

3. ICU 密切监测并动态观察。

4. 根据患者的疼痛情况个体化镇痛治疗，必要时考虑硬膜外阻滞或区域麻醉。

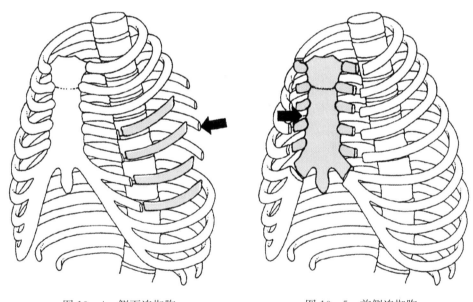

图 10-4　侧面连枷胸　　　　　图 10-5　前侧连枷胸

六、膈肌破裂

左侧膈肌破裂占大部分，约 75%。

（一）严重的膈肌破裂

当腹部受到严重挤压伤时，可导致严重的膈肌破裂。严重的膈肌破裂后，腹部内容物突入胸腔，患者可出现缺氧、血容量不足性休克和呼吸困难。需注意，严重膈肌破裂的临床表现有时与张力性气胸相似，需要进行鉴别。当发现严重的膈肌破裂时，应立即呼叫外科医师和麻醉师，并往往需要紧急插管和机械通气。

（二）较小的膈肌破裂

较小的膈肌破裂常见于腹部穿透性损伤，导致轻微的突出性疝，因损伤往往较细微，甚至难以通过CT 扫描识别，所以常常被漏诊。但是，识别和诊断小的膈肌破裂非常重要，因为：

1. 它能够提示腹部和胸部脏器存在损伤。

2. 可能有后期并发症，如腹内疝或肠梗阻。

3. 它无法自愈。

当直立位 X 线表现为膈肌异常抬高或发现类似肠管轮廓，应怀疑膈肌破裂的存在。如果怀疑膈肌破裂，应仔细查找胸腔内有无胃或肠祥组织形态，并立即进行液体复苏并请相关科室会诊。

七、食管破裂

食管外伤性（非医源性）破裂是罕见的，偶见于钝性或穿透性创伤。如果患者心电图正常，但反复主诉胸部和背部/颈部疼痛，则应进行排查，如仔细检查颈部伤口或手术切口。影像学检查（X 线或 CT）通常表现为纵隔积气、左侧胸腔积液或气胸。

食管破裂治疗包括立即给氧并镇痛、静脉使用抗生素（如头孢呋辛 1.5 g）、液体复苏、治疗其他损伤，并立即请心胸外科医师会诊。

Boerhaave 综合征：指食管自发性破裂，与剧烈呕吐有关。好发于中年人，表现为严重的胸痛、休克和皮下气肿。可通过 X 线或 CT 诊断。如果怀疑，请按上述方法治疗食管外伤性破裂。

八、创伤性气胸

（一）背景

创伤性气胸是由于钝性损伤、肋骨骨折或穿透性损伤（刀刺或枪伤）引起的。也见于医源性的，如中心静脉穿刺。

（二）临床表现

创伤性气胸最常见的主诉是胸痛。需注意的是，患者胸痛往往围绕着原发性损害，如肋骨骨折。气胸引起的呼吸困难取决于肺的受压程度。其他临床表现包括皮下气肿、发绀、患侧肺通气不足等。当患者出现严重的呼吸困难、颈静脉怒张和低血压，提示存在张力气胸。因此，创伤性气胸患者需检测 SpO_2 和进行动脉血气分析。

（三）诊断

X 线可诊断创伤性气胸。由于仰卧体位拍摄的 X 线可能未显示出肺边缘，因此，尽可能获取直立的 X 线。

即使在 X 线上显示不明显的小气胸在 CT 上也很容易诊断出来，除此之外，CT 的优势还能够显示除气胸以外的其他创伤。

（四）治疗

立即给氧，并评估是否需要减压治疗。张力性气胸是需要立即减压的紧急情况。一些轻微的胸部外伤，可采取保守治疗，不引流或者行单纯的胸腔穿刺抽气。如胸外伤较严重，出现血氧下降或预计气胸进展（如需要机械通气），则应及时行胸膜腔闭式引流术。

九、创伤性血胸

创伤性血胸指创伤导致血液聚积在胸膜腔，伴或不伴有气胸。大量的胸膜腔出血足以产生低血容量性休克，称为大血胸。

（一）临床表现

创伤性血胸临床表现与创伤性气胸相似，不同之处在于对肺的打击不同，且创伤性血胸往往合并低血容量。

（二）诊断

随着血胸的积聚，X 线上表现为患侧胸腔积液。仰卧位 X 线检查有时很难将血胸与肺挫伤区分，但是血胸一般使肋膈角模糊。

CT 扫描能够轻松诊断血胸以及相关创伤（图 10 - 6、图 10 - 7）。

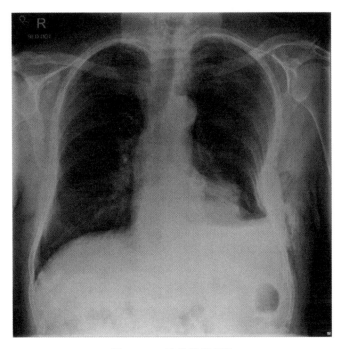

图 10-6 钝性肺部损伤

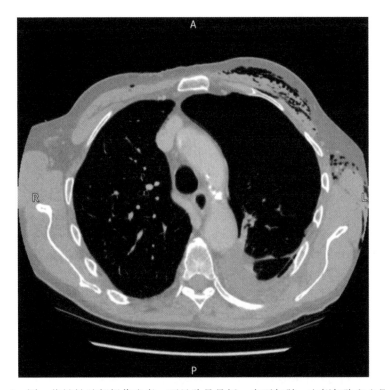

图 10-7 同一位钝性肺部损伤患者，可见肋骨骨折、皮下气肿、左侧气胸和少量血胸

（三）治疗

立即监护、给氧，建立两条大的静脉通道，立即送血型、交叉配血、血常规、凝血功能等检查。如果血容量不足，在插入大的（≥32 FG）胸腔闭式引流管之前，先成分输血。创伤性血胸应行胸膜腔闭式引流术，其主要目的是尽量充分引流，因此，该操作最重要的是使用足够口径的引流管，以最大限度地减少因血块导致的阻塞。

（四）胸膜腔闭式引流术（图 10 - 8）

　　如下所述，使用"开放式"技术。操作步骤：获得知情同意，并确认患者已经建立静脉通路，正在吸氧并已监测生命体征。确保所有设备准备就绪，并有良好的照明、有助手协助。因该操作会导致剧烈疼痛，故对神志清醒的患者静脉使用阿片类药物充分镇痛。

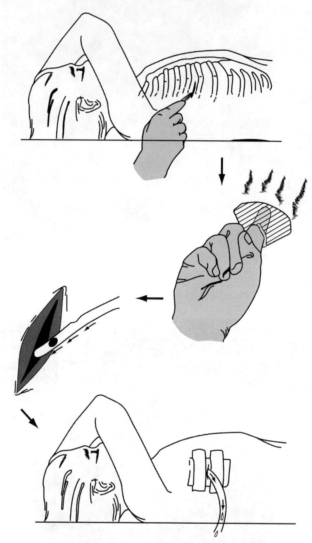

图 10 - 8　胸膜腔闭式引流术

　　1. 完全绑住同侧手臂。

　　2. 穿上无菌的手术衣，戴手套，戴护目镜/面罩。

　　3. 用消毒剂清洁皮肤，并用无菌盖布覆盖。

　　4. 确定腋中线正前方的第 5 肋间隙（与路易斯角交叉）。

　　5. 局部麻醉（1‰利多卡因±肾上腺素），并向下渗入第 6 肋骨上缘的骨膜。

　　6. 准备引流胸腔积液；取出并丢弃套管针（成人，使用 28～32 FG；儿童，使用最大尺寸，以便容易地穿过肋骨）。

　　7. 在肋骨线上切一个 2～3 cm 的皮肤切口。

　　8. 用动脉钳进行钝器分离，将组织向下打开至第 6 肋骨正上方的胸膜腔。

　　9. 用动脉钳刺穿胸膜。

　　10. 注意避免因肋骨骨折而造成手指受伤，将戴手套的食指插入胸膜腔内，以确保没有粘连，并且确保位于胸腔内。

11. 插入胸腔引流管，确保所有的引流孔都在胸腔内（成人通常为 15~20 cm）。

12. 将引流管连接到水封瓶。

13. 将引流管充分缝合、固定，盖上黏性薄膜敷料和胶带。固定引流管时，请助手扶住引流管以免引流管掉落。有必要在胸腔引流管的出口处插入两根未缝合的缝合线，这样以后可以将它们绑在一起，以便在取下引流管时封闭出口。

14. 检查水封瓶是否密封，引流管是否有水柱波动。

15. 获得 X 线检查以确认导管位置——如果导管插入过深（如接触纵隔），则将其稍微向后拉，然后重新缝合并固定。

16. 将水封瓶保持在患者水平以下。避免引流管打折。

注：如果胸腔引流最初引流出血量＞1500 ml，或者随后引流＞200 ml/h，并且持续 2 小时，请紧急转诊给胸腔外科医师进行可能的紧急开胸手术。

支气管破裂：胸腔闭式引流瓶持续不断有气泡引出，可能反映了气管支气管束严重破裂，尤其是在肺部无法重新复张的情况下。支气管破裂也可能伴有咯血或张力性气胸，故应尽早请胸外科医师介入。

十、肺挫伤和误吸

（一）肺挫伤

钝器受伤（如道路交通碰撞或高空坠落）产生的高能传递通常会导致肺挫伤，尤其是合并有多发肋骨骨折的患者。

1. 临床表现 肺挫伤导致 V/Q 失调，可导致缺氧和呼吸窘迫，并可能导致 ARDS。

影像学表现：肺挫伤在 X 线上表现为片状混浊影。但是，肺挫伤初始的放射学表现是非特异性的，可能与肺部误吸或创伤性血胸相混淆。由于病情的发展，肺挫伤在 X 线变化并随着时间的推移而变得更加突出。

2. 治疗 高流量给氧，动脉血气分析评估缺氧程度，以及是否需要行气管插管机械通气。尽早让 ICU 介入。

（二）肺部误吸

吸入呕吐物和其他异物可能会明显加剧原发性创伤所造成的损伤。常见于：①颅脑创伤后吸入呕吐物，并出现意识障碍和气道保护性下降——胃内容物尤其胃酸对呼吸道刺激极大。②面部创伤后吸入血液和牙齿。③溺水时吸入水和异物。

1. 临床表现 从病史、呼吸道症状和 X 线表现可诊断肺误吸。X 线可能显示一处或两处肺部弥漫性混浊影，位置及分布取决于误吸情况。

2. 治疗

（1）检查 SpO_2 和动脉血气分析，并获取 X 线检查。

（2）根据需要高流量给氧。

（3）治疗其他创伤。

（4）对于需要气管内插管和机械通气的患者，可能需要进行支气管镜检查以去除肺内较大的异物。

（5）即使不需要紧急行气管内插管机械通气，也需警惕，随着感染或 ARDS 的进展，呼吸系统可能会恶化，因此请尽早请 ICU 团队介入。

（6）除非有明确的适应证，否则请勿给予常规抗生素。浸入污水中或有老鼠感染的水中有产生钩端螺旋体病的风险。

十一、穿透性胸部损伤

（一）初步评估和复苏

穿透性胸部损伤伤口的大小与损伤程度可能无关，所以，不要被看似无害的伤口所误导。如果血氧饱和度低，则立即给氧。根据 ABCDE 的评估创伤程度，建立静脉通道，立即送血检查做好输血前准备，并进行液体复苏。

体格检查时，尽量完全暴露皮肤，检查背部和会阴部是否有伤口，注意隐秘伤口。特别是在枪伤中，应尽早检查有无脊髓损伤的迹象。需注意，穿透性胸部损伤通常会累及腹部（反之亦然）。在初步评估过程中，应首先排除、识别和治疗：①张力性气胸。②胸部吸吮伤。③心脏压塞。④进行性血胸。

（二）进一步管理取决于血流动力学状态

1. 血流动力学稳定

（1）提供 O_2 并确保静脉通路安全，完善相关检查为输血做好准备。

（2）监测 SpO_2、心率、血压和呼吸。

（3）不宜过多静脉输液。

（4）如允许，执行 FAST 扫描。

（5）行胸部和腹部 CT 或 X 线（最好是直立位）。

（6）记录心电图。

（7）根据需要提供静脉镇痛。

（8）预防破伤风和预防性使用抗生素（如静脉滴注头孢呋辛 1.5 g）。

（9）用无菌敷料覆盖胸部伤口。

（10）用胸腔引流管排出所有积气。不要将引流管穿过伤口（有增加感染的风险）。

（11）将所有患者收治入院观察，进一步清洁、探查和闭合伤口。

（12）记录胸部伤口的大小，位置和其他特征。

（13）如果患者血流动力学持续稳定，无临床或放射学异常，则安排出院、门诊随访。

2. 血流动力学不稳定　血流动力学不稳定可能是由于张力性气胸、大量血胸、胸部吮吸伤或心脏压塞所致，需立即排除并紧急处理，尽早请示上级医师寻求指导。

胸腔大出血需开胸手术的指征：最初的胸腔引流＞1.5 L 的游离血液，或每小时胸腔引流＞200 ml 的血液。

十二、开放性胸部损伤

胸膜腔与外部之间的开放性伤口可导致呼吸功能不全。当胸部因吸气而扩张时，通过开放伤口的阻力比气管支气管束向肺的阻力小，进入肺的空气减少。并且，随着空气进入胸膜腔，逐渐产生气胸，进一步导致肺塌陷。缺氧迅速发生。

（一）特点

呼吸窘迫、呼吸急促和发绀。

（二）治疗

1. 高流量给氧。

2. 如条件允许，盖上单向黏性式胸封。如果无法获得，用闭塞敷料覆盖堵住伤口，并立即插入胸腔引流管。如果病情出现恶化迹象，需警惕存在张力性气胸。如出现张力性气胸，立即去除敷料。

3. 插入胸腔闭式引流管排出积气。

4. 根据需要进行进一步的治疗。

5. 通知胸外科医师进一步处理伤口。

十三、创伤性心搏骤停

（一）背景

创伤后心搏骤停通常预后较差，尽管有恢复的机会（尤其是穿透性创伤后），但具体取决于实际情况。首先，应尽快确定心搏骤停是由于创伤本身还是由于随后造成伤害所致。

如果心搏骤停不是完全由创伤本身所致，则应考虑可能的可逆原因。它们是：

1. 缺氧 建立人工气道并呼吸机通气给氧。

2. 低血容量症 输注血液和血浆。

3. 张力性气胸 立即进行胸腔减压术。

4. 心脏填塞 如果在 eFAST 上发现积液，请进行胸廓切开术。心包穿刺术通常由于心包中形成的血凝块无法吸出而无法成功进行。

请勿进行胸部按压，因为考虑到潜在的病因，这种按压不能改善预后。另外，有时在心输出量非常低的状态下无法感觉到外周动脉搏动。如果存在多处肋骨移位骨折，胸部按压会带来进一步伤害的风险。

同样，避免使用肾上腺素，目前没有证据表明其对创伤性心脏停搏有益处。

（二）外伤性停搏后自主循环恢复

如果自主循环恢复，继续复苏治疗并进行适当的影像学检查（如腹部平片、床旁胸片、骨盆 X 线，CT），以确定损伤的确切性质，评估是否实施损伤控制手术和介入治疗。

十四、心脏停搏后胸腔切开术

紧急胸腔切开术的适应证包括解除心脏压塞、肺动脉止血、在膈肌下方有大出血时压迫胸主动脉和进行心内按压。如果尽管进行了强力复苏但仍存在难治性低血压，或者尽管进行了纠正缺氧、大量输血和双侧胸膜腔引流等处理但仍无法自主循环恢复时，考虑进行开胸手术。一般认为在＜15 分钟 CPR 的穿透性创伤后和＜10 分钟 CPR 的钝性创伤后可以考虑开胸。

步骤：

1. 立即召集专家会诊（体外循环师、心胸外科、普通科、创伤外科医师、麻醉师等）。

2. 打开开胸托盘，戴上手套、面罩，穿手术衣。确保建立人工气道，呼吸机机械通气。继续快速静脉输血。

3. 进行双侧胸腔穿刺术。

4. 用手术刀在胸腔切口处连作切口。

5. 使用强力剪刀（如 Tuff Cut）切开肋间肌肉，然后用剪刀或 Gigli 锯水平切开胸骨，从而进入胸腔吻合术。

6. 用肋骨撑开器打开胸部，或请助手将胸部拉开。

7. 用剪刀打开心包（垂直切开，注意避免伤及左侧膈神经）。

8. 清除任何填塞物。

9. 通过手指压力或使用 Foley 导管或不可吸收的缝合线处理心肌伤口。缝合完毕后，停止内部心脏按压，并检查心律和心输出量。如果出现心室颤动，请使用内部除颤板对心脏进行除颤，方法是将除颤板放在心脏的两侧。最初从 5 J 能量开始，如果需要，逐渐调高能量，最高为 50 J。如果没有内部拨片，请使用外部除颤器。

10. 考虑通过使肺塌陷来控制大量的肺出血。

11. 如果怀疑膈肌下方有大出血，用拳头压迫主动脉。

12. 如果需要内部心脏压迫，使用双手法，通过用两只扁平手压住心脏，将手指放在缺损处来提供心脏压迫。

13. 恢复脉搏后，确保纠正低血容量。给予头孢呋辛 1.5 g 静脉滴注。插入动脉管和导尿管，并复查肾功能、电解质、葡萄糖、血常规和凝血功能等。

14. 手术团队将指导进一步的手术管理。

十五、主动脉损伤

绝大部分主动脉损伤（90％）为高能钝性损伤导致，例如，道路交通碰撞、高处坠落等。这些患者大部分当即死亡，只有一小部分有生命迹象到医院就诊。主动脉损伤通常的破裂点位于左锁骨下动脉起点的远端，这可能是由于主动脉弓和降主动脉之间的剪切力不同所致。另一种可能的机制是，在快速减速期间，第一根肋骨和锁骨向下摆动并直接"夹住"主动脉（"骨夹"理论）。因可能受到更多的弹性组织的保护，这种伤害在儿童中相对少见。

（一）临床表现

活着到达医院的患者最有可能发生部分或不完全破裂，并伴有主动脉外膜局限血肿。患者可能主诉胸部和背部疼痛，并且可能出现剧烈的收缩期杂音，无法扪及脉搏搏动（手臂和腿之间的血压差异大），以及血容量不足的休克证据。其他重大非主动脉损伤的临床表现可能占主导地位。

（二）诊断

主动脉损伤的诊断可能很困难。如果怀疑有主动脉损伤，立即行 CT 扫描。胸部 X 线对诊断主动脉损伤不敏感。

胸部 X 线提示主动脉损伤可能的表现：①纵隔增宽（>8 cm）。②主动脉弓轮廓异常。③气管向右偏斜。④胃管向右偏斜（靠近 T4 棘突的右侧）。⑤左主支气管压低>40°。⑥左胸膜损伤或第 1/第 2 肋骨骨折，但诊断价值不大。⑦胸部 X 线可能完全正常！

（三）治疗

维持生命体征并治疗其他创伤。主动脉损伤与其他严重的胸部损伤相关，例如，多发肋骨骨折、肺挫伤。给氧、建立两个静脉通路、静脉输液、镇痛，并监测生命体征和 SpO_2。检查肾功能、电解质、血糖、血常规、凝血、动脉血气分析和交叉配血。插入导尿管和动脉管。

请有主动脉损伤专业知识的心胸外科医师或血管外科医师介入。紧急请专科医师进行检查（CT 和/或主动脉造影）。请麻醉师、ICU 会诊。控制血压（避免过度输液；维持收缩压 90 mmHg 左右），治疗方法包括开放手术修复或血管内支架。

十六、超声创伤评估 FAST

FAST 用来评估急性创伤患者（尤其是休克患者）的胸部和腹部。在已经明确要立即行 CT 检查明确创伤前，不要因执行 FAST 而延误 CT 检查。FAST 可以由受过训练的急诊科医师、外科医师或放射科医师来执行。

（一）优点

1. 可以在急诊室完成。

2. 快速：仅需要 2～3 分钟。

3. 非侵入性。

4. 如果问题持续存在或患者病情改变，可以动态评估。

（二）缺点

1. 手法取决于操作者。

2. 不能确定受伤的器官，而只能确定腹部或心包中有无血液或液体。

查看四个部位是否具有游离液体：①肝肾隐窝。②脾肾隐窝。③骨盆。④心包。

扫描通常按此顺序进行，因为肝肾隐窝是第一个在仰卧位充满液体且最容易识别的凹陷。

如果 FAST 扫描的指征是识别心脏压塞，则第一个视图应该是心包视图。游离液体显示为黑色的无回声区域：①在肝脏和右肾之间。②在脾脏和左肾之间。③骨盆中的膀胱后面。④心包周围的心脏。

阳性 FAST 扫描：①可以识别腹部或心包中的任何游离液体。②腹部可见的游离液体意味着最小容积为 500 ml。

创伤后在心包积血是紧急开胸的指征，理想情况下是在手术室进行；但是如果患者出现心搏骤停，则在急诊室进行，以免错过最佳抢救时间窗。

注意：FAST 扫描对检测气胸具有很高的特异度。操作前需要进行培训，如果操作者没有接受过培训且没有经验，得出的假阴性率很高。

〔申文娟　莫伟胜　付　乐　罗　亮〕

参考文献

［1］ Jain S，Self W H，Wunderink R G，et al. Community-acquired pneumonia requiring hospitalization among U. S. adults. N Engl J Med，2015，373（5）：415 - 427.

［2］ Gennaro De Pascalea，Giuseppe Belloa，Mario T umbarellob，et al. Severe pneumonia in intensive care：cause，diagnosis，treatment and management：a review of the literature［J］. Current Opinion Pulmonary Medicine，2012，18（3）：213 - 221.

［3］ Paganin F，Lilienthal F，Bourdin A，et al. Severe community-acquired pneu-monia：assessment of microbial aetiology as mortality factor［J］. Eur Respir J，2004，24：779 - 785.

［4］ Joseph P Mizgerd. Pathogenesis of severe pneumonia：advances［J］. Current Opinion Pulmonary Medicine，2017，23：193 - 197.

［5］ 中华医学会重症医学分会. 中国严重脓毒症/脓毒性休克治疗指南（2014）［J］. 中华内科杂志，2015，54（6）：557 -581.

［6］ Espana P P，Capelastegui A，Quintana J M，et al. A prediction rule to identify allocation of inpatient care in community-acquired pneumonia［J］. EurRespir J，2003，21（4）：695 - 701.

［7］ Muscedere J G，Day A，Heyland D K. Mortality，attributable mortality，and clinical events as end points for clinical trials of ventilator-associated pneumonia and hospital-acquired pneumonia［J］. Clin Infect Dis，2010，51（Suppl 1）：S120 - 125.

［8］ 中华医学会呼吸病学分会. 医院获得性肺炎诊断和治疗指南（草案）［J］. 现代实用医学，2002，14（3）：160 - 161.

［9］ Claeys R，Vinken S，Spapen H，et al. Plasma procalcitonin and C-reactive protein in acute septic shock：clinical and biological correlates［J］. Crit Care Med，2002，30（4）：757 - 762.

［10］ Charles W Lanks 1，Ali I Musani 2，David W Hsia. Community-acquired Pneumonia and Hospital-acquired Pneumonia［J］. Med Clin North Am，2019，103（3）：487 - 501.

［11］ Singh D，Agusti A，Anzueto A，et al. Global Strategy for the Diagnosis，Management，and Prevention of Chronic Obstructive Lung Disease：the GOLD science committee report 2019［J］. Eur Respir J，2019，53（5）：1900164.

［12］ Osadnik C R，Tee V S，Carson-Chahhoud K V，et al. Non-invasive ventilation for the management of acute hypercapnic respiratory failure due to exacerbation of chronic obstructive pulmonary disease［J］. Cochrane Database Syst Rev，2017，7：CD004104.

［13］ Vollenweider D J，Jarrett H，Steurer-Stey C A，et al. Antibiotics for exacerbations of chronic obstr-uctive pulmonary disease［J］. Cochrane Database Syst Rev，2012，12：CD010257.

［14］ Rabe K F，Watz H. Chronic obstructive pulmonary disease［J］. Lancet，2017，389（10082）：1931 - 1940.

［15］ Lim B L，Kelly A M. A meta-analysis on the utility of peripheral venous blood gas analyses in exacerbations of chronic obstructive pulmonary disease in the emergency department［J］. Eur J Emerg Med，2010，17（5）：246 - 248.

［16］ Luigi G Franciosi 1，Clive P Page，Bartolome R Celli，et al. Markers of exacerbation severity in chronic obstructive pulmonary disease［J］. Respiratory Research，2006，7：74.

［17］ Sanjay Sethi 1，Timothy F Murphy. Infection in the pathogenesis and course of chronic obstuctive pulmonary disease［J］. N Engl J Med，2008，359（22）：2355 - 65.

［18］ T oelle B G，Xuan W，Bird T E，et al. Respiratory symptoms and illness in older Australians：the Burden of Obstructive Lung Disease （BOLD） study［J］. Med J Aust，2013，198（3）：144 - 148.

［19］ Leo F，Menger H. Exacerbations of Chronic Obstructive Pulmonary Disease-Diagnostic Approach，Management and Follow-up Care［J］. Dtsch Med Wochenschr，2019，144（1）：21 - 27.

［20］ Nathaniel Marchetti 1，Gerard J Criner. Update in Chronic Obstructive Pulmonary Disease 2015［J］. Am J Respir Crit Care Med，2016，193（10）：1092 - 100.

［21］ Haney S，Hancox R J. Overcoming beta-agonist toler-ance：high dose salbutamol and ipratropium bromide. Two randomized controlled trials [J]. Resp Res, 2007, 8: 19.

[22] James W Mims. Asthma: definitions and pathophysiology [J]. Int Forum Allergy Rhinol, 2015, 5 (Suppl 1): S2 -6.

[23] Rowe B H, Bretzlaff J, Bourdon C. Magnesium sulfate for treating exacerbations of acute asthma in the emergency department [J]. Cochrane Database Syst Rev, 2000, 1: CD001490.

[24] Kian Fan Chung. Clinical management of severe therapy-resistant asthma [J]. Expert Rev Respir Med, 2017, 11 (5): 395 - 402.

[25] Helen K Reddel 1, J Mark FitzGerald 2, Eric D Bateman 3, et al. GINA 2019: a fundamental change in asthma management: Treatment of asthma with short-acting bronch-odilators alone is no longer recommended for adults and adolescents [J]. Eur Respir J, 2019, 53 (6): 1901046.

[26] Fritz Horak 1, Daniel Doberer 2, Ernst Eber 3, et al. Diagnosis and management of asthma-Statement on the 2015 GINA Guidelines [J]. Wien Klin Wochenschr, 2016, 128 (15 - 16): 541 - 554.

[27] Holgate S T. Pathophysiology of asthma: what has our current understanding taught us about new therapeutic approaches? [J]. J Allergy Clin Immunol, 2011, 128: 495 - 505.

[28] Goyal S, Agrawal A. Ketamine in status asthmaticus: a review [J]. Indian J Crit Care, 2013, 17: 154 - 161.

[29] Neema P K. Respiratory failure [J]. Indian J Anaesth, 2003, 47 (5): 360 - 366.

[30] Goligher E C, Ferguson N D, Brochard L J. Clinical challenges in mechanical ventilation [J]. Lancet, 2016, 387: 1856 - 1866.

[31] Thomas Piraino. Noninvasive Respiratory Support in Acute Hypoxemic Respiratory Failure [J]. Respir Care, 2019, 64 (6): 638 - 646.

[32] Tzoran I, Saharov G, Brenner B, et al. Silent pulmonary embolism in patients with proximal deep vein thrombosis in the lower limbs [J]. J Thromb Haemost, 2012, 10: 564.

[33] Righini M, Le G G, Aujesky D, et al. Diagnosis of pulmonary embolism by multidetector CT alone or combined with venous ultrasonography of the leg: a randomised non-inferiority trial [J]. Lancet, 2008, 371: 1343.

[34] Kline J A, Steuerwald M T, Marchick M R, et al. Prospective evaluation of right ventricular function and functional status six months after acute submassive pulmonary embolism: frequency of persistent or subsequent elevation in estimated pulmonary artery pressure [J]. Chest, 2009, 136: 1202.

[35] Golomb B A, Chan V T, Denenberg J O, et al. Risk marker associations with venous thrombotic events: a cross-sectional analysis [J]. BMJ Open, 2014, 4: e003208.

[36] Marchick M R, Courtney D M, Kabrhel C, et al. 12-Lead ECG findings of pulmonary hypertension occur more frequently in emergency department patients with pulmonary embolism than in patients without pulmonary embolism [J]. Ann Emerg Med, 2009, 55: 331.

[37] Kline J A, Jones A E, Shapiro N I, et al. Multicenter, randomized trial of quantitative pretest probability to reduce unnecessary medical radiation exposure in emergency department patients with chest pain and dyspnea [J]. Circ Cardiovasc Imaging, 2014, 7: 66.

[38] Singh B, Mommer S K, Erwin P J, et al. Parsaik AK: Pulmonary embolism rule-out criteria (PERC) in pulmonary embolism-revisited: a systematic review and meta-analysis [J]. Emerg Med J, 2013, 30: 701.

[39] Hugli O, Righini M, Le G G, et al. The pulmonary embolism rule-out criteria (PERC) rule does not safely exclude pulmonary embolism [J]. J Thromb Haemost, 2011, 9: 300.

[40] Kline J A, Courtney D M, Kabrhel C, et al. Prospective multicenter evaluation of the pulmonary embolism rule-out criteria [J]. J Thromb Haemost, 2008, 6: 772.

[41] Righini M, Van Es J, den Exter P L, et al. Age-adjusted d-dimer cutoff levels to rule out pulmonary embolism: the ADJUST-PE study [J]. JAMA, 2014, 311: 1117.

[42] van Es J, Douma R A, Schreuder SM, et al. Clinical impact of findings supporting an alternative diagnosis on CT pulmonary angiography in patients with suspected pulmonary embolism [J]. Chest, 2013, 144: 1893.

[43] Smith S B, Geske J B, Maguire J M, et al. Early anticoagulation is associated with reduced mortality for acute pulmonary embolism [J]. Chest, 2010, 137: 1382.

[44] Kahn S R, Shapiro S, Wells P S, et al. Compression stockings to prevent post-thrombotic syndrome: a randomised placebo-controlled trial [J]. Lancet, 2014, 383: 880.

[45] Chatterjee S, Chakraborty A, Weinberg I, et al. Thrombolysis for pulmonary embolism and risk of all-cause mortality, major bleeding, and intracranial hemorrhage: a meta-analysis [J]. JAMA, 2014, 311: 2414.

[46] Kucher N, Boekstegers P, Muller O J, et al. Randomized, controlled trial of ultrasound-assisted catheter-directed thrombolysis for acute intermediate-risk pulmonary embolism [J]. Circulation, 2014, 129: 479.

[47] Holbrook A, Schulman S, Witt D M, et al. Evidence-based management of anticoagulant therapy: Antithrombotic Therapy and Prevention of Thrombosis, 9th ed: American College of Chest Physicians Evidence-Based Clinical Practice Guidelines [J]. Chest, 2012, 141 (2 Suppl): e152S.

[48] Bates S M, Ginsberg J S. Treatment of deep-vein thrombosis [J]. N Engl J Med, 2004, 351: 268.

[49] den Exter P L, Gomez V, Jimenez D, et al. A clinical prognostic model for the identification of low-risk patients with acute symptomatic pulmonary embolism and active cancer [J]. Chest, 2013, 143: 138.

[50] Mirvis S E. Imaging of acute thoracic injury: the advent of MDCT screening Semin Ultrasound [J]. CT MRI, 2005, 26: 305 - 331.

[51] Gurnduz M, Unugenc H, Ozalevli M. A comparative study of continuous positive airway pressure (CPAP) and intermittent positive pressure ventilation (IPPV) in patients with flail chest [J]. Emerg Med J, 2005, 22: 325 - 329.

[52] Morison C A, Carrick M H, Norman M A. Hypotensive resuscitation strategy reduces transfusion requirements and severe post operative coagulopathy in trauma patient with haemorrhagic shock: preliminary results of a randomized controlled trial [J]. J Trauma, 2011, 70: 652 - 663.

[53] Richardson J D, Adam L, Flint L M. Selective management of flail chest and pulmonary contusion [J]. Ann Surg, 1982, 196: 481.

[54] Desai P M. Pain management and pulmonary dysfunction [J]. Crit Care Clin, 1999, 15: 151 - 166.

[55] Blanco R, Parras T, McDonnell J G, et al. Serratus plane block: a novel ultrasound-guided thoracic wall nerve block [J]. Anaesthesia, 2013, 68: 1107 - 1113.

[56] Fitzgerald M C, Mitra B, Olaussen A. Cruciform position for trauma resuscitation [J]. Emerg Med Australas, 2017, 29: 252 - 253.

[57] Tyburski J G, Astra L, Wilson R F. Factors affecting prognosis with penetrating wounds of the heart [J]. J Trauma Injury Infect Crit Care, 2000, 48: 587 - 591.

[58] Mattox K L, Feliciano D V. Role of external cardiac compression in truncal trauma [J]. J Trauma, 1982, 22: 934 - 936.

[59] Aihara R, Millham F H, Blansfield J. Emergency room thoracotomy for penetrating chest injury: effect of an institutional protocol [J]. J Trauma Injury Infect Crit Care, 2001, 50: 1027 - 1030.

[60] Fitzgerald M, Tan G, Gruen R. Emergency physician credentialing for resuscitative thoracotomy for trauma [J]. Emerg Med Australas, 2010, 22: 332 - 336.

[61] Hehir M D, Hollands M J, Deane S A. The accuracy of the first chest X-ray in the trauma patient [J]. Aust NZ J Surg, 1990, 60: 529 - 532.

[62] Brookes J G, Dunn R J, Rogers I R. Sternal fractures: a retrospective analysis of 272 cases [J]. J Trauma, 1993, 35: 46 - 54.

第十一章　循环系统急症

第一节　急性冠状动脉综合征

一、流行病学和冠状动脉解剖

缺血性心脏病是成年人死亡的主要原因，在美国每年引起40万人死亡。心外膜冠状动脉的粥样硬化疾病（称为冠状动脉疾病）占缺血性心脏病患者的绝大多数。冠状动脉疾病的主要症状是胸痛。在患有急性胸痛的急诊就诊成人人群中，约15%的患者患有急性冠状动脉综合征（ACS）。ACS包括急性心肌梗死（AMI）和不稳定型心绞痛。患有ACS的患者中，约有三分之一患有AMI，其余患者患有不稳定型心绞痛。

左冠状动脉分为左回旋支和左前降支。左前降支顺着心脏的前部向下走行，为心脏的前部和中隔区提供主要的血液供应。回旋支将血液供应到心脏的部分前壁和大部分侧壁。右冠状动脉供应右心室，并通过其延续向左心室的下部提供一些灌注。房室传导系统从右冠状动脉的房室分支和左前降支冠状动脉的间隔穿孔分支接收血液供应。同样，右束支和左束支的后部分别从左前降支和右冠状动脉获得血流。后内侧乳头肌从一根冠状动脉（通常是右冠状动脉）接受血液供应（图11-1）。

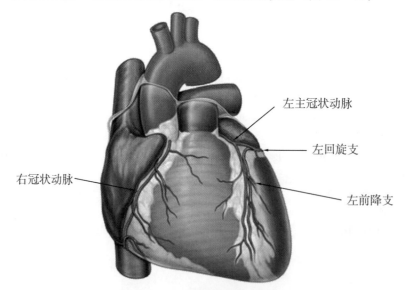

图11-1　心脏的冠状动脉系统

冠状动脉疾病的主要危险因素包括年龄>40岁，男性或绝经后女性，高血压，吸烟，高胆固醇血症，糖尿病，向心性肥胖，家族病史和久坐的生活方式。人类免疫缺陷病毒高活性抗逆转录病毒疗法的感染和治疗可加速动脉粥样硬化。虽然心脏危险因素可用于预测特定人群中的冠心病风险，但对于诊断单个患者中是否存在ACS的作用较小。有已知冠状动脉疾病和先前ACS的患者有再次发生ACS事件的风险；因此，病史采集也十分重要。

二、病理生理改变

当氧气（O_2）需求和氧气供应之间不平衡时，发生缺血。氧气的供应受血液中氧气的承载能力和冠状动脉血流量的影响。血液的 O_2 携带能力取决于存在的血红蛋白量和 O_2 饱和度。冠状动脉的血流量取决于心脏舒张期的舒张持续时间和周围血管阻力。体液、神经、代谢和血管外压缩力以及局部自动调节机制决定了冠状动脉血管阻力。运动引起的心肌缺血及其后遗症通常是由于固定的动脉粥样硬化病变所致。

ACS 可能是由于冠状动脉痉挛，微血管功能障碍，动脉粥样硬化斑块的破坏或侵蚀以及动脉粥样硬化病变部位的血小板聚集或血栓形成所致的心肌血流继发减少所致。心肌缺血的继发原因较少见，并由冠状动脉外在因素引起，例如，心肌对氧气的需求增加（即发热，心动过速，甲状腺毒症），血流量减少（即低血压）或氧气输送减少（即贫血，低氧血症）。如果是继发性原因，则缺血可能广泛或局部发生。动脉粥样硬化斑块通过反复损伤血管壁而形成。巨噬细胞和平滑肌细胞是噬菌斑发育的主要细胞成分，而脂质在细胞外环境中占主导地位。斑块的开裂和破裂受斑块固有的特征，如其组成和形状的影响；另外也有局部因素的作用，如剪切力、冠状动脉张力和冠状动脉灌注压力；伴随心肌收缩的动脉运动。当发生斑块破裂时，有效的血栓形成物质会激活循环的血小板。

血小板反应涉及黏附，激活和聚集多个过程。血小板黏附是通过与内皮下黏附分子（如胶原蛋白、纤连蛋白和层粘连蛋白）的血小板相互作用以及糖蛋白 Ⅱb 受体与血管性血友病因子的内皮下形式的结合而发生的。黏附的血小板强烈刺激血栓形成。斑块核心和血管壁外膜中充满脂质的巨噬细胞释放组织因子，从而刺激凝血酶原转化为凝血酶。凝血酶和局部剪切力也是有效的血小板活化剂。血小板分泌的二磷酸腺苷、血栓烷 A2 和 5-羟色胺会触发血小板活化。活化的血小板糖蛋白 Ⅱb/Ⅲa 受体在血小板聚集的最终通用途径中被血纤蛋白原或 von Willebrand 因子交联。O_2 缺乏的程度和任何冠状动脉疾病的临床表现取决于血栓和斑块对 O_2 传输的限制。

在稳定型心绞痛中，仅当活动诱导的 O_2 需求超出部分阻塞的冠状血管所施加的供应限制时，才会发生局部缺血。缺血发生在相对固定的点，并随时间缓慢变化。在这种情况下，动脉粥样硬化斑块没有破裂，几乎没有形成的血栓。在 ACS 中，动脉粥样硬化斑块破裂和富集血小板的血栓形成。冠状动脉血流量突然减少，并发生心肌缺血。氧气供需不匹配的程度和持续时间决定了患者发展成可逆性心肌缺血而无坏死（不稳定型心绞痛）还是急性心肌缺血而有坏死。更严重、更长时间的阻塞会增加梗死的可能性。

AMI 可能会抑制心肌收缩力并损害中枢和外周灌注。当心肌区域未摄入足够的氧气时，功能会恶化。随着梗死心肌的大小增加，左心室泵功能降低。这会增加左心室舒张末期压力和收缩末期容积。心输出量和血压可能会降低。当左心房和肺毛细血管压力升高时，可能会出现心力衰竭或肺水肿。大脑和肾脏灌注不良会分别导致意识状态改变和肾功能受损。

三、临床表现

典型的表现是胸痛，表现出胸痛向右或双肩放射。伴大汗、呼吸困难、呕吐的胸痛患者更有可能患有 ACS，而患有胸膜痛或可触诊的疼痛患者可能性较低。请注意，没有单一评估手段在 ACS 诊断中特别有用。需要对心脏疼痛进行临床评估，以区分稳定型心绞痛和 ACS。稳定型心绞痛的特征在于可预测的疼痛，通过运动而加剧，通过休息或硝酸甘油类药物可以迅速缓解，并且不会变得更加频繁或严重。

四、诊断和鉴别诊断

（一）诊断

不稳定型心绞痛的症状是 ACS 的一种形式，无法预测，或者随着严重程度的提高或工作量的减少而发生。通常，体格检查无助于 ACS 的诊断，这应基于临床病史和研究。但是，体格检查对于识别 ACS 的并发症并排除鉴别诊断至关重要。心力衰竭可以通过外周循环不良，心动过速，肺、颈静脉升高来识别。

心脏生物标志物值的升高和/或降低的检测对于心肌梗死的诊断十分重要，其中至少有一个升高（即＞99％的参考上限），最好是心肌肌钙蛋白。此外，至少应满足以下 5 个诊断标准之一：①缺血症状；②新的（或可能是新的）明显 ST/T 波改变或左束支阻滞（LBBB）；③心电图上的 Q 波；④影像显示新的存活心肌丢失或局部壁运动异常；⑤血管造影或尸检鉴定冠状动脉内血栓。《第四版心肌梗死全球通用定义》将心肌梗死划分为 5 个类型：

1. 1 型　与缺血有关的自发性心肌梗死，由原发冠状动脉事件如斑块侵袭和/或破裂、裂隙或夹层引起的冠状动脉内血栓形成，从而心肌灌注明显下降或远端血管血小板血栓形成，导致心肌梗死。

2. 2 型　继发于缺血的心肌梗死，心肌供氧减少或需氧增加所致，如冠状动脉痉挛、冠状动脉栓塞、贫血、心律失常、高血压或低血压。

3. 3 型　突发、未预料到的心脏性死亡，包括心脏停搏，通常有心肌缺血的症状，伴随新的 ST 段抬高或新的左束支阻滞（LBBB）或冠状动脉造影和/或尸检发现冠状动脉有新鲜血栓的证据，但死亡发生于可取得血样之前或血中生物标志物增多之前。3 型危害最大，病死率高，需要加强教育，对高危患者加强预防。

4. 4 型　①4a 型：伴发于经皮冠状动脉介入治疗（PCI）的心肌梗死。②4b 型：冠状动脉造影或尸检证实的伴发于支架血栓形成的心肌梗死。

5. 5 型　伴发于冠状动脉旁路移植术（CABG）的心肌梗死。

低血压的其他表现可能提示心源性休克。收缩期杂音增加了继发于 MI 的乳头肌破裂或室间隔缺损的可能性，尽管先前存在的主动脉或二尖瓣疾病的可能性更大。

（二）鉴别诊断

对于所有出现胸部区域疼痛或不适的患者，应考虑 ACS、肺栓塞和主动脉夹层的严重情况，疼痛范围甚至可以包括下颌、肩部和上腹部。所有就诊者都应根据其个体情况进行评估，并牢记该患者群体中差异的潜在发病率和死亡率。这几种胸痛的鉴别诊断见表 11 - 1。

表 11 - 1　　　　　　　　　　　　　　　　　　胸痛的严重疾病鉴别诊断

	依　据
不稳定型心绞痛	提示：中央疼痛±辐射到颌骨和任一臂（通常为左侧）。间歇性运动，通过劳累诱发，休息或硝酸盐缓解，持续＜30 分钟。可能有短暂性 ST 压低或 T 倒置，很少有 ST 抬高。 证实：12 小时后肌钙蛋白没有升高。压力测试显示可诱导的局部缺血。
ST 段抬高性心肌梗死	提示：中央胸痛±辐射到下颌和任一臂（通常为左）。连续（通常超过 30 分钟），不能通过休息或硝酸盐缓解。 证实：连续 ECG 的肢体导联 ST 抬高 1 mm 或胸部导联 2 mm。胸痛发作后的最初 4 小时内可能不存在肌钙蛋白升高。
非 ST 段抬高性心肌梗死	提示：中央胸痛±辐射到下颌和任一臂（通常为左）。连续（通常超过 30 分钟），不能因休息或硝酸盐缓解。 证实：12 小时后肌钙蛋白升高。T 波和 ST 段改变，但心电图连续导联无 ST 升高
肺栓塞	提示：中心性胸痛，还伴有急促的呼吸急促，发绀，心动过速，肺部响亮的第二心音，相关的深静脉血栓形成（DVT）或诸如癌症，近期手术，行动不便等危险因素。 证实：核素灌注扫描，CT（CT-肺血管造影）显示肺动脉凝块。
主动脉夹层	提示：撕裂性疼痛通常会向后发散，并且对镇痛无反应，周围脉搏异常或缺失，舒张早期杂音，血压低和纵隔宽。 证实：CT 扫描或 MRI 上管腔丢失。

下面对其他的鉴别诊断进行简要总结。

肌肉骨骼性胸痛可能与诱发性发作有关，如胸壁损伤，另外，也可能是由胸壁结构的炎症引起的。Tietze 综合征（肋软骨炎）最常见于女性，以肋软骨软化为特征。流行性肌痛（Bornholm 病）是由于病毒感染后胸壁肌肉和胸膜的炎症，典型的原因是 B 型柯萨奇，带状疱疹会沿着胸神经的分布产生剧烈的疼痛，如果患者在任何皮疹或糜烂之前出现，可能会被误诊为肌肉骨骼疼痛。在水痘-带状疱疹的皮疹出现之前，患处皮丘的过度或疼痛可能会出现，可以用手指划过患处的几个皮丘来评估。

当胃内容物反流到食管或食管肌肉痉挛时，会出现胃食管疼痛。胃炎可误认为是急性心肌梗死的疼痛，但可能伴有上腹触痛，向背部放射，并与食物摄入和患者体位有关。心包炎最常见的是由病毒感染引起的，但也可能与全身性疾病有关，如尿血症或自身免疫性疾病，也可能发生在心肌梗死或心脏手术后（Dressler 综合征）。胸膜炎产生的疼痛在吸气时加重，可能有良性或严重的病因。它可能继发于病毒性呼吸道感染、肺炎或肺栓塞等肺梗死。因此，它应该更多的被认为是一种症状或过程，而不是疾病本身。

自发性气胸通常会引起胸膜痛，多见于瘦高的人和吸烟者。通常通过胸部 X 线检查来诊断，但超声检查有更高的敏感性。有一些严重的腹部症状可能会出现胸痛。这些包括胆绞痛、胆囊炎、消化性溃疡病和胰腺炎。如果不仔细询问病史和检查腹部，可能会导致延误诊断。焦虑可能是导致胸痛的原因，但不是唯一的原因。最后，有相当一部分患者在急诊科评估后会被完全恰当地贴上"非特异性胸痛"的标签。这些患者的疼痛根本无法归入一个明确的诊断组别。

五、处置

应在具有重症监护的设备以及使用高级复苏设备的环境中评估和观察所有可能 ACS 的患者。

（一）一般治疗

ACS 的检查和处理应并行进行，以最大限度地减少潜在的延迟。对所有急性冠状动脉综合征的镇痛药，硝酸酯类药物和吗啡静脉注射剂都是可选的治疗药物。如果疼痛是轻度到中度，舌下含服硝酸甘油可能是合适的，但严重的疼痛通常需要滴定的吗啡。阿司匹林除非之前已给予（如通过急诊服务或全科医师）或禁忌使用，否则应立即服用 300 mg 阿司匹林。阿司匹林的主要禁忌证是已知的过敏。胃炎或消化不良的既往史并非 ACS 中使用阿司匹林的禁忌证。

对于氧饱和度低于 94% 的人群，建议吸氧。ACS 患者的常规氧疗可能会增加梗死面积，但尚未显示出会影响 1 年全因死亡率。慢性阻塞性气道疾病患者应将氧疗滴定至 88%～92%。

（二）再灌注治疗

对于确诊为 STEMI 的患者，紧急再灌注可改善短期和长期生存率，并将对心功能的影响降至最低。如果可以在初次就医后 90 分钟内进行初次经皮冠状动脉介入治疗（PCI），则是首选的最佳再灌注治疗，否则应在无禁忌证的患者中进行溶栓。荟萃分析显示，相比于溶栓治疗，急诊 PCI 具有预后优势，可降低 30 天死亡率、MI 复发和卒中风险。PCI 可以采取球囊血管成形术，血栓切除术和裸金属支架（BMS）置入，或药物洗脱支架（DES）置入。PCI 失败可能需要冠状动脉移植术（CABG）。

建议将非 ST 段抬高性急性冠状动脉综合征（NSTEACS）患者视为高风险患者，行 PCI 或 CABG 冠状动脉造影检查。与非侵入性方法相比，常规的早期侵入性方法可降低 12 个月时的死亡，复发性心肌梗死和心血管事件再入院的综合终点，但单单对死亡率的益处就不存在。无论如何，所有 NSTEACS 患者都需要到急诊室咨询心血管专家的意见。及时进行治疗需要遵循临床途径，应该在医院系统中与院前服务、急诊医师、心脏病专家和临床药剂师共同开发及设计。在具有主要 PCI 功能的中心，这种路径应将就诊到血管球囊开通的时间（DTB）最小化到少于 60 分钟。在非主要的 PCI 中心中，该路径应实现到主要 PCI 中心的转移，且预期的时间少于 30 分钟（即，从第一次就医到到达气球的总时间少于 90 分钟），或在溶栓失败后立即或在溶栓成功后紧急进行（3～24 小时）。所有患有心源性休克的 STEMI 患者，无论其对溶栓的反应如何，均应立即转移至主要 PCI 中心。

（三）药物治疗

如果首次就医时间超过 12 小时，则应避免溶栓，应安排转移至主要的 PCI 中心。其他疗法需要在单个患者的水平上评估其潜在的利弊。建议由心脏病专家来会诊。P2Y 12 受体抑制药能抑制血小板功能，在确诊为 ACS 且复发性缺血事件风险较高的患者（包括 STEMI 患者）中，除阿司匹林外，建议使用这些药物。药物的选择可能是因机构而异，但已发现替卡格雷（首次负荷剂量 180 mg，然后每次 90 mg，每天 2 次）和普拉格雷（首次负荷剂量 60 mg，然后每次 10 mg，每天 1 次）均可减少死亡和复发性心肌梗死，但会增加患大肠癌的风险。与氯吡格雷比较时出血（口服 300～600 mg，然后每次 75 mg）风险增高。因此，后者是 75 岁以上，体重＜60 kg 或有短暂性脑缺血发作（TIA）或卒中病史患者的首选。糖蛋白 II b/III a 抑制药等血小板聚集拮抗药与肝素联用，应在即将接受 PCI 手术或 PCI 期间具有高危血管造影特征或血栓形成并发症的 ACS 患者中启动。因此，不应在 ED 中常规启动它们。该类药物包括阿昔单抗、替罗非班和依替巴肽。

抗凝血酶治疗 ACS 患者以及中度到非常高的缺血事件风险推荐使用依诺巴林或普通肝素（UFH）。依诺肝素抑制内源性和外源性凝血级联的 X a 因子，UFH 增强抗凝血酶 III 的能力，从而使凝血酶和 X a 因子失活。不论采用哪种疗法，对那些以侵入性或保守方式治疗的 ACS 患者均有益。依诺肝素可能是首选药物，因为给药更简单并且不需要激活凝血活酶部分时间（aPTT）监测，每天 2 次皮下注射 1 mg/kg。对于 75 岁以上或慢性肾功能不全者，应调整剂量。使用新型口服抗凝药（NOAC）或华法林的患者需要进一步的专家意见。直接凝血酶抑制药比伐卢定代替糖蛋白 II b/III a 抑制药和肝素的组合可减少 ACS 患者的出血事件。

除非有禁忌证，否则建议非紧急启动 β 受体阻滞药。

（四）并发症

除非老年、体弱或重大合并症另有决定，否则所有 ACS 患者应入院治疗。根据 ACS 的性质，可在进入 CCU 之前先去心脏导管室予以介入治疗。急诊 CABG 后出现心源性休克或相关生命威胁并存的急性医学并发症的患者需要加护病房。

大多数 MI 伴有一定程度的左心室衰竭，其严重程度从无症状到肺水肿和心源性休克，死亡率成比例增加。就 Killip 类别而言，NSTEMI 和 STEMI 患者在 30 天和长期死亡率方面的差异可以忽略不计。管理包括维持充足的氧疗，纠正电解质紊乱并优化心室充盈压。患有肺水肿的患者可能需要无创通气支持。如果存在足够的血管内容量而出现低血压或其他灌注不足的证据，应尽早且积极地开始进行正性肌力药。事实证明，PCI 可以改善 STEMI 并发心源性休克的患者的预后。左心室辅助装置可桥接特定患者的康复、心脏手术或移植过程。

由于相对瘀血和局部炎症改变是血栓形成的条件，血栓形成可在运动不足的心肌区域形成。LV 动脉瘤形成的大前部梗死更常见，据报道其发生率高达 10％。超声心动图用于确认血栓的存在。系统性抗凝治疗可降低栓塞并发症的风险。机械并发症包括：①伴有血栓形成和栓塞风险的室壁瘤形成。②乳头肌功能障碍/破裂继发的急性二尖瓣关闭不全。③室间隔缺损。④游离壁破裂，可能表现为猝死或急性心脏压塞。

（五）治疗的并发症

大出血，特别是脑出血，是任何抗血小板或抗凝治疗都存在的风险，并且这种治疗的风险需要与潜在益处进行权衡——有时与患者或指定的医学决策者共同决策是明智的。

PCI 可能会无意中导致冠状动脉穿孔或解剖，桡骨或股骨进入部位并发症（如假性动脉瘤）以及与支架相关的并发症（如早期和延迟性支架血栓形成）。

（六）预后

预后取决于多种因素，包括但不限于：年龄和合并症，社会因素以及获得医疗和随访的能力，社会经济状况，冠状动脉疾病的程度，左心室功能障碍的存在和程度，机械性并发症，心律不齐或心脏停搏以及对初始治疗的反应。

（七）初级和二级预防

通过各种广泛的公共卫生运动广泛传播经典的弗雷明汉风险因素，患者通常意识到增加其罹患缺血性心肌病风险的生活方式选择，均在自己手上。虽然总体心血管风险评估和咨询最适合在初级保健机构中进行，但出现胸痛并最终确诊为患者提供了一个机会，让他们思考可以降低缺血性心肌病风险的方法。如果没有禁忌证，应开出诊断为 ACS 的出院患者处方：阿司匹林，最高耐受剂量的 P2Y12 抑制药，HMG-CoA 还原酶抑制药（他汀类药物），β受体阻滞药（如果没有禁忌证）。如果存在心力衰竭、左心室收缩功能不全、糖尿病、前壁心肌梗死或高血压 EF≤40%，则还需要 ACE 抑制药或血管紧张素受体阻滞药。还应将他们转介进行心脏康复。

〔李一德　罗　亮〕

第二节　急性心律失常

心律失常是用来描述异常心律的术语。最常见的心律失常是心房或心室早搏。心动过速发生在心率大于每分钟 100 次（bpm）时，心动过缓定义为心率低于 60 bpm。心律失常的处理取决于患者的表现、其血流动力学的稳定性、潜在的心脏疾病和心律失常的确切类型。无症状稳定的心律失常患者在没有潜在心脏病的情况下，通常不需要紧急治疗。然而，有症状的心律失常患者，尤其是伴有潜在的心脏病时，需要更紧急的治疗。关键的目标是使用伤害最小的干预措施，恢复足够的心输出量以维持脑灌注和稳定的心律。

一、病因和发病机制

了解心律失常需要了解正常的传导系统（图 11-2）。在正常的心脏中，电冲动从心房结开始，经心房传导到房室结。在正常的心脏中，电脉冲从窦房结（SA）开始，经心房传导至房室结（AV），然后电脉冲沿 His 束向下传导至左右束支，再经浦肯野纤维传导至心室肌。不同的机制——如再入性、自动性增强和触发性活动——可导致心律失常。一般认为心律失常是冲动产生异常或冲动传导异常。SA结的异常冲动产生，如病窦综合征，可导致冲动形成失败。房室结的异常冲动传导可导致从心房到心室

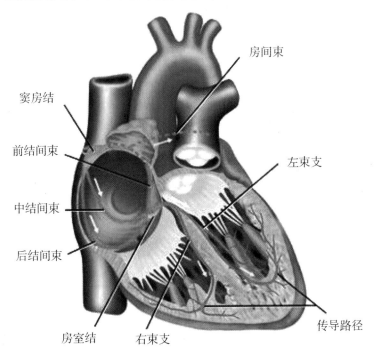

图 11-2　心脏的传导系统

的电传导失败，造成不同程度的房室阻滞。心房的异位冲动导致房室异位或房性心动过速。心房和心室之间的通路可导致室上性心动过速（S室速）。心室传导异常可导致束支阻滞或各种室内传导异常。最危险的心律失常来自于心室，因为这些心律失常，尤其是在存在潜在结构性心脏病的情况下，可能与猝死有关。

心律失常的机制一般可以分为如下 3 种：

（一）折返

当传导组织的闭合回路在回路周围传递电脉冲，并随着回路中脉冲的每次通过而刺激心房或心室的电活动时，就会发生折返。如在由缺血引起的患病的心肌中，该途径可以是解剖异常，例如异常传导束，也可以是功能异常。

（二）自律性增高

自律性是指 SA 节点或心肌内异常组织产生动作电位。可以提高心脏的自律性程度，如在运动过程中或通过药物治疗。自律性也可能是异常的，例如，当由 SA 节点以外的组织发起动作电位时，如室性心律失常。

（三）触发活动

触发活动归因于后期去极化，这是在完全重新极化发生之前的心肌去极化。

二、心律失常各论

（一）缓慢性心律失常

心动过缓是指心率低于 60 bpm。在治疗心动过缓时，必须考虑到患者的基本临床状态。需要注意的是，去神经移植的心脏对阿托品没有反应，因此，如果需要治疗，应采用起搏、儿茶酚胺输注或两者兼用。

1. 窦性心动过缓　生理性窦性心动过缓可能与良好的体能调节（如马拉松选手）、药物作用（如 β 受体阻滞药、钙拮抗药）和迷走神经刺激（如呕吐）有关。更严重的原因包括急性下心肌梗死、颅内压增高、低体温和甲状腺功能减退。

（1）临床表现：常无任何症状或体征。症状可能与基本病因有关。

（2）临床检查：心电图特征如下。①房率等于室率；②PR 间期正常；③P 波形态正常。

（3）治疗：治疗基础病因。如有灌注不足的证据，在查清原因的同时可静脉注射阿托品 0.5 mg。生理性心动过缓不需要治疗。根据病因进行处置。

2. 病态窦房结综合征　最常见于老年患者，其原因是窦房结周围的纤维化。它也可能发生在先天性心脏病、风湿性疾病、心肌炎、心包炎、风湿病、转移性肿瘤、手术损伤、心肌病和缺血性心脏病。它是一种异质性疾病，包括多种间歇性 S 室速和缓慢性心律失常。病理生理上，存在窦性心动过缓，窦房结功能间歇性衰竭，长时间停顿被暂时的逸搏节律打断。诸如 β 受体阻滞药、地高辛和抗心律不齐药物之类的药物，以及腹痛、甲状腺毒症和高钾血症之类的疾病，都会加剧该疾病。

（1）临床表现：晕厥，头晕，心悸，呼吸困难，胸痛，虚脱和脑血管意外。

（2）临床检查：心电图特征如下。①窦性心动过缓；②间歇性 P 波活动停止；③长时间停顿被逸搏节律打断。

（3）治疗：不稳定的患者应通过 0.5 mg 阿托品静脉滴注或静脉注射来治疗。如果无效，则考虑到起搏延迟，应考虑输注肾上腺素（2～10 μg/min）或多巴胺［2～10 μg/（kg·min）］。如果药物无效，应进行经皮起搏。用于快速性心律失常的药物治疗可能会加重既往的房室阻滞或窦性阻滞，应避免在插入起搏器之前使用。这些患者最终需要永久起搏器。

3. 房室阻滞（图 11-3）　一度房室阻滞的特点是房室传导延迟，表现为 PR 间隔延长。二度房室阻滞的特征是间歇性房室传导：一些心房冲动到达心室，而另一些则被阻塞。三度房室阻滞的特征是完全阻断心房对心室的冲动。一度和二度Ⅰ型房室结通常不受影响。这两种房室阻滞可发生在无症状的健康个体中，对后续治疗没有任何影响，但是，如果新发现或发生在急性表现的背景下，例如急性冠状动脉综合征或药物中毒，则应将这两种形式的房室阻滞视为有关发展更严重形式的房室阻滞的潜在警告。二度Ⅱ型和三度房室阻滞总是病理性的，伴有频繁的血流动力学损害。由于临床意义和预后的不同，将房室阻滞分为房室结阻滞和房室结下阻滞。

房室结阻滞（房室结内的阻滞）通常归因于可逆的传导抑制，通常是自限性的，并且通常具有稳定的血流动力学。结下阻滞（房室结以下的阻滞）通常是由于 His 束或束支的器质性病变所致。通常，损害是不可逆的。它们通常具有缓慢且不稳定的心室节律，伴心室起搏，并且通常预后不良。

（1）一度房室阻滞：没有特殊的临床表现。

心电图特征：①P 波后总是伴有 QRS 波群；②恒定的 PR 间期，但>200 毫秒。

无症状的患者不需要特殊治疗，一级房室阻滞本身并不是入院的指征。

（2）二度Ⅰ型房室阻滞：在文氏型房室阻滞中，由于房室结的传导受损，心房冲动传导至心室被间歇性地阻断；因此，心房率大于心室率。PR 间隔会逐渐增加，直到 QRS 波群复合体掉落。QRS 波群下降后，AV 传导恢复，导致正常的 PR 间隔；然后 PR 间隔的逐渐增加再次开始。从解剖学上讲，该块位于房室节点中的 His 束上方。原因包括心肌梗死下，房室结阻滞药物和迷走神经张力高。在正常受试者和运动员中，这种病几乎总是良性的。在患有潜在心脏病的患者中，文氏型房室阻滞可能会进展为完全性心脏传导阻滞。没有特定的临床表现。

心电图特征：①PR 间隔逐渐增加，直到 QRS 波群脱漏为止；②QRS 波群脱漏后的第一个 PR 间期缩短。

稳定患者不需要治疗。血流动力学不稳定的患者可能需要阿托品，多巴胺/肾上腺素输注或心脏起搏。

（3）二度Ⅱ型房室阻滞：是由于心房脉冲传导至心室的间歇性衰竭所致。PR 间隔保持恒定，但是有规律的间歇性 P 波传导受阻。这通常是由于 His 束或分支束中的传导受损（即结节下的）。没有基础心脏病的患者很少见到这种情况。可能会出现在急性冠状动脉综合征中，或束支的特发性纤维化。大多数患者都有一定程度的症状。二度Ⅱ型房室阻滞更可能与卒中、阿-斯综合征发作（晕厥）、心室率缓慢和猝死有关。

心电图特征：①心房率大于心室率；②规律的心室律（P 波下传时）；③有些 P 波没有 QRS 波群跟随（P 波数目比 QRS 波群多）；④PR 间隔通常会延长，但是对于每个有传导的 QRS 波群来说都是恒定的；⑤QRS 波群定期脱漏。

如果患者血流动力学不稳定，则静脉注射 0.5 mg 阿托品。如果无效，则考虑输注肾上腺素（2～10 μg/min）或多巴胺 [2～10 μg/（kg·min）]。有时可能需要起搏。有这种情况的患者应入院治疗，因为它可能恶化为完全性心脏传导阻滞。

（4）三度房室阻滞：即完全性房室阻滞时，房室冲动向心室的传导完全受阻。逸搏产生。如果它们在 His 束内，QRS 波群是狭窄的。相反，如果阻滞是结下性的，逸搏点通常出现在左或右束支，QRS 波群宽大。完全性心脏传导阻滞最常见的原因是心肌纤维化。也可见于多达 8% 的下壁心肌梗死，其症状常为短暂性。完全性心脏传导阻滞还与病窦综合征、文氏Ⅱ型房室阻滞等有关。几乎所有的三度房室阻滞患者都会出现一定程度的症状，晕厥或接近晕厥是常见的。临床上，颈部静脉可出现大炮波，第一心音强度不一。

心电图特征：①P 波和 QRS 波群完全分离；②心室逸搏节律在 20～50 bpm；③His 束处的阻滞通常伴有狭窄的 QRS 波群，而 His 束下的阻滞则有宽的 QRS 波群。

血流动力学受损的患者应采取措施，将心室率提高到能使灌注充分的水平。用阿托品 0.5 mg 静脉注射可能有帮助。如果不成功，按疗效滴定的多巴胺或肾上腺素输注可能有效。在缺血组织中，肾上腺素是首选，因为可以使冠状动脉灌注得到更好的维持。如果这些措施无效，可能需要起搏治疗。患者需要入院，通常需要永久性起搏。千万不要用洋地黄类或任何抑制室性逸搏的药物治疗三度房室阻滞，因为这样会抑制本已缓慢的心率，导致心输出量减少。

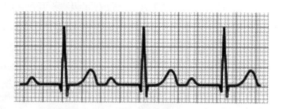

A. 一度房室阻滞

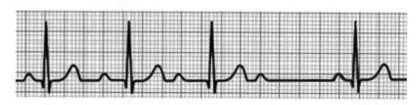

B. 二度Ⅰ型房室阻滞

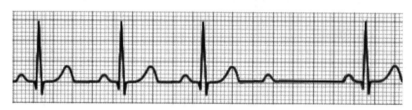

C. 二度Ⅱ型房室阻滞

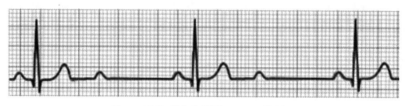

D. 二度Ⅱ型房室阻滞（2∶1传导）

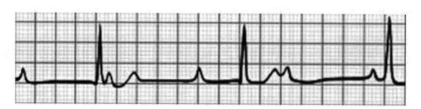

E. 三度房室阻滞

图 11-3　房室阻滞的心电图

（二）快速性心律失常

1. 宽 QRS 波群心律失常　宽 QRS 波群心动过速定义为 QRS 波群持续时间＞110 毫秒，速率超过 100 次/min 的心律。室性心动过速和室上性心动过速伴有异常的室性传导，均表现为宽 QRS 波群。传统的观点认为 80％的宽 QRS 波群心动过速是室性心动过速。然而，在急诊室，有一系列的病理生理条件可以产生延迟性的室性去极化，当与急性疾病引起的窦性心动过速结合，就会导致宽 QRS 波群的心动过速。传导异常可以是束支阻滞（新发、既往或心率相关）、代谢异常（如高钾血症）、药物不良影响（如钠通道阻滞）或室性预激综合征的结果。如果室上性心动过速的室内传导异常，均可表现为宽 QRS 波群的心律。此外，WPW 综合征所见的两种心动过速，房室结节折返性心动过速的逆转型也会表现为 QRS 波群增宽。

（1）室性心动过速：室性心律失常的处理取决于对心律的正确识别、对抗心律失常药治疗的风险收益比的评估以及对非药物治疗模式的认识。有无心脏疾病和左心室功能（射血分数）也影响着治疗方法。风险随着结构性心脏病和左心室功能障碍的严重程度而增加。然而，对于不稳定的患者，关键是进行同步心律转复，以恢复灌注节律。

室性心律失常伴有血流动力学不稳定和晕厥，如不及时治疗可导致死亡，同步心脏电复律耗时越短，生存机会越大。

1）单形性室性心动过速　持续的室速是指连续的室性冲动，速率大于每分钟 100 次，持续 30 秒以上，或导致血流动力学受损。如果患者血流动力学稳定，应记录 12 导联心电图以确定形态特征。患者可能无症状或主诉心悸、头晕或胸痛。颈部静脉可出现大炮波。患者也可能失去意识。

心电图特征：①房室分离；②室性融合波或心室夺获；③宽 QRS 波群＞140 毫秒；④心率＞100 bpm，常见的为 150～200 bpm；⑤节律规则，但有一定的变异；⑥QRS 波群轴恒定，常有明显的左轴偏离或无人区电轴；⑦右束支阻滞（RBBB）形态的深 S 波，r/S 比值＜1。

房室分离、室性融合波或心室夺获是室速的典型特征。然而，它们很少被看到，因为室速的速度必须很慢，通常＜120 bpm，这些特征才会明显。

治疗：应根据当前美国心脏协会/美国心脏病学院（AHA/ACC）指南进行处理。所有室速患者都需要进行氧疗和输液，这时需要采血进行电解质和心脏损伤标志物分析。电解质失衡，尤其是钾的异常，应予以纠正。不稳定的患者需要立即紧急心脏复律，必要时使用镇静药。特别注意是这些患者通常有低血压。第一次推荐的直流电击应该是 200 J（同步），此后增加（360 J）。双相除颤器应采用等效的双相能量。胺碘酮是心律转复的一线用药。利多卡因、镁剂和普鲁卡因胺被认为是心律转复的二线辅助药物，但支持其疗效的证据较少。如有条件，也可考虑使用尼非卡兰，这是一种纯钾通道阻滞药。心律转复后应开始输注胺碘酮或利多卡因。对于怀疑心脏病因的不稳定患者，应考虑急诊冠状动脉造影。心电图无 ST 段抬高或无胸痛表现不应成为不行冠状动脉造影的理由，因为对于有冠心病危险因素的患者，室速可能是心肌病变的信号。

病情稳定的患者可采用：①静脉注射胺碘酮 150 mg，10 分钟内缓慢注射。如果没有实现复律，可以重复第二次。②另一种选择是静脉注射普鲁卡因胺 100 mg，每 5 分钟一次，最大剂量为 10～20 mg/kg 体重。③利多卡因 50～100 mg 静脉推注，速度不超过 50 mg/min。如果不能实现复律，可重复第二次。但应注意的是，利多卡因对终止病因不明的血流动力学稳定的室速相对无效。④索他洛尔 1 mg/kg 体重作为二线用药。成功复律后，应开始输注该药进行维持治疗。如果胺碘酮不成功，可使用第二剂或加用第二种抗心律失常药。如果药物治疗不成功，则应在镇静下进行心脏复苏。

2）多形性室速（图 11-4）：具有连续变化的 QRS 波群形态的室速称为多形性室速。它常伴有心肌缺血，且往往比单形性室速更具有电不稳定性。多形性室速包括一种特殊的变异，称为尖端扭转型室性心动过速，它与 QT 延长有关。其特点是 QRS 波群峰围绕基线扭转，并且在存在复极化异常时发生。晕厥是通常的表现症状。

心电图特征：①规律或不规则的快速、宽大的 QRS 波群；②持续变化的 QRS 波群形态（图 11-4）。

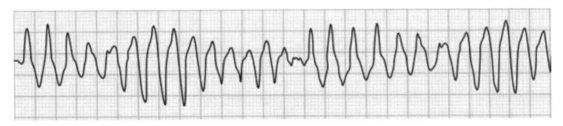

图 11-4　多形性室速

该种心律失常常常对镁敏感。在 1～2 分钟内注射 2 g，然后再输注，通常会使心律恢复正常。如果患者的血流动力学受损，建议进行心律电转复，超速起搏至 90～120 bpm 可能会成功。对潜在原因的治疗至关重要。先天性 QT 延长综合征也可考虑使用 β 受体阻滞药。

3）特发性室性心动过速（简称室速）：特发性室速是指在没有结构性心脏病的情况下发生的单形性室速。心动过速时的 QRS 波群形态可提示起源部位。特发性室速的心电图可出现以下几种形态。①左束支阻滞（LBBB）形态：右心室流出道（RVOT）引起的室速。②右束支阻滞（RBBB）形态：特发性左心室心动过速所致的室速。③RBBB 或 LBBB 形态：普罗洛尔敏感单形性室速。

（2）预激性心房颤动（图 11 - 5）：Wolff-Parkinson-White（WPW）房颤是一种不规则的宽 QRS 波群心动过速的特别需要注意的鉴别诊断。患者通常年轻（年龄＜50 岁），既往有心悸、心率过快、晕厥或 WPW 病史记录。

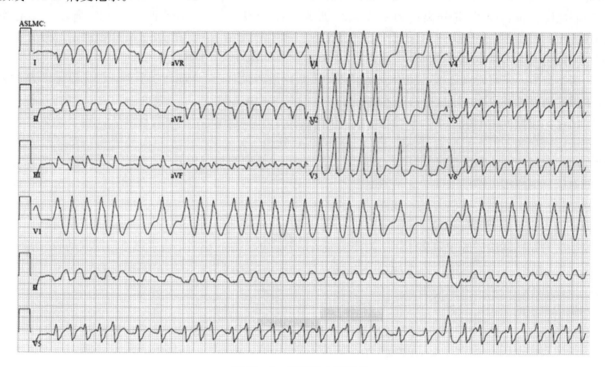

图 11 - 5　预激性心房颤动

心电图特征：①快速的心室率（＞180 bpm，此反应速度远快于房室结向下传导）；②宽大而畸形的 QRS 复波群，标志着冲动沿着异常路径传导；③偶尔可见到狭窄的 QRS 波群，代表冲动通过房室结传导；④RR 间期多变频率频繁变化的 QRS 波群。

在窦性心律期间，WPW 患者的心电图显示 PR 间期＜0.12 秒，R 波上行缓慢（δ 波），QRS 波群＞0.10 秒。区别 WPW AF 和其他宽 QRS 波群心动过速很重要。某些亚型的多形性室速，如阵发性心动过速，表现为基线起伏不定。与此相反，WPW 心房颤动通常具有稳定的心电图基线，QRS 波群的极性没有改变。血流动力学不稳定的预激性房颤可通过立即同步心律电转复来处理。血流动力学稳定的预激性房颤可采用：①普罗卡因胺治疗（30 mg/min 静脉注射，最大剂量 17 mg/kg），但应缓慢给药，避免严重低血压。40～60 分钟内可能达不到治疗性血药浓度。②也可使用Ⅲ类抗心律失常药伊布利特。剂量为 1 mg 静脉注射（＜60 kg 的患者为 0.01 mg/kg），分 10 分钟使用，必要时 10 分钟后重复一次。它的半衰期很短，为 4 小时。其剂量不需要调整肝肾功能，对老年患者安全。其作用迅速，平均转换时间约 20 分钟。③给予静脉注射腺苷、胺碘酮、地高辛、地尔硫䓬或维拉帕米均有潜在的危害，因为它们会加快心室率，并可诱发心室颤动。不应使用这些药物。

（3）异常传导的室上性心动过速：当已有束支阻滞的患者出现快速的心率时，就会出现异常传导的室上性心动过速。异常传导时，室上冲动在束支或远端浦肯野纤维系统受阻。因此，QRS 波群很宽。在室上速发作期间，可能出现类似室速的心电图表现。

2. 窄 QRS 波群心律失常

（1）窦性心动过速：窦性心动过速定义为心率＞100 bpm。常见原因包括休克，缺氧，心力衰竭，贫血，药物作用，发热/感染，疼痛，焦虑，甲状腺毒症和怀孕。患者可能有心悸，但通常没有症状。

心电图特征：①频率为 100～160 bpm。②节律规整。③P 波。外观一致，每个 QRS 波群前均存在。④PR 间期在 0.12～0.20 秒。⑤QRS 波群＜0.12 秒。

治疗主要针对诱因进行治疗。

（2）阵发性室上性心动过速：阵发性室上性心动过速（PSVT）起源于异位房室起搏点或折返。折返回路负责预激，预激存在于整个或部分心室肌，即比预期更早被激活。大多数折返通路涉及房室结（AVNRT）。逆行传导也可能涉及房室旁路（AVRT）。WPW 综合征是其中最常见的一种（图 11-6）。其特点是导电肌束（肯特束）连接心房和心室，并绕过房室结。窦性心律时心电图可显示 PR 间期＜0.12 秒，δ 波（上行缓慢的 R 波部分）和宽 QRS 波群＞0.12 秒。患者可有心悸、胸痛或晕厥症状。

心电图特征：①速率。常为 150～250 bpm。②节律规整。③P 波。心房 P 波与窦性 P 波形态不同。④P 波通常在速率慢时可以识别，但在速率超过 200 bpm 时很难识别。⑤P 波可能消失在前面的 T 波中。⑥PR 间期。通常难以测量，因为 P 波与前一 T 波难以区分。如果可以测量，则为 0.12～0.20 秒。⑦QRS 波群＜0.10 秒。

在常规 PSVT 的急性治疗中，迷走神经刺激手法和/或静脉注射腺苷应作为一线治疗。如果失败，且患者血流动力学不稳定，则应进行电复律。通常需要使用镇静药。对于血流动力学稳定的患者，如果迷走神经手法和/或腺苷不成功或不合适，药物治疗的选择可以用静脉 β 受体阻滞药、静脉地尔硫䓬或静脉维拉帕米（持续缓慢输注 1 mg/min 至最大 20 mg 或 5 mg 静脉缓慢输注，可重复使用）。目前几乎没有证据表明哪一种药物比另一种药物更有效。使用腺苷，患者会出现短暂的濒死感、胸部不适和呼吸急促，非常痛苦。使用维拉帕米，可能出现低血压，因此要慎重用药。同时使用 β 受体阻滞药可能会使药物作用增强。药物难以复律的患者需要电复律。

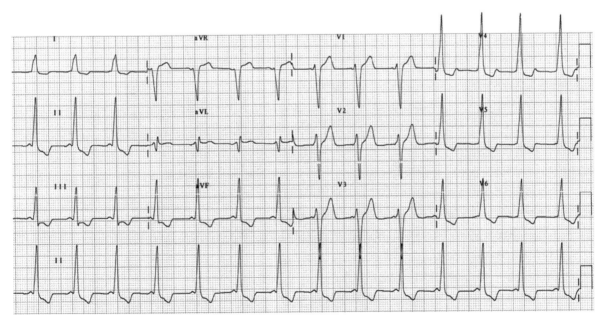

图 11-6　WPW 综合征

（3）心房扑动（图 11-7）：心房扑动的危险因素与房颤有关，包括甲状腺毒症、肥胖、阻塞性睡眠呼吸暂停、病态窦房结综合征、肺部疾病和肺栓塞。患者可能有心悸和胸痛表现，但更常见的是无症状。

心电图特征：①速率。心房速率为 250～350 bpm，扑动速率通常为 300 bpm。②心室率多变，通常为 150 bpm，2∶1 房室阻滞。很少为 1∶1 或更高级别的房室阻滞（3∶1、4∶1）。③节律。心律正常；心室节律通常规则，但可能不规则。④P 波。锯齿状的"扑动波"。在 Ⅱ，Ⅲ，aVF 导联中最容易看到。⑤PR 间期。不可测量。⑥QRS 波群通常少于 0.10 秒，但如果将扑动波掩埋在 QRS 波群组件中，则可能会变宽。

血流动力学不稳定的患者通常会对低能量的心脏复律（如 50 J）或静脉内胺碘酮的治疗产生反应。在血流动力学稳定的患者中，同步心脏复律、快速心房起搏均可用于控制心律。如果需要，可以静脉注射 β 受体阻滞药、地尔硫草或维拉帕米。病因的治疗可能经常导致自发复律。

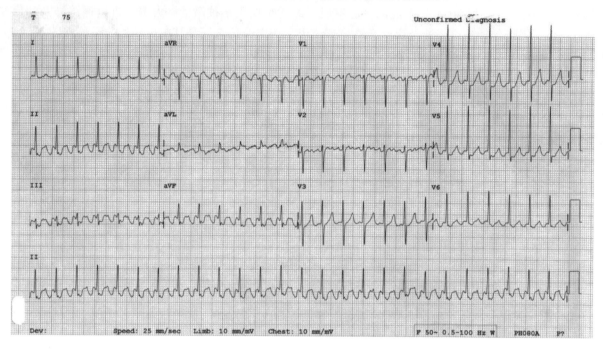

图 11 - 7   心房扑动

（4）心房颤动：房颤是由于心房内多个区域折返的无规律的房性去极化的结果。即缺乏协调的心房活动。房颤的特点是节律不规则的 P 波，可为急性或慢性。

1）临床表现：急性发作的心房颤动患者常有心悸、呼吸困难、头晕或心绞痛。慢性心房颤动者常无特异性症状，尤其是心率低于 100 bpm 时。体格检查时脉搏不规则，心音强弱不一。急性心房颤动患者应进行电解质和甲状腺功能检查，还应考虑心脏损伤标志物水平。所有心房颤动患者如果近期没有进行超声心动图检查，应完善超声心动图。

2）心电图特征：①无 P 波；②混沌不规则的基线；③纤维波；④不规则的 RR 周期；⑤由于畸形导致的宽 QRS 波群可能间歇性发生（Ashman 现象）。

3）治疗：急诊处理取决于病情的慢性程度、血流动力学稳定性、心室速率、是否存在基础结构性心脏病和任何相关疾病。慢性房颤患者的治疗目的是控制心率和治疗任何相关疾病。无论病程长短，有血流动力学不稳定、新发的房颤并快速心室率的患者都需要紧急电除颤。应根据 CHA2DS2-VASc 评分考虑抗凝治疗（表 11 - 2）。近年来，直接口服抗凝血药（DOACs）已替代华法林治疗非瓣膜性房颤的抗凝药。大多数因心房颤动而到急诊室就诊的患者灌注压正常，因此不需要立即进行心律转复。对于这类患者，可选择在急诊室进行心律转复（电或药物）、通过延迟选择性电转复或只进行心率控制和抗凝治疗。没有证据表明心律控制策略优于心率控制策略。尽管如此，对于年轻患者、有症状但无结构性疾病的患者、首次出现孤立性心房颤动的患者以及继发于可治疗/可纠正的诱发因素的心房颤动的患者，可能首选节律控制策略。对于 65 岁以上的患者、冠心病患者、有抗心律失常药禁忌证的患者、不适合进行心律转复的患者和充血性心力衰竭的患者，可首选心率控制策略。

表 11-2	CHA2DS2-VASc 评分	
危险因素	评	分
慢性心力衰竭		1
高血压		1
年龄≥75 岁		2
年龄 65～74 岁		1
糖尿病		1
卒中/短暂性脑缺血发作		2
血管病		1
女性		1

　　血流动力学稳定的患者，如果心房颤动的发病时间在 48 小时内，可采用药物或电除颤治疗。如果心房颤动持续时间较长，则应采用延迟选择性心律转复或仅控制心率的策略。如果心律转复不成功，可在调整电极位置，或增加复律电压，或使用抗心律失常药后反复尝试直流电心律转复。作为药物性的一部分，可以使用胺碘酮、氟卡尼、多非利特、普罗帕酮、伏那卡仑和伊布利特。控制心率可用 β 受体阻滞药（如美托洛尔 2.5～5 mg 静脉注射，分 2 分钟使用，必要时重复使用，最多不超过 15 mg）、维拉帕米（5～10 mg 静脉注射，分 2～5 分钟使用）、胺碘酮或地尔硫䓬。目标心率有争议，但应低于110 bpm。对于有心力衰竭症状或已知左心室 EF 值低于 40% 的患者，应使用最小剂量的 β 受体阻滞药以达到控制心率的目的。对于已知永久性心房颤动的患者，其血流动力学不稳定主要是由心室率控制不佳引起的，应采用药物控制心率的策略。β 受体阻滞药或钙拮抗药是首选药物，如果这些药物有禁忌或无效，则应使用胺碘酮。最近的一项试验表明，射频消融术对降低房颤和伴发心力衰竭患者的死亡率是有用的。

　　多灶性房性心动过速：这种罕见的心律不齐的特征在于 3 种不同的 P 波形态；心室率超过 100 bpm；以及可变的 PP、PR 和 RR 间隔。它与慢性阻塞性肺疾病、缺氧、电解质紊乱、肺栓塞和瓣膜性心脏病有关。治疗的目的是改善基础疾病并控制心室率。静脉注射镁剂可能会有所帮助。心脏电复律和抗心律失常药常常无效。

　　（三）Brugada 综合征

　　Brugada 综合征是指心电图显示右束支形态和 V₁、V₂ 的 ST 段抬高，末端 T 倒置，以及晕厥或心搏骤停等症状的综合征。区别 Brugada 波与 Brugada 综合征很重要。有症状的心电图波形可能与室颤引起的心脏性猝死有关，而且可能有猝死的家族史。Brugada 综合征是离子通道病的一个例子。偶尔仅在发热期间或服用抗心律失常药，特别是 IC 类抗心律失常药如氟卡尼或普罗帕酮后出现心电图波形。有 Brugada 波形的患者应转诊做进一步评估和风险分层（图 11-8）。

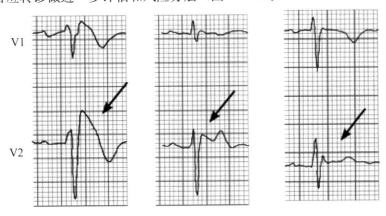

图 11-8　3 种不同类型的 Brugada 波形

左起为下斜形 ST 段抬高，中间和右边均为马鞍形 ST 段抬高

〔李一德 罗 亮〕

第三节 高血压急症

一、简介和流行病学

高血压是世界范围内高度流行的疾病，对心血管、肾脏和神经系统的发病率和死亡率具有重大影响。正常血压定义为<120/80 mmHg。高血压定义为收缩压≥140 mmHg 和/或舒张压≥90 mmHg。在实践中，该临界值用于帮助诊断和管理决策，从而为筛查高血压患者以及诊断评估和开始治疗提供了一致的水平。

包括高血压急症和高血压危象在内的高血压危机并不少见，发生在高血压人群的 1%～2% 中。它们通常定义为舒张压>120 mmHg。血压的大小可能并不重要，因为慢性高血压患者通常比血压正常的人可以承受更高的血压水平。高血压危象的决定性因素是症状和/或终末器官功能障碍的存在。

"恶性高血压"一词现已过时。它最早是在 1928 年创造的，当时高血压紧急情况的死亡率高达80%（现在下降到<10%）。急诊评估的首要任务之一是确定患者的病情是高血压还是急症。高血压危象的定义是严重的血压升高（收缩压>180 mmHg 和/或舒张压>120 mmHg），伴有新的或恶化的终末器官损害（即心血管、肾脏或神经系统）的迹象。当这些并发症在临床上很明显，或由于伴随的体征和症状而被怀疑该诊断时，急需立即急诊进行治疗以降低血压。相反，高血压急症是在没有证据表明血压升高到同样程度的终末器官功能障碍。不需要紧急、积极的治疗；取而代之的是，大多数患者可以在24～48 小时内重新接受治疗，加强治疗或开始口服降压药治疗并进行早期随访。

当前的研究表明，高血压影响全世界 10 亿人。每年，成年人中有 3% 会患上高血压，而在男性中则更为常见。据估计，有 30% 的高血压患者未得到诊断，而有 29% 的已知高血压患者未得到充分控制。

二、病理生理改变

在基础情况下，慢性高血压患者的动脉壁发生生化和结构变化，从而改变了血管的自动调节曲线，需要更高的动脉压来维持终末器官的血液流动，特别是在大脑中。最终，其适应能力下降，产生的机械壁应力和内皮损伤导致脑、心脏和肾血管床的通透性增加和过度灌注。随后可激活凝血级联反应和血小板，血纤蛋白的沉积会导致小动脉的血纤蛋白样坏死。临床上，在眼底镜检查时会发现微血管出血，产生血尿（涉及肾血管系统），动脉出血或渗出液。前列腺素，自由基，细胞因子以及有丝分裂，趋化因子和增殖因子进一步造成了损害，从而引起内皮损害，平滑肌增殖和血栓形成。肾素-血管紧张素系统也可能被激活，从而导致血管收缩，导致血容量减少，促使血管收缩剂从肾脏中进一步释放。这些综合作用会导致灌注不足，局部缺血和终末器官功能障碍。急性事件后，此类危象引起的内皮功能障碍可持续数年。

三、临床表现

在患者安静地休息时，在很短的时间间隔内测量双臂的血压。在开始抗高血压治疗之前，应多次检查血压。四肢之间的血压差异可能由主动脉夹层，缩窄，周围血管疾病以及一些单方面的神经系统和肌肉骨骼异常引起。由于血管弹性的丧失或锁骨下或肱动脉的不对称动脉粥样硬化变窄，一些正常个体，尤其是老年人，存在臂间血压差异。尽管尚无关于血压差异的指南，但臂间差异>10～20 mmHg 是有意义的，并增加了心血管事件和死亡率的长期风险。当检测到臂间血压差异时，应按较高的血压治疗和确保随后在同一条手臂上进行测量。避免使用腕部示波法的测量设备，因为这些仪器的读数低于上臂测量结果。

对于没有高血压病史的患者，不要轻视高血压急症的诊断，因为高达 16% 的患者没有高血压病史。表 11-3 列出了脑卒中、主动脉夹层、心力衰竭和急性冠状动脉综合征患者出现高血压的比例。尽管大多数这些情况伴随着血压升高，但要注意的是，在通常被标记为高血压急症的血压升高中，严重的血压升高并不常见。胸痛和严重高血压快速识别急性主动脉夹层非常关键，因为治疗延迟会增加死亡率。鉴于这两种疾病的血压控制不同，抗凝剂可在急性主动脉夹层中证明是灾难性的，因此必须将主动脉夹层与较常见的急性冠状动脉综合征区别开。

表 11-3　特殊疾病的高血压

疾　　病	风险提高的阈值血压	合并高血压的患者比例
蛛网膜下腔出血	收缩压≥140 mmHg	100%
缺血性脑卒中	收缩压≥140 mmHg	77%～82%
	舒张压≥160 mmHg	47%～54%
脑出血	收缩压≥140 mmHg	75%
	舒张压≥160 mmHg	27%
B 型主动脉夹层	收缩压≥140 mmHg 或	67%～77%
	舒张压≥90 mmHg	
A 型主动脉夹层	收缩压＞150 mmHg	36%～74%
急性心力衰竭	收缩压＞150 mmHg	52%～54%
非 ST 段抬高性急性冠状动脉综合征	收缩压≥140 mmHg	57%～59%
	舒张压≥160 mmHg	31%

高血压急症包括一系列临床特征，这些特征代表了涉及的目标器官和/或系统，包括脑、心脏、肾脏和大动脉。

（一）神经系统高血压急症

由于鉴别诊断是多种多样的，只有一些个体需要积极的紧急血压管理，因此带有急性神经系统症状或体征的严重高血压通常是最复杂、最困难的临床情况。神经性高血压急症包括以下各种情况：

1. 高血压脑病　正常的大脑自动调节发生在 60～120 mmHg 的平均动脉压（MAP）之间。脑血流量在这个范围内是恒定的。随着血压的升高，存在代偿性血管收缩以防止过度灌注。当达到补偿上限（MAP 180 mmHg）时，发生血管扩张，导致脑水肿（由于内皮损伤）。在以前的血压正常的患者中，这可能在 BP 为 160/100 mmHg（即 MAP 为 120 mmHg）时发生。在慢性高血压患者中，直到血压高得多时才可能发生脑病，这可能是由于脑自动调节范围的变化所致。高血压脑病的典型临床三联征是严重的高血压，意识水平改变（意识模糊、昏迷、癫痫发作）和视网膜病变（视网膜出血、渗出液、视盘水肿）。症状可能包括逐渐发作的头痛和视物模糊。如果未发现高血压脑病，则会导致脑出血，水肿和死亡。高危患者包括患有未经治疗或未得到充分控制的高血压、肾脏疾病、血栓性血小板减少性紫癜、先兆子痫和子痫的患者，以及接受药物治疗的患者，如促红细胞生成素和某些免疫疗法。

2. 缺血性脑卒中　血压升高是常见现象，在高达 80% 的急性缺血性脑卒中患者中会发生，在大多数急性期患者（通常在 90 分钟内）会自发地下降。几项主要研究强调了血压升高对卒中预后的影响，但结果与最佳血压范围尚无明确共识。出血性卒中——脑内和蛛网膜下腔出血性脑卒中的患者中，超过 1/3 的患者在发病后的前几小时内仍继续发生血肿。血压升高也很常见，并且与血肿扩大和死亡有关（尤其是收缩压＞200 mmHg）。但是，尚无关于积极降低血压是否有用的确凿证据。

（二）心血管高血压急症

1. 急性肺水肿　高血压危象中的急性心力衰竭可能是继发于局部缺血的舒张功能障碍的结果。它是高血压危象的最常见临床表现。急性血压升高导致左心室壁上的机械应力增加，因此，心肌需氧量增加。

2. 急性冠状动脉综合征 全身血管阻力升高会增加左心室心肌壁张力和需氧量。在血压严重升高的情况下，心肌灌注可能无法充分维持增加的需氧量，从而导致局部缺血。在患有高血压的患者中，冠状动脉疾病可能已经存在，这本身会增加氧气需求。

3. 急性主动脉夹层 主动脉夹层很少见，但也是最迅速恶化和毁灭性的高血压危象，死亡率高。在合并胸痛的高血压情况下应怀疑该诊断。

（三）肾性高血压急症

严重的高血压有时会直接对肾脏造成伤害（高血压性肾硬化），但肾脏本身损害的可能性更大。肾功能不全本身可能是高血压急症的原因。这造成肾功能恶化的恶性循环，从而导致血压升高，进而加剧了肾功能障碍。危险人群包括患有慢性肾衰竭的患者，尤其是需要透析的患者，以及进行过肾脏移植的患者。

（四）妊娠中的高血压急症

子痫前期是一种多系统疾病，其特征在于高血压（≥140/90 mmHg），并且在妊娠 20 周后和产后 4 周内累及一个或多个目标器官系统。它具有孕产妇和/或胎儿发病和死亡的重大风险。高血压危机的临床评估历史记录着眼于内脏功能障碍的存在，是否已经存在高血压（包括服药依从性）和任何明显的病因。检查还集中在评估终末器官功能障碍，包括血压测量（两臂测量），仔细的心血管检查（外周脉搏、心力衰竭、肾挫伤），神经系统检查和胃镜检查。视网膜出血、渗出液或视盘水肿的存在与卒中的高风险有关，尽管积极治疗，但预后较差。

四、处置

治疗的主要目的是阻止靶器官功能的逐步恶化。这必须针对个别患者而定，而不是基于绝对血压值；相反，应根据高血压临床综合征的类型，是否存在终末器官损害以及是否同时存在任何疾病来确定。血压过快降低时必须谨慎，可能会导致靶器官灌注不足以及血管床局部缺血，而血管床缺血已成为慢性高血压的习惯。在开始的 1 小时内，将 MAP 降低不超过 25%，通常达到<180/120 mmHg 的目标。在接下来的 23 小时内，应谨慎地将目标降低到大约<160/110 mmHg。例外情况包括危及生命的疾病，例如主动脉夹层，严重的先兆子痫和嗜铬细胞瘤危机，需要在数分钟内立即控制血压。应使用肠胃外降压药，并将患者置于有动脉内 BP 监测的复苏区。目前缺乏支持高血压紧急情况治疗的高质量证据。实践准则是基于共识的。

（一）神经系统急症

1. 急性缺血性脑卒中 血压降低会导致局部缺血性区域灌注不足，这可能会导致卒中延长。在没有其他终末器官功能障碍或打算通过溶栓治疗的情况下，如果收缩压超过 220 mmHg 和/或舒张压超过 120 mmHg 24 小时以上，当前根据美国心脏协会和澳大利亚卒中管理临床指南建议进行治疗。对于适合在急诊进行溶栓治疗的患者，血压应降至 185/110 mmHg 以下。如果有其他器官功能障碍的证据，应调整治疗以减少对该器官的损害，同时评估进一步发生脑缺血的风险。

2. 出血性脑卒中 高血压是对由颅内出血产生的颅内压增高的反射反应的一部分，通常是短暂的。治疗高血压的基本原理是它将减少进一步的出血，从而减少血肿的扩大。尚未针对原发性颅内出血证明这一点，并且缺乏在这种临床情况下支持高血压治疗的证据。关于颅内出血相关性高血压的治疗建议主要基于共识，并且根据各种证据，早期降低高血压似乎是明智的。美国心脏协会最新指南建议，如果收缩压高于 220 mmHg，则应连续静脉输注降压药，如拉贝洛尔。

3. 高血压脑病 高血压脑病的治疗风险和收益之间的窗口很小。临床表现典型地对 MAP 的急性降低有显著反应。共识是，在第 1 小时内，MAP 下降 10%～15% 或舒张压为 100～110 mmHg（以较大者为准）。保持警惕是必不可少的，因为临床状况的任何恶化都必须将所用药物减少或停止，而不论血压下降的幅度如何，尤其是对于那些已经患有高血压的人。不使用会影响精神状态的中枢性药物，如可乐定。优选的试剂是硝普钠（SNP）。可能的替代品是静脉注射拉贝洛尔和三硝酸甘油酯。SNP 的剂量范围为 0.3～0.5 mg/（kg·min），以 0.5 mg/（kg·min）的增量递增以达到 BP 目标〔最大剂量为 10 mg/（kg·min）〕。SNP 的代谢和排泄需要正常的肝和肾功能，因此不能用于有肾或肝功能不全的患者。拉贝洛尔可以每 10 分钟缓慢静脉注射 0.3～1.0 mg/kg（最大 20 mg）的初始剂量开始。替代方案，可以以 0.4～1.0 mg/（kg·min）至 3 mg/（kg·min）开始静脉输注。剂量应调整为总剂量 300 mg，每 4～6 小时可重复一次。

（二）心血管急症

1. 心肌缺血　目的是减少心肌做功，促进冠状动脉血流量，从而减少缺血。选择的药剂是静脉注射硝酸甘油，以减少前负荷并减少心脏需氧量。β 阻滞药，包括美托洛尔和拉贝洛尔，用于降低全身血管阻力。

2. 急性肺水肿　首选易于滴定的血管扩张药，如硝酸甘油，因为它对冠状动脉有作用，并且可减少前负荷和后负荷。如果出现急性左心功能不全并伴有肺水肿，则传统上使用袢利尿药。但是，它们可能会加剧压力诱发的利尿，并增加对肾素-血管紧张素系统的刺激。

3. 主动脉夹层　治疗旨在通过降低血压来降低脉动负荷或主动脉应力，从而延迟夹层的传播并防止主动脉破裂。血压应在数分钟至 1 小时内降低 20%～25%，然后逐渐降低 2～6 小时，以达到 160/110 mmHg。肠胃外 β 受体阻滞药是选择性药物。

（三）肾脏急症

在患有慢性肾衰竭和急性肾功能不全的患者中，急性血压升高和随后肾功能恶化可能需要结合针对容量失衡（如通过透析）和血压（如 SNP）的治疗。注意利尿药的使用至关重要，因为利尿药的使用可能有益或有害。新发的急性肾功能不全患者，治疗很复杂，最好与专门从事肾脏疾病的医师协商。如果难以治疗，可能需要进行紧急超滤。

预后取决于治疗能否成功阻止终末器官损害。所有高血压急症患者均应入住合适的监护区，并进行有创血压监测。适合出院的高血压急症患者必须在 48 小时内有计划地进行随访。有高危特征/共病者应入院观察。

〔李一德　罗　亮〕

第四节　急性心力衰竭

一、简介

急性心力衰竭涵盖广泛的疾病严重程度，范围从逐渐增加的小腿肿胀，呼吸急促或运动耐力下降到突然发生的肺水肿。我们将患有慢性心力衰竭急性加重或新发性心力衰竭的患者均称为急性心力衰竭。过时的术语充血性心力衰竭描述了有液体潴留迹象和症状的患者。

在急诊科，因急性心力衰竭就诊的大多数患者会入院。随着人口的老龄化，急性心肌梗死生存率的提高，心力衰竭的发生率在接下来的 10 年中还会增加。尽管通过使用 β 受体阻滞药、血管紧张素转换酶抑制药、螺内酯和心脏再同步化治疗，长期心力衰竭管理得到了改善，但急性心力衰竭的治疗方法基本上没有改变，包括硝酸盐、利尿药和正压通气。最近仅批准了一种新的疗法，用奈西立肽治疗急性心力衰竭，但与标准治疗相比并没有改善。

急性心力衰竭的预后较差，约 50% 的患者在诊断后的 5 年内死亡。因病住院是该疾病发展过程中的一个转折点，与未住院的配对队列相比，住院的患者病死率更高。

二、病理生理

心力衰竭是一种复杂的临床综合征，表现为功能性或结构性心脏损害引起的主要症状（呼吸急促、浮肿和疲劳），削弱了心脏充当有效泵的能力。症状可能会限制运动耐力并导致体液潴留，导致肺部和/或内脏充血和/或外周水肿。

在肾脏，外周循环，骨骼肌和其他器官中有许多反应性物质可短期维持循环功能。最终，这些反应可能导致长期疾病进展和急性加重。由于心肌损伤或压力导致心输出量下降时，会发生神经激素介导的级联反应，包括激活肾素-血管紧张素-醛固酮和交感神经系统。反应包括去甲肾上腺素、血管加压素、内皮素（有效的血管收缩剂）和肿瘤坏死因子-α的释放。这些激素的水平升高与更高的死亡率相关。神经激素激活的临床作用是钠和水潴留，以及全身血管阻力增加。这些可以维持血压和灌注，但是是以增加心肌工作量，室壁张力和心肌需氧量为代价。

尽管有些患者最初无症状，但逐渐开始出现心脏重塑的继发性病理过程，最终引发更多功能障碍。

利尿钠肽是心力衰竭中对神经激素激活的内源性反调节反应性物质。存在3种类型：①心房利尿钠肽，主要从心房分泌；②B型利尿钠肽，主要从心室分泌；③C型利尿钠肽位于内皮细胞中。利钠肽产生血管舒张，利钠作用，降低内皮素水平以及抑制肾素-血管紧张素-醛固酮系统和交感神经系统。B型利尿钠肽被合成为N端前B型利尿钠前肽，然后被裂解成两种物质，即非活性的N端前B型利尿钠肽，半衰期约为2小时，具有生理活性的B型利尿钠肽，半衰期约为20分钟。B型利尿钠肽和N端前B型利尿钠肽的测定均可用于心力衰竭的诊断。

心力衰竭也可能是由于急性心肌梗死引起的泵功能障碍所致。从机制上讲，丢失关键的心肌质量会导致直接症状。如果出现症状性低血压且灌注不足，则存在心源性休克。急性肺水肿可能是急性的，即在潜在的心功能不全之上，心排血量迅速下降和系统性血管阻力迅速上升。即使是很小的血压升高也会降低心输出量，这会触发全身血管阻力的增加，并最终进一步降低心输出量。急性肺水肿可能会突然发作，严重症状会迅速致命。

心力衰竭分类还根据射血分数（通常为60%）来识别收缩期或舒张期功能障碍。收缩功能障碍或射血分数降低的心力衰竭的射血分数<50%。从机械上讲，心室难以排血，从而导致心内容积增加和后负荷增加。在循环压力增长（如步行运动）下，尽管静脉回流增加，但仍未能改善收缩力，则会导致心脏压力增加，肺充血和水肿。舒张功能不全或射血分数保持不变的心力衰竭会损害心室舒张功能，从而导致舒张压和容积之间的异常关系。这导致难以吸收血液回到左心室。左心室顺应性降低需要更高的心房压力，以确保足够的左心室舒张期充盈，从而产生前负荷增加。舒张功能障碍的发病率随年龄增长而增加，在慢性高血压中更为常见，这会导致左心室肥大。冠状动脉疾病也是原因之一，因为舒张功能障碍是缺血性级联反应的早期事件。

三、诊断

大多数住院的心力衰竭患者都在急诊就诊。通常，呼吸困难的患者具有很多鉴别诊断，包括急性心力衰竭、慢性阻塞性肺疾病、哮喘、肺栓塞、肺炎和急性冠状动脉综合征。误诊会增加死亡率，延长住院时间并增加治疗费用。

没有针对心力衰竭的单一诊断测试。它是基于所有临床数据（尤其是病史和体格检查）的临床诊断。

（一）病史和体格检查

对于急性心力衰竭的诊断，没有单一的病史或体格检查发现具有出色的敏感性和特异性。心力衰竭史是最有用的历史参数，但灵敏度仅为56%，特异性为80%。急性心力衰竭的危险因素可能会有所帮助，包括高血压、糖尿病、心脏瓣膜病、老年、男性和肥胖。诊断上最敏感的症状是劳累性呼吸困难（84%）。最具体的症状是阵发性夜间呼吸困难、喘息和水肿（76%～84%）。诱发因素的评估可能有助于诊断。在体格检查中，出现第三心音的急性心力衰竭的可能性最高（但第三心音缺乏的诊断价值很低），环境噪声可能会干扰检测。

（二）胸片检查

尽管显示肺静脉充血，心脏肥大和间质性水肿的胸片检查对于急性心力衰竭的最终诊断最为明确，但没有这些并不排除诊断。在随后的急诊评估中，多达 20% 随后被诊断为急性心力衰竭的患者的 X 线胸片无充血迹象。在晚期心力衰竭中，尽管有症状和肺毛细血管楔压升高，但患者的影像学表现可能很少。

（三）心电图和生物标志物

心电图（ECG）最适合用于发现病因。ECG 上缺血，急性心肌梗死或心律不齐（通常是心房颤动）的表现可能是诱因。

B 型利尿钠肽和 N 端前 B 型利尿钠肽可能在急诊就诊时鉴别呼吸困难中增加价值，并与心脏充盈压和心室舒张有关。因此，当标准评估后呼吸困难的原因尚不清楚时，建议进行 B 型利尿钠肽或 N 端前 B 型利尿钠肽检测。利尿钠肽水平会受到年龄，性别和体重的影响，并可能在闪电性肺水肿后才升高。在诸如肺动脉高压、肺栓塞、肺炎、败血症和肾衰竭患者中，多达 25% 的患者会进入诊断性的"灰色区域"（即 B 型利尿钠肽为 100~500 pg/ml），使测试解释变得复杂。出现急性呼吸困难时，N 端前 B 型利尿钠肽 < 300 pg/ml 或 B 型利尿钠肽 < 100 pg/ml 的患者可在很大程度上排除心力衰竭。此外，N 端前 B 型利尿钠肽具有特定于年龄的临界值，以进一步提高准确性，对于 < 50 岁、50~75 岁和 > 75 岁 3 个阶段的患者，临界值分别为 450 pg/ml、900 pg/ml、1800 pg/ml。当存在诊断不确定性时，最好使用 B 型利尿钠肽/N 端前 B 型利尿钠肽检测，作为医师评估的补充，而不是常规测量方法。同样，尽管利尿钠肽明显水平升高与短期预后不良相关，低水平的利尿钠肽水平升高也增加了死亡风险。

（四）超声

首先通过查找 B 线，使用超声肺部检查来确定是否存在肺部充血。超声 B 线是由于淋巴充血导致的肺小叶间隔肿胀时，由内脏和顶叶胸膜的界面产生的环状伪影。胸部 X 线检查所见的 Kerley B 线的对应的超声检查。沿前胸部和前外侧胸部的任何一个超声检查窗口中都存在两个以上的 B 线是病理性的，对肺泡和间质性水肿具有高度特异性。双侧 B 线在非肺水肿引起的其他情况下（如肺纤维化、肺挫伤、双侧肺炎）也可出现。

随后应即时评估中心静脉压。下腔静脉尺寸 > 2 cm 或变异度 < 50% 表示中心静脉压升高。在没有重大肺部疾病的情况下，这些表现与肺毛细血管楔压高度相关，并且对急性心力衰竭具有特异性。使用超声寻找导致右心血压升高的其他临床情况，包括肺栓塞或三尖瓣关闭不全，这两种情况均可导致与心力衰竭相符的下腔静脉变化。

确定大致的左室射血分数是基于急诊的床旁超声的最后一块。通过集中培训，急诊医师可将左室射血分数评估分为正常、中度降低和严重降低的粗略的 3 大类，从而与心脏病学专科医师达成合理的共识。其他标志物，例如，E 点间隔分隔和节段性缩短，是不太可靠的标记，在急诊中可能会花费更多不必要的时间。

四、处置

最初的方法是由血流动力学和容量状态决定的。在重症患者中，气道管理是确保充足的氧气和通气的首要任务。在那些病情较轻的患者中，接下来需要进行重点评估，然后进行治疗。

使用脉搏血氧仪和补充氧气将氧气饱和度保持在 95% 或以上。因为低氧血症比高碳酸血症具有更大的风险，所以即使饱和度降低或未知，也不要停止氧气，即使担心存在二氧化碳潴留。对于那些发现异常状况的患者，请使用气管内插管。无创正压通气通常可以改善心力衰竭或肺水肿患者的症状。成功的无创通气需要密切监测，血流动力学稳定性，面部解剖结构以允许足够的面罩密封以及患者的配合。

与仅使用标准疗法相比，无创通气加标准药物疗法减少了插管的需要，并改善了呼吸窘迫和代谢紊乱。但对医院死亡率的影响尚不清楚。或者，通过鼻导管对鼻腔进行高流量的氧气吸入（流速为 20～35 L/min）。治疗急诊的成年患者未鉴别的呼吸困难时，可能优于鼻导管标准吸氧，且不逊于无创正压通气。高流量吸氧可提供高浓度的氧气和适度的扩张压力，并可通过冲洗死腔来提高通气效率。与无创正压通气相比，高流量吸氧更易于使用，并且对许多患者具有更好的耐受性。

约 3% 的患者发生急性心力衰竭伴低血压，通常与急性冠状动脉综合征同时发生。医师可能需要决定再灌注治疗或血管活性药物支持。其他标准的初始护理措施包括心脏监测、静脉通路和频繁的生命体征评估。导尿管可能有助于监测重病或失禁患者的体液状况，但这最适合那些患有严重疾病或无法排尿的人使用（以免以后发生与导管相关的并发症）。

（一）高血压性急性心力衰竭

心脏衰竭对后负荷的增加很敏感，收缩压低至 150 mmHg 时，一些患者也可以出现肺水肿。迅速识别和使用血管舒张剂减少后负荷可以避免插管的需要。

1. 硝酸甘油　硝酸甘油是一种短效、起效快的全身性静脉和动脉扩张药，它通过降低前负荷来降低平均动脉压。高剂量使用时也可减少后负荷。硝酸甘油可能具有冠状血管舒张作用，减少心肌缺血并改善心脏功能。根据症状严重程度选择途径（静脉注射，舌下或经皮）。只要血压理想，舌下硝酸甘油气雾剂就很容易施用，可快速生物利用并且可滴定以达到所需的临床终点。最初的方法是每 5 分钟舌下使用硝酸甘油 0.4 mg（400 μg），1～2 喷剂或片剂，直至缓解或被静脉硝酸甘油替代。静脉注射的起始剂量通常为 0.5～0.7 μg/（kg·min），根据血压耐受性和症状，每几分钟可滴至 200 μg/min，最高剂量为 200 μg/min。高剂量有助于缓解急性发作，并且很少发生不良事件。仅在初始治疗改善病情或症状较轻时才使用透皮硝酸甘油贴剂，因为透皮药物起效缓慢。

硝酸甘油最主要的并发症是低血压，通常仅短暂持续，有时在整体临床改善中也可以出现。低血压通常在硝酸甘油停止后消失。如果持续存在，请考虑伴随容量减少或右心室梗死等情况，可使用生理盐水静脉注射（250～1000 ml）。头痛是经常发生的，对乙酰氨基酚通常是适当的对症治疗方法。高铁血红蛋白血症是一种理论上的可能并发症，但除非长期使用高剂量，否则不必担心。尽管广泛接受常规临床实践，硝酸甘油的使用几乎没有支持性的前瞻性数据。

2. 硝普钠　如果需要进一步减轻后负荷（即尽管硝酸甘油剂量＞200 μg/min，持续的高系统血管阻力通常表现为持续的血压升高和持续的症状），请使用静脉注射硝普钠。这是一种有效的动脉血管扩张药；它的血流动力学作用包括降低血压，降低左心室充盈压和增加心输出量。硝普钠的初始剂量为 0.3 μg/（kg·min），根据血压和临床反应每 5～10 分钟向上滴定一次［最大 10 μg/（kg·min）］。主要并发症是低血压。它还与硫氰酸盐毒性有关，尤其是高剂量，长时间（＞3 天）使用以及肝或肾功能不全时。当血压保持升高时，应尽快给予或滴定静脉血管扩张药。

3. 利尿药　血管扩张药治疗后（或血压和症状接近正常；请参见下一节），患者在控制血压后可能会根据持续症状而需要利尿。单独使用利尿药（呋塞米是最常用的），不使用血管扩张药治疗高血压性心力衰竭，可能会增加死亡率并加重肾脏功能障碍。最终，成功地控制血压和心脏充盈压会使利尿药起效前的呼吸状况显著改善。

由于所有血管扩张药均会产生降压作用，因此，如果有灌注不足或存在低血压的迹象，请勿使用。容量限制，前负荷依赖状态，如右心室梗死、主动脉瓣狭窄、梗阻性肥厚型心肌病或容量减少，增加了血管扩张药相关性低血压的风险。在这些情况下，目标疗法应通过降低心率和心脏收缩力来降低流出梯度。尽管可以使用静脉 β 受体阻滞药完成此操作，但最好采用有创血流动力学指导。如果在梗阻性肥厚型心肌病中并存休克，去甲肾上腺素是一个不错的选择，因为它会引起周围血管收缩而不增加心脏收缩力。

（二）血压正常的心力衰竭

在正常生命体征数值、氧合和通气的情况下，也可能会出现呼吸急促，端坐呼吸，颈静脉扩张，啰音和第三心音。在这种情况下，应首先利尿，并根据对治疗的反应进行进一步治疗。利尿药可迅速缓解充血症状，并通过减少血管内容积来改善血管紧张素转化酶抑制药的作用。

大多数急诊患者，只要症状不严重，都应接受静脉给药，因为肠壁水肿可能会妨碍胃肠道的正常吸收。根据症状和以前的用法选择剂量。通常，利尿药的剂量应在尽可能小的情况下缓解充血症状。开始缓解后，固定的维持剂量有助于防止复发。袢利尿药能促进水和钠排泄；除严重的肾功能不全或利尿药抵抗性方面外，它常常是有效的。呋塞米便宜且有效。替代品为布美他尼（1 mg 等效于 40 mg 呋塞米）或托拉塞米（20 mg 等效于 40 mg 呋塞米）。药物在静脉注射后，通常都在 10～15 分钟内触发快速利尿作用。

DOSE 试验表明，静脉利尿药给药的合理起点是患者先前每天总口服剂量的 1～2.5 倍，分成两半并每 12 小时静脉推注一次即可。例如，如果患者使用呋塞米 80 mg 每天 2 次口服，然后初始急诊剂量为 80～200 mg 静脉注射。更高的剂量可以使症状得到更快的改善，但肾功能也会稍有下降。对于初次使用利尿药的患者，合理的起始剂量为呋塞米 40 mg 静脉推注。乙炔酸（0.5～1 mg/kg；最大 100 mg）是另一种选择。

利尿药可能会使肾功能恶化并引起低钾血症。如果存在延长的 QT 间隔，请寻找低钙血症、低钾血症或低镁血症等原因。耳毒性很少见，但如果利尿药与氨基糖苷类抗生素一起使用可能会发生。保钾利尿药，如螺内酯（口服剂量为 25～50 mg）在患有慢性心力衰竭的患者中使用很常见。它们比排钾利尿药有更好的效果。

尿量需要监测。如果心力衰竭症状严重或对初始利尿药的反应较轻，则剂量加倍，并在 30～60 分钟内重复一次，或根据需要根据尿量进行重复。袢利尿药后仍持续充血或呼吸困难可能表明需要额外的药物，如血管扩张药。几项研究评估了急性心力衰竭患者中利尿药治疗时机与患者预后的关系。一项试验指出，在急诊到达后 60 分钟内接受利尿药治疗的患者的住院死亡率更低（2.3%～6%）。相反，另一项试验发现，与那些较晚接受静脉利尿药的患者相比，早期接受了静脉利尿药的患者在医院急诊入院 1 个月后，住院患者的死亡率或出院后 1 个月的死亡率无显著差异。这种矛盾的结果可能与急性心力衰竭表现的异质性有关。

吗啡不是急性心力衰竭的好选择，因为它可能产生不良事件，包括机械通气、长期住院、重症监护和死亡率升高等。如果需要吗啡的舒张功能或控制疼痛，可在小剂量滴定（静脉注射 2～4 mg）并进行监护情况下使用。

口服血管紧张素转换酶抑制药和血管紧张素受体阻滞药可用于高血压和慢性心力衰竭，但尚无可靠的数据推荐用于急诊心力衰竭。持续的口服血管紧张素转换酶抑制药可降低患者的死亡率和住院率，以及射血分数。对于某些射血分数降低的心力衰竭患者，口服血管紧张素受体阻滞药可以替代血管紧张素转换酶抑制药中。静脉依那普利在急性心力衰竭患者中似乎是安全的，也许是有效的，但需要进一步的数据来证实。

除控制心律失常相关的心力衰竭外，β 受体阻滞药通常不会在急性环境中使用。去甲肾上腺素水平在心力衰竭中升高，导致心肌肥大，增加后负荷和冠状动脉收缩，并与死亡率相关。β 受体阻滞药可降低交感神经系统活动，从而降低死亡率和缓解症状。

口服钙通道阻滞药具有心肌肌力抑制，不是急性心力衰竭的常规治疗；试验显示无益处或不良结果。患有急性心力衰竭的患者应避免使用选择性或非选择性非甾体抗炎药。它们可能导致钠和水滞留，并削弱利尿药的作用，并可能增加发病率和死亡率。

（三）通气支持

患者应使用能够满足其最小潮气量需求的氧气输送系统给予高流量补充氧气。他们是低氧状态的，如果不加以纠正，这种情况将通过直接的肺血管收缩和减少的心肌氧输送而使心功能继续恶化。但是，应避免长时间的超常氧合，尤其是对于那些具有潜在呼吸道或其他慢性肺部疾病的患者。在这些患者中，应谨慎地使用氧气，并在患者病情好转后立即停用。

意识水平受损、心源性休克、呼吸衰竭、早期呼吸或呼吸骤停的患者需要气管内插管和机械通气支持。这应该使用快速插管来完成。如果有自主呼吸患者无法通过常规方法获得足够的氧供给，则应考虑延迟插管。使用持续气道正压通气（CPAP）或双水平气道正压通气（BiPAP）已使许多患者避免了气管内插管。使用 $5\sim10$ cm H_2O 的初始 CPAP 压力，然后滴定。使用 BiPAP 时，呼气压力通常从 $3\sim5$ cm H_2O 开始，吸气压力为 $5\sim8$ cm H_2O。这些疗法的益处归因于多种作用。与通过口罩相比，可以精确控制氧气浓度，并可以提供更高的吸氧浓度。通过使用 CPAP〔以及在使用 BiPAP 时使用呼气气道正压（EPAP）〕，肺泡交换能力增加，从而增加气体交换面积，改善肺顺应性并减少呼吸功。BiPAP 添加吸气压力支持可进一步减少呼吸工作，在高碳酸血症或呼吸机疲劳的患者中可能更有用。胸腔内正压会导致心血管效应，静脉回流降低，左心室透壁压力降低。这些前负荷和后负荷效应可改善心输出量，而不会增加心肌需氧量。通常，这些疗法几乎没有并发症，并且被认为是安全的。已报道的并发症包括鼻梁擦伤，患者不耐受，胃扩张和误吸，气胸和空气栓塞。后三种潜在的严重不良事件极为罕见，并且似乎发生在具有其他潜在疾病过程的选定人群中（如耶氏肺孢子虫肺炎患者的气胸）。

大量研究已经比较了 CPAP 和/或 BiPAP 相互之间以及与急性心力衰竭患者中的常规治疗之间的作用效果。大多数研究规模很小，许多荟萃分析已经分析了它们的综合数据。当将 CPAP 与标准药物治疗进行比较时，氧合作用、通气、呼吸频率和窘迫症状和心率都有显著改善，而没有重大不良事件。气管内插管率，ICU 住院时间也显著降低，更重要的是，死亡率降低了。与标准疗法相比，使用 BiPAP 时，插管和 ICU 入院率也明显降低。尽管在大多数分析中，死亡率效益并不显著，但似乎也有改善死亡率的趋势。与 CPAP 相比，BiPAP 可以更快地减轻症状，对于并存气道疾病和慢性呼吸性酸中毒急性发作的患者尤其有用。在针对急性心力衰竭的 BiPAP 的最早试验中，BiPAP 组患者的心肌梗死发生率似乎无法解释。这些试验涉及的数目非常少，并且存在方法学问题。随后的试验和荟萃分析未显示 BiPAP 组的心肌梗死率增加。比较 CPAP 和 BiPAP 时，插管、心肌梗死或死亡率没有显著差异。BiPAP 是潜在气道疾病或慢性呼吸性酸中毒严重急性发作的患者的推荐方式。否则，临床医师应该选择他们最熟悉的无创性通气方式，并且使用起来最舒适。

相对较新的氧气输送方法是通过高流量鼻导管（HFNC）设备，以高达 100％ 的氧气输送加热和加湿的气体。除了可滴定的氧气输送外，可输送的高气流具有一定的 CPAP 效果。很少有文献将 HFNC 与无创通气用于呼吸衰竭的患者进行比较，但没有证据表明它可以改善插管或死亡率等结局。目前，仅在不耐受其他 NIV 方式或 NIV 面罩安装有问题的患者中才推荐使用。例如，由于异常的解剖结构或胡须引起的密封问题。

〔李一德　罗　亮〕

第五节　主动脉夹层

主动脉夹层属于急性主动脉综合征的一种。急性主动脉综合征包括许多威胁生命的主动脉紧急情况，如主动脉夹层、穿透性动脉粥样硬化溃疡、壁内血肿、主动脉瘤渗漏和腹主动脉瘤破裂。

急性主动脉综合征并不常见，但通常是致命的。发病率范围为每年每 10 万人 $2.9\sim4.7$ 例。手术患者的 1 年、5 年、10 年生存率分别为 92％、77％、57％。22％ 的病例在死亡之前未得到诊断。马方综合征最常见的血管并发症是主动脉根部疾病和 A 型解剖（升主动脉）。与马方综合征相关的基因突变（如 TGFBR2 和 FBN1）的鉴定与定期随访相结合可以减少致命的后果。

一、病因和发病机制

急性主动脉综合征发生在慢性高血压和其他导致主动脉壁中膜变性的因素中。双尖瓣主动脉瓣、马方综合征、Ehlers-Danlos 综合征以及家族性主动脉夹层史者均易患主动脉综合征。

长期使用可卡因或苯丙胺可加速动脉粥样硬化和增加了夹层的风险。先前的心脏手术也是主动脉夹层的危险因素。所有机制都包括削弱内膜层和增加内膜壁应力。对压力的反应可能包括主动脉扩张，动脉瘤形成，穿透性溃疡形成，壁内出血，主动脉夹层和主动脉破裂。

主动脉夹层侵犯内膜后可导致血液进入介质并在内膜层与外膜层之间进行撕裂。最常见的两个内膜撕裂部位是升主动脉开始时的血管连接交界处（50%～65%），以及位于左锁骨下动脉以下的升主动脉和降主动脉交界处（20%～30%）。撕裂的血流柱造成假管腔，可以向远端（最常见）、近端或两个方向延伸。血液可能会撕裂并重新进入内膜，从而重新建立血流，这可能会错误地让临床医师以为患者的不适已自行缓解。或者，血液可能通过外膜剥离，死亡率极高。

主动脉夹层发病具有双峰年龄分布。第一个高峰涉及患有特定易感疾病（如结缔组织病）的年轻患者。第二个高峰包括年龄>50岁的患有慢性高血压和/或缺血性心脏病的人。既往患过主动脉夹层是复发性夹层的危险因素。

主动脉夹层使用两种独立的系统进行分类，即Stanford和DeBakey系统。Stanford分类法将只要累及升主动脉者均归为A型夹层，Stanford分类法B型解剖只限于降主动脉。DeBakey 1型解剖同时涉及升主动脉，主动脉弓和降主动脉。DeBakey 2型解剖仅涉及升主动脉，而3型仅涉及降主动脉。

主动脉壁内血肿起因于主动脉中膜梗死，通常是血管脉管损伤。壁内血肿可自发消退或剥离。穿透性动脉粥样硬化溃疡可导致壁内血肿，主动脉夹层或主动脉穿孔。主动脉夹层和壁内血肿之间可能存在性别相关的差异。女性个体在壁内血肿病例约占62%。女性的主动脉夹层似乎发病年龄高，住院并发症多，并且住院死亡率较高。

二、临床表现

（一）症状

初始内膜破裂的部位通常与初始症状存在相关性，症状可能随着解剖沿着主动脉或涉及其他动脉或器官而改变。典型的症状，解剖表现为胸部突然疼痛和剧烈疼痛，放射至肩胛骨之间的区域，并可能伴有频死感。在464例解剖中，60%的患者患有前胸痛（在Stanford A型中更为常见）；腹痛在Stanford B型中更为常见。大多数患者描述的疼痛是他们经历过的严重或最严重的疼痛。64%的患者描述为剧烈疼痛，而50%的患者描述为难以忍受的或撕裂疼痛。据亚洲一项研究报道，没有胸痛的人多达40%。晕厥发生的概率约为10%，这在Stanford A型解剖中更为常见。22%的解剖发生在先前进行过心脏手术的患者中。

颈动脉内或附近的动脉夹层可能表现为典型的脑卒中，20%的A型夹层患者表现出神经系统症状，这预示了较差的预后，脊髓供血中断可能导致截瘫。进一步的远端夹层可能表现为背部、侧面或腹部疼痛。主动脉根部的近端夹层可能导致心脏压塞，并且通常是致命的。

（二）体征

对于大多数主动脉夹层患者，体格检查结果相对正常。有32%的患者可闻及主动脉瓣膜杂音，有15%的患者可出现桡动脉或股动脉的脉搏消失。手臂之间的血压差异>20 mmHg与主动脉夹层存在独立相关性。然而，没有夹层的急诊室就诊患者中有19%也具有这一临床发现。高血压很常见（49%），但低血压发生在18%～25%的患者中，后者诊断夹层的可能性更高，并且预后更差。主动脉的动脉瘤扩张可能会压迫食管、喉返神经或上颈交感神经节等区域结构，导致吞咽困难、声音嘶哑或霍纳综合征。

三、诊断和鉴别诊断

（一）病史

以胸痛为主诉的大量需要鉴别的疾病，以及与主动脉夹层有关的许多终末器官缺血性表现使诊断困难。

缺血表现可能会随时间而变化，这可能使医师无法做出正确的诊断。夹层破裂进入真正的主动脉腔可能会导致症状停止，这可能会导致误诊或漏诊。病史、体格检查和胸部 X 线检查可以提示诊断，但前提是对主动脉夹层保持警觉，出现急性胸、背或腹痛，昏厥或急性局灶性神经系统体征的患者的均应考虑有主动脉夹层可能。与误诊相关的因素包括患者入院时的情况，胸部 X 线的纵隔增宽/主动脉轮廓正常，四肢相等的脉搏幅度以及非特异性症状。

（二）心电图

区分 ECG 上的急性冠状动脉综合征和主动脉夹层可能很困难，因为这两种情况都与 ECG 的改变有关，并且夹层可能会限制或阻碍冠状动脉的血流。心电图异常结果包括新的 Q 波或 ST 段抬高 3%～4%，ST 段压低 15%～22%，非特异性 ST 波和 T 波变化 41%～62%，只有 19%～31% 的患者的心电图正常。

（三）生物标志物

已经对几种潜在的生物标志物进行了研究，以鉴定或排除主动脉夹层。D-二聚体是最深入研究的标志物。对 5 项研究的荟萃分析，涉及 473 例急性主动脉夹层和 1084 例非急性主动脉夹层，发现敏感性为 98%（95% CI，96%～99%），阴性可能性比为 0.05 [95% CI，D-二聚体的切点为 500 ng/ml（1620 nmol/L）（0.03～0.09）]。特异性较低，仅为 41%（95% CI，39%～44%）。指南不推荐使用 D-二聚体作为排除主动脉夹层的唯一方法。使用 D-二聚体的假阴性率高达 18%，可能与高血小板计数有关。尽管进行了广泛的研究，但尚无临床决策规则可以可靠地用于确定不需要进一步诊断检查的极低风险患者。

（四）影像

胸部 X 线片可能为诊断提供重要线索，但是 12%～37% 的患者影像学未见异常，因此 X 线阴性也不应该排除夹层诊断。最常见的 X 线摄影异常是纵隔增宽或主动脉轮廓异常。其他可能的发现包括胸腔积液，主动脉内膜钙化移位以及气管、主流支气管或食管的偏离。

CT 是诊断夹层的首选影像学手段。CT 可以可靠地识别假腔，并可以提供其他细节，例如夹层的解剖结构，夹层瓣的位置，内膜是否延伸到大血管中，主动脉破裂的迹象和终末器官损伤的迹象。CT 方案应同时进行静脉造影和不进行静脉造影。对于可能出现夹层的患者，CT 成像的使用率在胸部、背部或腹部疼痛患者中占 0.6%～12%。很少需要进行有创导管造影。

CT 还可以诊断壁内血肿和穿透性动脉粥样硬化性溃疡。穿透性动脉粥样硬化性溃疡可能很难与大的动脉粥样硬化斑块区分开。穿透性动脉粥样硬化性溃疡的 CT 诊断取决于溃疡延伸超过内膜。溃疡通常具有主动脉本身的突出边缘和突出的囊袋。通常通过 CT 上主动脉中的高信号肿块来识别壁内血肿。这通常表现为新月形，最好在无反差的图像上看到。

在经验丰富的医师中，经食管超声心动图检查可能有与 CT 一样敏感性和特异性。该程序通常必须在中度镇静甚至全身麻醉下进行。已知患者存在食管疾病是相对禁忌证。气管或左支气管中的空气干扰了声音的传输，这可能使升主动脉的评估变得困难。经食管超声心动图的准确性和精确度高度依赖操作者。MRI 已用于评估稳定的可疑主动脉疾病患者。冠状动脉/肺/主动脉 CT 血管造影或"三重排除"，用于区分急性冠状动脉疾病，肺栓塞和急性主动脉夹层，尚未显示出可提高诊断效率，减少临床事件或节约医疗资源。因此，目前不推荐使用。

四、治疗

（一）降压药：负性肌力药

主动脉夹层可能会引起低血压，需要复苏液体或血液制品，而可疑的主动脉夹层通常需要降压治疗。初始治疗应为负性肌力药，以降低血压而又不增加对主动脉内膜瓣的剪切力。β 受体阻滞药是理想的，短效 β 受体阻滞药如艾司洛尔或拉贝洛尔优于长效 β 受体阻滞药。理想的目标血压尚未确定，并且必须针对患者个体性差异制定。

收缩压为 120～130 mmHg 是一个合理的起点，一些指南建议将目标设定为 100～120 mmHg（在没有主动脉瓣关闭不全的情况下）。艾司洛尔可在 1 分钟内以 0.1～0.5 mg/kg 的剂量进行静脉滴注，然后输注 0.025～0.2 mg/（kg·min）。

拉贝洛尔也可以以初始剂量 10～20 mg 静脉注射（每 10 分钟重复使用 20～40 mg）达到预期效果或最大剂量 300 mg。在国际急性主动脉夹层注册数据库中，使用 β 受体阻滞药与提高生存率相关。

血管扩张药：成功使用艾司洛尔或拉贝洛尔后，可添加血管舒张药以进一步降压治疗。静脉注射尼卡地平、氯维地平、硝酸甘油或硝普钠均可。

（二）进一步治疗

必须快速转诊给血管外科医师。紧急开放式手术进行血管修复仍然是大多数患者的首选治疗方法。但是，血管内修复的使用频率逐渐升高。患有急性主动脉综合征的患者可能需要进入重症监护室进行血流动力学治疗和严密监测。急性壁间血肿、穿透性溃疡的临床病程和自然转归仍不清楚，因此，对这些疾病的患者的治疗仍存在争议。显然，任何急性主动脉综合征的患者都应充分咨询专科医师并允许后方可出院。

（三）特殊情况下治疗

主动脉夹层使妊娠复杂化，妊娠期主动脉夹层很少见，通常发生在妊娠中期和产后。危险因素是主动脉瓣、结缔组织病，高血压和家族病史。妊娠会增加马方综合征患者的夹层风险，使患有该综合征的女性的妊娠并发症增加 4.4%。如果怀疑夹层诊断，则需要同时进行产科和心血管外科咨询。

〔莫伟胜 罗 亮〕

第六节 休 克

休克是一种与细胞氧利用不足有关的危及生命的急性循环衰竭。在这种状态下，循环无法输送足够的氧气以满足组织的需求，从而导致细胞功能异常。结果是细胞缺氧，即氧输送与氧耗的供需平衡失调，导致乳酸水平增加。临床表现为微循环受损，包括皮肤花斑、发绀、毛细血管充盈时间延迟以及中心至末梢体温梯度加大。

一、病因和发病机制

休克是循环功能不全的一种状态，在组织氧气供应（输送）和需求（消耗）之间造成不平衡，从而导致最终器官功能障碍。有效灌注的减少可能是由于局部或整体输送不足或利用障碍，而细胞或亚细胞水平的底物利用障碍。休克按照发病原因可分为：感染性休克、心源性休克、失血性休克、创伤性休克、神经源性休克、过敏性休克、肺栓塞休克、气胸休克、烧伤休克等。按发病机制通常分为 4 类：①低血容量性休克；②分布性休克；③心源性休克；④阻塞性休克。

（一）休克类别

可以根据其各自的生理变化和常见原因来描述 4 种类型的休克，单一病因可能会显示一种以上休克类型的临床表现。当血管内液体减少或血容量减少导致前负荷、每搏量、心输出量减少时，发生低血容量性休克。严重失血（出血）可导致心肌氧合减少，从而降低收缩力和心输出量。这种作用可能导致全身血管阻力（SVR）自主增加。低血容量性休克也可能是由于其他病因引起的体积减少所致。

在分布性休克中，由于明显的全身性血管舒张引起相对的血管内容量减少，这在脓毒性休克中最常见。对 SVR 降低的代偿性反应可能包括心输出量增高（收缩力和心率增加）和心动过速。同时降低的 SVR 会导致前负荷降低，并可能总体上导致心输出量下降。在脓毒症中，多达 40% 的患者可能患有短暂性心肌病，其特征是收缩力降低和死亡率增加。过敏反应、肾上腺皮质功能不全和神经源性休克是分布性休克的其他原因。

在心源性休克中，由于收缩力以及前负荷、后负荷和右心室功能的差异，左心室无法将含氧的血液输送到周围组织。心肌梗死是心源性休克的最常见原因。心律失常是另一个常见原因，因为其可导致

CO 降低。缓慢性心律失常会导致 CO 降低，而快速性心律失常会导致前负荷和每搏量减少。心源性休克患者可能很快会出现临床上明显的感染（高达 46%）和/或表现出与脓毒性休克相似但较不明显的炎症反应。梗阻性休克并不常见（1%），原因是静脉回流减少或左心室流出道梗阻或前负荷显著下降所致的心脏回流或心脏顺应性下降。心脏压塞、肺栓塞和张力性气胸是阻塞性休克的原因。

（二）影响心脏输出的因素

心输出量由心率和每搏量决定。每搏量取决于前负荷、后负荷和心肌收缩力。平均动脉压取决于心输出量（CO）和体循环阻力（SVR）。这很重要，因为有一个平均动脉压阈值，低于此阈值氧气输送会减少。SVR 直接影响平均动脉压，但也影响后负荷，进而影响 CO。处于休克状态的患者最初可能血压正常（隐性休克），但还有其他客观的休克症状。组织的氧合作用是基于 CO 足以将氧合的血红蛋白输送到组织的前提。CO 取决于心脏的收缩力（心肌收缩的速度和收缩能力），加速的时间（心脏的收缩速率）和心脏舒张能力（心肌的松弛能力和心腔充盈的能力）的相互作用。心肌收缩力的决定因素包括来自交感神经激活、副交感神经抑制、循环儿茶酚胺的自主性释放，以及对后负荷或心率增加的短暂反应。变力状态的增加有助于在高心率时维持每搏量。在休克状态下，会产生更高水平的肾上腺素并增强肾上腺素能，在发生失血性休克期间，肾上腺素水平显著升高，但在恢复足够的血压后，这些水平随后降低至几乎正常水平。休克中常见的酸中毒环境，进一步损害了心室收缩力和血压。心肌的收缩性和舒张性均受到交感神经释放递质的影响，去甲肾上腺素与心脏 β_1 受体相互作用，导致环磷酸腺苷单磷酸增加，这导致细胞内信号传递的过程、钙离子的变质性增加和螯合增加，导致心肌松弛。

（三）乳酸

当代偿机制无法纠正组织供需之间的不平衡时，就会发生无氧代谢并导致乳酸的形成。乳酸被快速释放，形成可测定的血清乳酸。正常的血清乳酸水平<2.0 mmol/L。乳酸性酸中毒的大多数情况是由于氧气输送不足引起的，但乳酸性酸中毒有时可能由于过高的需氧量而发展（如癫痫持续状态）。在其他情况下，乳酸酸中毒是由于组织氧利用受损（如脓毒性休克或心脏停搏的复苏后阶段）而发生的。乳酸升高是氧气输送或利用障碍的标志，并且与危重患者的短期预后相关。可能需要进行连续的乳酸评估，因为乳酸清除率可改善败血性休克的预后并可能有助于复苏。

（四）代偿机制及其失代偿

休克引起多种自主反应，以维持对重要器官的灌注压力。刺激颈动脉压力感受器舒张反射，激活交感神经系统，触发：①小动脉血管收缩，导致皮肤、骨骼肌、肾脏和内脏的血流重新分布；②心率和收缩力增加，导致 CO 增加；③收缩静脉血管，增加静脉回流；④释放血管活性激素肾上腺素、去甲肾上腺素、多巴胺和皮质醇以增加小动脉和静脉张力；⑤释放抗利尿激素并激活肾素-血管紧张素轴，以增强水和钠的保护作用，维持血管内容积。

这些代偿机制试图维持向最关键器官（心脏和大脑）的氧气输送，但是流向其他器官（如肾脏和胃肠道）的血流可能会受到损害。细胞对氧气输送减少的反应（三磷酸腺苷耗竭）导致离子泵功能障碍、钠内流、钾外流和膜静息电位降低。随着休克的发展，细胞完整性的丧失和细胞稳态的破坏导致细胞死亡。这些病理事件引起一系列代谢特征，包括高钾血症、低钠血症、氮质血症、高血糖或低血糖症和乳酸性酸中毒。

炎症在几种不同类型的休克中起着重要作用，尤其是在脓毒性休克中，在过敏性反应、烧伤、创伤和心源性原因相关的休克中也起着重要作用。以前，全身性炎症反应综合征是脓毒血症定义的一部分，但是在 2016 年对脓毒症的定义进行了修订，并将全身炎症反应不作为脓毒症定义内容。

随着整体组织缺氧的发展，继而出现休克，随后是多器官功能障碍综合征，表现为肾衰竭、呼吸衰竭、心肌抑制、肝功能衰竭，继而弥散性血管内凝血。从组织缺氧到多器官功能不全综合征的快速进展取决于组织灌注不足的严重程度以及抗炎和促炎介质的平衡（图 11-9）。

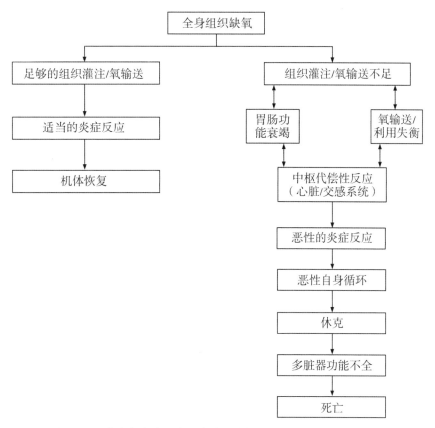

图 11-9　休克与炎症反应、多脏器功能不全之间的病理生理过程

二、临床表现

（一）症状

尽管休克患者的临床表现及其根本原因可能非常明显（如急性心肌梗死，过敏反应或出血），但可能难以从休克患者获得病史。来自急诊室、家庭或其他来源的病史可以帮助确定休克的原因。有些休克患者除了全身无力、嗜睡或精神状态改变外，几乎没有其他症状。如果患者已昏迷，则需考虑休克为原发或继发病因。

（二）体征

休克通常与全身动脉性低血压有关——收缩压＜90 mmHg。如果在 CO 减少且组织灌注不足的情况下外周血管阻力增加，则血压可能不会下降。因此，血压是整体组织灌注不足的不敏感标志。血压正常时可能会发生休克，无休克时可能会发生低血压。没有单一的生命体征可以诊断休克，并且在周围血管疾病、脉搏压力小的心动过速或心律不齐的情况下，血压尤其不敏感。综合体检结果可用于评估休克。休克的临床表现见表 11-4。

表 11-4　　　　　　　　　　　　　　　休克的临床表现

体温	可能会出现体温过高或体温过低。内源性体温过低（代谢紊乱）必须与外源性环境性低体温区别开来
心率	通常快；但偶尔可见由于低血糖，β受体阻滞药的使用和已有的心脏疾病而引起的反常性心动过缓
收缩压	早期可能会略有升高
舒张压	与小动脉血管收缩相关，并且可能在心血管补偿失败时在休克早期上升并随后下降

续表

脉压	在"收缩压"开始下降之前，会先轻度增大，然后降低
平均动脉压	常降低，<65 mmHg
中枢神经系统	急性期由于脑灌注压下降，导致躁动不安，神志不清，精神错乱和昏迷
皮肤/毛细血管充盈	脸色苍白，晦暗，潮湿，发绀，出汗，厥冷和毛细血管充盈时间$>2\sim3$秒
心输出量	颈静脉充盈或塌陷取决于休克类型，是否合并心动过速和心律不齐。S3可能是由高输出状态导致的。冠状动脉灌注压降低可导致缺血，心室顺应性降低，左心室舒张压升高，肺水肿
呼吸	呼吸急促，分钟通气量增加，无效腔增加，支气管痉挛，高或低碳酸血症，并逐渐发展为呼吸衰竭
内脏器官	肠梗阻，胃肠道出血，胰腺炎和肠系膜缺血可发展为低灌注状态
肾脏	肾小球滤过率降低。肾血流量从肾皮质向肾髓质转移导致少尿
代谢	乳酸性酸中毒，高血糖，低血糖，高钾血症。随着休克的进展，代谢性酸中毒会同时发生呼吸补偿

三、诊断和鉴别诊断

（一）实验室检查

没有任何一个实验室值对休克有较高的敏感性或特异性。实验室检查是由临床表现和可能的病因选择。动脉血气可用于评估酸碱状态以及通气和氧合问题，而静脉血气仅限于提供患者酸碱情况。在许多休克状态下，血清乳酸的升高与死亡率相关，通常这是由于无氧代谢引起的，但由于细胞功能异常而引起的乳酸性酸中毒的非低氧原因也发生在休克状态。休克可能会遇到各种各样的实验室异常情况，在这部分患者中，肾上腺功能障碍的发生率可能高达30%，大多数异常值仅指向引起或受到休克状态影响的特定器官系统。

（二）床旁X线

床旁胸部X线片通常用于评估不稳定的患者，以避免在复苏过程中运送患者。尽管存在局限性，但对心脏大小，肺水肿的存在，膈肌下方的游离空气，气胸，浸润或积液的评估可能会提供有用的临床信息。

（三）超声检查

床旁超声评估是开发鉴别诊断，评估容量状态，确定心功能并协助诊断的重要工具。通过评估右心充盈压来确定总体容积状态，包括测量下腔静脉呼吸变异率，以及其他方法。

床旁心脏超声评估左室射血分数可以帮助确定休克的原因。经过培训的急诊医师在进行床旁心脏超声检查中可以为心脏病专家提供估计的射血分数，且具有较高的相对相关性。

超声检查也可用于评估血管相关紧急情况。在超声上发现腹部主动脉瘤可能会导致进一步评估。深静脉血栓形成的发现可能会增加对肺栓塞的怀疑。超声的其他方案，例如，采用超声检查的腹部、心脏评估方案和休克快速超声方案，已使用许多上述概念制定出来。超声诊断的腹部和心脏评估方案研究了心脏功能、下腔静脉动力学、肺水肿、肺滑动和肺实变、腹部游离液、腹主动脉瘤和腿静脉血栓形成，以帮助鉴别诊断或缩小诊断范围。休克快速超声检查包括3部分：床旁生理评估简化为泵（心脏），储存（容积状态）和管道（动脉和静脉）。但是，与任何超声干预措施一样，操作人员的能力至关重要。

（四）CT

尽管CT是检测内部病理的一种准确且无创的方法，但患者必须从抢救室转到放射科，这在不稳定的休克中不建议使用。CT的潜在益处必须权衡相关风险，包括对血容量不足和造影剂引起的的肾功能损害。没有静注造影剂增强的 CT 扫描可为临床图像提供一些信息，尽管不能达到具有增强扫描程度。

（五）血流动力学监测

血流动力学监测有助于评估休克的严重程度和对治疗的反应。监测功能最初应包括脉搏血氧饱和度、ECG 监视和无创血压监视。在重症监护领域，经常进行动脉内血压监测，监测呼气末二氧化碳监测、中心静脉压和中心静脉血氧饱和度（$ScvO_2$）。在中心静脉置管过程中，使用超声辅助方法可减少平均置管时间、穿刺次数和机械并发症。

四、治疗

全面、及时的抢救监护可在短短 6 小时的治疗中显著降低重症患者的预计死亡率。在抢救室中优化血液动力学终点和早期目标导向治疗可将抢救室死亡率降低 16%。2014 年发表的两项大型、多中心、随机对照试验未能显示出采用严格早期目标导向型治疗（EGDT）的其他益处。然而，回顾过去 15 年的医学进展中论证休克的最有益方面，ABCDE 休克复苏的宗旨是建立气道，维护呼吸，优化循环，确保充足的氧气输送并达到复苏的终点。

（一）建立人工气道

气管内插管可以最好地控制气道。用于促进插管的镇静药可能会导致动脉血管扩张、静脉扩张或心肌抑制，并可能导致低血压。正压通气可减少前负荷和 CO。镇静药和正压通气的结合通常会导致血液动力学恶化。为避免这种不良情况，应在插管和正压通气之前开始进行容积复苏和血管活性剂使用。

（二）控制呼吸

当剧烈的呼吸伴随休克时，需要控制呼吸。呼吸肌是休克期间氧气的主要消耗者，并可促进乳酸的产生。机械通气和镇静可以给患者提供充分的氧供，改善高碳酸血症，并辅助、控制、同步通气。所有这些治疗减少了呼吸功并提高了生存率。

开始对患者进行机械通气时，必须在插管前考虑患者的补偿性分钟通气量，以确保选择了适当的初始设置。进行机械通气后，获取动脉血气以评估酸碱状态、氧合和通气状态。应考虑使用神经肌肉阻滞药，以进一步减少呼吸肌的氧气消耗并保持向重要器官的氧气输送，特别是对由于急性呼吸窘迫综合征而严重缺氧的患者尤为重要。

（三）优化循环

1. 液体管理　血液循环或血液动力学稳定始于通过大口径外周静脉血管的血管内置管输液。与仰卧位相比，头低脚高不能改善心肺功能。它可能会加重肺部气体交换并易于误吸。仰卧患者将腿抬高到心脏水平上方可能是有效的，如果被动抬高腿导致血压或 CO 升高，则应进行液体复苏，液体复苏应从等渗晶体开始，平衡的晶体（如乳酸林格氏液）可能比普通盐溶液具有较小的死亡率优势（14.3% 相比，在 15802 名重症患者的大型试验中为 15.4%），输注量和输注速率取决于对血液动力学异常的估计。大多数休克患者均出现绝对或相对容量不足，心源性休克伴肺水肿的患者除外。快速（在 5～20 分钟内）以设定量的 500 ml 或 1000 ml 生理盐水给药，并在每次输注后重新评估患者。中度血容量不足的患者通常需要初始 20～30 ml/kg 等渗晶体，而现行的拯救脓毒血症指南则要求 30 ml/kg，但是，几乎没有数据可以支持这一固定液体量的建议，可能需要更多的液体来解决大量的体液不足。脓毒性休克的患者在医院监护的最初 24 小时内通常会接受 6 L 的晶体，对于大容量液体，请考虑使用乳酸林格氏液避免与 0.9% 氯化钠溶液相关的高氯代谢性酸中毒。在可以预料到低氯血症的临床情况下，例如，由于呕吐引起的胃肠道损失或利尿药引起的尿排泄，0.9% 的氯化钠溶液可能会有好处。

中央静脉通路可能有助于评估容积状态（前负荷）和监测 $ScvO_2$。这也是长期使用某些血管加压治疗的首选途径。但是，脓毒症休克患者无须普遍接受中央通路，应单独确定对中央通路的需求。

2. 血管加压药使用　当对液体复苏反应不充分或对液体输注有禁忌证时，可使用血管加压药。当血管腔"充满"时，血管加压药最有效，而当血管空间耗尽时，血管加压药效果最低。

慢性高血压患者在较低的血压下可能会有更大的肾脏损伤风险；然而，在其他情况下，将平均动脉压提高到 65～70 mmHg 似乎没有死亡益处。

尽管升压药可改善大范围的灌注压力血管，它们可能会减少某些组织床中的毛细血管血流量，尤其是胃肠道和周围血管。如果使用多种升压药，则应在确定最佳治疗剂后立即对其种类减少。除血管加压药外，可能还需要通过药物治疗以通过增加收缩力和中风量直接增加 CO。最初通过外周静脉输注谨慎的血管加压药不太可能导致组织损伤，并且将缩短达到血液动力学稳定性的时间。

（四）确保充足的氧气输送

氧气消耗的控制对于恢复组织的氧气供需平衡非常重要。高肾上腺素能状态是由对休克、生理压力、疼痛、寒冷的治疗室和焦虑症的代偿反应引起的。

疼痛进一步抑制了心肌功能，损害了氧气的输送并增加了消耗。在适当的情况下，提供镇痛，肌肉放松，温暖的覆盖，抗焦虑药，甚至镇静药，可以减少这种不适当的全身耗氧量。

通过优化前负荷和后负荷使血压稳定后，便可以评估和进一步控制氧气的输送。恢复动脉血氧饱和度至≥91％。在休克状态下，考虑输注浓缩的红细胞以保持血红蛋白≥7 g/dl。如果可以评估 CO，则应使用增量输注量或正性肌力药增加其含量，直至静脉血氧饱和度/混合静脉血氧饱和度（SvO_2 或 $ScvO_2$）和乳酸达到目标值。

乳酸和 SvO_2 或 $ScvO_2$ 的检查是一种评估患者复苏是否充分的方法。尽管 ProCESS 试验的结果质疑复苏管理中是否需要 SvO_2 或 $ScvO_2$，但可以在抢救室中进行连续测量。可以使用多种技术工具评估复苏过程中的组织灌注。应及时将患者转移到重症监护病房，以便可以在监护病房中放置监视设备。

（五）复苏的终点

复苏的目的是利用血液动力学和生理学值来指导治疗，以最大限度地延长生存期并降低患病率。没有一种治疗终点能普遍有效，在前瞻性试验中仅对少数试验进行了测试，结果不一。在抢救室出现低血压往往提示预后不良，非侵入性参数，如血压、心率和尿量，可能低估了灌注不足和缺氧的程度，因此使用其他生理终点可能是有益的。一种目标导向方法对脓毒性休克进行急诊复苏时，平均动脉压 >65 mmHg，中心静脉压力升高 8～12 mmHg，$ScvO_2$>70％，尿量>0.5 ml/（kg·h）可以降低死亡率，但是哪个指标可以说明死亡率下降仍然无定论。无论是感染、出血还是其他休克状态，源头控制在管理初期都是必不可少的。如果休克或低血压持续存在，必须在患者床旁进行重新评估。

（六）治疗争议

1. 液体种类选择（表 11-5）　液体复苏可调节炎症，如果病情发展为休克，则可减少后续血管加压药治疗，类固醇给药和侵入性监测（如肺动脉导管和动脉）的需要。尽管人们普遍认为液体治疗是早期复苏必不可少的组成部分，但对于液体类型，容量评估标准和终点尚缺乏共识。胶体是高相对分子质量溶液，会增加血浆渗透压。胶体可分为天然（清蛋白）或人造胶体（淀粉，右旋糖酐和明胶），由于其较高的相对分子质量，胶体在血管内空间的停留时间明显长于晶体。清蛋白的血管内半衰期为 16 小时，而生理盐水和乳酸林格液则为 30～60 分钟。

用晶体进行复苏需要为胶体量的 2～4 倍。尽管有多项研究，但在脓毒症中晶体和胶体之间的结局优势仍未得到解决。由于胶体的等效性和较高的成本，晶体似乎是急诊中进行复苏的更好选择。晶体类型会影响酸碱状态，并可能影响死亡率，急性肾损伤和需要肾脏替代治疗。两项大型、单中心、随机对照试验比较了生理盐水和平衡盐解决方案（乳酸林格液或 Plasma-Lyte 复方电解质）在急诊室急诊复苏之前在平衡盐组中发现主要不良事件发生较少（持续性肾功能不全，新的肾脏替代治疗或死亡率）。在平衡盐组中，有利于减少不良反应的差异很小。

一项随机对照试验，包括 157 名接受 2 L 0.9％生理盐水和乳酸林格液静脉补液的休克患者，在从急救室出院前无显著性差异。大多数患者是健康的，有呕吐或腹泻引起的血容量不足。在所有应用的试验中，最一致的是高氯酸性酸中毒，与生理盐水大量复苏有关，尽管在理论上有代谢性碱中毒的可能性、乳酸溶液中的低渗性，但尚未发现平衡盐溶液对复苏的影响，以及含乙酸盐的液体的心脏毒性。

表 11－5	液体选择
晶体液	
生理盐水（NS）	氯化钠和氯化物含量均略高于 154 mEq/L。由于氯化物浓度较高而引起的高氯代谢性酸中毒风险较大
乳酸林格液（LR）	钠 130 mEq/L，钾 4 mEq/L，钙 3 mEq/L，氯化物 109 mEq/L，乳酸 28 mEq/L。乳酸可以接受质子，随后被肝脏代谢为二氧化碳和水，从而导致肾脏中的二氧化碳从肺中释放出来，并被肾脏排泄。LR 可导致对酸血症的缓冲，这比 NS 更为有利。 因钾含量低（非常小）而存在肾功能不全或肾衰竭的患者引起高钾血症的理论风险
Plasma-Lyte®	平衡的 pH 7.4，钠 140 mEq/L，氯化物 98 mEq/L，钾 5 mEq/L，镁 3 mEq/L，葡萄糖 23 mEq/L，乙酸 27 mEq/L
胶体	
清蛋白	来源于人血浆。强度从 4％～25％不等。多项研究表明，没有使用胶体或晶体的差异。胶体比晶体的成本高得多。一项研究实际上表明，颅脑外伤患者的死亡率有所增加
羟乙基淀粉	是由水解的支链淀粉衍生而来的合成胶体。在败血症中应避免使用这些药物。许多有害的影响：建议剂量的肾功能损害和高剂量长期生存的损害，凝血因子和凝血因子水平降低以及血管性血友病因子水平降低，凝血功能障碍和血小板功能降低

2. **碳酸氢钠**　碳酸氢钠的施用将氧合血红蛋白的解离曲线向左移动，损害了血红蛋白结合的氧的组织卸载，并可能加剧细胞内酸中毒。然而，尽管没有确定的临床试验支持获益但可能有害，但如果 pH<7.00，重度酸中毒的动物研究表明，心室收缩力和收缩压降低。如果给予碳酸氢盐，应认识到在此过程中发生反常性脑内酸中毒的风险。应考虑一些情况，如终末期肾脏疾病和肾小管酸中毒，这些情况无法通过正常的肾脏过程调节酸碱平衡，以及是否可以使用碳酸氢盐。

3. **转运到重症病房**　早期识别，治疗重症患者，然后将其转移到重症监护病房，可以改善患者的预后并提高急诊室的患者接收能力。与重症监护团队沟通并记录所有急诊室复苏工作，即使复苏是系统性的和全面的，沟通不畅也会降低急诊室最初的治疗获益。理想情况下，在转移之前，以口头方式交流和记录带有评估和计划的面向系统的问题清单，包括所有过程和并发症。对于滞留在急救室住院，需不断重新评估重症患者，确保护理计划得以继续，并考虑创建重症患者检查表。通常，这需要对急救室患者进行之前不常用的检查及后续药物的使用，尤其是抗生素。

五、展望

一些临床状态与不良预后相关，例如，休克的严重程度，时间长短，根本原因，先前存在的重要器官功能障碍和可逆性。早期识别，干预，病源控制和顺畅的救治流程可优化结果。虽然休克患者的相关发病率和死亡率仍然很高，但基于程序化的救治过程与不断完善的对新信息的响应相结合，可能会使死亡率持续减少。与生理评分系统有关的其他结果预测，基于急救室的休克干预以及有创与无创或微创策略之间的平衡仍在研究中。

〔李一德　莫伟胜　罗　亮〕

参考文献

[1] Hockberger R S. Rosen's Emergency Medicine Concepts and Clinical Practice [M]. Amsterdam：Elsevier Inc，2018.

[2] Valentin F. Hurst's the Heart，（2 Volume Set）[M]. New York：McGraw-Hill Medical，2011.

［3］Papadakis M A，McPhee S J，Rabow M W. Medical Diagnosis & Treatment［M］. New York：McGraw-Hill Education，2016.

［4］Masip J，Peacock W F，Price S，et al. Indications and practical approach to non-invasive ventilation in acute heart failure［J］. European heart journal，2018，39（1）：17 - 25.

［5］Hunter B R，Martindale J，Abdel-Hafez O，et al. Approach to acute heart failure in the emergency department［J］. Progress in Cardiovascular Diseases，2017，60（2）：178 - 186.

［6］Al-Khatib S M，Stevenson W G，Ackerman M J，et al. 2017 AHA/ACC/HRS guideline for management of patients with ventricular arrhythmias and the prevention of sudden cardiac death：a report of the American College of Cardiology/American Heart Association Task Force on Clinical Practice Guidelines and the Heart Rhythm Society［J］. Journal of the American College of Cardiology，2018，72（14）：e91 - e220.

［7］Suneja M，Sanders M L. Hypertensive emergency［J］. Medical Clinics，2017，101（3）：465 - 478.

［8］陈灏珠. 实用心脏病学［M］. 5 版. 上海：上海科学技术出版社，2016.

［9］Pacini D，Di Marco L，Fortuna D，et al. Acute aortic dissection：epidemiology and outcomes. Int J Cardiol，2013，167（6）：2806 - 2812.

［10］Clouse W D，Hallett J W Jr，Schaff H V，et al. Acute aortic dissection：population-based incidence compared with degenerative aortic aneurysm rupture. Mayo Clin Proc，2004，79：176.

［11］Olsson C，Thelin S，Stahle E，et al. Thoracic aortic aneurysm and dissection：increasing prevalence and improved outcomes reported in a nationwide population-based study of more than 14，000 cases from 1987 - 2002［J］. Circulation，2006，114：2611.

［12］Hagan P G，Nienaber C A，Isselbacher E M，et al. The International Registry of Acute Aortic Dissection（IRAD）：new insights into an old disease［J］. JAMA，2000，283：897.

［13］Attias D，Stheneur C，Roy C，et al. Comparison of clinical presentations and outcomes between patients with TGF-BR2 and FBN1 mutations in Marfan syndrome and related disorders［J］. Circulation，2009，120：2541.

［14］Eagle K A，Isselbacher E M，DeSanctis R W. Cocaine-related aortic dissection in perspective［J］. Circulation，2002，105：1529.

［15］Sundt T M. Intramural hematoma and penetrating atherosclerotic ulcer of the aorta［J］. Ann Thorac Surg，2007，83：S835.

［16］Ramanath V S，Oh J K，Sundt T M，et al. Acute aortic syndromes and thoracic aortic aneurysm［J］. Mayo Clin Proc，2009，84：465.

［17］Piffaretti G，Tozzi M，Lomazzi C，et al. Penetrating ulcers of the thoracic aorta：results from a single-centre experience［J］. Am J Surg，2007，193：443.

［18］Nienaber C A，Powell J T. Management of acute aortic syndromes［J］. Eur Heart J，2012 Jan；33（1）：26 - 356.

［19］Conzelmann L O，Hoffmann I，Blettner M，et al. Analysis of risk factors for neurological dysfunction in patients with acute aortic dissection type A：data from the German Registry for Acute Aortic Dissection Type A（GERAADA）［J］. Eur J Cardiothorac Surg，2012，42（3）：557 - 565.

［20］Pacini D，Leone A，Belotti LMB，et al. Acute type A aortic dissection：significance of multiorgan malperfusion［J］. Eur J Cardiothorac Surg，2013，43（4）：820 - 826.

［21］Tsai T T，Bossone E，Isselbacher E M，et al. Clinical characteristics of hypotension in patient with acute aortic dissection［J］. Am J Cardiol，2005，95（1）：48 - 52.

［22］Hiratzka L F，Bakris G L，Beckman J A，et al. 2010 ACCF/AHA/AATS/ACR/ASA/SCA/SCAI/SIR/STS/SVM guidelines for the diagnosis and management of patients with thoracic aortic disease：a report of the American College of Cardiology Foundation/American Heart Association Task Force on Practice Guidelines，American Association for Thoracic Surgery，American College of Radiology，American Stroke Association，Society of Cardiovascular Anesthesiologists，Society for Cardiovascular Angiography and Interventions，Society of Interventional Radiology，Society of Thoracic Surgeons，and Society for Vascular Medicine［J］. Circulation，2010，22（4）e410.

［23］McCaig L F，Ly N. National hospital ambulatory medical care survey：2000 emergency department summary［J］. Adv Data，2002（327）：1 - 27.

[24] Nawar E W，Niska R W，Xu J. National Hospital Ambulatory Medical Care Survey：2005 emergency department summary [J]. Adv Data，2007 (386)：1 - 32.

[25] Christaki E，Opal S M. Is the mortality rate for septic shock really decreasing? [J]. Curr Opin Crit Care，2008，14 (5)：580 - 586.

[26] Khalid L，Dhakam S H. A review of cardiogenic shock in acute myocardial infarction [J]. Curr Cardiol Rev，2013，4 (1)：34 - 40.

[27] Holt B D，Walsh R A. Normal physiology of the cardiovascular system，in Fuster V，Walsh RA，Harrington RA：Hurst's the Heart，13th ed [J]. New York：McGraw Hill，2011.

[28] Shapiro N I，Howell M D，Talmor D，et al. Serum lactate as a predictor of mortality in emergency department patients with infection [J]. Ann Emerg Med，2005，45 (5)：524 - 528.

[29] Bonanno F G. Hemorrhagic shock：the "physiology approach"[J]. J Emerg Trauma Shock，2012，5 (4)：285 - 295.

[30] Permpikul C，Sringam P，Tongyoo S. Therapeutic goal achievements during severe sepsis and septic shock resuscitation and their association with patients' outcomes [J]. J Med Assoc Thai，2014. 97 (Suppl 3)：S116 - 183.

[31] Arntfield R T，Millington S J. Point of care cardiac ultrasound applications in the emergency department and intensive care unit：a review [J]. Curr Cardiol Rev，2012，8 (2)：98 - 108.

[32] Atkinson PRT，McAuley D J，Kendall R J，et al. Abdominal and Cardiac Evaluation with Sonography in Shock (ACES)：an approach by emergency physicians for the use of ultrasound in patients with undifferentiated hypotension [J]. Emerg Med J，2009，26 (2)：87 - 91.

[33] Birkhahn R H，Gaeta T J，Terry D，et al. Shock index in diagnosing early acute hypovolemia [J]. Am J Emerg Med，2005，23 (3)：323 - 326.

[34] Karakitsos D，Labropoulos N，DeGroot E，et al. Real-time ultrasound-guided catheterisation of the internal jugular vein：a prospective comparison with the landmark technique in critical care patients [J]. Crit Care，2006，10 (6)：R162.

[35] Institute of Medicine. IOM report：the future of emergency care in the United States health system [J]. Acad Emerg Med，2006，13 (10)：1081 - 1085.

第十二章　消化系统急症

第一节　消化道出血

一、上消化道出血

上消化道出血是指起源于 Treitz 韧带近端的消化道出血。在西方国家，每年上消化道出血的总发病率为 39～172 人/10 万。不同国家之间患病率的差异归因于幽门螺杆菌感染的差异性、社会经济条件、溃疡愈合和溃疡促进药物的处方模式。年龄的增加、共存其他系统疾病和反复出血是导致发病率和死亡率增加的原因。

（一）病理生理学

1. 消化性溃疡　尽管在过去的 20 年里，消化性溃疡的患病率呈下降趋势，包括胃和十二指肠、食管和口部溃疡，但仍然被认为是上消化道出血最常见的原因。然而，临床结果分析研究发现，7822 例内镜检查疑似上消化道出血的患者中，胃和十二指肠溃疡仅占 20.6%。这一数字远低于此前估计的高达 50%。认识到阿司匹林、非甾体抗炎药和吸烟会引起出血，对幽门螺杆菌感染治疗重要性认识的增加可能是降低发病率的原因。

2. 糜烂性胃炎和食管炎　急性糜烂性胃炎、食管炎和十二指肠炎也是上消化道出血常见原因。常见的诱发因素包括酒精、水杨酸制剂和非甾体抗炎药。感染、毒物摄入、辐射和严重疾病带来的应激也可引起糜蚀性胃炎。应激相关的黏膜疾病多发生在进展的脓毒症、创伤或需要机械通气的呼吸衰竭患者。念珠菌、单纯疱疹病毒、巨细胞病毒和人类免疫缺陷病毒是感染后食管出血的潜在原因。

3. 食管-胃底静脉曲张　食管-胃底静脉曲张由门静脉高压引起，在美国，最常由酒精性肝病引起，而在中国多由慢性乙型病毒性肝炎所致。虽然静脉曲张在所有上消化道出血病例中只占很小的比例，但它们会再次出血并且死亡率很高。尽管如此，有些肝硬化终末期患者并没有静脉曲张；也有许多证实有静脉曲张的患者并未出血；也有部分有静脉曲张病史的患者出现上消化道出血，实际上并非静脉曲张部位出血。肝硬化患者中，静脉曲张出血是导致上消化道出血的原因占 59%，其次是消化性溃疡，占 16%。肝硬化患者中任何类型的胃肠道出血的住院死亡率基本上是非肝硬化患者的 2 倍。

4. 食管贲门黏膜撕裂综合征　食管贲门黏膜撕裂综合征（Mallory-Weiss 综合征）是继发于胃食管结合部纵黏膜撕裂引起出血。典型的表现是反复呕吐，然后呕血为鲜红色。该综合征可能与酗酒、DKA 或化疗有关。Valsalva 动作，如咳嗽或抽搐，据报道也是引起出血的一个原因。

5. Dieulafoy 损伤　Dieulafoy 损伤为胃黏膜下恒径动脉破裂出血。最常见于胃小弯，但也可见于胃肠道的任何地方；80%～95% 位于胃食管交界处 6 cm 内。这些病变的特征是间歇性消化道大出血，没有肝病病史或使用非甾体抗炎药病史。Dieulafoy 损伤在内镜下很难诊断，有时多次内镜检查结果均为阴性。

6. 其他原因　动静脉畸形和恶性肿瘤也可导致上消化道出血。耳鼻喉部位的出血有时也被误认为来源于消化道。另外，主动脉移植物继发的主动脉肠瘘是一种不常见但重要的出血原因，需要警惕。典型的表现为自我限制的"先兆"出血伴呕血或便血，预示着大出血和失血。

（二）诊断

1. 病史　询问是否存在呕血、呕吐咖啡渣样物或黑便病史。传统上，呕血和咖啡渣样呕吐物提示上消化道来源。黑便和年龄<50 岁更有可能提示为上消化道出血而非下消化道出血，即使患者没有呕血症状。呕吐、干呕，然后吐血，提示 Mallory-Weiss 综合征。一定要询问之前发生的胃肠道出血情况及当时的干预措施。如果有主动脉移植史应提示主动脉肠瘘出血。仔细查看患者的用药史。水杨酸盐、糖皮质激素、非甾体抗炎药和抗凝血药都使患者处于胃肠道出血的高风险。酗酒与多种出血原因密切相关，包括消化性溃疡、糜烂性胃炎和食管静脉曲张。摄入铁或铋可导致大便呈黑色。红色液体药物，甚至有些食物可导致假性血便。在这种情况下，大便愈创木酚实验检测阴性。询问过去消化道出血的历史，尽管复发性出血可能有不同的来源。

尽管用药史可以提示出血来源，但病史也可能误导。例如，最初看起来是下消化道出血的患者实际上可能是上消化道出血。直肠内鲜红色或红褐色渗血有 14％的概率来自上消化道出血。尽管一些志愿患者主诉呕血、黑便，但如果患者没有呕吐或没有注意到黑便，症状有待进一步确定。低血压、心动过速、心绞痛、晕厥、虚弱、意识模糊或心脏停搏的患者可能有潜在的胃肠道出血。

2. 体格检查　视诊，呕吐物呈血性、红褐色或咖啡色样，诊断上消化道出血的可靠性最高。最好床边留取呕吐物或胃肠引流物标本，予以胃肠专家查看。

生命体征可能显示明显的低血压和心动过速，或更细微的表现，如脉压下降或呼吸急促。但年轻的和无合并症的患者可以耐受相当大的容量丢失，而生命体征变化极小或没有变化。在严重血容量不足的情况下甚至也可能发生反常的心动过缓，需要警惕。请注意，一些并存疾病和药物可能会掩盖机体对容量丢失的生理反应。例如，β 受体阻滞药可以防止心动过速。基础有高血压的患者虽然有低血容量，但血压相对正常。

皮肤冷而潮湿是休克的显著标志。蜘蛛痣、手掌红斑、黄疸和男性乳房发育则提示肝脏疾病。瘀点和紫癜提示潜在的凝血功能障碍。面部病变，皮肤斑疹，或毛细血管扩张可能提示 Peutz-Jeghers 综合征、Rendu-Osler-Weber 综合征或 Gardner 综合征。耳鼻咽喉等部位的出血可导致咽血和随后的咖啡渣样呕吐，因此详细的耳鼻喉检查可以发现潜在的出血源。腹部体格检查可发现局部压痛、肿块、腹水或脏器肿大。

直肠检查，以发现是否存在出血以及出血是否鲜红色、红褐色，或黑色。

3. 实验室检查　在有显著消化道出血的患者中，最重要的一项实验室检测是获取血型，以便在需要输血时进行交叉配型。血常规也很重要，尽管最初的 HCT 水平可能不能反映急性失血的实际量。另外，仍需要进行其他实验室检验如 BUN、肌酐、电解质、葡萄糖、凝血和肝功能。上消化道出血会通过血红蛋白的消化吸收而使 BUN 水平升高。BUN：肌酐比值≥30，提示上消化道出血可能。凝血功能，包括 INR、APTT 和血小板计数，对服用抗凝血药的患者和潜在的肝病患者是有用的。对潜在的冠心病患者进行常规的心电图检查，如果出血减少了心脏或肠系膜的灌注，就可能发展为症状不典型的心脏或肠系膜缺血。单次乳酸水平升高是严重疾病的先兆。复苏的成功或失败可以通过动态的乳酸水平来评估，院内乳酸水平升高是一个明确的预测住院死亡率的指标。

腹部平片和胸片的价值有限，除非存在特定的临床适应证，一般不常规检查。钡剂造影检查是禁忌的，因为钡剂造影可能会妨碍随后的内镜检查或血管造影。

在传统内镜无法使用或内镜无法找到出血来源的情况下，可以考虑核素显像或内脏血管造影。这两种方法只能在活动性出血的情况下明确出血部位。核素显像和血管造影术帮助定位出血的来源，以确定是内科治疗还是外科治疗的最佳选择。

4. 鼻胃管灌洗　鼻胃管抽吸物阴性不能完全排除上消化道出血来源。间歇出血、幽门痉挛或水肿导致十二指肠血液回流受阻等均可导致假阴性结果。最终，只有 23％的无呕血且有上消化道隐藏性出血的患者鼻胃管抽吸物呈阳性结果。

植入鼻胃管及抽吸物在诊断上是有用的。在没有呕血史的患者中，抽吸物阳性是上消化道出血的有力证据。高危病变更可能发生在有血性抽吸物的患者。肉眼检查抽吸物，以确定血性、红褐色，或咖啡样的物质，验证上消化道出血。早期鼻胃灌洗可缩短内镜检查的时间。鼻胃管放置和灌洗可以确认上消化道出血的诊断，并与内镜下高危病变的风险相关。

Guaiac 检测对鼻胃吸液进行假阴性和假阳性鉴别。传统的大便 Guaiac 检测可能是假阴性。然而，专为上消化道来源设计的 Guaiac 卡是可用的。相反，即使是微创鼻胃管插管，即使在清晰的抽吸情况下，也可能导致 Guaiac 检测呈阳性。肉眼检查血性，红褐色，或咖啡色外观是急诊诊断上消化道出血最可靠的方法。

如果在鼻胃抽吸液中发现鲜红的血液或血块，可进行鼻胃灌洗。首选常温水冲洗，保持鼻胃管温和、间歇抽吸。吸力过大可能导致胃糜烂，使随后内镜检查的结果相混淆。

截至目前，还没有证据支持鼻胃管植入引起静脉曲张患者出血。

5. 危险分层　危险分层基于临床判断。目前还没有普遍接受的内镜检查前风险分层实践指南。上消化道出血风险如表 12-1 所示。

表 12-1　　　　　　　　　　　　　　　　上消化道出血危险因素

低危险因素	高危险因素
年龄小于基础值 60 岁	高龄
没有严重共存病	存在共存病、以前的内镜或经颈静脉肝内门静脉分流手术
没有呕血病史	呕血病史
没有便血病史	有便血或黑便病史
鼻胃管抽吸物阴性	鼻胃管抽吸物阳性
血流动力学稳定	血流动力学不稳定
实验室检查正常	实验室检查异常

（三）治疗

初始管理是稳定化。失血性休克患者需要紧急复苏，包括两个大口径静脉输液，血型和交叉匹配的血液，并考虑大量输血方案，在某些情况下，进行早期气道管理。对血流动力学不稳定的上消化道出血患者进行气管内插管是比较冒险的。插管前积极复苏，并考虑使用小剂量的诱导剂，以减少插管期间低血压或心脏停搏。急诊处理总结在表 12-2。

表 12-2　　　　　　　　　　　　　　　　上消化道出血的处理

治　疗	剂　量	注　释
输血		大多数患者 Hb≤7 g/dl 时输血治疗；老年或合并严重共存病，且 Hb≤9 g/dl 可输血治疗
纠正凝血功能障碍		INR 明显升高或血小板<50×10⁹/L，严重出血等情况需要积极纠正凝血功能障碍，除非有禁忌，如有植入支架或瓣膜
奥美拉唑	80 mg 静脉注射，然后 8 mg/h 静脉持续泵入	标记用于溃疡出血
奥曲肽	50 μg 静脉注射后 25～50 μg/h 持续静脉泵入	未标记用于静脉曲张；对于老年人，从较低的剂量范围开始：25 μg 静脉注射后 25 μg/h 持续静脉泵入
抗菌药物	环丙沙星 0.4 g 或头孢曲松 1.0 g 静脉注射	肝硬化合并上消化道出血患者使用抗菌药物

1. 输血治疗 当上消化道出血严重时，输血可以挽救生命。如果需要大量的血液制品时，启动大量输血方案。在不太严重的病例中，由于血红蛋白浓度直到血液稀释发生后才会下降，所以很难根据血红蛋白浓度决定是否输血。应根据潜在的共存病和血流动力学状况制定个性化的输血阈值。对血红蛋白<9 g/dl 的出血患者进行开放性的输血治疗可能有害。建议限制输血治疗，对于大多数患者血红蛋白浓度<7 g/dl，不能耐受急性贫血、有共存病的老年患者血红蛋白浓度<9 g/dl 进行输血治疗。

2. 逆转凝血功能障碍 对使用抗凝剂、有生命危险的出血患者，可以逆转凝血功能障碍而不用担心 INR，除非有逆转禁忌证，如心脏或血管支架或人工瓣膜。在不太严重的出血患者，需仔细考虑逆转治疗的风险。INR≥1.5 是接受抗凝治疗的上消化道出血患者死亡的一个重要预测因子。国际共识指南建议 INR 升高或血小板<50×10⁹/L 的上消化道出血患者进行凝血障碍逆转治疗。由其他原因引起的凝血障碍，如新型口服抗凝血酶和 X a 抑制剂，应根据具体相关方案进行管理。逆转治疗不应延迟内镜检查的时间。在一项小型系统综述研究中，氨甲环酸已被证明可以降低上消化道出血患者的死亡风险。

3. 质子泵抑制剂 共识指南继续推荐质子泵抑制剂（PPI）用于消化性溃疡非静脉曲张出血患者。当 PPI 给予高剂量，胃 pH 保持中性。血小板聚集形成的凝块依赖于 pH>6.0。给予 PPI，如奥美拉唑，静脉注射 80 mg，然后输液 8 mg/h。因为没有进行内镜检查，出血的原因不能确定。在消化性溃疡出血的患者中，PPI 减少了手术风险、住院时间和出血征象。

4. 生长抑素类似物/奥曲肽 奥曲肽是一种长效的生长抑素类似物，可在上消化道出血中发挥多种作用。它抑制胃酸的分泌，减少流向胃和十二指肠黏膜的血液，并引起内脏血管收缩。剂量为每次 50 μg 静脉注射，然后连续输注 25～50 μg/h。但奥曲肽似乎对死亡率没有明显的益处，但如早期内镜检查时，可减少出血。

5. 抗菌药物 肝硬化患者免疫系统受损，急性出血期间肠道细菌易位风险增加。预防性使用抗菌药物（如环丙沙星 400 mg 静脉注射或头孢曲松 1 g 静脉注射）可减少感染并发症、再出血、住院天数、细菌感染死亡率和全因死亡率，应尽早使用。

6. 胃肠动力药物 红霉素和甲氧氯普胺是用于增强内镜下可视效果的促进剂。如果患者在急诊行内镜检查，且怀疑有大量上消化道出血时，应考虑给药。

（四）内镜

上消化道内镜检查是选择性诊断措施。内镜检查可明确出血来源（在大多数情况下），并给予止血治疗。内镜检查最佳时机与出血的严重程度有关。大多数患者建议早期内镜检查（如果复苏充分，不稳定的患者在发病后 6～24 小时内，稳定的患者在发病后 12～36 小时内），早期内镜检查能降低住院病死率，降低住院成本，缩短住院时间。

静脉曲张破裂出血的内镜治疗选择包括静脉曲张结扎和硬化治疗。夹子、热凝固术和硬化剂单独注射或与肾上腺素注射联合使用通常用于溃疡性病变。

在一些临床实践中，内镜医师要求提供镇静。先用止吐药如昂丹司琼进行预处理。同时使用短效镇痛（芬太尼）和镇静（咪达唑仑或异丙酚）药物。如果患者的病情发生变化，理想的药物应可以被逆转。不稳定患者，考虑使用稳定心血管药物，如依托咪酯或氯胺酮。

在提供镇静的同时，要考虑到这个过程中最危险的时候是当内镜通过舌部时。

（五）球囊压迫止血

球囊压迫止血是一种有效的短期解决威胁生命的静脉曲张出血。目前，它通常被用于暂时稳定患者，使患者可以转移到适当的机构或直到内镜完成。Sengstaken-Blakemore 管（有一个 250 ml 的胃球囊、一个食管球囊和一个单独的胃吸引口）和明尼苏达管（在食管球囊上方有一个附加的食管吸引口）是目前较常使用的。

外科手术：药物和内镜治疗无效的患者可能需要紧急手术。静脉曲张出血患者有两种基本的手术类型：分流术（经颈静脉肝内门静脉分流术）和非分流术（食管横切术或胃食管交界断流术）。在非静脉曲张出血，经皮栓塞或胃大部或全胃切除术可以执行。紧急外科会诊被认为是明智的，以防出血失控。

（六）处置与随访

有明显上消化道出血的患者需要入住重症监护室（ICU）并早期内镜检查。极低风险患者（表 12 - 1）可能适合急诊留观，或出院回家进行充分的门诊随访。

二、下消化道出血

（一）概述

过去，下消化道出血是指从 Treitz 韧带远端的消化道出血。然而，小肠出血和结肠出血的处理和结果是不同的。然而，下消化道出血在急症中是一个常见的问题，应该被认为具有潜在的生命威胁，直到证明不是这样。下消化道出血比上消化道出血更常见，每年约为每 10 万人中 109 例并且病死率 <1%。由于血液必须通过上消化道进入下消化道，上消化道出血是下消化道检测到的所有出血病因中最常见的来源。在下消化道出血患者中，最常见的病因是憩室疾病，其次是结肠炎、痔疮和腺瘤性息肉/恶性肿瘤。

大约 80% 的下消化道出血是自行好转的。然而，我们无法预测哪些出血会自发地解决，哪些出血会导致并发症。部分原因是难以建立病理生理学诊断的。在一项研究中，<50% 的病例能发现出血的原因。

（二）病理生理学

便血为鲜红色或红褐色直肠出血。如果便血起源于上消化道，则表明上消化道活动性出血，并可能伴有呕血和血流动力学不稳定。大约 10% 的便血可能与上消化道出血有关。黑便是深色或黑色的大便，通常表示上消化道出血（Treitz 韧带近端），但也可能是下消化道缓慢出血。

1. 肠憩室病　憩室出血通常是无痛的，它是由憩室侵蚀穿透动脉引起的。憩室出血可以是大量出血，但高达 90% 的发作会自行消失。出血可在多达一半的患者中复发。虽然大多数憩室位于左侧结肠，但右侧憩室被认为更容易出血。老年患者有潜在疾病、需要输血、服用抗凝药或非甾体抗炎药增加了出血发病率和死亡率。

2. 血管扩张　血管扩张包括动静脉畸形和结肠血管畸形，是造成下消化道出血的常见原因。血管扩张也可以出现在小肠，但很难诊断。大肠血管扩张的发展似乎是随着年龄增长的一个慢性过程。遗传也会导致动静脉畸形。还有一种观点认为，瓣膜心脏病是发生出血性血管扩张的危险因素，尽管这是一个有争议的领域。

3. 缺血性结肠炎和肠系膜缺血　缺血性结肠炎是肠缺血最常见的原因，通常是一过性的。由于其血液循环不良和细菌含量高，结肠容易缺血。动脉瘤破裂、血管炎、高凝状态、长时间剧烈运动、心血管损伤、肠易激综合征和某些导致血管收缩或肠蠕动缓慢的药物都是已知的危险因素。诊断通常是通过内镜。虽然大多数病例会自行解决，但有些患者需要手术干预。

肠系膜缺血可导致肠坏死。病因包括肠系膜上动脉血栓形成或栓塞、肠系膜静脉血栓形成。非闭塞性肠系膜缺血与动脉血流低和血管收缩差相关。诊断是困难的，而且表现可能与其他腹腔内病变相混淆。诊断需要保持高度怀疑，特别是在 >60 岁的患者和那些有心房颤动，充血性心力衰竭，近期心肌梗死，餐后腹痛，或不明原因的体重下降的患者。CT 的特异性为 92%，敏感性仅为 64%。血管造影术仍是诊断的一种选择。尽管积极治疗，预后较差，如果在 24 小时内确诊，生存率为 50%。

3. Meckel 憩室　Meckel 憩室由胚胎组织组成，最常见于回肠末端。一半以上的病灶包含有易位的胃组织，可分泌胃酶，腐蚀黏膜壁，引起出血。这是一种罕见但重要的疾病，尤其是在年轻人群中。

4. 痔疮　虽然痔疮是肛门直肠出血最常见的来源，大出血并不常见。出血通常与排便有关，而且通常是无痛的。有时可以在床边诊断为下消化道出血的原因。

5. 下消化道出血的其他原因　许多其他病变可导致下消化道出血，包括感染性结肠炎、放射性结肠炎、直肠溃疡、创伤和炎症性肠病。息肉和癌可引起下消化道出血，通常是慢性贫血的原因。迟发性出血可在息肉切除术后3周内发生。

（三）诊断

与任何急症一样，病史、体格检查和诊断通常必须在复苏和稳定的同时完成。与高发病率相关的因素是血流动力学不稳定、反复出血、初次直肠检查可见肉眼血、初次 HCT（HCT）<35%、晕厥、腹部无压痛（预示严重出血）、憩室病或血管扩张史、肌酐升高、阿司匹林或非甾体抗炎药（预示憩室出血），以及两种以上的共存病。

1. 病史　虽然大多数患者会自诉便血或黑便，但下消化道出血可导致低血压、心动过速、心绞痛、晕厥、虚弱或精神状态改变。

询问既往消化道出血史、疼痛史、外伤史以及近期结肠镜检查史。体重减轻和排便习惯的改变可能提示恶性肿瘤。主动脉置换史可能提示主动脉肠瘘的可能性。药物，如抗血小板（如水杨酸盐、氯吡格雷）、非甾体抗炎药和抗凝剂（如华法林、利伐沙班、阿哌沙班），会增加降低 GI 出血的风险。摄入铁或铋可以导致假性黑便。某些食物，如甜菜，可以导致假性便血。然而，粪便 Guaiac 试验在这些病例中将呈阴性。

2. 体格检查　出现低血压和心动过速，或脉压降低或呼吸急促，并伴有明显出血。然而，生命体征的变化可能被同时使用的药物（如 β 阻断药）或疾病（如高血压控制不良）所掩盖。因此，相对心动过速和低血压可能是持续出血的临床表现。一些年轻患者可以忍受大量的容量丢失，但生命体征变化极小或没有变化。

皮肤冷、苍白和毛细血管再充盈时间延长可能是休克的征象。肝脏疾病、瘀点和紫癜的体征提示潜在的凝血功能障碍。腹部检查可发现压痛、肿块、腹水或器官肿大。在有下消化道出血的患者中，如果腹部没有压痛，则提示因涉及血管系统的疾病如憩室病或血管发育不良而导致的出血。炎症性肠病伴下消化道出血在检查时伴有腹部压痛。

对直肠区域的彻底检查可以发现明显的出血来源，如撕裂伤、肿块、创伤、肛裂或外痔。阴道或泌尿道出血被误认为胃肠道出血，可以通过检查和检测来确定。进行直肠指诊，以检测血液总量（鲜红色或栗色）和 Guaiac 试验。直肠检查也可以发现肿块的存在。

内镜检查也可以在床边进行。出血的来源，如痔疮，有时可以通过内镜明确。然而，内镜视觉水平无法确认出血来源时应该怀疑其他原因。

3. 实验室检验　最重要的实验室检验是全血细胞计数、凝血试验、血型和配型。凝血试验包括凝血酶原时间、部分凝血酶时间和血小板计数，对服用抗凝剂的患者或潜在的肝病患者有明显的益处。此外，需要检验 BUN、肌酐和电解质。在急性、活动性出血中，最初的 HCT 水平可能不能反映实际失血量。更高源头的消化道出血可能通过血红蛋白的消化和吸收（尿素氮/肌酐>30）从而提高 BUN 水平。

4. 影像学　常规腹部 X 线片在无穿孔、梗阻或异物等特殊指征的情况下价值有限。同样，对于急性消化道出血患者，即使是 ICU 患者，在没有已知肺部疾病或肺部检查异常的情况下，常规入院胸片价值也有限。钡剂造影检查是没有帮助的，并且会干扰随后紧急内镜检查或血管造影。

最初的诊断程序选择血管造影、核素显像，或消化内镜，取决于资源能力和会诊医师的偏好。血管造影有时可以发现出血的部位，并帮助指导手术处理。此外，血管造影可以治疗，如经导管动脉栓塞或输注血管收缩剂。然而，血管造影诊断和治疗需要活动性出血（至少 0.5 ml/min）。在 10% 的病例中，血管造影也会导致严重的并发症。

在不明显的出血中，锝标记的红细胞扫描也可以定位出血部位。这种定位可用于帮助确定是否血管造影或手术是最佳的方法。核素显像比血管造影更敏感，能以低于 0.1 ml/min 出血速度定位出血部位。

多探测器 CT 血管造影在检测活动性或近期消化道出血方面的敏感性和特异性分别高达 100% 和 99%，在确定出血部位方面的准确性约为 93%。它可以是一个有用的工具，特别是在不稳定的下消化道出血，优于传统血管造影，它可以检测速度低至 0.4 ml/min 的出血。

（四）治疗

对不稳定或活动性出血的患者进行复苏。给予氧（如果患者缺氧），并进行心电监测。建立两条大孔静脉通道，并用晶体进行液体复苏。如果 INR＞1.5 或血小板＜50000/μl，则需要纠正凝血功能障碍。输血应基于明显失血或持续出血的临床表现，而不是基于初始 HCT，因为 HCT 需要数小时才能下降。

开始输血的指导原则是：在晶体输注不能改善灌注和生命体征、持续活动性出血，或血红蛋白低于 7 g/d。对于老年人和有多种并存病的人，输血指征应该低一些。

如果下消化道出血严重，考虑放置鼻胃管。令人意外的是，便血有 10％～14％ 来自上消化道。提示上消化道出血来源的因素包括贫血和上消化道出血史。鼻胃抽吸对上消化道出血的敏感性低，阴性预测价值也较低。在一项研究中，15％ 的便血患者鼻胃抽吸液为阴性，但确存在上消化道出血。鼻胃管可能只对那些需要立即干预的上消化道出血患者有益。

对于严重的下消化道出血，应尽早会诊，以加速下一步监护治疗。外科会诊与胃肠病学专家会诊是明智的，以防无法控制的出血。

内镜和手术：乙状结肠镜可以评估结肠直肠远端出血来源，但不能识别更多的近端出血来源。结肠镜可诊断各种下消化道出血来源，如憩室病或血管发育不良，并可采用各种内镜止血方法（注射硬化疗法、电凝、加热器探针疗法、扎带和剪带）消融出血部位。如果结肠镜检查不能确定出血的来源，专家可能会考虑使用上消化道内镜检查来评估上消化道出血的来源，尽管在某些情况下可能会首先使用上消化道内镜检查。内镜检查的时机可能不同。一些研究表明急诊结肠镜检查在入院后 12～24 小时内既安全又准确，但其他研究报告延迟结肠镜检查适用于病情稳定的患者。

持续出血和内镜止血失败的患者可能需要紧急手术。据报道，需要手术的患者比例为 5％～25％。

（五）患者处置与随访

下消化道出血的患者通常需要住院并尽早转诊给内镜医师。那些不稳定或有活动性出血的患者可能需要入院进 ICU。尽管上消化道出血的风险分层评分已经被开发出来用于门诊管理，但目前还没有可靠的评分系统来确定下消化道出血患者是否可以安全出院回家。但是，那些有轻微出血的明显原因（如痔疮或肛裂的轻微出血），或者直肠检查时没有鲜红色的血液，红褐色或黑色大便，血流动力学稳定，无重大合并症，可以门诊治疗。

〔金 彪 罗 亮〕

第二节　急性肝衰竭

一、基本要点

1. 急性肝衰竭（ALF）诊断是基于凝血障碍恶化、肝性脑病和黄疸的加深。

2. 在发展中国家，主要由病毒引起，戊型病毒性肝炎感染在许多国家被认为是一种常见原因。

3. 在发达国家，以药物性肝损伤（DILI）为主，通常来自对乙酰氨基酚。

4. 任何近期出现与 PT/INR 延长相关的肝病患者都必须考虑 ALF 的诊断。

5. 早期诊断是重要的，如果存在可逆病因，及早进行病因治疗。

6. 护理的一般原则包括标准的重症监护、具体措施，旨在识别、消除或改善肝损伤造成的损害。利用器官系统的支持，最大限度地实现肝再生，使肝功能恢复到病前状态，同时预防潜在的并发症。

7. 紧急肝移植的应用改善了预后。

8. 控制药物使用方式（DILI）和减少嗜肝病毒感染发病率的公共卫生措施可能在未来显著降低相关发病率和死亡率。

急性肝衰竭（ALF）仍然是最具挑战性的医疗急症之一。这是一种罕见的情况，肝功能快速恶化，导致既往健康个体出现精神改变和凝血功能障碍。发达国家的总发病率为每年每百万人 1～6 例。最主要的原因包括病毒性肝炎、药物性肝损伤（DILI）、自身免疫性肝病和休克或灌注不足；许多病例（约20％）没有明显的原因。ALF 经常影响年轻人，并与高发病率和死亡率有关。在许多国家，它是紧急肝移植最常见的适应证。在进行移植之前，ALF 造成的死亡率非常高，经常超过 90％；最常见的死亡原因是多器官衰竭、出血、感染和脑水肿。目前，1 年生存率超过 80％。由于 ALF 少见，对 ALF 的深入研究一直很困难，目前进行的对照治疗试验也很少。

二、病因、发病机制和病理

当肝细胞死亡的比率超过肝细胞再生的比率时，由于各种损伤导致细胞凋亡或坏死的结合而发生ALF。细胞凋亡与核固缩有关，但与细胞膜破裂无关。因此细胞内物质没有释放，也没有继发炎症。相反，坏死与 ATP 耗尽有关，导致细胞肿胀，最终溶解，释放与继发性炎症相关的细胞内物质。引起ALF 的多数病因都导致肝细胞凋亡或坏死，如对乙酰氨基酚毒性导致细胞凋亡，缺血导致坏死。细胞损伤的临床结果是一种灾难性的疾病，可迅速导致多器官功能衰竭，引起昏迷和死亡。

三、流行病学

全球范围内造成 ALF 的原因有很大差异。这在美国比较少见，每年造成不到 500 人死亡，造成不到 15％的肝脏移植（每年少于 100 例肝移植）。同时，ALF 每年在美国影响大约 2000 人。在那里，ALF 每年约占所有肝脏移植的 7％；然而，东亚地区三分之二以上的移植手术都是由 ALF 造成的。

在过去的半个世纪里，ALF 的病因发生了变化，甲型病毒性肝炎和乙型病毒性肝炎的发病率在下降，而在西欧和美国，对乙酰氨基酚过量使用却在增加。与过量服用对乙酰氨基酚平行的是，特征性DILI 是最常见的可辨认的原因，而病例的病因不明（经过广泛的评估仍无法辨别原因）仍然是一个相当大的患者群体。

发展中国家和发达国家在病因学上的差异是很明显的。欧洲和美国的特点是对乙酰氨基酚毒性导致ALF 的高发生率，和 DILI 一样重要的是处方药，虽然不太常见，但同样重要。相比之下，南亚和香港的肝炎病毒发病率较高，特别是巴基斯坦的戊型病毒性肝炎和香港、澳大利亚的乙型病毒性肝炎，以及发展中国家少见的 DILI 病例。

四、临床特征

（一）病史

应包括仔细检查可能接触过的病毒感染和药物或其他毒物。如果有严重的脑病，可提供相关病史。在这种情况下，可获得的信息有限，特别是关于可能摄入毒素/药物的信息。

（二）体格检查

必须包括仔细的评估和精神状态的记录，以及寻找 CLD 的征兆。黄疸经常出现，但并不一定出现。右上腹压痛有多种表现。不能触诊肝脏，甚至不能叩诊肝脏上明显的浊音界，提示肝细胞大量丢失，肝体积减小。肝大可以是病毒性肝炎或恶性肿瘤浸润、充血性心力衰竭或急性布-加综合征的早期表现。肝硬化的病史或体征应该不存在，因为这些特征提示潜在的 CLD，这可能有不同的处理方法。

（三）临床检查、检验

初始进行实验室检查的目的是评估 ALF 的病因和严重程度（表 12-3）。

其他紧急检查主要是为了评估入院后 ALF 的病因，包括病毒性肝炎的血清学检查（抗 HAV-IgM、HBSAg、抗 HBC IgM、抗 HEV IgM、抗 HCV IgM），自身免疫标志物和血浆铜蓝蛋白水平。血浆氨，最好是动脉血氨，可能也有帮助。由于凝血功能障碍，肝脏活检常经颈静脉进行。当怀疑下述情况时需要考虑肝脏活检：自身免疫性肝炎，代谢性肝病，淋巴瘤或单纯疱疹病毒肝炎。

表 12-3	急性肝衰竭急诊检验
血液病学	全血细胞计数
	PT/INR
	血型与筛查
生化	肝功能测试
	尿素和电解质
	动脉血气
	动脉乳酸
	动脉血氨
	葡萄糖
	钙
	镁
	磷酸
	淀粉酶
毒物学	对乙酰氨基酚水平
	毒物筛查
尿液分析	β-HCG
影像学检查	胸片
	肝脏超声
其他	心电图

四、病因诊断与诊断标准

ALF 的常见病因是肝炎病毒或药物（表 12-4）

表 12-4	急性肝衰竭的病因诊断
病毒	甲、乙型肝炎病毒（典型的病毒性肝炎病毒）
	丙型肝炎病毒（少见）
	丁型肝炎病毒
	戊型肝炎病毒（通常发生在流行地区的孕妇）
	巨细胞病毒
	出血热病毒
	单纯疱疹病毒
	副黏液病毒
	巴尔病毒
药物	对乙酰氨基酚肝毒性
	特征性超敏反应（如异烟肼、他汀类药物、氟烷）
	非法药物（如摇头丸、可卡因）
	替代药物、传统中药
毒物	蘑菇中毒（通常为白毒伞毒）
	蜡样芽胞杆菌毒素
	蓝藻毒素
	有机溶剂（如四氯化碳）
	黄磷

续表

血管病变	缺血性肝炎 肝静脉血栓形成（布-加综合征） 肝静脉阻塞病 门静脉血栓形成 肝动脉血栓形成
代谢	妊娠急性脂肪肝/溶血，肝酶升高，血小板计数低（HELLP）综合征 α_1 抗胰蛋白酶缺乏症 果糖不耐受症 半乳糖血症 卵磷脂-胆固醇酰基转移酶缺乏 雷氏综合征 酪氨酸血症 Wilson 病
自身免疫	自身免疫性肝炎
恶性肿瘤	原发性肝恶性肿瘤（肝细胞癌或胆管癌） 继发性（如广泛肝转移或腺癌浸润）
其他原因	成人 Still 病 热休克 原发性移植物无功能（肝移植受者） 病因不明（占急性肝衰竭患者的约 20%）

西方国家，由药物引起的 ALF 占主导地位，占 19%～75%。在印度，91%～100% ALF 病例由病毒引起，药物诱发的病例占 0～7.4%。发达国家由于服用大量药物而产生的特征性的 DILI，已发生少见的 ALF。特征性的药物反应在美国占 13%，在英国占 5%。引起疾病的药物包括抗生素（阿莫西林-克拉维酸、环丙沙星、多西环素、红霉素、异烟肼、呋喃妥因、四环素、磺胺类药）、抗病毒药（氟尿嘧啶）、抗抑郁药（阿米替林、去甲替林）、口服降血糖药（曲格列酮、二甲双胍）、抗惊厥药（苯妥英钠、丙戊酸钠）、麻醉药（氟烷、异氟烷）、他汀类药物（阿托伐他汀、洛伐他汀、辛伐他汀）、免疫抑制剂（环磷酰胺、甲氨蝶呤、金勃特胶囊）、非甾体抗炎药（NSAIDs）、水杨酸盐（雷诺综合征），抗甲状腺药（丙硫氧嘧啶）、抗心律失常药（胺碘酮和氟他胺、双硫仑）。DILI 表现为亚急性，转氨酶较低，胆红素水平较高。这种情况下生存的可能性＜30%，这类患者更多的是进行肝移植。传染病——如恶性疟、伤寒、钩端螺旋体病和登革热——临床表现可能与 ALF 相似。患者可表现为发热、黄疸和脑病的特征，所有出现 ALF 的患者都应考虑这些症状，特别是热带地区的患者或最近在热带旅行过的患者。常规临床和实验室调查将提供感染原因的支持性证据。在确诊后，除对 ALF 支持性治疗外，还要对感染性疾病进行特异性治疗以降低死亡率。

诊断标准：任何近期出现肝病，且 PT/INR 延长的患者必须考虑 ALF 的诊断。最广泛接受的 ALF 定义包括肝功能损害伴有凝血异常（通常为 INR≥1.5）和任何程度的精神异常（如肝性脑病，其分期见表 12-5），患者无肝硬化病史，且疾病持续时间＜26 周。肝豆状核变性、垂直获得性 HBV 或自身免疫性肝炎的患者，尽管有肝硬化的可能，但如果他们的疾病持续时间＜26 周，也可以被包括在内。

表 12-5　　　　　　　　　　　　　　肝性脑病分期

肝性脑病分期	临床表现
1 期	嗜睡但思维清晰，有性格改变
2 期	嗜睡，有时意识混乱，行为异常

续表

肝性脑病分期	临床表现
3 期	昏睡，神志不清，但能唤醒，或焦躁不安、尖叫
4 期	昏迷，无法唤醒

其他一些术语也被使用，包括暴发性肝衰竭和暴发性肝炎或坏死。直观的逻辑是，ALF 将是一个更好的整体术语，包括最长 26 周的所有持续时间。而用于表示疾病时间的术语，如超急性（<7 天）、急性（7~21 天）和亚急性（>21 天且<26 周），并不是特别有用，因为疾病病因不同，预后不一样，因此也就没有预后价值。

五、治疗

ALF 患者管理的核心是昏迷时良好的监护治疗及护理。治疗 ALF 最重要的第一步是确定病因，因为预后取决于病因。ALF 的死亡主要与脓毒症、多器官衰竭和颅内压增高有关。ALF 的循环障碍通常导致肾衰竭，其特征是全身血管舒张，导致心输出量增加，以及全身血管阻力和平均动脉压降低。

紧急肝移植是唯一被证实的治疗 ALF 的方法。尽管进行了积极的病因治疗，急症管理还需要重症监护支持，因为病情随时可能迅速恶化。另外，必须注意液体管理、血流动力学和代谢参数以及感染的监测和治疗。营养支持和胃肠道出血的及早识别和复苏也是至关重要的。凝血功能，全血细胞计数，代谢（包括葡萄糖）和动脉血气应经常检查。肝功能监测（LFTs）通常每天进行，以评估病情发展；然而，转氨酶水平的变化与预后相关性较差。

（一）一般措施

ALF 患者管理的基础是提供良好的重症监护支持。需要积极的监测来发现呼吸和血流动力学并发症、神经变化、感染和胃肠出血。可能需要气道保护和气管内插管，因为当 ALF 患者进入昏迷状态时，他们气道保护能力明显变差。中心静脉置管和有创、无创动脉血压监测对了解血管状态是有用的。所有的患者都应该放置尿管来监测尿量。理想情况下，容量复苏应使用胶体并滴定至肺毛细血管楔压 12~14 mmHg。全身性低血压可能需要静脉泵入去甲肾上腺素。代谢紊乱，如低血糖，应及早发现和积极治疗。低钾血症很常见，应该通过静脉补钾来管理。也可能需要静脉注射磷酸盐和镁剂。如果血小板 $<20\times10^9/L$，则可能需要输注血小板。H_2 受体阻滞药用于预防胃肠道出血。昏迷患者可能需要置入鼻胃管进行胃肠减压。肾功能恶化、严重酸中毒可能需要透析治疗。

维持足够的脑灌注是最重要的，患者应在安静的环境下监护，床头抬高 30°仰卧位。颅内压监测可能有助于指导治疗，以防止脑疝。

虽然乳果糖用于肠内净化的传统应用现在更有争议，但目前仍建议停止摄入蛋白质来治疗急性肝性脑病。相反，其他药物，如甲硝唑和新霉素，已被推荐用于治疗急性肝性脑病。在急性肝衰竭患者中，抗感染治疗可降低感染率，无论是否采用肠道净化治疗。

（二）具体措施

1. 乙酰半胱氨酸　一些临床试验支持 ALF 患者中使用 N-乙酰半胱氨酸（NAC）。服用对乙酰氨基酚过量的晚期患者中，接受 NAC 治疗可降低死亡率和进展为Ⅲ级和Ⅳ级肝性脑病的风险。

2. 青霉素 G 和水飞蓟宾　青霉素和水飞蓟宾是公认的毒蕈中毒的解毒剂（通常是毒伞蕈），尽管还没有对照试验证明其有效性。有些研究没有发现青霉素 G 是有益的，但已有足够的疗效报告，已知或怀疑有毒蕈中毒的患者应考虑使用该药物［静脉注射 30 万~100 万 U/（kg·d）］。据报道，水飞蓟宾比青霉素 G 更有效，尽管青霉素 G 的使用频率更高。水飞蓟宾/水飞蓟素在美国还没有获得批准，尽管它在欧洲和南美洲都很常见。在治疗蘑菇中毒时，水飞蓟宾口服平均剂量为 30~40 mg/（kg·d）。水飞蓟宾（其纯化生物碱）静脉给予 5 mg/kg 负载剂量，然后持续滴注 20 mg/（kg·d），平均 3~4 天。

3. 药物引起的肝毒性　对于特异药物反应没有特定的解毒剂；除非怀疑有药物过敏反应，否则不建议使用皮质类固醇。目前的建议如下：①获取过去一年内服用的所有处方药、非处方药、中草药和膳食补充剂的详细信息（包括摄入时间、剂量和最后一次服用时间）；②尽可能确定非处方药的成分；③ALF 患者，由于可能的药物肝毒性，停止除基本药物外的所有药物。

4. 拉米夫定和核苷类似物　由于乙肝病毒的再激活，ALF 可能发生在化疗或免疫抑制的情况下。核苷类似物拉米夫定（可能还有阿德福韦）广泛用于治疗慢性乙型病毒性肝炎，也可考虑用于急性乙型病毒性肝炎患者，尽管这些药物尚未在急性疾病中进行对照试验。目前建议 HBSAg 阳性的患者在化疗结束前给予核苷类似物，并在化疗结束后持续 6 个月，以防止疾病的再激活、急性发作。

5. 阿昔洛韦　虽然疱疹病毒感染很少引起 ALF，但免疫抑制患者或孕妇（通常在妊娠晚期）风险增加。此外，有报告称，在以前健康的个体中出现了疱疹病毒感染导致 ALF。同时，其他病毒，如水痘带状疱疹，偶尔也会引起肝衰竭。已知或疑似疱疹病毒或水痘带状疱疹患者应使用阿昔洛韦治疗。

6. 皮质类固醇　自身免疫性肝炎患者可能存在未被识别的慢性疾病，但如果疾病持续时间少于 26 周，仍可被认为患有 ALF。这类患者是本病最严重的类型，一般属于推荐使用皮质类固醇治疗的患者（泼尼松 40～60 mg/d）。对一些患者开始类固醇治疗可能是一项临床试验，但仍建议将其列入移植名单。一些自身免疫性肝炎导致 ALF 的患者对类固醇治疗有反应，但其他患者需要进行肝移植。

7. 心血管支持　对于有缺血损伤证据的 ALF 患者，心血管支持是治疗的选择。在这类患者中，处理心力衰竭或其他缺血原因（如明显的低血容量）的能力将决定患者预后。

8. 肝移植　对于无法实现肝细胞再生以维持生命的患者，原位肝移植（OLT）仍然是唯一确定的治疗方法。活体肝移植（LDLT）在亚洲更为常见。紧急肝移植意味着 ALF 患者预后指标提示高死亡可能性。据报道，ALF 移植后生存率高达 80%～90%，但目前还没有准确的长期结局相关的数据。

由于以下原因继发的 ALF 患者应列入移植名单：蘑菇中毒、肝豆状核变性、自身免疫性肝炎和肝静脉血栓形成（前提是排除潜在的恶性肿瘤）。在这类患者中，最初的实验室检查应包括确定是否有艾滋病毒感染，因为这对肝移植有影响。必须尽早与肝移植机构联系，如果有必要，有移植禁忌证应的通过家人、朋友和初级保健医师来确定。应从 1 期或 2 期肝性脑病（见表 12-5）患者开始计划转移到移植中心，因为他们可能会迅速恶化。早期转移是很重要的，因为一旦 3 期或 4 期脑病发生，患者转移的风险可能增加甚至无法转移。

9. 桥接选项　桥接装置的目的是提供足够的肝功能，并保持患者良好的状态，直到肝功能恢复或发现移植供体。在一项研究中，列在接受肝移植的患者中，只有 29% 接受了肝移植，而整个组中只有 10%（移植患者名单的四分之一）在等待名单上死亡。其他系列报道，尽管大多数器官供体分配系统优先 ALF 患者，但肝移植名单上的患者死亡率高达 40%。

肝脏的多种多样的功能（新陈代谢、免疫学和生理学）使得开发桥接装置的任务成为一项重大挑战：“毒性肝脏”本身的影响也需要考虑。桥接装置可分为 4 类：①辅助移植；②肝支持装置（生物和非生物）；③肝细胞移植；④创新/实验技术。

目前有关生物和非生物（人工）肝支持装置的疗效、成本效益和安全性的数据在 ALF 中存在矛盾，且前景不太乐观。因此，目前可用的肝脏支持系统不推荐在临床试验之外使用；他们在管理 ALF 方面的前景仍不明朗。

10. 干细胞移植（再生医学）　肝移植受到供体供应严重受限的限制。

最近，一种利用干细胞的再生医学方法被提出来克服这个困难。实验正在进行中，使用肝干细胞注入据说是非免疫原性的，但目前这是高度实验性的。

六、预防和预后

在西方，ALF 的一级预防主要对抗由对乙酰氨基酚引起的 ALF 比率上升，包括立法减少非处方的对乙酰氨基酚，在包装上印刷关于过量使用的特别警告，使用含对乙酰氨基酚与蛋氨酸的复方制剂止痛，以及推广替代止痛药。

ALF 的二级预防涉及免疫策略。对于轻度至中度慢性肝病（CLD）患者，接种甲肝和乙型肝炎疫苗是安全的和具有免疫原性，尽管接种疫苗对失代偿性肝硬化患者或肝移植后的患者效果较差。

决定 ALF 结局的两个关键因素是病因学和入院时的精神状态。一般来说，对乙酰氨基酚的毒性、A 型肝炎、缺血性肝炎和妊娠有 60% 的短期生存率，而 DILI、自身免疫性肝炎和病因不明确的病例只有 30% 的存活率。表现为早期肝性脑病的患者比表现为晚期昏迷的患者预后更好。

由于晚期 ALF 唯一有效的治疗手段是移植，所以移植的时机和患者的选择至关重要。虽然评分系统已经被提出，但 ALF 的各种原因往往会限制其准确性。此外，ALF 是一种少见的疾病，因此大多数研究涉及的病例数量少且时间长，在此期间可能已经出现影响预后的重要的支持性疗法。

各种预后评估系统已被用于确定移植患者，但敏感性和特异性较差，没有一个可用于临床实践的。ALF 患者能否存活是受多因素影响的，取决于病因、入院时昏迷的程度、健康肝脏再生的能力以及有无并发症。

〔金 彪 罗 亮〕

第三节　急性胰腺炎

胰腺炎是胰腺的一种炎症过程，可能局限于胰腺，可能影响周围组织，或可能引起远端器官功能障碍。大多数患者只有一次急性胰腺炎发作，而 15%～30% 的患者至少有一次复发。5%～25% 的患者最终会发展成慢性胰腺炎。

大多数病例（约 80%）只涉及胰腺的轻度炎症，这种疾病的死亡率<1%，通常只需要支持性治疗就可以解决。小部分患者可能包括胰腺坏死、周围组织炎症和器官衰竭。

急性胰腺炎的双重挑战是建立诊断和严重程度分层。诊断胰腺炎的困难在于其非特异性的症状学，这是许多其他胃肠疾病所共有的。2012 年亚特兰大急性胰腺炎修订的分类定义需要以下 3 个特征中的 2 个：①伴有急性胰腺炎的腹痛；②血清脂肪酶、淀粉酶活性等于或大于正常上限值的 3 倍；③急性胰腺炎的影像学特征（CT 和 MRI）。患者的预后部分取决于对重症胰腺炎能否及时诊断。重症胰腺炎患者需要积极的治疗来逆转器官功能状态，也需要入住重症医学科进行持续治疗。

一、病因

与急性胰腺炎相关的因素列于表 12-6。大多数病例与胆结石或饮酒有关。在所有接受 ERCP 治疗胆结石的患者中，约有 5% 在 30 天内发展为胰腺炎。

表 12-6　　　　　　　　　　　　　急性胰腺炎病因

常见	胆系结石（35%～75%）
	酒精性（25%～35%）
	特发性（10%～20%），随年龄增加
不常见	高脂血症（空腹甘油三酯>1000 mg/dl）（1%～4%）
	ERCP 术后
	药物（1.4%～2%），通常病情较轻
少见（<8%）	腹部创伤
	术后并发症，尤其是体外循环手术
	甲亢
	感染（细菌、病毒或寄生虫）
	自身免疫性疾病
	肿瘤（胰腺，壶腹部）
	高钙血症
	囊胞性纤维症

续表

罕见	缺血
	球后穿透溃疡
	毒物暴露
未知	先天性异常

药物：超过 500 种药物已被证实与急性胰腺炎有关，但它们加在一起只占不到 2% 的病例。表 12-7 根据病例报告和药物再暴露后复发的数量列出了与急性胰腺炎最密切相关的药物。与急性胰腺炎相关的药物可分为 3 组：抗逆转录病毒药、化疗和免疫抑制药。

表 12-7 引起急性胰腺炎相关药物

对乙酰氨基酚	胺碘酮
ACEI、ARB	抗菌药物（红霉素、四环素、SMZ）
抗癫痫药（卡马西平、丙戊酸）	巯唑嘌呤
大麻	化疗药物（巯嘌呤、顺铂、环磷酰胺）
可待因	地塞米松（其他激素）
地达诺新	利尿药（氢氯噻嗪、呋塞米）
雌激素	美沙拉嗪
甲巯咪唑	普伐他汀/辛伐他汀
抗结核药（异烟肼、利福平）	

服用这些药物的患者由于潜在疾病和药物副作用而面临严重疾病的风险。2',3'-二脱氧肌苷可导致潜在的致命性胰腺炎，而接受抗逆转录病毒药物拉米夫定和奈非那韦的患者风险较低。

接受 7 种药物中的一种或多种化疗的癌症患者有合并胰腺炎的危险。

这些药物是 L-门冬酰胺酶、顺铂、阿糖胞苷、环磷酰胺、巯嘌呤、培加帕加斯和他莫西芬。这些药物用于治疗白血病、淋巴瘤、肉瘤、乳腺癌、宫颈癌、肺癌、卵巢癌和睾丸癌。

接受硫唑嘌呤进行移植后免疫抑制或风湿性关节炎和炎症性肠病等炎症性疾病治疗的患者也有发生胰腺炎的风险。

二、病理生理学

胰腺炎的病理生理学尚不完全清楚。在正常情况下，胰蛋白酶原产生于胰腺，并分泌到十二指肠，在小肠内转化为胰蛋白酶。急性胰腺炎原因尚不清楚，但可能与胰管暂时阻塞、胰蛋白酶在胰腺腺泡细胞内被激活有关。活化过程持续，且不受控制，活化胰蛋白酶清除被抑制，导致其水平升高。活化的胰蛋白酶进而激活其他消化酶、补体和激肽，导致胰腺自身消化、损伤和炎症。胰腺损伤会刺激局部炎症介质的产生，从而进一步导致炎症反应。幸运的是，大多数病例除了局部炎症外没有进展。然而，在少数被称为坏死性胰腺炎的病例中，胰腺损伤可进展到周围组织或远处器官功能。胰腺（特别是腺泡细胞）和胰腺外器官（如肝脏）释放的炎症介质导致 SIRS、远处器官功能障碍、多器官功能衰竭，甚至死亡。

三、临床特征

（一）病史和体格检查

急性胰腺炎引起急性、严重和持续的腹痛，通常伴有恶心、呕吐、厌食和口腔摄入量减少。疼痛位于上腹部，在一侧或两侧上象限。疼痛可放射到背部、胸部或侧腹部。疼痛会因口腔进食或仰卧而加重，并可因膝盖弯曲、坐起而改善。其他症状包括腹胀、出汗、呕血和气短。描述为下腹痛、钝痛或腹部绞痛不太可能是胰腺炎。

生命体征可能异常，如心动过速、呼吸急促、发热或低血压。疼痛通常与肠鸣音减弱有关。患者偶尔会出现黄疸、面色苍白或大量出汗。

晚期严重坏死性胰腺炎的少见体征包括 Cullen 征（脐部周围蓝色变色，提示腹腔积血），Grey-Turner 征（沿两侧红棕色变色，提示腹膜后血液或胰腺渗出物外渗），以及局灶性皮下脂肪坏死引起的红斑性皮肤结节。

（二）诊断

正式诊断是基于以下 3 个标准中的至少 2 个：①临床表现与急性胰腺炎一致；②血清脂肪酶或淀粉酶值明显高于正常上限；③急性胰腺炎的影像学表现（CT、MRI 或经腹 US）。鉴别诊断很广泛，包括上腹痛的所有原因，详见下一节"急性腹痛"。

（三）实验室检查

急性胰腺炎没有实验室诊断金标准。目前的两份指南建议淀粉酶或脂肪酶值至少是正常上限的 3 倍。一些人建议对临床表现正常的患者使用两倍于正常的脂肪酶或 3 倍于正常的淀粉酶；一些人建议，任何高于正常值的升高都与诊断相符。正常淀粉酶和脂肪酶水平是基于年轻、健康的患者，但对于老年或多共存病患者难以确定其水平。因此，淀粉酶或脂肪酶升高结合与胰腺炎一致的临床表现才是诊断的关键。

淀粉酶不是诊断的最佳选择。淀粉酶在症状出现后几小时内上升，在 48 小时内达到高峰，在 3～5 天内恢复正常。约 20% 的胰腺炎患者淀粉酶正常，其中大多数患有酒精性和高甘油三酯相关疾病。因此，淀粉酶敏感性约为 70%，阳性预测值为 15%～72%。淀粉酶在多种非胰腺相关疾病中可能升高，如肾功能不全、唾液腺疾病、急性阑尾炎、胆囊炎、肠梗阻或缺血、妇科疾病，降低其对胰腺炎的特异性。

脂肪酶对胰腺损伤特异性比淀粉酶高，并在症状出现后持续升高时间更长。虽然脂肪酶可能在糖尿病和一些非胰腺疾病如肾脏疾病、阑尾炎和胆囊炎中升高，但它与非胰腺疾病的相关性小于淀粉酶。脂肪酶在迟发性表现的患者和酒精性、高脂血症相关的胰腺炎中更为敏感。

如果使用脂肪酶和淀粉酶升高来诊断胰腺炎，相比使用其中一个，诊断特异性更高，但敏感性更差；然而，没有证据表明脂肪酶结合淀粉酶比单独使用脂肪酶能提高诊断准确性。

尿液胰蛋白酶原-2 试纸试验是一种快速、无创的检测方法，具有较高的灵敏度（82%）和特异性（94%）。然而，鉴于其目前应用受到限制，它没有纳入胰腺炎的诊断标准。

除了血清脂肪酶和淀粉酶，进行血液研究以评估肾功能和肝功能、电解质状态、血糖水平、白细胞计数和血红蛋白/血细胞比容。这些实验室结果可以帮助临床医师预测疾病的严重程度和结果，优化患者的临床状态，确定需要立即治疗的并发症（胆管炎、器官功能衰竭），评估治疗效果。

症状发生后 48 小时内丙氨酸氨基转移酶＞150 U/L 预测胆结石性胰腺炎的阳性预测值＞85%。

（四）影像学

成像可以确定胰腺炎的原因，可以确定并发症和严重程度。对于没有排除胆结石的急性胰腺炎患者，可以进行腹部超声检查以检测胆结石性胰腺炎。对于任何有呼吸疾病的患者，常规进行胸片检查以评估胸腔积液和肺浸润，两者都与更严重的胰腺炎相关。

对于符合临床表现和实验室标准的患者，由于多种原因，不推荐常规早期 CT，无论是否有增强对比。大多数患者没有复杂的疾病，并容易被临床和实验室的标准诊断。没有证据表明早期 CT 检查能改善临床结果，无论有无 CT 增强。这可能是因为 CT 表现较临床表现延迟，可能低估了疾病的严重程度。在症状出现的最初几天内，CT 能检查到任何类型的胰周液聚集或胰腺坏死，一般不需要治疗，而且这些局部并发症的完整程度通常要在症状出现后至少 3 天才能了解。在影像学检查中形态变化大小并不一定与疾病的严重程度相关。最后，静脉注射造影剂可引起过敏反应、肾毒性和胰腺炎病情恶化。

如果对急性胰腺炎的临床诊断有疑问，可以考虑进一步评估腹部增强 CT。特征性表现包括：①胰腺实质炎症伴或不伴胰周脂肪炎症；②胰腺实质坏死或胰周坏死；③胰周液体积聚；④胰腺假性囊肿。MRI 平扫可以识别胰腺炎和胆总管结石的并发症。可作为肾衰竭、造影剂过敏或妊娠患者的一种选择。

四、治疗

治疗是支持性的，并且是以临床症状为基础的（表 12 - 8）。

表 12 - 8　　　　　　　　　　　　　　　　　急性胰腺炎治疗

治　疗	评　论
积极液体治疗	首选乳酸林格液 2.5～4 L，至少 250～500 ml/h 或 5～10 ml/（kg·h） 充血性心力衰竭、肾功能不全慎用 监测治疗反应： HCT 35%～44% 维持正常肌酐 心率<120 次/min MAP 65～85 mmHg 尿量 0.5～1 ml/（kg·h）（无 AKI）
生命体征/指脉氧	密切监测；至少 2 小时 1 次或更高
电解质正常	纠正低钙、低镁血症，控制高血糖
疼痛控制	肠外镇痛药
氧疗	呼吸功能不全时
止吐药	控制恶心、呕吐 禁食过渡至经口禁食 鼻胃管/抽液一般不支持
抗菌药物	如果已知或强烈怀疑感染，给予适当的抗生素治疗，不用于预防感染或轻度胰腺炎
内镜逆行胰胆管造影	在第一个 24 小时内对于那些有胆道梗阻或胆管炎的患者进行 ERCP

目前急性胰腺炎没有有效治疗药物；然而，早期积极的补液治疗能降低发病率和死亡率。液体复苏的益处可能是由于增加了胰腺的微循环和大循环支持，从而防止了胰腺坏死等并发症的发生。

积极液体复苏。呕吐、转移到第三间隙、不显性液体丢失增加和摄入量减少等原因导致液体丢失。在最初的 12～24 小时内，患者通常需要总共 2.5～4 L 的液体。具体的输液量及输液速度取决于患者的临床状况。在肾衰竭或心力衰竭的情况下，液体输注的速度要慢一些，以防止容量过负荷、肺水肿和腹腔间隔综合征等并发症。晶体是复苏液体的首选。大量输注生理盐水可能会引起高氯性酸中毒，并加重胰腺炎，可能通过激活胰蛋白酶原和使腺泡细胞对损伤更敏感。一项随机研究显示，在接受乳酸盐治疗的患者中，系统性炎症反应综合征的发生率降低，而不是 0.9% 生理盐水。无论选择哪种液体，都要监测生命体征和尿量，以观察治疗反应。

控制疼痛和恶心。通过静脉注射阿片类镇痛药可以最好地控制疼痛。最初予以禁食并给予止吐剂。鼻胃管置管没有任何好处。

肠道和胰腺长时间休息会增加肠道萎缩和细菌易位，导致感染，增加发病率和死亡率。如果恶心和呕吐缓解，疼痛减轻，应过渡到口服止痛药和开始少量进食。低脂固体食物比流质饮食能提供更多的热量，而且是安全的。

急性胰腺炎本身不是感染源，不建议预防性使用抗生素和抗真菌药。如发现感染源，如胆管炎、尿路感染、肺炎或感染性胰腺坏死，则给予抗感染治疗。

急性胰腺炎并发症：虽然大多数急性胰腺炎患者病情轻微，无并发症，但有一小部分患者病情较重。由于大多数患者出现在病程的早期，因此很难区分疾病的严重程度，因此很难判定为中度或重度。中度急性胰腺炎的特征是短暂的器官功能障碍（<48 小时），局部并发症，或全身并发症。重症急性胰腺炎包括一个或多个局部或全身并发症和持久性器官功能障碍（>48 小时）。危重症急性胰腺炎定义为持续性器官衰竭合并有感染性胰腺坏死。

局部并发症，包括急性胰周液体积聚、胰腺假性囊肿，急性胰腺或胰周坏死，包裹性坏死，胃出口障碍，脾门静脉血栓形成，和结肠炎症或坏死，CT 平扫早期不一定表现出来，一般至少 72 小时。下述情况应怀疑出现局部并发症：有持续性或复发性腹痛；胰酶水平在最初下降后升高；新出现或恶化的器官功能障碍，或脓毒症（发热，白细胞计数增加）。

器官功能衰竭在任何脏器系统都可以出现，但有 3 个脏器系统特别容易受到影响：心血管系统、呼吸系统和肾脏。由于这 3 个脏器系统的易感性，在患者的初始评估时要特别注意。

其他可能的急性胰腺炎并发症列于表 12 - 9。

表 12 - 9   急性胰腺炎并发症

胰腺并发症	胰周并发症	胰腺外并发症
液体积聚	液体积聚	心血管系统：低血压、低血容量、心肌抑制、心肌缺血、心包积液
无菌性或感染性坏死	坏死	
急性坏死或包裹性坏死	腹腔内或腹膜后出血	呼吸系统：低氧血症、肺不张、胸膜渗出、肺渗出、ARDS、呼吸衰竭
脓肿	肠炎、梗死或坏死	
胰性腹水	胆道梗阻伴黄疸	血液系统：DIC
	脾或门静脉血栓形成	胃肠道：消化性溃疡/糜烂性胃炎、胃肠穿孔、消化道出血、胃十二指肠梗阻、脾梗死
		肾脏：少尿、氮质血症、急性肾衰竭、肾血管血栓
		代谢：高血糖症、低血糖症、高甘油三酯血症

五、疾病严重程度预测

评分系统包括 Ranson 标准，APACHE-Ⅱ，改良格拉斯哥评分，急性胰腺炎严重程度床边指数和 Balthazar CT 严重程度指数。这些评分系统包括许多数据，其中一些数据直到入院后至少 48 小时才被收集，限制了它们的应用，这些评分系统都不优于其他系统，并且都有很高的假阳性率。入院时的 SIRS 和 48 小时的持续性 SIRS 与各种评分系统相比更简单、更准确地预测重症急性胰腺炎。除了 SIRS 外，其他一些初步评估的临床结果也与疾病严重程度相关。这些临床结果包括患者的特征（>55 岁，肥胖，精神状态改变，共存病），实验室结果（BUN>20 mg/dl 或上升，HCT>44% 或上升），以及影像学表现（大量胰腺外积液、胸腔积液、肺浸润）。

总的来说，急性胰腺炎的死亡率约为 1%。中度和重度急性胰腺炎死亡率分别为 5% 和 30%。大多数死亡的患者都是死于多器官衰竭。入院时 SIRS 对死亡的敏感性为 100%，特异性为 31%，而 48 小时 SIRS 的敏感性和特异性（持续 SIRS）分别为 77%～89% 和 79%～86%。入院时和入院 48 小时的 SIRS，结合患者特征（年龄、共病和肥胖）和对治疗的反应有助于预测结果。

六、患者处置和随访

非胆源性胰腺炎患者，其疼痛可控制，能耐受口服进食者可出院。出院患者应该进行适当的随访以防止复发。

对于首发急性胰腺炎，任何胆道胰腺炎，以及需要频繁静脉注射止痛患者，都可以考虑入院。因呕吐、疼痛加重而不耐受经口进食、生命体征持续异常或任何器官功能障碍表现（如肌酐升高）都应考虑住院治疗。

将重症胰腺炎患者送入重症监护病房治疗。胆源性胰腺炎需要外科医师或早期手术会诊以考虑早期胆囊切除术。给未经证实的胆石性胰腺炎的患者行胆囊切除术，急性胰腺炎的复发增加。

胆管炎或已知胆道梗阻的患者入院时可以从早期 ERCP 中获益。无上述两种并发症之一的患者早期常规 ERCP 不能提高死亡率，也不能改变或预防局部并发症。

〔金　彪　罗　亮〕

第四节　急性腹痛

与其他主诉相比，更多的成年人因"胃痛、腹痛、腹部绞痛或痉挛性疼痛"而就诊急诊。人口统计学特征（年龄、性别、民族、家族史、性取向、文化习俗、地理）影响腹部疾病的发病率和临床表现。病史、体格检查和实验室检查可能会有所帮助，但通常需要影像学来做出具体诊断。在高危人群中，临床医师对严重疾病的怀疑尤为重要。

一、病理生理学

从神经解剖学角度来看，腹痛可分为 3 种类型：内脏性腹痛、躯体性腹痛和牵涉痛。

（一）内脏性腹痛

梗阻、缺血或炎症可引起无髓鞘神经纤维的拉伸，刺激器官的壁或囊，导致内脏性腹痛。内脏性腹痛通常被描述为"痉挛、钝痛或隐痛"，它可以是持续性的，也可以是间歇性的（绞痛）。由于内脏传入神经遵循节段分布，内脏性腹痛由感觉皮层定位到接近脊髓的水平，这取决于所涉器官的胚胎起源（表 12 - 10）。

表 12 - 10　　　　　　　　　　　　　　　　内脏性腹痛特征

胚胎起源	涉及器官	内脏性腹痛定位
前肠	胃，十二指肠第 1、第 2 部分，肝，胆囊，胰腺	上腹部
中肠	十二指肠第 3、第 4 部分，盲肠，阑尾，升结肠，横结肠的 2/3	脐周
后肠	横结肠 1/3、降结肠、乙状结肠、直肠、腹腔内器官	耻骨联合上

由于腹腔内器官受双神经支配，刺激被传导至两侧脊髓，导致腹腔内内脏性腹痛，感觉在中线附近，而不依赖于它的左右侧解剖来源。例如，来自阑尾内壁内脏纤维的刺激在大约 T10 时进入脊髓。在早期阑尾炎中，当阻塞引起阑尾肿胀时，疼痛最初出现在脐周中线区域，大致与 T10 皮肤节的位置相对应。

（二）躯体性腹痛

躯体性腹痛是由于支配腹膜壁层的髓鞘纤维受到刺激而引起的，痛觉信号经神经传至脊神经根，反映到相应的脊髓节段所支配皮肤引起疼痛。所以相对于内脏性腹痛，定位准确，疼痛剧烈而持续，可有局部腹肌强直。随着潜在疾病的发展，内脏性疼痛的症状转化为躯体性腹痛，导致压痛和腹肌紧张。随着局限性腹膜炎的进一步发展，出现腹肌强直和反跳痛。腹膜炎患者一般不喜欢活动。

（三）牵涉痛

在远离病变器官的部位可感到牵涉痛。牵涉痛也基于发育胚胎学。例如，输尿管和睾丸曾经是解剖学上相邻的，因此具有相同的节段神经。因此，急性输尿管梗阻常伴有同侧睾丸疼痛。牵涉痛通常与受累器官在同一侧感觉，因为它不受神经纤维的调节，而神经纤维提供双侧神经支配。只有当病理过程也发生在中线时，才会在中线感觉到牵涉痛。

二、临床特征

(一) 临床风险

为了确定诊断过程的迫切性和方法，我们建议使用实用性方案，基于患者病情危重程度和危险因素鉴别。

患者危重程度：这个患者危重吗？如果是，同时进行复苏和评估。

危险因素：是否存在影响临床风险或掩盖疾病进程的特殊情况或危险因素？

1. 患者危重程度　这个患者危重吗？危重患者需要立即稳定下来。敏感性高的指标包括高龄、快速起病的严重疼痛、生命体征异常、脱水和内脏受累的证据（如面色苍白、出汗、呕吐）。腹痛的强度可能与疾病的严重程度没有关系。即使生命体征正常，也可能出现严重疾病，特别是在老年人和免疫功能低下等高危人群中。急性腹痛发作后迅速发生的休克通常是腹腔内出血的结果。直到失血达到正常血容量的30%～40%时，收缩压才会下降。心动过速是评估血容量不足的一个有用参数，但它的缺失并不排除血液、液体的丢失。呼吸急促可能提示心肺病变、代谢性酸中毒、焦虑或疼痛。温度对疾病过程或患者情况既不敏感也不特异。发热的存在或不存在不能用来区分外科疾病和内科疾病。

对腹痛危重患者的复苏包括心电监测、氧疗（通过鼻导管或面罩2～4 L/min）、大口径静脉输液，以及根据年龄、体重和心血管状况调整的等渗液。对于危重患者，应在静脉注射时提取血液样本，至少包括电解质、BUN和肌酐、含血小板的全血细胞计数、凝血功能以及血型和抗原筛选。如果怀疑出血或需要紧急输血，进行交叉配血。床边检查应迅速进行，以加快血流动力学不稳定患者腹痛原因的识别。腹主动脉瘤的存在和腹腔内出血可以很快被发现。床旁即时超声也可以通过评估心功能和下腔静脉宽度、变异率来帮助评估血流动力学状态。这些信息可以帮助指导复苏治疗。

2. 危险因素　是否存在影响临床风险或掩盖疾病进程的特殊情况或危险因素？识别相关的疾病（糖尿病、心脏病、高血压、肝病、肾病、人类免疫缺陷病毒、性传播疾病），腹部手术史，月经史和怀孕（分娩、流产、异位）、药物（类固醇，免疫抑制剂，乙酰水杨酸/非甾体抗炎药、抗生素、泻药、麻醉药品、代孕、子宫内植入装置，化疗药物），过敏，以及最近的创伤。询问以前类似的腹痛，疾病诊断和治疗。回顾以前的医疗记录。了解社会历史，包括习惯（吸烟、酗酒、使用其他药物）、职业、可能接触有毒物质和生活环境（无家可归、居住热源、自来水、独居、其他有类似症状的家庭成员患病）。

许多情况掩盖了急性腹痛患者的危重病情。高危人群包括因痴呆、中毒、精神病、智力迟钝或自闭症而继发认知障碍的患者；因失语症或语言障碍而无法有效沟通的患者；体格或实验室检查结果可能很轻的患者（老年人）或模糊的患者（脊髓损伤者）；脾切除患者；粒细胞减少性患者；移植患者；免疫系统因疾病而受损的患者（人类免疫缺陷病毒；慢性肾脏疾病；糖尿病、肝硬化、血红蛋白病；营养不良、慢性恶性肿瘤、自身免疫性疾病、分枝杆菌感染）；以及服用免疫抑制或免疫调节药物的患者，如类固醇、钙调磷酸酶抑制药、肿瘤坏死因子抑制药、抗代谢药、单克隆抗体和多克隆抗体以及化疗药物。

一般来说，轻度至中度免疫功能障碍的患者有常见疾病的迟发性或非典型表现。严重免疫功能障碍的患者更容易出现机会性感染。CD4计数是衡量获得性免疫缺陷综合征患者免疫能力的最重要指标。CD4计数超过$200/mm^3$的患者发生机会性感染的可能性要小得多。

(二) 病史和体格检查

获得关于疼痛的清晰描述〔OPQRST：发病（Onset）、诱发/缓解因素（Provocative/Palliative）、质量（Quality）、辐射（Radiation）、相关症状（associated Symptoms）、发病时间（Timing）和患者对疼痛采取的措施（what has Taken for the pain）〕。

在全面体检之前，花几分钟时间解释需要做什么，只暴露需要查看的部位，然后依次重新覆盖暴露的身体部位，以获得患者的信任。注意保护患者隐私。记录患者皮肤（颜色、温度、充盈、灌注状态），并进行针对性心肺检查。

1. **视诊** 检查腹部是否有扩张迹象（腹水、肠梗阻、梗阻、肠扭转），明显肿块（疝、肿瘤、动脉瘤、膀胱扩张），手术瘢痕（粘连），瘀斑（创伤、出血体质），以及肝脏疾病征兆（蜘蛛血管瘤）。

2. **听诊肠鸣音** 肠鸣音是非特异性的诊断症状。肠鸣音减少提示肠梗阻，肠系膜梗塞，麻醉药使用，或腹膜炎。小肠梗阻时可发现肠鸣音异常活跃。

3. **叩诊** 肝脏大小可以通过锁骨中线的叩诊来评估，严重肠胀的情况除外。液波震颤提示腹水，鼓室提示肠袢扩张。

4. **触诊** 绝大多数的临床信息是通过使用中间3指的轻柔触诊获得的，最后叩诊疼痛区域。通过要求患者弯曲膝盖，可以减少自发性腹肌收缩（预期或因触诊而引起的腹部肌肉收缩）。如果将手放在患者的手上，然后要求患者用自己的手触碰腹部，那么在此操作后仍保持警惕的患者通常会放松。谈话可能会分散他们对检查的注意力。最理想的情况是，患者的压痛将局限于传统的4个腹部象限之一（右上、右下、左上、左下），疼痛定位可用于鉴别诊断。通常情况下，情况并非如此，临床上经常出现更广泛的压痛涉及两个或更多象限。腹膜刺激征可表现为强直（腹肌不自主或反射性痉挛），即触诊邻近象限时导致最大压痛点的疼痛。反跳压痛通常被认为是腹膜炎的必要条件，有几个重要的局限性。在腹膜炎患者中，强直、牵涉性压痛和伴有咳嗽的疼痛通常能提供足够的诊断依据，因此引发不必要的反弹疼痛并不能获得更多的信息。超过1/3的阑尾炎患者没有反跳压痛。未发生腹膜炎的假阳性，可能是由于非特异性反应。人们可能会合理地质疑反跳痛是否有足够的预测价值来证明它引起患者的不适。

评估腹主动脉，特别是＞50岁伴有急性腹痛、侧腹痛或低背部疼痛的患者。触诊不能可靠地排除腹主动脉瘤，股搏动的存在或不存在通常对腹主动脉瘤的临床诊断没有帮助。

对于未行全子宫切除术的育龄妇女，在评估下腹痛时进行盆腔检查是必要的。腹膜征、阴道分泌物、颈部压痛、单侧或双侧腹部和/或盆腔压痛提示孕妇盆腔感染或异位妊娠。男性需要进行疝气、睾丸和前列腺检查，因为这些结构的变化可引起下腹痛。

直肠检查相比其他体格检查并没有增加诊断的准确性。直肠检查的主要价值是发现严重出血，红褐色或黑色的粪便。评估急性腹痛的一个常见方法是利用疼痛的位置（弥漫性、右上象限、右下象限、左上象限、左下象限）来指导鉴别诊断。

另外，腹部危象也可以根据表现的症状分为：疼痛、呕吐、腹胀、肌强直和/或休克。虽然患者疼痛的位置和症状的分类可以帮助区分已知的疾病，但临床怀疑和对患者的了解是至关重要的，因为急性腹痛的原因因患者的人口特征而差异很大。例如，老年人比年轻人更容易患胆道疾病、憩室炎和肠梗阻。阑尾炎常见于年轻人。用威廉·奥斯勒爵士（Sir William Osler）的话来说，重要的是要知道"什么样的患者有这种疾病"。

三、症状治疗和临床诊断

首先需要缓解症状。不要拒绝对急性腹痛患者施行镇痛。止痛药的选择取决于患者的病情、临床情况和医师偏好。阿片类镇痛可以减轻疼痛，不会掩盖腹部症状，延误诊断，或导致发病率/死亡率的增加。关于阿片类药物安全性的信息不能外推到非甾体抗炎药，如非甾体抗炎药酮咯酸，因为非甾体抗炎药不是单纯的止痛药，可以掩盖早期腹膜炎症。阿片类药物有成瘾性。开具高强度阿片类药物处方可能导致其患者长期使用阿片类药物。

根据需要使用止吐药。一篇Cochrane综述报道昂丹司琼和甲氧氯普胺能减少术后恶心呕吐。两种药的效果相同。昂丹司琼的剂量为4 mg或8 mg（每天总0.45 mg/kg），最多为每天32 mg。据报道，这类药物有头痛的副作用。甲氧氯普胺的用量为10 mg，缓慢给药以减少锥体外系的副作用。有时，使用苯海拉明25～50 mg静脉注射预防肌张力障碍。有静坐困难或甲氧氯普胺异常反应的患者不能耐受任何同类药物，应给予昂丹司琼。这样的反应在昂丹司琼极其罕见。

考虑放置鼻胃管和导尿管。鼻胃抽吸液可确认上消化道出血，鼻胃抽吸可用于缓解肠梗阻症状。尿管可以缓解膀胱阻塞，每小时尿量可以帮助评估肾脏灌注。

（一）实验室检测

实验室检测不能代替认真的病史和体格检查。也没有证据支持"常规腹部化验"的有效性。通过实验室检测获得的信息应有助于鉴别诊断或调整治疗计划。表 12－11 列出了根据临床怀疑评估急性腹痛的实验室检测。为上腹痛患者，特别是老年患者，进行心电图检查。

表 12－11　　　　　　　　　　　　急性腹痛的实验室检测

实验室检测	临床疑诊
淀粉酶、脂肪酶	胰腺炎
血、尿 β-HCG 定性或定量	怀孕、宫外孕
凝血功能	消化道出血，晚期肝病，凝血障碍
电解质	脱水、内分泌代谢紊乱
血糖	糖尿病酮症酸中毒、胰腺炎
淋球菌/衣原体测试	宫颈炎、尿道炎、盆腔炎性疾病
血红蛋白	消化道出血
乳酸	肠系膜缺血、脓毒症
肝功能	胆囊炎、胆结石、肝炎
血小板	消化道出血
肾功能	脱水、肾功能不全、急性肾衰竭
尿液分析	尿道感染、泌尿系结石、肾功能不全
心电图	心肌缺血或心肌梗死

注意实验室检测的局限性。实验室检测不能提供足够强大的似然比来修正疾病概率。在一项对成人阑尾炎患者的调查中，只有 65％的人有血清 WBC$\geqslant 12\times10^9$/L，白细胞增多与穿孔无关。使用白细胞的一种方法是只注意高阈值异常（如白细胞非常高，$\geqslant 20\times10^9$/L），白细胞正常，不能放松警惕。单一的白细胞计数不能排除严重外科疾病。在急性肠系膜缺血患者中，高达 25％的患者在最初表现时血清乳酸水平正常，而血清乳酸值检测受到从症状出现到入院时间间隔的限制。在一项对急性胰腺炎患者的大型研究中，在急诊出现时提取血清脂肪酶是 90％的敏感性和 93％的特异性，19 例胰腺炎患者初始脂肪酶水平正常；其中 14 人在入院当天晚些时候重复测试时脂肪酶水平升高。

（二）诊断影像学

诊断影像学不能代替认真的病史和体格检查。并不是所有的腹痛患者都需要影像学检查。此外，如果临床印象明显需要手术，应立即开始手术会诊。在手术会诊前不需要等待诊断影像。

1. X线检查　在一些机构中，"腹部系列"包括直立的腹部平片；有的人挺直胸腔；还有一些，只得到一个仰卧的平片。如行平片检查，应确认包括腹股沟区，以帮助确认嵌顿疝。小肠梗阻的影像学证据可在症状出现前 6～12 小时观察到。然而，在发展为小肠梗阻的患者中，可能有多达一半的症状是不存在的。虽然直立平片比腹部平片更能检测到游离空气，但对少量游离空气的敏感性仅为 30％左右。腹部平片的使用应限于检查梗阻、乙状结肠扭转、穿孔或严重便秘。

2. 超声　在成人，腹部超声检查可以看到胆囊、胰腺、肾脏和输尿管、膀胱容积和主动脉情况。腹部超声对小肠或大肠疾病的诊断没有帮助。我们对游离空气或阑尾炎的检测依赖于操作者，并受到患者肥胖和肠内气体的限制。

超声是评价胆道疾病的首选方式。当强烈怀疑急性胆囊炎或胆道运动障碍，但超声没有阳性发现时进行胆道造影。

3. 床旁超声　急诊床旁超声（POCUS）的使用持续增加，许多急诊/重症医师已经将这种方式纳入常规实践。腹部复苏 POCUS 包括快速评估腹腔内自由液体（FAST）、腹主动脉瘤和心脏/下腔静脉状况。腹部诊断性 POCUS 检查主要集中于泌尿道和胆道的评估。

4. 腹部-骨盆 CT 平扫　对许多原因的腹痛，CT 扫描是一种敏感性和特异性较好的诊断工具。手术治疗的延迟和急诊使用增加平衡了它的临床效用。腹部 CT 的辐射剂量约为 10 mSv，约为腹部平片的 10 倍。

CT 扫描的选择包括非增强检查，或 PO、PR 和/或 IV 对比。因机构、外科和放射学不同而方案各异。关于最佳治疗方法有很多矛盾的研究，特别是对于未分化的腹痛，其鉴别诊断很广泛。大多数的研究都集中在阑尾炎的 CT 诊断上。

非增强腹部 CT 对诊断急性阑尾炎的特异性约为 97%，可能低体重指数（<25 kg/m^2）的患者除外。非增强 CT 是诊断肾脏及输尿管结石的首选影像方式。

使用口服造影剂作为诊断急腹症的方案已受到质疑。影响口服造影剂的因素包括患者呕吐、口服造影剂的种类和量、到远端结肠的时间（可变的，可能是几小时）、胃排空时间（麻醉诱导延迟的几小时）、肠道混合不充分等。然而，PO 增强 CT 是许多机构对疑似胃肠道脓肿、穿孔或瘘管的首选成像方式。

直肠造影 CT 可以确定远端大肠梗阻，如果这是重点问题。

CT 造影显示肠黏膜、内脏器官和血管结构。能明确小肠梗阻和大肠梗阻的转换点。这是对疑似腹主动脉瘤破裂或肠系膜缺血的首选初步检查。静脉造影剂的危险在于肾毒性和过敏反应。静脉造影与急性肾脏疾病的相关性一直受到质疑。静脉造影剂使用的限制、肾功能阈值和预处理指南均因机构的不同而有所不同。通常的做法是，如果血清肌酐>1.5 mg/dl，或者肾小球滤过率<60 ml/（min·1.733 m^2），一般不建议使用静脉造影，除非是在危及生命的情况下。静脉造影剂对有静脉造影剂或碘过敏史的患者禁用。

四、治疗

（一）抗菌药物

怀疑腹腔脓毒症和腹膜炎应使用抗生素。内源性肠道菌群可引起胃肠道或腹腔感染。在所有腹腔内非致死性性感染中，应最低限度地覆盖厌氧菌和兼性好氧革兰阴性菌。高危社区获得性（感染性疾病、老年、共病、免疫抑制、迟发、已知耐药菌）和卫生保健相关的腹腔内感染需要更广泛的抗生素覆盖。抗生素治疗总结于表 12-12。

表 12-12　　　　　　　　　　　　　　腹内感染的抗生素治疗

治疗方法	用法用量	注释
联合用药头孢菌素	头孢菌素：头孢唑林 1~2 g iv q8h 或头孢曲松 1 g iv qd 或头孢噻肟 1~2 g iv q6h 或头孢吡肟 2 g iv q8h 或头孢他啶 2 g iv q8h 联合甲硝唑 500 mg 2 g iv q8h	头孢吡肟和头孢他啶可用于高危或与卫生保健相关的腹腔内感染
联合用药喹诺酮类	环丙沙星 400 mg iv q 12 h 或左氧氟沙星 750 mg iv qd 联合甲硝唑 500 mg 2 g iv q 8 h	
单药治疗	厄他培南 1 g iv qd	
单药治疗	哌拉西林钠他唑巴坦 3.375~4.5 g iv q 6 h	大剂量治疗高风险或与健康相关的腹腔内感染
单药治疗	亚胺培南西司他丁 500 mg iv q 6 h	用于高危或保健相关的腹腔内感染

续表

治疗方法	用法用量	注　释
单药治疗	美罗培南 1 g iv q 8 h	用于高危或保健相关的腹腔内感染
其他药物	万古霉素 15～20 mg/kg q 8～12 h	覆盖 MRSA、肠球菌

盆腔炎（PID）的治疗相比胃肠道感染需要不同的抗生素组合。

患者处置与随访：一旦做出外科诊断，就需要进行外科会诊。否则，考虑对急性腹痛高危患者住院或观察治疗。老年人、免疫功能低下、不能交流或认知功能受损的患者风险尤其高。出现疾病、顽固性疼痛或呕吐、不能遵守出院或随访指示或缺乏适当社会支持的患者也应考虑入院。患者出院时诊断不清楚，即使 CT 扫描如果是"阴性"（或对治疗反应有顾虑），应在 12 小时内请急诊或初级保健医师重新评估。出院说明应提到饮食（如只饮用透明液体、澄清液体，不吃脂肪食物，不吃酸性食物）和药物（如抗酸药、止痛药，避免麻醉药）。患者和患者家属应该了解诊断是不确定的，他们应该知道哪些症状需要重新接受急诊。

（二）特殊人群急性腹痛的处理

1. 妇女　妇科和非生理疾病可引起妇女急性下腹部或盆腔疼痛。

尽管诊断和治疗方法有所改进，异位妊娠出血仍是妊娠前 3 个月与妊娠有关的产妇死亡的主要原因。对未行子宫切除术且有急性腹痛的育龄妇女进行尿或血清妊娠定性或定量检测。如果定性的人绒毛膜促性腺激素呈阳性，接下来的诊断检查应该是经阴道超声来回答以下问题：宫内孕吗？无论是在子宫内还是子宫外，如果患者血清中含有 β-HCG＞1500 mIU/ml，典型的妊娠囊是可见的。疑似育龄妇女异位妊娠，血流动力学不稳定。患有阑尾的妇女出现右下象限疼痛是诊断较困难的一种常见临床情况。一般来说，盆腔体格检查，患者妇科和胃肠道疾病危险因素，以及临床医师对妇科和胃肠道疾病的预测概率是患者下一步影像学检查的最佳指导。如果预测概率对妇科疾病有利，那么下一步将进行经阴道检查。如果预测概率有利于胃肠道疾病或阑尾炎，下一步进行腹部 CT 扫描。

2. 老年人　老年人的症状可能是轻微的，模糊的，或未报道的，表现可能是迟发和非典型的。在＞80 岁的患者中，如果入院时诊断不正确，死亡率几乎翻倍。听力差、视力下降和认知受损可能影响病史的采集。手术并发症更常见：内脏穿孔、胆囊坏疽、坏死性胰腺炎、绞窄性疝和肠梗阻等。发热不是严重疾病的可靠标志，老年人在出现严重腹部感染时可能出现体温过低。＜20％的老年阑尾炎穿孔患者有"典型"表现，白细胞计数对老年人外科疾病的预测价值较低。尽管某些变量与不良结果有关（如年龄＞84 岁，粒细胞增多，游离气体）和其他需要手术的患者（低血压，肠鸣音异常，肠袢大规模扩张，严重白细胞增多），这些因素的缺失并不排除重大疾病。胆囊炎是老年腹痛患者最常见的外科病灶，其次是小肠梗阻、内脏穿孔、阑尾炎和大肠梗阻。病毒性肠胃炎在老年人中并不常见，但在肠系膜缺血的患者中有 31％～40％发生腹泻。

任何急性腹痛对老年患者都很重要。没有任何单一的检查能够区分哪些患者应该被收治，哪些患者可以安全出院。当诊断有疑问或随访不确定时，强烈建议进行影像学检查或入院观察。

3. 急性肠脂垂炎　肠脂垂是典型的脂肪结构长 3 cm，位于正常结肠浆膜表面。它们的功能尚不清楚。据估计，每个人都有 50～100 个肠脂垂，最常在乙状结肠和盲肠上。急性肠脂垂炎是一种自限性炎症状态，通常由扭转的肠脂垂引起。主要症状是疼痛，类似急性憩室炎或急性阑尾炎。一般来说，患者不会出现系统性疾病，发热、恶心和呕吐并不常见，但高达 25％的病例报告有腹泻。肠脂垂炎在腹部最大压痛处呈椭圆形、不可压缩、高回声肿块，彩色多普勒显示无血流。在腹部 CT 图像上，如果没有明显的腹腔内液体（如腹腔积血、腹水），正常的肠脂垂炎是看不到的。肠脂垂炎在 CT 上表现为椭圆形脂肪肿块，边缘稍高密度，周围肠系膜扭曲，提示炎症。治疗是支持性和非手术性的。应对症止痛治疗，不建议使用抗生素。大多数病例在 1～2 周内自行消退。

4. 术后患者急性腹痛

（1）术后肠梗阻：麻醉和手术操作导致肠道蠕动减少。一般无需特殊治疗，正常术后 2～3 天肠道功能恢复。轻度腹部痉挛和胃胀是蠕动恢复的信号。胃肠道功能恢复的延迟可能由电解质异常、腹腔内炎症或感染、胰腺炎或药物（特别是阿片类药物、抗胆碱药、吩噻嗪类药物和精神类药物）引起。术后动力性肠梗阻的临床表现为恶心、呕吐、腹胀、痉挛和阻塞。腹部平片显示弥漫性扩张的肠袢，远端结肠和直肠有空气。对动力性肠梗阻的治疗应采用支持性和纠正诱发因素。

临床上难以鉴别动力性肠梗阻和机械性小肠梗阻。梗阻患者术后胃肠道功能可能会暂时恢复。梗阻的症状与动力性肠梗阻相似，但因梗阻部位和梗阻程度而异。近端梗阻通常伴有早期呕吐和较轻的腹胀，远端梗阻伴有晚期（有时是胆汁性）呕吐和明显的腹胀。肠鸣音亢进提示机械性梗阻。腹部平片显示液气平（提示梗阻，但不特异）。肠道扩张的量是可变的。腹部 CT 能可靠地识别正常与病变肠交接、机械性梗阻的程度和有无并发症（穿孔、脓肿）。在无并发症的情况下，可通过观察处理部分小肠梗阻。严重梗阻或腹膜炎一般需要手术。机械性小肠梗阻最常见的原因是粘连。

（2）急性尿潴留：手术后急性尿潴留根据患者主诉排尿困难即可作出诊断。床边膀胱超声可以确诊。治疗方法是膀胱引流。

（3）腹腔间隔室综合征：腹腔间隔室综合征是危重患者中常见的一种严重疾病。腹部内压持续高于 12 mmHg 被定义为腹内高压。腹腔间隔室综合征发生于腹内压升高，通常高于 20 mmHg，导致相关器官功能障碍。它最常见于危重症、创伤、烧伤和接受积极液体复苏的术后患者。腹肌紧张的不稳定危重患者应考虑腹腔间隔室综合征，尽管腹肌紧张并不需要做出诊断。腹腔间隔室综合征是通过评估腹内压力来确诊的，而腹内压力通常是通过膀胱压力监测来测量的。处理包括确定和治疗造成腹腔间隔室综合征的因素，排出腔内内容物，提高腹壁顺应性，优化液体平衡和灌注。严重或难治性腹腔间隔室综合征患者需要手术减压治疗。

〔金 彪 罗 亮〕

第五节　肠梗阻

肠梗阻是各种原因引起的肠内容物在肠道内的通过障碍。病因主要包括两大类：一类是机械性，另一类是动力性，即麻痹性。肠梗阻是临床常见的急腹症之一，早期诊断及正确处置可改善大部分患者的临床结局。

一、肠梗阻的分类

（一）根据梗阻的部位分类

1. 小肠梗阻。

2. 大肠梗阻。

（二）根据梗阻的原因分类

1. 机械性肠梗阻　是指肠管内阻塞或肠管外压迫所致的肠内容物通过受阻或中断。

2. 动力性肠梗阻　是指各种原因导致的肠蠕动能力减弱或丧失引起的肠内容物排出障碍。

（三）根据是否合并肠壁供血障碍分类

1. 单纯性肠梗阻　仅有肠道梗阻而无肠壁供血障碍。

2. 绞窄性肠梗阻　合并肠壁供血障碍甚至缺血坏死时称为绞窄性肠梗阻。

（四）根据肠管梗阻的程度分类

1. 不完全性或部分肠梗阻。

2. 完全性肠梗阻。

二、病因

(一)机械性肠梗阻常见的原因

机械性肠梗阻常见的原因主要包括三大类病因(表12-13)。①肠管外压迫(肠粘连、疝);②肠壁因素(肿瘤、炎症、感染);③管腔阻塞(便秘、肠套叠)。

小肠梗阻常见的原因有肠粘连、疝、肿瘤和克罗恩病。小肠梗阻少见的原因有胆结石、异物、狭窄、憩室炎、放射后狭窄、子宫内膜异位、脓肿。

大肠梗阻绝大多数是由结肠与直肠肿瘤以及憩室引起的肠扭转或狭窄所致。

表12-13 机械性肠梗阻常见的原因

十二指肠梗阻	小肠梗阻	结肠梗阻
狭窄	粘连	肿瘤
异物	疝	粪石
缩窄	肠套叠	溃疡性结肠炎
肠系膜上动脉综合征	淋巴瘤	肠扭转
	肠缩窄	憩室炎(狭窄,脓肿)
		肠套叠
		假性梗阻

(二)动力性肠梗阻常见的原因

动力性肠梗阻常见的原因有:①腹部大手术后;②应用了某些药物,如阿片类药物、镇静药、抗精神病药、抗胆碱药、儿茶酚胺类药物等;③电解质紊乱,如低钾血症等;④肠系膜栓塞;⑤腹腔感染,如腹膜炎、腹腔脓肿;⑥腹膜后疾病,如腹膜后血肿、脊柱外伤、输尿管疾病等。

三、病理生理

正常肠道中含有食物、气体和胃肠道分泌物,即使没有进食,胃液、胆汁和胰液也照常分泌入肠道。由于肠道梗阻,气体、食物及液体在梗阻部位近端积聚,导致肠管扩张。分析其中气体的成分,氮的含量占70%~80%,提示肠梗阻时肠道近端积聚的气体大部分是患者吞咽进入,而细菌产生的较少。积聚的大量气体和液体不仅抑制肠黏膜的吸收,还刺激肠黏膜的分泌,进一步导致液体的积聚,加重肠管扩张。肠管扩张,肠管内压力增加,使肠壁静脉回流受限,导致肠壁充血水肿,肠道通透性增加。急性起病初期肠蠕动增加,肠鸣音亢进。病情进展加重时肠壁平滑肌收缩减弱甚至麻痹,导致肠蠕动丧失,肠鸣音消失。

梗阻近端肠内容物的积聚促进肠道细菌尤其是革兰阴性菌和厌氧菌透过大量繁殖,产生大量毒素,细菌和毒素可透过通透性增高的肠壁进入腹腔,也可易位进入肠系膜淋巴结及门静脉系统,导致腹膜炎及脓毒症,严重时可引起感染性休克及多器官功能障碍。

肠管内压力增加导致肠壁静脉回流受限后,若肠管内压力进一步增加,肠壁的灌注将受到损害,从而促进肠道缺血、坏死和穿孔的发生。肠梗阻时,梗阻部位越高,呕吐越早发生。频繁呕吐,加上摄入减少及肠液丢失,可导致电解质酸碱紊乱及血容量减少,再加上感染和中毒因素,容易导致休克。

肠管扩张导致腹腔压力增加时,膈肌抬高,胸腔内容量减少,胸腔压力增高,肺扩张受限,肺顺应性降低,肺通气量下降,肺功能性残气量及气道阻力增加,肺小动脉压升高,肺通气/血流比例失调和肺无效腔量增加,导致低氧血症。

腹腔压力增高,压迫下腔静脉,使回心血量减少;胸腔内压力升高,进一步减少下腔静脉和上腔静脉的回流,使回心血量进一步减少;胸内压增高后静脉回流障碍,心脏受压,心室舒张末期容量降低、心室顺应性下降、室壁运动减弱；腹腔压力升高，压迫毛细血管床和小动脉，使心脏后负荷增加。其结果是心排血量减少，心率代偿性增快。

四、临床表现

肠梗阻的临床表现及其严重程度很大程度上取决于梗阻的部位、性质，以及发病的缓急、既往的病史。

（一）症状

肠梗阻的主要症状是疼痛，恶心和呕吐，腹胀以及排便排气减少或停止。

1. 疼痛　几乎所有的患者都会出现疼痛，也常常是最早出现的症状，通常表现为阵发性绞痛，是由于肠梗阻时肠道扩张、肠蠕动增加所致。随着病情进展，肠蠕动减少，阵发性绞痛转变为持续性胀痛。高位梗阻时，呕吐后可以减轻腹痛。不完全性肠梗阻腹痛可在肛门排气后环节。单纯性肠梗阻的疼痛程度通常会缓慢增加，但疾病的严重程度可保持不变。若腹痛的间歇期不断缩短，或疼痛呈持续性加重伴阵发性加剧，且疼痛剧烈时，则可能提示单纯性梗阻发展成绞窄性肠梗阻。当肠壁发生缺血坏死时，腹痛呈持续性，且程度剧烈。在闭袢性肠梗阻中，腹痛可能会持续增加，直到发生肠穿孔后，腹痛短暂减轻，但出现腹膜炎后又会再次加重。与腹部体征不成比例的严重腹痛往往提示绞窄性肠梗阻。

2. 恶心、呕吐　恶心和呕吐是肠梗阻常见的症状。呕吐在小肠梗阻中更常见，是小肠梗阻时的早期症状。梗阻部位越高，呕吐出现越早，且越频繁，呕吐物为胃液、十二指肠液和胆汁。低位肠梗阻时，呕吐常在中晚期出现，呕吐物为粪水样液体，或含有粪臭味。

3. 腹胀　梗阻部位越远，腹胀症状越明显，且常为全腹性膨胀。大肠梗阻时常常出现明显的腹胀，而小肠梗阻时，由于频繁呕吐的减压作用，腹胀多不明显或比较轻微。麻痹性肠梗阻时，全部肠管均扩张，故腹胀明显。

4. 排便排气减少或停止　肠梗阻时可出现排气排便减少或停止。在完全性肠梗阻，停止排气排便是其主要症状，但停止排气排便并不是诊断完全性肠梗阻必要的条件，因为在高位肠梗阻时，梗阻部位以远的肠道内积存的气体和粪便可以排出，且肠黏膜可能继续产生黏液和其他分泌物，此时患者仍有可能出现排气排便，且持续一段时间，因此不能根据患者仍有排气排便而排除完全性肠梗阻的存在。

（二）体征

肠梗阻的体征取决于梗阻的部位、持续的时间和梗阻的原因。小肠梗阻时，腹胀是常见的体征，甚至在小肠梗阻早期就可出现。腹胀可能因腹部的叩诊而加重。腹壁薄的患者可以见到肠型及蠕动波，多在腹痛发作时出现。此时腹部可不出现压痛。腹部压痛可轻可重，可局限也可弥漫，压痛点并不是判断梗阻部位可靠的体征。局部出现压痛、反跳痛可能是肠坏死或穿孔的迹象，需要立即进行手术干预。合并腹膜炎时可出现腹肌紧张、全腹压痛及反跳痛。发热、心动过速、腹膜炎体征往往提示出现绞窄性肠梗阻或肠穿孔。肠鸣音活跃或亢进是早期机械性肠梗阻典型的体征。梗阻的晚期，肠型、蠕动波、肠鸣音可减弱甚至消失。发现肠梗阻的患者时，疝气检查及直肠指诊势在必行。

五、诊断和鉴别诊断

（一）诊断

任何腹痛并腹胀的患者都要考虑肠梗阻的诊断。许多其他疾病也可能导致这些症状，此时，需要结合病史、体格检查及实验室进一步确诊或排除肠梗阻。

1. 实验室检查　实验室检查结果常常是无特异性的，但有助于评估严重程度及指导补液。常用的实验室检查包括血细胞计数和电解质水平，其结果可能因梗阻的持续时间和部位以及是否出现肠坏死而大有不同。常见的炎性指标，如 WBC 计数、C 反应蛋白（CRP）多升高，但无特异性。当白细胞计数 $>20\times10^9$/L 或出现核左移时，应高度警惕肠坏疽、腹腔脓肿或腹膜炎的发生。白细胞计数极度升高（$>40\times10^9$/L）提示肠系膜血管栓塞。电解质异常，如低钠血症、低钾血症很常见。血清淀粉酶和脂肪酶水平可能轻度升高。红细胞压积升高、尿素氮和肌酐值增加与容量丢失及脱水的程度一致。提示严重梗阻或出现并发症的其他实验室发现有：尿相对密度增加、酮尿症、血乳酸水平升高和代谢性酸中毒。

应完善以下相关实验室检查以进一步评估病情：

（1）炎性指标。如 WBC 计数、C 反应蛋白（CRP）、降钙素原（PCT）。

（2）电解质。低钾血症可能提示功能性肠梗阻。

（3）肾功能。肌酐升高可能提示液体丢失导致了急性肾损伤的发生。

（4）胆红素、转氨酶和脂肪酶。胰腺炎是功能性肠梗阻的潜在原因。

检查还应包括以下内容：

（1）凝血试验。凝血时间延长可能是肝功能衰竭的征兆。

（2）动脉血气分析。pH 下降和乳酸值升高可能提示器官灌注不足。

2. 影像学检查

（1）腹部 X 线片：腹部 X 线方便易行，梗阻发生 4～6 小时后 X 线检查即可显示出肠腔内气体。腹部 X 线上出现肠梗扩张伴多个液气平时高度提示肠梗阻。包括直立位胸片或腹部 X 线出现隔下游离气体时提示合并了肠穿孔。腹部平片诊断结肠扭转的阳性率达 85%。

（2）腹部 CT：腹部 CT 尤其是多层螺旋 CT 对小肠梗阻和大肠梗阻均具有较高的敏感性和特异性（分别为 96% 和 93%）。CT 还可以明确梗阻的原因和程度，识别出肠扭转和肠绞窄，鉴别出功能性肠梗阻。肠壁内气体、肠壁异常增厚或强化、肠系膜水肿、肠系膜或门静脉内气体等 CT 表现提示小肠缺血。

（3）磁共振成像（MRI）：MRI 具有与 CT 相似的灵敏度和特异性，但是可用性有限，并且用时过长。儿童及孕妇发生肠梗阻时，MRI 是一种可替代 CT 的检查。

（4）内镜检查：结肠镜检查仅限于诊断大肠梗阻。目的是排除其他造成梗阻的原因。

（二）鉴别诊断

1. 胃和十二指肠穿孔　多有消化性溃疡病史，突然出现的上腹部疼痛，程度剧烈，腹膜炎体征腹肌紧张、压痛、反跳痛明显，腹部平片或腹部 CT 可见隔下或腹壁下腹腔游离气体。

2. 急性胰腺炎　腹痛剧烈，以上腹痛为主，病情严重时全身症状明显。实验室检查血尿淀粉酶、血脂肪酶升高，腹部 CT 可明确诊断。

3. 胆石症、急性胆囊炎　腹痛多位于右上腹，性质以阵发性绞痛为主，Murphy 征阳性。超声或 CT 可发现胆囊结石、胆囊壁水肿。

诊断肠梗阻以后需进一步鉴别到底是机械性肠梗阻还是动力性肠梗阻，两者的主要鉴别点见表 12-14。

表 12-14　　　　　　　　　　　　　　　　　动力性肠梗阻和机械性肠梗阻的区别

	动力性肠梗阻	机械性肠梗阻
腹痛	轻度到中度	中度到重度
腹痛定位	弥漫性	能定位
腹部体征	轻度腹胀，压痛，肠鸣音减弱	轻度腹胀，有压痛，肠鸣音亢进
实验室检查	有脱水表现	WBC 升高
影像学检查	可以正常	不正常
治疗	观察，纠正脱水	留置胃管，手术

六、处置

肠梗阻的处置原则是纠正内环境紊乱及解除梗阻。治疗方法的选择要根据梗阻的原因、性质、部位及病情严重程度而定。许多小肠梗阻患者可以通过保守治疗成功，而大多数大肠梗阻则需要手术治疗。对于恶性肿瘤所致的结肠梗阻，肿瘤切除是标准的治疗。如果怀疑为麻痹性肠梗阻或诊断不确定时可在密切的监测下先行保守治疗。

（一）保守治疗

只要没有绝对的手术适应证（如绞窄性肠梗阻、肠缺血、完全性肠梗阻），并且没有急腹症的临床表现时，可在密切的监测下先进行保守治疗。对于不完全性肠梗阻，保守治疗的成功率为80%，而需手术切除的概率<5%。

1. 输液纠正脱水及电解质紊乱　肠梗阻患者多合并脱水及电解质紊乱，因此需要输液以补充容量及纠正电解质紊乱。必要时可在监测生命体征、尿量、中心静脉压的情况下进行补液。电解质应指导正在进行的液体和电解质治疗。

2. 留置胃管，胃肠减压　频繁呕吐者需留置胃管，胃肠减压。胃肠减压可以降低肠道压力，减轻不适，降低误吸的风险，同时也可以监测出量。

3. 镇痛　过去，人们经常担心止痛药会掩盖病情，妨碍病情观察，延误治疗，但随着腹部CT的普及，现在已消除了这种担忧。肠梗阻患者通常需要镇痛，静脉滴注阿片类止痛药是最合适的选择。没有证据表明抗生素对非手术治疗有用，但在开腹手术前应予以说明。

4. 防治感染　当出现任何感染的临床表现或实验室检查提示有感染时应按照"拯救脓毒症运动（SSC）"的建议尽早使用广谱抗生素。

（二）手术治疗

闭袢性肠梗阻、绞窄性肠梗阻、肠扭转都是急诊手术的指征。疝气引起的肠梗阻和完全性大肠梗阻通常需要手术治疗。当患者出现发热、心动过速、休克、酸中毒、乳酸升高、脓毒症时需请外科会诊评估手术治疗。当合并感染时，术前应常规静脉使用广谱抗生素。

〔曾宪国　罗　亮〕

第六节　消化道穿孔

消化道穿孔是由各种原因导致的、从食管到结直肠段消化道的穿孔。最常见的为胃穿孔、十二指肠穿孔。消化道穿孔的临床表现在一定程度上取决于受影响的器官和释放的内容物（气体、肠液或大便）的性质，以及周围组织包裹、局限这些内容物的能力。肠穿孔可以急性发生，也可以慢性出现，如脓肿及肠瘘形成等。确诊主要通过腹部影像学检查，但有时也可能需要行手术（开放或腔镜）确诊。消化道穿孔的具体治疗取决于引起穿孔的原因，一些病因适合保守治疗，而另一些病因则需要紧急手术。

一、病因和发病机制

增加消化道穿孔风险的因素如下所述，当询问任何怀疑有消化道穿孔患者的病史时，评估这些因素很重要。

（一）消化性溃疡

消化性溃疡（PUD）是胃和十二指肠穿孔最常见的原因，但仅发生在一小部分PUD患者中。尽管很多患者使用了质子泵抑制药，但PUD穿孔的发生率并没有明显改变。

（二）侵入性操作或手术

消化道侵入性操作是医源性消化道穿孔的主要原因，包括上消化道内镜检查（特别是硬性内镜检查）、乙状结肠镜检查、结肠镜检查、支架置入术、内镜硬化疗法、鼻胃管置管、食管扩张和食管手术。

与内镜检查有关的消化道穿孔发生率随着手术复杂程度的增加而增加。与治疗性操作或手术相比，诊断性操作或手术导致的穿孔较少见。刚性内镜的穿孔率为0.11%，而柔性内镜的穿孔率为0.03%。当发生医源性消化道穿孔时，通常会伴有明显的相关病理变化。例如，食管穿孔后易出现狭窄、严重的食管炎或憩室。食管穿孔风险最高的区域是Killian三角，这是咽下缩肌和咽肌形成的咽部的一部分。在内镜检查过程中，经常会在手术时就发现穿孔。当食管或胃的正常解剖发生改变时，如Roux-en-Y胃移植术后，留置鼻胃管时应特别注意。其他操作也可能并发穿孔，如胸腔低位胸管置管、腹膜透析导管置管、经皮胃造瘘术、诊断性腹腔灌洗和经皮穿刺引流积液或脓肿等。

（三）消化道穿透性或钝性外伤

尽管胃肠道创伤性穿孔最有可能是穿透性外伤导致的，但腹部钝性外伤也可能导致消化道穿孔，其发生机制与腹部所遭受的压力大小密切相关，或者某段胃肠道被暴力压在固定的骨质结构上，或由挫伤进展为全层损伤穿孔。

（四）药物、异物及其他有害物质

阿司匹林和非甾体抗炎药（NSAID）的使用与结肠憩室穿孔有关，双氯芬酸和布洛芬是最常见的相关药物。非甾体抗炎药很少会导致空肠穿孔。一些抗风湿药（DMARDs）与下肠道穿孔有关。糖皮质激素，特别是与非甾体抗炎药联合使用时更容易导致穿孔。此外，由于类固醇抑制炎症反应，其导致的穿孔容易延误诊断。NSAID、某些抗生素和钾补充剂也是诱发食管溃疡的常见药物。

异物（吞入的或医疗植入物）或其他有害物质（如腐蚀性物质）均有可能导致消化道穿孔。与移位的医疗植入物引起的消化道穿孔相比，尖锐异物（如牙签）及食物（如鸡骨头、鱼刺）或胃石等引起的穿孔更常见。吞入纽扣、电池，医疗植入物如疝气补片和人造血管移植物等均有报道引起过消化道穿孔，并伴有随后的脓肿和瘘管形成或血管肠瘘。

（五）剧烈呕吐

剧烈呕吐可导致自发性食管穿孔，称为Boerhaave综合征。这是因为在剧烈呕吐时，环咽肌持续收缩导致食管下段食管内压力升高所致。

（六）疝气、肠扭转、肠梗阻

腹壁疝、腹股沟疝、膈疝、内疝、食管旁疝和肠扭转等均可导致消化道穿孔，这可能与绞窄性肠壁缺血或压迫性坏死有关。

（七）炎性肠病

克罗恩病有缓慢穿孔的倾向，导致肠-肠瘘或肠皮肤瘘的形成。

（八）阑尾炎

部分阑尾炎会导致穿孔，如果不进行治疗，可能会导致危及生命的并发症，包括腹腔感染、脓毒症、腹腔脓肿。

（九）憩室病

结肠憩室病在发达国家很常见。所有憩室炎的临床病例都表现为不同程度的憩室壁变薄穿孔，进而引起邻近部位的腹膜炎。

（十）心血管疾病

任何长时间减少流向肠道的血流（闭塞性或非阻塞性肠系膜缺血）的过程都会增加消化道穿孔的风险，包括栓塞、肠系膜闭塞性疾病、心肺复苏和导致胃肠道缺血的心力衰竭。

（十一）感染性疾病

伤寒、结核和血吸虫病均可导致小肠穿孔。对于伤寒，穿孔通常位于单一位置，但也可以是多处穿孔。伤寒穿孔在儿童、青少年或年轻人中更为常见。巨细胞病毒感染，特别是在免疫抑制的患者中，也可能会导致肠穿孔。

（十二）肿瘤

肿瘤可以通过直接浸透及坏死而导致穿孔，也可以因梗阻而穿孔，还可能是化疗及放疗的并发症之一。

（十三）结缔组织疾病

小肠或结肠自发性穿孔已在潜在结缔组织病（如 Ehler-Danlos 综合征）、胶原血管病和血管炎患者中有报道。

（十四）自发性肠穿孔

自发性肠穿孔主要发生在新生儿或早产儿身上，目前原因还不明确。

二、病理生理改变

穿孔是肠壁的全层损伤。然而，开始只是部分损伤的肠损伤（如电灼伤、钝性伤）可以随着时间的推移发展成为全层损伤而出现穿孔，随后释放胃肠道内容物，造成局部或弥漫性腹膜炎，或被包裹、局限，形成脓肿；或形成瘘道。自发性消化道穿孔可能与炎症改变或药物或结缔组织疾病导致的组织变薄有关。

肠梗阻时，肠梗阻近端因为肠腔压力增高，超过肠灌注压导致肠缺血坏死而发生穿孔。当结肠梗阻时，因为回盲瓣的存在，穿孔常发生在盲肠内。肠结石和胆结石也可以通过直接压迫或间接引起梗阻而导致近端穿孔。

当游离气体在腹膜腔内积聚，导致腹腔压力增高时，过高的压力会压迫腹腔内的静脉影响腹腔的回流，导致胃肠道的充血；同时也会抬高膈肌，影响膈肌收缩而导致呼吸功能不全。穿孔及穿孔后发生的腹膜炎、腹腔感染也可能会导致腹腔间隔室综合征。

三、临床表现

（一）疼痛

穿孔的患者可能会有不同程度的胸痛或腹痛。侵入性操作或手术突发的严重胸痛或腹痛是消化道穿孔的主要症状。颈部食管穿孔可表现为咽痛或颈部疼痛，并伴有吞咽痛、吞咽困难、颈部压痛或硬结。上腹部穿孔会刺激膈肌，导致肩部疼痛。腹膜后穿孔常导致背痛。服用免疫抑制药或抗炎药患者的炎症反应可能受损，这部分患者疼痛可不明显，甚至不出现疼痛。穿孔后，消化道内容物溢出刺激纵隔或腹膜时，会产生持续性疼痛。当穿孔后形成脓肿或瘘管时，疼痛可减轻。

（二）腹部/骨盆肿块

穿孔导致脓肿形成并不少见，体格检查时可发现腹部肿块。直肠指诊有时可以感觉到穿孔引起的盆腔脓肿。憩室炎是导致腹腔内脓肿形成的最常见病因。瘘管形成可形成"自我引流"，但"自我引流"前腹壁会出现肿块。

（三）瘘管形成

瘘管是两个上皮表面之间形成的异常通道。它可由操作或手术中的肠道损伤、吻合口漏或异物侵蚀引起。瘘管通常与炎性肠道疾病有关，如克罗恩病。穿孔的结肠癌很少出现瘘管侵犯邻近结构及腹壁。发生外瘘的患者术后伤口会突然出现引流液。自发性瘘管患者，引流液则会突然从腹壁或会阴处流出。

（四）脓毒症

脓毒症可以是消化道穿孔的最初表现，但其发病率尚不清楚。有严重内科基础疾病特别是虚弱、老年和免疫抑制的患者，腹膜包裹穿孔能力下降，胃肠内容物自由溢出到腹腔，容易发生腹腔感染和脓毒症。而脓毒症本身又会减少肠壁的灌注，导致胃肠道缺血发生穿孔。合并脓毒症时患者病情危重，可出现发热，也可不出现发热，可有意识改变，伴血流动力学不稳定。可出现器官功能障碍，包括急性呼吸窘迫综合征（ARDS）、急性肾损伤（AKI）和弥散性血管内凝血（DIC）。及时、彻底控制感染灶是治疗消化道穿孔合并脓毒症或腹膜炎最重要的治疗措施。在一项腹腔脓毒症预后生理参数的研究中，3137 例患者的住院总死亡率为 8.9%，其中恶性肿瘤、严重心血管疾病、严重慢性肾脏疾病、呼吸频率＞22 次/min、收缩压＜100 mmHg、无反应、吸室内空气氧饱和度＜90%、血小板计数＜50000/μl、血乳酸水平

＞4 mmol/L 等 10 个因素与死亡率相关。

（五）体格检查

消化道穿孔患者需监测生命体征，彻底检查颈部、胸部和腹部，行直肠指诊。胃肠道穿孔时，生命体征最初可能是正常的，或者仅显示轻微的心动过速或体温过低。随着炎症反应的加重，可能会出现发热及其他脓毒症症状。颈部和胸部的触诊应注意寻找皮下气体的体征，胸部叩诊和听诊应注意寻找胸腔积液的体征。出现纵隔气肿时，可在心尖和胸骨左缘听到心跳收缩期的"嘎吱声"（Hamman 征）。30％的胸段食管穿孔患者和 65％的颈段食管穿孔患者可出现皮下捻发音。气压伤引起的食管破裂患者可能会合并颜面部肿胀。腹部体检最初也可能相对正常，或仅显示轻微的局部压痛。腹胀可有可无，在小肠梗阻导致的穿孔中较常见。游离腹腔穿孔时，可出现典型局灶性或弥漫性的腹膜炎体征。直肠指诊可能无异常发现，也可有阳性发现，如触及肿块、压痛、触痛等。

四、诊断和鉴别诊断

（一）诊断

根据病史、症状和体征可初步诊断是否出现消化道穿孔，确诊有赖于影像学检查。腹部及纵隔游离气体，腹腔或纵隔脓肿，胃肠瘘形成均提示出现消化道穿孔。如果强烈怀疑有穿孔，但影像学仍不明确，则需要行剖腹探查来确诊。

大多数腹部不适患者的诊断评估从胸片和腹部平片开始。不能坐或站的患者可以拍仰卧位和侧卧位片。胸片对胸痛或腹痛的消化道穿孔患者的诊断有大约 90％的阳性发现，但 X 线片阴性不能排除穿孔。有报道在平片上检测游离气体的敏感度在 50％～70％。如果病情允许，在拍片前完全直立或左侧卧位至少 10～20 分钟，可以提高直立平片检测游离气体的阳性率。

平片的另一个缺点是，虽然可以显示穿孔，但穿孔的部位通常不能定位。但是，如果腹部平片上有大量游离气体（在没有近期手术的情况下）和体格检查腹部有明显压痛，可直接行手术探查。如果有游离气体而患者没有腹痛（在没有免疫抑制治疗的情况下），游离气体的病因可能是良性的。但如果不能排除其他原因时，仍然需要完善相关检查以进一步明确。

如果胸片上发现皮下气肿，应仔细检查颈部，并行颈部侧位片，以确定椎前筋膜平面是否有气体。

最有用的成像方式是计算机断层扫描（CT），它对腔外气体具有高度的敏感性和特异性，通常也可以快速获得结果。怀疑胃肠道穿孔的患者应进行腹部 CT 扫描。与平片相比，CT 扫描更敏感，可以显示较少的游离气体，在肺窗下查看可能是最好的识别方法。由于腹膜腔可以分为不同的腔室，腹部 CT 扫描上气体的位置可以帮助提示穿孔的位置和原因。CT 可通过识别肠壁是否连续、管腔造影剂渗漏部位、肠梗阻程度、肠壁或肠壁增厚伴或不伴相关炎性肿块或脓肿或瘘管来确定穿孔位置。CT 还可以看到钙化的血管病变和绞窄性小肠梗阻。如果穿孔是由异物或肠结石引起的，也可以发现异物或结石。但需注意，异物可能移动，其位置不一定与穿孔的位置相符。一般来说，腹部或纵隔内的游离气体量随穿孔的范围和持续时间的不同而不同。

虽然影像学检查显示腹腔内游离气体是穿孔的迹象，但在近期术后期间可以有腹腔游离气体，特别是腔镜手术后。大约 40％的腹部腔镜术后 24 小时会有超过 2 cm 的游离气体。由于腔镜手术目前多数使用二氧化碳来鼓腹，腹腔中残余气体都会很快被吸收。在剖腹手术后一周的 X 线片上还经常可以看到腹腔游离气体。动态监测气体气量变化，若气体量增加，需警惕发生了穿孔。

胃肠道穿孔的影像征象：

1. 胸部 X 线

（1）纵隔气肿（在无气管损伤的情况下）：①Naclerio 的"V"字征提示纵隔内游离气体（图 12-1）。②环绕动脉征象（图 12-2）。③纵隔增宽。

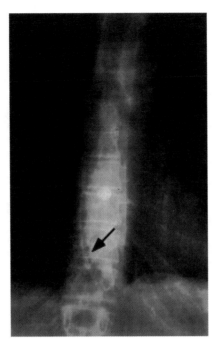

图 12 - 1　Boerhaave 综合征患者胸片显示沿食管轮廓的纵隔游离气体（箭头）

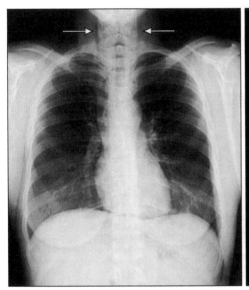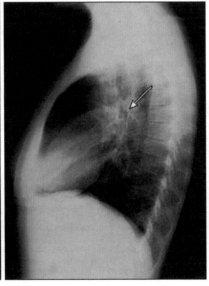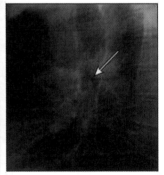

A. 胸部 X 线显示颈部（箭头）　　　B. 胸部 X 线（侧位）显示"动　　　C. "动脉环绕"征的放
　及上胸呈线性透明，与纵隔　　　　脉环绕"征（箭头），该征象　　　大图（箭头）
　气肿一致　　　　　　　　　　　　见于纵隔气肿

图 12 - 2　一名 22 岁女性的胸部 X 线，因喉咙痛，咳嗽 10 天就诊

（2）腹部立位提示膈下游离气体（图 12 - 3）。

（3）某些胸腔积液可能提示食管穿孔（图 12 - 4）。

2. 胸部 CT　气胸、纵隔气肿（无气管损伤）、胸腔积液、纵隔脓肿。

3. 腹部平片

（1）腹部平片（图 12 - 3）提示膈下游离气体，肝脏（右侧卧位）或脾脏（左侧卧位）上方的气体，仰卧位腹壁下的气体。

（2）下胸椎上方的弧形透光区，即冲天炉征（倒置杯征）。

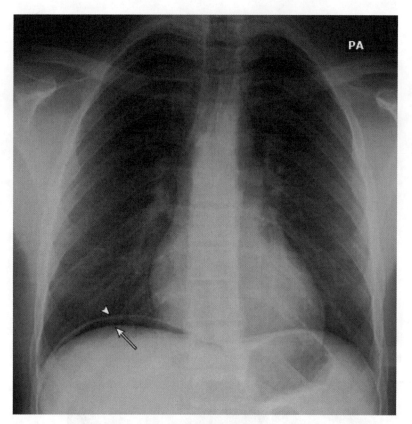

图 12 - 3   直立位胸片显示右侧隔下游离气体

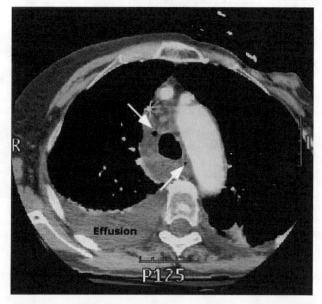

纵隔增宽，纵隔内空气（呈黑点状，箭头处），双侧胸腔积液
图 12 - 4   1 例自发性食管穿孔患者的胸部 CT

（3）Rigler 征（双壁征）（图 12 - 5）。

（4）腰肌征，即腹膜后间隙的气体影，显示出腰大肌。

（5）Urachus 征，即腹膜前间隙的气体影，显示脐尿管或脐韧带。

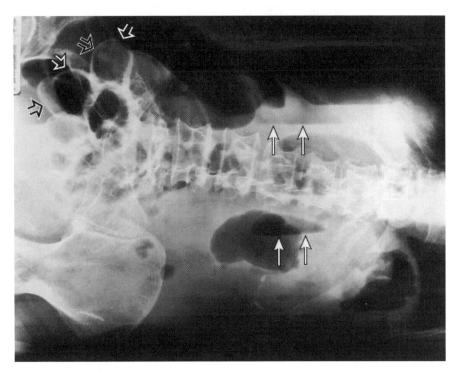

图 12 - 5　卧位腹部平片显示右侧腹腔大量的游离气体，清晰地勾勒出肠壁（见大箭头）。当吻道内外侧都有空气时，由于两侧产生的对比差异，肠壁轮廓清晰可辨，此即为 Rigler 征，是腹腔内游离空气的病理标志。细箭头表示扩张的肠道内的空气-液体水平

4. 腹部 CT　腹部 CT 穿孔的征象有游离气体（图 12 - 6）、口服造影剂外漏、游离液体或食物聚集、肠壁不连续、瘘管或腹腔脓肿，常伴有不规则的相邻肠壁增厚。

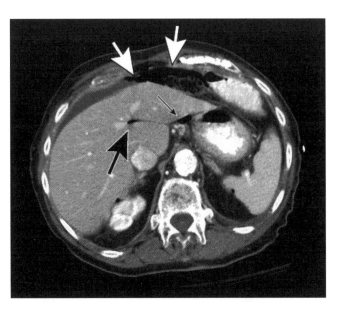

图 12 - 6　CT 扫描显示十二指肠溃疡穿孔导致的腹膜前间隙（白色箭头）、静脉韧带（黑色大箭头）和肝胃韧带（黑色小箭头）游离气体

5. 颈部平片　颈部影像上的穿孔征象包括皮下气肿进入颈部、气管前移和侧位片上椎前筋膜平面内气体（图 12 - 7）。

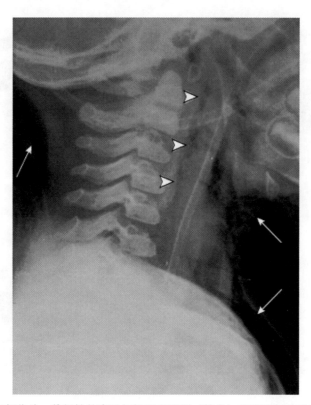

图 12 - 7　幼儿纵隔气肿颈部侧位片，特征性的表现包括咽后透明（箭头）以及颈部前后和前胸壁的皮下气肿（箭头）

　　还可以进一步行相关检查以明确穿孔位置，包括内镜检查、食管造影、消化道造影、超声检查、对比灌肠检查和染色检查等。值得注意的是，钡剂最初不应该用作口服造影剂，因为其一旦外漏，可能会在组织中形成肉芽肿，而且它还可能会掩盖其他影像学检查中的阳性发现。内镜检查是评估疑似食管穿孔患者的重要方法。内镜检查可以直接定位穿孔部位，在某些情况下，还可以进行治疗。在大多数情况下 CT 是首选，因为其敏感性和获得性高。

　　（二）鉴别诊断

　　1. 气腹的鉴别　通常无临床表现，只在少部分患者的 CT 检查中发现有腹腔游离气体。在接受呼吸支持的患者中，气腹可能是由于持续气道正压（CPAP）或呼气末正压（PEEP）造成的。内镜检查、穿刺术、腹膜透析和阴道侵入性操作也可能导致气腹。有时，气腹与细菌性腹膜炎相关，特别是在肝硬化的患者中。气腹的肺部病因包括肺脓肿和肺泡破裂。经皮胃造瘘（PEG）术后也可能出现腹腔游离气体。

　　2. 纵隔气肿的鉴别　纵隔气肿的非食管原因包括感染、哮喘、创伤、滥用可卡因及其他罕见的原因，如牙科手术期间使用的高速空气涡轮钻探。十二指肠溃疡穿孔除了会导致气腹外，还会导致纵隔气肿。

　　五、处置

　　胃肠道穿孔患者的初始治疗包括静脉输液、禁食和使用广谱抗生素。根据穿孔的部位，视情况可给予胃肠减压、经胃造口或空肠造口营养。初始监测应在重症监护病房中进行。对于怀疑有上消化道穿孔的患者，可以静脉使用质子泵抑制药。

　　肠穿孔的患者常合并电解质、酸碱紊乱及严重的液体丢失。电解质紊乱的程度取决于胃肠道渗漏的性质和数量。此时，应尽早外科治疗，以最大限度地减轻水电解质紊乱。电解质酸碱紊乱在那些因穿孔而形成瘘管的患者中很常见（如胃皮肤瘘引起的代谢性碱中毒）。

　　1. 保守治疗　部分患者可不需要立即手术。传统上，胃肠道穿孔（包括食管穿孔）的保守治疗仅用于那些病情严重而又不太可能在手术中存活的患者。但较好的预后推动了保守治疗在其他患者中的实施。通过影像学判断穿孔处有包裹、胃肠道瘘有形成或污染不重并没有合并脓毒症的患者可选择保守治疗。保守治疗包括抗感染治疗、引流（积液、脓肿）、营养支持、支架置入等，食管穿孔、阑尾穿孔、结肠憩室穿孔可优先选择保守治疗。

2. 抗感染治疗　开始广谱抗生素治疗。应根据怀疑的穿孔部位选择抗生素治疗方案。如果穿孔的水平未知，则可以启动广谱抗生素治疗方案。精确的治疗方案选择取决于患者耐药细菌和不良后果的危险因素。这将在其他地方详细讨论。

3. 剖腹探查　为治疗穿孔、减轻腹腔污染，许多患者需要紧急手术。只要确诊了穿孔或者高度怀疑穿孔，就应请外科会诊以确定是否需要立即进行外科手术干预。

有穿孔证据和下列临床体征的患者可考虑剖腹探查：①腹腔感染合并脓毒症、腹痛加重或持续不缓解、出现弥漫性腹膜炎体征。②肠缺血。③完全性肠梗阻或闭袢性肠梗阻。

4. 常见的穿孔部位

（1）食管：食管穿孔可大可小，相应的症状也可重可轻。食管穿孔时，疼痛可能是突发的，也可能是隐匿性的。吞咽疼痛（即吞咽困难）是最常见的症状。食管各段穿孔中，死亡率最高的是胸段食管穿孔，约占18%，其次是颈段食管穿孔，最后是胃食管交界处穿孔。

食管穿孔更多的是医源性导致的，其次是穿透性或钝性创伤。其他原因包括肿瘤、异物或腐蚀性物质摄入、气压伤、消化性溃疡、丸状食管炎、克罗恩病、嗜酸性食管炎等。

作为保守治疗的一个手段，支架置入越来越多地被用于治疗一些食管穿孔患者。与支架置入相关的并发症包括出血、瘘管形成、邻近组织损伤、食管扭曲、反流。支架可能易位，如果支架治疗失败，转为开放修补是另一种选择。

尽管保守治疗食管穿孔有所创新，但开放手术仍然是治疗的主要手段。食管穿孔的手术选择包括一期修补、引流修补。如果是严重狭窄或肿瘤，则行食管切除术和食管隔绝术。开放手术修补的方法取决于穿孔的程度，可能涉及颈部切口和/或开胸手术。对于下食管穿孔，可能还需要行上腹部切口。

（2）胃和十二指肠：消化性溃疡是胃和十二指肠穿孔最常见的原因。边缘溃疡可能会使胃空肠吻合术（如胃部分切除术、减肥手术）复杂化。尽管消化性溃疡的择期手术量有所下降，但消化性穿孔的发生率保持不变或在增加。十二指肠溃疡穿孔位于十二指肠的前部或上部，通常会自发破裂，引起剧烈的急性腹痛。胃溃疡穿孔死亡率相对较高，可能与延误诊断有关。其他导致胃和十二指肠穿孔的原因包括医源性（内镜、外科手术）或非医源性损伤、异物、肿瘤（尤其是在化疗期间）、结核、十二指肠憩室。心肺复苏期间也可能发生胃穿孔。大多数胃和十二指肠穿孔需要手术修复（开放或腹腔镜）。

（3）小肠：小肠穿孔可能继发于肠梗阻、急性肠系膜缺血、炎性肠病，也可能是医源性（腹腔镜检查、粘连松解、内镜检查）和非医源性损伤造成。腹腔镜手术过程中造成的损伤通常在术中不被发现，腹腔镜术后剧烈疼痛或出现脓毒症应尽早完善相关调查以明确是否出现小肠穿孔。由肿瘤（如淋巴瘤）引起的穿孔可以是自发性的，也可以在化疗后发生。此外，由于糖皮质激素抑制了炎症反应，穿孔的确诊可能会延迟。小肠穿孔的其他原因包括异物摄入、肠结石或胆结石，或罕见的支架易位。

小肠憩室穿孔，如美克尔憩室穿孔，可形成脓肿。有时，空肠的憩室会因炎症活动穿孔，这些罕见的憩室位于空肠近端的肠系膜附近，随着距离十二指肠-空肠交界处距离的增加，憩室的数量逐渐减少。少有非甾体抗炎药（NSAIDs）导致的空肠穿孔。

偶尔，特别是在发展中国家，伤寒、结核病或血吸虫病等疾病也会引起小肠穿孔。伤寒导致的穿孔通常是单个的，但有28%～37%的情形可以出现多个穿孔。伤寒穿孔在儿童、青少年或年轻人中更为常见，死亡率很高（3%～72%）。据报道，伤寒穿孔闭合术的再穿孔率为21.3%。

（4）阑尾：大约30%的急性阑尾炎患者并发阑尾穿孔。年龄较小的儿童症状通常不典型，并且更有可能是在穿孔发生后就诊。

（5）结肠和直肠：结肠和直肠穿孔常见的原因是憩室炎、肿瘤、医源性和非医源性损伤，包括手术

（如吻合口漏）。结肠憩室病在发达国家很常见，影响高达50%的成年人，大多数为左侧大肠发病。相比之下，在亚洲国家，右侧结肠穿孔最常见的原因是憩室炎。

结肠镜检查期间穿孔的发生率随着手术复杂程度的增加而增加，治疗性结肠镜检查的穿孔发生率估计为1：1000，整体结肠镜检查的穿孔发生率为1：1400。胶原性结肠炎更容易在结肠镜检查中穿孔。结肠镜检查治疗过程中，直肠乙状结肠区是最常见的穿孔部位（53%），其次是盲肠（24%）。

还有其他很多原因可导致结肠或直肠穿孔。非甾体抗炎药的使用与严重憩室穿孔有关，双氯芬酸和布洛芬是最常涉及的药物。糖皮质激素也与憩室穿孔有关。由粪便引起的肠壁缺血性坏死引起的穿孔也有报道，尤其见于老年人。异物，无论是经口摄入还是经肛门插入，都可能导致结直肠穿孔。结肠穿孔也可能与胶原血管疾病有关，如Ehler-Danlos综合征Ⅳ型、白塞综合征、嗜酸性肉芽肿伴多血管炎（Churg-Strauss）。侵袭性阿米巴导致的结肠穿孔也有报道。在儿科人群中，细菌性结肠炎，特别是非伤寒沙门菌感染，可导致穿孔。

如果结直肠穿孔很小，可以在腔镜下简单缝合。如果穿孔较大并阻断了结肠的血运，则需要切除结肠。肿瘤导致的结肠穿孔也需要切除结肠。

〔曾宪国　罗　亮〕

第七节　腹部创伤

一、闭合性腹部创伤

闭合性腹部创伤主要是腹部钝器伤。腹部钝器伤可以是单纯腹部外伤，亦可以与其他部位的创伤同时存在。在后一种情况下，腹部评估可能被忽视或遇到困难。闭合性腹部创伤的损伤机制多种多样，包括道路交通碰撞、挤压伤、高空坠落伤和直接打击（如踢拳和拳打）等。注意，下胸部受伤可能导致脾脏或肝脏受伤。

（一）评估与查体

1. 评估有无低血容量。检查脉搏、血压和毛细管充盈度。

2. 寻找有无瘀伤（如"腰带"印记）。不建议测量腹围，因其对评估腹腔内出血程度并不可靠。

3. 腹部检查有无压痛和腹膜炎的迹象。听诊肠鸣音没有帮助——肠鸣音存在与否对诊断无明显区别。

4. 检查股动脉搏动。

5. 检查腰部压痛和背部受伤情况，但不要延迟CT检查——建议在扫描之后实施。

6. 检查会阴并考虑进行直肠检查，检查会阴感觉，肛门、直肠完整性，有无指套染血，以及触诊男性前列腺。前列腺凸起或不完整常常提示尿道损伤。

（二）辅助检查

辅助检查的选择取决于患者情况。血液动力学不稳定或存在腹膜炎的患者需要立即转诊并评估剖腹探查手术。

对所有患者进行尿液分析，尿液分析阳性是腹腔内实体器官损伤的标志，而不仅仅提示泌尿道损伤。对出现血流动力学不稳定或病情较重的患者插入导尿管。对所有育龄妇女进行妊娠试验。

血清淀粉酶不能区分腹腔内损伤严重程度，尤其是在创伤复苏的早期，意义较小。

腹部X线片是检查复查创伤的传统方法，但目前已很少使用。

FAST提供了一种快速、可重复且无创的床旁检查，该检查结果的准确程度取决于操作者的熟练程度。可以通过扫描肝肾和脾肾的隐窝以及骨盆来识别腹腔出血，还可以对心包进行扫描以查找有无心脏压塞。

CT扫描广泛用于评估腹部损伤（图12-8），以及识别其他脏器，如腹膜后、脑、胸部的损伤。

CT 的主要优点是能够诊断腹部受伤的器官并量化损伤，如肝脏或脾脏的轻微撕裂或严重的深层撕裂。CT 可以帮助指导管理，尤其是介入放射学。

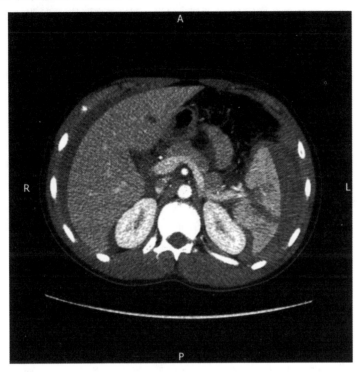

图 12 - 8　闭合性腹部创伤患者 CT 显示脾破裂、腹水

（三）初步稳定

1. 给氧。

2. 保持呼吸道通畅，解除呼吸困难。

3. 建立两条大的静脉通道。

4. 查肾功能、电解质、血糖、血常规、凝血等，送交叉配血。

5. 评估低血容量的证据和对治疗的反应，根据需要输血。

6. 必要时使用镇痛，与传统观点相反，这不会影响临床腹部评估。

7. 考虑是否需要插胃管和导尿管。

8. 尽早请外科医师会诊。

9. 如果需要紧急剖腹手术，通知外科医师、值班麻醉师和手术室。

（四）进一步评估和治疗

患者初步处理稳定后，根据临床情况制订治疗方案。

1. 血流动力学不稳定　紧急请外科医师评估进行剖腹手术。立即通知手术室和值班麻醉师。急诊科医师可能没有必要或没有充足时间来明确腹腔内损伤。当患者出现血流动力学不稳定、酸中毒或低体温的应积极考虑进行损害控制手术。

2. 怀疑存在腹膜炎　按上述治疗方案复苏；提供静脉抗生素（如头孢呋辛 1.5 g）并紧急转诊给外科医师行剖腹手术。

3. 血液动力学稳定且无腹膜炎体征　请外科医师进行进一步的体格检查并动态观察。FAST 和腹部 CT 扫描对于进一步评估这些患者非常有用。并根据患者情况安排留院观察。

（五）多重创伤中可能存在腹部损伤

这些患者的诊断常遇到困难，需要针对具体情况进行个体化的检查和管理。FAST 是一种快速、简单且有用的方法，可帮助识别多发伤患者中的重大腹腔内出血。CT 具有优越的诊断准确性，但需要花费时间，并且经常需要进行静脉造影，需要转运至 CT 室。如果患者血流动力学稳定，则应尽快执行全身 CT 扫描。扫描部位通常包括头部、颈部、胸部、腹部、骨盆、脊柱和股骨干。创伤复苏团队的成员需要决定是否或何时对血流动力学不稳定的患者进行 CT 扫描，这取决于专业知识、经验、资源以及转运时间。

（六）妊娠期腹部创伤

在早期需要一位高资历妇产科医师和妇科医师的帮助。超声可以检查胎儿的生存能力，并寻找子宫破裂的迹象。

二、穿透性腹部损伤

大多数穿透性腹部损伤是由刀或枪伤引起的，外伤的大小与腹内损伤的严重程度几乎没有关系。

（一）初始治疗

接收患者时，给氧，建立静脉通道，并根据 ABCDE 的初步评估进行复苏。

尽早完全暴露患者，以便检查胸部、背部、腰部、臀部和会阴部是否有其他伤口。

（二）腹部损伤的评估

除非患者出现血容量不足性休克，否则可能难以根据临床原因确定腹部损伤的范围和严重程度。除了常规的监测和腹部体格检查以外，还应进行直肠指检，并仔细检查有无脊髓或马尾神经损伤，尤其是在枪伤中。

（三）辅助检查

1. 尿液检查　检查尿液中是否有血尿。

2. 血液检查　检查肾功能、电解质、血糖、血常规、凝血，送检交叉配血。

3. CT 扫描　如果患者的血流动力学状态允许，进行 CT 扫描。X 线的用途较为有限，X 线可以显示膈肌下有游离气体，而仰卧的腹部 X 线可以识别子弹碎片等。

4. FAST　FAST 扫描将迅速识别出游离的腹腔液体。

（四）治疗

1. 给氧，建立两个大的深静脉通路，完善输血前准备。

2. 对于不稳定的患者，应根据需要进行采血，但要避免输液过多，因为输液过多会导致病情恶化。在开始手术之前，神志清楚的患者收缩压应维持在 90 mmHg 左右就足够了。

3. 根据需要提供静脉镇痛。

4. 给予静脉抗生素（如头孢呋辛 1.5 g＋甲硝唑 500 mg）。

5. 考虑预防破伤风的必要性。

6. 用无菌敷料覆盖伤口。切勿在急诊病房探查伤口以尝试确定深度和可能的腹膜穿透情况。尽早请外科医师决定进一步的治疗方法。

7. 如患者血流动力学不稳定，枪伤或有明显的肠内容物突出，需要在早期进行紧急复苏和剖腹手术。用盐水浸湿的无菌棉签覆盖突出的网膜或肠，但不要将其推回腹部。

〔金　彪　曾宪国　付　乐　罗　亮〕

参考文献

[1] Blatchford O，Davidson L A，Murray W R，et al. Acute upper gastrointestinal haemorrhage in west of Scotland：case ascertainment study [J]. BMJ，1997，315 (7107)：510 - 514.

[2] van Leerdam M E，Vreeburg E M，Rauws E A，et al. Acute upper GI bleeding：did anything change? Time trend analysis of incidence and outcome of acute upper GI bleeding between 1993/1994 and 2000 [J]. Am J Gastroenterol，2003，98 (7)：1494 - 1499.

[3] Gralnek I M，Neeman Z，Strate L L. Acute Lower Gastrointestinal Bleeding [J]. N Engl J Med，2017，376 (11)：1054-1063.

[4] Kushnir V M，Sharma S，Ewald G A，et al. Evaluation of GI bleeding after implantation of left ventricular assist device [J]. Gastrointest Endosc，2012，75 (5)：973-979.

[5] Bernal W，Wendon J. Acute liver failure [J]. N Engl J Med，2013，369 (26)：2525-2534.

[6] Bernal W，Cross T J，Auzinger G，et al. Outcome after wait-listing for emergency liver transplantation in acute liver failure：a single centre experience [J]. J Hepatol，2009，50 (2)：306-313.

[7] Larson A M，Polson J，Fontana R J，et al. Acetaminophen-induced acute liver failure：results of a United States multicenter，prospective study [J]. Hepatology，2005，42 (6)：1364-1372.

[8] Singh V K，Bollen T L，Wu B U，et al. An assessment of the severity of interstitial pancreatitis [J]. ClinGastroenterolHepatol，2011，9 (12)：1098-1103.

[9] Reuben A，Koch D G，Lee W M，et al. Drug-induced acute liver failure：results of a U. S. multicenter，prospective study [J]. Hepatology，2010，52 (6)：2065-2076.

[10] Singhal A，Neuberger J. Acute liver failure：bridging to transplant or recovery—are we there yet？[J]. J Hepatol，2007，46 (4)：557-564.

[11] Wesson R N，Cameron A M. Stem cells in acute liver failure [J]. Adv Surg，2011，45：117-130.

[12] Bernal W，Auzinger G，Dhawan A，et al. Acute liver failure [J]. Lancet，2010，376 (9736)：190-201.

[13] Banks P A，Bollen T L，Dervenis C，et al. Classification of acute pancreatitis—2012：revision of the Atlanta classification and definitions by international consensus [J]. Gut，2013，62 (1)：102-111.

[14] Al-Haddad M，Wallace M B. Diagnostic approach to patients with acute idiopathic and recurrent pancreatitis，what should be done？[J]. World J Gastroenterol，2008，14 (7)：1007-1010.

[15] Mortele K J，Ip I K，Wu B U，et al. Acute pancreatitis：imaging utilization practices in an urban teaching hospital—analysis of trends with assessment of independent predictors in correlation with patient outcomes [J]. Radiology，2011，258 (1)：174-181.

[16] Perez A，Whang E E，Brooks D C，et al. Is severity of necrotizing pancreatitis increased in extended necrosis and infected necrosis？[J]. Pancreas，2002，25 (3)：229-233.

[17] Bollen T L，van Santvoort H C，Besselink M G，et al. Update on acute pancreatitis：ultrasound，computed tomography，and magnetic resonance imaging features [J]. Semin Ultrasound CT MR，2007，28 (5)：371-383.

[18] Banks P A，Freeman M L. Practice Parameters Committee of the American College of Gastroenterology. Practice guidelines in acute pancreatitis [J]. Am J Gastroenterol，2006，101 (10)：2379-2400.

[19] Warndorf M G，Kurtzman J T，Bartel M J，et al. Early fluid resuscitation reduces morbidity among patients with acute pancreatitis [J]. Clin Gastroenterol Hepatol，2011，9 (8)：705-709.

[20] Paulson E K，Kalady M F，Pappas T N. Clinical practice. Suspected appendicitis [J]. N Engl J Med，2003，348 (3)：236-242.

[21] Beaudoin F L，Rich J D. Opioid Prescribing by Emergency Physicians and Risk of Long-Term Use [J]. N Engl J Med，2017，376 (19)：1895-1896.

[22] Kassahun W T，Schulz T，Richter O，et al. Unchanged high mortality rates from acute occlusive intestinal ischemia：six year review [J]. Langenbecks Arch Surg，2008，393 (2)：163-171.

[23] Ahn S H，Mayo-Smith W W，Murphy B L，et al. Acute nontraumatic abdominal pain in adult patients：abdominal radiography compared with CT evaluation [J]. Radiology，2002，225 (1)：159-164.

[24] Hinson J S，Ehmann M R，Fine D M，et al. Risk of Acute Kidney Injury After Intravenous Contrast Media Administration [J]. Ann Emerg Med，2017，69 (5)：577-586.

[25] Wilkes G J，McSweeney P A. The diagnosis of traumatic intra-abdominal haemorrhage in patients with normal vital signs [J]. Emerg Med，1996，8：19-23.

[26] Grant R T，Reeve E B. Clinical observations on air-raid casualties [J]. Br Med J，1941，2：293-297.

[27] Shackford S R，Rogers F B，Osler T M. Focused abdominal sonogram for trauma：the learning curve of nonradiologist clinicians in detecting hemoperitoneum [J]. J Trauma，1999，46：553-562.

第十三章　中枢神经系统急症

第一节　脑出血

一、病因和发病机制

（一）病因

自发性脑内出血占所有急性中风的 $8\%\sim11\%$，是蛛网膜下腔出血的 2 倍。与蛛网膜下腔出血一样，脑内出血的发病率和死亡率也很高。7 天的死亡率约为 30%，1 年的死亡率约为 55%，10 年的死亡率约为 80%。在存活的人中，只有 1/5 的人在 1 年后功能独立。黑人脑出血的发生率是白人的 2 倍多，这可能与黑人高血压患病率更高有关。此外，在接受组织型纤溶酶原激活剂治疗的急性缺血性中风患者中，有 $3\%\sim9\%$ 的患者发生脑出血。新型口服抗凝剂和维生素 K 拮抗药（如华法林）用于心房颤动、预防缺血性脑卒中时对脑出血的影响一直是许多争论和研究的中心。总体而言，服用抗凝剂的患者，无论是新型口服抗凝剂还是维生素 K 拮抗药，发生脑出血，结果都较差。重要的是，与华法林相比，新型口服抗凝剂用于预防心房纤颤的脑卒中时，降低了脑出血的风险。华法林抗凝是脑出血的重要危险因素，服用该药物的人每年脑出血发生率为 $0.3\%\sim0.6\%$，而华法林在 6% 至 0.6% 之间起作用。在服用华法林的患者中，国际标准化比率每增加 0.5，脑出血的风险几乎翻一番，超过 4.5。当比较新型口服抗凝剂相关的脑出血与维生素 K 拮抗药相关的脑出血时，还需要更多的研究。一项合并分析报告称，新型口服抗凝剂和维生素 K 拮抗药相关的脑出血后，脑内出血量、90 天死亡率和功能结果相似，而另一项前瞻性综述和荟萃分析表明，与维生素 K 拮抗药相关的脑出血相比，入院时新型口服抗凝剂相关的脑出血与较小的基线血肿体积和较少的神经功能缺损有关。随着更多的患者过渡到新型口服抗凝剂，一项研究表明，与维生素 K 拮抗药相关的脑出血相比，新的口服抗凝剂相关的脑出血与入院时较小的基线血肿体积和较少的神经功能缺损有关。随着越来越多的患者过渡到新型口服抗凝剂，一项研究表明，在脑出血患者中，与服用维生素 K 拮抗药的患者相比，服用新型口服抗凝剂的患者住院死亡率较低。脑出血危险因素包括长期高血压、动静脉畸形、动脉瘤、抗凝治疗、交感神经药物（特别是可卡因和苯丙醇胺）的使用、颅内肿瘤和老年人淀粉样血管疾病。目前吸烟和吸烟频率增加也会增加脑出血的风险，但是这种增加风险的病因并不像缺血性脑卒中那样明确。

（二）发病机制

脑内动脉壁薄弱，中层肌细胞和外膜结缔组织较少，而且无外弹力层。长期高血压使脑细、小动脉发生玻璃样变及纤维素性坏死，管壁弹性减弱，血压骤然升高时血管易破裂出血。在血流冲击下，血管壁病变也会导致微小动脉瘤形成，当血压剧烈波动时，微小动脉瘤破裂而导致脑出血。高血压脑出血的发病部位以基底核最多见，主要是因为供应此处的豆纹动脉从大脑中动脉呈直角发出，在原有血管病变的基础上，受到压力较高的血流冲击后易致血管破裂。

二、病理生理改变

脑出血对脑组织的影响可以分为原发性脑损害、继发性脑损害和颅内压增高。①原发性脑损害包括两个方面，一方面是因大量出血导致的脑组织直接破坏，使神经组织和纤维的联系中断。局部神经结构破坏可导致严重的神经功能障碍。另一方面是血肿周围神经传导束和脑组织受压造成的移位和变形，由于血肿的压迫、推挤，出血区周围的白质纤维被劈裂、移位、变形。②继发性脑损害包括两个方面，一方面是血肿周围脑组织水肿；另一方面是脑缺血。持续的脑缺血又使脑水肿进一步加重，从而形成恶性循环。③颅内压增高是由于脑出血后形成的脑内血肿占位效应、血肿周围伴发的脑组织水肿、脑室内出血或血肿破入脑室后引起的脑脊液循环障碍等因素造成的。颅内压增高不仅使全脑血流量减少，同时血肿产生的占位效应导致脑组织受压移位，环池闭塞，使脑脊液循环受到阻碍，进一步使颅内压增高，形成恶性循环，严重时可产生小脑幕切迹疝和枕骨大孔疝而危及患者生命。

新鲜的出血呈红色，红细胞降解后形成含铁血黄素而带棕色。血块溶解，吞噬细胞清除含铁血黄素和坏死的脑组织，胶质增生，小出血灶形成胶质瘢痕，大出血灶形成脑梗死囊，囊腔内含有铁血黄素等血红蛋白降解产物及黄色透明黏液。

三、临床表现

脑出血的临床特征可能与脑梗死、蛛网膜下腔出血和缺血性脑梗死无法区分。在脑出血中，头痛、恶心和呕吐通常先于神经功能缺损，与蛛网膜下腔出血相比，头痛的发作通常更隐蔽。在高血压性脑出血中，出血通常局限在壳核、丘脑。右侧大的顶叶实质内出血。脑桥或小脑（频率从高到低）和临床检查结果可能与这些区域有关。小脑出血通常与头晕、呕吐、明显的躯干共济失调、凝视麻痹和意识消沉有关。与其他形式的脑出血患者相比，小脑出血患者更有可能出现快速进展的症状，可能需要更积极的干预。临床表现的轻重主要取决于出血量和出血部位。

四、诊断和鉴别诊断

脑出血的鉴别诊断与蛛网膜下腔出血相似。病史、症状进展速度和其他临床特征可能提示脑出血比蛛网膜下腔出血或缺血性卒中更有可能，但仅有这些特征不足以做出临床诊断。CT 和 MRI 在评估脑出血患者方面各有优势。CT 是显示出血扩散到脑室的最佳方法，而 MRI 在显示潜在的结构病变方面更好。这两种检查都被认为是诊断脑出血的初始研究方法。CT 的普及和扫描时间短使非增强 CT 成为大多数急诊室的初始研究选择。增加对比剂可以识别肿块或动脉瘤。脑血管造影术对于那些病情稳定、不需要紧急手术的患者可能是有用的，特别是那些没有确定明显出血原因的患者和那些年龄在 45 岁以下而没有高血压的患者。

五、处置

（一）基本治疗原则

脱水降颅内压，减轻脑水肿；调整血压；防止继续出血；减轻血肿造成的继发性损害；促进神经功能恢复；防治并发症。

在监护的重症监护区治疗脑出血患者。小脑出血患者迅速恶化的风险特别高，可能需要快速干预以进行手术排出出血。密切关注患者的气道和神经状况。使用退热药降低体温，在癫痫发作时服用抗癫痫药，积极控制低血糖或高血糖（＞160 mg/dl 或 8.9 mmol/L），控制血压，以及逆转凝血障碍。通过将床头抬高30°并提供适当的止痛和镇静来控制颅内压增高。如果需要更积极地降低颅内压，如使用渗透性利尿药或插管，并使用神经肌肉阻滞和轻度过度通气，则通常需要有创性颅内压监测。脑出血中颅内压增高不应给予皮质类固醇治疗。重要的是，急性脑出血的降压治疗，研究表明，对脑出血参与者进行治疗，使收缩压达到 110～139 mmHg 的目标，并不会导致死亡率或致残率低于标准降低到 140～179 mmHg 的目标。

（二）止血

考虑到目前使用的抗血小板聚集药和抗凝药的复杂性和多样性。如果凝血障碍与肝素的使用有关，大约每 100 U 肝素用鱼精蛋白 1 mg 来中和，根据上次服用肝素的时间进行调整。对于服用华法林的患者，无论国际标准化比率的值是多少，都要提供逆转。有关进一步的讨论，有几种选择可以逆转华法林引起的凝血障碍：维生素 K、新鲜冰冻血浆、重组因子Ⅶa 和凝血酶原复合物浓缩物。维生素 K 5～10 mg 静脉注射可以完全逆转华法林诱导的抗凝，但完全效果需要 12～24 小时才能达到，在此期间血肿可能会继续扩大。新鲜冰冻血浆起效更快，但含有不同数量的凝血因子 15 ml/kg 的剂量需要大量输液，许多患者无法忍受。新鲜冰冻血浆可以作为通用供体（AB＋）快速给药，不需要分型和交叉配型。一个常见的临床问题集中在正在接受抗血小板治疗的患者自发性原发性脑出血后输注血小板的可取性。一项多中心的随机对照试验发现，与接受标准治疗的一组患者相比，对这部分自发性脑出血患者使用血小板会导致更高的死亡率和严重不良事件。因此，对于正在接受抗血小板治疗的患者，无需输注血小板即可进行标准护理。重组因子Ⅶa 并不能改善脑出血后的生存率或功能预后。复合凝血酶原是有效的、快速逆转的口服抗凝剂；然而，即使凝血障碍得到逆转，发病率和死亡率仍然很高。尽管几乎没有证据指导这些病例的治疗，但采用标准脑出血溶栓治疗结合血小板和冷沉淀输注来治疗与纤溶治疗相关的脑出血。

原发性脑出血最常见的是由长期高血压引起的小血管疾病。高血压出血往往发生在特征性部位，如基底节区和小脑。动脉瘤最常见于 Willis 环周围，因此动脉瘤破裂引起的脑出血通常位于该区域周围。继发性脑出血可能会发生以下病变，如肿瘤或梗死，临床恶化可能导致所谓的症状性脑出血。原发性脑出血的临床表现是典型的神经功能缺损，伴有头痛、短暂的意识丧失、高血压和呕吐。然而，仅凭临床特征无法区分来自梗死的脑出血；因此需要脑成像来确认诊断。在脑出血的检测中，CT 和 MRI（使用梯度回波序列）都是等价的。脑出血是一种高死亡率（35％～50％）的医疗紧急情况，其中一半的死亡发生在前 2 天。血肿有明显增多的风险，早期神经恶化和增加颅内压。应采取一般性措施，特别是在治疗缺血性脑梗死方面注意气道和通气支持。在脑出血环境下治疗升高的 ICP 涉及一系列类似于头部创伤的模式。包括抬高床头、镇痛、镇静、渗透利尿药如甘露醇和高渗盐水、过度通气、脑脊液引流。有试验表明，急性降低收缩压至 140 mmHg 是安全的，并可能改善神经系统的预后。治疗应个体化，与脑梗死/神经外科/重症监护专家协商进行。应避免低血压。不建议使用重组因子Ⅶa。抗惊厥药预防是常见的做法。与抗凝或溶栓相关的脑出血的管理是一个紧迫的问题，应该与血液学家协商，直接口服抗凝药应在可用的情况下接受特定的逆转剂。否则建议与血液科专家协商。

〔黄姗姗　罗　亮〕

第二节　脑梗死

一、病因和发病机制

脑梗死又称缺血性脑卒中，是指各种原因所致脑部血液供应障碍，导致局部脑组织缺血、缺氧性坏死，而迅速出现相应神经功能缺损的一类临床综合征。通常被定义为任何中断流向大脑的血液的疾病过程。损伤与高能磷酸盐产生所必需的氧和葡萄糖底物的丧失以及继发性细胞损伤的介质的存在有关。随后的因素，如水肿和占位效应，可能会加剧最初的损伤。缺血性脑卒中的分型方法很多，当前国际广泛使用 TOAST 病因分型，是将缺血性脑卒中分为：大动脉粥样硬化型、心源性栓塞型、小动脉闭塞型、其他明确病因型和不明原因型 5 型脑卒中。

动脉粥样硬化性血栓性脑梗死是脑梗死中最常见的类型。目前其发病机制尚未完全明确，可能是在动脉粥样硬化基础上发生以下病理改变所致。①斑块内出血：斑块内新生的血管破裂后形成血肿，使斑块隆起甚至完全阻塞管腔，导致急性供血中断；②斑块破裂：斑块表面纤维帽破裂使坏死物质和脂质形成胆固醇栓子，栓子自破裂口进入血液而发生栓塞；③血栓形成：斑块破裂形成溃疡后胶原纤维暴露，凝血系统激活，血小板激活并黏附、聚集于损伤的动脉壁上，进而形成血栓。

脑栓塞是指血液中的各种栓子（如心脏内的附壁血栓、动脉粥样硬化的斑块、脂肪、肿瘤细胞、纤维软骨或空气等）随血流进入脑动脉而阻塞血管，当侧支循环不能代偿时，引起该动脉供血区脑组织缺血性坏死，出现局灶性神经功能缺损。脑栓塞按栓子来源分为 3 类：①心源性脑栓塞；②非心源性脑栓塞，动脉来源包括主动脉弓和颅外动脉（颈动脉和椎动脉）的动脉粥样硬化性病变、脂肪滴、空气、肿瘤细胞、寄生虫卵和异物等；③来源不明，少数病例查不到栓子的来源。

腔隙性脑梗死是指大脑半球或脑干深部的小穿通动脉，在长期高血压的基础上，血管壁发生病变，导致管腔闭塞，形成小的梗死灶。

二、病理生理改变

脑缺血的早期，脑组织改变不明显，肉眼可见的变化要在数小时后才能辨认。急性脑梗死病灶是由缺血中心区及其周围的缺血半暗带（ischemic penumbra）组成。缺血中心区发生肿胀、软化，灰质白质分界不清。大面积脑梗死时，脑组织高度肿胀，可向对侧移位，导致脑疝形成。镜下可见神经元出现急性缺血性改变，如皱缩、深染及炎细胞浸润等，胶质细胞破坏，神经轴突和髓鞘崩解，小血管坏死，周围有红细胞渗出及组织间液的积聚。在发病后的 4～5 天脑水肿达高峰，7～14 天脑梗死区液化成蜂窝状囊腔，3～4 周后，小的梗死灶可被肉芽组织所取代，形成胶质瘢痕；大的梗死灶中央液化成囊腔，周围由增生的胶质纤维包裹，变成中风囊。

如能在短时间内迅速恢复缺血半暗带的血流，该区脑组织功能是可逆的，神经细胞可存活并恢复功能。因此尽早恢复缺血半暗带的血液供应和应用有效的脑保护药物对减少脑卒中的致残率是非常重要的，但这些措施必须在限定的时间内进行，这个时间段即为治疗时间窗。它包括再灌注时间窗和神经细胞保护时间窗，前者指脑缺血后，若血液供应在一定时间内恢复，脑功能可恢复正常；后者指在时间窗内应用神经保护药物，可防止或减轻脑损伤，改善预后。缺血半暗带的存在除受治疗时间窗影响之外，还受到脑血管闭塞的部位、侧支循环、组织对缺血的耐受性及体温等诸多因素的影响，因此不同的患者治疗时间窗存在着差异。一般认为再灌注时间窗为发病后的 3～4 小时内，不超过 6 小时，在进展性脑卒中可以相应的延长。神经细胞保护时间窗包含部分或全部再灌注时间窗，包括所有神经保护疗法所对应的时间窗，时间可以延长至发病数小时后，甚至数天。

三、临床表现

对脑梗死的诊断有赖于集中、准确的病史和体格检查。临床表现取决于梗死灶的大小和部位，主要为局灶性神经功能缺损的症状和体征。前循环梗死如偏瘫、偏身感觉障碍、失语、共济失调等，部分可有头痛、呕吐、昏迷等全脑症状。后循环梗死表现为眩晕、恶心、呕吐及眼球震颤、复视、构音障碍、吞咽困难及共济失调等，病情进展迅速而出现眼球麻痹、四肢瘫痪、昏迷、中枢性高热、应激性溃疡，常导致死亡。有研究发现女性占脑梗死的一半以上，但在出现体征和症状方面存在非常轻微的性别差异。一般来说，与男性通常报告的更传统的症状相比，女性倾向于表现更严重的、弥漫性的非经典症状，但这些区别的证据有限。

（一）大脑前动脉闭塞

大脑前动脉闭塞并不常见（占所有卒中的 $0.5\%\sim3\%$），但当发生单侧闭塞时，可引起下肢的对侧感觉和运动症状，但手部和面部不受影响。此外，左侧病变通常与静止性缄默和经皮质运动性失语有关（一种不流利的失语症，自发性言语大大减少，但听觉理解和重复能力保留），而右侧梗死可导致意识混乱和半身运动不灵。双侧闭塞可引起上述症状的组合，但尤其与缄默、大小便失禁和预后不良有关。

（二）大脑中动脉闭塞

大脑中动脉是卒中最常见的血管，临床表现可能有很大的差异，这取决于病变的确切位置和哪个大脑半球占主导地位（在右利手患者和多达 80% 的左利手患者中，左半球占主导地位）。大脑中动脉卒中通常表现为偏瘫、面瘫和对侧大脑皮质感觉丧失。这些缺陷对面部和上肢的影响比对下肢的影响更大。如果受累的是优势半球，通常会出现失语症（接受性、表达性或两者兼而有之）。如果累及非优势半球，可能会出现注意力不集中、忽视、无失语的构音障碍和结构性失用（难以绘制复杂的二维或三维图形）。也可以看到同名偏盲和偏向梗死一侧的凝视，而不考虑梗死的一侧。

（三）大脑后动脉闭塞（后循环远端）

后循环卒中的典型症状和体征包括共济失调、眼球震颤、精神状态改变和眩晕，但有时表现相当微妙。交叉神经缺损（如同侧颅神经缺损伴对侧运动无力）可能提示脑干病变。根据一项大型卒中登记的分析，大脑后动脉受累的症状包括单侧肢体无力、头晕、视物模糊、头痛和构音障碍。常见的临床症状包括视野丧失、单侧肢体无力、步态共济失调、单侧肢体共济失调、颅神经Ⅶ征、嗜睡和感觉缺陷。视野丧失被经典地描述为对侧同名偏盲和单侧皮质盲，被认为是后循环远端卒中的特有症状，因为大脑的视觉中心是由大脑后动脉供应的。触觉和针刺感觉缺陷，没有失写的阅读能力丧失（失读症），不能说出颜色，最近的记忆丧失，单侧第三神经麻痹和偏瘫也有报道。运动功能障碍虽然常见，但通常是轻微的，这可以让一些患者意识到自己中风了。

（四）基底动脉闭塞（中段后循环）

基底动脉闭塞最常见的症状是单侧肢体无力、头晕、构音障碍、复视和头痛。最常见的体征是单侧肢体无力、构音障碍、巴宾斯基征和动眼运动障碍体征。吞咽困难、恶心或呕吐、头晕和霍纳综合征与基底动脉闭塞呈正相关。基底动脉闭塞死亡风险高，预后差。

（五）椎基底动脉闭塞（近端后循环）

椎基底动脉闭塞患者最常见的症状是头晕、恶心或呕吐、头痛、吞咽困难、单侧肢体无力和单侧颅神经障碍症状。常见的症状包括单侧肢体共济失调、眼球震颤、步态共济失调、肢体感觉障碍和霍纳综合征。

（六）小脑梗死

合并小脑梗死的患者可能出现非特异性的症状，并可能出现头晕（伴有或不伴有眩晕）、恶心和呕吐、步态不稳、头痛、四肢共济失调、构音障碍、节律障碍、眼球震颤、听力丧失和顽固性呃逆。精神状态可能从清醒到昏迷不等。因为在小脑梗死中，高达 25% 的平扫头颅 CT 是正常的，如果最初的平扫头颅 CT 平淡无奇，当怀疑这一诊断时，可以进行紧急弥散加权 MRI 检查。一旦诊断出来，CT 血管造影或磁共振血管造影对任何血管病变的定性都是有用的。小脑梗死的临床表现和病程难以预测，令人沮丧，但临床医师必须保持警惕，警惕小脑水肿引起的脑干压力升高而导致迅速恶化的可能性。因此，非常密切的系列检查（特别是寻找凝视麻痹和精神状态改变）和及时的神经科和神经外科床边会诊是必要的。为小脑梗死患者争取早期神经外科会诊。小脑水肿可导致疝气迅速恶化，需要会诊以确定这些患者是否需要紧急后颅窝减压术。急性梗阻性脑积水或症状性肿块效应需要用高渗治疗（甘露醇或高渗盐水）和紧急手术减压来迅速治疗颅内压增高。

（七）腔隙性脑梗死

腔隙性脑梗死是由穿透小动脉梗死引起的纯运动或感觉障碍，通常与慢性高血压和年龄增加有关。根据病变的位置和大小，表现形式是不同的。这种预后通常被认为比其他中风综合征更有利。

四、诊断和鉴别诊断

评估气道、呼吸和循环是重中之重。下一步，检查的目标是确认脑卒中的诊断，并识别合并症。发热应促使对潜在感染进行调查。中枢神经系统感染（脑膜炎、脑炎）可能类似于脑卒中，或诸如吸入性肺炎或尿路感染等感染可能是脑卒中的并发症。评估脑膜痉挛、栓子征象（Janeway 病变和 Osler 结节）和出血性疾病（瘀点或瘀斑）。眼底镜检查可发现视盘水肿（提示肿块病变、脑静脉血栓形成或高血压危象）或视网膜出血（与蛛网膜下腔出血相一致）的迹象。评估是否有提示可能的心脏或血管疾病的发现，如啰音或颈动脉杂音。

患者通常可以通过仔细的病史记录和体格检查、床边试验、观察和适当的成像来与脑梗死区分开来。然而，很难区分局灶性一过性症状（如癫痫）和短暂性脑缺血发作（TIA）。

使用有效的卒中严重程度量表评估患者的神经状态。美国国立卫生研究院卒中量表（NIHSS）是记录卒中严重程度的最广泛使用的量表。NIHSS 是一种 11 类（15 个项目）的神经学评估（评分范围0～42），快速（5～10 分钟），具有很高的评价可靠性，并提供了有助于预测患者结果的基线评分。一个重要的警告是，NIHSS 侧重于检测前循环卒中，而不是后循环卒中。这是因为后循环卒中的常见症状（颅神经功能缺陷和共济失调）得到的分数较少，如果存在误差，评分员通常将共济失调评分为不存在。此外，NIHSS 偏向于检测左半球卒中。改进的 NIHSS 省略了多余和最不可靠的项目，产生了与完整 NIHSS 相似的临床结果，并且更容易使用（评分范围 0～31）；然而，这个量表没有像完整的NIHSS 那样得到广泛验证，也不是常用的。正确使用 NIHSS 的重要评分注意事项：除了第 9 项（最佳语言）之外，给第一反应打分，而不是最好的反应打分。

大多数急性缺血性卒中在卒中的早期几小时内无法通过非对比颅脑 CT 显示出来。因此，第一次颅脑 CT 的作用主要是排除颅内出血、脓肿、肿瘤和其他类似卒中的迹象，以及检测目前溶栓剂的禁忌证（如"大片清晰的低密度区"）。

五、处置

急性缺血性脑卒中的一般治疗：

（一）标准治疗

脱水可导致缺血性脑卒中患者继发于血液黏度增加、低血压、肾功能损害和静脉血栓栓塞而导致的预后恶化。然而，常规扩容和血液稀释并不能改善脑卒中患者的预后。因此，如果存在补充晶状液，应纠正脱水，但不要矫枉过正。对于正常血容量的患者，提供维持液。急性缺血性脑卒中不常规吸氧，只有在必要时才应给予，以保持血氧饱和度＞94％。发热与脑卒中的发病率和死亡率增加有关，可能是由于发热相关的炎症反应，可能是由于代谢需求增加和自由基产生。找出发热的来源并治疗根本原因（如感染）。虽然使用对乙酰氨基酚治疗发热本身是传统的做法，但仍然缺乏这样做会产生良好结果的有力证据。避免使用布洛芬进行体温调节，因为已经证明，布洛芬不会降低这些患者的体温，并可能与出血风险有关。此外，物理降温措施只应被视为二线治疗，因为它们的益处尚未确定。将所有急性卒中患者纳入熟悉脑卒中患者护理的监测护理病房，最好是指定卒中中心的专门卒中病房。使用卒中单元可减少并发症，延长住院时间，改善日常功能，减少前往长期护理机构住院的可能性，并增加能够长期在家生活的可能性——其益处独立于溶栓药物的使用。如果急性脑卒中患者出现在缺乏这些资源设施的地方，请考虑在患者病情稳定并且使用静脉溶栓药物后将患者转移到更高水平护理的地方，在这种情况下，在接受机构紧急、早期咨询有经验的卒中内科医师是可取的。

（二）脑卒中血压控制

急性缺血性脑卒中患者的最佳血压尚不清楚；然而，基于共识，目前的 AHA/ASA 急性卒中指南建议使用胶体或晶体纠正低血压和低血容量，以维持器官灌注；然而，对于不符合再灌注治疗条件的患者，没有具体的目标血压。

相反，根据溶栓药物随机对照试验中使用的血压指南，在溶栓治疗之前、期间和之后，血压控制被认为是必不可少的。收缩压＞185 mmHg 或舒张压＞110 mmHg 是使用溶栓剂的禁忌证，因为血压升高（溶栓前后）与缺血性脑卒中出血转化的风险增加相关。治疗前血压升高是很常见的（20％），积极管理血压升高而不是警惕等待的策略可能会增加能够接受溶栓治疗的患者的比例。因此，如果患者是溶栓剂的候选患者，降低血压以满足这些进入参数。如果这些措施不能达到目标动脉血压，那么患者就不再是溶栓治疗的候选对象。同样，根据动脉内治疗的随机对照试验，对于那些接受动脉内治疗的候选患者，建议将同样的血压目标定为≤185/110 mmHg。初步研究还表明，血栓切除后不太有利的结果也与基线血压升高有关。

（三）高血糖症

目前的 AHA/ASA 指南建议将血糖维持在 140 mg/dl（7.77 mmol/L）到 180 mg/dl（9.99 mmol/L）

之间。避免和治疗低血糖 [<60 mg/dl（3.33 mmol/L）]。记住，低血糖和高血糖都是重要的脑卒中因素。

高血糖在急性脑卒中中很常见，基于与高血糖相关的不太有利的结果的数据，建议进行血糖控制。然而，缺乏数据支持严格控制血糖改善结果，必须避免低血糖，因为它与大脑功能障碍有关。

（四）抗血小板聚集治疗

目前的 AHA/ASA 指南建议在脑卒中发作后 24～48 小时内口服（如果有吞咽障碍，则通过直肠）阿司匹林，除非在之前 24 小时内已给予溶栓剂。在接受溶栓治疗后 24 小时内不应给予抗血小板聚集药（包括阿司匹林）。当国际卒中试验和中国急性卒中试验的结果结合在一起（40000 名患者）时，研究显示，在 48 小时内给急性缺血性脑卒中患者服用阿司匹林（剂量 160～300 mg）后，死亡率和发病率（4 周和 6 个月）显著降低。阿司匹林性价比高，不会增加缺血性脑卒中的风险。在联合抗血小板聚集治疗方面，有研究发现，氯吡格雷在急性非致残性脑血管事件高危患者中的试验发现，在 24 小时内接受氯吡格雷和阿司匹林联合治疗的轻度卒中患者再发卒中较少和较好的功能结果和更好的功能结果。90 天内需要治疗的人数比只接受阿司匹林治疗的患者多 146 人。然而，机会研究的患者有轻微的非致残性卒中或 TIA，而且这项研究完全在中国进行。因此，这些结果需要更广泛的外部验证，然后才能常规推荐。急性出血性脑卒中的抗血小板治疗是禁忌。

（五）静脉溶栓

适应证使用溶栓剂的决定必须迅速而准确地做出。必须仔细识别症状出现的时间，定义为患者最后一次已知处于基线状态的时刻（即最后已知的熟知时间）。按时间顺序让患者和家人了解卒中前的事件，对不明原因的病例特别有帮助。当不能可靠地确定发病时间时，AHA/ASA 目前不推荐在卒中中使用溶栓药物。

AHA/ASA 建议唤醒时识别的脑卒中应从患者最后一次发现没有症状的时间开始计时。然而，在当前的 AHA/ASA 指南公布后，基于 MRI 的血栓溶解在唤醒卒中（WAKE-UP）试验中的里程碑式的有效性和安全性试验结果也公布了。WAKE-UP 是一项随机对照的多中心欧洲试验，招募了有卒中症状的醒来或不被认为是静脉溶栓候选患者，最后已知的良好时间>4.5 小时。这些患者接受了磁共振弥散加权成像和液体衰减反转恢复。如果根据治疗医师的判断，弥散加权 MRI 上有急性缺血性脑卒中的证据，但液体衰减反转恢复上没有实质高信号，则认为患者的扩散加权成像-液体衰减反转恢复失配与最近的卒中一致，并提供患者参加研究。共有 503 名患者被随机分配到标准剂量的阿替普酶或安慰剂组，两组在人口统计质量、卒中严重程度（NIHSS 中位数为 6）或溶栓至症状出现的中位时间方面没有显著差异。两组患者最后一次就诊的平均时间约为 10 小时，从症状识别到治疗的平均时间约为 3 小时。治疗 90 天后，阿替普酶组有 53.3% 的患者有轻度残疾（改良的 Rankin 量表评分为 0 或 1），而安慰剂组为 41.8%（调整后 OR 为 1.61；95% CI 为 1.09～2.36；P=0.02），而安慰剂组为 41.8%（调整后 OR 为 1.61；95%CI 为 1.09～2.36；P=0.02）。阿替普酶组 90 天改良 Rankin 量表评分的中位数为 1，而安慰剂组为 2（调整后的普通 OR 为 1.62；95%CI 为 1.17～2.23；P=0.003）。然而，接受阿替普酶治疗的患者中，4.1% 的患者在 90 天内死亡，而对照组的这一比例为 1.2%（OR 为 3.38；95% CI 为 0.92～12.52；P=0.07），治疗组中 50% 的死亡与急性中风无关。在类似的静脉中，2.0% 的阿替普酶患者出现症状性脑出血，而安慰剂组为 0.4%（OR 为 4.95；95%CI 为 0.57～42.87；P=0.15）。这项试验有几个限制，包括排除有资格接受机械血栓摘除术的患者，>80 岁的成年人，NIHSS 评分>25 分的患者和/或大脑中动脉大段病变的患者。此外，由于停止资助，试验提前停止（约有 300 名患者没有按计划登记）。如果没有这些限制，治疗组中增加伤害的数字趋势很可能在统计上是显著的。虽然这些重要的结果还有待更大规模试验的进一步证实，但 WAKUP 是一项里程碑式的试验，有可能在不久的将来改变实践，特别是当机械血栓切除术不是一个可行的选择时；然而，目前它的结果应该被认为是初步的。

为了达到最佳结果，必须仔细评估患者静脉溶栓治疗的适应证和排除情况，并且必须仔细记录结果，最好是在计算机化或预先打印的评估表上。使用溶栓剂的决定是通过评估多种因素做出的，包括 NIHSS 数值评分。评分在 4～22 通常被用作溶栓治疗的标准之一。然而，一些患者可能有较低的 NIHSS 评分，但有潜在的致残情况（如失语、偏盲、步态障碍）。一些研究也显示在轻微卒中中溶栓有好处，但还需要进一步的数据来确定。尽管如此，在做出治疗决定时，在单个患者的总体情况下解释 NIHSS 评分在溶栓前需要床边血糖；然而，不要因为其他实验室结果仍在等待而停止溶栓，除非有理由怀疑是病理性或医源性凝血障碍。即使考虑血管内治疗，也要对符合条件的患者实施溶栓治疗。排除在先前的 AHA/ASA 卒中指南中，排除标准非常符合 NINDS 和 eCASS Ⅲ 试验使用的保守标准。然而，在目前的建议中，根据最近的数据和专家共识，已经取消或修改了 2013 年指南以前排除/相对排除的几项标准。此外，eCASS Ⅲ 关于 3～4.5 小时使用溶栓剂的标准的实际临床有效性受到质疑，因为在不符合 eCASS Ⅲ 治疗资格的患者中已显示出阳性结果。然而，当前的 AHA/ASA 指南仍将其列为 3～4.5 小时溶栓剂纳入标准的一部分。因此，仔细考虑建议的 rtPA 疗法的治疗风险和预期收益，特别是如果在给药之前存在任何相对禁忌证的话。当面对这类患者时，无论是在现场还是通过远程医疗，都要与具有急性卒中专业知识的医师进行紧急会诊，因为当地的专家治疗各不相同，患者的护理决定应该个性化。

只有 FDA 批准阿替普酶用于急性缺血性脑卒中的治疗。然而，在某些情况下，特别是在美国以外的情况下，治疗方案可能包括替奈普利。阿替普酶和替奈普酶的剂量不同。因此，订购时请使用完整品牌或通用名称（alteplase、tenecteplase）。不要使用缩写（rtPA、TNK 等）以避免用药错误。由于剂量因临床适应证（脑卒中、STEMI、PE）而异，请确保您选择的剂量是适合临床适应证的剂量。阿替普酶的标准总剂量为 0.9 mg/kg 静脉注射，最大剂量为 90 mg；10% 的剂量在 1 分钟内推注，其余剂量在 60 分钟内输注。来自亚洲试验的最新数据表明，小剂量阿替普酶治疗急性缺血性脑卒中的患者结局相似，发病率和死亡率较低。然而，这些初步结果尚待在非亚洲人群中进行大规模证实；因此，仍推荐使用上述标准阿替普酶剂量。

替奈普酶的剂量以体重为基础，<60 kg 的患者为 30 mg；60～70 kg 为 40 mg；80～90 kg 为 45 mg；>90 kg 为 50 mg。最大剂量是 50 mg。阿替普酶单次静脉滴注 5～10 秒，开始输液后 2 小时内每 15 分钟监测一次血压和神经学检查。让患者进入专门的卒中病房或熟悉溶栓药物使用和神经监测的重症监护病房。如果怀疑 rtPA 后出血，应停止用药并进行紧急 CT 检查。纠正凝血障碍，包括血小板计数、凝血功能、纤维蛋白原水平，以及包装红细胞、冷沉淀或新鲜冰冻血浆和血小板的配型和交叉配型。根据需要，急诊神经科、神经外科和血液学会诊是合适的。准备好治疗血管性水肿的可能副作用（报告的发生率为 0.2%～17%）。有研究发现服用血管紧张素转换酶抑制药的患者似乎有较高的风险（调整后的 OR 为 3.9；95%CI 为 1.6～9.7）。以前也有报告称大脑中动脉梗死是一个危险因素，但最近的数据对此提出了挑战。如果发生血管性水肿，请停止血栓溶解，并与其他引起血管水肿的原因类似地治疗血管性水肿。据报道，它在少数病例报告中对溶栓相关的血管性水肿有效。鉴于其对血管紧张素转换酶的疗效，也建议使用血浆衍生的 C1 酯酶抑制剂。逆转酶抑制药相关的血管水肿。这种情况下的水肿预防方法尚不清楚，但至少有一例报道，在既往有溶栓相关血管性水肿病史的患者中，同时使用强的松龙、雷尼替丁等。溶栓剂引起的血管性水肿病史和血管紧张素的使用情况。

（六）血管内治疗

血管内治疗引起了人们的浓厚兴趣，主要是动脉内溶栓和机械碎块/取出术。血管内治疗的潜在优势包括扩大治疗窗口，对静脉溶栓无时间禁忌证的患者进行治疗，能够专门评估闭塞的血管区域、使用较低总剂量的溶栓药物，以及机械性凝块破裂的可能性。然而，早期以动脉内溶栓或第一代血管内装置为主的机械血管内治疗的随机试验没有显示出好处。随后，在 2015 年，发表了关于急性缺血性脑卒中动脉内血栓切除术的五项关键多中心试验。荷兰急性缺血性卒中血管内治疗的多中心随机临床试验（MR CLEAN）。急诊神经缺损的溶栓时间-动脉内（EXTEND-IA）试验，侧重于最小化 CT 至再通时间和前循环近端闭塞的血管内治疗（EASH）试验，意在作为急性缺血性脑卒中的主要血管内治疗的

Solitaire FR（SWIFT PRIME）试验，和 Solitaire FR 装置血管再造术与最佳医疗治疗的随机对照试验（Swift Prime，SWIFT PRIME），以最大限度减少 CT 至再通时间为重点的 Solitaire FR 试验，旨在将血栓切除作为急性缺血性脑卒中的一级血管内治疗（SWIFT PRIME）的 Solitaire FR 试验，以及 Solitaire FR 装置血管内再通与最佳医疗治疗的随机对照试验。第二代装置静脉溶栓治疗急性缺血性脑卒中。2016 年，又发表了另一项随机试验——血栓切除术，其结果与之前的研究结果一致。MR CLEAN190 是规模最大的试验（$n=502$），也是这组试验中唯一没有因疗效而过早停止的试验。它比较了动脉内治疗（溶栓、取栓，或两者兼而有之）与常规药物治疗对脑卒中发作后 6 小时内前循环近端闭塞患者（对照组 91％接受 rtPA 治疗）的影响。纳入标准包括年龄＞18 岁的成年人（无年龄限制）和 NIHSS 2 分。主要结果包括与对照组相比，治疗 90 天的功能受益显著［90 天改良量表评分 0～2 分：32.6％ vs 19.1％（OR 2.16；95％ CI，1.39～3.38）；需要治疗的次数＝7］。动脉内治疗后，症状性脑出血的发生率没有明显增加（7.7％ vs 6.4％），但血管穿孔和夹层的发生率更高（0.9％ vs 1.7％），在 90 天内有 5.6％的患者在不同的血管分布中发生缺血性脑卒中，而对照组为 0.4％。然而，尽管有这些发现，死亡率没有统计学差异（18.9％ vs 18.4％）。这项研究的一个重要局限是，尽管治疗组和对照组的疾病严重程度相似，但根据修改后的 Rankin 分级，对照组的结果相对较差。这反映了这项研究的纳入标准相当宽泛，这可能会使结果具有更大的概括性。

引用的其他五项试验的结果与 MR CLEAN 大体一致，由于治疗的有效性，这些试验在中期安全性分析期间都提前停止。

2018 年，两项重要研究，曙光试验（$n=206$）和融合试验 3（$n=110$）比较了血管内治疗加标准治疗与单独标准治疗对晚期脑卒中患者（分别为最后已知的良好时间 6～24 小时和 6～16 小时）和潜在可逆性缺血证据（临床症状和梗死面积不匹配及≥15 ml 半暗带）的疗效。这两项试验都是多中心、随机、开放标签的试验，结果评估是盲目的，两项试验都因为临床平衡的丧失而提前停止，转而支持治疗组。有研究发现，接受血栓切除术的患者在 90 天时（改良量表评分 0～2 分）功能结果良好的比例为 49％，而对照组为 13％［调整后差异 33％（95％ CI，21％～44％）］。同样，FUSE 3 发现血栓摘除术患者在 90 天的残疾分数分布比对照组更好（OR 2.77；95％ CI，1.63～4.70；$P<0.001$）。与 90 天时改良 Rankin 评分为 0～2 分的对照组相比，血栓切除患者的百分比分别为 45％和 17％（风险比为 2.67；95％ CI，1.60～4.48；$P<0.001$）。在这两个试验中，治疗组和对照组的死亡率和发病率结果在统计上是相等的。虽然这些结果支持延长卒中急性治疗窗口的概念，但一个重要的警告是，AHA/ASA 建议只有在严格遵循纳入/排除标准的情况下，才建议在＞6 小时的窗口内进行血栓切除术。这两项试验的纳入和排除标准都很复杂和冗长，但很容易在网上获得。尽管最近所有这些血管内治疗试验都取得了令人鼓舞的结果，但目前大多数初级卒中中心的血管内治疗方式的可用性仍然相当有限，这可能会限制其广泛使用。然而，尽管所有符合条件的卒中患者都应该被考虑作为一线治疗进行静脉溶栓治疗，但对于符合标准的患者，也可以考虑紧急咨询神经干预师进行辅助血管内治疗。

（七）其他治疗方式

治疗体温过低、诱发性高血压、血管内治疗、颈动脉内膜切除术/支架置入术和急诊半颅骨切除术治疗大面积梗死都在研究中，但目前益处尚未得到证实。

〔黄姗姗　罗　亮〕

第三节　蛛网膜下腔出血

一、病因和发病机制

大约 75％的非创伤性蛛网膜下腔出血是由动脉瘤破裂引起的。在大约 20％的病例中，病因不明确。其他原因与各种其他情况有关，包括动静脉畸形、拟交感神经药物和其他不常见的原因。大约 20％的只有一个动脉瘤的患者会有一个额外的动脉瘤，这使得识别最初的动脉瘤变得很重要。2%的蛛网膜下腔出血患者家属会患上同样的疾病。这种风险随着涉及的家庭成员数量的增加或有成人多囊肾病家族史的增加而增加。其发病危险因素包括：高血压、吸烟、过度饮酒、多囊肾病、蛛网膜下腔出血家族史、主动脉缩窄、马方综合征、Ehlers-Danlos 综合征Ⅳ、α_1-抗胰蛋白酶缺乏症。

二、病理生理改变

脑动脉瘤是典型的位于 Willis 环分叉区域的局灶性动脉囊。虽然确切的病理生理机制尚不清楚，但许多因素与动脉瘤的发展和破裂有关。这些因素包括遗传易感性，血管壁修复或重建中的细胞畸变，以及局部血流的畸变。虽然无法预测特定动脉瘤的破裂风险，但较大的动脉瘤（5～10 mm）比较小的动脉瘤更容易破裂。

三、临床表现

蛛网膜下腔出血的患者典型表现为急性发作的严重头痛（称为"霹雳"头痛），在几秒内达到最大强度。通常情况下，头痛会持续几天，但可能会在较短的时间内消失。蛛网膜下腔出血在 11%～25% 的急诊科就诊的患者中被诊断为雷鸣般的头痛。即使患者没有经历"一生中最严重的头痛"，在强度或质量上与过去头痛不同的头痛也应该关注蛛网膜下腔出血。与意识丧失、癫痫发作、复视或其他神经体征或颈项僵硬相关的头痛也需要临床研究。较少出现的情况是，患者可能出现恶心呕吐、精神状态改变、畏光或缺血性中风的症状。大约 20% 的患者在从事运动、性交或排便等导致血压升高的活动时出现症状。

四、诊断和鉴别诊断

所有头痛患者的鉴别诊断中应考虑蛛网膜下腔出血。实施渥太华蛛网膜下腔出血评估头痛规则，可以 100% 敏感性地排除蛛网膜下腔出血。虽然纳入标准很严格，但蛛网膜下腔出血可以排除在 40 岁以下的患者中，没有颈部疼痛或僵硬，没有目击到的意识丧失，没有劳累中的发作，没有雷鸣般的头痛，没有有限的颈屈。误诊与正常的精神状态（大约一半的蛛网膜下腔出血患者存在）和较小的出血规模有关。直到最近，人们还认为如果误诊患者的预后更差，但情况并不总是如此，误诊与正常精神状态（大约一半的蛛网膜下腔出血患者存在）和较小的出血规模有关。对于那些不能排除渥太华蛛网膜下腔出血规则的患者，仔细评估蛛网膜下腔出血仍然很重要。漏诊的并发症包括重复出血和梗阻性脑积水。镇痛后症状的改善并不排除危及生命的头痛原因。蛛网膜下腔出血的鉴别诊断主要包括：血管病理（其他颅内出血、缺血性中风或短暂性脑缺血发作、动脉夹层、静脉血栓形成）、药物毒性、感染（脑膜炎、脑炎）、颅内肿瘤、颅内低血压、代谢紊乱、原发性头痛（良性雷鸣性头痛、偏头痛、丛集性头痛）等。

当怀疑蛛网膜下腔出血时，首选的初始诊断方法是头颅 CT 平扫。CT 诊断蛛网膜下腔出血的敏感性在症状出现后不久最高，估计在症状出现后 6～12 小时内为 98%。在神经学完好的患者中，表现为雷鸣般的头痛，头痛发作后 6 小时内的正常头部 CT 是非常有意义的。动脉瘤性蛛网膜下腔出血的敏感度在 24 小时内降至 91%～93%，此后继续迅速下降，1 周时达 50%。CT 血管造影或磁共振血管造影是头颅 CT 阴性检查后的选择，当这些研究在临床上合适和有效时。在一项小型研究中，116 名患者中有 2 名在 CT 和 MR 都发现正常结果后，通过 CTA 血管造影发现了动脉瘤。在一项小型研究中，116 名患者中有 2 名在 CT 和 MR 都正常发现动脉瘤后，通过 CTA 血管造影发现了动脉瘤。CT/CTA 血管造影后蛛网膜下腔出血约占 99.4%。这一诊断途径的后果之一是检测到可能引起不必要干预的偶发动脉瘤，人群中动脉瘤的发病率（2%～6%）超过了与蛛网膜下腔出血和电离辐射相关的发病率和死亡率。目前的临床实践已转向排除蛛网膜下腔出血。CT/CTA 血管造影正常的患者只要在症状出现后 6 小时内出现出血，尽管影像学检查阴性，但对于仍有强烈蛛网膜下腔出血嫌疑的患者，进行腰椎穿刺的选择仍然是一种完全评估的方法。

MRI 的用途是有限的，特别是液体衰减的反转恢复 MRI 序列。如果 MRI 结果为阴性，仍需要进行腰椎穿刺。

大多数权威机构建议，当疑似蛛网膜下腔出血的患者头部 CT 正常时，进行脑脊液（CSF）分析。腰椎穿刺的另一个优势是能够识别头痛的其他原因，如脑膜炎或特发性颅内压增高。腰椎穿刺的主要缺点包括腰椎穿刺后的头痛和患者的其他不适；对于有凝血障碍或血小板减少的患者，腰椎穿刺可能是禁忌。

最令人感兴趣的两项脑脊液检查是是否存在含铁血黄素和红细胞（RBC）计数。类似地，脑脊液样本处理的延迟可能会导致创伤性腰椎穿刺后脑脊液出现黄色。通过目视检查（大多数美国实验室的标准技术）或分光光度法（可能具有更高的灵敏度，但特异度仅为 75%）来评估 CSF 是否有黄色，从而导致假阳性。该测试的实用性进一步受到限制，因为从出血开始到 CSF 中出现黄色大约需要 12 小时。第 3 或第 4 管 CSF 中的红细胞计数通常用于识别蛛网膜下腔出血。构成阳性腰椎穿刺结果的红细胞数量从未明确定义，也没有明确定义可能归因于创伤性腰椎穿刺的红细胞数量。一项研究表明，10%～15% 的腰椎穿刺是创伤性的，分别使用 400 和 1000 红细胞作为截止值。有时可以通过比较连续导管之间或第 1 和第 4 管之间的细胞计数来区分蛛网膜下腔出血和创伤性腰椎穿刺。然而，一项小型研究表明，即使在确认蛛网膜下腔出血的情况下，第 1 和第 4 管之间的红细胞也可能减少 25%。另一项小型研究发现，最后一管中的红细胞<100 有效地排除了蛛网膜下腔出血，而最后一管中的红细胞计数>10000 与蛛网膜下腔出血的概率增加了 6.32 倍相关。不幸的是，文献仍然不清楚被认为是蛛网膜下腔出血诊断所需脑脊液中红细胞的确切阈值数量。

一般情况下，头颅 CT 表现正常，无黄色素，脑脊液中无或极少红细胞（$<5\times10^6/L$）有助于可靠地排除蛛网膜下腔出血。头颅 CT 结果正常，发现黄色素阳性或第 4 管红细胞计数增高，应视为蛛网膜下腔出血的诊断。

蛛网膜下腔出血有多种不同的分级标准（表 13-1）。最广泛使用的包括 Hunt 和 Hess 量表和世界神经外科学会联合会量表。无论是哪种量表，分数越高，结果不佳的可能性就越高。

表 13-1   蛛网膜下腔出血分级量表

等　级	Hunt 和 Hess 量表	世界神经外科学会联合会量表
1	轻度头痛，精神状态正常，无颅神经或运动发现	GCS 为 15 分，无运动缺陷
2	重度头痛，精神状态正常，可能有颅神经缺陷	GCS 为 13 分或 14 分，无运动缺陷
3	嗜睡，神志不清，可能有颅神经或轻度运动障碍	GCS 为 13 分或 14 分，运动缺陷
4	昏迷，中度至重度运动障碍，可能有间歇性反射	GCS 为 7～12 分，有或无运动缺陷
5	昏迷，反射姿势或松弛	GCS 为 3～6 分，有或无运动缺陷

五、处置

急诊室对蛛网膜下腔出血患者的医疗处理应在监护的重症监护区进行，并应以预防并发症为目标。蛛网膜下腔出血的脑内外并发症包括再出血、血管痉挛、脑梗死、脑水肿、脑积水、颅内压增高、液体状态和电解质异常、呼吸衰竭、心肌功能障碍、血栓栓塞和败血症。再出血的风险在头 2～12 小时内最大，通过适当的血压控制可以减少。使用可滴定剂控制血压，以平衡脑卒中、高血压相关再出血和维持脑灌注压的风险。虽然目标血压尚未确定，但将收缩压降低到 120～160 mmHg 的范围是合理的。由尼卡地平是常用药物，均未显示出明显的优越性。避免使用硝普钠和硝酸甘油，因为它们控制血压可能在整个疾病过程中波动，因此首选可滴定的 IV 类降压药。拉贝洛尔增加了脑血容量和颅内压。关于使用抗纤溶药物来预防蛛网膜下腔出血后再出血存在争议，缺乏证据支持在最初的 7 天内短期但不是长期使用。一般来说，不使用抗纤溶药物是因为存在增加脑缺血的风险，以及其他危险并发症。然而，在动脉瘤消失不可避免延迟的情况下，止痛药和止吐药也是维持清醒患者舒适度和血压的重要辅助手段。蛛网膜下腔出血后 2 天至 3 周血管痉挛最为常见。服用尼莫地平（每 4 小时 60 mg）有一定的保护作用，这种治疗应该在症状出现后 96 小时内开始，除非由于过敏、无功能的胃肠道或肝病而禁忌。其他新疗法的临床试验，包括他汀类药物、镁和内皮素受体拮抗药，并没有显示死亡率显著降低。延迟性脑缺血与体温过低、体温过高和高血糖有关。如需适当使用保暖或降温毯子、退热药或胰岛素，可防止这些情况的发生。5％～20％的蛛网膜下腔出血患者至少有一次癫痫发作。目前有几个临床指南支持癫痫预防的考虑；然而，这个话题仍然存在争议，应该与负责管理患者的强化治疗医师或神经外科医师一起确定。

〔黄姗姗　罗　亮〕

第四节　持续癫痫状态

一、病因和发病机制

癫痫发作是由于脑神经元放电不当而导致的神经功能异常。神经元放电，在其最简单的形式中，可以被认为是谷氨酸（兴奋）和 γ-氨基丁酸（抑制）活性的动态平衡。癫痫发作是在不适当的兴奋活动环境下的临床发作。一些有"癫痫性"脑电图（EEG）放电的患者可能没有任何明显的临床症状。一些癫痫样发作可能是由于脑电活动异常以外的原因，但这种发作并不是真正的癫痫发作。

癫痫是一种个人反复发作的临床症状。这意味着大脑处于一种固定的、兴奋的状态，发作阈值较低。癫痫一词并不是指因酒精戒断或代谢紊乱等可逆情况而导致反复发作的个体。

原发性或特发性癫痫是指没有明显原因的癫痫。继发性癫痫发作是可识别的神经疾病的结果，如肿块损害、既往头部损伤或中风。对大脑的电刺激、增强抽搐的药物、严重的新陈代谢障碍或严重的头部创伤都可能导致其他正常个体的反应性癫痫发作。反应性发作一般是自限性的，不被认为是癫痫发作障碍或癫痫。

发作的其他定义基于临床因素或持续时间：癫痫持续状态是指发作活动持续 5 分钟（≥5 分钟），或两次或两次以上发作之间没有恢复意识；难治性癫痫持续状态是指尽管静脉注射足够量的两种抗癫痫药，但仍持续发作活动。

二、癫痫分类

国际抗癫痫联盟建议将癫痫发作分为两大类：全身性发作和部分发作。当没有足够的数据对癫痫进行分类时，癫痫被认为是未分类的。

全身性发作一般认为是由几乎同时激活整个大脑皮质引起的，可能是由起源于大脑深处并向外扩散的放电引起的。发作开始于意识的突然丧失，这可能是癫痫发作的唯一临床表现（如失神发作），或者可能有多种运动表现（紧张性姿势，身体和四肢的阵挛性抽搐）。

全身性强直阵挛发作是全身性发作中最常见、最戏剧性的一种。在典型的发作中，患者突然变得僵硬（紧张期），躯干和四肢伸展，患者摔倒在地。随着紧张期的平息，躯干和四肢会由越来越多的粗大动作演变成对称的、有节奏的（阵挛性）抽搐。在此期间，患者通常会出现呼吸暂停，并可能出现青紫。他们经常小便，还可能呕吐。当发作结束时，患者就会变得松弛和昏迷，通常会有深呼吸和急促呼吸。典型的攻击持续 60～90 秒；旁观者通常高估了癫痫发作的持续时间。意识逐渐恢复，后遗症、肌痛和疲劳可能持续数小时。

失神发作非常短暂，一般只持续几秒。患者突然出现意识改变，但姿势语调没有改变。他们看起来很困惑或超然，当前的活动也就停止了。他们可能会盯着看或眼皮抽搐。他们可能对声音或其他刺激没有反应，表现出自愿的动作，或失控。发作突然停止，患者通常恢复以前的活动，没有后遗症。患者和目击者可能没有意识到发生了什么。典型的缺勤发作发生在学龄儿童身上，父母或老师经常将其归因于白日做梦或注意力不集中。攻击可能每天发生 100 次或更多次，并可能导致学校表现不佳，通常会随着孩子的成熟而得到解决。成人中类似的发作更有可能是轻微的复杂的部分性发作，不应该被称为缺席。这一区别很重要，因为两种癫痫发作的原因和治疗是不同的，部分癫痫发作是由大脑皮质局部区域开始的放电引起的。放电可能是局部的，也可能是扩散的，累及附近的皮质区域或整个皮质。局灶性癫痫更有可能继发于大脑的局部结构损害。

在单纯性局灶性癫痫发作中，癫痫发作仍局限于局部，意识不受影响。从发作开始时的临床特征可以推断出最初皮层放电的可能位置。例如，仅限于一端的单侧紧张性运动提示对侧运动皮质有病灶，而视觉症状则提示枕部有病灶。嗅觉或味觉幻觉提示病灶位于内侧颞叶。这种被称为光环的感觉现象通常是发作的最初症状，然后变得更加普遍，被称为二次泛化。

复杂部分性发作是指意识或精神状态受到影响的局灶性发作。它们通常是由起源于颞叶的局灶性放电引起的，有时被称为颞叶癫痫。复杂的部分性发作通常被误诊为精神问题，因为症状可能非常奇怪。症状可能包括自律性、内脏症状、幻觉、记忆障碍、知觉扭曲和情感障碍。

常见的自律性行为包括轻拍嘴唇，摆弄衣服或纽扣，或者重复简短的短语。内脏症状通常由一种"蝴蝶"的感觉组成，"蝴蝶"从上腹部升起。幻觉可以是嗅觉、味觉、视觉或听觉。视觉感知、时间和记忆可能会有复杂的扭曲。情感症状可能包括强烈的恐惧、偏执、抑郁、兴高采烈或狂喜。因为这样的发作会导致思维和行为的改变，以前被称为精神运动性发作，但为了避免与精神疾病混淆，最好使用复杂的部分发作这一术语。

局灶性癫痫发作可蔓延至两个半球，类似于典型的全身性癫痫发作。出于分类、诊断和治疗的目的，此类发作仍被视为局灶性癫痫发作。在一些患者中，放电可能扩散得很快，以至于没有明显的局灶性症状，正确的诊断可能完全取决于脑电图记录上的灶性放电的显示。

三、临床表现

临床特征和病史：当患者在事件发生后出现症状时，第一步是确定该发作是否真的是癫痫发作。从患者和任何目击的旁观者那里获得细节的详细历史记录。询问详细描述，可能会错误地将活动标记为癫痫，并将未癫痫发作误认为癫痫发作。

重要的研究途径包括先兆的存在、突然或逐渐发作、运动活动的进展、肠或膀胱控制的丧失、口腔损伤的存在，以及活动是局部性的、全身性的、对称性的还是不对称性的。

接下来，确定这一事件的临床背景。如果患者是已知的癫痫患者，明确基线发作模式。如果发作与以前的癫痫发作模式一致，确定当前癫痫发作的诱发因素。常见的诱发因素包括错过抗癫痫药的剂量；最近药物的变化，包括剂量改变、睡眠不足、剧烈活动增加、感染、电解质紊乱，以及乙醇或药物的使用或停用。

如果以前没有癫痫史，则需要进行更详细的调查。不明原因的伤害、夜间咬舌头或遗尿等症状表明以前有不明原因的癫痫发作。询问最近或远程头部损伤的病史。持续性、严重或突发性头痛提示颅内病变。怀孕或最近分娩会增加子痫的可能性。代谢或电解质异常、缺氧、全身性疾病（特别是癌症）、凝血障碍或抗凝、暴露于工业或环境毒素、药物摄取或戒断以及酗酒等病史可能指向易感因素。

体格检查立即获得一套完整的生命体征和血糖。在癫痫发作后的环境中，最初的检查重点是检查癫痫发作造成的伤害，特别是头部或脊柱创伤。肩关节后脱位是一种很容易被忽视的损伤。舌头和嘴巴撕裂、牙齿骨折和肺吸入也是常见的后遗症。

进行一次直接的、完整的神经学检查和随后的一系列检查。密切关注患者的意识和精神状态，以避免遗漏无抽搐状态的癫痫。单纯性或复杂局灶性发作后的一过性病灶缺陷（通常为单侧）称为 Todd 麻痹，应在 48 小时内消失。

四、诊断和鉴别诊断

（一）诊断

有助于将癫痫发作与其他非癫痫发作区分开来的临床特征包括：①突然发作和终止。一些局灶性癫痫发作之前会出现持续 20～30 秒的光刺激，但大多数发作都是突然开始的。报道的超过几分钟或更长时间的发作应持怀疑态度。大多数癫痫发作只持续 1～2 分钟，除非患者处于癫痫持续状态。②缺乏回忆。除了简单的部分癫痫发作，患者通常不能回忆起发作的细节。③袭击过程中无目的的动作或行为。④大多数癫痫发作之后都会有一段时间的后遗症和昏昏欲睡。

（二）鉴别诊断

许多间歇性神经功能障碍可能被误认为癫痫（癫痫样发作）。对这些情况的全面审查在这里太长了，不能在这里包括在内，但提到了几个重要的实体。

晕厥通常表现为前驱症状，如头晕、出汗、恶心和"管状视野"。然而，心源性晕厥可能突然发生，没有任何前兆征兆。晕厥可能与损伤、大小便失禁，甚至短暂的强直-阵挛活动有关。恢复通常很快，没有死后的症状。假性癫痫很难与真正的癫痫相区别，并且可能发生在有记录在案的癫痫发作的患者身上。假性幻觉源于心理原因，通常与转换障碍、惊恐障碍、精神病、装病有关。当癫痫发作是由于情绪不安或只有在目击者在场的情况下发生时，请怀疑这一诊断。假性癫痫通常是怪异的，变化无常的。在发作期间，患者通常能够保护自己免受有害刺激。特征性动作包括头部左右晃动、骨盆插入和阵挛性交替肢体运动，而不是对称运动。大小便失禁和损伤并不常见，而且通常不会有后遗症。患者通常会在命令下停止癫痫样活动。假性癫痫的准确诊断可能需要长时间的脑电图或视频监测，以显示发作期间的正常脑电活动。在癫痫样活动停止后 10～15 分钟内没有乳酸酸中毒或催乳素水平升高，就不太可能出现真正的癫痫发作。过度通气综合征可能被误诊为癫痫。仔细的病史将揭示发作的逐渐开始，伴随着呼吸急促、焦虑和口周麻木。这种发作可能会发展为肢体的不自主痉挛（特别是腕足痉挛），甚至失去知觉，尽管死后症状很少见。要求患者过度换气通常会重现这些发作。运动障碍，如肌张力障碍、舞蹈病、肌阵挛、震颤或抽搐，可能发生在各种神经系统疾病中。在这些运动过程中，意识总是被保留下来，患者经常可以暂时抑制运动。偏头痛之前可能会出现类似于某些部分癫痫发作的先兆。最常见的偏头痛先兆是闪烁的暗点。偏头痛还可能伴有局灶性神经症状，如同名偏盲或偏瘫。然而，主动运动障碍与偏头痛是不一致的。

实验室测试使实验室研究的使用个性化。对于有充分记录的癫痫患者，只要有一次无缘无故的癫痫发作，可能需要的唯一检查是血糖水平和相关的抗惊厥药水平。对于首次癫痫发作或发作史不清楚的成年人，通常需要更广泛的研究，这取决于临床情况。获得血糖、基础代谢率、乳酸、钙、镁、妊娠试验和毒理学研究。考虑一下抗惊厥药水平的分析。癫痫发作可能导致乳酸驱动的宽阴离子间隙代谢性酸中毒。大多数乳酸异常在 30 分钟内就会消失。在癫痫发作后，催乳素水平也可能会在短时间内（15～60 分钟）升高。这些测试有助于区分真实癫痫发作和假性癫痫发作。

评价抗惊厥药水平的结果时要谨慎。如果病史有限，抗惊厥药血清检测阳性提示存在慢性癫痫。实验室报告中显示的通常的治疗和毒性水平仅作为粗略的指南才有帮助。药物的治疗水平是提供足够的癫痫控制而没有不可接受的副作用的水平。以前稳定的药物水平的显著变化可能表明不依从性、用药变化、药物吸收不良或服用增强剂或竞争性药物。非常低的血清抗惊厥药水平表明用药不顺从，是突破性发作的最常见原因。

对于首次癫痫发作或已建立的癫痫发作模式改变的患者，在急诊室对头部进行 CT 成像，以评估结构损害。CT 平扫是一种合适的筛查工具。如果根据病史、合并症或体检结果对急性颅内病变有任何顾虑，请进行 CT 扫描。对急性颅内过程的关注是获得 CT 成像的重要指征，即使有共存的代谢过程也是如此。

由于许多重要的过程，如肿瘤或血管异常，在非增强检查中可能不明显，因此经常需要后续的增强

CT 或 MRI 检查。几乎四分之一的新发癫痫成人在随访 MRI 上会有可视化的病理，局灶性癫痫发作的发病率高达 53%。进一步影像研究的时间可以咨询神经科医师。

获取临床表现所示的其他 X 线检查，以避免因癫痫发作而遗漏其他后遗症。这些可能包括胸部 X 线片、颈椎 X 线片或肌肉骨骼成像（如果怀疑是吸入或损伤）。特殊检查，如脑血管造影，很少是 ED 评估的一部分。

如果患者发热或免疫功能低下，或怀疑蛛网膜下腔出血且头颅 CT 平扫正常，则应在急性癫痫发作时进行腰椎穿刺术。虽然脑电图是有帮助的，但在大多数急诊室往往是不容易获得的。紧急脑电图可用于评估持续的、原因不明的精神状态改变的患者，以评估无抽搐的癫痫持续状态、轻微的癫痫持续状态、怀疑癫痫发作时的阵发性发作或化学麻痹插管后持续的癫痫持续状态。紧急脑电图通常是在咨询神经科医师的情况下进行的。

五、处置

治疗不复杂的癫痫发作伴有活动性发作的患者，通常在活动性发作的过程中，除了支持性和患者保护措施外，几乎不需要任何其他措施。如果可能的话，把患者转到一边，以减少误吸的风险。在抽搐期间，通常不需要甚至不可能给患者有效的通气，但是一旦发作消退，就要清除气道。吸入器等应随时可用。在不复杂的癫痫发作过程中，虽然医师应该准备好在癫痫发作没有终止的情况下服用这些药物，但没有必要也不建议给他们静脉注射抗惊厥药。大多数癫痫发作会在 5 分钟内自行缓解。此时任何不必要的镇静都会使评估复杂化，并导致意识水平的长期下降。5 分钟后仍不能减退的癫痫发作被认为是癫痫持续状态，需要更积极的医疗干预。

对一次或多次癫痫发作后出现的有良好记录的癫痫障碍患者的适当处理取决于病例的特殊情况。识别并纠正可能降低癫痫发作阈值的潜在沉淀物。许多癫痫发作是由于药物不依从性引起的。一些抗惊厥药的血清半衰期非常短，错过一次剂量可能会导致血清水平急剧下降。如果抗惊厥药水平很低，补充剂量是合适的，可以重新开始或调整常规方案。经常提供加载剂量。如果没有负荷量，患者可能在几天到几周内不能达到抗惊厥效果，并面临随后癫痫发作的风险。因为没有数据比较非肠外替代和口服替代，所以治疗方案由医疗提供者自行决定，应该以药理学知识为基础。例如，苯妥英钠的口服负荷量为 20 mg/kg，每 2～4 小时分 3 次给药，这是典型的癫痫停留不可接受的时间框架，因此需要静脉注射才能达到适当的负荷量。

对于不顺从的患者，在给予补充剂量或负荷量之前，应先获得血清抗惊厥药水平，以避免药物毒性。如果抗惊厥药水平足够，并且患者只有一次癫痫发作，如果癫痫发作模式和频率落在患者预期的范围内，则可能不需要特定的治疗。

如果没有抗惊厥药水平（如左乙拉西坦或乳糖胺），并且有错过剂量或不依从性，则在出院前给予通常剂量。

即使控制良好的患者也可能偶尔出现间歇性发作。尝试识别任何降低了癫痫发作阈值的沉淀物。如果没有发现，可能需要更换或调整药物，应咨询患者的初级保健医师或神经科医师，并在 1～3 天内进行随访。对于有癫痫史的个体的情况，观察的持续时间没有具体的指导方针。一些临床医师在给予负荷量的抗惊厥药后，如果生命体征正常，精神状态已恢复到基线，则因非治疗性抗惊厥药水平而导致的癫痫患者出院。理想情况下，让患者与可靠的家人或朋友一起出院，并安排医疗随访。

指南不建议首次无缘无故发作的患者入院或开始抗惊厥治疗，只要患者已恢复到神经学基线。癫痫复发的最重要预测因素是癫痫发作的根本原因和脑电图结果。是否开始使用抗癫痫药门诊治疗取决于癫痫复发的风险与抗惊厥治疗的风险收益比。一般来说，首次无故发作、神经系统检查正常、没有急性或慢性内科合并症、正常的诊断测试（包括头部 CT 平扫）和精神状态正常的患者都可以安全地出院。抗癫痫药的开始可以推迟到门诊环境，在那里可以进行进一步的研究，包括 EEG 和 MRI。对于不符合上述标准的患者，可以考虑会诊和/或入院。

　　由于可识别的潜在疾病而继发性癫痫发作的患者通常需要入院治疗，一般应进行治疗以将复发概率降至最低。理想的初始抗癫痫方案是一种单一药物疗法，它能以最低的毒性控制癫痫发作。如果开始治疗，应根据发作类型选择药物，并应咨询神经科医师。抗癫痫药，如丙戊酸盐、拉莫三嗪、托吡酯、左乙拉西坦和奥卡西平，是新发癫痫成人的选择。当急诊室开始治疗新发癫痫时，考虑制定急诊医学和神经学之间的共同方案。

　　指导出院患者采取预防措施，将进一步癫痫发作造成的伤害风险降至最低。应避免游泳、使用危险工具或机器以及高空作业。在神经科医师或初级保健医师批准之前，禁止驾驶。

　　癫痫持续状态可能发生在有癫痫史的患者身上，也可能是首次癫痫事件。癫痫持续状态的最常见原因包括抗癫痫水平不足；先前存在的神经状况，如先前的中枢神经系统感染、创伤或脑卒中；急性脑卒中；缺氧；代谢异常；以及酒精中毒或药物中毒或戒断。癫痫持续状态是指一次发作持续 5 分钟或两次或两次以上发作，两次发作之间没有意识恢复。在 5 分钟后，发作不太可能自发终止，不太可能用抗癫痫药控制，更有可能引起神经元损伤。癫痫持续状态是一种神经急症，所有持续发作活动超过 5 分钟的患者都应该开始治疗。

　　当癫痫发作超过 5 分钟时，细胞水平就会发生戏剧性的变化。γ-氨基丁酸受体的表达和内化减少，再加上谷氨酰胺和 N-甲基-d-天冬氨酸受体的表达增加，导致癫痫阈值大大降低。血-脑屏障也受到损害，导致中枢神经系统渗透钾和清蛋白，这两种都是高度兴奋的中枢神经系统化学物质。20 分钟后，低血压、缺氧、代谢性酸中毒、高热、低血糖、心律失常和肺水肿常常发生。

　　在非抽搐状态的癫痫中，患者处于昏迷状态或有波动的异常精神状态或神志不清，但没有明显的癫痫发作活动。这种诊断很有挑战性，通常是通过脑电图做出的。提示无痉挛性癫痫持续状态的发现包括全身性发作后癫痫发作后遗症时间延长；轻微的运动体征，如抽搐、眨眼和眼球偏斜；精神状态的波动变化；或原因不明的昏迷和困惑。

　　癫痫持续状态的早期识别和治疗至关重要。随着延迟诊断或开始治疗，死亡率急剧上升，尤其是年龄大于 60 岁的非抽搐状态癫痫患者，以及没有记录在案的癫痫患者。治疗的目标是尽快在出现癫痫症状后 30 分钟内控制癫痫发作。体格检查、确定潜在原因、应用 ABC（气道、呼吸和循环）和治疗都是同时开始的。对可能的原因和随后的伤害进行体格检查。建立静脉通路，测定床边血糖。使用生理盐水，避免使用含葡萄糖的静脉输液，因为苯妥英钠与含葡萄糖的溶液不相容。给患者进行氧气、心脏监护仪、脉搏血氧饱和度和呼气末二氧化碳分压检查。在已确定的癫痫状态下，考虑气管内插管以保护气道、氧合和通气。使用短效麻痹剂，以免掩盖正在进行的癫痫发作活动。使用麻痹剂后尽快安排持续脑电图监测。最初的实验室评估包括血糖和包括钙、镁、乳酸在内的代谢指标，如果合适的话，还包括妊娠测试、毒理学筛查和抗惊厥药水平。如果怀疑或确认有低血糖，则使用葡萄糖。持续监测体温，被动降温治疗体温过高。放置导尿管以监测尿量，并插入鼻胃管以帮助防止误吸。如果怀疑有毒摄入是癫痫发作的原因，应进行胃肠道去污（视情况而定）。癫痫持续状态期间不要尝试腰椎穿刺。如果临床怀疑是细菌性脑膜炎或脑炎，立即开始经验性抗生素或抗病毒治疗。放射检查，如 CT 扫描，通常需要推迟，直到癫痫发作得到控制。

　　治疗癫痫持续状态最常用的药物是苯二氮䓬类药物（劳拉西泮、咪达唑仑，如果没有的话，也可以用地西泮）和苯妥英钠或磷苯妥英钠。苯二氮䓬类药物用于持续或非常频繁的癫痫发作的患者，以暂时控制癫痫发作，直到给予更具体的药物。静脉注射劳拉西泮（2～4 mg）和静脉注射地西泮（5～10 mg）在控制癫痫持续状态方面的疗效相同。与地西泮相比，劳拉西泮起效稍慢，但作用时间明显延长，而且癫痫复发较少。在一项院前研究中，与没有静脉途径的劳拉西泮相比，静脉注射咪达唑仑显示了癫痫发作时间和重症监护病房入院人数的减少，在另一项非劣效性的院前试验中，静脉注射咪达唑仑被确定为与静脉注射劳拉西泮一样安全和有效。然而，如果可以静脉注射，静脉注射劳拉西泮仍然被认为是首选药物。作为一线药物，劳拉西泮也比苯妥英钠或苯巴比妥更有效。呼吸抑制和低血压可能会发生，特别是在幼儿和服用乙醇、巴比妥酸盐、麻醉药或其他镇静药的患者。对于静脉注射困难且急需控制癫痫发作的患者，使用直肠地西泮凝胶或含咪达唑仑可能有一定作用。虽然还没有成人试验，但提供者多年来一直在儿童中使用直肠地西泮，并取得了良好的疗效，最近的口腔咪达唑仑试验（0.5 mg/kg，最多 10 mg）在儿童人群中显示出比直肠地西泮更有效。在确定的癫痫持续状态中，跟随苯二氮䓬类药物与长效抗癫痫药：磷苯妥英或苯妥英钠；左乙拉西坦；丙戊酸。这些抗癫痫药中的一种应该在确诊后 20 分钟内开始服用。最新的共识指南目前并不推荐一种二线药物优于另一种。目前正在进行多中心试验，以帮助确定这些抗癫痫药中哪一种在帮助终止癫痫持续状态方面最有效。磷苯妥英是苯妥英钠的水溶性前体药物，在血浆中转化为苯妥英钠。磷苯妥英与苯妥英钠的起效时间、疗效和心脏效应相似。由于缺乏丙二醇和乙醇作为稀释剂，输液部位的反应要少得多。磷苯妥英可以快速输注，因此，它比苯妥英钠更可取。磷苯妥英剂量用苯妥英当量表示，以防止混淆。负荷剂量为 20 苯妥英钠当量/kg，可在 10~15 分钟内以 150 苯妥英钠当量/min 输注。磷苯妥英也可以肌注，如果患者没有静脉途径，这可能是有用的。苯妥英钠的负荷剂量是 20 mg/kg 静脉注射。通常需要的剂量超过通常的 1000 mg。由于丙二醇稀释剂对心肌的抑制，苯妥英钠的输注速度通常不会超过 25 mg/min（大约需要 1 小时）。在癫痫持续状态期间，只要不发生低血压，可以增加到每分钟 50 mg。将患者置于心脏监护仪上，在输液过程中每 5~15 分钟进行一次血压评估，输液后每 15 分钟进行一次血压评估。苯妥英钠不应与任何含葡萄糖的静脉输液混合，也不应因吸收不稳定而进行肌内注射。不良反应包括输液部位反应、低血压和心律失常，对于有二度或三度房室阻滞的患者是禁忌。如果出现副作用，请停止输液，并在副作用解决后以较低的速率重新开始。丙戊酸是有效的，但与上面列出的药物相比副作用严重；食品和药物管理局已经发布了肝衰竭和胰腺炎的黑盒警告，丙戊酸不应与苯妥英钠联用。左乙拉西坦的剂量为 20~40 mg/kg 静脉注射，左乙拉西坦非常有效，给药迅速，相互作用和副作用很少。确切的作用机制尚不清楚，但它可能抑制电压依赖性钙通道，促进 γ-氨基丁酸抑制传递。剂量为 20~60 mg/kg 静脉注射。虽然它还没有被食品和药物管理局批准用于癫痫持续状态，但它作为治疗癫痫持续状态的一线药物正在迅速获得青睐。拉科酰胺是治疗癫痫持续状态的潜在替代品，可获得性有限，使用数据也有限。剂量是 200 mg 静脉注射，推注时间超过 15 分钟。

难治性癫痫持续状态被定义为尽管静脉注射足够量的两种抗癫痫药，持续发作活动通常超过 60 分钟。一项研究发现，多达 31% 的癫痫持续状态患者出现难治性癫痫持续状态。各种治疗难治性癫痫持续状态的方法已被提倡。总的来说，很少有对照试验强烈支持单一药物或联合药物。推荐的药物包括丙泊酚、咪达唑仑和巴比妥类药物，如输注苯巴比妥或戊巴比妥。所有这些药物都可能导致低血压，有时需要同时使用血管加压药，并且经常需要插管。理想情况下，治疗应咨询神经科医师，并在重症监护环境中进行，因为先进的呼吸支持、心血管支持和脑电图监测都是必需的。

异丙酚是一种广泛使用的亲脂性全身麻醉药，已被用于难治性癫痫持续状态。它可以从典型的 2~10 mg/（kg·h）的输液开始，然后滴定到停止癫痫的效果。异丙酚的另一个好处是半衰期短，可以在癫痫控制后更快地恢复神经功能。高剂量［>40 mg/（kg·h）］时，患者血流动力学不稳定的风险增加，包括低血压和异丙酚输注综合征。咪达唑仑是一种易于滴定的不溶性苯二氮䓬类药物，也可用于正在进行的难治性癫痫持续状态的治疗。咪达唑仑可以从 0.05~0.4 mg/（kg·h）开始滴定，直到癫痫发作停止。咪达唑仑可以在周围软组织中蓄积，特别是在肾功能不全的情况下，导致恢复期大大延长。

巴比妥酸盐，如苯巴比妥（高达 20 mg/kg 静脉注射）或戊巴比妥，可被视为三线药物，用于尽管满载剂量的苯二氮䓬类药物和其他药物但癫痫发作没有得到控制的患者。然而，难治性癫痫持续状态的患者可能对巴比妥类药物没有反应。一项研究发现，苯巴比妥没有增加癫痫控制。随后的荟萃分析显示，与异丙酚或咪唑安定相比，戊巴比妥改善了癫痫控制，但死亡率没有差异。使用巴比妥类药物时，呼吸抑制和低血压更常见，特别是在较高剂量或同时给予地西泮或劳拉西泮时。此外，咪达唑仑和异丙酚与巴比妥类药物相比具有半衰期短、清除快的优点，允许较早的拔管和临床评估。出于这些原因，目前的建议是：丙泊酚和咪唑安定分别作为治疗难治性癫痫持续状态的一线和二线用药，巴比妥酸盐作为三线用药。最后，氯胺酮也可作为难治性癫痫持续状态的三线用药。氯胺酮是一种 N-甲基-d-天冬氨酸受体拮抗药，有助于阻断被认为是难治性癫痫持续状态的更大罪魁祸首的过度兴奋途径。氯胺酮可以输注剂量为 0.5～4.5 mg/kg，也可以输注至 5 mg/（kg·h）。多个病例报告和一项回顾性研究表明，氯胺酮在终止难治性癫痫持续状态方面有更高的利用率、安全性和可能的益处。

〔黄姗姗 罗 亮〕

第五节 颅脑损伤

一、颅脑损伤概论

（一）问题的严重性

许多颅脑损伤患者存在严重或致命性创伤。此外，头部轻微创伤是急诊科经常见到的创伤之一。钝性损伤比穿透伤更为常见。

（二）病因

1. 各种类型的道路交通碰撞。

2. 高处坠落。

3. 袭击。

4. 运动和空闲伤害。

5. 工作场所受伤。

（三）病理生理学特点

颅脑损伤可分为原发性和继发性。

1. 原发性损伤 发生在头部受伤时。创伤性出血的区域取决于破坏形式和轴突剪切力。这种主要损害可能是广泛的损伤，如弥漫性轴索损伤。也可能是局部损伤，如高处坠落直接部位损伤和对侧对冲伤。

2. 继发性损伤 由于普遍存在的各种问题，导致伴随发生继发伤害。其中许多是可预防或可治疗的，因此应成为复苏过程中的重点：

（1）低氧。

（2）低血容量和脑灌注不足。

（3）颅内血肿具有局部压力效应和颅内压增高。

（4）颅内压增高的其他原因，包括脑水肿和高碳酸血症。

（5）癫痫发作。

（6）感染。

（四）颅内压

随着颅骨线发育融合，颅骨就像一个封闭的盒子。因此，即使脑组织轻微增大（如肿胀或者血肿），也会导致颅内压明显增高。颅内压增高后，导致脑灌注压下降，因为：

$$脑灌注压＝平均动脉压－颅内压$$

一旦脑灌注压降到＜70 mmHg，就可能发生严重的继发性脑损伤。颅内压和血压的控制（包括避免血压的剧烈波动）是重要的治疗目标，尤其是在头部受伤后正常的脑血管自动调节机制受损的情况下。脑小动脉仍然对 PCO_2 敏感，而升高的 PCO_2 导致明显的动脉血管舒张和颅内压升高。因此，将 PCO_2 控制在正常水平内很重要。

颅内压增高后，意识水平下降，并通过腱膜裂孔引起颞叶突出，压迫动眼神经，导致同侧瞳孔扩张。这可能发展为对侧偏瘫和脑干受压，严重时出现呼吸心搏停止。颅内压增高会导致反射性动脉血压升高以及心动过缓，这种现象称为"库欣反应"。

（五）推荐住院治疗的情况

符合下列标准之一需要进行住院评估：

1. 任何时候意识水平下降。

2. 对于创伤或后续事件遗忘。

3. 出现神经系统症状，包括呕吐、严重和持续性头痛、癫痫发作等。

4. 颅底骨折的临床证据，如脑脊液漏出，眶周血肿。

5. 严重的颅外损伤。

6. 严重的损伤过程，包括高速损伤、可能的隐蔽伤、可能的穿透伤害。

7. 首次评估后，有关诊断持续不确定性。

8. 医疗合并症（既往有使用抗凝剂、滥用酒精史）。

9. 不利的社会因素（如独自在家）。

（六）颅脑损伤分类和监测

1. 分类　采用一个用于快速初步评估的系统对每一位颅脑损伤患者进行分类。确切的系统将取决于当地的政策、专业知识和设施情况。它必须使重症患者能够立即进行复苏，并确保对那些有并发症的患者进行紧急治疗。经验丰富的护理人员可以根据以下内容快速确定需要紧急处理的患者：

（1）受伤的机制。

（2）救护人员或 120 的历史记录。

（3）评估生命体征。

（4）根据 GCS 评分评估意识水平。

（5）四肢肌力。

（6）瞳孔反射。

（7）病理反射。

对于血流动力学稳定、神志清醒和定向力准确，无神经功能缺损和轻度颅脑损伤的患者，尽量询问并获得完整的病史。

对于多处受伤和/或严重的头部受伤的患者，最初没有时间获得完整的病史。相反，需要迅速进行初步评估和复苏。在最初的几秒内，获得有关颅脑损伤严重程度的初步印象非常有用。可以使用一种简单的方法，根据患者对刺激的反应对其进行分类：

（1）自主觉醒。

（2）对语言能作出反应。

（3）仅对疼痛刺激有反应。

（4）无反应。

如果患者无反应或仅对疼痛有反应，请寻求上级医师和 ICU、麻醉师帮助，因为需要专业的气道护理，如气管内插管和机械通气。

2. 监测　确保每位颅脑损伤的患者都得到定期的神经系统观察，包括 GCS 评估、瞳孔反应、肢体力量、脉搏、血压和呼吸的测量。及早发现并治疗其他损伤，例如颅内血肿、癫痫和低血容量等并发症，此监测至关重要。GCS 评分的任何恶化都是紧急情况。在获得上级医师帮助的同时，重新检查患者并及时纠正可发现的问题。

（七）病史

可能无法获得患者所发生事件的完整病史，尤其是在患者失去意识和/或遗忘的情况下。如果患者出现遗忘，他们可能会错误地认为他们均因为受伤而失去知觉。故应使用所有可用的信息源，包括朋友和家人、其他证人以及救护车人员。涉及以下领域：

1. 损伤机制　引起损伤的确切机制主要为创伤力量的性质和随后并发症的风险。应考虑头部受伤可能是由于其他医学问题，如心律不齐、癫痫、心肌梗死、糖尿病等导致的。

2. 受伤时间　尽管此信息很有用，但有时可能难以准确确定。

3. 意识丧失/遗忘　意识丧失期意味着头部受伤程度至少为中度。很难确切地确定意识持续了多长时间，尤其是在伴有失忆的情况下。记录遗忘的前后顺序，如受伤前还是受伤后。注意，遗忘的完整程度可能要等到很久以后才会显现出来。受伤前 30 分钟遗忘是成人进行 CT 扫描的标准之一。

4. 后续症状　头部受伤后，某些症状相对普遍，例如头痛和呕吐。许多患者无需直接问便会抱怨这些症状。但是，还有许多其他症状，除非明确询问，否则患者可能不会提及。问诊包括以下症状：

（1）头痛。

（2）恶心和呕吐。

（3）四肢无力。

（4）感觉异常。

（5）复视。

（6）鼻漏。

（7）耳漏。

5. 既往病史　记录既往存在的疾病和症状，尤其是那些可能导致头部受伤（如心律不齐、癫痫、糖尿病）或可能导致更严重后果（如出血倾向、血小板低下）的疾病和症状。

6. 药物史　特别询问最近的饮酒史和其他药物摄入情况，以及患者是否正在服用抗凝药（如华法林、利伐沙班）。这是非常重要的，因为患有出血性疾病和/或使用抗凝药的患者，颅脑损伤后发生颅内出血的风险高得多，并且经常需要 CT 和入院治疗。越来越多的证据表明，某些抗血小板聚集药（如氯吡格雷）也可能在颅脑损伤后增加颅内出血的额外风险。

7. 社会历史　在考虑任何头部受伤的患者出院之前，确定家里是否有一个成年人，或者是否有其他人可以照护患者。

8. 破伤风状态　如果有任何伤口，考虑预防破伤风的必要性。

二、颅脑损伤体格检查和辅助检查

（一）颅脑损伤体格检查

根据初次检查中发现的问题进行复苏。进行初步的神经系统检查（GCS 评分、瞳孔反射、四肢肌力），然后进行确定的完整检查，包括以下内容。另外，在所有情况下均应考虑颈椎损伤的可能性。

1. 格拉斯哥昏迷评分　确定意识水平是神经系统检查的关键部分。GCS 评分分数范围是 3～15 分。需重复动态进行 GCS 评分。GCS 评分下降表明病情恶化，应积极寻找可纠正的情况。

2. 生命体征　记录脉搏、血压和呼吸。

3. 病理反射　这对于所有意识水平改变的患者都是必不可少的。

4. 酒精暴露　记录患者是否闻到酒精饮料的气味，但不要假设 GCS 评分下降是由于酒精引起的。

5. 瞳孔　记录瞳孔大小（以毫米为单位）和对光的反应。单侧瞳孔扩张可能反映出由于颅内压增高引起的眼眶损伤或动眼神经受压。单侧小瞳孔可能表明颈动脉夹层（霍纳综合征）。检查眼睛的活动范围以及是否存在复视或眼球震颤。在婴儿中，检查是否有视网膜出血。请注意，视盘水肿是颅内压增高的晚期症状。

6. 头皮，面部和头部　检查颅神经，并寻找小脑损伤的体征包括眼球震颤、肌张力低下、意向性震颤、轮替运动障碍等。仔细记录头皮、耳朵或面部受伤情况。

7. 四肢　检查四肢的肌力、肌张力、感觉和反射，异常（如偏瘫）可能是由于原发性脑损伤或脊柱损伤或颅内血肿不断发展而导致的，需要紧急干预。脑卒中会导致跌倒，导致头部受伤。

8. 其他伤害　头部受伤会导致非颅脑伤害的识别变得困难。腹内损伤通常与严重的颅脑损伤并存，并且难以发现，应行 FAST 及 CT 扫描。特别注意，临床上很容易遗漏相对较小的对生命没有威胁的骨如手指脱位、腕部骨折等。确保全面检查，包括触诊所有肢体，以防可能的漏掉的损伤。

9. 颅底骨折的迹象　这通常是临床诊断。可能会出现以下一种或多种情况：①"熊猫眼"征。②结膜下出血。③鼓膜或外耳道出血。④脑脊液耳漏或鼻漏。

格拉斯哥昏迷评分（成人）：格拉斯哥昏迷评分通过对患者反应的 3 个方面进行评分并加总得分以达到最终得分来评估意识水平（表 13-2）。

表 13-2　　　　　　　　　　　　　　　格拉斯哥昏迷评分表

睁眼反应	自主睁眼	4 分
	呼唤睁眼	3 分
	刺激睁眼	2 分
	不睁眼	1 分
语言反应	回答正确	5 分
	回答错误	4 分
	语无伦次	3 分
	只能发音	2 分
	不能发音	1 分
运动反应	遵嘱活动	6 分
	刺激定位	5 分
	躲避刺痛	4 分
	刺痛屈曲	3 分
	刺痛伸直	2 分
	不能活动	1 分

注意：

（1）速记 GCS 评分，并显示其组成部分。例如，GCS 评分 10/15 分（E3V2M5），意味着患者能呼唤睁眼，听不清声音，刺痛能定位。同样，与其他卫生专业人员进行交流时，请描述总分（GCS）并列出其组成部分。

（2）意识不清一般 GCS≤8 分。

（3）"刺痛屈曲"表示去皮质状态，"刺痛伸直"表示去大脑强直。

（4）GCS 评分很难应用于小孩。

（二）辅助检查——影像学

1. X 线　X 线的使用已被 CT 扫描取代。在英国，关于颅脑损伤的早期处理 SIGN 指南在 2009 年进行了更新。在英国和威尔士，NICE 指南于 2014 年发布，并于 2017 年进行了更新。

2. CT 扫描　CT 扫描用于识别和确定脑损伤，特别适合手术治疗的颅内血肿。在转移至 CT 扫描之前，确保进行足够的处理和复苏。在许多情况下，这将包括建立静脉通道、补液、气管内插管和机械通气等。始终安排经过适当培训的人员陪同患者进行 CT 扫描。当临床特征强烈指向颅内血肿（如出现局灶性神经功能缺失或 GCS 恶化）时，应立即与神经外科医师讨论将患者转移至带有 CT 扫描设施的紧急神经外科中心。

CT 扫描的征兆要求有以下任意一项：

（1）在急诊室进行初始评估时，GCS 评分＜13/15 分。

（2）受伤 2 小时后 GCS＜15/15 分。

（3）怀疑颅骨开放性或凹陷性骨折。

（4）颅底骨折的任何迹象。

（5）创伤后癫痫发作。

（6）局灶性神经功能缺损。

（7）呕吐＞1次（需要临床判断的12岁以下儿童除外）。

（8）失忆，时间超过30分钟。

（9）失去意识和/或遗忘，并伴有以下一种情况：年龄＞65岁，凝血功能障碍（包括凝血障碍、抗凝药物治疗）或危险机制（如行人被汽车撞倒，跌落＞1 m或＞五步台阶）。

CT扫描必须由具有适当专业知识的人员进行评估。

（1）头骨骨折通常很明显，碎片的压下程度也很明显。

（2）颅内血肿可能引起中线移位，并有几种形式。硬膜外血肿、硬膜下血肿、硬膜外和硬膜下血肿共存（图13-1、图13-2）。

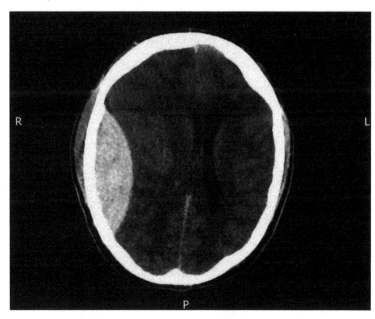

图13-1 急性右硬膜外血肿伴中线移位的CT

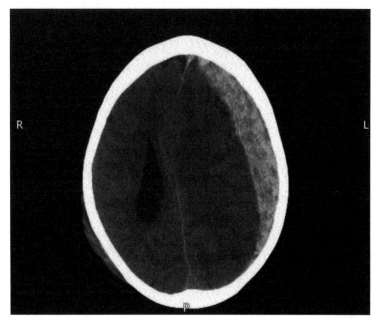

图13-2 CT显示急性左硬膜下血肿伴中线移位。注意右头皮血肿

（3）脑挫伤。

（4）脑肿胀发展可能需要一些时间，导致脑室受压。

三、重症颅脑损伤的治疗

（一）初步管理

1. 清理、建立和维护呼吸道；给氧，并保护颈椎。

2. 必要时检查并呼吸支持。治疗严重的胸部受伤。

3. 检查血糖并治疗低血糖（如果存在的话）。

4. 建立两个大的静脉通路，并送血进行交叉匹配、血常规、凝血、肾功能、电解质和血糖等。

5. 纠正低血容量，复苏并治疗其他伤害。

6. 如果 GCS≤8/15 分，则气管内插管和机械通气，进行紧急气道保护。寻求上级医师帮助，并向 ICU 和/或麻醉科寻求帮助。检查动脉血气分析检测 PCO_2。

7. 尽早与麻醉师、ICU 和神经外科医师联系。

8. 尽早安排 CT 检查。

9. 在需要 CT 扫描的多发或重伤患者中，使用阿片类药物镇痛可能掩盖瞳孔征象，但确保足够的镇痛更为重要。记录 GCS 评分、瞳孔反射和基本神经系统检查后，进行静脉使用阿片类药物镇痛。

10. 静脉使用抗生素，头孢呋辛 1.5 g 静脉注射合适。预防破伤风。

11. 尽早与神经外科医师联络是否转科，以及其他预防措施（如左乙拉西坦）的必要性。

12. 如果颅脑外伤在 3 小时内 GCS<13 分，则给予氨甲环酸。

13. 清洁并闭合头皮伤口以控制头皮出血，但不要让其过分延迟 CT 扫描或神经外科手术转运。

14. 插入导尿管。

15. 考虑需要经口胃管。避免在面部受伤或颅底骨折的任何可能性中使用鼻胃管。

（二）治疗并发症

早期治疗并发症可预防继发性脑损伤。

（三）意识水平下降

纠正低氧、高碳酸血症和低血容量后，意识水平下降很可能反映出颅内病变，导致颅内压增高，应紧急进一步检查和治疗。心动过缓、血压升高和瞳孔扩大是颅内压增高的晚期症状。与神经外科医师联系，他们将建议使用高渗液体脱水（如 20% 甘露醇 0.5 g/kg 静脉滴注，成人通常为 125～200 ml）。

高渗盐水也可作为降颅压的渗透剂，并具有增加血管内容量且不引起利尿的优点，因此常用于多创伤治疗。剂量在 10 分钟内为 100 mg/kg（如 3～5 ml/kg 的 3% 盐水或 3 ml/kg 的 5% 盐水）。

（四）癫痫发作

检查血糖和动脉血气分析。给予静脉注射地西泮 4 mg。如果最初无效，重复一次。开始使用苯妥英钠（在 30 分钟内静脉注射 20 mg/kg，并进行心电图监测），另一种方法是左乙拉西坦。持续 10～15 分钟或再次复发的癫痫需要上级医师和 ICU 帮助，面罩给氧、气管内插管和机械通气。

需要紧急重新评估的其他恶化情况：

1. 躁动或异常行为的进展。

2. 出现严重或进展性头痛，或持续呕吐。

3. 新的或不断发展的神经系统症状/体征（如肌力下降）。

（五）颅内血肿

颅脑损伤后神经系统恶化的原因包括缺氧、低血容量、癫痫发作、脑肿胀和颅内血肿。密切关注颅内血肿情况，及时手术可以挽救生命。出血性疾病或使用抗凝药的患者在颅脑损伤后极有可能出现颅内血肿。尽快逆转抗凝作用，如使用凝血酶原复合物和维生素 K 拮抗药。

（六）硬膜外血肿

一般情况下，硬膜外血肿是颞骨骨折后脑膜中动脉前支出血所致。硬膜外血肿的特征是有"中间清醒期"，即最初失去知觉，然后在神经系统恶化之前恢复全意识。但是，并不是所有的患者均如此，可能与出血发生在非颞区有关。硬膜外出血应紧急转诊至神经外科。

（七）硬膜下血肿

大脑和硬脑膜之间的桥接静脉出血导致硬膜下血肿。与硬膜外血肿（硬脑膜与脑表面隔开）不同，硬膜下血肿位于脑表面。CT 能够将硬膜外血肿与硬膜下血肿区分开。硬膜下血肿可能是急性或慢性的。

急性硬脑膜下血肿与严重的脑损伤有关。

慢性硬膜下血肿经常发生在老年人和酗酒者中，常由于脑萎缩、血小板低、出血倾向或服用抗凝药物引起的。慢性硬脑膜下血肿在几天内发展，通常表现为意识水平波动，有时模糊，有时神志完全正常，伴或不伴有头部受伤史。在此基础上，对于出现新的无法解释的意识模糊或 GCS 评分下降的中老年/老年患者，应考虑 CT 扫描，尤其是在存在出血危险因素的情况下。与神经外科小组讨论下一步治疗方案。通常硬膜下血肿是保守治疗，尤其是在有多种合并症的老年人。

四、轻型颅脑损伤

（一）简介

对持续发生较小的原发性脑损伤的患者进行评估和管理可能会遇到困难，特别是当由于年龄、癫痫、药物或酒精摄入而影响评估时。在这种情况下，应采取严谨的态度观察，直到 CT 显示病灶吸收。

（二）管理

头部受伤的黄金法则：

1. 切勿将 GCS 评分下降仅归因于酒精。

2. 切勿让头部受伤的患者独自出院。

3. 考虑将头部受伤和并存出血倾向的患者（包括服用抗凝药的患者）收住入院。

（三）鉴别诊断

考虑是否有其他疾病导致患者症状。例如，头部受伤后呕吐的小孩可能患有中耳炎或咽喉感染。中耳炎可能与呕吐（发热）和头部受伤（导致步态不稳、跌倒）有关。

（四）入院注意事项

考虑有以下情况的患者需要入院：

1. CT 扫描发现异常。

2. GCS 评分下降（即<15/15 分），神经功能缺损或创伤后癫痫发作。

3. 严重的神经系统症状（严重头痛、呕吐、烦躁或异常行为，受伤后持续失忆>5 分钟）。

4. 有出血倾向，包括遗传性疾病和使用抗凝药物。

5. 由于癫痫、饮酒或吸毒而无法评估。

6. 颅骨骨折的临床或影像学证据。

7. 没有人在家中或没有安全的家可去（包括怀疑无住处和家庭暴力）。

（五）对入院者的观察

确保定期进行神经系统观察和评估，如果出现意识水平下降或神经系统缺陷，请立即采取进一步检查和治疗。注意，轻度颅脑损伤的患者收住入院的主要原因是要监测颅内病变的发展。如出现颅内病情加重，应进行及时处理，与神经外科医师联系，并进行紧急 CT 扫描。

如果在观察 12～24 小时后，患者无症状且血流动力学稳定，并且 GCS 评分为 15/15 分，且无神经功能缺损，可以考虑出院。对有症状、GCS 评分下降或神经功能缺损的患者进行 CT 扫描（如果尚未行CT 检查）。

（六）出院患者

大多数头部轻微受伤的患者都可以直接从急诊病房安全出院。确保有一个负责任的成年人陪同他们回家，并在他们回家后 24 小时有人陪伴。警告患者和随行的成年家属头部受伤后可能出现的问题，以及遇到任何此类问题时应采取的措施。提供有关镇痛的建议。

五、脑震荡

（一）临床表现

脑震荡后的症状在头部受伤后很常见，并且会引起患者和家属的极大焦虑。最常见的主诉是：头痛、头晕、嗜睡、沮丧和无法专心。

头部受伤后入院的大多数患者均出现头痛，其中 30％的头痛持续超过 2 个月。它们通常是间歇性的，白天或劳累时会加重。有些似乎是"紧张性头痛"，并且并不能通过止痛药明显缓解。头部受伤后偏头痛可能会变得更加频繁或严重。不符合这些模式的头痛可能反映出严重的颅内病变。

脑震荡后常见非特异性头晕。详细询问病史，区分是否由于前庭机制而引起的头晕和眩晕。头晕可能是由于直立性低血压、使用镇痛药或饮酒引起的。

（二）诊断

诊断脑震荡可通过排除头部受伤后的其他问题或并发症来诊断。仔细记录病史，包括有关睡眠、智力、颈部疼痛、畏光、呕吐和鼻涕等问题。检查症状主要是排除任何病理因素和任何神经系统缺陷，寻找脑膜炎或颅内血肿的证据，检查视盘水肿情况。

老年人或酒精中毒患者，或接受抗凝剂治疗更倾向于发展成慢性硬膜下血肿的患者，可能会引起智力下降，通常没有局部症状。对于这些患者以及其他可能具有颅内病变的患者，应采用 CT 扫描。

（三）治疗

经过详细的病史和体格检查，以排除其他问题，通过对症处理观察症状是否缓慢缓解。由于症状可能会持续一段时间，因此通常安排适当的随访。

〔黄姗姗　付　乐　罗　亮〕

参考文献

[1] Taylor C A, Bell J M, Breiding M J, et al. Traumatic brain injury-related emergency department visits, hospitalizations, and deaths—United States, 2007 and 2013 [J]. MMWR Surveill Summ, 2017, 66 (No. SS-9): 1 - 16.

[2] Wilson M H, Kolias A G, Hutchinson P J. Neurotrauma: a multidisciplinary disease [J]. Int J Clin Pract, 2014, 68: 5 - 7.

[3] Jamieson L M, Roberts-Thomson K F. Hospitalised head injuries among older people in Australia 1998/1999 to 2004/2005 [J]. Injury Prevent, 2007, 13: 243 - 247.

[4] Ponsford J, Willmott C, Rothwell A. Factors influencing outcome following mild traumatic brain injury in adults [J]. J Internatl Neurol Soc, 2000, 6: 568 - 579.

[5] McCory P. Does second impact syndrome exist? [J]. Clin J Sport Med, 2001, 11: 144 - 149.

[6] Javid M. Head injuries [J]. N Engl J Med, 1974, 291: 890.

[7] Fountain D M, Kolias A, Lecky F, et al. Survival trends after surgery for acute subdural hematoma in adults over a 20-year period [J]. Ann Surg, 2017, 265 (3): 590 - 596.

[8] Corrigan J D, Selassie A W, Orman J A. The epidemiology of traumatic brain injury [J]. J Head Trauma Rehabil, 2010, 25: 72 - 80.

[9] Teasdale G, Jennett B. Assessment of coma and impaired consciousness. A practical scale [J]. Lancet, 1974, 2 (7872): 81 - 84.

[10] Malec J F, Brown A W, Leibson C L, et al. The Mayo classification system for traumatic brain injury severity [J].

J Neurotrauma, 2007, 24 (9): 1417 - 1424.

[11] Nakase-Richardson R, Sherer M, Seel R T, et al. Utility of post-traumatic amnesia in predicting 1-year productivity following traumatic brain injury: comparison of the Russell and Mississippi PTA classification intervals [J]. J Neurol Neurosurg Psychiat, 2011, 82: 494 - 499.

[12] Stiell I, Wells G, Vandenheem K. The Canadian CT rule for patients with minor head injury [J]. Lancet, 2001, 357: 1391 - 1396.

[13] Mower W, Hoffman J, Herbert M. Developing a clinical decision instrument to rule out intracranial injuries in patients with minor head trauma: methodology of the NEXUS II investigation [J]. Ann Emerg Med, 2002, 40: 504 -514.

[14] Chestnut R M, Marshall L F, Klauber M R. The role of secondary brain injury in determining outcome from severe head injury [J]. J Trauma, 1993, 34: 216 - 222.

[15] Temkin N R, Dikmen S S, Wilensky A J. A randomised, double blind study of phenytoin for the prevention of post-traumatic seizures [J]. N Engl J Med, 1990, 323: 497 - 502.

第十四章　泌尿系统急症

第一节　急性肾损伤

一、病因和发病机制

肾脏主要功能为肾小球滤过、肾小管重吸收及分泌。急性肾损伤（AKI）则是指肾功能在数小时或数天内恶化，导致有害物质在体内堆积以及体内内环境紊乱，主要定义为肾小球滤过率（GFR）的快速降低，以血清肌酐（SCr）浓度的急性升高为标志。AKI的早期通常是无症状的，主要依靠尿量减少或SCr升高作为诊断依据；改善全球肾脏病预后组织（kidney disease：improving global outcomes，KDIGO）对AKI的诊断及分期给出了明确的标准，目前已广泛应用。

成年人早期正常的GFR约为120 ml/（min·1.73 m²），此后每十年通常会下降8 ml/（min·1.73 m²）。肾小球滤过的驱动力来自肾小球毛细血管压力，它依赖于肾血流和自身调节。对于大多数AKI的原因，总体或局部的肾血流减少是最终的共同途径。造成AKI的主要原因可分为3种：①肾前性原因：肾灌注不足。②肾性原因：肾小球、小管、间质或血管受损。③肾后性原因：尿流受阻。

急性肾损伤患者中约有40%的患者存在肾前性因素，尤其在医疗机构中发生的AKI患者中肾前性因素为主要原因，它们包括低血容量、低血压、全身水肿导致有效循环容量减少、肾灌注不足和药物因素所致低血压等。在肾前性AKI中，肾小管与肾小球功能最初尚可代偿维持，大多数情况下及时恢复循环血容量或停用相关药物可恢复功能。

约50%的AKI患者存在肾性因素，肾小球、小血管、间质、小管等疾病可引起内源性AKI，继而引起肾脏血管收缩因子等一系列炎症因子的释放，最终导致肾灌注严重下降，进而影响肾实质功能。急性肾小管坏死（acute tubular necrosis，ATN）是导致AKI最常见的病理过程，虽然从名称上看主要为肾小管损害，但实际的病理生理学更加复杂：肾小球滤过率下降的主要机制为自身调节受损和肾内血管收缩；肾小管损害增加了管球反馈、损伤内皮细胞、导致微循环纤维蛋白沉积、刺激释放细胞因子、激活炎症和免疫系统；ATN通常分为缺血性ATN和细胞毒性ATN，但在一些患者中可能同时存在这两种表现。缺血性ATN发生在肾前性肾损伤进一步加重之后，不过这两种不同类型的ATN都是基于组织病理变化而区分，实际对临床医师的治疗并无过多价值，且目前暂无任何治疗干预措施可促进ATN患者的肾功能恢复。在导致ATN的病因中，非甾体抗炎药（NSAIDs）、血管紧张素转化酶抑制药（ACEI）、血管紧张素受体阻滞药（ARBs）通常会引起GFR缓慢无症状的下降，但它们也能引起AKI；非甾体抗炎药不损害健康人的肾功能，但可降低动脉粥样硬化性心血管疾病老年人、慢性肾衰竭患者、慢性肾灌注不足（如心力衰竭、肝硬化）或使用利尿药和钙通道阻滞药的患者的GFR。中毒性ATN中通常外源性毒素有放射性毒素、非甾体抗炎药、抗生素如氨基糖苷类、两性霉素B、抗病毒药物阿昔洛韦、免疫抑制药环孢素、有机溶剂乙二醇、有毒物质如蛇毒、百草枯、对乙酰氨基酚、化疗药物顺铂、中草药、重金属等；内源性毒素有血红蛋白、肌红蛋白、尿酸、骨髓瘤蛋白质。引起造影剂相关肾损伤主要原因有本身即存在的肾功能损害、大剂量高渗透性的造影剂使用、低血容量等；而ACEI、ARB类药物通过降压作用或本身肾动脉狭窄、肾灌注下降患者进一步收缩入球小动脉导致肾损害。在ATN中肾间质也会发生结构与功能的异常，不过在急性小管间质性肾炎（ATIN）中，肾间质为原发损伤，机制可能与免疫相关，尤其是细胞介导免疫，通常是对某种药物的过敏反应如抗生素（β内酰胺类抗生素、磺胺类、氟喹诺酮类）、非甾体抗炎药、环氧合酶-2抑制药、质子泵抑制药、利尿药、苯妥英钠、卡马西平和别嘌醇。导致内源性AKI中，及时清除肾小管毒性物质、处理肾小球原发疾病可以帮助减少肾血管收缩，有助于恢复肾血流量。一旦导致肾脏损伤的原发原因解决，剩下的有功能的肾单位滤过增加，根据剩余肾单元的多少，GFR将按比例恢复；如果剩余肾单位的数量低于某个临界数量，持续的超滤会导致进行性肾小球硬化，反复恶性循环最终导致肾衰竭，这或许可以解释在进行性急性肾损伤最初恢复后发生延迟死亡的原因。

10%的急性肾损伤患者存在梗阻，由于尿路结构或功能改变，阻碍了尿液的正常流动，继而造成梗阻，梗阻的存在导致肾小管压力增加，从而降低了过滤的驱动力，导致肾后性急性肾损伤。肾积水指肾集尿系统和输尿管的扩张。它们可能在无梗阻的情况下发生，相反，需要警惕的是在一些有梗阻的患者中也可能没有肾积水表现。肾小管腔内的管型与晶体可引起肾内梗阻，肾外梗阻可发生在尿道、膀胱、输尿管或盆腔-输尿管交界处；成人的阻塞性尿病通常由前列腺疾病或腹膜后肿瘤（宫颈癌、子宫癌、膀胱癌、卵巢癌或结肠癌）引起；转移性癌症、淋巴瘤或腹膜后炎症（阑尾炎、憩室炎、克罗恩病）或神经源性膀胱也可引起梗阻性肾病；双侧肾结石是一种梗阻性肾病中不常见的原因，如果梗阻累及尿道、膀胱或双侧输尿管，阻塞性肾病通常是逐渐发展并导致慢性肾衰竭。单侧输尿管梗阻所致的AKI只适用于仅有一个功能正常肾脏的患者。

AKI时尿量通常减少，患者可有少尿或无尿表现。不过只有少数情况会导致无尿：完全尿路阻塞、血管病变、严重的ATN或快速进展性肾小球肾炎。

二、病理生理改变

ATN是急性肾损伤中最常见的病理类型，典型的ATN一般有4个阶段：起始期、维持期、进展期及恢复期。

起始期时最初6小时内尚可代偿，如未及时纠正，由于肾血流量下降导致肾灌注下降，造成肾小管的缺血缺氧性损伤，缺血缺氧性损伤可引起小管上皮细胞、内皮细胞、血管平滑肌细胞等的能量储备耗竭、溶质主动转运抑制，进而导致细胞骨架瓦解、细胞极性丧失、紧密连接完整性破坏、氧自由基形成，最终导致细胞凋亡坏死，加重炎症反应；而低肾灌注同时造成肾小球滤过压下降，上皮细胞坏死脱落，堵塞肾小管并引起一系列炎症反应；肾小管堵塞后小管压力明显增加、滤过压下降，同时在上皮细胞损害脱落及细胞紧密连接断裂下，尿液大量回渗，肾间质损伤并压力增高，多种作用下进一步加重GFR下降；在缺血、低氧、炎症反应、氧自由基破坏、微循环异常、自身调节异常、肾素-血管紧张素系统激活亢进等各方面因素下GFR不断下降，进而进入至维持期。

维持期时患者GFR水平最低，病情也最严重，患者表现出少尿甚至无尿、尿毒症并发症等表现；此期尽管小管细胞在不断修复、迁移及重建，但GFR仍持续低下，可能与内皮细胞损伤激活炎症反应以及缺血再灌注损伤有关，当缺血再灌注后大量超氧阴离子、羟自由基、过氧化氢及单线氧大量生成，进一步损害肾皮质，使线粒体膜脂质过氧化，膜通透性增加，线粒体功能丧失，能量供应下降，加重ATN，病情不断进展加重。

在恢复期时，小管上皮细胞已逐渐修复、再生并恢复再通，正常的细胞及器官功能逐渐恢复，GFR也逐渐恢复，初期小管部分功能如重吸收功能较滤过功能相对延迟，故会出现明显多尿表现。肾脏细胞的修复再生需要一定时间，故肾脏灌注恢复正常后仍然需要1~2周才能完全痊愈，部分患者将遗留有不同程度的肾脏结构与功能异常，往往维持期时间越长，患者预后越差。

三、临床表现

（一）症状

AKI本身几乎没有症状，直到出现严重尿毒症时才会表现出尿毒症相关症状。尿毒症症状累及全身多个系统，消化道是最常表现症状，累及消化道时会出现恶心、呕吐，严重时可有消化道溃疡及出血；累及神经系统时会出现嗜睡、疲劳、意识模糊，如果不进行治疗，还会导致谵妄、抽搐、昏迷等；累及循环系统时可表现为高血压、心力衰竭及肺水肿表现，当发生内环境紊乱及毒素大量堆积时，还可出现心律失常及心肌病变；累及呼吸系统时可有呼吸困难、咳嗽等；血液系统受累时可有凝血功能异常，主要为出血倾向，还可发生贫血等。

不过患者更可能出现与 AKI 的潜在病因相关的症状，这应及时评估肾功能。因容量不足而出现肾前性 AKI 患者通常会出现口渴、直立性头晕和尿量减少。大量呕吐、腹泻、排尿、出血、发热或出汗可因有效循环血容量减少而发生 AKI。由脓毒症、胰腺炎、烧伤、肝衰竭等所致的血管通透性增加、大量液体渗漏至第三间隙，也可导致肾前 AKI，尽管这些疾病下也有肾实质损伤因素的参与。任何原因所致的心力衰竭加重或充血性心力衰竭患者过度利尿下患者也可出现肾前性 AKI；结合相关病因，AKI 的发生往往可以预见。

结晶性肾病、肾结石和乳头状坏死引起的 AKI 可表现为腰痛和血尿。当患者出现尿色变暗、水肿，伴或不伴发热和皮疹等症状，提示急性肾小球肾炎，起病前患者可有咽炎或皮肤软组织感染。发热、关节痛和皮疹是急性间质性肾炎常见的症状。急性肾动脉闭塞通常表现为严重的腰痛。咳嗽、呼吸困难和咯血是 Goodpasture 综合征或韦格纳肉芽肿病的可能性。

当患者有前列腺疾病或为高龄的男性，以及有留置膀胱导管的患者发生急性肾损伤时可首先怀疑肾后性梗阻。无尿患者多提示梗阻可能性大，但血栓形成和暴发性肾脏疾病也有可能，交替少尿和多尿实际上是梗阻的病理特征。

（二）体格检查

体格检查时需注意积极评估患者当前的容量状态，可检查患者黏膜状态、颈静脉有无怒张，注意肺部啰音听诊，观察有无外周组织水肿。

仔细观察有无皮疹，寻找血管炎的证据，注意患者黏膜有无黄疸，仔细触摸腹部或盆腔有无肿块，或可触及扩张的膀胱。在心脏检查中，检查患者是否存在房颤、腹主动脉瘤和心力衰竭的迹象，并评估肢体脉搏。

对于体重迅速增加、外周或颜面部水肿、双肺啰音或肺下部胸壁叩击迟钝的患者可能存在液体过负荷情况。

四、诊断和鉴别诊断

诊断 AKI 主要依靠血肌酐及尿量的变化，现 KDIGO 对于 AKI 给出了明确的诊断标准：48 小时内血肌酐升高≥26.5 μmol/L（0.3 mg/dl），或 7 天内血肌酐升高≥50%，或者尿量减少［0.5 ml/（kg·h）］，持续≥6 小时。

在明确患者存在急性肾损伤时，需继续完善各项检查明确患者急性肾损伤的病因，仔细筛查有无肾前性及肾后性因素，防止医源性损伤；如果患者明确存在肾性急性肾损伤时，还应仔细甄别肾小球、肾血管或肾间质病变，及时纠正并减少持续性肾损伤，防止医源性损伤。

尿液检查与肾脏彩超检查需在患者发生急性肾损伤后立即完善，新鲜的尿液检查中尿相对密度、红细胞、白细胞、蛋白及管型有助于提供重要的诊断价值。肾小管损害时管型多为棕色颗粒管型及上皮细胞管型，间质性肾炎时多出现脓尿、血尿、颗粒管型及嗜酸性细胞，肾小球肾炎时表现为血尿、蛋白尿及红细胞管型、颗粒管型；肾血管疾病时尿检可表现大致正常或血尿、轻度蛋白尿。同时肾衰竭指数、钠排泄分数、尿肌酐/血肌酐比值有助于鉴别肾前性氮质血症和 ATN。

肾脏及泌尿系彩超对 AKI 的诊断有重要的价值及意义，可以帮助明确有无肾后性因素的存在，同时还可以评估肾脏的大小，急性肾损伤时肾脏可增大或正常。肾血流动力学的评估对诊断肾动脉狭窄和肾缺血性病变有重要意义，有证据表明肾阻力指数（RI）可以鉴别肾前性肾衰竭和急性肾小管坏死，当 ATN 时，RI 往往升高。

当然所有患者均需采集肝肾功能、血肌酐、尿素氮、电解质、全血细胞计数等检查并反复监测、随访登记，床边胸片、心脏彩超、心电图、下腔静脉、血乳酸等均可作为辅助诊断的重要依据。

五、处置

所有 AKI 患者均需立即对患者生理状态进行评估，充分评估患者的容量状态，完善各项检查监测，必要时可采取相关血流动力学监测手段甚至有创检查对患者进行评估以及时明确状态；对于出现 AKI 的危重症患者，液体复苏是第一要务，多种诊断和治疗过程同步推进，及时寻找和治疗低血容量、败血症、心肌缺血、呼吸衰竭、急性失代偿性心力衰竭、电解质紊乱、酸中毒、容量超负荷和尿路梗阻。当患者出现 AKI 但容量状态并不能立即给与判断时，可考虑予以适量液体治疗优化患者血流动力学，同时观察患者症状有无改善，但在液体治疗的过程中需要不断进行容量评估，避免容量过负荷的情况，必要时可予以血管活性药物如去甲肾上腺素协助治疗，值得一提的是相较于去甲肾上腺素，多巴胺并不能改善肾脏功能或降低患者死亡率。

明确 AKI 的病因有助于帮助决定治疗的先后顺序，当出现肾后性 AKI 时主要治疗目标即为解除梗阻，当患者为心肾综合征时，首要治疗目前为改善及恢复心功能，当患者为横纹肌溶解时，如果没有容量过负荷，应加快补液速度，以达到高尿流速。治疗过程中需及时停用一切肾毒性药物，如必须使用时，需根据肌酐清除率来调整药物剂量，当肾功能发生变化或治疗方案改变时，都需重新调整药物剂量。

利尿药虽然不能治疗 AKI，但可以协助这类患者液体管理，当患者出现液体过负荷的情况时，利尿药可用于轻度至中度急性肾损伤，部分证据表明患者对利尿药治疗的反应性可用于评估是否透析的指征。

当患者出现酸中毒时，如患者 pH>7.1，处理的根本原则还是针对 AKI 进行治疗；当患者 pH≤7.1 时，则需考虑治疗，如患者现为无尿或液体过负荷的情况下，透析是首选治疗。治疗过程中注意电解质尤其是血钾水平的变化，及时处理高钾血症。其他方面还包括有血糖、血压的控制与营养支持治疗；患者血糖控制无需过分严格，建议血糖<180 mg/dl；营养方面 AKI 患者建议 83.6～125.4 kJ/（kg·d）[20～30 kcal/（kg·d）]，对于无需透析的非高分解代谢的 AKI 患者，蛋白质 0.8～1.0 g/（kg·d），已行肾脏替代治疗患者可升高至 1.0～1.5 g/（kg·d）。

当患者为急性肾小球肾炎时，治疗包括肾活检、皮质类固醇、环磷酰胺、血浆置换等处理。

目前对 AKI 患者启动肾脏替代治疗时机仍存在诸多争议，但是否开始 RRT 应基于患者的液体、电解质和代谢状况，如果潜在的临床情况有所改善，有肾脏恢复的早期迹象，以及患者的代谢和液体需求得到满足，RRT 的启动可能会被推迟。

〔周睿彤 罗 亮〕

第二节 泌尿系结石

一、病因和发病机制

中国成人肾结石患病率约为 5.8%，其中男性患病率为 6.5%，女性患病率为 5.1%；肾结石发病率不仅与性别显著相关，不同地区肾结石的患病率也相差极大，总体上看华南及西南地区的肾结石患病率明显高于华北及西北地区，其中华南地区患病率高达 7.2%，华北最低只有 0.4%；由于受教育程度、医疗资源、收入差距等的不同，造成农村地区患病率（7.8%）高于城镇地区（4.9%）。肾结石最常发生在 20～50 岁之间，约 50% 的患者只有一次发作，但其余 50% 在 5 年内复发。

大多数结石来源于肾脏集合系统（肾盏和肾盂），之后再掉入输尿管。结石的形成需要尿液中已溶解的物质如钙、磷酸盐、草酸、胱氨酸或尿酸盐处于过饱和状态，再加上尿量的减少和抑制结石形成的化学物质（如镁、柠檬酸盐和焦磷酸盐）的缺乏，析出后形成固体，最终导致结石的产生。除此之外，当感染了尿素分解杆菌后，患者尿中呈碱性状态，往往更容易出现导致鸟粪石或三磷酸（钙、镁和磷酸盐）结石。较少见的混合结石是通过碳酸氢钠、尿酸盐、尿酸和羟基磷灰石晶体形成核，然后由钙和草酸离子附着而成。大约75％的结石是以钙为基础，由草酸钙、磷酸钙或两者的混合物组成；10％是基于尿酸；1％是基于胱氨酸，剩下的主要以鸟粪石为主。

导致结石形成的因素主要为脱水和长期液体摄入量不足，另外还有高血压、制动、肾结石家族病史、甲状旁腺功能亢进、消化性溃疡（钙分泌过多）、小肠疾病如克罗恩病或溃疡性结肠炎（高草酸尿）和痛风（高尿酸血症）、骨髓增生性疾病、恶性肿瘤、肾小管酸中毒和某些药物（钙剂、乙酰唑胺、维生素C和维生素D以及抗酸剂）的使用等。甲状旁腺功能亢进、吸收性和肾性高钙尿和制动等情况下，钙排泄量升高，导致易患草酸钙结石。反复泌尿道感染的女性最常出现鸟粪石结石，这种结石与解脲细菌（变形菌、克雷伯菌、葡萄球菌、普罗维丹绦虫和棒状杆菌）的感染有关，是鹿角状结石最常见的原因，鹿角状结石是肾盂形成的巨大结石，且抗生素穿透性很差，只要结石持续存在，就有导致尿毒症的可能。有些药物容易引起结石，如依地那韦就与症状性尿石症相关。

二、疼痛的病理生理

肾结石造成的疼痛，其机制与肾盂压力的增加、输尿管痉挛、结石的局部炎症反应以及结石近端蠕动和压力的增加有关；结石引起的上尿路急性梗阻导致肾盂压力升高，进而诱发肾前列腺素的合成和分泌，尤其是PGE_2，它通过引起入球小动脉扩张而促进利尿，从而进一步提高肾盆腔压力。急性梗阻和肾包膜张力增加被认为是造成脊柱角持续疼痛的原因。在体外实验中同样发现PGE_2可增加游离输尿管上皮的阶段性和紧张性收缩活动，导致输尿管痉挛和剧烈绞痛疼痛。

一般孤立的小肾盂结石（不是鹿角状）不会引起疼痛，除非它们造成输尿管入口的间歇性阻塞，移动但非阻塞的结石也会引起疼痛。在急性梗阻期间，大多数患者的血清肌酐没有升高，急性梗阻时血清肌酐升高提示孤立肾或已存在肾脏疾病，使正常通畅的肾脏无法完全补偿。不过大多数患者都为不完全输尿管梗阻，许多患者可以安全观察数周，如果梗阻不超过1个月，阻塞性肾结石一般不会引起不可逆的肾损害。

三、临床表现

肾结石最常见的临床表现即为由结石引起的疼痛，肾绞痛的疼痛被描述为人能忍受的最严重的疼痛。经典的教科书描述是突然发作的严重的间歇性腰痛，起源于肋板角的区域，向前放射到下腹部和腹股沟区域，有时疼痛部位可出现在睾丸或阴唇，提示结石位于输尿管低位位置。当结石靠近膀胱时，时常发生尿频或尿急。由于疼痛起源于中空的内脏（输尿管），因此疼痛为内脏性的，因此定位并不准确，但疼痛较为剧烈，患者表现为烦躁不安、反复寻找一个舒适体位的状态。患者不会有腹膜刺激症状，腹部检查只能提示与早期肠梗阻类似的迹象表现：腹胀、肠鸣音亢进。然而，肾绞痛患者也可能表现为腹部反跳痛（29％）、屈曲状态（61％）和僵直（8％）；往往肾绞痛常伴有恶心和呕吐（50％），约三分之一的患者主诉有肉眼血尿；因为疼痛的影响，患者脉搏可能加快和血压可能升高，疼痛一旦解除，均可恢复正常。

有时结石可自发掉落，不过自发通过的可能性是由多种因素决定的，包括输尿管梗阻的大小、形状、位置和程度。具有针状或锋利边缘的石头或不规则形状的石头自发通过率往往较低；在结石完全梗阻时，自发通过的概率比部分梗阻时要低。最常见的梗阻部位包括肾盂输尿管的连接处，此处输尿管直径可由1 cm缩窄至2～3 mm。如仅根据结石的大小评估自发通过率，那么98％的<5 mm的结石会在不进行干预的情况下4周内通过；60％的5～7 mm的石头和39％的>7 mm的石头会在4周内通过。一般来说，平片上的结石大小可放大20％，CT上测量到的结石大小一般为实际结石大小的88％。

四、诊断和鉴别诊断

当患者出现典型的临床表现及血尿时，即可高度怀疑泌尿系结石，完善肾脏超声及影像学检查即可明确诊断。

不过有很多疾病会与肾绞痛临床表现相似，需予以谨慎鉴别。血管方面需鉴别的有主动脉夹层、腹主动脉瘤、肾动脉栓塞、肾静脉血栓形成以及肠系膜缺血；肾脏方面需鉴别的有肾盂肾炎、肾乳头状坏死、肾细胞癌、肾梗死及肾出血；输尿管疾病需鉴别的有血凝块堵塞、输尿管狭窄以及输尿管肿瘤（原发或转移）；膀胱方面需鉴别的有肿瘤和膀胱炎；消化系统需鉴别的有胆绞痛、胰腺炎、消化性溃疡穿孔病、阑尾炎、腹股沟疝、憩室炎、癌症与肠阻塞；妇科方面需鉴别的有异位妊娠、盆腔炎、输卵管卵巢脓肿、卵巢囊肿、卵巢扭转、子宫内膜异位；男性还需与睾丸扭转、附睾炎鉴别；另外还需与毒瘾、带状疱疹、腹膜后血肿、脓肿、肿瘤鉴别。

实验室检查的重点是评估感染、肾功能不全和怀孕的可能性。如果女性考虑肾绞痛时，必须先明确所有生育潜力的女性是否怀孕，以排除异位妊娠。需完善尿检以排除感染的可能性，如果怀疑有感染需进行尿培养和药敏检查以指导抗生素治疗；所有脓尿患者都必须进行尿培养，在小儿疑似肾结石患者中，尿培养为常规检查。另外 24% 的单侧腹痛和血尿患者并没有输尿管结石的影像学证据，因此血尿不应单独作为用于排除或确认输尿管结石的诊断依据。所有泌尿系结石应检查肾功能，因为绝大多数结石患者肌酐清除率均降低。许多患者会因为应激而出现血白细胞计数升高，血白细胞计数对评估没有帮助。其他实验室检查如血清钙或尿酸对初始评估或治疗没有帮助，但有助于确定结石类型和后续长期治疗方案。

在影像学检查中，CT 平扫检查具有快捷、敏感性高的优势，部分患者的 CT 影像中并不能直接看到结石征象，但输尿管梗阻的继发征象如输尿管扩张、肾周脂肪间隙模糊，集合系统扩张，肾脏增大可有助于诊断；同时出现单侧输尿管扩张和肾周脂肪间隙模糊对结石病的阳性预测值为 96%，如果都没有，阴性预测价值为 93%～97%。静脉尿路造影术并不推荐用于诊断结石，除非有其他疾病需同时完善检查。腹部平片检查中，由于大部分结石都是不透明的，因此可以显像，且磷酸钙和草酸钙结石的密度与骨骼相似。不过单纯的肾输尿管膀胱 X 线片不足以诊断或排除结石。超声检查在妊娠患者中是一线检查手段，对诊断大结石很有帮助，但容易漏掉直径 <5 mm 的输尿管结石，且受限于检查者的手法、患者本身体型等多方面因素；不过对于高度怀疑结石患者，应先完善超声检查，如超声仍不能明确，可继续完善 CT 检查以明确诊断。

五、处置

对于泌尿系结石的急症治疗包括疼痛、恶心、呕吐控制，对有感染证据的患者使用抗生素，并在某些病例中进行促排治疗。非甾体抗炎药通过抑制前列腺素的合成对输尿管有直接作用，因此可作为急诊的一线治疗，通常静脉给药比肌内注射和口服给药起效更快；不过美国食品药品监督管理局对非甾体抗炎药使用提出警告：①不要给阿司匹林或非甾体抗炎药过敏的患者服用非甾体抗炎药；②避免用于有凝血障碍或有出血风险的患者；③避免用于肾功能损害的患者；如果患者正在服用抗血小板聚集药或正在服用抗血栓药，特别是即将进行手术治疗或碎石术时，应通知泌尿科医师。阿片类药物也用于控制这类疼痛，考虑到阿片类可能引起呕吐不良反应，需加强止吐治疗。利多卡因可以降低输尿管平滑肌张力，减少痛觉的传入，一般采用静脉注射，剂量为 1.5 mg/kg，但应缓慢使用，注意利多卡因的不良反应如麻木、头晕、心律失常等。

有输尿管结石、发热、肾功能不全和/或全身感染征象的患者需接受静脉抗生素治疗并入院，同时评估是否需要手术。抗生素可选择包括哌拉西林他唑巴坦、头孢吡肟或环丙沙星。对于没有肾功能损害的患者，可以考虑使用庆大霉素或妥布霉素加氨苄西林，之后可根据药敏结果指导抗生素使用。对于输尿管结石伴尿路感染但无明显梗阻、发热或系统性疾病的患者，只要能随访 48～72 小时，就可门诊治疗，抗生素的选择应覆盖革兰阴性菌，疗程一般为 10～14 天。

在排石治疗的选择上 α 受体阻滞药是最常用的药物。最近的指南表明，α 受体阻滞药可以缩短结石排出时间，且对＞5 mm 的结石更有效。使用该药物和不使用该药物的手术干预率相似。告知患者药物的有限效益和重要的潜在副作用，包括直立性低血压、头晕和头痛。告知患者药物的有限效益和重要的潜在副作用，包括直立性低血压、头晕和头痛。一般不推荐使用钙通道阻滞药，因为其效果不如 α 受体阻滞药；一般不建议使用类固醇药物。

对于自发通过率较低的直径＞5mm、不规则的结石或近端结石患者，需和外科医师一起评估。对于存在肾功能不全、严重的潜在共病、完全梗阻、多次急诊与结石相关、肾移植或无败血症的相关尿路感染患者的处置，需与外科医师一起决定治疗方案。如果结石较小、没有感染、疼痛可通过口服止痛药控制，可考虑予以排石治疗，并给患者一个尿滤器，说明如何保存结石以供病理检查。石头通过的平均时间因大小和位置、因人而异，但可能高达 7～30 天。如在此过程中出现发热、呕吐或疼痛难以控制的情况，应建议患者立即返院就诊。结石患者推荐泌尿科随诊，以便评估结石的组成，并制定预防策略。血尿且影像学检查阴性患者需门诊随访，以确定血尿的原因。

妊娠患者的治疗更为复杂，大概每 1500 例妊娠中就有 1 例出现结石，其中 80%～90% 出现在妊娠中期或晚期，其表现多为腹痛（89%）和血尿（95%），诊断可依靠经阴道彩超、输尿管镜等，CT 扫描仅适合妊娠紧急情况下的评估，需谨慎使用。而非甾体抗炎药不推荐用于孕妇的治疗，对于妊娠患者，最常用的是麻醉镇痛药物，另外硝苯地平在妊娠中是安全的，已被推荐用于妊娠患者的结石排出治疗。

〔周睿彤　罗　亮〕

第三节　泌尿系梗阻性疾病

一、病因和发病机制

泌尿系梗阻性疾病是由于尿流受阻而发生的尿道疾病，可以是结构性的，也可以是功能性的。梗阻可表现为多种症状，但通常包括排尿困难、急性尿潴留或下腹部不适和腹胀。梗阻可以是急性的，也可以是慢性的，可能发生在所有年龄段的人群中。尿路的潜在病因有很多，最常见的原因是良性前列腺肥大或增生；其他可能的病因包括便秘、尿道狭窄、包茎或旁腺病、前列腺癌、腹膜后腺病、结肠子宫内膜异位症、输尿管膨出、尿石症、神经性膀胱功能障碍、寄生虫性梗阻、膀胱子宫内膜异位症和尿石性肾结石，其中部分病因并不特别常见，但仍需谨慎鉴别，病史和体格检查是诊断病因的关键要点。新生儿同样可能出现尿路梗阻，因此完善胎儿超声检查十分重要，需积极评估胎儿有无泌尿生殖道扩张和膀胱输尿管反流。急性尿路梗阻最常见的病因是泌尿系结石，但慢性尿路梗阻有多种病因，如淋巴结肿大或腹膜后纤维化。此外，有尿路上皮癌、宫颈癌、前列腺癌或结肠癌病史的患者也容易因肿瘤堵塞压迫而发生慢性尿路梗阻。

泌尿道梗阻可发生在所有年龄段，但大多数病例在婴儿和老年人中呈双峰分布。儿童常见原因为先天性泌尿生殖道畸形（如后尿道瓣膜），估计约占总病例的 4%；最大的群体是 60 岁以上的人，更多的是男性，这是由于男性的前列腺的解剖存在（良性前列腺增生和癌症）；每年均有 1%～2% 的前列腺肥大患者出现尿潴留，尿路梗阻在女性中明显较少见。

二、病理生理学

当尿液通过尿道的正常流动受到限制时，尿液会反压进入肾脏的收集系统，随着时间不断推移，尿液反压增多造成尿路扩张，继而影响肾脏滤过系统，成为梗阻性肾病进展的主要原因。其中肾病的机制涉及许多因素，包括因扩张引起的局部缺血和升高的小叶内压力。在梗阻发生时，血管紧张素和 α_1 受体上调，通过增加输尿管蠕动以帮助缓解梗阻，在部分梗阻时，蠕动功能可能是有益的，但当完全梗阻时，蠕动功能可能导致进一步的扩张和腔内压力增加，这些因素可能会对肾脏造成不可逆转的损害，但是这种损害发生的时间和速度难以预测及评估，这就强调了早期发现和治疗潜在梗阻的重要性。阻塞性肾病可导致肾小球总体数目减少、肾小球透明化、肾皮质囊肿和肾间质炎症，研究认为这些组织病理学变化继发于炎症过程。

三、临床表现

症状的严重程度与梗阻发生的程度、位置和时间密切相关。疼痛是泌尿道梗阻常见的症状，患者可表现为腹部或一侧腹部疼痛。疼痛不适的位置、性质、严重程度以及体位改变因素可能有助于临床医师确定梗阻的位置和潜在原因。例如，钝性腰痛伴下象限或腹股沟的剧烈放射可能提示输尿管结石是梗阻的根本原因。患者另一个典型症状为突发的尿量减少，不过这需与急性肾前性及肾性肾损伤相鉴别。

良性前列腺肥大（增生）或前列腺癌患者表现为夜尿增加、排尿困难、尿急或尿频、尿流力减弱，触诊膀胱充盈，当患者同时出现发热还应该考虑合并尿路感染及可能的菌血症。如梗阻原因为前列腺恶性肿瘤，应仔细询问近期是否出现体重减轻、盗汗、血尿和新发的前列腺结节；放疗和治疗原有的恶性肿瘤可能增加在尿道的瘢痕并造成阻塞。如患者同时出现便秘、恶心、呕吐和腹泻等胃肠道症状可能考虑诊断为粪便嵌塞、肠梗阻或结肠肿块所致的泌尿道梗阻。如患者近期有手术史（如阑尾切除术、子宫切除术），此时需高度怀疑是否存在手术所致的输尿管损伤。

四、诊断和鉴别诊断

患者的诊断依靠典型主诉症状及病史，在临床高度怀疑之后应该立即完善检查明确诊断并寻找病因，检查的重点是腹部和生殖器。患者如有膀胱扩张的存在，提示临床医师应注意尿潴留的可能。直肠指诊可评估是否存在前列腺肥大或粪便嵌塞。另外，对患者力量、感觉、反射和肌肉张力的评估可以为临床医师提供有效信息；详细的病史和完整的体格检查往往能帮助寻找潜在的病因。

对于大多数有阻塞性肾病的患者，应进行基本的实验室检查，并特别关注患者的肾功能，同时应进行尿液分析以排除尿路感染。立即完善床旁超声，作为最容易使用且无侵入性的检查，床边超声可帮助迅速评估膀胱容量和肾积水的严重程度。同时完善全面的超声行进一步的评估。如诊断仍不明确，有腹腔内病变如肿瘤，下一步要考虑完善腹部和骨盆的 CT 检查，部分特殊情况下需要考虑的其他检查包括静脉肾盂造影、排尿膀胱尿道造影和肾核扫描，条件允许时也可以考虑 MRI。

鉴别诊断主要基于典型的临床表现：腹痛、腰痛及少尿或无尿。患者腹痛及腰痛的鉴别同泌尿系结石；当出现少尿或无尿时，需鉴别为何种类型的 AKI。当明确泌尿系梗阻后需明确鉴别患者原发病因并予以对症治疗，而病史和体格检查将指导你的鉴别诊断和诊断检查。例如，尿潴留可分为急性及慢性，可能继发于梗阻、感染、药物副作用、神经源性、脊髓休克、逼尿肌功能障碍；单侧腹痛和已知的肾结石疾病可提示输尿管结石梗阻；有泌尿外科器械操作史需考虑尿道狭窄或血凝块可能；神经功能障碍的存在可提示脑卒中或脊髓疾病等。

五、处置

尿路梗阻的基本治疗是及时解决梗阻、立即完善膀胱容量的测量，这可以帮助指导进一步的治疗。如果梗阻是由于良性前列腺肥大或增生引起，就可尝试予以导尿治疗，最开始通常选择 16 Fr 或 18 Fr（导尿管型号）的导尿管，但由于梗阻的存在可能会造成导尿困难，此时可考虑使用弯头导尿管进行导尿；当导尿不可行时，需要行耻骨上导尿或膀胱造瘘。留置导尿管的时间长短通常由泌尿科医师判断。对于保守治疗无效的梗阻如前列腺动脉栓塞，可采用侵入性治疗。过去人们认为急性尿潴留后膀胱应逐渐排尿以防止低血压，但最近的研究表明，快速排尿和逐渐排尿的结果没有显著差异。药物治疗首选

α₁ 肾上腺素受体阻滞药，可有效松弛膀胱颈和前列腺平滑肌，改善前列腺增生引起的泌尿道梗阻的症状。坦索罗辛对良性前列腺肥大引起的中、重度梗阻有较好的作用。比卡鲁胺和亮丙瑞林分别通过抗雄激素和促黄体素作用收缩前列腺来缓解梗阻。非那雄胺和达他雄胺都是 FDA 批准的用于治疗前列腺增生的药物，这些药物的作用是通过抑制 5－还原酶，阻止睾酮向双氢睾酮的转化来缩小前列腺；几种药物治疗可能联合使用，并可能产生协同效应。

对于结石所致的梗阻，根本治疗为排石处理；如果为肿瘤所致，可考虑行手术或留置支架及导管；大部分都需泌尿外科医师共同参与协助治疗，有时甚至需多学科医师共同参与。我们还需要注意的是尿路梗阻解除后是否遗留永久的肾功能损害，一般急性梗阻时发生这种情况的可能性较小，但仍有可能；如果是慢性梗阻，这种可能性就大大增加，后续仍需密切监测患者肾功能的动态变化。尤其重要的是，要及时识别胎儿和新生儿的尿路梗阻，因为它是儿童肾衰竭的主要原因，并将造成高死亡率。

〔周睿彤　罗　亮〕

第四节　泌尿系损伤

一、肾损伤

大部分肾脏损伤是由于腹部直接钝击伤造成的，肾脏被压在椎旁肌或第 12 肋骨和脊柱之间。间接创伤（如从高处跌落）可能会撕裂肾蒂处的主要供应血管或使盆腔输尿管连接处的输尿管破裂。穿透伤很少出现肾损伤。许多肾损伤的患者还患有其他部位的重要损伤，这可能造成对肾损伤的诊断忽略。

相对成人，儿童更容易受到肾脏伤害。创伤可能会发现先天性异常、肾积水或偶发的肿瘤。

（一）临床表现

大多数患者都有腰部直接或侧面打击的病史，并有腰痛和血尿，血尿可迟发性出现。疼痛可能较轻微，但伴有明显的瘀伤或擦伤。肾区疼痛加剧可能表明进行性的肾脏缺血。会阴出血可导致腰部肿胀和明显肿块。在有肾血管撕裂、血栓形成甚至完全输尿管撕脱的严重损伤中，可能不存在血尿。

（二）辅助检查

检查并记录是否有可见的血尿，并检查显微镜下血尿。建立静脉通路，并完善输血前检查。

1. CT　如果存在明确的血尿，或患者休克并伴尿常规镜下性血尿，则需要紧急腹部 CT。在安排 CT 扫描之前，应让手术团队参与会诊。患者应保持血流动力学稳定，以便转移至 CT 扫描。如果计划或已经进行了增强 CT 检查，则不需要静脉输尿管造影（IVU）。

2. 创伤重点超声评估（FAST）　显示肾脏形态并确认存在两个肾脏，但无法提示肾功能情况。FAST 同时会检查出腹膜内的血液。

3. 选择性血管造影　有时会有所帮助。

稳定的患有镜下血尿的患者不一定需要紧急 IVU 或 CT，而是需要复查和适当的随访（如几天后重复进行尿液分析）。

（三）治疗

大多数钝性肾损伤通过卧床休息和镇痛治疗。咨询手术科室评估手术指征，并根据情况给予预防性抗生素。重复并记录脉冲、血压和体温。

由于肾脏缺血持续超过 2 小时可能导致不可逆损伤，所有穿透性肾损伤和严重钝性肾损伤的患者需要紧急请泌尿科评估是否需紧急手术。复苏、成分输血并给予静脉镇痛药和抗生素治疗。

二、膀胱损伤

膀胱损伤常发生于直接打击下腹部所致，膀胱破裂尿液渗入腹膜腔。通常发生在膀胱扩张的个体中，骨盆骨折的骨碎片也可能穿透膀胱。

（一）临床表现

下腹部压痛，伴或不伴有腹膜炎体征，可能出现血尿与排尿困难。体格检查时，寻找会阴部淤青，并检查尿道外口是否有新鲜血液。常规进行直肠检查以确定前列腺的位置和直肠的完整性。

（二）辅助检查和治疗

CT将确定严重的膀胱损伤和任何相关的骨盆骨折。如果没有尿道损伤的迹象，则通过导管检查血尿。请泌尿科团队会诊，膀胱造影会显示出膀胱损伤引起的外溢。推荐膀胱腹膜内破裂患者进行剖腹手术和修复。腹膜外破裂可通过导管引流和抗生素治愈。

三、尿道创伤

尿道后部撕裂常与骨盆骨折有关。会阴部受到打击（尤其是跨骑摔倒）也可能导致尿道损伤。

在尿道外口处查找会阴部瘀伤和出血，并进行直肠检查，异常突起的前列腺或无法触及前列腺提示尿道损伤。

如果怀疑尿道损伤，请勿尝试插导尿管，而应紧急转诊至泌尿科。一些泌尿科医师主张尝试轻柔插入导尿管。其他处理方法包括逆行尿道造影以评估尿道损伤程度，或进行耻骨上导尿和随后的影像学检查。

四、阴囊和睾丸创伤

阴囊损伤可能需要缝合损伤处阴囊皮肤的伤口，最好使用可吸收的缝合线，大多数会很快愈合。如果阴囊完全穿透并可能伴有睾丸、附睾或输精管损伤，需进一步检查明确。如果通过伤口可见睾丸，立即请泌尿外科进行外科手术探查和修复。

睾丸损伤：阴囊/睾丸钝性损伤可能会导致阴囊或睾丸血肿，甚至破裂。这些损伤均为剧烈疼痛，所以要做好充分的镇痛。进一步的治疗取决于确切的诊断。超声有助于区分血肿和睾丸破裂。请泌尿科团队会诊评估，血肿可能通过保守措施治愈，但睾丸破裂需要紧急外科手术检查和修复。

〔周睿彤　付　乐　罗　亮〕

参考文献

［1］Bellomo R，Kellum J A，Ronco C. Acute kidney injury［J］. Lancet，2012，380：756－766.

［2］Awdishu L，Mehta R L. The 6R's of drug induced nephrotoxicity［J］. BMC Nephrol，2017，18（1）：124.

［3］Gill N，Nally J V，Fatica R A. Renal failure secondary to acute tubular necrosis：epidemiology，diagnosis，and management［J］. Chest，2005，128：2847－2863.

［4］Huerta C，Castellsague J，Varas-Lorenzo C. Nonsteroidal anti-inflammatory drugs and the risk of ARF in the general population［J］. Am J Kid Dis，2005，45：531－539.

［5］Tumlin J，Stacul F，Adam A. On behalf of the CIN Consensus Working Panel，Pathophysiology of contrast induced nephropathy［J］. Am J Cardiol，2006，98（suppl）：14K－20K.

［6］Ali T，Khan I，Simpson W. Incidence and outcomes in acute kidney injury：a comprehensive population-based study［J］. J Am Soc Nephrol，2007，18：1292－1298.

［7］Brown C V，Rhee P，Chan L. Preventing renal failure in patients with rhabdomyolysis：do bicarbonate and mannitol make a difference?［J］. J Trauma，2004，56：1191－1196.

［8］Cockcroft D W，Gault M H. Prediction of creatinine clearance from serum creatinine［J］. Nephron，1976，16：31－41.

［9］Ho K M，Sheridan D J. Meta-analysis of frusemide to prevent or treat acute renal failure［J］. Br Med J，2006，333：420－425.

［10］Dittrich K L，Walls R M. Hyperkalaemia：ECG manifestations and clinical considerations［J］. J Emerg Med，

1986，4：449－455.

[11] Romero V，Akpinar H，Assimos D G. Kidney stones：a global picture of prevalence，incidence，and associated risk factors [J]. Rev Urol, 2010, 12 (2-3)：e86-96.

[12] Sakhaee K. Recent advances in the pathophysiology of nephrolithiasis [J]. Kidney Int, 2009, 75 (6)：585-595.

[13] Teichman J M. Clinical practice. Acute renal colic from ureteral calculus [J]. N Engl J Med, 2004, 350 (7)：684-693.

[14] Dundee P，Bouchier-Hayes D，Haxhimolla H，et al. Renal tract calculi：comparison of stone size on plain radiography and noncontrast spiral CT scan [J]. J Endourol, 2006, 20 (12)：1005-1009.

[15] Eskelinen M，Ikonen J，Lipponen P. Usefulness of history-taking，physical examination and diagnostic scoring in acute renal colic [J]. Eur Urol, 1998, 34 (6)：467-473.

[16] Zanetti G，Paparella S，Trinchieri A，et al. Infections and urolithiasis：current clinical evidence in prophylaxis and antibiotic therapy [J]. Arch Ital Urol Androl, 2008, 80 (1)：5-12.

[17] Dorfman M，Chan S B，Hayek K，et al. Pyuria and Urine Cultures in Patients with Acute Renal Colic [J]. J Emerg Med, 2016, 51 (4)：358-364.

[18] Paterson R，Fernandez A，Razvi H，et al. Evaluation and medical management of the kidney stone patient [J]. Can Urol Assoc J, 2010, 4 (6)：375-379.

[19] Worster A，Preyra I，Weaver B，et al. The accuracy of noncontrast helical computed tomography versus intravenous pyelography in the diagnosis of suspected acute urolithiasis：a meta-analysis [J]. Ann Emerg Med, 2002, 40 (3)：280-286.

[20] Holdgate A，Pollock T. Systematic review of the relative efficacy of non-steroidal antiinflammatory drugs and opioids in the treatment of acute renal colic [J]. BMJ, 2004, 328 (7453)：1401.

[21] Yap E，Salifu M，Ahmad T，et. al. Atypical Causes of Urinary Tract Obstruction [J]. Case Rep Nephrol, 2019：4903693.

[22] Grant C，Bayne C. Ureterocele Causing Bladder Outlet Obstruction [J]. J Pediatr, 2018, 198：319.

[23] Heyns C F. Urinary tract infection associated with conditions causing urinary tract obstruction and stasis，excluding urolithiasis and neuropathic bladder [J]. World J Urol, 2012, 30 (1)：77-83.

[24] Gupta P，Sundaram V，Abraham G，et al. Obstructive uropathy from Ascaris lumbricoides [J]. Kidney Int, 2009, 75 (11)：1242.

[25] Gyang A N，Gomez N A，Lamvu G M. Endometriosis of the bladder as a cause of obstructive uropathy [J]. JSLS, 2014, 18 (2)：357-360.

[26] Ganguli A，Chalokia R S，Kaur B J. Obstructive Uropathy as an Initial Presentation of Primary Myelofibrosis：Case Report and Review of Literature [J]. Indian J Hematol Blood Transfus, 2016, 32 (Suppl 1)：117-120.

[27] El Imam M，Omran M，Nugud F，et. al. Obstructive uropathy in Sudanese patients. Saudi J Kidney Dis Transpl, 2006, 17 (3)：415-419.

[28] Seseke F，Thelen P，Hemmerlein B. et. al. Histologic and molecular evidence of obstructive uropathy in rats with hereditary congenital hydronephrosis [J]. Urol Res, 2000, 28 (2)：104-109.

[29] Manjunath A S，Hofer M D. Urologic Emergencies [J]. Med Clin North Am, 2018, 102 (2)：373-385.

[30] Kenny A G，Pellerin O，Amouyal G，et al. Prostate Artery Embolization in Patients With Acute Urinary Retention [J]. Am J Med, 2019, 132 (11)：e786-e790.

[31] Lowe F C. Summary of clinical experiences with tamsulosin for the treatment of benign prostatic hyperplasia [J]. Rev Urol, 2005, 7 (Suppl 4)：S13-21.

[32] Strutt K L，Blackledge G R，Kennealey G T. Re：A prospective，placebo-controlled study of the antiandrogen Casodex as treatment for patients with benign prostatic hyperplasia [J]. J Urol, 1994, 151 (5)：1355-1356.

[33] Tacklind J，Fink H A，Macdonald R，et al. Finasteride for benign prostatic hyperplasia [J]. Cochrane Database Syst Rev, 2010 (10)：CD006015.

[34] Stein R，Dogan H S，Hoebeke P，et al. European Association of Urology. European Society for Pediatric Urology. Urinary tract infections in children：EAU/ESPU guidelines [J]. Eur Urol, 2015, 67 (3)：546-558.

［35］ Mathews J D，Forsythe A V，Brady Z，et al. Cancer risk in 680000 people exposed to computed tomography scans in childhood or adolescence：data linkage study of 11 million Australians ［J］. BMJ，2013，346：f2360.

［36］ Furlow B. Radiation dose in computed tomography ［J］. Radiol Technology，2010，81：437－450.

［37］ Paulus E M，Fabian T C，Savage S A，et al. Blunt cerebrovascular injury screening with 64-channel multidetector computed tomography：more slices finally cut it ［J］. J Trauma Acute Care Surg，2014，76（2）：279－285.

［38］ Hoffman J R，Mower W R，Wolfson A B. Validity of a set of clinical criteria to rule out injury to the cervical spine in patients with blunt trauma. National Emergency X-Radiography Utilisation Study Group ［J］. N Engl J Med，2000，343：94－99.

［39］ Patel M B，Humble S S，Cullinane D C，et al. Cervical spine collar clearance in the obtunded adult blunt trauma patient：a systematic review and practice management guideline from the Eastern Association for the Surgery of Trauma ［J］. J Trauma Acute Care Surg，2015，78（2）：430－441.

第十五章　内分泌系统急症

第一节　糖尿病酮症酸中毒

一、病因和发病机制

糖尿病酮症酸中毒（diabetic ketoacidosis，DKA）是糖尿病最常见的急性并发症之一，临床以发病急、病情重、变化快为其特点。本症是糖尿病患者在各种诱因的作用下，胰岛素不足明显加重，造成糖、蛋白质、脂肪以及水、电解质、酸碱平衡失调而导致的以高血糖、高血酮、酮尿、脱水、电解质紊乱、代谢性酸中毒等为主要生化改变的临床综合征。1型糖尿病患者有自发酮症倾向，发病率约14%。随着糖尿病知识的普及和胰岛素的广泛应用，DKA 的发病率已明显下降。

糖尿病酮症酸中毒发病机制较为复杂，近年来国内外大多从激素异常和代谢紊乱两个方面进行探讨，认为 DKA 的发生原因是双激素异常，即胰岛素水平降低，拮抗激素如胰高血糖素、肾上腺素和皮质醇水平升高。胰岛素作为一种贮能激素，在代谢中起着促进合成、抑制分解的作用。当胰岛素的分泌相对或绝对不足时，拮抗胰岛素的激素相对或绝对增多而促进了体内分解代谢、抑制合成，尤其是引起糖的代谢紊乱，能量的来源取之于脂肪和蛋白质，于是脂肪和蛋白质的分解加速，而合成受到抑制，出现了全身代谢紊乱。

任何加重胰岛素绝对或相对不足的因素，均可成为 DKA 的发病诱因。许多患者的诱因不是单一的，有10%～30%的患者可无明确诱因而突然发病。常见的诱因包括：①胰岛素使用不当，突然减量或随意停用或胰岛素失效，亦有因体内产生胰岛素抵抗而发生 DKA 者；②感染是导致 DKA 最常见的诱因，以呼吸道、泌尿道、消化道的感染最为常见，下肢、会阴部及皮肤感染常易漏诊，应仔细检查；③饮食失控，进食过多高糖、高脂肪食物或饮酒等；④精神因素、精神创伤、过度激动或劳累等；⑤应激、外伤、手术、麻醉、妊娠、脑卒中、心肌梗死、甲亢等，应用肾上腺皮质激素治疗也可引起 DKA；⑥原因不明，据统计10%～30%的患者以 DKA 形式突然发病，无明确诱因可查。

二、病理生理改变

（一）严重脱水

血糖、血酮增高→血渗透压升高→细胞内液向细胞外液转移→脱水，尿酮、尿糖增加→渗透性利尿→多尿→失水。DKA 时患者厌食、呕吐、神志不清时饮水减少，加之 DKA 的酸性物质产生增多，从尿中排出增加，可加重脱水。

（二）电解质代谢紊乱

DKA 在严重脱水时钠、钾均有丢失，渗透性利尿排出大量钠、钾，恶心、呕吐、厌食、摄入减少等因素均可引起低钠、低钾血症，但由于脱水、酸中毒有时可掩盖低钾血症。DKA 时，由于细胞分解代谢增加，磷从细胞内释放，经肾随尿排出，致机体缺磷。缺磷可引起红细胞2,3-二磷酸甘油减少，并可产生胰岛素抵抗。

（三）代谢性酸中毒

引起代谢性酸中毒的原因有：游离脂肪酸的代谢产物 β-羟丁酸、乙酰乙酸在体内堆积；有机酸阴离子由肾脏排出时，大部分与阳离子尤其是 Na^+、K^+ 结合成盐类排出，因此大量碱丢失，加重了酸中毒；蛋白分解加速，其酸性代谢产物如硫酸、磷酸及其他有机酸增加。

（四）多脏器病变

DKA 早期，由于葡萄糖利用障碍，能量来源主要为游离脂肪酸及酮体，此二者对 DKA 患者的脑功能有抑制作用，使脑处于抑制状态。晚期常并发脑水肿而使病情恶化。DKA 由于严重脱水、循环障碍、肾血流量不足，可引起急性肾功能不全。DKA 时，肝细胞摄取葡萄糖减少而糖原合成及贮藏亦减少，分解增多，肝糖输出增多。脂肪分解增强，游离脂肪酸在肝脏细胞线粒体内经氧化成为乙酰辅酶A，最后缩合成酮体（β-羟丁酸、乙酰乙酸、丙酮）。

酮体在肝脏生成，其中的 β-羟丁酸和乙酰乙酸为酸性物质。正常人血清中存在微量的酮体，在禁食和长期体力活动后浓度增加，新生儿和孕妇血清中的酮体也稍升高。DKA 时，由于胰岛素缺乏和抗胰岛素激素增多，血中酮体常显著增加。

（五）酸中毒

酸中毒对机体的损害是多方面的，其中对脑细胞的损害尤为突出。酸中毒使脑缺血（如 DKA 时的血压下降或休克）本身造成的脑功能障碍进一步恶化，其机制可能是：①自由基生成增多；②细胞内的信号传递途径在酸中毒时发生障碍，导致代谢所需的活性蛋白质（也包括相应基因）表达受阻；③核酸内切酶被活化，DNA 裂解并引起进一步的神经元损害。脑缺血时，首先累及的是微小血管和神经元；而在并发酸中毒时，缺血加上酸中毒性损害可能波及线粒体，如缺血时间较持久，糖高血症可诱发线粒体失活。

三、临床表现

（一）症状

糖尿病本身症状加重，多尿、多饮明显、乏力、肌肉酸痛、恶心、呕吐、食欲减退，可有上腹痛、腹肌紧张及压痛，似急腹症，甚至有淀粉酶升高，可能由于胰腺血管循环障碍所致。由于酸中毒，呼吸加深加快，严重者出现 Kussmaul 呼吸，这是由于酸中毒刺激呼吸中枢的化学感受器，反射性引起肺过度换气所致。呼气中有烂苹果味为 DKA 最特有的表现，神经系统可表现为头昏、头痛、烦躁，病情严重时可表现为反应迟钝、表情淡漠、嗜睡、昏迷。

（二）体征

皮肤弹性减退、眼眶下陷、黏膜干燥等脱水症，严重脱水时可表现为心率加快、血压下降、心音低弱、脉搏细速、四肢发凉、体温下降、呼吸深大、腱反射减退或消失、昏迷。

四、诊断和鉴别诊断

（一）诊断

典型 DKA 的诊断并不困难，对于有明确的糖尿病史的患者突然出现脱水、酸中毒、休克、神志淡漠、反应迟钝甚至昏迷，应首先考虑到 DKA 的可能。对于尚未诊断为糖尿病，突然出现脱水、休克，尿量较多，呼气中伴有烂苹果味者，必须提高警惕。对于可疑诊断为 DKA 的患者，应立即检测尿糖、酮体、血糖、二氧化碳结合力及血气分析等。

（二）鉴别诊断

1. 饥饿性酮症　某些患者由于其他疾病引起剧烈呕吐、禁食等状态时，也可产生大量酮体及酸中毒，但这些患者血糖不高，尿糖阴性，有助于鉴别。

2. 非酮症高渗性昏迷　本症多见于老年 2 型糖尿病患者，患者多有神志障碍、意识模糊、反应迟钝、抽搐等，实验室检查血 Na^+ 升高>145 mmol/L，血糖显著升高，常>33.3 mmol/L，酮体阴性或弱阳性。

3. 低血糖症昏迷　起病较突然，发病前有用胰岛素及口服降血糖药史，用药后未按时进食或过度运动等。患者可有饥饿、心悸、出汗、手抖、反应迟钝、性格改变。体格检查患者皮肤湿冷，与高渗昏迷、酮症酸中毒皮肤干燥不一样，实验室检查血糖<2.8 mmol/L，尿糖尿酮均阴性。

4. 乳酸酸中毒昏迷　多发生于休克、缺氧、饮酒、感染等情况，原有慢性肝病、肾病、心力衰竭史者更易发生。本病的临床表现常被各种原发病所掩盖。由缺氧及休克状态引起者，在原发病的基础上可伴有发绀、休克等症状。无缺氧及休克状态者，除原发病以外，以代谢性酸中毒为主，常伴有原因不明的深呼吸、神志模糊、嗜睡、木僵、昏迷等。休克可见呼吸深大而快，但无酮味、皮肤潮红，实验室检查，血乳酸>5 mmol/L，pH<7.35。

5. 其他　以腹痛为主者应注意与急腹症鉴别，尿糖与尿酮测定有助于诊断。

由于糖尿病发病率高，临床表现容易被忽视，因此，急病遇昏迷、休克、酸中毒等原因不明时均应查血糖及尿糖、尿酮，以免漏诊或误诊。

五、处置

对于轻度的 DKA 患者应鼓励进食进水，用适量胰岛素，以利于降血糖消酮体；中度或重度 DKA 应用小剂量胰岛素疗法，及时纠正水、电解质及酸碱平衡，同时应积极去除诱因，加强护理。胰岛素泵和输液泵的使用也可以使剂量更准确，减轻人力劳动，提高疗效。

（一）小剂量胰岛素疗法

DKA 治疗的主要措施是小剂量胰岛素的持续应用，其目的不仅是降低血糖，更重要的是逆转酮症。为了保证胰岛素迅速发挥作用，故 DKA 的治疗一律选用正规胰岛素。关于胰岛素的用量和用法，用小剂量 0.1 U/（kg·h）持续静脉滴注法。当周围静脉血浆胰岛素的浓度为 10 mmol/L 时，已能达到抑制肝糖原的分解；20 mmol/L 时可抑制糖原异生；30 mmol/L 时可抑制脂肪分解；50～60 mU/L 时可促使肌肉及脂肪组织等摄取和利用葡萄糖。当周围静脉血浆胰岛素>100 mmol/L 时，可促使钾离子进入细胞内，因此，小剂量的胰岛素不但起到治疗 DKA 的作用，而且可以防止血钾过低等并发症。

血糖在 13.9 mmol/L 以上时，应用生理盐水加胰岛素静脉滴注，血糖降至 13.9 mmol/L 以下时，改为 5％葡萄糖液加入胰岛素静脉滴注，血糖以每小时下降 3.9～6.1 mmol/L 为宜，如 2 小时血糖下降不明显，则提示存在胰岛素敏感性低，胰岛素用量应加倍；应在 1～2 小时复查血糖、尿糖、尿酮及离子情况；由于胰岛素是添加在 5％葡萄糖液内，可以防止低血糖，又为三羧酸循环的运转提供葡萄糖，加快了酮体的消失，可以适当放宽对血糖的监测。酮症消失后，可根据患者血糖、尿糖及进食情况确定胰岛素剂量和胰岛素改为皮下注射治疗，逐渐恢复原来的治疗方案。

（二）补液

DKA 患者脱水严重，也可直接威胁患者生命，故必须及时足量补液，这是抢救 DKA 首要的、关键的措施。如果患者年轻，没有心脏病和肾病，通常使用生理盐水，在前 2 小时内输入 1000～2000 ml 液体；以后根据血压、心率、尿量及末梢循环情况，决定输液速度及输液量；如输液前已有低血压或休克，则在应用输入生理盐水或葡萄糖后，输入胶体液；对于年老或伴有心脏病、心力衰竭、高血压的患者，应适当减少静脉补液，减低补液速度；如胃肠道情况允许，可同时胃肠道补液。

（三）纠正电解质和酸碱失衡

对于轻症的 DKA，经胰岛素治疗及补液后，低钠和酸中毒可逐渐得到纠正，不必补碱。当血 pH 低于 7.10 时，可抑制呼吸中枢和中枢神经系统功能，应给予治疗。

1. 补钾　DKA 时体内总钾量明显减少，平均丢失 3～5 mmol/kg 体重，开始由于失水，血钾常升高，也可正常或降低。DKA 治疗期间钾离子的分布会出现显著变化：胰岛素驱使钾离子重新进入细胞内；血糖水平下降使水分向细胞内移动，同时带入钾离子；细胞内糖原与钾一同贮存。因为低血钾可引起心律失常、心搏骤停和呼吸肌麻痹的发生，因此，对低血钾的发生应予以高度重视。在整个治疗过程中，只要无高钾情况存在，应预防性补钾，尽可能使血钾维持在正常水平，至少应>3.5 mmol/L。如患者肾功能尚好，有足够的尿量，心电图未显示除 T 波高尖以外的高血钾图像，即应开始补钾。补钾为：开始 2～4 小时通过静脉输液，每小时补钾 13～20 mmol/L（1.0～1.5 g 氯化钾），如治疗前血钾正常，每小时尿量在 40 ml 以上，可在输液和小剂量胰岛素治疗的同时补钾；若每小时尿量<30 ml，宜暂缓补钾，待尿量增加后再开始补钾。若高血钾，则应暂缓补钾。以后最好在心电监护下，结合尿量和血钾水平，调整补钾量和速度。等病情稳定，患者能进食时，改为口服补钾，3～6 g/d。由于钾进入细胞内并达到正常水平需要一定的时间，补钾应持续 5～7 天。

2. 补碱　轻症 DKA 患者，随着补液和胰岛素的应用，酸中毒可随之纠正，不用补碱。严重的酸中毒可直接威胁患者生命，应及时补碱。补碱的指征为：①血 pH<7.1；②血 K^+>6.5 mmol/L；③对输液无反应的低血压；④治疗过程中出现的严重高氯性酸中毒。首次给予 5％碳酸氢钠 100～200 ml，以后再根据 pH 及 HCO_3^- 决定用量，当 pH 升至 7.1 以上时，停止补碱。补碱后可引起低血钾，故滴注碳酸氢盐时，必须注意补钾。补碱过快、过多，还可引起脑脊液反常性酸中毒，引起脑细胞酸中毒，加重昏迷；氧合血红蛋白解离曲线左移，加重组织缺氧，诱发或加重脑水肿；心肌收缩力减弱，滴注过量碳酸氢盐形成碱过剩性碱中毒，使病情更加复杂。

（四）DKA 并发症及处理

1. 脑水肿　脑水肿是 DKA 死亡的重要原因之一。可表现头痛、恶心、呕吐、意识不清。其发生可能是细胞内外渗透压梯度的增加，导致水分过多进入中枢神经系统的细胞引起脑组织水肿，经常与输入过多的钠盐和血糖下降过快及过快补碱有关。治疗上可减慢静脉补液滴速并避免低渗液体；减慢输入胰岛素的剂量，防止血糖下降过快；静脉滴注甘露醇以提高细胞外液渗透压，亦可应用地塞米松、呋塞米。

2. 休克　应快速补充晶体液，甚至胶体液，如经上述治疗仍不能纠正，则应考虑有无严重感染或急性心肌梗死等存在，并予以及时处理。

3. 血栓形成　梗死是 DKA 并发症的重要死亡原因之一。脱水、血黏度和血液凝固性增加，血栓形成较为常见。老年人常有动脉硬化，易发生急性心肌梗死，有一部分患者可表现为无痛心肌梗死，或症状很轻微，DKA 患者一定要做心电图检查。心肌梗死患者补液过快易引起心力衰竭、肺水肿，应予以预防。可应用强心、利尿、扩血管治疗。

4. 心律失常　血钾过低或过高均易引起心律失常，尤其是室性心律失常，应注意预防，有条件可做心电监护，以便及时治疗。

5. 肾功能不全　这是 DKA 的重要死亡原因之一。与严重脱水、休克、酸中毒有关，应注意预防，一旦发生，及时治疗。

6. 成人呼吸窘迫综合征（ARDS）　常见于 50 岁以下 DKA 患者，起病急骤，可表现为呼吸困难和呼吸急促，可伴中枢性发绀和非特异性胸痛。胸片示两侧肺部渗出。诱发因素为过度的液体输入和血糖下降过快。过快纠正细胞外液高渗透压以致自由水进入细胞内液。可予以间歇正压辅助性呼吸和限制含钠液体的输入量。

〔王　珊　罗　亮〕

第二节　糖尿病高渗性昏迷

一、病因和发病机制

高渗性非酮症糖尿病昏迷，是糖尿病的一种少见而严重的急性并发症，也是糖尿病昏迷的一种特殊类型。以严重高血糖、高血浆渗透压、严重脱水、无明显酮症、伴有进行性意识障碍为主的临床表现。糖尿病非酮症高渗综合征（DNHS）发生率为糖尿病酮症酸中毒的 1/6～1/10，多见于老年糖尿病患者，此症病情危重，病死率极高；以往报道为 40％～70％。近年来由于诊治水平的提高，病死率显著下降，但仍高达 15％～20％。所以早期诊断和早期治疗尤为重要。本病的临床特征为：①约 2/3 的患者发病前有轻度糖尿病史；②多见于老年人；③血糖＞33 mmol/L（600 mg/dl）；④血渗透压＞350 mmol/L；⑤血尿素氮升高；⑥无酮症酸中毒；⑦死亡率高，临床上比糖尿病酮症酸中毒少见。

本综合征的基本病因为胰岛素相对或绝对缺乏，因为本综合征可发生于 1 型和 2 型糖尿病，但以 2 型糖尿病多见。单独胰岛素缺乏不是唯一病因。有些非酮症性糖尿病高渗性昏迷患者在发病前无糖尿病病史，但可能存在胰岛贮备功能不足，发病后在高血糖刺激下导致功能衰竭，但胰岛 B 细胞残存部分功能。残留多少功能就发生非酮症性糖尿病高渗性昏迷而不发生糖尿病酮症酸中毒，目前尚无胰岛素水平的截然分界线。常见的诱因如下：

（一）应激

各种应激均可使儿茶酚胺和糖皮质激素分泌增多，肾上腺素可增加肝糖原分解，肝释放葡萄糖增多，同时还抑制胰岛素释放，使血浆胰岛素水平降低。糖皮质激素不仅促进糖原异生，而且有拮抗胰岛素作用，从而使胰岛素作用减弱。常见的应激有感染、外伤、手术、脑血管意外、心肌梗死、中暑、消化道出血、烧伤和胰腺炎等。在前述应激中，以感染最为常见。

（二）水摄入不足或水丢失过多

生活不能自理、神志不清、饥饿、限制饮水、严重呕吐或腹泻，使用利尿药或脱水药，腹膜透析或血液透析，大面积烧伤患者或并发尿崩症，引起脱水。老年人由于渴感中枢不敏感，主动饮水少，更易引起脱水。

（三）糖负荷增加

凡能抑制胰岛素释放和使血糖升高的药物均可诱发本综合征的发生，如糖皮质激素、甲状腺激素、免疫抑制药、利尿药等。或大量输入葡萄糖液、静脉高营养和高糖饮食等。

（四）其他

合并库欣综合征、肢端肥大症、甲状腺功能亢进症等内分泌疾病，或急、慢性肾功能不全，急、慢性肾衰竭，糖尿病肾病等。由于肾小球滤过率下降，对血糖的清除率亦下降。

二、病理生理改变

（一）极度高血糖

1. 体内胰岛素供应不足，葡萄糖利用减少，导致高血糖。

2. 体内胰岛素降血糖作用减弱　可由感染、创伤、手术等应激而致胰岛素拮抗激素如糖皮质激素、儿茶酚胺、高血糖素（胰高血糖素）等分泌增加，拮抗或抑制了胰岛素的作用，并可抑制组织对葡萄糖的摄取，致使血糖升高。

3. 机体葡萄糖负荷增加　主要由于应激引起皮质醇等胰岛素拮抗激素分泌增加，内源性葡萄糖负荷增加。也可因高糖饮食或腹膜透析而致大量葡萄糖进入人体内，外源性葡萄糖负荷增加，致使血糖升高。

4. 由于重度脱水，肾脏调节水、电解质平衡功能降低，血糖排出受限，以致血糖极度升高。

（二）高血钠

部分患者有高血钠，造成了细胞外液的高渗状态，造成细胞内脱水。脱水严重者可发生低血容量休克，严重的细胞内脱水和/或低血容量休克是出现精神神经症状的主要原因。血容量减少与应激可使醛固酮与肾上腺皮质激素分泌增加，严重脱水可引起继发性高血钠。

（三）重度脱水

血浆高渗透压脱水的程度与病情轻重成正比。失水可达 12～14 L。极度高血糖而致尿糖重度增加，引起严重的高渗性利尿。因患者常伴有脑血管病变及肾脏病变，可导致口渴中枢不敏感，以致水分摄入减少及肾脏调节水电解质的功能不良，从而进一步加重脱水并导致电解质紊乱，出现少尿或无尿。由于渗透性利尿，使水、钠、钾等从肾脏大量丢失，尤其水的丢失较电解质丢失为多，因而引起低血容量高渗性脱水，形成脑组织细胞内脱水，脑供血不足，产生精神神经症状，进一步加重昏迷。

（四）轻度酮症或非酮症

患者多为 2 型糖尿病，血浆胰岛素水平比 1 型糖尿病者高。一定量的内生胰岛素可抑制脂肪的分解，减少游离脂肪酸进入肝脏和生成酮体，故血酮无明显升高；且高血糖本身有抗酮体作用。明显的血浆高渗透压可抑制脂肪细胞的脂解，肝脏生成酮体减少；血浆游离脂肪酸水平很高而无酮症，这与患者肝脏的生酮作用障碍有关。

三、临床表现

起病一般比较缓慢，往往表现为糖尿病症状加重，如烦渴、多饮、多尿、乏力、头晕、食欲不振、恶心、呕吐、腹痛等，反应迟钝，表情淡漠。如得不到及时治疗，则病情继续发展，由于严重的失水引起血浆高渗和血容量减少，体重明显下降，皮肤干燥无弹性，眼球凹陷，血压下降，心率加速，甚至四肢发冷等休克表现状态。有的由于严重脱水而少尿、无尿。神经系统方面可表现为不同程度的意识障碍，从意识淡漠、昏睡直至昏迷。有时有幻觉、胡言乱语、躁动不安等。有时精神症状严重。有时体温可上升达 40 ℃以上，由于极度高血糖和高血浆渗透压，血液浓缩，黏度增高，易并发动静脉血栓形成，尤以脑血栓为严重，导致较高的病死率。

四、诊断和鉴别诊断

（一）诊断

凡有糖尿病史、糖尿病家族史或无糖尿病史患者，如出现意识障碍及昏迷，有定位体征，尤其是老年人应考虑此病。实验室检查：血糖＞33.3 mmol/L；血钠＞145 mmol/L；血浆渗透压＞350 mmol/L；尿糖强阳性或尿酮体阴性或弱阳性。

（二）鉴别诊断

在老年人 DM 中，引起昏迷的常见疾病有低血糖昏迷、DM 酮症酸中毒昏迷、脑血管意外和乳酸酸中毒，在鉴别诊断中都应与本综合征鉴别。

1. 低血糖昏迷　老年人因口服降血糖药，特别是格列本脲，易发生低血糖昏迷。其特征为：①发病突然，从发病到昏迷之间的时间短；②血糖低，尿糖阴性；③血渗透压正常，故很易鉴别。

2. DM 酮症酸中毒　本病常伴有轻度酮症，有的患者可合并严重酮症酸中毒，两病同时存在。当本综合征患者只有轻度酮症时，应与 DM 酮症酸中毒鉴别。两者鉴别见表 15 - 1。

表 15 - 1　　　　　　　　　　　高渗性非酮症高血糖昏迷与 DM 酮症酸中毒的鉴别

	高渗性非酮症高血糖昏迷	DM 酮症酸中毒
呼吸酮味	无	有
尿酮体	（－）或（＋）	＋＋～＋＋＋
神经症状和体征	常有	除昏迷外，无神经系统症状和体征
血糖	＞33 mmol/L	＜33 mmol/L
血钠	变化较大	增高比降低多见
血浆渗透压	＞350mmol/（kg·H$_2$O）	＜350mmol/（kg·H$_2$O）
血尿素氮	＞33 mmol/L	不高，或只轻度升高 11.6 mmol/L
代谢性酸中毒	无或轻度	严重

3. 脑血管意外　老年人发生脑血管意外，因应激可有血糖升高，且可诱发本综合征的发生。如非后者，两病应予鉴别。鉴别诊断要点：①脑血管意外突然发病，且很快进入昏迷状态；②血糖虽可有升高，但低于 33 mmol/L；③因脑出血引起者发病时血压明显增高；脑血栓形成者血压可正常，与本综合征常为低血压不同；④血渗透压正常；⑤腰椎穿刺测颅内压增高，本病患者降低；脑出血者脑脊液为

血性，本病患者正常。

五、处置

（一）补液

迅速补液，扩充血容量，纠正血浆高渗状态，是治疗本症的关键。目前多主张治疗开始即输等渗液，有低血容量休克者，应先静脉滴注生理盐水，在血容量恢复、血压回升至正常且稳定，而血浆渗透压仍高时，改用 0.45% 氯化钠液。血压正常而血钠 >150 mmol/L 者，则开始用低渗液。当血浆渗透压降至 350 mmol/L 以下，血钠在 140～150 mmol/L 以下时，应改输等渗氯化钠液。若血糖降至 14 mmol/L（250 mg/dl）左右时，改输 5% 葡萄糖注射液或葡萄糖盐水。休克患者开始除补等渗液外，可酌情间断输血浆或全血。补液速度按先快后慢的原则。由于补液量较大，常需要开辟一条以上的静脉通路，并尽可能通过胃肠道补液。此法可迅速缓解高渗状态，有效且简单安全，可减少静脉补液量而减轻大量静脉输液引起的不良反应。

（二）胰岛素治疗

应用小剂量胰岛素治疗的原则与酮症酸中毒时相同，与补液同时进行。当血糖降至 13.9 mmol/L 时应改用 5% 葡萄糖注射液或葡萄糖盐水，病情稳定后改为胰岛素常规皮下注射。

（三）补钾

患者体内钾总量减少，且用胰岛素治疗后血钾即迅速下降，应及时补钾。如患者无肾衰竭、尿少及高血钾，治疗开始即应补钾。患者清醒后，钾盐可部分或全部以口服补充。

（四）纠正酸中毒

部分患者同时存在酸中毒，一般不需特殊处理。合并有严重酸中毒者，每次给予 5% 碳酸氢钠不超过 150 ml，总量控制在 600 ml 以内。

（五）控制感染

控制感染，维持重要脏器功能，如合并心力衰竭者应控制输液量和速度，避免引起低血钾和高血钾，应随访血钾和心电图。应保持血浆渗透压和血糖下降速度，以免引起脑水肿。应加强呼吸循环监测，仔细调整代谢紊乱，对症处理，加强支持疗法，以维持重要脏器功能。

（六）吸氧

如 PO_2 <80 mmHg（10.7 kPa），给予吸氧。

（七）监测

应进行严密的监测，以指导治疗。有条件应行血压、心电监护，每 2 小时查尿糖及尿酮体；每 2～5 小时查血糖、血钾、血钠和肾功能，计算渗透压，详细记录出入量。

（八）糖皮质激素的应用

由于高血浆渗透压和高血糖等原因，易并发肺水肿和脑水肿，不宜使用甘露醇和利尿药。应在足量有效抗生素基础上，早期给予糖皮质激素治疗。

〔王 珊 罗 亮〕

第三节　低血糖症

一、病因和发病机制

低血糖症是一组多种病因引起的以血浆葡萄糖（简称血糖）浓度过低，临床上以交感神经兴奋和脑细胞缺糖为主要特点的综合征。一般以血浆葡萄糖浓度 <2.8 mmol/L（50 mg/dl）作为低血糖的标准。2005 年美国糖尿病学会低血糖工作组对糖尿病患者的低血糖标准重新规定，认为无论是否为空腹状态，

只要血糖值<3.9 mmol/L（70 mg/dl），就应按低血糖处理，提示血糖<3.9 mmol/L（70 mg/dl）时对机体的损伤就可能发生。

低血糖症病因复杂，不同分类方法意味着不同的临床意义，临床上可根据低血糖发生的时间、促发因素、发生原因和发病机制，通过病史、体征和实验室检查结果，进行综合分析。一般空腹低血糖症主要病因是不适当的高胰岛素血症，餐后低血糖症是胰岛素反应性释放过多。临床上反复发生空腹低血糖则提示有器质性疾病；餐后引起的反应性低血糖，多见于功能性疾病。临床常见的病因如下：

（一）胰岛素

胰岛素用量过多在糖尿病患者应用胰岛素强化治疗或胰岛素泵治疗时常见，可以是绝对量的过多和相对量的过多。常见于剂量过大、使用方法错误以及热量摄入不足、运动过量、进餐延迟、遗忘等情况。

（二）乙醇

重度酒精中毒性低血糖性昏迷是急诊科常见的急症，就诊者多数已呈现昏迷状态。由酒精中毒引起的低血糖症有两种情况：一种为餐后酒精性低血糖症，饮酒后3~4小时发生，由于乙醇刺激胰岛素分泌所致，过多的胰岛素造成血糖下降；另一种为空腹大量饮酒，造成血糖在饮酒后8~16小时下降，主要为乙醇阻碍能量代谢，抑制肝脏糖原异生，导致血糖降低。低血糖致脑细胞葡萄糖缺乏、代谢紊乱、脑水肿等，中枢神经系统受抑制而出现昏迷。低血糖进一步加重乙醇对中枢神经系统的毒性和抑制作用，是大量饮酒者死亡的原因之一。

（三）内分泌系统疾病性低血糖症

胰岛素瘤、异位胰岛素瘤、胰岛B细胞增生等患者即使血糖处于低水平，也可自主性分泌胰岛素，使糖原分解减少，组织利用葡萄糖增加，糖异生减弱，使患者在饥饿或运动后出现低血糖。腺垂体功能减退症、肾上腺皮质功能减退症、甲状腺功能减退症及胰岛B细胞功能低下时，对抗胰岛素的一些激素如生长激素、肾上腺皮质激素和胰高血糖素分泌减少而引起低血糖症或昏迷。

（四）肝源性低血糖

当肝功能严重损伤时，如患各型严重肝炎、晚期肝硬化、广泛性肝坏死、重度脂肪肝等患者，一方面由于肝脏储存糖原及糖异生等功能低下，不能有效地调节血糖而产生低血糖；另一方面胰岛素在肝内灭活减弱，对血糖水平也产生一定的影响，特别在碳水化合物摄入不足时更易发生。低血糖昏迷发生在肝病治疗期间，容易误诊为肝性脑病，临床医师在严重肝病治疗中，如遇有昏迷患者，除考虑常见的肝昏迷外，还应注意是否有低血糖昏迷的存在，常规检测血糖，以便及时采取相应的治疗措施。

（五）反应性或功能性低血糖症

反应性或功能性低血糖症主要是由于自主神经功能失衡，迷走神经兴奋性增高所致。此外，还有一些特殊病因和机制：①胃大部分切除术后食物从胃排至小肠速度加快；肝硬化患者营养物质快速消化吸收刺激胰岛素大量分泌，其分泌高峰晚于血糖高峰，多于进食后2小时左右引起继发性急性低血糖；②早期2型糖尿病患者胰岛素快速分泌相出现障碍，胰岛素释放延迟，表现为葡萄糖耐量试验（OGTT）的早期为高血糖，继之发生迟发性低血糖；③特发性反应性低血糖，可能与胰高血糖素受体的降解和受体敏感性下降及分泌障碍有关。

二、临床表现

低血糖症状的发生不但与血糖下降的程度有关，还与血糖下降的速度、时间及患者机体反应性有关，故低血糖临床表现的个体差异颇大，其临床表现的严重程度取决于以下几个方面：①血糖降低的程度；②低血糖发生的速度及持续时间；③机体对低血糖的反应性；④患者的年龄及原发病等。因此，低血糖临床表现复杂，常缺乏特异性。

（一）自主（交感）神经过度兴奋表现

当血糖下降快时即可诱发急性低血糖反应，即低血糖危象，其临床表现以交感神经过度兴奋症状为特点，发作时因血糖快速下降，刺激交感神经兴奋，释放出大量肾上腺素。患者常有饥饿感、恶心、呕吐、软弱无力、紧张焦虑、心悸、心动过速、出冷汗、面色苍白、血压偏高、反射亢进、手足震颤等表现。当睡眠中发生急性低血糖反应时，患者可突然觉醒，皮肤潮湿多汗，部分患者有饥饿感，进食后可缓解。但多数患者通过体内胰岛素拮抗激素分泌，可自行缓解。

（二）脑功能障碍的表现

慢性低血糖反应以中枢神经和周围神经广泛损害等低血糖后遗症症状为特点。长期而严重的低血糖可引起脑部缺糖、缺氧症状的发生，其临床表现可轻可重，其症状发生的次序与脑部发育过程有关，中枢神经越高级受抑制越早，而恢复越迟。首先大脑皮质被抑制，继而皮质下中枢，包括边缘系统、网状结构、基底节、下丘脑及自主神经相继受累，最终中脑及延髓受累。

（三）混合性表现

指患者既有交感神经兴奋的表现，又有中枢神经受抑制的表现。当血糖下降快而持久时，则兼有上述两组症候群，若不及时救治，将出现严重的中枢神经系统损害，甚至昏迷死亡。低血糖症状在每个人可表现完全不同，即使同一个体，低血糖症状也可不同。随着病情发展，低血糖症状可频繁发生，持续时间延长，脑功能障碍加重。如果未能觉察自主神经警告症状，而迅速进入昏迷或惊厥者成为未觉察低血糖症，则延误诊治，后果严重。

三、诊断和鉴别诊断

（一）低血糖的诊断

主要依靠症状和发作时测到血糖浓度降低，由于低血糖症状的非特异性，不同个体间及同一个体不同时间的表现均可存在差异，不能单凭症状和体征作出低血糖的诊断。低血糖症诊断的关键在于保持对此症的高度警觉，及时检查血糖，患者有任何下述症状时均应想到低血糖症的可能：①有低血糖症状与体征；②有发生低血糖危险者，如药物治疗的糖尿病患者、酗酒者等；③同样情况（空腹、餐后、运动后）下发生过低血糖症者；④有痉挛、阵发性精神异常，不明原因的昏迷。

血糖测定是诊断低血糖的重要依据，若患者在低血糖症状发作时血糖>3.9 mmol/L（70 mg/dl）可排除诊断；<2.8 mmol/（50 mg/dl），且重复测定血糖多次均降低，即可确诊。根据 Whipple 三联征，低血糖诊断的建立并不困难：有低血糖症状，发作时血糖浓度<2.8 mmol/L（50 mg/dl），供糖后低血糖症状迅速缓解。一次测定血糖降低不明显，或处于非发作期的患者，应多次检测有无空腹或吸收后低血糖。一些糖尿病患者，在发作前血糖水平很高，下降幅度太快，患者在出现低血糖症状和体征时，血糖水平<2.8 mmol/L（50 mg/dl），可诊断为低血糖反应。

（二）鉴别诊断

1. 其他疾病所致昏迷 临床上引起昏迷的疾病有重症感染、中枢神经系统疾病、糖尿病酮症酸中毒昏迷、非酮症高渗性昏迷、乳酸酸中毒昏迷、肝性脑病、尿毒症昏迷以及中毒性昏迷。这些昏迷根据血糖水平易于与低血糖昏迷鉴别。垂体、甲状腺和肾上腺皮质功能低下昏迷可伴有血糖降低，但一般不低于 2.5 mmol/L，并且补充高渗葡萄糖无明显效果有助于区分低血糖昏迷。

2. 酒精中毒 单纯酒精中毒伴发神经精神症状者血糖正常，血乙醇浓度多>100 mg/dl。乙醇性低血糖者血糖低于 2.5 mmol/L，血乙醇浓度<100 mg/dl，静脉注射葡萄糖有效。

3. 神经精神疾病 亚急性或慢性低血糖症患者由于缺乏交感神经兴奋表现，以脑功能障碍为主而表现为一些神经精神症状，易被误诊为神经症、精神病、癫痫以及癔症等神经精神疾病，对于有类似表现的患者应多检测血糖，以避免误诊。

4. 倾倒综合征应与滋养性低血糖症鉴别 倾倒综合征是由于胃肠吻合术后大量渗透性负荷通过胃肠引起液体迅速移动所致，常在餐后半小时内出现上腹胀痛不适、恶心、无力、头晕、出汗和低血压表现。

四、处置

（一）补充含糖制剂或含糖饮食

患者神志清楚者可通过口服糖水或含糖饮料来纠正低血糖。患者意识模糊或抽搐者应立即静脉注射50％葡萄糖注射液 60～100 ml，症状若无改善可重复注射 1 次，然后持续静脉滴注 10％葡萄糖注射液500～1000 ml，并根据血糖水平调整滴速，一般以每小时静脉滴注 12 g 葡萄糖的速度即可维持血糖水平在正常范围，直至患者能口服或进食为止。若患者不能静脉注射或长时间昏迷时，可鼻饲糖水和流质食物。

（二）无效胰高血糖素或肾上腺素的应用

严重低血糖发作无条件注射高渗葡萄糖溶液抢救时，可选用胰高血糖素 1～2 mg 肌内注射或 1‰肾上腺素注射液 0.5 ml 皮下注射，以促进糖原分解，提高血糖浓度，予以应急。病情好转后再口服糖水或静脉滴注葡萄糖注射液维持。但该应急方法对于肝病性和乙醇性低血糖症无效。

（三）低血糖纠正后的监护

低血糖昏迷患者经抢救苏醒后，应鼓励尽快进食。此后 12～48 小时应多次检测患者的血糖。

〔王　珊　罗　亮〕

第四节　甲状腺危象

一、病因和发病机制

甲状腺危象是甲状腺毒症病情的极度加重并危及患者生命的严重并发症。甲状腺危象发病率不高，占甲亢住院患者的 1％～2％。近几年随着对该疾病认识的加深，术前的充分准备，其发病率呈进一步下降的趋势。本病虽然不常见，但死亡率却高达 30％～60％。甲状腺危象可发生于任何年龄段，女性发病率明显高于男性，且以老年女性多见，这与甲亢好发于育龄妇女有所不同。

任何原因引起的甲状腺毒症在一定诱因作用下都可以发展为甲状腺危象，最常见的是 Graves 病，也可发生于多结节性甲状腺肿伴甲亢、自主性高功能性甲状腺腺瘤、亚急性甲状腺炎、高分化甲状腺癌等。甲状腺危象的发生往往都有诱因，常见的诱因有：

（一）感染

感染是最常见的病因，严重感染时血中甲状腺激素结合蛋白减少，大量甲状腺激素成为有生物活性的游离激素，加上感染时机体对甲状腺激素清除能力下降，因此甲状腺毒症在严重感染未能及时控制时可发展为甲状腺危象。常见的感染部位是呼吸道，其次为胃肠道和泌尿系感染，其他感染比较少见。

（二）应激

应激情况下可导致甲状腺激素大量释放入血，引起甲状腺危象。常见的应激有情绪激动、过度劳累、高温、饥饿、药物反应（如过敏、洋地黄中毒）、心绞痛、心力衰竭、糖尿病酮症酸中毒、低血糖、高钙血症、肺栓塞、分娩和妊娠、急性脑血管意外、各种非甲状腺的外科手术、烧伤、创伤、麻醉等。

（三）药物

过量阿司匹林或其他非甾体抗炎药、化疗药物、抗甲状腺药不适当应用、医源性甲状腺激素摄入过多等都能诱发甲状腺危象。

（四）碘过多

术前准备碘剂服用时间过长、含碘造影剂摄入过多、胺碘酮的长期应用都可诱发甲状腺危象。碘化物可以抑制甲状腺激素结合蛋白的水解，使甲状腺激素的释放减少；此外，细胞内碘化物浓度超过临界浓度时，可使甲状腺激素的合成受到抑制，当突然停用碘剂，甲状腺滤泡上皮细胞内碘浓度减低，抑制效应消失，甲状腺内原来储存的碘被利用合成激素，释放入血的激素明显增多，导致病情加重，诱发甲状腺危象的发生。

（五）甲状腺组织破坏导致大量甲状腺激素释放入血

颈部及甲状腺手术、放射性碘治疗甲亢、甲状腺活检、过多过重触摸甲状腺等，导致甲状腺组织内的甲状腺激素大量释放入血，诱发危象的发生。甲亢患者术后 4～16 小时内发生危象者，要考虑危象的发生与手术有关，16 小时以后发生者，尚需寻找感染灶或其他原因。手术引起甲状腺危象的原因有：

1. 术前准备不充分　术前甲亢没有控制，或者术前准备不充分，或虽然术前已经应用抗甲状腺药物但停用时间过长，手术时甲状腺功能仍处于亢进状态，或者术前用碘剂准备时间过长，作用脱逸，甲状腺利用这些碘剂合成大量甲状腺激素释放入血。

2. 手术与麻醉时的应激　麻醉导致机体应激反应，手术过程中挤压甲状腺，以及手术对甲状腺的损伤，导致储存在甲状腺组织内的甲状腺激素短时间内大量释放入血液中。

二、病理生理改变

甲状腺危象的发病机制目前还不是很清楚，参与的因素很多，任何一种说法很难圆满解释甲状腺危象发生的整个过程，其发病机制可能与细胞因子的释放以及在各种诱因作用下诱导的急性免疫紊乱有关。下面几个方面可能参与甲亢危象的发生。

（一）大量甲状腺激素释放至循环血液中

一部分甲亢患者服用大量甲状腺激素可产生危象；甲状腺手术、不适当地停用碘剂以及放射性碘治疗后，患者血中甲状腺激素升高，引起甲状腺危象，这些均支持本病的发生是由于大量甲状腺激素骤然释放入血所致。

（二）血中游离甲状腺激素增加

感染、甲状腺以外其他部位手术应激，可使血中甲状腺激素结合蛋白浓度减少，与其结合的甲状腺激素解离，血中游离甲状腺激素增多，这可以解释部分甲状腺危象患者的发病。

三、临床表现

（一）典型表现

甲状腺危象的典型症状表现在 4 个方面，即高热、心血管系统、消化系统和中枢神经系统。

1. 高热　高热是甲状腺危象的特征性表现，也是与重症甲亢的重要鉴别点。表现为体温急剧升高，高达 39 ℃以上，大汗淋漓、皮肤潮红，继而可汗闭、皮肤苍白和脱水。

2. 心血管系统　表现为心动过速，心率常在 160 次/min 以上，与体温升高不成比例。可出现心律失常，室上性心律失常和房颤最常见，严重的出现充血性心力衰竭、肺动脉高压、肺水肿，治疗不及时出现血压下降、心源性休克，最终因循环衰竭而死亡，尤其是本来就有甲亢性心脏病的患者更容易发生甲状腺危象，一旦发生病情凶险，预后差。

3. 消化系统　表现为食欲极差，恶心、呕吐频繁，腹泻明显，恶心和腹痛常是本病早期表现。病后体重下降明显，可出现肝脾大、肝功能异常，随病情的发展出现肝衰竭、黄疸，黄疸的出现是预后不良的征象。

4. 中枢神经系统　有精神变态，常见焦虑、震颤、极度烦躁不安、谵妄、嗜睡，最后陷入昏迷。

（二）不典型表现

有些患者甲状腺危象的症状并不典型，没有以上所述的典型表现，而表现为表情淡漠、木僵、嗜睡、反射降低、低热、极度乏力、心率减慢、脉压减小、恶病质，最后陷入昏迷，甚至死亡。这种类型的甲状腺危象称为淡漠型甲状腺危象，这部分患者如果既往没有甲亢病史，往往容易漏诊误诊。

（三）并发症

除以上典型和不典型表现外，临床上可以见到一些少见的临床表现与甲状腺危象相伴发，在临床上须引起注意，如果诊断不及时或者处理不当，往往会导致病情加重，延误治疗。

1. 电解质紊乱　常由于进食差，频繁呕吐和腹泻、大汗，电解质摄入减少，排出增多所致。约半数患者有低钾血症，1/5 的患者血钠减低。如果患者合并充血性心力衰竭使用排钾利尿药，往往会加重低血钾，造成严重心律失常，甚至心搏骤停。

2. 低血糖　甲亢危象合并高血糖比较常见，低血糖少见。但甲亢病史长、控制差的患者往往继发严重的营养不良，加上发生危象时食欲下降、恶心、呕吐，可以出现营养不良性低血糖。低血糖时的神经系统表现往往掩盖了甲状腺危象的临床表现，如果把治疗的重点放在低血糖上，会延误甲状腺危象的诊断和治疗，失去最佳治疗时机；如果没有注意到低血糖，即使甲状腺危象治疗及时，低血糖得不到纠正也会引起严重后果。因此，对于不明原因就诊的昏迷患者都应常规监测血糖。

3. 黄疸和肝功能异常　黄疸和肝衰竭与甲状腺危象可以互为因果，严重甲状腺毒症及继发的充血性心力衰竭，可以发生肝细胞内胆汁淤积性黄疸及肝功能进行性下降，甚至发展为急性肝衰竭、肝性脑病，出现意识改变；另一方面因为肝脏功能下降、肝脏合成甲状腺素结合蛋白的能力下降、肝脏对甲状腺激素的清除减少，导致血液内游离甲状腺激素增多，可以诱发甲状腺危象的发生。

4. 多器官功能衰竭　甲状腺危象过程中发生感染、极高热、休克等病理过程，如果就诊不及时，往往会发展为多器官功能衰竭，表现为心力衰竭、肝衰竭、肾衰竭、呼吸衰竭，病情凶险，预后极差。

5. 血栓栓塞性疾病　甲状腺危象时高热、大汗、腹泻、呕吐，导致血容量不足，机体处于高凝状态。

6. 横纹肌溶解　甲状腺危象时极高热、严重低氧血症、电解质紊乱及酸碱失衡都是发生肌溶解的常见原因，患者表现为肌肉疼痛、肌红蛋白尿和血肌酸激酶的极度升高，可发展为急性肾衰竭。

7. 肾上腺皮质功能不全　甲亢时肾上腺皮质激素的合成、分泌和分解代谢加速，久之使肾上腺皮质功能减退。甲状腺危象发生时，机体处于应激状态，肾上腺储备功能不足，不能满足机体的需要可以诱发肾上腺危象的发生。

四、诊断和鉴别诊断

（一）诊断

如果患者既往有甲亢病史，出现病情的加重，伴有高热、心动过速、恶心、呕吐及神志的改变，诊断并不困难。但对于既往无甲亢病史，症状又不典型的患者，诊断存在一定困难。详细地询问病史，仔细地体格检查，突眼征、甲状腺肿大伴血管杂音、胫前黏液性水肿有助于诊断。临床上怀疑甲状腺危象时应立即采血备查甲状腺功能，有条件可以在急诊行甲状腺 B 超检查。

（二）鉴别诊断

1. 中枢性高热　常见于颅内感染和脑血管病变损伤下丘脑体温调节中枢，导致机体散热、产热、保温中枢功能障碍。患者体温可高达 41 ℃～42 ℃，但皮肤干燥少汗，皮肤温度分布不均，四肢低于躯干；心率升高不明显，没有与体温改变相应的心率改变，体温易随外界环境变化而波动，白天稍低，夜间高，有体温倒错现象。

2. 脓毒症　脓毒症时可表现为高热及意识改变，与甲亢危象有相似的临床表现，但其发热多为弛张热，热起急骤，伴有畏寒、寒战，热退时伴出汗；其心率多与体温一致。血培养有细菌生长，甲状腺功能正常或者表现为低 T3 综合征，可与甲状腺危象相鉴别。

3. 低血糖昏迷　低血糖时可有大汗、心率快及精神症状，甚至昏迷，但其多有引起低血糖的原因，如糖尿病患者正在接受胰岛素促泌剂或胰岛素治疗，或既往曾经有反复发作的低血糖 Wipple 三联征。一般不伴有体温升高，血糖＜2.8 mmol/L，给葡萄糖后病情立刻改善，可与甲状腺危象鉴别，但应注意排除甲状腺危象同时合并低血糖。

4. 肝性脑病　甲状腺危象时往往伴有黄疸和肝功能损害，加上神志和意识的改变，如果既往没有甲亢病史，很容易误诊为肝性脑病。但肝性脑病患者大多有慢性肝病病史及诱发脑病的因素，伴有扑翼样震颤和肝硬化腹水，血氨升高，一般不伴高热和明显心动过速，甲状腺功能多正常或表现为正常甲状腺功能病态综合征（ESS）。

5. 肾上腺危象　多数患者伴有高热，体温可达 40 ℃以上，有低血压、低血容量休克、心动过速、恶心、呕吐及神志、意识的改变。但多有引起肾上腺皮质功能不全原发病症状和体征，可伴有低血糖、顽固性低钠血症，血钾一般正常，血皮质醇和 ACTH 测定有助诊断。

6. 嗜铬细胞瘤危象　嗜铬细胞瘤可有头痛、心悸、多汗三联征，但出现高血压危象时可伴有神志不清及意识改变，常有多器官功能衰竭，多不伴高热，血尿儿茶酚胺及其代谢产物明显升高，肾上腺影像学检查可发现肿瘤、结节或增生。

五、处置

（一）抑制甲状腺激素的继续合成

硫脲类抗甲状腺药可以抑制甲状腺激素的合成，口服或经胃管鼻饲给药。

（二）抑制甲状腺激素的释放

硫脲类抗甲状腺药只能抑制甲状腺激素的合成，不能抑制已经合成的甲状腺激素的释放。碘剂能迅速抑制甲状腺结合蛋白水解，从而减少甲状腺激素的释放，尤其对由甲状腺炎或者外源性甲状腺激素摄入过多引起的甲状腺危象患者，碘剂往往比抗甲状腺药物更有效，因此在给予抗甲状腺药 1 小时后开始给碘剂。常用复方碘溶剂，首剂 30 滴，以后每 6～8 小时给予 5～10 滴；或静脉滴注碘化钠 1～2 g（或 0.25g/6 h），或复方碘溶液 3～4 ml/1000～2000 ml 溶液，病情改善后逐渐减量，一般用药 3～7 天。如果对碘剂过敏，可改用碳酸锂 0.5～1.5 g/d，分 3 次口服。碘化物的浓度过高或滴注过快易引起静脉炎，静脉滴注时应该倍加小心。过去未用过碘剂者，使用碘剂效果好。

（三）迅速减低血液中甲状腺激素的水平

迅速清除血中过多的甲状腺激素，成功抢救甲状腺危象的方法有血液透析、腹膜透析、血浆置换等。

（四）抑制 T4 向 T3 转化，降低周围组织对甲状腺激素的反应

常用的有受体阻断药、利舍平、糖皮质激素等。

1. 受体阻断药　β受体阻断药有拮抗交感神经兴奋的作用，能够降低周围组织对儿茶酚胺的敏感性，常用的是普萘洛尔（心得安）。普萘洛尔不仅具有抑制甲状腺激素对交感神经的作用，还可较快地减少末梢组织中 T4 转变为 T3。甲亢患者使用普萘洛尔后，虽然甲状腺功能无改善，但用药后兴奋、多汗、发热、心率增快等症状均有明显改善。

2. 糖皮质激素　甲亢时肾上腺皮质激素清除增快，随着病程的延长可能出现肾上腺储备功能不足，甲状腺危象时机体处于应激状态，对肾上腺皮质激素的需要量进一步增加，此时往往出现肾上腺皮质功能不全，需要外源性补充糖皮质激素；糖皮质激素可以抑制甲状腺激素的释放、降低周围组织对甲状腺激素的反应性；另外，糖皮质激素可以增强机体的应激能力，为疾病的治疗赢得时间。因此甲状腺危象时可以给予糖皮质激素，常用氢化可的松 100 mg 加入 5％～10％葡萄糖溶液中静脉滴注，每 6～8 小时一次，待病情好转后逐渐减量。

3. 利舍平　能够消耗组织内的儿茶酚胺，高剂量时有阻断交感神经作用，减轻甲亢引起的交感神经兴奋症状。利舍平首次可肌内注射 5 mg，以后每 4～6 小时注射 2.5 mg，约 4 小时以后甲状腺危象的临床表现可以减轻。

（五）对症支持治疗

1. 保护机体脏器功能，防止功能衰竭　密切监测心、脑、肾等重要脏器功能，防止发生多器官功能衰竭，一旦发生，临床抢救成功率极低。

2. 补液　防治电解质紊乱高热、呕吐及大量出汗，易发生脱水及高钠血症，需要补液及纠正电解质紊乱。甲状腺危象时机体处于严重高代谢状态，需要补充葡萄糖、维生素，不能进食者要给予鼻饲或胃肠外营养，保证每天的热量供应，提高机体的抗病能力。

3. 氧疗　甲状腺危象时的高代谢状态使机体处于相对缺氧状态，低氧血症及电解质紊乱可以诱发心、脑、肾等脏器功能受损，严重者导致急性肝衰竭、急性横纹肌溶解，因此氧疗是必要的。

4. 控制高热　高热时给予物理降温，如乙醇擦浴、冰袋、降低环境温度等，必要时给予解热药物，如对乙酰氨基酚（扑热息痛），但禁用乙酰水杨酸类制剂，因为此类药物能与 T3、T4 竞争结合甲状腺结合蛋白，加重病情。

5. 去除诱因，防治并发症　由感染引起者应在留取标本进行病原学检查的同时，根据临床用药经验选用高效抗生素，以后根据药敏结果调整用药；由其他疾病引起的应给予相应治疗。

（六）外科手术治疗

甲状腺危象时患者一般情况较差，手术耐受性差，而且麻醉、甲状腺组织的挤压和破坏、手术本身的应激本来就是甲状腺危象发生和加重的诱因，因此手术的风险较大，临床上很少采用。但甲状腺危象药物不能控制时应选择手术，手术进行得越早、病情相对较轻的预后良好。

〔王　珊　罗　亮〕

第五节　肾上腺危象

一、病因和发病机制

肾上腺危象系原有慢性肾上腺皮质功能减退症加重或由于急性肾上腺皮质破坏（如急性出血、坏死和血栓形成）导致肾上腺皮质功能的急性衰竭，是由各种原因导致肾上腺皮质激素分泌不足或缺如而引起的一系列临床症状，可累及多个系统。主要表现为肾上腺皮质激素缺乏所致的症状，如脱水、血压下降、直立性低血压、虚脱、厌食、呕吐、精神不振、嗜睡乃至昏迷。肾上腺危象的病因多种多样，可分为原发性和继发性肾上腺皮质功能不全。原发者是指病变发生在肾上腺；继发者有两层含义，一是病变发生在垂体或下丘脑；二是继发于其他疾病如败血症、血小板减少症伴肾上腺出血及长期应用糖皮质激素引起的下丘脑-垂体-肾上腺轴的抑制。

二、临床表现

虽然肾上腺危象因病因不同可有各自的临床特点，但也有一些共同的临床表现。全身症状为精神萎靡、乏力，大多有高热，体温达 40 ℃以上，亦有体温正常或低于正常者。可出现中、重度脱水，口唇及皮肤干燥、弹性差。原有肾上腺皮质功能减退的患者，危象发生时皮肤黏膜色素沉着加深。症状大多为非特异性，起病数小时或 1～3 天后病情急剧恶化。

（一）各系统主要表现

1. 循环系统　由于水、钠大量丢失，血容量减少，表现为脉搏细弱、皮肤湿冷，四肢末梢冷而发绀、心率增快、心律失常，血压下降、直立性低血压，虚脱，严重时出现休克。

2. 消化系统　糖皮质激素缺乏致胃液分泌减少，胃酸和胃蛋白酶含量降低，肠吸收不良以及水、电解质失衡，表现为厌食、腹胀、恶心、呕吐、腹泻、腹痛等。

3. 神经系统　精神萎靡、烦躁不安或嗜睡、谵妄或神志模糊，重症者可昏迷。低血糖者表现为无力、出汗，视物不清、复视或出现低血糖性昏迷。

4. 泌尿系统：由于血压下降以及肾血流量减少，可导致肾功能减退，出现尿少、氮质血症，严重者可表现为肾衰竭。

（二）原发疾病的表现

1. 共同的临床表现　慢性肾上腺皮质减退症发病隐匿，病情逐渐加重。原发性和继发性肾上腺减退症具有共同的临床表现，如乏力、倦怠、食欲下降、体重减轻、头晕和直立性低血压等。

2. 皮肤黏膜色素沉着　慢性原发性肾上腺皮质减退症最特征的表现是皮肤黏膜色素沉着，色素为棕褐色，有光泽，不高出皮面，色素沉着分布是全身性的，但以暴露部位及易摩擦的部位更明显，如脸部、手部、掌纹、乳晕、甲床、足背、瘢痕和束腰带的部位；在色素沉着的皮肤常常间有白色斑点；齿龈、舌表面和颊黏膜也常常有明显的色素沉着。

3. 肤色苍白与其他　继发性肾上腺皮质减退症多有肤色苍白，合并其他腺垂体功能减退时可有甲状腺和性腺功能减退，表现怕冷、便秘、闭经、腋毛阴毛稀少、性欲下降、阳痿和小睾丸；在青少年患者常表现生长延缓和青春期延迟。下丘脑或垂体占位可有头痛、尿崩症、视力下降和视野缺陷。

三、诊断和鉴别诊断

对具有典型肾上腺皮质危象临床特点的患者，结合实验室检查诊断并不困难，但若发病急剧，临床表现又不充分，以及其他疾病症状的交错和掩盖，则不易正确判断。因此，出现以下情况时应考虑肾上腺皮质危象的可能：①慢性原发性肾上腺皮质功能减退症患者，如出现发热、厌食、恶心、呕吐和腹痛、腹泻时，应警惕，可能是肾上腺皮质危象的早期症状，如处理及时则病情得以及早控制。②对于不明原因的休克或昏迷患者，应注意询问有无肾上腺皮质功能减退的病史和检查有无色素沉着的体征，并进行血钾、钠、氯、血糖和皮质醇等测定；对于休克患者经过补充血容量、纠正电解质及其他抗休克治疗后，病情仍无好转时应考虑除外本病。③在血栓性疾病、凝血机制障碍疾病和手术后患者，若病情急转直下，出现血压下降、休克伴胸腹背痛时，应当考虑急性肾上腺皮质出血坏死导致肾上腺皮质危象的可能。

四、处置

（一）补充皮质激素

当临床高度怀疑急性肾上腺危象时，在取血样送检 ACTH 和皮质醇后应立即开始治疗，包括静脉给予大剂量皮质激素，纠正低血容量和电解质紊乱，全身支持治疗和去除或处理诱因等。先立即静注氢化可的松或琥珀酰氢化可的松 100～200 mg，以后每 6 小时静滴 50～100 mg。第 1 天氢化可的松总量约 400 mg，在肾功能正常时，低血钠和高钾血症可望在 24 小时内纠正。多数患者于 24 小时内获得控制。第 2 天、第 3 天可将氢化可的松减至 300 mg，分次静滴。如病情好转，继续减至每天 200 mg，继而每天 100 mg。若有严重的疾病同时存在，则氢化可的松 50～100 mg/6 h 静脉滴注，直至病情稳定后逐渐减量。待患者呕吐症状消失，全身情况好转可改为口服。当口服剂量减至每天 60 mg 以下时，应加用氟氢可的松，上午 8 时一次口服 0.05～0.1 mg，使用过程中需仔细观察水、钠潴留情况，及时调整剂量。不主张肌内注射醋酸可的松，因起效缓慢，吸收不均匀，其血浓度比氢化可的松低得多。

（二）纠正脱水和电解质紊乱

一般认为肾上腺危象时脱水量很少超过总体液量的 10%，估计液体量的补充约为正常体重的 6%，开始 24 小时内可静脉补葡萄糖生理盐水 2000～3000 ml。补液量及性质视患者脱水、缺钠程度而定，如有恶心、呕吐、腹泻、大汗而脱水、缺钠较明显者，补液量及补钠量宜充分；相反，由于感染、外伤等原因，且急骤发病者，缺钠、脱水不至过多，宜少补盐水为妥。一般采用 5% 葡萄糖生理盐水，可同时纠正低血糖并补充水和钠，应视血压、尿量、心率等调整用量，还需注意钾和酸碱平衡，血钾在治疗后可急剧下降。

（三）病因及诱因的治疗和支持疗法

应积极控制感染，去除诱因。病情控制不满意者多半因诱因未消除或伴有严重的脏器功能衰竭，或肾上腺皮质危象诊断不确切。同时给予全身性的支持疗法，降温、给氧，有低血糖时可静注高渗葡萄糖。补充皮质激素、补液后仍休克应予以血管活性药物。有血容量不足者，可酌情输全血、血浆或清蛋白。因患者常合并感染，须用有效抗生素控制。

〔王　珊　罗　亮〕

第六节　嗜铬细胞瘤危象

嗜铬细胞瘤是分泌肾上腺髓质中嗜铬细胞的儿茶酚胺分泌型肿瘤。临床表现是多样性的：有一部分无任何临床症状体征，一些表现出特征性的体征和症状，例如，高血压、出汗、胸痛和头痛，这些通常是阵发性的，而另一些则表现出局部肿瘤症状，如腹痛。

嗜铬细胞瘤危象（phaeochromocytoma crisis，PCC）被定义为儿茶酚胺引起的血流动力学不稳定性的急性严重表现，导致终末器官损害或功能障碍。嗜铬细胞瘤危象（PCC）是内分泌急症，死亡风险极高。神经节旁瘤是肾上腺外嗜铬细胞瘤，也可能分泌儿茶酚胺，与嗜铬细胞瘤危象的临床表现往往难以区分。

一、病因和发病机制

嗜铬细胞瘤危象被认为与儿茶酚胺类物质突然释放增加，进而引发广泛的全身效应和器官损伤有关。而导致儿茶酚胺类物质突然增加的诱发因素是多方面的，包括肿瘤出血或梗死、创伤、外科手术或活检穿刺肿瘤、全身麻醉、气管内插管、妊娠状态、肌肉松弛药使用、多巴胺拮抗药、β受体阻滞药应用等，进而诱发嗜铬细胞瘤危象的发生。

儿茶酚胺的病理生理作用，主要作用于α肾上腺素能受体的药物引起严重的动脉血管收缩，从而导致高血压和相对减少的血管内容量。这导致减少的终末器官灌注和组织缺血，并且是 PCC 中器官衰竭的主要机制。

心脏疾病的发生是由于冠状动脉血管收缩和血管痉挛，引起心肌缺血和潜在的梗塞，但是儿茶酚胺对心肌细胞有直接的毒性作用，导致儿茶酚胺型心肌病。典型的表现是左心室心尖球囊综合征。与儿茶酚胺性心肌病引起的心肌功能障碍相比，缺血性继发的心肌功能障碍有可能更容易被识别，但两者均可能是可逆的。

休克和持续性低血压是 B 型危象的基本特征，但引起它们的病理过程尚未得到很好的理解。以前，人们认为低血压仅发生在主要或完全分泌肾上腺素的肿瘤上，其机制被认为是刺激 $β_2$ 受体引起血管舒张。但是，人们认识到，仅分泌去甲肾上腺素的肿瘤也可能发生低血压。这被认为与心肌功能障碍、低血容量和压力反射的脱敏有关。在出现危象的患者中，肿瘤分泌的儿茶酚胺类型与危象的性质无必然的联系。

二、临床表现和分类

嗜铬细胞瘤危象（PCC）会引起血液动力学不稳定和终末器官损害或功能障碍，如果能及时有效治疗，通常可以逆转。临床表现的严重程度可能在血液动力学稳定性和器官功能障碍的程度方面有所不同。因此，在临床上，目前尚无公认的 PCC 分类系统。一般建议根据儿茶酚胺过量的影响而引起的休克，持续性低血压和多器官功能障碍进行分类，分为"A 型危象"和"B 型危象"。A 型危象是指相对轻微的类型，有器官损害表现，但无持续的低血压；"B 型危象"指较严重、持续存在的低血压，休克和多器官功能障碍。在危象期间，患者可能会从 A 型发展为 B 型。

三、诊断和鉴别诊断

患有出现无法解释的休克或左心衰、多器官功能衰竭、高血压危象或无法解释的乳酸酸中毒，应考虑嗜铬细胞瘤危象可能，尤其是合并有发热患者。尽管目前还不能完全确定这一点，但迅速确认诊断可能会提高生存率。初步检查应包括尿液和血浆儿茶酚胺和肾上腺素。这些检查与患者平时安静时水平有关，急性疾病没有明确的正常范围。在临床实践中，这通常不会带来诊断价值，因为其水平几乎总是非常高的。但儿茶酚胺的假阳性（增加）可能会因严重的心力衰竭而发生，或者是由于危重病患者中不稳定患者适当的儿茶酚胺分泌过多而导致的，这可能引起诊断混乱。

儿茶酚胺和去甲肾上腺素的化验结果应尽可能加快，以免延误抢救时机。与专业实验室的合作可能使快速分析随机尿液样本成为可能，几小时后就可以使用了。临床高度怀疑，应进行肾上腺的 CT 检查，超声不是对肾上腺成像的首选方法，但是对于不稳定而又无法转移的患者，它可能有助于在床边识别肾上腺肿瘤。如果怀疑是神经节旁瘤危象，则可能需要进行更广泛的影像学检查，因为有时这些病变在交感神经/副交感神经组织的异常位置。

四、治疗

PCC 患者会出现血流动力学不稳定和器官功能障碍，因此应该在重症监护环境中对它们进行管理，以实现适当的监测和循环支持以及一般支持治疗。在 A 型危象中，无创或微创监测可能适合注意心脏指数和氧气输送的趋势变化。但是，在更严重的危象中，尤其是在发生多器官衰竭的患者，将肺动脉导管与频繁甚至连续的经食管回声结合使用是合适的。这样可以实时评估左心室功能，包括充盈状态，左心室流出道大小和局部室壁异常。

（一）液体复苏

交感神经血管强烈收缩是 PCC 的普遍特征，这会引起相对的血管内低血容量。低容量状态一开始可能在临床上并不明显，但在进行任何血管扩张治疗（包括 α 受体阻滞药）后，其迅速表现出来。在开始 α 受体阻滞治疗之前，很可能需要进行剧烈的静脉液体复苏以预防严重的低血压。根据安全性和成本，建议使用晶体静脉注射液。应当通过循环监测和混合或中心静脉饱和度的测量来指导液体复苏的速度和适当性。心脏受累（心肌病和/或严重的左心衰）的患者表现与具有相对的血管内低血容量相似，但需要更谨慎的补液，如果在这种情况下发生肺水肿，则可能需要正压通气甚至气管内插管，有创通气。

（二）药物使用

1. α 受体阻滞药　以谨慎但持续的方式启动 α 受体阻滞是处理嗜铬细胞瘤危象的最广泛接受的特定干预措施。α 受体阻滞的作用是逆转血管收缩和高血压并抑制心律失常。在这种情况下启动 α 受体阻滞 A 型危象应该不复杂。有许多不同的药物和给药途径，并且根据临床医师的经验对于选择使用哪种药物很重要。对于不稳定的患者，通常最初会使用静脉内用药，随后可以使用口服阻断治疗。

酚妥拉明是一种常用的 α 受体阻滞药。它具有竞争性且作用短，因此建立稳定的阻滞的作用较小，它以 1 mg/min 的剂量静脉内给药，以纠正由于嗜铬细胞瘤引起的严重高血压危象。可以使用 20～100 mg/h 的输注量进行维持。

在患有 B 型危象的患者中，α 受体阻滞药的启动存在更多问题。尽管从理论上讲，α 受体阻滞药可以逆转潜在的病理过程，但低血压的存在限制了其使用。最初可能需要进行液体复苏和机械循环支持以改善低血压，然后再采用 α 受体阻滞药以减少血管收缩。

2. 钙通道阻滞药　少数案例报告描述了钙通道阻滞药作为单一药物可在严重的嗜铬细胞瘤危象中提供医学控制。已使用的特定药物是尼卡地平或克利维地平，这是一种超短效钙阻滞药。

3. 硫酸镁　硫酸镁被认为是嗜铬细胞瘤危象的有用治疗剂。它是引起小动脉血管舒张和纠正高血压的功能性钙拮抗药，具有抑制儿茶酚胺分泌的 α 阻滞作用，可有效预防或终止心律失常。镁的一个特殊优点是它的常规可用性和在重症监护环境中的使用熟悉度。静脉推注使用的剂量为 4g，历时 5 分钟，然后以最初的 1g/h 的速度输注，与先兆子痫高血压危象中规定的剂量相同。

4. 高血压危象的治疗　PCC 中的高血压可能很严重，但也可能与低血压迅速交替出现。高血压最有效的治疗方法可能是以上建议的治疗方法：静脉液体复苏，α 受体阻滞药，钙通道阻滞药和镁。在某些情况下，将需要针对高血压的专门治疗。

已经使用的试剂包括硝普钠、肼屈嗪和三硝酸甘油酯（GTN）。硝普钠可以静脉给药，并通过血管舒张作用降低血压。它的半衰期为 2 分钟。肼屈嗪同样也可以静脉注射，通过血管舒张治疗高血压。β

受体阻滞药不应在 α 受体阻滞药之前使用。这样做的理由是，在儿茶酚胺过量的情况下，β₂ 受体的刺激会促进血管舒张，从而减轻危象中的高血压和血管收缩因子，使用 β 受体阻滞药将消除这种缓和作用，并使无抵抗的 α 肾上腺素能活动加剧高血压危象。此外，在某些 α 受体阻滞药开始后早期给予 β 受体阻滞药会引起低血压，因为它将阻止相对血管内耗竭引起的保护性心动过速。在充分的 α 受体阻滞药和液体复苏后，β 受体阻滞药可随后用于控制反射性心动过速或心律失常。如果需要使用 β 受体阻滞药，最好使用低剂量，短效的 β 受体阻滞药（如艾司洛尔），并进行严密监测。应避免使用拉贝洛尔，因为即使它具有某些 α 阻滞性质，也不足以与其 β 阻滞作用不成比例，因此会加剧危象。联合阻滞严重的 A 型危象可能难以治疗，可能需要高剂量的多种药物结合使用，以实现医学稳定。

（三）低血压/机械循环支持治疗

由于不稳定的血压和交替的高血压，在 A 型危象中可能会发生短暂性低血压，而从定义来看，B 型危象表明持续性低血压和休克。因此，针对 B 型危象的常规支持治疗是液体复苏。使用各种正性肌力药和升压药（包括肾上腺素，去甲肾上腺素，多巴胺，多巴酚丁胺，血管加压素和左西孟旦）来试图控制持续的低血压和循环系统的损害，往往可能效果差，反而可能会引起对去甲肾上腺素/肾上腺素的脱敏。从理论上讲，最好使用不直接通过肾上腺素能受体起作用的药物。

此类患者可考虑使用主动脉内球囊泵（IABP）和体外循环（CPB）进行的 B 型危象的机械循环支持。如果 IABP 无法提供足够的机械循环支持，则可考虑体外生命支持（VA-ECMO）。在机械循环支持下，患者通常可以通过直接治疗或随着危象消退而得到改善。这种循环支持还可以共同使用 α-通道或钙通道阻滞药。因此，在大多数情况下，这种治疗低血压和病理损伤的综合方法应实现可持续的医学控制，并允许推迟手术。但是，如果认为需要进行急诊手术，那么 VA-ECMO 或 CPB 将可以进行围手术期循环控制。

（四）手术时机

手术切除是确定的治疗方法，但是关于手术的最佳时机存在争议。对于未处于危急状态的患者，人们普遍认为应在手术前实现 α-受体阻滞。同样，如果可能的话，将 PCC 患者的手术推迟至药物稳定并进行 α 滴定调整阻滞已实现。

如果患者非常不稳定和/或药物稳定失败，则有人认为有或没有部分 α 受体阻滞的紧急肾上腺切除术是适当的，因为这将迅速清除多余儿茶酚胺的来源，因此可实现快速稳定。腹腔镜手术的可用性降低了手术干预的风险。

延期手术会使患者面临再次器官衰竭的风险，这可能是不可逆的，并且没有可靠的方法预测这种情况何时发生以及发作的严重程度。因此一旦稳定，应立即进行选择性手术。

在几乎所有情况下，除非发生诸如肿瘤破裂和出血等情况，否则在尝试手术之前先进行医学稳定治疗是适当的。

〔莫伟胜 罗 亮〕

第七节 垂体危象

一、病因和发病机制

垂体功能减退是由于各种病因损伤下丘脑、下丘脑-垂体通路、淬体而引起的单一的、多种（部分）的或全部垂体激素分泌不足的疾病。腺垂体包括 ACTH、TSH、FSH/LH、GH、PRL，一般垂体功能减退可发生在儿童期或成年期，成年期多因为手术、肿瘤、创伤等因素引起，由于垂体激素的缓慢消耗，导致肾上腺素、甲状腺素缺乏，患者较容易缓慢出现疲劳和非特异性症状，通常不易发现、容易被临床医师疏忽，直到发生特定的应激事件如并发感染、创伤、败血症、腹泻、呕吐、饥饿、寒冷、手术、急性心肌梗死、脑卒中等情况时，由于机体应激能力下降，导致症状明显加重，造成垂体危象。

垂体功能减退的病因要么是先天性的，要么是后天的。虽然先天性垂体功能减退通常与早期发生的血流动力学不稳定、生长障碍和发育迟缓有关，但这些症状可能直到青春期才表现出来，因为此时正常生理垂体激素需求激增。一般当两个垂体细胞系受损时，通常表明所有 5 种细胞系都发生了故障，然而，激素功能的丧失有一定倾向，一般会为生存保留最重要的激素，通常首先表现为体细胞营养物质和促性腺营养物质的丧失，最后才表现为促皮质营养物质功能的丧失。垂体功能减退先天性原因有腺体畸形、转录因子的缺陷、先天性中枢展位、先天性下丘脑疾病等；后天性原因有肿瘤破坏（如垂体瘤、鞍区肿瘤、颅烟管瘤、垂体转移性肿瘤、淋巴瘤、白血病等）、感染（如肺结核、卡氏肺孢子菌、寄生虫感染等）、浸润或炎症破坏（如结节病、血红蛋白病、组织细胞增多症、肉芽肿病性垂体炎等）、手术、辐射、垂体出血、激素治疗突然戒断等，部分患者甚至还存在有心理障碍、严重营养不良所致腺垂体功能减退。这类患者再遇上任何应激或打击，均有可能诱发垂体危象。

二、病理生理学

垂体的发育是一个复杂的协调过程，需要大量的转录因子和信号分子的序列、时间和空间表达，一旦中间有任何一个环节异常，都会导致垂体先天性功能不全。腺垂体主要由颈内动脉分支供血，极少数还有垂体中动脉供血。垂体上动脉在下丘脑正中隆突区形成毛细血管丛，血流从这里经长门静脉穿过垂体柄到达腺垂体。正中隆突区无血-脑屏障，腺垂体仅有正中隆突区内外静脉丛提供血液。完整的垂体柄才能保证 90% 腺垂体细胞的血液供应，垂体坏死 75% 以上才会出现临床症状，破坏 50% 将会处于无症状的亚临床期，当破坏 95% 以上时即可危及生命。垂体激素不足将会导致腺靶体继发性萎缩而导致继发性靶腺体功能减退，下丘脑释放激素不足将会影响垂体，然后再影响靶腺体引起三相性靶腺体功能减退。

腺垂体由 5 种细胞系组成，共产生 6 种激素：生长激素、促甲状腺激素、催乳素、促性腺激素（促黄体生成素和促卵泡激素）和促皮质激素（促肾上腺皮质激素 ACTH）。神经垂体含有神经元的轴突，其细胞体位于下丘脑，负责精氨酸后加压素和催产素的分泌。中间叶有促黑细胞，释放阿片黑素促皮质激素原（POMC）。而垂体功能减退则是丧失其中一种或多种垂体激素而产生对应的症状。垂体危象的机制则是当机体遭受各种打击时，本身应激状态下激素需求量急剧增加，而垂体功能减退患者由于循环中肾上腺素和甲状腺素的缺乏，无法对外界环境变化产生适应并抵抗，结果造成了急性应激功能衰竭而导致危象的发生。需注意的是这类患者的症状与垂体卒中有着本质的区别。正常人肾上腺素分泌量为 $25 \sim 37 \mathrm{~mg} / \mathrm{d}$，应激状态下如外科手术后肾上腺素分泌量可增加 $3 \sim 5$ 倍，垂体功能减退患者远远无法满足。

三、临床表现

垂体功能减退的表现不同于灾难性的临床情况，如垂体卒中会导致急性垂体功能不全和循环衰竭，更常见的表现是患者缓慢出现疲劳和非特异性症状。

不同激素的缺乏对应一定的特征，ACTH 缺乏时新生儿可表现为发育不良、低血糖、癫痫发作、胆汁淤积性黄疸，大龄儿童表现为疲劳、体重减轻、低血压、恶心、呕吐、低血糖，成人可表现为乏力、消瘦、厌食，当肾上腺危象时表现为低血压和循环不稳定，实验室检查可发现低血糖、低血压、贫血、低钠血症；TSH 缺乏时新生儿表现为面部粗糙、肌张力过低、体温过低、腹部隆起、脐疝、哭喊嘶哑、黏液水肿、前囟门大，儿童可表现安慰疲劳、皮肤干燥、生长迟缓、便秘、体重增加、心动过缓，成人往往有疲劳、畏寒、便秘、毛发脱落、声音嘶哑、认识迟钝等，实验室检查可发现窦性心动过缓、低血压表现；GH 缺乏时新生儿表现为低血糖、小阴茎、黄疸延长，儿童表现为身材矮小、生长迟缓、体重下降和脂肪减少，成人可有肌肉减少、无力、腹型肥胖、易疲劳、注意力及记忆力减退，实验室检查可发现血脂异常；Gn 缺乏时新生儿表现为小阴茎、隐睾症，儿童表现为没有青春期发育，成人女性可有闭经、性欲丧失、性交困难、不育，成人男性表现为性欲丧失、阳痿、早泄、情绪低落，实验室检查可有骨质疏松、肌肉力量下降、贫血表现。而 PRL 比较特殊，通常情况下垂体功能减退的患者会出现 PRL 轻微升高，导致女性患者出现闭经溢乳，男性患者出现乳房发育，这是因为垂体柄的损害会中断多巴胺对催乳素细胞的抑制，从而导致催乳素水平升高，但通常低于 200 ng/ml，而一般泌乳素瘤通常表现为 PRL 高于 200 ng/ml 的水平。垂体功能减退也可表现为抗利尿激素的缺乏，如果有损伤的神经垂体，将导致尿崩症的出现，典型表现为多尿、多饮、高钠血症和低尿液渗透量。

垂体危象时临床表现主要针对肾上腺素的甲状腺素缺乏而对应的症状。患者临床表现可有多种类型，如高热型（>40 ℃）、低体温型（<30 ℃）、低血糖型、休克型、水中毒型以及混合型。各种类型均有其对应的症状，突出表现为消化系统、循环系统及神经系统方面的症状。危象前一些患者表现为极度乏力、淡漠、嗜睡、缄默，可有收缩压下降、脉压减小，并出现厌食、恶心、呕吐等，持续时间长短不一。低血糖型患者以低血糖为主要临床症状，严重者烦躁不安、晕厥、昏迷，甚至癫痫样发作及低血压，患者由于氢化可的松不足导致糖原贮备少、胰岛素敏感性增加及甲状腺功能不足，故极易出现低血糖。休克型患者常常为高热、血压过低，这类患者常缺乏多种激素，主要为肾上腺皮质激素的缺乏。水中毒型患者水潴留严重，细胞外液稀释至低渗，细胞水肿然后导致一系列神经系统症状如衰弱、厌食、呕吐、精神错乱甚至昏迷抽搐等，患者本身存在排水障碍，一旦进水过多即会诱发。

四、诊断和鉴别诊断

（一）ACTH

目前普遍不推荐测量静态激素来诊断垂体功能减退，由于正常生理状态下激素分泌的可变性太高，正常情况下皮质醇在促肾上腺皮质激素的作用下，以脉动的方式从肾上腺释放出来，此外，促肾上腺皮质激素的分泌对下丘脑因子、促肾上腺皮质激素释放激素（CRH）也有反应，CRH 也以偶发性的方式进行释放，因此 ACTH 和皮质醇的绝对值可能有显著的变化。下丘脑因子、CRH 不容易在血液中测量，目前也并无正常的参考值。需要注意的是，血清中总皮质醇的测量也受到皮质醇结合球蛋白（CBG）的影响，CBG 可能受到肝脏衰竭和高雌激素状态的影响。一般来说兴奋试验在评估下丘脑-垂体-肾上腺轴有更高的诊断价值。ACTH 兴奋实验是予以 ACTH 250 μg 静脉注射或肌内注射后 30 分钟测血皮质醇，如>550nmol/L（20 mg/dl）可排除肾上腺功能不全（包括原发性和继发性）。然而，这种试验可能不能诊断急性垂体功能不全，这是由于在垂体停止分泌 ACTH 数周后肾上腺才开始萎缩，其对外援性 ACTH 的反应性才开始减弱，在这种情况下，可能需要进行胰岛素低血糖激发试验或甲砒酮刺激试验。

（二）TSH

与皮质醇水平不同，静态的甲状腺激素水平可以提供有价值的诊断信息。虽然 TSH 的血清浓度也有脉动性波动，但由于 T4 的半衰期较长，因此影响不大。然而，临床医师仍然不应该依赖一个孤立的 TSH 水平的测量（没有游离 T4 测量）来怀疑继发性甲状腺功能减退，垂体功能减退往往表现为低 TSH 水平及低 T4。

（三）Gn

与甲状腺类似，性腺激素（睾酮和雌激素）在血液中很容易测量，而且更稳定并较少受到脉动分泌的干扰。基线的性腺激素 LH 和 FSH 测量可用于区分原发性（性腺）和继发性（垂体）疾病。

（四）GH

可在清晨测定 IGF-1 的水平，低于参考范围即有诊断意义；也可完善胰岛素耐受性实验（0.1 U/kg），成人低血糖是 GH≤3 μg/L、儿童 GH≤10 μg/L、青春前期 GH 为 5.0~6.1 μg/L 即可诊断。如不能耐受，可做胰高糖素刺激试验。

另外影像学检查即垂体的专用 MRI 对于确定垂体的结构性病变十分重要，不过即便发现肿瘤或肿块的存在（或不存在）并不能直接提示垂体功能异常。垂体危象的诊断基于患者本身明确存在垂体功能不全，并表现出典型临床症状，予以激素补充治疗后临床症状可明显好转。在判断是否为垂体危象时需与本身诱发疾病的临床表现相鉴别，如感染患者是否同时存在脓毒症等。

五、处置

治疗垂体功能减退的目的是替换激素不足。直接替代垂体激素通常不可行，但可采用对应的靶器官的激素补充治疗（如 TSH 缺乏症用甲状腺激素而非 TSH，促肾上腺皮质激素缺乏症用皮质激素而非促肾上腺皮质激素）。一般来说，建议首先用更重要的代谢功能的激素进行补充。应首先使用糖皮质激素以避免肾上腺危象，然后进行甲状腺替代治疗，在此之后，如果合适再增加性激素和生长激素的补充。目前来说糖皮质激素替代物的滴定是极具有临床难度，因为并不能依靠皮质醇或 ACTH 水平来进行评估。皮质类固醇的替代剂量通常是根据体重估计的，并在一天中以不同的剂量尽可能模仿其生理昼夜节律。慢性垂体功能不全时醋酸可的松推荐每天早晨 8 时给予 25 mg q AM，下午 3 时予以 12.5 mg；这仅为指导剂量，需由床边医师根据具体临床情况进行滴定；在急性疾病和高压力情况下，需要更大剂量的糖皮质激素替代，因此推荐剂量为氢化可的松 50～100 mg 静注 q8h。

甲状腺替代治疗比较容易滴定，因为游离 T4 水平可以指导剂量使用。成人如无缺血性心脏病可从每天半片开始，逐渐增加至最适合的剂量，并定期监测血清甲状腺激素浓度。

垂体危象时不仅需增加糖皮质激素用量，危象抢救时首先需快速纠正低血糖：立即给与静脉注射 50％葡萄糖 40～100 ml，之后继续予以 5％葡萄糖注射液 20～40 滴/min，以防止继发性低血糖；如有循环衰竭、感染者，予以对症治疗；低温患者可予以加温处理将体温回升至 35 ℃ 以上，并开始用小剂量甲状腺素制剂；高热患者需积极物理和化学降温并及时去除诱因；通常低钠血症可以通过补充糖皮质激素予以解决，如本身为失盐性低钠血症，补钠速度不宜过快，以防渗透压急剧升高引起大脑脱髓鞘改变；水中毒患者应严格控制入量，每天液体平均平衡保持在 1000 ml 以内，同时积极去除诱因。

在出院 1 个月后，如果有必要，患者应重新接受检查以确定是否持续存在内分泌缺陷，这将取决于病因是否可以恢复，予以重复检测将确定患者是否需要终生激素替代治疗。

〔王　珊　莫伟胜　周睿彤　罗　亮〕

参考文献

[1] 刘建凤. 内分泌科急症与重症 [M]. 北京：科学技术文献出版社，2013.

[2] 刘新民. 实用内分泌学 [M]. 3 版. 北京：人民军医出版社，2004.

[3] 向红丁. 糖尿病急症 [J]. 北京医学，1992，14（03）：159 - 160.

[4] 胡新磊. 内分泌科急症与重症诊疗学 [M]. 北京：科学技术文献出版社，2013.

[5] 张克勤. 内分泌科精要 [M]. 南京：江苏科学技术出版社，2009.

[6] 史轶蘩. 协和内分泌和代谢学 [M]. 北京：科学出版社，1999.

[7] 朱宪彝. 临床内分泌学 [M]. 天津：天津科学技术出版社，1993.

[8] 杨钢. 内分泌生理与病理生理学 [M]. 天津：天津科学技术出版社，1996.

[9] 刘超，狄福松，唐伟. 内分泌和代谢性疾病诊断流程与治疗策略 [M]. 北京：科学出版社，2007.

[10] 贝沙. 图解临床内分泌学 [M]. 3 版. 沈阳：辽宁科学技术出版社，2007.

[11] Darr R，Lenders J W，Hofbauer L C，et al. Pheochromocytoma-update on disease management [J]. Therapeutic Advances in Endocrinology and Metabolism，2012，3：11 - 26.

[12] Settas N，Faucz F R，Stratakis C A. Succinate dehydrogenase（SDH）deficiency，Carney triad and the epigenome [J]. Mol Cell Endocrinol，2018，469：10711.

[13] Scholten A，Cisco R M，Vriens M R，et al. Pheochromocytoma crisis is not a surgical emergency [J]. The Journal of Clinical Endocrinology and Metabolism，2013，98，581 - 591.

[14] Guerrero M A，Schreinemakers J M，Vriens M R，et al. Clinical spectrum of pheochromocytoma [J]. Journal of the American College of Surgeons，2009，209：727 - 732.

[15] Moran M E，Rosenberg D J，Zornow D H. Pheochromocytoma multisystem crisis [J]. Urology，2006，67：

e19 -e20.

[16] Subramanyam S，Kreisberg R A. Pheochromocytoma：a cause of ST-segment elevation myocardial infarction，transient left ventricular dysfunction，and takotsubo cardiomyopathy [J]. Endocrine Practice，2012，18：e77 - e80.

[17] Bausch B，Tischler A S，Schmid K W. Max Schottelius：pioneer in pheochromocytoma [J]. J Endocr Soc，2017，1：95764.

[18] Yoshida T，Ishihara H. Pheochromocytoma presenting as massive hemoptysis and acute respiratory failure [J]. The American Journal of Emergency Medicine，2009，27：e3 - e4.

[19] Bakar B，Sumer M M，Bulut S. Pheochromocytoma presented with vertebral artery dissection [J]. Brain Injury，2011，25：1143 - 1146.

[20] Majic T，Aiyagari V. Cerebrovascular manifestations of pheochromocytoma and the implications of a missed diagnosis [J]. Neurocritical care，2008，9：378 - 381.

[21] Neumann HPH，Vortmeyer A，Schmidt D，et al. Evidence of MEN2 in the original description of classic pheochromocytoma [J]. N Engl J Med，2007，357：13115.

[22] Gu L Q，Zhao L，Liu J M. et al. Phaeochromocytoma presenting with coexisting acute renal failure，acidosis and in hyperglycaemic emergency [J]. British journal of biomedical science，2008，65：153 - 155.

[23] Zaludik J，Schuitemaker F，DeWaal R，et al. Severe lactate acidosis and cardiogenic shock：a rare manifestation of a phaeochromocytoma [J]. Anaesthesia and intensive care，2010，38：593 - 594.

[24] Gruber L M，Hartman R P，Thompson G B，et al. Pheochromocytoma characteristics and behavior differ depending on method of discovery [J]. J Clin Endocrinol Metab，2019，104：138693.

[25] Castinetti F，Waguespack S G，Machens A，et al. Natural history，treatment，and longterm follow up of patients with multiple endocrine neoplasia type 2B：an international，multicentre，retrospective study [J]. Lancet Diabetes Endocrinol，2019，7：21320

[26] Frankton S，Baithun S，Husain E，et al. Phaeochromocytoma crisis presenting with profound hypoglycaemia and subsequent hypertension. Hormones，2009，8：65 - 70.

[27] Takahashi N，Shimada T，Tanabe K，et al. Steroidinduced crisis and rhabdomyolysis in a patient with pheochromocytoma：a case report and review [J]. International journal of cardiology，2011，146：e41 - e45.

[28] O'Neal P B，Moore F D Jr，Gawande A，et al. Hemorrhagic shock as the initial manifestation of pheochromocytoma：report of a sequential management strategy [J]. Endocrine Practice，2012，18：e81 - e84.

[29] Sheinberg R，Gao W D，Wand G，et al. Case 1—2012. A perfect storm：fatality resulting from metoclopramide unmasking a pheochromocytoma and its management [J]. Journal of cardiothoracic and vascular anesthesia，2012，26：161 - 165.

[30] Ritter S，Guertler T，Meier C A，et al. Cardiogenic shock due to pheochromocytoma rescued by extracorporeal membrane oxygenation [J]. Interactive Cardiovascular and Thoracic Surgery，2011，13：112 - 113.

[31] Lenders J W，Pacak K，Walther M M，et al. Biochemical diagnosis of pheochromocytoma：which test is best? [J]. JAMA，2002，287：142734.

[32] Davlouros P A，Velissaris D，Tsiola A，et al. Fever with multiple organ failure：not always sepsis [J]. Anaesthesia and intensive care，2010，38：1090 - 1093.

[33] Nakano S，Tsushima Y，Taketomi-Takahashi A，et al. Hypertensive crisis due to contrast-enhanced computed tomography in a patient with malignant pheochromocytoma [J]. Japanese Journal of Radiology，2011，29：449 -451.

[34] Annane D，Vignon P，Renault A，et al. Norepinephrine plus dobutamine versus epinephrine alone for management of septic shock：a randomised trial [J]. Lancet，2007，370：676 - 684.

[35] Westaby S，Shahir A，Sadler G，et al. Mechanical bridge to recovery in pheochromocytoma myocarditis. Nature Reviews Cardiology，2009，6：482 - 487.

[36] Russell J A，Walley K R，Singer J，et al. Vasopressin versus norepinephrine infusion in patients with septic shock [J]. The New England Journal of Medicine，2008，358：877 - 887.

[37] Canu L，Van Hemert JAW，Kerstens M N，et al. CT characteristics of pheochromocytoma：relevance for the evalu-

ation of adrenal incidentaloma [J]. J Clin Endocrinol Metab，2019，104：3128.

[38] Smet M C，Convens C，Verherst J. Successful use of an intra-aortic balloon pump in an acute phaeochromocytoma crisis with severe catecholamine cardiomyopathy [J]. Clinical Intensive Care，1998，9：167－169.

[39] Hall R. Diagnosis and management of hypopituitarism [J]. J R Coll Physicians Lond，1972，7（1）：19－33.

第十六章 血液系统急症

第一节 弥散性血管内凝血

自从半个世纪前对弥散性血管内凝血（disseminated intravascular coagulation，DIC）进行描述以来，随着对凝血机制的研究和相关实验室检查的发展，弥散性血管内凝血（DIC）的概念及其潜在的发病机制已初步明确。在 20 世纪 80 年代，Spero 及其同事称 DIC 即是"死神来了（death is coming）"的标志。从那时起，DIC 被认为是一种定义明确的、严重的、威胁生命的疾病，是由各种感染性和非感染性损伤引起的。

国际血栓与止血协会（the International Society on Thrombosis and Haemostasis，ISTH）DIC 的科学和标准化委员会（the Scientific and Standardization Committee，SSC）将 DIC 定义为一种获得性综合征，其特征是由各种不同原因引起的局限性的血管内凝血系统的激活。它既可以起源于微血管的损伤，也可以造成微血管损伤。该定义强调了 DIC 的核心特征是全身性凝血酶生成，并且该凝血酶的生成不仅限于发生损伤的部位和内皮细胞损伤的部位。同时，由于协同抑制了纤溶系统，导致了微血管血栓形成，进而引起血流动力学障碍和代谢紊乱，最终导致器官功能障碍。因此，DIC 是严重疾病死亡的独立预测因子。在认识这些 DIC 发病机制的基础上，ISTH 进一步为 DIC 的临床管理建立了诊断标准和提出了更好的治疗策略。至今，DIC 仍吸引着全球医师的广泛关注。

一、病因

DIC 是全身性炎症反应综合征（systemic inflammatory response syndrome，SIRS）的常见并发症。全身性炎症反应综合征（SIRS）可能是由感染（如脓毒症）或非感染因素（如创伤）引起的。事实上，脓毒症和创伤是导致 DIC 的两个主要临床疾病。两项关于国际血栓与止血协会（ISTH）和日本急诊医学协会（JAAM）DIC 诊断标准的验证研究表明，脓毒症或感染和创伤或大手术导致的 DIC 分别占 30%～51%和 45%。与 DIC 相关的其他重要潜在疾病包括器官破坏（如重症胰腺炎），恶性肿瘤（如实体瘤和血液肿瘤），产科重症（如羊水栓塞、胎盘早剥、严重的先兆子痫和产后出血），暴发性肝衰竭和严重的中毒或免疫反应。

DIC 的发生率和死亡率因不同的时期、国家、治疗地点（病房或重症监护病房）、诊断标准和潜在疾病而有所不同。符合国际血栓与止血协会（ISTH）DIC 诊断标准的患者死亡率为 46%，而符合日本急诊医学协会（JAAM）DIC 诊断标准的患者死亡率为 22%，两者之间的死亡率差异产生于两个诊断标准之间的差异。符合国际血栓与止血协会（ISTH）诊断标准的 DIC 已经是进入 DIC 中晚期的，是完全"成熟"的，而符合日本急诊医学协会（JAAM）诊断标准的 DIC 尚未进入 DIC 的失代偿阶段。粗略地统计，在过去 20 年中，由 DIC 导致的死亡率有所下降。日本厚生劳动省的一项全国流行病学调查显示，DIC 患者的死亡率在 1992 年高达 65%，但在 1998 年下降至 56%。此外，一项基于日本国家行政数据库的研究表明，DIC 造成的死亡率在 2010—2012 年进一步下降至 46%。这项研究还表明，在同一时期，感染性患者因 DIC 导致的死亡率显著降低。在美国的基于人群的研究中也观察到了相同的趋势，2006 年与 2004—2010 年间的 DIC 死亡率从 76%下降至 51%。然而，DIC 死亡率的下降尚不清楚是因为对 DIC 的理解更深了还是因为对重症患者的总体管理有所改善所致。（表 16-1）

表 16 - 1　　　　　　　　　　　　可能与 DIC 相关的临床情形

脓毒症或严重感染：可能来自任何微生物，包括疟疾
创伤：如严重组织损伤、头部外伤、脂肪栓塞、烧伤
肝脏疾病：暴发性肝炎、严重肝硬化
热射病
器官破坏：重症胰腺炎
恶性肿瘤：实体瘤、血液肿瘤
产科重症：先兆子痫或子痫、胎盘早剥、羊水栓塞、HELLP 综合征（溶血，肝酶升高和血小板计数低）、妊娠期脂肪肝、妊娠期脓毒症
血管异常：血管瘤、动脉瘤渗漏或破裂（如主动脉）、主动脉瘤、卡萨巴赫-梅里特（Kasabach-Merritt）综合征、其他血管畸形
严重中毒或免疫反应：蛇咬伤、软性毒品、严重的输血反应、移植排斥反应

二、发病机制

虽然与 DIC 相关的第一次临床和病理观察是在 19 世纪进行的，但对该综合征的发病机制直到过去几十年才有了详细的认识。近年来，DIC 病理性微血管血栓的一些形成机制已被阐明。①由组织因子（TF）过度表达引发的凝血酶过度生成与潜在的疾病有关。②血小板活化。③天然抗凝途径缺陷，包括组织因子途径抑制物（TFPI）、抗凝血酶（AT）和蛋白 C（PC）。④由于纤溶功能受损或纤维蛋白和纤维蛋白原降解过度而导致的纤维蛋白降解不足。⑤同时伴随着炎症过程的激活。

纤维蛋白的形成伴随着纤溶的激活，激活的程度取决于纤溶酶原激活物抑制物-1（PAI-1）、凝血酶激活的纤溶抑制物（TAFI）及其他与潜在疾病相关的因素以及调节机制的调节能力。如果纤溶功能不相应地增强，纤维蛋白沉积将导致弥漫性的微血管阻塞。微血管血栓形成与血流动力学障碍、代谢紊乱共同导致多器官功能障碍。常出现的器官功能障碍有肾功能不全、呼吸衰竭、循环衰竭或大脑功能受损。此外，血管内凝血的激活还可能导致大血管血栓的形成，导致静脉或动脉的栓塞。

（一）组织因子触发启动 DIC 中凝血酶的生成

组织因子（tissue factor，TF）是凝血过程的主要触发因素。单核细胞和内皮细胞上组织因子的表达是由炎症介质诱导的，主要是通过转录机制。活化的单核细胞和内皮细胞过度表达组织因子可以激活凝血。某些类型的癌细胞也过表达组织因子。来源于活性单核细胞和血小板-单核细胞复合物的磷脂微粒（MPS）是组织因子的另一个来源。在脑膜炎球菌脓毒症患者的血浆中可以检测到含 TF 的 MPS。增加带负电荷的磷脂表面的暴露进一步促进了凝血酶原酶和固有张力酶的结合，从而导致凝血酶的生成。通过活化和凋亡时细胞膜内小叶的外化作用，可提供富含磷脂酰丝氨酸的细胞膜促凝表面。此外，在严重脓毒症中发现的极低密度脂蛋白（VLDL）颗粒，特别是极低密度脂蛋白（VLDL）与 C 反应蛋白的复合物，在严重脓毒症中水平升高，可能进一步促进和维持了凝血酶的生成。此外，凝血酶激活血小板，导致 P-选择素易位，继而上调 TF 的表达。这表明 P-选择素在 DIC 凝血酶生成的启动过程中可能起重要作用。此外，P-选择素与 DIC 评分、纤维蛋白原消耗、纤溶、凝血酶激活标志物和 TFPI 呈正相关。

（二）血小板

弥散性血管内凝血时血小板计数降低，这通常与血小板在凝血激活过程中的消耗有关。血小板消耗是一个牵涉血小板活化的过程。因此，在血小板活化过程中，血小板膜外侧的促凝磷脂的表达，促凝血因子和促炎蛋白及血管活性分子（如 FV、血小板因子 4，5-羟色胺、肾上腺素、前列腺素）的释放，以及促凝物质磷脂微粒（MPs）的形成和释放，增强了高凝状态，促进了凝血酶的产生。血小板也积极参与 DIC 的发病过程。膜糖蛋白Ⅱb/Ⅲa 活化表达增加和 P-选择素表达增加可能是 DIC 微血管闭塞的原因之一。

（三）微粒形成和脓毒症

源自血小板、内皮细胞、红细胞和白细胞的促凝物质磷脂微粒（MPs）在脓毒症时生成增加。白细胞和血小板来源的 MPs 诱导内皮细胞（IL-1b、IL-6、IL-8、单核细胞趋化蛋白-1）和单核细胞（IL-1b、TNF-α、IL-8）释放细胞因子，增加氧化磷脂水平，进而激活内皮细胞和白细胞。因此，MPs 在脓毒症诱导的炎症中起着重要作用。Sinauridze 和他的同事阐明了血小板来源的 MP 在促凝血活性中的作用，他们证明了血小板来源的 MP 的促凝物质比活化的血小板多 50～100 倍。血小板来源的 MP 的促凝特性源于磷脂酰丝氨酸和 TF 的结合，磷脂酰丝氨酸是一种在刺激后暴露的促凝物质氨基磷脂，支持凝血酶复合物的生成。血小板衍生的 MP 的促凝作用来自磷脂酰丝氨酸和 TF 的结合。磷脂酰丝氨酸是一种促凝血氨基磷脂，在刺激后暴露，帮助凝血酶复合物的组成。

（四）钙蛋白酶和钙蛋白酶抑制物在炎症、脓毒症和 DIC 中的作用

钙激活的半胱氨酸蛋白酶，即钙蛋白酶，在细胞，特别是血小板释放 MP 方面起着核心作用。Ca^{2+} 激活的钙蛋白酶降解细胞骨架蛋白，如塔林（talin）或纽蛋白（vinculin），并直接诱导 MP 释放到细胞外微环境中。此外，钙蛋白酶还能降解核因子（NF）κB 抑制剂 I-κB，从而诱导作为 IL-6、IL-1 和 TNF-α 基因表达重要介质的 NF-κB 的核转位。炎性细胞因子 IL-6 是参与凝血激活的主要介质之一，与人血小板源性 MP 的形成有关。钙蛋白酶特异性的生理抑制剂钙蛋白酶抑制物（calaspatin）可以选择性地减少炎症、DIC、淋巴细胞凋亡，以及随后的免疫抑制，而不会损害关键的先天免疫功能，如中性粒细胞浸润，也不会干扰细胞稳态所需的基础钙蛋白酶活性。钙蛋白酶抑制物主要通过减少促凝血剂 MP 的释放来增加脓毒症时的存活率并减少多器官功能障碍。

（五）DIC 中的天然抗凝途径

在正常情况下，凝血功能受到组织因子途径抑制物（tissue factor pathway inhibitor，TFPI）和抗凝血酶（antithrombin，AT）以及动态蛋白 C（protein C，PC）抗凝途径的下调。然而，在 DIC 的演变过程中，TFPI、AT 和 PC 的天然抗凝途径受到严重损害。对脓毒症动物和人类模型的研究为天然抗凝途径缺陷在脓毒症相关 DIC 发病机制中的作用提供了重要的见解。

1. 组织因子途径抑制物（tissue factor pathway inhibitor，TFPI） 组织因子途径抑制物是一种血浆 Kunitz 型丝氨酸蛋白酶抑制药，能抑制 TF 诱导的凝血酶生成的起始期。在有 FXa 的实验动物模型中，TFPI 抑制 TF-FⅦa 复合物。在实验动物模型中给予重组 TFPI（RTFPI）可以防止血栓形成和纤维蛋白沉积，降低大肠埃希菌诱导的感染性休克的死亡率，并防止 DIC 的发展。在脓毒症诱导的 DIC 患者中发现 TFPI 水平升高，同时 TF 水平升高，这表明 TFPI 中和 TF 途径的作用相对不足。

2. 抗凝血酶 抗凝血酶是一种丝氨酸蛋白酶抑制药，能抑制凝血酶（FⅡa）、FXA、FVⅡa、FIXA 和 FXIa。脓毒症相关性 DIC 患者血浆中低水平的 AT 与死亡率增加相关。低水平的 AT 可能导致凝血酶、FXA 和其他促凝血丝氨酸蛋白酶的抑制减弱。DIC 期间 AT 的降低并不完全与高凝状态有关。有人提出，在 DIC 中，AT 缺乏是由于凝血酶生成速率高和其他凝血级联丝氨酸蛋白的存在导致凝血酶-抗凝血酶（TAT）复合物形成后的快速消耗所致。然而，最近的研究表明，脓毒症的 AT 缺乏与毛细血管渗漏、容量增加和合成减少更密切地相关。有人认为，中性粒细胞弹性蛋白酶和其他酶对 AT 的失活和降解也可能是 DIC 中 AT 缺乏的原因，但未能证明脓毒症所致 DIC 患者血浆中存在 AT 的蛋白水解片段。

3. 动态 PC 抗凝途径

（1）蛋白 C：凝血酶在内皮 PC 受体存在的情况下与血管内皮细胞表面表达的凝血酶调节蛋白（TM）结合，并通过激活 PC 获得抗凝特性。在蛋白 S（PS）存在的情况下活化的蛋白 C（APC）抑制 FVA 和 FVⅡa，导致凝血酶原酶和固有张力酶复合物的降解。这导致凝血酶生成过程的下调。已经在

脓毒症诱导的 DIC 的实验模型和脓毒症患者中研究了 PC 抗凝通路在 DIC 发病机制中的作用。蛋白 C 缺乏症是脓毒症患者的常见症状，主要原因是消耗增加、肝脏合成受损和血管渗漏。脓毒症所致 DIC 的获得性 PC 缺乏症与高凝状态和死亡率增加有关。

（2）血栓调节蛋白：炎症介质如 TNF-α 引起的内皮细胞血栓调节蛋白（thrombomodulin，TM）表达减少被认为是 DIC 患者 PC 活化受损的原因。虽然 DIC 患者血浆中的可溶性 TM 水平通常升高，但这可能不代表 TM 的产生或分泌增加，而是提示细胞损伤增加和 TM 从血管内皮细胞脱落。此外，这些可溶性 TM 不能有效地激活 PC。内皮表面低水平的 TM 与由于微血管灌注受损而减少的完整内皮表面一起，损害了活化的蛋白 C（activated protein C，APC）系统的抗凝功能。

（3）蛋白 S（protein S，PS）：在健康献血者血浆中，大约 60% 的辅因子 PS 与补体调节蛋白 C4 结合蛋白（C4BP）结合，因此不能发挥其作为活化 PC 的辅因子作用。脓毒症时急性期反应的结果是血浆 C4BP 水平升高，这可能导致活性（游离）PS 水平进一步降低，从而进一步损害 PC 系统。

（六）纤溶系统

由于纤溶系统的抑制而导致的纤维蛋白降解受损是某些形式的 DIC 的另一种发病机制。在菌血症和内毒素血症中，对凝血激活的最初反应是由于组织纤溶酶原激活物（tPA）从内皮细胞释放的增加和 tPA 诱导的纤溶酶原激活被纤维蛋白（参与这一反应的辅助因子）加速而导致的纤溶能力的增加。纤溶的主要抑制剂 PAI-1 的水平在炎症反应过程中增加。因此，严重脓毒症是一种与明显的急性炎症反应相关的情况，通常会导致纤溶功能低下的 DIC 以及随后的微血管血栓形成和器官功能障碍。PAI-1 也会从激活的血小板中释放出来。对 DIC 患者的研究表明，高水平的 PAI-1 是死亡率的最强预测因子之一。此外，具有导致 PAI-1 水平升高的基因变异的患者在严重脓毒症中的存活率较低。PAI-1 基因敲除小鼠经内毒素攻击后肾脏无微血管血栓形成，进一步证明 PAI-1 在抑制 DIC 纤溶中的重要作用。高浓度凝血酶可激活 TAFI。活化的 TAFI 是一种羧肽酶，能分解 tPA、纤溶酶原和纤溶酶与纤维蛋白结合所必需的赖氨酸残基，使纤维蛋白对纤溶更具抵抗力。与 PC 的激活类似，TAFI 的激活是 TM 依赖的，但凝血酶-TM 复合物激活 TAFI 比激活 PC 更有利，特别是在低 TM 浓度下。TAFI 在 DIC 患者血栓出血综合征发病机制中的作用尚未得到充分研究。临床 DIC 患者 TAFI 活性降低是纤溶增强的生物学证据。低 TAFI 活性是患者死亡和多器官功能障碍综合征的独立预测因子。虽然 TAFI 活性与 DIC 分期的关系尚需进一步研究，但阐明 DIC 过程中纤溶活性的激活可能使我们有针对性地进行治疗干预以优化纤溶，从而克服纤溶停滞。

（七）核小体

血浆中细胞外 DNA 水平升高，也被称为游离 DNA，包括癌症、创伤、血栓形成、脓毒症和 DIC 在内的各种病理中都有报道。核小体参与表观遗传调控，由缠绕在组蛋白核心周围的 DNA 组成。核小体可以通过凋亡、坏死和网状沉淀释放到细胞外环境中。中性粒细胞胞外陷阱（NETs）的形成是一种独特的细胞死亡形式，它是中性粒细胞在炎症刺激下释放 NETs 的活跃过程。由 DNA、组蛋白、杀菌因子和中性粒细胞颗粒酶组成的网络，这些酶起到捕获和遏制病原体的作用。NET 病不仅可以由感染性病原体及其成分触发，也可以由激活的血小板、活性氧、抗体和炎性细胞因子在称为"免疫血栓症"的过程中触发。虽然免疫血栓病通过捕获和杀死细菌、真菌、寄生虫和病毒来起到宿主防御的作用，但如果不加以控制，这种保护机制可能会导致 DIC。NETs 中的组蛋白可以激活血小板，诱导内皮细胞损伤，促进凝血酶的生成，抑制抗凝血 PC 的激活。NETs 促进凝血的局部激活，形成纤维蛋白凝块，捕获病原体，增强病原体清除，并刺激炎症来招募白细胞。在体外凝血试验中，组蛋白被证明以 FXⅡ 依赖的方式激活凝血，并且组蛋白-DNA 复合物被证明与可疑 DIC 患者血浆中 FXⅡa 水平显著相关。细胞外 DNA 可以具有促凝、抗纤溶和促炎作用。DIC 患者血液中可检测到核小体、组蛋白和 DNA。在 199 名疑似 DIC 患者的队列中，与健康对照组相比，核小体水平升高。此外，在 165 名内科和外科 ICU 患者中，组蛋白复合物水平高的患者比低水平的患者生存率更差。在 165 名内科和外科 ICU 患者中，脓毒症患者的 52 个组蛋白与非脓毒症患者相比也被发现升高。血浆核小体和 DNA 水平在 DIC 合并血液系统恶性肿瘤的患者中也被发现升高。

三、病理生理改变

DIC 时，由于凝血物质被消耗减少、纤溶系统激活、纤维蛋白（原）降解产物形成、微血管损伤等因素，导致患者出血。轻者只有注射部位渗血，重者可同时多部位出血。DIC 时，大量微血栓形成可导致器官血流及代谢障碍，引起器官缺血及功能障碍。常见的受累器官有肾脏及肾上腺、肝脏、肺脏、胃肠道、神经系统。DIC 时因出血、大量微血栓形成致回心血量减少、血管扩张致外周阻力下降、心肌损伤致心输出量减少等原因，常伴有休克，进一步加重病情，又和休克互相发生和发展。

四、临床表现

根据基础疾病、凝血激活的强度和天然抗凝途径的缺乏，DIC 可表现为：

潜伏性和代偿性凝血激活，伴有轻微的止血功能障碍和潜在的血栓形成风险增加，但没有明显的临床症状。这一阶段的特点是凝血系统的激活和抑制之间的失衡。通过减少促凝剂的刺激和加强对凝血系统的抑制，可以快速恢复正常的止血功能。这种 DIC 分类常见于产科或严重免疫反应的病例。

显性弥散性血管内凝血（DIC），止血潜力显著降低。这一阶段的特点是缺乏正常的调节机制。显性 DIC 既与出血有关，又与血栓形成有关。这可能包括微血管血栓形成和大血管血栓形成。在大多数情况下，出血是由于止血能力降低，这是凝血激活过程中过度消耗凝血因子和血小板的副作用。这种情况又称"消费性凝血病"。潜伏期、代偿性 DIC 可进展为显性 DIC 或成为慢性状态。

观察到的临床表现主要取决于潜在疾病的性质和严重程度。临床表现包括微血管血栓和出血引起的多器官功能障碍。常见的临床表现有出血、器官功能障碍、休克、贫血。

五、诊断和鉴别诊断

（一）诊断

只有当已知与 DIC 相关的原发病，并且临床症状和体征与此基础疾病相适应时，才能做出 DIC 的诊断。DIC 的诊断基于原发病和凝血试验异常有关的实验室检查，包括凝血酶原时间（PT）、活化部分凝血活酶时间（APTT）、血小板计数和纤维蛋白原水平。DIC 的诊断没有金标准。目前，DIC 的诊断都是基于评分系统上做出的。当前，国际血栓与止血协会（ISTH）、日本厚生劳动省（JMHLW）、日本急诊医学协会（JAAM）、英国血液标准委员会（BCSH）和意大利血栓和止血协会（SISET）为 DIC 建立了 5 种不同的诊断评分系统。诊断 DIC 的评分系统首先由 JMHLW 提出。以下是常见的 3 种 DIC 诊断评分系统。（表 16-2）

表 16-2　　　　　　　　　　　　　　　　DIC 诊断标准

指标	评分	ISTH	JAAM	JMHLW
血小板（×10⁹/L）	0	>100	>120	>120
	1	≤100	≥80 且<120 或>30%↓（≤24 h）	80～120
	2	≤50		50～80
	3		<80%或>50%↓（≤24 h）	<50
凝血酶原时间（s）	0	<3	PT-INR<1.2	PT-INR<1.25
	1	≥3 且<6	PT-INR≥1.2	1.25≤PT-INR<1.67
	2	≥6		PT-INR≥1.67
纤维蛋白相关指标（μg/ml）	0	D-二聚体<1.0	FDP<10	FDP<10
	1		10≤FDP<25	10≤FDP<20

续表

指　标	评　分	ISTH	JAAM	JMHLW
	2	1.0≤D-二聚体<5.0		20≤FDP<40
	3	D-二聚体≥5.0	FDP≥25	FDP≥40
纤维蛋白原（g/L）	0	>1.0		>1.5
	1	≤1.0		1.0～1.5
	2			≤1.0
SIRS 评分	0		0～2	
	1		≥3	
潜在疾病	1			存在
出血	1			存在
器官衰竭	1			存在
总分	1	DIC≥5	DIC≥4	

注：ISTH，国际血栓与止血协会，JAAM，日本急诊医学协会；JMHLW，日本厚生劳动省。

（二）鉴别诊断

1. 重症肝炎　重症肝炎患者黄疸极常见，微循环衰竭、肾功能损伤少见。主要鉴别点是重症肝炎患者的血浆凝血因子Ⅷ：C 活性一般正常，血涂片一般见不到破碎红细胞；而 DIC 患者的血浆凝血因子Ⅷ：C 活性是明显降低，血涂片破碎红细胞多见。

2. 血栓性血小板减少性紫癜（TTP）　TTP 起病可急可缓，病程长，黄疸常见且重，微循环衰竭少见，一般无凝血障碍，血栓性质是以血小板血栓为主。

3. 原发性纤维蛋白溶解亢进症　该病无血栓形成和微血管病性溶血的表现，循环衰竭及栓塞表现少见。实验室检查出纤维蛋白原极度低下外，血小板及其他凝血因子减少不明显，D-二聚体水平正常。

六、处置

（一）积极治疗原发病

如控制感染、外科止血、治疗产科原发病、治疗肿瘤等。积极治疗原发病是终止 DIC 最关键及最根本的措施。

（二）替代治疗

尽管输注血小板、新鲜冰冻血浆（FFP）和凝血因子浓缩物的循证益处尚未在随机对照试验中确定，但这些疗法似乎在有出血风险或因消耗性凝血障碍而出血的患者中得到支持。

对于 DIC 患者，血小板或血浆的输注不应该主要依据实验室检查，应评估者是否有活动性出血及活动性出血风险的大小。对于有活动性出血或存在高出血风险的患者，血小板计数低于 $50×10^9/L$ 时应考虑输注血小板，对于无活动性出血的患者，不主张进行预防性输注血小板。同样的，输注血浆也不主要参考 PT 及 APTT 的数值，应考虑患者是否合并活动性出血及是否需要接受有创操作。

1. 血浆　每次 10～15 ml/kg。

2. 血小板　有活动性出血或计划进行有创操作的患者，血小板计数低于 $50×10^9/L$；无出血患者血小板计数低于 $20×10^9/L$ 可输注血小板。

3. 纤维蛋白原　纤维蛋白原低于 2 g/L 时可考虑输注，每次 2～4 g。

ISTH 指南建议活动性出血患者使用凝血酶原复合物（PCC）促进凝血，然而，应考虑以下事项：PCC 是由 3～4 种依赖维生素 K 的凝血因子组成的浓缩产品，不含（或含极少量）抗凝蛋白，如蛋白

C、蛋白 S 和抗凝血酶，这意味着，至少在理论上，PCC 中极高的促凝剂和抗凝剂比率可能会导致血栓栓塞和 DIC。因此，PCC 应该在监测 DIC 评分和抗凝血酶和/或蛋白 C 水平的同时谨慎使用。

（三）抗凝治疗

根据 ISTH 对 DIC 的定义，抗凝治疗是一种合适的治疗方法。然而，对于因消耗性凝血障碍或纤维蛋白溶解（或纤维蛋白原溶解）增加而出血的患者，抗凝剂的使用是有争议的。严重创伤和创伤性休克引起的 DIC 由于消耗性凝血和纤溶亢进而伴有严重出血，在 DIC 中禁用抗凝剂。ISTH 指南推荐在血栓表型 DIC 中使用普通肝素或低分子肝素（LMWH）。然而，目前还没有随机对照试验显示使用肝素治疗的 DIC 患者的临床相关结果。重要的是，在患有 DIC 的危重、无出血的患者中，提倡使用普通肝素或低分子肝素预防静脉血栓栓塞。

（四）抗纤溶治疗

在 DIC 中，纤溶主要被 PAI-1 水平的升高所阻断。因此，DIC 不应使用抗纤溶药物治疗，因为抗纤溶药物实际上可能导致微血管血栓恶化。在某些情况下，DIC 和病理性的全身性纤溶亢进（或纤溶亢进）可能共存称为 DIC 和纤溶亢进表型。这种情况见于急性早幼粒细胞白血病（APL）和前列腺癌。在这些情况下，可以应用抗纤溶治疗。

t-PA 和 PAI-1 水平的极度失衡是创伤 DIC 患者最初几小时纤溶亢进的主要原因。氨甲环酸可以降低创伤出血患者的死亡风险，应该尽早给予，任何给药的延误都会降低其疗效，而且可能是有害的。

第二节　贫　　血

贫血是一种常见的医学问题，影响着世界上大约四分之一的人口，特别是儿童、孕妇和绝经前妇女、老年人和有慢性病患者。贫血与其说是一种疾病，不如说是一种症状或体征。贫血的主要原因有 3 个：①失血；②红细胞（RBC）生成减少；③红细胞（RBC）破坏增加。

一、病理生理

贫血是指红细胞的浓度降低。在健康人中，正常的红细胞生成能确保存在的红细胞浓度足以满足人体对氧气的需求，并能确保红细胞的生成与破坏平衡。循环中红细胞的平均寿命为 110～120 天。如果骨髓不能产生新的红细胞来替代那些损失的红细胞，那么任何导致红细胞（RBC）生成减少、红细胞（RBC）丢失或破坏增加的疾病过程或临床状况都会导致贫血（表 16-3）。

表 16-3　　　　　　　　　　　　　　　贫血的分类

机　制	举　例
失血导致的红细胞下降	急性失血
红细胞破坏增加	镰状细胞病 药物性自身免疫性溶血性贫血
红细胞生成障碍	营养缺乏性贫血（如缺铁、缺叶酸） 再生障碍性贫血或骨髓增生异常性贫血
稀释性红细胞下降	快速静脉输注晶体液

红细胞浓度的量化反映在：①每微升的 RBC 计数；②血红蛋白浓度；③血细胞压积（红细胞的容积占血容积的百分比）。成人正常的红细胞（RBC）参考值因性别不同而不同，而种族、年龄对红细胞（RBC）正常参考值的影响较小（表 16-4）。

表 16 - 4   **成人红细胞正常参考值范围**

指　　标	男　性	女　性
红细胞计数（×10^{12}/L）	4.5～6.0	4.5～5.5
血红蛋白（g/dl）	14～17（140～170 g/L）	12～15（120～150 g/L）
红细胞压积（%）	42～52	36～48
平均红细胞容积（MCV, fl）	78～100	78～102
平均红细胞血红蛋白量（MCH, pg/cell）	25～35	25～35
平均红细胞血红蛋白浓度（MCHC, g/dl）	32～36（320～360 g/L）	32～36（320～360 g/L）
红细胞分布宽度（RDW,%）	11.5～14.5	11.5～14.5
网织红细胞（%）	0.5～2.5	0.5～2.5

注：正常值可能会因使用的设备、患者的年龄和居住地海拔高度不同而有所不同。

贫血会降低一定体积血液的携氧能力。身体会对贫血做出一系列的代偿反应以最大程度的降低携氧能力下降所带来的不良影响。机体代偿机制因贫血发病速度、贫血程度和患者基础状况而不同。心血管反应通常表现为外周血管的收缩和中央血管的扩张，以维持流向重要器官的血流。随着贫血的加重，全身小血管扩张以增加组织的血流量。这些过程导致全身血管阻力降低，心输出量增加，并引起心动过速。此外，红细胞（RBC）通过改变氧合血红蛋白的解离曲线来增强其向组织释放氧的能力。最后，组织缺氧和红细胞破坏的分解产物会刺激促红细胞生成素的生成。新的未成熟红细胞，称为网织红细胞，将在刺激后 3～7 天内出现在血液中。

二、临床表现

症状和体征的严重程度取决于贫血的发展速度、贫血的程度以及患者的年龄、基础疾病和一般状况。既往健康的人可能只是轻微的生命体征改变，而有基础内科疾病的患者的生理代偿可能会非常有限。当血红蛋白水平降到 7 g/dl 以下时，大多数成年人都会出现症状。然而，一些慢性贫血患者即使血红蛋白水平低至 5 g/dl 也可能没有症状。

慢性贫血患者可能会出现虚弱、乏力、头晕、劳累性呼吸困难、心悸等症状。其他临床表现则可能取决于其基础疾病，例如有心绞痛病史的患者胸痛加重等。既往特定的病史有助于诊断贫血和鉴别贫血的原因，如近期出现的外伤、便血、黑便、咯血、呕血、血尿或月经过多等，其他基础疾病如消化性溃疡、慢性肝病和慢性肾脏疾病病史等。贫血患者还需询问抗血小板药、抗凝药物和非甾体抗炎药（NSAIDs）等药物的用药史。

体格检查的阳性发现有心动过速，皮肤、甲床和黏膜苍白，收缩期喷射性杂音，跳动脉搏和脉压增宽。易出血或皮肤黏膜容易出现瘀斑提示凝血功能紊乱。黄疸和肝脾大提示溶血。不同寻常的皮肤溃疡，周围神经病变，神经体征如共济失调或精神改变等常是营养不足的表现。

严重急性贫血的患者除了出现上述症状和体征外，还可能出现静息性呼吸困难、出汗、焦虑及严重乏力，甚至出现昏睡等意识改变。外伤性或自发性出血导致血容量丢失 40% 以上时会出现严重症状，但这些症状更多是由于血管内有效循环容量严重不足导致，并不是因为贫血。

三、诊断

血常规红细胞（RBC）计数、血红蛋白水平、血细胞比容下降至正常参考范围以下即可确定贫血诊断。第一时间进行的包括血常规在内的贫血相关检查应尽可能在输红细胞之前开始。

对新诊断的贫血的初步评估应包括对出血部位的评估，最常见的内出血部位有胃肠道或子宫。如果机体没有出血或既往没有出血病史，则应检查红细胞（RBC）指数（MCV、MCH、MCHC）、网织红细胞计数和外周血涂片（表 16-5）。平均红细胞容积（MCV）是鉴别贫血原因最有价值的指标，根据其数值大小，将贫血分为小红细胞性贫血、正红细胞性贫血、大红细胞性贫血。其他有用的诊断检测包括红细胞分布宽度（RDW）和网织红细胞计数。血清铁蛋白是诊断缺铁性贫血的最有用的检测方法。根据平均红细胞容积（MCV）的初始分类，结合其他检查，可以推导出贫血具体的诊断（图 16-1～图 16-3）。

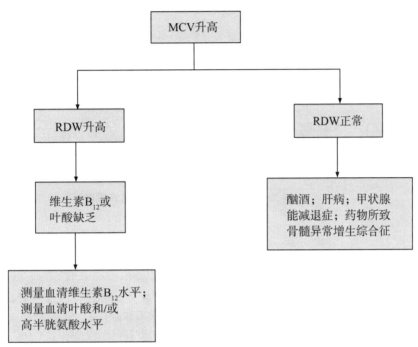

MCV＝平均红细胞容积；RDW＝红细胞分布宽度

图 16-1 巨细胞贫血的评估

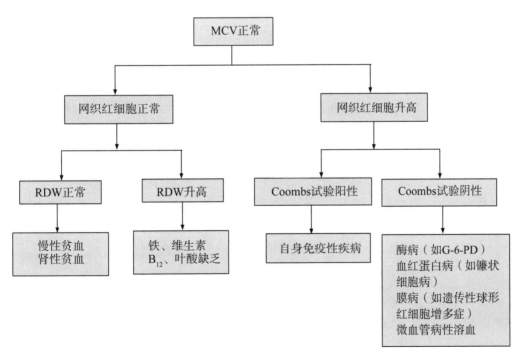

MCV＝平均红细胞容积；RDW＝红细胞分布宽度

图 16-2 中性粒细胞贫血的评估

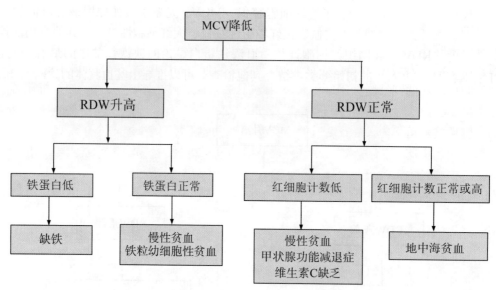

MCV＝平均红细胞容积；RDW＝红细胞分布宽度

图16-3　小细胞性贫血的评估

表16-5 　　　　　　　　　　　　　　**评估贫血的实验室检查**

检测项目	说　明	临床相关性
平均红细胞容积（MCV）	测量红细胞（RBC）的平均体积	MCV减少（小细胞）见于慢性缺铁、地中海贫血、慢性贫血和铅中毒。MCV增加（大细胞）见于维生素B_{12}或叶酸缺乏、酗酒、肝病、网织红细胞增多症和一些药物
平均红细胞血红蛋白量（MCH）	测量红细胞中血红蛋白的平均量	/
红细胞分布宽度（RDW）	测量红细胞群体的大小变异性	在造血材料（铁、维生素B_{12}或叶酸）缺乏引起的贫血的早期，在平均红细胞容积（MCV）异常之前可能会增加
平均红细胞血红蛋白浓度（MCHC）	测量平均红细胞血红蛋白的浓度	在缺铁性贫血、卟啉合成缺陷和溶血性贫血中MCHC可降低
铁蛋白	铁蛋白是体内与铁结合的蛋白，血清铁水平可提示体内铁含量	血清铁蛋白下降与铁缺乏性贫血相关，还有助于鉴别缺铁性贫血及其他原因导致的贫血
网织红细胞计数	骨髓造血的标志	网织红细胞数减少提示红细胞生成障碍，增加提示红细胞生成增加
外周血涂片	观察红细胞形态	协助镰状细胞病等疾病的诊断
	观察异常红细胞形态	协助溶血性贫血等疾病的诊断
	检测白细胞和血小板	协助其他引起贫血的疾病的诊断
Coombs试验	直接Coombs试验检测RBC上的抗体	直接Coombs试验在自身免疫性溶血性贫血、输血反应和某些药物引起的溶血性贫血中阳性
	间接Coombs试验检测血清中的抗体	间接Coombs试验通常用于输血前血液相容性的检测

引起大红细胞增多最常见的原因有酗酒、肝脏疾病、维生素 B_{12} 和/或叶酸缺乏以及甲状腺功能减退症。影响叶酸吸收或代谢并导致巨红细胞产生的药物有苯妥英钠、丙戊酸盐、甲氧苄啶、磺胺甲噁唑和二甲双胍。用于治疗人类免疫缺陷病毒感染的逆转录酶抑制药也可产生巨红细胞，但它们不会导致贫血。网织红细胞比成熟的红细胞（RBC）大，因此当网织红细胞数量增加时，平均红细胞容积（MCV）高于正常参考值。

铁粒幼细胞性贫血可由先天性突变（X 连锁或常染色体隐性遗传）、体细胞突变（如骨髓增生异常综合征）或后天疾病引起。获得性铁幼粒细胞性贫血最常见的原因是酗酒。其他原因如吡哆醇缺乏症、铅中毒、铜缺乏症或锌中毒均可导致铁粒幼细胞性贫血。与铁粒幼细胞性贫血相关的抗感染药包括利奈唑胺、氯霉素、异烟肼和环丝氨酸。

四、治疗

贫血的治疗取决于患者的病因和临床状况。在急诊中，需要最紧急关注的贫血是急性失血引起的贫血。所有持续失血的患者都应进行血型鉴定及交叉配血以为随后可能的输血做好准备。是否对贫血患者输血要结合患者的临床症状、年龄、健康状况及继续失血的可能性。一般来说，在休息时出现症状、血液动力学不稳定伴组织缺氧和/或心肺储备功能下降的患者应进行红细胞输注。在大多数情况下，当血红蛋白水平≤70 g/L（7 g/dl）时进行输血，患者能够获益。更低标准的输血策略（开放输血策略，血红蛋白 95～100 g/L 或 9.5～10 g/dl）通常临床获益不大。

血液动力学稳定且没有组织缺氧证据的轻度贫血的急诊患者，血红蛋白水平≥80 g/L（8 g/dl），不需要立即输血，建议门诊随访以进行进一步的血液学评估。

对于营养缺乏性贫血，网织红细胞通常会在 4～7 天内产生反应（表 16-6）。铁或叶酸缺乏性贫血的标准疗法是口服补充铁剂或叶酸。维生素 B_{12} 口服吸收效果欠佳，传统上采用肌注方式补充。

表 16-6　　　　　　　　　　　　　　不同原因贫血的治疗

贫血的类型	治疗（成人剂量）
缺铁性贫血	铁元素，200～300 mg/d（如硫酸亚铁，325 mg，空腹，3～4 片/d）；网织红细胞数应在 4～7 天内增加，并在 10 天达到高峰；贫血纠正后通常需要持续补铁治疗
维生素 B_{12} 缺乏性贫血	维生素 B_{12}，1000 μg/周，肌注，共 8 周，此后每月一次；网织红细胞数应在 4 天内增加，并在 7 天达到高峰。口服 1000 μg/d 也同样有效
叶酸缺乏性贫血	叶酸，1 mg/d，口服（吸收不良者可能需要高达 5 mg/d 的剂量）；网织红细胞数应在 4 天内增加，血红蛋白水平在 1～2 个月内恢复正常
铁粒幼细胞性贫血	查找可逆的原因，停止任何疑似药物。治疗方法主要是支持治疗或输血治疗。口服吡哆醇（500 mg/d）可能改善贫血，尤其见于酗酒或异烟肼中毒导致的贫血。对一些遗传性 X 连锁铁粒幼细胞性贫血的患者可能也有效，对其他原因导致的铁粒幼细胞性贫血少见改善
再生障碍性贫血	支持治疗，包括适当的输血
慢性病性贫血	支持治疗，包括适当的输血 促红细胞生成素（癌症、慢性肾病、人类免疫缺陷病毒患者） ω-3 多不饱和脂肪酸（类风湿关节炎和糖尿病患者）

五、处置和跟进

持续失血引起的贫血患者应住院接受进一步评估和治疗。与失血无关的贫血患者，如果无症状且血流动力学稳定、合并症少且能随访，可不必住院。初次诊断贫血伴白细胞（WBC）或血小板（PLT）计数异常的患者应请血液科会诊，必要时住院治疗。

〔曾宪国　罗　亮〕

参考文献

［1］Kassebaum N J. GBD 2013 Anemia Collaborators：The global burden of anemia ［J］. Hematol Oncol Clin North Am，2016，30：247.

［2］Gomez Ramírez S，Remacha Sevilla Á F，Muñoz Gómez M. Anaemia in the elderly ［J］. Med Clin（Barc），2017，149：496.

［3］Allali S，Brousse V，Sacri A S，et al. Anemia in children：prevalence，causes，diagnostic work-up，and long-term consequences ［J］. Expert Rev Hematol，2017，10：1023.

［4］Madu A J，Ughasoro M D. Anaemia of chronic disease：an in-depth review ［J］. Med Princ Pract，2017，26：1.

［5］Cherkas D. Traumatic hemorrhagic shock：advances in fluid management ［J］. Emerg Med Pract，2016，13：19.

［6］Leach M. Interpretation of the full blood count in systemic disease：a guide for the physician ［J］. J R Coll Phys Edinb，2014，44：36.

［7］De Franceschi L，Iolascon A，Taher A，et al. Clinical management of iron deficiency anemia in adults：systemic review on advances in diagnosis and treatment ［J］. Eur J Intern Med，2017，42：16.

［8］Nagao T，Hirokawa M. Diagnosis and treatment of macrocytic anemias in adults ［J］. J Gen Fam Med，2017，18：200.

［9］Donker A E，Raymakers R A，Vlasveld L T，et al. Practice guidelines for the diagnosis and management of microcytic anemias due to genetic disorders of iron metabolism or heme synthesis ［J］. Blood，2014，23：3873.

［10］Bottomley S S，Fleming M D. Sideroblastic anemia：diagnosis and management ［J］. Hematol Oncol Clin North Am，2014，28：653.

［11］Carson J L，Triulzi D J，Ness P M. Indications for and adverse effects of red-cell transfusion ［J］. N Engl J Med，2017，377：1261.

［12］Franchini M，Marano G，Mengoli C，et al. Red blood cell transfusion policy：a critical literature review ［J］. Blood Transfus，2017，15：307.

［13］Kolber M R，Houle S K. Oral vitamin B12：a cost-effective alternative ［J］. Can Fam Physician，2014，60：111.

［14］Chan C Q，Low L L，Lee K H. Oral vitamin B12 replacement for the treatment of pernicious anemia ［J］. Front Med（Lausanne），2016，3：38.

第四篇
急性中毒和核化生突发事件医学救援

第十七章　工业性毒物中毒

~~~~~~~~~~~~~
第一节　概　述
~~~~~~~~~~~~~

　　有毒工业物质（toxic industrial materials，TIM）指的是在化学工业中使用或生产的可能对人体健康造成危害的原料、成品或半成品、废弃物以及其夹杂物等各种有毒化学物质。鉴于化学恐怖攻击多使用非制式化武，美国司法部公布的应急反应人员用化学和生物污染洗消装备的选择指南（guide for the selection of chemical and biological pollution decontamination equipment for emergency first responders）认为有毒工业物质可能大规模使用于恐怖攻击，既可影响工业生产，也造成人民健康危害及心理威胁。

　　有毒工业物质用作恐怖攻击手段可能的因素如下：

　　（1）毒性工业物质的 LCt_{50} 低于 100000 mg/（min·m³）（于哺乳类动物）。

　　（2）来源广，化学工厂有能力每年生产超过 30 t 的毒性工业物质。

　　（3）该有毒工业物质并未列入管制并且容易取得。

　　（4）该有毒工业物质大量制造及运输。

　　美国基于以上因素将 TIM 分为数个危险等级，用以指示这些物质的相对危险性，并评估遭受采用这些物质进行恐怖攻击的可能性。表 17-1 及表 17-2 列出高度及中度危险 TIM 物质，危险等级越高，表示 TIM 物质毒性更高或是很容易挥发至大气中，或该物质制造、储存或运输量大。

表 17-1　　　　　　　　　　　恐怖攻击高度危险 TIM 物质

英文名	中文名	英文名	中文名
Ammonia	氨	Hydrogen bromide	溴化氢
Arsine	砷化氢	Hydrogen chloride	氯化氢
Boron trichloride	三氯化硼	Hydrogen cyanide	氰化氢
Boron trifluoride	三氟化硼	Hydrogen fluoride	氟化氢
Carbon disulfide	二硫化碳	Hydrogen sulfide	硫化氢
Chlorine	氯	Nitric acid	硝酸
Diborane	二硼烷	Phosgene	光气
Ethylene oxide	环氧乙烷	Phosphorus trichloride	三氯化磷
Fluorine	氟	Sulfur dioxide	二氧化硫
Formaldehyde	甲醛		

表 17 - 2   恐怖攻击中度危险 TIM 物质

英文名	中文名	英文名	中文名
Acetone cyanohydrin	丙酮氰醇	Methyl mercaptan	甲基硫醇
Boron tribromide	三溴化硼	Nitrogen dioxide	二氧化氮
Carbon monoxide	一氧化碳	Isopropyl phosphine	异丙基磷化氢
Carbon sulfide	硫化碳	Phosphorus oxychloride	氧氯化磷
Phenylacetone	苯基丙酮	Phosphorus pentafluoride	五氟化磷
Chloroacetonitrile	氯乙腈	Silicon hexafluoride	六氟化硅
Chlorosulfonic acid	氯磺酸	Silicon tetrafluoride	四氟化硅
Diketene	双烯酮	Stibine	锑化氢
1,2-dimethyldiamine	1,2-二甲基联胺	Sulfur trioxide	三氧化硫
Ethylene dibromide	二溴乙烷	Sulfite chloride	氯化亚硫酸
Hydrogen selenide	硒化氢	Tellurium hexafluoride	六氟化碲
chloromethane sulfonate	甲基磺酸氯	N-Octyl mercaptan	正辛硫醇
Methyl bromide	溴化甲烷	Titanium tetrachloride	四氯化钛
Methyl chloroformate	氯甲酸甲酯	Trichloroethylene	三氯乙烯
Methyl hydrazine	甲基联胺	Trifluoroethyl chloride	三氟乙氯
Methyl isocyanate	异氰酸甲酯		

基于有毒工业物质的恐怖攻击的主要目标可能是：①工业，如重要的化学工厂、输油、输气线路及重要的电力及水处理设施（储槽、港区等）；②运输，如公共运输设施运输转运站、桥、隧道等及载运化学品之槽车；③人口密集之场所及具代表性之公共建筑，如军事单位、政府及公共建筑物、医院、大型诊所或学校、体育馆或是室内大型运动场所、高耸建筑大楼或人口集中的建筑物、宗教场所如教堂或庙宇等。

第二节 气体中毒

一、氨

氨是建筑物内常见的污染物之一。主要来自高碱混凝土膨胀剂和含有尿素的混凝土防冻剂，这些物质随环境温湿度的改变，还原的氨气缓慢地从墙体释放，污染室内环境。氨对皮肤黏膜有刺激及腐蚀作用，高浓度可引起严重后果，如化学性咽喉炎、化学性肺炎等，吸入极高浓度可引起反射性呼吸停止、心脏停搏。但一般装修材料中散发出的氨量较少，主要引起刺激反应。

（一）临床表现

1. 接触氨后会嗅到强烈刺激气味，眼流泪、刺痛。过浓的氨水溅入眼内可损伤角膜，引起角膜溃疡，严重者可引起角膜穿孔、晶体混浊、虹膜炎症等，可导致失明。

2. 吸入氨气可引起咽喉痛、发音嘶哑。吸入氨浓度较高时可引起喉头痉挛、声带水肿，发生窒息。氨进入气管、支气管会引起咳嗽、咳痰、痰内有血。严重时可咯血及肺水肿，呼吸困难、咳白色或血性泡沫痰，双肺肿大、中水泡音。肺继发感染时患者高热、咳血性黄痰，呼吸困难、发绀。

3. 吸入高浓度的氨可诱发惊厥、抽搐、嗜睡、昏迷等意识障碍。个别患者吸入极浓的氨气可发生呼吸心搏停止。

4. 消化道受损可引发腹痛、呕吐等，后期出现黄疸及肝功能损害（中毒性肝炎）等。

5. 皮肤接触氨水或高浓度氨气，可引起类似强碱的灼伤，出现红斑、水疱，也可因水分吸收、脂肪碱化而坏死。

（二）预防

氨主要通过呼吸道中毒，因此必须做好呼吸道的防护，可戴自给式空气呼吸器，处置氨水和高浓度氨气时还要做好皮肤的防护，应该穿防毒衣。

（三）救治

1. 迅速脱离中毒现场，呼吸新鲜空气或氧气。呼吸浅、慢时可酌情使用呼吸兴奋剂。呼吸心搏骤停者应立即进行心肺复苏。不应轻易放弃。喉头痉挛、声带水肿应迅速做气管内插管或气管切开。

2. 脱去衣服用清水或 $1\%\sim3\%$ 硼酸溶液彻底清洗接触氨的皮肤。用 $1\%\sim3\%$ 硼酸溶液冲洗眼睛，然后滴抗生素及可的松眼药水。

3. 静滴 10% 葡萄糖溶液、葡萄糖酸钙、肾上腺皮质激素、抗生素，预防感染及喉头水肿。

4. 雾化吸入地塞米松、抗生素溶液。

5. 昏迷患者使用 20% 甘露醇 $250\ ml$ 静脉注射，每 $6\sim8$ 小时一次，降低颅内压。

二、二氧化硫

二氧化硫（SO_2）广泛用于工业，是硫矿、造纸业、矿物燃烧的副产品，也是大气的常见污染物。凡是接触较高浓度的 SO_2 均可致病，除直接刺激眼与上呼吸道外，在呼吸道与水接触生成亚硫酸引起黏膜损伤，进而导致一系列临床症状。

（一）临床表现

人体接触二氧化硫后可出现眼、鼻、喉的刺激和灼伤，如结膜炎、角膜炎、咽炎，表现打喷嚏、流泪、视物模糊，并有胸部紧束感、呼吸困难和刺激性咳嗽，肺部可有啰音；接触高浓度的二氧化硫在数小时内可引起急性肺水肿和死亡。急性期存活的部分患者于中毒后 $2\sim3$ 周可表现为弥漫性肺浸润或持续性呼吸道梗阻而发生的呼吸衰竭。

（二）预防

定期检查生产设备，防止跑、冒、滴漏，加强通风。应急处置二氧化硫泄漏事故时应佩戴防毒面具，做好头面部的防护。

（三）救治

1. 脱离中毒现场。保持呼吸道通畅，吸氧，维持足够的组织氧合，必要时辅以人工呼吸机治疗。

2. 呼吸道梗阻时可给以支气管扩张剂和肾上腺糖皮质激素。

3. 其他对症支持治疗。

三、一氧化碳

一氧化碳无色、无嗅、无味，不刺激呼吸道，比空气略轻，几乎不溶于水。一氧化碳中毒多由含碳物质燃烧不完全时的产物经呼吸道吸入引起中毒。

（一）中毒机制

一氧化碳与血红蛋白的亲和力是氧的 325 倍，所以一氧化碳极易与血红蛋白结合，形成碳氧血红蛋白（COHb），使血红蛋白丧失携氧的能力和作用，造成组织窒息。呼吸空气中 0.1% 的 CO 就会使 50% 左右的红细胞失去活动能力，CO 含量超过 2%，在 $1\sim2$ 分钟就会导致死亡。CO 对全身的组织细胞均有毒性作用，尤其对大脑皮质的影响最为严重。

（二）临床表现

1. 轻度中毒　中毒时间短，血液中 COHb 为 $10\%\sim20\%$。表现为中毒的早期症状，头痛眩晕、心悸、恶心、呕吐、四肢无力，甚至出现短暂的昏厥，一般神志尚清醒，吸入新鲜空气，脱离中毒环境后，症状迅速消失，一般不留后遗症。

2. 中度中毒　中毒时间稍长，血液中 COHb 占 30%～40%，在轻型症状的基础上，可出现虚脱或昏迷。皮肤和黏膜呈现煤气中毒特有的樱桃红色。如抢救及时，可迅速清醒，数天内完全恢复，一般无后遗症状。

3. 重度中毒　发现时间过晚，吸入煤气过多，或在短时间内吸入高浓度的一氧化碳，血液 COHb 浓度常在 50% 以上，患者呈现深度昏迷，各种反射消失，大小便失禁，四肢厥冷，血压下降，呼吸急促，会很快死亡。一般昏迷时间越长，预后越严重，常留有痴呆、记忆力和理解力减退、肢体瘫痪等后遗症。

（三）预防

1. 呼吸系统防护　空气中浓度超标时，佩戴过滤式防毒面具。紧急事态抢救或撤离时，建议佩戴空气呼吸器、一氧化碳过滤式自救器。

2. 眼睛防护　一般不需要特殊防护，高浓度接触时可戴安全防护眼镜。

3. 身体防护　穿防静电工作服。

4. 手防护　戴一般作业防护手套。

（四）救治

迅速将患者转移到空气新鲜的地方，卧床休息，保暖，保持呼吸道通畅。

1. 纠正缺氧　迅速纠正缺氧状态。吸入氧气可加速 COHb 解离。增加 CO 的排出。吸入新鲜空气时，CO 由 COHb 释放出半量约需 4 小时；吸入纯氧时可缩短至 30～40 分钟，吸入 3 个大气压的纯氧可缩短至 20 分钟。高压氧舱治疗能增加血液中溶解氧，提高动脉血氧分压，使毛细血管内的氧容易向细胞内弥散，可迅速纠正组织缺氧。呼吸停止时，应及早进行人工呼吸，或用呼吸机维持呼吸。危重患者可考虑血浆置换。

2. 防治脑水肿　严重中毒后，脑水肿可在 24～48 小时发展到高峰。脱水疗法很重要。目前最常用的是 20% 甘露醇，静脉快速滴注。待 2～3 天后颅内压增高现象好转，可减量。也可注射呋塞米脱水。三磷酸腺苷、肾上腺糖皮质激素如地塞米松也有助于缓解脑水肿。如有频繁抽搐，目前首选药是地西泮，抽搐停止后再静滴苯妥英。

3. 治疗感染和控制高热　应作血、尿培养，选择广谱抗生素。高热能影响脑功能，可采用物理降温方法，如头部用冰帽，体表用冰袋，使体温保持在 32℃ 左右。如降温过程中出现寒战或体温下降困难时，可用冬眠药物。

4. 促进脑细胞代谢　应用能量合剂，常用药物有三磷酸腺苷、辅酶 A、细胞色素 C 和大量维生素 C 等。

5. 防治并发症和后发症，昏迷期间护理工作非常重要。保持呼吸道通畅，必要时行气管切开。定时翻身以防发生压疮和肺炎。注意营养，必要时鼻饲。急性 CO 中毒患者从昏迷中苏醒后，应尽可能休息观察 2 周，以防神经系统和心脏后发症的发生。如有后发症，给予相应治疗。

四、硫化氢

硫化氢是具有刺激性和窒息性的无色气体。低浓度接触仅有呼吸道及眼的局部刺激作用，高浓度时全身作用较明显，表现为中枢神经系统症状和窒息症状。硫化氢具有"臭蛋样"气味，但极高浓度很快引起嗅觉疲劳而不觉其味。2003 年 12 月 23 日，重庆开县中石油一天然气矿井发生井喷事故，有 234 人因硫化氢中毒死亡，4000 余人中毒就医，10 万人连夜疏散。

（一）临床表现

急性硫化氢中毒一般发病迅速，出现以中枢神经系统、呼吸系统损害为主的临床表现，亦可伴有心脏等器官功能障碍。临床表现可因接触硫化氢的浓度等因素不同而有明显差异。

1. 轻度中毒　轻度中毒主要是刺激症状，表现为流泪、眼刺痛、流涕、咽喉部灼热感，或伴有头痛、头晕、乏力、恶心等症状。检查可见眼结膜充血、肺部可有干啰音，脱离接触后短期内可恢复。

2. 中度中毒　接触高浓度硫化氢后以脑病表现显著，出现头痛、头晕、易激动、步态蹒跚、烦躁、意识模糊、谵妄，癫痫样抽搐可呈全身性强直阵挛发作等；可突然发生昏迷；也可发生呼吸困难或呼吸停止后心搏停止。眼底检查可见个别病例有视盘水肿。部分病例可同时伴有肺水肿。脑病症状常较呼吸道症状出现为早。X线胸片显示肺纹理增强或有片状阴影。

3. 重度中毒　接触极高浓度硫化氢后可发生闪电型死亡，即在接触后数秒或数分钟内呼吸骤停，数分钟后可发生心搏停止；也可立即或数分钟内昏迷，并呼吸骤停而死亡。死亡可在无警觉的情况下发生，当察觉到硫化氢气味时可立即嗅觉丧失，少数病例在昏迷前瞬间可嗅到令人作呕的甜味。死亡前一般无先兆症状，可先出现呼吸深而快，随之呼吸骤停。

（二）预防

1. 呼吸系统防护　空气中浓度超标时，佩戴过滤式防毒面具。紧急事态抢救或撤离时，建议佩戴氧气呼吸器或空气呼吸器。

2. 眼睛防护　戴化学安全防护眼镜。

3. 身体防护　穿防静电工作服。

4. 手防护　戴防化学品手套。

（三）救治

1. 现场抢救极为重要　因空气中含极高硫化氢浓度时常在现场引起多人电击样死亡，如能及时抢救可降低死亡率。应立即使患者脱离现场至空气新鲜处。有条件时立即给予吸氧。

2. 维持生命体征　对呼吸或心脏停搏者应立即施行心肺脑复苏术。对在事故现场发生呼吸骤停者如能及时施行人工呼吸，则可避免随之而发生的心脏停搏。在施行口对口人工呼吸时施行者应防止吸入患者的呼出气或衣服内逸出的硫化氢，以免发生二次中毒。

3. 以对症、支持治疗为主　高压氧治疗对加速昏迷的复苏和防治脑水肿有重要作用，凡昏迷患者，不论是否已复苏，均应尽快给予高压氧治疗，但需配合综合治疗。对中毒症状明显者需早期、足量、短程给予肾上腺糖皮质激素，有利于防治脑水肿、肺水肿和心肌损害。对有眼刺激症状者，立即用清水冲洗，对症处理。

第三节　有机液体中毒

许多工业上常用的有机溶剂具有不同程度的毒性，包括：芳香烃，如苯、甲苯、二甲苯、乙苯和苯乙烯等；脂肪烃，如戊烷、己烷、汽油及各种石油制品等；脂环烃，如环戊烷、环己烷、萘和松节油等；卤代烃，如氯苯、二氯甲烷、氯乙烯、氯仿和四氯化碳等；此外还有醇类、醚类、酯类、酮类等，典型的如甲醇、乙醇、乙醚、丙酮、丁酮、二硫化碳和吡啶等。

一、苯

苯中毒可分为急性苯中毒和慢性苯中毒。急性苯中毒是指口服含苯的有机溶剂或吸入高浓度苯蒸气后，出现以中枢神经系统麻醉作用为主要表现的病理生理过程；慢性苯中毒是指苯及其代谢产物酚类直接抑制了细胞核分裂，导致细胞突变，影响了骨髓的造血功能。临床表现为白细胞计数持续减少，最终发展为再生障碍性贫血或白血病。

（一）临床表现

1. 急性中毒

（1）神经系统：头痛、眩晕、耳鸣、复视、步态蹒跚、酩酊感、嗜睡，重症者有抽搐、昏迷、呼吸中枢麻痹、谵妄、幻觉及脑水肿等表现，少数患者出现周围神经损害；进一步发展为神志模糊加重，进入浅昏迷状态，呼之不应，继续吸入高浓度的苯则进入深昏迷。严重者呼吸停止，心搏停止。发病过程取决于空气苯浓度的高低，从数分钟到数小时，心搏停止前积极抢救，可在数分钟到数小时内恢复。如果发生深昏迷，吸入高浓度者可发生"闪电样"死亡。

（2）呼吸系统：见于吸入中毒，出现咳嗽、憋气、胸闷，重者持续时间长，或者呼吸微弱时，可并发缺氧性肺水肿，可伴有眼部刺激症状。

（3）循环系统：面色潮红、心悸、血压下降，可发生休克、心肌炎、各种心律失常甚至心室颤动。心电图可见一至二度房室阻滞。

（4）消化系统：恶心、呕吐、腹痛，口服患者症状较重。偶有肝大、氨基转移酶升高。急性中毒主要引起中毒性麻醉，其过程与酒醉或手术时的全身麻醉相似。

2. 慢性中毒

（1）神经系统：常见的表现为神经衰弱和自主神经功能紊乱综合征，个别患者可有肢端感觉障碍，出现痛、触觉减退、麻木，也可发生多发性神经炎。

（2）造血系统：造血系统的损害是慢性苯中毒的主要特征，以白细胞数和血小板数减少最常见；中性粒细胞内可出现中毒颗粒和空泡，粒细胞数明显减少致反复感染；血小板数减少可有皮肤黏膜出血倾向，女性月经过多；严重者发生全血细胞减少和再生障碍性贫血；个别有嗜酸性粒细胞增多或有轻度溶血。苯还可引起骨髓增生异常综合征。苯接触所致白血病逐渐增多且多在长期高浓度接触后发生，最短6个月，最长23年。

（二）预防

1. 苯等有机溶剂应妥善保管，标识清晰，以防误服（因稀料呈无色透明液体）。

2. 加强防护设备和环境通风。

3. 呼吸系统防护　空气中浓度超标时，佩戴过滤式防毒面具。紧急事态抢救或撤离时，建议佩戴氧气呼吸器或空气呼吸器。

4. 眼睛防护　戴化学安全防护眼镜。

5. 身体防护　穿防毒物渗透工作服。

6. 手防护　戴防化学品手套。

（三）救治

急性吸入中毒最主要的抢救措施是将患者尽快脱离中毒现场，移到新鲜空气中，脱去污染衣服，以温肥皂水清洗皮肤，注意保暖。清醒时嘱其深呼气，使苯从呼气中迅速大量排出，症状可逐渐消失；如为昏迷患者则应保持其呼吸道通畅并辅助其增加呼吸力度。患者只要有心跳，通常可以获救。如心搏、呼吸停止，首先应进行心肺复苏术。若表现为低氧血症，则需紧急气管内插管，呼吸机辅助呼吸。在心肺复苏时，心搏骤停，禁止注射肾上腺素，因可诱发心室颤动。如有抽搐或肌肉痉挛者可以使用镇静药。烦躁不安可用异丙嗪肌内注射。抽搐可用苯巴比妥肌内注射，或 10％水合氯醛加温水灌肠。保护呼吸道，防止呕吐物误吸。昏迷时间长者，监测血氧分压、血清电解质和末梢血，防止并发症。昏迷者应积极防治脑水肿，可用 50％葡萄糖或 20％甘露醇静脉注射，每天 2～3 次。休克者在补足血容量基础上，可适当使用血管活性药物以维持血压。眼灼伤应以温水彻底冲洗，并用诺氟沙星滴眼液和可的松眼液滴眼。对白细胞减少的患者可用鲨肝醇、维生素 B_4、肌苷。口服者尽早催吐、洗胃。苯中毒目前无特效解毒剂，血液透析无效，毒物大量进入体内者可尝试血液灌流。

二、甲醇

甲醇对人体的毒性作用是由甲醇及其代谢产物甲醛和甲酸引起，以中枢神经系统损害、眼部损害及代谢性酸中毒为主要特征。甲醇本身具有麻醉作用，对神经细胞有直接毒性作用；甲酸损害视盘和视神经，导致视盘水肿、视神经髓鞘破坏和视神经损害；甲醇干扰体内某些氧化酶的代谢，使乳酸和其他有机酸蓄积，甲醇代谢物甲酸的产生，导致代谢性酸中毒。中毒方式：①经口中毒。多由有意服用甲醇、误服甲醇或含甲醇的工业酒精勾兑的酒类或饮料所致。人口服中毒最低剂量约为 100 mg/kg 体重，经口摄入 0.3～1 g/kg 可致死。②职业中毒。主要见于甲醇的生产、运输和以甲醇为原料或溶剂的工业。如通风不良或发生意外事故，短期内吸入高浓度甲醇，引起急性或亚急性中毒；若经皮肤吸收大量甲醇也可引起中毒。

（一）临床表现

1. 急性中毒　见于误服甲醇或含甲醇的工业酒精勾兑的酒类或饮料，或吸入大量甲醇蒸气所致，临床表现为中枢神经系统症状、眼部损害及代谢性酸中毒，可并发急性胰腺炎、心律失常、转氨酶升高和肾功能减退等。潜伏期 8～36 小时，若同时摄入乙醇，可使潜伏期延长。中毒早期呈酒醉状态，出现头昏、头痛、乏力、嗜睡或失眠症状，很少出现酒精中毒时的欣快感；严重者出现谵妄、意识模糊、昏迷等。双眼可有疼痛、视物模糊或复视，视力突然下降，甚至失明；眼底检查可见视网膜充血、出血、视盘水肿等。

2. 慢性中毒　可表现为视力减退、视野缺损、视神经萎缩，伴有自主神经功能紊乱等症状。

（二）预防

穿戴防护服和防毒面具。

（三）救治

1. 脱离现场　口服中毒者催吐、洗胃。皮肤污染者进行皮肤清洗。

2. 代谢性酸中毒　静脉滴注 2%～5% 碳酸氢钠纠正代谢性酸中毒。代谢性酸中毒的程度决定甲醇中毒的严重性和预后。

3. 眼底病变　试用甘露醇及地塞米松静滴。

4. 解毒治疗　叶酸可促进甲酸氧化成二氧化碳和水。4-甲基吡唑可抑制醇脱氢酶，阻止甲醇代谢成甲酸。

5. 严重中毒者可行血液透析。

6. 对症支持治疗　静脉补液维持热量、水和电解质平衡。纱布或眼罩遮蔽双眼，避免光线刺激。

第四节　重金属中毒

重金属是指密度在 4.5 g/cm³ 以上的金属元素或其化合物。因为重金属能够使蛋白质的结构发生不可逆的改变，从而影响组织细胞功能，进而影响人体健康，例如，体内的酶就不能够催化化学反应，细胞膜表面的载体就不能运入营养物质、排出代谢废物，肌球蛋白和肌动蛋白就无法完成肌肉收缩，所以体内细胞就无法获得营养，排出废物，无法产生能量，细胞结构崩溃和功能丧失。

一、砷及其化合物

砷具有两性元素的性质，非金属性质更强些。单质砷的毒性极低，或基本无毒，不溶于水。但砷的各种化合物，如氧化物、盐类及有机化合物均有一定的毒性，其中尤以三氧化二砷的毒性最大。

三氧化二砷，俗称砒霜，无臭，无味，纯品为白色结晶性粉末，易升华，微溶于水，易溶于碱，较难溶于酸，但又会溶于盐酸，生成三氯化砷或其他化合物。不纯的砒霜往往带有红色或红黄色的块状结晶或颗粒，其中含有少量的硫化砷，俗称红砷。农业生产和农村生活中常用于拌种、杀灭昆虫及灭鼠。在工业生产中也有着广泛的接触和应用，如砷矿石或含砷矿石的开采和冶炼；玻璃制造、皮毛工业用氧化砷作消毒防腐剂、瓷釉、电镀、冶炼等。

（一）中毒途径及毒性

砷及其化合物可由呼吸道、消化道及皮肤吸收而进入人体。工业生产中的急性中毒，主要为吸入大量砷的氧化物。非生产性急性中毒多自消化道进入人体，如误服砒霜。在恐怖袭击多见以三氧化二砷进行投毒。

砷被吸收进入人体后，约有 80% 蓄积和分布于体内各组织，急性中毒主要分布在肝、肾、脾等内脏，慢性中毒则分布更广，并以指甲、毛发蓄积最多。毒性高的砷化合物在肝肾内结合迅速而牢固，比毒性低结合差的砷化合物排出缓慢，例如，三价砷的毒性较五价砷的毒性大，其排出比五价砷慢。砷主要自肾脏和消化道排出。另外，皮肤、汗腺、唾液、乳汁也可排出少量。

对砷化物的中毒机制研究表明，砷对体内含巯基的酶 (-SH) 具有很强的亲和力，尤其是丙酮酸氧化酶，二者结合生成丙酮酸氧化酶与砷的复合物，使酶失去活性，影响细胞的氧化和呼吸以及正常代谢功能，甚至可导致细胞死亡。此外，砷尚能损害细胞染色体，阻碍细胞的正常分裂。

三氧化二砷的成人中毒剂量为 10~15 mg，经口致死量为 100~300 mg，个别敏感者甚至 1 mg 可中毒，20 mg 可致死。砷化钙的致死量为 0.8~1.2 g，砷酸铅为 3~4 g。

（二）临床中毒表现

1. 主要表现为呼吸道及神经系统症状，多有咳嗽、胸痛、呼吸困难以及头痛、眩晕、全身衰弱等症状。重者可发生昏迷、血压下降和出现发绀，甚至可因呼吸和血管舒缩中枢麻痹而死亡。恶心、呕吐、腹痛等胃肠道症状发生较晚也较轻。三氯化砷对呼吸道刺激性更强，可引起声门水肿，以致窒息死亡。

2. 由消化道引起的中毒，以急性肠胃炎症状为主。开始时，口内有金属味，以后可有上腹部不适、恶心、呕吐、腹痛、腹泻、水样黏液性大便或米汤样大便，有时混有血，并有口渴、肌肉抽搐等。重症者除以上症状加重外，可有极度衰弱，脱水而出现休克，并可发生中毒性心肌病、阿-斯综合征、中毒性肝病和急性肾衰竭，尚可发生中枢神经系统症状：兴奋、躁动不安、谵妄、四肢痉挛、昏迷等。可因呼吸中枢麻痹而死亡。部分患者中毒症状缓解后，可发生多发性神经炎，个别的可产生精神症状，如幻听或有咽下困难和发音障碍等。

吸入或接触三氧化二砷，也是急性砷中毒的原因。急性砷中毒的第一症状是呼吸道或皮肤受到严重刺激，其后便是长期的神经系统问题。

（三）中毒急救

经口急性中毒，立即进行催吐，用微温水或生理盐水、1% 硫代硫酸钠溶液等洗胃（虽已口服超过 6 小时或已呕吐，仍应小心地洗胃）。然后给服新鲜配制的氢氧化铁解毒剂（12% 硫酸亚铁溶液与 20% 氧化镁混悬液，在用前等量混合配制，用时摇匀），使与砷结合成不溶性的砷酸铁，每 5~10 分钟服一匙，直至呕吐，停止给药。如无此药，可给活性炭悬液、牛乳或蛋清水等，再用硫酸钠或硫酸镁导泻。必要时应用血液透析。同时迅速选用特效解毒剂，如二巯基丁二酸钠、二巯基丙磺酸钠、二巯基丙醇及青霉胺等（剂量及用法同汞中毒）。静脉补液促进毒物排泄并纠正水和电解质失衡。对胃肠道症状，神经炎，惊厥以及肝、肾损害等，都应给予对症治疗。如有严重溶血，可以换血。腹部及肌肉剧烈疼痛时，可用葡萄糖酸钙静脉缓注。

二、汞及其化合物

（一）理化性质

汞（Hg）可以单质汞和汞化合物两种形态存在。汞化合物又分为无机汞化合物和有机汞化合物。单质汞是在常温下呈液态的金属，为银白色、有金属光泽，熔点为 -38.87 ℃，沸点为 356.6 ℃，在常温下即能蒸发，蒸发量随温度升高而增加。

汞可与许多金属制成合金，俗称汞齐。汞齐加热时又能产生汞蒸气。汞的无机化合物有低汞和高汞化合物，常用于制造炸药、瓷器、有机合成（硝酸汞）、制药、消毒（用甘汞、升汞）、防腐涂料（用砷酸汞）等。汞与烷基、芳香基等结合而生成有机汞化合物，有机汞广泛用于农药与医药，如有机汞农药有西力生（氯化乙基汞）、赛力散（醋酸苯汞）及谷仁乐生（磷酸乙基汞）等。

（二）中毒途径及毒性

汞及其化合物可通过呼吸道、消化道和皮肤吸收，以呼吸道吸入其蒸气或粉尘为主要途径，皮肤可吸收少量，金属汞经消化道吸收甚微，无机汞在肠道约吸收 10％，但有机汞约可吸收 90％。汞蒸气吸入后，迅速弥散到各个器官和组织，并可通过血-脑屏障进入脑组织，以后逐渐转移到肾脏，肾内蓄积量比其他脏器高 150 倍。但脑中仍有较高浓度。脑内汞分布以脑干最高，其余依次为小脑、大脑皮质和海马回。无机汞吸收后随血流分布到各器官，最后亦以肾脏中含量最高，均集中在皮质。金属汞在血液遇到游离酸或氯化钠时，易溶解成为二价汞盐而加剧其毒性。汞经肾脏排出约 70％，经消化道排出约 20％，经唾液和乳腺也可排出少量。

汞离子进入人体后与巯基有很强的亲和力，能形成汞盐。一些参与体内物质代谢的重要酶，如细胞色素氧化酶、琥珀酸脱氢酶和乳酸脱氢酶等，其活性中心是巯基，汞与其巯基结合可使酶失去活性，因而阻碍机体正常代谢。由于上述作用，亦使细胞膜功能和结构发生改变，以致细胞膜受损。汞离子进入细胞内也抑制呼吸酶，阻碍了细胞的呼吸，造成组织细胞的损害。汞还改变核糖核酸的生化特性，使神经细胞核糖核酸代谢发生障碍，结果神经细胞中核糖核酸含量明显减少。汞对蛋白质合成亦有一定影响。汞还可与氨基、羧基、羟基、磷酰基结合，而抑制一系列的酶。

汞的无机盐经消化道而致急性汞中毒者，主要引起消化道黏膜的腐蚀性病变，如水肿出血和坏死等。此外，汞离子还可以从唾液排出，与体内的硫形成硫化汞沉积于黏膜，刺激齿龈、口腔颊部和舌黏膜而发生炎症和溃疡。

汞所引起的病理变化，主要为肾退行性病变、肝细胞浊肿和肝小叶坏死及心肌变性等。

人一次吸入加热 2.5 g 汞所产生的蒸气可以致死，吸入汞浓度 1.2～8.5 mg/m³ 可致急性中毒。无机汞的毒性取决于其溶解度，硝酸汞对成人经口致死量为 0.05～0.25 g，升汞致死量为 0.1～0.5 g，氯化高汞为 1～2 g，氯化亚汞为 5～10 g。碘化亚汞的毒性最低，大白鼠经口致死量为 110 mg/kg 体重。

（三）临床中毒表现

急性汞中毒是由于在短时间内吸入大量汞蒸气而引起，误服汞的化合物亦可经消化道中毒。临床上主要表现为消化系统、泌尿系统和神经系统症状。①消化系统症状。恶心、呕吐、食欲不振、腹痛、腹泻，经消化道侵入时，有剧烈呕吐及腹部剧痛，呕吐物中有血液，大便为黏液便或血便，并含有大量脱落的肠黏膜。②有明显的口腔症状。口中有金属味，流涎，齿龈黏膜肿胀、疼痛、充血或形成溃疡，炎症可波及舌下腺、颌下腺、耳下腺及耳咽管。③泌尿系统症状。由于肾小球及近端肾小管坏死，可致"汞毒性肾病"，患者主诉腰背部疼痛，出现尿少、蛋白尿、尿中有红细胞和管型等变化，严重者可发生急性肾衰竭。④神经系统症状。头痛、倦怠、嗜睡或兴奋、全身极度衰弱，重者陷入昏迷，最后休克而可致死。急性中毒还能引起多发性神经炎而出现四肢疼痛、运动失调、麻痹等症状。

其他吸入大量汞蒸气可造成腐蚀性气管炎、支气管炎或肺炎，出现发热、咳嗽、呼吸困难等症状。部分患者可出现汞毒性皮炎，有红色斑疹、丘疹，以躯干及四肢为最多，有融合倾向，严重的有剥脱性皮炎。

（四）治疗

依照（GBZ89—2007）《职业性汞中毒诊断标准》，治疗原则如下：

1. 急性中毒　迅速脱离染毒现场，脱去污染衣服，静卧，保暖。

（1）驱汞治疗：用二巯基丙磺钠或二巯丁二钠治疗。

（2）对症治疗。

2. 慢性中毒

（1）驱汞治疗：用二巯基丙磺钠或二巯丁二钠、二巯丁二酸治疗。

（2）对症处理。

三、铅

铅（Pb）为灰白色质软重金属，切削面有光泽，在空气中能迅速生成氧化膜，相对质子质量 207.2，密度 11.3 g/cm³，熔点 1620 ℃，沸点 400 ℃。加热 400 ℃以上时就有大量铅蒸气逸出，在空气中氧化并凝集成铅烟。金属铅不溶于水，可溶于硝酸溶液和热浓硫酸。各种铅化合物的溶解性不同。铅的化合物有二价和四价，二价比四价者稳定。铅和其化合物对人体各组织均有毒性，化合物以砷酸铅、醋酸铅毒性较大。中毒途径可由呼吸道吸入其蒸气或粉尘，然后呼吸道中吞噬细胞将其迅速带至血液；或经消化道吸收，进入血液循环而发生中毒。中毒者一般有铅及铅化物接触史。口服 2～3 g 可致中毒，50 g 可致死。临床铅中毒很少见。

（一）病因

铅中毒原因包括职业、生活、意外情况中毒。

1. 职业中毒　主要在铅矿开采、金属冶炼、熔铅、熔锡、蓄电池制造和修理；印刷行业；油漆颜料的生产与使用；焊接、造船；塑料制造、化工设备和管道的衬里、制造四乙基铅；陶瓷釉料、玻璃、景泰蓝、农药制造；制造合金、轴承合金、电缆包皮与接头，铅槽与铅屏蔽的修造；用于制造铅重物，如铅球等；军工生产等接触到该类化合物。

2. 生活、意外情况中毒　服用含铅的中药偏方（如黑锡丹、密陀僧、樟丹或铅丹等）治疗癫痫等疾病，将铅白当成碱面或石膏而误食等，可致急性或亚急性中毒。长期使用铅合金或含铅的锡壶烫酒或饮酒，儿童捡食含铅的脱落油漆皮或啃咬含铅油漆漆过的玩具，亦可引起中毒，但一般不致急性中毒。

3. 接触途径　铅经呼吸道吸入时，肺内沉淀吸收率为 30%～50%；经胃肠道吸收率为 7%～10%，空腹吸收率可达 45%。

（二）中毒机制

铅以离子状态被吸收后进入血液循环，主要以铅盐和与血浆蛋白结合的形式最初分布于全身各组织，数周后约 95% 以不溶的磷酸盐 $Pb_3(PO_4)_2$ 沉积在骨骼系统和毛发。血液铅约 95% 分布于红细胞内，血浆仅占 5%。铅抑制 δ-氨基-γ-酮戊酸脱水酶（ALAD）使 δ-ALA 合成卟胆原受阻；并抑制血胆红素合成酶，使原 polin 与 Fe^{2+} 合成血红素受阻；还抑制粪 polin 脱羧酶；使血红蛋白合成过程受阻，导致贫血。铅还直接抑制红细胞膜 Na^+-K^+-ATP 酶活性及红细胞嘧啶-5-核苷酸酶导致溶血。铅使血尿中 ALA（δ-氨基-2-酮戊酸）增多，ALA 与 γ-氨基丁酸（GABA）化学结构相似，对 GABA 产生竞争性抑制，干扰神经系统等功能，引起意识、行为及神经效应改变，铅还对脑内儿茶酚胺代谢产生影响，导致铅毒性脑病和周围神经病。铅因损害线粒体，影响 ATP 酶而干扰主动运转机制，损害肾小管内皮细胞及功能，还影响肾小球滤过率；影响肾小球旁器，引起肾素合成和释放增加，导致血管痉挛和高血压。

（三）临床表现

1. 急性铅中毒　口内有金属味，流涎、恶心、呕吐，阵发性剧烈腹部绞痛（铅绞痛），腹软，按之可减轻疼痛，常有便秘和腹泻、头痛、血压升高，多汗。严重者出现痉挛、抽搐、瘫痪、高热、剧烈头痛、昏迷和循环衰竭。并可有中毒性肝、肾损伤及溶血性贫血等。偶见麻痹性肠梗阻和消化道出血。

2. 慢性铅中毒　有密切铅接触史，而无铅中毒的临床表现，尿铅≥0.39 μmol/L 或血铅≥2.41 μmol/L；或诊断性驱铅后尿铅≥1.45 μmol/L 而<3.86 μmol/L 者。①轻度中毒。常有轻度神经衰弱综合征，可伴有腹胀、便秘等症状，尿铅或血铅量增高。②中度中毒。在轻度中毒的基础上，具有下列一项表现者：腹绞痛、贫血、中毒性周围神经病。③重度中毒。具有下列一项表现者：铅麻痹、铅脑病。

（四）实验室和辅助检查

1. 铅测定　一般患者血铅测定值达到 1.44～2.4 μmol/L（30～50 μg/dl）即有诊断意义。但因铅离开血液较快，故此项检查仅在急性中毒时诊断价值较大。一般儿童血铅超过 2.88 μmol/L（60 μg/dl），可出现明显的神经系统损害症状和体征；若血铅水平持续高于 1.92 μmol/L（40 μg/dl），则可有不同程度的神经系统损害。最近有人曾做 4～12 岁儿童血铅测定，证明血铅超过 1.18 μmol/L（24.5 μg/dl），即有可能发生精神发育异常。目前，美国疾病控制中心规定铅中毒的定义是全血铅含量≥1.2 μmol/L（≥25 μg/dl），认为在这个血铅含量时，即可以出现无症状的铅中毒，对红细胞、周围神经、肾脏、免疫系统、骨和中枢神经系统的功能均产生恶劣的影响。尿铅测定可作诊断参考，其正常上限值为

0.39 μmol/L（0.08 mg/L）。但因有某些因素影响，可出现不同程度的差异。

2. 周围血常规　中度以上铅中毒患者可有红细胞和血红蛋白减少，点彩红细胞增加，网织红细胞及多染性红细胞亦常增多，但其特异性均较差。检查荧光红细胞为铅中毒早期有价值的诊断方法之一，常用标准如下：1%以下为正常，2%～10%为轻度增加，超过10%为过高。但非铅中毒的特异性诊断方法。

3. 驱铅试验　对有铅接触史而无明显症状的患者，尿铅测定正常，可做驱铅试验。一般用依地酸二钠钙500 mg/m^2 单次肌内注射，收集其后8小时的尿检测铅含量，若对于所注入的每毫克依地酸二钠钙的尿铅排出量＞4.83 μmol（1 μg），则提示患者血铅浓度超过2.64 μmol/L（55 μg/dl）。

4. 卟啉测定　尿粪卟啉定量法较为可靠，其正常值＜0.15 mg/L。Benson 和 Chisolm 设计的尿粪卟啉定性测定试验比较简便，可检出血铅量超过4.83 μmol/L（100 μg/dl）的患儿。红细胞原卟啉明显增加，尿中粪卟啉增多也见于血卟啉病，肝病以及酒精中毒和巴比妥中毒，尿中卟啉半定量为阳性。红细胞游离原卟啉（FEP）、红细胞锌原卟啉（ZPP）两者是反映铅吸收的敏感指标，ZPP用血液荧光计测定，操作迅速，便于现场检查，FEP的正常值上限为0.72～1.78 μmol/L（40～100 μg/dl）。红细胞锌原卟啉的正常值为0.9～1.79 μmol/L（4.0～8.0 μg/g Hb）。两者的增高也见于缺铁性贫血。红细胞 δ-氨基乙酰丙酸脱氧酶（δ-ALAD）和尿-δ氨基乙酰丙酸（δ-ALA）的检测：目前认为前者活力降低是机体受铅影响的敏感指标之一，上海第一医学院测定不接触铅的健康人49名血 δ-ALAD 活力，其正常低限为126.4 U。由于此酶对铅具有特殊的敏感性，只可作为研究大气中铅污染情况的指标，不适合作为铅中毒的诊断指标。我国现定尿 δ-ALA 的正常值上限为6 mg/L，排出增加与铅中毒程度明显相关，其对铅中毒的诊断价值与尿粪卟啉大致相似。

5. 脑脊液检查　压力可高达58.8～78.4 kPa，蛋白量高，但白细胞一般不增加，偶达0.03×10^9/L（30/mm^3）左右，多数为淋巴细胞，糖量正常。

6. 其他检查　铅中毒患者的粪便偶见鲜血或隐血，由于大量铅质刺激肠道所致。此外，血糖往往增加。

（五）诊断和鉴别诊断

1. 诊断　根据过量的铅接触史、临床表现、血铅≥2.41 μmol/L 诊断。

2. 鉴别诊断

（1）铅中毒性腹绞痛：需要与其他急腹症鉴别，铅绞痛发作频繁，持续时间长，部位以下腹为主，但不固定，无腹胀，在疼痛缓解期间腹肌可放松，外周血中点彩红细胞增多，且可能有其他铅重度的伴随症状，急性间歇型血卟啉病腹痛表现为与铅绞痛相似，鉴别点在于前者发病时尿中卟胆原大量增加，持续时间较长，而且无明显的铅吸收证据。

（2）铅中毒性贫血：急性贫血应与其他溶血性贫血鉴别，慢性贫血应与其他铁幼粒细胞性贫血、红细胞嘧 5'-核苷酸缺陷相鉴别。主要依靠铅接触史、铅吸收的证据以及其他铅中毒症状。

（六）治疗

1. 急救处理　口服不久者，立即清水洗胃或用1%硫酸镁或者硫酸钠洗胃，以形成难溶性铅而防止大量吸收，胃后并给予50%硫酸镁溶液40 ml导泻。亦可给牛奶或蛋清，保护胃黏膜。

2. 对症及支持治疗法　腹绞痛发作时，可用10%葡萄糖酸钙10 ml缓慢静注或用阿托品0.5～1.0 mg 肌内注射。同时给予其他对症、支持治疗。急性中毒较重时注意防止肝、肾功能损伤。

3. 解毒剂　铅中毒确诊后应立即进行驱铅治疗，随着驱铅药物的应用，患者的临床症状可迅速得到控制。驱铅药物可选用二巯基丁二酸钠或依他酸二钠钙。

四、铬

铬广泛应用于电镀业、金属工业、彩色电视影像管制造、铜刻、玻璃业、石油纯化、照相业、水泥使用、不锈钢、纺织业（色料）、焊接业。急性铬中毒主要是六价铬引起的以刺激和腐蚀呼吸、消化道黏膜为特征的临床表现。多见于口服铬盐中毒及皮肤灼伤合并中毒。

（一）临床表现

1. 六价铬剧毒及腐蚀性　皮肤：接触性皮炎，出血性胃肠炎（食入 1～2 g 会致命）。肾：急性肾衰竭（食入，吸入或皮肤吸收）。肺：72 小时后会发生肺水肿（吸入大量）。

2. 慢性中毒　长期六价铬暴露可能引起癌症，尤其是肺癌。呼吸系统：气喘及尘肺症。

（二）预防

一般不需特殊防护，但需防止烟尘危害。

（三）救治

皮肤接触：脱去污染的衣着，用流动清水冲洗。眼睛接触：立即翻开上下眼睑，用流动清水或生理盐水冲洗。吸入：脱离现场至空气新鲜处。食入中毒：用催吐洗胃，活性炭加以治疗，利尿药、维生素 C 及 N-乙酰半胱氨酸（N-acetylcysteine）加以治疗。有肾衰竭则可以合并血液透析。

〔李　蓉　李宗浩〕

第十八章　农业性毒物中毒

第一节　概　述

农药主要是用于防治危害农林牧业生产的有害生物（如害虫、害螨、线虫、病原菌、杂草及鼠类等）及调节植物生长的化学药品。据统计，农药杀虫剂占 75.87%，杀菌剂占 9.57%，除草剂占 12.9%，其他占 1.66%。近几年，我们根据一药多治的原则，把两种或两种以上对生物具有不同作用的农药，按照一定比例混合，形成新的混配农药。混配农药中毒，在全国报告的农药中毒人数中所占比例正逐年增加。

一、农药的种类

1. 按农药化学结构　有机氯类农药，有机磷类农药，氨基甲酸酯类农药，拟除虫菊酯类农药，沙蚕毒素农药，有机硫农药，有机砷农药，有机氮农药，酰胺类化合物农药，杂环化合物农药，苯氧羧酸类农药，脒类化合物农药，尿及硫脲类化合物农药，三氮苯类农药，1，3-茚满二酮类农药等。

2. 按农药用途　有杀虫剂，杀菌剂，除草剂，杀剂，杀线虫剂，灭鼠剂，熏蒸剂，杀软体动物剂，植物生长调节剂。

二、农药的毒性

1. 农药毒性分级　农药毒性分级用半数致死量（LD_{50}）表示。半数致死量是指可使一群实验动物死亡一半所需的剂量。

2. 影响农药毒性的因素　农药毒性是农药与机体在一定条件下相互作用的结果，受许多因素的影响。其中主要因素有以下几种：

（1）农药化学结构不同，毒性特征不同。有机磷类农药都有抑制胆碱酯酶活性的作用；氟乙酰胺、氟乙酸钠等化合物，可阻断三羧酸循环，导致中毒；混配农药，其成分各异，损害靶器官也就不同，临床表现更加复杂、多变，且不典型。

（2）农药的理化性质不同，毒性也有差别。具有挥发性和脂溶性的有机磷农药，可经过呼吸道和皮肤黏膜吸收中毒；固体、液体农药大多经过消化道吸收或污染皮肤引起中毒。

（3）侵入途径不同，毒性也不一样。经呼吸道吸入的毒性最大，经消化道吸入的毒性比经皮肤黏膜吸收的毒性大。

（4）气温、气压、阳光均可影响农药的毒性。磷化铝在高温、高湿的条件下易分解出毒性更大的磷化氢；代森锌在光和热的作用下能分解出二氧化硫，其毒性降低。

（5）年龄、性别、健康状况、个体差异都与农药的毒性作用有关。

（6）实验表明，有些有机磷农药可致胚胎毒性或致畸。

（7）有些急性有机磷农药对体细胞有致突变作用。

（8）最近研究发现，30%的杀虫剂，90%的杀菌剂及60%的除草剂均有致癌的可能性，其中利谷隆致癌危险率达0.1%以上。而且动物实验已证实，农药六六六、二溴氯丙烷、杀虫脒等都有致癌性。

3. 农药中毒的途径　农药可通过呼吸道、消化道、皮肤黏膜吸收导致中毒，根据中毒发生时间的快慢，农药中毒可分为急性中毒、亚急性中毒、慢性中毒3种类型。

（1）急性中毒：口服、吸入大剂量农药或皮肤黏膜沾染农药，在24小时内出现中毒症状、体征者。中毒后发病快、病情进展迅速，预后较差。

（2）亚急性中毒：一般指接触农药48小时内出现的中毒，是介于急性中毒与慢性中毒之间的一种中毒，患者中毒症状出现比较缓慢。

（3）慢性中毒：多为长时间、反复接触小剂量农药，在体内蓄积而导致中毒。患者多出现非特异性症状，加之慢性中毒作用是逐渐产生的，作用时间长，诊断时较易误诊。

4. 农药侵入机体的过程　农药主要通过皮肤黏膜、呼吸道、消化道3个途径侵入机体引起中毒。偶有经伤口、皮下或静脉注射（误用或自杀）进入人体者。农药通过不同的途径侵入人体，作用也不相同，依其毒性作用表现的快慢，依次为呼吸道＞消化道＞皮肤黏膜。

（1）呼吸道：农药粉尘在喷雾时悬浮在空气中的细小雾滴及蒸剂磷化铝、溴甲烷挥发的气体都可以通过呼吸道进入人体。呼吸道吸收的农药不经肝脏解毒，直接通过血液循环分布至全身引起急性中毒。

（2）消化道：农药经消化道进入人体引起中毒，是非生产性中毒的主要侵入途径。多见于误服或误用被农药污染的食物、蔬菜及自杀、他杀等。农药在胃和小肠吸收。进入胃内的农药，由于农药对胃黏膜的刺激作用，反射性地引起胃幽门痉挛，经消化道进入的农药在胃内存留时间较长，而胃壁吸收较慢，在胃中易于残留。因此，对口服剧毒农药中毒超过12小时的患者，也要常规洗胃，以清除胃内残留毒物。农药一旦进入小肠，吸收量增大。经口服中毒者，一般农药剂量较大，不易彻底清除，而且空腹服后吸收量大于餐后。

（3）皮肤黏膜：完整的皮肤黏膜是人体防毒的天然屏障。但有部分农药，如有机磷、氨基甲酸酯类、有机锡、有机氮、烟碱等能溶于有机溶剂和脂肪中，可以通过完整的皮肤，或经毛孔到达毛囊，再直接通过皮脂腺而被吸收，小部分可通过汗腺进入人体内。皮肤损伤时，农药更易进入人体内。劳动者在高温环境下施药，皮肤血管扩张，血液循环加快，使之吸收速度加快。加之稀释后的有机磷、呋喃丹、杀虫脒药液，对皮肤刺激性小，使受污染者失去警觉，更易造成中毒。所以，皮肤污染是造成生产性农药中毒的主要原因。

5. 农药在体内的分布　农药通过皮肤黏膜、呼吸道、消化道吸收进入血液，先与细胞或血浆蛋白结合，再通过毛细血管进入组织。由于农药的结构、理化性质各异，与血浆蛋白结合能力及亲和的靶器官也不相同，所以农药在体内的分布是不均衡的。有机磷在体内分布的特点，很大程度上取决于侵入途径，首先接触的组织中存量较多。至于渗透血-脑屏障的能力，则取决于农药的化学结构，一般认为有氟氰基团的有机磷，如沙林、塔崩，其穿透血-脑屏障的能力最强。

6. 农药在体内的代谢　农药被机体吸收后，受到体内生化过程的作用，其化学结构发生一定改变，称为代谢，又称生物转化。

（1）氧化反应：主要在肝细胞微粒体中进行，由氧化系统促成，尚需还原型脱氧酶Ⅱ及氧参加。大部分农药氧化后转变为低毒性或无毒的物质；部分农药氧化后其毒性增加，对硫磷（1605）氧化后，其抑制胆碱酯酶的能力增大300倍，乐果氧化成氧化乐果，马拉硫磷氧化成马拉氧磷，其毒性均有增强。虽然这些农药由低毒变成高毒的代谢物，但经体内进一步代谢后，仍可失去毒性，所以农药在体内代谢的最后结局，仍然是解毒作用。

（2）还原反应：是农药在体内代谢转化的一类重要反应，如有机磷农药侧链中的硝基酚还原为氨基酚使毒性降低。农药在体内氧化还原过程中，半胱氨酸、胱氢酸、谷氨酸、谷胱甘肽等起着主要作用。部分农药经过氧化-还原反应，使毒性增加，如氟乙酰胺在体内脱氨形成氟乙酸，干扰正常的三羧酸循环，造成机体代谢障碍，这一过程称为"致死合成"。

（3）水解反应：农药能在酶的催化下水解成无毒的物质，如塔崩（有机磷）在体内水解成氢氰酸。人体内的酸酯酶能水解某些有机磷，将P—X键水解为P—OH键，使其失去抑制胆碱酯酶活力的作用，如敌百虫在体内能很快被水解，并以三氯乙醇形式从尿中排出。此外，人和动物体内的酰胺酶能使乐果水解，失去抑制胆碱酯酶活性的作用，从而降低了对温血动物的毒性。

（4）结合反应：各种脂溶性的农药进入体内后，经过氧化、还原、水解过程，大多数可与体内的葡萄糖醛酸、硫酸根、甲基及某些氨基酸结合，成为水溶性更强的无毒物质，排出体外。

7. 农药的排泄　进入体内的农药，主要通过肾脏、消化道、呼吸道及皮肤等器官排泄。排泄的速度和农药的种类、理化性质，农药与组织结合的程度及排泄器官的功能有关。

第二节　有机农药中毒

一、有机磷农药

有机磷农药是我国使用广泛、用量最大的杀虫剂。这一类农药品种多、药效高、用途广、易分解，在人、畜体内一般不积累，在农药中是极为重要的一类化合物。但有不少品种对人、畜的急性毒性很强。有机磷农药种类很多，根据其毒性强弱分为高毒、中毒、低毒 3 类，我国时下常用有机磷农药的大数口服半数致死量（mg/kg）分别如下：对硫磷（1605）为 3.5～15 mg；内吸磷（1059）为 4～10 mg；甲拌磷（3911）为 2.1～3.7 mg；乙拌磷为 4 mg；硫特普为 5 mg；磷胺为 7.5 mg（以上属高毒类）。敌敌畏为 50～110 mg；甲基对硫磷（甲基 1065）为 14～42 mg；甲基内吸磷（甲基 1059、4044）为 80～130 mg（以上属中毒类），敌百虫为 450～500 mg；乐果为 230～450 mg；马拉硫磷（4049）为 1800 mg；二溴磷为 430 mg；杀螟松（杀螟硫磷）为 250 mg（以上属低毒类）。高毒类有机磷农药少量接触即可中毒，低毒类大量进入体内亦可发生危害。人体对有机磷的中毒量、致死量差异很大，由消化道进入较一般浓度的呼吸道吸入或皮肤吸收中毒症状重、发病急；但如吸入大量或浓度过高的有机磷农药，可在 5 分钟内发病，迅速致死。

有机磷农药可经消化道、呼吸道及完整的皮肤和黏膜进入人体。职业性农药中毒主要由皮肤污染引起。吸收的有机磷农药在体内分布于各器官，其中以肝脏含量最大，脑内含量则取决于农药穿透血-脑屏障的能力。

体内的有机磷首先经过氧化和水解两种方式生物转化；氧化使毒性增强，如对硫磷在肝脏滑面内质网的混合功能氧化酶作用下，氧化为毒性较大的对氧磷；水解可使毒性降低，对硫磷在氧化的同时，被磷酸酯酶水解而失去作用。其次，经氧化和水解后的代谢产物，部分再经葡萄糖醛酸与硫酸结合反应而随尿排出；部分水解产物对硝基酚或对硝基甲酚等直接经尿排出，而不需经结合反应。

（一）中毒机制

有机磷农药中毒的主要机制是抑制胆碱酯酶的活性。这也是神经性毒剂主要的中毒机制。有机磷与胆碱酯酶结合，形成磷酰化胆碱酯酶，使胆碱酯酶失去催化乙酰胆碱水解作用，积聚的乙酰胆碱对胆碱能神经有 3 种作用：

1. 毒蕈碱样作用　乙酰胆碱在副交感神经节后纤维支配的效应器细胞膜上与毒蕈碱型受体结合，产生副交感神经末梢兴奋的效应，表现为心脏活动抑制，支气管胃肠壁收缩，瞳孔括约肌和睫状肌收缩，呼吸道和消化道腺体分泌增多。

2. 烟碱样作用　乙酰胆碱在交感、副交感神经节的突触后膜和神经肌肉接头的终极后膜上与烟碱型受体结合，引起节后神经元和骨骼肌神经终极产生先兴奋、后抑制的效应。这种效应与烟碱相似，称烟碱样作用。

3. 中枢神经系统作用　乙酰胆碱对中枢神经系统的作用，主要是破坏兴奋和抑制的平衡，引起中枢神经调节功能紊乱，大量积聚主要表现为中枢神经系统抑制，可引起昏迷等症状。

有机磷与胆碱酯酶结合形成的磷酰化胆碱酯酶有两种形式。一种结合不稳固，如对硫磷、内吸磷、甲拌磷等，部分可以水解复能；另一种形式结合稳固，如三甲苯磷、敌百虫、敌敌畏、对溴磷、敌百虫、马拉硫磷等，使被抑制的胆碱酶不能再复能，可谓胆碱酯酶老化。胆碱酯酶不能复能，可以引起迟发影响，如引起周围神经和脊髓长束的轴索变性，发生迟发性周围神经病。

（二）临床表现

1. 胆碱能神经兴奋及危象

（1）毒蕈碱样症状：主要是副交感神经末梢兴奋所致的平滑肌痉挛和腺体分泌增加。临床表现为恶心、呕吐、腹痛、多汗、流泪、流涕、流涎、腹泻、尿频、大小便失禁、心跳减慢和瞳孔缩小、支气管痉挛和分泌物增加、咳嗽、气急，严重患者出现肺水肿。

（2）烟碱样症状：乙酰胆碱在横纹肌神经肌肉接头处过度蓄积和刺激，使面、眼睑、舌、四肢和全身横纹肌发生肌纤维颤动，甚至全身肌肉强直性痉挛。患者常有全身紧束和压迫感，而后发生肌力减退和瘫痪。严重者可有呼吸肌麻痹，造成周围性呼吸衰竭。此外由于交感神经节受乙酰胆碱刺激，其节后交感神经纤维末梢释放儿茶酚胺使血管收缩，引起血压增高、心跳加快和心律失常。

（3）中枢神经系统症状：中枢神经系统受乙酰胆碱刺激后有头晕、头痛、疲乏、共济失调、烦躁不安、谵妄、抽搐和昏迷等症状。

2. 中间综合征　中间综合征（IMS）是指有机磷毒物排出延迟、在体内再分布或用药不足等原因，使胆碱酯酶长时间受到抑制，蓄积于突触间隙内，高浓度乙酰胆碱持续刺激突触后膜上烟碱受体并使之失敏，导致冲动在神经肌肉接头处传递受阻所产生的一系列症状。一般在急性中毒后 1～4 天急性中毒症状缓解后，患者突然出现以呼吸肌、脑神经运动支支配的肌肉以及肢体近端肌肉无力为特征的临床表现。患者发生颈、上肢和呼吸肌麻痹。累及颅神经者，出现上睑下垂、眼外展障碍和面瘫。肌无力可造成周围呼吸衰竭，此时需要立即呼吸支持，如未及时干预则容易导致患者死亡。

3. 有机磷迟发性神经病　有机磷农药急性中毒一般无后遗症。个别患者在急性中毒症状消失后 2～3 周可发生迟发性神经病，主要累及肢体末端，且可发生下肢瘫痪、四肢肌肉萎缩等神经系统症状。目前认为这种病变不是由胆碱酯酶受抑制引起的，可能是由于有机磷农药抑制神经靶酯酶，并使其老化所致。

4. 其他表现　敌敌畏、敌百虫、对硫磷、内吸磷等接触皮肤后可引起过敏性皮炎，并可出现水疱和脱皮，严重者可出现皮肤化学性烧伤，影响预后。有机磷农药滴入眼部可引起结膜充血和瞳孔缩小。

（三）诊断

1. 中毒史　患者有有机磷农药接触史，如口服、农业生产中皮肤接触或吸入有机磷农药雾滴等。中毒发病时间与毒物品种、剂量和侵入途径密切相关。

2. 临床表现及实验室检查

（1）轻度中毒：有头晕、头痛、恶心、呕吐、多汗、胸闷、视物模糊、无力、瞳孔缩小症状。胆碱酯酶活力一般在 50%～70%。

（2）中度中毒：除上述症状外，还有肌纤维颤动、瞳孔明显缩小、轻度呼吸困难、流涎、腹痛、步态蹒跚，意识清楚。胆碱酯酶活力一般在 30%～50%。

（3）重度中毒：除上述症状外，出现昏迷、肺水肿、呼吸麻痹、脑水肿。胆碱酯酶活力一般在 30% 以下。

（四）预防

1. 改革农药生产工艺，特别是出料、包装实行自动化或半自动化。

2. 严格实施农药安全使用规程

（1）配药、拌种要有专用工具和容器，配制浓度恰当，防止污染环境。

（2）喷药时遵守安全操作规程，喷药工具有专人保管和维修，防止堵塞、渗漏。

（3）合理使用农药。剧毒农药不得用于成熟期的食用作物及果树治虫。食用作物或果树使用农药应严格规定使用期限。严禁滥用农药。

3. 农药实行专业管理和严格保管，防止滥用。

4. 加强个人防护与提高人群自我保健意识。

（五）救治

1. 现场急救　尽快清除毒物是挽救患者生命的关键。对于皮肤染毒者应立即去除被污染的衣服，并在现场用大量清水反复冲洗，对于意识清醒的口服毒物者，应立即在现场反复实施催吐。绝不能不做任何处理就直接拉患者去医院，否则会增加毒物的吸收而加重病情。

2. 清除体内毒物

（1）洗胃：彻底洗胃是切断毒物继续吸收的最有效方法，口服中毒者用清水、2%碳酸氢钠溶液（敌百虫忌用）或1:5000高锰酸钾溶液（对硫磷忌用）反复洗胃，直至洗清为止。由于毒物不易排净，故应保留胃管，定时反复洗胃。

（2）灌肠：有机磷农药重度中毒，呼吸受到抑制时，不能用硫酸镁导泻，避免镁离子大量吸收加重呼吸抑制。

（3）吸附剂：洗胃后让患者口服或胃管内注入活性炭，活性炭在胃肠道内不会被分解和吸收，可减少毒物吸收，并能降低毒物的代谢半衰期，增加其排泄率。

（4）血液净化：治疗重度中毒时具有显著效果，包括血液灌流、血液透析及血浆置换等，可有效清除血液中和组织中释放入血的有机磷农药，提高治愈率。

3. 联合应用解毒剂和复能剂

（1）阿托品：原则是及时、足量、重复给药，直至达到阿托品化。应立即给予阿托品，静脉注射，后根据病情每10~20分钟给予。有条件最好采用微量泵持续静注阿托品，可避免间断静脉给药血药浓度的峰、谷现象。

（2）阿托品化：瞳孔较前逐渐扩大、不再缩小，但对光反应存在，流涎、流涕停止或明显减少，面颊潮红，皮肤干燥，心率加快而有力，肺部啰音明显减少或消失。达到阿托品化后，应逐渐减少药量或延长用药间隔时间，防止阿托品中毒或病情反复。如患者出现瞳孔扩大、神志模糊、狂躁不安、抽搐、昏迷和尿潴留等，提示阿托品中毒，应停用阿托品。

（3）解磷定：重度中毒患者肌内注射，每4~6小时1次。

（4）戊乙奎醚注射液（长托宁）：是新型安全、高效、低毒的长效抗胆碱药，其量按轻度中毒、中度中毒、重度中毒给予。30分钟后依症状可再给首剂的半量应用。中毒后期或胆碱酯酶老化后可用长托宁维持阿托品化，每次间隔8~12小时。长托宁治疗有机磷农药中毒在许多方面优于阿托品，是阿托品的理想取代剂，是救治重度有机磷农药中毒或合并阿托品中毒时的首选剂。

4. 其他治疗　保持呼吸道通畅；给氧或应用人工呼吸器；对于休克患者可应用升压药；对脑水肿应用脱水药和肾上腺糖皮质激素；对局部和全身的肌肉震颤及抽搐的患者可用巴比妥；对于呼吸衰竭患者除使用呼吸机外可应用纳洛酮；对于危重患者可采用输血和换血疗法。

注意：中毒早期不宜输入大量葡萄糖、CoA、ATP，因它们能使乙酰胆碱合成增加而影响胆碱酯酶活力。维生素C注射液不利于毒物分解，破坏而影响胆碱酯酶活力上升，早期也不宜用。50%硫酸镁，利胆药口服后可刺激十二指肠黏膜，反射性引起胆囊收缩，胆囊内潴留有机磷农药随胆汁排出，引起2次中毒。甲氧氯普胺、西沙必利、吗啡、氯丙嗪、喹诺酮类、胞二磷胆碱、维生素 B_5、氨茶碱、利血平均可使中毒症状加重，应禁用。

二、有机氮农药

有机氮农药是被用作防治植物病、虫、草害的含氮有机化合物。这类农药品种多，范围广，既有杀虫剂，又有杀菌剂、除草剂。多数品种对人、畜的急性毒性都不大，不易发生药害。有机氮农药主要是氨基甲酸酯类化合物，也包括脒类、硫脲类、取代脲类和酰胺类等化合物。此类农药一般在环境中较易分解，但其慢性毒性正在引起人们的重视，部分产品被限用。

（一）临床表现

表现为头晕、头痛、乏力、嗜睡、四肢麻木。重症者可有昏睡，甚至昏迷。此外尚可见抽搐、尿频、尿急、尿痛及尿血等症状。

（二）预防

穿防毒衣，戴防毒面具。

（三）救治

1. 应立即使中毒者脱离中毒现场。脱去被污染的衣服、鞋帽，用肥皂水清洗污染部位，口服者应以 2％碳酸氢钠溶液洗胃。

2. 血尿者可给予肾上腺皮质激素及止血药。

3. 低钾者应给予补钾。

4. 根据病情给予吸氧、补液、输血以及使用中枢兴奋剂、升压药、利尿药、能量合剂等。

三、有机氯农药

有机氯农药是用于防治植物病、虫害的组成成分中含有有机氯元素的有机化合物。主要分为以苯为原料和以环戊二烯为原料的两大类。前者如使用最早、应用最广的杀虫剂滴滴涕（DDT）和六六六，以及杀螨剂三氯杀螨砜、三氯杀螨醇等，杀菌剂五氯硝基苯、百菌清、道丰宁等；后者如作为杀虫剂的氯丹、七氯、艾氏剂等。此外以松节油为原料的莰烯类杀虫剂、毒杀芬和以莰烯为原料的冰片基氯也属于有机氯农药。

（一）临床表现

中毒者有强烈的刺激症状，主要表现为头痛、头晕、眼红充血、流泪怕光、咳嗽、咽痛、乏力、出汗、流涎、恶心、食欲不振、失眠以及头面部感觉异常等，中度中毒者除有上述症状外，还有呕吐、腹痛、四肢酸痛、抽搐、发绀、呼吸困难、心动过速等；重度中毒者除上述症状明显加重外，尚有高热、多汗、肌肉收缩、癫痫样发作、昏迷，甚至死亡。

（二）预防

穿防毒衣，戴防毒面具。

（三）救治

1. 发现有人误食六六六、滴滴涕时，要立即进行催吐、洗胃，给中毒者喝下大量清水或小苏打等碱性溶液，然后用手指或筷子刺激咽喉壁，诱导催吐，将胃内有毒物质吐出，这样可以加速体内的毒物排出，减少人体对毒素的吸收，减轻症状，控制病情。

2. 如果是因衣服和皮肤污染而中毒，应立即将所污染的衣服脱掉，先用清水冲洗；再用小苏打或碱性肥皂水冲洗，以阻断毒源注意保暖，防止感冒。

3. 为了尽快排出体内毒物，还应服用泻药，但切记不能用油类泻药，因为油剂能促使身体对有机氯的吸收，加重中毒。

4. 重度中毒者若出现呼吸心搏骤停者，应立即进行胸外心脏按压和人工呼吸，并紧急送医院抢救。

第三节　化学除草剂中毒

百草枯（paraquat），又名克无踪，是一类有机杂环类农药，化学名称1，1-二甲基-4，4-联吡啶，市售产品有其二氯化物和双硫酸甲酯盐两种。纯品为白色结晶体，工业品为黄色固体，相对密度 1.24～1.26（20 ℃），熔点300 ℃（分解）。易溶于水，不溶于烃类，少量溶于低级醇。制剂中含腐蚀抑制剂。因其毒性大，目前国外已很少应用，国内仍在广泛应用。其产品为20％～50％的水溶液，可经皮肤、呼吸道、消化道进入体内。人类主要经口服吸收中毒，致死量为20％水溶液5～15 ml 或 40 mg/kg 左右。一般中毒后5天左右，即可出现口腔和食管溃疡。中毒后5～8天，可出现发热、心率加快、呼吸急促或呼吸衰竭。口服 30 mg/kg 以上，可在 48 小时出现肺水肿及咯血等呼吸道症状。肺纤维化所致呼吸循环衰竭是致死的主要原因，其病死率很高，在 90％以上。

一、毒理作用

百草枯是人类急性中毒死亡率最高的除草剂，国外已报告死亡病例多达数百例，多由经口误服致死，其中误服 20％水溶液 30 ml 以上的 49 例全部死亡。国内已有不少急性中毒病例报告，经口误服 20％水溶液 30 ml 以上者亦均死亡。百草枯可经完整皮肤、呼吸道和消化道吸收，但吸收并不完全，吸收后随血液分布至全身各组织器官，但肺中含量甚高，常大于血中含量的十至数十倍。在体内很少降解，常以完整的原形物随粪、尿排出，少量可经乳汁排出，经口染毒约 30％随粪排出。吸收和排出的速度均较快，给狗口服或静脉注射百草枯二氯化物，中毒后 90 分钟血浆浓度最高，24 小时内由肾排出 50％～70％；而静注者 6 小时内从肾排出 80％～90％，24 小时内几乎排完。百草枯对皮肤黏膜有刺激和腐蚀作用，全身中毒可引起多系统损害，尤以肺损害较严重，可引起肺充血、出血、水肿、透明膜形成和变性、增生、纤维化等改变，此外尚可致肝、肾损害并累及循环、神经、血液、胃肠道和膀胱等系统和器官。

中毒机制目前尚未阐明，多数学者认为百草枯是一电子受体，可被肺Ⅰ型和Ⅱ型细胞主动转运而摄取到细胞内，作用于细胞的氧化还原反应，在细胞内活化为氧自由基是毒理作用的基础，所形成的过量超氧化阴离子自由基及过氧化氢等可引起肺、肝及其他许多组织器官细胞膜脂质过氧化，从而造成多系统组织器官的损害。

二、临床表现

1. 局部刺激症状

（1）皮肤污染可致接触性皮炎，甚至发生灼伤性损害，表现为红斑、水疱、溃疡和坏死等。指甲亦可被严重破坏或脱落。经口中毒者，有时亦出现红斑。

（2）眼部污染出现流泪、眼痛、结膜充血和角膜灼伤等病证。

（3）呼吸道吸入出现鼻血和鼻咽刺激症状（喷嚏、咽痛、充血等）及刺激性咳嗽。

（4）经口误服者口腔、咽喉、食管黏膜有腐蚀和溃烂。

2. 全身中毒征象　波及多器官系统，除大量经口误服较快出现肺水肿和出血外，大多呈渐进式发展，1～3 天内肺、肾、肝、心脏及肾上腺等会发生坏死，病程中可伴发热。

（1）消化系统：早期出现恶心、呕吐、腹痛、腹泻及血便，数天（3～7 天）后出现黄疸、肝功能异常等肝损害表现，甚至出现肝坏死，国内大连曾报道 1 例经口中毒者死于急性肝坏死。

（2）泌尿系统：可见尿频、尿急、尿痛等膀胱刺激症状，尿检异常和尿量改变，甚至发生急性肾衰竭，多发生于中毒后 2～3 天。

（3）肺损害：较为突出，病理组织学改变与氯中毒类似，临床所见大体有以下三类征象，但也有个别病例未出现肺损害而被治愈。①大量经口误服可于 24 小时内迅速出现肺水肿和肺出血，严重者可由此致死，如北京曾报道 1 例于误服后 8 小时死于肺水肿和循环衰竭。1～2 天内未致死者其后可出现急性呼吸窘迫综合征（ARDS），再往后则出现迟发性肺纤维化，此二者均呈进行性呼吸困难，且大多由呼吸衰竭而致死。北京报道的另 1 例经口误服致死者，即于中毒后的第 16 天死于肺部"炎症"（可能合并有进行性肺纤维化）。②非大量吸收者通常于 1～2 周内出现肺部症状，肺损害可导致肺不张、肺浸润、胸膜渗出和肺功能明显受损，此后亦发生肺纤维化。③无明显肺浸润、肺不张和胸膜渗出等改变，为缓慢发展的肺间质浸润或肺纤维化，肺功能损害随病变的进展而加重，最终也可发展为呼吸衰竭而死亡。

（4）循环系统：重症可有中毒性心肌损害、血压下降、心电图 ST 段和 T 波改变，或伴有心律失常，甚至心包出血等。

（5）神经系统：包括精神异常、嗜睡、手震颤、面瘫、脑积水和出血等，可见于严重中毒者。

（6）血液系统：有发生贫血和血小板减少的报道，个别病例尚有高铁血红蛋白血症，甚至有发生急性血管内溶血者。

三、急救和治疗

1. 急救

（1）皮肤染毒应脱除污染衣物后用肥皂水彻底清洗后再用清水洗净。眼部污染用 2%～4% 碳酸氢钠溶液冲洗 15 分钟后再用生理盐水洗净。

（2）经口误服在现场应立即服肥皂水，既可引吐，又可促进百草枯失活。白陶土（30%）或皂土可吸收百草枯，但必须在 1 小时内服用疗效才较好，若无白陶土或皂土亦可用普通黏土用纱布过滤后，服用泥浆水，或用活性炭吸附（每 100 g 白陶土或皂土可吸附百草枯约 6 g）。洗胃动作宜轻柔，洗胃液选用 2%～5% 碳酸氢钠溶液内加适量肥皂液或洗衣粉，以促进毒物失活，以手工吸注式较好，每次交换液量 200～300 ml，不宜用灌流式无压力指示报警的自动洗胃机，这是因为百草枯有较大的腐蚀作用的缘故。洗胃后可再给 30 g 活性炭悬液，并用盐类泻剂导泻。

（3）百草枯吸收入血后，以血液灌流清除较血液透析更好，由于在中毒后血中毒物浓度高峰在 70～120 分钟，故越早使用越好。日本学者提倡用积极性血液灌流，即在中毒后 24 小时内，接受不少于 10 小时的血液灌流治疗，认为在中毒 15 小时内开始，连续 10 小时作血液灌流治疗，可有效地提高患者的存活率。

2. 药物治疗　目前尚无特效解毒药剂，百草枯特异性抗体目前仍处于实验研究阶段，已用于临床的药物治疗有：

（1）竞争性药剂：普萘洛尔可与结合于肺的毒物竞争，使其释放出来，然后被清除，丙咪嗪也有类似的作用，但临床使用效果尚难做出积极评价。

（2）去铁敏和 N-乙酰半胱氨酸疗法：意在抑制百草枯于肺内形成氧自由基，在动物实验中曾取得一定疗效［去铁敏用量 100 mg/（kg·d）］。去铁敏能有效地减少过氧化阴离子的生成，对肺组织有保护作用，N-乙酰半胱氨酸可使细胞内还原物质谷胱甘肽增多，对抗百草枯的氧化毒性作用。1995 年首次有临床救治一例大量经口误服百草枯中毒成功的报道，值得进一步观察。去铁敏用量每天＜5 g，成人首次 1 g，以后每 4 小时用 0.5 g，均稀释后缓慢静脉注射；N-乙酰半胱氨酸每次用 0.25 g，新鲜配制成 10% 溶液加入超声雾化液中吸入，每天 3～4 次。

（3）中药：如当归、川芎提取物、贯叶连翘提取物、银杏叶提取物、姜黄提取物等，临床上常用血必净。

3. 其他治疗

（1）早期于肺损害发生前使用皮质激素，并适当使用抗生素防治继发感染。

（2）补液利尿，促进毒物排泄。

（3）对症和支持治疗，特别应注意处理好 ARDS、肝坏死和急性肾衰竭等威胁生命的症状。

（4）氧疗：一般应限制氧的浓度，决不可用高浓度氧，否则弊大于利。只有在血中氧分压低于 40 mmHg 时，才可用浓度＞21% 的氧吸入。

（5）迟发肺纤维化病例，国外曾用肺移植治疗。

第四节　灭鼠药中毒

一、毒鼠强

（一）理化性质

毒鼠强，化学名：四亚甲基二砜四氨；为无味、无臭、轻质粉末，熔点 250 ℃～254 ℃，沸点高于 270 ℃。在水中溶解度约 0.25 mg/ml；微溶于丙酮；不溶于甲醇和乙醇。在稀的酸和碱中稳定（浓度至 0.1 mmol/L）。加热分解，在 255 ℃～260 ℃分解，释放出氮、硫的氧化物烟。亦在持续沸水溶液中分解。

（二）中毒途径及毒性

可经消化道及呼吸道吸收，不易经完整的皮肤吸收。

毒鼠强是一种 γ-氨基丁酸（γ-aminobutyric acid，GABA）的拮抗药，与神经元 GABA 受体形成不可逆转的结合，使氯通道和神经元丧失功能，且尚无有效抗毒剂。

哺乳动物口服的半数致死剂量（LD_{50}）为 0.10 mg/kg。大鼠经口 LD_{50} 为 0.1～0.3 mg/kg。小鼠经口 LD_{50} 为 0.2 mg/kg；经皮下的 LD_{50} 为 0.1 mg/kg。

（三）临床中毒表现

临床表现为强直性-阵发性抽搐，伴神志丧失，口吐白沫，全身发绀，类似癫痫发作持续状态，并可伴有精神症状，严重中毒者抽搐频繁几无间歇，甚至角弓反张。中毒者可因剧烈的强直性惊厥导致呼吸衰竭而死。

轻度中毒表现头痛、头晕、乏力、恶心、呕吐、口唇麻木、酒醉感。

重度中毒表现突然晕倒，癫痫样大发作，发作时全身抽搐、口吐白沫、小便失禁、意识丧失。

（四）中毒急救措施

目前尚缺乏明确的特效解毒剂，也无确切证据证实二巯丙磺钠对毒鼠强有解毒作用，主要采取对症支持治疗。对不能排除有机氟类杀鼠剂中毒者，在明确诊断前可使用乙酰胺。

1. 清除体内毒物

（1）催吐：对于意识清晰、经口中毒<24 小时的患者应立即催吐。

（2）洗胃：对经口中毒<24 小时的患者要进行洗胃。洗胃时使用清水即可，每次洗胃液量为 300～500 ml，直至洗出液澄清；中、重度中毒的患者洗胃后要保留洗胃管，以备反复洗胃和灌入活性炭。

（3）活性炭：轻度中毒患者洗胃后立即给予活性炭 1 次，中、重度中毒患者在洗胃后最初 24 小时内，每 6～8 小时使用活性炭 1 次，24 小时后仍可使用，剂量：成人每次 50 g，儿童每次 1 g/kg，配成 8%～10%混悬液经洗胃管灌入。

（4）血液灌流：中、重度中毒患者应早期进行血液灌流，可多次进行，直至癫痫症状得到控制。

2. 镇静止痉

（1）苯巴比妥：为基础用药，可与其他镇静止痉药物合用。轻度中毒每次 0.1 g，每 8 小时肌内注射 1 次；中、重度中毒每次 0.1～0.2 g，每 6～8 小时肌内注射 1 次。儿童每次 2 mg/kg。抽搐停止后减量使用 3～7 天。

（2）地西泮：癫痫大发作和癫痫持续状态的首选药物。成人每次 10～20 mg，儿童每次 0.3～0.5 mg/kg，缓慢静脉注射，成人的注射速度不超过 5 mg/min，儿童的注射速度不超过 2 mg/min。必要时可重复静脉注射，间隔时间在 15 分钟以上。不宜加入液体中静脉滴注。

（3）其他：癫痫持续状态超过 30 分钟，连续两次使用地西泮仍不能有效控制抽搐，应及时使用静脉麻醉药（如硫喷妥钠）或骨骼肌肉松弛药（如维库溴铵）。

3. 对症支持治疗　密切监护心、脑、肝、肾等重要脏器功能，及时给予相应的治疗措施。

二、氟乙酰胺

（一）理化性质

氟乙酰胺纯品为无臭、无味的白色结晶，挥发性小，易溶于水及有机溶剂，不溶于脂类溶剂。

（二）中毒途径及毒性

它可经消化道、皮肤、呼吸道吸收。在体内代谢排泄缓慢，易致蓄积中毒。急性中毒多因误服或误食由本品毒死的畜肉所致，属高毒类农药，人口服 LD_{50} 为 2～10 mg/kg。

（三）临床中毒表现

氟乙酰胺中毒后很快出现腹痛、呕吐、头晕等非特异性症状，除此外，最突出的是神经系统表现，多以癫痫样的抽搐为主，也有伴精神和行为异常者。

（四）中毒急救措施

1. 皮肤污染者，用清水彻底清洗，更换受污染衣服。

2. 口服中毒者立即催吐，继之用 1：5000 高锰酸钾溶液或清水彻底洗胃，再用硫酸镁或硫酸钠 20～30 g 导泻。洗胃后给予牛乳或生鸡蛋清或氢氧化铝凝胶。

3. 给予特效解毒剂乙酰胺，成人每次给 0.5～5.0 g，每天 2～4 次肌内注射，首次量为全日量的一半。重症患者一次可给 5～10 g，一般给药 5～7 天。

4. 在没有乙酰胺的情况下，可用无水乙醇 5 ml 溶于 100 ml 葡萄糖液中、静脉滴注，每天 2～4 次。

5. 对症与支持疗法重点是控制抽搐发作，可选用地西泮或苯巴比妥钠等止痉药物。昏迷患者应注意防治脑水肿。心肌损害者用 1，6 -二磷酸果糖静脉滴注，或用能量合剂。

〔李　蓉〕

第十九章 食物中毒

食物中毒是由于吃了被细菌、细菌毒素、毒物等污染或含有毒性物质的食物后，引起机体损害而发生中毒症状。

一、食物中毒分类

引起食物中毒的原因很多，归纳分为以下四类。

1. 细菌性食物中毒 由于人吃的食物被某些细菌及其毒素污染所致，其病原菌有沙门菌、副溶血性弧菌、腹泻性大肠埃希菌、葡萄球菌、肉毒杆菌、变形杆菌、产气荚膜梭状芽胞杆菌、空肠弯曲菌、结肠耶尔森菌、枯草杆菌、链球菌、椰毒假单胞菌等。这些细菌在肠内大量繁殖，产生肠毒素或细菌裂解而产生内毒素，亦有由细菌侵袭肠壁黏膜等作用而致胃肠性食物中毒。此外，尚有神经性食物中毒，系肉毒杆菌产生的外毒素所致。

2. 真菌性食物中毒 病原菌为有毒的真菌，如赤霉菌中毒、青霉菌中毒等。

3. 植物性食物中毒 植物本身含有毒性物质，如木薯等。

4. 动物性食物中毒 动物体内某些组织含有毒性物质，如河豚及蟾蜍等。

二、食物中毒特点

1. 流行病学的特点 中毒与食物有关，在集体单位或家庭中，可因进食同一种有毒食物而产生暴发性中毒，来势凶猛，发病率高，危害性大。若个别人员误食某种有毒食品而引起中毒，则为散发性发病。食物中毒在采取适当措施后，发病很快停止。

2. 潜伏期短 大多在摄入有毒食物 $0.5 \sim 24$ 小时发病，一般不超过 3 天，亦有长达 2 周者，真菌性食物中毒，部分是慢性发病。

3. 临床症状 一般以急性胃肠炎症状为主，兼有神经系统症状；少数则以神经系统症状为主，伴有胃肠炎或其他有关症状。

三、食物中毒治疗原则

食物中毒的治疗原则是尽快清除毒物，应用特殊解毒药，补充液体损失，控制并发感染和对症处理。根据具体情况适当安排。

1. 催吐、洗胃和导泻 应用此法可以尽快排出毒物。但患者已有剧烈呕吐和腹泻，则不必再行催吐、洗胃和导泻，以免造成基本体液损失，加重病情，增加患者痛苦。

2. 补充液体 食物中毒常由于剧烈呕吐和腹泻而造成失水，甚至引起酸中毒和休克，故应使患者多饮茶水、盐水、葡萄糖电解质口服液。严重者，可静脉滴注葡萄糖氯化钠注射液或复方氯化钠注射液，或生理平衡盐液以补充体液损失，用量视病情而定；出现代谢性酸中毒时，酌情用碱性溶液。必要时适当补钾。补充液体应以缺多少补多少、缺什么补什么为原则。

3. 特殊解毒药的应用 有些食物中毒后，要用该毒物的特殊解毒药，以消除其毒性作用。如肉毒杆菌中毒可用该菌的多价抗毒血清治疗。

4. 控制感染　细胞性食物中毒大多数可根据病情酌用抗感染药控制病原菌；若病原菌未能及时查明，可先选用氯霉素、黄连素、磺胺类药物等；细菌查明后，另行选用细菌敏感的药物。对于非细菌性食物中毒，由于中毒患者抵抗力降低，可以继发感染，故亦应根据病情酌用抗感染药，预防感染。

第二节　细菌性食物中毒

一、葡萄球菌食物中毒

葡萄球菌食物中毒系指毒素型食物中毒，是由于摄入金黄色葡萄球菌产生的葡萄球肠毒素而引起的。

（一）毒理

细菌性食物中毒是因为产生肠毒素的葡萄球菌污染了食品（其含菌量一般在 106～109 cfu/g），在较高的温度下大量繁殖，适宜的 pH 和适合的食品条件下产生了肠毒素，吃了这样的食品就可能发生中毒。如食品被葡萄球菌污染后，在 25 ℃～30 ℃温度下放置 510 小时，就能产生足以引起中毒的肠毒素。

肠毒素的形成与温度、食品的污染程度、食品的性质及化学成分等有密切关系。在适宜本菌繁殖的温度下，同时也伴有肠毒素的形成，温度越高产生肠毒素的时间越短。如在 37 ℃时，12 小时就有肠毒素产生，在 18 ℃时则需 3 天才能产生肠毒素；在 4 ℃～7 ℃时，即使 4 周，亦无肠毒素形成。本菌污染越严重，繁殖越多，越易形成肠毒素。在适宜的温度下，虽然本菌在许多食品中容易繁殖，但只在某些食品中产生肠毒素。如含淀粉和水多的食品（剩饭、凉糕）、奶及奶制品（含奶点心、冰淇淋）、肉类（熟肉及下水）、蛋类、鱼类（炸鱼和鱼）、含油脂较多的罐头类食品等。因为淀粉、蛋白质等能促进本菌的繁殖和肠毒素的形成。

（二）中毒症状

其中毒表现主要有：多在下一次进餐之前发病，潜伏期 1～10 小时，多在 4 小时内其胃肠道症状表现明显，如反复恶心、呕吐，上腹部不适或疼痛，大量分泌唾液、腹泻等。体温正常或有微热，一般不超过 38 ℃。呕吐较沙门菌食物中毒剧烈，可呈喷射状，初为食物残渣，以后吐出胆汁或呕吐物带血液。腹泻较沙门菌食物中毒轻缓，3～4 次/d，为水样便或黏液便，少数有血便。此外尚有全身无力、头晕等症状。因多次呕吐和腹泻可致虚脱，严重脱水，意识不清，个别患者血压下降或循环衰竭。

年龄越小对本菌肠毒素越敏感，因此，儿童发生本菌食物中毒的较多，中毒症状也较成年人为严重。病程较短，一般多于 1～2 天痊愈，很少死亡，但偶可因循环衰竭而死亡。

（三）治疗要点

1. 轻者无须治疗。

2. 重者或有明显菌血症者，除对症治疗外，应根据药物敏感试验结果，给予有效的抗生素治疗，不可滥用广谱抗生素。

二、肠球菌食物中毒

肠球菌类属链球菌属。肠球菌和大肠菌群一样，主要来源于人和动物的肠道，是肠道中的常居菌群。

（一）毒理

中毒发生的原因，是动物性食品加热不彻底或熟后被该菌污染，在较高的温度下保存较长时间或被污染的食品，冷藏于冰箱内的食品食前未进行加热，食后引起中毒。

（二）中毒症状

潜伏期 2～20 小时，一般 5～10 小时。主要为上腹不适、恶心、呕吐、腹痛、腹泻等急性胃肠炎表现。腹痛多呈痉挛性疼痛。少数患者可有头痛、头晕、全身无力、低热、呕吐、腹泻，严重者可有脱水现象。病程短的1～2天即可痊愈，未见死亡病例。

（三）治疗要点

1. 一般无须治疗。

2. 脱水严重者，可适量补液。

3. 必要时给予抗生素。

三、沙门菌

沙门菌在外界的生活力较强，在普通水中虽不易繁殖但可存活2～3周，在冰和人的粪便中可存活1～2个月，在土壤中可过冬，在咸肉、鸭蛋及蛋粉中也可存活很久。水经氯处理5分钟可将其杀灭，在100℃水中立即死亡，在60℃水中5分钟死亡。乳及乳制品中的沙门菌，煮沸后立即死亡。

（一）毒理

中毒发生的原因：首先是食品被沙门菌污染。其次是本菌在适宜的条件下，在被污染的食品中大量繁殖。最后是加热处理不彻底或者已制成熟食品，虽然加热彻底，但又被重新污染。在适宜的温度下贮存时间较久，细菌又大量繁殖，食前又未加热处理或加热处理不彻底，中毒潜伏期6～72小时，一般12～36小时，潜伏期短者，病情较重。

（二）中毒症状

病初为头痛、恶心、食欲缺乏，以后出现呕吐、腹泻、腹痛，腹泻次数不等。主要为水样便，少数常常有黏液或血。

体温38℃～40℃或更高，发病2～4天后体温开始下降。多数在2～3天后胃肠炎症状消失，较重者可出现烦躁不安、昏迷、谵语、抽搐等中枢神经系统症状，也可出现尿少、尿闭、呼吸困难。还可出现面色苍白、口唇青紫、四肢发冷、血压下降等周围循环衰竭症状，甚至休克，最后可因循环衰竭而死亡。沙门菌食物中毒临床症状表现多种多样，可分为5种类型：

1. 胃肠炎型 突然发病，发热，体温可达38℃以上，伴有恶寒、恶心、呕吐、腹泻、腹痛。吐、泻严重者有脱水现象，如舌唇、咽喉干燥、口渴，严重者可出现感染性休克。此型主要由鼠伤寒沙门菌、肠炎沙门菌等引起，是临床上较为常见的一种类型。

2. 类伤寒型 病情缓和，有高热，体温可达40℃以上，头痛全身无力、四肢痛、腓肠肌痛或痉挛、腰痛及神经系统功能紊乱。有时在唇周围、舌面上出现许多疱疹，胃肠道症状不明显。此型大多数由甲、乙、丙型副伤寒沙门菌所引起。

3. 类霍乱型 有剧烈的呕吐、腹泻、腹痛。大便呈米汤样，体温升高、寒冷、全身无力，患者可出现明显脱水以致循环衰竭。严重者有昏迷、抽搐、谵语等中枢神经系统症状。

4. 类感冒型 体温升高，恶寒，全身不适，四肢及腰部疼痛、鼻塞、咽喉炎等上呼吸道症状。须注意与流行性感冒鉴别。

5. 败血症型 起病突然，有高热、恶寒、出冷汗和轻重不一的胃肠炎症状。一些患者可有骨髓炎、肺炎、脊髓炎等合并症。此型主要由猪霍乱沙门菌引起，临床上少见。

以上5种类型中，胃肠炎型多见，类伤寒型、类感冒型偶可见到，但多数患者以不典型的形式出现。沙门菌食物中毒发病率较高，占食物中毒者的80%～90%。病程长短取决于病情的轻重，一般为3～7天。除老年、儿童、体弱及患有其他慢性病患者外，死亡不多见。病死率通常为0.3%～0.5%。

（三）治疗要点

1. 急救 中毒后立即用1:5000高锰酸钾溶液洗胃，机械性刺激或用催吐剂催吐。中毒时间较长，可给硫酸镁15～30g，一次性口服进行导泻。吐泻严重的患者，不用洗胃、催吐或导泻。

2. 抗生素治疗 一般病例不需用抗生素。严重患者可用氯霉素静脉滴注或口服，亦可用头孢唑林、头孢噻吩。

3. 补充体液并纠正水、电解质紊乱　鼓励患者多饮糖盐水、淡盐水等，这在中毒现场是十分必要的。

4. 对症治疗　腹痛、呕吐严重者，可用阿托品 0.5 mg，肌内注射；烦躁不安者可给地西泮肌内注射或口服。如有休克进行抗休克治疗。

第三节　真菌性食物中毒

真菌种类甚多，常寄生于粮食、植物性食品、饲料和肉类中。其营养来源主要是糖和少量的氮、矿物盐。在粮食、饲料等含水量和温度适宜的条件下，能迅速繁殖、生长，并产生真菌毒素。人一旦进食含大量有毒真菌寄生的食品，即可发生急、慢性中毒。有些真菌毒素可以使动物致癌。人类有些原发性肝癌，可能与黄曲霉毒素等有关。真菌性食物中毒近年来发生较多，已知真菌毒素有 100 余种，危害较大。

毒理：其毒理主要是真菌，大多使植物特别是粮食作物如麦类、玉米、稻米、花生、大豆、黑斑白薯、植物的秧秸等发生病害，当人们摄食被真菌污染、未经妥善处理的谷物，即会引起中毒。此外，脱脂奶粉、冰冻肉类亦可有真菌发生。

某些发酵、霉变植物食品可因受有毒真菌污染而引起中毒。真菌寄生于食物中，在进入机体之前，所产生的真菌毒素一般不被高温破坏，故摄入已经烧煮过的含有真菌毒素的食品，仍能引起中毒。

救治要点：

1. 尽快清除毒物、催吐、洗胃、导泻。

2. 呕吐、腹泻剧烈者可进行输液，酌用止吐、止泻药物。

3. 有惊厥、呼吸衰竭、休克等症状时，积极抢救。

4. 凡有白细胞、血小板严重减少时，可应用维生素 B_1、维生素 B、利血生、肌苷、核苷酸、鲨肝醇、肾上腺皮质激素等，并少量多次输血，必要时应用抗生素预防感染。

一、病山芋

山芋又名甘薯、红薯、白薯、地瓜等。产量甚高，含有丰富的淀粉等，是我国人民喜爱的食品之一。

（一）毒理

山芋储存不当，可因黑斑病作用而引起薯块霉烂、变苦、发硬，表面凹陷，上有褐色或黑色斑块。因黑斑菌及其所产生的毒素能耐高热，一般水煮、蒸、烤都不能破坏其毒性。故进食生、熟的病山芋或霉山芋干，均可发生病山芋中毒。

（二）中毒症状

轻者仅有恶心、呕吐、腹泻和腹痛。重症中毒则有体温升高、气喘、呼吸困难、肌肉震颤和痉挛，瞳孔散大等，甚至引起死亡。

（三）治疗要点

早期催吐、洗胃、导泻，稍后可做高位洗肠、静脉输液、对症处理等。

二、霉变甘蔗中毒

（一）毒理

甘蔗在收割以后，多长期贮存，越冬出售，由于在贮藏、运输、出售等过程中，未重视有利于真菌生长的环境因素，尤其是未完全成熟的甘蔗，含糖量低，更有利于真菌生长、繁殖。目前认为，导致霉变甘蔗中毒的病原是节菱孢真菌，其所产生的毒素为 3-硝基丙酸，此种毒素为一种神经毒素，进入人体后迅速吸收，短时间内引起广泛性中枢神经系统损害，干扰细胞内酶的代谢，增强毛细血管的通透性，从而引起脑水肿、继发脑疝等。严重者导致缺血坏死，出现各种有关的局灶症状。

（二）中毒症状

1. 潜伏期　进食霉变甘蔗后致中毒发病，潜伏期最短 10 分钟，也有长至 48 小时，其中以食后 15 分钟到 8 小时发病最多，一般是潜伏期越短，病情越重，病死率越高。

2. 轻度中毒　食后 2～3 小时发病，主要为胃肠功能紊乱，出现恶心，呕吐、腹痛等，偶有腹泻，同时可有头痛、头晕、视物不清等轻度神经系统症状，一般可以较快恢复。

3. 中度中毒　胃肠道症状加重。出现中枢神经系统病变的症状，如阵发性、强直性抽搐，意识不清，运动性失语，眼球偏向凝视或双眼上吊，眼球震颤、幻视、瞳孔增大或缩小，腱反射亢进等脑脊液常规及生化检查无异常，可能有压力增加，眼底正常或有视网膜水肿，眼底静脉充盈。此型中毒患者可于 1～2 周内恢复，或留有语言、意识及运动障碍等后遗症。

4. 重度中毒　除中度中毒的症状和体征加重外，患者主要表现为深度昏迷和癫痫持续症状。体温早期正常，以后可升高。病程中常发生血尿、柏油样大便及肺水肿等。常因呼吸衰竭而致死。生存者多留有严重的神经系统后遗症。

（三）治疗要点

1. 对于短时间内误食霉变甘蔗患者，立刻探咽导吐，随即进行洗胃，每次用 1∶5000 高锰酸钾溶液 300～500 ml 洗胃，亦可用活性炭 50 g，置于 400 ml 温开水中摇匀，口服或灌胃，洗胃后反复实施，直至胃内毒物排出，再灌入活性炭 15～30 g，混悬液于胃中，并以硫酸钠或甘露醇导泻，必要时进行给肠灌洗。

2. 有惊厥抽搐时，给予镇静药如苯巴比妥或地西泮，小儿可用水合氯醛灌肠。

3. 静脉滴注脱水药，如 20％甘露醇或 25％山梨醇注射液、呋塞米和 50％葡萄糖注射液与脱水药交替使用，有助于控制脑水肿的发展。

4. 根据病情补充适当液体以防止脱水、酸中毒及电解质失衡。

5. 高压氧疗法是在 200～300 kPa（2～3 个大气压）的条件下，供给患者纯氧。以提高血氧含量，用之于治疗霉变甘蔗中毒患者的重症脑水肿效果良好。

6. 适当应用脑细胞活化药如胞磷胆碱、细胞色素 C 及脑活素、γ 氨基酸、吡硫醇等，以保护脑组织，协助防止后遗症。

7. 必要时酌用抗生素，预防继发感染。

8. 酌用糖皮质激素及其他对症和支持疗法。

三、毒蕈

蕈属高等真菌，种类繁多，其中无毒蕈类可供食用，鲜美可口，营养丰富，有些有药用价值。有毒蕈（毒蘑菇）中，部分可经高热等烹调方法解毒，亦有不能用一般方法破坏其毒性的极毒蕈类。

（一）毒理

某些有毒蕈类的外观与无毒蕈类外观相似，易被误食中毒；亦有采食毒性较小的蕈类，因烹调不当而致中毒。毒蕈中所含的主要有毒成分，现知有以下几种：

1. 毒蕈碱　毒蕈碱是类似乙酰胆碱的生物碱，易溶于水，它有拮抗阿托品的作用，毒性极强，能够兴奋胆碱能节后纤维，主要是兴奋副交感神经，引起心跳变慢、变弱，使胃肠平滑肌痉挛，蠕动加强，瞳孔缩小等。同时对交感神经亦有作用，如促进汗腺分泌等。

2. 毒蕈溶血素　如鹿花蕈所含的马鞍蕈酸，可引起溶血。不耐热，加热至 70 ℃时或在胃蛋白酶液、弱碱等作用下，都可部分丧失溶血性能。

3. 引起神经症状的毒素　如发红毛绣伞、红网牛肝蕈、光盖伞属中某些蕈类含有毒蝇碱、蟾蜍素、光盖伞素等毒素，能引起幻觉及精神异常等。

4. 毒肽和毒伞肽　主要是毒伞、白毒伞等毒蕈所含的毒性物质，此种毒素可侵害肝、肾、心、脑、神经系统，而对肝毒性最大。

（二）中毒症状

1. 轻、中度中毒　有恶心、呕吐，有较重的腹泻和腹痛，如部分白蘑属、乳菇属、牛肝蕈属等毒蕈中毒，经适当对症治疗，可以较快恢复。

2. 重度中毒　可有持续较严重的呕吐、剧烈腹痛及频繁地排出水样便，有时带血，常见于毒粉褶蕈、白毒伞、绿帽等中毒。由于水及电解质的大量丧失而引起血液浓缩、血压降低、腓肠肌痉挛，甚至因休克、昏迷或急性肾衰竭等导致严重后果。

3. 毒蕈碱样症状　含有毒蕈碱的毒蕈中毒时，可产生流涎、流泪、多汗、血管扩张、血压下降、心搏变慢、呼吸急促、肠蠕动加强、瞳孔缩小、支气管痉挛、急性肺水肿等。最后可因呼吸道阻塞或呼吸抑制而死亡。

4. 阿托品样症状　有些毒蕈含有类似阿托品样作用的毒素，故其中毒可以产生心动过速、瞳孔散大、兴奋、狂躁、谵语、惊厥、昏迷等。

5. 神经、精神症状　可有幻听、幻觉、谵妄、狂躁、抽搐、精神错乱、昏迷等。如角鳞灰伞蕈及臭黄菇中毒，可致头晕、精神错乱、神志不清、昏睡等；而毒蝇伞、红网牛肝蕈中毒则可有矮小幻视、谵妄，部分患者类似精神分裂症，大多能自行恢复。

6. 周围神经炎　有些毒蕈中毒的患者，其四肢远端发生对称性的感觉和运动障碍、麻木或强直、膝反射消失等。

7. 血液系统症状　可引起溶血现象如贫血、黄疸、血红蛋白尿及肝、脾大等；可引起继发性血小板减少而有出血现象，如皮肤紫、呕血或便血等。

8. 肝损害的症状　极毒蕈如绿帽等，除对肝有严重损害外，对肾、心、脑、神经系统均有毒害作用，病情凶险而复杂，病死率高。

（三）治疗要点

1. 催吐　刺激咽、喉部或用催吐药物引起呕吐；催吐后，立即用 1：5000 高锰酸钾溶液或用活性炭混悬液反复洗胃。洗胃后再灌入活性炭。

2. 导泻　用硫酸钠或硫酸镁 30～50 g 导泻。如患者已有严重的呕吐或腹泻，则不必催吐和导泻。

3. 补液　静脉滴注 10％葡萄糖注射液，促进毒物排泄，如患者有脱水或酸中毒时，可用生理盐水注射液并适当补钾。

4. 毒蕈碱样症状　应立即肌内注射或静脉注射阿托品 0.5～1 mg，一般为 0.5～6 小时 1 次，必要时可 15～30 分钟 1 次，直至瞳孔散大、颜面潮红、皮肤干燥、心率增加为止。

5. 抗毒蕈血清的应用　对于绿帽蕈、白毒伞等毒性很强的蕈中毒，可酌用抗蕈毒血清肌内注射（注射前先做皮内过敏试验）。

6. 应用巯基解毒药物　对于具有肝损害的毒蕈如白毒伞等，阿托品常不能奏效，可用巯基解毒药治疗，如二巯丁二钠及二巯丙磺钠可与某些蕈毒结合，而可打断毒素分子中的硫醚键，使其活力减弱，保护了体内含巯基酶的活力，亦可恢复部分已与毒素结合的酶的活力。

7. 肾上腺皮质激素的应用　如氢化可的松、地塞米松等可应用于严重毒蕈中毒，特别是鹿花蕈中毒引起的溶血性反应，其他蕈中毒引起的中毒性心肌炎、中毒性脑炎、肝损害和出血性倾向等。

8. 对症治疗

第四节　植物性食物中毒

一、木薯

（一）毒理

新种木薯地所产的块根，在当年收割时，每 100 g 木薯平均含氰量为 59.4 mg，过冬后收取，每

100 g 木薯平均含氰量为 17.4 mg，熟薯的含量更少，每 100 g 含 8.7 mg。故未经加工或加工不好的木薯皆可发生中毒。其毒理如下：

1. 木薯中含有一种亚配糖体，遇水时，经过其本身所含的亚配糖体酶作用，可以析出游离态的氢氰酸而致中毒。氢氰酸被吸入或内服达体重每千克 1 mg 时，即可迅速死亡。

2. 木薯水解后，产生糖和氢氰酸等物质，氯离子进入人体后，迅速与细胞色素氧化酶的三价铁结合，并阻碍其被细胞色素还原为带二价铁的还原型细胞色素氧化酶，从而阻碍了细胞色素的氧化作用，抑制细胞呼吸，导致细胞窒息、组织缺氧。中枢神经系统对缺氧最为敏感，故脑组织首先受到损害。

3. 氢氰酸本身还可损害延脑呼吸中枢及血管运动中枢。由于组织缺氧及中枢神经系统的损害，中毒开始时，延脑的呕吐中枢和呼吸中枢、迷走神经、扩瞳肌及血管运动神经等均见兴奋，其后转为抑制、麻痹。

（二）中毒症状

1. 潜伏期一般为 2～9 小时，或更长时间。

2. 轻者有恶心、呕吐、不适、疲乏、头晕头痛、嗜睡或烦躁等。

3. 较重者，呕吐频繁并有呼吸和心跳急速、发绀、四肢抽搐或强直，颈部偶有抵抗，膝反射或见亢进。

4. 严重患者有神志昏迷，呼吸困难，瞳孔扩大，对光反射迟钝以至完全消失，阵发痉挛或四肢强直，心律失常，呼吸衰竭。部分患者伴有高热、肝大。

（三）治疗要点

1. 催吐、洗胃、洗肠　用 1∶5000 高锰酸钾溶液或用 3% 过氧化氢溶液（每 10 ml 加入 100 ml 水内），进行洗胃和洗肠，然后口服硫代硫酸钠 2 g，使与胃肠道内氢氰酸结合为无毒的硫氰化合物，亦可开始即用 5%～10% 硫代硫酸钠溶液洗胃，并留置 100 ml 左右于胃中。

2. 注射解毒药物

（1）轻症：用硫代硫酸钠 0.5～2 g，溶于生理盐水内使成 25%～50% 溶液，肌内注射或静脉滴注。

（2）重症：用亚硝酸盐及硫代硫酸钠联合治疗，即将亚硝酸戊酯 1～2 安瓿包于纱布内压碎，放在患者口鼻处，使其吸入 15～30 秒，每隔 1～2 分钟吸入 1 次，连续数次（成年人不超过 5～6 支）；在停止吸入亚硝酸戊酯后，成年人静脉缓注 3% 亚硝酸钠溶液 10～20 ml，注射完毕后，再缓慢注入 25%～50% 硫代硫酸钠注射液 25～50 ml，如症状仍未缓解或改善，于 1 小时后，用硫代硫酸钠 10 g，加入 5% 葡萄糖注射液 100 ml 静脉滴注。

二、桐子和桐油

桐树是大戟科落叶乔木，又名桐油树等。桐子是桐树的果实，为榨取桐油的原料，毒性最为剧烈，桐树叶和桐皮的毒性次之。

（一）毒理

桐子中毒多由于小儿取食桐子所致。桐油中毒多因误将桐油作为食用植物油吃下引起的。误食纯桐油可致急性中毒，持续吃下掺有桐油的食用油，可以发生亚急性中毒。桐油的主要成分桐酸为含双键的不饱和脂肪酸，有毒，对胃肠道有强烈的刺激作用。本品吸收后由肾排泄，故可累及肾，并对肝、神经等发生损害。

（二）中毒症状

1. 急性桐油中毒多为取食桐子或误食桐油，多在食后 2 小时内发病，最快者 40 分钟，少数于食后 4 小时出现中毒症状。由桐酸强烈刺激胃肠道引起恶心、呕吐、腹泻及继发脱水和酸中毒。

2. 桐油被吸收入血后，刺激肾，引起肾炎，尿中出现蛋白、管型及白细胞等。同时可损害肝，引起毒性肝炎，表现为食欲缺乏、肝区疼痛、肝功能不良等。

中毒者可有口渴、精神倦怠、烦躁、头痛、头晕，偶有瞳孔缩小，对光反射迟钝，呼吸困难等。

3. 重度中毒者，可呈现半昏迷状态，或有惊厥、心脏停搏，甚至死亡。

4. 亚急性桐油中毒胃肠道症状较轻，而全身症状比较明显如表现疲乏，自足向上水肿，肢体发软，手足出现紫红色网状斑纹，并有发热及心脏扩大、心力衰竭等。

（三）治疗要点

1. 急性中毒　如患者就诊尚早，先催吐，洗胃，继给蛋清、乳类、面糊等内服；大量饮糖水、淡盐水，口服补液盐或静脉输入 5％葡萄糖氯化钠注射液，以治疗脱水和促进毒物排泄，如有酸中毒，可加碱性液体。缺钾时，适当补钾。

2. 亚急性中毒　立即停用掺有桐油的食用油类。静脉滴注 10％葡萄糖注射液，促进毒物排泄，补充维生素 B 及维生素 C；水肿严重者，酌情选用利尿药；有心力衰竭时，缓慢静脉注射毛花苷 C 或毒毛花苷 K 等。

3. 其他对症治疗。

三、蓖麻子

蓖麻属大戟科植物，在医药及工业上用途颇广，经济价值很大，蓖麻子俗称大麻子，是蓖麻的成熟种子，外用可拔腐、提脓。榨油内服，可作泻药。

（一）毒理

中毒多因生食蓖麻子而致中毒。小儿食生蓖麻子 5～6 颗即可致死。其毒理如下：

1. 蓖麻子中除含有 30％～50％蓖麻油及其他无毒成分外，尚含有两种毒性物质：一种是蓖麻碱，是一种白色结晶的毒性生物碱，占蓖麻子的 2.8％～3％，毒性极强，成年人致死量为 2 mg。另一种是蓖麻高蛋白，7 mg 可致成年人死亡，现已从中分离出毒素与凝集素。

2. 蓖麻毒素是一种细胞原浆毒，除可使肝、肾等实质脏器细胞发生损害而致混浊肿胀、出血及坏死等外，并有凝集和溶解细胞及麻痹呼吸中枢、血管运动中枢的作用，致死的主要原因为循环及急性肾衰竭。如将蓖麻子煮沸 2 小时后，这两种毒素皆被破坏。

（二）中毒症状

1. 消化系统症状　先有咽喉及食管烧灼感，继而出现恶心呕吐、腹痛、腹泻，偶有血样大便。

2. 中枢神经系统症状　头痛、嗜睡、惊厥、昏迷等。也有引起多发性神经炎的报道。

3. 其他中毒　数天后可产生血液凝集、溶血现象及肝、肾功能损害症状，如黄疸、出血、血红蛋白尿、尿闭等。严重者多在中毒后 6～8 天，可因脱水、惊厥、休克及心力衰竭等而致死亡。

（三）治疗要点

1. 促进毒物排泄　催吐、洗胃、导泻。

2. 补液　静脉滴注 5％～10％葡萄糖注射液、生理盐水注射液，治疗脱水和促进毒物排泄。

3. 对症治疗　惊厥时，可用地西泮、苯巴比妥钠；心力衰竭时，可用毛花苷 C 及毒毛花苷 K 等；有出血现象时，可用肾上腺皮质素等。

四、白果

白果又名杏仁，为银杏科植物，落叶乔木银杏的种子，核内有黄白色肉仁，富有滋养质，味香甜，可以煮食或炒食。白果为中药的一种，用以治疗痰喘及妇女白带等症。

（一）毒理

不论成年人还是小儿均可因食白果过量（30～40 枚）而发生中毒，白果毒性以绿色的胚为最毒，其肉质外种皮含有毒成分为银杏酚、白果酚、白果酸、氢化白果酸、氢化白果亚酸等，种仁含有微量的氰苷。白果所含的有机毒素，能溶于水，毒性强烈，因其毒素遇热能减弱毒性，故生食者中毒症状更重。中毒患者主要表现为中枢神经系统损害及胃肠道症状，偶有末梢神经功能障碍。

（二）中毒症状

1. 轻症中毒　患者仅显精神呆滞，反应迟钝，食欲缺乏，口干、头晕、乏力等，1～2天恢复。

2. 严重中毒　则有头痛、呕吐、腹泻、发热（可高达41℃），极恐惧、怪叫、反复抽搐或惊厥等，轻微的声音及刺激即能引起抽搐。开始惊厥时，身体强直，以后渐成疲软。患者发绀，脉搏微弱，呼吸困难，神志不清，瞳孔散大，对光反射及角膜反应消失。常于2天后因心力衰竭、呼吸衰竭、肺水肿及支气管肺炎等而危及生命。

3. 神经功能障碍　少数患者可有末梢神经功能障碍，如触痛觉消失，两下肢弛缓性瘫痪，膝腱反射迟钝或消失。

（三）治疗要点

1. 催吐、洗胃，洗胃后可用硫酸镁15～30 g导泻。

2. 静脉滴注5％葡萄糖生理盐水，加速毒物排泄，因呕吐、腹泻所致的水盐紊乱，可大量静脉滴注5％葡萄糖生理盐水，可酌情补充钾盐。

3. 若惊厥发作不止，可选用地西泮、苯巴比妥钠、水合氯醛等。如有恐惧怪叫声等精神症状时，可选用氯丙嗪。

4. 可用白果壳（32～64 g）煎水服用，或用甘草（15～32 g）煎水服用治疗。

五、发芽马铃薯

马铃薯又称土豆、地瓜蛋或洋山芋、洋香薯等。含有丰富的淀粉，营养价值较高，在春天或保存不当容易发芽，称为发芽马铃薯。

（一）毒理

进食大量的发芽马铃薯或青紫、发绿及未成熟的马铃薯，均易发生中毒。其毒理如下：

1. 马铃薯的致毒成分为龙葵素，是一种弱碱性糖苷，含生物碱龙葵胺，可溶于水，遇醋酸极易分解，高热煮透亦可破坏其毒性。

2. 成熟马铃薯中，龙葵素仅占0.005％～0.01％，但未成熟、青紫、发绿及发芽马铃薯中，龙葵素含量高达0.5％。特别分布在芽、芽胚及芽孔周围的皮肉变绿、变紫的部分；皮中龙葵素含量较肉为高，进食大量此种未成熟或发芽马铃薯即可致急性中毒。

3. 龙葵素具有腐蚀性及溶血性，并对运动中枢及呼吸中枢有麻痹作用。

4. 从中毒死亡患者中的病理检查主要表现为脑充血、水肿。此外有口腔炎、胃肠炎性改变，以及肺、肝、心肌和肾皮质的水肿、胰头部部分坏死等。

（二）中毒症状

1. 消化系统症状　食后可有咽喉部及口腔烧灼感和痒感、恶心、呕吐、腹痛、腹泻；或有口腔干燥、喉部紧缩感。剧烈呕吐可致失水、电解质紊乱及血压下降等。

2. 神经系统症状　耳鸣、畏光、头痛、眩晕、发热、瞳孔散大、呼吸困难、颜面青紫、口唇及四肢末端呈黑色。严重者可有昏迷、抽搐，最后可因呼吸中枢麻痹而死亡。

（三）治疗要点

1. 催吐、洗胃、导泻，适当饮用食醋。

2. 轻者口服补液盐，多喝糖开水及浓盐水；重者静脉滴注葡萄糖盐水，以促进毒物排泄，并纠正脱水。

3. 在洗胃后当胃已无积食，但仍有剧烈呕吐、腹痛或腹泻时可肌内注射阿托品。

4. 如出现肠源性青紫病的症状，静脉滴注10％葡萄糖注射液，适当加入维生素C及亚甲蓝治疗。

5. 经洗胃、给氧、静脉补液，颜面及全身青紫仍无减轻，给予适当输血，可获显效。

六、野芹

野芹包括毒芹、水毒芹和狗毒芹。人食入直径1 cm的水毒芹即可中毒致死。

（一）毒理

水毒芹含有毒芹毒素，一种类似印防己毒素的中枢神经系统刺激物。毒芹和狗毒芹含有哌啶衍生物，其内有毒芹碱，后者可引起类似箭毒所致的肌肉（四肢）麻痹，也可发生烟碱样神经节阻滞。水毒芹中毒的病理学改变和印防己毒素类似，而毒芹的病理学所见为伴有腹部器官充血的胃肠道炎症改变。

（二）中毒症状

野芹中毒的主要临床表现是惊厥和呼吸衰竭。

1. 水毒芹中毒　腹痛、腹泻、恶心、呕吐、呕血、出汗、惊厥、发绀和呼吸衰竭或心搏骤停。

2. 毒芹和狗毒芹中毒　可引起恶心、呕吐、流涎、发热及渐进性肌无力，继而发生肌肉麻痹及呼吸衰竭。

（三）治疗要点

1. 应用活性炭混悬液催吐或洗胃、吸氧或人工呼吸治疗呼吸衰竭。

2. 如有惊厥，首选地西泮控制症状。

3. 对症治疗。

七、豆浆

（一）毒理

生的大豆内含有一种有毒的胰蛋白酶抑制药，可抑制体内蛋白酶的活性，并对胃肠道有刺激作用。此种毒性物质比较耐热，需高温加热方可破坏。故进食大量未煮开的豆浆、未炒熟的黄豆粉或生食大豆，均可引起中毒。

（二）中毒症状

潜伏期很短，可在食后数分钟到 1 小时出现中毒症状。主要为胃肠道症状，如恶心、呕吐、腹痛、腹胀、腹泻。一般在 3～5 小时即可自愈，也有持续 1 天左右。部分患者有头痛、头晕等。

（三）治疗要点

1. 重症中毒，应适当给予补液，如 10％葡萄糖注射液或 5％葡萄糖氯化钠注射液。

2. 对症处理。

八、荔枝

荔枝是无患子科常绿乔木荔枝树的果实，成熟荔枝香甜可口，核可入药。我国南方盛产荔枝，在荔枝成熟季节，有因食过多荔枝而出现一系列症状的患者，个别病情严重，甚至导致死亡。

（一）毒理

进食大量荔枝常可发生中毒症状，尤以小儿为多，发病机制尚不完全明确。据研究，荔枝种子含有 α-次甲基环丙基甘氨酸，有降低血糖的作用。如连日多食荔枝，影响食欲，使其他食物的进入量减少，致使热量摄入不足，当机体贮糖量减少，而脂肪及蛋白质未能及时补充，导致血糖下降，出现低血糖症状。近有认为荔枝含有某种毒素，连续大量进食荔枝，可导致肝脂肪变性，而引起上述病变。

（二）中毒症状

1. 患者体温正常或有轻度发热，偶有高热。发病时，有头晕、出汗、面色苍白、乏力及心悸；部分患者有口渴、饥饿感、腹痛、腹泻。重者可突然昏迷。

2. 神经系统症状较明显，大多有阵发性抽搐，有某些生理性反射迟钝或消失，瞳孔缩小或扩大，偶有巴氏征及克氏征阳性，但无颈项强直；可有面瘫或四肢瘫痪，多于 1～2 天消失。

3. 循环系统可有四肢厥冷、脉搏细速、发绀、心律失常（如早搏）、心音低钝、血压降低。

4. 血糖水平低下。

（三）治疗要点

1. 尽快静脉注射 25％～50％葡萄糖注射液 40～100 ml，随即静脉滴注 10％葡萄糖注射液及维生素 C。

尿量多时，适当补钾。

2. 应用大量 B 族维生素药物。

3. 对症治疗。

九、菠萝

菠萝为鲜美果品，食后偶有发生过敏反应及轻微病证。

（一）毒理

菠萝汁内含有一种菠萝蛋白酶，有特异性体质者，食后即可出现急性胃肠炎及类似过敏性休克症状。这与进食菠萝量的多少关系不大。

（二）中毒症状

1. 潜伏期　多于食后 10 分钟至 2 小时出现症状。

2. 消化道症状　腹部有阵发性绞痛、呕吐及腹泻，大便为黄色水样及糊状。

3. 皮肤黏膜改变　全身发痒、面部水肿、四肢及口、舌发麻多汗、眼结膜充血。

4. 过敏性休克　有头痛、头晕、心动过速、脉搏细弱、四肢发冷、面色苍白、口唇及指（趾）甲发绀、血压下降、意识不清等。

5. 中毒反应性脑炎　在进食鲜菠萝后 1 小时左右，除出现腹痛、腹泻等消化道症状外，还有高热、昏迷、阵发性抽搐及巴氏征阳性，但血常规及脑脊液常规检查正常。以后可有四肢强直性瘫痪或不自主运动。对症治疗，数月后可以恢复。

6. 其他　体温暂时性升高，呼吸困难等。除严重患者（过敏性休克及毒反应性脑炎）外，多数患者经及时治疗，1~2 天即可恢复。

（三）治疗要点

1. 尽快实施催吐、洗胃、导泻；及时输注葡萄糖盐水注射液，促进毒物排泄。

2. 针对过敏反应及休克采取相应措施，如应用抗过敏药苯海拉明、氯苯那敏、阿司咪唑等。重症患者静脉滴注氢化可的松或地塞米松等。如出现休克，立即抗休克治疗。

3. 腹痛严重者，酌用颠茄酊、阿托品等。

4. 如发生脑炎并伴有颅内压增高征象（全身性抽搐、头痛、呕吐或意识不清者）予以脱水利尿，降低颅内压，并积极控制抽搐发作，应用地西泮或肌内注射苯巴比妥钠。

5. 对症治疗。

十、蚕豆

蚕豆属豆科植物，俗名胡豆黄。是由于进食蚕豆或蚕豆制品，甚至吸入蚕豆花粉而引起的急性溶血性贫血。

（一）毒理

此病发生系少数人有一种先天性的生化缺陷，即其血细胞中缺乏葡萄糖-6-磷酸脱氢酶（G6-PD），因而，其还原型的谷胱甘肽含量也很低，蚕豆中含有巢菜碱苷，是 6-磷酸葡萄糖的竞争性抑制药，侵入机体后，可发生血细胞溶解，是引起蚕豆病发作的原因之一。有人认为，除巢菜碱外，蚕豆中还有其他因子，也能引起类似的溶血作用。也有人认为蚕豆病溶血，可能还有免疫机制参与。

（二）中毒症状

早期症状有全身不适、食欲不佳、精神倦怠、微热、头昏及腹痛。严重病例可出现昏迷、惊厥、尿少以至急性肾衰竭。其临床症状分型如下：

1. 顿挫型　表现头痛、恶心、四肢痛、黏膜苍白等，常有明显的消化道症状，但一般无血红蛋白尿。

2. 轻型　除上述症状外，有轻度血红蛋白尿和贫血，多在 1 周内恢复正常。

3. 重型　发病急骤，极度衰弱，苍白、黄疸、尿少、血红蛋白尿明显，可出现急性肾衰竭。

4. 暴发型　骤然出现深度黄疸、贫血及血红蛋白尿，抢救不及时，常于 24～48 小时死亡。

（三）治疗要点

1. 给予高蛋白、低脂肪、高糖类饮食，并补给大量 B 族维生素及维生素 C 等。

2. 静脉注射 10%～20% 葡萄糖注射液以保护肝，如有脱水、酸中毒，要及时纠正。

3. 输血。轻症可自然缓解，不需输血。重症应及时输血，小儿每次 10～20 ml/kg，成年人输血量根据溶血、贫血程度而定。一般认为血红蛋白 50 g/L 以下，应考虑输血 1～2 次，并补给铁剂，限制钾的摄入。

4. 口服或静脉滴注碳酸氢钠注射液以碱化尿液，减少血红蛋白在肾小管内沉淀，防止急性肾衰竭。

5. 应用肾上腺皮质激素。重症患者早期应足量应用，短程应用氢化可的松、地塞米松或泼尼松等。

6. 如有休克应积极抢救。

7. 密切观察尿量，如每天尿量＜600 ml，尿相对密度降低，应警惕有发生急性肾衰竭的可能，宜及早防治。凡成年人 24 小时尿量＜400 ml，即为少尿型急性肾衰竭，此时应严密控制补液量及速度，以防止发生水肿及心力衰竭。

8. 中药治疗用白头翁 63 g，车前草 31.5 g，凤尾草 31.5 g，绵茵陈 15 g，加水煎煮 2 小时，当茶饮，不限量。

第五节　动物性食物中毒

一、鲀毒鱼类

鲀科各属鱼类均有气囊；当充满空气或水时可使胸腹部膨大，故有气泡鱼之称。其上下颌共合成 4 个喙状牙板，无第一背鳍、腹鳍、鳍棘，体裸露无鳞，亦无骨板，代之大小不同的刺。

（一）毒理

鲀毒鱼类含毒成分是河豚毒素（TTX），其所含的河豚毒素量因部位、种类、季节不同而有差异。据国内研究表明，鲀毒鱼类的卵巢和肝毒性最强，脾、血液、眼睛、鳃、皮肤的毒性依次递减，除个别品种（双斑东方鲀）外，肌肉一般无毒。

（二）中毒表现

潜伏期 0.5～5 小时。

1. 知觉异常　皮肤感觉、味觉、听觉迟钝，初期较为普遍。口唇、舌尖、指端麻木，甚至麻痹。

2. 运动障碍　肌肉无力先发生在手和臂部，然后是下肢。因上、下肢肌肉麻痹，以致身体摇摆、直立、端坐、步行困难，甚至全身运动麻痹，呈瘫痪状。重症患者吞咽困难、张口结舌、语言不清、眼球运动迟缓、瞳孔散大和对光反射消失。

3. 呼吸障碍　胸闷，呼吸先急促而后困难，发绀，最后呼吸麻痹。

4. 周围循环障碍　血压下降非常普遍，甚至休克。心脏受累很少见，因此，呼吸停止后，心跳仍维持一段时间。

5. 胃肠障碍　呕吐很常见，亦可有恶心，一般无腹痛。此外，出现体温下降，亦可有意识不清。死亡通常发生在发病后 4～5 小时，最快者可在发病后 10 分钟死亡，如超过 8～9 小时未死亡者，多可存活。病死率 40%～60%。

（三）治疗要点

1. 用 1%～3% 碳酸氢钠溶液或活性炭混悬液反复洗胃，用 50% 硫酸镁溶液 50 ml 导泻。

2. 呼吸困难、呼吸衰竭者，给予吸氧，呼吸濒于停止时，应行气管内插管及人工呼吸。

3. 血压下降者，可用多巴胺、去甲肾上腺素等升压药物。

4. 静脉滴注 10％葡萄糖注射液，以促进利尿，加速毒物排泄，纠正酸中毒可用 5％碳酸氢钠注射液，该药还可破坏一部分毒物。

5. 解毒治疗，半胱氨酸是一种安全有效的解毒剂。鲀鱼中毒时，可用 L－半胱氨酸盐酸盐注射液，静脉滴注。

二、含高组胺的鱼类

含高组胺的鱼类中毒，即食用鱼类引起的类过敏性食物中毒，国内外均有报道。

（一）毒理

青皮红肉鱼类含有较多的组氨酸，经脱羧酶作用强的细菌如摩代摩根菌或无色菌等作用后，组氨酸脱羧基而产生组胺。当组胺积蓄至一定量时，食后便有中毒的危险。

（二）中毒表现

潜伏期为 5 分钟至 4 小时，一般为 0.5～1 小时。表现为脸红、头晕、头痛、心悸、脉快、胸闷和呼吸急迫等。部分患者出现眼结膜充血、瞳孔散大、视物模糊，脸发胀、唇水肿、口和舌及四肢发麻、恶心、呕吐、腹痛、荨麻疹、全身潮红、血压下降等。含高组胺鱼类中毒特点是发病快，症状轻，恢复快。发病率 50％左右，偶有死亡病例报道。

（三）治疗要点

1. 催吐、导泻，以排出体内毒物。

2. 抗组胺药物应用可口服苯海拉明、布克利嗪（安其敏）、氯苯那敏（扑尔敏）、曲吡那敏（去敏灵）等药物。不宜服抗组胺药物者，可静脉注射葡萄糖酸钙 10～20 ml，1～2 次/d。

3. 大量口服维生素 C。

三、肌肉毒鱼类中毒

肌肉毒鱼类的外形与一般食用鱼几乎没有什么差异，有些科属的大多数种类是食用鱼类，而其中只有少数几种是有毒的，因而易误食引起中毒。

（一）毒理

肌肉毒鱼类含毒成分为鱼肉毒素，主要分布在鱼体肌肉、内脏和生殖腺内。鱼肉毒素不溶于水，溶于脂类，对热稳定，具有抑制胆碱酯酶的作用，是一种新的神经毒素。

（二）中毒表现

中毒潜伏期 16 小时。中毒表现复杂，但温度感觉异常是其特征。出现所谓冷热感觉倒错，触到冷水或冷的物体时，自觉为灼热感，犹如触电或触干冰感觉；消化系统症状可有恶心、呕吐、腹泻；全身症状有头痛、关节痛、肌肉痛、疲乏、神经过敏、眩晕、失眠，严重者语言障碍、行走困难、抽搐、昏迷等；可因呼吸麻痹而死亡。病死率为 7％左右，一般轻症可数天恢复，通常病程为 2～3 周，重症需数月才能恢复。

（三）治疗要点

1. 尽快早期洗胃、催吐、导泻。

2. 应用 10％葡萄糖酸钙注射液 10～20 ml 静脉注射，可减轻神经症状。

3. 温度感觉倒错者，给予温热饮料，并给予补充复合维生素 B。

4. 口服或皮下注射新斯的明有一定疗效，尤其对鲜鱼中毒者疗效较显著。

四、海产软体动物

海产软体动物通常又称为贝类。海产软体动物中毒亦可称为贝类中毒。引起中毒的海产软体动物有腹足纲螺科、阿地螺科、瓣鳃纲贴贝科、扇贝科、牡蛎科、蛤蚌科、蛤蜊科的某些种类。

（一）毒理

贝类的有毒成分是蛤蚌毒素（STX），这是一种公认的贝毒主要成分。易溶于水、耐热。加热至80 ℃，经 1 小时毒性无变化；加热至 100 ℃，经 30 分钟毒性仅减少 1/2。对酸稳定，对碱不稳定，易被胃肠道吸收。蛤蚌毒素系神经毒，人经口服致死量为 0.54～0.9 mg。主要阻断神经冲动的传导和骨骼肌细胞的极化作用。尤其是由于阻断神经冲动传导所必需的钠离子，进入神经和肌肉细胞之故。

（二）中毒表现

毒贝类中含有的毒素不同，中毒表现也各异，一般有以下几种类型。

1. 神经型　神经型即麻痹性贝类中毒。潜伏期 5 分钟至 4 小时，一般为 0.5～3 小时。早期有唇、舌、手指麻木感，进而四肢末端和颈部麻痹，直到运动麻痹，步态不稳，并伴有发音障碍、流涎、头痛、口渴、恶心、呕吐等，严重者因呼吸麻痹而死亡。死亡通常发生在中毒后 2～12 小时内，死前意识清楚。患者如在 24 小时后仍存活，一般预后良好。

2. 肝型　潜伏期 12 小时至 7 天，一般 24～48 小时。初期有胃部不适、恶心、呕吐、腹痛、倦怠，亦也有微热，类似轻度感冒。初期还常有粟粒大小出血斑，呈红色或暗红色，多见于肩胛部、胸部、上臂、下肢等。齿眼、皮下亦有出血。重者可有吐血、阴道出血、黄疸、肝功能异常，甚至发生急性肝萎缩，意识障碍或昏迷状态。预后不良，多有死亡发生。

3. 日光性皮型　此型由食泥螺而引起，泥螺俗称土贴、黄螺、麦螺等。潜伏期 1～3 小时，一般 3 天。初起面部和四肢的暴露部位出现红肿，并有灼热、疼痛、发痒、发胀、麻木等感觉。后期可出现淤血斑、水疱或血疱，破溃后引起感染。可伴有发热、头痛、食欲缺乏等。

（三）治疗要点

1. 在食后 6 小时以内，各型中毒患者均应催吐、洗胃、导泻。

2. 给予输液，及早用活性炭混悬液灌服、洗胃、洗肠，以减少毒物的吸收，促进毒物的排泄。同时选用保肝药物对症治疗。

3. 神经型治疗选用抗胆碱能神经药物，如阿托品、山莨菪碱或东莨菪碱等。一旦中毒症状加重，需即加大阿托品用量。

4. 对症治疗。

五、蚕蛹

蚕蛹味较鲜美，有人喜食，但若加热不足或质量不良的蚕蛹常致中毒。进食蚕蛹发生中毒者较多。

（一）毒理

蚕蛹内含特异性神经毒素，比较耐热，即使将蚕蛹油煎或煮熟后进食，仍可中毒。食后迅速起病，症状出现的快慢、轻重与食用量无关。检查中毒患者进食蚕蛹，半数有蛹体变色、发黑、发红、其味不鲜，或有麻辣感。故蚕蛹的处理或放置不当，导致内蛋白变性、分解、产生毒素，作用于体弱或感受性强的机体，均可发生中毒症状。蚕蛹内所含的特异性神经毒素，主要损害神经系统，出现锥体外系和小脑损害综合征等。

（二）中毒症状

1. 潜伏期　一般在进食后 1～20 小时出现症状，多数在 0.5～1 小时急性起病，2.5～15 小时症状发展达到高峰。

2. 临床症状　患者突然发病，一般出现头晕、头痛、乏力、口唇及四肢麻木，表情淡漠、视物不清、嗜睡等；大多伴有眼、面颊、口唇及舌体、四肢（尤其是手及前臂）不规则肌阵。共济失调表现为走路不稳，不能站立或坐起。重症患者有发音困难，全身震颤、抽搐、昏迷等；并可有一过性失语，呈现木僵状态。另有一些患者发生恶心、呕吐、便秘或腹泻，排尿困难或尿失禁等。

斜视眼阵挛为本病最突出、具有特征性的症状，即患者双眼球共同性快速、大幅度、冲击性、不规则往复运动，主要为水平性，也可有旋转性或垂直性成分，患者自觉有异常眼球运动，但无复视。闭目时可见睑颤及瞬目动作，眼球冲击性运动的振幅及频度变小变慢，无眼肌麻痹、近视时出现跳跃得更迅速的运动，一般均可于短期内好转以至痊愈，极少数在发病数月内仍有行路不稳。

（三）治疗要点

1. 催吐、洗胃、导泻以排出毒物。

2. 静脉输注 5% 葡萄糖盐水注射液，加速排出毒物。

3. 应用氢化可的松、地塞米松、肾上腺皮质激素和神经细胞活化剂。

4. 对症处理主要是抑制抽搐，防治脑水肿等。

六、蜂蜜

蜂蜜为滋养品或作药用，一般无毒。蜂蜜中毒由于野蜂（偶有蜂）采集了有毒花粉所制的蜂蜜引起，偶有对蜂蜜过敏。

（一）毒理

野蜂采集的花粉内常含有毒性花粉，如昆明山海棠、洋地黄、附子、曼陀罗、钩吻、闹羊花及雷公藤等。在有毒植物附近的家养蜂，亦可能采集有毒花粉酿蜜。有毒蜂蜜色泽常较深暗，舌尝带有苦涩或麻口等感觉。花粉对肝、肾、心脏均有毒害作用，对中枢神经可使呈中等度抑制作用。

（二）中毒症状

1. 一般有头痛、恶心、呕吐、腹痛、腹泻、发热、心悸、口唇及四肢麻木，可有肝、肾损害现象，一时性视觉障碍等。重症则有抽搐昏迷、血压下降、呼吸衰竭，甚至死亡。

2. 因蜂蜜内所含毒性的花粉毒素不同，而出现各种特异症状，如食入洋地黄花蜜则有洋地黄中毒的表现，如含有曼陀罗花蜜则有颠茄类中毒样表现。

3. 对于蜂蜜过敏患者，在食后 0.5～1 小时，甚至更短的时间内，发生喉部痒感，皮肤潮红，荨麻疹、心悸、胸闷、腹痛、水样大便等并可发生过敏性休克。

（三）治疗要点

1. 催吐后，用活性炭混悬液洗胃，洗胃后留置活性炭混悬液于胃内。无呕吐或轻度呕吐的患者，仍须继用硫酸镁导泻（有重度酸中毒者勿用）。

2. 静脉输液以排出毒素，以纠正水和电解质失衡。应用利尿药及右旋糖酐-40 等，促进毒素排泄。

3. 腹痛酌用阿托品，肌肉瘫痪酌用士的宁。其他大剂量应用维生素 B_1 和维生素 C，以及保护肝、肾的药物。

4. 如抽搐、昏迷、血压下降、呼吸衰竭等应积极救治。

5. 对蜂蜜过敏的患者应用抗过敏药物，必要时静脉滴注地塞米松或氢化可的松等。

6. 对症治疗。

〔李　蓉　李宗浩〕

第二十章　军用毒剂中毒

第一节　概　　述

　　化学恐怖剂是恐怖分子进行化学恐怖活动的重要的物质基础与必要手段。应当指出，恐怖活动中使用的化学毒剂并非一类特殊专一用途的化学物质，既不存在可以严格判定的科学标准，更无任何客观的认定程序可言，此类毒剂只是由恐怖分子根据实施化学恐怖活动的具体需求从数量庞大的现有各种用途、各种特性、范围广泛的化学毒剂中选定的某些高毒化学品，这种选择有很大的随意性和不确定性。

　　随着现代技术的不断发展，有害化学品的种类与数量迅速扩增。据统计，半数致死剂量<10 mg/kg的高毒性毒剂约有 5000 种，较大毒性的化学毒剂已不下万种，半数致死量<1 mg/kg 的剧毒化学毒剂也可达 3000 种。众多毒剂的不断问世，为化学恐怖活动提供了很大的选择范围。但在实际上，从已有化学恐怖袭击事件的毒剂使用情况分析，恐怖分子使用过的化学恐怖剂不超过 100 种。化学恐怖剂的易获得性、易操作性、易携带性及可防护性，以及恐怖组织的化学知识水平，是决定化学恐怖剂选择的主要因素。依据化学恐怖剂选择的主要因素，军用毒剂被认为是国内恐怖分子实施化学恐怖袭击最为惯常采用的袭击工具。在此，主要介绍几类重要军用毒剂中毒的诊断和救治。

第二节　神经性毒剂

一、理化性质（表 20 - 1）

　　神经性毒剂通常分为 G 类和 V 类。经典的 G 类毒剂有塔崩（GA）、沙林（GB）、梭曼（GD），三者都是似水样的流动液体；V 类毒剂则是 VX，为易于流动的油状液体，其毒性较 G 类大。这 4 种毒剂的相对密度略大于水。神经性毒剂的化学结构属于有机磷酸酯类，因此又称其为有机磷毒剂。

表 20 - 1　　　　　　　　　　　　　　　　神经性毒剂的物理和化学性质

参　数	GA	GB	GD	GF	VX	GE	Vx
CAS 注册号	77 - 81 - 6	107 - 44 - 8	96 - 64 - 0	329 - 99 - 7	50782 - 69 - 9	1189 - 87 - 3	20820 - 80 - 8
化学名[a]	二甲氨基氰膦酸己酯	甲氟膦酸异丙酯	甲氟膦酸叔己酯	甲氟膦酸环己酯	S -（2 - 二异丙基氨基乙基）O - 乙基甲基磷酸酯	乙氟膦酸异丙酯	O - 乙基 S -（2 - 二甲氨基乙基）甲基膦酰硫醇酯
通用名[a,b]	塔崩	沙林	梭曼	环沙林	VX	NA	NA
化学式[a]	$C_5H_{11}N_2O_2P$	$C_4H_{10}FO_2P$	$C_7H_{16}FO_2P$	$C_7H_{14}FO_2P$	$C_{11}H_{26}NO_2PS$	$C_5H_{12}FO_2P$	$C_7H_{18}NO_2PS$

续表

参　　数	GA	GB	GD	GF	VX	GE	Vx
相对分子质量[a]	162.13	140.10	182.178	180.2	267.38	154.12（计算值）	211.26
物理状态[a,c]	液体，气体	液体，气体	液体，气体	液体，气体	油状液体，气体	气体	液体
蒸气压（mmHg）[a]	0.037（20 ℃）	2.10（20 ℃）	0.40（25 ℃）	0.056（20 ℃）	0.0007（25 ℃）	NA	6.73×10^{-3}（25 ℃）
挥发度（mg/m³，25 ℃）[a,c]	610	22000	3900	20 ℃，548；25 ℃，817	10.5	11.6 mg/L，25 ℃（饱和浓度）	76.4
液体密度（g/ml）[a]	1.073（25 ℃）	1.102（20 ℃）	1.0222（25 ℃）	1.1327（20 ℃）	1.006（20 ℃）	1.0552（25 ℃）	1.06（25 ℃）
蒸气密度（空气＝1）[a]	5.63	4.86	6.33	6.2	9.2	NA	7.3（计算值）
熔点（℃）[a,b,c]	−50	−56	−42	−30	−39（计算值）	NA	NA
沸点（℃）[a,b,c]	245	158，150	198	239	298	67～68	256（推算值）
水溶性[a,c]	98 g/L（25 ℃）；72 g/L（20 ℃）	易溶于水	21 g/L（20 ℃）	0.37%（20 ℃）	30 g/100 g（25 ℃）	NA	略溶于水
水解半衰期[d]（20 ℃和 pH 7）	8.5 小时	39～41 小时；80 小时	80～83 小时；pH 6.65，45 小时	42 小时	400～1000 小时	NA	NA
Log Kowe	1.18	0.15	1.02	NA	NA	NA	NA
气味[a,b,c,f]	弱水果香味；纯品无气味	纯品无气味	水果香，纯品为樟脑香味	可嗅到；水果香；对于气味的描述尚不统一；纯品无气味	纯品无气味	NA	无气味

注：a. DA（1990a，b）；Gates and Renshaw（1946）；Buckles（1947）；Tevault et al.（2003）；Abercrombie（2003）。b. DA（1992）。c. DA（1974）；Yang（1999）。d. Clark（1989）；DA（2005）。e. Britton and Grant（1988）。f. McGrath et al.（1953）；Dutreau et al.（1950）；DA（2005）。g. Opresko et al.（1998）；Small（1984）。h. Calculated from molecular weight。

　　神经性毒剂在常温下为液态，在布洒时，挥发度大的毒剂由蒸气态和液态两种状态染毒，其他低挥发度的毒剂主要表现为液滴态染毒。G 类毒剂比 VX 易挥发。沙林在 G 类毒剂中挥发度最大，梭曼挥发度最低。沙林、梭曼和塔崩可溶于水，但水解很慢，遇碱、漂白粉类或加热时则水解加速；VX 微溶于水，水解极慢，用高效次氯酸钙、二氯胺、六氯三聚氰胺溶液或三合二的强酸溶液消毒效果较好。

二、中毒途径及毒性

沙林、梭曼、塔崩和 VX 4 种神经性毒剂均可以通过呼吸道、皮肤和消化道等途径染毒，但它们的挥发性差别较大。沙林的挥发度最大，为非持久性毒剂，染毒状态主要为蒸气态。梭曼的持久性比沙林大，染毒状态为蒸气态和液滴态。VX 挥发度最低，为典型的持久性毒剂，战斗状态主要为液滴态。神经性毒剂能污染水源、粮秣和其他物品使人员间接中毒。

神经性毒剂毒性剧烈，每升空气含数十微克毒剂吸入数分钟即可致死。皮肤上滴有数滴毒剂也可中毒。毒剂经伤口或黏膜吸收远较完整皮肤快。

三、毒理学特点

神经性毒剂为有机磷酸酯类，它们进入机体后主要作用是抑制位于胆碱能神经的突触和末梢处的乙酰胆碱酯酶，使其不能催化水解神经传递介质——乙酰胆碱，造成乙酰胆碱蓄积而导致中枢及外周神经系统的胆碱能受体过度兴奋，引起一系列的中毒症状。由于神经性毒剂脂溶性大，易透过血-脑屏障，对中枢神经系统的毒性作用较大，急性中毒时常因惊厥和呼吸中枢抑制而致死。神经性毒剂的外周作用可依据外周效应器官乙酰胆碱受体的不同，分为毒蕈碱样作用及烟碱样作用，列于表 20-2。

表 20-2   神经性毒剂的毒理作用及其表现

作用类型	作用部位和性质	表　　现
毒蕈碱样症状	腺体分泌增加	
	汗腺	出汗
	唾液腺	流涎
	泪腺	流泪
	鼻黏膜	流涕
	支气管	咳痰，肺啰音
	平滑肌收缩	瞳孔缩小
	虹膜括约肌	眼痛，视物模糊
	睫状肌	呼吸困难，哮喘
	支气管	恶心；呕吐，腹痛，腹泻
	胃肠道	肠鸣亢进，大便失禁
	膀胱逼尿肌	尿频，尿失禁
	心血管抑制	心率减慢，血压下降
烟碱样症状	交感神经节、肾上腺髓质兴奋	心率加快，血压升高，皮肤苍白
	骨骼肌神经肌接头先兴奋后抑制	肌颤，无力，肌麻痹，呼吸肌麻痹
中枢神经系统症状	中枢神经系统先兴奋后抑制	不安，紧张，眩晕，失眠，多梦，记忆力减退，运动失调，惊厥，昏迷，呼吸衰竭，血压下降

四、临床中毒表现

（一）全身中毒症状

1. 轻度中毒　以轻度毒蕈碱样症状和轻度中枢症状为主，烟碱样症状不明显。有瞳孔缩小，胸闷，胸部紧迫感，流涕，流涎，多汗，恶心，呕吐；不安，无力感，头痛，头晕，失眠，多梦等；无肌颤或仅有局部肌颤，如面部肉跳、眼皮跳、口语略有不清；全血胆碱酯酶活力为正常的 60%～70%。

2. 中度中毒　上述症状加重，并出现较明显的烟碱样症状。有呼吸困难，伴有哮喘及轻度发绀，大汗，腹痛，腹泻，嗜睡，注意力不集中，记忆力减退，反应迟钝或抑郁等；有明显的肌颤，口语不清，走路不稳等。全血胆碱酯酶活力为正常的 $40\%\sim50\%$。

3. **重度中毒** 上述症状更重，发展迅速，呼吸极度困难或衰竭，发绀加重，并出现全身广泛性肌颤、四肢抽动，阵发性惊厥、昏迷，大小便失禁。惊厥时及临终前瞳孔可以散大。全血胆碱酯酶活力为正常的 $20\%\sim30\%$ 或更低。

4. **症状特点** 瞳孔缩小甚至呈针尖样，流涎，多汗，哮喘，呼吸困难，惊厥、恶心、呕吐等。

（二）不同途径中毒症状特点

1. **呼吸道中毒** 吸入蒸气态或雾态毒剂后，最先出现流涕、胸闷，哮喘、呼吸困难等，接着迅速出现不同程度的全身中毒症状。

2. **眼中毒** 蒸气态或雾态染毒后很快出现显著的瞳孔缩小，眼痛，视物模糊，流泪。液滴态染毒后立即出现眼的局部症状，尔后可能出现不同程度的全身中毒症状。眼以外的其他途径吸收中毒时，缩瞳症状出现较晚。

3. **皮肤中毒** 最先出现染毒局部的出汗及肌颤。由于吸收较慢，经数十分钟到数小时后出现不同程度的全身中毒症状。

4. **消化道中毒** 最先出现恶心，呕吐，腹痛，肠鸣亢进，继而出现不同程度的全身中毒症状。

五、救治措施

（一）预防

1. **使用防护器材** 及时使用防护器材，如佩戴防毒面具、穿防护衣、戴防护手套和靴套等，并遵守防护注意事项。

2. **使用预防药物** 在可能受到神经性毒剂袭击或通过染毒区时，可提前服用神经性毒剂预防药片。预防药可减轻中毒症状，争取急救时间，提高救治效果，但不能代替器材防护。

3. **遵守染毒区行动规则** 进入染毒区不准脱去防护器材；不准随便坐卧；不准饮食或吸烟；离开染毒区后，尽快进行人员洗消和器材消毒。

（二）急救

神经性毒剂是作用快、毒性强的杀伤性军用毒剂，中毒后若不进行急救治疗则很快引起死亡。因此对于中毒伤员必须迅速及时、分秒必争地进行急救。神经性毒剂现场急救主要靠自救互救或抢救队救助，主要措施包括：

1. **注射特效解毒药物** 出现神经性毒剂中毒症状时，立即注射由解胆碱能药和酶重活化剂组成的抗毒复方，如解磷注射液。无抗毒复方时，肌注阿托品或用其他抗毒药急救。无法注射时可用阿托品 $3\sim5$ mg 滴入口腔。

2. **防止继续中毒** 将所有人员，包括失去行动能力者，尽快撤出染毒区，并采取必要的措施预防中毒或间接中毒，如佩戴防毒面具、尽快进行洗消作业等。

3. **维持呼吸循环功能** 呼吸停止或明显抑制时，立即进行人工呼吸，直到呼吸恢复。注意，在染毒区内应戴防毒面具，用压胸举臂法、压背举臂法或简易的人工呼吸器进行人工呼吸。离开染毒区后可用口对口或口对鼻法人工呼吸。心搏骤停时，进行体外心脏按压，并同时进行人工呼吸。

（三）治疗

1. **全身洗消** 脱去染毒的服装和鞋袜，必要时对染毒局部进行补充消毒，洗澡，换衣。

2. **抗毒治疗** 主要用解胆碱能药和酶重活化剂，二者并用具有协同作用。

3. **维持呼吸循环功能** ①呼吸衰竭或停止时，立即施行正压人工呼吸；②保持呼吸道通畅，清除呼吸道分泌物；③呼吸困难、发绀时，给以氧气吸入；④必要时注射强心剂和呼吸兴奋剂；⑤心搏骤停时，进行体外心脏按压，并同时进行人工呼吸。

4. **其他对症治疗措施**

（1）控制惊厥：如给适当抗毒剂后惊厥仍持续发生，可注射氯丙嗪 $25\sim50$ mg。惊厥严重时，可肌注戊巴比妥钠 0.25g，但呼吸、循环抑制严重时禁用。

（2）注意维持水、电解质和酸碱平衡：中毒严重和有脱水现象者应输液，根据尿量每天输入适量的5%葡萄糖或葡萄糖盐水。输液不宜过快过多，防止引起或加重肺水肿及脑水肿。有酸中毒时要及时纠正。

（3）防治感染：用抗生素和中草药，防止并发肺炎等。

（4）对眼染毒引起的症状如严重缩瞳、眼痛和头痛，可涂 1% 后马托品眼膏，或用 1% 阿托品溶液滴眼，数小时一次。

（5）加强护理：安静，保暖，密切观察病情和全血胆碱酯酶活力。对重度中毒者应特别注意呼吸和血压变化，防止突然发生呼吸循环衰竭，预防合并症。

第三节　糜烂性毒剂

糜烂性毒剂又称起疱剂（blister agents，vesicants），是一类能直接损伤组织细胞、引起局部炎症、吸收后并能导致全身中毒的军用毒剂。主要代表为芥子气（mustard gas or sulfur mustard）、路易氏剂（lewisite）和氮芥（nitrogen mustard）。

一、芥子气

（一）理化性质

芥子气为油状液体，无色或淡黄色，工业品具有大蒜、洋葱或芥末气味。芥子气的沸点高、挥发度小。微溶于水，易溶于有机溶剂和脂肪类组织中。芥子气结构中的氯较活泼，主要发生以下 3 种化学反应：

1. 水解反应　溶于水中的芥子气易水解，温度增高可加速水解反应，故可采用水煮沸法对某些芥子气染毒物品进行消毒。

2. 氧化反应　芥子气可被硝酸、过氧化氢、次氯酸、漂白粉及三合二氧化，生成无毒产物。

3. 氯化反应　芥子气中氢原子可以被氯原子取代，生成无糜烂作用的多氯化合物。

（二）中毒途径及毒性

芥子气可通过皮肤、眼、呼吸道、消化道等途径使人中毒。除引起接触部位皮肤或黏膜组织细胞损伤外，尚可自局部吸收至体内，引起不同程度的全身中毒。

（三）毒理学特点

液滴态或蒸气态芥子气皮肤染毒后，约 10% 的芥子气可与皮肤结合成为固定芥子气，其余 90% 的游离芥子气可通过血液循环分布到肾脏、肝脏、胃肠道和肺脏等器官。炎热及潮湿环境可以提高芥子气对皮肤的穿透速率。原形芥子气在体内存留时间很短，一部分经体内代谢变为无毒或低毒物，另一部分与体内脱氧核糖核酸（DNA）、核糖核酸（RNA）、某些蛋白质、酶等起反应，形成烷化产物，使细胞的代谢和功能发生障碍，产生变性、炎症、坏死等病变。淋巴组织、骨髓造血组织、肠黏膜上皮组织及睾丸造精组织对芥子气较为敏感，是芥子气吸收中毒的主要损伤部位。值得强调的是，芥子气在进入机体后即可通过结合、水解等方式迅速代谢，数分钟后血液、组织和疱液内不含有游离芥子气，故医务人员不存在染毒的危险。

（四）临床中毒表现

芥子气中毒时没有疼痛，存在潜伏期，损伤皮肤愈合后常有色素沉着。不同部位及全身吸收中毒的症状及分度如下：

1. 皮肤损伤　常发生在身体的暴露处及会阴、腋窝、腘窝等皮肤薄嫩而敏感部位。液态比气态芥子气染毒引起的损伤潜伏期短而严重。潜伏期后出现红斑，损伤轻时红斑逐渐减退，损伤重时通常于红斑期后出现水疱，数天后水疱破裂形成溃疡。严重损伤时可不发生水疱，直接形成凝固性坏死。损伤的分度可按普通烧伤的三度四分法。皮肤损伤的分度见表 20-3。

表 20-3　　　　　　　　　　　　芥子气中毒皮肤损伤分度

分　度	潜伏期（小时）[a]	症　状	体　征	持续时间
Ⅰ	10～12 或更久	烧灼感、刺痒、疼痛	局部性或弥漫性轻度红斑	5～10 天
浅Ⅱ	6～12	水疱区明显疼痛	中毒后 12～24 小时发生小水疱，随后 2～3 天继续出现水疱，水疱排列成项链状或成融合性大水疱，疱皮薄，疱液由透明变混浊，周围有红晕	3～4 周
深Ⅱ	2～6	水疱区剧烈疼痛	中毒后 3～12 小时发生深层水疱，融合性大水疱疱皮较厚，疱液呈胶冻状	6～8 周
Ⅲ	2～6 或更短	坏死区周边部位疼痛	中毒后数小时，损伤部位中央呈白色或黑褐色坏死区，坏死区发凉，痛觉减退或消失，周围常有红斑和水疱	8 周以上

注：a，从中毒到红斑出现的时间。

2. 眼损伤　眼睛对芥子气比皮肤和呼吸道更为敏感。眼中毒一般由蒸气或雾状芥子气所引起，极少数由液滴状芥子气直接溅入眼内所致。潜伏期后出现不同程度的结膜炎、眼睑炎和角膜炎等症状，液滴态染毒常致重度中毒，可引起虹膜睫状体炎，角膜溃疡、坏死，甚至穿孔，但重度少见。眼损伤的分度见表 20-4。

表 20-4　　　　　　　　　　　　芥子气中毒眼损伤分度

分　度	潜伏期（小时）	症　状	体　征	持续时间
轻度	4～12	刺痛、烧灼感、轻度流泪、畏光	结膜充血、眼睑轻度肿胀	2～14 天
中度	3～6	疼痛、烧灼感及异物感明显、大量流泪、畏光、暂时性失明	结膜充血、眼睑高度水肿、分泌物多、角膜轻度混浊、角膜浅层溃疡	数周
重度	<3	剧痛、大量流泪、畏光、个别永久性失明	眼睑高度水肿、痉挛、角膜严重混浊、溃疡，睫状体充血，角膜后房水混浊及沉淀，玻璃体混浊	数月

3. 呼吸道损伤　呼吸道损伤是由于吸入芥子气蒸气或雾滴引起，损伤程度取决于毒剂浓度和接触时间。上呼吸道损伤程度一般较下呼吸道重。潜伏期后中毒症状为急性鼻咽喉炎、气管炎和支气管炎等症状，严重时可致出血和假膜性气管、支气管炎。呼吸道损伤的分度见表 20-5。

表 20-5　　　　　　　　　　　　芥子气呼吸道中毒损伤分度

分　度	潜伏期（小时）	症　状	体　征	持续时间
轻度	>12	流涕、咽干、咽痛、咳嗽、少量黏痰、头痛	低热、鼻咽部轻度充血	2 周
中度	6～12	上述症状较重，胸闷、胸痛、咳黏稠血丝痰或脓性痰、声哑	体温 38 ℃～39 ℃，呼吸、脉搏加快，鼻咽部明显充血水肿，肺部干、湿啰音，胸部 X 线肺纹理增粗	1～2 个月，继发感染恢复时间延长

续表

分　度	潜伏期（小时）	症　状	体　征	持续时间
重度	<6	上述症状更严重、咽痛剧烈、失声、痰中带血、咳出片状或环状假膜	体温 39 ℃～40 ℃，呼吸、脉搏明显加快，鼻翼扇动，发绀，两肺布满干、湿啰音，胸部 X 线两肺有斑片状、云雾状阴影	数月

4. 消化道损伤　消化道损伤主要由于误服芥子气染毒水或食物所引起，重度皮肤及呼吸道吸收中毒也可见到有消化道症状。经口中毒的特点是损伤上消化道，以胃为主；非经口吸收中毒的特点是损伤下消化道，以小肠为主。消化道损伤的分度见表 20 - 6。

表 20 - 6　　　　　　　　　　　芥子气消化道中毒损伤分度

分　度	潜伏期（小时）	症　状	体　征	持续时间
轻度	约 1	恶心、呕吐、流涎、厌食、上腹痛甚至全腹痛、腹泻	唇、舌、牙龈和口腔黏膜充血水肿，粪便隐血实验阳性	数天
中度	约 1	上述症状加重，吞咽困难，语言障碍	口腔黏膜明显充血水肿，有糜烂和溃疡，柏油样便	数周
重度	约 1	上述症状更重，血性腹泻	同上并伴有休克	数月

5. 全身吸收中毒　较大面积皮肤、消化道食入和呼吸道吸入染毒，都可引起全身吸收中毒，潜伏期后出现不同程度的神经、消化、血液和心血管系统症状和体征，早期有恶心、呕吐、食欲不振、头痛、头晕。外周血白细胞总数暂时增加，2～3 天后迅速减少。中毒愈严重，白细胞减少愈明显，细胞质量改变和淋巴细胞减少亦愈明显。严重中毒时心率失常，血压下降，白细胞极度减少，红细胞和血小板也明显减少。中性粒细胞和淋巴细胞形态上可见核浓缩、核破裂、异形，胞浆空泡或中毒颗粒。全身吸收中毒的分度见表 20 - 7。

表 20 - 7　　　　　　　　　　　芥子气全身吸收中毒分度

分　度	潜伏期（小时）	症　状	实验室检查			持续时间
			白细胞			
			×10⁹/L	中毒颗粒	粪便隐血	
轻度	4～12	全身不适、恶心、呕吐、食欲差	>3.5	无	阴性	5～10 天
中度	4～12	上述症状较重，腹痛、便秘或稀便、发热、烦躁不安或精神抑郁、嗜睡	2.5～3.5	有	阳性	数周至数月
重度	<12	上述症状加重，拒食、腹痛、腹泻、稀便、血便、高热、寡言、淡漠、嗜睡、夜间惊叫、呓语、舞蹈动作、神志不清、休克	<2.0	中毒颗粒明显增加	阳性	数月

表头中"白细胞"下含 ×10⁹/L、中毒颗粒、粪便隐血三列。

6. 后遗症　芥子气中毒后可遗留多种后遗症。如皮肤损伤后可引起过敏现象，再次染毒时可出现麻疹样皮炎，在原损伤区附近产生湿疹样皮炎；皮肤瘢痕形成可引起功能障碍如损伤肢体的运动障碍、尿道狭窄、包皮与龟头粘连等；中、重度眼损伤可遗留结膜炎、角膜炎、角膜溃疡、视力减退，乃至失明。芥子气迟发效应，可使癌变和畸变率增高。

7. 症状特点　无防护人员常在数小时潜伏期后相继出现眼、呼吸道和皮肤损伤，甚至伴有神经、血液和消化系统损伤的临床表现。

（五）救治措施

1. 急救　对在染毒区未佩戴防毒面具或防毒面具已损坏的伤员，应及时戴上或更换防毒面具。所有人员，包括失去行动能力者，要迅速撤离毒区。撤离毒区后应对染毒服装立即消毒或脱去。

（1）皮肤：染毒处应立即消毒，消毒越快效果越好。当芥子气液滴染毒时，先用纱布或手帕等织物将毒剂蘸吸去（勿来回擦以免染毒面积扩大），然后用"军用毒剂消毒包"对染毒皮肤和服装进行消毒。在没有制式皮肤消毒剂时，可采用下列消毒剂或粉进行消毒：20％一氯胺乙醇溶液或水溶液、1：5漂白粉浆、1：10三合二悬液、1：10次氯酸钙悬浮液、漂白粉和滑石粉（1：1）混合粉剂。上述消毒剂或粉均应新配，久置后消毒效果降低或消失。为减少皮肤刺激，消毒10分钟后用水将消毒剂冲洗掉，无水时用布擦掉。当伤口染毒时，立即用纱布或干净手帕将伤口内毒剂液滴去掉，肢体部位应在伤口上端扎止血带或其他代用品。用消毒剂加数倍量水或不加水冲洗伤口，然后简单包扎、速送医院。

（2）眼睛：染毒时应及时作彻底冲洗。冲洗液可用2％碳酸氢钠、0.5％氯胺或生理盐水及清水。争取在1～2分钟内完成，越快越好，否则效果不佳。

（3）呼吸道：染毒时，离开毒区后用2％碳酸氢钠、0.3％～0.5％氯胺水溶液或普通净水漱口和冲洗鼻咽部。

（4）消化道：染毒时应立即用手指反复刺激舌根，引起呕吐。洗胃越早越好。洗胃液可用2％碳酸氢钠溶液、0.05％高锰酸钾溶液或0.5％氯胺水溶液，每次500 ml，反复冲洗10余次。温度要适宜，压力不能过大，以免加重黏膜损伤。洗胃后再给予10～20 g活性炭加水100 ml吞服。对洗胃液及早期呕吐物应及时消毒。

2. 治疗　目前尚无有效的、可实际应用的芥子气抗毒药。主要采用对症和支持疗法。对局部和全身损伤采取中西医结合的综合救治措施。

（1）皮肤中毒损伤治疗：治疗原则基本同普通热烧伤。原则是止痒、止痛、保护创面、预防和治疗感染、促进创面愈合。禁用刺激性药物。会阴部损伤应采用暴露疗法。

1）红斑：局部涂敷抗炎、消肿及清凉止痒外用药。如糖皮质激素类或非激素类霜剂、炉甘石洗剂、3％硼酸水或其他止痒消炎剂湿敷或凉水浸泡。红斑面积较大可口服抗过敏类药物，如口服泼尼松5～10 mg，或地塞米松2～5 mg，每天2～3次。避免压迫、摩擦、搔抓等各种机械性刺激。

2）水疱：注意保留疱皮，保护创面。小水疱无需处理待其自行干燥吸收。大水疱有胀痛时，应低位穿刺排液。对破溃或疱液凝固的水疱，无菌清除疱皮和凝固的疱液，然后覆盖或包扎，用生理盐水或1：5000呋喃西林液湿敷。

3）溃疡：治疗原则同普通热烧伤。如有明显炎症及坏死的创面，要采用抗感染和去腐生新的措施。对功能部位或深Ⅱ度以上的损伤或溃疡，应适时植皮。避免使用刺激性大的药物。

4）会阴部创面：注意加强护理，防止大小便污染。在暴露创面的情况下采用如下措施：1：5000高锰酸钾溶液冲洗或坐浴，一天数次；未溃烂时可涂少许液状石蜡等，溃烂后用抗生素溶液间断喷涂、湿敷，或用抗生素油纱布覆盖；深度溃疡感染创面，可植皮修复。

（2）眼睛中毒损伤治疗：治疗原则同一般眼睛化学烧伤。

1）预防感染、消炎：用抗生素眼药水滴眼，轻度和中度损伤时，可用糖皮质激素类眼药水交替使用。眼睛肿胀严重时可用抗生素眼膏。有角膜溃疡时，可用新鲜自体血液滴眼，一天数次。

2）对症处理：眼痛或眼睑痉挛时用0.5％地卡因滴眼。有角膜溃疡时应散瞳及抗感染治疗。眼睛分泌物多时，早晚用温生理盐水轻轻冲洗，睡前在睑缘涂抗生素或凡士林。

（3）呼吸道中毒损伤治疗：原则是预防继发感染、对症和支持疗法。①咽喉炎、气管炎较重时，尽早全身应用及雾化吸入抗生素。根据情况给予止咳剂或祛痰剂。②严重呼吸道损伤有假膜形成时，按支气管肺炎治疗。应严格控制感染，并大量吸入热蒸气，雾化吸入4％碳酸氢钠或糜蛋白酶，服用祛痰剂，促进假膜软化并用纤维支气管镜夹出假膜，以保持呼吸道通畅。有出血时给予止血药。

（4）消化道损伤的治疗：①剧烈呕吐、腹泻时给予止吐药及解痉剂，同时维持营养以及水和电解质平衡。消化道有溃疡病变给予相应治疗。②积极治疗全身吸收中毒，防治感染。

（5）全身吸收中毒的治疗：采取综合治疗，防治休克，防治感染，促进造血功能恢复，及时补充营养，加强护理。轻、中、重度各型伤员均需住院治疗。

1）防治休克：根据病情及早静脉补液，并应用糖皮质激素防治休克，病情好转后停用。对严重中毒出现的消化道紊乱导致的失液性休克，应及早、足量补充含 1.5% 碳酸氢钠晶体溶液，维持水和电解质平衡，必要时给予吸氧及输注适量低分子右旋糖酐。在充分补液的基础上可使用改善心功能和微循环的血管活性药物，但避免用血管收缩药。

2）防治感染：尽早给予抗感染药。当有白细胞减少或皮肤创面、呼吸道、消化道发生感染时，则按内、外科和细菌学检查结果及时选用适宜的抗生素。有严重败血症而出现内毒素休克时，可联合应用糖皮质激素和抗生素，应避免使用对造血功能有抑制作用的药物。

3）促进造血功能恢复：白细胞总数在 $2.5\times10^9/L$ 以上，一般可自行恢复。计数低于 $2.5\times10^9/L$ 时，可采用内科常用的治疗白细胞减少症的药物和中医辨证施治的方剂治疗。根据病情进行输血。当白细胞总数低于 $1.05\times10^9/L$、血小板低于 $50\times10^9/L$、血红蛋白低于 $6\ g/L$ 时，有条件者可输注白细胞和血小板悬液，皮下注射或静脉滴注粒细胞集落刺激因子等造血因子。

4）对症治疗、精心护理：烦躁不安者用镇静剂。有严重兴奋和惊厥时用苯巴比妥或其他巴比妥类药物。腹痛剧烈时服用颠茄浸膏或注射阿托品等解痉剂。呕吐严重者应给予止吐药。有出血倾向者按内科常规用止血药物治疗。加强营养，酌情补充维生素，精心护理。

二、路易氏剂

（一）理化性质

路易氏剂为油状液体，纯品为无色或淡黄色，工业品黑褐色，有天竺葵（洋绣球花、臭海棠）气味，微溶于水，易溶于有机溶剂和脂肪中。

（二）毒理学特点

路易氏剂的毒理作用和三价砷化合物相似，与体内许多含巯基蛋白质结合后，使重要的有关细胞代谢的酶系统丧失活性，从而引起神经系统、新陈代谢、皮肤黏膜、毛细血管等病变。但是确切的生物作用机制尚不清楚。

（三）临床中毒表现

路易氏剂对皮肤、眼睛、呼吸道、消化道均能引起明显的损伤，并可引起全身吸收中毒。路易氏剂中毒的特点是潜伏期短，甚至没有潜伏期；接触部位有明显的疼痛和烧灼感；病程发展快而猛烈，水肿、出血明显，恢复期较短。

1. 皮肤损伤　路易氏剂蒸气对皮肤的损伤比芥子气轻，其液滴态损伤比芥子气重。染毒后，皮肤有烧灼、刺痛、瘙痒感，几分钟至几小时内出现鲜红色红斑，水肿较重，伴有出血点。水疱通常在 12 小时内形成，周围红晕范围不大，疱液开始为淡黄色，后呈血性混浊，含微量砷。液滴态染毒严重的皮肤几分钟后可出现灰白色凝固性坏死。愈合较芥子气快，色素沉着不明显。

2. 眼睛损伤　特点是没有潜伏期，立即出现刺激和剧烈疼痛，症状发展快，多在 1 小时内出现，结膜水肿严重，常有出血点。液滴态染毒数分钟内即可引起严重的出血坏死性炎症，包括结膜出血、角膜坏死，甚至穿孔等，严重者可引起眼球萎缩和失明。

3. 呼吸道损伤　路易氏剂对呼吸道有强烈的刺激作用，症状出现快。轻度呼吸道中毒时，表现为鼻咽部及胸骨后疼痛、流泪、咳嗽、恶心及呕吐等症状；较重的呼吸道中毒常发生出血坏死性喉、气管及支气管炎，呼吸困难；严重呼吸道中毒时，除上述坏死性改变外可发生浆液性出血性肺炎，并有肺水肿。

4. 消化道损伤　误服路易氏剂染毒水或食物，可引起消化道出血性坏死性炎症。病程发展迅猛，很快出现剧烈呕吐、腹痛、腹泻及呕吐物带血，并有天竺葵味。严重者发生肺水肿和循环衰竭。

5. 全身吸收中毒　与三价砷中毒相似。与芥子气吸收中毒相比，路易氏剂对毛细血管损伤特别明显，引起广泛的渗出、水肿和出血，出现血液浓缩和休克等一系列症状。轻度中毒者，先兴奋后抑制，有无力、头痛、眩晕、恶心及偶尔呕吐，并出现心搏过速、血压升高和血液轻度浓缩，偶见蛋白尿。严重中毒症状发生迅猛，首先出现兴奋、流涎、心搏过速、呼吸短促、恶心和呕吐。以后中枢神经系统抑制、无力、腹泻、肺水肿和出血，血液严重浓缩，血压下降，休克。

（四）救治措施

1. 急救　原则与芥子气的洗消、急救措施相同。

（1）皮肤染毒：立即用5%二巯丙醇软膏涂擦染毒部位，5～10分钟后用水洗去。皮肤已出现红斑者，涂擦此软膏仍然有效。

（2）眼睛染毒：立即用3%二巯丙醇眼膏涂入结膜囊内，轻揉眼睑半分钟后，用净水冲洗半分钟。除严重的液滴态染毒外，在染毒后1分钟内处理，几天后可完全恢复。

2. 治疗　路易氏剂局部损伤的治疗与芥子气损伤相似。全身性吸收中毒的治疗原则如下：

应尽早使用二巯类抗毒剂，应用越早，效果越好。这类解毒剂主要有二巯丁二酸、二巯基醇及二巯丙磺酸钠。二巯丙醇主要用于局部皮肤、眼睛染毒后的消毒与治疗，可配成3%～5%的油膏局部使用；因该药副作用较大，一般较少用于全身吸收中毒的治疗。二巯丁二酸口服胶囊，给药方便、稳定性好，治疗路易氏剂全身吸收中毒效果较好；由于该药是口服剂型，对重度昏迷患者无效。二巯丙磺酸钠注射液可用于全身中毒急救。

第四节　全身中毒性毒剂

全身中毒性毒剂，又称血液毒，具有作用快速和毒性强的特点，属于速效杀伤性毒剂。由于此类毒剂多为无机氰类化合物，有时也被称作氰类毒剂，其主要的代表是氢氰酸（AC）和氯化氰（CK）。

一、理化性质

氢氰酸是无色水样液体，有苦杏仁味，易挥发，能很快达到饱和浓度产生杀伤作用，沸点26.5 ℃，34 μg/L可能嗅出，而高浓度下对嗅神经有麻痹作用。能溶于多种有机溶剂，并易与水混合造成水源染毒。由于氢氰酸分子小，活性炭对其吸附力差，防毒面具活性炭对氢氰酸的防护能力弱，有效防护时间短于其他毒剂。氢氰酸与水作用缓慢，加热加速分解，但挥发出的氢氰酸仍可通过吸入染毒。氢氰酸与碱金属作用后可生成剧毒固体产物，另外，在碱性条件下氢氰酸与硫酸亚铁作用后生成无毒的亚铁氰化物。

氯化氰为无色气体，沸点12.8 ℃，属于易挥发性毒剂，有胡椒味，对眼及呼吸道黏膜有较强的刺激作用，但毒性较氢氰酸小，战斗状态是气态。

二、中毒途径及毒性

全身中毒性毒剂以呼吸道吸入中毒为主，其液滴也可穿透服装经皮肤吸收引起中毒，因此要特别注意对呼吸道的防护。

三、毒理学特点

氰类毒剂的毒性大小取决于其进入机体后释放出氰离子的速度。氰离子释放速度越快，毒性越大；反之则小。含卤族元素的氰化物对黏膜有明显的刺激作用并能引起肺水肿，在防治上应予以注意。氢氰酸对人的半数致死浓度（LD_{50}）是15 mg/L（3分钟），1.2～2.0 mg/L（15分钟）；而氯化氰吸入半数致死量（LD_{50}）为11000 mg/（min·m³）。氰离子进入机体后迅速与高铁（三价铁）细胞色素氧化酶结合形成氰化高铁细胞色素氧化酶，使高铁细胞色素氧化酶失去活性，导致细胞色素氧化酶不能交替转递电子（氧化型细胞色素氧化酶交替变成还原型细胞色素氧化酶），从而不能激活氧，最终导致机体内虽有氧但不能被组织细胞有效利用，致使动脉血液和静脉血液中氧含量差别减小，产生细胞窒息，体内氢离子聚集于组织中造成酸中毒。正常情况下，人体对氰化物有一定的解毒能力，如中毒浓度不高，只要及时脱离染毒环境，可以使中毒症状逐步缓解。神经系统对氰化物特别敏感，其中呼吸中枢尤为敏感，高浓度氰化物可迅速抑制呼吸中枢，导致呼吸麻痹。因此，应特别注意对呼吸道的有效防护。

氢氰酸沸点低、易挥发，属暂时性毒剂，中毒后一般不需要专门进行消毒；而氯化氰除具有氰类毒剂的毒性之外，吸入后还可对呼吸系统产生刺激作用，重者可引起肺水肿。因此，对氯化氰中毒除使用特效抗氰解毒药物外，还要采用窒息性毒剂中毒治疗方法进行处理，特别要防止肺水肿的发生。

四、临床中毒表现

（一）氢氰酸中毒

氢氰酸中毒的临床表现与接触浓度直接相关。极高浓度下可以产生突然意识丧失、呼吸极度困难、跌倒、抽搐，呼吸立即停止，看不到其他典型的临床症状，直至心脏停止搏动。

低浓度中毒时，最先感觉全身无力、头痛、头晕、口腔及舌根发麻、恶心、胃部不适、呼吸不畅、不安、心前区疼。此时若能较迅速脱离染毒区，症状可以逐步缓解、消失。一般不需要处理。

严重中毒见于中毒浓度较大，接触时间长而又未及时防护者，可出现以下临床表现：

1. 前驱期（刺激期）　接触后有苦杏仁或金属味，喉头发痒、咽部不适、口唇舌头发麻、头痛、头晕、恶心、呕吐、呼吸频率和心率加快、不安等症状。如能及时脱离染毒区，症状会逐步缓解。

2. 呼吸困难期　胸部紧迫感、呼吸困难、全身乏力、心前区疼痛、心跳徐缓、有恐惧感、烦躁不安、步态不稳、意识不清、颜面及皮肤呈红色等。

3. 惊厥期　失去知觉，抽搐或全身强直性痉挛，角弓反张、意识丧失、瞳孔散大、呼吸极度困难或暂停、大小便失禁、心跳加快等。

4. 麻痹期　经长时期抽搐后惊厥停止，横纹肌松弛、肌张力下降、反射消失、心跳缓慢、呼吸微弱或停止。一般呼吸停止后，心跳仍可维持几分钟，此时是抢救的极好时机，千万不可错过。

（二）氯化氰中毒

氯化氰对眼及呼吸道黏膜有比较明显的刺激作用，流泪、咳嗽、咽部刺激感为主要刺激症状，主要是呼吸道吸入中毒，液滴也可通过皮肤吸收。氯化氰进入机体后产生氢氰酸，呈现氢氰酸中毒症状，但应注意其所含的氯原子对呼吸道和肺部的刺激作用及可能引起的肺水肿。因此，在救治氯化氰中毒时，除使用氰化物中毒特效治疗药物外，还应按窒息性毒剂进行处理。

五、救治措施

（一）急救

氰类毒剂中毒后必须立即采取有效的急救措施进行现场自救互救，包括使用以亚硝酸类药物为代表的高铁血红蛋白形成剂和心肺复苏等措施。

1. 对中毒者及时戴上防毒面具或采取其他防护措施。

2. 立即吸入亚硝酸异戊酯，在毒区内，置防毒面具内吸入；在毒区外，用纱布包好安瓿，捏破安瓿置鼻孔前吸入，每2分钟1支，一次吸30秒，依病情需要可重复吸3~5支，并密切注意血压变化，收缩压降至10.7 kPa时，立即停止吸入。有条件时，可立即肌内注射抗氰急救注射液（自救或互救）。

3. 对呼吸心搏停止者及时行人工呼吸或体外心脏按压以及心肺复苏措施。

4. 将中毒人员转移到上风或侧风方向。

5. 当中毒者经过抢救后症状缓解而尚未完全消除者应后送继续治疗。

（二）治疗

氰类化合物中毒的治疗必须采用抗毒治疗，综合治疗和精心护理相结合等多种措施进行。中毒早期能及时给予抗毒治疗是防止惊厥发生、减少并发症和使患者早期康复的关键。

1. 治疗原则

（1）早期使用抗毒药物是治疗氰化物中毒的基本措施。高铁血红蛋白形成剂抗氰急救注射液（又称"4-DMAP"注射液）、PAPP（对氨基苯丙酮）、亚硝酸类药物（亚硝酸钠、亚硝酸异戊酯）等是快速有效的抗毒基本药物。该类药物的抗毒作用原理是，利用氰离子和高铁血红蛋白之间的亲和力，促使高铁血红蛋白与细胞色素氧化酶竞争血液中的氰离子，破坏组织和血浆中氰离子的平衡，使组织中的氰离子又可回到血浆中去，细胞色素氧化酶逐渐从氰离子结合状态释放出来，并恢复活性。但是必须注意的是氰与高铁血红蛋白结合不牢固，还会使氰离子分离，重新与高铁细胞色素氧化酶结合，再次引起中毒（特别是严重中毒者），致使抗毒不彻底。

（2）对氰化物严重中毒者，以上抗毒药物必须合并使用硫代硫酸钠，才可达到彻底治疗的目的。因为硫代硫酸钠可在体内离解出硫离子，后者可与氰离子在硫氰生成酶的作用下，形成硫氰酸盐并从尿排出，是解毒的主要途径。但是硫代硫酸钠必须静脉注射，单独使用起效慢，达不到及时解毒的目的，故一般在使用高铁血红蛋白形成剂后使用。

（3）综合治疗：氰类化合物中毒后必须进行综合治疗，如早期使用氧，给予能量合剂和细胞色素C，注意电解质平衡，防止脑缺氧、水肿等。对氯化氰中毒者，还应特别注意肺水肿的预防与处理。

（4）加强对氰化物中毒者的护理，注意对症治疗。

2. 治疗药物

（1）高铁血红蛋白形成剂：第一类高铁血红蛋白形成剂是亚硝酸盐类，如亚硝酸异戊酯（供急救吸入使用）和亚硝酸钠静脉注射剂（一般为3％ 20 ml注射液），使用不当时，可降低血压，应予以注意。第二类是抗氰急救注射液，供肌内注射和作急救用，具有起效快、不降血压、抗毒效果好的特点，但作用时间较短，在1小时左右。

（2）供硫剂：主要代表药物是硫代硫酸钠。静脉注射给药，抗毒作用比较慢，只能作为中毒后治疗药物，若与高铁血红蛋白形成剂合并使用有协同抗毒作用，从而大大提高抗毒效果。常用硫代硫酸钠为25％溶液30～50 ml缓慢静脉注射。

（3）钴类化合物：钴盐在体内直接与氰离子的结合力大于细胞色素氧化酶，对氰类毒剂中毒有直接的解毒作用，但应在使用中注意用量及反应。常用的钴盐化合物有羟钴胺、组氨酸钴、依地酸二钴（Co_2EDTA）等。

（4）亚甲蓝：又称美蓝，在治疗氰化物中毒时，应采用大剂量（10 mg/kg）静脉注射，才可能将血红蛋白氧化成高铁血红蛋白，但其效果不如抗氰急救注射液和亚硝酸钠。如果应用低剂量（1～2 mg/kg）亚甲蓝则可将高铁血红蛋白还原成正常血红蛋白，亚甲蓝的这一作用可被用于治疗亚硝酸盐中毒。

由此可见对氰化物中毒者的治疗主要是抗毒治疗和综合治疗相结合。对于氯化氰中毒者的治疗应该考虑前期抗毒治疗和后期肺水肿的防治措施。

第五节　窒息性毒剂

窒息性毒剂主要指可以损伤呼吸道和肺，并能引起肺水肿造成窒息的一类毒剂。该类毒剂包括氯气、氯化苦、光气和双光气等。氯气是第一次世界大战期间（1914—1918）德军首先使用的窒息性毒剂，从此揭开了现代化学战的序幕。但是由于氯气的色和味极易使对方发觉，很快就被无色、味小、典型的窒息性气体光气和双光气所替代。因此，本节仅以典型的光气、双光气为主阐述。

一、理化性质

（一）物理性质

光气、双光气化学结构和主要物理性质见表 20-8。

表 20-8　　　　　　　　　　　　　光气、双光气化学结构和主要物理性质

化　　质	光　　气	双光气
化学结构	COCl₂（二氯化碳酰酯）	ClCOOCCl₂（氯甲酸三氯甲酯）
美军代号	CG	DP
状态（常温）	无色气体	无色或微黄液体
气味	烂稻草味或烂苹果味	（同光气）
沸点（℃）	8.2	127.5
凝固点（℃）	−118	−57
相对密度	1.43（0 ℃）	1.6（14 ℃）
蒸气压（mmHg）	1173.4（20 ℃）	10.3（22 ℃）
挥发度（mg/L，20 ℃）	6500	35
蒸气相对密度	3.5	6.9
溶解度	难溶于水，易溶于有机溶剂，可作为其他毒剂溶剂	

双光气相对分子质量为光气的 2 倍，分解后，一分子双光气可以生成两分子光气。由于双光气沸点明显高于光气，而挥发度却远远小于光气，所以光气归类为暂时性毒剂，而双光气则归类为半持久性毒剂；光气和双光气容易被多孔物质所吸附，如活性炭、硅胶，甚至衣服等，故在光气毒区停留较久后，离开毒区时，不能马上脱下防毒面具。

（二）化学性质

1. 稳定性　光气常温下稳定；温度升高到 150 ℃开始分解，800 ℃时完全分解，其产物为一氧化碳（CO）和氯气（Cl₂）。双光气受热到沸点开始分解，在 300 ℃～350 ℃完全分解成光气，温度持续或再加高，就可生成 CO 和 Cl₂。

2. 水解　光气很易水解为无毒盐酸和二氧化碳。所以光气不易污染水源和含水多的食物。而双光气在水中水解很慢，在低温水中，需几小时到一昼夜才能完全水解，故双光气可污染水源几小时以上。

3. 与碱作用　光气、双光气与碱作用可生成盐和二氧化碳，所以氢氧化钠、碳酸氢钠溶液可销毁光气、双光气。

4. 与氨、苯胺作用　光气、双光气与氨水作用可以生成脲和氯化铵等无毒物质，所以氨水可消毒光气、双光气。另外利用此原理可以检查容器是否有光气漏出，即用浓氨水浸过的棉花往容器靠近，如有白烟（脲和氯化铵微粒）产生，表明有光气漏出。

二、毒理学特点

（一）呼吸道吸入毒性

光气、双光气主要是通过呼吸道吸入染毒。中毒特点是有较长时间的潜伏期和明显的累积作用。人嗅到光气的气味阈值为 1～5 mg/m³，刺激黏膜阈值为 4 mg/m³。对人 LCt_{50} 为 3200 mg/（min·m³）。光气比氯气毒性高 1 倍，即氯气对人 LCt_{50} 约为 6000 mg/（min·m³）。

（二）其他途径的毒性

1. 眼接触　4～8 mg/m³ 的光气可引起眼瘙痒，再高浓度可以引起流泪、结膜炎。溅入眼内可致严

重刺激。

2. 皮肤接触　气态光气对皮肤危害不清。液态光气可以引起皮肤严重烧伤。

三、临床中毒表现

根据光气、双光气中毒程度，临床上可分为轻度、中度、重度以及闪电型中毒 4 类。轻度中毒症状很轻，分期并不明显，仅表现为消化不良和支气管症状，一周即可恢复。闪电型中毒极为少见，多发生在吸入毒剂浓度较高时，在中毒后几分钟内，可因反射性呼吸心搏停止而死亡。中、重度中毒病情发展迅速而严重，其典型临床表现可以分为以下四期：

1. 刺激期　眼有暂时的烧灼感、流泪、化学性结膜炎，呼吸道刺激症状包括轻咳、胸闷、胸骨后疼痛及呼吸变慢等。

2. 潜伏期　刺激期过后，患者会出现安静而无症状的潜伏期，一般为 2～8 小时，有时长达 24 小时，此时肺内病变实际上是在发展中。劳累、寒冷、精神紧张，可以促进或影响肺水肿的发生；中毒后 4 小时内发生肺水肿症状和体征，是预后不良的可靠指征；还特别要注意那些表情淡漠而痛苦的患者，他们很可能将发生严重肺水肿。

3. 肺水肿期　患者呼吸频率加快、紧张、胸闷，随之而来的则是咳嗽，口、鼻内溢出大量血性泡沫样液体，发绀，肺部有明显干、湿啰音。X 线可帮助确诊。症状发展高峰在发病后 1～2 天内，肺水肿可持续 1～3 天。不积极治疗可死于中毒后 3～4 天。

4. 恢复期　如果病情较轻，治疗措施得当，渡过肺水肿期，患者可在 2～3 周内痊愈，甚至可不留任何后遗症状或体征，少数人可留有慢性支气管炎和支气管扩张。

四、救治措施

（一）救治原则

1. 在染毒区内应立即戴上防毒面具，防止继续吸入毒剂。伤员应由他人为之戴上面具。

2. 迅速离开染毒区，脱去面具或口罩以及染有光气的衣物。

3. 依中毒轻重分类，中毒较重者，应首先后送治疗。

4. 有中毒史但无任何症状的人员，在情况许可时应注意安静、保温、减少活动、严密观察 24 小时。

5. 有条件时，应尽早开始间歇给氧，使用激素和碱性合剂，以减轻炎症和解除平滑肌痉挛。

6. 呼吸停止时，应进行人工呼吸；心搏停止时，行心肺复苏术。

（二）防止肺水肿发生

对于已中毒、但症状不明显或有轻度呼吸困难表现者，应采取有效措施防止肺水肿，主要措施为：安静、保暖、吸氧和严格限制体力消耗，以减少机体对氧的消耗，改善呼吸、循环功能。可以给予 10%葡萄糖酸钙、高渗葡萄糖和糖皮质激素。

（三）治疗肺水肿

对已形成的肺水肿治疗，虽然在研究中思路很多，但还没有实用、有效的药物推出。

目前，推荐到临床上应用的药物，仍属对症处理用药，例如，有脱水药、支气管解痉剂、抗生素、止咳剂、糖皮质激素、升压药及呼吸、循环兴奋剂等。

第六节　失能性毒剂

失能性毒剂中毒后主要引起精神活动异常和躯体功能障碍，一般不会造成永久性伤害或死亡。按照其毒理效应不同，失能剂可分为精神性失能剂和躯体性失能剂。精神性失能剂和躯体性失能剂并不能截然分开，有的化合物既有精神作用，也有躯体作用。本节仅以典型失能剂毕兹为主阐述。

一、理化性质

毕兹化学名为二苯羟乙酸-3-喹咛环酯，为白色或微黄色无特殊臭味的结晶固体，熔点 165 ℃～166 ℃，属有机碱，难溶于水，易溶于苯、氯仿等有机溶剂，在多种溶剂中是稳定的。毕兹水解很慢，在潮湿空气中半衰期为3～4周，可使水源长期染毒。毕兹化学稳定性良好，受热不易分解。如将毕兹溶于二甲亚砜中，则将提高毕兹通过皮肤的渗透与吸收，大大提高其皮肤毒性。

二、中毒途径及毒性

毕兹可以通过呼吸道、皮肤及消化道染毒。吸收后，毕兹广泛分布于全身各组织，在脑内分布以尾核最高，壳核及大脑皮质次之，中脑、桥脑、延脑等较低，小脑和脊髓最低。

三、毒理学特点

毕兹是迄今最强的抗胆碱化合物，其绝大部分失能效应是源于中枢和外周胆碱能神经被阻断。其作用机制类似于传统抗胆碱药阿托品，但对中枢神经系统的作用却比阿托品强大，可引起记忆力、解答能力、注意力和理解力等高级神经活动能力紊乱或丧失，并有一定程度的致幻作用。毕兹的外周效应与阿托品相同，能够抑制出汗，在炎热环境条件下可以引起中暑。

四、临床中毒表现

毕兹中毒的症状发展与剂量、染毒途径有关，也具有一定的个体差异性。根据症状的发展演变，可大体上分为以下几个时期：

1. 潜伏期　中毒后0.5～1小时，以外周阿托品样反应为主，伤员出现口干、颜面潮红、心跳加快、瞳孔散大、视物模糊、眩晕、头痛、排尿困难及尿潴留等症状。

2. 症状发展期　中毒后1～4小时，中枢症状开始出现，由轻及重，逐渐发展，表现为四肢乏力、头晕，继而出现运动障碍及思维感觉混乱，伤员的正常活动受到干扰，工作能力明显下降，注意力、近记忆力、理解力、判断力明显减退，思维活动迟缓，甚至对简单的加减法都不能正确完成。

3. 症状高潮期　中毒后4～12小时，伤员完全处于谵妄状态，对周围环境不能作出正确反应，无法完成任何任务。

4. 恢复期　中毒12小时后，症状逐渐减轻，在这期间伤员虽可表现为意识模糊，有盲目的行为，但仍能服从管理，2～4天后可完全恢复。

五、鉴别诊断

怪异行为和精神错乱患者的鉴别诊断较多，包括焦虑反应和各种毒物的中毒反应，如致幻性吲哚类（如LSD）、大麻类（如四氢大麻酚）、铅、巴比妥和溴盐中毒。现将毕兹的中毒鉴别诊断总结于表20-9。

表 20-9　　　　　　　　　　　　　　失能性毒剂毕兹的鉴别诊断简表

体征和症状	中毒原因
不安，头晕或眩晕；不能服从命令，精神错乱，怪异行为；走路蹒跚或跛行；呕吐	抗胆碱类（如毕兹），吲哚类（如LSD），大麻类（如大麻酚），焦虑反应，其他中毒（如乙醇、溴盐、巴比妥、铅）
口干，静息时心跳加快，体温升高，颜面潮红；视物模糊，瞳孔散大，语言不清或无意识；幻觉行为；脱衣；喃喃自语和拾捡行为；木僵和昏迷	抗胆碱类

体征和症状	中毒原因
不恰当的笑和大笑，无理由的恐惧，心烦意乱，难于表达自己，感知障碍；易变的瞳孔和心率，血压，可能发生胃痉挛和呕吐	吲哚类（某些方面类似精神分裂症）
欣快，轻松，漫不经心的白日梦状态，容易发笑，突然站立时的头晕和低血压	四氢大麻酚类
颤抖，依恋或恳求，哭叫；回答清楚，安慰后减轻；神经质，幼稚，恐惧病史	焦虑反应

六、救治措施

失能剂毕兹中毒的机制及临床表现与抗胆碱药东莨菪碱及阿托品中毒极为相似，其中毒救治原则同样适用于抗胆碱药中毒的救治。

（一）早期使用抗毒剂

精神性失能剂毕兹的特效抗毒剂是以毒扁豆碱为代表的可逆性胆碱酯酶的抑制剂。根据中毒症状的轻重，不同抗毒剂的使用剂量稍有不同，一般抗毒剂越早使用，效果越好。由于毒扁豆碱作用迅速而强烈，误用、过量或敏感者均可产生拟胆碱能样副作用，故应在医护人员的指导下用药。首次剂量可根据中毒症状的轻重，肌内注射 2～4 mg（诊断性治疗可减半），儿童用药酌减。30～45 分钟后无明显效果时，可重复给药 1 次，维持剂量可改为口服 2～5 mg。对于过量或产生明显副作用者，如心率低于 50～60 次/min，血压明显下降者，可肌内注射硫酸阿托品予以治疗。

（二）残余症状的治疗

失能剂毕兹中毒作用时间长，经抗毒剂治疗后，尚可留有残余症状，此时给予使用方便的毒扁豆碱片口服，毒扁豆碱片又称依色林片，每片含毒扁豆碱 2.5 mg 和适量赋形剂，首次口服 1～3 片，如无明显治疗效果和副作用，2 小时后可重复用药一次，如治疗有效，但病情反复，可间隔 4 小时，重复给药一次，根据病情逐渐减量。

（三）支持疗法

支持疗法主要用于极重度伤员经常出现的昏迷、高热、尿潴留、瞳孔散大及心率过快等症状的处理，对于昏迷不醒的伤员应加强护理，防止角膜溃疡和吸入性肺炎，维持营养与体液平衡，注意观察肾功能变化并防止膀胱过度充盈，必要时应及时进行导尿。极重度伤员可能出现抽搐、惊厥，此时可酌情使用安定剂，如地西泮和氯丙嗪等。中枢安定剂可加强毕兹的中枢抑制作用，甚至使患者进入麻醉状态，在应用时应密切监视呼吸系统的功能，如发现严重呼吸抑制，应立即进行人工呼吸。因不能排汗等散热功能严重障碍所致高热，应迅速使用冰袋、乙醇擦浴等措施进行降温。另外支持疗法中应注意纠正缺氧和水及电解质的紊乱，可适当输氧和静脉滴注碳酸钠、高渗溶液，如 2% 甘露醇预防脑水肿和纠正酸中毒等情况。瞳孔扩大者可使用 0.25% 毒扁豆碱溶液滴眼。心率过快者可给普萘洛尔（心得安）20 mg 口服予以治疗。

第七节　刺激性毒剂

刺激性毒剂亦称控暴剂，是刺激眼睛和上呼吸道，引起流泪、喷嚏等强烈不适症状或受累器官的疼痛，导致中毒人员暂时性失能，从而达到骚扰对方和影响对方各种战术行动的一类毒剂。刺激性毒剂属于暂时、速效、非致死性毒剂，主要有苯氯乙酮（CN）、亚当氏剂（DM）、CS 和 CR。

一、分类

(一) 催泪性毒剂

以眼刺激为主,极低浓度即能引起眼强烈疼痛、大量流泪、怕光和睑痉挛,高浓度对上呼吸道和皮肤也有刺激作用,主要代表有 CN。

(二) 喷嚏性毒剂

以上呼吸道强烈刺激作用为主,引起剧烈和难以控制的喷嚏、咳嗽、流涕和流涎,并有恶心、呕吐和全身不适。对眼也有刺激作用,因能致吐,故又称呕吐剂,主要代表有 DM。CS 和 CR 则兼有这两类毒剂的作用。

二、理化性质

1. CS　即邻氯苯甲基丙二腈,为白色结晶,有胡椒味,不纯品为黄色。相对分子质量 188.62,易溶于丙酮和苯,半衰期为 10 分钟,遇高锰酸钾失去刺激性。

2. CN　即苯氯乙酮,为无色结晶,有荷花味,相对分子质量 154.59,难溶于水,易溶于醇、苯等有机溶剂。在碱中煮沸或遇强氧化剂,失去毒性。

3. CR　即二苯并 (b, f) -1,4 -氧杂䓬庚因,是新兴的一种刺激剂,呈淡黄色粉末,无味,难溶于水,易溶于乙醇、丙烯二醇、乙醚和苯等有机溶剂。CR 不但不容易水解,反而在水中仍具有刺激作用,因此可用于水源染毒;CR 可与乙醇钠、硫酸二甲酯作用,且生成物无毒,因此可用这些物质对其进行消毒作业。

4. DM　即 10 -氯- 5,10 -二氢氮砷蒽,为金黄至暗绿色结晶,无味,不溶于水,略溶于有机溶剂。化学性质稳定,不受空气潮湿和雨雪的影响。加碱则加速水解,但产物仍具有喷嚏作用。与强氧化剂 (如次氯酸钙) 作用,生成物无刺激作用。

三、中毒途径及毒性

刺激性毒剂主要通过眼睛、呼吸道以及裸露的皮肤染毒。

刺激性毒剂 CS、CN 对人的吸入毒性参见表 20 - 10,亚当氏剂对人的毒性参见表 20 - 11。据估计,新兴的刺激性毒剂 CR 对人的 LCt_{50} > 100000 mg/ (min·m³)。

表 20 - 10　　　　　　　　　　　　CS 和 CN 对人吸入毒性估计值

	CS/ [mg·(min·m³)⁻¹]	CN/ [mg·(min·m³)⁻¹]
一分钟刺激限值	0.05~1	0.3~1.5
一分钟耐受限值	1~5	5~15
失能剂量	10~20	80
半数致死量或致死量	25000~150000 40000~70000	8500~25000 11000

表 20 - 11　　　　　　　　　　　　亚当氏剂对人的毒性估计值

浓度/ (mg·m⁻³)	毒性作用
0.04	刺激上呼吸道的最低浓度
0.1	多数人感到呼吸道刺激
0.5	刺激下呼吸道的最低浓度
2~5	可耐受 1 分钟

续表

浓度/（mg·m⁻³）	毒性作用
8（1小时）或22（1分钟）	丧失战斗力
15000～300000 [mg/（min·m³）]	致死

四、临床中毒表现

1. CS 接触眼后，立即引起流泪，眼结膜、角膜有烧灼感，眼睑痉挛，结膜充血。严重者导致结膜炎、眼睑炎。CS呼吸道中毒后，鼻腔立即有辣味感，咽疼，大量流涕，喷嚏和咳嗽；自觉胸部发"紧"，甚至有短暂的呼吸困难；一般于中毒后30分钟，所有症状消失；如吸入到肺，可加重原有慢性呼吸道疾病，高浓度吸入可致肺水肿，一般不会有永久性肺损伤。皮肤接触CS后立即有烧灼感和刺痛，根据接触的剂量和时间不同，可出现大小不等、轻重不一的红斑，甚至水疱，类似Ⅰ、Ⅱ度烧伤，有的可产生过敏性皮炎。

2. CN 主要刺激眼睛，引起怕光和流泪，高浓度时也刺激上呼吸道，引起咳嗽、恶心等症状，还会刺激潮湿多汗的皮肤，使之出现红斑，甚至发生水疱。

3. CR 对眼睛、鼻、咽喉及皮肤有强烈刺激作用，使人出现流泪、喷嚏和皮肤红斑等多种症状。

4. DM 以上呼吸道为主，呈现难以抑制的喷嚏和鼻、咽部疼痛症状，脱离染毒区后刺激症状有一定后续性（因毒烟微粒在呼吸系统逐渐溶解而导致中毒症状逐渐加重，但大多在1～2小时后症状消失）。所以临床表现为鼻、咽部有辣椒样刺激感，呈烧灼样疼痛，反射性喷嚏、咳嗽不止和胸闷、胸骨后疼痛（故有"胸痛剂"之称）。大量流涕、流涎、流泪（对眼刺激性不如CS严重），高浓度的亚当氏剂可致肺水肿和砷中毒全身症状。

五、救治措施

（一）预防

防毒面具可以完全防护催泪性毒剂对眼和呼吸道的刺激作用。各种就便器材，如风镜、多层纱布口罩等都可有不同程度的保护作用。用任何掩蔽物遮住裸露皮肤，如雨衣、长袖衣服等都可以减少和减轻刺激性毒剂对皮肤的损伤。

（二）治疗

1. 呼吸道刺激症状 症状剧烈时可采用吗啡等镇痛药进行治疗。如一旦出现肺水肿，则应按肺水肿治疗原则积极治疗。

2. 眼刺激症状 可用2%碳酸氢钠溶液冲眼，同时适当选用消炎膏、醋酸可的松膏等预防眼部炎症。

3. 皮肤 皮肤红斑通常不需处理，可在1～2小时消失，但是在毒剂浓度高，高温、高湿条件下，所出现的严重继发性红斑，短期内不能得到恢复，可用止痛、止痒外用药，如炉甘石洗剂、樟脑和薄荷霜等。对较大水疱，要抽出疱液，裸露皮肤，敷上抗生素。严重的皮肤损伤可按烧伤处理。

4. 眼、咽、胸疼痛 疼痛症状不可忍时，可由医师根据病情给予适量镇痛药。

5. 砷中毒全身症状 DM含砷，吸收后有砷中毒症状者可参照路易氏剂中毒。

〔李 蓉 贺 智〕

第二十一章　核和辐射突发事件医学应急救援

第一节　概　　述

20世纪中叶，人类进入了核能开发应用时代。此后，核能技术应用突飞猛进，为人类做出了巨大贡献。但事物都具有两重性，在核能开发应用的同时，曾发生过多次核能方面重大灾难，给人类带来了不少的麻烦。这些灾难包括美国用核武器袭击日本和苏联切尔诺贝利核事故等重大核与辐射突发事件。

至今，军用核武器和工业用核材料存量巨大，全世界除了库存数万枚核武器外，军民用 ^{39}Pu 有 450 t、高富集铀 1700 t，重大工业辐照源 300 个，放疗用 ^{60}Co 放射源超过 1000 个；每年被遗弃、盗窃的工业或医用放射源达数百个，尤其是用于热电发生器的 ^{90}Sr 失控源，其活度相当于苏联切尔诺贝利核电厂事故释放的 ^{90}Sr 总量。这些都可能成为核与辐射突发事件的物质基础和危险源。

在世界范围内，截至 2011 年底在运行的核动力堆有 437 座，全球核发电总量达 370 GW，核电占全球电力生产的份额为 16%，在建反应堆 55 座，并且核电反应堆平均每年有一定速度的增长。核电虽然是一种干净、安全的能源，但它也是一种低概率、高风险的行业，如果发生事故，危害极大。有分析报告显示，全球正在运行的核反应堆中有 48 个位于已知至少会发生中等地震活动的区域，占运行中反应堆总数的 11%，其中包括日本福岛第一核电厂反应堆。有 14 个反应堆位于地震活动水平较高的区域，占 3%，其中有 10 个位于距海岸线不到 1.6 km 的位置，面临地震和海啸双重风险。

1986—2011 年的 26 年间，国外发生了 18 起重大核与辐射突发事件，其中两起为核电厂事故。据 IAEA 2000 年的资料，1944—2001 年登记的辐射事故 420 起，伤员 3000 名，登记死亡人数 133 人。特别是 1986 年苏联切尔诺贝利核电站事故和 2011 年日本福岛核电厂事故，引起国际上极大的关注。

我国也存在核和辐射安全与威胁的问题。据 2002 年的调查表明，全国有用源单位数千家，放射性同位素与辐射技术应用的各类放射源有数万枚，其中有的未在监管部门办理许可登记。民用核设施对防止核与辐射突发事件的设计上尚考虑不周。放射源生产、储存、运输、使用、保管和退役过程的安全管理存在薄弱环节。2007 年 10 月，新疆"东突"恐怖分子企图携带放射性物质进京制造辐射恐怖事件，幸被我国公安部门提前发现，控制了事态的发生。

据统计，我国在 1988—1998 年间发生各类辐射事故共 332 起，平均每年 30 起，受照射人数共 966 人。放射源丢失事故在所有事故中约占 80%，共发生 258 起，绝大部分为责任事故；丢失放射源 584 枚，其中 256 枚未找回。

核与辐射突发事件是由于人为失误、技术局限、设备故障或自然灾害等原因，致使核设施、核装置、核武器、核材料、放射性物质或其他放射源发生意外，造成或可能造成重大人员伤亡、财产损失、生态环境破坏和严重社会危害，危及公共安全的紧急事件。

一、核和辐射突发事件的主要类型

按照核和辐射突发事件发生情况的不同，大致可分为事故性质的突发事件（核事故和辐射事故）和恐怖性质的突发事件。

（一）核事故

核事故是指核电厂或其他核设施中发生严重偏离运行工况的状态。在这种状态下，放射性物质的释放可能或已经失去应有的控制，达到不可接受的水平。在国际核事件分级表中属于较高级别的4～7级事件。国际原子能机构和经济合作与发展组织核能机构为便于核工业界、媒体和公众相互之间对核事件的信息沟通而联合制定了国际核事件分级管理办法。国际核事件分级表将核事件分为7级；其中，不具有安全意义的事件（0级）为"偏离"，较低的级别（1～3级）为"事件"，较高的级别（4～7级）为"事故"。分级表的基本结构如表21-1。

表 21-1　　　　　　　　　　　　　　　　分级表的基本结构

级　别	事件名称	判据或安全特征		
		场外影响	场内影响	纵深防御降级
7	特大事故	大量释放：广泛的健康和环境影响		
6	重大事故	明显释放：可能要求全面实施事先安排好的对策		
5	具有场外危险的事故	有限释放：可能要求部分实施事先安排好的对策	核反应堆堆芯/辐射屏障严重损坏	
4	无明显场外危险的事故	少量释放：公众受到规定限值量级的照射	核反应堆堆芯/辐射屏障明显损坏/工作人员受到致死照射	
3	严重事件	极少量释放：公众受到小部分规定限值量级的照射	污染严重弥散/对工作人员有急性健康效应	接近事故——丧失安全保护层
2	事件	—	污染明显弥散/工作人员受到过量照射	安全设施有明显故障的事件
1	异常	—	—	超出许可运行范围的异常事件
0	低于本表级别，偏离	安全上无重要意义		

（二）辐射事故

辐射事故又称放射事故，是核装置或其他辐射源失去控制时，导致或可能导致异常照射条件的事件的统称。有时，也用来指操作失误所致的异常照射事件。

中华人民共和国国家标准《辐射防护规定》（GB 8703—1988）规定，核辐射事故为辐射源失控引起的异常事件，它能够直接或间接地产生对生命、健康的危害或财产的损失。按其性质分为超剂量照射事故、表面污染事故、丢失放射性物质事故、超临界事故和放射性物质泄漏事故5类。

按国务院449号令第四十条规定，根据辐射事故的性质、严重程度、可控性和影响范围等因素，从重到轻将辐射事故分为特别重大辐射事故、重大辐射事故、较大辐射事故和一般辐射事故4个等级。

1. 特别重大辐射事故　指Ⅰ类、Ⅱ类放射源丢失、被盗、失控造成大范围严重辐射污染后果，或者放射性同位素和射线装置失控导致3人以上（含3人）急性死亡。

2. 重大辐射事故　指Ⅰ类、Ⅱ类放射源丢失、被盗、失控，或者放射性同位素和射线装置失控导致2人以下（含2人）急性死亡或者10人以上（含10人）急性重度放射病、局部器官残疾。

3. 较大辐射事故　指Ⅲ类放射源丢失、被盗、失控，或者放射性同位素和射线装置失控导致9人以下（含9人）急性重度放射病、局部器官残疾。

4. 一般辐射事故　指Ⅳ类、Ⅴ类放射源丢失、被盗、失控，或者放射性同位素和射线装置失控导致人员受到超过年剂量限值的照射。

（三）核与辐射恐怖事件

核与辐射恐怖袭击，指通过威慑使用或实际使用能释放放射性物质的装置，或通过威慑袭击或实际袭击核设施引起放射性物质的释放，导致显著数量人群的心理影响、社会影响或一定数量人员伤亡，从而破坏国家公务、民众生活、社会安定与经济发展等的恐怖事件。

联合国于 2005 年 4 月制定的《制止核恐怖行为的国际公约》，对核恐怖犯罪行为的定义做出了界定。公约规定，核恐怖行为主要有 3 种：一是以危害人、财产和环境为目的，拥有放射性物质或核装置；二是出于同样目的，使用放射性物质、核装置或破坏核设施；三是为达到这些目的，威胁使用或企图拥有放射性物质和核装置。虽然核恐怖行为的可能性仍然比使用常规暴力的恐怖行为可能性小很多，但"911"恐怖事件发生后，核与辐射恐怖主义的现实威胁已进一步得到国际社会的公认。

核与辐射恐怖事件主要包括放射性物质散布事件、攻击或蓄意破坏核设施、使用核武器或制作粗糙核装置进行袭击 3 类。

1. 放射性物质散布事件　恐怖分子直接将放射性物质撒向袭击目标，或利用"放射性武器"进行恐怖袭击。"放射性武器"（或放射发散装置，RDD）又称放射性炸弹，它是指那些用来向周围环境传播放射性物质的装置。有时，当高性能的炸药被用作分散放射性物质的时候，放射性武器被称作"脏弹"。"放射性武器"不是核武器。即使它有时会释放出铀或钚，但它的爆炸效果是由高能烈性炸药引起的，而不会发生核裂变。"放射性武器"制作容易，技术含量低，使用过程非常简单。用爆炸物将颗粒状或粉末状放射性物质（如^{60}Co、^{137}Cs、^{90}Sr 等）包裹起来，就制成了所谓的"脏弹"。相对而言，恐怖分子获取工业、农业或医用放射性物质更容易，无论是直接投放射性物质或制成"脏弹"是其最有可能使用的袭击手段之一。

2. 攻击或蓄意破坏核设施　恐怖分子以核电厂反应堆、乏燃料贮存池、核燃料后处理设施、核废料运输车辆和高放废物场所等核设施为袭击目标，制造爆炸、纵火等事件，人为导致大量放射性物质外泄，造成核设施周围及下风向远距离的公众健康受到严重的危害，进而扰乱社会秩序、造成严重的经济损失。但是，这些核设施的安全保护措施较为严密，要成功偷袭一座核动力反应堆并非易事，需要大量的人力、物力。

3. 使用核武器或制作粗糙核装置进行袭击　恐怖分子若要获得核武器，其主要的途径是通过盗窃得到现成的核武器。若要制造粗糙核装置，主要途径是通过盗窃、购买武器级核材料后自行制造。但这两种途径的可能性极小。

目前，世界上 9 个有核武器的国家中，俄罗斯的战术核武器安全隐患较明显。这些核武器分布在 50 个仓库内，有 10000～15000 件，其中约 4000 件为作战部队所有。据报道，仓库甚至缺少用来防止未经批准擅自使用这些武器的电子字组编码，甚至传有被盗情况发生。

国际核走私目前大有愈演愈烈之势，按照黑市上比较高的价格，1 kg 武器级铀价值 50 万美元，1 kg 钚至少价值 100 万美元。如此高昂的利润，使走私者铤而走险。20 世纪 90 年代中期，欧洲市场上的核材料已达 200 kg 以上。据估计，20 世纪 90 年代末俄罗斯大约有 1000 t 武器级浓缩铀，大约可制造 65000 件核武器。此外，俄罗斯还拥有 160～200 t 武器级钚，可供制造 16000～32000 件核武器。理论上，恐怖组织只要掌握了核武器构造的设计原理，并有足够的高纯度浓缩铀或钚，就可以造出一粗糙核装置。

如果恐怖分子选择并能够实施核武器或粗糙核装置核爆炸进行恐怖袭击，两者情形相似，后果是会造成大量的人员伤亡，人类生存环境及整个社会结构均发生极其严重破坏。应当说，这也许只有强大的恐怖组织或"国家级"的恐怖势力才能做得到。

二、核和辐射突发事件的发生方式

（一）事故性质的核和辐射突发事件的发生方式

事故性质的核与辐射突发事件主要有以下 5 种方式：

1. 反应堆损毁致核泄漏　这类突发事件可能是由于人为因素、技术因素、设备因素或是自然因素造成反应堆毁损，使核燃料元件烧结，冷却剂缺失，管道和容器破裂，甚者发生高温爆炸等，导致放射性物质向环境泄漏等。如果泄漏足够严重或控制失灵，场内工作人员或反应堆附近的公众，可能会受到高剂量照射，可能会出现大范围环境污染，使烟云区公众受到来自烟云或地面暴露产生的外照射，或因吸入/食入排放的放射性核素产生内照射。反应堆事件还可能产生包括持续心理影响在内的大范围的非放射学后果。例如，1957 年英国温茨凯尔军用堆事故、1979 年美国三哩岛核电厂事故、1986 年苏联切尔诺贝利核电厂事故，以及 2011 年日本福岛核电厂事故。

2. 核临界状态致放射性物质释放　核临界事故是指核反应释放出的中子使核裂变反应达到持续进行连锁反应状态的一类突发事件。如果因不慎或意外使铀或钚等易裂变物质聚集而达到临界质量时会造成临界状态，发生核裂变反应；如果这种反应失控，会造成能量和放射性物质的释放伴随着高水平辐射，使近距离工作人员接受极高剂量照射，稍远处的公众也可能受到照射。最近的一个案例如 1999 年日本东海村核临界事故。

3. 放射源丢失被拾或被盗　放射源丢失被拾或被盗事故时有发生。这主要是由于管理不善，造成放射源失窃、失控，引起接触或接近放射源者受到照射致伤。此类事件对公众危险程度主要取决于放射源的放射性强度及与受照射人员的距离和受照时间的长短。这类事故可导致人体全身或局部受到高剂量照射和体内或体表放射性污染，可导致严重损伤或死亡。例如，1963 年我国安徽合肥 ^{60}Co 辐射源丢失事故和 1987 年巴西戈亚尼亚市 ^{137}Cs 源被窃事故等。

4. 放射源安全装置故障及操作失误　放射源或辐照装置安全联锁系统出现故障、工作人员思想麻痹或疏忽、操作失误、违章使用等，是造成此类放射源事故发生的原因。例如，1982 年挪威能源技术研究所重大辐射事故，是由于辐照装置安全系统不健全，工作人员疏忽大意造成受照射；1990 年上海“6·25”事故，主要是违章操作所致。

5. 核与辐射物质运输或储存事故致放射性物质扩散　核废料储存的条件和管理要求很高，如果处理不好，会发生突发事件；例如，苏联克什特姆附近一座 20 世纪 40 年代后期建造的钚堆核废物储存场，于 1957 年发生了一场严重的爆炸事件，大量放射性物质外流，严重污染环境，对附近公众危害极大。

随着核电事业的发展，不同运输方式运送乏燃料的频率越来越高，数量将越来越大。虽然以此类方式发生突发事件的概率很少，但万一发生，后果严重。据报道，加拿大从 1947 年到 1978 年的 31 年中至少发生过 135 起放射性物质运输事故。在这些事故中大约有 150 人受到高剂量辐照。核武器运输意外也见有报道，例如，1966 年美军两架飞机空中加油时相撞，飞机撞毁，4 枚核弹坠落，其中两枚化学爆炸，环境受污染，为去污耗费了大量人力物力。

（二）核和辐射恐怖袭击

肇事者通过蓄意使用核与放射性物质进行威胁或恐怖袭击等方式进行违法及破坏活动，主要有以下 5 种：

1. 投放或散布放射性物质　将粉末状或水溶性放射性物质投放或喷洒在食品厂或水源地、公共场所、重要街区等处，包括将放射性物质置于信件内邮寄给他人，形成放射性物质在人群中的扩散。该恐怖手段实施隐蔽，不易被发现。

2. 利用“脏弹”进行袭击　利用传统爆炸手段将放射性物质扩散到环境中使人们受到照射，这就是放射性散布装置，亦称“脏弹”。

3. 蓄意使用放射源或放射性物质　2006 年 11 月初先是前俄罗斯间谍，后来投靠英国的李维南科遭人下毒直至当月 23 日不治身亡，英国官方花了很多力气，查出他体内及尿液含有高剂量的"^{210}Pu"。

从使用方式而言，有些刑事性质的案例也可归纳其中，虽然它不是恐怖事件。例如，仅因与合作对象有私人恩怨，2002 年 5 月，广州一名医学硕士用仿造的准购证和介绍信花 5.5 万元买了一台^{192}Ir 射线工业探伤机，安装在办公室天花板上，用遥控驱动放射源对合作对象进行照射，同时伤害了其他同事共 78 人。恐怖分子如果在某些人群密集处蓄意使用该装置，也会对公众造成伤害。又如，我国东北一对青年恋爱不成，男方蓄意报复，找来项链状放射性物质，假意送给女方留念，企图在不知不觉中造成女方伤害。两人争吵中警察赶来处理，在不知情的情况下，没收了该项链状放射性物质，并随手扔在值班室床下，致使后来数名卧床休息的值班警察也不知情而受到照射，产生了头痛、乏力等症状。

至 2000 年俄罗斯发生的核材料、放射源等失窃、走私、非法交易以及失控源等 247 起。这些失控的放射源将是公众受到照射的隐患。

4. 袭击核设施　恐怖分子手中并无核材料，但可利用导弹或其他爆炸装置袭击核武器仓库、核电站反应堆、核动力舰船、核原料提炼厂、核燃料回收厂等造成放射性物质的扩散。

例如，2003 年《俄罗斯报》报道，离巴格达东南部 17 km 处有一所放射性废料仓库，其中储存有 500 t 使用过的浓缩铀，109 t 各种铀氧化物，1.8 t 粉末状低浓缩铀，6t 贫铀及其他各种低放射性工业废料。如果该仓库遭到袭击，大风和火苗将在短时间内将 50% 的放射性废料带入大气层，重度污染面积将达 126 km^2。同时，放射性灰尘和粉末将给南欧、高加索和中亚等地数百万人带来灾难性后果。

5. 核装置或小型核武器袭击　利用窃取、走私或粗制小型核武器或核爆炸装置，可以对机场、车站、银行、超市等重要建筑物和政府机关、居民区等进行核恐怖袭击。

侥幸的是，国际统计的核与辐射恐怖事件性质并不严重。1999—2002 年间查实的 40 起事件中，尚未发生造成环境放射性污染和公众放射损伤的核与辐射恐怖事件。其中"企图获得或拥有（包括核武器、核材料及放射源）"15 起；"恐吓和/或恶作剧，包括实施核爆、袭击核设施、存放核武器、使用放射性武器"14 起；"使用（包括邮寄信件内含放射性 Th、施放^{125}I 及对核研究所的常规炸药爆炸）"11 起（其中同一作案人邮寄信件中含放射性 Th 9 起）。

核与辐射突发事件的类型和方式多种多样。下面仅列出脏弹突发事件、粗糙核装置低威力地面核爆炸突发事件和核设施遭突发事件所致放射性沾染可能出现的典型情景。

1. 脏弹突发事件的典型情景　一般认为，脏弹突发事件的情景与爆炸装置和装填的放射性材料密切相关。用文献给出的计算机模型模拟估算了食品保存用的^{60}Co 辐照源（估计活度 3.7×10^4 GBq）作为放射性装填材料的脏弹，在纽约市曼哈顿区爆炸散布后的放射性沾染分布。其放射性污染跨 3 个州的面积约 1000 km^2，其致癌概率为：内区 Pc$\approx 10^{-2}$（有效剂量约 10^2 mSv），中区 Pc$\approx 10^{-3}$（有效剂量约 10 mSv），外区 Pc$\approx 10^{-4}$（有效剂量约 1 mSv）。此例造成放射性沾染分布的模拟如图 21-1 所示。

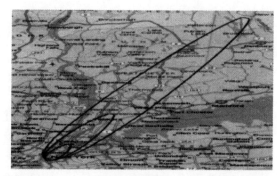

图 21-1　计算机模拟的脏弹袭击放射性沾染分布

2. 粗糙核装置低威力地面核爆炸突发事件的典型情景　美国国家辐射防护安全与测量委员会（NCRP）估计，粗糙核装置爆炸当量为 0.01~10 kt。在城市实施地面核爆炸的毁伤效应包括早期核辐射、光辐射和冲击波复合伤效应和剩余核辐射即放射性沾染效应。早期与剩余核辐射的照射将引起确定性健康效应（如骨髓型放射病）和随机性健康效应（如致癌效应）。对人员的重要杀伤效应综合结果的预计值见表 21-2、表 21-3 和图 21-2。

表 21-2　粗糙核装置核爆炸后重要杀伤效应影响范围

当　　量/kt	冲击波 50% 致死范围/m	光辐射 50% 致死范围/m	早期核辐射 LD₅₀（体表组织约 4 Gy）范围/m	放射性地面沾染 LD₅₀（体表组织 4 Gy）范围（下风向）/m
0.01	60	60	250	1270
0.1	130	200	460	2750
1	275	610	790	5500
10	590	1800	1200	9600

表 21-3　粗糙核装置核爆后下风向不同距离处第一小时接受的剩余 γ 辐射体表组织吸收剂量（Gy）

当　　量/kt	距爆心距离/km		
	1	2	10
0.01	6.7	1.5	0.02
0.1	78	8.3	0.1
1	210	47	0.6
10	1200	260	3.5

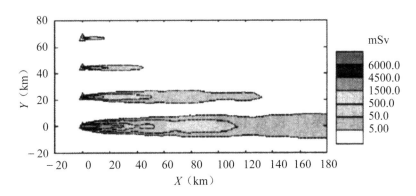

图 21-2　0.01～10 kt，粗糙核装置地面核爆后 24 小时内下风向地域 γ 外照射累积等剂量线，风速 3 m/s（采用 HPACV3.1 后果评估软件获得的结果）

3. 核设施遭突发事件所致放射性沾染的典型情景　对核设施遭受袭击的危害评估，应在建立各种可能袭击方式的设计基准威胁基础上，分析可能造成的核事故序列；通过计算机仿真，预计不同气象等环境条件下放射性烟羽弥散、沉降对环境和公众造成的放射性污染与内外照射剂量。

假设核电厂压水堆引起严重核突发事件，24 小时内场外公众总的等有效剂量当量线下风向地域分布见图 21-3。其源项条件是：压水堆运行处于 3071 MW（t），堆芯失水＞30 分钟，导致堆芯熔化，大的安全壳失效，无喷淋与过滤，源项释放期 12 小时，每小时释放 1%，释放份额为：惰性气体 1.2×10^{-1}；碱金属 3.1×10^{-2}；碱土 1.93×10^{-3}；卤素 3.6×10^{-2}；硫、硒、碲族元素 4.5×10^{-3}；铂系元素 2.2×10^{-4}；早期转移元素 2.2×10^{-4}；4 价 0.5×10^{-5}；3 价 1.9×10^{-5}；铀 1.8×10^{-5}；易挥发元素 4.5×10^{-3}；不易挥发元素 4.5×10^{-3}。

如恐怖分子袭击 TRIGA 研究堆发生严重事故，24 小时内场外公众总的等有效剂量当量线下风向地域分布的估算结果见图 21-4。

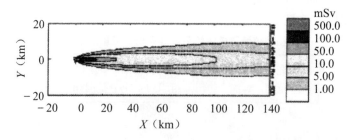

图 21-3　核电厂压水堆遭袭击引起严重核事故，24 小时内场外
公众总的等有效剂量当量线下风向地域分布（源项条件见文内）

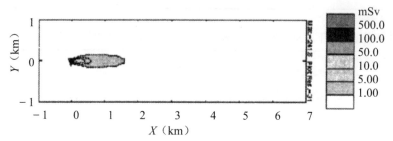

图 21-4　TRIGA 研究堆遭袭，24 小时内场外公众总的等有效剂量当量线下风向地域分布

三、核和辐射突发事件的危害后果

（一）脏弹的伤害和破坏效应

利用含有放射性物质的脏弹实施恐怖活动，一方面会产生普通爆炸事件所产生的破坏效应，另一方面由于公众对有关核材料和其他放射性物质的恐惧心理可能会引起社会的恐慌，脏弹所造成的社会恐慌与环境受长期放射性污染的后果远大于直接的人员伤害。据报道，纽约医学院曾进行过一项关于"911"事件的调查，其结果表明该事件使 15 万纽约居民患上了由心理创伤引起的精神紊乱（噩梦、焦虑、狂躁等）或抑郁症（厌食、睡眠无规律、难以集中精力等）。但是，美国"911"事件发生后，除了害怕再次遭受恐怖袭击外，人们不必担心此次事件所造成的其他影响。而脏弹突发事件则不同，弥散到环境中的放射性物质会在一定时期内存在，环境和人员身心将受到长期的影响。

1. 直接威胁人类生命和污染环境　"脏弹"的爆炸，一方面会因爆炸伤人，另一方面人员受到脏弹核辐射后可能会引起一些急性效应（表 21-4）。在核辐射产生的确定性效应中，轻者可造成皮肤、眼睛等部位的局部损伤，导致较短时间内丧失行动能力，重者还会导致白内障、生育能力下降、生长发育障碍等，如果是大剂量辐射则在很短的时间就可能丧失生命。

表 21-4　　　　　　　　　　　　　"脏弹"袭击后受照人员健康效应

受照剂量/mSv	健康危害
约 10 或更小	十分低的剂量，无急性效应，癌症危险很小
约 100	低剂量，无急性效应，以后的癌症危险约 0.5%
约 1000	中等剂量，恶心，可能有呕吐，骨髓功能轻度低下，以后的癌症危险约 10%
>1000	高剂量范围，肯定有恶心，可能出现骨髓症候群，需要作医学评估和治疗，以后的癌症危险约 10%/1000 mSv

"脏弹"爆炸使得放射性物质分散在周围环境中，并随大气和水体在环境介质中进一步扩散迁移。

2. 造成不同程度的经济损失　据分析报道，"911"事件后的重建耗资巨大。脏弹袭击后的经济损失，其特点主要表现在：其一，事件后需要清除放射性污染，包括移去受到放射性污染的表层土壤（如

1987 年巴西^{137}Cs 源事故）并运到他处处置；其二，建筑物需要去污处理，而拆除建筑物将产生更多的放射性废物；其三，清污工作需要很长时间；其四，即使清除工作完成之后公众仍然可能对事发地区心存恐惧，来自污染区的商品可能难以销售，旅游交通也不可能恢复到原来状态。用 5 kg 左右的 TNT 炸药在华盛顿国家艺术博物馆将粉末状放射源引爆分散，估计将使得国会、最高法院以及国会图书馆在几十年内无法使用。

3. 引起极大的社会恐慌　大部分人对放射性及其辐射危害了解甚少，总是将涉及放射性物质的情况同人们想象中的"意外的"和"不熟悉的"危险联系在一起，从而引发比其他种类危险更多的焦虑；其次，因放射性通常是看不见的，不借助专用的探测仪器就无法感知，因而，它们看起来更令人恐怖；最后，容易同诸如广岛、长崎、切尔诺贝利之类的核事件联系在一起进行联想，也会进一步加深这种恐惧感。所有这些特征和想象叠加在一起，使辐射成为一个心理紧张的刺激因素，有些人可能会发生严重的、持久的精神健康问题。

恐怖行动把不可见的放射性、蓄意破坏和惨剧交织在一起时，可以产生联合效应而使放射突发事件成为能够引起严重社会心理伤害的惨重事件。

（二）核设施破坏的危害和破坏效应

一般情况下，如果核设施发生核事故或事件，除了造成核设施结构本身被破坏外，人们普遍最关心的是结构破坏所造成的放射性物质泄漏，它可能对周围环境构成大面积放射性沾染，以及核辐射对公众安全的威胁与伤害。

根据分析，不同大小及不同类型核设施遭到破坏后造成的危害与破坏差别很大。小型核设施被破坏后可能仅影响局部很小的范围，不影响到公众及周围环境。而大型核设施（主要是核动力堆）则不同，若遭到严重破坏，则有大量放射性物质释放，对周围公众及环境危害严重。

1. 可释放出多种放射性核素　核反应堆内产生的放射性核素，有核裂变产生的核素及在核燃料内固有的和受中子活化产生的放射性核素。它们理化性质不同，挥发性也不同。放射性核素向大气的释放与其物理特性密切相关，而容易向大气释放的一般顺序是：气态物质，挥发性固体，不挥发性固体。但一般情况下，惰性气体几乎全部释出；其次为具有挥发性的碘、碲、铯的释放量也较高。例如，苏联切尔诺贝利核电站事故时，4 号机组反应堆芯内的放射性物质总活度约 40 EBq。其核素组分、数量及释放率见表 21 - 5。

表 21 - 5　　　　　　　　　　切尔诺贝利核电站事故堆芯内放射性活度总量累积释放量

核　素	半衰期/天	总量*/PBq	释放量/%
^{85}Kr	3.97×10^3	33	约 100
^{133}Xe	5.27	1.7×10^3	约 100
^{131}I	8.05	1.3×10^3	20
^{132}Te	3.25	0.32×10^3	15
^{134}Cs	7.5×10^2	0.19×10^3	10
^{137}Cs	1.1×10^4	0.29×10^3	13
^{99}Mo	2.8	4.8×10^3	2.3
^{95}Zr	6.55×10	4.4×10^3	3.2
^{103}Ru	3.95×10	4.1×10^3	2.9
^{106}Ru	3.68×10^2	2.0×10^3	2.9
^{140}Ba	1.28×10	2.9×10^3	5.6
^{141}Ce	3.25×10	4.4×10^3	2.3

续表

核　　素	半衰期/天	总量*/PBq	释放量/%
^{144}Ce	2.84×10^2	3.2×10^3	2.8
^{89}Sr	5.3×10	2.0×10^3	4.0
^{90}Sr	1.02×10^4	0.2×10^3	4.0
^{239}Np	2.35	0.14×10^3	3
^{238}Pu	3.15×10^4	1.0	3
^{239}Po	8.9×10^6	0.85	3
^{240}Pu	2.4×10^6	1.2	3
^{241}Pu	4.8×10^3	0.17×10^3	3
^{242}Cm	1.64×10^2	26	3

注：＊衰变校正到 1986 年 5 月 6 日；估计误差为±50％。

2. 不同核素及照射方式和受照组织器官　在核反应堆遭破坏后向大气释放对人体造成危害的放射性核素，早期主要是惰性气体和碘，晚期主要是 ^{90}Sr、^{137}Cs 等长寿命裂变核素。对人员造成的照射方式和主要组织器官有：γ 射线全身的外照射，吸入或食入放射性核素对甲状腺、肺或其他组织器官的内照射，以及沉积于体表、衣服上的放射性核素对皮肤的照射。表 21-6 列出了作用于不同受照器官的主要放射性核素。

表 21-6　　　　　　　　　　　　作用于不同受照器官的主要放射性核素

对甲状腺		对全身		对肺*	
核素	半衰期/天	核素	半衰期/天	核素	半衰期/天
^{131}I	8.05	^{131}I	8.05	^{131}I	8.05
^{132}I	0.0958	^{132}Te	3.25	^{132}I	0.0958
^{133}I	0.875	^{133}Xe	5.28	^{133}I	0.875
^{134}I	0.0366	^{133}I	0.875	^{133}I	0.0366
^{135}I	0.280	^{135}Xe	0.384	^{135}I	0.280
^{132}Te	3.25	^{135}I	0.280	^{134}Cs	7.5×10^2
^{88}Kr	0.317	^{134}Cs	7.5×10^2	^{88}Kr	0.117
		^{88}Kr	0.117	^{137}Cs	1.1×10^4
		^{137}Cs	1.1×10^4	^{106}Pu	3.65×10^2
				^{132}Te	3.25
				^{144}Ce	2.84×10^2

注：＊当放射性碘的释放期延迟或吸收受阻时，肺成为主要受照器官。

3. 可有多种照射来源和途径　核设施遭破坏所产生的辐射照射，可有多种来源和途径。外照射的主要照射途径是源或设施本身、烟羽、地表和物体表面的放射性污染；内照射主要照射途径是吸入烟羽中或再悬浮的放射性核素、食入污染的食物和水、自皮肤及伤口吸收的放射性核素。核设施遭破坏后的不同阶段，公众受照射的主要途径也有差别。在早期，主要是烟羽外照射及吸入烟羽中放射性核素的内照射；中期，地面沉积的放射性核素的外照射和来自食品和水的内照射，可能是主要照射途径；后期的主要照射途径，可能是受污染的食品及水引起的内照射。

4. 影响范围广，作用时间长　核设施遭破坏后，特别是大量放射性物质释放情况下，由于烟羽漂移，辐射影响的范围往往较广泛，受照的人数也较多，因而需采取防护措施的地区也大。例如，切尔诺贝利核事故后，因大面积受到放射性物质污染，故将距核电站 30 km 半径内划分为 3 个监测区：5 km 内为特别区，5～10 km 区及 10～30 km 区。在上述地区采用了严格的辐射监测、清除放射性污染及防止污染扩散等措施。对尔后在这些地区内的活动，也分别提出了相应的规定和限制。又如，美国的有关规定要求，制订核事故应急计划时，烟羽照射途径的应急计划区为 16 km，食入照射途径的应急计划区为 80 km。美国三哩岛核电站事故时，在 80 km 范围内的居民达 216 万。放射性物质释放量较大时，除核电站周围的居民外，在更远距离的他国公众有可能受到落下灰的异常照射。

影响时间较长，是因为某些放射性核素（如 ^{90}Sr、^{137}Cs、^{239}Pu 等）的寿命长；同时，辐射的远期效应，特别是致癌和遗传效应，要进行数十年甚至终身观察才能做出科学评价。

5. 可造成重大的社会和心理影响　任何重大灾害，均可引起公众不同程度的社会心理反应，轻者很快消失，重者可影响身心健康，其后果可波及整个社会，导致重大损失。国外几次重大核事故的经验表明，核事故可造成很大社会心理影响，引起人群心理混乱、焦虑、恐慌和长期慢性心理应激。这种不良的社会心理效应，其危害可能比辐射本身导致的后果更严重。

6. 需要的救援力量较大　核设施遭到破坏时，影响范围广、涉及人数多、社会和心理影响大，加之辐射对人体的照射必须借助于特殊仪器才能检测到，对辐射损伤的防诊治及远期危害评价，以及遭破坏的核反应堆的处理和消除放射性污染等工作较复杂，均需一定的专门技术和设备，因此救援及善后处理往往要投入较大力量，有时要动员各方面的人力物力，甚至全国范围或国际的合作才能做得更好。例如，苏联切尔诺贝利核电站事故后，为限制和消除事故后果，成立了一个以部长会议主席为首的工作组，来协调各部及其他国家机构消除事故后果及救助居民的工作；并成立政府委员会，着手调查事故原因和执行必不可少的应急措施与恢复工作。为了在苏联境内进行辐射监测，共动员了 7000 多个辐射实验室、防疫站及众多辐射安全专家。此外，共动用了 1964 个医疗队，22000 余名各类医务人员，1200 多名大学生和 1600 余名科技和工程技术人员。这次事故应急救援中，苏军动用兵力近 38 万人，不仅动用了大批野战部队及防化、医疗分队，还动用了相当数量的工程兵、通信兵、军用气象部门及运输汽车、飞机等。除撤走 30 km 范围内 10 余万人员外，还动用了几千台卡车将此地区几万头牛运往污染较轻的地区。据统计，1986—1990 年期间，在核电站及其周围地区参加去污、反应堆屏蔽物（石棺）建造及其他恢复行动的人员达 80 万。为消除此次事故后果，苏联政府的有关部门还接受了一些国家政府和许多机构、社会团体、民间组织及个人提供的援助。

（三）核装置或核武器爆炸及杀伤破坏效应

无论是核装置还是核武器，在发生核反应瞬间释放出大量能量的过程，均属于核爆炸。核爆炸所造成的杀伤、破坏效应要比核设施遭袭击破坏及脏弹爆炸的后果严重得多。

核爆炸对人员和物体造成的杀伤破坏作用及效果，又称毁伤效应。造成杀伤破坏作用的主要因素有：冲击波、光辐射、早期核辐射、放射性沾染和核电磁脉冲。冲击波、光辐射和早期核辐射对目标的破坏作用，主要发生在核爆炸后几十秒以内，属瞬时的杀伤破坏。放射性沾染又称剩余核辐射，其杀伤破坏作用持续时间较长，可持续数天、数十天甚至更长的时间。前四种杀伤破坏因素中，冲击波可以摧毁地面构筑物和伤害人畜；光辐射主要是可见光和红外线，能烧伤人的眼睛和皮肤，并使物体燃烧，引起火灾；早期核辐射发射出穿透能力很强的中子流和 γ 射线，可以贯穿并破坏人体和建筑物；含有裂变产物、未裂变的核燃料和被中子活化的元素，都会由气化状态冷凝为尘粒，沉降到地面，造成地面和空气的放射性沾染，也能对人体造成伤害。这些杀伤破坏因素不仅能杀伤有生力量，同时还能破坏武器装备、技术兵器和作战物资，摧毁工事、建筑物及其他目标，核电磁脉冲会造成电子系统或电器设备的损坏或干扰。

除上述五种效应外，空中爆炸形成电离层的附加电离区，可在大范围内对战略武器系统的控制和运行以及全球无线电通信构成干扰和威胁，对短波通信和雷达工作也会产生严重影响。

有关核爆炸的杀伤破坏效应的规律，目前已基本掌握。一般说来，核爆炸的杀伤和破坏程度同爆炸当量和爆炸高度有关。百万吨以上大当量的空中爆炸，起杀伤和破坏作用的主要是光辐射和冲击波，光辐射的杀伤和破坏范围尤其大，对于城市还会造成大面积的火灾。万吨以下的小当量空中爆炸，则以早期核辐射的杀伤范围为最大，冲击波次之，光辐射最小。空中爆炸一般只能摧毁较脆弱的目标，地面爆炸才能摧毁坚固的目标，如地下工事、导弹发射井等。触地爆炸形成弹坑，可破坏约两倍于弹坑范围内的地下工事，摧毁爆点附近的地面硬目标，但对脆弱目标的破坏范围则小得多。地面爆炸会造成下风方向大范围的放射性沾染，无防护的居民会受到严重危害。

核武器的杀伤破坏半径（或面积）取决于核武器的威力、性能、爆炸方式、爆区的环境及防护（或加固）情况。各种核武器的杀伤破坏半径都随威力的增大而增大。核武器的爆炸方式不同，杀伤破坏效应差别很大。气象条件对大气层核爆炸的杀伤破坏效应也有较大的影响。

核爆炸对武器装备、人员的杀伤破坏按修复和治愈的难易及对性能的影响，划分为极重度、重度、中度和轻度杀伤破坏等级。例如，中度杀伤通常指受伤人员会丧失战斗力，但有可能治愈；中度破坏是指受损物体基本上不能使用，需大修方能复原。人员受一种因素作用造成的损伤为单一伤，受综合作用造成的损伤为复合伤。

第二节　核和辐射突发事件的特点

核与辐射突发事件是一种出人意料地发生，给社会造成严重危害、损失或影响且需要立即处理的负面事件。此类事件的特点有以下几个方面。

（一）难以预料，事发突然

从以往的案例可看出，核与辐射突发事件能否发生、何时发生、发生程度如何，多是始料未及、难以准确把握，甚至有的连事发地点都难以预料。有些事件是由难以控制的客观因素引发的，有些则是误操作造成的，还有由于人为作恶、故意破坏或不可抗拒的自然灾害等。

（二）波及面广，后果严重

不同的核与辐射突发事件所造成的危害、影响的范围以及导致的后果差别很大。严重的核与辐射突发事件不但后果严重，而且危及范围宽广。事故后，可在短时间内造成大量人员伤亡，可引起人员体内照射损伤、外放射损伤或放射复合伤等；还可造成严重的放射性沾染，污染周围地面、空气、水源等自然环境。环境污染阻碍了人们行动，增加了现场救援和伤员救治难度。放射性物质可长时间残留在人体内或环境中，可造成人类生态环境破坏而直接或间接引起潜在的致癌、致畸、致突作用。这些作用过程需经较长时间才能显现。事发后如不迅速控制污染源，放射性物质可随空气、水体和人员流动而扩散，受污染的面积和受放射性物质伤害的人员数量会大幅增加，形成跨地域大范围的放射性污染区，危害极大。

（三）恐核心理，社会效应

重大的核与辐射突发事件除造成人员躯体损伤外，还可造成严重的社会心理效应，尤其在人口密集地区发生此类事件更为明显。事发当地公众害怕受到核辐射伤害，"谈核色变"，社会似乎笼罩在浮躁、恐惧气氛中。此种现象甚至可波及事发地以外更远的地方，扰乱社会和人们日常秩序，甚至破坏社会结构，造成严重社会心理效应。例如，1986年苏联切尔诺贝利核电厂事故和2011年日本福岛核电厂事故。

（四）应急困难，投入巨大

从上可知，重大的核与辐射突发事件后果可能如此复杂和严重，波及范围如此之广大。况且，事发当时往往情况不明，时间紧迫，造成即时应对能力的不及，应对难度也很大。应对严重的核与辐射突发事件，可能要动员各行各业、各方面的人力和物力，甚至需要全国范围或国际间的合作。

第三节　核和辐射突发事件人员的防护

一、全身外照射防护

（一）对早期核辐射的防护

早期核辐射穿透力虽然很强，但可被一定厚度的物体所减弱。加厚土层是防护早期核辐射最简便有效的措施。如 50 cm 土层，可将早期核辐射削弱到只剩下 1/10，100 cm 可削弱到剩下 1/100，150 cm 可削弱到剩下 1/1000。

γ 射线的照射剂量有一个累积过程，持续时间为 10～20 秒，因此，看到闪光后在 1～2 秒内如能利用地形地物屏蔽，可免受 50% 以上的剂量照射。至于中子，因核爆炸中子绝大部分为瞬发裂变中子，在几十分之一秒内释放，闪光后的隐蔽动作难以避免其照射。

（二）对放射性沾染的防护

对放射性沾染的防护要严格遵守战时核辐射控制量规定，并采取以下防护措施。

1. 推迟进入沾染区　放射性衰变较快，在条件许可时，尽可能推迟进入沾染区的时间。在爆后半小时到半年时间内，地面 γ 射线剂量率随时间的推移而减低，可简单地用"六倍规律"来估计，即爆后时间每增加 6 倍，地面剂量率下降至原来的 1/10。例如，爆后 1 小时地面剂量率为 1 Gy/h，爆后 6 小时即降低为 0.1 Gy/h，爆后 36 小时，降低为 0.01 Gy/h。

2. 缩短在沾染区内的停留时间　在保证完成任务的前提下，应尽量缩短在沾染区内的停留时间。必要时采取轮流作业法，控制个人受照剂量。当需要通过沾染区时，选择地面剂量率较低的地段迅速通过，缩短通过时间。

3. 利用屏蔽防护　利用建筑物、工事、车辆、兵器等的屏蔽作用以减少辐射剂量。例如，乘坐坦克等进入放射性沾染区，可有效地减少放射性沾染，其防护效果可达 90% 以上。沾染区的 γ 射线通过 10 cm 厚度的混凝土时，就可使其剂量率减低一半。

4. 清除地表沾染物　在需要停留处及其周围，铲除 5～10 cm 厚的表层土壤，或用水冲、扫除等方法除去表层尘土，以降低剂量率。清除地面沾染物可减少在停留位置及其数米范围内的照射剂量。例如，削去厚度 3 cm、面积为 6 m×6 m 范围的表层土壤时，可使其中心位置的剂量率降至 50%。

5. 应用抗放药　因任务需要必须进入沾染区的人员，估计有可能受到超过战时控制量，尤其 >1 Gy 照射时，应事先服用抗放药。从沾染区撤出的人员，如已受到较大剂量照射者，也应尽早应用抗放药，以减轻辐射对机体的损伤。

二、对体表和体内沾染的防护

对体表和体内沾染的防护，参照表 21-7 严格控制受沾染量，并采用适当的防护措施。

表 21-7　　　　　　　　放射性落下灰在体表及物体表面上的沾染控制水平

表　面	β沾染/kBq·cm⁻²	核爆炸后 γ 剂量率/μGy·h⁻¹	
		<10 天	10～30 天
手及全身其他部位皮肤	10	40	80
创伤表面	3	—	—
炊具、餐具	0.3	—	—
服装、防护用品、轻武器	20	80	160
建筑物、工事及车船内部	20	150	300
大型兵器、装备、露天工事	40	250	500

（一）一般防护措施

1. 使用防护器材　在落下灰沉降过程中或在沾染区内作业时，应穿戴制式防护服装，或利用就便器材，如戴口罩、帽子、手套，穿长筒靴或高腰鞋等。如缺乏上述器材时，应将衣领拉起围以毛巾，将袖口、裤口扎紧，或披上雨衣、斗篷等，也有良好的防护效果。但进入严重沾染区内活动时，必须要有专用防护器材与防护面具。

2. 利用建筑物、工事、车辆、大型兵器等进行防护。

3. 遵守沾染区防护规定　位于沾染区的人员，遵守沾染区防护规定。例如，不得随意脱下防护服，不得随地坐卧和接触有沾染的物品，作业时应尽量减少扬尘，不得吸烟、进食，饮水应用自带洁净水等。必须在沾染区内进食时，应选在地面剂量率低于 $0.01 \sim 0.02$ Gy/h 以下的地域内，或在未沾染的建筑物、工事或帐篷内进行，并食用自带洁净食品。当必须食用受沾染或可能受沾染的食物及水时，应先进行沾染检测，对超过沾染控制值者，应进行良好的除沾染处理，防止食用超过战时沾染控制水平的食物和水。

4. 洗消和除沾染　人员撤离沾染区后或对疑有沾染的物品，必须进行沾染检查，沾染量大于控制水平的应洗消和除沾染。

（1）除去污染者所有的衣物（自己或医护人员帮助，次序是从头到脚），并收集污染者所有个人物品（每人单独用一个可封口的塑料袋，密封好），同时做好记录（包括姓名、收集时间、收集地点）和标记（辐射警告标志和条形码等）。

（2）进行全身辐射测量，并在污染部位用防水记号笔做好标记（或在体模图上标注）。测量时，仪器探头与皮肤的距离尽可能小，并保持固定，以减少测量误差；在人体图表上记录每次测量（初始和洗消过程中）结果，并在每次洗消后更新结果（或用新的人体图表）。

（3）进行去污染处理，包括全身洗消，弹片伤或开放性污染伤口洗消，眼、鼻、口、耳、头等重点部位污染的洗消；其他局部污染的洗消（从高污染到低污染的顺序依次进行）。

（二）医学防护

医学防护主要是服用碘化钾。在进入沾染区前，每人口服碘化钾片一次 100 mg。如事先未服用，应在进入沾染区后尽早服用或在撤离沾染区后立即补服。若进入严重沾染区，除预先服碘化钾外，还要服用抗辐射预防药"523 片"一次 30 mg。

第四节　核和辐射突发事件的医学应急响应

核辐射损伤伤员的医学救治是整个核医学应急工作的重要组成部分，其主要任务是对受照射人员进行及时、正确地医学处理，最大限度地减少人员伤亡和远期危害，有效地保护公众的安全与健康。

在发生核或放射事故后，及时地对广大居民采取适当的医学防护措施，对受照射人员进行妥善的医学救治处理，可以限制或减轻事故造成的后果。核或放射事故的后果和出现的医学问题，主要取决于事故的性质和严重程度。严重的核事故，既可发生放射损伤（包括全身外照射损伤和体内放射性污染损伤），也可发生各种非放射损伤（如烧伤、创伤、冲击伤）和放射性复合伤。

我国对核或放射事故时核辐射损伤伤员实行三级医疗救治体系。各级医学应急组织在诊断和治疗放射损伤时，可依照国家标准进行。除对已发现的伤员作妥善处理外，还应查明事故时放射源对其他人员的影响，以便及时发现伤员并做出相应的医学处理。对核事故中发生的非放射损伤和普通疾病，可按一般临床常规进行诊断和治疗。具体落实核辐射损伤医疗救治任务，需建立、健全相应的组织机构。

一、救治组织机构和装备

（一）一级医疗救治单位

一级医疗救治（又称现场救护）单位主要由发生事故单位的基层医疗卫生机构组织实施，必要时请求场外支援。可在组织自救和互救的基础上，由经过专门训练的卫生人员、放射防护人员、剂量人员及医护人员实施。

1. 一级医疗救治机构应该在核设施机构内设有自己的医疗和防护设施，有隔离和快速清除放射性污染的设备条件，以及相应的实验室和仪器。

2. 进行快速采样和生物学检测的设备。

3. 具备处理多个伤员而不致引起放射性交叉污染或扩散的条件（如具有空气过滤隔离的房间，用于处理和存储污染衣物的场所，沐浴室和单向卫生通道等）。

4. 配备适用于辐射监测的仪器，包括便携式检测仪和全身计数器。

5. 配备用于事故抢救的药物。中小型医疗机构应配备抗放药箱，这是一种供医师使用的急救箱。此类急救箱装有可供 3 个患者用 10 天的药物或 10 人用 3 天的药物。该急救箱的作用是集中所有必需的药物，一旦受到辐射照射或放射性污染的人到达，即可立即进行紧急处理。

6. 采用高灵敏度检测器和个人剂量计进行连续性监测，尽可能减少或防止对救护人员的照射或污染。

现场医疗机构必须建立一个能够提供专业帮助的专家名单，包括专家的姓名、电话号码和地址；医疗设施的人员配置，至少应有 2 名接受过放射损伤救治培训的医师和 3 名参加过放射损伤患者护理的护士，1 名检验人员和 2 名计量监测人员以及司机和其他医学技术人员。

（二）二级医疗救治单位

同样必须掌握一个多学科、可随时召集提供咨询和专业协助的专家名单，包括外科学、血液学、放射医学和辐射剂量学等方面的专家。

二级医疗救治单位要做到能够处理危重患者（如实施外科手术），可在现有条件基础上，为受放射性污染的患者设置随时可被启用的专门通道，直接通向放射性污染处理室；设置典型的无菌手术室，可开展常规手术，有处理体外放射性污染并防止放射性污染扩散的条件等。

（三）三级医疗救治单位

三级医疗救治单位（又称专科医治），由三级医疗救治单位实施，三级医疗救治单位为国家指定的设有放射损伤治疗专科的综合医院。

三级医疗救治单位应具有处理外照射辐射事故和放射性物质污染事故的能力，要做好这两类事故的救治工作，需要与相关研究单位或专业实验室密切合作。

三级医疗机构的医务人员应当全面掌握有关核事故医学应急放射损伤防诊治方面的理论与技术，还要熟悉有关隔离和无菌处理技术。涉及的专业人员是多方面的，其中包括辐射剂量学家。辐射剂量学家除需及时判断受照射剂量外，还应提供关于事故受照剂量的空间和时间分布情况，这对于预后的判断十分重要。

三级医疗救治单位应有同时收治中度、中度以下急性放射损伤和重度、重度以上放射性疾病患者及放射复合伤伤员的能力。有估算核事故受照患者内外剂量的能力。

二、救治的基本任务

（一）一级医学救治

1. 首先将伤员撤离事故现场并进行相应的医学处理，对危重伤员应优先进行急救处理。

2. 根据早期症状和血液常规检查结果，初步估计人员受照剂量，设立临时分类站，进行初步分类诊断，必要时尽早使用稳定性碘和/或抗放药。

3. 对人员进行放射性污染检查和初步去污处理，并注意防止污染扩散；对开放性污染伤口去污后可酌情进行包扎。

4. 初步判断伤员有无放射性核素内污染，必要时及早采取阻吸收和促排措施。

5. 收集、留取可供估计受照剂量的物品和生物样品。

6. 填好伤员登记表，根据初步分类诊断，将各种急性放射病、放射复合伤和内污染者以及一级医疗单位不能处理的非放射损伤人员送至二级医疗救治单位；必要时将中度以上急性放射病、放射复合伤和严重内污染者直接送至三级医疗救治单位。伤情危重不宜后送者可继续就地抢救，待伤情稳定后及时后送。对怀疑受到照射或内污染者也应及时后送。

参加现场救护的各类人员应穿戴防护衣具，视现场剂量率大小，必要时应采取轮换作业和使用抗放药物。

（二）二级医学救治

1. 收治中度和中度以下急性放射病、放射复合伤、有放射性核素内污染者以及严重的非放射性损伤伤员。

2. 详细记录病史，全面系统检查，进一步确定伤员的受照剂量和损伤程度。对中度以上急性放射病和放射性复合伤伤员进行二级分类诊断。

3. 将中度、重度和重度以上急性放射病和放射复合伤伤员以及难以确诊的伤员，尽快后送到三级医疗救治单位进行救治。暂时不宜后送的，可就地观察和治疗；伤情难以判定的，可请有关专家会诊或及时后送。

4. 对有体表残留放射性核素污染的人员进行进一步去污处理，对污染伤口采取相应的处理措施。对确定有放射性核素体内污染的人员，应根据核素的种类、污染水平以及全身和/或主要受照器官的受照剂量及时采取治疗措施，污染严重或难以处理的伤员可及时转送到三级医疗救治单位。

5. 必要时对一级医疗救治单位给予支持和指导。

为适应二级医疗救治的需要，二级医疗救治单位的医务人员和管理人员应接受专业教育与培训。

（三）三级医学救治

收治不同类型、不同程度的放射损伤及放射复合伤的患者，特别是下级医疗单位难以救治的伤员，例如，中度以上急性放射病、放射复合伤和严重放射性核素内污染人员。采取综合治疗措施，使其得到良好的专科医治。治疗并发症和后遗症，并对伤员的劳动能力做出评价。必要时派出救治分队指导或支援一、二级医疗单位的救护工作。

三、救治的一般实施程序

（一）一级医学救治

1. 医学应急救援人员的准备 医学应急救援人员在核设施出现严重故障或核设施附近发生自然灾害，危及核设施安全，可能发生事故时，应做好应急待命。一旦事故发生，抢救人员应迅速做好个人防护，如穿戴防护衣具、配备辐射剂量仪、酌情使用稳定碘和抗辐射药等。根据地面照射量率和规定的应急照射水平，确定在污染区内的安全停留时间。

2. 现场抢救 为保护被抢救者与抢救者，若现场辐射水平较高，应首先将伤员撤离事故现场，然后再进行相应的医学处理。实施抢救时，先根据伤员的伤情做出初步（紧急）分类诊断。对危重伤员应立即组织抢救，优先进行紧急处理；急救中，应着重注意以下几点：

（1）灭火：应帮助重伤员灭火，如脱去着火衣服，用雨衣覆灭等。告诉伤员不要张口喊叫，防止呼吸道烧伤。

（2）抗休克：大出血、胸腹冲击伤、严重骨折以及大面积中、重程度的烧伤、冲击伤易发生休克，可给予镇静药、止痛药，或用其他简易的防暑或保温方法进行防治，尽可能给予口服液体。

（3）防治窒息：严重呼吸道烧伤、肺水肿、泥沙阻塞上呼吸道的伤员，昏迷伤员出现舌后坠情况时，均可能发生窒息。应清除伤员口腔内泥沙，采取半卧位姿势，牵舌引出，加以预防；已发生窒息者，要立即做气管切开，或用大号针头在环甲筋膜处刺入，以保持呼吸道畅通。

对无危及生命急症可延迟处理的伤员，经自救、互救和初步除污染后，应尽快使其离开现场，并到紧急分类站接受医学检查和处理。需紧急处理的伤员苏醒、血压和血容量恢复和稳定后，及时作去污处理。有手术指征的伤员应尽快做早期外科处理，无手术指征的按可延迟处理伤员的处理原则和一般程序继续治疗。

3. 可延迟处理伤员的处理原则与一般程序

（1）进入紧急分类站前，应对全部伤员进行体表和创面放射性污染测量，若污染程度超过规定的控制水平，应及时去污直至达到或低于控制水平。

（2）根据具体情况，酌情给予稳定性碘或抗放药。

（3）询问病史时，要特别注意了解事故时伤员所处的位置和条件（如有无屏蔽物，与辐射源的距离，在现场的停留时间，事故后的活动情况等）。注意有无听力减退，声音嘶哑，皮肤红斑、水肿，头痛，腹痛、腹泻，呕吐及其开始发生的时间和次数等。怀疑有冲击伤的伤员，应进一步做 X 线检查及血红蛋白，血清谷丙转氨酶和谷草转氨酶活性测定。有皮肤红斑、水肿的，除逐一记录出现的部位、开始时间和范围以外，应尽量拍摄彩色照片。受照人员尽可能每隔 12～24 小时查一次外周血白细胞数及分类，网织红细胞和淋巴细胞绝对数。

（4）条件许可时，可抽取静脉血作淋巴细胞染色体培养，留尿样、鼻拭物和血液标本等作放射性测量；收集能用作估计伤员受照剂量的物品（如个人剂量仪）和资料（包括伤前健康检查资料）等，以备日后作为进一步诊断的参考依据。

（5）伤员人数较多时，那些临床症状轻微、白细胞无明显升高和白细胞分类无明显左移、淋巴细胞绝对值减少不明显的伤员不一定收入医院观察，但须在伤后 12 小时、24 小时和 48 小时到门诊复查。临床症状，特别是自发性呕吐和皮肤红斑水肿较重，白细胞数明显升高和白细胞分类明显左移、淋巴细胞绝对值减少较明显的伤员须住院治疗和观察，并应尽快后送到二级医疗救治单位。

（6）伤情严重、暂时无法后送的伤员继续留置抢救，待伤情稳定后再根据情况处理。条件许可时，那些伤情较重或伤情难以判断的伤员可送往三级医疗救治单位。

后送时，应将全部临床资料（包括检查结果、留采的物品和采集的样品等）随伤员同时后送；重度和重度以上伤员后送时，需有专人护送并注意防止休克。运送患者的方式必须适合每个患者的具体情况。疏散被照射的患者，一般不需要特别防护，但应避免有的患者可能造成污染扩散，特别是在核设施现场没有进行全面辐射监测和消除污染的情况下。带有隔离单可隔绝空气的多用途担架、内衬为可处理塑料内壁的救护车等，是运送污染人员最理想的设备。

临床症状明显的伤员可给予对症处理，但应尽量避免使用对淋巴细胞计数有影响的药物（如肾上腺皮质激素等），防止对诊断指标的干扰。体内放射性污染超过规定限值时，应及时采取促排措施。

（二）二级医学救治

1. 烧伤伤员　应当尽早用清水、肥皂水或生理盐水冲洗创面，尔后用 1% 苯扎溴铵液洗拭；要保护创面，避免后送途中感染。

2. 沾染创面处理　通常与清创处理同时进行。在伤口冲洗后清创，清创后再冲洗几次即可达到除沾染的目的。术后手术器械也有轻微沾染，可用清水洗刷，擦拭 3 次后可基本清除干净。但敷料往往沾染较重，应将其深埋。处理沾染伤的工作人员，按一般手术着装（戴口罩、穿手术衣和戴手套），就可以防止体表沾染，不需专门的服装。

3. 冲击伤的救治　特别要注意早期发现闭合性冲击伤，它往往表现"外轻内重"，发展迅速，应早期诊断，早期施行外科救治。

急性放射病或以放射病为主的复合伤要早期诊断，积极采取抗感染、抗出血等防治措施。中、重度放射病或中、重度放射复合伤，要在发病的初期前后送，轻的可留治观察。

（三）三级医学救治

1. 进行比较全面的放射性污染检查　根据本级救治任务和条件，对伤员进一步做体表放射性污染监测。为了解体内污染情况，除测量生物样品（鼻拭物，血、尿、便等）放射性或核素组成外，还可根据需要进行甲状腺或整体放射性测量，以确定体内污染水平及放射性核素组分。

2. 进行血液学检查　对血细胞（白细胞及分类，淋巴细胞和网织红细胞）进行连续动态观察。尽可能每天 1 次。必要时，应对淋巴细胞染色体畸变再次检查，以及做骨髓细胞等检查，以便对外照射损伤程度做出判断。

3. 进行其他检查　必要时应对伤员进行全面的血液学，血液生化学，细菌学，脑血流图，骨骼 X 线摄片，眼晶体和眼底，以及精液检查，作为临床救治，预后判断和远期效应对比分析的基础数据。

4. 进行确定性诊断和治疗　各类伤员的确定诊断和治疗原则按有关标准和建议执行。

所谓确定性诊断，是指对各类放射伤、放射复合伤和非放射伤的类型和程度做出明确诊断，并指出事故前原患疾病对各类损伤的影响。受照剂量较大时，应大致判明照射的均匀度。不均匀照射时，应大致判明不同部位的受照剂量。淋巴细胞染色体畸变率的分布，临床反应（如皮肤红斑及脱毛反应）及局部骨髓细胞学检查结果，对不均匀照射的判断有一定帮助。全身辐射损伤程度的判断，主要依据临床效应、物理剂量和生物剂量综合做出。无物理剂量和生物剂量可供参考，单依靠临床效应判断时，由于个体辐射敏感性的差异，以及不同指标及其在不同病程阶段所反映出的损伤程度的可靠性不一，临床判断也应尽可能利用多种指标进行综合分析。

各级医疗救治机构在诊断和治疗放射性损伤时应依照《外照射急性放射病诊断标准及处理原则》《放射性皮肤疾病诊断标准及处理原则》和《内照射急性放射病诊断标准及处理原则》等国家标准进行。对发生的非放射性损伤和普通疾病可按一般临床常规进行诊断和治疗。

〔李　蓉〕

第二十二章　化学突发事件医学应急救援

第一节　概　　述

　　化学突发事件是指突然发生的有毒有害化学品泄漏、燃烧或爆炸，造成或可能造成群体人员急性中毒，引起较大社会危害，需要组织社会性救援的紧急事件。通常分为人为因素导致的化学恐怖袭击事件和非人为主观因素引发的化学意外事故事件。化学恐怖袭击事件，指恐怖分子为达到其政治、经济、宗教、民族等目的，通过使用或威胁使用有毒化学物质、通过袭击或威胁袭击化工设施（化工厂、化学品仓库、运输化学品的槽车等），引起有毒化学物质释放，造成人员伤亡和心理恐慌及社会影响，从而破坏国家和谐安定与妨碍社会经济发展的事件。化学意外事故事件系指在生产、使用、储存和运输有毒有害化学品过程中，由于非人为因素或非人为主观因素引起的有毒有害化学品泄漏、燃烧或爆炸事件。

　　随着现代科技的不断进步，各种新增化学品正以几何数量级的速度迅猛增长，并以药品、农药、石油化工等形式走进我们的生活。上述种类繁多的化学品，在给我们带来各种便利的同时，也带给了我们不得不面对的另一个事实，那就是威胁。近年来，在化学品生产、储备、运输及使用过程中，由各种原因引发的人员中毒事件频频发生。2003 年 12 月 23 日，重庆市开县发生了国内乃至世界气井井喷史罕见的特大井喷事故，导致 243 位无辜人员不幸遇难，2412 人（次）住院接受治疗；2005 年 3 月 29 日，京沪高速公路江苏淮安段，一辆运输液氯的槽车与一辆货车相撞，30 余吨液氯倾泻而出，导致 28 人死亡，300 多人中毒。

　　除各种人为或非人为主观因素引发的化学灾害外，随着民族矛盾、社会经济矛盾和意识形态冲突不断加剧，国际国内安全形势发生了明显改变，使用核生化手段进行恐怖袭击的可能性正不断增加。研究显示，在"化学、生物、核与辐射"三类恐怖袭击事件中，化学恐怖袭击的制造技术要求最低、安全性最高、花费的资金最少、实施成功的可能性最大。"日本东京地铁沙林事件""南京汤山镇毒鼠强投毒事件"等一系列血淋淋的事实，印证了化学恐怖袭击就在身边，化学恐怖袭击"不是是否会发生，而是什么时候发生"的判断。美国国防部在 2010 年最新发布的《化生防御年度报告》中对化学恐怖威胁的最新判断是，"尽管近些年发展化学武器的国家数量和待销毁的化学武器库存量在不断减少，但化学武器和化学恐怖的威胁依然存在"。英国内务部 2010 年 3 月出版的《联合王国反 CBRN 恐怖战略》报告认为，包括化学恐怖在内的核生化威胁对英国的安全形势造成了巨大挑战。我国面临的化学恐怖威胁形势亦不容乐观。2002 年 9 月，在新疆伊宁市"东突"恐怖头目赛伊提·艾合买提的住处缴获一份详细介绍毒药、毒气、炸药和纵火剂的配方和制造方法的资料。北京奥运前夕，也曾截获印尼恐怖组织成员持有北京部分奥运场馆平面图和化学毒剂施放手册的情报。这表明国内外敌对势力、民族分裂分子、极端行为个体有可能会采用化学恐怖袭击手段制造破坏事端。

　　随着非战争军事行动任务的引入，"反恐维稳""抢险救灾"已成为非战时条件下军队承担的主要任务。作为军队非战争军事行动的重要组成部分，化学突发事件的医学救援具有非战争军事行动政治敏感性、行动突然性、指挥多重性及处置专业性等鲜明特点，同时会面临救援环境险恶、现场情况复杂等诸多问题。如何在各种紧急、险恶的环境中，在做好自身防护的前提下圆满完成救援任务是救援人员面对的严峻挑战。因此，各级卫勤领导及卫生人员必须了解化学突发事件特点及其危害，熟悉人员防护知识与技能，掌握化学突发事件的监测、预警，把握医学救援的原则、措施及相关注意事项，不断提高化学突发事件医学救援的能力和水平。

一、化学突发事件的类型

(一)化学恐怖袭击事件

依据袭击方式和发生原因,化学恐怖袭击主要包括以下 7 种类型。

1. 剧毒化学品直接袭击　恐怖分子将毒物直接携带到现场施放。此法操作简单,实施方便,是最可能实施且又可能造成严重后果的化学恐怖袭击方式之一。所选用的毒物通常为剧毒化学物质,特别是神经性毒剂、全身中毒性毒剂等军用化学战剂。危害途径主要为经呼吸道吸入染毒,也可经皮肤接触染毒。剧毒化学品直接袭击所引起的后果严重程度与所选用毒剂种类、接触人群数量、施放环境及有效医学处置速度密切相关。在一定条件下,此法可导致大批人群出现明显中毒症状。如 1995 年震惊世界的东京地铁沙林事件,恐怖分子将军用剧毒战剂沙林在地铁内施放,导致 5500 余人中毒、12 人死亡。

2. 食物、饮水中投毒　恐怖分子将剧毒化学品投放在食物、加工食物的原料及饮用水中,造成进食人员中毒。此法操作简单、实施方便、所投放化学品来源易得,因而成为国内目前出现频率最高的化学恐怖袭击方式。在国内,恐怖分子通常选用的毒物种类多集中在剧毒农药(如有机磷农药、除草剂)、剧毒鼠药(如毒鼠强、氟乙酰胺)及重金属(如三氧化二砷,即砒霜),少数情况下也选用氰化物以增加恐怖袭击效果,选用铊等稀有金属增加恐怖袭击隐秘性。此法常见的危害途径为消化道摄入染毒,危害后果与接触有毒化学品的人群、化学品毒性、识别及处置时间早晚有关。

3. 爆炸施毒　恐怖分子利用简易爆炸装置,移植"化学武器"的制造原理,将剧毒军用毒剂装填于爆炸装置中,通过爆炸物爆炸时所产生的热量或爆炸力将剧毒化学品以蒸气、气溶胶及液滴等形式释放,通过呼吸道吸入及皮肤吸收引起人体中毒。爆炸施毒在技术上难度较大,一般不易实行。但爆炸施放毒物后,可因爆炸本身产生的爆炸伤及毒剂的剧毒杀伤效果,对暴露人群产生严重的伤害作用。

4. 制造泄漏事件　恐怖分子对化工厂生产车间、贮罐、化学品仓库及运输化学品的槽车进行破坏,致使有毒物质外泄,造成人员中毒及环境破坏。此法操作简单,实施方便,也是最有可能在平常状态下采用的化学恐怖袭击方式之一。此法通常的危害途径主要为呼吸道吸入染毒,其次为皮肤吸收染毒。危害后果与泄漏化学品种类、数量、染毒方式及暴露人群数量乃至气象条件等密切相关。如 1984 年 12 月 3 日印度博帕尔发生的"异氰酸甲酯泄漏事件",其引发原因是人为破坏了异氰酸甲酯的储藏罐,导致了 40 t 异氰酸甲酯外泄,由于事发地附近是密集的居民区,加之当时的气象条件极不利于有毒有害物质浓度稀释,结果导致数万人死亡,数十万人受伤的惨剧发生。

5. 纵火施毒　纵火施毒是恐怖分子用纵火方法释放有害气体,导致人员中毒。火灾时产生毒性气体的情况有 3 类:①化工厂车间、有毒有害化学品贮罐、化学品仓库及化学品运输车发生火灾时引起的有毒有害化学品蒸发、泄漏。②汽油及煤油加油站火灾引发的汽油、天然气及煤气等的泄漏。③飞机、电器、塑料制品及装饰性板材燃烧或不完全燃烧时产生的次生有毒气体(如一氧化碳、二氧化硫、氨气及氢氧酸等)。纵火施毒的染毒途径主要是呼吸道吸入染毒,通常可能造成严重后果。如 1993 年 12 月,福州马尾高福有限公司的一名工人因偷窃加工原料而被开除,自此怀恨在心,点燃了堆放的腈纶纱团,燃烧后释放的有毒气体导致 61 人死亡,15 人受伤。

6. 环境染毒　恐怖(犯罪)分子将剧毒化学品投入到公共水源、养殖的鱼塘和虾塘以及土壤中,导致人员或人工养殖的鱼、虾等水产品中毒及环境染毒。环境染毒通常容易稀释,毒物浓度淡化比较快,不会引起群体人员中毒现象的出现,但可能会对周围的环境及人工养殖的动植物造成严重影响。

7. 化学恐吓　恐怖(犯罪)分子利用网络、手机短信等传播媒介散布化学恐怖袭击的谣言,投寄有毒有害或无毒化学物质,或将有毒有害或无毒化学物质放置在特殊环境或敏感场所,以制造恐怖气氛,扰乱社会秩序,引起社会人群心理恐慌。此法通常条件下不会引起中毒人群的出现,但由于其人为制造的恐怖气氛及事件的不确定性和未知性,因此,在一定条件下会对社会公众的心理造成重大冲击,进而极大增加社会不稳定因素。如在 2001 年的"上海 APEC 会议"及 2008 年奥运会期间,均出现人为放置或投寄"未知白色粉末"的事件。

（二）化学意外事故事件

依据发生原因，化学意外事故事件主要包括以下 2 种类型。

1. 技术因素引发的意外事故事件 技术因素引发的意外事故事件一般是指人们在化工生产、储存及运输等过程中，因设施设备失修、化学品管理不当、违反操作规程等引起的化学事故。主要包括以下几个方面。

（1）设备陈旧或缺乏维护。

（2）生产及施工过程中违反操作规程。

（3）化学品贮存不当。

（4）生产工艺落后或设计缺陷。

（5）交通运输意外事故。

（6）管理紊乱、失效、脱节或松解。

2. 自然因素引发的意外事故事件 自然因素引发的意外事故事件是指地震、火山喷发、海啸、龙卷风及雷击等不可预知因素，以及台风、潮汐、洪水、山体滑坡及泥石流等可预知因素所造成的大型化工企业设施破坏，引起燃烧、爆炸，使有毒有害的化学物质外泄，造成的突发性化学事故灾害。

二、化学突发事件的分级

依据《国家突发公共事件总体应急预案》《国家突发公共事件医疗卫生救援应急预案》《国家处置大规模恐怖袭击事件基本预案》《危险化学品事故灾难应急预案》，依据国际、国内相关体例及预案和《军队处置突发事件总体应急预案》等预案及相关规定，化学突发事件一般可分为特别重大、重大、较大及一般 4 个等级。

（一）特别重大化学突发事件（Ⅰ级）

当出现下列情况之一时，为特别重大化学突发事件（Ⅰ级）：①发生化学恐怖袭击时；②重要地点、场所和敏感部门发现危险化学品释放装置、遗撒的物品，高度怀疑人为蓄意因素所为时；③化学设施发生意外事故，造成化学损伤伤员 10 人（含）以上，或死亡 3 人（含）以上时。

（二）重大化学突发事件（Ⅱ级）

当出现下列情况之一时，为重大化学突发事件（Ⅱ级）：①重要地点、场所和敏感部门发现可疑危险化学品释放装置、遗撒物品，尚未确定何种危险化学品时；②化学设施发生意外事故，造成化学损伤伤员 2 人（含）以上、10 人（含）以下，或死亡不足 3 人时。

（三）较大化学突发事件（Ⅲ级）

化学设施发生意外事故，暴露者不足 20 人，或导致化学损伤不足 2 人，无死亡时；事发地军级单位指挥机关或市（地）级人民政府赋予较大防化医学救援任务时。

（四）一般化学突发事件（Ⅳ级）

化学设施发生意外事故，未造成人员伤害后果，需上级专业人员协助处理时；重要危险化学品丢失、被盗或失控时。

第二节 化学突发事件的特点

一、化学突发事件的基本特点

与其他灾害相比，化学突发事件发生时，有毒有害化学品对人员的伤害作用有其自身的特点。

（一）与化学品毒性呈正相关

化学毒物以其特有的毒性对人员起伤害作用，人员伤亡的数目及程度与化学毒物毒性呈正相关。如上述提到的"东京地铁沙林事件"，恐怖分子仅仅使用了 75 kg 的纯度极低的化学战剂沙林，即造成了数千人中毒，多人死亡的重大化学中毒事件。

（二）中毒途径多

化学毒物可通过呼吸道吸入、皮肤接触、消化道摄入等多种直接途径，以及间接接触途径使人体中毒。因此，在化学突发事件发生后，针对毒物作用特点实施有效防护，隔断染毒途径是应急救援的关键环节。

（三）危害迅速

化学品被人体吸收是十分迅速的，人体对有毒有害化学品的反应也是十分快的。如当毒气云团形成时，在适宜的气象条件下，位于下风向处的广大受累人群可在几分钟内出现明显中毒症状表现。

（四）作用时间长

在适宜条件下，化学毒物可在空中飘浮，并在较长的时间内存在，持续对人体产生危害作用。如化学毒物释放过程中形成的再生云团，可在几十分钟乃至几小时内，在相当大的范围内持续存在；液态和微粉态化学毒物可持续数小时乃至数天。如不采取彻底洗消措施，很难清除其危害。

（五）毒害范围广

化学毒物及其毒气云团可通过其载体广泛扩散，危害范围很广，在适宜的气候条件下，染毒中心下风向几十千米的无防护人群均可出现明显中毒症状。毒气云团不仅能伤害室外的人员，还可透过密闭不严的门窗、缝隙等空气流动毒害室内人员。液态及粉态毒物还可污染地面、公路，并通过人员流动、车辆行驶等方式扩散至更远的地方。

（六）救治及防护难度大

在救治防护过程中，一是要及时救治，在 30 分钟以内采取救治措施，救治时效要求高。二是要立即对可能受累人群采取防护措施，组织群众撤离及防护，防护工作范围广。三是既要考虑初始释放的化学物质的毒害作用，又要时刻注意化学物质在释放过程中所产生的次生化产物，救援工作难度极大。

二、化学突发事件的染毒状态和危害方式

（一）染毒状态

在多数情况下，有毒有害品泄漏后，主要以蒸气、雾、烟、微粉和液滴等不同状态存在，经呼吸道吸入及皮肤吸收，导致无防护人员中毒。一般而言，蒸气、雾及烟主要通过呼吸道吸入染毒；微粉既可以通过风力作用，分散入半空而经呼吸道吸入染毒，又可沉降于地面、物体及人体衣物、裸露的皮肤，经皮肤吸收染毒；液滴主要通过沉积或吸附于皮肤或地面、物体，经皮肤吸收而直接或间接染毒。

（二）危害形式

对大多数突发性化学事故而言，有毒有害化学物品主要通过形成毒气云团和液滴，造成群体人员的伤害。

1. 毒气云团　一些本身即为气态，或经释放后为气态的高浓度易挥发毒物（如液氯、液氨等）释放后，在瞬间可形成浓度极高的毒气云团，往下风方向扩散。通常将这种在有毒有害品泄漏初始状态条件下形成的云团称为初生云团。此类云团的特点是毒气云团初始浓度很高，向下风向扩散，危害纵深较远，危害作用大；但其维持有害作用的时间较短，通常为几分钟至十几分钟。

在有毒有害品施放的同时，也有部分以液滴形式散发在事故现场周围，以液滴形式存在的有毒有害品可再次蒸发、聚集，进而形成所谓的再生云团。与初生云团相比，再生云团的毒气浓度较低，危害纵深较近，毒副作用相对较小；但其维持有害浓度时间相对较长，可达几十分钟至几小时。

2. 液滴或微粉态染毒　地面、物体上沉积的毒性液滴可通过染毒皮肤或挥发蒸气对无防护人员造成损伤。此外，以微粉态存在的有毒有害化学品可通过风力或车辆行驶过程中飞扬的粉尘而造成人员中毒。

（三）危害范围和毒害程度

化学突发事件发生后，其危害范围及毒害程度主要取决于离事故中心区域距离的远近。离事故中心愈近，毒害程度愈重；反之亦然。

1. 重度危害区　重度危害区是指毒源附近区域，空气中有毒物质浓度高，对人员及周围环境影响明显。通常情况下，此区域内伤亡人员最多，环境污染最为严重。

2. 中度危害区　中度危害区是指离事故中心区稍远的下风方向范围。该区内空气中有毒物质浓度依然较高，较长时间吸入可引起严重中毒，也可发生人员死亡。

3. 轻度危害区　轻度危害区是指离事故中心较远的下风方向范围。该区内空气中有毒物质浓度较低，边缘区可接近准入范围，长时间在该区的无防护人员可出现轻度中毒症状，以眼和上呼吸道刺激症状为主，尽快离开此区域可能不需特殊治疗即可自行恢复。

三、化学突发事件的危害来源

依据事件的性质，引发化学突发事件的危害源主要包括化学恐怖剂和有害化学品两类。

（一）化学恐怖剂

1. 概念　化学恐怖剂是指具有典型特征，被极端组织和个人用于危害环境和人群健康，引发人员伤亡及社会恐慌的化学毒物。

2. 典型特征

（1）毒性强，特别是神经性、糜烂性、全身中毒性及窒息性毒剂等。

（2）原料易得，合成工艺简单，适于大量生产，价格低廉等。

（3）理化性质相对稳定，便于长期存放。

（4）与民用产品难以区分，具有相对隐蔽性。

（5）易于分散，易于装填于各种施放装置。

（6）储存、携行、使用方便。

（7）恐怖活动容易实施，难以检测。

（8）紧急救援时效性强，防治相对困难。

3. 可能用于化学恐怖袭击的毒剂（物）种类　依据我国国情、恐怖活动特点及科技水平，以下 13 类物质应成为重点监控对象。

（1）神经性毒剂：沙林、塔崩、梭曼、GF、VX。

（2）全身中毒性毒剂：氢氰酸、氯化氰。

（3）糜烂性毒剂：硫芥、氮芥、路易氏剂。

（4）窒息性毒剂：光气、氯气。

（5）重金属：砷。

（6）挥发性毒物：苯、氯仿。

（7）杀虫剂：抗药性和非抗药性杀虫剂。

（8）二噁英、呋喃、多氯联苯。

（9）爆炸性氮氧化物和氧化物。

（10）可燃性工业用气体、液体与固体。

（11）腐蚀性工业用酸碱：硝酸、硫酸。

（12）剧毒鼠药：如氟乙酰胺、毒鼠强等。

（13）毒素：如蓖麻毒素等。

（二）有害化学品

1. 概念　在工农业生产中有较广泛应用，毒性较大且引发人员发生急慢性中毒频率较高的化学物质。

2. 典型特征

(1) 引发化学事故的规模大、频次高。

(2) 多数化学品具有较强挥发性，施放后以气态形式存在。

(3) 主要经呼吸道吸入染毒，染毒后能引发中毒人员窒息或出现严重肺损伤。

3. 常见有害化学品

(1) 刺激性毒物：是急性职业中毒常见的有害气体，主要包括以下几种。①常见的有各种无机酸、成酸氧化物和成酸氢化物，如硫酸、盐酸、硝酸、铬酸、二氧化硫、三氧化硫、二氧化氮、铬酐、氯化氢、氟化氢、溴化氢等。②卤素及其化合物，如氟、氯、溴、碘、光气、二氯亚砜、三氯化磷、三氯化硼、三氯氧磷、三氯化砷、三氯化锑、四氯化硅、氟硅酸、四氟化硅、二氟化氧、三氟化氮、三氟化氯、五氟化硫、十氯化硫、六氯化铀、溴光气、三氯化碘、氯化碘、溴化碘、四氟乙烯、六氟丙烯、八氟异丁烯等。③一些酯类、醛类和醚类，如硫酸二甲酯、氯甲酸甲酯、氯乙酸乙酯、氯甲酸氯甲酯、氯甲酸三氯甲酯、丙烯酸甲酯、碘乙酸乙酯、甲醛、乙醛、丙烯醛、氯甲醚、双（氯甲基）醚等。④一些强氧化剂和环氧烷类化合物，如臭氧、环氧乙烷、环氧丙烷、环氧丁烷等；一些金属化合物，如氧化镉、羰基镍、硒化氢等；氨、一甲胺、二甲胺等碱性气体。

(2) 窒息性毒物：是指那些以气态形式存在，使机体摄取、运输和利用氧的任一环节障碍，引起机体缺氧的物质。可分为单纯窒息性气体和化学窒息性气体两类。前者包括氮气、二氧化碳、氩气、氖气、甲烷、乙烷、乙烯、水蒸气等，后者有一氧化碳、硫化氢、氰化物、一氧化氮、苯的氨基或硝基化合物蒸气等。

(3) 高分子化合物：生产中的有害物质高分子化合物本身化学性质稳定，对人体基本无毒害。但某些聚合物中的游离单体，或聚合物在加热、燃烧或反应过程中，以及生产中使用的某些添加剂或助剂会引起急性中毒。例如，聚氯乙烯塑料加热至 $160\,^{\circ}\mathrm{C} \sim 170\,^{\circ}\mathrm{C}$ 可分解出氯化氢气体；聚四氟乙烯塑料加热至 $250\,^{\circ}\mathrm{C}$，开始有热解物逸出，$420\,^{\circ}\mathrm{C}$ 以上将分解出四氯乙烯、六氯丙烯、八氟异丁烯等，其他还有氯乙烯、氯丁二烯、丙烯腈、甲苯二异氰酸酯、苯乙烯、丙烯酰胺等。

(4) 有机溶剂及其他有机化合物：以有机溶剂为代表的一些有机化合物，常以液体或低熔点固体形式存在，多具有挥发性和脂溶性，可经呼吸道或皮肤吸收引起急性中毒。常见的有：①脂肪烃类化合物，如丙烷、丁烷、正己烷、乙烯、丙烯、丁烯、天然气、石油醚、汽油、煤油、润滑油、环己烷、环戊二烯、松节油。②芳香烃类化合物，如苯、甲苯、二甲苯、乙苯等。③酚、醛、醇、醚类化合物，如苯酚、甲酚、五氯酚、二硝基酚、甲醇、乙醇、乙二醇、异丙醇、2-氯乙醇、氯丙醇、丙酮、环己酮、异己酮、甲醚、乙醚、异丙醚、甲醛、乙醛、丙烯醛、糠醛等。④氨基及硝基烃化合物，如丙胺、丁胺、乙二胺、硝基甲烷、2-硝基丙烷、苯胺、硝基苯、硝基甲苯等。⑤脂类化合物，如乙腈、丙腈、丙烯腈、丙二腈、异氰酸甲酯、硫氰酸酯类、异硫氰酸酯类。⑥杂环类化合物，如吡啶、甲基吡啶、氯吡啶、烟碱、呋喃等。

(5) 金属和类金属：金属、类金属及其化合物在生产活动中主要通过呼吸道侵入人体，可引起急性中毒。主要包括铅及其化合物、四乙基铅、锌及其化合物、汞及其化合物、铬及其化合物、砷及其化合物、磷及其化合物等。正常皮肤可阻碍金属吸收，但有机金属如四乙基铅、有机汞、有机锡等可通过皮肤吸收导致急性中毒。

(6) 农药：有机磷类杀虫剂、氨基甲酸酯类杀虫剂、拟除虫菊酯类杀虫剂、沙蚕毒素类杀虫剂、有机氯类杀虫剂等农药在生产活动中都可经过呼吸道、皮肤吸收导致急性职业中毒。

依据相关权威机构统计结果，近五年来，引发人员急性中毒频次最多的毒物（按发生频次高低）主要包括：窒息性毒物（以一氧化碳和硫化氢为主）、刺激性毒物（氨、氯气、光气）、有机溶剂（苯、甲苯、二甲苯）、金属及类金属（砷）。

第三节　化学突发事件的防护

一、公众的化学防护原则

化学突发事件的人员防护，简称化学防护，是在突发化学事件的处置过程中，为了避免化学毒剂的污染或中毒损伤所采取的防护措施，有效的化学防护是减少人员伤亡、安全实施救援的重要保障。个人的化学防护主要包括器材防护和医学防护，器材防护是利用防毒面具和防毒衣等防护器材，在毒剂和人体之间形成物理隔离层，阻断毒剂通过呼吸、皮肤等途径进入人体，保护眼睛和呼吸道等重要器官免受毒剂的损伤。医学防护则通过提前服用预防药物，有针对性地防止毒剂中毒，药物防护是器材防护的辅助措施，可以加强防护效果，但不能完全替代器材防护。

在化学突发事件中，化学毒物一般通过呼吸道吸入、眼睛和皮肤接触等途径使人中毒。因此，针对毒物的物理状态和作用特点实施有效防护，隔断染毒途径或减少与毒物的接触，是预防中毒的关键环节。一般而言，大规模化学突发事件的公众防护应遵循"专业指导、逆风疏散、密封规避"的原则，具体如下：

无防护装备人员应佩戴简易防护面具或就便利用眼镜风镜、衣物、湿毛巾或手帕、雨伞、雨衣等简易防护装备，保护眼睛、口鼻及面部和身体的裸露皮肤，尽快向上风方向（逆风）撤离现场。

在公众疏散危险性较大或来不及撤离时，也可以迅速在简易防护下采取就地在建筑物内暂时躲避，等待危险过去或专业救援人员的到来；建筑物应选择坚固、有隔绝防护能力的钢筋混凝土或砖混结构的多层建筑，应关闭所有门和窗，关闭所有通风、制冷和供暖系统；应注意当突发事件涉及可燃性气体或建筑物不能紧密关闭时，就地躲避就不是最佳选择。

人员撤离至安全距离以外后，应及时用清水冲洗面部和裸露皮肤，并脱去或弃去可能接触毒物的衣物，避免因衣物染毒而引起二次中毒。

对于丧失自主行动能力的伤员，应采用简易防护面具等措施保护呼吸道，优先撤离现场，及时洗消染毒皮肤、去除衣物、实施医学救治。及时疏散事故现场之外的人群，避免因风向的突然变化引起安全区域内人员染毒。

事发现场个人的有效防护和救援与多个因素相关，现场指挥和救援人员应及时评估各种因素的影响，决定采取撤离或就地躲避的有效保护措施，同时需要及时向公众发布信息和指导、引导群众采取正确的个人防护措施，安全撤离或躲避。在化学突发事件现场，应重点考虑以下因素：①有毒化学品的健康危害性质、可燃性或反应性、物理状态（气体、液体或固体）、涉及的量以及容器、释放量的评估、气体移动速度等。②现场人员的人数和构成。③事发现场的地理位置和地形、建筑物类型及其可利用程度，撤离距离及所需时间。④气象条件，如风向和风力、晴天或雨天，对有毒气体或云团飘移的改变或影响，对撤离或就地躲避的影响每一事故会有各自的特点和问题，事故处置和救援人员应及时收集信息、监测事故现场毒物浓度和移动方向、群众和受伤人员撤离情况、气象条件变化以及其他变化，对现场情况做出准确判断，因地制宜、科学合理地采取应急处置措施。

二、现场救援人员的化学防护

在化学突发事件现场采取正确、有针对性的防护，是确保现场救援人员自身安全，圆满完成应急救援任务的前提和基础。救援人员的化学防护主要以器材防护为主，药物防护为辅，并应遵循下列原则。

（一）先防护，后救援

任何救援人员都不应在无防护的情况下贸然进入化学事故现场或其他染毒区域。没有正确个体防护的救援工作只能加大突发事件伤亡和处置的复杂性，甚至引起严重后果。因此，救援人员进入现场前应接受专业培训，充分了解化学毒剂的危害和现场救援程序，能合理选择防护等级和正确穿防护用具。

（二）合理选择防护器材

专业救援人员应充分了解各类防护装备的性能和局限性，有能力选择防护性能与现场危害水平相当的防护装备。进入事故现场前，应依据现场信息和侦检结果决定防护等级，选用防护器材或者提前服用预防药物。这些信息包括有毒化学品的种类、物理状态（气体、液体或固体）和染毒浓度等。例如，在以气态毒剂为主的开放现场，可以选用过滤式防毒面具和透气式防护服，如果现场有大量的液态毒剂分布，则应选择非透气式防护服及带有大滤毒罐的防毒面具或隔绝式防毒面具，在相对密闭的空间内、毒剂浓度较高或氧气含量不足时，一般应选用自供气的隔绝式防毒面具。首先进入未知现场的人员（如侦检人员），应适当提高防护的等级。

（三）正确穿戴防护器具

防护器具可以防止毒剂通过呼吸道、皮肤等途径进入人体，但只有经过严格训练，能正确穿戴这些防护器具的人员，才能在高度污染的环境中保护自身的安全，同时完成救援任务。在执行救援任务之前，救援队员应根据自己的脸型和体型选择防毒面具和防护服，注意器具的保存日期。防毒面具应能贴紧脸颊，并通过气密性检查。男队员在戴面具前应剃须刮脸，女队员应注意头发刘海，防止因胡须或头发造成面具漏气，防护服应合体，避免因尺寸过大或过小而导致毒剂泄漏。穿戴完毕防护器具后，应有专人检查或队员互相检查。

（四）分区防护

在化学突发事件的处置中，为了控制毒剂污染的扩散、逐级降低污染水平、防止交叉污染或二次污染，通常将现场按污染或危险程度分为热区、温区和冷区，人员、伤员和装备等沿着热区→温区→冷区的顺序撤出污染区，并且严格规定不同区域内救援行动的规范和防护要求。

1. 热区　紧邻事件现场危害源的地域，又称污染区，一般用红色警戒线将其与其他区域分隔开来。热区紧邻污染源，有毒物质浓度较高，是伤员人数最多、中毒症状表现最为严重的区域。热区内的主要救援任务是侦检、伤员急救和转移治疗以及污染洗消，应尽量减少进入热区的应急救援人员，并按照两人或以上分组行动的原则。救援队设置热区后，只有穿戴合格防护用具的救援人员才能进入，其他人员应尽快撤出。进入热区的人员通常要求全身防护，包括全面式面具、透气或不透气式防护服、手套和靴套，并根据热区内的有毒化学品种类、物理性状和浓度、氧含量以及环境条件等综合因素进行增减，或决定是否应使用自供氧式的隔绝式防毒面具。当热区内毒剂浓度较高时，应控制人员在热区内的停留时间或及时更换滤毒管，以保证面具能有效过滤毒气。在进入可能存在易燃易爆物质的场所时，不得使用手机和对讲机等非防爆电器。

2. 温区　通常设在紧邻热区的上风区域，又称缓冲区，是伤员分流及洗消的主要场所，也是污染区人员进入清洁区域的必经之路，一般用黄色警戒线将其与冷区分隔。温区应尽可能设在污染区以外，在温区内从事救援的人员，应佩戴滤过式面具，穿着透气式防护服、手套和靴套，负责洗消的人员应穿着非透气式防护服。从热区撤离的暴露人群和救援人员必须在温区内经过清洗和消毒，并经过检测，确认无污染后方可离开温区，进入冷区。

3. 冷区　洗消线以外无污染的区域，又称清洁区，是医疗救治站和救援指挥中心的工作场所，也是撤离人员的中转站，冷区内的救援人员和其他工作人员必须穿着合适的衣服，尽量避免皮肤裸露，并随身携带滤过式防毒面具，以应对因风向的突然改变或现场突发情况导致的染毒，对于从温区进入冷区的撤离人群，应尽快安排他们离开冷区前往更为安全的区域。

值得注意的是，任何个体防护装备的防护性能都是有限的，即使是在正确选择、合理使用个人防护器材的前提下，也只能将有害物质威胁降到最低，并不能够确保绝对安全。因此，在执行救援任务时，救援队应按照应急处置的规范和程序，遵循"污染控制"的原则，采取有效方法控制和处理危害源、降低有害物质的泄漏，使现场救援人员尽快尽早脱离危害环境。再者，防护器材的载毒量或使用时间是有限的，在现场应监测防护器材的使用时间，必要时进行更换，确保救援人员生命安全。

三、防护器材

使用防护器材是保护化学突发事件现场人员免遭或减轻有毒化学品伤害的主要防护手段，用于个人防护的防护服等被称为个人防护器材。个人化学防护装备通常包括防毒面具、防护服、手套、靴套，配发给个人使用的简易侦检工具（侦毒纸）、个人消毒包及个人预防急救药品等。了解防护器材的性能和使用范围、能正确穿戴和脱卸个人防护装备是有效防护的重要前提。

（一）防毒面具

防毒面具是保护呼吸器官、眼睛和面部免受化学毒剂伤害的个人防护器材，是应对化学突发事故时最为重要的个人防护装备。防毒面具按原理可分为过滤式和隔绝式（供氧式）两大类，过滤式防毒面具依靠过滤吸收原理，净化受染空气，供给人员呼吸，隔绝式防毒面具是依靠其本身携带的空气或氧气满足人员呼吸的需要。按面部覆盖程度，防毒面具可分为半面式和全面式面具，全面式面具可覆盖包括眼睛、鼻子和嘴在内的全面部，而半面式面具则以保护鼻子和嘴为主。按照使用对象，面具还可分为军用面具和工业（民用）面具，军用防毒面具的滤毒罐可以有效地吸附神经性毒剂和糜烂性毒剂等剧毒化学战剂，同时根据作战需要，还设有饮水管等，具有较好的防护和使用性能；工业面具主要用于防护化学工业生产中的一些有害气体，其滤毒罐可以根据防护对象进行选择。防毒面具产生在第一次世界大战期间，随着氯气等有毒气体的大规模使用，能保护呼吸器官和眼睛的防毒面具应时产生。最早使用的是防毒口罩和可提供短时间保护的湿面罩，后来逐渐发展成为由橡胶或皮革面罩和装填活性炭的滤毒罐组成的防毒面具。现代防毒面具的防毒性能良好，携带方便、佩戴迅速持久，同时具有较高的观察和保命能力，能通话，也能在佩戴面具的情况下安全饮水和食用流质食物。

1. 过滤式防毒面具　过滤式防毒面具是借助于呼吸形成的压力差和呼吸活门的导流作用，使受污染的空气通过滤毒罐的吸附过滤作用，得到净化后供人员呼吸的防毒面具，其主要由面罩和滤毒罐组成，滤毒罐可针对不同类型的毒剂，选用不同的吸附和滤过材料，如军用过滤式防毒面具一般不能防护一氧化碳，在室温和一氧化碳浓度低于 0.5% 时，可以用专防一氧化碳的滤毒罐；当空气中的一氧化碳浓度高于 0.5% 或空气中的氧含量低于 16% 时，必须用隔绝式防毒面具。通常只有当空气中氧含量不低于 18% 或毒剂体积分数不大于 2% 时方可使用过滤式防毒面具，其防护时间一般由毒剂种类、浓度及滤毒罐性能所决定。现代防毒面具一般为头带式的，活动头带可根据头型的大小进行调节，面罩按大小分号，应按各人的脸型选择适宜的面具号。因此，在使用前必须检查防毒面具滤毒的适用范围和局限性，选择合适的面具，进行气密性检查，并注意有效防护时间。

2. 隔绝式防毒面具　隔绝式防毒面具是依靠自带气源供气、使人员的眼和呼吸器官与外界的有毒气体隔绝的防毒面具，主要由面罩和供气系统构成，面罩的结构和性能与过滤式面具相似，供气系统可以是氧气瓶、也可以通过管道与外源性供气系统连接，隔绝式防毒面具能对呼吸道提供最大的保护，其防护时间通常由供气（氧）量决定。此类面具的适用范围为：空气中有毒物质浓度较高（毒剂浓度 >1% 体积百分浓度），氧含量低于 16% 或过滤式防毒面具不能滤除的毒物。

（二）化学防护服

化学防护服是防止毒剂通过皮肤引起人员伤害的皮肤防护器材，通常与防毒面具、手套和靴套配合使用，对人体形成整体防护。按防护原理，化学防护服可分为透气式防护服和隔绝式防护服。防护服出现于第一次世界大战，德军在 1917 年首先使用了糜烂性毒剂芥子气，它不仅能通过呼吸道使人员中毒，而且能接触裸露皮肤并透过服装和鞋袜接触皮肤造成人员伤害，于是出现了用不透气油布制成的防毒衣，随后被合成橡胶防毒衣及塑料防毒衣所替代。20 世纪 20 年代，美军开始装备用氯化石蜡将消毒剂浸在普通军服上的透气式防护服，后来又出现了含碳透气防护服和碳纤维防护服，防护性能和舒适性不断提高，成为化学防护领域普遍装备的皮肤防护器材。

1. 隔绝式防护服　隔绝式防护服是由不透气的优质丁基橡胶、高分子薄膜或涂有橡胶的织物制成，能阻止毒剂液滴的渗透和毒剂蒸气的扩散透入，使人员皮肤与外界污染空气隔绝。隔绝式防护服可分为连身式和分身式（两截式）两种。连身式防护服的头罩、上衣、裤子和橡胶靴连成一体。分身式防护服由带头套的上衣和带靴套的裤子组成或由带头罩的上衣、裤子和橡胶靴套组成。隔绝式防护服的气密性良好，它与防毒帽垫、防毒手套和防毒面具配套使用，使人体全身得到有效的防护。人员进入严重污染区或者分布大量液态毒剂的区域时，应首选隔绝式防护服，但是，隔绝式防护服的生理性能差，难以排汗和散热，可引起机体过热而中暑。因此，隔绝式防护服不能长时间穿着，在环境温度为30 ℃以上时，允许穿着时间为15～20分钟。为改善隔绝式防护服的生理性能，出现了装有微型滤毒通风装置可与外界空气进行交换的通风式防护服、带微气候控制装置的热平衡防护服、与空气再生装置配套使用的内循环通风防护服或者局部开有通风口并覆盖滤毒材料的局部透气防护服等。隔绝式防护服也能与化学防护用冷却服合用，以改善散热条件，延长穿着时间。冷却服用吸水性能好的轻质材料（如棉布）制成，包括上衣裤子和头罩。常见的冷却服是在两层隔绝材料之间加入制冷剂（如固体二氧化碳或乙醇水溶液），以带走身体产生的热量

2. 透气式防护服　透气式防护服采用化学吸收法或物理吸附法来阻止毒剂透过，由浸有化学活性物质的特殊透气材料或含碳织物制成，能过滤和阻挡污染空气中的有毒物质，并允许空气和水汽自由通过，能防毒、透气和散热，还具有伪装、防雨、阻燃和防光辐射等功能。按防护原理，透气式防护服分为化学吸收型和物理吸附型两类。化学吸收型是依靠织物上浸渍的化学活性剂与毒剂产生化学反应，生成无毒物质以防止毒剂透过，如氯酰胺浸渍服。物理吸附型利用防护服的活性炭层吸附毒剂，并采用多层结构的过滤方法防毒，如含碳透气防护服和碳纤维防护服，目前国内外最常见的透气式防护服是含碳防护服，按防毒原理可分为"防油-吸附型"和"铺展-防油-吸附型"两类。"防油-吸附型"由内外两层织物制成，外层织物经过防油整理，毒剂液滴落上后不浸润，阻止液态毒剂的渗透；内层为粘有活性炭粉的微孔泡沫塑料和薄棉布，用以吸附毒剂蒸气。"铺展-防油-吸附型"的外层为化纤或化纤与棉的混纺织物，毒剂液滴落上后很快铺展，可增大蒸发表面，加速蒸发，减轻内层织物吸附毒剂的负荷；内层以棉织绒布、无纺织布或薄层泡沫塑料等为基布，在其外面做防油处理，内面为活性炭层，吸附毒剂蒸气。含碳透气防毒服由带头罩的上衣和裤子组成，可与防毒面具、防毒手套、防毒靴套等配套使用。但透气防护服对毒剂液滴防护能力差并且受温度、湿度影响较大，不适宜在高污染区长时间使用，也应避免在存有大量毒剂液滴的区域使用。

（三）防毒手套和靴（套）

防毒手套由浸涂丁基胶乳的化纤或棉针织物制成，是保护手部免受毒剂伤害的皮肤防护器材，一般可与防毒衣等配套使用，也可单独使用。防毒靴（套）由丁基橡胶布制成，靴底粘有橡胶布，增加牢固度，靴帮有系带，用以扎紧套和裤腿，保护脚及小腿免受毒剂的伤害。防毒靴套可与防护服等配套使用，也可单独使用。除了防毒面具外，防毒手套和防毒靴套是最为重要的个人防护器材，在救援行动中，手和脚染毒的风险最高，接触毒剂的量也最高，因此，在进入污染区前应认真检查手套和靴套的完整性，并正确穿戴。在离开热区进入温区后，应首先彻底消毒手套和靴套，防止污染扩散。

四、药物防护

在已知化学事件毒剂种类的前提下，救援人员可以提前服用预防药物，有针对性地防止毒剂中毒。药物防护是减少毒剂人体损伤效应的一种主动防御措施，现有的预防药物主要是根据化学毒剂中毒机制或体内处置特点而研发的，它们在体内可以有效地清除毒剂或者对抗毒剂的毒性作用。常用的预防药物简述如下。

（一）神经性毒剂中毒预防药

神经性毒剂，如沙林、梭曼和VX，能特异性地抑制乙酰胆碱酯酶，使神经系统重要化学递质乙酰胆碱蓄积，导致胆碱能神经系统功能亢进，从而产生一系列中毒症状。针对神经性毒剂的中毒机制，科学家研发了能保护乙酰胆碱酯酶的可逆性胆碱酯酶抑制药、能对抗毒剂生理效应的抗胆碱药、能促进毒剂抑制酶活性恢复的胆碱酯酶重活化剂以及可以在体内水解或结合毒剂的生物清除剂，在接触毒剂前一

定时间内服用，有预防中毒效应的作用。1956年美国就研发了含抗胆碱药阿托品和酶重活化剂碘解磷定的预防复方，后来又发展了可逆性胆碱酯酶抑制药吡啶斯的明。苏联有含阿托品、新斯的明和糖的预防复方。英国军队曾装备甲磺酸磷定药片，每剂中含有1个速效片和3个长效片，可维持6小时的预防时间。美军近年还开发了从转基因羊奶中提取的丁酰胆碱酯酶，作为神经性毒剂的预防药物，已完成的动物和Ⅰ期临床研究表明，该药能有效对抗5个致死剂量的沙林、梭曼或VX，是新一代的神经性毒剂预防药物。

（二）全身中毒性毒剂预防药物

全身中毒性毒剂又称氰类毒剂，主要包括氯化氰和氢氰酸等，具有毒性大，伤害作用迅速，严重时引起死亡等特点。这类毒剂进入血液后可迅速游离出氰离子，抑制含三价铁的细胞色素氧化酶活性，使细胞和组织有氧不能利用，产生细胞内窒息，引起机体中毒和死亡。为了避免或减轻中毒症状或在中毒后争取抢救时间，针对中毒机制，国内外已有多种类型的抗氰预防药物，包括以3巯基丙酸（3-MP）为代表的系列药物，这类药物是内源性3-巯基丙酮酸巯基转移酶（3-MPST）的底物，在体内可辅助3-MPST迅速将氰离子转化为低毒的硫氢基，实现对氧化物的解毒。另一类药物是高铁血红蛋白形成剂，它们可将血液中的亚铁血红蛋白氧化成正铁血红蛋白，直接与氧化物的氰离子（CN^-）结合，生成氰化正铁血红蛋白，从而使细胞色素氧化酶恢复其运送氧的功能。抗氰胶囊就是由不同类型高铁血红蛋白形成剂组成的预防药物，人员进入染毒区前30分钟服用1粒，可有效预防氢氰酸等氰化物中毒，有效预防时间为4~6小时。服药后由于正铁血红蛋白的形成，脸部皮肤、口唇和指（趾）甲可能出现轻度青紫，但不影响机体功能，药物作用过后可自行恢复。高铁血红蛋白形成剂不宜连续服用，应与防护器材结合使用。

五、化学战剂皮肤防护膏

化学战剂皮肤防护膏可在进入染毒区前与防护器材联合使用，将药膏均匀涂抹在裸露皮肤上或者防护服与防毒面具、手套或靴套的交接处，在皮肤表面形成物理性屏障膜层，以减少和延缓毒剂的透皮吸收。例如美军装备的M5油膏，主要成分为1，3，4，6-四氯-7，8-二亚胺甘脲（S-330）、二氧化钛、甘油三乙酸酯和辅料。油膏使用前，应使用干毛巾或干布等拭去预涂部位的汗水和灰尘等，对于已染毒皮肤，应先洗消染毒部位，涂敷防毒油膏而后擦去，再重新涂敷。

综上所述，预防药物都是针对某一类毒剂的作用，而且服药后的保护时间是有限的。药物防护可以与器材防护形成互补，对神经性毒剂和全身性毒剂等速杀性高毒毒剂，可增强器材防护的效果，但是药物防护不能替代器材防护。

第四节　化学突发事件的医学应急响应

化学突发事件的现场处置主要包括化学恐怖袭击及化学事故的现场处置。相对于化学意外事故而言，由于恐怖分子所应用化学恐怖剂的隐密性、高毒性及社会影响力，化学恐怖袭击的现场处置难度更大。

一、化学恐怖袭击的现场应急处置

（一）基本任务

现场医学救援工作是在军事指挥员统一指挥领导下，由防化专业人员、医学专业人员和事发地部队一线救援力量联合实施。其基本任务是：在做好自身防护的前提下，搜寻负伤人员，为伤员佩戴呼吸防护装具，并迅速撤离事发现场；对速效致死性毒剂中毒的伤员，现场注射特效治疗药物；对伤员进行分流、洗消、分类和紧急救治；尽早后送负伤人员。

（二）工作原则

1. 划区处置 化学突发事件的现场处置，必须首先根据毒物污染及其危害程度对救援工作区域进行危险程度划分。通常将救援工作区域划分为污染区（又称热区）、缓冲区（又称温区）、清洁区（又称冷区）3 个区域。医学救援分队必须按照不同区域环境特点和防护要求进行工作部署，开展救援工作。现场抢救组在污染区展开伤员急救；洗消组在缓冲区开展伤员及从污染区退出人员的洗消工作；伤员救治及转送工作必须在清洁区开展。救援人员的救援活动，必须在指定区域进行，不得随意跨区域活动，离开污染区时，必须经过洗消处理。

2. 分级防护 根据事发现场地域污染程度及有毒物质性质、浓度，采取不同等级的防护措施。

（1）Ⅰ级防护：当染毒现场危害因素不明、存在方式不详时，应采取最严密的防护措施，包括佩戴供气式呼吸道防护器、着隔绝式防护服。

（2）Ⅱ级防护：当染毒现场空气中有毒物质浓度过高（＞2%）或氧含量过低（＜18%）时，应佩戴供气式呼吸道防护器，同时依据泄漏化学品的种类、浓度、存在方式及环境条件等综合因素选择防护服的种类。对存在腐蚀性气态物质（蒸气、粉尘及烟雾等）及可透皮吸收的液态化学品，应采取隔绝效率高的防护服（如防化兵部队目前配发的非透气式防护服）甚至隔绝式防护服进行防护；其他情况下，一般仅需穿有一定隔绝效率的防护服即可。

（3）Ⅲ级防护：在不缺氧及低浓度染毒环境条件下，可采用本级防护措施。包括佩戴过滤式呼吸道防护器，同时视情况选择防护服种类。

3. 时效救治 化学恐怖袭击时的现场医学救援必须按照化学中毒伤员救治的时效规律展开工作。化学中毒伤员最佳的救治时机是中毒后 10 分钟以内。一旦发现恐怖袭击征象或群体中毒症状，指挥员必须迅速组织人员撤离现场，组织群众进行多种方式的自我规避和自我防护，组织开展群众性的自救互救。部队建制卫勤分队，力求在第一时间到达现场，第一时间展开急救工作，第一时间对中毒伤员采取急救措施。防化医学专业救援人员和就近医疗机构救援分队尽快赶到事发现场，开展区域性联合救援工作。最大限度地减少乃至避免中毒人员死亡。

4. 救治四优先 事发现场的应急医学处置应当遵循"四优先"的程序和要求：一是先防护，后抢救。进入污染区和缓冲区的卫生人员，首先应当做好自身防护，然后再进行救援工作。二是先撤离，后救治。先将伤员迅速撤离染区，中断伤员与毒剂的继续接触，然后再进行救治。三是先救命，后治伤。在伤员救治工作中，应当正确处理救治和洗消的关系，在伤员生命受到威胁时，应当先救命而后处理污染伤口或边洗消边救命。四是先洗消，后治疗。对于生命体征稳定的伤员或已脱离污染区的伤员，应当先洗消，后处理损伤，不经洗消的伤员不能进入清洁区，以免造成污染扩散。

5. 综合治疗 在化学损伤伤员专科治疗过程中，应当遵循特效治疗与整体治疗相结合、医疗与护理相结合、生理治疗与心理治疗相结合的综合治疗原则。在使用特效药物治疗的同时，应当全面检查伤员负伤患病情况，整合内科、外科及其他专业救治力量进行综合诊治。在采取正确救治措施的基础上，加强对中毒伤员的监护及医学护理和生活护理，促进伤员身体的修复与愈合，减少脏器功能损伤。治疗终结，必要时送疗养院进行康复治疗，同时，应当适时开展伤员心理治疗，及时疏导伤员心理问题。

（三）工作程序

化学突发事件发生时，各类救援力量按照事件的性质及其严重程度启动相应的响应程序，负责现场医学处置的救援力量赶赴现场，执行现场医学救援任务，其基本工作程序主要包括：①在现场指挥部的指挥下，依照法定程序对事发地实施控制。②与执行侦检任务的防化兵密切配合，依据伤员的症状表现、事发地相关部门提供的相关信息，判定化学毒剂毒物种类。③依据化学毒剂毒物种类、浓度及染毒方式等采取相应的防护措施，包括器材防护及医学防护。化学毒剂毒物种类未明时，采取Ⅰ级防护措施。④将染毒区内伤员迅速撤离染毒区，依据伤员伤情，按先重后轻、先急后缓、先救命后治伤的原则，对伤员实施洗消、现场急救等相关救治措施。生命体征平稳的伤员，尽早转送。⑤对暴露人群和参加应急救援人员进行心理咨询和干预，对接触过化学毒剂的人员，无论是否出现中毒症状，均在现场进行注册登记。

（四）组织指挥

1. 组织原则　在现场处置的组织工作中，必须坚持上风向选址、划区部署、分区救治的原则。由于毒物气团可以随风飘移，形成下风向的扇形污染带，因此，救援分队的展开位置，必须选择在上风向的非污染区域。

2. 功能编组及任务分工　承担化学突发事件现场医学救援任务的是各军区、军兵种及事发地军队卫勤部门所属的应急医学救援队，由指挥组、检测组、现场抢救组、检伤分类组、洗消组、救治组、后送组等功能编组组成。其基本任务如下：

（1）指挥组：负责与现场指挥部的联系，进行现场医学处置的组织指挥，及时汇报救援和转送情况。

（2）检测组：主要负责染毒现场伤员生物样品采集以及洗消效果的检查。必要时，可协助防化兵部队完成对未知化学品的甄别与鉴定。其任务区分有别于防化兵部队，一般不负责染毒区内空气、水源、土壤等环境内有毒有害化学品的检测。

（3）现场抢救组：主要负责协助伤员迅速脱离污染区，同时报告现场伤亡情况。现场抢救组原则上不在污染区对伤员进行医学处置。通常情况下采取的急救措施仅限于给予呼吸道防护器材或呼吸支持、肌内注射特效解毒剂和止血固定。

（4）检伤分类组：负责对染毒区内暴露人员进行"分流"及"分类"。包括对从污染区出来的人员进行分流，区分染毒群众、伤员和死亡人员，并给予伤票；待伤员洗消后，依据伤情对其进行分类，后送至现场救治组进行进一步救治。

（5）洗消组：负责对污染伤员和从污染区撤出的救援队员进行洗消以及伤员污染物的封存和处理。

（6）救治组：负责经过洗消后危重症伤员的紧急处置。

（7）后送组：负责组织经现场处置的人员及时转送，并做好登记与交接。

（五）染毒区急救

染毒区急救是指在染毒现场对中毒伤员进行的呼吸道防护、特效抗毒药物注射或对无法移动的重症伤员给予的必要的医学处置。

1. 处置原则

（1）先防护，后救治　救援人员进入染毒区后，先完成伤员及暴露人群防护，避免继续吸入或接触化学毒物；此后如有必要，再采取紧急救治措施。

（2）先撤离，后救治　伤员及暴露人员完成防护后，如未出现危及生命的中毒症状，应先将伤员及暴露人员以最快速度搬运、疏散至染毒区外，以此确保在染毒区外对伤员展开针对性救治。

2. 处置措施

（1）寻找并发现伤员：出现化学中毒伤员后，救援人员应在做好自身严密防护的前提下，迅速进入染毒区，与防化兵一起搜寻伤员。在搜寻伤员过程中，要特别注意对隐秘场所伤员进行搜寻，防止一些意识或行动能力丧失的伤员因无法被及时发现而延误救治。

（2）隔绝毒源：发现伤员或暴露人群后，救援人员应将随身携带的简易防护器材分发给一些意识清醒、行动自如的暴露人群或轻伤员；并为行动不便、意识丧失伤员佩戴简易防护器材。

（3）撤运、疏散至染毒区外：暴露人群完成防护后，应在救援人员疏导下，迅速疏散至染毒区外，对于一些行动不便或意识丧失伤员，在确保搬运过程安全的前提下，由救援人员搬运至染毒区外。

（4）染毒区内的紧急医学救治：对于一些伤势严重的危重伤员，应在染毒区内进行处置，以确保为后续治疗赢得时间，最大限度挽救患者生命。此类伤员主要包括速效致死性化学战剂，如神经性毒剂、氰类毒剂中毒伤员；呼吸心搏停止伤员；颈部严重外伤伤员等。其处置程序主要按先重后轻、先急后缓的原则，选择生命受到威胁的危重伤员，立即进行紧急处置，并佩戴红色标志。对于速效致死性军用毒剂中毒的伤员，现场立即注射特效治疗药物；对呼吸心搏停止伤员，在确保不再继续吸入化学毒剂

（物）前提下，行心肺复苏；对颈部骨折伤员安置颈托固定，尽快将伤员撤离染毒区。

（六）分类

根据受染人员污染程度、中毒症状及防护情况等，对受染人员做出伤情判断和分类，并在伤票上加以标订，以便后续开展治疗。分类是一个动态的过程。

1. 处置原则 在群体伤员到来时，区分出伤员伤情的轻重缓急和救治的先后顺序，确保最需要救治的伤员得到最优先的救治，提高群体救治效率及针对性；在伤员完成洗消等现场紧急处置后，区分伤员伤情，确保中毒症状平稳伤员能及时送至医院并得到进一步救治。

2. 处置措施

（1）初次分类：初次分类主要工作包括快速检查伤员伤情，判断伤势严重程度；给伤员佩戴分类牌，指定伤员救治组室；对伤员伤情进行登记（填写伤票）。

伤员伤势严重程度的判定，参照国际通行的四步"简明检伤分类法"执行，依据行动状态、自主呼吸情况、血液循环状况和意识状态四项指标对伤势严重程度进行判断。此方法是按照国际通行做法提出的，在参与地方和国际救援中使用。需要注意的是，化学损伤伤员的伤情判定与战伤伤员伤情判定的等级和状况略有不同，在军队内部对化学损伤伤员伤情的判定和伤票填写时，应当结合军队《战伤救治规则》中伤员伤情判定标准和处置分类执行。将死亡人员和濒死伤员（相当于战伤中的危重伤员）归为一类，佩戴黑色伤标，属期待处置；重度伤员佩戴红色伤标，属于紧急处置（地方称优先处置）；中度伤员佩戴黄色伤标，属于优先处置（地方称次优先处置）；轻度伤员佩戴绿色伤标，属于常规处置（地方称延期处置）。以下是对四步"简明检伤分类法"的具体说明。

1）第一步，检查行动能力。主要观察伤员行动能力，如伤员行动自如，可暂不进行处理，但应提供敷料、绷带等让其自行简单包扎，此后引导伤员至消防部队或防化兵开设的洗消帐篷自行洗消。需要注意的事项是对某些有明显潜伏期的毒剂（如氯气、光气、全氟异丁烯等）暴露伤员，应在洗消后对伤员进行复检。

2）第二步，检查呼吸。主要检查不能行走伤员的呼吸状况，采用的方法是"一听"，听呼吸音；"二看"，看胸廓起伏；"三感觉"，感觉口鼻气流。无呼吸的患者标记黑标，暂不处理。存有自主呼吸，但呼吸次数每分钟超过 30 次或低于 6 次者属危重伤员，标记红标，优先处理。每分钟呼吸介于 6～30 次之间者可开始第三步检伤——检查循环。

3）第三步，检查循环。主要通过触及桡动脉搏动和观察甲床毛细血管复充盈时间来判定伤员的循环情况。搏动存在且复充盈时间<2 秒者为循环良好，可以进行下一步检查；搏动不存在且复充盈时间>2 秒者为循环衰竭，属危重伤员，标记红标，优先救治；同时立即检查患者是否存在活动性大出血并给予有效止血及补液。

4）第四步，检查意识形态。主要方法是在检查患者是否存在头部外伤基础上，对患者进行简单询问并命令其做诸如张口、睁眼、抬手等动作。不能回答问题、不能完成指令性动作者多为危重患者，标记红标，优先处理；能回答问题，能完成指令性动作者可列为轻度伤员，标记绿标暂不处置。

5）其他注意事项。在采用上述分类方法对伤员进行检伤分类的同时，对化学中毒伤员，还应同时或预先采取如下措施。包括：尽快查明引起中毒的毒剂种类；初步判明染毒途径；对明显染毒部位进行快速初步洗消，对诊断明确、出现严重中毒症状伤员给予特效急救药物；在检伤分类的同时，如伤员因中毒症状过重而出现呼吸心跳暂停、昏迷、惊厥等严重中毒症状，应给予相应紧急处理措施，必要时可在做好相应个人防护前提下，将部分染毒区外的医务人员工作位置前移，协同分类站工作人员共同完成伤员救治；如短时间内无法确证毒物种类，应在保持伤员呼吸、循环等基本生命体征平稳的前提下顺序转运。

（2）二次分类：经洗消后待后送伤员，应结合生命体征对其进行二次分类，并依据分类结果确定伤员是否可以立即后送，或需在现场进行进一步紧急处置，其分类方法与初次分类方法大致相同。二次分类伤员主要包括以下四类：

1）紧急救治伤员：需要紧急外科手术和内科救治的重伤员。此类伤员可能有严重中毒性休克、窒息、肺水肿、急性缺氧、惊厥；化学复合伤有外科紧急手术指征，应尽快在现场实施紧急处置。

2）暂缓后送伤员：需要救治，无生命危险，但暂不能后送的伤员。此类伤员可能有意识不清；严重的心肺功能障碍；不间断的气管痉挛；需外科处置的复合伤；芥子气大面积烧伤并有全身中毒症状等。应留治观察，对症处理，待伤情平稳后后送。

3）后送伤员：需要救治，无生命危险，可以立即后送的伤员。此类伤员可能有眼、呼吸道明显刺激症状；窒息性毒剂中毒肺水肿前期；中度神经性毒剂或氢氰酸中毒等。应对症处理直接后送。

4）留观伤员：短期内可自行恢复、无须特殊处置的暴露人群。此类伤员可能有一过性眼和呼吸道的刺激症状，但没有顽固炎症；可疑中毒，但没有症状。该类人群应在完成现场心理疏导后，登记造册，自行或协助其离开。

（七）洗消

洗消是指在人员染毒后，为防止和减轻人员中毒，采用化学、物理、机械或生物方法破坏或除去沾染毒剂的措施。

1. 处置原则　先救命，后洗消；先洗消，后救治。即对于出现危及生命症状体征伤员，如休克、窒息、呼吸停止及惊厥等，应先进行紧急救治，待伤员伤情平稳后，再进行洗消，或边救边洗。反之，如伤员未出现危及生命中毒症状体征，则应先进行洗消，此后再进行进一步处置。

2. 处置措施

（1）伤员洗消：伤员洗消工作应当遵循有生命危险的危重伤员（佩戴红色标志的），先救命后洗消；其他伤员一律先洗消后治疗的原则。可自主行动的轻伤员由分流人员引导至洗消站（洗消帐篷）进行自行洗消。伤员洗消工作的步骤及方法如下：

1）表面除污处理：使用军用毒剂消毒包（过去又称军用毒剂消毒手套），依次轻轻拍打伤员身体，暴露皮肤、面具、衣服表面和污染担架，重点对有明显液滴或油状毒物的位置进行拍打和吸附，去除体表沾染的毒物。

2）染毒衣物处理：脱去（剪开）伤员衣服（包括贴身内衣）、鞋袜，将污染衣物放入专用密封袋封存。将伤员贵重物品装入贵重物品袋，并登记和标记，最后摘下伤员防护面具。

3）皮肤洗消：用大量流动清水冲洗全身，充分清洗暴露、易污染部位的毛发。冲洗时间一般不少于3分钟。对于污染较严重的部位，如伤口和染毒皮肤，应当适当延长洗消时间，并用肥皂水或其他洗消液洗消。

4）眼睛冲洗：使用生理盐水或洁净水冲洗眼结膜，后滴入抗生素眼药水。

5）更换担架和衣服：洗消后的伤员，应当更换清洁区内的清洁担架和干净衣服，而后送至检伤分类组进行伤员检伤分类工作。

（2）救援人员洗消：救援人员应当遵循"未经过洗消的人员不能进入清洁区"的原则。对于其随身带入污染区的设备、器材，在进行人员洗消前，必须留在洗消区入口处，由洗消人员进行专门处理救援人员的洗消，应在专业洗消人员的配合下，依据其所着的防护服种类进行。对于透气式防护服，其洗消程序为：首先对有明显液滴或油状毒物污染的区域进行洗消，具体做法是由洗消人员使用军用毒剂消毒包依次轻轻拍打衣服表面，吸附去除沾染的毒物，再依次协助救援人员脱去手套、上衣、裤子和靴套，最后脱去面具，放入污物袋中待进一步处理。对于非透气式防护服，其洗消程序为：用大量清水冲洗，如果表面有严重的污染物，用相应的洗消液洗消。

（八）染毒区外伤员紧急救治

染毒区外伤员紧急救治是指伤员在脱离现场与危害区之后已经到达安全区，但尚未后送至专科医院之前所接受的救治与处置，通常在安全区内设置的救护所内进行。主要任务是对伤员进行较详细的分类，尽早做出诊断，并针对不同化学毒物的特点和伤员伤情，采用特效治疗和综合治疗相结合、治疗和护理并重、尽量减少并发症和后遗症等措施。

1. 处置原则 先救治，再后送。即依据洗消后伤员伤情，对出现危及生命体征的重症伤员进行紧急处置；或对伤情波动较大，在后送过程中伤情可能加重伤员进行留观。待上述伤员伤情平稳后，再后送至指定医院进行进一步救治。

2. 处置措施 在清洁区担负急救任务的救援人员主要承担两个方面的任务：一是必要时视情况将部分急救力量前移至分流站，对未经洗消的危重伤员直接展开救治；二是对已经洗消过的伤员进行收容分类，根据分类结果采取不同处置措施。其救治措施主要包括以下 3 点：

（1）心肺脑复苏患者从染毒现场救出后，如有呼吸心搏停止，应立即进行心肺复苏。意识丧失的患者，要注意瞳孔、呼吸、脉搏及血压的变化，及时除去口腔异物，有抽搐发作时，要及时使用地西泮或苯巴比妥类止痉剂。

（2）复合伤的处理：由爆炸引起的化学突发事件往往会导致多种致伤因素的复合伤害。在伤员救治中，应当注意烧伤、冲击伤以及同时出现的脑外伤、骨折、失血等复合伤的处理。注意毒物的潜伏期和病情的演变，防止只考虑单一损伤而忽略复合损伤。

（3）特效解毒药物的应用：对有特效解毒药物的毒剂中毒，如氧化物或神经性毒剂中毒的伤员，原则上应当在中毒后立即肌内注射高铁血红蛋白形成剂、解胆碱药及酶重活化剂等，给药时间越早，效果越好。在后续治疗中，可以观察伤情缓解情况，缓解不明显的，应当重复使用解毒剂。

（九）后送

后送是指经现场急救和早期救治后，将伤情稳定、适合后送的受染伤员运送至专科救治医院的过程。

1. 处置原则 化学损伤伤员的后送，应遵循先洗后送、先救后送、定点后送的原则。后送的对象包括经现场初步洗消和抢救、生命体征基本平稳的伤员以及处于潜伏期（短时间内尚未出现明显症状）的中毒伤员。在移交伤员时，应注意向护送医务人员移交伤票或伤员简易病历，交代注意事项。

2. 处置措施 后送的对象包括经现场初步洗消和抢救、生命体征基本平稳的伤员以及处于潜伏期（短时间内尚未出现明显症状）的中毒伤员。其处置流程包括向护送医务人员移交伤票或伤员简易病历，交代注意事项。

（十）咨询与评估

担负指导现场医学救援任务的专家组，应当充分掌握现场信息，指导事件性质与引发因素的检测与判定，对人员防护及医学处置措施提出辅助决策建议。在工作中，可采用我军自行研发的"化学突发事件危害评估与医学救援辅助决策系统"进行污染区划定和危害评估。具体内容包括：染毒区划分、杀伤范围界定、人员伤亡率预测、危害发展趋势评估、卫生资源状况分析与评估等，为现场指挥员提供决策咨询。

二、化学意外事故事件的现场医学救援

化学意外事故事件的现场医学处置程序与化学恐怖袭击的处置程序大体相同，其基本要点有以下 4 点。

1. 综合判定有毒有害化学品种类及浓度 了解引发化学意外事故事件的有毒有害化学品种类、性质，判断可能生成的次生化学产物；同时结合现场仪器侦检结果及伤员症状表现，对有毒有害化学品的最终类别、浓度进行综合判定。

2. 防护 根据上述侦查及检测结果，采取呼吸道、皮肤及全身等有针对性防护措施。

3. 救治 将伤员尽快引导或搬运至染毒区外，依据伤员伤情确定洗消及现场急救的顺序：其一般原则为先救命后治伤、先重后轻、先急后缓、先救活人后处理死人。

4. 咨询及评估 必要时，可采用"化学突发事件危害评估与医学救援辅助决策系统"进行污染区划定和危害评估，预测事故可能危害的区域面积，指导下风向人员向上风及侧风向撤离；评估事发地医疗资源配置情况，为现场指挥员提供决策咨询。

〔李 蓉 李宗浩〕

第二十三章　生物恐怖袭击事件医学应急救援

第一节　概　　述

一、生物恐怖袭击的基本概念

生物恐怖问题由来已久，但直到美国"911"事件后的炭疽芽胞杆菌恐怖袭击才引起世人的广泛关注。恐怖主义（tenons）是全球安全的严重威胁已经成为共识，但还没有形成全球统一公认的定义。

一般认为，恐怖主义指"非法对人和财产使用暴行以胁迫或强迫政府、平民或相关部门来达到政治或社会目的的行为"，生物恐怖（bioterrorism）是使用生物手段实现上述目的的行为。如果一定要给生物恐怖进行定义，那么"故意使用微生物导致敏感人群疾病或使用微生物毒素导致敏感人群中毒，威胁人类健康、引起社会的广泛恐慌或威胁社会安全与安定以达到政治或信仰目的的行为"都可以归类为生物恐怖范畴。恐怖袭击动机、方式和方法差异很大，但共同的特征是导致人员伤害，造成人群和社会的极度恐慌，以达到恐怖分子的目的。上面的定义只是限定在针对人类本身的生物恐怖，此外，生物恐怖还可能以植物和动物为袭击对象。在此，我们只讨论对人类的生物恐怖袭击。生物恐怖袭击（bioterrorism attack）是生物恐怖主义的具体体现与行动。

另外，我们还要注意区分下面的几个概念：生物袭击（biological attack）、生物事件（biological incidence）、生物犯罪（biocrime）和生物战（biological warfare）。生物战是指应用生物武器来完成军事目的的行动。生物战往往是国家行为，而生物恐怖一般为恐怖组织和个人的行为。而生物恐怖不一定是用生物武器进行的活动，它的规模可能很小，使用的手段多样。我们常常碰到的生物袭击、生物事件和生物犯罪都是包括了生物恐怖与生物战的广义上的概念，不同场合下特定意义不同。

二、生物恐怖的现实威胁

（一）生物恐怖的现实威胁

1. 炭疽邮件事件　美国"911"恐怖事件后，炭疽芽胞杆菌恐怖首先在美国成为现实。在这次事件中，百余人被证实感染，22 人发病，5 人死亡。炭疽恐慌在世界各地蔓延（陆续发生炭疽杆菌疑案的国家包括加拿大、法国、德国、英国、瑞典、奥地利、波兰、日本、墨西哥、以色列和新西兰等）。数十个国家声称发现有可疑粉末的邮件，这其中有混淆视听、鱼目混珠的，也有杯弓蛇影、反应过敏的。

2. 蓖麻毒素事件　2003 年 1 月，在英国伦敦郊区查获恐怖组织的蓖麻毒素、原料及生产设施。2004 年 2 月 2 日，白色粉末邮件再现美国国会，尔后，此类信件时有发现。检验表明，白色粉末是致命的蓖麻毒素，没有迹象显示它已经对人造成了损害。

（二）一些国家或地区具有生化武器威胁的潜在能力

目前，公认曾经有生物武器研发计划的国家有美国、法国、俄罗斯、德国、英国、日本、伊拉克等。另据报道，还有一些国家也具有生物武器研发和生产的潜在能力。苏联解体后，天花等一些菌毒种、生物武器研发技术和科技人员流散到国外。生物武器制造技术和设备广泛分布于中东、南亚等不稳定地区。有证据表明，我国周边国家和地区有的就具有生物武器研发能力。

（三）生物技术的发展增加了生物威胁

1. 生物技术提高生物威胁剂的稳定性或使开发新型生物威胁剂成为可能

（1）微囊包封处理技术：可保护肽或低分子蛋白质等生物剂在环境中不致迅速降解。

（2）DNA 自动排序技术：将有助于进一步了解基因结构及其作用原理，识别组合作用基因和毒性基因，从而可能发现新的毒素或免疫调节物质。

（3）噬菌体文库：从中筛选具有特定结合特性的分子，然后对合适的噬菌体加以扩增，取得所需的针对人体特定目标的肽。

（4）发酵繁殖微生物载体或真核细胞载体生产蛋白毒素：理论上重组基因发展混合型毒素生物剂的可能性不断增大。用基因修饰技术制取天然细菌毒素，在一级培养基中的制取量可比野生菌株高 50 倍以上，而且在单一生物体内的基因表达可大大减轻纯化问题。

（5）微生物治虫技术迅速进展：将病毒或毒素基因植入动物或高等植物的技术可给生物扩散提供更多的选择。

（6）已开发出能预先确定微生物存活能力的技术：如果要求释放的微生物尽可能少沾染环境，可采用特定的基因突变方法使对生存有重要作用的基因发生突变，达到降低存活能力的目的；也可利用自杀机制控制微生物在环境中的生存能力，从而控制其在环境中的扩散。如果要求提高存活能力，可使不同的细菌处于饥饿状态，以提高其耐受紫外线和干燥条件的能力。值得关注的是，目前已确认有 30 多种细菌存在"非可培养态"，即有活性，但常规实验室技术无法检测，一般条件下难培养，但进入人体可转为可培养态，有致病力；环境生存能力和耐受力提高，这些病原体袭击更难发现、更难判定。

2. 技术与装备的发展，使生物剂大量生产更加方便

（1）生物工程技术的进展，可以迅速大量生产原来只能少量从天然途径获得的生物剂，如现已可生产千克量生物毒素。

（2）微珠表面哺乳动物细胞培养技术，简化了病毒的制取，小设施即可大量生产，制备的病毒易于提纯和浓缩。

（3）计算机控制的续流发酵器，可将批量生产生物剂的发酵器体积缩小到原来的 1/1000。

（4）空心纤维技术，可在短时间内得到高收取率、高浓缩度的细胞，与转瓶培养器相比，体积为原来的 1/20。

（5）大型液体色谱分离柱，可浓缩提纯制备多种纯净的蛋白质。小型超滤方法可在 1 小时内完成传统方法 4 天才能完成的生物剂热原分离和再生。

3. 基因武器成为可能

（1）基因修饰微生物：生物技术发展到今天，人类可以任意修饰微生物，改造微生物，改造已知的生物病原，增强其毒性、耐药性、环境稳定性，改变遗传特征、免疫原性，甚至产生新的病原体。澳大利亚科学家将 L-4 基因与鼠病毒重组后，实验室感染动物获得了一种类似天花病毒的鼠天花症状。科学家还根据互联网上公布的核酸序列，用化学合成法合成了脊髓灰质炎病毒，这种不依赖生物酶合成的病毒具有致病性。利用基因重组技术，科学家分段克隆了 8 段流感病毒的结构基因序列，在体外制造出了活流感病毒。这些事实都说明，如果被恐怖分子利用，将会制造出我们意想不到的新生物来危害世界的和平与安定。

（2）多聚酶链反应（PCR）与化学方法结合可以复制毒素基因：PCR 技术扩增至足够量后，再用克隆技术将其复制到可能的载体内，可以有目的地创造出新的 DNA 片段。这意味着不需要用天然微生物作基因源就可以复制毒素基因。

（3）嵌合病毒成为可能：用基因重组方法制取的嵌合病毒，可在易繁殖细胞内培养。理论上，嵌合病毒作为生物剂，可以逃避特定的检测系统，并使原先接种获得的免疫力无效。嵌合病毒还可用作细菌毒素或其他毒素的载体。

（4）毒素基因武器的可能性在增大：天然的毒素是由动物、植物、微生物、藻类等产生，而随着生

物技术的发展，现在已经完成了二十多种具有潜在军事价值的毒素的基因克隆和表达。虽然到目前为止还没有关于用基因工程技术增强天然毒素毒性的事实报道，但 1996 年就有政府专家在科学技术报告中提出，"理论上，通过基因重组发展混合型毒素生物恐怖病原的可能性在不断增大，何况可供军事选择的天然毒素已经很多"。俄罗斯科学家 1996 年透露，俄已用基因工程方法研制出一种"超级炭疽毒素"。

（5）种族基因武器成为可能：在理论上是完全可能的，但其发展是否会超过其理论可行性，目前还不清楚。1997 年 7 月有报道称，英国已组织了由军事专家、遗传学家、生物学家和律师组成的小组研究种族灭绝性基因武器的可能性及其对策。随着人类基因组计划的完成和人类 SNP 计划的进展，不能排除出于敌对目的而将研究成果用于设计针对特定民族或种族群体武器的可能性。

（四）国家面临生物恐怖袭击的风险日益加大

我国维护国家统一、反恐怖组织、反邪教的坚定立场，都可能使敌对势力、恐怖组织将我国列为袭击对象，其中，不排除用生物恐怖手段破坏我国社会安定和经济健康运行。2001 年美国炭疽邮件事件发生后，我国也曾有粉末邮件出现，虽然没有造成真正意义上的生物危害，但对民众健康和社会安定同样造成严重威胁。

（五）新发传染病的威胁

从生物恐怖袭击的定义出发，新发传染病的威胁不属于生物恐怖袭击的范畴，但值得注意的是，新发传染病病原可以用于生物恐怖，新发传染病威胁的某些特征与生物恐怖类似。1975 年后全球新发现的传染病有三十多种，因对其致病机制和防治措施的研究均无明显突破，目前没有有效的疫苗和防治药物，随着全球经济一体化和流动人口的大量增加，新发传染病极易造成新的生物危害。

（六）气象因素的影响

气象因素对生物剂气溶胶的影响规律正在进一步阐明，而且可能做出更加精确的定量估算，特别是由于中长期天气预报精度的提高，对于生物剂的应用及其效应的提高都将产生重大影响。

三、生物恐怖袭击使用的致病微生物及其毒素

（一）生物恐怖袭击病原体的基本条件

从理论上讲，任何致病微生物或生物毒素都可以用于生物恐怖袭击，但生物恐怖病原也应该具有生物战的某些特定性质，最可能应用的是那些毒力确定、能产生高发病率与高致死率，并可能发生人-人间传播的病原。归纳起来，符合下列标准的微生物及其毒素最有可能用于生物恐怖袭击。

1. 感染剂量低，毒性高，致病力强。
2. 潜伏期短，发病率高。
3. 具有高度传染性，可以通过不同途径，尤其是通过呼吸道途径感染。
4. 人群易感性强，引起失能或死亡的程度高。
5. 缺乏有效的预防（如免疫血清、疫苗、抗生素）和治疗措施。
6. 易于获得，易于生产、保存、携带和运输，而且在外环境中稳定性好。
7. 早期难以检测或鉴定。
8. 能够"武器化"，即生物剂必须易于包装与施放，施放时对生物剂本身影响极小，污染范围大，后果严重。

（二）美国对生物恐怖病原的分类

美国疾病预防控制中心（CDC）按照生物恐怖病原的致病性、危害程度，将生物恐怖病原分成 3 类。

1. A 类　致病性强，播撒后可导致国家安全隐患。这些病原具有如下特征：①容易播撒，可导致人与人间的传播；②致死率高，并对卫生系统造成严重影响；③可导致社会动荡；④需要医疗卫生系统的特殊准备才能应付。这些病原包括：①天花病毒；②炭疽芽胞杆菌；③鼠疫耶尔森杆菌；④肉毒毒素；⑤土拉杆菌；⑥埃博拉病毒；⑦马尔堡病毒；⑧拉沙热病毒；⑨胡宁病毒等出血热病毒。

2. B类　致病性比 A 类病原弱，这些病原具有如下特征：①相对容易播撒；②发病率中等，致死率较高；③需要专业实验室检测用于诊断。这些病原包括：①贝氏柯克斯体；②布鲁氏菌；③类鼻疽伯克霍尔德菌；④委内瑞拉马脑炎病毒；⑤东方马脑炎病毒；⑥西方马脑炎病毒；⑦蓖麻毒素；⑧产气荚膜梭菌 ε 毒素；⑨金黄色葡萄球菌肠毒素 B。下面这些病原是水源或食源性肠道传染病病原体，也可以用于生物恐怖，但不如上述病原危害大：①沙门菌；②痢疾志贺菌；③大肠埃希菌 O157：H7；④霍乱弧菌；⑤微小隐形孢子菌（Cryptosporidium parvum）。

3. C类　该类病原包括新出现的病原，这些病原可通过生物工程改构后用于大规模释放。这些病原具有如下特点：来源方便；容易生产与播撒；具有潜在的高致病性与致死率；对人类健康影响较大。这些病原包括：①立百病毒；②汉坦病毒；③蜱传出血热病毒；④蜱传脑炎病毒；⑤黄热病毒；⑥多重耐药结核分枝杆菌。

第二节　生物恐怖袭击的特点

一、生物恐怖袭击分类

（一）袭击的对象

生物恐怖袭击损害的对象是人、动物和植物。

（二）袭击的方式

根据感染途径可以将施放方式分为气溶胶施放及污染食物和水源施放，前者通过呼吸道感染，后者通过消化道感染。最常见的，也是危害最大的施放方式是气溶胶施放。

根据施放后影响程度分为大规模和小规模生物恐怖袭击。这里所指的规模主要指施放生物剂污染的范围和受袭目标人群的范围。

1. 大规模生物恐怖袭击

（1）气溶胶施放：①将喷雾器安装在交通工具（飞行器）上进行气溶胶施放是可以进行大规模施放的手段；其施放路径会形成一条线状污染带，称之为线源（line source）施放。这种手段一般与风横截，在行驶中施放，感染下风向一定范围内的人群。污染范围取决于风速、风向、气象条件、地形和植被及病原体自身特性等因素。稳定的生物剂（如炭疽芽孢）可以污染下风向 200 km 的范围。②点源（point source）施放。是另一种施放手段，即将施放装置固定在一定位置进行施放。

（2）多点源施放（muli-point source）：多个点连接施放，形成线或面，造成较大的危害效应。

（3）污染空调系统：如果将生物恐怖病原干粉施放于空调系统入口处，病原体气溶胶就会随空调风污染整栋大楼，所有楼内人员都有可能被感染，这种方式施放的生物恐怖虽然楼内污染程度最高，但楼外不能排除没有污染，而且还给洗消带来非常大的麻烦。

（4）污染水源：污染水和/或食品源也是常见的生物恐怖手段，这种污染首先是感染接触者，然后由于一些病原可以导致人-人间的继发传播扩散，而引起社会严重恐慌。

（5）大型公共场所释放：在公共场所，如大型商场、地铁和集会场所施放也会造成严重危害与社会恐慌。

（6）人体"炸弹"：如果恐怖分子个人或集体故意感染呼吸道传播的烈性病原（如天花、鼠疫等的病原），在潜伏期旅行到目的国家或特定场所进行人体"炸弹"式传播，也同样会造成社会的极度恐慌。

2. 其他规模的生物恐怖袭击

（1）针对少数人或个人的恐怖：只针对少数人或个人，使用的手段可能是信封邮寄、扎针、小型喷雾器施放、污染食品或饮用水等。

（2）局部释放：可能通过各种手段施放在报复对象的办公场所、家庭等局部，以达到恐怖报复的目的。

（三）生物恐怖病原的施放状态

生物病原体可以以湿态（式）或干燥状态（式）施放。干燥的生物恐怖病原（剂）存放时间要长一些，分散和危害的范围也会大一些。但是病原体的干燥与制备需要复杂的技术。

二、生物恐怖袭击的特点

（一）现实性

生物技术的普及和发展，加大了生物恐怖的可能性。对于非生物专业的人来说，生物剂的获得可能非常艰难。它不会像看菜谱做菜那样简单，而是需要技术和科学知识。但是生物剂的获得也远非想象的那样不可逾越。全世界大约有 1500 个菌种库，并且有数不清的研究机构和自然资源，可以提供微生物或毒素物质。商业化培养基和发酵罐到处都可以买到。目前，生物生产设施日益趋向小型化，简单并且价格便宜。生物恐怖分子不需要十分严格的生产条件，获得的生物剂纯度不一定很高，只要具备一定的传染性或侵袭性即可。所以生物恐怖的现实性不容忽视，并且随着生物技术的进步，这种威胁的现实性会越来越大。

（二）潜伏性

生物剂损伤不同于化学和核损伤，生物剂气溶胶无色、无臭、难以察觉，从感染到发病有一定的潜伏期，且有些病症在潜伏期内很难发现，但可以传染他人，难以控制。

（三）传染性

生物袭击如果使用活的微生物，病原体通过皮肤、消化道或呼吸道途径侵入人和动物机体，在体内和环境中可以繁殖，并能排出体外，污染环境，使病原体传播扩散。

（四）散发性

到目前为止，生物技术还没有达到人人都能掌握的地步，恐怖组织活动也具有较大的不确定性，所以生物恐怖袭击具有散发性的特点：①在地域范围内散发；②时间、地点上不集中。

（五）隐蔽性

生物袭击不需要太多的特殊装备与手段，具有相当大的隐蔽性。枪支、弹药、炸弹等常规武器可以用一些办法检查到，但是生物恐怖材料就不容易被侦测到。它可以放在食物中、饮料中、手提包中，甚至可以放在信封中邮寄，用常规手段无法发现。

（六）突发性

恐怖袭击可能发生在难以预料的任何地点、时间和人群，这种突发性决定了生物恐怖袭击难以在第一时间进行预防和控制。

（七）协同性

生物袭击手段可以与其他恐怖活动协同。恐怖分子利用常规恐怖手段的同时，可能会进行生物恐怖活动。日本奥姆真理教就是如此，由于化学剂较容易获得，所以他们就首先使用生物剂，同时他们也寻求发展生物剂。

（八）恐慌性

生物恐怖袭击以上特点决定了生物恐怖事件虽较难预防，在事件发生之后采取快速有效的应急措施和对策可以进行一些弥补，但是生物恐怖袭击容易造成人们恐慌。

（九）欺骗性

生物恐怖往往具有欺骗性。由于生物恐怖有着现实性和隐蔽性，恐怖分子利用大众的恐惧心理制造谣言，或使用假生物剂对政府或袭击对象进行敲诈和欺骗。2001 年美国炭疽邮件后，全球的"白色粉末"事件绝大多数是欺骗。这种恶作剧应当看作是另一种类型的袭击。

三、生物恐怖袭击的后果

生物恐怖发生后，可以造成下列后果，这些后果的严重程度取决于生物恐怖病原的种类及其规模。

（一）人员的直接伤害

生物恐怖病原种类繁多，其作用对象不仅仅局限于人，还可以是动物和植物，例如，牲畜和农作物等。但袭击的主要目标还是人类。

致死性恐怖病原能引起受袭击方大量人员的死亡，而且由于大多数此类恐怖病原具有传染性，使得受害者不仅局限于第一时间受到袭击的人员，还可以由他们传染给医护人员及民众等。这类恐怖病原可以大量消耗被袭击方的人力、物力，尤其是医疗资源，同时可以在被袭击方的人群中引起恐慌。致死性恐怖病原的威力巨大，而且如果使用不慎，还可能自食其果，因此，实战中运用的可能性不是很大；但日本东京地铁的沙林毒气袭击事件提醒我们，目前恐怖分子手中拥有的武器不再只是冲锋枪和塑胶炸弹，任何武器只要能够造成更大的伤亡，引起更大的恐慌，丧心病狂者就会毫不犹豫地使用。

失能性恐怖病原虽然不会导致大量人员死亡，但可以在一定的时间内使被袭击区域的大部分人员暂时丧失战斗力或活动能力。这种所谓的"人道主义的，没有死亡的"生物恐怖对于一些"仁慈"的战争狂人来说，更具有吸引力，因为伤员会需要很多的人员进行照顾，不仅可以迟滞对方的军事行动，而且可以最大限度地消耗对方的资源。试想，如果一方的野战医院，甚至后方的各个医疗机构充斥着急待救治的病员，这对军心和后方的稳定是一种多么大的打击。

传染性生物剂袭击造成的后果要比非传染性生物剂严重得多，这些病原对直接暴露者造成伤害，还能通过感染者传播、蔓延，成倍地扩大受害人群。这种生物剂一次施放就可以造成长期危害和污染。实际上，大部分生物恐怖病原都属于这一类。非传染性恐怖病原在特定的情况下感染人体并引起疾病，但一般不在人群中扩散，如各种毒素、炭疽杆菌和土拉杆菌等。

病原体一般都要经过一段时间才能使受袭击者发病，这段时间成为潜伏期。潜伏期长的如布氏杆菌为1~3周甚至数月之久，Q热也长达2~4周，有的病原体感染后潜伏期只有1~3天，如霍乱等，而毒素类恐怖病原的潜伏期仅有几小时。

生物袭击的另一个特点是其所引起的疾病可能不易治愈。可以想象，恐怖分子实际采用的可能是经过遗传工程技术，通过基因重组改造的抗性菌株或毒力增强的细菌类病原体，致使已有的药物对其无效或效果很差；而对于大部分病毒类的病原体而言，多数目前还没有特效药物和救治方法。因此可以预料，在生物袭击真正发生时，按常规采取的措施可能不会迅速缓解症状，这不仅对于患者是痛苦的折磨，对于医疗机构也是巨大的挑战。

由上可见，生物恐怖造成的医学后果不仅有短期的，还有长期的；不仅有针对个体的，也有针对群体的。这种复杂性给生物恐怖的医学防护带来了一定的困难。

（二）对环境的污染

在特定的条件下，有些病原体可以长期存活，例如，霍乱弧菌在20℃的水中能存活40天以上，Q热的病原——贝氏柯克斯体在金属、玻璃或木材表面能存活数周之久，而真菌的孢子和炭疽的芽胞存活的时间则更长。20世纪40年代，英国曾在苏格兰西北部的一个小岛上进行了炭疽杆菌芽孢的污染试验，试验结束后进行了比较彻底的洗消，甚至焚烧，然而数十年后，仍可从岛上的土壤中检测到活的炭疽芽胞，可见其危害时间之长。同时，一些生物恐怖病原在媒介生物，如节肢动物和啮齿动物体内可以繁殖并传递给下一代，如果生物恐怖病原袭击的地区存在易感动物和传播媒介，在有关条件具备的情况下，可能形成新的自然疫源地（如抗日战争时期，日军在我国使用细菌武器，731部队从哈尔滨溃败时，留下了鼠疫疫源地，时至今日每年都要进行监测），这无异于一场生态灾难。

（三）对医疗体系的挑战

由于生物袭击具有面积效应大、危害时间长、具有传染性、不易被及时发现以及短期内可能出现大量患者等特点，虽然不会像常规爆炸恐怖一样造成建筑物破坏等有明显的标志，但它给医疗体系和社会保障体系带来巨大的挑战，这主要体现在以下几个方面。

1. 疾病减员难以预测　减员是有关部门组织筹措医疗资源的基本依据。生物恐怖杀伤效果将受到许多因素的影响，如恐怖病原浓度、气象条件、人群基础免疫力和当地卫生防疫水平等，故由其引起的疾病减员很不稳定。条件适宜时，发病率很高，反之则比较低。因此，很难对生物袭击造成的疾病减员进行准确预测，目前也没有公开的数据或计算公式。这就要求各级医疗决策机关能够根据具体情况及时作出判断，事先掌握一定机动的卫生防疫力量，储备相对充裕的医疗资源；卫生防疫部门和医疗机构也要有在紧急状态下，突然加大工作量的充分准备。

2. 医疗保障的范围十分广泛　生物袭击发生后，目标多是人口密集的都市，但危害不局限于直接受到袭击区域。如果生物手段与常规武器甚至核化学武器结合使用，面临的后果将十分复杂，医疗部门进行伤员救治，还要组织所有暴露者和处置人员的个人防护和医学处置，污染区及救治区域的污染消除等，内容极其广泛、复杂，时间持久，这些都加大了生物袭击医学处置的难度。

3. 医学防护任务繁重　生物袭击后其危害作用时间明显长于爆炸等常规武器损伤，而且可能有较强的传染性，传播途径多种多样，因此，除了一般的卫生防疫措施外，还要采取一些特殊的防护措施，如疫情侦察、污染区域调查与处理、人员卫生整顿和检疫观察等。特别是在出现大量患者的情况下，往往超过卫生防疫和医疗机构的负荷，需要筹集资源，组织增援。国外曾有人以肺鼠疫为例提出过以下设想：吸入1000个活菌的人员中将有50%出现临床症状，其中75%的患者需要住院治疗，未接受治疗者将有80%死亡；如果一个500万人的中等城市遭受袭击，在储备足够治疗药物并疏散三分之一人口的情况下，估计仍将会有50万人需入院治疗，死亡人数可达10万以上。这些推算虽然不一定精确，却足以说明防护工作的繁重。

4. 医疗资源大量消耗　生物袭击在经过潜伏期以后，可能突然出现大批患者，而且受染人群会随着时间迅速扩大，呈疾病暴发流行态势，需要消耗大量疫苗、药物、试剂、医疗用品和设备、医院床位和训练有素的医护人员等医疗卫生资源。由于疫情暴发十分迅猛，而药物和设备的生产、人员的培训都需要一定周期，很可能在疾病得到控制以前，医疗体系的资源就难以为继，甚至崩溃。而且一个国家的医疗体系不能承载短时间内的大量消耗，很可能因为一次生物袭击就元气大伤。正是出于这种担忧，美国自20世纪90年代后期开始，已将防生物威胁作为其国家安全需要，陆续发布有关总统令，并不断增加拨款用于全民的防生物威胁教育训练、演习和装备。

（四）引发社会心理压力与恐慌

生物袭击不仅会造成显而易见的临床症状和伤亡，而且生物袭击造成的恐慌是不言而喻的。人们对于威胁的恐惧有时并不在于其真正发生时所产生的后果，而是在于其发生的不可预知性，这就带来了严重的社会心理学问题。像其他灾难一样，生物袭击后相当时期内，人群笼罩在恐惧氛围下，出现一些急、慢性心理损伤患者。他们中的大多数人事后并不发展成长期的精神后遗症，但有些特定的高危人群（如早期感染者、没有社会保障者以及警察和紧急救援人员），其精神异常可能发展为生物袭击后的慢性后遗症。

回顾以往化学恐怖袭击事例，可以看到袭击会导致一些人的严重精神性伤害。遭受袭击后继发的疾病、目睹亲人忍受疾病的折磨，都会增加公众的急性焦虑症和病后紧张症。这些问题的影响范围和流行有待进一步研究。另外，一些病原体可以导致感染者周围和中枢神经系统损伤，引发神经功能障碍，尽管在严格意义上不属于心理损伤的范畴，仍然需要引起注意，对生物恐怖的陌生感加上对传染病发自内心的恐惧，可以触发公众强烈的生理及心理反应。对感染的恐惧以及来自敌方的恐吓是生物袭击后造成紧张的直接因素。其特定本质则由袭击所采用的病原或毒素决定，诸如潜伏期、病原的毒力和毒性作用等特性都将对心理反应产生影响。公众在寻求和接受免疫或治疗的过程中也会产生潜在的心理压力。在生物袭击发生后，或是存在发生的可能性时，人们常见的心理学反应的表现主要有：对不可见恐怖病原的恐惧，情绪沮丧，气愤，害怕传染；对恐怖分子、政府或二者兼有的愤怒，替罪羊感，被社会抛弃感，以及对政府社会机构失去信任等。随着袭击的被确认以及媒体对此的渲染性报道，暴露及未暴露的人都可能会经历急性的自发性唤醒，出现肌肉紧张、心动过速、呼吸加快（或过度换气）、出汗、颤抖以及自我暗示等一系列的症状和体征。公众可能将这些表现和症状错误地归咎于感染和中毒，从而涌入医疗机构求助。在危机初期，急性紧张表现的人和有症状的人会相互混淆，增加了医护人员鉴别诊断与处理伤员的难度，也增加了医疗机构的负担。

第三节　生物恐怖袭击的医学防护

一、物理防护

物理防护通过使用适当的防护用品和装备实现。在有准备和来得及的情况下，往往采用效果可靠的制式装备，但紧急情况下，也可以采用手边可得的简易用品进行防护，达到尽量避免吸入、食入和通过皮肤黏膜感染的目的。

防护装备主要指用于个人和集体预防污染的防护装备，分为个人防护装备和集体防护装备。个人防护装备包括个人用防护面具、口罩、眼罩、手套、防护服及防护靴等，用于保护口鼻、皮肤和黏膜的用品用具。集体防护装备包括帐篷、方舱等移动式遮蔽掩体，以及用于保证一定空间封闭式建筑物和空间内环境不受生物污染的空气过滤装置以及隔离用防护门窗等。

（一）个人防护装备

个人防护装备用来保护呼吸道、面部、眼、手和身体其他暴露部位，防止污染的空气、液体通过吸入或经口感染，或通过皮肤、黏膜感染。

1. 呼吸道防护装备

（1）生物防护口罩：以高效过滤材料为保护层的一种能滤除99.5％直径0.3 μm 以上颗粒的高效防护口罩。它对微生物气溶胶的滤除率高达95％以上。目前，劳动防护用的N95、N99口罩和军事医学科学院微生物流行病研究所研制的生物防护口罩是较好的用品。生物防护口罩为三层结构，对直径0.3 μm 的微生物气溶胶粒子的滤除率＞99％。这类防护口罩使用简单，携带和处理都很方便，适用性广泛，适用于生物污染严重的环境下工作人员呼吸道防护，包括现场处置、防疫和临床防护和实验室工作等。注意事项：防护口罩本身具有一定的粒子过滤和防护作用，但佩戴要正确，特别是要与面部密切接触、不留缝隙。

（2）生物防护面罩：这是一类较防护口罩保护面积更大的制式防护装备，与防毒面具相似，对头面部实施有效防护，保护鼻、眼、口、耳和头颈部皮肤。实际上，一些防毒面具多数有过滤细菌的功能，在过滤材料有效时间内提供防护生物气溶胶的效能。有的防护面具可以用于核、化学和生物3种污染环境的人员防护。防护面罩从结构上由罩体、空气过滤器（高效粒子过滤功能）组成，由于罩体与人的面部结合紧密，不漏气，吸入的空气都经过高效过滤器。个人可以根据自己的实际情况选择适合于自己的防护面具。同时防护面罩还具有良好的视野。注意事项：防护面罩有多种，根据性能要注意更换消耗部件，保证防护效果。选用有生物防护功能的面罩，按照使用说明使用，确保全部过滤材料在有效期内。

（3）正压防护面罩：这类带有供气装置的面罩上装有空气过滤阀门，利用佩戴人员自身呼出的气体，使得罩内充满气体而形成正压，当压力达到一定数值时，气体排出罩外，适宜应急救护或逃生时短时间使用。

2. 皮肤、黏膜防护用品装备

（1）眼罩：用于保护眼睛不受感染的用品。眼罩有多种形式。简易型的眼罩只能防止液体飞溅入眼睛，不能防止气溶胶的进入。气密性好的眼罩能与面部结合紧密，既能防止液体飞溅入眼睛，又能防止气溶胶的进入，有些类似于游泳用的防水镜，但易于消毒。使用者可以根据实际需要选择。

（2）手套、靴及鞋套等：手套种类较多，常用的有短的医用手套、长臂厚橡胶手套等，甚至一次性手套也可短时用于防护。使用者可以根据防护对象选择。严重污染环境和实验室进行微生物培养操作、诊断等工作时，可以选择医用手套，捕捉野生动物、饲养实验动物（包括感染动物）时应选择长臂厚橡胶手套。有条件时，应穿防护靴，尤其是穿着正压防护服时。使用塑料薄膜制成的鞋套，也可达到防护目的。注意事项：①防护镜和手套受到污染后，摘下防护镜和脱下手套时，尽快将外表面进行化学消毒，至少要避免污染内面和体表。②防护靴和鞋套都应覆盖裤脚口。

3. 全身防护装备

（1）生物防护服：用于防护身体表面被污染的物理隔离用品。从材料及使用角度划分有一次防护服和可多次使用的防护服两种，从结构上又可以分为全身一体式和分体式两种。不管是哪一种防护服，都要求面料和成品能有效地阻断液体、固体、气体等不同状态的污染物污染体表，达到防护的目的。一次防护服和反复使用的防护服国内现在都有生产和销售。可多次使用的生物防护服最好，可以反复使用数十次，单向透气性好，防水，表面可以用消毒剂清洗消毒，有一定透气性，穿着比较舒适。

（2）连体橡胶防护服：是用橡胶制作而成的一种密不透气的隔离服，表面可以用消毒剂洗消，可以用于化学毒剂气溶胶、生物恐怖病原气溶胶攻击时人员防护。但是，这种防护服不透气，舒适性差，影响人员动作，作业能力受到限制。

（3）正压防护服：是一种全身密闭式防护系统，人员处于防护服内的正压环境内，所需气体由氧气瓶供给或由供气系统（空气通过高效粒子过滤器过滤）供给。正压防护服适用于 BSL-3 实验室和 BSL-4 实验室以及严重污染现场使用，工作时间和活动范围受供气系统限制，且人员行动不便。这两种正压防护服的表面都可以用消毒剂洗消。注意事项：脱防护服一定要避免污染扩散和产生二次气溶胶，最好是先进行表面消毒（消毒剂喷雾或擦拭），再脱下。

（4）救治人员防护用品：救治人员在诊断治疗生物伤，如埃博拉出血热、肺鼠疫病等传染性强的疾病时，在协助伤病员离开污染场所和治疗的全过程中，都应做好个人防护，使用隔离防护用品用具。患者转运时和治疗时置于带有控制过滤装置、符合空气隔离标准的病房内，或者有空气过滤装置的担架或担架舱内。

（二）集体防护装备

集体防护装备是用于 2 个以上人员共同防护的装备。这种装备通过一种物理隔离措施，阻断污染进入，形成一个无污染的安全空间，保证里面的人员能够进行正常的工作、学习和生活。构筑具有三防能力的集体防护工事，是部队得到可靠防护的重要措施之一。具有防御生物战剂气溶胶能力的工事，应装备有能滤除空气中生物战剂的高效过滤通风系统与人员洗消设备。待蔽人员一般应在敌人攻击前进入工事。已被生物战剂污染的人员，经洗消后方可进入。在没有上述防御工事时，需在当地坚守岗位的人员可利用一般的防御工事或房舍、帐篷等，待蔽人员仍须进行个人防护，并将出入口尽量封严，关闭门窗，以减少生物战剂气溶胶的侵入。部队乘火车或汽车通过污染区时，除做好个人防护外，还应紧闭车辆或封严覆盖的篷布，尽快通过。

1. 集体防护的对象

（1）一般人群：受到生物恐怖警报或发现施放生物剂时，施放点（线）下风向的人群可以选择密封程度高、通风系统有高效过滤器的建筑物进行集体防护；人数不多时也可以在上风向的密封程度高的建筑物内暂时躲避。也可选择大型工事等集体防护设施。

（2）受袭人员：目的是防止受袭人员将污染及污染物（包括空气和污水）扩散和传播。受袭人员可以集合在同一个环境和设施中隔离，无论是否是伤病员。

（3）伤病员：在生物恐怖袭击发生后，用负压担架、车辆将其运送到指定传染病医院隔离观察、治疗。

（4）大量受袭人员：在生物恐怖袭击发生后，受到感染的人数较多，难以及时送到传染病医院隔离时，可以临时搭建负压帐篷，将人员集中隔离，并划定警界线，受害人员在负压隔离帐篷中接受观察、治疗，也可以暂时隔离，再用负压隔离车分批送到指定的传染病医院进行观察、治疗。或选择在居民区下风向、远离居民区的地点，搭建临时隔离观察点，处置观察。

2. 集体防护的几种方式

（1）正压防护系统：是一种内部压力高于外部压力、外部空气经高效粒子过滤器过滤后输入帐篷的物理隔离装备。防护帐篷由篷体、高效粒子过滤器和空气压缩机 3 个主要组成部分构成。这种集体防护装备可以在现场临时装配，小的可以容纳几个人，数个正压帐篷通过通道帐篷连成一体，最多可以容纳上百人，既可以在其中临时躲避，也可以在内活动、工作，主要用于保护正常人群。

（2）隔离封闭门及空气过滤净化装置：由密闭建筑的隔离封闭门、空气过滤净化系统及与之相连的通风和连通系统构成，所有进入设施的空气都经过高效粒子过滤器过滤，这种防护装置可以保证较大容量空间在一段时间内避免污染，使配有这些装置的建筑可作为预防化学、生物武器袭击的避难所。

（3）负压防护系统：是一种内部气压阶梯式低于外部气压的物理防护隔离建筑物，气体定向流动，有传染性的伤病员和物资材料、动物等处于负压环境内气压最低处。污染的空气定向地流至设置在排气装置内的高效空气过滤器，净化后排到大气中，同时，这样的设施设有严格的污水和污物消毒无害化系统。

（4）负压建筑设施：由建筑主体、通风系统和高效粒子过滤器、污物收集消毒处理系统等构成，内部的空气按照压力从高到低定向流动，最后经过高效粒子过滤器过滤后，排放到大气中，目的是防止受到致病微生物污染的空气污染外界环境。这种设施或装备主要用于传染性伤病员的隔离、治疗与观察。负压病房属于这类建筑设施。

（5）负压救护车：是一种隔离舱救护车。隔离舱是一个负压系统，原理同负压隔离设施，由车舱通风系统和高效粒子过滤器、污物收集消毒处理系统等构成。这种装备主要用于呼吸道强传染性传染病伤病员的隔离转运。

（6）负压帐篷：是一种临时搭建的负压软性篷体结构，原理和结构与负压隔离设备相同，由帐篷、抽气机和高效粒子过滤器、污物收集消毒处理系统等构成。主要用于野外临时安置感染伤病员的隔离、观察和治疗。

（7）负压病房：由负压方舱及负压帐篷共同组成，用于污染环境条件下野外现场救治工作。

（三）防护装备使用时机

在生物污染环境中的处置人员、受袭击人员及伤病员都应使用。

1. 处置人员　包括前往生物恐怖袭击现场进行指挥、采样、检测、医疗救援、现场消毒等及伤病员救护等人员。

2. 指挥人员　穿一次性防护服、戴生物防护口罩。

3. 采样、检测人员　穿一次性或多次使用的防护服，戴生物防护口罩、防护面具、手套、眼罩等；必要时穿戴连体的、自供气式正压防护服。

4. 医疗救治人员　穿一次性或多次使用的防护服，戴生物防护口罩、防护面具、手套、眼罩等。

5. 现场消毒人员　穿一次性或多次使用的防护服，戴生物防护口罩、防护面具、手套、眼罩等，也可以穿戴连体的、自供气式正压防护服。

6. 伤病员　根据情况戴口罩、置于隔离环境。

7. 其他人员　戴口罩，通过体表清洗消毒等卫生整顿措施，消除体表污染，换上洁净服装或防护服。如卫生整顿后抵达洁净区，换上洁净服装即可。

（四）利用地形、地物进行防护

当没有良好的集体防御建筑，而战斗条件又允许时，可利用地形、地物进行防护。

1. 迅速将部队带到生物恐怖因子气溶胶云团或污染区的上风向。

2. 黄昏、夜晚、黎明或阴天时，地面空气温度低于上层空气温度或与之相同，垂直气流稳定，生物恐怖因子气溶胶云团多贴地面移动，此时宜到高处待。

3. 树林可阻留部分生物恐怖因子气溶胶，因此宜疏散到树林下风向处。生物恐怖因子气溶胶在林内不易扩散，滞留较久，不要停留在林内。利用地形、地物防护的效果是相对的，所以也还要做好个人防护措施。

二、医学防护

医学防护是人为或自然形成生物恐怖袭击应急医学救援最有效的措施之一。医学防护主要是指采用免疫预防和药物预防的方法以保护暴露人群或救治处在潜伏期及发病感染者。免疫防护是医学防护最有效的措施，主要是指采用预防疫苗的特异性主动免疫和治疗抗体的特异性被动免疫及免疫分子与免疫细胞以及中草药制剂的非特异性免疫治疗。药物预防是医学防护又一措施，主要采用抗生素、抗病毒药等在潜伏期进行预防性治疗。生物恐怖袭击具有很大不确定性及隐蔽性，给生物恐怖袭击所致突发灾害医学防护提出新的挑战。由此，合理、安全、有效免疫预防和药物预防是最大限度降低生物恐怖袭击致突发医学灾害的重要措施。

生物恐怖病原生物所致感染性疾病病原体种类较多，多认为已被列为Ⅱ类以上病原微生物及近些年新发、突发高致病性病原微生物。可用于生物恐怖袭击病原微生物的主要有 14 种病毒、11 种细菌、3种立克次体、1 种真菌和 6 种生物毒素，包括近些年出现的 SARS-CoV、高致病性禽流感、大肠埃希菌O157、腺病毒 55 型等。生物恐怖袭击病原微生物致病性强，具有很强的传染性和专一性的特点。因此，采用疫苗、抗血清特异性免疫预防与免疫分子和免疫细胞非特异性免疫预防及抗生素、抗病毒药物预治等多种方法进行综合医学防护具有重要现实意义。

（一）特异性免疫预防

生物恐怖特异性免疫预防是根据特异性免疫原理，采用人工方法将疫苗（减毒活疫苗、灭活疫苗、组分疫苗、基因重组疫苗等）或抗体〔抗血清、抗毒素、免疫血清球蛋白 F（ab'）$_2$、丙种球蛋白、人源化基因工程抗体、全人基因工程抗体等〕制成划痕、注射、口服、喷鼻及无针注射、透皮纳米微针免疫等制剂，通过有针注射或无针非注射注入人体使其获得特异性免疫能力，达到预防生物恐怖病原致重大疾病的医学防护的目的。前者称人工自动免疫，也称为预防接种，如接种天花疫苗预防天花、接种炭疽减毒毒苗预防炭疽等，主要用于免疫预防。预防接种产生作用需要时间，有时需要多次接种，但效果持续时间相对长，数月、数年，甚至终生。后者称人工被动免疫，主要用于紧急预防和应急治疗，如用肉毒抗血清、破伤风抗血清及马抗 SARS-CoV 免疫球蛋白 F（ab'）$_2$ 等重要生物恐怖剂新一代抗血清紧急治疗及预防制剂。抗血清一般一次肌内注射或静脉给药，可以使接受者立即获得相应的免疫力，但不持久。免疫预防是预防控制生物恐怖袭击发生的一种有效的重要措施，可以作为生物恐怖袭击的特异性预防且能达到应急治疗的免疫保护效果。

（二）非特异性免疫预防

非特异性免疫预防是应用某些生物制剂或药物来调节机体的免疫状态，增加机体抗生物恐怖剂的非特异性免疫力，从而达到一定的预防作用，如使用干扰素、胸腺肽等免疫分子，又如致敏的 DC 细胞、T 淋巴细胞、B 淋巴细胞和免疫肝细胞等淋巴细胞。免疫分子和免疫细胞以及中药提取物等作为非特异性免疫增强剂能提高机体抵抗生物恐怖剂袭击的免疫力。

（三）生物恐怖剂药物预防

生物恐怖剂药物预防又称化学药物预防，是预防控制生物恐怖剂袭击发生的又一项重要的应急措施。生物恐怖袭击后一般有一段潜伏期，不会立即发病，在这一段时间内，可以对特定人群进行药物预防或预防性治疗。药物预防的目的是根据初步判断的生物恐怖袭击病原种类及致传染病或感染疾病，给受到生物恐怖袭击的人群服用相应的化学药物，预防发病，以提高机体抵抗生物恐怖剂袭击的免疫力，降低发病率和死亡率，保证生物恐怖袭击应急医学救援发挥最大作用。

1. 使用原则　由于生物恐怖袭击具有不可预测性及可能的隐蔽性，如何提高机体免疫力，是预防的关键。对于已经具有有效疫苗的生物袭击病原体，预防免疫接种是能提供较持久保护力的唯一方法。目前，许多生物恐怖袭击病原感染性疾病并没有安全、有效的预防疫苗，但有些生物袭击病原体却有可靠的抗血清，在生物恐怖袭击发生前或发生早期，可以通过人工被动免疫的方法达到紧急预防和治疗的目的。而对于无疫苗和/或被动免疫制剂的生物恐怖病原体，除应用物理防护和药物防护外，还可以应用非特异性的免疫制剂，以提高机体的天然免疫力，以预防或减轻生物恐怖袭击的危害。

2. 特异免疫预防　特异性免疫预防是指包括在生物恐怖袭击发生前进行预防疫苗的免疫接种，以及生物恐怖袭击发生时或发生后用于紧急预防和应急治疗的特异性抗血清或抗生物恐怖剂免疫球蛋白

F（ab'）₂ 的免疫接种，是应对病原生物突发灾难最有效的应急医学救援措施。

3. 非特异性免疫　目前应对庞大的病原生物袭击致感染性疾病突发灾害所用主动免疫疫苗及被动免疫抗体种类有限，且有些品种效果有限，难以奏效，副作用大，甚至有些病原生物体没有特异性免疫制剂。因此，使用免疫因子、免疫细胞及某些中药提取物和化学合成免疫增强剂来调节机体免疫状态，从而减轻生物危害，已成为应急医学救援处置的重要补充。常用的非特异性免疫制剂主要有：

（1）正常人丙种球蛋白和胎盘丙种球蛋白：正常人丙种球蛋白来源于正常献血人血浆提取物，主要成分是 IgG 和 IgM；而胎盘丙种球蛋白则是健康孕妇胎盘血液提取物，主要成分为 IgG。由于多数成人已隐性或显性感染过多种传染病，或接种过多种疫苗，血清中含有多种相应抗体，因此，这两种丙种球蛋白可用于潜伏期应急治疗或紧急预防，以达到防止生物突发灾害，使人群发病、减轻症状或缩短病程的目的。

（2）免疫细胞因子：是由造血系统、免疫系统或炎症反应中的活化细胞产生，能调节细胞分化增殖和诱导细胞发挥功能，是高活性多功能的多肽、蛋白质或糖蛋白。细胞因子作用范围广泛，可以增强机体非特异性的免疫能力。其中应用于病毒感染的主要有干扰素（IFN）和白细胞介素-2（L-2）等，是真核细胞对病毒感染应答所产生的天然产物。IFN 主要通过激活 2'-5' A 合成酶，激活 RNA 酶或通过激活蛋白激酶，切断病毒酶，激活核糖核酸酶或通过激活蛋白激酶，切断病毒 mRNA，抑制病毒蛋白转译获得抗病毒效果，对某些生物恐怖病原病毒有效。如 IFNγ、IFNα2b 等对多种病毒具有抑制作用。

（3）免疫细胞：免疫细胞的治疗及预防是指从健康人的细胞里面分离出来，在体外用一些细胞因子，使它变成一种致敏的杀伤病毒、细菌等细胞。同时，外来的免疫细胞刺激机体产生天然免疫分子和细胞免疫，双重作用于病原生物体，从而使机体免疫细胞发挥应急治疗及紧急预防的非特异性免疫效果。

（4）免疫增强剂：是指能够刺激机体产生免疫应答，增强机体抗病原微生物能力的一类化合物，如左旋咪唑对免疫功能低下的机体具有较好的免疫增强作用，对正常的机体作用不明显。AS-101 的化学名为三氯合碲酸铵，体外实验证明，AS-101 能刺激淋巴细胞增殖，产生白细胞介素 2（IL-2）和 CSFs；体内用药，可提高淋巴细胞对丝裂原的敏感性；胞壁酰二肽是分枝杆菌胞壁中最小免疫活性单位，具有非特异性抗感染和抗肿瘤作用。异丙肌苷（Isoprinosine，ISO）是由 N-二甲基氨基-2-丙醇和肌苷组成的复合物，属病毒药，其机制是干扰和抑制病毒 RNA 的复制。后来发现，其有类似胸腺素样活性，能诱导 T 细胞成熟；增强其对丝裂原的敏感性；促进 T、B 细胞的活化、增殖和分化；激发体内巨噬细胞和 NK 细胞的生物活性，可协助机体应对病原生物体袭击。

（5）中药及提取物：如黄芪、人参、枸杞子和香菇、灵芝等的多糖成分和复方制剂等都有明显的免疫增强作用，能提高机体的细胞免疫和体液免疫功能，也可协助机体应对病原生物体袭击。

（四）病原生物药物预防

病原生物药物预防又称化学药物预防，是病原生物袭击突发灾害紧急医学救援工作中的重要应急措施。目前应对病原生物袭击致感染性疾病突发灾害所用特异性免疫制剂种类有限且非特异性免疫效果弱而使用受限。当生物袭击发生后一般有一段潜伏期，不会立即发病，在这一段时间内，可以对受袭人群进行化学药物预防。药物预防的目的是预防发病，降低发病率和死亡率，是应对病原生物袭击致感染性疾病突发灾害所用免疫防护的重要组成与补充。

1. 药物预防的对象　在初步判定突发灾害是遭受病原生物袭击后，要明确污染区和疫区，在进行检验、消毒杀虫、灭鼠和预防接种的同时，可以对特定的人群展开化学药物预防。药物预防的对象包括：①与生物袭击病原有密切接触的人员；②已吞入或吸入生物剂或触摸、吞食被污染的物品、食物及饮水的人员；③污染区或疫区内，被媒介昆虫叮咬过的人员；④曾参与救治、护理和照顾生物伤病员的人员；⑤可能在污染区和疫区停留的人员。这些人员一旦确定，即给予药物预防。鉴于病原生物剂致突发灾害涉及种类多且致病性强，具有隐蔽性等及不确定性的影响，早期及时使用抗病毒和抗生素类药品是应对病原生物袭击致感染性疾病突发灾害的最佳选择。

2. 药物预防的原则　　在进行群众性药物预防时，由于规模较大，可能会出现毒副反应、抗药性及双重感染等，因此必须在医务工作者的指导和监督下，有组织有计划地进行，对用药的种类、剂量、反应及效果等应有详细的记录，以备查询。药物预防必须遵循如下原则：

（1）有针对性：服用一种抗病原微生物的药物不可能杀灭或抑制所有致病微生物，也不可能预防所有生物剂病原引起的疾病，因此药物预防必须有针对性，在初步判定生物恐怖病原种类的情况下，对症用药，以达到事半功倍的效果。在紧急情况下可使用广谱抗菌药物进行预防。

（2）注意时效性：药物预防的用药期不应拖得很长，一般控制在3～5天，不宜超过14天。如果延长服药期或不规则地继续服药，可能引起生物病原产生抗药性或耐药性，从而影响预防效果，长期服药还可能引起不良的副作用。

（3）注意抗药性或耐药性：在对生物袭击病原进行检验鉴定时，应做药物敏感试验。药物预防对无抗药性的生物恐怖病原有效，但当使用的致病微生物具有抗药性时，不应采取传统的药物预防措施，而是应该进行积极的药物治疗。

（4）掌握用药剂量和方式：药物预防实际上是一种预防性治疗，所需剂量应接近治疗用的剂量，否则不易产生预防效果。而剂量过大既是一种浪费，也有可能造成难以预料的毒副作用。为了合理用药，在生物袭击病原已侵入人体而尚未被检出时，应对易感人群及高危人群给予广谱抗生素药物，如强力霉素或青霉素和链霉素配伍应用以预防各种革兰阳性或阴性细菌的感染。为了节省药物、减少投药数及获得长期预防的效果，可使用长效磺胺，如复方新诺明片等。

（5）充分注意药物的毒副作用：要从药物过敏反应、直接毒性、双重感染、诱发抗药性和药理配伍禁忌等方面密切关注药物预防过程中的不良反应，避免因此造成不必要的损失。副作用主要有以下几种：

1）过敏反应：有些人对青霉素、链霉素或头孢霉素等过敏，接触该药物后（滴眼、口服或注射），可引起荨麻疹、血管神经性水肿、发热、皮疹等，重者可导致休克，引起死亡。使用药物前应询问药物过敏史，按要求做皮内试验。

2）直接毒性：过量及长期服用磺胺药及氯霉素可损伤造血系统及其功能，严重者可引起再生障碍性贫血。四环素可引起幼儿牙齿黄染等副作用。

3）双重感染：长期服用抗感染药后，可抑制口腔及肠道内的正常菌丛，从而使原来不致病的条件菌如真菌等繁殖，引起双重感染如念球菌腹泻及口腔糜烂等。

4）抗药性：注意查明病原的药物敏感性，针对性用药。长期使用四环素及磺胺类，可诱导产生抗药性。

（6）注意药理性配伍禁忌证：联合用药时，注意配伍禁忌和毒性、效能的改变。如磺胺类可使口服降血糖药及肝素从血清蛋白变位而引起毒性。还要考虑药物代谢及排泄所引起的问题，如服用磺胺类时须同时服用碳酸氢钠并多饮水，以防磺胺类结晶潴留于肾小管中阻塞排尿。

（7）要考虑药物预防的重点人群：在药物不足的情况下，应首先保证在污染区和疫区长期停留的医务人员和现场处置人员，以及当地易感的儿童、老人和妇女等。

总之，在进行群众性药物预防时，由于费用高，可能有毒性反应或产生抗药性及双重感染等，因此必须在医师的指导和监督下，有组织、有计划地进行，对用药的种类、剂量、反应及效果，应做详细的记录。最后应该强调的是，应对病原生物袭击突发灾害的应急医学救援应该采取综合措施。如在受到生物袭击病原感染后的潜伏期内，实施预防性治疗，以预防部分人员发病或减轻损伤的严重性。对可能接触人员，根据情况免疫预防与药物预防措施联合应用，但要注意副作用。

第四节 生物恐怖袭击事件的医学应急响应

一、生物恐怖袭击类型

（一）生物袭击发现迹象类型

第一种情况，袭击行为正在实施或袭击用品遗留物被发现，也称为明显的袭击，例如，发现邮件中含有"可疑粉末"等。

第二种情况，袭击行为没有被及时发现，但却被发现其危害的结果，即发现了人为疫情。疫情被确认时，已经不是袭击的第一时间和第一现场。

第三种情况，收到恐吓（或警告）信息或获得袭击方准备施用致病微生物的确切情报。这种情况不稳定，很快就可能转化为前两种情况。上述三种情况中的每一种都不是孤立的，可以相互转化。

（二）生物袭击危害后果类型

1. 依据袭击后果严重性的分类　人为施用生物手段袭击人、动物和植物，依其可能施用的致病微生物/生物毒素种类和袭击方式方法，导致危害后果可能有 4 种情况：①欺骗或施用致病微生物生物毒素，但因种类、致病性、环境条件和袭击靶标的防护与易感性等因素，没有造成可察觉的损害。如日本奥姆真理教曾对人群施放炭疽杆菌，但因属于无致病力的疫苗株，没有造成可察觉的感染后果。②施用致病微生物生物毒素后，引发了疫病，感染发病较轻，病死率不高，很快得到有效控制。③施用致病微生物/生物毒素造成了严重后果，致靶标人群发病，而且病情严重、病死率高，但施用的是生物毒素或传染性不强的致病微生物种类，疫情很快得到控制，危害局限。④施用致病微生物生物毒素后引发的后果十分严重，受袭地区和靶标人群、动物发生疫病暴发，并且蔓延扩散。

2. 依据袭击后果是否具有传染性的分类　分为：①传染性强的疫病；②传染性不强的疫病；③不传染的毒素中毒。

3. 依据应对处置结果的分类　从对生物袭击结果处置是否追查到肇事者看有 4 种可能。

（1）发现明显的袭击行为、可疑容器、粉末等证据，没有造成严重后果，没有查到生物剂及肇事者。

（2）发现不同寻常的疫情（疾病或死亡），流行病学调查高度怀疑人为所致，但缺少生物剂的证据，难以追查生物剂来源及肇事者。

（3）发现不同寻常的疫情（疾病或死亡），检验和调查证据排除自然可能，高度怀疑人为所致，但生物剂来源和肇事者难以追查。

（4）明显的袭击行为、可疑容器、粉末等证据或发现异常疫情（疾病或死亡），经过侦查检验，有充分证据证明为人为施放，追溯查到生物剂来源和肇事者。可见，生物袭击后果的处置需要医学、生物学、公共卫生领域与公安、刑侦部门的密切配合。既要打击恐怖组织和恐怖分子，也要有效地应对处置生物剂导致的损伤，二者缺一不可。

（三）医学处置原则

生物袭击后果处置包括两个方面：一方面是针对恐怖分子和恐怖组织，另一方面则是针对生物剂造成的后果和影响。因此，除采用基本的社会安全维护手段与反恐怖措施外，难点是查明施放的生物剂，特别是与刑事侦查配合，结合刑侦取证手法和生物学技术手段查明生物剂来源，追查使用生物剂的罪犯，处置生物袭击的直接后果——人群疾病疫情，是其突出的难点。因此，在处置中医学处置不仅是消除后果，而且也是识别、追查和打击恐怖组织的重要手段。

1. 人为袭击事件的应对处置原则　我国 2003 年颁布实施的《突发公共卫生事件应急条例》第五条规定："突发事件应急工作，应当遵循预防为主、常备不懈的方针，贯彻统一领导、分级负责、反应及时、措施果断、依靠科学、加强合作的原则。"

2. 生物袭击的医学处置原则

（1）分级负责，快速反应，及时判断：

1）分级负责：体现在两个方面。即根据事件涉及的行政地域范围，分为国家级和省市地区级，同时结合传染性和危害的严重程度分级，按照《突发公共卫生事件应急条例》的级别规定开展工作。

2）快速反应：指反应及时，措施果断，这是有效控制生物袭击等突发事件的前提。事件发生后，事发地的政府及有关部门应按照预案，及时做出反应，派出专业队伍和人员，立即了解情况、组织调查、采取必要的控制措施。

3）及时判断：对事发地进行现场调查、采样检测，核实判断危害的性质，评估危害程度与发展趋势，确定进一步的处置对策与措施。

（2）分类处置，系统防护，综合控制：

1）分类处置：生物袭击发现的迹象不同，应对处置启动的顺序略有不同。①明显生物袭击行为的发现和应对处置顺序往往为：民众、团体举报→110接警系统等是第一接收者→卫生部门配合判断是否使用了生物剂→现场和人群污染消除和疫情控制。②异常疾病或死亡的发现和应对处置顺序往往为：医疗卫生系统报告、单位缺勤报告、殡葬服务机构报告→疾病监测系统调查核实疫情控制、疫区消毒与检疫→高度怀疑人为可能时，配合刑侦部门追溯生物剂和嫌疑人。③受到威胁或得到可靠情报信息时的应对处置顺序一般是：加强监测和情报跟踪，不需要动用各方力量进行紧急医学处置。

2）系统防护、综合控制：根据事件原因、影响因素和危害性，系统地进行防护。①对于各种暴露和可能暴露的人群都要采取防护措施，包括用品与用具的防护及免疫接种和服用药物的医学防护。②污染消除，重点是疫源地，被污染物品、场所。③虫媒传染病发生时，还要杀虫和灭鼠。④患者隔离救治。⑤人群检疫。⑥加强生活与环境卫生管控等综合措施。

（3）就地就近处置，减少扩散，积极救治：

1）就地就近处置，减少扩散：要将致病微生物和毒素的污染和危害后果控制在最小范围，减少扩散是处置的关键，就地就近处置十分重要，主要指3点：①应对处置人员队伍和物资调用，就地就近。地域负责，邻区互助，全国一盘棋，国家和军队支援。②患者救治要就地就近，特别是传染性疫病发生时，伤病员隔离收治在当地有条件的传染病院或临时征集医院病房、相对独立的学校和机关院落的临时医疗点（病房），避免长途转送。③暴露人群先行就地就近约束，予以有序疏导，避免无序疏散，增加疫病蔓延扩散的可能。

2）积极救治：怀疑涉及生物袭击的事件发生时，无论是否已经发生大量伤病员，都要先按照有呼吸道和接触传染性的疫情严格执行隔离处置，积极进行致病微生物和生物毒素种类的医学检验确认，对伤病员进行病因学治疗。值得注意的是因为伤病员可能有传染性，救护人员要做好自身防护，按照院内感染预防控制的要求，做到"不被传染，也不传染人"，避免由于救治播散疾病。

（4）宣传教育，维护秩序：消除恐慌虽然事先可能已经有各种层次和人群的宣传教育，但事发后，及时、有针对性的宣传教育怎么强调也不过分。

一方面有针对性地宣传防护与应对的知识与技能，另一方面，告知民众政府和专业机构的对策与行动计划，取得配合，安定民众，消除恐慌，维护社会秩序。

社会是由无数个个体所构成的，当多个个体和社会共同面临涉及个体健康、安全、利益的危急事件时，政府当局，特别是卫生行政部门的责任重大。

（5）调查取证：追查罪犯调查取证，对于生物袭击有着双重重要的意义。一是可查明生物剂，帮助以指导消除污染、控制危害为主要任务的流行病学调查；二是可为查明罪犯、追溯生物剂来源为主的刑事侦察、现场勘察与取证提供帮助。在现场取证中，生物学采样和刑侦取证两者既有联系又有区别，因此在生物袭击现场（事发地）的采样取证工作，既要遵循生物学原则，也要遵循刑侦证据保全的原则，以满足两方面的需要，查明事件性质，追溯生物剂来源和犯罪分子。

（四）生物恐怖袭击医学处置的组织与协同

生物恐怖袭击医学防护与处置需要卫生、农业、环保、公安等多部门协同，危机管理和后果处置需要多种措施、多种技术与装备、多种保障资源，其中医学处置需要多专业领域协作，包括疾病预防控制系统、临床治疗系统、急救系统，涉及临床、传染病、检验（临床和微生物检验等）、病理、媒介生物学、兽医学等多学科。处置中需要应急处置系统、监测与预警系统、特需药品物资保障系统、安全管理系统、教育培训系统、科学研究和法理系统等共同配合，处置措施包括检验鉴定、污染消除人员防护、免疫接种与药物预防、医疗救治等。

二、生物恐怖袭击的医学处置

医学处置是生物袭击应对处置的关键，在应急处置的各阶段（通告期、启动部署期、应对行动期、应对行动终止期和恢复期），随着事件处置情况和危害的消除，侧重点可能有所转移，但始终以预防、控制和减少危害、消除危害后果为核心内容进行。

（一）明显袭击迹象时的医学应对处置

1. 现场控制与调查取证

（1）迹象：公开、明显的生物袭击，可能通过一些迹象被发现。

（2）现场管控：公开、明显的袭击或袭击迹象，往往是被民众或警察发现，接到报告或报警的第一反应者往往是公安系统。警察或公安部对报告信息进行初步核实后，报告上级，直至反恐怖协调机构。同时组成现场处置组，派人员着防护用品抵达现场，对现场进行初步调查后，实施布控。一是为保护现场，特别是可疑物品、容器、痕迹等。以可疑物品为中心，划定一定范围，避免人员靠近。如果是通风系统或上风处，所有人员应转移至两侧或下风处，等候调查处理，而不要随意让人员疏散。二是可以避免污染扩散，避免局面失控。

（3）调查、取证：由卫生部门和应急处置专业队，配合公安、刑侦部门，共同实施现场采样、取证和调查工作。这个过程，不仅要符合司法取证的要求，而且要注意符合生物采样和人员防护的要求。标本采集点包括环境（空气、土壤、杂草、树叶等）、受到污染的物品、接触者（血液、分泌物、排泄物）和可疑动物。

2. 检验与鉴定

（1）现场快速检验：对现场标本进行初步确定性检验（又称排除性检验），确定是否含有生物剂，如果怀疑含有生物剂，判断其可能的种类。当前，能被快速筛检和现场检验的生物剂种类有限，所以，在实施的同时，要将足够量的样品送到指定实验室。初步检验结果立即报告现场指挥部，以指导现场处置。同时，对现场人员所使用的饮用水和食品污染情况进行检验，保证饮水、饮食安全。

（2）实验室检验与鉴定：无论是否实施了现场快速检验，只要样品量足够，都尽可能到指定实验室进行病原微生物分离培养、分离培养物等生物学种类鉴定和致病力检验。实验室检验结果与现场检验结果一致时，现场处置工作经过评估确定为安全后可结束。如果实验室检验结果超出现场检验结果时，根据现场污染消毒和人员暴露情况对所采取的措施实施必要的补充或改进。

3. 污染区划定与污染消除　污染区划定要考虑的因素较多。指标掌握过宽会造成不必要行动而使工作量难以承受，过窄则可能遗漏，导致危害播散得不到有效控制。因此，要由有经验的专业人员，综合生物剂性质、施放手段以及当时当地的气候气象和地理条件进行划定。情况紧急时，可先行划定，再由专家组确认。控制污染区内的人群流动与进出；对污染区采取自然净化（自净法）与局部（或局域）消毒相结合的综合措施消除污染；室内则以化学消毒措施为主，结合通风等措施消除污染。措施采取后，要再次布点采样检验，直至确认达到无害化要求。

4. 人员处置　现场人员的最终处理要根据生物剂的检验结果和暴露情况确定，现场处置时，首先要根据暴露情况分类处理。

（1）直接接触者的隔离与治疗：最终根据检验结果确定。在检验结果未确定前，如果还有其他情报或信息支持，且高度怀疑为某种烈性病原体袭击时，直接接种者应在指定医院隔离，并开始预防性治疗。检验结果确定暴露的物品不含生物剂时，根据检验情况进行对应处置。

（2）现场其他人员：包括直接暴露者和参与现场工作的可能暴露者，根据需要采取检疫措施。包括现场暴露的人员和参与处置工作的人员。首先要将所有暴露者进行登记，记录所有在场和可能的暴露人员，包括已经离开的人员。必要时，采取在广播、电视上公告、通报或海报或逐级传达的方式，追查暴露者，嘱其自查或到医疗机构登记检查。总之，要保证在确认袭击物中含有的生物剂种类后，使所有危险的暴露者，都能接受有效的医学观察、留验，以便采取适当的预防服药或紧急接种等措施，以便能够尽早发现、早隔离、早治疗。

5. 配合刑侦部门，追查生物剂来源及可疑罪犯　生物袭击的犯罪活动，一方面依靠刑事侦查机构追查罪犯（肇事者），另一方面可以依靠生物学手段，追查涉及的实验室、专业人员，同时，也可以依靠生物学手段，特别是分子生物学手段，分析、追溯生物剂来源。

6. 评估　评估工作贯穿事件全过程。一开始的评估是确定是否启动应急处置的关键；尔后根据事态和处置进展进行的评估，是判定对策和措施是否适当，处置措施是否需要改进的依据；最后，确认伤员和暴露者得到有效处置、污染区环境基本恢复、按国家规定现场布点采样，不再检出生物剂、确认污染已经得到有效控制后，经指挥部批准，处置工作终止。

（二）隐匿生物袭击的医学处置

1. 隐匿生物袭击的发现

（1）非同寻常的疾病或死亡信息的来源：与涉及爆炸或化学毒剂和危险品袭击事件不同，隐匿型生物袭击后受袭人群损伤的最初的反映，往往来自于患者、学校和单位、殡仪馆的抱怨、诊治、看护人员或公共卫生团体的报告，第一责任反应机构是公共卫生或医疗救治机构，即：①疾病监测或症状监测系统；②医疗保健机构门急诊；③学校、机关单位考勤报告；④超市或药店反映卫生用品或某些非处方药销售异乎寻常；⑤死亡殡仪服务系统报告死亡人数异常；⑥公共媒体对人群健康状况的报道等。

（2）人为疫情的判定：生物袭击固然包括施放危害农牧业产品的生物病原（如小麦锈病菌或某种病毒等），危害农作物和养殖业，甚至影响国家国计民生。但本文关注和论述的重点是对人群的危害，包括人共患病。因此，流行病学调查至关重要，是事件性质判断的基本依据。调查的要素、程序与数据处置遵循流行病学基本原则。重点是初步调查判断疫情是否为自然状况，其判定要通过病原学检验、临床医学分析、与以往疫情的比较，结合环境标本病原微生物毒素相关性和检验结果及情报信息资料综合分析，慎重研判是否为非自然状况。

对于医学应对处置专业力量来讲，进行生物事件性质的研判所必需的前提是掌握重要战剂微生物、高致病性微生物和重要生物毒素的一般生物学和遗传学特征，在暴发流行疫情调查处置和事件性质研判中，进行比较分析、综合判断。

另外，必须提及一点，与化学毒物或放射物袭击不同，生物袭击还可以由感染者在具有传染性的潜伏期内主动接触人群、故意传播而实现，同时现场和随后参与事件处置的人员都可能是暴露者，暴露者可能作为病原体的机械和生物学携带者传播扩散疾病（如天花、鼠疫）。

2. 医学应对处置　初步调查判断疫情性质，如怀疑不像自然疫情，可能为人为所致，则须配合刑事调查内容，追查罪犯和生物剂来源。而疫情的处置，则与所有的疫情处置相同。

（1）调查、采样、取证，进一步查明疾病发生的危险因素及影响因素、治疗及应对措施的效果，并进行补充采样和检验，确定诊断。评估疫情趋势，确定危险因素和高危人群。

（2）病原学检验与病原微生物分离、鉴定。

（3）划定疫区（点），进行控制或封锁，根据生物剂种类、发病情况和污染范围，划定疫区（点）。

（4）应对进程及处置效果由指挥部组织的专家团队综合判断，经过处置，确认伤病员和暴露者得到有效处置，污染区得到有效消除处理后，继续观察该种传染病的一个最长潜伏期，未出现新病例，经指挥部批准，疫区（点）封锁即可解除。在确认住院患者得到有效治疗、临床治愈后，处置工作终止。

（5）总结分析，改进准备工作事件处置结束，各部门与机构要认真总结，对照预案与实际处置经过改进准备工作各项计划和预案。

三、几种重要情况和场所遭受袭击时的处置

生物袭击造成的污染情况和所需要的处置措施，受微生物种类、浓度和气温、紫外线、风速、风向、湿度等气象因素和喷洒路径、地面植被、建筑物等因素影响，应根据这些因素酌情采样、划定污染区和选择处置措施。消毒实施后，要采样进行效果评价，直至确认达到消毒效果。

（一）施放生物气溶胶进行袭击时的医学处置

1. 室外环境

（1）污染区划定：根据气候、风向和当时气流情况、病原体种类及当地环境综合估算，划定污染区。

（2）处置措施：

1）野外：人员尽快转移到上风向方向的开放处，避开下风向低处、植被茂密处。

2）住宅区：除采取野外的措施外，根据查明的病原体情况，由专业人员指导实施自然净化和喷洒消毒药剂相结合的方式消除污染。

2. 室内环境

（1）污染区划定：①中央空调系统或局部空调服务范围的房间、走廊等室内及与之相连的通道均划为污染区。②没有空调的建筑物，以事发房间和所连过道为中心，适当考虑与之相通的房间和通道，酌情将一个单元（门洞）或一个楼层划为污染区。

（2）处置措施：①立即停用空调，采样。②用化学消毒剂，对空调系统和室内所有表面及空气实施彻底消毒，可以采用熏蒸或微粒子气溶胶喷洒方式进行。污染物种类和性质不清时，选用高效消毒剂严格处置。尽可能加强向室外的通风。③人员立即撤离有空调服务的建筑物。撤离时尽量遮掩口鼻（戴口罩、用湿毛巾），行动时尽量动作轻，避免剧烈呼吸和可生成二次气溶胶的动作。④撤离污染区的人在指定停留区暂停，实施体表消毒、卫生整顿。必要时实施预防用药、开展医学观察。⑤消毒后采样、检验，评定污染消除效果。

（二）交通枢纽及公共场所遭受生物袭击时的控制与处置

1. 污染区划定　污染区划定的原则和范围，同室外和室内污染。但要根据人员流动特点适当扩大范围。

2. 处理措施

（1）发现明显的袭击行为和可疑迹象、物证，初步判断有生物恐怖袭击的可能性时，保护现场，局部封锁，限制人员靠近和出入。必要时封锁站点及交通；车辆不得停留，但可在门窗关闭情况下通行。

（2）现场调查、取证，采样查明是否有生物剂。

（3）设立临时场所，供暴露者暂时停留、消毒和卫生整顿，开展针对性的宣传教育，普及防治知识，消除恐慌，指导防治。

（4）根据气象条件和周围环境、生物剂初步检验结果判断污染范围。对采样后的污染区进行消毒。在暂时难以查清生物剂种类的情况下，采取严格消毒处理措施。消毒处理后，设点再次采样，判断消除效果，必要时重复处理。直至确认污染已经消除。

（5）根据生物剂检验结果，通告查找暴露人员。对暴露人群进行必要的医学观察和随访。实施紧急免疫接种或预防用药。

（6）调查确认或专家咨询组评估处置效果后，经批准解除封锁。

（三）饮用水系统遭受生物恐怖袭击的控制与处置

1. 污染范围划定

（1）水库、江河、湖泊等大水体受到污染时，以可能造成危害的流域为污染区。

（2）水厂、蓄水池受到污染时，以受污染的水池、可能涉及的水池和管网为污染区，严重时将整个供水区都划为污染区。

（3）水井受到污染时，该井和被该井井水污染的范围及用水范围划为污染区。

2．处置原则

（1）立即封锁该水源，停止供水，通告所有使用者停止使用，进行检测和必要的消毒处理。

（2）根据检测结果，对水源采取无害化处理措施。水库、江河、湖泊等大水体封锁一段时间自然净化。水厂、蓄水池、水井，采用化学消毒剂消毒。饮用水用煮沸法消毒。

（3）封锁净化以及消毒处置的水，采样检验直至确认符合饮用水卫生标准后方可恢复使用。

3．处置措施

（1）水库、江河、湖泊等大水体标定污染范围（特别是下游地区），明确警示暂停饮用，并在用水范围内通告，指导消毒洁治。方法以自然净化为主，直至水质检验符合饮用水卫生标准。

（2）受污染的水厂、水池立即停止使用，实施洁治消毒，一般采用混凝沉淀、超氯消毒，直至符合卫生标准，或煮沸 15 分钟以上。

（3）受污染的水井，投放消毒药剂。一般采用超氯消毒，并且最好点沸后再饮用。

（四）食品及食品加工场所遭受生物恐怖袭击的应对处置

1．污染区划定

（1）食品及存放场所受到污染时，将污染的食品及存放场所划定污染区。

（2）食品生产场所受到污染时，将污染食品可能涉及的范围划定污染区。

2．处置原则

（1）污染及可疑污染食品和存放场所立即封存或封锁，进行检验。

（2）根据检验结果，对食品和食品加工场所进行无害化处理。

（3）处理后再检验，符合食品卫生标准方可加工食用。

3．处置措施

（1）严密包装的食品，包装消毒后再食用。没有严密包装的食品，销毁。

（2）被污染的食品加工场所应停产彻底消毒，经采样检验，符合卫生标准后，经过审核批准，方可恢复食品加工。

（五）重要封闭式建筑受到生物恐怖袭击的应对处置

1．污染区划定　将整个建筑或空调控制系统涉及的相关建筑物范围划为污染区。

2．处置措施

（1）整个建筑物（群）封锁，限制人员进入，建筑物内人员撤离到临时观察场所。

（2）现场调查、取证，采样查明是否有生物剂。

（3）在暴露者的临时停留场所开展宣传教育，普及公众防护要点等基本知识。设置临时观察点，可能的暴露人员撤到临时观察点，进行防治基本知识宣传教育，必要时进行检疫及医学随访、应急免疫接种或服药。

（4）根据生物剂检验结果对污染区进行消除处理。生物剂种类难以明确时，采取严格消除措施，待生物剂种类明确后根据需要补充消毒。采取措施后再布点采样、检测、评定措施效果，直至确认达到无害化标准，或经专家咨询组评估后终止处置措施。

（六）重要部门、驻地受到生物恐怖袭击的应对处置

1．污染区划定　按重要封闭式建筑受到袭击时污染区划定的原则，划定污染区。

2．处置措施

（1）事发地建筑及区域实施管制，由着防护服及相关用品的人员负责限制人员进出。

（2）现场采样、检验。

（3）设置临时观察点，可能的暴露人员撤到临时观察点，进行防治基本知识宣传教育，必要时进行

检疫及医学随访、应急免疫接种或服药。

（4）根据生物剂检验结果，对污染区进行消除处理。在生物剂种类难以明确时，采取严格消除措施。生物剂种类明确后，补充污染消除措施。采取措施后，布点采样，评定措施实施效果，直至检验确认达到无害化标准，或经专家咨询组评估后终止所采取的措施。

（七）投放媒介动物或媒介物进行袭击的应对处置

1. 污染区划定　①以蚊、蚤、鼠类等生物媒介释放生物剂时，以媒介生物种类的最大活动范围为污染区，如蚊约 1 km，蚤数十米内，鼠类约 500 m。具体划定时，还应结合当地的环境。②通过信件等其他非生物媒介物投放时污染区应包括发现地、容器及转运工具、停留场所。

2. 处置措施

（1）以蚊、蚤、鼠类等媒介生物释放生物剂时，采取综合措施消毒、杀虫、灭鼠，以化学方法为主。杀虫和灭鼠时，杀灭动物要采用化学消毒剂消毒或焚烧处理。

（2）通过信件等其他非生物媒介投放时，对可能污染的范围消毒，接触者医学观察。

（3）消毒、杀虫和灭鼠人员都要着防护用品，作业结束后实施个人体表消毒和卫生整顿，必要时，使用预防药物或接种疫苗。

〔李　蓉　贺　智〕

参考文献

[1] 李宗浩. 中国灾害救援医学 [M]. 天津：天津科学技术出版社，2013.

[2] 钟森，夏前明. 突发公共事件应急医学 [M]. 成都：四川科学技术出版社，2012.

[3] 王顺年. 实用急性中毒救治手册 [M]. 2 版. 郑州：河南科学技术出版社，2017.

[4] 徐德忠，李峰. 非典非自然起源和人制人新种病毒基因武器 [M]. 北京：军事医学科学出版社，2015.

[5] 孟昭泉. 农药中毒急救手册 [M]. 北京：金盾出版社，2009.

[6] 杜新安，曹务青. 生物恐怖的应对与处置 [M]. 北京：人民军医出版社，2005.

[7] 王谦，陈文亮. 非战争军事行动应急管理 [M]. 北京：人民军医出版社，2009.

[8] 吴卓明，石洪祥，侯铭远. 核化生防护大辞典 [M]. 上海：上海辞书出版社，2000.

[9] 贺福初. 军事医学概论 [M]. 北京：科学出版社，2011.

[10] 王登高，徐辉. 核武器与核事件医学防护学 [M]. 北京：军事医学科学出版社，2009.

[11] 毛秉智，丁日高，李劲松. 核化生武器损伤医学防护技术手册 [M]. 北京：人民军医出版社，2004.

[12] 陈曙旸，王鸿飞，尹黄，我国农药中毒的流行特点和农药中毒报告的现状 [J]. 中华劳动卫生职业病杂志，2005，23（5）：336.

[13] 谢立璟，张宏顺，孟聪申，等. 我国医疗机构急诊中毒调查分析 [J]. 中国工业医学杂志，2010，23（5）：357.

[14] 王汉斌，赵德禄. 我国急性化学品中毒特点与救治现状 [J]. 中华内科杂志，2006，45（8）：619.

[15] 任引津，张寿林，倪为民，等. 实用急性中毒全书 [M]. 北京：人民卫生出版社，2003.

[16] 周荣斌，程霞. 常见有害气体中毒的急救及药物应用进展 [J]. 中国处方药，2003（11）：68-71.

[17] 杜慧敏，于瑞英，孙海岚. 食物中毒的预防和应急处置 [J]. 现代医药卫生，2012，28（002）：319-320.

第五篇
突发灾害事件医学救援

　　新时代背景下，国际形势发生了深刻变化，经过40多年的改革开放，我国综合国力快速提升，人民生活水平显著改善，但也面临着许多传统与非传统安全威胁。突发灾害事件医学救援是对因突发性灾难导致的损害而采取的控制性、救助性、保护性和恢复性的救援行动。突发灾害事件医学救援有其特定的内涵，作为一个相互联系的有机整体，它包括整个国家用于应对重大灾难的一切工作总和。突发灾害事件医学救援学是随着社会的发展和应对国家安全威胁需求而产生的新兴学科。深刻认识突发灾害事件医学救援学的本质与特征，厘清它与突发灾害事件医学救援相关科学的联系与区别，了解突发灾害事件医学救援学的形成与发展，界定突发灾害事件医学救援学的研究对象，把握突发灾害事件医学救援学的理论体系，是研究突发灾害事件医学救援学的前提和基础。突发灾害事件医学救援学主要研究突发灾害事件医学救援的规律和本质，阐明突发灾害事件医学救援的地位和作用，探索突发灾害事件医学救援的指导思想、原则、内容、程序和方法等，用以指导和应对各种安全威胁的实践活动。

第二十四章　概　述

　　一般来说，突发灾害事件就是指社会偏离正常轨道的过程与非均衡状态，虽然其影响范围、层面和程度有大小之别，但是都对整体社会价值观构成相当严重的威胁。

第一节　突发灾害事件救援的成因

　　人类社会的发展史就是一部与各类灾难斗争与谋求生存的发展史，在此过程中人类不断探索应对灾难与救援的方法，从而实现人类社会的可持续发展。应急救援，自产生之日起，就与人类社会安全密切相关，前者在发展过程中始终以后者为目的，而后者也始终影响着前者的发展方向。

一、突发灾害事件救援是人类抵御灾难实践的需要

　　灾难是一种具有全球性影响的现象。从 1979 年意大利维苏威火山喷发到 1999 年土耳其里氏 7.4 级大地震，从 1970 年秘鲁大雪崩到 1987 年孟加拉国特大水灾，从 1952 年伦敦大烟雾到 1986 年苏联切尔诺贝利核电站第四号反应堆发生爆炸，从 1918 年全球性流感到 1994 年印度鼠疫，各类灾害无处不在。我国同样是一个灾害频发的国家。据《竹书纪年》记载，早在舜帝时就有地震的记录。据邓拓研究统计，从公元前 206 年到 1936 年，中华大地共发生严重灾害 550 次，平均每年 2.4 次。其中，旱灾 1035 次，水灾 1037 次，风灾、雹灾、山崩、泥石流等其他灾害 3000 多次。另据资料显示，1900—1949 年，累计因灾害死亡人数在 1000 万人以上，平均每年死亡超过 21 万人。特别是进入 18 世纪工业革命以来，人类利用资源的范围从地表延拓到地下，机械化生产引起社会生产力空前发展，人类干预自然的范围进一步扩大，产生了许多人为灾害，如环境污染、酸雨、臭氧层破坏、全球气候变暖、核事故、传染病、大型工程建设引发地震、滑坡、泥石流等。人类活动的范围越来越广，从平原到山地，从沃野到戈壁，从陆地到海洋，从地球到太空，随之带来的灾害范围也进入到多维空间。随着人类社会的发展，应急救援将越来越重要，如何应对各类灾害已成为当今和未来人类抵御风险的重要任务。

二、突发灾害事件救援是维护国家安全稳定的需要

　　在和平与发展的国际大趋势下，各类重大灾难事件已成为影响国家安全乃至国际安全的重大威胁。各类灾难事件无论规模大小，都具有很强的破坏性，而且极易引起连锁反应，造成不良社会反映和国际影响，对国家安全的破坏是全方位的。有些事件如果不及时加以疏导和控制，不仅会严重影响人民生产生活的秩序，导致经济的衰退，更会直接危及国家的安全，进而影响社会的秩序及政局的稳定。新时代背景下，应对各类灾难事件的威胁，将成为我国新的历史使命的重要内容。随着我国经济建设的发展，对自然资源压力加大，资源过度开采及浪费、破坏资源的情况时有发生，生态环境遭破坏，使环境污染状况严重。这些因素的存在，使洪水、沙尘暴等自然灾害频繁出现，灾害造成的损失也逐步增加，对社会经济和人民生命财产安全造成严重威胁。新形势下，我国改革开放进入关键时期，社会利益关系面临着新一轮的调整，社会安全无论是潜在的，还是现实的都不容忽视，处置不当或处置不及时都将对建设社会主义和谐社会构成最直接的威胁。

三、突发灾害事件救援建设是国家能力建设的重要组成

　　国家能力是统治阶级通过国家机关行使国家权利、履行国家职能，有效统治国家、治理社会，实现

统治阶级意志，以及利用社会公共资源的能量和力量。在灾难事件日趋严重的威胁下，增强国家救援能力建设，对于应对各类灾难事件具有重要的意义。应对国家重大灾难事件是近几年才系统地展开研究和组织实施的。针对各类突发事件，着眼提高国家应急救援能力，是国家能力建设的新拓展。发挥国家救援整体合力，必须按照《中华人民共和国突发事件应对法》要求，在政府主导下协调有关部门及其他专业力量和人民群众密切配合，共同建立应急救援的各类机制，在组织、指挥、协同、保障等方面确保形成整体合力。各类突发事件的频繁发生，使得我国从传统安全领域向非传统安全领域进一步拓展，不仅对我国的综合救援能力提出了新的更高要求，而且使我国在应急救援建设上得到了全面拓展。通过对应急救援学科理论的深入研究，可促进国家应急救援能力全面提升。

第二节　突发灾害事件的定义

突发事件并不是一个严格意义上的法律或政治名词，而是近几年世界范围内类似事件大量涌现而延伸出的一个概括性描述，"突发事件"是一个偏正结构的组合词汇，以"事件"为中心词，"突发"则是限定性描述"事件"的特性。在汉语中，"事件"是指"历史上或社会上所发生的大事"，而"突发"则是又一个组合词汇："突"在《辞海》中的解释为"急促貌（急促的样子）；突然"，而"发"则义为"显现"。结合《辞海》的解释，可以将"突发事件"从文义上解释为"急促地、突然地显现出的社会上或历史上所发生的大事"。

目前，在学术界，有关突发事件的概念多种多样。2005 年国务院颁布的《国家突发公共事件总体应急预案》，将突发事件定义为"突然发生，造成或者可能造成重大人员伤亡、财产损失、生态环境破坏和严重社会危害，危及公共安全的紧急事件"。我国全国人大 2007 年 8 月 30 日通过的《中华人民共和国突发事件应对法》，对突发事件概括为：突然发生，造成或者可能造成严重社会危害，需要采取应急处置措施予以应对的自然灾害、事故灾难、公共卫生事件和社会安全事件等。但不论怎么界定，一般都认为突发事件具有以下一些特征：

一是发生突然。突发事件的发生一般是无法预测或难以预料的。虽然目前人们对有些突发事件的预测和预报能力有所提高，但对于多数突发事件的发生仍然难以预料和把握，即使是那些能够监测预报的事件，也不能准确预知其发生的确切时间、地点和规模。因此，"突然性"是突发事件最明显的特征。

二是危害严重。突发事件所带来（或可能带来）的危害巨大，可能给公共利益、人民的生命、财产和环境造成巨大损害，人们的正常生活受到严重影响，国家权力的正常运作遭到阻碍，甚至社会组织面临崩溃的危险。

三是发展迅速。一般说来，突发事件的产生与发展有一个量变的积累过程，一般相对隐蔽，一旦暴发，其事态在短时间内快速发展并酿成严重后果，应对时间十分有限。因此，突发事件发生之后，要求人们迅速做出反应，采取非常措施进行应急管理。

四是类型多样。根据《中华人民共和国突发事件应对法》，突发事件包括自然灾害、事故灾难、公共卫生事件、社会安全事件四大类。

第三节　突发灾害事件的特点

现实生活中，突发事件的形式和种类很多，几乎每一次事件，由于环境和原因各异，都具有各自的特殊性，都可能造成严重社会危害，综观各种突发灾害事件，与平时救援行动相比，处置突发事件具有鲜明的特点。

（一）政策性

处置突发事件具有很强的政策性。首先，处置突发事件行动的最终目的，是维护国家安全，保卫人民的和平劳动，为人民群众创造和平、稳定、和谐的生活环境。突发事件行动是在党中央、国务院、中央军委统一领导下进行的重大处置突发事件行动，从决策、计划到组织与实施，必须坚决贯彻党中央、国务院、中央军委的意图，体现党中央、国务院、中央军委的大政方针。因此，处置突发事件，是一项复杂的系统工程，涉及的法律、法规、政策多，要求必须依据国家处置突发事件总体应急预案进行。在处置突发事件行动中，必须把握国家政治、外交斗争的方针、政策，慎重决策、科学组织。在法律、法规和政策允许的范围和框架内，依法灵活处置各种情况，为突发事件的最终解决创造有利条件。

（二）时效性

突发事件所具有的突然性、相关信息的高度缺失性，以及后续情况的不可预知性，使突发事件在极短时间内迅速蔓延。时间就是生命，时间就是胜利。如果不能迅速、及时地对突发事件采取应对措施，势必会造成事态的进一步恶化，给处置行动带来更大的困难。从近年来处置突发事件应急管理活动看，都具有很强的突发性，要求必须快速反应，在管理上突出时效性。如在 2008 年初抗击冰雪灾害中，某部官兵从接到驻地求援电话到按预定编组出动抗灾救灾，仅用 7 分多钟；某部接到修复电网命令后，立即启动应急预案，部队边开进边受领任务、边开进边决策指挥、边开进边建立有关机构；空降兵某部600 名官兵鏖战五昼夜抢修输电大动脉，出色完成了通山县境内最艰险处 9 座输电塔基 90 余吨重建器材搬运等任务，使三峡电站到华东地区的输电大通道恢复供电至少提前了 15 天。四川汶川"5·12"大地震后，震中地区地势险恶，交通、通信全部中断，在灾区情况一度不明的情况下，救援应急部队领导干部带头徒步行军探路，在第一时间实时反馈、播报灾情信息，为部队行动争取了时间，为挽救受灾群众生命，减少国家财产损失做出了贡献。因此，必须建立快捷高效的应急管理工作运行机制，简化工作程序，提高快速反应能力，切实做到传达部署快、组织指挥快、解决问题快、信息反馈快。

（三）复杂性

处置突发事件的复杂性主要体现在 3 个方面：一是诱因复杂。突发事件的诱发因素多，发展变化快，不确定性大，管理的方式方法要随着事件形势的变化而灵活调整。二是对象复杂。处置突发事件行动的主体与对象之间，有的是敌我关系，有的是盟友关系，有的是军民关系，也可能是执法者与犯罪嫌疑人的关系，情况十分复杂。如在反恐行动中，恐怖分子往往裹挟大量不明真相的群众参与其中，行动过程中要求必须正确处理敌我矛盾和人民内部矛盾，给处置行动带来了非常大的难度。三是组织管理复杂。由于突发事件事发前没有明显征兆，发生突然，要求指挥者必须在极短暂的时间内完成行动前的各项组织准备工作，可供指挥员决策、组织准备的时间短暂，这就对组织管理的时效性提出了更高的要求。从参与的力量上看，多元力量处置突发事件行动，是在联合指挥机构统一领导下，多行业、大范围的联合行动，不仅需要协调各单位内部之间或不同隶属关系单位之间的行动，而且需要协调武警部队、公安、地方政府、地方专业技术队伍的行动，还要组织好广大人民群众自发自觉地参与行动，各种力量的训练水平、管理方式、队伍素质和应急处置能力都有很大差别，加之现场组织指挥的范围大、头绪多，指挥关系呈现多维化、立体化的特点，指挥与协调的难度大大增加。

（四）风险性

处置突发事件行动，通常现场环境十分险恶，面临自然灾害、恐怖暴乱分子等多种威胁，应急管理的风险性增大。如处置骚（动）乱行动应急管理，现场参与人员成分复杂，既有骚（动）乱的组织者和骨干分子，又有众多受蒙骗和裹挟的群众；既有打、砸、抢、烧、杀、炸等严重暴力犯罪，又有一般的违法行为。骚（动）乱现场造成交通、通信、供电、供水、供气等各类"生命线工程"几近停滞，社会的正常秩序处于极度混乱状态。重大事故和自然灾害现场则既对人身生命安全构成直接威胁，又给处置行动带来极大的阻碍和困难。如核、化、生泄漏事故会产生辐射沾染、有毒化学物质，火灾、洪灾和地震次生灾害都将对参与处置行动的人员构成直接的生命威胁，而且对这些事故、灾害的处置行动任务极为繁重和困难。

（五）强制性

对突发事件展开救援，要求必须以国家突发事件应对法和突发公共事件总体应急预案为基本准则，按照国家消防法、戒严法等相关法律法规严格依法行动，有时，还要采取一些特殊的强制性措施。如在抗击南方低温雨雪特大冰雪灾害过程中，为了克服混乱现象，及时疏导滞留在京珠高速公路上的数千辆汽车，广东救灾总指挥部决定把交通管制、军队破冰、机械运用等工作交由军队全面指挥。上千名部队官兵在高速路上 50 m 一岗，严格交通管制，单向行驶，包括警车在内，任何车辆不准超车，很快将滞留车辆疏导完毕。在反恐维稳行动中，为了严防恐怖分子破坏，保护重要目标的安全，必要时将对重要目标、边境重要地段实行强制封控等。要求参战力量必须严格依法进行各类处置突发事件行动，增强行动的合法性、权威性和强制性，对违反法律法规的人和事进行严肃处理，坚决维护法律的严肃性。

第四节　突发灾害事件的分类

按照暴发的原因、方式、领域和后果等，突发公共事件通常可以进行多种类型划分。

一、按照产生原因划分

按照突发公共事件产生的不同原因，可以分为由外部环境变化给组织带来的外生型突发公共事件、由组织内部管理不善所引起的内生型突发公共事件、由外部和内部因素交互作用产生的内外双生型突发公共事件。按照突发公共事件波及的不同区域范围，可以划分为个人突发公共事件、组织突发公共事件、地区突发公共事件、国家突发公共事件和全球突发公共事件。按照突发公共事件发生的不同内容领域，可以划分为政治性突发公共事件、经济性突发公共事件、文化性突发公共事件（如宗教突发公共事件、民族突发公共事件等）、社会性突发公共事件、自然性突发公共事件等。按照突发公共事件发生的不同特点，可以划分为慢慢发展的递进性突发公共事件、有一定时间间隔的定期性突发公共事件、无法预料暴发时机的突发公共事件。按照突发公共事件造成的不同后果，可以划分为直接带来人员伤亡或重大财产损失的有形损失突发公共事件、对组织形象造成深远影响和持续性损害的无形损失突发公共事件。

二、按照学理划分

目前我国学者对突发公共事件类型的划分比较繁杂，其中最有代表性和影响力的是按照突发公共事件产生的原因，把我国目前突发公共事件具体划分为五大类：一是自然灾害型，主要引致因素是自然环境的破坏、疾病的扩散蔓延，主要冲突形式是自然灾害（洪涝灾害、地震等）、公共卫生事件（如SARS危机等）。二是利益失衡型，主要引致因素是经济发展的不均衡、社会保障制度上的缺陷，主要冲突形式是罢工、集体上访、静坐、示威游行、集会等。三是权力异化型，主要引致因素是政府权能体系中的失效（如腐败、司法权不完善），主要冲突形式是集体上访、示威游行、暴力抗法、刑事案件等。四是文化冲突型，主要引致因素是意识形态和文化观念出现的裂变形成的冲突（如民族冲突、宗教冲突等），主要冲突形式是大规模群体冲突、妨碍公务、刑事案件。五是国际关系互动型，主要引致因素是中国和相关国家在国际格局中的地位变化，主要冲突形式是国家间关系的紧张局势、经济制裁，甚至局部战争等。

三、按照实践执行划分

目前我国政府对突发公共事件的划分是在实践中实际执行的分类。《国家突发公共事件总体应急预案》规定：根据突发公共事件的发生过程、性质和机理，突发公共事件主要分为以下四类。①自然灾害：主要包括水旱灾害、气象灾害、地震灾害、地质灾害、海洋灾害、生物灾害和森林草原火灾等。②事故灾难：主要包括工矿商贸等企业的各类安全事故、交通运输事故、公共设施和设备事故、环境污染和生态破坏事件等。③公共卫生事件：主要包括传染病疫情、群体性不明原因疾病、食品安全和职业危害、动物疫情，以及其他严重影响公众健康和生命安全的事件。④社会安全事件：主要包括恐怖袭击事件、经济安全事件和涉外突发事件等。

四、按照事件性质划分

《国家突发公共事件总体应急预案》同时规定："各类突发公共事件按照其性质、严重程度、可控性和影响范围等因素，一般分为四级：Ⅰ级（特别重大）、Ⅱ级（重大）、Ⅲ级（较大）和Ⅳ级（一般）。"Ⅰ级（特别重大）突发公共事件是指突然发生，事态非常复杂，给国家公共安全、政治稳定和社会经济秩序带来严重危害或威胁，已经或可能造成重大人员伤亡、重大财产损失或严重生态环境破坏，需要国家和政府统一组织协调，调度各方面力量和资源进行应急处置的紧急事件。Ⅱ级（重大）突发公共事件是指突然发生，事态复杂，对一定区域内的公共安全、政治稳定和社会经济秩序造成严重危害或威胁，已经或可能造成重大人员伤亡、重大财产损失或严重生态环境破坏，需要调度各个部门、相关单位力量和资源进行应急处置的紧急事件。Ⅲ级（较大）突发公共事件是指突然发生，事态较为复杂，对一定区域内的公共安全、政治稳定和社会经济秩序造成一定危害或威胁，已经或可能造成较大人员伤亡、较大财产损失或生态环境破坏，需要调度个别部门、力量和资源进行应急处置的事件。Ⅳ级（一般）突发公共事件是指突然发生，事态比较简单，仅对较小范围内的公共安全、政治稳定和社会经济秩序造成严重危害或威胁，已经或可能造成人员伤亡和财产损失，只需调度个别部门、力量和资源就能处置的事件。

第五节　处置突发灾害事件行动的原则

突发事件，具有突如其来的偶发性、意想不到的突变性、相互关联的复杂性和难以预计的危害性，因此，处置突发事件应急管理必须做到迅速及时控制局势，稳定秩序，消除影响，减少损失。处置突发事件应急管理面对的环境、实施的对象和达到的目标略有不同，但处置突发事件应急管理对其所担负的任务特点而言，一般应当遵循以人为本、及时高效、整体联动等原则。

一、以人为本原则

以人为本原则，是做好处置突发灾害事件必须遵循的首要原则。在行动管理中要将群众生命安全放在首位。把保障公民生命和财产安全作为应急处置的首要任务，作为处置工作的出发点和落脚点。

一是在处置突发灾害事件中坚持以人为本原则，就是要求组织指挥者牢固树立人民利益高于一切的思想，始终把保障人民群众生命财产安全放在首位，增强政治素养。在处置突发事件时蕴涵着很多政治因素，必须不断地拓展的应急处置能力培养内容，注重培养敏锐的政治眼光、宽广的视野和全局性思维，要不断提高的政治鉴别力，在任何情况下做到头脑清醒、立场坚定，严守纪律、听从指挥。

二是在处置突发灾害事件中坚持以人为本原则，就是要求管理者积极动员参与行动的救援力量，增强参与行动的使命感、责任感，增强处置突发事件的自主能力。处置突发事件任务点多面广，救援力量往往也是分散开来独立遂行任务。这就要求每个参与者都必须具有坚定的自信、稳定的情绪、顽强的毅力，能够最大限度地发挥自身智慧和潜能，独立思考、果断决策，在上级总的意图原则下妥善处理遇到的各种困难，创造性地开展工作。

三是在处置突发灾害事件中坚持以人为本原则，就是要求组织者综合考量，多法并举，全面做好应急保障工作。发生突发事件，尤其是自然灾害，人民群众的生活必然会受到影响，要做好受灾群众的基本生活保障工作，管理者要综合考量，积极筹划，统筹兼顾，加强各项保障工作，既要确保参与行动的广大官兵的各项保障，又要确保灾区群众有饭吃、有水喝、有衣穿、有房住，有伤病能得到及时医治。

二、及时高效原则

及时高效原则，是处置突发灾害事件工作必须遵循的关键原则。所谓及时高效原则，是指在处置突发事件管理中，要做到收集信息快、定下决心快、组织协调快、展开行动快，在最短的时间内，以最小的代价，控制事态，消除影响，达成目的。一是在处置突发灾害事件中坚持及时高效原则，要求必须在第一时间做出正确的反应。应对突发事件有其特殊的紧急措施和程序，突发事件处理的第一要务不是解决某个问题，而是控制事态。反应时间的长短在很大程度上直接决定了应对突发事件的效果和成败。当突发事件发生时，要依据任务和上级指示，依据预案，遵循程序，快速出动、快速到位、快速展开、快速介入，以便抓住先机，争取主动。二是在应急管理中坚持及时高效原则，就是要求组织者要善于抓住执行任务的有利时机，灵活应对。突发事件一旦发生，若不及时协调，就会积少成多，积小成大，极易出现飞速扩展的危险局面，如果不及时采取有效的措施加以制止，就有可能失去解决突发事件的条件和机会，甚至使突发事件无法正常解决。因此，在处置突发事件时，要及时抓住控制突发灾害事件态势和各种有利时机，争取用最少的时间和精力解决问题，控制事态。要根据最新的有关突发灾害事件的各种信息及时进行处置决策调整；在处置突发灾害事件的执行上要根据最新信息以及情况的变化做出理性的选择；在处置突发灾害事件过程中，要随着有关突发灾害事件的各种环境的变化对方案进行及时的修改和完善。三是在处置突发事件中坚持及时高效原则，就是要求管理者做到信息互动及时高效。不确定性和应急性是公共安全突发灾害事件的重要特征。因此，及时、准确地发布有关信息，主动引导舆论，维护社会稳定，能够最大限度地减少和消除因突发灾害事件造成的各种负面影响。除某些信息公开会影响工作开展的特殊情况外，突发灾害事件应当对工作的过程、结果等进行公开。对外，要及时准确地向民众发布事件信息。在发布有关突发灾害事件的信息时，应该同时给予必要的科学解释，以保证民众能够科学地理解信息，避免做出不适当的反应。对内，要及时公布信息，以稳定民心。同时，要加强心理管理，防止受灾群众出现应激反应，产生思想波动。要积极消除安全隐患，提高应对各种事态的能力，为达成预期目标做好相应的准备。

三、整体联动原则

整体联动原则，是做好处置突发事件必须遵循的重要原则。所谓整体联动原则，是指在处置突发灾害事件应急管理中，要从大局出发、大处着眼，加强资源的系统整合，形成对外对内的整体联动、统一协调。

一是要强化应急处置协调联动机制，充分发挥各级各类应急指挥机构的统一指挥和协调作用，强化各方面之间的协同配合，形成有效处置突发灾害事件的合力。救援力量在处置突发灾害事件的具体行动中，要主动接受地方政府、应急管理机构的统一领导，主动请示报告相关情况，并积极提出建议，坚决执行上级指示；要与相关力量加强协同，协调一致地实施应急管理活动；要搞好各救援力量之间应急管理的协作配合，相互没有隶属关系的部队，应在临时指挥机构统一领导下展开行动，提高应急管理的成效。组织与友邻单位、地方政府、公安、武警及人民群众之间的联动协同时，应通过各种手段加强与各单位的沟通。协同双方或多方应相互了解对方实力、当前任务、可能担负的后续任务、行动状况等内容，在组织外部协同时，可向其他单位派出联络组，与各单位保持紧密联系，及时了解各方面情况，适时调整补充行动方案，调整任务和部署救援力量。

二是要完善信息报告和共享机制，不断拓宽信息报告渠道，提高信息报告的及时性和准确性，加强军地、部门、区域之间的信息交流与共享。要进一步建立健全信息报告工作制度，明确信息报告的责任主体，对迟报、漏报甚至瞒报、谎报行为要依法追究责任。建设各级人民政府组织协调、有关部门分工负责的各类突发灾害事件预警系统，建立预警信息通报与发布制度，充分利用广播、电视、互联网、手机短信息、电话、宣传车等各种媒体和手段，动态发布预警信息、态势信息、管理相关信息等。

三是要注重强化内部应急管理工作的综合协调，实现快速反应、高效运转，形成协调高效的应急管理工作机制。首先，要重视和加强处置突发灾害事件应急管理能力训练。处置突发灾害事件应急管理能力训练是训练领域的一个全新内容，要在吸取以往应急处置行动经验的基础上，结合应急处置行动的实际，不断地研究新情况、总结新经验、积累新成果。针对处置突发灾害事件行动的特点，在应急管理训练时应突出政策法规等相关理论知识的学习研究、专业知识和专业技能的训练、应急指挥机构联合训练，以及提高预先获取预警信息能力训练等方面。其次，要加强处置突发事件的应急预案建设。应急预案是处置行动的指南。应加强所担负处置突发灾害事件行动的类型、任务和环境特点、相关资料的收集积累，重点研究任务区常见事故、灾难和社会安全事件的种类、性质、强度及人员成分，把情况吃透，有针对性地制定应急管理预案。第三，要加强应急管理保障工作建设。要建立军地紧密融合的应急管理保障体系，实现军地联合互补不间断地保障。实行动态管理，保证及时补充和更新；加强跨部门、跨地域的应急物资协同保障和信息共享，建立高效调运机制，实现有组织、有计划、有步骤、有系统的精确保障。

〔贺　智　王宇刚　李宗浩〕

第二十五章 自然灾害医学救援

第一节 自然灾害概述

一、灾害及自然灾害相关概念

人类居住的地球是整个宇宙中很小的一个天体，但它却是一个完整的生态系统，其中各种相关的自然因素保持着一种相对的平衡。正是由于这种平衡，才使得各种生命能够在其中生存且繁衍不息。如果由于自然或人为的因素打破了这种平衡，危及人群的生存，就会造成灾害。在中国文化中，"灾"字的传统书写为"烖"或"灾"，水火都是灾难的源头。早在《说文解字》中有"天火曰烖"，《周礼·大祝》中有"国有大故天烖"。这里的"烖"就是古人所说的灾，意思是指自然灾害。根据《新华字典》中对灾害的解释，灾害即"天灾人祸造成的损害"。与灾害相对应的英语词语是"disaster"，指事件或状况能够对生命与价值（包括生命、生存、物质利益、生存环境）构成威胁。灾害主要分为两类，包括自然灾害和社会灾害。自然灾害指因为自然环境或者自然气候条件导致的灾害。地球各圈层的变异活动持续不断，很多自然变异活动达到危及人类生存环境的程度，自然灾害一直都是人类无法避免的最为严峻的挑战之一。

联合国"国际减灾十年"专家组对灾害所下的定义为：灾害是一种超出受影响社区现有资源承受能力的人类生态环境破坏。根据灾害发生的原因不同，可将灾害分为自然灾害和人为灾害。由自然因素引起的灾害称为自然灾害，如地震、洪涝、干旱、台风、飓风、冰雹、雾灾、雷击、火灾、泥石流、火山喷发、海啸、寒流与热浪、雪崩等；由人为因素引起的灾害称为人为灾害，如战争、空难、交通事故、传染病暴发流行等。自然灾害又可分为气象性灾害和地质性灾害。气象性灾害包括干旱、洪涝、风暴、寒流、热浪、森林火灾等；地质性灾害包括地震、火山爆发、泥石流、雪崩、海啸等。

二、自然灾害的危害

（一）自然灾害的分级

根据灾害的定义可知，灾害的严重程度或等级应与受灾社区的承受或自救能力相关联，因此对灾害的分级是较为困难的。目前国际上尚无统一的灾害分级。我国根据国情，灾害分级主要依参考人口的直接死亡数和经济损失数来划分的，分为以下 5 个等级。

E 级：死亡 10 人以下或损失 10 万元人民币以下者为微灾。

D 级：死亡 10～100 人或损失 10 万元至 100 万元人民币者为小灾。

C 级：死亡 101～1000 人或损失 100 万元至 1000 万元人民币者为中灾。

B 级：死亡 1000 人至 1 万人或损失 1000 万元至 1 亿元人民币者为大灾。

A 级：死亡 1 万人以上或损失 1 亿元人民币以上者为巨灾。

（二）自然灾害对人类的危害

自然灾害因其是由自然的往往是人们难以抗拒的巨大动力引起的灾害，因而具有破坏面积大、程度重而对人类和社会构成极大的危害。

1. 对人类生命的危害 人类生活在地球上，无时无刻不在受着自然灾害的威胁。从这个意义上讲，人类的历史也可以说是一部灾难史。如 1979 年维苏威火山毁灭了意大利庞贝城，夺去 2 万人生命；1923 年日本关东地震死亡 14.3 万人；1968—1986 年非洲连年干旱，36 个国家受灾，饥荒死亡 200 多万人；1970 年强劲旋风袭击孟加拉国，死亡达 30 万人。我国也是一个多灾害的国家，文字有着清晰的记载：公元前 18 世纪到 20 世纪，几乎无年不灾。1117 年黄河决口，死亡 100 多万人；1556 年陕西华县地震死亡 83 万人；1877—1878 年清朝光绪年间的北方旱灾，饥荒死亡达 950 万人；1887 年黄河和长江洪水死亡 210 万人；1896 年上海风暴潮死亡 10 万人；1915 年珠江洪水死亡 30 万人；1920 年宁夏海原 8.5 级地震死亡 20 万人；1923—1925 年云南东部寒冷、饥荒死亡 30 万人；1928—1930 年陕西大旱死亡 250 万人；1931 年黄河大水死亡 370 万人；1942—1943 年河南旱灾、饥荒死亡 300 万人；1943 年广东台山大旱死亡 15 万人；1976 年河北唐山地震，死亡 24.6 万人。据统计，20 世纪 70 年代以来，全球发生的自然灾害使约 300 万人丧生，至少有 8 亿人的生命受到威胁。

2. 对经济的危害　每一次自然灾害的发生，都伴随着人员伤亡和巨大的经济损失。巨大的灾害可使农作物绝收，房屋倒塌，交通、电力设施毁坏，还可使市场无市，工厂停工。仅 1995 年，我国就发生火灾（不含森林、草原、军队火灾）3.8 万起，直接财产损失 10.8 亿元，发生 5 级以上地震 48 起，有 17 次形成震害事件，39 万 m² 房屋被毁坏，156 万 m² 的房屋被严重毁坏，直接经济损失达 11.6 亿元；6 月长江中下游地区发生自新中国成立以来第二次大洪水，仅江西省就有 88 个县市受灾，114 万人一度被水包围，造成经济损失 190 多亿元；8 月人口密集的四川盆地连降暴雨，农作物绝收面积达 57 万亩，直接经济损失 24.5 亿元。1996 年 2 月 3 日云南丽江地区发生 6.9 级地震，33 万人受灾，200 多人死亡；同年 2 月初，强劲的西南气流影响青海玉树、四川石渠两县，造成雪灾，使 7000 多人患雪盲，大量牲畜被冻死。

3. 对社会的危害　重大灾害不仅能造成大批人员伤亡和经济损失，而且也会对社会产生重大影响。如 20 世纪 80 年代中期东非连续多年大旱，索马里、埃塞俄比亚、苏丹等国出现大范围饥荒，社会动荡，战乱不止，生灵涂炭，恶性循环至今尚未结束。1970 年 11 月，位于孟加拉湾的东巴沿海地区发生了一次巨大的风暴潮，约 50 万人丧生，大批牲畜死亡，庄稼被毁，田地和水源遭淤积或盐化。

人类进入 20 世纪 80 年代以来，自然灾害日益频繁，危害日益严重。科学家预测，地球运动正在进入一个新的活动期，地球各圈层将发生一系列异变，世界将面临一个灾害频繁的时期。因此，搞好减灾、救援工作将面临着十分艰巨的任务。

三、自然灾害的特点

（一）灾害种类多（表 25-1）

我国比较常见的自然灾害主要有台风灾害、洪水灾害以及地震灾害等。气象灾害主要是雨雪天气、台风等灾害对我国的影响。水旱灾害主要是以洪水、干旱等为主，地质灾害主要是以地震、泥石流为主。近年来，地球地壳活动频繁，我国地震灾害爆发也较多。

表 25-1　　　　　　　　　　　　　　　　自然灾害类别及名称

自然灾害类别	名　　称
水旱灾害	洪水、洪涝、垮坝、干旱等
气象灾害	暴雨、冰雹、寒潮、龙卷风等
地质灾害	山体滑坡、地裂、地震、塌崩、泥石流等
海洋灾害	风暴潮、巨浪、海啸、赤潮等
生物灾害	蝗灾与鼠害、农作物病虫害、生物入侵等

（二）分布地域广泛

虽然自然灾害的发生随地区的不同呈现差异化，但自然灾害是广泛存在的。中国疆域面积较大，不同地区的地质结构复杂，从东到西，从南到北都有自然灾害的发生。例如，我国东部沿海地区会出现海洋方面的自然灾害；南方地势恶劣，如四川、贵州等地多为山地，容易出现泥石流等；西部地区主要是沙漠或者盐碱地，会有沙尘暴等灾害的侵袭；而北方气候恶劣，容易出现冰冻雨雪等灾害。除了自然地质结构差异造成的灾害，随着人类自然活动对地域的改造，也会出现自然灾害与人类活动结合而造成的灾害叠加，如武汉、西安等城市，在快速发展的城市化进程中，破坏了下垫面，土壤硬化的问题越来越严重，很多路面透水性降低，极大地增加了城市不透水面积，这样不仅减少了雨水下渗量，还增加了径流系数，不利于地面进行截留作用，减少了地面径流的汇流时间，从而造成了城市内涝的产生。

（三）灾害频率高

季风对中国气候的影响程度非常大，导致中国在气象方面的灾害发生频率很高。以东部沿海地区为例，一年当中大约有七个热带气旋会"造访"该地区。中国的地理位置处在三大板块的交汇地带（亚欧板块、太平洋板块以及印度洋板块），这一区域的地质活动非常活跃，地震时有发生。全球陆地破坏性地震的30％都发生在中国，我国是受到地震灾害影响最大的国家。除此之外，森林火灾和草原火灾也是中国要重点防范的灾害现象。

（四）损失严重

很多自然灾害非常难预测，出现自然灾害后往往会造成严重的损失，如造成大面积的人员伤亡和经济财产损失。即使是可预测的自然灾害，如台风、海啸等气候灾害也会给人们的生活和经济带来极大的损失。根据统计显示，仅在2017年，全国1.4亿人次受到自然灾害的威胁，2800万公顷农作物受灾，造成人口失踪和死亡达979人，造成的农作物受灾面积达18478.1千公顷，造成的直接经济损失在3018.7亿元以上。

四、自然灾害救援中的若干问题

自然灾害以发生发展快、破坏危害性大而引起人类的高度重视，及时恰当的救援，尤其是医疗救援将对减灾起到积极的作用。随着人类生活现代化程度的提高，科学技术的进展，给救援医学赋予了许多新课题。在当前自然灾害救援中，应突出解决好以下几个问题：

（一）大力普及医疗救援常识

人类抗灾救援的实践证明，迅速、正确的自救互救是挽救生命、减少伤残的关键。据统计，一些重大灾害中的幸存者，80％～90％是靠自救互救脱险逃生的。许多国家把警察、消防队员、司机作为救援服务的重点人员定期进行救援知识的专门培训。不仅要培训专门人员，而且要提倡全民树立现代救援意识，普及救援医学知识，有条件的可进行短期培训，以掌握灾害发生和自救互救的主动权。

（二）制订周密的应急医疗救援预案

各种重大灾害常常伴随群体人员伤亡，有备无患是医疗救援史上的重要经验教训。为使应急医疗救援工作有章可循，增强抗灾减灾的预见性和应变性，在注重灾后救援的同时，更应强调灾前救援预案的制订。1991年，我国江淮流域发生历史上罕见的特大洪灾，百万军民投入抗洪抢险工作，虽然洪灾本身造成了巨大损失，但由于准备充分，没有发生大的伤亡，灾后也没有发生疾病流行。因此，各地区应根据特定区域、不同灾情，制订特殊医疗救援预案，明确各级救援力量区分、组织编成、开进展开、前接后送、携行装具、药材筹措、卫生防疫等，使各级医疗救援人员能够在抗灾减灾中掌握本级职责、救援范围、开始方式、转运后送原则，熟悉救援药材品种、数量、筹措方法，了解灾区及邻近区域可协同的军地医疗、防疫机构等。避免在应急医疗救援中仓促应战。

（三）积极协同搞好现场医疗救援

重大灾害发生后，必须首先确立政府领导在应急医疗救援中的主导地位，建立强有力的组织指挥系统和科学的应急救援网络，动员一切可以借助的卫生资源，统筹交通、通信、能源、军队、公安、消防、供水等部门的救援力量及物质、技术调配。必要时争取国际救援组织的支持和援助，充分发挥现有医疗技术力量的作用，使受灾群众的生命得到最快捷、最有效的救治。一旦灾害发生，现场往往秩序混乱，有瞬间发生的大量伤员，有军队、驻地和外来医疗救援机构，有抗灾抢险的军警大军，有宣传部门的记者，甚至有国外救援组织人员，交通不畅，通信不灵，现场初期尚不能组成强有力的组织机构和指挥中心。救援人员要在现场指挥组织的统一指挥下，建立畅通无阻的通信联络和运输渠道，与驻地救援组织密切配合，开展大协作、大救援，迅速及时解决现场施救、疏散、转送、收容、防疫等问题。

（四）实施机动灵活的应急医疗救援

各种自然灾害瞬息万变，有的灾情不可预见，而且灾区救援情况复杂，生态环境破坏严重，公共设施无法运行，缺电、少水、食物匮乏、药品不足，灾区缺乏或远离医疗机构，医疗救援工作不可能按部就班地进行，需要打破时空、地域、阶梯界限，灵活机动，实施救援。重大灾害发生后，大批伤员同时出现，而且危重者居多，需迅速急救和复苏。如苏联亚美尼亚大地震伤员救援工作表明，灾后 3 小时内得到救护者，90% 存活，若超过 6 小时，生存率仅 50%。灾害发生数分钟至数小时，开始还缺乏有组织的医疗救护，此时应组织救援小分队迅速穿插到第一线，对伤员实施初级生命救治，如临时止血、清理重伤员呼吸道、心肺复苏等，同时对大批伤员进行及时分类、指定后送，使伤员在最短的时间内获得必需的救治，而且在转送途中实施不间断的抢救和复苏。随着灾区正常秩序的恢复，行政机构的运转，外来救援力量的补入，有组织地对危重伤员进行高级生命支持，就地、就近、越级把重伤员转送到有条件的后方医院进行专科治疗或手术。

（五）及时开展灾区卫生防疫

"大灾之后防大疫"，一场重大灾害往往会留下严重的公共卫生后果，水电设施遭到破坏，粪便、污物得不到及时清理，食物、药品缺乏，大量人畜死亡，尸体腐烂，蚊蝇滋生，为肠道传染病和虫媒传染病流行创造了条件。因此，医疗救援人员在实施救援和疏散重伤员的同时，要有计划地组织卫生防疫人员进入灾区，了解灾区疫情，开展流行病学调查，协助当地卫生防疫部门，保护、消毒、开发水源，加强驻地或灾区的粪便管理，深埋尸体，消灭蚊蝇，有针对性地进行普遍服药和预防接种，防止瘟疫流行。

第二节 地震灾害

地震是一种地质性灾害。毁灭性大地震是严重影响人类繁衍生息和社会发展的一种可怕性天灾，又是瞬间突发性的严重社会灾难。随着现代都市建设的发展、工矿企业集中和人口密度的增加，地震造成的破坏亦越来越严重。20 世纪以来，全球在地震中伤亡人数为几百万，经济损失（折合 1979 年的美元价值）为几千亿美元。目前，由于地震灾害每年全世界造成 10000～15000 人死亡和几十亿美元的经济损失。

千百年来，人们在不断寻求减轻地震灾害的良策并积累了不少经验。但迄今在全世界范围内还未找到一种能阻止地震灾害发生的有效办法和技术，只能通过科学预测、政府对策、社会民众行动的三者组合措施，减轻地震对人类社会的灾害程度。地震发生不可避免，那么地震灾害造成人员伤亡也是不可避免的。为此，地震时人员的应急防护和地震伤员的医学救援，对减少人员伤亡显得至关重要。

一、地震的严重危害

（一）地震的类型

地震是地球表面的震动，按其震动性不同可分为天然地震、人工地震、脉动地震 3 种类型。

1. 天然地震　主要是构造地震。它是由于地下深处岩石破裂、错动把长期积累起来的能量急剧释放出来，以地震波的形式向四面八方传播出去，若释放能量巨大，可以在相当大的范围内激起地面震动，引起建筑物破坏和人员伤亡。构造性地震占地震总数 90% 以上。其次是由于火山喷发引起的地震，称为火山地震，约占地震总数 7%。此外，在某些特殊情况下也会产生地震，如岩洞崩塌（陷落地震）、大陨石冲击地面（陨石冲击地震）等。

2. 人工地震 是由于人为活动引起的地震。如工业爆破、地下核爆炸造成的振动；在深井中进行高压注水以及大小水库蓄水后增加地壳压力，有时也可诱发地震。

3. 脉动地震 是指由于大气、海浪等原因引起的地球表面的经常性激动。

一般所说的地震，多指天然地震，特别是构造地震，它对人类危害最大。

（二）地震的危害

一次大地震释放巨大的能量，可造成自然环境破坏，产生可观的地表断裂、塌陷、喷沙、冒水等现象；它可以造成人为环境被破坏，摧毁人们生存所必需的建筑物和各种设施，造成人员伤亡，进而危害整个社会，形成地震灾害。

地震灾害的灾情可分为轻灾、中灾、重灾、特大灾 4 种类型。发生在平原地区的 4.7～5.5 级地震，发生在山区的 6.5 级左右地震，震中烈度 6～7 度，受灾范围 1～2 个县（市），社会功能基本不受影响，经济损失在数百万至上亿元，一般可就地救援，为轻灾。发生在平原区的 5.5～6.5 级地震，发生在山区的 7 级左右地震，震中烈度一般 8～9 度，受灾范围为数个县（市），房屋倒塌和严重破坏在数千至数百间，破坏率为 10%～30%，人员死亡数十人至数百人，经济损失数亿元至十数亿元，以省为主的救援，为中灾。发生在平原区的 7 级左右地震，发生在人口较稠密山区的 7.5 级左右地震，震中烈度 X 度以上，受灾范围 10 个县（市），房屋倒塌和严重破坏在数十万间，破坏率为 30%～70%，人员死亡数千人至 1 万人，经济损失数十亿元，需全国范围内组织救援力量，为重灾。发生在平原区 7.5 级以上的地震，发生烈度 11 度以上，受灾范围数十个县（市），震中区房屋倒塌和严重破坏达数百万间以上，破坏率 70%～80%，人口死亡数万人至数十万人，50% 以上生命线工程被毁，50% 以上社会组织破坏，社会功能几乎全部瘫痪，社会严重失控，直接经济损失数十亿元至上百亿元或更多，不仅需要广泛动员全国力量进行救援，而且需争取国际援助，为特大灾。

地震灾害与其他自然灾害相比，具有突发性及难以预见性、惨重的灾难性、次生灾难的频发性、对经济及社会功能的巨大影响性、救灾与重建的艰巨性等自身特点和特征。充分认识地震灾害本身固有特征，对做好减轻地震灾害工作具有十分重要的作用。

（三）我国是地震多发国家

从 20 世纪初到 1985 年，我国境内发生 6 级以上的地震就达 648 次，其中 7.0～7.9 级地震 95 次，8 级和 8 级以上地震 9 次。另据统计，20 世纪以来全球发生 7 级和 7 级以上地震近 1300 次，其中发生在我国境内的就有 110 次，占全球总数 8% 以上；在大陆地震中，我国大陆地区所占比例更大，约占全球大陆地震的 30%。发生在我国的地震多数是大陆板块内地震，不仅震源浅、频度高、强度大，而且分布很广。我国除台湾省外的 30 个省、自治区、直辖市中，处于地震基本烈度 6 度或 6 度以上地区的省会（除南昌市外）和直辖市有 29 个；处于 7 度或 7 度以上地区的有 22 个，占 73.30%；人口在 50 万以上的 61 个大、中城市中，处于地震基本烈度 6 度和 6 度以上的有 56 个，占 91.8%；处于 7 度或 7 度以上地区的大、中城市有 33 个，占 54.1%。由于我国人口众多，建筑物的抗震性能差，人们防灾意识薄弱等原因，地震的成灾率非常高。仅新中国成立以来，我国死于地震的人数就高达 27.6 万人，伤残 76.5 万人，因地震倒房 600 余万间，直接经济损失数百亿元，给人们心理上带来的创伤更是难以抚平。特别是发生在大城市和人口稠密、经济发达地区的强震，更给人类带来巨大的灾难。1976 年唐山发生 7.8 级地震，顷刻间使一座新兴工业城市变成一片废墟。

根据我国历史地震资料分析，我国的地震活动时间分布表现呈活动和平静交替轮回特征。20 世纪以来，我国已经历了 4 个地震活跃期，每个活跃期都发生过十几次 7 级以上大震。从 1985 年开始，我国进入了第 5 个地震活跃期，据专家们预测，这一活跃期将持续到 20 世纪末。1996 年 2 月 3 日云南省丽江地区与迪庆藏族自治州中甸县交界处发生了 7 级强烈地震，波及 4 个地州。1996 年 3 月 19 日新疆阿图什发生 6.9 级地震，造成 120 多人伤亡，万余人无家可归。1996 年 5 月 3 日内蒙古包头地区巴盟乌拉特旗、伊盟达拉特旗发生 6.4 级地震，震中烈度 8 度。2008 年 5 月 12 日 14 时 28 分，四川汶川、北川 8 级强震猝然袭来。将近 7 万人遇难，40 万人重伤，失踪近 2 万人。2010 年 4 月 14 日，青海省玉树县发生两次地震，最高震级 7.1 级，造成 2220 人遇难。从近几次地震发生的频率、强度来看，我们面临严峻的地震灾害形势，我们对此必须高度重视，尽早采取措施，以减轻因地震灾害造成的损失。

二、减轻地震的危害

20 世纪 90 年代，我国处在地震新的活跃期。为防患于未然，最大限度地减少地震灾害损失，国务院提出了"预防为主、平震结合、常备不懈"和"自力更生、艰苦奋斗、发展生产、重建家园"的防震救灾工作方针。1994 年正式提出了我国未来 10 年的防震目标。1995 年 2 月份国务院 172 号令发布了《破坏性地震应急条例》。现在各级政府正在按已定的措施认真进行落实，走综合防御的道路。要减轻地震危害，需做好以下几个方面工作：

（一）地震的预报

地震的预报，就是在地震发生前，通过对各种前兆资料的分析、研究，对未来可能发生地震强度大小、地点、时间做出明确的判定，并将此判断向社会公众发布。

对可能发生地震的区域做出准确的地震预报，采取积极的减灾行动，就能达到减少地震灾害损失的目的。1975 年 2 月 24 日，辽宁省海城发生的 7.3 级地震，由于震前地震部门提出了临震预防意见，省人民政府发布了地震预报和地震警报，政府、社会和民众及时采取了有力的应急措施，大大地减少了人员伤亡和经济损失。但目前地震预报还属于探索性阶段，为此，还要采取其他综合手段。

（二）地震医疗救援网络组织

地震灾害的医疗卫生应急救援工作是复杂的社会防灾减灾系统工程中的一项。近年来，联合国及一些国家建立了以急救医疗体系为主的医学救援网络。如联合国建立了国际救灾中心，在日内瓦设立了总部，在新加坡、墨西哥和罗马设立了 3 个地区中心，分管世界各地的救灾工作。美国从 1985 年把军民急救系统改为国家灾害医疗系统（NDMS），以军队医疗机构为骨干，在全国指定 15 所医疗机构为该系统中心，并将全国分成 304 个 EMSS 区。这些区相互连接成网，每个区都有自己的救援与后送计划，一旦某个地区受灾，其他区即可迅速进行救援。苏联为了加强灾害救援工作，于 1990 年成立了全国特种医学系统。在卫生部的领导下设立 6 个紧急救援中心，分片负责，组织实施救援工作。

近年来，我国也加强了急救网络建设，已建立省市级急救中心 80 多个，初步形成了适合我国国情的急救模式。为了提高对灾害事故的应急反应能力和医疗救援水平，1995 年国家卫生部颁发了《灾害事故医疗救援工作管理办法》，成立了国家卫生部灾害事故救援领导小组。并要求各省、自治区、直辖市及县（市）政府卫生行政部门也成立相应的组织。各级灾害事故医疗救援领导小组要及时了解掌握全国或当地灾害事故特征、规律、医疗救护资源、地理交通状况等信息，组织、协调、部署与灾害医学救援有关的工作。

在国家原卫生部颁发的《灾害事故医疗救援工作管理办法》中，要求县级以上地方政府卫生行政部门要加强对急救中心、急救站、医院急诊科（室）为主体的急救医疗网络建设，建立数支救灾医疗队，制订医疗救援预案。并给救灾医疗队配备一定数量的急救医疗药械，提高应急反应能力。

当地震发生后，各级卫生行政部门要以"灾害事故医疗救援工作领导小组"为基础，迅速建立地震灾害医疗救援工作领导小组，下设医疗救护组织、伤员后送组、卫生防疫组、药材供应组，在地方抗震救灾指挥部领导下，组织、协调当地医疗救灾力量和外援野战医院、医疗队、防疫队实施现场医疗救援工作。

（三）预警、预案和应急反应

1. 地震灾害预警 地震灾害的预警，是人们进行震前准备和应急避险的先决条件。

大地震之前，人们能观察到自然界一些反常现象。①动物异常反应：如骡马牛羊不进圈，老鼠成群往外逃；鸡飞上树猪乱拱，鸭不下水狗狂叫；冰天雪地蛇出洞，燕雀家鸽不回巢；兔子竖耳蹦又撞，游鱼惊慌水面跳；蜜蜂群迁闹轰轰，大猫衔着小猫跑等。②气象异常：如久雨忽晴、暴风大雨、突然酷热、久旱、洪涝等。③地下水位异常：水位升降大，翻花冒泡，有的变颜色，有的变味道等。④植物异常反应：如提前出苗、开花或重开花等。⑤地壳变化：在一些地震活动区，中小地震频繁，而后突然平静，这是大地震很快要发生的讯号。尤其是在大震前短暂时间内，可看见地光，听见地声等宏观异常现象。

另外，地震研究部门借助仪器观测，可发现地震前一些地球内部和表面的物理、化学变化等异常现象。如小地震活动异常，地磁场、地电场、重力场的变化，大地变形，地下水化学成分变化等地震前兆的微观预警现象。

地震部门可根据地震前的宏观、微观预警现象分析、判断而作出地震面积大小、强弱的结论。通过政府部门向公众社会发出地震警告或地震警报，要求人们采取防震措施。但是地震预报目前尚处在摸索阶段，临震预报成功率低，人们应特别注意临震宏观预警现象的观察，当感觉到地面小动、看见地光、听见地声等地震预警信号时，要迅速采取措施避险，防止地震的伤害。

2. 地震灾害医学救援预案　　地震灾害医学救援预案是整个震灾救援预案中的部门预案。是可能发生地震区域或周围的各级政府卫生行政部门，根据抗震救灾指挥部门提供的地震可能发生的季节、时间、震中位置、震级和烈度等预测、预报材料而制订的预案。

地震灾害医学救援预案制订的内容包括：可能发生的伤员人数、伤类及其分布范围，所需的各种卫生机动力量的数量，各级医疗防疫机构的部署，药品、器材的数量和供应办法，灾区伤员抢救、运输后送、安置，震区卫生防疫措施与救援人员的卫生防护以及撤离居民的卫生保障措施等。制订的预案要根据震情的发展和应急准备情况，随时加以调整，使之更适合于地震灾害医学救援工作实际需要。国家原卫生部 1995 年 4 月、7 月分别颁布的《灾害事故医学救援工作管理办法》和《全国救灾防病预案》，对各级医疗卫生机构制订地震灾害医学救援预案，做好震灾医疗救援工作，具有重要的指导作用。

3. 地震灾害应急反应　　地震灾害具有很强的突发性，做好应急反应工作，对减轻地震灾害起着十分重要的作用。地震灾害的应急反应工作，按照 1995 年 4 月国务院颁布的《破坏性地震应急条例》可分为应急反应准备、临震应急反应和震后应急反应 3 个阶段。

（1）应急反应准备：本阶段主要是在卫生系统决策层做出反应，主要为战略性规划和部署，属于内部小规模范围的防灾活动，一般情况下不予公开。在接到政府发出的有关地震重点监视防御区确定的简报或预报 1～2 年可能发生破坏性地震的地区，该地区或邻近地区的各级卫生部门根据政府部门的指示，可采取以下行动。

1）根据可能发生地震区的地理位置、城乡类别、人口密度、发震季节及地震部门预测的地震强度，估计其伤亡人数。

2）结合城市（或地区）的总体规划和防震减灾对策，制订本系统防震减灾对策和实施计划。基于地震危险性和震害的评估，针对医疗系统的现状，事业发展需要与震后卫生保障的能力分析，拟定现场抢救、转运后送及医疗物资的运输、准备、供应和卫生防病等预案。以适应未来发展和震时的应急需要。

3）对地震重点监视防御区及外围地区应急工作进行规划、指导、协调和管理，并以适度规模对群众开展地震应急卫生指导和咨询。但一定要防止因知道可能发生地震带来的负效应。

4）了解震情的发展趋势，适时对应急方案作相应调整。

5）加强地震预警地区卫生系统抗震管理。对新建的医疗卫生设施及新进的医疗设备安装要确保抗震能力，对旧有的设施、设备进行抗震能力鉴定，切合实际地进行加固处理。

6）国家、省卫生行政部门对地区级应急活动进行指导，组织规划特大灾害性地震后全国、全省救援工作。地方政府负责对本地区卫生系统的地震灾害救援工作进行指导和监督，协调军队和地方卫生系统的防震活动。

（2）临震应急反应：当国务院、省、市（或地区）政府发布临震（数天或数周）预警时，应急工作进入具体筹划安排，并对救援力量进行动员阶段；反应行动由战略部署转入战术准备，成为大规模的应急活动。职能参与部门除要采取具体反应行动外，还需动员其支持系统作出相应行动部署。

1）建立抗震救灾的医学救援领导和急救网络系统。根据国家原卫生部1995年颁布的《灾害事故医疗救援工作管理办法》，成立相应的省、市（地区）地震灾害医学救援领导小组。加强急救队伍网络建设和业务建设。对医务人员进行紧急动员，建立各级医疗队和伤员收容、现场急救、后送、专科治疗体系。根据抗震救灾指挥部的统一要求，按预定方案，人员、物资装备、车辆迅速到达指定位置，集中待命，做到一声令下，立即行动。

2）从平、战两用出发及震灾救援需要，加强急救设施建设。配备先进、快速、机动性强的交通运输工具（救护车、直升机）、抢救设备及现代化通信联络设备。配备小型轻便的发电机、移动式高压照明设备。自备轻便水源设备以及适用于野战条件下的医疗救治、卫生防疫等野战应急物资，以增强震灾救援的快速反应能力。

3）在地震外围区征集志愿输血预备人员，筹建中心血库及伤员转运集散中心。有组织、有步骤地向预报区及外围区运送和储备紧急医疗、防疫药品及器材，必要时可建立中转库，以适应震后及时分散供应，保证灾区医学救援应用。

4）根据震灾对人员伤害的不同特点，对医务人员进行震灾医学救援技术短期训练。学习止血、包扎、固定、人工呼吸、伤员搬运、尸体处理中的卫生防护知识。还可由卫生行政主管部门牵头，协调有交通、通信、供应保障等部门参与的震灾医学救援模拟演习，提高震灾医疗救治的专业水平。

5）根据地震部门对地震灾害程度的修订，迅速对地震灾害可能造成的伤亡进行估计，尽快调整、部署救援力量。如果调整变动较大，应立即上报救灾指挥部。

6）做好群众紧急疏散中的卫生保障。为减少伤亡，让居民有组织、有计划地撤出危房，住进临时防震居所，卫生行政部门要根据不同季节可能发生的常见病、多发病进行预防治疗，加强预防接种和服药，提高人群免疫力。消灭有害昆虫动物，严格管理水源、食品、粪便及临时住所周围环境卫生，防止各种传染病发生。

7）紧急疏散住院伤病员。对预报有破坏性地震区域内医院里的轻病员，动员出院，需要继续治疗的，可以进行巡诊或开家庭病房。必须留院的伤病员，要疏散到临近安全地区的医院治疗，或住进临时防震病房继续治疗。

8）设立本部门不间断值班的应急反应协调机构，以协调本系统各参与单位间的配合行动，并与政府地震应急反应指挥部门保持密切联系，以便震后获取与本职能应急行动有关的支持力量。

9）国家、省、市卫生行政部门，可派遣专家组前往预报区考察、协调和指导地区卫生行政部门完善医疗、防疫紧急支援体系，并给予一定的技术支援；对于预报的特大灾害性地震，根据地方卫生行政部门对外部支援的需求预测，组织协调各地援救力量，进行必要的应急部署；调集和储备急需的药品、器材；协助伤员收容、后送及专科治疗等事务的安排。

（3）震后应急反应：震后初期是抢救生命、减少伤残全过程中的关键时刻。为此，国务院1995年颁布的《破坏性地震应急条例》第二十条中，对医疗卫生部门应急作了专门规定。结合我国历次地震灾害卫生保障情况来看，震后应急反应工作主要有以下几个方面。

1）震后，当地卫生行政部门应按照临震反应制订的组织、行动方案紧急动员和组织所属的各级医疗、防疫系统救援力量，协调交通、铁路、电信及军队系统外部支援力量进入救灾现场，分级执行应急抢救伤员任务。

2）充分发掘利用灾区现有医疗条件及幸存医务人员，按震前的组织、训练方案，迅速组成早期专群机构，建立现场临时救护点，实施外援力量没有到达的早期救援。

3）各级医疗抢救机构，在震灾医学救援领导小组的统一领导下，按指定位置，分片包干，营救受伤人员。对严重的伤员进行急救、分检、中转、后送及专科治疗。

4）卫生防疫机构，根据灾区可能发生的疫病流行情况，进行严密的监测；加强灾区水源、食品、粪便、垃圾管理，做好消毒、杀虫、灭鼠及尸体处理工作。普遍开展免疫接种和有重点地预防服药，防止各种疫病流行。

5）向受灾人员提供精神、心理卫生方面的帮助，抚平因地震劫难给人们心理上、精神上留下的创伤。

6）药品、器材供应部门，要快速筹措灾区急需的药品器材，保证各级医疗救援单位应用。

7）特大破坏性地震后，国家抗震救灾医学救援领导小组及红十字会，要组织由各部门代表参加的工作组赴地震现场，参与地方救援和领导工作。协调交通、铁路、航空、电信等部门及军队系统在更大范围内的支援活动。向世界卫生组织、国际红十字会机构通报地震灾情，并呼吁援助，接收国际组织的医疗物资，接待和安排国际组织代表及国外医疗队来现场考察救灾活动。

三、地震现场救援

（一）地震现场脱险

地震发生是瞬间之事，一次地震持续时间数秒至数十秒，很少超过 1 分钟。当地震发生时，震区人员应镇定沉着、果断迅速采取以下脱险措施。

1. 发现地声、地光时立即避震　地声、地光一般先于振动到达，发现在震前 10 分钟内，到临震十余秒时声响最大。据以往震区群众反映，临震时先听到"呼呼"风声，接着是"轰轰"声，再就是"咚咚"声，之后地面开始振动。地光是地壳内逸出的气体，强化了低空静电场所致。其形状有带状、片状、球状，颜色以蓝、白、红、黄居多。人们一听见地声、发现地光，立即避震，效果最好。如海城地震前，大连—北京 31 次快车于 19 时 36 分运行到地震区唐王山车站前，火车司机发现车头前方，从地面到天空出现大面积蓝白色闪光。这位司机马上意识到是地光，判断地震即将到来，他果断、沉着缓慢减速，减速过程中，19 时 36 分 07 秒时地震发生了。由于车速很低，并未出现事故，列车安全停下来。根据唐山地震部分幸存者调查，震前有很多人觉察到地声、地光和地面微动，其中有 5% 的人判断出地震即将来临，迅速逃离建筑物保全了性命。

2. 瞬时抉择，珍惜几秒自救机会　地震发生时，人们能感到并受其害的主要有两种地震波，即专业人员常说的 P 波（纵波）和 S 波（横波）。两种波以不同的传播方式和速度运动，P 波运动速度最快，传播速度每秒 8～9 km，最先到达地面。在震中区，P 波使人感觉到的是上、下颠簸，造成损失不大，给人以发生地震的信号。S 波的运动速度比 P 波慢，通常每秒 4～5 km，继 P 波后到达地表，其破坏性极大。它使人感到的是前后左右的摇晃以及建筑物等倒塌，直接危害人们生命财产安全。因此，自我救助主要是在 P 波到达地面后的数秒之内。当 P 波到达时，应立即意识到地震发生了，若能在 S 波到达并造成破坏之前的十几秒内，迅速躲避到安全处，就可给人们提供最后一次自救机会。一般称为 12 秒自救机会。

3. 果断采取措施，选择一个安全地点

（1）高层建筑内避难措施：震前根据宏观异常现象和正式地震预报，可采取主动撤离的最佳方案。如果感到大地抖动了，还没有撤离，就不要盲目逃离，最好躲在离建筑物中心远的墙根下，空间最小、支撑牢固的房间内（厨房或厕所等），或钻到书桌、床下，降低重心，伏而待定。一般来说，高层振动大、易塌，低层较安全。高层住户可伺机向下转移，但不要跳楼。为防止地震时门框变形打不开，在防震期间，最好不关门。夜间地震时，不要因为寻找和穿衣服耽误时间，要争分夺秒躲到安全地点。地震过后要迅速撤离，撤离时要走安全楼梯，不要乘电梯。

（2）平房避难措施：震前听到地声、看见地光，可迅速撤离。如果感到地动而来不及撤离时，最好是躲到坚固的家具下，平房顶轻，躲在床下或桌子下比较安全。

（3）大型公共场所避难措施：地震发生时，在饭馆中就躲到餐桌下，在电影院、剧院、体育场（馆）、大型竞技场内就躲在排椅下；如地震时还在上课，要迅速躲到课桌底下。在大型商业街和露天集会场所要就地停立不动，观察地震发展采取相应对策。公共场所避难切忌乱跑，以免造成不必要的伤亡。

（4）室外避难措施：室外是地震时最安全地点，但要躲开高楼、大烟囱、高门脸、女儿墙、高压线及峭壁、陡坡或海边，不要在狭窄的巷道中停留。

（5）在汽车内避难措施：只要不是在桥下或上面会有东西砸到车上，那么地震时汽车内是一个非常安全的地方。当地震开始时，假如正在驾驶汽车，就小心地减速躲开电线、路灯、桥、堤坝或高层建筑，停靠在路边。假如正在桥上驾车，那么就得保持低速行驶，与后面的汽车拉开距离，然后停下来，系好安全带留在车内。

寻找安全躲避点时，一定要远离易燃易爆及有毒气体储存地域，远离高低压电线、玻璃门窗。另外躲避时要根据情况选择适当的体位、姿势，尽量缩小身体。为防止地震造成移动，要抓牢隐蔽物体。

（二）地震对医院和其他设施的影响

医院是社会福利事业单位，政府和社会投资较大，建筑物一般是多层较高的结构，在地震中是最易受震波影响的地方。即使在主要建筑物或多或少保持完整的情况下，重要的设施、设备和实验室的玻璃器材及化学药品也常全部失去作用。医务人员和医疗设施、设备的损失，会严重影响震灾中伤亡人员的救护工作。

另外，破坏性地震使灾区建筑物和各种生命线（水、电、气、交通、通信等）毁坏，对外部医疗救援力量也会造成不同程度影响。如缺水会影响生活及清洗、消毒等；缺电使一些设备无法使用。所以要求担负对灾区实施医疗救援的医疗队、防疫队、野战医院，应尽量自备一些必要的设备，保证灾区早期医疗救援工作开展顺利。

（三）地震造成的主要伤害

破坏性地震通过直接、间接及诱发的灾难对人造成以下伤害。

1. 造成人员大量死亡　世界历史上伤亡人数最多的一次地震，是1556年发生在中国陕西省华县的地震。死亡人口达83万之多。1976年唐山地震死亡人数达24.2万人。造成人员大量死亡最直接、最主要的原因，是建筑物（或其他物体）倒塌破坏引起的，由此引起的死亡人数约占整个地震死亡人数的95％。其余是破坏性地震引发的次生、诱发灾害。如火灾引起的烧伤死亡；海啸、湖啸等水体激动发生水灾引起的淹溺死亡；工厂毒气泄漏造成的中毒死亡；还有山崩、地陷、饥饿、瘟疫、社会动乱等原因造成的死亡。

2. 对人的生理伤害　这种伤害主要是建筑物倒塌等直接原因造成的。1976年唐山大地震使70万人受伤（仅指唐山市及所属县），大体相当于震亡人数的3倍，其中唐山市受伤36万人，为震亡人数的2.6倍。这些伤员的伤情复杂，多数人同时兼有数种伤。

3. 对人心理-精神的伤害　破坏性地震发生时，震区人们首先是心理上经受一次前所未有的大冲击，进而陷入一种罕见的情感危机中。强烈的地震摧毁人们平时司空见惯的空间世界，使人们生存空间突然压缩，在心理上失去了空间归属感，感到一种生存威胁，表现出极度慌恐和不安，单纯的求生欲望压倒一切；因为亲人遇难，而在心理上、精神上陷入了极度悲哀，在生活、爱情、婚姻等看法上发生变化；地震中受伤将要终身残废的人们，在人生观、价值观上也会发生根本的变化等。因此，地震造成人的心理-精神伤害，在医疗救援中不能忽视。

（四）地震受伤类型和特点

由于地震特具的致伤效应及地震继发性灾难的后果，对人造成的伤情严重，且种类复杂、特点突出。归纳主要有以下几种类型及特点。

1. 机械性致伤　人体受倒塌建筑物、室内设备、家具等直接砸、压、埋的机械力学损伤，一般占地震伤的95％～98％。在山区等地，也可受崩落的山石、土块、树木等砸击致伤。人体的各部位均可受到直接打击致伤。致伤轻重、部位与首先受砸的着力点和当时体位有着密切关系。

头面部颅脑伤是震伤中死亡率最高的，早期可达30％，伤员往往在到达医院前死去。颌面、五官伤常造成严重的功能障碍，往往可因血块、伤组织堵塞呼吸道而窒息。四肢伤发生率占各部位受伤的首位，常常伴有周围神经和血管损伤。腹部伤发生率不高，但往往因出血而早期死亡，骨盆部和胸肋部伤在夜间的发生率较白天高，骨盆部位往往伴有膀胱和性器官损伤。地震伤有40％甚至更多是两处以上的多部位复合伤，但因临床表现互相掩盖，往往检伤时被忽略。

据历次地震分析统计，在机械伤中，骨折占第一位，占伤员总数的 55%～64%；软组织伤（包括周围神经损伤）占伤员总数的 12%～32%；第三位是挤压综合征；其余为内脏和其他损伤。但这种比例受地震发生的强度、时间、地区（山地、农村、城市）的影响。

地震骨折伤中约有 1/4 为脊柱骨折，其中 30%～40% 可并发截瘫，而截瘫中又有 2/3 为全截瘫。值得注意的是，相当数量的脊柱伤是由于搬抬不当发生截瘫或使症状加重。骨盆骨折女性比男性多两倍或更多。四肢骨折中闭合性骨折占 90% 以上。肋骨骨折大多数也为闭合伤，但断骨端常刺破胸膜、血管，引起气胸、血胸，症状危急，死亡率高，约占震伤死亡的 25%。

土埋窒息亦属于机械伤。干旱山区地震诱发泥石流、大滑坡，将人体埋于泥浆土体中引起窒息死亡，伤员无明显外伤。另外是地震致房倒屋塌时，将伤员掩埋在下面不能呼吸而窒息，若迅速抢救可以存活。

2. 挤压伤和挤压综合征　这种伤是地震中的常见伤，特别是在城市伤员当中占相当大比率。当人体，特别是肌肉发达的肢体被重压 1～6 小时或 6 小时以上时，受挤压的肌肉因缺血坏死，并逐渐为瘢痕组织代替，挛缩而丧失功能，谓之挤压伤。当伤员被挤压的坏死组织释放大量有害物质进入体内，可发生休克和肾衰竭，称为挤压综合征。

3. 休克与地震伤感染　严重的创伤、大出血、饥饿、脱水、衰竭、精神创伤以及挤压综合征均可以引起休克，约占全部伤员的 4%，或重伤员的 12%～14%。

地震现场环境严重污染，抢救伤员设施差，伤员伤口极易被各种致病细菌侵入造成感染。尤其是破伤风梭菌和气性坏疽菌对创口的威胁最大，死亡率很高。所以，在早期抢救过程中应特别注意做好清创和预防注射工作。一经发生感染，应立即采取隔离治疗。

4. 完全性饥饿　被埋困于废墟中的人员，粮食来源完全断绝，仅依靠自身储蓄的营养物质维持生命。长时间的消耗，体内储存物质将枯竭，呈完全性饥饿状态，以致机体代谢紊乱、抵抗力下降、血压降低、虚脱而濒于死亡。

5. 淹溺　地震后继发海啸，水库、河堤、水坝毁坏，山崩滑坡造成河道淤塞、水位上涨，引起水灾，造成人员淹溺。城市工矿地区的地震，若发生地面冒水或水管、蓄水池毁坏时，溢水灌入地下作业坑道也可引起淹溺。

地震淹溺与平时溺水者在临床上没有什么不同，只是地震淹溺往往同时有外伤，增加了治疗难度。

6. 烧伤　地震可使电器、炉火、煤气或其他易燃品发生事故而酿成火灾，发生大批或散在烧伤伤员，这是地震中的多见现象。1923 年 9 月 1 日日本关东地震，死亡 142807 人，其中死于震后火灾的达 10 万人。我国邢台地震后，因防震棚失火伤亡 104 人。

冬季居民多在防震棚中燃火取暖做饭，烧伤明显较夏天多。地震伤员在起火时因无法躲避，造成严重的烧、震复合伤。此外，化工企业、仓库、研究单位在地震时，可因设备损毁使毒剂大量外泄甚至爆炸，造成化学性中毒和化学性烧伤。

7. 冻伤　寒冷地区在地震前后，居民避震野营，生活艰苦，防寒条件差，往往发生大批冻伤。辽宁省海城地震，恰值严冬，居民在简陋的临时棚中，遇到寒流袭击，冻伤达 6905 人，占震后总伤亡人数的 26%。因此，防冻伤是寒区抗震救灾卫生保障的重点任务。

（五）地震现场救护

地震灾害现场人员救护，是地震救灾初期阶段的主要任务，其他各项救灾工作的开展都要紧密结合人员抢救来进行。

1. 提倡自救互救　自救互救是指在外援力量未到达之前，灾区人民抢救被压埋人员的应急行动。自救互救能够最大限度地减少伤员现场死亡，为后续治疗创造有利条件。据统计，新中国成立以来大震救灾中自救互救率达 40%～80%。唐山地震中，唐山市被压的 63 万人员中，70% 以上是通过自救互救脱险的。

（1）自救互救的几种形式：

1）个人自救：一次强烈地震经过几十秒后结束了，被埋在废墟下伤势较轻的人，凭借自己的力量、智慧，根据自己所处的具体情况寻找脱险的方式，是完全可以自救的。这在历次大的地震中都有实例。若受伤重或暂时不能脱险，不要乱喊乱动消耗体力，要尽量保持呼吸道通畅，寻找可以利用的水、食物，设法延缓生命，等待外援。

2）灾民自发自救互救：

a. 家庭自救互救：指未被埋压或者被压后陆续挣脱出来的人员，抢救家里亲人的活动。

b. 岗位自救互救：指厂矿、企业的生产人员，机关、学校、医院等值班人员，由于未睡处于清醒状态，有些人由于偶然原因而未遇难，这些在岗人员脱险后，立即抢救被压埋人员。

c. 邻里自救互救：指家庭、亲朋、岗位脱险人员等，自动结合起来对邻近街区、邻里人员的抢救活动。

3）有组织的自救互救：在自发自救互救过程中，脱险的各级干部、党团员，把灾区自发救援活动逐步演变为有组织的自救互救活动。

a. 街道居委会、村民委员会的自救互救：居委会、村民委员会由于管辖范围不大，彼此情况清楚，在人员营救中具有重要作用。

b. 单位组织的自救互救：在历次大地震中，各级干部大都能忠于职守，他们往往刚从废墟中脱身出来就立即奔赴领导工作岗位，把各部门脱险人员组织起来，进行有组织的抢救。

c. 驻军组织的自救互救：军队平时训练有素、纪律性很强，应变能力强。因此，当地驻军是灾区最早进行有组织自救互救的最有效力量。

d. 各级临时组织领导的自救互救：震后灾区市、县（区）、街道办事处（乡、镇）等机关、工矿企业及事业单位，根据震前预案迅速建起临时救灾指挥部，组织领导难度大的抢救活动。

（2）自救互救应注意的几个问题：

1）注意人员抢救方法：在抢救过程中可通过被埋压人员亲属、邻里的帮助，迅速判断、查明被埋者的位置，或贴耳倾听伤员呼救和呻吟声，查看有无露在外边的肢体、血迹、衣服或其他迹象。特别是要注意门道、屋角、床下等处。或者让当地熟人和伤员亲属喊遇难者姓名，听有无回音。一旦弄清位置，立即实施抢救，避免盲目图快而造成不应有的伤亡。

2）救出伤员后应首先暴露头部，迅速清除口、鼻内灰土，进而暴露胸、腹部。如有窒息应及时施以人工呼吸。若伤势严重不能自行出来，不得强拉硬拽，应设法暴露全身，查明伤情，进行止血、包扎、固定等急救处理，而后送往临时医疗站。

3）在抢救中怀疑伤员有脊柱骨折，搬动时要小心，防止脊柱弯曲和扭转，搬运时要用硬板担架，严禁人架方式，以免加重骨折或损伤脊髓造成伤员终身瘫痪。

4）在挖掘接近伤员时，抢救人员尽量用手挖刨，防止工具误伤。

5）在抢救中，要优先抢救各级政府组织的领导，使之尽早恢复政府组织功能，建立现场组织指挥。优先抢挖医务人员及医疗药械，恢复医疗机构，使伤员尽早获得专业急救。

2. 专业急救　对地震灾区伤员实施现场专业急救，是最大限度地减少地震伤员死亡，使之早日恢复健康的关键措施。

（1）损伤分类：破坏性地震后，由于伤员量大，伤类、伤情复杂，加之救治力量有限，救治时间紧迫，必须对伤员的损伤情况进行分类，以保证危急伤员优先得到抢救，一般伤员得到及时治疗。

为做到准确的分类，首先应指定专人从事各级医疗救援机构的分类工作。担任分类工作的医师，必须具备丰富的外科经验，并有较强的组织能力。地震灾区现场伤员的损伤分类，要抓住重点，重点是分出需要抗休克和紧急手术的伤员；其次是安排清创术和其他手术次序；再次是分出需要留治的轻伤员，按可能的条件组织留治。对复合伤和多处伤，必须全面考虑伤员损伤的程度和需要治疗的缓急，确定其主要伤害，分送到各有关组、室处理。

对地震伤员损伤分类，可采用伤部、伤型、伤因、伤情四类结合诊断方式。既可明确诊断，也能表明损伤的严重程度。

1）伤部分类：按照解剖的生理关系，把人体分为颅脑部、颌面颈部、胸部、腹部、骨盆部、脊柱、脊髓部、上肢、下肢9个部位。

2）伤型分类：根据伤员体表情况是否完整，可分为闭合性或开放性损伤等。

3）伤因分类：依据致伤的因素分类，如建筑物倒塌砸伤，尘土掩埋造成呼吸道阻塞窒息，地震火灾引起烧伤等。

4）伤情分类：根据伤员当时神志、呼吸、脉搏、血压变化、有无大出血、有无明显内脏损伤和其他危急生命现象，按国家原卫生部1995年颁布的《灾害事故医疗救援工作管理办法》规定，可将地震中伤员分为轻、中、重、死亡四类。分别以"红、黄、蓝、黑"的伤病卡标志（伤病卡以5 cm×3 cm的不干胶材料制成），置伤员的左胸部或其他明显部位，便于医疗救护人员辨认，并采取相应的急救措施。

（2）早期处理原则：地震灾害中，伤员伤情复杂、变化快，医务人员要以高度负责的精神，进行早期处理。

1）常见急症的早期处理：

a. 创伤性休克早期处理原则：要根据不同的季节、不同的致病原因和不同的现场环境采取相应的急救措施。冬天要注意保暖，夏天要注意通风以防中暑；伤员采取平卧位，保持呼吸道通畅；有创伤、出血应立即止血、包扎。有条件立即建立静脉通道和尿路通道，快速补充血容量（明显失血者应立即输血）。如内脏出血要剖腹探查止血；颅脑伤伴有脑疝致休克，要立即对脑部创伤进行处理，并尽快脱水降低颅内压。待血压平稳和全身状态好转时，可优先转送。

b. 呼吸道梗阻和窒息早期处理原则：呼吸道梗阻和窒息，是地震伤员最多见的急症。早期处理原则是：清除伤员呼吸道异物、血块、黏痰和呕吐物，解开伤员衣领和腰带，保持呼吸道通畅。舌后坠造成的阻塞，立即用口咽管通气，或将舌牵出固定。采取半俯卧位，防止误吸。心跳、呼吸停止的伤员，可能时做心肺复苏（口对口人工呼吸和心脏按压）。脑外伤昏迷或严重胸外伤造成呼吸困难及窒息的，要尽早气管内插管及辅助呼吸。颌面伤有移位的组织片阻塞呼吸道时，应立即进行复位包扎。外伤合并气体中毒时，在进行抢救复苏的同时，采取相应的解毒急救措施。经初步抢救后，转移到安全、通风、保暖、防雨的地方继续进行急救。待病情好转由医务人员护送到震区野战医院及医疗队。

c. 完全性饥饿的早期处理原则：伤员被困时间长，造成精神紧张、体力消耗大、代谢紊乱、血压下降。医务人员应针对病情给予静脉输入碱性液体及注射兴奋剂，给予保温、吸氧和适当的热饮料内服，在严密的观察下进行转送。

d. 出血、伤口、骨折早期处理原则：出血是造成创伤性休克的主要原因，对有明显出血者，现场早期可根据不同情况采取指压、加压、上止血钳夹、填塞或上止血带等法止血。上止血带后要做出明显标记，记录上止血带的时间，并争取在1～2小时内送到震区野战医院、医疗队手术止血。

伤口的创面要尽早包扎，以免再污染；重伤肢体要加强固定，以减少继发损伤和止痛，便于搬运。包扎物品可根据创伤不同部位采用急救包、三角巾、四头带、丁字带等。如无上述材料可就地取材，使用干净毛巾、衣物、布料等。包扎中接触伤口应尽量使用消毒敷料。包扎伤口可以和加压止血同时进行，包扎效果要可靠、动作要轻，尤其是骨折伤员，不要因为包扎伤口动作粗鲁而造成继发损伤。

凡是骨折、关节损伤、大面积软组织损伤者均应予以临时固定。固定器材可以是制式，也可以就地取材。四肢骨折时，固定范围应包括伤部附近的上下关节；固定中应将肢体末端外露，以便观察肢体血运。遇有伤员主诉剧痛、麻木或发现肢体末端苍白、发凉、青紫时，应及时检查，松开或检查固定器材及内层的绷带，重新固定。

2）常见损伤的早期处理：

a. 颅脑伤的早期处理：用无菌敷料、急救包或干净布料将伤口加压包扎。如有脑膨出，在伤口周围垫以棉圈、纱布或搪瓷碗盖上加以固定包扎。昏迷伤员宜置入通气道，或将舌头牵出口外，以安全针固定在颈、胸部衣服上，保持呼吸道通畅。以侧卧或俯卧位置于担架上，用衣物将头固定，适当给予镇静药转送震区野战医院、医疗队。简要记录伤员意识、瞳孔及肢体活动情况，以供后续治疗参考。

b. 颌面颈部损伤的早期处理：将移位组织复位，再加压包扎。口中凝血块、碎骨片、异物等应及时取出；鼻、咽腔伤后水肿者，可用咽导管、鼻咽腔插管挽救生命，窒息严重者可以做环甲筋膜穿刺术。颈部大血管出血时，将伤口内填上止血粉，用对侧上肢做支架加压包扎（不可用绷带环绕颈部包扎）。下颌或上颌伤先用纱布填塞止血，然后包扎。伴有昏迷的颌面颈部损伤的伤员转送时，取侧卧位防止窒息。

c. 胸部损伤的早期处理：遇有开放性气胸，应立即用厚垫、纱布、洁净毛巾或衣服等严密封闭伤口，再用敷料加压包扎。敷料处最好加盖塑料布等；有多发肋骨骨折或反常呼吸时，除用敷料包扎外，应加以厚棉垫或衣卷等物垫在伤处，再加三角巾或绷带包扎、固定。遇有张力性气胸时，应立即在伤侧第2肋间锁骨中线处，用粗针头穿刺排气，并在针头尾端套上一带孔的橡皮指套，作为排气活瓣，并尽快转运震区野战医院、医疗队做进一步处理。

d. 腹部损伤的早期处理：包扎伤部，如有腹腔脏器脱出不要送回，用纱布将脏器围好或用搪瓷碗盖上后再进行包扎。地震所致腹部伤，以闭合性为多，且常有脏器伤，应立即转送震区野战医院、医疗队，行剖腹探查术处理损伤脏器。

e. 骨盆部损伤的早期处理：现场急救包扎伤口，对伴有休克现象者，进行抗休克处理。臀部创伤伴有大量出血时，对伤口施行压迫填塞，或者加压包扎。有尿潴留和膀胱过度充盈者，进行膀胱穿刺术（沿腹中线，在耻骨联合上一指宽处，将长针头与皮肤成垂直刺入4～5 cm，用注射器抽吸尿液）。对有骨盆骨折者，采用三角巾、多头带或宽皮带做环形固定。担架上取仰卧位，膝部垫高，两下肢略外展后送。

f. 四肢伤的早期处理：对伤口进行包扎、止血，有骨折、脱位者要进行复位，并利用夹板或就便器材临时固定。对疑有或一旦确定有急性筋膜间隙综合征者，应立即将患肢置心脏水平位，松开一切外固定或压迫因素，同时应用封闭、解痉等药物并密切观察；如果初步解救无效，情况继续恶化，应立即切开筋膜间隙，进行彻底减压处理并尽快转送震区野战医院、医疗队做进一步处理。

g. 脊柱、脊髓伤的早期处理：现场早期处理，主要是止血、包扎。对处于昏迷状态者注射强心剂及呼吸兴奋剂，注意保温及呼吸道通畅，小心搬运后送。

3）早期处理注意事项：

a. 伤员搬运中防止再损伤：在搬运地震伤员时，对不同部位损伤，有不同要求。颈部损伤伤员，应有四人负责搬运，一人专管头部牵引固定，使头部与躯干成直线位置，维持颈部不动，其他3人蹲在伤员一侧，一人抱下肢，两人抱躯干，四人动作一致协调，避免偶然弯曲，将伤员放在担架上取仰卧位，在伤员枕后垫一棉布圈，颈两侧放沙袋固定。腰、胸部损伤的伤员，3～4人搬运，都蹲在一侧，头、肩、腰臀部、下肢各1人，动作一致，将伤员放硬质担架上，取仰卧位，腰部垫10 cm高小垫。对脊柱损伤的伤员，禁止一人抬肩一人抬腿的错误搬运法。在搬运中应将伤员衣袋中硬质物品掏出，在骨突部位加用棉垫，防止发生压疮。

b. 止痛药的应用：疼痛可诱发和加重休克，给伤员精神上造成很大痛苦，对无昏迷和瘫痪的患者应注射止痛药，如哌替啶75～100 mg或吗啡5～10 mg皮下或肌内注射，但对血压低的患者应静脉缓慢给药。对颅脑、胸部外伤，颈部脊髓伤，腹腔脏器伤禁止应用止痛药。

c. 早期防治感染：地震灾害中，伤员的伤口暴露污染严重，极易受到各种细菌的侵袭。早期使用抗生素，对防止地震伤员伤口感染有着十分重要的作用。2小时内使用抗生素效果最好，故现场有条件时应及早使用。破伤风抗毒素或类毒素也应早期使用，防止破伤风发生。

（3）转运破坏性：地震发生后，伤员多、伤情复杂，就地留治吃、住、医方面都有许多难以克服的困难，急需通过不同运输手段，将伤员分散到外地进行专科治疗。

1）伤员后送的组织领导：

a. 建立伤员后送指挥组：为保证伤员的转运安全有序，在抗震救灾指挥部统一领导下，救灾运输领导小组和震灾医学救援领导小组，要共同协商，成立灾区伤员转运后送指挥组。下设汽车后送调度站、铁路后送组、空运后送组。每个后送组都由交通运输、医疗救护、搬运、生活保障人员组成，相互协作，各负其责，做到快速、安全转运伤员。

后送组的具体任务是：安排伤员去向，与接收单位协商安置伤员数量和到达时间；确定向周边地区和邻近省区转运伤员的伤情标准和数量；联系运输工具和乘坐不同运输工具的伤员数量；做好伤员后送前的准备和组织伤员上车、登机；及时向指挥部报告伤员后送情况。

b. 建立中转医疗所：中转医疗所是震区伤员后送的枢纽。在震区或震区附近的火车站、机场，视伤员数量可设一个或几个中转医疗所，它通常由一个医院或医疗队组成，并配属军工或民工担架队。

中转医疗所的任务是：安排过往伤员食宿；对伤员进行必要的急救，如纠正不正确的包扎、止血、固定，对危重伤员进行救护；补填医疗文件；确定伤员转运次序，组织伤员换乘运输工具。

c. 指定护送医疗分队：为保障伤员在后送中的安全和必要的急救治疗，不论远距离后送，还是近距离后送，都应有相应的医疗分队护送。护送医疗分队，可分为汽车、飞机、列车护送组。护送组或护送人数，可根据伤员人数确定。

护送分队的主要任务：一是对途中伤员进行观察，及时发现伤员有无异常情况；二是对伤员进行必要的急救和治疗；三是向接收单位介绍伤员的伤情，移交医护文书。

2）汽车转送伤员：汽车是短途换乘或向灾区附近医疗体系转送伤员的基本工具。其简便、迅速，适用于各种情况。

汽车转送伤员，卫生车最好，但数量少，还需充分利用其他车辆，如公共汽车、普通卡车等。用普通卡车运送伤员时，车厢内要垫沙土，车厢上要带棚，以减少伤员受颠簸及日晒雨淋之苦；并备有伤员上下车的梯子。

3）铁路转送伤员：列车运载伤员数量多，运行平稳，车厢内可进行各项检查和治疗，是大批伤员远距离后送的理想工具。铁路转运伤员的列车有卫生列车和普通列车（旅客列车、棚车）两大类。

a. 卫生列车转运：卫生列车是专门为运输伤员而设计的铁路运输车辆。车体编组合理，设备齐全，是运送伤员最理想的列车。

按我国现行规定，卫生列车的专用技术车厢、治疗车厢等预制成套备用，伤员车厢则接当时任务临时编组。卫生列车一般是13节，除去工作人员的卧铺、手术室、餐车外，有8节是收治伤员的，载运伤员可达330名左右。

b. 普通列车转运：普通列车是卫生列车后送伤员的补充力量。普通列车每列一般12节，每次可运载伤员350~400人。普通列车因无专用设备，给治疗、护理工作带来诸多不便。需要承担普通列车转运伤员的单位，应想办法自己配备必要设备。

4）飞机转送伤员：飞机速度快、容量大，是大批伤员快速转运的理想运输工具。卫生飞机是专门为运输伤员而设计的飞机，机内设备、座位都考虑到伤员的特殊要求，所以最适合转送伤病员用。但由于突然大批伤员等待外运，单靠卫生飞机是难以满足要求的，必须充分利用其他型号飞机。在一般客机中，最好是选用安-12，安-24、安-26等型飞机，伤员上下方便。近距离的伤员转运以直升机最好。三叉戟飞机运输伤员数量多，但机门距地面高，并且窄小，梯子太陡，搬运伤员时费力。

大规模空运伤员是一项系统工程，要加强组织领导。空运伤员要建立空运后送领导小组，下设指挥组、运输组、检伤分类组、检疫消毒组、空中医疗护送组，以保证伤员转运顺利。

四、地震后的卫生防疫

破坏性地震发生后，卫生流行病学状况极度恶化。一是水电设施遭到破坏，供水困难，粪便、污物得不到及时清理，造成环境污染；二是大量人畜死亡，尸体清理困难，腐烂发臭，造成蚊蝇滋生；三是卫生机构瘫痪，管理乏人，这就为各种传染病暴发流行创造了条件。由此可见，加强震后卫生防疫工作是非常重要的事情，要与伤员抢救工作放在同等位置上来抓。在震区医疗救援领导小组的统一指挥下，灾区各级卫生防疫机构，要建立、恢复卫生防疫网络体系，组织动员群众，分区划片，各负其责。按照国家原卫生部 1995 年 8 月印发的《全国救灾防病预案》，结合当地疫情特点，实施卫生防疫技术保障。

（一）抓好给水卫生

破坏性地震造成城市集中供水系统破坏，供水中断；乡镇水井井壁坍塌，井管断裂或错开、淤沙；地表水受粪便、垃圾、污水及腐尸严重污染，供水极为困难。解决灾区卫生供水是防疫工作的首要任务。

防疫机构要加强水质检验，保护和开发水源，消毒饮水，解决灾区供水问题。对灾民自挖土井供水，要求在土井口建立井台，加防护盖，清除周围 50 m 内污染源；打水用公用桶；防疫人员定时对井水使用漂白粉消毒；禁止在井旁洗衣服和喂饮牲畜。对灾民使用水车进行临时供水时，要设专人负责，将漂白粉加入水箱内进行充分消毒，测余氯在 0.3～1 mg 时，才可以供灾民使用。

对于恢复的自来水供水系统，也要加强卫生监督，定期检测、消毒，防止因水质污染而引起肠道传染病暴发流行。

（二）加强饮食卫生管理

地震使饮食业遭到破坏，家庭的厨具、餐具以及主、副食品被压埋在废墟中，灾民主要靠救济食品和挖掘出的部分食品来生活。为此，加强震区食品卫生管理也是卫生防病工作的重点。

1. 加强对救济食品的卫生监督　救灾食品必须保证卫生质量符合国家卫生标准规定，食品容器和包装材料也必须符合国家卫生标准要求，禁止用有毒或不洁的容器及包装材料。食品运输设备要专用，食品不得与有毒、不洁物品混装。救济食品到达灾区后，要有专人负责贮存、管理、发放。严防鼠吃虫咬，严防污染、腐烂变质。发放前，防疫人员要进行抽样检查，确保无问题再下发灾民。

2. 做好挖掘的食品检验鉴定工作　对从冷库挖出的肉、蛋类食品，防疫人员要进行卫生质量检测，对腐烂变质的要挖坑深埋。对轻度腐败、肉体表面黏滑、切割面肌肉暗红或灰变、组织失去弹性、已完全解冻、臭味不很强烈的，可以炼工业用油。对于未腐败的经高温处理后食用。震灾砸死的牲畜，未经兽医人员检查不得食用。对于厂、库、店震塌后挖出的各种常温食品，也要经过卫生防疫人员检验、鉴定，没有腐烂、霉变，符合食用要求的，方可发给灾民。

3. 做好震后恢复的饮食机构管理　对于震后恢复工作的食堂、饭店，要建立食品卫生制度；生熟食品分开存放、生熟刀板要分开；要有防蝇和洗手设备。服务人员要身体健康，工作时要着干净工作衣帽；制作和出售食品要用干净的公用工具；就餐人员使用的餐、食具要经过彻底消毒处理。严禁出售腐烂、变质及未加工熟透的食品。

4. 加强食品卫生宣传教育　对灾区所有人员要进行食品卫生宣传，要求人人不喝生水，不吃腐烂、变质及不洁食品，把住病从口入关。

（三）加强环境卫生管理

地震后，卫生设施被破坏，灾民住进卫生条件极差的临时防震设施里。卫生防疫人员要对灾民进行卫生防病知识宣传，要求灾民讲究个人卫生，不随地大、小便，不乱倒垃圾、污水，做好水源、食品卫生防护，控制蚊蝇滋生。并按照国家原卫生部 1995 年 8 月印发的《全国救灾防病预案》，做好灾区环境保护工作。

1. 粪便处理原则　在灾民集中地区，建立临时厕所，要求做到有棚、有盖，粪池不渗漏，并远离水源及食品加工点。对建立的临时厕所要设专人负责清扫、喷药杀虫、消毒。掏出的粪便要集中堆积，用泥土覆盖，撒水抹平，再以塑料薄膜覆盖密封发酵。对散居患者的粪便，要用漂白粉（粪便与漂白粉比 5：1）、生石灰充分搅拌后再集中掩埋。

2. 垃圾处理原则　在灾民居住地区，合理设置垃圾收集点，并有专人负责垃圾清扫、运输。垃圾运出居住区，选地势高、远离水源及食品加工点的地方，进行泥封堆存，用塑料薄膜覆盖，四周挖排水沟，同时用药消毒、杀虫，控制蚊蝇滋生。

3. 尸体处理原则　　地震后，暴露散在的人畜尸体很快腐烂，散发尸臭，污染环境，对灾民的健康威胁很大，尽快做好尸体消毒、处理也是卫生防疫工作的紧迫任务。

尸体挖掘、搬运、掩埋作业人员，要戴防毒口罩、穿工作服、扎皮围裙、戴厚橡皮手套、穿高腰胶靴、扎紧裤脚、袖口，防止吸入尸臭中毒和尸液刺激损伤皮肤。作业人员要采取多组轮换作业，防止过度疲劳，缩短接触尸臭时间。

挖埋尸体人员作业完毕，先在距离生活区 50 m 左右的消毒站脱下工作服、围裙和胶靴，由消毒人员进行消毒除臭，把橡皮手套放入消毒缸内浸泡消毒。双手用 3％～5％来苏水浸泡消毒，再用乙醇棉球擦手，最后用肥皂清水洗净。有条件时可淋浴或擦澡。对运尸车和挖埋工具，要停放在消毒站，由消毒人员用高浓度的漂白粉精、三合二乳剂或除臭剂消毒除臭。挖埋尸体作业人员，应在特设的临时食堂就餐。作业时要由他人把开水送到作业人员口中，防止污染饮用水和水碗。

尸体的消毒、除臭方法：尸体挖埋作业小组要配备消毒人员。消毒人员要紧跟作业人员，边挖边喷洒高浓度的漂白粉、三合二乳剂或除臭剂。将尸体移开后，对现场要再次喷洒消毒及除臭。尸体用衣服、被褥包严，装塑料袋内将口扎紧，防止尸臭逸散，并尽快装车运走。在尸体装车前，车厢板上垫一层沙土或垫塑料布，防止尸液污染车厢。尸体少，可组织火化；尸体多，要计划选择远离城镇和水源（5 km 以上）地点，深埋 1.5～2 m。根据尸体多少，可采取公墓式的集中深埋或单个深埋。

（四）大力开展消毒、杀虫、灭鼠工作

地震后，各级卫生防疫机构要在有关行政部门的支持下，组织专业人员和群众相结合的消毒、杀虫、灭鼠工作队，根据分区划片，实施消毒、杀虫、灭鼠工作。

1. 灾区消毒、杀虫　　灾区由于人员居住拥挤，卫生设施简陋、条件差，环境与空气污染严重，消毒、杀虫、灭鼠工作队要每天用 1％～2％漂白粉澄清液或 3％～5％来苏水，对居住区内外环境进行一次喷洒，净化环境，减少疾病发生。另外使用杀虫药物对居住区内外环境的蚊蝇滋生地也要进行处理，这样可降低蚊蝇密度。灾区蚊蝇灭杀主要有以下几种方法。

（1）飞机喷药灭杀：用飞机进行超低容量喷洒杀虫剂灭虫，具有高效、迅速、面广、费用低等优点，是大面积杀蚊、灭蝇的理想方法。当飞机高为 20 m，速度为 44 m/s，在无风或微风的气象条件下喷药，每小时喷雾面积为 1.4 万～1.9 万亩。用马拉硫磷、杀螟松、辛硫磷、害虫敌乳剂或原油，每亩喷药 50～100 ml，蚊子密度可下降 90％～98％，苍蝇密度平均下降 50％，处理得当也能下降 90％。但飞机喷洒杀虫剂受气象、地面建筑及植被条件限制，而且只能喷到地物表面，对室内、倒塌建筑物的空隙以及地下道内蚊蝇则喷洒不到，同时有大量药物在到达地面前就随风飘逸，起不到杀虫作用。因此，对飞机喷洒不到的地方和气象条件不适时，必须依靠地面喷洒。

（2）地面喷药灭杀：

1）室内滞留喷洒：将 5％顺式氯氰菊酯可湿性粉剂，配成 0.06％顺式氯氰菊酯水悬液，按每平方米 50 ml（每平方米 30 mg 有效成分）的量，用压缩喷雾器（雾化良好的）对四壁或棚顶等蚊蝇经常栖息的地方均匀喷洒，亦可用 2.5％溴氰菊酯水悬液，用压缩喷雾器均匀喷洒四壁及棚顶等。

2）室内速效喷洒：可用各种商品喷射剂、气雾剂。喷射剂用量一般为 0.3～0.5 mg/m² 或 1.0 mg/m²，气雾剂用量一般是 40 m³ 房间喷 10 分钟。

3）室外速效喷洒：将敌敌畏乳油（80％）加水稀释成 1％浓度乳剂，用量每平方米 1 ml，用压缩喷雾器喷雾。还可用 80％马拉硫磷乳油 8 份，加 80％敌敌畏乳油 2 份，混匀后使用 WS-1 型手提式超低容量喷雾机喷洒，一亩地面积用药量为混合药液 50 ml。

4）厕所、垃圾场及尸体挖掘掩埋等场所喷洒：用东方红-18 型喷雾机装入药液喷洒。药物可用 0.1％敌百虫水溶液、25％敌敌畏乳剂、0.2％马拉硫磷乳剂、0.1％倍硫磷乳剂，每平方米喷洒以上药液 500 ml。

（3）用烟熏杀：对室内、地窖、地下道等空气流通较慢的地方和喷雾器喷洒不到的地方，可用敌敌畏、敌百虫、西维因、速灭威等烟剂熏杀蚊蝇。也可用野生植物熏杀。

2. 灭鼠　震后房屋倒塌，除少数家鼠被压死外，大部分鼠类可通过各类缝隙逃逸。另外，啮齿动物比较敏感，在地震发生前，有些鼠类感觉到所在环境有异，它们可以成群迁移远离震区或逃到地震边缘地带。

鼠类需要取食，震后正常环境遭到破坏，鼠类仍需随着人群迁移到人口密集、卫生条件差的临时住处，增加了和人群接触的机会，极易导致鼠源性和虫媒性疾病的发生，所以地震后卫生防疫部门也应组织灭鼠。常用的灭鼠药物有磷化锌、杀鼠醚、杀鼠灵、氯敌鼠、溴敌隆、敌鼠钠等。

如果震后鼠密度高，可使用 0.3%～0.5% 磷化锌稻谷（或小麦）毒饵，晚放晨收，投放三晚。也可使用 0.025% 敌鼠钠毒饵连续布 5～7 天即可。灭鼠后发现死鼠用火烧掉或深埋。

（五）认真做好传染病预防工作

破坏性地震造成灾区人与其生活环境间生态平衡的破坏，构成了传染病易于流行的条件，因而控制灾区传染病发生，也是抗震救灾中卫生防疫工作的重要内容。

1. 加强疫情监测和疫情报告　震区各级卫生防疫机构，都要根据自己的任务和范围，派出专业人员深入灾区基层开展疫情监测工作，尤其要加强对重点区域、重点人群、重点疾病（霍乱、鼠疫、肝炎、痢疾、伤寒、流脑、乙脑、出血热等）的监测，建立一般和重点结合的省、地、县、乡、村级监测点，及时分析疫情发展趋势，制订有针对性的预防措施。

在抗震救灾期间，对重点传染病和食物中毒，要实行疫情每日报告和"零"报告制度。报告由各级卫生防疫机构执行。上报程序：乡镇防疫机构向县（市）防疫机构报告，县（市）卫生防疫机构向省卫生防疫机构报告，省卫生防疫机构向国家卫健委防疫机构报告。各级机构在上报同时也要向当地抗震救灾卫生行政领导机构报告。上一级卫生防疫部门接到疫情报告后，应指导、协助下级做好疫情控制和预防工作。

2. 普遍进行预防接种和服药　普遍开展预防接种和服药，是降低地震灾区发病率，控制和消除传染病的有力措施。各级医疗卫生部门要向自己负责区内广大干部、群众宣传预防接种、服药意义，争取广大群众的主动配合。

针对灾区疫情、人群特点可接种流感、流脑、麻疹、百白破三联、乙脑、脊髓灰质炎、霍乱、伤寒三联、伤寒四联、伤寒五联、鼠疫等疫苗。在南方疟疾高发区，人群可普服抗疟疾药物，防止疟疾暴发流行。为预防肠道传染病发生和流行，对当地灾民和救灾人群要普服 3～5 天肠道抗生素。对发现的传染病患者，应按照传染病防治预案，做到早发现、早隔离、早治疗，并做好终末消毒，防止续发病例。通过采取以上措施，足以预防相应传染病的发生和流行，可消除"大灾之后，必有大疫"的现象。

五、现场救治对伤员预后的影响

地震按成灾机制可分为原生灾难、直接灾难、次生灾难和诱发灾难。①原生灾难：震源处产生断裂、断层错动、地面倾斜、升降和变形等原生现象造成的灾难。这一类灾难出现在震中区，因其破坏力大，灾害严重。②直接灾难：地震产生的弹性波引起地面震动而直接造成的灾难。它包括房屋建筑、工程设施等人工建筑的破坏；山崩、滑坡、地裂、坍塌、喷砂、冒水等地表破坏以及地震波引起的水振荡，如海啸、湖啸等。③次生灾难：由于建筑物、构筑物或其他设施遭破坏后导致的继发性灾难，如火灾、水灾、毒气污染等。④诱发灾难：由地震灾难引发的各种社会性灾难，如瘟疫、饥荒、停工停产、经济失调、社会秩序混乱及计算机损毁引起的各种混乱和灾难等。

（一）地震灾难特点决定早期现场及时有效救治的重要性和必要性

地震灾害除了具有突发性、难以预知、成灾广泛、破坏严重等特点外，在灾害种类方面有如下特点：直接危害为建筑物倒塌，人员伤亡，财产损失。间接危害为山体滑坡、泥石流、水灾、火灾、疫情、停电、停业、停产、精神伤害。所以，地震灾害后应快速评估、上报。

地震灾害发生后，当地的医疗卫生单位或人员，应当及时将灾情报告其所在地的卫生行政部门或相邻地区政府卫生行政部门，卫生行政部门接到灾情报告应当立即组织有关单位现场抢救，并及时报告当地政府和上一级卫生行政部门。同时，组织人员快速评估，最好在 24 小时内完成，内容包括：估计伤亡人数，初步估计被埋人员、受伤人员的大致年龄和性别分布等。我国汶川大地震发生后，由于涉及范围极其广泛，受灾地区地形复杂，往往一个地区通信全部中断，给地震后的快速评估和上报增加了非常大的困难，需要我们吸取教训，完善以后的预案。

一般来说，地震初期人员的伤亡，98％以上是房屋破坏倒塌直接造成的。地震时房屋破坏倒塌的形式具有一定的特征。这些具有一定特征的不同类型的倒塌破坏物，统称为倒塌（破坏）体。不同形式的倒塌（破坏）体，对人的伤害效应不同，现场救治的难度也不同。现场抢救是对地震灾区伤病员给予及时有效的救护，并迅速脱离险情。

抢救工作的组织与展开：在地震后，必须迅速建立起现场组织指挥。抢挖、抢救各级政府、组织的领导成员，迅速掌握灾情和人员的伤亡分布情况，组织和领导现场抢救工作。要优先抢挖、抢救被埋压医务人员，在重灾现场建立临时包扎点、急救站；在外援医疗队伍到达后，合理调度医疗卫生力量，全面展开现场抢救、救护与救治工作。建立分散与集中相结合的救护站、医疗站，进行现场急救和伤员的运送工作，建立医疗站或野战医院，收治第一线运来的伤员，并及时组织后送工作。

（二）地震后的自救互救

震后的自救与互救是灾区未受伤的群众自发的救助行动，能有效地救治那些容易救出的被埋群众，据统计，大型地震发生后自救互救率甚至可达 40％～80％。当地驻军部队是自救互救的中坚力量，依靠他们，群众结合幸存的领导干部，在大体查明人员被埋情况后，就近分片展开，先挖后救，挖救结合，根据幸存人员的性别、年龄、是否受过医疗培训等进行分类，年轻男性优先安排抢挖工作，受过医疗培训者进行现场急救等合理分工，能有效地提高抢救工作效率。

群众性自救互救时要注意周围环境是否存在危险，首先在保证自身安全的情况下，才能进行救治。救人时首先确定伤员的头部，以准确、轻巧、快捷的动作，使头部暴露，清除口鼻内灰土和异物，然后暴露胸腹部。如果伤员不能自行挣脱出来的，不应强拉硬拽，设法暴露全身查明伤情，进行急救、包扎固定后，迅速采取适宜方式搬动送医疗站。

（三）地震后现场检伤分类原则

对伤员进行分类的方法很多，如国外处理大批伤员事件常用的 START 程序、修正的创伤评分法（RTS）、国际红十字会分类法、我国原卫生部颁布的《灾害事故医疗救援工作管理办法》的分类方法等。在灾害现场救护中，按轻、中、重、死亡分类分别以红、黄、蓝、黑的伤病卡做出标志，置于伤员的左胸部。现场救治分类的原则有：①救命第一的原则。生命是最宝贵的，无论什么情况，救命第一是最主要的原则，汶川地震后，为了达到救命第一，很多被埋伤员进行了现场截肢，以挽救其生命。②快速准确的原则。分类医师应该是具有丰富急救知识的急救或内科医师，能在最短时间内，分清危重需要紧急救治的伤员，如血气胸、窒息等，达到挽救他们的生命的目的。③默契配合的原则。大地震发生后，大量需要分类救治的伤员，需要分类医师和护士、分类医护和后送医护等非常默契的配合，才能忙而不乱、忙而有序地进行救治。在检伤分类中要注意将危重，同时也是最具抢救价值的伤病员，作为重点救治对象。

（四）地震后现场救治原则

现场救护过程中，有以下原则：①先救命后治伤。②先救重后治轻。③先稳定后转运。需要进行现场紧急处理的伤种有：

1. 窒息和呼吸道梗阻的急救处理　地震时砂土等异物直接堵塞呼吸道、埋困时间长、颌面部外伤、肋骨骨折、气胸、血胸、纵隔气肿、颅脑严重外伤、昏迷、舌根后坠等多种伤害均可造成此类急症。由于病情危急，抢救时间紧迫，以秒计算，针对病因进行急救，如果伤员呼吸停止，要判断是否需要人工呼吸及气管内插管，以维持呼吸道通畅。经初步急救成功后，再转移或后送救治。

2. 创伤性休克的急救处理　大出血、饥饿、脱水、疲劳和精神创伤等造成休克。救治要点：①早期有效的止血、止痛、包扎。②建立有效的静脉通路，可先迅速输注生理盐水或平衡盐溶液 1000～2000 ml。③维持可靠的呼吸通路，迅速清除口腔及呼吸道内分泌物及异物。④改善微循环，这是抢救休克的关键。⑤迅速转送。

3. 颅脑伤的急救处理　头部开放伤应立即用急救包或干净的衣物将伤口加压包扎。如有脑组织膨出，在膨出组织周围用纱布围好或用搪瓷碗盖固定包扎。将伤员置侧卧位或俯卧位。用衣物将局部固定，在搬运中避免震荡。对舌后坠伤员，在口腔内置咽导管，或用安全别针穿入舌中线（距舌尖 2cm 处），将舌拉出固定在颈、胸部衣服上。同时观察记录伤员的意识状况、瞳孔大小、每分钟呼吸次数。

4. 开放性气胸的急救处理　立即用厚棉垫、纱布、干净毛巾、衣服等严密封闭伤口，再用敷料加压包扎。敷料外最好加盖塑料。有多发肋骨骨折或反常呼吸时，除用敷料外，应以厚棉垫等垫在伤处，再用三角巾或绷带包扎固定。对张力性气胸，且呼吸困难、循环障碍病情危急的伤员，立即在伤侧第 2 肋间锁骨中线处，用粗针头穿刺排气，并在针头尾端套上一带孔的指套，作为排气的活瓣。取半坐位后送。

5. 腹部伤的急救处理　立即包扎伤口。如有脏器脱出，不宜送回，可用纱布将脏器周围围好或用搪瓷碗盖上包扎，尽快后送。腹部伤多为闭合伤，争取尽快或在伤后 6～12 小时内行剖腹探查。取仰卧位，膝下垫高使腹壁松弛。

6. 挤压综合征的急救处理　急救措施应从解除压力时开始。用夹板固定肢体后再搬运，但包扎不宜过紧，伤肢应暴露在凉爽空气中，以降低组织代谢。有条件时给予烧伤饮料或小苏打水，注意记录尿量。禁止对肢体按摩和不必要的活动。

7. 严重烧伤的急救处理　地震常常伴发大量烧伤患者，对于处理严重烧伤，首先是要保持创面清洁，其次要进行现场补液，以救治低容量性休克，条件允许时对创面进行清创包扎。有呼吸道烧伤者，要保证呼吸道通畅，必要时行气管切开。尽快后送到有条件的医院。

（五）地震灾害早期救援对伤员预后的影响

地震发生后，早期现场救治可以挽救很多人的生命，根据现场救治三原则，很多伤员经过救治，可以将伤残降到最低，甚至完全康复。

1. 早期现场救治对窒息伤员的影响　对于部分窒息伤员，如因为瓦砾等阻塞呼吸道和缺氧等，现场及时发现和救出，清除呼吸道梗阻，患者可能会完全康复；而对于可能影响呼吸道外伤的伤员，因为有了可靠的呼吸道通路，可以使伤员赢得后送救治的机会，能够最低限度地降低伤员的伤残。

2. 早期现场救治对多发伤伤员的影响　地震发生后，由于受伤因素的复杂性，很多伤员是多发伤，如颅脑损伤并发骨折、休克并发四肢骨折等，那么，现场救治对伤员的预后至关重要。在维持呼吸道通畅基础上，进行急救的现场干预，如进行现场抗休克治疗，病情稳定后转送有手术条件的医院进行手术，在一定程度上能挽救患者的生命。在汶川地震中，有一些伤员由于救治难度非常大，进行了现场的截肢手术，终于成功获救。

3. 常规现场处理对预后的影响　常规的现场处理，也会对伤员预后产生重要的影响，如常规进行破伤风抗毒素的注射，会极大地降低破伤风的发生率；常规的抗休克，能挽救相当部分休克伤员的生命，给了他们手术的机会；常规地给予被埋人员水、食物、氧气，甚至心理支持，都会有意想不到的惊喜。

六、地震伤员后送体系

我国是一个地震灾害频发的国家，加强地震灾害医学救援，构建合理的伤员医疗后送体系，对有效挽救受灾伤员的生命，具有重要意义。因此，从地震减员的特点、救灾卫勤资源、医疗后送环境等方面系统分析地震伤员医疗后送的影响因素，依据分级救治原则，构建地震伤员医疗后送体系。

（一）地震伤员医疗后送影响因素系统分析图（图 25-1）

地震伤员发生后，通常需要进入抗震救灾组织的医疗后送体系中进行必要的分类、救治与后送，使其得到逐步完善救治。医疗后送的基本目的是降低地震伤员死亡率与残废率，提高治愈率。

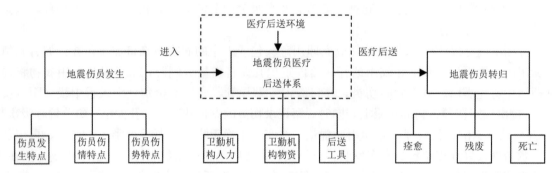

图 25-1 地震伤员医疗后送体系影响因素分析图

（二）医疗后送体系构建的影响因素

1. 地震伤员发生特点是构建医疗后送体系的基本依据

（1）明确减员数量与类型，是合理选择卫勤保障样式、科学构建医疗后送体系的基础，是实施高效卫勤指挥的前提。

（2）突然集中发生大量减员，卫勤机构救治压力大：地震发生时，由于其强大的破坏力，在短时间内造成大量建筑物毁损，形成大量人员死伤。据资料记载，1923 年日本关东大地震，至少死亡 140 000 人；1976 年唐山大地震，死亡 242000 人，16 万余人受伤；2008 年汶川大地震，死亡人数超过 8 万人。由于突然集中发生大量减员，各级医疗救治机构收治压力巨大，需要平时预有准备。

（3）地震伤员伤部集中，专科治疗要求高：地震伤往往是建筑物倒塌、火灾等引起的创伤，伤员伤情十分复杂，其中骨折最多见，多数（超过 70%）为多部位复合伤。据某医院收治唐山地震伤员情况，其中骨折伤 56.20%、软组织伤 37.25%、四肢神经伤 1.99%、颅脑伤 0.87%、其他伤 3.68%。因此，伤员现场救治时，救护人员应掌握骨折临时固定方法，并配备大量骨折固定器材；野战医疗队、野战医院等卫勤机构应编配较多骨科专业人员和外科医师，这样才能使地震伤员尽早得到专科救治。

（4）地震伤员早期死亡多，现场救治任务重：据俄军文献，地震灾害人员死亡的主要原因，前三位分别是致命性脏器损伤（可达 30% 以上）、外伤性休克（约 12.5%）、急性失血。按部位，最常见的是颅脑、四肢、软组织伤和挤压综合征。在死亡人员中，30% 超过伤后 1 小时，60% 超过伤后 3 小时才得到救治。如能给予及时医学救护，预计有 20% 以上的人员不致死亡。灾后人员的及时发现和救治，对人员死亡率有重要影响。据估算，若 0.5 小时内能发现并给予救治，伤员生存率可超过 99%，1 天内生存率则降为 81%，超过 3 天生存率则不到 20%。因此，及时发现和现场救治地震伤员，对降低伤员的死亡率具有重要意义。

地震对建筑物毁损严重，室内人员往往来不及逃离而被掩埋，伤员搜救困难。在发现伤员后，由于缺乏专业人员和器械，挖掘伤员难度极大。地震伤员被救出后，需及时进行处理，尤其对被压时间长的伤员，必须防止挤压综合征。以上因素，导致现场救治任务重。

2. 救灾卫勤资源是构建医疗后送体系的物质基础

（1）卫勤力量技术高，能早期开展专科治疗：地震灾害医学救援，参加卫勤机构多，除军队卫勤机构外，地方医疗机构亦广泛参与。尤其当地大中型医院，房屋、设施未受大的破坏，除依靠自身力量外，还得到军队野战医疗队加强，可及时开展截肢、抗休克、损伤控制手术等专科治疗。在汶川地震救灾过程中，军队除建制性卫勤保障机构，还派出了大量由大中型医院抽组的野战医疗队，其机动性强，业务水平高，便于早期开展部分专科治疗。

（2）卫勤物资保障有力，救治机构能靠前配置：随着国家经济发展与综合实力提高，地震发生后，通过公路、铁路、空投等方式，救灾物资保障迅速，有力地保障了卫勤机构的医疗救治工作，促其能尽量靠前配置，便于收治地震伤员，有利于专科治疗的及时开展。

（3）后送工具多，能有效提高伤员后送速度：重大地震发生后，可动用的后送工具种类齐、数量多，既有空运工具（包括军队的直升机，地方的普通客机），又有公路交通工具（包括救护车、汽车等），必要时还可运用卫生列车。这样保障了地震伤员的后送速度，有利于其得到及时合理救治。

（4）卫勤机构稳定展开，救治效率高：地震伤病员医疗后送与战时不同，没有敌方火力威胁，因此，卫勤机构选择展开地域时，需避开可能发生自然地质灾害的地点，主要考虑尽量便于救治伤病员。卫勤机构展开后，能相对稳定地进行伤病员救治，有效工作时间长，救治效率相对较高。

3. 医疗后送环境是构建医疗后送体系的约束条件

（1）道路交通条件差，伤病员后送异常困难：地震对灾区道路破坏非常严重，加之时常发生山体滑坡、落石等，易发生公路交通中断，除影响后送速度外，还严重威胁后送人员的生命安全。在汶川大地震初期，尤其是重灾区映秀镇，公路交通完全瘫痪，加之震区地形复杂、气候多变、通信不畅等，伤员后送异常困难。

（2）分级救治理论发展，对伤员医疗后送提出新要求：地震时由于伤员突然集中大量发生，不可能将大批伤员留在灾区或在某级救治机构，必须按照分级救治原则，组织伤员医疗后送。分级救治是针对战伤救治提出的，随着军事医学理论发展和人类文明进步，对伤员不仅局限于救命，更强调救治的时效性，要求伤员及早得到确定性治疗以及医学康复，从而降低死亡率与残废率。

（三）地震伤员医疗后送体系的建立

1. 地震伤员医疗后送体系的结构　我军战时分级救治种类包括急救、紧急救治、早期治疗、专科治疗与康复治疗。然而，现代战争中，对伤病员往往采取越级后送，治疗种类相应简化。如俄军在1999—2002 年车臣反恐行动中，由于敌方火力威胁不大，救治机构多靠前配置，并大量使用空运后送，主要的救治种类包括火线抢救、熟练医疗救护、专科治疗、医学康复。根据地震伤员医疗后送影响因素的分析，在确定分级救治种类时，同样可考虑减少救治种类，缩短伤病员后送阶梯。参照战时分级救治类型，可考虑确定地震灾害伤病员分级救治种类为紧急救治、专科治疗（含紧急专科治疗与完善专科治疗）、医学康复，从而确定如下的医疗后送体系。

（1）地震伤员紧急救治机构：通常由部队建制性卫勤机构负责组织实施，地方基层乡镇医院协助。对当地卫生力量受损严重的灾区，可由野战医疗队完成。

（2）紧急专科治疗机构：主要由军队野战医疗队、各种专科手术队负责实施，也可在地方二级医院以上单位进行。

（3）完善专科治疗机构：由地方三级医院或一些专科医院负责实施，军队医院可协助进行。

（4）医学康复机构：由军队或地方的大型医院和疗养院负责完成。

因地震伤员短时间集中发生，伤员分类工作任务繁重，可考虑在紧急救治阶段后，设立专门的伤员分类医院。

2. 各级卫勤机构的救治范围

（1）紧急救治机构的救治范围：伤员的现场救治（止血、包扎、固定等）、伤病员检伤分类、防感染、抗休克、实施紧急救命手术等。

（2）紧急专科治疗机构的救治范围：主要实施各专科的早期治疗措施，包括彻底清创、抗休克、截肢术、损伤控制性手术等。

（3）完善专科治疗机构：主要开展各种确定性手术，预防伤后并发症，并进行全面抗休克和全身性抗感染。

（4）康复治疗机构：开展心理治疗、康复工程等。

（四）地震伤员计算机摄影质量管理与控制

在地震伤救治中，计算机摄影（CR）检查影像质量管理与控制措施和效果的保障十分重要，也是一个以前较少涉及的课题。根据汶川地震灾区德阳市人民医院对此实践研究的成果，收集汶川大地震期间 CR 检查病例 1257 例，回顾性分析科室 CR 检查病例的照片质量和影像报告质量情况。认为通过加强应急管理，合理调整工作流程等综合措施，科室 CR 检查影像质量管理与控制各项指标基本达到震前水平。在大型抗震救治中加强环节质量控制，进行持续性改进，能保证影像质量管理和控制水平相较震前无明显下降。

1. 质量控制（quality control，QC）是获得优质图像的关键　质量管理（quality management，QM）是质量控制制定与实施的前提和保证，有了高质量的图像，才能满足影像诊断的要求，更好地为伤病员服务。汶川大地震中四川德阳市人民医院检查的计算机摄影（computed radiography，CR）病例实行质量管理与控制 1257 例，男 759 例，女 498 例。年龄 3～92 岁，平均 37.50 岁。地震伤后 CR 检查部位：胸部 613 例次、脊柱 324 例次、骨盆和四肢 543 例次、其他部位 256 例次。

应用岛津 UD150L-30E 500 mA 和东软 500 mA X 射线机，分别配置 KONIK 和 AGFA 公司 CR 系统。采用激光相机和干式热敏打印机打印胶片，曝光条件下胸部为 70～85 kV，20～40 mAs，距离 100～150 cm。脊柱为 70～90 kV，20～80 mAs，距离 100 cm。骨盆和四肢为 45～80 kV，5～40 mAs，距离 100 cm。并视伤员体质和病情适当增减曝光条件等检查条件，取得了一定的经验和科技成果。

2. 科室人员安排和成果　地震伤员检查期间，实行全科人员统一调配，门急诊 24 小时不间断检查，打破平时排班，根据职称梯队合理配置人员组合，报告实行双人交叉复核制度，质控小组成员对前一天检查病例及时进行质控分析。

（1）地震伤 CR 检查病例诊断情况：本组 1257 例，共计检查 1736 例次，其中胸部 613 例次、脊柱 324 例次、骨盆和四肢 543 例次、其他部位 256 例次。1736 例次地震伤 CR 摄片，发现肋骨骨折 610 例次，占 35.14%；肺挫伤 197 例次，占 11.35%；脊柱骨折 284 例次，占 16.36%；脊柱滑脱 59 例次，占 3.40%；骨盆和四肢骨折 493 例次，占 25.29%；骨关节脱位 72 例次，占 4.15%；其他部位骨折 216 例次，占 12.44%。

（2）CR 照片评价：本组 1736 例次 CR 照片，共计照片 1432 张，其中甲级片 1168 张，占 81.56%；乙级片 264 张，占 18.44%。乙级片多为摄影体位不正、图像后处理窗宽、窗位选择不当以及设备噪声等因素所致。基本达到了震前的质量管理与质量控制水平，影像报告无明显漏诊误诊。

3. 大地震后医院放射科面临的任务　汶川大地震给国家带来了巨大的经济损失，给人民带来了巨大的身体损害。德阳市人民医院为离这次地震重灾区绵竹、什邡最近的一家三级甲等医院，在极短时间内收治了大量地震伤员，面临建院以来遇到的最大灾害救援压力。在地震期间已经有 1736 人次在放射科接受检查，而且多为多部位检查，工作量是平时的 3 倍甚至 4 倍。根据全院统一安排，放射科随即启动了紧急医疗救援预案，重新进行了排班，加大了夜间工作的力度，及时迅速地完成了地震伤员的检查，为其随后合理救治提供准确诊断。

4. CR 的质量管理

（1）制订完善的制度：包括各项常规制度和大型突发事件下的应急预案。根据 CR 系统成像特点，结合工作经验，制订每个工作环节的详细质量控制细则；成立质量控制小组，不定期组织检查，对出现的问题定期进行讨论、分析、汇总，针对影响 CR 影像质量较突出的问题，再制订相应的措施与细则，完善质量控制的内容，对环节质量进行改进。在本次抗震救治 CR 检查中，科室严格操作程序和标准，用科学的制度来保证科室医疗质量。科室打破平时排班，及时启动应急预案。根据人员职称梯队合理配置人员组合，将科室质控人员分散到两小组进行质控指导、监督。门急诊 CR 均实行 24 小时不间断检查。

（2）设备维护及保养：CR 系统是依靠计算机控制的精密影像处理设备，严格按照常规程序操作是保证设备稳定运转的基础；同时，也需专业工程师定期保养、维护及检修。放射科有 1 名设备工程师每月对系统的控制和机械部分维护，各项维护记录、临时检修记录、设备运行状态记录完整。在抗震救治期间，科室工程师 24 小时留守科室，随时监测设备运行情况，并对出现的问题进行及时处理。

（3）IP 板保养：IP 板作为载体用来记录原始 X 线影像信息，其价格昂贵，经常重复使用易磨损。因此，对 IP 的良好保养是 CR 技师的常规工作，也是获得高质量数字化图像的保证。在汶川大地震救治中，大批伤员来科检查时污物、血迹较多，在使用 IP 板时要求技师尽量轻拿轻放，避免磕碰变形，及时清除板上的污物，如血渍、砖、石渣、泥土、石膏等。

5. CR 的质量控制

（1）操作流程控制：①前台登记编写影像号。要求患者基本资料信息录入正确，避免影像号重复及错误。②投照。力求保证摄影体位准确、投照因素适当。③数字化图像显示、后处理、传输及胶片打印。技师把 IP 板正确放入读取装置插槽进行扫描，使 IP 记录的 X 线信息形成数字化图像；扫描后形成的原始数字化图像显示在后处理工作站的荧光屏上，CR 操作技师根据申请单要求修正被检部位感兴趣区图像的大小、位置、窗宽窗位和黑白反转，调整图像至满意后，将图像信息发送到影像诊断工作站进行影像报告书写，同时将图像信息发送到相机，按规定格式打印出图像胶片。④严格交接班制度，下一岗位对前一岗位进行监督、反馈，各岗位相互配合协调；在摄影中稳、准、快，在摄取正侧位照片时，使用两张 IP 板，避免了使用铅板、铅皮遮挡的不便，根据摄影的部位，尽量使用大尺寸 IP 板，影像报告描述与结论尽量简洁明了，报告实行临时双人交叉复核制度。

（2）对影响 CR 质量因素控制：影响数字图像质量的因素有很多，我们对各环节加以控制。①X 线摄影：IP 板的原始记录信息十分重要，合适的投照条件和准确的体位是形成高质量数字化图像的基础，投照条件的偏差超过一定的限度，图像的后处理功能也不能补偿。因此，X 线摄影一定要精益求精，不能盲目依赖后处理功能。②信息录入：只有正确录入患者的基本资料信息，包括患者姓名、影像号及检查部位等，才能使数字化图像存储有意义，否则，基本资料的错误录入将使存储于光盘库的图像不能被检索，而成为信息垃圾。③图像后处理：虽然数字化的 CR 图像具有强大的后处理功能，但不恰当的图像后处理仍能产生废片，因为只有满足诊断要求的图像，才是合格的图像。CR 操作技师要认真审阅申请单，根据诊断要求对原始图像进行处理和完善。并配备 1 名诊断医师随机把关，以保证图像的质量。

总之，质量管理与控制是放射科一项重要工作，要常抓不懈。在此次特大地震中，通过启动紧急预案、加强管理、合理调配人力资源，保证了 CR 设备正常运行，确保了 CR 影像质量管理和质量控制较震前无明显下降，为临床合理、快速救治地震伤员提供了准确的诊断，为今后地震医院内医学救援放射科的工作提供了重要的借鉴。

（五）地震后幸存者心理创伤和危机干预

在地震灾难中幸存下来的人陷入了失去亲人的悲恸与自己对未来的担心中；救援人员亲身经历了大灾的场面之后，精神上也受到了一定的影响。灾后出现的精神上的不良反应和症状称为应激心理障碍。应关注地震后的心理问题，积极干预，减少心理创伤。

1. 震后正常的心理反应　　强大自然灾害后的心理应激反应主要有 3 个阶段。

（1）惊吓期，灾后数小时到数天，这一阶段里，受害者对创伤和灾难丧失知觉，就像通常所说的"失魂落魄"的状态，事情过后往往对此不能回忆。

（2）恢复期，灾后数周到 6 个月，在这个阶段受害者才出现焦虑、紧张、失眠、注意力下降等，这与通常所说的"后怕"相仿。正常的恢复期包括"否认—愤怒—讨价还价—抑郁—接纳"5 个阶段。

（3）康复期，数月，症状缓解，社会活动恢复，怀念过去的好时光（症状可能在周年忌日复发）。康复期之后，心理重新达到平衡。

2. 地震后易出现的心理障碍

（1）创伤后应激障碍（post-traumatic stress disorder，PTSD）：又称延迟性心因性反应。是指在遭受强烈的或者灾难性精神创伤事件之后，数月至半年内出现的精神障碍。如创伤性体验反复重现、面临类似灾难境遇感到痛苦和对创伤性经历的选择性遗忘。

这是地震等严重自然灾难之后，最容易出现的心理障碍，尤其是对于精神打击比较大的人群，如失去孩子的母亲、失去双亲的幼儿、目睹亲人惨死画面的人等。在灾后的很长一段时间内，会在头脑中反复经历那些创伤性的画面，对于和创伤有关的信息反应剧烈，睡眠、食欲、生活都会被挥之不去的灾难性画面和经历搅乱，痛苦、紧张、无助感的长期体验，这些都是 PTSD 的典型症状。

（2）恐怖性神经症（phobia）：是一种灾难过后，对于那些本不该恐怖的事物、场景、话语等外界信息表现出的恐怖反应，不仅内心有恐怖的体验，而且躯体上会有明显的紧张、出汗、颤抖等恐怖状态反应，甚至会因此发生一些退缩和逃避行为，对个人的生活和工作造成影响。

（3）焦虑性神经症（anxiety disorder）：分为突发性惊恐障碍和广泛性焦虑障碍两种。症状都是表现出与现实处境不相符的紧张、焦虑不安、无所适从，突发性惊恐障碍表现得比较集中、急性和症状明显，而且在突发过程中，来访者有明显的濒死感，令其在经历一次发作之后，惶恐不安。

（4）强迫性神经症（obsessive-compulsiver disorder，OCD）：包括强迫思维和强迫行为两种，突出表现为自我强迫和反强迫同时存在，造成自我内部分离、对立的精神痛苦。

3. 心理干预的必要性　重大的灾害会给经历过的人们带来一系列的心理创伤，如情绪上会觉得很不安，总觉得不安全了，焦虑不安、心跳加快、呼吸急促，睡不好觉，吃不下饭等，这些都是情绪上的反应，有的人亲人去世、房屋倒塌了会很抑郁，有些人行为也会有所改变，如变得坐立不安，做什么事情都没有目的，来回走动，或者回避，不愿意说这样的事情，在他们的行为上都会有所应。另外就是在认知方面，我们所说的认知就是记忆力不好、注意力不集中、做事情是干这个还是干那个拿不定主意，犹豫不决。另外最主要的是安全感下降了，担心会不会还有余震等，会变得很敏感，一惊一乍，所有的人都会有反应，如桌子动一下是不是地震啦？别人拍你一下就吓得一惊。这些反应我们都称其为应激反应，这是正常的，百分之百的人都会有这样的反应。但是也有20%～30%会更加严重一些，达到精神疾病诊断的标准了。所以我们要进行心理干预，这是心理障碍的一部分，一个月内叫急性应激心理障碍，如果时间更长了，一个月以后叫创伤性应激障碍，还有人会变成焦虑症或者抑郁症，70%～80%的人都会恢复，还有些人处于亚健康状态，比较严重，但是达不到疾病的程度，我们给他们及时干预就可以了。

4. 震后心理问题的干预措施

（1）惊吓期过后，号召未受伤的人们，全力投入抢险、抗灾、营救工作中，感受与灾难的搏斗，增加个人自我价值，体验生命的意义和珍贵，产生对死亡和灾难恐惧的自我免疫。

（2）受伤的人，应该积极配合医师的治疗，"留得青山在，不怕没柴烧"，面对灾难，我们首先要活着，这样才有机会去和灾难做斗争。

（3）正向的精神引导，感受来自党中央、国务院，社会各阶层，全国各组人民的关怀与救助，感受社会支持系统的保障和力量。

（4）告别仪式的重要性，和不幸遇难的亲人告别。相信他们在另一个世界也会祝福我们，他们虽然不幸离开，但是他们依然希望活下来的人能够更好、更健康、更勇敢地活下去。

（5）对于失去双亲的少年儿童，除了物质上的满足之外，帮助他们联络外地或者本地幸存的亲友，尽快给予精神上的安全保障。

（6）已经出现明显创伤后精神障碍表现的患者，尽快转精神科、神经内科进行药物干预。

发挥心理治疗师的作用。从幸存者的独特立场出发认识问题。抱现实的态度，处理好幸存者的强烈情绪。做个好的倾听者——用心理解和领会思想，既能"共情"，又能分担幸存者的痛苦与悲哀，还要保持适当的心理距离。鼓励正视困境和问题。随时播撒希望的种子。

5. 震后危机干预是否合格的基本常识

（1）心理治疗是非常严肃的事，创伤治疗就更为慎重，否则的话会引起二次创伤。在现有条件下，我们可以用来衡量一个"创伤治疗家"是否合格的最简单的标准是：他会不会要求他们暴露他们的心理伤口？会不会在"治疗"的同时允许外人观看或者让别人照相、摄像等？此外，做治疗的时间也是一个问题，标准的心理治疗时间是每次50分钟，第一次会长一些，为一个多小时，创伤治疗的第一次可能会再长一点，但是不会超过2小时。

（2）心理治疗是隐私：通常只有在有教学需要时会在征求来访者同意的情况下录像，而在公众媒体上的完全暴露是不合适的，我们有权利对"治疗师"和媒体说"不"！

（3）我们还可以凭借个人的直觉去做判断：如果一个"治疗师"关心的不是你这个人而是你的"问题"或者说他不顾你的悲伤一定要对你刨根问底，再或者他让你感觉更加痛苦或不舒服，你就要停止这样的"治疗"。

（4）衡量一个治疗师是否合格的另外的标准是看他是否关心你的感受，尤其是你的安全感，看他现在是否有足够的耐心和细心陪伴你，以你为中心，听你诉说你愿意诉说的事。

有一个有关当前创伤治疗的常识：现在更多的人还处于创伤的第一阶段，也就是否认阶段，这个阶段有重要的缓冲意义。而媒体的这种报道有可能会人为打破机体的自调节，使大规模的悲痛提前到来，这对于当事人是非常危险的。

第三节　汶川地震医学救援

2008 年 5 月 12 日 14 时 28 分，我国四川省汶川地区发生了 8.0 级强烈地震。5 月 12 日 16 时 49 分，国家地震局召开新闻发布会通报地震情况，并启动一级应急预案。由原武警总医院医务人员、解放军某部工兵团官兵及地震局专家共计 187 人组成，下午由北京飞往灾区，于当晚 9 时许到达开展救援。从中央到地方，全国人民关心灾区的同胞，积极地极尽所能伸出援助之手，各地纷纷组织救援队开赴灾区。"医学救援"在这场罕见的灾难中发挥了"救死扶伤"的重要作用。本书的主要编写人员，包括中国地震灾害救援队队长等技术骨干，解放军总医院、海军总医院、唐山开滦集团医院、浙江等地方医院，当地灾区阿坝州、绵阳、德阳人民医院以及成都华西医院等医疗队的技术骨干，编著了亲身经历参与抢救的文章，为本卷专门整理，这是极为可贵的学术资料。

一、汶川地震搜救现场的医疗急救

四川汶川大地震发生后，中国国家地震灾害救援队（即中国国际救援队）在不到 9 小时到达地震灾害现场开展搜救、营救、医疗救治工作，中国国际救援队医疗队成员 22 名，开设指挥组、检伤分类组、抗休克组、分类后送组、外科手术组、卫生防疫组、健康宣教组、心理疏导组和医疗保障组九个医疗救治组，开展了快速伤情评估、检伤分类、给予对症急救处理、补充营养水分、心理疏导等多种形式的医疗急救工作，搜救现场成功营救出 49 名幸存者。通过此次救援行动总结出，加强巡诊工作、做好健康宣教、加强卫生防疫、进行心理疏导、利用远程会诊、加强医疗队员的专业培训等。

中国国际救援队成立于 2001 年，是一支可以参加世界各地灾害救援的国家级专业化救援队伍，先后成功执行了阿尔及利亚、伊朗、印度尼西亚、巴基斯坦等 12 批次国内、外地震救援行动，实战经验丰富。2008 年 5 月 12 日 14 时 28 分四川汶川发生里氏 8.0 级大地震，医疗队员接到国务院地震局命令后第一时间完成人员、物资集结。和解放军某工兵团搜救队员、地震专家在不到 9 小时到达地震灾害现场开展搜救、营救、医疗救治工作，直接听命于国务院抗震救灾总指挥部指挥。

（一）医疗分队情况

1. 人员情况　本次救援，中国国际救援队有医疗队员 22 名，其中男 13 名，女 9 名，专业包括急诊科、心内科、脊柱外科、呼吸科、眼科、儿科、烧伤整形科、神经外科、皮肤科等 18 个专业科室。队员严格按照"思想觉悟高、身体素质好、业务技术强、工作作风实"的原则挑选，并且都通过了国际 SOS 机构严格的统一培训，获得了国际灾难救援证书。

2. 医疗队分组情况　医疗队开设指挥组、检伤分类组、抗休克组、分类后送组、外科手术组、卫生防疫组、健康宣教组、心理疏导组和医疗保障组 9 个医疗救治组。

3. 装备情况　医疗装备主要为：综合急救箱、心电监护除颤仪、各类手术器械、便携式呼吸机、检水检毒设备、检验仪器、野战手术床、麻醉机、不锈钢手提式压力蒸汽消毒器、血细胞计数仪、生化分析仪、血气化分析仪、护理输液箱、急救耗材、急救药品等。另外携带了休斯 9201 海事卫星电话通信系统设备，以保障远程会诊和信息通畅。

（二）地震情况

本次为里氏 8.0 级特大地震，总结起来有 5 个特点：①强度大，波及面广，破坏力强；②震中位于地震高发区；③学校、医院等公共场所人员伤亡情况严重；④抗震救灾难度大；⑤灾区建筑抗震能力较弱。

（三）医疗分队在搜救现场的医疗急救工作

救援队作为攻坚队，承担的都是最艰苦、最危险、埋压人员最多、影响面最广、搜救难度最大的救援任务。在汶川地震救援行动中，从搜救现场成功营救出 49 名幸存者，医疗队员在营救中科学指挥，开展了快速伤情评估、检伤分类、给予对症急救处理、补充营养水分、心理疏导等多种形式的医疗急救工作，搜救的幸存者无 1 人遇难，搜救到的幸存者主要在地震后的黄金时间 72 小时内（表 25 - 2）。

表 25 - 2   救援队不同时段营救幸存者情况

时　　间	地　　点	营救幸存者/人	构成比/%
13 日 8 时～14 日 8 时	都江堰市聚源镇	27	55.10
14 日 8 时～15 日 8 时	绵竹县汉旺镇	12	24.50
15 日 8 时～16 日 8 时	绵竹县汉旺镇	3	6.10
16 日 8 时～17 日 8 时	绵竹县汉旺镇	3	6.10
17 日 8 时～18 日 8 时	汶川县映秀镇	2	4.10
18 日 8 时～19 日 8 时	汶川县映秀镇	1	2.05
19 日 8 时～20 日 8 时	北川县城及任家坪镇	1	2.05

1. 现场指挥　医疗队在登上去四川的飞机后立即成立抗震救灾临时党支部，并召开了第一次党支部会议。在整个救援过程中，救援队充分发挥党支部的战斗堡垒作用，全体队员在发挥连续作战、不怕疲劳的工作精神的同时，着重加强科学调度、科学指挥，力争发挥人员和装备的最大效能，提高整体救治效率，确实体现了专业救援队的水平。

2. 营救处理

（1）伤情评估：搜索到幸存者后，检伤分类组马上派队员接近伤员判断伤情，进行评估。遵循以下原则。①简单分类：检查气道和呼吸节律；检查循环和控制出血；检查神志状态。②迅速处理：对于威胁生命的紧急情况进行快速处理。如气道阻塞、过度失血。③划分等级：在灾害现场救护中，按轻、中、重、死亡分类分别以绿、黄、红、黑的伤病卡做出标志，置于伤员的左胸部。④快速分类：要求平均每名队员分类时间<60 秒。

（2）幸存者的救治：在废墟下发现幸存者，成功营救一般需要很长时间，需要医疗队员采取各种医疗手段，为营救和后期救治赢得时间。包括迅速给幸存者建立输液管道补充盐水和液体、尽可能地接近伤员喂水和食物、心理专家进行心理疏导、给幸存者增添衣服或紧握幸存者等措施。

（3）营救后的后续治疗：营救出幸存者还得采取措施保证幸存者不再受到进一步伤害。幸存者多是被挤压在狭小的空间，可能存在脊柱损伤，需要颈托和脊柱板搬运；用黑布或其他物品遮挡幸存者的眼部，避免瞬间强光照射导致失明。

（4）分类后送：进行认真的复检，对生命体征再次进行评估，采取必要的急救措施，确保后送途中伤病员的安全。

（四）提升医学救援能力

1. 加强巡诊工作　本次救援医疗队员共巡诊 3510 名轻伤员。事实证明，在灾区开展医疗巡诊服务非常必要，医疗队员每天在灾区的临时帐篷为灾民巡诊，医治了大量的感染伤口和内科患者，受到当地群众的热烈欢迎，扩大了专业救援队的影响力。并对一些缺药的临时医疗点捐赠了大量药品和器材。

2. 做好健康宣教　针对灾后的常见病和多发病，医疗队员在灾民安置点开展了生动活泼、针对性强的健康知识教育，让广大灾民养成良好的生活习惯，减少发病率。

3. 加强卫生防疫　针对灾区防疫工作异常严峻的情况。2008 年 5 月 17 日，医疗队在北川县紧急编写"灾区防疫十项注意"，累计发放 3000 余张卫生防疫传单。同时救援队员遵照简单的顺口溜加强队内防疫工作，如"4 喷加 1 泡"即喷洒现场、喷洒营地、喷洒车辆、喷洒人员、队员归队后严格泡手。"3 戴加 1 穿"，即戴口罩、戴头盔、戴手套，穿防护靴。

4. 进行心理疏导　大批劫后重生的灾民出现恐惧、焦虑、失眠、精神恍惚等各种心理创伤症状，医疗队员在抢救伤员的第一时间以及巡诊时及时和灾民谈话，进行心理常识宣教及心理疏导工作。必要时给予抗焦虑药、抗抑郁药，取得了良好的效果。

5. 利用远程会诊　医疗队利用先进的海事卫星电话和后方原武警总医院雄厚的医疗技术，对 2 例疑难病例进行了远程会诊，确定了治疗方案。

二、紧急医疗救援的组织管理

汶川地震后，震区阿坝州人民医院立即启动地震紧急医疗救援预案，随即派出以外科医师为主的 19 人医疗救援队，奔赴汶川县城灾区，迅速展开救援，是第一支到达震中的医疗救援队伍。医疗救援队的经验表明，必须建立医疗救援指挥部，以协调各队的医疗工作；对医疗救援人员的第一个要求是身体好、业务过硬。地震初期的患者以外伤患者为主，半个月后，工作重点移到内科医务人员身上。后勤保障在医疗救援中发挥重要作用；院外和院内急救工作必须衔接起来。

地震对人类危害特别巨大，瞬间可致大量人员伤亡和财产损失。如何高效组织管理医疗救援，充分整合医疗资源，最大限度发挥效能，达到抢救生命、减少伤亡的目的，是灾害救援医学面临的急迫问题。四川省阿坝州人民医院在"汶川大地震"发生后，立即启动了紧急医疗救援应急预案，开展地震紧急医疗救援，并重视组织管理。

（一）汶川地震后阿坝州内简况

2008 年 5 月 12 日下午 14 时 28 分，阿坝州汶川县映秀镇发生 8.0 强烈地震，受震范围包括汶川、茂县、理县、北川、青川、绵竹、平武和甘肃陇南这一龙门山脉断裂带。阿坝州汶川、茂县、理县等地瞬间出现山崩地裂、飞沙走石、尘土飞扬的恐怖景象。40%～90% 的房屋倒塌，200 多个通信基站倒塌，震区公路全部瘫痪，人员伤亡惨重。据 5 月底统计数据，在地震中，全州 19000 余人死亡和 11000 余人失踪，44000 余人受伤。地震发生后，紧急医学救援面临着严峻复杂的形势，任务十分艰难。

（二）州人民医院的紧急医疗救援组织与展开

阿坝州州人民医院是州内最大、设备最好、技术力量最强的中心医院，负责州内各族民众以及政府机关人员的医疗、保健任务，在紧急情况下负担全州的紧急医疗救援的协调和指挥。地震发生后，该院立即启动了紧急医疗救援应急预案，由院长负责统筹指挥、协调医疗救援工作。

首批抽调人员以外科为主，包括急诊科、五官科、口腔科、麻醉科、妇产科、内科、儿科等身体条件好的业务骨干 19 人组成的医疗救援队；同步紧急组织急救药品、清创包、骨科外固定材料等医用物资，由院领导带队迅速赶往震中汶川县城。救援队在途中遇山体垮塌，车辆不能前行时，根据当时条件，迅速组成每 4 人为一组的多个小分队，携带急用医用物资步行火速奔赴汶川。沿途视情况，安排部分医疗队员就地救治和转运伤员，其余人员继续向汶川开进。2008 年 5 月 13 日救援队到达理县后，又安排一个"四人医疗组"参加到县医院的救援队伍中，其余人员继续前行。2008 年 5 月 15 日医疗队克服多种困难，到达震中汶川县城，成为第一支到达的医疗救援队。根据指挥部的命令整合到汶川县医院参加救援，其后跟进队员建立一个医疗点，抽调部分人员下乡巡诊。随着大批医疗救援队的到来和大批重伤员空运成都治疗，2008 年 5 月 28 日医疗救援工作开始缓解，医院派出第二梯队人员接替。

（三）州人民医院救治伤员情况

截至 2008 年 5 月 28 日，医院医疗救援队共诊治伤员 2000 余人次，手术 60 余台次，主管住院患者 130 余人，接生 3 例，转诊 62 人次。该院出动救护车辆 121 台次，下乡巡诊 11 次。医院门诊处置 97

人，收治住院 73 人，危重伤员 13 人，转运 3 人。

（四）重视紧急医疗救援管理

1. 整合资源，统一指挥　阿坝州属山区，城镇化程度低，居民大部分分散在山上，加之地震使道路毁损严重，交通中断，突显医疗救援人员不足和救援、转运困难。同时多支医疗队进入现场后，对地形、伤情等不了解，容易导致医疗救援工作紊乱和无序。因此必须建立医疗救援指挥部，根据地震救援以"现场救治，重症抢救"的中心任务和"拯救生命，减少伤亡"的目标，整合医疗资源，建立医疗救援网络，确定医疗救治点和救援中心。对轻伤员救治点就地处理，对重伤员救治点进行初步处置后及时转至救援中心进一步治疗，条件允许时将重伤员转至震区外的医疗中心。阿坝州地震后及时建立了指挥部，每支医疗救援队到达后首先到指挥部报道，听从安排，分成若干小组，在城区设点和到各乡村救援，保证了医疗救援有序高效运转，特别是通过直升机空运重伤员到成都，最大限度地减少了伤员的死亡和残疾。

2. 救援人员配置要科学合理　对医疗救援人员的第一个要求是：身体好。汶川地震后，无房屋可住，饮水吃饭困难，大量人员受伤使救援人员明显不足，导致医疗救援人员工作紧张、时间长、耗费体力精力大，必须有良好的身体和充沛的体力作保证。其次要业务素质过硬，每一名医疗救援人员都必须非常熟悉创伤急救处理，第一时间快速、合理、有效处置，保证抢救生命和避免后续损伤；第三，学科搭配合理互补，地震可致人体从头到脚各个部位损伤，同时灾后人们过度悲伤、紧张、劳累，加之刮风下雨、饮食不当等容易使人患病。据统计分析震后半个月外伤患者占 82％；震后 15～30 天内科患者增多，外伤患者仅占 29％。我们此次派出以外科、急诊科为主，辅以五官科、口腔科、内科、儿科、妇产科人员，很好地解决了抢救地震受伤伤员为主，同时兼顾其他科疾病的救援治疗。在救援的后期阶段，抢救地震伤员退居其次，而内科、皮肤性疾病明显上升，我们对第二梯队人员作了相应调整。河南省卫生厅紧急派出内科、皮肤科专家组成的医疗组到达理县后，对后期救援起了很大作用。

3. 做好后勤保障　"兵马未动，粮草先行"，这说明了后勤保障的重要性，战争如此，医疗救援依然如此。一是药品和医疗物资的保障：地震导致大量的伤员，很快就会使震区医院的清创包、夹板等医用材料和药品告急，阿坝州人民医院在震后立即组织近 10 万元的创伤所需的医用物资，随救援队一同出发，到达中心地震区后及时缓解了灾区燃眉之急；同时第一时间在成都组织药品和医用物资，在黑水、理县医院出现药品等紧缺时，第一时间送达，有力地保证了救援工作。二是生活物资的保障：在地震后的初期阶段，救人是第一要务和重中之重，对医疗救援人员的后勤保障无人顾及，医疗救援队在准备物资时必须要包括生活物资，如帐篷、被褥、水、食品等，才能保证医务人员不致病倒，有充沛的精力参加救援。三是对救援人员家庭照顾：有些救援人员的家庭在地震中同样受到重创，医院对这些家属进行了妥善安排照顾，解了救援人员的后顾之忧。

4. 做好院外院内急救的衔接　医院处在震区的边沿，又最先与震区恢复交通和通信，必然会接收大量伤员。对震后陆续从理县、黑水、小金等地自发组织和转运来的伤员，医院在震后第一时间作出统筹安排。全院实施最高级别的应急预案，24 小时待命，随时保持与震区指挥部和各医院的联系，了解相关情况，做好接诊准备。由医师、护士、志愿者 4 人组成一个小组，负责对每一个伤员从接诊、辅助检查、住院全程陪同服务。与上海华山医院建立远程会诊联系，及时对危重伤员远程会诊，确保救治质量。医院共救治住院伤病员 73 人，无一人死亡。

5. 救援队伍遇到特殊情况要灵活调整方案　山地救援情况复杂，难度极大，有许多不确定因素，带队领导要灵活处置突发情况。医院救援队此次出发后，遇到了道路、通信中断以及沿途村镇受伤等待救援的人数较多的现实，带队领导及时灵活地将大队伍分散成多个四人小分队，徒步向汶川分散挺进，并沿途视情况，留下部分人员对当地群众进行救治，随后跟进。事实证明，此举发挥了很好的紧急医疗救援效率，拯救了更多的生命。

6. 医院紧急医疗救援今后应加强的工作　此次汶川地震是对医院紧急医疗救援的应急能力最好的检阅，医院工作人员经受住了考验，很好地肩负起了在灾难面前的职责。由于阿坝州地处边远落后山区，是地震多发地域，同时又是少数民族聚居区，紧急医疗救援任务十分艰巨。为更好地适应现代医疗救援需要，今后，医院还需要在以下方面加强工作。完善应急预案，加强救援人员的专业培训，向群众宣传普及各种灾难预防以及自救互救知识，加强州内各医院紧急医疗救援的协调管理，加强同全国各个医疗救援组织以及大型医院间的联系，融入大救援体系。

总之，由于地震发生的突然性，范围广，对道路、通信、医疗资源等都可造成重大损害，导致医疗救援条件差；同时地震致人员伤亡大，伤情复杂多变，抢救时间短，导致医疗救援复杂紧迫；加之，房屋倒塌致大量人员被埋，余震致人员再次损伤，导致医疗救援时间长。因此，为抢救更多生命和减少损伤，有效利用医疗资源，使之发挥最大效能，切实做好医疗救援的协调管理和组织领导工作尤为重要。

三、伤员的远程转运

对灾害伤员的及时转运是整个救援活动中的重要环节，使每位灾害伤员得到了及时有效的治疗，为灾区医院继续抢救伤员、灾区受损医院重建及全面防疫工作的开展提供了保障。绵阳市中心医院于2008年5月17日开始有计划地向重庆市转运灾害伤员200例，转运工作顺利完成。

（一）医疗救援转运组人员组成、装备与分工

本次公路转运调动了四川、重庆两地的急救救护车80辆以及部分客运大巴车。病情较重或者不能坐立的伤员均一人一辆救护车，每车2名医护人员（医师、护士各1名）陪护，病情较轻且能够坐立的伤员由客运大巴转运，每车3名医护人员（医师2名，护士1名）陪护，共计医疗人员186名，医师106名，护士80名。每辆车配备移动除颤仪、标准急救箱、车载氧气、饮用水及食品。随车医师负责对病情相对较重的伤员进行病情观察及处理，护理人员负责全体伤员的生命体征观察。车队由卫生执法警车开道，另有一辆物资车押后。

（二）转运伤员的一般情况

200例伤员均为地震灾害幸存者，男121例，女79例，年龄12~86岁，平均47.2岁。头颅伤43例，骨折（包括躯干及四肢）79例，复合损伤38例，内科疾病40例（包括急性应激障碍）。

其中，病情相对较重伤员9例，头颅伤中颅内出血7例，2例已进行血肿清除，5例因出血量较少未开颅手术；脑挫裂伤13例，均进行脑保护治疗，有2例患者有嗜睡、意识障碍，进行脱水降颅压、纳洛酮促醒及依达拉奉（edaravone）抗自由基治疗；颅底及颅骨骨折5例、头皮裂伤18例，均进行清创缝合、包扎防治感染处理。骨折伤员中有10例股骨多发性骨折病情较重，8例进行内外钢板固定，2例未能有效内固定，与其他骨折伤员均进行夹板固定。复合伤中有1例脑挫裂伤合并开放性气胸的伤员，进行了胸膜腔闭式引流及吸氧处理，患者生命体征平稳、无气急症状及缺氧表现，其余复合伤多为皮肤挫裂伤，均已行清创缝合包扎固定处理。内科疾病中主要有冠状动脉粥样硬化性心脏病病史者12例，但无急性冠状动脉综合征表现，常规完善心电图，备用单硝酸制剂。急性应激障碍11例，其中3例焦虑及恐惧表现突出，4例有哭闹行为，使用普萘洛尔及阿普唑仑临时处理，并与其他应激障碍伤员同时进行集体心理干预。

（三）转运

1. 制订转运方案　汶川大地震后，出入绵阳的多种通道被破坏，且强余震不断，通信一度瘫痪，在48小时内绵阳市中心医院就收治了1500余例伤员，医院面临场所告急、药品短缺、器械匮乏、继续救治任务重、防疫压力大等问题，如果不及时将灾害伤员有效转运，医院抗震救灾及绵阳地区近500万人民医疗保障必将面临前所未有的危机。在上级政府的指导下，医院立即成立了灾害伤员转运小组，结合铁路运输瘫痪、空港抗震救灾任务繁重的局势，迅速制订了公路转运的基本方案。通过四川省急救中心、重庆市急救中心等单位协同配合，立即启动了首批伤员通过公路转运至重庆的方案，并即刻进行了伤员动员与筛查、途中医护人员的确定与培训、医疗器械的检查与准备等多项筹备工作。制订了详尽的计划，对转运途中病情观察与监护、并发症的预防等均实行专人负责。

由于所转运伤员均来自地震重灾区，他们多数还沉浸在家毁人亡的巨大悲痛以及地震所带来的心理

灾难中，对他们进行有效的动员显得尤其重要。医院由院领导、科主任、业务骨干组成了动员小组及筛查小组，逐一对伤员进行病情评估与筛查。入选条件：①伤员有家属陪同且家属同意转运；②伤员生命体征平稳、病情稳定；③伤员病情不会因远程转运加重；④伤员病情急需有效手术而目前该院无法开展者。部分伤员由于病情极度危重未能进行首批转运。

2. 心理干预　转运的 200 例伤员均来自于本次大地震的重灾区北川县和安县。其中 20% 失去了亲人，有 12 例伤员没有任何亲人的讯息，15% 的伤员是从废墟中被救出，80% 均进行了程度不等的手术治疗，27% 有不同程度的急性应激障碍表现。此次转运需用时 5 小时左右，路途有颠簸路段，且随时可能有余震，要将伤员安全顺利转运至目的地，有效的心理干预非常必要。通过与伤员的主动沟通，使其了解此次转运路线和医疗保障，同时通过诱导伤员倾诉、哭泣、积极暗示等手段，减轻恐惧、焦虑等情绪，以减轻或避免转运途中出现的心理应激反应。转运途中，1 例 82 岁老奶奶因地震后与亲人失去联系而反复哭泣、叫停车辆 2 次，2 例伤员出现尿潴留，其余均未出现不良反应。

3. 途中医疗保障　本次转运伤员中，开颅手术 2 例，截肢手术 7 例，骨折内外钢板固定 8 例，骨折夹板固定 71 例，局部清创缝合 49 例，既往有冠状动脉粥样硬化性心脏病病史者 12 例，其中 3 例有陈旧性心肌缺血的 ECG 改变，有慢性肺部疾病患者 7 例，2 例胸片提示慢性支气管炎性改变，有糖尿病史 1 例，但随机血糖为 6.30 mmol/L。所有伤员意识清楚，生命体征稳定，故途中主要观察开颅术后伤员意识及头痛情况，骨折固定术后伤员患肢固定，叮嘱行车司机颠簸路段缓慢行车以及实施必要的心理干预，对于 2 例尿潴留伤员进行情绪稳定，并在到达目的医院即刻进行了保留导尿处理。

4. 接收医疗机构的配合　由于本次转运得到了政府高度重视，兄弟城市的急救机构及医疗机构积极配合，所有转运伤员均得到了良好的安置。本次转运伤员得到了以下医院的大力支持：第三军医大学附属大坪医院（20 例）、第三军医大学附属西南医院（18 例）、重庆医科大学附属第一医院（18 例）、重庆医科大学附属第二医院（16 例）、重庆市第一人民医院（18 例）、重庆市第六人民医院（17 例）、重庆市第九人民医院（19 例）、重庆市中山医院（13 例）、北碚中医院（13 例）、重庆市大渡口一院（12 例）、重庆市渝北区中医院（12 例）、重庆市万盛人民医院（14 例）、重庆重钢总医（10 例）。医院与接收单位书面交接伤员病情卡，包括患者一般情况、疾病诊断及已进行处理和目前需要重点观察及处理事宜，伤员人数以及随同家属人数，危重伤员进行书面与床旁口头病情交接。各个接收医院均组织了以院级领导为首的欢迎仪式，开通了绿色通道，配备了专门的医护人员与医疗资源，保障了转运伤员的有效治疗，并且对灾害伤员及其随同家属食宿问题均免费妥善安排，免除了伤员后顾之忧，为其躯体疾病的早日康复和心理创伤的加快愈合提供了物质与精神基础。

（四）政府权威部门的指挥，医务人员等努力工作通力合作完成了转运任务

1. 政府部门的指挥调配和医疗单位的有效协同是伤员成功转运的先决条件　党和国家的高度重视，地方政府的大力支持，各级部门的通力合作，重庆市各级医疗单位的无私帮助是此次成功转运的首要条件。

此次汶川地震后，国家迅速启动了灾害应急救助体系，国务院总理在第一时间抵达灾区，即时启动了全国范围的紧急救助。由于绵阳仅距汶川震中 113 km，且绵阳所辖的北川、安县等县成为本次灾害的重灾区，如何让灾害伤员得到及时有效的救治，同时又要让灾区医疗机构有能力保持持续救护的战斗力，引起了党政部门的高度重视，并迅速确立了转运伤员的思路。但是此次转运涉及交通运输、道路管理、急救系统、医疗单位以及地方政府的有效协同，而转运同时面临着通信不畅、余震不断等不可抗拒及不可预料因素的干扰。所以，地方政府争取到运输、交通、急救等各方面的大力支持协助，保障了转运的顺利进行。

2. 转运前病员的筛查与心理干预是成功转运的重要条件　本次转运途经 3 市 6 县，路途 350 km，路况复杂，局部道路颠簸，需时 5 小时，所经过区域均在余震区，有潜在山体滑坡、道路坍塌等地质灾害发生的风险。所以对首批转运伤员，首先进行了仔细的检查，受伤程度、既往病史（基础疾病）、手术情况、并发症情况、辅助检查资料的核实与阅读分析，所有颅脑外伤伤员复查了头颅 CT 及 GCS 评

分，所有未手术骨折伤员均进行了石膏或者夹板固定，冠状动脉粥样硬化性心脏病病史者完善了 ECG，糖尿病病史者完善了随机血糖测定。本次转运的 200 例伤员经过上述检查与转运前处理，病情稳定，生命体征平稳，对于部分心理灾害伤员进行了心理干预，减轻了他们恐惧、焦虑的心理应激反应，稳定了情绪，保障了伤员的成功转运。

3. 制订详细的转运方案与专业医护人员的强化培训是转运成功的重要保障

（1）制订转运方案原则：为使大量伤情较为稳定的重症伤员得到更好的治疗，卫生部与四川省和有关省份制订了伤员转运方案原则。①多部门协同，快捷、安全；②伤员自愿且病情许可；③接收单位有能力保障继续救治。

（2）医护人员的强化培训：此次转运随同的医护人员均是各科主任或者业务骨干，涉及脑外科、骨科、普通外科、急诊科、内科各专业，护士均是各科室业务能手，医护人员均能熟练进行伤口包扎固定、急救器械药品使用（包括除颤仪），另外，由于地震灾害伤员往往存在不同程度的心理灾害，所以进行心理干预专业知识的培训同样重要，同时，灾害伤员院内观察时间短，辅助检查资料不齐全，途中可能出现意想不到的病情变化，所以医护人员的随机应对能力及自身心理素质同样重要。同时应与驾驶人员进行沟通协调，缓解他们的紧张情绪，保障驾驶安全。

四、颅脑损伤的救治

汶川地震灾害中大量的颅脑损伤患者，经快速合理的组织协调，准确掌握病情，合理的治疗，及时手术，可以提高救治成功率，降低残废率。德阳市第二人民医院在 2008 年 5 月 12 日地震灾害中收治 281 例颅脑损伤患者，重型 46 例，中型 132 例，轻型 103 例。开颅手术 58 例，其中，开放性颅脑损伤 11 例，闭合性损伤 47 例，死亡 4 例，重残 6 例，中残 18 例，轻残 36 例，痊愈 201 例，转送上级医院 16 例。

汶川地震灾害中，德阳市第二人民医院在 2008 年 5 月 12 日至 7 月 31 日共收治地震伤员 1203 名，颅脑损伤 281 名，占 23.4%，经医护人员的积极救护，伤员恢复良好，从中吸取了大量的经验和教训，总结如下。

（一）临床资料

汶川地震后，医院收治了在地震中受伤的颅脑损伤患者 281 例，男性 142 例，女性 97 例，年龄最大 78 岁，最小 40 天，平均年龄 30.6 岁。6 小时内到达医院 86 例，最早 30 分钟，6～24 小时 103 例，24～48 小时 56 例，48～72 小时 25 例，72 小时以后 3 例，1 个月后 8 例。受伤原因复杂，有摔伤、击伤、挤压伤、坠落伤，有的并发多种伤。合并四肢骨折 26 例，合并胸腹伤 18 例，合并脊柱骨折 3 例。临床表现：入院时，GCS 评分：3～8 分 46 例，9～12 分 132 例，13～15 分 103 例。昏迷 52 例，单侧瞳孔散大 15 例，双侧瞳孔散大 6 例。失语 16 例，癫痫 5 例，肌力下降 34 例，去大脑强直 5 例，自主呼吸停止 1 例。67 例伤员入院时行头部 CT 检查，时间为伤后 50 分钟至 72 小时，53 例伤后 72 小时以上行 CT 检查。检查结果正常 8 例，脑挫裂伤 54 例，单纯硬膜外血肿 16 例，硬膜下血肿 12 例，脑内血肿 8 例，颅内多发血肿 11 例，开放性颅脑伤 11 例，B 超在术中检查发现迟发性血肿 7 例，术后经骨窗检查发现 9 例迟发性血肿。慢性硬膜下血肿 8 例。

（二）治疗与结果

非手术治疗，共 223 例，包括观察神志、瞳孔、呼吸、血压、脉搏及体温，常规使用脱水剂，脑保护剂，预防并发症等治疗，8 例采取了亚低温冬眠治疗。手术治疗共 58 例，开放性颅脑损伤行颅脑清创 11 例，急性硬膜外血肿 14 例，急性硬膜下血肿 11 例，脑内血肿 6 例，颅内多发血肿 5 例，均行血肿清除，其中 12 例行内外减压术，术中急性脑膨出 6 例，B 超发现对侧血肿并引导下行血肿清除，亚急性血肿 2 例，行血肿清除，慢性硬膜下血肿 8 例，行钻孔引流术。

281 例颅脑损伤患者中，重型 46 例，中型 132 例，轻型 103 例。开颅手术 58 例，其中，开放性颅脑损伤 11 例，闭合性损伤 47 例，死亡 4 例，重残 6 例，中残 18 例，轻残 36 例，痊愈 201 例，转送上级医院 16 例。

（三）地震灾害中颅脑损伤的特点

地震灾害中颅脑损伤的特点可以归纳为：①突发性；②短时间内伤员众多，地震后，医院 48 小时内共收治伤员 1135 人，占总收治地震伤员的 84%，其中颅脑损伤 205 人，占 18%；③受伤机制复杂，有摔伤、击伤、挤压伤、坠落伤，部分病员多种伤并存；④早期死亡率高，可达 30%；⑤头皮裂伤及开放性颅脑损伤伤口污染重，多并发感染；⑥闭合性颅脑损伤为主，急性硬膜外血肿较多见，1 个月后，年龄较大者，易出现慢性硬膜下血肿；⑦由于灾区挖掘搬运条件有限，对昏迷病员的呼吸道管理不善，致使病员缺氧，导致继发性损伤；⑧由于地震给患者造成心理影响大，易引起恐慌、焦虑，对生活失去信心，会加重病情，所以必须强调早期诊断的全面性。

（四）正确的现场急救处理和搬运是减少死亡和降低残废的必要条件

地震灾害是一类特殊的致伤因素，救援人员不可能即刻到达现场，灾区人民必须开展自救、互救，在减灾方面具有不可替代的作用。首先确定是否存在颅脑外伤，必须严密观察意识状态和瞳孔变化，明确伤情，监测生命体征，检查有无胸、腹、脊柱、四肢等并发伤，作出初步诊断和适当的处置。如止血、包扎、固定、解除窒息、复苏等。若有脑膨出可用纱布围在脑组织四周后包扎固定，对昏迷患者保持呼吸道通畅，清除口内分泌物或呕吐物。搬运时，应采取半卧位，用衣物垫好头部，避免震动。

（五）医疗分类处理

严格按照分工任务进行救治是保证伤员有效救治和争取抢救时间的重要保证。由于伤后短时间内大量颅脑损伤病员送入医院，医务人员短缺，条件受限，通信不畅，秩序混乱，曾经发生多名医务人员重复检查同一病员的现象，既增加了医务人员的劳动负担，又耽误了抢救患者的时间。因此，必须由专人负责分类工作。德阳市人民医院将 1 名经验丰富的医师、1 名护士和多名担架员组成一组，负责检查患者和分类，分为危重、稳定、变化观察、立即进行 CT 检查手术组，贴上标签，并将病员按分类送到指定地点进行治疗。在分检过程中，切忌将重伤员拣成轻伤员，轻伤员拣成重伤员，使医务人员负荷过重，应急能力下降，两者都将使真正需要优先救治的伤员失去救治的时机，导致死亡率和伤残率上升。

（六）处理原则

抢救生命为第一原则，对于重型颅脑损伤患者保持呼吸道通畅是复苏抢救中最重要的环节，口腔内有呕吐物、分泌物、异物等，应立即清除，若氧饱和度仍不能上升，则应行气管内插管或切开，甚至呼吸机支持。改变平时的诊断→治疗模式为抢救→诊断→治疗模式，以免影响患者的抢救时间，确保重型颅脑损伤患者能够得到及时、有效的抢救治疗。对需要长时间复苏或复杂性手术的极重型颅脑损伤病员，估计生存希望渺茫，为了多数伤员的利益，应对症处理，加强观察。在 CT 机不能正常运转或无法满足患者检查的情况下，对于需要开颅手术的患者，我们在术中应用 B 超技术对血肿进行实时定位，术后经骨窗进行探查，发现迟发血肿 8 例，及时手术，挽救了患者的生命。脑损伤 B 超检查诊断符合率 100%，对术中血肿定位尤其是多发颅内血肿的准确定位，明确术中急性脑膨出的原因具有重要的意义。对伤口感染的患者，必须进行严格彻底的清创，并使用广谱抗生素。同时应尽早加强患者的心理干预和语言肢体功能训练。

五、胸外伤的救治

胸外伤是地震伤十分常见的损伤之一。2008 年 5 月 12 日至 31 日德阳市人民医院收治地震伤患者 1498 人，其中合并胸外伤或以胸外伤为主的患者有 207 人，占 13.79%，由于及时诊断及治疗，取得了较好的效果。

（一）一般资料

本组共 207 例，其中男 113 例，女 94 例，年龄 11～80 岁，平均（43.6±4.7）岁，AIS-98 损伤严重度评分≥16 分者 67 例。胸部受伤情况：肋骨骨折 198 例，其中双侧 154 例，形成浮动胸壁 13 例，胸骨骨折 7 例，肺挫伤 182 例，血气胸 114 例，包括延迟性血气胸 11 例，继发急性呼吸窘迫综合征

（acute respiratory distress syndrome，ARDS）6 例，合并颅脑损伤 23 例，合并肝脾破裂肾挫裂伤等腹部外伤 35 例，合并四肢、骨盆、脊柱骨折 59 例，合并肺气肿 19 例，失血性休克 31 例。

（二）救治与结果

紧急气管内插管 25 例，气管切开 11 例，呼吸机支持 21 例，胸膜腔闭式引流 101 例，加压包扎及胸带固定 153 例，伴有胸部以外脏器损伤者均得到相应救治。

入院 8 小时内死亡 6 例，8～72 小时死亡 2 例，均合并有颅脑、胸腹、骨盆等严重多发伤，无 1 例剖胸手术。

（三）抢救程序与方法

本次地震导致数万人员伤亡，震区医疗机构完全瘫痪。余震不断，大量患者在短时间内被送入医院，医疗资源匮乏。医院面临应急医疗保障的紧张局面，这要求医院在接诊伤员的诊断和救治上与以往一般的外伤救治有所不同。

1. 地震所造成的胸外伤早期诊断应以物理检查和胸部 X 线、B 超检查为主　由于地震伤员短时间大量涌入，余震不断，大部分医疗设备无法正常使用，医疗资源极度紧张，必须在最短的时间内完成对患者的初步诊治，简单有效的物理检查、诊断性胸腹腔穿刺术、胸部 X 线片和 B 超检查能迅速明确绝大部分的胸外伤及合并伤诊断，并给予及时有效的治疗。德阳市人民医院急诊科常规配备 B 超和 X 线摄片，为患者紧急救治赢得了时间。

2. 胸膜腔闭式引流的应用　胸膜腔闭式引流既是积极有效的治疗手段，又是观察病情变化发展需要采取进一步治疗的重要依据，约 85% 的闭合性胸外伤仅需临床观察和胸膜腔引流，只要扪及皮下捻发感，伤侧呼吸音低，胸腔穿刺抽出气体或不凝血液，胸片提示连枷胸伴同侧血气胸，不论肺压缩程度都应及早安放胸膜腔闭式引流，早期胸膜腔闭式引流有利于解除呼吸困难，有利于肺的及早复张，防止凝固性血胸的形成及减少感染机会，有利于发现延迟性血胸及可能并存的其他损伤。尤其是那些需要气管内插管机械通气或麻醉后手术的患者，以防止张力性气胸的发生。由于地震胸外伤患者绝大多数为挤压所致的闭合伤，常为多发伤合并胸外伤，单纯胸外伤极少，早期胸膜腔闭式引流能为其他合并伤的救治创造更多有利的条件。

3. 胸外伤开胸手术问题　地震胸外伤患者绝大多数为房屋倒塌、山石滚落所导致的闭合伤，有心脏、大血管和食管气管、支气管破裂的胸外伤患者多合并颅脑、肝脾等其他重要脏器的严重多发伤，常常当场或在转运途中死亡，在院的闭合性胸外伤者多数均可采用临床观察、胸膜腔闭式引流、呼吸支持、止痛和介入治疗等处理治愈，很少需要紧急开胸手术。因此对于严重闭合性胸外伤的剖胸探查指征应严格掌握。我们认为，有如下情况者应行剖胸探查：闭式引流术后难以控制的张力性血气胸，每小时引流量 150～200 ml 持续 3 小时以上；膈肌破裂并膈疝形成。本组患者无 1 例紧急开胸手术。

4. 重视多发伤的处理　地震伤患者大多数是多发伤，单纯胸外伤少见，多发伤患者有 3 个死亡高峰：第一死亡高峰出现于伤后数分钟内，死于此时期者约占死亡人数的 50%。第二死亡高峰出现在伤后 6～8 小时内，死于此时期者约占死亡人数的 30%，若抢救及时，大部分患者可免于死亡，故此时期称为"黄金一小时"。本组患者 8 小时内死亡 6 例，均为严重的心肺挫伤合并有严重的颅脑伤、肝脾破裂、骨盆骨折等多发伤。第三死亡高峰出现在伤后数天或数周，死于此时期者约占死亡人数的 20%。本组有 2 例由于严重的多发伤分别于伤后 47 小时和 62 小时死于多器官衰竭。由于地震伤员短时间大量涌入，且伤情多为多发伤，胸外伤后的及时救治和多科的联合诊疗是抢救胸外伤和合并胸外伤的多发伤患者成功的重要因素。而且严重多发伤情况复杂，多脏器损伤相互影响，往往由于患者病情所限不能早期作出诊断，漏诊、误诊率可达 12%～15%，加拿大 Michael 创伤中心统计显示，在漏诊病例中43.8% 是不可避免的。因此必须反复多次检查，动态观察，必要时请相关科室会诊以免贻误治疗。

5. 急性呼吸窘迫综合征的诊治　创伤、感染、休克是急性呼吸窘迫综合征的三大诱因，连枷胸的反常呼吸、广泛的肺挫伤、失血性休克和继发感染等都会造成肺组织出血水肿，通气功能、氧弥散功能障碍和肺内分流增加，肺的顺应性下降，导致呼吸窘迫及低氧血症，容易并发 ARDS。主要临床特征是进行性加重的呼吸困难和难以纠正的低氧血症。ARDS 是患者死亡的主要原因之一。本组发生 ARDS 6 例，其中 4 例伤后 3 天内发生，均有严重骨性胸廓损伤和广泛的肺挫伤，2 例伤后 3~7 天发生，胸外伤均不重，1 例合并严重的颅脑损伤，1 例合并严重腹部闭合伤、失血性休克，脾切除、肝修补、肠切除术后，均有继发感染。因此，积极救治创伤，纠正休克，控制感染，才能降低 ARDS 的发生率。ARDS 一旦发生，应早期诊断，尽快治疗，既要注意胸外科的处理，又要及时治疗其他合并伤及休克，治疗的关键是纠正反常呼吸及低血容量性休克，保持呼吸道通畅，积极治疗肺间质水肿，控制感染，合理镇痛，局部加压包扎，胸带固定，胸膜腔闭式引流，早期加用呼气末正压通气（positive end expiratory pressure，PEEP）的呼吸机支持等是最有效的治疗手段之一。还应早期给予糖皮质激素治疗，其作用是稳定细胞膜，减少炎性介质的释放，降低毛细血管的通透性。

6. 注意延迟性血胸的诊断治疗　延迟性血胸是指胸部受伤后，早期无血气胸表现，经过数小时或数天后逐渐出现血气胸症状和体征者，常常是肺部挫裂伤、胸壁小血管破损或肋骨骨折断端等慢性少量渗血漏气所致，伤后第 3~5 天为迟发性血气胸发病高峰，最长可达伤后 30 天。因此对于胸外伤患者，应注意观察症状及胸部体征变化，伤后 1~2 周应复查胸片或做 B 超检查，以便及早发现，及时处理，本组 11 例延迟性血气胸患者均及时得到相应治疗。

7. 注意慢性阻塞性肺疾病患者复发性气胸　这次大地震所收胸外伤患者中有 19 例合并有慢性支气管炎、阻塞性肺气肿，都有不同程度的血气胸，给予胸膜腔闭式引流及其他常规治疗，13 例患者治愈，6 例患者反复出现胸闷气促，经胸片证实为气胸反复发作，给予多次闭式引流治愈，有 2 例在转外院途中突然出现呼吸困难，口唇发绀，转回医院后经查体、胸片检查确诊为复发性张力性气胸，给予胸膜腔闭式引流病情迅速改善。由于慢性阻塞性肺疾病（chronic obstructive pulmonary disease，COPD），患者肺功能贮备低，多有继发性肺大疱，在外伤、咳嗽等诱因下易反复发生气胸，迅速导致呼吸困难，甚至危及生命，应予以重视。

8. 预防院内交叉感染　由于大地震后余震不断，原有的大量医疗资源暂时无法使用，医护人员在大帐篷医院对大量地震伤员进行抢救治疗和护理，易发生交叉感染，甚至暴发疫情。医院严把消毒关，对伤员进行检伤分类，按伤情分类分流伤员，未发生疫情。

六、四肢骨折和软组织开放损伤处置

汶川地震中伤员的四肢骨伤和软组织开放损伤十分常见。唐山开滦医院赴汶川的医疗救护队所在地四川绵竹九龙镇救治的伤员 3641 人次中，四肢骨伤和软组织损伤患者 139 人（152 肢），年龄最大 102 岁，年龄最小 4 岁 3 个月，闭合伤 103 肢，开放伤 49 肢，其中 Gustilo-Anderson Ⅰ型 4 肢，Gustilo-Anderson Ⅱ型 41 肢，Gustilo-Anderson Ⅲa 2 肢，Gustilo-Anderson Ⅲb 1 肢，Gustilo-Anderson Ⅲc 1 肢。

（一）诊断标准

查体伤口肿胀、渗出物形成，伴不同程度感染，骨折端骨擦感、反常活动阳性，上级医院透视、X 线片证实骨折存在。按 Gustilo-Anderson 分类法：①Ⅰ型，伤口长度不超过 1cm，伤缘清洁；②Ⅱ型，伤口一般>1cm，伴中等程度的软组织损伤，肌肉组织坏死，但无广泛软组织损伤或皮肤撕脱；③Ⅲ型，伴有广泛肌肉坏死，多段骨折，Ⅲ型分为 3 个亚型；即Ⅲa：开放骨折的骨膜剥离不广泛，骨折端有适量软组织覆盖，Ⅲb：开放骨折的骨膜广泛剥离，伴大量软组织坏死丢失，骨折严重粉碎；Ⅲc：开放性骨折伴大血管损伤。

（二）救治与结果

对受伤人员病情轻重进行分类。对于病情危重的伤员，首先要采取急救措施，快速建立输液通路，以利于抗休克和静脉给药；对 Gustilo 分类Ⅰ型、Ⅱ型及Ⅲa 型伤口行过氧化氢－生理盐水－聚维酮碘刷洗换药，每天 1~2 次，静脉滴注 0.9% 生理盐水 100ml＋头孢曲松钠 2.0g 每天 2 次，连续 7 天，石膏夹制动，待分泌物消失后清创闭合伤口。伤口 12 天后去线。对 Gustilo 分类Ⅲb 型以上伤口给予刷

洗、消毒包扎、石膏制动转送外院治疗失访。在救治的过程中，始终坚持生命第一的原则，维持生命体征平稳，控制感染、固定骨折。

医疗队收治伤员中，伤口全部愈合，计 47 肢，转当地及外地医院 2 肢，无死亡。因时间短暂，骨折愈合尚需继续随访。

（三）救治处置启示

地震是危害重大的自然灾害，是需要外界支援的破坏性事件。四川汶川地区的特大地震造成了重大人员伤亡和财产损失。虽然临床已很少单独使用石膏来治疗开放性骨折，但由于地震造成交通瘫痪，短期内大量伤员聚集，医疗器械不能短期内供给，只能因地制宜，因人施救。对于开放性骨折且伤口不同程度肿胀、张力高、分泌物形成，不应一期闭合伤口，本组患者伤口开放均超过 48 小时，经对伤员仔细检查、明确伤情，依个体采取不同治疗方法，伤口全部愈合。对损伤严重伤员在当地条件不能满足救治的时候，对伤员进行后送进一步治疗。

因医疗救护队在地震重灾区，临时帐篷为工作间，加之受伤伤员较多。在救治伤员的过程中，通过收容分类确定医疗队在力所能及的条件下可以救治的伤员后，对病情危重的伤员先进行抢救，包括快速建立输液通路，并给予抗休克、抗感染治疗，维持生命体征平稳后，送往具有条件的医院治疗。

在救治的过程中，由于进入灾区的时间超过了开放伤最佳处理时间，即伤后 8 小时，在救治的伤员中，伤口的污染和损伤程度一般较重，必须对这类伤口进行充分的换药、清创、消毒，不留死腔，应用过氧化氢以及聚维酮碘进行消毒和处理后，不做一期缝合，在 4～5 天后进行延期一期缝合。医疗队对伤员经过充分的清创消毒处理后直接缝合，没有出现伤口感染。

综上所述，地震灾害具有突发性和不可预测性。在抗震救灾过程中，医疗救护人员在救治过程中，要有充分的物品和药品准备，对伤员进行分类，依据个体及时准确地进行救治，减少地震次生危害的发生，提高受灾群体的健康水平。

七、挤压综合征合并感染的救治

挤压综合征是地震灾害后常见的疾患，以高钾血症、肌红蛋白尿、急性肾衰竭为特点，死亡率高，其中感染是导致死亡的主要原因之一。现将四川大学华西医院在地震后收治的挤压综合征合并感染患者感染部位、病原菌、治疗及转归等临床特点进行分析，并将其与单纯挤压综合征患者进行比较，是一项十分有意义并且为临床提供借鉴的科学工作。

（一）基本情况

1. 一般资料　对四川大学华西医院在汶川地震后收治的 57 例挤压综合征患者的临床资料进行回顾性分析，观察时间从入院至肾功能恢复或死亡。搜集资料包括患者年龄、性别、感染部位、感染菌种、生命体征、血常规、白蛋白、血肌酐、肌酸激酶、抗生素使用情况、血液透析情况、是否行筋膜切开术、转归。

本组 57 例按照是否合并感染分为挤压综合征合并感染组 37 例和单纯挤压综合征组 20 例，挤压综合征合并感染组 37 例中男 20 例，女 17 例，年龄（35.3±15.4）岁。感染部位包括：伤口感染 26 例，肺部感染 16 例，血源性感染 12 例，尿路感染 5 例，多部位感染 9 例，发生脓毒血症 26 例。感染菌种包括：鲍曼不动杆菌 16 例，铜绿假单胞菌 10 例，大肠埃希菌 9 例，阴沟肠杆菌 8 例，其余尚有肺炎克雷伯菌、葡萄球菌、屎肠球菌等细菌及真菌感染。伤口感染菌种以鲍曼不动杆菌及铜绿假单胞菌为主，肺部感染菌种以鲍曼不动杆菌及阴沟肠杆菌为主，血培养菌种以葡萄球菌为主。单纯挤压综合征组 20 例中男 14 例，女 6 例，年龄（30.1±12.7）岁。2 组患者年龄、性别、疾病分类比较差异均无统计学意义（均 $P>0.05$）。

2. 挤压综合征诊断标准　①有长时间受重物挤压史；②肌酸肌酶＞1000 U/L，伴或不伴肌红蛋白尿；③急性肾损害（AKI）。在排除慢性肾脏疾病后，满足以下任一条即可诊断 AKI：每天尿量＜400 ml、血尿素氮≥40 mg/dl、血清肌酐≥176.8 μmol/L（2 mg/dl）、尿酸≥2380 μmol/L（8 mg/dl）、血钾

≥6 mmol/L、血磷≥8 mg/dl、血钙≤8 mg/dl。

3. 脓毒血症的诊断标准　①体温＞38 ℃或＜36 ℃；②脉搏＞90 次/min；③补液后收缩压仍＜12.0 kPa（90 mmHg）；④呼吸频率＞20 次/min；⑤WBC＞12×10^9/L 或＜4×10^9/L。患者明确感染后若具备以上标准中的两条或两条以上，即诊断为脓毒血症。

4. 治疗　所有感染患者均根据病原菌药敏实验给予足量、足疗程抗生素治疗。其中接受筋膜切开术 27 例（73.0%），行血液透析 30 例（81.1%），26 例病情较重者采用连续性肾脏替代治疗（continuous renal replacement therapy，CRRT）（该院常规采用连续性静脉血液滤过模式）。其余行间歇性血液透析（intermittent hemodialysis，IHD）。其中 2 例感染性休克患者，给予内毒素吸附治疗。手术者中发生脓毒血症 20 例（74.1%，20/27），未手术者中发生脓毒血症 6 例（60%），两者发病率差异无统计学意义。单纯挤压综合征组接受筋膜切开术 9 例（45.0%），行血液透析 15 例（75.0%），其中仅 2 例行 CRRT 治疗。

5. 统计学方法　用统计软件 SPSS 11.0 进行数据分析，定量资料行 t 检验，分类资料行 χ^2 检验或确切概率法检验。以 P＜0.05 为差异有统计学意义。

（二）结果

挤压综合征合并感染组中死亡 3 例，病死率为 8.1%，死亡原因分别为肝破裂、脾破裂、肺挫伤，其余肾功能均恢复，好转时间为（27.4±11.1）天。单纯挤压综合征组无 1 例死亡，病死率与感染组比较差异无显著性（P＞0.05）。在院期间肾功能均恢复，好转时间为（13.0±11.2）天，与感染组比较差异显著（P＜0.05）。

（三）重要启示

挤压综合征是地震等自然灾害事故后常见的医疗危重症，病死率高达 15.2%～40%，高钾血症、低血容量性休克是挤压综合征早期死亡的主要原因，而感染和多器官功能衰竭是后期导致死亡的重要因素。合并感染患者病死率增高，肾功能恢复较慢，住院时间延长。挤压伤患者常存在多重感染易患因素。①开放性损伤或手术破坏了肢体的皮肤黏膜屏障，污染菌常诱发伤口感染；②器官功能受损致免疫功能紊乱、营养状况的恶化均使机体主动免疫力下降；③各种侵入性治疗和导管留置可导致深部感染；④医院在灾后初期的混乱局面中可能疏于对院内感染的监管以及抗生素的滥用均使感染发生率大大增加。感染的部位以伤口、呼吸道、尿路感染为主，严重者可继发脓毒血症，这使病死率明显升高。初治患者的感染菌种以革兰阳性球菌、肺炎球菌等社区感染常见菌为主，随着住院时间的延长，常罹患院内感染，不动杆菌和铜绿假单胞菌成为主要病原，而且这些病原菌具有多重耐药的特点。1999 年土耳其 Marmara 地震后挤压综合征患者感染发生率为 34.9%，以伤口感染和脓毒血症为著，后者病死率高达 27.3%，革兰阴性需氧菌和葡萄球菌是主要病原菌。我们的资料显示，感染患者的肾功能恢复时间明显长于非感染者，而伤口和肺部是最常见感染部位，病原以铜绿假单胞菌和不动杆菌为主，这与其他文献的报道是相符的。

挤压伤合并骨筋膜室综合征患者常接受筋膜切开术，严重者尚需截肢。手术可及时清除坏死组织，减小骨筋膜室内压力，促进局部血液供应恢复，有效避免了因坏死组织吸收导致的高钾血症、肌红蛋白血症。但是，手术亦破坏了局部皮肤黏膜屏障的完整性，若不能对伤口进行正确的无菌护理，感染风险势必增大。关于手术是否会增加感染率的问题目前尚存在争议。但多数学者认为筋膜切开术可能会增加脓毒血症的发生率，应严格把握手术指征。本研究显示感染组中接受手术者和非手术组者的脓毒血症发病率无统计学差异。推测该结果可能受样本量较小以及医院收治的患者病情偏重的影响，代表性不强。故尚需进行大规模的地震伤员调查，以取得更确切的结论。

挤压综合征导致的急性肾衰竭常需要进行血液透析治疗。我们根据患者的病情选择透析模式，对重症患者选用 CRRT，病情较轻的采用 IHD。CRRT 与普通的血液透析相比，具有更稳定的血流动力学，能有效清除部分内毒素和炎症介质，尤其是相对分子质量偏大的肌红蛋白，从而有利于控制高分解代谢，维持内环境稳定。另外，由于 CRRT 采用了连续缓慢的超滤方式，更接近生理状况，可灵活地配合营养支持治疗，维持有效血容量。值得一提的是，对其中 2 例感染性休克患者，我们采用了目前较先进的内毒素吸附，使脓毒血症很快得到控制，逆转了病情。由此可见，对重症挤压综合征患者，尤其是合并脓毒血症者，应尽早行连续性肾脏替代治疗，以改善炎症状态，同时也有利于肾功能的早期恢复。这可能也是该院收治的患者中无一例因感染并发症死亡的原因之一。本文结果显示感染组和单纯挤压综合征组的死亡率无明显差异，这在一定程度上反映了医院较高的救治成功率，但因纳入的患者人数较少，结果尚具有局限性。

对挤压综合征合并感染患者应高度重视，积极寻找病原学依据并根据药敏结果针对性使用抗生素；做好消毒隔离工作，严格把握手术指征，加强营养支持治疗。CRRT 有助于重症患者平稳渡过危险期。

八、灾区犬咬伤处置

了解地震灾区后狗咬伤的流行病学特征，是一个当今还未十分引起重视的问题。医疗队对此做了工作，为制订干预措施提供科学依据。通过入户走访调查的方式对四川省绵竹市九龙镇白玉村的 1217 户约 3340 人进行走访调查，了解狗咬伤的情况及处理。结果共监测到 36 例犬咬伤伤员，约占全部人口 1%，男 21 例，女 15 例，年龄 18 个月至 82 岁。受伤部位以下肢为多，为 30 例，咬伤时间以震后 1 周内的两次雷雨天气居多，为 19 例，伤口未能得到及时并且正确的处理者为 12 例，4 例未能接种狂犬病疫苗。可见地震灾区犬咬伤的发生率高于平时，部分被犬咬伤者不能得到及时正确的处理，犬只未能得到及时的管理，今后应引起重视。

（一）基本情况

医疗队通过入户走访调查的方式对四川省绵竹市九龙镇白玉村 1217 户的大约 3340 人进行走访调查，对被犬咬伤的患者进行登记，内容包括：姓名、性别、年龄、致伤动物、致伤部位及时间、致伤部位是否裸露、是否主动攻击、伤口处理、狂犬病疫苗注射情况。

共发现被犬咬伤者 36 例，约占全部人群的 1%，其中男 21 例，女 15 例，年龄 18 个月至 82 岁。被自家犬咬伤者为 6 例，宠物幼犬咬伤者为 2 例，其余均为成年犬，无嬉戏或被动攻击，36 例均为被犬主动攻击。

受伤部位以下肢居多，大腿 7 例，小腿 23 例，上肢 4 例，手 2 例，无头面及躯干受伤。其中咬伤 1 处伤者为 8 例，2 处伤者 11 例，3 处或 3 处以上者 17 例。受伤部位裸露被攻击者 17 例，衣服覆盖者为 19 例。

统计资料显示，2008 年 5 月 13 日和 2008 年 5 月 17 日这两天犬咬伤者最多，共计 19 例，占全部犬咬伤的 50% 以上，考虑与这两天阴天下雨、天气恶劣有关。之后随着时间的推移，宣传力度的加大，犬咬伤患者逐渐减少。

（二）伤口处理及疫苗接种情况

12 例对伤口未做任何处理，15 例受伤后自行用肥皂水或清水冲洗伤口或用自家酒消毒并用银器搔刮，9 例受伤患者经过医务人员用过氧化氢冲洗后，再用 2% 聚维酮碘消毒伤口，所有伤口均无包扎、缝合。

36 例犬咬伤患者中，伤后 24 小时内接种狂犬病疫苗者仅为 1 例，3 天内接种狂犬病疫苗者为 22 例，3 天后接种者为 9 例，至 5 月 28 日仍未接种狂犬病疫苗者为 4 例。绵竹市共计 52.2 万人口，截至 2008 年 5 月 28 日，该市防疫站已经为患者免费接种狂犬病疫苗 993 人次，占总人口的 1.9%，由此可以推测出，犬咬伤者约占全部人口的 1%，与我们调查的结果一致。

（三）狂犬病发病情况

截至 6 月 4 日，电话随访本村无 1 例狂犬病患者出现。

（四）犬咬伤应引起重视

当前养犬看家、护厂的观念和习惯一时很难改变，尤其是地处边远散居的山区，九龙镇白玉村地处山区，犬密度较高，接近 1 只/户，其犬免疫接种率低及群众防病意识不强。地震前后犬可能接受许多不良的信息刺激，房屋坍塌，受灾人们的嚎呼、奔走，主人已经无暇顾及它们，无家可归、四处流浪的犬正处于饥饿的易激惹状态，加上惊恐使其极易出口伤人。

1. 狂犬病发病机制　狂犬病是由狂犬病病毒所导致的人畜共患的急性和亚急性传染病，人被狂犬或健康带狂犬病病毒的动物咬伤、抓伤后而感染，发病时表现内心高度恐惧、烦躁不安、恐水、怕风、怕光、怕声音，进而可以引起咽喉肌肉痉挛、流涎、惊厥、肌肉瘫痪，呼吸、循环功能衰竭而死亡。正确处理伤口，及时注射狂犬病疫苗可以有效地防止犬咬伤后狂犬病的发生，本组中犬咬伤者有 12 例患者对伤口未进行任何处理，大部分患者也未能及时注射狂犬病疫苗，这为今后发生致命性的狂犬病埋下了隐患。

2. 犬咬伤伤口的正确处理及狂犬病疫苗的注射

（1）伤口处理：咬伤后应立即对伤口清洗消毒，患者伤口先以 20％肥皂水或 0.1％的苯扎溴铵或过氧化氢反复冲洗，用清水将皂液冲洗干净，再以聚维酮碘原液稀释一倍后彻底冲洗消毒至少 3 遍，较深的伤口用注射器灌注冲洗，伤口不宜包扎、缝合。

（2）狂犬病疫苗注射接种方法：犬咬伤后 0、3、7、14、30 天 5 针深部肌内注射法，必要时 90 天重复注射一次。疫苗最好在 3 天内尽快注射，地处边远地区延误了时间即便数天、数十天也应注射，少数人认为时间长注射无效是错误的。

3. 灾区狂犬病防控面临的几个难题

（1）对犬的流动控制管理难度极大：震区犬饲养数量大，居民散居，这增加了对犬的管理难度，大量的未注册犬和流浪犬震后无人呵护、看管，震后房屋坍塌，受灾人们的嚎呼、奔走，惊吓及饥饿，使犬的心理出现应激状态下的易激惹。

（2）实施免疫难度大：当地没有实行犬强制免疫政策，2006 年统计，全国犬总免疫密度不足 10％，所以地处山区的震区免疫密度更低，不能有效防止狂犬病疫情发生。

（3）防控工作难度大：当地村民思想落后，存在种种误解，对狂犬病的危害性、严重性及有效预防的重要性缺乏正确的认识，例如，不是被患狂犬病犬咬伤，不会患狂犬病，未到医院处理；或伤口处理不及时、不正确、不彻底；或认为无须注射疫苗或犬咬伤超过 3 天，注射疫苗已经无意义；震区食物匮乏，一些人将伤人犬处死后吃犬肉。

（五）预防对策

1. 卫生宣教　加大宣传力度，提高群众防范意识，震后及时加强对犬的管理，对流浪犬及可疑发病的犬坚决捕杀，尸体焚烧或深埋，犬肉进行无害化处理，禁止剥犬皮，吃犬肉，限制养犬。

2. 普及健康知识　普及狂犬病的基础知识，开展基层人员培训，让群众对狂犬病的危害性、严重性及有效预防的重要性有正确的认识，被犬咬伤后学会自己及时简易处理，减少发病，降低死亡率。

3. 加强卫生防疫工作　政府应加大预防狂犬病工作的领导和经费投入，设置流动冷链运输车，保证疫苗质量，及时将狂犬病疫苗应用到患者身上，各部门应各司其职，各尽其责，认真落实"管、圈、免、灭"综合性防控措施，它是控制狂犬病的最有效的最关键的技术措施。

4. 建立卫生监测制度　加强督导和检查，建立严格的责任追究制度，层层落实责任，分解任务，给震后灾民创造一个良好的防控狂犬病的氛围。

九、前方医院的后勤供应保障

绵阳是四川汶川地震受灾最严重的地区，四川省绵阳市中心医院位于特重灾区最前沿，是伤员救治最集中的三级甲等综合医院。在地震灾害造成大量房屋设备受损、水电气中断、物资短缺、救援防疫工作任务重、后勤应急保障等面临严峻挑战的形势下，医院第一时间紧急启动处置地震灾害突发公共事件应急预案，采取紧急应对措施。对医院的供电设备快速检修、及时恢复供电；迅速启动应急锅炉，保证蒸汽供应；迅速启动突发灾害事件供应商绿色通道应急预案，保障后勤供给；及时清除垃圾，在全院进行大规模防疫工作；搭建帐篷，铺设床位，安置伤员；高效组织、快速分发救灾物资，确保每一份救灾物资使用到灾民身上。前方医院的后勤应急机制是抗震救治取得胜利的关键和重要保障之一。

（一）基本情况

绵阳是此次地震受灾最严重的地区，受灾县（市、区）9个，乡镇274个，人口410万，占全市总人口的76.4％。绵阳市中心医院是重灾区最前沿、伤员救治最集中的三级甲等综合医院，地震期间，共收治伤员1600多人，实施手术1400余台（次）。此次地震灾害，亦造成医院数人伤亡、大量房屋设备受损、水电气中断、物资短缺，后勤应急保障面临严峻挑战。

震后短短10分钟，该院已收治伤员30多人，当天收治伤员610余人，次日剧增至1000多人，加上医院原有的1000多名住院患者以及大批灾民、志愿者等，医院日均滞留人数上万余人，各类物资需求剧增，医疗急救物资、药品、耗材、生活物资、食品等出现严重短缺。

地震后，伤员急剧增多，住院人数是平时的2～3倍，各种医疗器械、布类等的消毒洗涤量也随之上升为平时的4～5倍，医疗垃圾和生活垃圾为平时的5～10倍，食堂就餐人数更是上升到平时的20～30倍。同时，还要保障8批急救医疗队，北川2个医疗点、援北川医疗防疫专家组食堂以及4个唐家山堰塞湖居民疏散点的急救物资供应和后勤保障。

医院是伤员最集中的地方，加之灾后全部搬入帐篷区域，极易导致伤口感染、传染病流行，防疫消毒任务极其艰巨、紧迫。

（二）灾后应急保障的措施和方法

1. 启动应急预案，建立临时救灾组织　由医院党委统一部署，紧急启动地震灾害突发公共事件应急预案，全院立即进入一级战备状态，火速成立了抗震救灾指挥部，下设抗震救灾后勤保障部等外科部、内科部、护理部、质控防疫医疗部、通信宣传、后勤保障部6个部门。

2. 快速检修、及时恢复供电　地震造成绵阳市全市水、电、气、通信全部中断，工作无法开展。医院立即启动停电应急预案，15分钟内启动了门诊大型发电机，接通了门诊大厅、广场的电源，并把外科监护室、内科监护室、收费室的发电机统一调配到门诊广场备用，确保了临时手术的开展、各种抢救仪器的使用和救治工作的顺利进行，并对位于11楼、12楼的手术室供电设备进行了检测和维护，使手术室尽快恢复了使用，保证了当晚手术室120多台手术的施行。

3. 迅速启动应急锅炉，保证蒸汽供应　震后全市的蒸汽供应中断，医院的所有手术器械、布类的清洗消毒等工作无法进行，而食堂餐饮也面临着断炊之忧。在此危急时刻，后勤处立即启动备用锅炉预案，紧急检修备用锅炉、给水管道和蒸汽管道，并快速抢修损坏的管道、供水设备等。3小时后，医院的备用锅炉开始了正常运转。

4. 多途径寻购物资，保障后勤供给

（1）药品方面：紧急采购，保证药品需求。面对蜂拥而至的伤病员，各种抢救药品瞬间告急，药房立即与药业集团、药品供应商联系，紧急采购了抗生素类、麻醉药品类、抢救药品及止血类、镇静类、灾后预防用药类等100多个品种的急救药品，保证了各种救援工作的顺利进行。

（2）医疗物资、耗材方面：库房前移、提前补货、充分利用救援物资。

地震发生后，立即启动突发灾害事件医用物资应急预案，组织人员迅速将医用物资从危房转出，并实施库房前移，在门诊增设了两个供应点，24小时供货。

同时，迅速启动突发灾害事件供应商绿色通道应急预案。平时，对常规物资，该院实行的是零库存管理模式。但针对突发事件，医院却建立有一套供应商网络绿色通道应急机制，以确保应急物资随要随到。地震发生后，迅速与供货厂商取得联系，对可能短缺的货品立即订货，尽最大努力满足医院急救物资的需求。

由于伤员多、需求大，物资缺口仍然很大，医院在第一时间与省、市抗震救灾指挥中心，救援医疗队等取得联系，充分利用爱心援助，快速补充了40多个品种的医疗急救物资，保障了救治工作的顺利进行。

地震期间，该院用于救治伤员的各类医用物资（不含药品、医疗设备）共计3000余种。

（3）食品方面：想方设法寻购食品，尽量满足三餐供应。地震期间，滞留该院的伤员、灾民、志愿者等日均达到1万多人，食堂工作量突然增加了10倍。在余震不断、市场关闭、外援未到、食品匮乏的危急时刻，如何保证三餐供应，如何保证食品安全，成为后勤保障的一大难题。

一方面，医院充分发挥各种社会力量，多途径寻购食品，甚至发动亲属捐赠、直接到田里采摘、到农家购买；同时把职工食堂与营养科两部门的存货进行统一调配，制订优先保证伤员、灾民，其次外援医疗队、志愿者，最后本院医务人员的供餐顺序。

另一方面，对爱心市民为灾民烧制的饭菜，进行统一安排、统一调配，以保证食品安全，避免送餐不到或重复供餐，减少浪费，增加供餐覆盖率。同时，积极与市抗震救灾指挥中心联系，寻求外援，尽量解决食品匮乏问题。此外，医院在地震期间，还专门设置了食品安全员，对食品的入、出、制作等环节进行重点跟踪、监测，确保食品安全，避免集体食物中毒事件的发生。

（三）对受损房屋及时进行检测、评估、维修、加固

地震对该院房屋损毁严重，受损面积约4万 m^2，涉及全院各部门、各科室，严重影响救治工作的进一步开展。

1. 紧急疏散、迅速排查　地震发生后，立即组织人员疏散，特别是五处危楼的人员撤离，迅速在各个危楼区设置警戒线，派专人值守，阻止人员进入，防止二次灾害事故的发生。同时，快速铺设了教学楼到住院部的唯一通道，保证病员的转入和人员的通行。

震后第1天，立即请专家来院对全院房屋进行鉴定，制订排险、后期加固维修等方案。经过紧急排查，震后第2天就向医院提供了近3万 m^2 的安全用房。

2. 分类处理，尽快恢复　根据房屋鉴定小组的评审结果，对全院房屋分别贴上"可以使用""加固使用"和"停止使用"等标签，及时组织人员迁出危房。同时，对"加固使用"和"停止使用"的房屋，立即组织建筑公司进行维修加固或拆除。

（四）及时清除垃圾，在全院进行大规模防疫工作

地震后，该院医疗垃圾和生活垃圾量急剧上升，医疗垃圾是平时的3～4倍，日均800多千克；生活垃圾更是达到平时的20倍，日均30多吨。该院立即与医疗垃圾专业清运公司和环卫部门联系，调集人员和垃圾清运车，加大清运力度，做到天天清运、天天消毒灭菌。

同时，加强对全院所有公共区域的灭蝇、灭蚊、消毒灭菌力度，做到每天喷洒药物2～3次，确保灾后无疫情。

（五）千方百计搭建帐篷，铺设床位，安置伤员

震后伤员过多，安置困难，医院想法设法，于地震当晚快速搭建了40多个临时帐篷，又于次日搭建80多个救灾帐篷，并在门诊大厅、过道、候诊处等地铺设了几百张临时床位。同时，积极向市抗震救灾指挥中心申请调拨物资，并陆续收到折叠床、帐篷等救援物资，保证了伤员的基本就医条件。

（六）加班加点，完成洗涤消毒供应任务

由于病员增多，各种消毒、洗涤任务加重，洗浆房工作量突然从平时300～400套/d，增加到800～1000套/d。为了保障临床需求，实行24小时工作制，圆满完成了洗涤消毒供应任务。

（七）高效组织、快速分发救灾物资，确保每一份救灾物资使用到灾民身上

灾后政府部门和红十字会向该院调拨了大量的药品、设备、耗材、设施等救灾物资，医院立即组织职工、志愿者进行装卸，并专门下发了救灾物资管理办法及运行流程，要求各个相关部门在所收到的物资上打上捐赠字样，并在计费栏上一律计成"5·12"这个特殊的日子，以确保捐赠物资用在灾民身上，并不收费。各相关部门做好出入库登记，并及时向财务科、审计科递交报表。

十、前方医院垃圾的危害和处理

四川汶川地震后，大量伤员及灾民的聚集导致绵阳市中心医院的医疗垃圾和生活垃圾量急剧上升，医疗垃圾量是平时的3～4倍，日均800多千克；而生活垃圾更是达到平时的20倍，日均30多吨。通

过对医院垃圾处理问题的具体分析，寻求应对地震后垃圾处理的最佳方法，总结出以下经验：普及宣传卫生防疫知识、加强垃圾分类、增设垃圾收集点、加大清洁力度、加强卫生死角的管理力度、大力开展消毒、杀虫、灭鼠等防疫措施。该院震后垃圾处理及时、得当，为避免次生灾害的发生提供了保障，避免了灾后传染病的发生。

（一）基本情况

在震后第2天，该院已收治地震伤员1000多人，加上大批的志愿者、家属及外援人员，该院日均滞留人数达到上万人，医疗垃圾和生活垃圾量急剧上升。

医院人口多、密度大，加之正值炎热天气，帐篷温度高，伤员抵抗力下降，大量的垃圾存在是极大的次生环境灾害隐患，也是滋生蚊蝇、传播疾病的主要传染源，对人民的生命健康存在严重的安全隐患。面对这一严峻形势，该院当机立断，及时采取措施，对垃圾进行无害化处理，做到每天清除、每天消毒，防止了次生灾害的发生。

（二）医疗垃圾的危害和灾区固体废物的特点

垃圾特别是医疗垃圾中存在着传染性病菌、病毒、化学污染物及放射性有害物质，具有极大的危险性，号称"顶级杀手"。医疗垃圾的危险性常表现为锐器，如针头、刀片、碎玻璃等的伤害，而这些锐器随时带有各种传染病毒，一旦被刺很有可能发生相关传染病的感染。不仅如此，非锐器性医疗垃圾也会对医务人员及垃圾清运工、就医患者、医院行政人员、病员探视人员、玩耍的儿童等造成威胁。

灾区固体废物也有其特点。地震导致大量房屋垮塌，灾民和救援人员集中居住，产生大量的生活垃圾和医疗垃圾，主要分为三类：一是易腐有机物和传染性污染物，包括抢险期产生的医疗废物、生活垃圾、粪便，复苏期灾民安置点产生的生活垃圾、粪便，还有灾区的死禽畜，这些垃圾如果处理不当将会成为污染源，还可能导致严重的夏季虫媒传染疫情；二是有毒有害化学污染物，主要是地震中大批与有毒有害化学品相关工矿企业及仓储库房的损毁导致的相当数量的有毒有害危险废物，伴随有毒有害危险化学品的外泄，可能造成较为严重的区域污染；三是建筑垃圾，地震造成了大量的房屋倒塌、损坏及道路等市政设施的损毁，产生了大量的建筑废物，在复苏期和重建期，建筑废物必须进行清理、处置。

（三）垃圾处理措施

1. 普及宣传卫生防疫知识　为了防止灾后传染病的发生，该院向灾民、伤员、志愿者印发了大量宣传资料，指导他们将垃圾投放到固定地点，正确处理生活垃圾和粪便，提醒他们注意饮水和食品安全，养成健康的生活习惯，严防大范围传染病的发生。

2. 卫生垃圾处理　首先应加强医疗垃圾与生活垃圾的分类收集工作，要求各病区、医疗点严格按要求对医疗垃圾进行分类，以防医疗垃圾对社会造成危害。

（1）应增设垃圾收集点：①在人员集中的门诊广场、门诊大厅增设数十个生活垃圾箱、桶，使生活垃圾能够做到定点堆放，全面消毒，并及时清运至城市垃圾处理场；②在各帐篷病区、门诊楼增设医疗垃圾专用包装物或者密闭的容器，并有明显的警示标识和警示说明，对所产生的医疗废物由医疗垃圾专业处理公司实行集中收集，及时清运、处理和全面消毒。

（2）加大清洁力度：在各病区、各片区，特别是人员高度集中的门诊广场、门诊大楼，加大清洁力度，增加了两倍的清洁工，做到随时清扫，时时保持整洁、干净，预防传染病的发生。

1）加强卫生死角的管理力度：每天组织20多名志愿者专门对卫生死角进行彻底清扫，清除所有垃圾，并进行专门消毒灭菌。

2）增加垃圾清运次数：与环保部门等垃圾清运公司协商，增加垃圾清运次数，由原来两天运一次医疗垃圾改为一天一次；而环保部门还专门停放了一辆载重15 t的垃圾车在医院收集垃圾，每天往返两次，清除所有垃圾，决不让任何垃圾在医院过夜。

3. 注重自我保护，坚持标准预防　对所有与垃圾接触的人员进行教育培训，增加垃圾处理能力和自我保护的能力，坚持标准预防的基本方法：①正确使用防护物品，做好个人防护，如手套、口罩、工作服、防护面罩、防护眼镜、防水围裙等进行隔离防护，在作业时不得随意取下防毒口罩、脱下防护服和手套等卫生防护器具；②认真洗手和手消毒，保证手部卫生，防止交叉感染；③创建消毒隔离条件，提供必要设施，保障自身安全；④预防医疗锐器损伤。救援人员被污染的医疗锐器刺破、割伤是发生职业感染、特别是经血传播疾病的最大危险因素，例如，肝炎、艾滋病。

4. 大力开展消毒、杀虫、灭鼠等防疫措施　结合历次自然灾害后疫病流行的经验教训，分析和预测了灾区的防疫形势，严格依照卫生部颁布的地震灾区卫生防疫《消毒处理》要点规范展开，应用高效低毒的化学药品和生物杀虫剂，有效保护好灾区紧缺水源的安全性。每天指派专门人员 24 小时不间断对全院的各个病区、公共场所、帐篷等进行定时消毒、定时灭菌，消除传染病隐患，防止灾后传染病的发生。

在各部门的通力合作下，该院在地震期间顺利清除了上千吨医疗垃圾和生活垃圾，创造了一个干净、整洁的环境，极大地避免了灾后传染病的发生，保障了人民的生命安全。

十一、后方医院出院流程

"5·12"汶川地震发生后，重庆第三军医大学野战外科研究所共收治灾区伤员 157 例。在对大批量地震伤员救治工作中，从伤情治疗、心理康复、组织安排为原则出发，以医疗常规为标准，结合伤员的伤情分析，制订伤员出院流程：伤员病情稳定→主治医师按照《出院标准》同意伤员出院→心理干预小组对伤员进行心理测评→医院专家组进行伤员病情评估→医院伤员返乡领导小组审批→同意并安排伤员出院事项。并与行政部门做好协调，提供伤员返乡服务保障。通过制订伤员出院规范、组建工作小组，确保了 128 例灾区伤员顺利出院返乡。

（一）基本情况

汶川发生地震后，重庆第三军医大学野战外科研究所，从 5 月 12 日起共派出 5 支医疗队前往灾区救援，并共收治灾区伤员 157 例。其中男 75 例，女 82 例，年龄 3～89 岁，以骨创伤为主，骨折占 90％以上；大多合并有其他部位的损伤，如急性肾功能不全、胸部损伤、皮肤挫裂伤等。其中严重多发伤、外伤性血（气）胸、挤压综合征合并肾衰竭、心力衰竭、呼吸功能衰竭、深静脉血栓、应激性溃疡等46 例。此外，27 例伤员存在不稳定心理因素。经临床治疗，符合出院标准 128 例伤员顺利出院。

（二）灾区伤员出院流程

1. 灾区伤员出院流程的制订　绝大多数质量和效率问题都是由于作业流程本身的原因造成的。医院为住院患者提供的医疗服务主要是通过住院流程方式进行的，出院是住院流程中的一个关键环节。为了给地震灾区伤员提供良好的医疗服务，保证伤员在得到及时、有效治疗的同时能够顺利出院、安心返乡，该院所从伤情治疗、心理康复、组织安排等方面提出了"病情不允许不出院，伤员安置地没联系好不出院，伤员情况不搞清楚不出院"的"三不原则"。

在出院流程的制订上，该院所以"简化程序、联合指挥、把握关键、整体协调"为重点。按照国家、原总后勤部及第三军医大学关于抗震救灾工作的要求精神，通过分析收治伤员的伤情，重点针对截肢伤员、骨折伤员等伤员的救治情况，以医疗常规为标准，组织院内专家、教授讨论，制订了详细的伤员出院标准。并以该标准为原则，在已有的普通患者出院程序的基础上优化和细化出院流程，制订了灾区伤员出院流程：伤员病情稳定→主治医师按照《出院标准》同意伤员出院→心理干预小组对伤员进行心理测评→医院专家组进行伤员病情评估→医院伤员返乡领导小组审批→同意并安排伤员出院事项。

2. 伤员出院流程的实施　根据伤员出院返乡工作的需要及时成立了"伤员返乡领导小组"和"伤员返乡工作协调小组"，多次召开"灾区伤员伤愈返乡工作会"，下发了《关于做好灾区伤员返乡工作的通知》，对伤员出院环节中的关键环节由专人负责，包括伤员伤情初筛、心理健康评估、综合评价、审批意见等环节，保证了伤员出院的顺利。同时，还安排专人收集伤员返乡相关数据信息的进行工作，做好与卫生部门及民政部门等部门的沟通协调工作，保障伤员能够安心返乡。

（1）临床科室做好伤员伤情初筛：针对灾区伤员伤情，开展灾区伤员创伤伤情评价和伤员感染及其他特殊情况数据信息采集工作，制订了《大坪医院灾区伤员出院返乡标准》。依据该标准，由伤员所在科室的主治医师根据伤员治疗效果，初筛出院病例。在科室内部，由科室主任组织本科医疗骨干对伤员进行会诊讨论，对每例拟出院伤员的伤情做出评估，对符合出院标准的伤员，经科室主任签字认可后上报院所抗震救灾指挥部。

（2）心理干预疏导小组对伤员心理健康做出评估：灾害给伤员造成身体创伤的同时，还带来了心理的创伤。有研究报道，通过对 52 名在印度洋地震海啸中国大陆受灾者的心理测评，发现所有受灾者在躯体化、强迫、焦虑、恐惧、偏执和精神病性上高于全国常模；在人际关系敏感、抑郁、敌对上低于全国常模。因此，院所及时地采取心理救助技术，减轻或避免了"创伤后应激障碍"的发生。医院在接收首批震区伤员以后，立即抽调接受过心理学专业培训并具有临床心理治疗经验的 14 名医师和 30 名护士成立了"震区伤员心理干预小组"，并下发《大坪医院开展灾区伤员心理干预工作的通知》。伤员一入院，就建立了心理骨干与伤员及家属的心理一对一辅导关系。对伤情允许出院的伤员，院所心理干预小组对其心理健康状态做出评估，作为重要参考意见提交抗震救灾指挥部。

（3）技术指导小组对伤员伤情及心理健康状况做出综合评价：拟出院伤员经过伤情和心理评估达到出院标准后，由伤员的经治医师将评估意见上报由院所知名专家、教授牵头成立的"灾区伤员伤愈出院技术指导小组"。该指导小组根据上报的伤员评估情况，再次对伤员病情进行评估，明确其是否达到出院标准，进行二次审核确认。

（4）伤员返乡工作协调小组进行审批：由院所医教部、政治部、院务部、护理部相关负责人组成"伤员返乡工作协调小组"，小组依据"灾区伤员伤愈出院技术指导小组"的综合评估意见，对伤员出院进行审批，确保达到"不仅要救得活，还要治得好，更要出得顺"的目标。

3. 伤员返乡的服务保障工作

（1）与行政部门做好协调：院所及时将出院伤员信息收集整理，制订灾区伤员返乡登记表，并积极与属地卫生部门、民政部门和其他相关部门联系协调，了解掌握相关政策后，拟定工作预案。

（2）安排伤员顺利返乡：在伤员离院前主要做好车辆送站安排。在每位伤员出院前，院所统一进行返乡登记，为伤员及其陪伴人员免费提供返乡车票，为了确保伤员安全，避免因车站人多造成伤员的不便，院所多次与长途客运站和火车站协调，将救护车直接开进客运站，直接将伤员送上返乡的汽车或火车。对伤情特殊的伤员做出了由院所救护车直接送伤员返乡的特别安排。

（3）开展以"爱心帮助"为主题的送别活动：针对每位返乡伤员，院所积极开展"爱心六个一"活动，即：①组织一次爱心查房；②开展一次爱心交谈；院所对即将出院的伤员进行查房，经管医护人员主动与伤员及家属就后期护理注意事项和心理疏导等方面进行交流；③送上一份爱心礼物，院所拿出 10 万元为每位伤员及家属购买返乡车票和食品；同时，为每位行走不便者赠送了一副拐杖，为每位肢残者赠送了一辆轮椅；④记下一份爱心留言，院所为伤员专门准备了留言册，请他们记下自己最想说的话，留作纪念；⑤留下一份爱心资料，为了能够对伤员进行持续关爱，院所留下了他们的详细资料和联络方式，以备后期随访；⑥举行一次爱心仪式，每位伤员离院时，院所都为他们举行简短的送别仪式，院所常委集体参加。

（三）地震伤员出院流程的特点

1. **伤员出院流程不等同于日常患者的出院流程**　灾难发生后，大多数的伤员经历了砸伤、掩埋等伤害，同时由于部分伤员不能与亲人取得联系或者已经失去了亲人，这些情况都给伤员的身体和心理带来了影响。伤员入院主要是由当地卫生部门统一安排，分批转入各后方医院，因此在伤员的入院上要简化手续，保证伤员的快速入住，使伤员及家属感到温暖，这样对其心理恢复能够起到一定的作用。入院办理处要协调好与病区之间的信息沟通，使伤员能得到及时的救治。在伤员出院方面，不仅要考虑到伤员身体和心理疾病的恢复，还要重视其在出院和返乡中是否存在困难，做好医院与当地卫生部门、民政部门间的协调沟通工作，使伤员得到有效救治的同时，能顺利返乡。

2. **注重伤员出院的心理评估**　在伤员的救治中，尤其是截肢术后的伤员，在其出院评估方面，医院容易忽视其心理状态的恢复。

3. 伤员出院和返乡的协调工作要做好　总之，在地震灾区伤员救治中，不仅要考虑到伤员在生理和心理两方面的救治效果，还要注重伤员出院后的生活保障等工作。在医院提供医疗救治的同时，还要根据国家专门针对伤员制订的政策及方案，结合该院救治总体情况，制订因地制宜的伤员救治方案，在方案中不仅要包括伤员的入院、治疗、出院等关键环节。同时，还要加强与地方民政等部门的相互联系和沟通，做好协调工作，确保伤员能顺利出院、安心返乡。

十二、首日医院急诊流程的应急调整

汶川大地震发生后，成都市第二人民医院立即启动了紧急医疗救援预案，对急诊流程进行应急调整优化。在 15 分钟内将病员 56 名，包括 6 名重症患者和 4 名正准备入院的患者转移至安全空旷地带继续治疗；10 分钟内开始救治成都市内地震伤员。地震后 1 小时内医疗救援队即驱车赶赴地震重灾区都江堰市参与救治伤员。建立临时分诊台和眼科、产科急诊室。简单外科处理，如包扎、固定和一些辅助诊断，如化验、X 线检查、B 超检查在急诊室进行。对一些病例进行心理干预。地震发生后 6 小时内，救护车出车 56 次，转运伤员 182 名；急诊科收治创伤患者 268 名，清创缝合 179 人，石膏固定 52 人。院内无伤员死亡。

（一）基本情况

汶川大地震发生后，四川省成都市第二人民医院立即启动了地震紧急医疗救援预案。第一时间派出医疗救援队，驱车赶赴地震重灾区都江堰市参与救治伤员；与此同时，立即对该院急诊流程进行应急调整优化，以救治大批在地震中受伤的成都市民。本节就该院在汶川大地震后 6 小时内最重要时段的紧急医疗救援情况进行论述。

1. 第一时间内得到的灾情报告　2008 年 5 月 12 日 14 时 28 分，四川汶川地区发生 8.0 级特大地震，成都市区有强烈震感，房屋晃动，室内物品倒塌。不久，接到报告，成都市区有人员伤亡；都江堰市大量房屋倒塌、初步估计有上万的人员伤亡；成都周边其他县市也有较多的人员伤亡。医院立即启动地震应急预案，成立紧急医疗救援队待命；同时，以急诊科为前沿阵地，全院各科室紧急联合行动，做好转移来的伤员的救治准备，包括人员与物资准备。

2. 急诊科现有患者紧急转移　医院急诊科设置 EICU、观察病房、坐式输液等区域，有床位 32 张。地震发生当时有病员 56 名，其中 6 名重症患者，4 名正准备入院。地震发生后，在患者中弥漫着恐慌气氛，但全体急诊科医护人员没有一人临阵退缩，在科主任的指挥调度下，在 15 分钟内紧张有序地将全部病员转运到安全地带，并带出两台呼吸机。由于医护人员的镇静，患者的情绪很快得到稳定，治疗得以正常延续。

3. 对灾情初步估计与应急准备　地震发生后，据房屋晃动的程度以及不断传来的各方信息，院方初步分析这是一次强烈地震，有大量的人员伤亡。短时间内医院将会有大量的伤员来诊。在医院集结紧急医疗救援人员的同时，急诊科也立即启动应急调整方案，转移现有患者，优化救治流程，扩大救治空间，准备抢救物品和药品。

（二）外派医疗救援队遭遇救援难度和现场救治情况

地震后 1 小时内，医院 5 辆监护治疗性救护车接受 120 急救中心指令，全部前往地震重灾区都江堰市救援。沿途房屋倒塌无数，受伤者众多，还没到达指定地点，即被沿途的伤者拦下，就地实施救治、转运。在 6 小时内，该院救护车出车 56 次，转运伤员 182 名。

（三）急诊流程的应急调整优化以及院内救治情况

1. 建立临时分诊、检伤平台　震后的 10 分钟，来自成都市中心的伤员蜂拥而至，医院即时将分诊平台置于最前沿，抽调骨科、神经外科医师加强检伤，保障伤者及时分流，避免了拥挤、混乱。

2. 临时增设专科急诊诊室　由于受制于科室的空间布局，眼科、妇产科未能在急诊科设置诊室，但地震造成的眼外伤、产科的先兆流产患者增多，我们立即辟出空间，设置相关专科诊室，满足不同患者紧急救治之需。

3. 包扎、固定等简单外科处理在急诊科内完成　创伤造成的骨折系主要的外伤性疾病，颈托常规应用，石膏固定也在急诊完成，这就为病区减缓了收治压力。

4. 检查项目前移至急诊科　面对急剧增多的外伤病员，日常的处治流程完全不能适应需求，从而立即将 B 超机、X 射线机、检验的常规、合血设备以及紧急用药，包括复苏药、升压药、代血浆等置于前沿。

5. 开启绿色通道　高处坠落伤，急诊留观患者突发蛛网膜下腔出血，紧急配血，头部 CT、MRI检查后，直通手术室，争分夺秒，挽救了患者生命。

6. 适当心理疏导　恐惧心理遗留下的类精神失常性症状在许多伤者中有所表现，表现为幻听、短暂失语。不愿在有屋顶的房屋之内，必须置于空旷地带才能情绪安定等。及早地心理干预有助于患者的康复。

（四）震后的 6 小时之内急诊救治情况

依托于诊治流程的及时改变，住院部外科医务人员的大力支持，药检放射科的有力保障，该院共收治创伤患者 268 名，清创缝合 179 人，石膏固定 52 人。院内无伤员死亡。

（五）地震发生初期急诊科的紧急医疗救治

由于对特大型灾难事件可能性损伤预见不足，救援物资、救援人员不足带来的困难突显。短时间内需要大量的担架、绷带、夹板、颈托以及急救药品，院内急诊救治和院前紧急救援需要同步进行，人员严重不足，我们在许多方面都经受了严峻考验。

1. 预案制订考虑不周全　该院急诊科准备了各种不同类型的医疗救援预案，唯独没有单独的地震预案，这与成都历史上未发生过较大的地震，带来了思想松懈有关。虽然医院启动了紧急医疗救援预案，暂时应对了此次地震危机，但是如果震中在成都，后果不堪设想。后来，医院修正了以往的预案，尤其强调大型多发性事件的应急处理力度。

2. 急诊流程的及时调整　除了院外救援，在医院以往的急诊救治中从没有考虑，也没有经历过在户外的场地进行救治，医院的门急诊修建于 20 世纪 80 年代，防震标准低，此次地震时晃动剧烈，患者恐慌，一派忙乱。好在全体医务人员恪尽职守，院领导指挥有方，迅速将患者与必需救治设备转移到空旷地带。并立即调整急诊流程，调整人员，诊治于一体，极大地缩短了抢救时间。

第四节　玉树地震现场医学救援

2010 年 4 月 14 日，青海玉树发生 7.1 级地震，中国国家地震灾害紧急救援队在"第一时间"进行废墟现场搜救；"第一时间"展开流动医院进行救治，"走村入户"进行巡诊，与当地医院实施联合救治，和当地医疗机构开展卫生防疫与心理干预。总结出在高原寒冷这样恶劣的条件下开展医学救援工作的一些经验与教训：①携带足够的制氧设备；②实时补充大量水分；③加强后勤保障质量；④及时对高原反应给予对症治疗；⑤实施轮班工作制度。这对于医疗队急进高原实施医疗救援具有重要的参考意义。

一、基本情况

北京时间 2010 年 4 月 14 日 7 时 59 分，青海玉树发生 7.1 级强震。建筑物大面积倒塌，造成 2220人死亡，70 人失踪，12135 多人受伤。

按照国家抗震救灾总指挥部的命令，国家地震灾害救援队中的医疗队是由原武警总医院医务人员组成的。医疗队 32 名医护人员于地震当晚 8 时到达玉树灾区现场。本次救援携带的药品总价值约 300 万元，1000 多个品种。耗材、器械、设备总价值 300 万元，100 个大类。

二、废墟现场搜救和救治

中国国家地震灾害救援队 4 月 14 日晚上 8 时到达玉树后，即在废墟上展开搜救。医疗队第一时间钻入废墟内，根据埋压部位和幸存者的伤情，制订出科学合理的急救方案。本次救援在废墟现场搜救出7名幸存者。

（一）流动医院救治工作

医疗队于地震当天到达后，即在灾民最多、伤员最集中的玉树州体育场搭建流动医院，包括重症抢救、外科手术、医技检查、留观输液等医疗帐篷，规模大、设备齐全。医疗队员24小时不间断连续作业，全力救治伤员。在流动医院累计救治伤病员1507人，其中开展清创缝合等小手术65例次，救治急危重病58人次，其中成功抢救急性肺水肿（重症）8人。

（二）医疗巡诊工作

随着县城内患者得到及时救治，武警总医院医疗队积极开展巡诊工作。到离城20多千米，海拔4000多米的蒙子口村藏族灾民居住点进行巡诊，并转运5个患者到流动医院继续救治。在西杭路、职业中学、商业街、玉树邮局、胜利路邮局、卡杰寺附近开展巡诊。累计巡诊292人次。

（三）联合救治工作

通过与玉树州藏医院（当地最大的一家藏医院）和玉树县医院开展联合救治。总计联合救治伤病员1000余名。

（四）卫生防疫工作和心理疏导工作

卫生宣教工作：针对灾区随时可能暴发疫情，医疗队从4月20日开始在营地附近开展卫生宣教200余人次，帮助灾区及时、科学、有效开展防疫工作。

1. 消毒喷洒工作　在灾区搜救现场、体育场流动医院营地及周围兄弟部队营地大力开展消毒喷洒工作。累计消毒喷洒3500 m²，喷洒、洗消救援队员、灾区群众200余人次。

2. 心理疏导工作　医疗队员通过和灾区群众谈话沟通，共累计心理疏导180余人次。其中包括受到胡总书记接见的患者苏保扎周。医疗队每天给其换药后，都派专人给其进行心理疏导，给其提供生活必需品。

三、特殊环境下救援的特点

（一）国家层面

玉树地处海拔4000 m高原地区，气候寒冷，多为藏族同胞，少数民族地区语言交流困难，文化背景、宗教信仰与汉族不同，虽然有众多开展抢救工作困难因素，但都较好地完成了灾害救援任务。此次救灾在组织层面、医学救援方面有别于以往的地震救援。玉树地震发生后，国务院迅速成立前线指挥部，温家宝总理、回良玉副总理立即赶赴震区；解放军和武警部队成立联合指挥部。与汶川地震相比，指挥更加流畅，救灾更加科学有序。

1. 医疗救援力量调用更加合理　医疗救援力量合理使用的原则是"首用精兵、就近用兵、早期足量、混合编组"。这一原则在此次玉树救援中发挥了重要的作用。首用精兵，就是首先使用国家建设的应急医疗队和军队建设的应急机动卫勤力量。国家地震灾害紧急救援医疗队于地震当天到达（第一支到达灾区的外来医疗队），当天即在废墟现场搜救2名幸存者。随即在灾民最多、伤员最集中的体育场搭建第一所流动医院，当天救治伤病员380名。体现了"精兵"的作用。就近用兵，就是从邻近的部队调用卫勤机动力量。早期足量，就是首次筹组足够的医疗救援力量，以便使用。在灾民最多、伤员最集中的体育场伤病员救治点，活跃着青海省人民医院、青海省医学院附属医院、兰州军区第四医院医疗队等多支从西宁赶来的医疗救援力量。体现了"就近用兵"的特点。混合编组，就是不但有医疗人员，而且还要有防疫、心理卫生保障人员。

2. 医学救援的阶段把握更加准确　此次救援，国家对救援阶段划分更加及时、准确。每一个阶段的救治重点更为突出。这对各个救援队根据自身特长展开施救具有重要的指导意义。①第一阶段为震后72小时内（4月14日至4月17日）：以坍塌现场的搜索、营救、急救和灾区伤员的紧急医疗为主。②第二阶段为震后72小时到1周（4月17日至4月21日）：县城外周偏远地区的搜索营救；展开流动医院救治伤员、转送后送危重伤员、医疗小分队偏远地区巡诊以及卫生防疫、心理救助等。③第三阶段为震后1周以后（4月21日）：逐步转入灾害重建阶段——旅游生态城市。

（二）医疗队层面

"三级救治"理念体现充分。一级救治（现场救治）：在废墟现场开展紧急救治。二级救治（前方医院）：距离废墟较近的野战医院或当地医院，开展紧急救命手术。三级救治（后方医院）：距离废墟较远的大型综合医院，开展专科救治。

医疗队在废墟现场的救治（一级）：实施搜索、营救、医疗"三位一体"救治理念。在体育场开设流动医院（二级）：检伤分类后，对危重症患者，如严重外伤、肺水肿、脑水肿患者紧急处理后后送至西宁。医疗队每一位转运的伤病员都认真填写了由当地卫生部门统一印制的伤票。在西宁、成都医院（三级）：集中病床、集中专家、集中药材、集中救治。

伤病员转运后送更为迅捷，当地和外来救护组织，如北京"120""999"，往返于废墟现场—流动医院—机场，保证了伤员得到及时救治。西宁—玉树机场：飞机从西宁拉来救灾物资，从玉树拉回共计1万余名伤员，经检伤分类后得以及时救治。

（三）高原救灾给医疗队带来重大考验

此次救援积累了大量行之有效的高原救灾经验。医疗队员由北京急进到海拔在4000m以上的玉树，氧饱和度由100％跌到70％，心率由70次/min上升到130次/min，可以说，一动就喘。按照医学要求，要先适应、后工作。而对于救援队来说，一下飞机就要展开救援，来得越早任务也越重，没有任何过渡与休整时间。当地人称玉树气候，"一年没有四季，一天可见四季"。昼夜温差大，时而下雪，时而冰雹，时而飞沙走石。

为此，医疗队采取5条具体措施，确保无1名队员发生肺水肿。①携带纯氧电动制氧机：可保证需要吸氧的队员随时吸氧。②大量补充水分：高原紫外线照射强度大，皮肤丧失水分多；加上呼吸功能丧失；要求队员大量饮水（每人每天4000～6000ml）。③寒冷和饥饿可加重缺氧，尤其是感冒后容易出现肺水肿，要求队员注意日夜温差大，夜间寒冷的气候特点，后勤保障生活饮食。④出现头疼、恶心、呕吐、腹胀等缺氧症状给予对症治疗。⑤根据队员体力情况，科学轮换工作，每天队内巡视队员，及时输液、吸氧。

四、急进玉树高原地区实施医疗救援

青海玉树地震后，中国国家地震灾害救援队急进玉树高原地区，展开医疗救援，针对高原地区做好出队前准备，飞抵灾害现场的注意事项，抵达高原地区，科学施救、减少非战斗减员，同时注意宗教和民族等一系列问题，在实践中取得了经验。

（一）基本情况

2010年4月14日7时49分，青海省玉树藏族自治州玉树县发生7.1级地震，震源深度33km，地震震中位于玉树州的州府所在地结古镇，当地居民的房屋百分之九十都已经倒塌，造成人员和财产的巨大损失。中国国家地震灾害救援队"急进"高寒地区，任务是实施紧急搜索与营救，任务的性质具有反应迅速、机动性高、突击力强等特点。因此，虽然灾害地点是高原地区，救援队员仍然需要快速进入灾害现场并尽快展开救援工作，在客观情况下队员不具备进入高原环境的适应期，存在快速适应高原环境和高效展开救援工作之间的矛盾。解决这对矛盾体是救援队伍在高原地区实施救援时面临的首要问题。

玉树地区的地理环境和气候特点是玉树县位于青藏高原东部，地处玉树藏族自治州东部，东和东南与西藏自治区接壤，西南与囊谦县为邻，西和杂多县毗连，西北与治多县联境，北和东北与曲麻莱、称多县以及四川省相望。全县地形以高原为主，最高山峰保俊色海拔5752m，平均海拔4493.4m，境内有海拔5000m以上的山峰951座，大部分终年积雪。

玉树震区氧含量仅有平原地区的55％，年均气温2.9℃，是典型的高原高寒气候，具有缺氧、寒冷、湿度低、紫外线辐射强等特点。因此，在救援队伍由平原快速集结高原的初期，人体的功能状态将面临呼吸、心跳加快，消化功能减退，睡眠障碍，工作效率降低等多方面变化的严峻考验。

（二）急进玉树高原地区紧急医疗救援存在的问题

救援人员对高原防护知识匮乏，对高原地区实施医疗救援的特殊性了解不清，具体表现以下3个方面：①如何在快速出队的有限时间内筛选队员；②如何做出队前的物资准备，包括药品食品的准备；③如何在救援过程中最大限度保证队员健康状况，最大限度减少救援队伍的非战斗减员。上述问题已经成为高原地区灾害救援亟待解决的救援医学课题。

（三）高原地区医疗救援对策

1. 救援队伍出发前准备　对拟参加救援人员进行快速健康体检，依据个人健康状况进行筛选救援队成员。下列人群不宜参加救援：①感冒伴发热患者；②患有高血压、器质性心脏病者；③患有呼吸系统疾病并呼吸功能障碍者；④患有贫血等血液疾病者；⑤患有慢性疾病病情未控制者；⑥患有运动系统疾病者。组织队员集中学习高原卫生知识，并准备个人防护物品，如有色眼镜、防寒物品和相应药品。

2. 乘飞机时的注意事项　乘飞机前保证充足睡眠，晕机者于登机前30分钟口服晕机药。根据机内温度增减衣物，避免着凉。出现耳鸣、耳痛时做吞咽动作或进食小食品，在机舱内减少活动、多休息。

3. 急进高原后的注意事项　急进高原地区执行救援任务时，将科学施救的原则始终贯穿在救援过程中，最大限度保证队员健康状况，最大限度减少救援队伍的非战斗减员，最大限度保存救援队伍的战斗力。

要注意下列事项：①调整适应期，如条件准许，进入高原后，救援人员尽可能适应几小时的高原缺氧环境。②采用救援队伍梯度进入灾区的方式，即采用先飞抵达兰州（海拔1520 m左右）或西宁（海拔2295 m），稍作休息，然后再飞玉树地震灾区（海拔超过4000 m）的方法。

（四）高原地区开展抢救

一般从低地到高地的适应时间是3天，适应期控制在48小时内，有利于救援人员和搜救犬尽快适应高原环境。

1. 合理安排工作量　批次投入救援工作，减少工作强度，一经发现救援人员出现较重的高原反应要及时撤换下来休息和治疗，好转后安排到海拔低几百米的地区继续从事救援工作，如出现经常规吸氧和高原救治病情仍进一步加重者，要迅速撤回平原地区救治，并不宜再返回高原地区。走路、运动时宜缓慢，勿大声讲话或放声唱歌，搬运物品或蹲下起立时，动作不要过快，要注意放慢日常生活节奏，海拔3000～4000 m连续工作时间应<6小时，海拔4000 m以上连续工作时间应<4小时。

2. 高原地区饮食原则　建议高糖、高维生素、高植物蛋白和低脂肪饮食，可适当补充维生素，避免过量脂肪和动物蛋白，防止加重高原反应，晚餐不宜过饱，不可暴饮暴食。多饮水：进入高原后要不断少量喝水，以预防血栓形成，一般每天需补充4000 ml液体，同时外用润唇膏改善嘴唇干裂等症状。勿饮酒和吸烟，多食蔬菜和水果等富含维生素的食品，适量饮水，可准备葡萄糖、白砂糖、阿华田等零食，饮食原则是不加重消化器官负担。介绍两味很普通的小食品：榨菜和巧克力，多多益善。榨菜易于准备，口感好，适用人群广，最好是又辣又咸的那种，可促进食欲，补充盐分和少量食用芝麻油。注意保暖，少洗澡以避免受凉消耗体力。不要一开始就吸氧，尽量自身适应。

3. 高原地区生活方式事项　注意保暖防寒，要根据天气情况调整适宜着装，积极预防和治疗上呼吸道感染。保证充足睡眠，睡前不要过多活动，不要用热水洗脚，保持情绪稳定。尽量避免将皮肤裸露在外，暴露部位涂上防晒霜，佩戴护目镜。学会正确的呼吸方法：提倡腹式呼吸，在行走或攀登时，可将双手置于臀部，使手臂、锁骨、肩胛骨及腰部以上躯干的肌肉作辅助呼吸，以增加呼吸系统的活动能力。

4. 做好物资准备　①药品准备：如红景天（至少提前2周服用）、西洋参含片、速效救心丸、复方丹参滴丸，肌苷片；止痛药宜选用芬必得、布洛芬，不用刺激胃黏膜的头痛药，包括安乃近、去痛片、散立痛。②物资准备方面的重点是个人防护设备，如防寒设备（棉被、大衣、手套）、氧气罐、护目镜等；基本物资包括：水、米、面、油。普通物资包括：面、油、报纸、收音机、手电筒。建议救援营地准备车载式高压空气舱或增压帐篷，派出专业的高压氧医学专业人员奔赴灾区，充分利用高压氧医学在高原地区医疗救治的优势，与其他医务人员一起肩负起抢救地震伤员和治疗救援人员高原病患者的工作。

5. 高原反应的预防措施　进入高原人员应了解和适应高原环境特点，进入前可按计划进行阶段性适应性锻炼，注意防寒和防治上呼吸道感染。在进入高原前 1～2 天，选用一种利尿药预防体内液体潴留，连服 1 周：乙酰唑胺 0.25 g，每 8 小时一次；呋塞米 20 mg，每天 2～3 次，紧急条件下进入高原，可使用糖皮质激素，口服氨茶碱缓释片预防头痛症状。

6. 宗教及当地风俗注意事项　玉树地区为后藏郊区，90％居民信仰佛教，分配救灾物资时，如果有僧人在场，请先给予僧侣。藏族小朋友的头顶，只有僧侣加持时可以碰，一般人不可触碰。进入寺院、经堂要脱帽，尊敬僧人，女性尽量避免和僧人的肢体接触（问安除外），遇见佛塔要以顺时针方向绕过。进入任何庭院之前，注意看好有没有狗，如果被咬，首先拿肥皂水清洗伤口。藏族不食用任何鱼类和海鲜食品，一般不爱吃辣。

综上所述，救援人员筛选时，尽可能选派已在或曾经在高原地区工作的相关人员；救援过程中避免单独作业，做到有计划、间歇性作业，避免长时间、剧烈作业，同时要注意民族和宗教问题；救援人员一旦出现高原反应症状，应立即停止工作，并吸氧、休息。

五、地震伤员中便携式超声的应用

玉树高原地震后便携式超声在伤病员救治中的应用经验，对探讨超声检查在高原地震灾害救援中的应用价值是很有意义的。因为在重大地震灾害后，大型医学影像设备，如磁共振、CT 等多无法携带使用，有时 X 线诊断仪也很缺乏。便携式超声由于重量轻、体积小，便携、无创，在高原缺氧地区使用中发挥了重大作用，为伤病员及时诊治赢得宝贵时间。

（一）基本情况

患者均为国家地震灾害救援队在玉树救治的伤病员。男 32 例，女 74 例，年龄 5～86 岁，平均年龄（32±13.2）岁。其中胸部外伤 32 例，盆、腹腔外伤 27 例，急腹症 12 例，孕产妇 23 例，四肢外伤 9 例，晕厥 3 例。使用的仪器 SonoSite180 手提式便携超声仪，可充电，凸阵探头频率 3.5 MHz，矩阵探头频率 2.5 MHz，线阵探头频率 7.5 MHz。操作方法是在不加重疼痛造成二次损伤情况下，尽量暴露受伤部位。

（二）应用

1. 胸部外伤　超声常规排查是否肋骨骨折。闭合性的胸腔损伤，主要观察胸腔积液、积气情况。气胸声像图特征如下。①胸膜线：位于 2 根肋骨阴影之间高回声的亮线。②A 线：从胸膜线开始可以观察到与胸膜线平行、重复的数条高回声线，其间距等于皮肤到胸膜线的距离。③ "肺滑行"（lung sliding）：胸膜线上脏层胸膜随着呼吸运动相对于壁层胸膜的滑动；④B 线：也称 "彗尾" 征（comet-tail artifact），胸膜线垂直发出的窄条、激光束样的高回声条，直达屏幕边缘。以 "肺滑行" 和 "彗尾" 征均消失诊断为气胸。胸腔积血的声像图特征：胸腔无回声，游离液中见细密点状强回声。开放性胸腔损伤，超声通过伤口周围完整皮肤间接扫查，重点观察伤部深处组织结构的破坏程度；了解损伤与重要血管的毗邻关系，有无异物残留等情况。

2. 腹部及盆腔外伤　采取定时、多次跟踪检查；严密观察腹腔脏器的完整性和损伤情况，了解相邻组织器官有无损伤和腹水、游离积气的情况，盆腔外伤观察盆腔积液情况、膀胱充盈情况及残余尿量。

3. 急腹症　除常规检查肝、胆、胰、脾、双肾外，还扫描观察腹腔是否有积液。

孕产妇及其急腹症：了解胎儿是否存活，腹部探头沿胎头向足侧滑动至胸腔，观察是否有胎心搏动；胎盘是否有早剥，羊水最大平面深度，测量胎儿双顶径、头围、腹围、股骨长，评价胎儿孕周。早孕重点检查子宫平面，观察子宫腔内是否有孕囊及两侧附件区是否有异常宫外孕回声。

4. 四肢外伤　观察四肢长骨压痛处骨膜连续完整性及周围软组织是否存在血肿。

5. 晕厥　抢救的同时测量心功能，评价瓣膜、室壁运动情况。

（三）检查

地震所致单纯的胸、腹部损伤较少，多为骨折、复合性损伤，下面依主要伤情部位分类，超声检查结果如下：

32 例胸部外伤中，28 例为复合性损伤伴有肋骨骨折，其中 11 例伤情严重，同时合并血气胸，体位改变困难，超声检查难度大。诊断单纯性气胸 9 例 11 侧；胸腔积血 8 例 8 侧。多进行了超声引导穿刺引流排气、抽液、固定、制动后复查缓解。

27 例盆、腹腔外伤中，腹部外伤 21 例，其中 11 例合并单纯性肋骨骨折，2 例呼吸急促怀疑脾脏破裂，经检查脾脏前包膜毛糙，连续性尚完整，周边未见明显积液，经随诊观察血压稳定，左上腹未见明显游离液体，排除脾破裂。8 例盆腔外伤骨盆骨折，盆腔未见明显游离液，膀胱充盈良好，观察无残余尿，说明无盆腔血管及神经损伤。

12 例急腹症中，5 例双肾、输尿管结石；2 例急性胆囊炎；1 例阑尾炎；剩余 4 例既往有腹部手术史，切口处肠蠕动不明显，怀疑肠粘连。

23 例孕产妇中，5 例腹部外伤后腹痛，超声检查胎盘与子宫壁间未见异常出血带/积血块，排除胎盘早剥。8 例外伤后未感胎动，经超声检查胎心、胎动阳性，胎儿发育符合实际孕周。5 例先兆临产不知胎龄，超声评估胎龄，指导治疗。3 例地震后恐慌，超声筛查胎儿，给予孕妇心理疏导。1 例产后腹痛，超声检查，排除胎盘残留，评估子宫复旧情况。1 例流产后复查子宫腔内未见异常组织残留，双侧附件区炎性改变。

9 例四肢外伤中，2 例左侧上肢鹰嘴处骨膜连续性中断，考虑骨折。

3 例晕厥患者（后诊断肺水肿）超声心动图评估左室收缩功能及瓣膜功能均在正常范围。

（四）重要的启示

高原地区救援由于海拔高，空气稀薄，含氧量低，救援人员出现高原反应。便携式超声仪由于体积小、重量轻，不仅携带方便，而且减轻救援人员的负担，便于在高原灾害现场随时开展工作。

由于来自平原救援人员多，灾后 72 小时黄金救援时间任务重，高原肺水肿患者出现相对集中，高原救援配备超声心脏矩阵探头能随诊监测患者左室收缩功能及瓣膜、室壁运动情况，评估肺水肿疗效。朱永胜等报道：高原肺水肿期心率加快，左室射血分数、短轴缩短率和心排出量均高于治疗后，室间隔运动幅度减低，左室舒张末期内径减小，其右室和肺动脉内径则大于治疗后，而治疗前后的肺静脉内径未见显著差异。

当地震救援现场缺少 X 射线机，超声配备高频线阵探头，对四肢长骨、肩、肘骨折诊断有一定的敏感性，多可发现最疼痛处局部骨皮质强回声线连续性中断，如能发现局部骨膜下血肿，骨折诊断更为明确。

地震常导致骨折、脏器挫裂伤，救治现场伤员多，病情复杂，便携式超声检查不仅能快速、准确诊断病情，而且能对需后送患者精确分类，为伤员进一步治疗抢得时机。本组 2 例怀疑脾破裂患者，经超声诊断发现虽然左胸积液，但脾包膜连续性尚完整，经随诊观察、保守治疗，症状缓解，避免伤员手术损伤。

近年来许多临床研究表明，由于肋骨位置表浅，只要充分暴露患处，超声能清晰显示肋骨及肋软骨结构，当发现肋骨皮质强回声带连续性中断即可确诊肋骨骨折，尤其是在肋软骨骨折、肋骨骨折错位较轻、腋下区肋骨骨折、合并软组织损伤、有无血肿及继发感染，超声诊断优于 X 线诊断。严振球等研究超声通过"肺滑行"和"彗尾"征消失诊断气胸具有明显优势，诊断敏感性和准确性远高于 X 线，接近 CT 的效果。

地震灾区产科超声检查不仅在诊断产科急腹症中发挥作用，对灾区胎儿评估、对孕妇起到心理疏导作用。

综上所述，便携式超声检查，不仅能为高原医疗救援提供及时、可靠的信息，而且能对伤情进行合理分类和有效评估，在高原灾害救援中发挥了重要作用。

第五节　中国国际救援队国外地震医学救援

一、阿尔及利亚、伊朗、印度尼西亚地震海啸的医学救援

2003 年 5 月至 2005 年 1 月，中国国际救援队先后赶赴阿尔及利亚、伊朗巴姆地震灾区、印尼亚齐地震海啸灾区，参加国际紧急救援。通过中国国际救援队在国外地震灾区的紧急医疗救援的实践，探讨在国外地震灾区，不同地区、不同情况的灾害现场，实施紧急医疗救援。

（一）阿尔及利亚

2003 年 5 月 22 日阿尔及利亚首都阿尔及尔附近发生里氏 6.9 级地震，造成 2400 余人死亡，1 万余人受伤，受党中央、国务院委派，中国国际救援队于 5 月 23 日乘包机飞赴阿尔及尔参加地震救援，5 月 30 日返回，历时 8 天，圆满完成了在阿尔及利亚地震灾区紧急救援任务。

这是中国国际救援队组队以来，第一次参加国外地震灾区的国际紧急救援。由于部分非洲国家出现霍乱疫情，救援队在飞行途中，全体队员紧急接种了霍乱疫苗；针对当地气候条件及乙型病毒性肝炎、疟疾等传染病流行情况，还对队员进行了健康教育；救援队搜救了 1 名 12 岁幸存者，成为继法国队之后第二支发现幸存者的国际救援队；医疗队还深入灾区巡诊，救治了 170 余名各类伤病员；帮助当地医院恢复医疗工作业；对在救援中由于极度疲劳等，引发的中暑、鼻出血、咽喉肿痛、眩晕、胃肠功能紊乱的队员进行了救治，保证了全体队员的安全健康；对我援外的中建公司遇难人员进行了搜救，为幸存的 9 名伤员进行了急救治疗。对在地震中受伤的中方急危重伤员，成功实施了远程空中转运，确保了危重伤员的转运安全。将伤员转运回国内基地后，成功实施了紧急手术，目前 5 名危重伤员均已康复。

（二）伊朗

2003 年 12 月 26 日，伊朗南部科尔曼（Kerman）省巴姆市发生 6.5 级强烈地震，造成了极为严重的建筑物破坏和人员伤亡。据不完全统计，巴姆市有人口 10 万余人，有 4.1 万多人在地震中死亡，4 万多人受伤，极震区 80％以上的房屋倒塌。是全球自我国唐山大地震以来，伤亡最为惨重的地震之一。在伊朗政府发出请求国际援助的呼吁后，我国政府除提供大量救灾物品外，立即派中国国际救援队赶赴伊朗巴姆灾区参加救援。中国国际救援队是第一支到达伊朗地震灾区的亚洲救援队，也是最早到达的 9 支国际救援队之一。

按照联合国现场行动协调中心的统一安排，中国救援队前往巴姆市 Sepeha 镇搜救被压埋人员，医疗队员协同搜救队员开展现场救援，对现场的 20 多名伤员进行了紧急医疗救治，同时对救援队员进行卫生、防疫保障，先后挖掘出 22 具遇难者尸体。医疗队还对 3 处居民区 100 多顶帐篷中的灾民进行了巡诊，圆满完成各项救援任务。

（三）印度尼西亚

2004 年 12 月 26 日，印度尼西亚苏门答腊岛西北近海发生 9.0 级强烈地震，为百年以来全球第五大地震，并引发了人类有史以来最为严重的一次海啸，造成重大人员伤亡。根据印尼政府的请求，我国政府决定紧急派遣中国国际救援队，前往受灾最严重的印尼班达亚齐灾区实施紧急救援。班达亚齐是印尼亚齐省的省会，是印尼受灾最为严重的城市，联合国有关专家估计仅亚齐省死亡人数就超过 20 万人，占印尼总死亡人数的 90％以上。本次救援以紧急医疗救援为主，救援队的医疗队员全部来自武警总医院，救援队先后派出两批共 75 人（其中医疗队员 37 人），赴印尼灾区参加救援，医疗队员中包括多个临床专业的医疗、护理人员和检验、卫生防疫、营养等人员，救援队自 2004 年 12 月 30 日出发，至 2005 年 1 月 26 日返回，历时 28 天。

救援队先后为 1028 名伤病员提供了各种医疗救助，开展各种手术 284 例，救治危重患者 448 例，

完成 298 项检验工作。还与多国救援队合作，对灾区的急危重伤员实施陆、空联合转运；参与了三座医院的恢复、重建工作，帮助培训了部分医疗人员；在灾区开展了传染病监测和防疫工作；在印尼亚齐总医院建立了中国病区；医疗队员还和搜救队员一起对市区可疑压埋区域进行排查，搜寻幸存者，共清理遇难尸体 69 具。救援队在灾区积极主动展开工作，紧张有序地进行救援，取得了很大的成功。是中国国际救援队组队以来，派出队员最多，开展规模最大的一次国际救援行动。

（四）海外救治初探

中国国际救援队在 3 次国外地震灾害的救援行动中，先后在灾区开展了现场搜救、医疗救援、卫生防疫、帮助医疗机构恢复重建等系列行动，共救治伤员 1200 余例，其中危重伤员 472 例，帮助转运各类伤员 230 余例，参与帮助 4 处医疗机构的恢复重建，并帮助培训当地医护人员 60 多名，还积极在灾区开展卫生防疫工作，是印尼亚齐地震海啸灾区，第一支向世界卫生组织报告传染病疫情的救援队。救援队不断总结在国外地震灾区行动的经验，丰富救援内容，完善救援对策，灵活实施救援，在灾区救援中取得了良好的效果。

通过救援队在国外地震灾区的救援实践，我们深刻体会到，救援任务的圆满完成，有赖于党中央、国务院的高度重视。救援队出国救援，从队伍出动到协调运输工具、集中救援物资、出入国境、与相关机构联络等，需要在很短的时间内完成，如果没有国家各部门的鼎力支持和通力合作，是不可能实现的。救援队在印尼救援期间，温家宝总理亲自打电话到救援队，关心、关怀救援工作的开展。

国际紧急医疗救援的成功，也有赖于救援队完善的应急预案和平时的严格训练，中国国际救援队在 2003 年 2 月在新疆巴楚-伽师地震灾区进行第一次国内救援后，就为开展国际救援进行了多方准备，曾多次进行远程空中拉练，大大提高了队伍实施远程机动的能力。为多种出队方式制订了不同的、详细的预案，医疗队也制订了在不同灾害等级情况下，队员配备和药品、设备配置预案，还在队员中强化健康教育和心理训练等。为进行国际救援奠定了良好的基础。

注重对救援地区多方信息的搜集，是顺利完成国际救援任务的重要因素之一。搜集的信息包括灾区的宗教信仰、民俗民情、疾病流行、伤亡情况、天气情况、急需物资等，对灾区情况了解得越详细，救援的前期准备工作就更具针对性（包括人员的配备和药品、医疗器械、装备的准备等），将会使救援行动进行得更加顺利。阿尔及利亚、伊朗、印尼均为穆斯林国家，对妇女的着装都有严格的规定，救援队专门为女队员准备了头巾，小小的头巾在灾区救援中产生了很大的亲和力；充分尊重当地的宗教习俗，在对灾区的女患者进行检查时，在事先征得其家人的同意；不随意对女性灾民进行拍摄，在进行宗教仪式时不围观，这些细小的文明举动，在灾民中产生了很好的反响。在赴阿尔及利亚进行救援时，得知有非洲国家流行霍乱，立即对全体队员接种霍乱疫苗，以预防疫情发生。根据伊朗巴姆地处沙漠，昼夜温差很大，经常有风沙天气，专门准备了秋冬两季的服装和防尘装备；印尼亚齐位于热带，由于海啸，大量淤泥被海浪冲至灾区，阳光照射强烈且多雨，救援队依据灾区天气情况，携带了充足的雨具和防晒物品，在救援中发挥了重要作用。细节决定成败，详尽的准备是救援取得成功的重要一步。

在国外地震灾区实施救援时，必须要与联合国相关机构和我驻外使馆保持密切联系，进行国际救援必须首先向联合国人道主义事务协调办公室（Office for the Coordination of Humanitarian Affairs，OCHA）提出申请，并得到其认可和接受其管理。在灾区的行动也由联合国现场行动协调中心（on-site operations coordination centre，OSOCC）负责统一指挥，包括指定搜救区域，定期交流情况，提出分阶段救援建议，任何私自的救援行动都将得不到联合国的承认，OSOCC 还是各救援队与当地应急管理机构（LEMA）联系的纽带，LEMA 在条件许可的情况下，向各个国际救援队提供向导、运输工具、燃料等。使馆是救援队到达受援国后，对外联系的重要窗口，由于语言障碍和对当地情况的不熟悉，救援队在进行救援时遇到了许多想象不到的困难，在三次国际救援中，救援队都得到了使馆的大力协助，使馆派来了外交官员和多名通晓当地语言的翻译，为救援行动的展开提供了许多便利。同时通过使馆可以与国内保持畅通的联系。在阿尔及利亚转运中方危重伤员时，中国驻阿大使专门到机场进行指挥、协调，使转运得到了阿方的大力协助，为转运赢得了时间。

救援别人必须保护好自己，是贯彻灾区紧急医疗救援全过程的基本原则。为所有参加救援的队员提供良好的医疗卫勤保障，是救援队医疗救援的重要任务之一，在三次国际救援中，医疗队都根据灾区的情况，对队员进行健康教育，并根据灾区疫情和实际需要，为队员进行预防接种，并每天安排专职医师负责队员的保健，监测队员健康状况，监督队员的饮食安全和个人防疫措施的落实情况，对从救援作业现场返回的队员进行洗消，防止将现场的病菌及污物带入营地。在各种形势十分复杂的灾区，确保自身安全，是保证救援行动顺利实施的重要条件。

在地震灾区，医疗救援是灾害救援的重要组成部分，包括灾害现场的急救和灾后的医疗救援，由于地震造成的破坏范围较广，伤员及灾民较分散，在完成第一阶段的现场急救后，对分散的伤员进行医疗救援就显得格外重要，虽然在不同的区域会有某些散在的医疗点存在，但由于灾后交通、通信破坏严重，加上灾民出于对自家财产等的担心以及医学知识的不足而不愿意离家就医。在三次国际救援中，中国国际救援队和其他救援队不同，不仅设立了固定的医疗点，还组织医疗小分队到灾区进行巡诊，扩大了医疗救援的范围，方便了灾民的诊疗。对增强救援队在灾区的影响，增进国家、人民之间的友谊，起到了显著的作用。

在地震灾区的医疗救援中，必须重视卫生防疫工作。由于地震造成灾区人与生活环境间生态平衡的破坏，使各种传染病易于流行。如何防止地震大灾之后的大疫，是医疗救援的重要任务。在国际紧急医疗救援中，必须与联合国和世界卫生组织驻灾区机构保持密切联系，及时了解灾区的疫情变化，在救援中首先保护好自己的队员，严禁队员在灾区进食不明来源的当地食物，加强饮食安全。救援队员在完成救援作业后，必须洗消完毕后才能进入营区，严防传染病传入队内。救援队在灾区进行医疗救援时，积极对灾民进行健康教育，每到一处都给灾民宣讲防病知识，发放消毒药品，对灾民的生活环境进行消毒，监测传染病流行情况。救援队在印尼救援期间，共发现 5 例疟疾，并及时上报世界卫生组织，成为第一支确诊并向世界卫生组织上报传染病的救援队，得到了世界卫生组织的高度赞扬。

二、海地地震的医学救援

2010 年 1 月 12 日 16 时 53 分（北京时间 1 月 13 日 5 时 53 分），海地发生 7.3 级大地震。这是当地 200 年来最强地震，震中距首都太子港 16 km，震源深度 10 km。太子港建筑物大面积倒塌，据联合国报道，死亡人数已超过 11 万人。联合国驻海地稳定特派团（以下简称联海团）总部大楼倒塌，正在楼内与联合国官员举行商谈的 8 名中国维和警察被埋压，同时被埋压的还有联海团总指挥在内的联合国工作人员数百人。按照党中央、国务院的决定，中国国际救援队紧急飞赴海地，执行搜救我国 8 名失踪人员和国际人道主义救援任务。中国国际救援队从 2010 年 1 月 13 日至 27 日，历时 15 天，圆满完成了海地地震紧急救援任务。

（一）救援队员及医疗队人员组成和装备

本次赴海地救援的中国国际救援队共 50 人，其中国家地震局专家 10 人，某部工兵团 25 人和原武警总医院的医疗队 15 人（男 11 名，女 4 名）。医疗队专业涉及骨科、神经外科、心内科、呼吸科、急诊科、妇产科、麻醉科、护理等多个专业和科室。携带 16 大类，1000 多品种的药品、耗材和心电监护/除颤仪、便携式呼吸机、麻醉机在内的急救设备，总价值约 400 万元。

（二）开展医疗工作

1. 坍塌现场展开医疗救治　中国国际救援队历时 30 多小时，于当地时间 1 月 14 日凌晨 2 时到达太子港后，全体队员刚下飞机即赶往倒塌的联海团总部大楼搜救幸存者。大楼粉碎性倒塌，变成一片废墟，搜救难度非常大。医疗队员制订了针对重伤、轻伤、遇难者的多种不同处置预案，携带便携式急救设备、急救药品、肩背急救背囊同搜救队员一起在废墟中搜寻幸存者。一旦发现被埋压人员，医疗队员第一时间钻入废墟查看受伤情况，和搜救队员一起制订营救计划，在废墟上展开救治。

医疗队员和搜救队员身穿厚厚的救援服，头戴救援盔，脚穿防护靴，在废墟上 24 小时不间断搜救，剪断钢筋，搬运预制板，清理瓦砾，工作强度大，思想压力大，体力透支大，加之白天气温炎热，夜间蚊虫叮咬，部分队员出现中暑、脱水、日光性皮炎等病症，医疗队员又及时发放藿香正气水 180 支，补液盐 30 包，人丹 400 粒等药物，确保救援队战斗力不减。另外，针对现场气温高、湿度大、部分尸体腐败，细菌滋生的情况，医疗队员每半小时就对工作区域全面喷洒洗消，对遗体进行清洗、消毒，给队员发放口罩 1000 个、橡胶手套 950 副，督促队员及时洗消泡手。这既是对遗体的保护，也是做好现场的卫生防疫工作，防止疫病传入。

救援队在废墟上连夜奋战 60 多小时，先后挖掘出 8 具中国烈士的遗体和联海团总指挥 Annabi、副指挥 Costa 等联合国官员的遗体，8 具烈士遗体送回我维和警察营地，医疗队员迅速对救护车、尸体袋再次进行擦洗、消毒，之后亲自把烈士遗体抬到冷冻车保存，等待国内班机回国。

2. 灾民点医疗救助情况　震前，海地枪支泛滥，凶杀、绑架事件频发。震后，安全形势更加严峻，在我国维和警察防暴队武装护送下，医疗队冒着生命危险，先后到总统府、总理府、机场等灾民点、海中友协开设流动医院。

地震后总统府大部分坍塌，总理府墙壁四周满是裂缝，包括总统、总理在内的政府工作人员未出面组织救灾，整个社会处于无政府状态。在总统府和总理府前的广场上，聚集着数以万计的灾民，没有水、没有食物、更没有药品，烈日炎炎下大批伤员躺在门板或草地上急需救治。我国医疗队为第一个在总理府和总统府开设流动医院的医疗队，灾民马上把流动医院团团围住，医疗队员在烈日下每天连续工作 10 多小时。医疗队每天一直工作到把携带的药品、耗材全部用光才撤回，围得水泄不通的灾民才慢慢散去，期待第 2 天医疗队的到来。医疗队在海地救援期间，共计为 2500 余名灾民提供医疗服务，包括 700 名外伤换药、150 多例清创缝合手术、输液治疗 15 例、救治危重病伤员 12 例。

3. 灾民点卫生防疫工作　天气炎热，大量尸体尚未清理，部分已经腐烂生蛆，极易造成病原菌滋生传播，加之生活用水紧缺、食品短缺、灾民露天居住、拥挤，蚊虫叮咬、垃圾遍地，加之当地原来疟疾、登革热、霍乱、肝炎等疾病流行，灾区疫情随时可能大规模暴发。防疫工作面临的压力越来越大。医疗队及时开展应对工作。①卫生宣教：医疗队紧急编写法文版（当地官方语言）"灾后卫生防疫十项注意"，发放传单 4000 份。并组织当地志愿者对 2000 余名灾民进行卫生防疫知识宣教，大力普及卫生防疫知识。②消毒喷洒：在联海团坍塌大楼现场、总理府前广场、总理府周边难民点、总统府前广场、机场附近灾民点、海中友协灾民集中居住区域累计消毒喷洒 5000m²，改善了难民集中点的卫生环境。③发放消毒药片和防护用品：在灾民点发放健之素消毒片 1000 片，发放口罩 1000 个、橡胶手套 1000 副。

4. 灾民点心理疏导工作　海地地震后，瞬间造成大批人员伤亡，当地灾民睁开眼睛看到周围是倒塌的废墟、遍地的死尸和频繁的余震，闭上眼睛回想的是恐怖的大地震，死亡的亲人；他们一方面要承受失去亲人的痛苦，另一方面还对自身的安全和未来担忧，加之灾区食品、水、药品缺乏，随时可能暴发大规模疫情，劫后重生的灾民出现恐惧、焦虑、失眠、精神恍惚等各种心理创伤症状，甚至精神失常。医疗队及时开展有效的心理疏导，为灾民发放法文版"灾后心理疾病防治知识"传单 4000 份，开展心理疏导 230 人次。并对重点人群给予抗焦虑药、抗抑郁药等。

5. 国际医疗合作　2010 年 1 月 22 日，医疗队全体队员前往机场医疗救助点，该点由美国军方和迈阿密大学医学院开设。聚集了 300 多名伤员等待手术和救治，来自法国、瑞士、智利等国的医护人员在参与救治。我国医疗队迅速参与到流动医院的救治工作中，协助转送、医疗救治患者 36 人次。

6. 队内及营区医疗保障情况　中国驻海地防暴大队营区共有约 250 人，包括 142 名维和防暴队员和民事警察、50 名中国国际救援队员、18 名部委来京指导救援领导以及记者、海地侨胞等。防暴队员亲历大地震，痛失朝夕相处的战友，除正常联合国执勤，还要保障救援队，部分队员出现失眠、胃部不适、焦虑、抑郁等应激性心身疾病。医疗队外出救治灾民归队后，利用夜间休息时间在营区巡诊，为队员提供医疗服务。为防暴大队全体队员进行查体，开展心理健康知识讲座 5 次，针对性开展心理疏导 80 人次。

（三）本次救援特点分析

1. 领导高度重视，多方密切配合　国内各级领导的高度重视，形成的科学决策是圆满完成任务的基础。医疗队认真传达学习各级领导的重要指示，制订科学周密的救援方案，是取得丰硕救援成果的重要保证。本次救援时间紧，任务重，参与部门多，协调任务重。中国国际救援队和公安部、外交部、中国驻海地经贸处、中国维和防暴大队、维和民事警察在灾区开展工作。现场救援中联合美国、法国、巴西救援队共同制订救援计划，协同作业，大大提高了救援的效率。

2. 医疗任务繁重复杂，队员全力以赴　出发前医疗队得到的信息是太子港死亡人数过千，8 名维和警察所在大楼倒塌，可能轻伤、重伤或遇难，准备转运国内救治。医疗队据此制订多套人员、药品、装备、救治预案。到达地震现场后发现联海团总部大楼粉碎性倒塌，医疗队迅速做好随时抢救和遗体处置的两手准备，精湛的技术、丰富的救灾经验加上灵活应对保证了任务的圆满完成。

海地属于世界上仅有的几个经济极度贫困的地区，平时即缺医少药，地震后，本国未组织有效的医疗救治，外国医疗队到达后出于安全考虑无法深入到灾民点开展工作，这造成大量伤病员在灾民点滞留，伤口严重感染，很多人生命垂危。中国医疗队第一时间在总理府、总统府开设流动医院，全力以赴救治伤员。

3. 安全形势严峻，医疗队严密组织　海地没有军队，仅有的几千名警察震后处于失控状态，建筑物倒塌导致 4500 名重刑犯逃出，加之政府未及时救灾，各国援助的食品、水、药品迟迟不能发到百姓手中，露宿街头的灾民情绪激动，随时可能出现哄抢、抢劫。无论白天还是黑夜，凶杀和抢劫时有发生，不时听到交火的枪声。此外，灾区疫情随时暴发，救援队在海地开展工作，安全问题十分突出。

医疗队主动与中国驻海地维和防暴大队联系，围绕"防袭击、防抢劫、防疫病传入"，切实做好救援过程中的安全措施。每天外出救援，均安排 4～6 名荷枪实弹的防暴警察负责全程警卫和车辆保障。有时还要装甲车护送，头戴钢盔，身穿防弹衣。到达灾民点，防暴队员勘察地形，设立警戒区，控制局面，确保安全。

本次海地地震，中国国际救援队跨越半个地球，行程 15000 多千米，在震后 33 小时即到达灾区展开救援，成为亚洲第 1 支，世界第 3 支到达灾区的国外救援队。是救援队建队 10 年来，出队最急、最远、安全形势最严峻、执行任务最特殊、面临压力最大的一次救援行动。联合国秘书长潘基文在救援现场对中国国际救援队的工作表示赞赏和感谢，海地总理夫人专程到我救援队驻地看望医疗队，并对医疗救治工作再三表示感谢。

三、日本"3·11"地震的医学救援

2011 年 3 月 11 日，日本发生的地震灾害是工业国家地震灾害的典型，灾后的国际救援又是全球化时代国际救援的典型。包括中国国际救援队在内的 18 支国际救援队，在联合国人道主义事务协调办公室的协调下参加了此次国际救援行动。

（一）基本情况

1. 基本灾情　日本当地时间 2011 年 3 月 11 日 14 时 46 分，日本东北部海域发生了里氏 9.0 级地震，震中距宫城县仙台港以东 130 km，震源深度 24.4 km。地震约 0.5 小时后，日本东部沿海县市发生海啸，海啸到达岩手县大船渡市沿岸时高约 8 m，在岩手县宫古市达 19 m，在宫城县女川町达 17.6 m，在福岛第一核电站约 15 m。海啸登陆后攀升最高处达 37.9 m，延伸最远处达 50 km。浸水面积达 507 km²。日本的东北部沿海地区为地震和海啸的重灾区，包括岩手县、宫城县、福岛、茨城、千叶县 5 个县。灾区人口 1480 万，其中 160 万人口生活的区域受到地震海啸双重破坏。地震发生后，福岛第一核电站反应堆机组冷却系统供电中断，水循环不能完成，核反应堆无法冷却，容器内的高温使得水蒸气与锆合金反应产生氢气，与厂房里的氧气混合发生了爆炸，造成了放射性物质泄漏，成为重大次生灾害，导致半径 20 km 区域居民被迫转移，并出现救援人员受到核辐射损伤。震后暴风雪和低气温，加剧了灾区居民生活难度。日本政府在灾区建立了多处疏散中心，为 37 万人提供饮用水、食品、电力

和天然气。据日本警察厅统计，截至 2011 年 4 月 11 日 15 时，地震、海啸灾难已经造成 13127 人死亡、14348 人失踪，近 15 万人仍在全国 18 个都道府县的 62346 个避难所过着艰难的生活。

2. 救援队伍组成　　各国救援队除领队与少量管理层人员外，均以搜索队员、营救队员、医疗队员为主体，以毒危险品检测、工程结构评估、工程起重机械专家为技术支持，其余人员从事各项行动保障，包括通信保障和后勤保障。中国国际救援队 15 人，其中领队 1 人，计划参谋 1 人，安全官 1 人，媒体与信息发布兼联络官 1 人，搜救队员 6 人，医疗队员 1 人，毒危险品检测 1 人，工程结构评估兼起重机械使用指导 1 人，后勤保障 2 人，队内没有运输保障人员。本文作者是唯一 1 名医师并兼作翻译，与同在一个城区搜救的美国费尔法斯救援队及洛杉矶救援队进行信息交流。新加坡队只有搜索犬和训犬员，没有带技术支持人员，后勤保障由训犬员兼顾。

3. 救援过程　　各国救援队在出发之前与抵达灾区之后，经常与联合国人道主义事务协调办公室（OCHA）建立的虚拟现场协调中心（OSOCC）保持联系，交流队伍之间的信息，商量行动计划。其中，中国国际救援队一行 15 人，于 3 月 12 日 8 时 15 分（北京时间）从北京首都机场乘国航班机起飞，于 11 时 15 分（北京时间）抵达日本羽田国际机场后，经在机场等待后分别换乘日本陆军自卫队运输机和运输车，于当地时间 21 时 50 分顺利抵达任务区岩手县大船渡市，在当地救援 8 天 7 夜。

4. 搜索、营救与医疗于一体的主体行动　　各国救援队在联合国现场协调中心的指挥下展开融搜索、营救与医疗于一体的现场行动。中国国际救援队 3 月 13 日至 3 月 19 日在岩手县大船渡市完成 4 km² 区域倒塌或危房内搜索，先后排查 1000 多间损毁房屋，前 5 天依靠人工搜索与仪器搜索，最后 3 天在一台重型起重机的支持下，进行破拆与切割操作，清理大块堆积物 600 m³，发现遇难者遗体 1 具，未搜寻到幸存者。其他各国搜救队工作模式与中国队基本相同，带有搜索犬的队伍，增加犬搜操作。其中新加坡救援队仅带有 5 条搜索犬和 5 个训犬手，因此只能展开搜索工作。韩国队先期也只有搜索犬与训犬员，工作性质与新加坡队相似。由于日本政府在应急救援阶段对国际社会明确宣称不需要医疗队，因此各国搜救队的医疗人员的配备比重均较少。

5. 资料收集　　通过联合国虚拟现场协调中心网站为各国救援队提供的信息平台，收集参加此次日本地震海啸救援的各国救援队组成、到达时间和撤离时间、工作进展情况等信息收集与分析。

（二）工作开展

各国救援队人员与搜索犬数量及到达时间、地点与撤离时间统计情况见表 25-3。

表 25-3　　　　　　　　　　　　　　队伍组成、抵达与撤离时间统计

国家或地区	组成（人＋搜救犬）	到达时间	搜救地点	撤离时间
澳大利亚	72＋2	3.14	宫城县	3.20
中国	15	3.13	岩手县	3.20
中国台湾	28	3.13	岩手县	3.18
德国	43＋3	3.13	宫城县	3.16
韩国	107＋2	3.14	宫城县	3.20
墨西哥	12＋6	3.13	宫城县	3.22
新加坡	5＋5	3.12	福岛县	3.17
苏格兰	27＋6	3.13	宫城县	3.16
英国	63＋2	3.13	岩手县	3.18
美国 1	72＋6	3.13	岩手县	3.19
美国 2	72＋6	3.13	岩手县	3.19

续表

国家或地区	组成（人＋搜救犬）	到达时间	搜救地点	撤离时间
新西兰	45	3.13	宫城县	3.20
俄罗斯1	54	3.14	宫城县	3.25
俄罗斯2	53	3.14	宫城县	3.25
俄罗斯3	54	3.16	宫城县	3.25
南非	49	3.18	宫城县	3.25
法国	74	3.15	宫城县	3.17
蒙古	12	3.16	宫城县	3.26
合　　计	857人＋38条犬，18支队伍，来自14个国家			

18支国际救援队中，灾后第1天到达的1支，占5%；灾后第2天到达的9支，占50%；灾后第3天到达的有4支，占22%；灾后3天以后到达的4支，占22%；平均到达时间2.5天。各国搜救行动在灾后7～10天结束。尽管有国家在灾后10天以后撤离，但基本放弃了搜救行动，转入灾后重建工作，不再搜救。

1. 救援医疗人员所占的比例情况　参照《国际搜索营救行动指南（international search and rescue action guidelines）》（简称《INSARAG指南》）组队标准，轻型搜救队为18人，中型搜救队为36人，重型搜救队为72人，美国的费尔法斯队和洛杉矶搜救队完全按标准组队。新加坡、墨西哥队以犬搜索为行动目标，没有医师。中国队、蒙古队各有医师1人，中国台湾队有医师2人，其他各支队伍中医师3人，护士或医助6人。医务人员占主体行动人员比例的1/10～1/7。

2. 救援医疗装备结果统计　配有医务人员的队伍，都有现场急救医疗设备箱或包，包括止血、包扎、固定、搬运及心肺复苏装备，还有保障队员的常用药。没有医务人员的队伍只有个人自救互救的急救包。各国搜救队中，中国、美国、俄罗斯、澳大利亚队，带有核辐射检测设备，并具备核辐射自我防护与洗消能力，占队伍总数的22%。中国队在驻地早晚进行空气放射性检测，均为阴性。其他队伍检测结果不详。

3. 搜救结果统计　各国救援队均未能发现幸存者，仅有中国队、美国队发现部分尸体，挖掘与清理尸体的工作转手给当地的消防队员。

4. 队内伤病统计　中国国际救援队队员15人中，出现感冒4例，手部外伤2例，腹泻1例，口腔溃疡1例，眩晕1例，伤病比例占60%，但均坚守岗位。其他救援队队内成员伤病情况不详，但未见人员伤亡报道。

（三）救援

联合国关于融合搜索、营救与医疗三项主体行动于一体的现代城市搜救队建队模式成为地震救援队的重要模式。2002年的第57次联合国大会一致同意由国际搜索营救咨询团制订的《国际搜救反应行动指南》，指导各国救援队标准化、现代化、国际化建设，以提高搜救效率。已明确其名称为城市搜救队（urban search and rescue team），简称USAR Team，以减少队伍名称的混乱。

截至目前，国际上已有超过80支队伍成为联合国认可的国际救援队。本次赶赴日本的国际救援队，基本采取联合国的标准进行组队或略加变通，可见《INSARAG指南》已为众多国家接受。联合国认定的城市搜救队的典型结构为：纵向设指挥层与执行层，其中指挥层含有行动规划、安全监督、信息发布、对外协调等管理人员；执行层中以搜索、营救、医疗为三项主体行动，以毒危险品检测、工程结构评估及工程起重机械为三项技术支撑，以通信、后勤、防卫为行动保障。队伍结构合理，功能适中，非常贴近灾害现场应急救援的需要，功能优于单纯的搜索队、营救队、医疗队、转运队。建队理念源于1906年美国旧金山大地震，震后一位议员提出建立自然灾害救援队或紧急救援队到现场废墟中去寻找和救治幸存者，经过多年的实践，全球城市搜救队组队模式已积累了广泛的经验。搜救队的基本结构与功能见图 25－2。

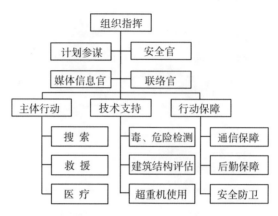

图 25－2　搜救队的基本结构与功能

国际搜救队的建队模式为我国地方搜救队的建设提供了样车与示范。目前联合国推荐的城市搜救队的组织结构、装备配置、技术标准、行动程序，正是综合了国际上众多救援实践后的结晶，值得我国省、市、县建立灾害救援队时参考。搜救队的组织结构直接决定搜救队的功能形成。搜救以现场救人为主要目标，将搜索、营救、医疗行动融为一体。其中搜索就是确定幸存者的位置，主要利用犬搜索、人工搜索与器械搜索。营救就是建立到达幸存者的路径，主要利用破拆、顶升、切割等工程技术，清除压埋的物体，建立到达幸存者的通道。

医疗就是为幸存者提供现场急救，方法包括：对单个幸存者进行必要的急救，对群体伤员可先进行现场检伤分类，然后按优先顺序进行现场急救。这种结构的显著特点就是不再把医疗当成一种后勤保障行动，而是一种主体行动。即使受困人员还未完全挖出，医务人员也应首先到达被压埋人员身边，判断伤情，进行急救。帮助患者清除眼、耳、口、鼻中的泥沙，设法消除噪声、强光、寒冷、潮湿、锐利或有毒危险品等环境因素对幸存者的继续伤害，握住患者的手，安慰患者，指导营救队员一起将患者移出废墟，交给附近的急救转送站。医疗行动全部以医疗人员为主导。搜索、营救与医疗在时空转换上具有连续性，三者的目标具有同一性，将三项主体行动融为一体具有科学性。

工业化国家的地震灾害救援对我国快速城市化背景下的地震救援具有警示作用。日本作为发达的工业化国家，具有强大的灾害预防能力、预警能力和自救能力。房屋抗震能力强，城市整体设计科学，避护所完善，居民自救互救能力强等，此次灾害呈现死亡人数占受灾人员比重少，伤员与死亡人员比较少等特点，显著不同于发展中国家的地震救援。但工业化国家不利的特点是次生灾害多，本次地震海啸之后，煤油厂及居民区多发火灾，核电站爆炸后放射性物质泄漏成为不同于发展中国家灾害的显著特点。我国正广泛步入城市化，各地预防、预警与救援体系正在发展与建设之中，工业化国家的灾害救援特点警示只有将救援医学知识普及化、人才专业化、结构网络化、技术标准化、装备现代化，才能适应高度工业化城市救援的需要。特别是城市搜救队伍医疗技术非常符合李宗浩教授提出的"救援医学"的思想内涵，即融合工程抢险技术于现场急救医疗技术之中的医学，因此加快我国地方搜救队的建设，就必须发展救援医学，培养救援医学人才。

核辐射泄漏的应急救援不同于普通地震救援，其搜索、营救与医疗的特殊性均值得进一步深入研究。核电站事故后，3 月 12 日，日本核辐射紧急救援医疗队（the radiation emergency medical assistance team，REMAT）到达福岛核电站事故现场执行医疗救援任务，结果 3 月 14 日发生了核电站 3 号机组氢气爆炸，包括东京电力公司操作员、日本自卫队员在内的 11 人受到泄漏出来的放射线伤害，其中炸飞的带有放射性物质的碎片击伤 1 名自卫队员，将放射性物质带入体内。队伍预想的计划是依托附近的医院，帮助受放射线污染的人员进行洗消和救治，结果是当地的医院因受地震海啸的破坏，医师已撤走，因此核辐射紧急救援医疗队失去了落脚点，工作也难以展开，独自进驻核辐射污染区进行医疗救援难上加难。应对核电站爆炸后放射线物质泄漏，全球普遍缺乏经验，我国也从未经历过，加强核辐射的特种救援队建设与行动方案研究对我国灾害救援也有重要意义。

第六节　洪涝灾害医学救援

通常说洪水一般是指江河泛滥淹没田地和城乡所引起的灾难。涝灾则指因长期大雨或暴雨产生的积水和径流，淹没低洼土地所造成的灾难。但洪水和涝灾往往是同时发生的，有时很难区分。形成洪涝水灾的原因是多方面的。它与降水量，地理位置，地形，河道的分布、宽窄、曲度、植被以及季节等都有密切的关系，但降水量过多则是产生洪涝水灾的主要原因。暴雨是造成洪涝水灾的主要原因。另外，暴雨还会诱发山崩、滑坡、泥石流等次生性灾害。就全球陆地而言，由暴雨引起的洪涝水灾在大部分地区均可发生。其中，南亚的印度、孟加拉国、巴基斯坦，太平洋沿岸的中国、日本、菲律宾以及美国都是洪涝水灾较频发的国家。据有关资料统计，1967—1985 年，就有 110 多个国家发生了 800 次以上的洪涝水灾。1986—1992 年共有较为严重的暴雨洪涝水灾事件达 87 起，分别发生在世界 28 个国家。因此，不难看出，暴雨洪涝水灾在全球发生的范围之广和频率之高，都是其他大多数自然灾害所无法比拟的。

一、概述

（一）加强防灾领导

我国地处欧亚大陆东南部，东临太平洋，直接受到世界上最大陆地和最大海洋的影响，夏季湿热多雨，形成雨季，常出现大范围的暴雨、大暴雨，造成山洪暴发，江河水位陡涨，甚至河堤决口，水库垮坝，公路、铁路、水渠、桥梁被冲毁，农田被淹，酿成严重的洪涝水灾。在漫长的岁月里，无情的洪涝水灾不知夺取了多少人的生命，掠去了多少宝贵的财产。人类祖先为了保护自己的生存环境，与洪涝水灾进行过不屈不挠的斗争。我国早在 4000 年以前，就有利用堤防工程同洪涝水灾进行斗争的经验。大禹治水"三过家门而不入"一直为后人传颂。新中国成立以后，我国政府非常注重洪涝水灾的防治工作，不断掀起治理大江大河、兴修水利的热潮。近 40 年来，长江、黄河、淮河、珠江、海河、辽河、松花江等我国七大江河流域建设与加固了 20 万 km 长的抗洪堤堰，一般具备了抵御 10～20 年一遇洪涝水灾的能力，修建了 8 万多座大、中、小型水库等，为减少洪涝水灾，保障人民生命财产安全，提供了根本的保证。但也必须看到，我国预防洪涝水灾的能力仍较低；一些地区水利工程老化、年久失修以及人口增长与资源利用矛盾突出；城乡工农业生产建设与河、湖争地，束窄河床，降低了排洪能力；湖面缩小，可调蓄水能力下降等原因，大部分地区仍面临着暴雨洪涝灾难的严峻局面。尤其是集中我国一半人口、三分之一耕地和 70% 以上工农业产值的七大江河，其中下游约 100 万 km² 的土地，正是我国洪涝水灾的主要多发地区。这些地区大都处于江河洪水洪位以下，不少河段高出地面几米而成为"悬河"。根据我国季风气候多暴雨的特点，随着经济的发展和人口的增长，我们应该进一步清醒地认识到洪涝水灾仍是我国各级政府和广大人民群众亟待解决的心头之患，所以要把抵御洪涝水灾提高到战略位置来看待。

（二）充分发动群众，加强防洪设施建设

我国在防治洪涝水灾方面还比较脆弱，有些方面的建设经不起灾害的冲击。国家和各级地方政府部门，应根据财力情况，加强防洪基础设施建设，进一步提高大江、大河、水库的防洪抗洪能力。同时对小流域也应加紧与大流域配套的防洪设施的建设；发动沿江河渠道的人民群众，搞好河道清淤、清障工作，防止盲目地围湖造田。要增强城市、村镇、工矿及交通设施等的防洪抗灾能力。特别在改革开放后，我国城市、村镇、工矿企业等建设速度加快，但许多建设不考虑排水设施，相当一些单位或个人滥采滥挖，蓄意破坏水网工程，有的大肆侵占主要河道，乱建乱搭现象十分严重，影响到河道的排洪和泻洪功能。因此，针对这些情况，各级地方政府要加强法规宣传和教育，加强管理，同时要进一步提高防

洪标准，增建或补建防洪设施。今后城市、村镇及工农业生产布局，要根据暴雨洪涝水灾发生的气候规律，充分考虑防洪抗灾的要求，规划建设防洪设施，以达到防患于未然。

另外，根据季风气候旱涝突出的特点，组织好群众除旧兴利，旱涝兼治，统筹安排，全面治理，把防洪、抗旱与水土资源综合开发利用相结合，进行综合规划。

国内外实际及科学实验表明，扩大森林植被，有利于涵养水源，防止水土流失。因此，要大力植树种草，增加地表植被覆盖面积，保持水土，调节气候，以逐步形成良性循环。另一方面，要开展大规模的治山治水改土工作，加快水沟、渠道和塘坝建设，扩大耕地面积。

（三）加强监测和预报

暴雨洪涝水灾的发生是一个非常复杂的物理过程，不但各个地区之间，就是同一地区的不同地方之间也可能存在较大的差异，其预报难度较大。气象部门通过常规仪器和气象卫星、雷达对暴雨进行探测和监测的同时，国家及各省、市级气象部门还配备了大、中型电子计算机作为预报暴雨的工具，使预报水平有了一定的提高。因此及时准确预报和掌握天气形势，对一般的暴雨和洪涝水灾的发生，可以做到早准备、早防御，努力减少人员伤亡和财产损失。

二、洪涝水灾对人的主要伤害和救援特点

洪涝水灾主要因连降暴雨，造成山洪暴发，形成特大洪水，使江河、湖泊水势陡涨，堤坝决裂。洪水漫溢来势凶猛，在短时间内使大片农田被淹，房屋倒塌，人民生命财产受到极大的威胁。而一大批灾民逃离家园，流离失所，无家可归。来不及躲避者可能被洪水卷走而淹溺或被围困在山岗上、建筑物屋顶或大树上，部分居民可能直接受到了淹溺和外伤等因素的影响，故需要紧急救援。同时，洪涝水灾的发生使大批灾民的居住、生活、环境、防护条件发生了质和量的变化；自然界鼠类迁徙、畜禽散放；粪尿污染，清洁饮用水源被破坏。人们集中在临时的帐篷或露宿野外，夏秋季节炎热，蚊蝇又多，生活环境极差，加上灾区居民受到精神上的打击，正常生活秩序被打乱，吃喝和就医用药无法保障，疲劳和营养的缺乏使机体抵抗力下降，各种疾病均易发生和流行，特别是各种传染病对灾民的威胁最大。历史上大灾之后瘟疫流行的事例不胜枚举。新中国成立以前，我国每次特大洪涝水灾后，因瘟疫死亡人数大大超过水灾的死亡人数。新中国成立后，党和各级政府十分重视灾区的卫生防疫工作，并在灾后的多年里坚持不懈，因而使灾区从未发生过大的传染病流行。

（一）我国是洪涝水灾最严重的国家之一

我国幅员辽阔，地形复杂，河流众多；地处欧亚大陆的东侧，跨高、中、低三个纬度区，在夏季风暴发和盛行的时期，是我国的暴雨季节。我国洪涝水灾发生分布有明显的地域性。全年降水大多集中于夏季高温的时期，5～9月的雨量一般占全年降水量的50%～80%，且多以暴雨的形式出现。根据各地的气候特点，规定雨涝的统计季节是黄、淮、海、东北、西北为6～8月，长江中下游为4～9月（沿海为4～10月），华南为4～10月，西南为6～9月。

新中国成立后，政府组织广大群众进行了大规模的水利建设，使主要江河防洪能力有所改善，气象及水文预报的准确率也有了较大的提高，洪涝水灾发生率有了明显的减少。但是因财力有限，加之十年动乱的影响，一些水利工程遭到破坏或失修，工程防洪标准仍较低，又加上水土流失和围湖造田等因素，我国洪涝水灾仍经常发生。据新中国成立以后40多年的不完全统计，平均每年因暴雨洪涝受灾农田面积达1.1亿亩，成灾0.7亿亩，成灾率达62%，经济损失达100亿元左右。近13年来我国每年因洪涝水灾死亡人数达4000人左右，倒塌房屋200多万间。1980年8～9月初，长江中下游干流水位普遍在警戒水位以上，出现了仅次于1954年的大洪水，农业生产受到了很大的损失。特别是1991年夏，我国大部分地区发生了新中国成立以来最严重的洪涝灾害，经济损失达779亿元。因此，尽管防洪抗涝能力有了提高，但洪涝水灾仍将是我国重要的自然灾害，制约着国民经济的建设与发展，严重威胁亿万群众生命财产的安全。

（二）洪涝水灾的气候特征

洪涝水灾通常是因为雨水过多引起的，而一个地区某时期的大量降水，又往往是一场或几场暴雨的结果，所以暴雨经常是造成洪涝水灾的主要原因，但并不是所有的暴雨都能造成洪涝。形成洪涝水灾的原因是相当复杂的。一个地区洪涝水灾的形成除与当地的地形、河流状况及水利建设等因素有关外，主要取决于暴雨的强度和持续时间，只是连续雨后，河水陡涨，一时渲泄不下，才能形成洪涝水灾，所以洪涝水灾与暴雨的关系十分密切。因此，了解我国暴雨强度和持续时间特征对掌握我国洪涝水灾发生的规律十分必要。

1. 暴雨的极值特征　我国之所以是世界上洪涝水灾严重的国家之一，与我国暴雨强度有着密切的关系。与世界暴雨记录相比较，我国的暴雨强度相当惊人，不少时段的最大降水量与世界暴雨极值已比较接近，甚至达到世界记录。

2. 洪涝水灾时间分布特征　我国洪涝水灾出现的一般规律与各地雨季的早晚、降水集中时段及台风活动等密切相关。华南、江南地区开始早，4 月就可出现，但多集中在 5～7 月；6、7 月主要涝区移至长江中下游和淮河流域一带；7、8 月多集中在华北、东北、西北地区。东南沿海因受台风影响，涝期较长，江苏、浙江沿海为 7～9 月，福建、两广沿海为 5～9 月（海南为 7～10 月）。我国西部地区涝害较少，涝期也较分散，云南、四川盆地大部集中在 6～8 月，贵州多出现在 4～7 月；陕南、关中、川中、鄂西一带可出现秋涝现象。

3. 洪涝水灾季节分布特征　根据我国各观测站统计情况看，我国各地区洪涝水灾季节分布特点如下。

（1）华南地区：这一地区雨季来得早，雨季持续时间长，夏季又易受台风的袭击，因而是受涝次数最多的地区。洪涝水灾主要集中在 5～7 月，此 3 个月的受涝次数占全年的 70%～80%。

（2）长江中下游地区：主要在江南地区，6 月进入盛期，受涝次数是全年中最多的一个月，大部分地区受涝次数占全年的 25%～35%。

（3）黄淮海地区：这一地区洪涝水灾多数发生在 7～8 月。淮河流域、河南北部、河北南部、陕西中部和南部等地，受涝次数占全年 60%～80%；山东、河北大部、京津地区占 80% 以上。

（4）东北地区：受夏季风影响最晚，雨季比较短，洪涝水灾多发生于夏季，特别是 7、8 月两个月。

（5）西南地区：本地区地形复杂，各地雨季开始早晚不一，雨量中期也不尽相同，所以洪涝水灾发生时间和集中期也不一样。

（6）西北地区：一年四季发生较少，夏季如降大雨或暴雨，可发生山洪，但次数较少，且较分散。

4. 洪涝水灾的初终期变化特征　我国各地较大范围洪涝水灾出现时间，一般是南方较早，北方较迟。淮河以南至两广的广大地区，洪涝最早出现在 4 月，仅桂西、海南稍晚，为 5 月；华北平原以南出现在 6 月，黄土高原、渭河流域及东北南部出现在 7 月，东北中部出现在 6 月，但三江平原较早，4 月就有洪涝发生；四川盆地东部出现在 5 月，西部出现在 6 月；云南局部性的洪涝 4 月就有发生。

较大范围洪涝水灾的最晚结束时间，以江南南部最早，为 7 月；次为东北、黄土高原大部、长江中下游大部及广西、贵州等地为 8 月；华北平原、河套地区、广东北部、云南及四川盆地大部稍迟，为 9 月；渭河、汉水流域及四川东部因秋雨较多，10 月仍可出现雨涝；我国东部和南部沿海地区因受台风影响，10 月和 11 月仍可发生洪涝水灾。

（三）洪涝水灾对人体的主要伤害特点

1. 洪涝水灾对人的直接伤害　洪涝水灾主要是因连降暴雨，造成山洪暴发，形成特大洪水，使江河、湖泊、水库水势猛烈上涨漫溢，堤坝决裂，在较短时间内使大片农田被淹，来不及躲避者可能被洪水卷走而淹溺死亡，尤其老人和儿童更容易受害。其次是各类创伤，由于建筑物的倒塌，可产生大量挤压伤的伤员，且大多伤情复杂，常常伴有复合性损伤。

2. 洪涝水灾后传染病对人的伤害特点　洪涝水灾后人畜尸体腐烂，粪尿外溢，水源污染严重，食物缺乏，衣被短缺，居住条件简陋拥挤，蚊蝇滋生等生活环境极差，灾民抗病能力普遍降低，易形成各种传染病的流行，且疫情往往比较复杂，给灾区人民带来更大的危害。

（1）呼吸道传染病：由于洪涝水灾可能连降大雨，使气温骤降，灾民被洪水围困在某一高处等待营救，终日受风吹雨淋的寒气袭击，再加上缺衣少食，抵抗力下降，易患上呼吸道感染、流行性感冒及其他呼吸系统传染病，且极易流行。

（2）消化道传染病：洪涝水灾极易引起水源严重污染，饮水来不及消毒，易引起消化道传染病的暴发流行。常见的有细菌性痢疾、急性胃肠炎，甚至可发生伤寒和副伤寒疾病的流行。在灾后 1 个月左右可发生病毒性肝炎，如甲型肝炎流行。

（3）虫媒传染病：洪涝水灾后长期积水，使蚊虫大量滋生繁殖，传播疾病。如疟疾、流行性乙型脑炎、革登热、丝虫病等均可在灾后一个月内流行。

（4）动物传染性疾病：如钩端螺旋体、布氏杆菌病和狂犬病在洪涝水灾时也有流行。

（5）其他疾病：如食物中毒、脑炎、心肌炎、腹泻、流行性出血热、急性出血性结膜炎、毒蛇咬伤、浸渍性皮炎、各种营养缺乏病等。

（四）洪涝水灾现场救护

洪涝水灾所造成的淹溺和各种损伤的特点是范围大、伤员多，病情发展迅速，因此，现场救护必须迅速、果断、有效。

1. 医学救援组织　对洪涝水灾的救援，应有完善的组织机构，包括国家、地区和地方的各级组织，考虑地理、环境、气象、社会和经济等方面的因素，进行灾情估计、营救，伤员的复苏、分类、早期抢救和后送。救护组织的建立可根据具体情况而定，一般现场救护梯次可分为三线。

（1）第一线救护组织：主要依靠当地干部、民兵、驻军和广大群众的自救互救，红十字会卫生员和其他医务人员的现场抢救。主要任务是寻找受困和受伤人员，由于他们熟悉现场的情况，能迅速找到被困人员和伤员，对危重伤员及时进行就地抢救并予以转运。

（2）第二线救护组织：由灾区或灾区附近的卫生机构以及各医疗机构派出的医疗小分队组成，对伤员作进一步救护，这一线的主要任务是：对一线转来的危重伤员继续进行抢救，完成一些必需的急救手术；对一线转来的重伤员进行复查，做进一步处理后，并进行分类、后送，有的可以进行留治。

（3）第三线救护组织：由区、县医院，医学院校、各部门、各企业的医院，省、市医院和专科医院以及部队医院等组成。这一线的主要任务是分工负责现场转送来的所有伤员。另外对由于短时间内发生的大批伤员，在现场经过初救、检伤分类后，因受当地医疗力量、条件的限制，有部分伤员必须组织力量继续后送。

2. 洪涝水灾救援的特点

（1）洪涝水灾主要的伤害是造成大批建筑物倒塌，特别是民房倒塌，在短时间内发生大批伤员。洪涝发生后搜寻伤员和组织就地抢救是减少灾害伤亡的首要条件。因此，应在国家、地区等范围内促进灾害救护组织的发展和完善。如建立国家紧急呼救的电话号码和无线电频率。孤立的人群应具备紧急情况下的救护设备，并做到受损地点、急救队、医院之间保持通信联系。现场搜救人员应根据呼救、群众反映和对实情的估计，迅速组织人力、物力，积极组织搜寻受困人员和伤员，争取尽快使伤员脱险。特别注意在水中、倒塌建筑、生产设施内（下）寻找伤员。发现伤员后，应尽快帮其脱离危险环境，迅速准确判断伤情的轻重，进行必要的急救处理。对被掩埋的伤员要与抢险救灾的工程、消防等系统救援人员协同抢救。在寻找伤员中各级救援组织应加强联系，特别在结合部要互相衔接，避免遗留伤员。

（2）伤员伤情重、伤类复杂，对救援技术和组织工作要求高：洪涝侵袭可造成大批人员伤亡，这些都见于淹溺、骨折、外伤等单纯伤员或复合性伤员，由于伤类伤情复杂，救援和救治工作难度大，对救援的技术和组织工作要求就更高。因此平时除了要熟悉救援预案，掌握救援技术外，在组织、技术、装备等方面要做好充分准备。

（3）灾区救援工作复杂，必须严密组织，搞好协同：应急救援工作是一项系统工程，参加者除卫生人员外，还有大量的抢险救灾其他系统的人员，这就需要在统一指挥下搞好协同。根据分工的任务，各尽其职、各负其责、相互支援、相互协同。在抢救伤员过程中，卫生人员除了对直接暴露的伤员进行抢救外，还需与抢险救灾人员配合，对在危险房屋内或塌压掩埋下的伤员进行抢救，对伤情病情严重的，一边进行急救处理，一边迅速后送救护站或医院。

3. 自救互救　一旦人们掌握有关洪涝水灾对人体的伤害和应付洪涝水灾的方法，就能自信地应对各种紧急情况。也就是说洪涝水灾发生后需要冷静的头脑，科学合理地处理洪涝所导致的破坏，以减少不必要的生命财产的损失。因此，必须在易受洪涝水灾地区的居民当中广泛进行洪涝水灾和自救互救知识的宣传教育，普及一些简单的紧急救护措施。如游泳、水中救护、溺水的抢救等，提高灾区居民现场自救互救的能力。

4. 洪涝水灾现场救护中应注意的事项

（1）洪涝水灾发生时，不要心慌意乱，要保持头脑清醒，尽快离开危险区域，有组织地撤离到高坡或山地上，尽可能寻找可用于救生的漂浮物，作为救生器材。落水人员应尽量避开主流和水面上的漂浮物。当水面上有柴油、汽油物质时，应赶快离开，以免吸入呼吸道和肺部。

（2）被洪水围困或落水后，必须尽可能地保留身体的能量。水中漂浮是专门用于水中求生的一种方法，而不是尽快地游离现场，因此，漂浮时所有的动作必须是自主性和松散性的，以尽量保留体力。

（3）人在水中所遇到的最大威胁之一是寒冷。若体温迅速下降，会导致冻僵或冻死。在水中，穿衣物比不穿衣物体温下降慢得多，静止比游泳时体温下降慢得多。在预防和防止低体温的过程中，除了接近高处、船只、救生人员或其他可抓靠的物体外，一般不要游泳。不必要的游泳动作可使人体与衣物之间稍热的水流失。另外，手臂和腿部的运动可增加外周的血液循环，亦可导致体热的迅速流失。因此，在水中尽可能地减少活动对预防低体温非常重要。

（4）在等待救护时，应尽可能地靠拢在一起，一方面心理上可得到一些安慰和鼓励，更重要的是可以进行互救，并且易于被发现，从而得到及时的救援。

（5）在水中救护时要注意不要被溺水者紧抱缠身，以免累及自身。如被抱应放手自沉，使溺者离开再救。若被溺者紧抓不放，则可将手滑脱，然后再救。

（五）淹溺的急救措施

特大洪涝灾害来势凶猛，来不及逃避落水而被淹溺。溺水是洪涝水灾直接威胁人民生命的最严重的灾害，一旦发生须立即进行抢救，切勿只顾运送而丧失宝贵的抢救时机。

1. 病因　淹溺致死原因主要是人体被卷入深水中或落入江河、湖塘、水库水中，水和杂物经口、鼻进入肺内，可造成呼吸道阻塞而窒息死亡；也可在溺水后，人体受强烈刺激，如惊慌、骤然寒冷等反射性引起喉头痉挛，以致空气不能进入肺内，造成急性窒息，反射性引起心脏停搏而死亡（约占溺水死亡的10%）。此外，有的人在落水前或落水后头部撞到硬物或木桩、桥墩等引起颅脑外伤。在水中发生昏迷、死亡。

2. 病理生理　溺水时由于人体浸没在水中，体内发生一系列十分复杂的病理生理变化。

（1）干性溺水：根据统计认为有20%的溺水者为干性溺水。即在检查溺水者时没有发现肺内有水或只有一点水。其机制是人体一进入水中便发生反射性喉痉挛，声门紧闭致窒息形成干性溺水。

（2）淡水溺水：洪涝水灾多为淡水，溺水者将淡水吸入肺内，使空气无法进入肺内进行气体交换造成低氧血症。只要人体吸入 2.2 ml/kg 的水，便可发生低氧血症。其机制是淡水进入肺后很快被吸收到血液循环中导致溶血，释放大量的钾，血液钾与钠的比值增高，使心室产生纤维颤动，亦可发生血红蛋白尿和急性肾衰竭。吸入淡水后，肺泡的表面活性物质发生改变，使肺泡萎缩引起急性缺氧。

（3）咸水溺水：发生在海水引起的洪涝灾害中。咸水溺水时，高渗性的咸水吸入肺内，使血浆蛋白由血液循环中渗入肺泡内，导致肺水肿，引起低氧血症。

（4）溺水后并发症：淡、咸水吸入后72小时内随时都会发生肺泡毛细血管上皮炎性反应，使含有蛋白的渗出液溢出肺内或呕吐物吸入，都可引起肺水肿、肺部感染，亦可发生成人呼吸窘迫综合征（ARDS）和脑水肿。

综上所述，溺水的病理生理变化十分复杂。但淹溺致死的原因不外乎有以下几个方面：①水、泥沙、喉头痉挛所致呼吸道梗阻、窒息；②血液电解质紊乱，高钾血症所致心室纤颤；③急性肺水肿。

3. 临床征象　上述病理生理改变，在临床上可表现为各个系统的多种异常情况。可有神志昏迷，发绀，眼结膜充血、发红、眼球微突出，面部浮肿，肢体冰冷，脉搏扪不到，呼吸停止，心跳微弱或心跳停止。患者的口及鼻孔内常充满泡沫、泥沙或其他杂物，部分患者可因胃内充满水而扩张，上腹部膨隆。早期神经系统表现有癫痫发作，精神障碍或弥漫性脑损伤，患者咳嗽、呼吸增快，严重者有肺气肿表现或淹溺被救后2～3天内发生呼吸窘迫综合征。血容量增多及心肌缺氧可导致心力衰竭。在复苏过程中多有发热，部分患者可并发肾衰竭、出血倾向或肺部感染。

溺水整个发展过程非常迅速，往往可在4～5分钟或6～7分钟内使患者溺死。身体强壮者进展较慢。因此抢救工作必须争分夺秒，绝不能耽误时间。

4. 救治　有人总结过去抢救失败的原因，主要有：①因淹溺水中时间长，未能及早发现和抢救，当患者被救上岸后，多已丧失抢救时机；②溺水后，未能立即进行有效的急救，坐等医务人员到来，耽误抢救时间，或虽进行抢救，但方法不对，效果不好。

(1) 现场抢救措施：

1) 尽快将溺水者打捞到陆地上或船上，立刻清除口鼻淤泥、杂草及呕吐物，保持呼吸道通畅。同时，解开衣扣、裤带，检查呼吸、心跳情况。

2) 救起的溺水者若尚有呼吸心跳，但有明显呼吸道阻塞，可进行倒水，但倒水动作要敏捷，尽量缩短倒水时间，切勿延误其他抢救措施。方法：将溺水者的腹部置于救护者屈膝的大腿上，使溺水者头部下垂，然后用手按压背部，使呼吸道及消化道内的水倒出。

3) 如呼吸、心跳已停止，应立即进行人工心肺复苏。胸外心脏按压术和口对口人工呼吸，必须同时进行，两者都是溺水抢救工作最重要的措施，要坚持较长的时间，要不怕疲劳，发扬连续作战精神，坚持到底，不能延迟、中途间歇或轻易放弃。若有必要可做气管内插管，吸出水分并做正压人工呼吸。

4) 昏迷者可针刺人中、涌泉、内关、关元等穴，强刺留针5～10分钟。

5) 呼吸、心跳恢复后，人工呼吸节律可与患者呼吸一致，给予辅助呼吸，待自动呼吸完全恢复后可停止人工呼吸。

6) 有外伤时应对症处理，如包扎、止血、固定等。

(2) 进一步救治措施：溺水经过现场抢救苏醒后可速转送医疗单位继续治疗，抢救者绝不能麻痹大意，放松抢救，必须加紧转送，严密观察病情，酌情进行处理。因为溺水致呼吸心搏骤停获得复苏并能存活的病例，比触电及其他意外事故造成的呼吸心搏骤停者为少。有人观察27例复苏初步成功的病例，有25例在心脏复搏后0.5～48小时内先后死亡。此类患者大多有严重的肺水肿，个别经气管镜检查发现气管内有泥沙。因此必须重视恢复期的（院内抢救）处理。

1) 患者静卧，医务人员要密切观察患者的呼吸、心跳情况，注意血压的变化，纠正酸中毒，酌情采用相应的急救措施，必要时予以吸氧。如患者仍昏迷，应进行气管内插管，进行机械通气吸氧。

2) 加压吸氧：溺水后极易出现肺水肿，神志清醒者，其早期表现呼吸困难，肺底出现湿啰音。此时应及时采取加压吸氧，并应用除泡剂（最常见的是吸入通过95%或50%乙醇的氧气），按情况静脉注射氨茶碱、毛花苷C等药物，也可用呋塞米20～40 mg静脉注射，有条件者考虑输血浆500 ml。但不宜用吗啡或哌替啶类药物，也不必阻止肢体静脉回流。

3) 使用脱水药：溺水后特别是淡水溺水，呼吸心搏骤停者都会有不同程度的肺水肿、脑水肿，因此应用脱水药，如甘露醇、高渗葡萄糖等，不仅有脱水、预防脑水肿的作用，而且也有防治溺水中最常见的肺水肿之作用。一般首选20%甘露醇，首次250 ml，以后每6～8小时一次；地塞米松对心脏停搏后出现的脑水肿，效果比较确定，每天20～30 mg，分数次静脉注射，使用3～5天。

4) 抗感染治疗：由于淹溺时泥沙、杂物、呕吐物等吸入气管，加之抵抗力下降，发生感染的可能性很大，特别是肺部感染，应使用抗感染的药物。复苏时间较长者，应警惕真菌感染，并作相应处理。

5）纠正水、电解质平衡紊乱：无重要器质性疾病的患者，机体可自动调节，无需处理。病情严重者，要酌情进行补液，维持水电解质及酸碱平衡，必要时进行血液动力学监护。如为淡水淹溺，可静脉输入 3% 氯化钠溶液，以纠正血液稀释；海水溺水者，可静脉滴注 5% 葡萄糖注射液，以纠正血液浓缩。有低血钾或低血钙者，也应做相应的处理。

6）低温疗法的应用：低温疗法可以减少脑组织耗氧量，延长脑组织对氧的耐受时间，对已受损的脑组织亦具有一定的保护作用。

（3）昏迷不醒者，如条件许可应尽早采用低温疗法，愈早愈好。降温应以头部为重点，可采用冰帽。除头部外，腋窝、肘窝、腹股沟等处可以放置冰袋，以加强降温效果。

三、灾后的卫生防病

古往今来"大灾之年必有大疫"，而洪涝水灾中出现瘟疫也最频繁、最广泛。无论中国或外国史料中均不难找到洪涝水灾后瘟疫肆虐的事例。例如，1931 年长江洪水泛滥，致使我国先后有 9 个省流行霍乱，发病 10 余万例，死亡 3 万余人。1975 年河南驻马店地区暴雨成灾，仅 8～12 月即报告各类传染病 3.4 万例，死亡 467 人。新中国成立以来，我国部分省、市遭受洪涝水灾后也出现程度不同的疫病流行，在党的领导下，紧紧依靠全国人民，取得辉煌的胜利。特别是 1991 年安徽、江苏等地的特大水灾，不仅给工农业生产和人民生命财产造成了巨大损失，而且给救灾防病工作带来了极大的困难。洪涝使大批卫生生活设施受损，饮用水源被污染，自然疫源地暴露和扩散。仅江苏全省受淹厕所、粪坑、垃圾堆、牲畜圈有 240 多万个，受淹医院污水池 1360 多个，有 9 万多口饮用水井、648 个农村自来水厂、11 个县自来水厂被淹。由于大范围洪水淹没、冲刷，一些原来隐蔽或局限的自然疫原性传染病的疫源地得以暴露或扩散，同时蚊蝇密度上升、鼠类迁徙，人群抗病力的下降，这就造成了有利于传染病发生和流行甚至暴发的条件，严重威胁灾区人民健康。在洪涝灾害面前，各级政府切实加强领导，有关部门紧密配合，人民群众积极参与，广大卫生人员奋力拼搏，在物质条件十分艰苦的情况下，集中打了一场救灾防疫的人民战争。全省共组织了 2500 多支疾病防治工作队和 13 万多名医疗防疫人员及基层卫生人员深入千家万户宣传卫生防疫知识，开展多种形式的健康教育，大力开展爱国卫生运动，强化了以阻断传播途径为主的综合防疫措施。1991 年江苏全省传染病发病率比 1990 年下降 4.46%，病死率下降 35.29%，实现了大灾之后没有发生大疫的目标。

（一）建立强有力的灾后防病组织机构

救灾防病的显著特点是情况紧急、突发事件多、范围广，所以必须有反应迅速、果断决策、统一指挥的救灾防病机构，这在整个救灾防病工作中起着决定性的作用。各级政府要高度重视灾后防病工作，提高认识，树立防大疫的指导思想，建立专线领导，确定各级任务目标，落实责任制，实行分兵把关，各负其责。要根据实际情况成立专业的医疗、防疫队，深入到灾区一线进行检查、指导、巡回医疗。同时保证救灾防病人员、车船、器材、药品四落实。

（二）积极开展灾后多种形式的防病宣传教育

重建群众性卫生防病组织，充分利用广播、电视、黑板报、开展咨询、印发宣传资料等形式搞好灾后卫生防病宣传教育和卫生防病知识的普及。宣传教育内容侧重于饮水、饮食卫生，传染病的预防以及消、杀、灭等工作。通过宣传教育增强广大人民防病意识，做到齐心协力，人人动手参与灾后的防病工作。

（三）搞好以饮水消毒为中心的防病工作

建立灾后的供水系统，重点搞好水源卫生。灾后环境污染势必造成水的化学性污染及生物性污染，成为暴发性传染病的主要致病因子。所以饮用水消毒是救灾防病最为基本、最为有效、最为直接的措施。灾后一切水源，要根据灾前水源分布，并通过现场调查，选择水量大、水质好，便于保护的水源，最好是地下水，如井水。对选择的水源要进行严格检查，以确定能否饮用。水源选定后要加强保护，清除周围 50 m 以内的厕所、粪坑、垃圾堆以及人畜尸体等污染物。建立水源保护制度，设岗哨看管，防止人为破坏。对浑浊或不符合卫生的水源，要净化后方能使用。灾区在保证水量水质的前提下，做到供水方便，以分散供应为主。水源选择不宜离居民点太远，如果水源距居民点很远，可考虑用运水车拉水，但要有专人负责，并进行消毒后再供给居民饮用。同时要抓紧供水系统和水井复修。

（四）搞好饮食卫生，防止食物中毒和消化道传染病的发生

灾后初期，各种食品均被洪水淹没或冲走，灾民主要靠救济食品维持生活，饮食卫生工作的重点是做好救灾食品卫生监督。禁止发放和食用霉变、腐败、浸水和被污染的食品。对从水中打捞出来的食品进行检验和质量鉴定。对冷库搬出的肉食品要经卫生检验，明显腐败变质的要深埋；轻度腐败的可加工炼成工业油；未腐败的需高温处理后方可食用。对淹死的牲畜除经兽医人员检验确定可食用外，一律深埋处理。恢复经营的食堂、饭店要有防蝇设备，要保证供应食品的清洁卫生，要创造条件对食具做到用后洗净、消毒。饭菜要烧熟煮透，做到现吃现做。严禁出售腐败变质的食品和病死的禽畜肉。加强饮食卫生宣传教育。要求人人不喝未经消毒的生水，不吃腐败变质和不洁食物。

（五）加强对传染病源的管理

灾区卫生防疫机构要与村委会密切配合，组成疫情报告网，发动群众有病自报互报。各医疗站（队）要开展巡回医疗，对传染患者，做到早发现、早隔离、早治疗及掌握疫情变化，采取有效预防措施，以防止传染病的蔓延和流行。

（六）搞好临时环境卫生工作

灾后管理好粪便、污水、垃圾是群众生活中的突出问题。灾民居住临时搭建的简易棚内，要搞好周围环境卫生。卫生防疫人员要指导居民选择合适地点，利用就便材料，建立应急公共厕所、临时垃圾堆及污水坑。定期喷洒杀虫剂。发动群众建立灾区卫生公约，并教育群众自觉遵守。

第七节　海洋灾害医学救援

海洋是生命摇篮、交通要道、资源宝库、风雨的故乡，为人类的生存和发展做出了巨大贡献。海洋也是多种自然灾害的发源地。风暴潮、海浪、海冰、赤潮、海啸等海洋灾害往往造成巨大的人员伤亡和经济损失。

一、海洋灾害概述

我国是世界上海洋灾害最严重的国家之一，海洋灾害造成的经济损失仅次于内陆洪涝和风沙灾害。

根据国家公布的数据，近年来从整体上看海洋灾害造成的损失呈上升趋势，已成为我国海洋开发和海洋经济发展的重要制约因素。海洋灾害的频繁发生，对沿海发达地区的经济发展和社会稳定带来了不利影响，防御和减轻海洋灾害的任务十分艰巨。

（一）海洋灾害

海洋是地球生命的摇篮，也是人类文明的发源地。从古到今，人类从海洋获得了丰富的物质财富和精神财富，获得财富的过程中，人类逐渐认识海洋、熟悉海洋，更加合理地开发利用海洋资源。我们意识到海洋不但给人类带来了丰富的资源，而且教会了人们如何面对困难和灾害。受到太阳光照的影响，海洋是地球上多种自然灾害的渊源，中国是世界上遭受海洋灾害影响最频繁的国家之一。

一般认为，海洋灾害是由于特定海洋过程的强度超过一定限度，或者局部海洋自然环境出现异常而在海洋上或沿岸区域出现的灾害。海洋灾害主要包括风暴潮灾害、海浪灾害、海冰灾害、海啸灾害、赤潮灾害、海平面上升、海岸侵蚀等。

海洋灾害种类繁多、发生频繁、危害严重，给沿海经济发展和人民生命财产安全带来巨大威胁。有的海洋灾害单独成灾，如海冰、赤潮等；有的则表现为多灾种群发，如风暴潮一般与灾害性海浪、大风、暴雨等共同成灾，加大了防灾抗灾的难度；有的海洋灾害还会引起衍生灾害，如风暴潮、风暴巨浪往往会引发海岸侵蚀，赤潮释放出的赤潮毒素有时会引起人畜中毒等。

　　不同海洋灾害的作用过程往往存在较大差异。有的海洋灾害具有很强的突发性，如地震海啸，往往地震后数分钟至数小时之内就可酿成大灾。风暴潮、灾害性海浪等灾害的时间尺度一般长达数小时至数天，赤潮、绿藻爆发性生长等灾害持续的时间更长，有时甚至持续数十天，但这些灾害的爆发往往非常突然，因此一般把这类灾害称为突发性海洋灾害；海平面上升、海岸侵蚀、海水地下入侵等灾害的作用过程较长，往往持续数年至数十年，是发展非常缓慢的灾害过程，这类灾害一般称为缓发性海洋灾害。

　　近年来，随着全球气候变暖，突发性极端海洋气象灾害，如台风灾害、风暴潮灾害、海浪灾害，有明显加剧的趋势。为了保障我国近海海洋资源开发，我们必须要熟悉近海海洋灾害的特点，掌握海洋灾害时空分布规律。一般来说，通过网络、电视和其他媒体，相关方可以及时获得短期内相关海域的海洋气象情况，甚至可以获得实时的、准确的海洋气象数据资料，以便及时调整海洋资源开发活动或者是采取应对措施。但是，海洋资源开发是人类发展的永恒主题，可以说海洋资源开发和陆地资源开发一样，是一个可持续的、永久的过程。在这个过程中，海洋资源开发的相关方必须要熟知他所面对的海洋气象环境。关于海洋气象环境的短期资料是比较容易获得的，长期资料需要我们不断积累、总结、分析、计算、预测特定海域的海洋气象原始数据，得到特定海域海洋气象灾害发生的时空规律，掌握特定海域内致灾因子、孕灾环境、承灾体和区域防灾能力等基本情况和属性，在此基础上，制订海洋资源开发应急预案，合理优化应急管理组织管理体制和应急运行机制，最终寻求一条保障近海资源开发的合理有效的路径。

　　（二）我国海洋灾害概况

　　我国幅员辽阔，地处欧亚大陆东部，东临太平洋，独特的地理位置决定了我国是世界上少数几个遭受海洋灾害影响最频繁、最严重的国家之一。我国东临的西北太平洋是世界上最大大洋，也是最不"太平"的大洋。每年在此形成的热带气旋多达约35个，是世界上形成热带气旋最多的地方，其中80%的热带气旋会发展为台风，每年平均有26个热带气旋至少达到热带风暴的强度，约占全球热带风暴总数的31%。影响我国近海的灾害性天气系统除了西北太平洋的热带气旋，还有来自西伯利亚等高寒地区的冷空气；源于我国河套、江淮地区，东移入海或者在海面上形成温带气旋等。这些灾害性天气系统交替作用，使得我国的渤海、黄海、东海和南海海上大风、巨浪、风暴潮等海洋灾害频发。

　　海洋灾害突发性强，发展迅速，袭击面广。我国海岸线漫长，濒临的太平洋又是海洋灾害最严重、最频繁的大洋。加之我国大城市、人口密集区、大企业大量集中在最易遭受海洋灾害袭击的沿海地区，因此海洋灾害在我国自然灾害总损失所占比例较大，约占自然灾害总损失的1/10。

　　（三）我国海洋灾害的分布

　　我国海洋灾害种类多、分布广、发生频率高、影响范围大，所辖海域从南到北均有海洋灾害发生。在各类海洋灾害中，不论从发生范围还是灾害损失而言，风暴潮都居首位，几乎遍及我国沿海，成灾概率较高。赤潮多发区主要位于南海的珠江口附近海域、大鹏湾、大亚湾、拓林湾、深圳湾以及香港周围海域；东海的长江口附近海域、杭州湾、厦门港附近海域；黄海的大连湾海域、胶州湾。渤海、长江口（包括杭州湾）和珠江口海域属于赤潮的重灾区。渤海和长江口赤潮发生的面积相对较大，而珠江口海域赤潮发生的面积相对较小，但发生频率相对较高。渤海海峡、黄海中部是海浪海难事故高发区。东海南部、台湾海峡和南海北部，大浪分布频率较大。我国的海冰灾害主要发生在渤海、黄海北部和辽东半岛沿岸海域。海啸灾害历史表明，海啸主要发生在台湾省和南海沿岸，其中台湾省沿岸是高发区。海平面上升，按海区东海沿岸上升最大，南海和黄海次之。

　　按照风暴潮、海浪、海冰、海啸、赤潮等主要海洋灾害空间分布的特点，可以把我国海区分成三个海洋灾害区：渤黄海区域、东海区域及南海区域。我国的海洋灾害在地域分布方面具有显著特点：东海区域海洋灾害最严重，台风风暴潮、灾害性海浪、海啸及赤潮灾害所占比例均分别超过三个海洋灾害区域总数的一半，渤黄海区域灾害种类比较齐全，除在其他两海区也占一定比例的台风风暴潮、灾害性海浪、海啸及赤潮外，还有其独有的海冰灾害和温带风暴潮灾害；南海区域辽阔，海洋灾害主要分布在南海的北、中部海区，南海区域海洋灾害较少。我国海洋灾害时间尺度、空间尺度有较大差异。

二、我国主要海洋灾害类型

影响我国的海洋灾害主要有风暴潮灾害、海浪灾害、海冰灾害、赤潮灾害等。海洋灾害具有种类繁多、发生频繁、危害严重的特点，严重威胁着沿海地区的人民生命财产安全。

（一）风暴潮灾害

由热带气旋、温带气旋、海上飑线等风暴过境所伴随的强风和气压骤变而引起局部海面振荡或非周期性异常升高（降低）现象，称为风暴潮。风暴潮、天文潮和近岸海浪结合引起的沿岸涨水造成的灾害，通称为风暴潮灾害。根据成因划分，风暴潮可分为温带气旋引起的温带风暴潮和热带风暴引起的热带风暴潮两类。风暴潮灾害居我国海洋灾害之首，分布广泛，遍及我国沿海，成灾率较高。风暴潮引起的潮水不但危及海岸，还可直接由海岸向陆地深入造成灾害。

风暴潮也常被称作风暴海啸、海溢、海侵或大海潮，风暴潮灾害也称为潮灾。

海面上的强烈大气扰动（热带气旋、温带气旋等）是形成风暴潮的主要原因，但在风暴潮期间沿海验潮站所记录海面水位升降，通常为天文潮、风暴潮及其他长波振动引起海面变化的综合特征。风暴潮的破坏作用十分巨大，如果风暴潮恰好与天文高潮相重叠，加之风暴潮往往夹伴狂风恶浪，导致沿海地区潮水暴涨，甚至冲毁海堤、码头，淹没城镇、村庄，造成巨大的人员伤亡和财产损失。风暴潮的空间范围一般为 $10\sim10^{3}$ km，时间尺度在数十分钟至数十小时之间，一次风暴潮过程可对数千公里的海岸区域造成影响，影响时间长达数天之久。

风暴潮能否成灾，在很大程度上取决于其最高风暴潮位是否与天文潮高潮相重叠，如果最大风暴潮位恰与天文大潮的高潮相叠加，往往会带来特别严重的风暴潮灾害；另一方面，风暴潮的强度也取决于受灾地区的地理位置、海岸形状、沿岸及海底地形等地理因素；此外，滨海地区的防御潮灾基础设施状况和社会应急处置能力也对风暴潮灾害程度具有至关重要的影响。根据风暴潮灾害所造成的损失大小，专家把风暴潮灾害划分为 4 个等级：特大潮灾、严重潮灾、较大潮灾和轻度潮灾。风暴潮灾害居海洋灾害之首位，世界上绝大多数特大海洋灾害都是风暴潮造成的。沿海城市、港口、近海养殖场区等，都易遭受风暴潮灾害的破坏。

（二）海浪灾害

海浪是海洋中由风产生的波浪，包括风浪及其演变而成的涌浪。因海浪引起的船只损坏和沉没、航道淤积、海洋石油生产设施和海岸工程损毁、海水养殖业受损等经济损失和人员伤亡，通称为海浪灾害。

海浪是海面上一种十分常见而又复杂的现象，其周期为 0.5～25 秒，波长为 $10^{-2}\sim10^{2}$ m，波高一般分布于小于 0.1 m 和 20 m 以上的范围内，在特殊情况下可达 30 m。海浪在海面上无处不在，仅大浪对航行船舶和海上设施构成威胁。一般将 4 m 以上海上巨浪引发的海洋灾害称为海浪灾害，在实际分析中又常以波高 6 m 以上的海浪作为统计下限标准。海上风浪的大小主要取决于风速、风的吹刮时间和风区，由强烈大气扰动（如台风、热带气旋、温带气旋和强冷空气大风等）引起的海浪，在海上常能掀翻船只，摧毁海上工程和海岸工程，造成巨大灾害。

中国近海冬季受源于西伯利亚和蒙古地区的冷高压导致的海上大风影响；夏季易受台风的袭击；春、秋过渡季节，渤海、黄海和东海是冷暖空气频繁交汇的海域，有利于温带气旋的发展。这些天气系统都能引起具有强大破坏力的灾害性海浪，从我国陆地入海的温带气旋和寒潮大风引起的灾害性海浪，往往在海上造成海难事故。《中国海洋灾害公报》数据显示：近年来，我国由灾害性海浪引发的沉船等海难事故时有发生，导致大量人员伤亡和财产损失。

海浪灾害出现最频繁的海域有：渤海海峡的老铁山水道，浪大流急，被认为是危险区域；黄海中部的成山头外海，时有大浪发生，受沿岸流和黑潮支流的影响，这一带海域是发生海难事故最多的海区，故有"中国好望角"之称；东海南部和台湾海峡，大浪出现频率较大，尤其是冬季该海区是海难事故频发区；南海的北部在冬季 3 m 以上的大浪几乎每天出现，是海难事故的频发区。

（三）海冰灾害

海冰是由海水冻结而成的咸水冰，但也包括流入海洋的河冰和冰山等。海冰灾害是指海洋中出现的严重冰封，对海上交通运输、生产作业、海上设施及海岸工程等所造成的灾害。

我国渤海和黄海北部海区纬度偏高，每年都有结冰现象出现，在黄河口附近也有一定河冰入海。渤海和黄海北部海冰的形成主要是与冷空气南下和海洋水动力条件以及天文等因素有关。每年冬季，渤海、黄海北部沿岸都有 3 个月左右的结冰期，从 11 月中、下旬相继出现初生冰，次年的 1 月下旬至 2 月上旬出现严重海冰，2 月下旬开始由南到北开始融化。在气候正常的年份，冰情并不严重，对船舶航行、海上作业危害不大；但是在某些年份，会发生严重的冰情。我国一般根据冰情分为严重冰年、偏重冰年、常冰年、偏轻冰年、轻冰年 5 个等级。

（四）海啸灾害

海啸是由海底地震、海底火山爆发、海岸山体和海底滑坡等产生的特大海洋长波，在大洋中具有超大波长，但在岸边浅水区时，波高陡涨，骤然形成水墙，来势凶猛，严重时高达 20～30 m。海啸灾害指特大海洋长波袭击海上和海岸地带所造成的灾害。

海底地震是海啸灾害的最主要成因，但并非所有的海底地震都能引发海啸灾害。破坏性的地震海啸，只在出现垂直断层，里氏震级＞6.5 级的条件下才能发生。海底没有变形的地震冲击或海底的弹性震动，可引起较弱的海啸。

水下核爆炸也能产生人造海啸。海啸形成的"水墙"蕴含着巨大的能量，破坏力极大，冲上陆地后往往造成极大的人员伤亡和财产损失。海啸的发生频率很低，但影响巨大。

综合考量我国沿海地理环境，发生大海啸的概率较小，但仍不能排除发生严重海啸灾害的可能性。我国的海啸防护措施也比较严密，预警预报设施比较完善，但是仍不能因此而掉以轻心。鉴于海啸强大的破坏作用，沿海地区应时刻保持警惕，保证海啸灾害应急系统的高效运转，以利于在海啸灾害发生时能及时采取有力措施，力争将灾害损失降到最小。

（五）赤潮灾害

赤潮是指由海水中某些浮游生物或细菌在一定环境条件下，短时间内爆发性增殖或高度聚集，引起水体变色，影响和危害其他海洋生物正常生存的灾害性海洋生态异常现象。能够大量繁殖并引发赤潮的生物称之为赤潮生物。赤潮生物包括浮游生物、原生动物和细菌等，其中有毒、有害赤潮生物以甲藻类居多，其次为硅藻、蓝藻、金藻、隐藻和原生动物等。

赤潮最明显的特征是海水颜色改变。由于赤潮生物种类和数量的差异，赤潮海域可呈红、黄、褐等多种颜色。赤潮的覆盖面积小的不足 100 km²，面积大的可达 10^3 km²。持续时间短者数天，长则可达数十天。赤潮的多发时段为春末和夏季，污染严重、水体富营养化程度较高、水体交换不良的港湾和岛屿附近海域最易发生赤潮。

赤潮会破坏生态平衡和渔业环境，危害渔业和水产养殖业，也对人类健康和生命安全带来威胁。赤潮的危害方式主要有：①引起海水水化环境和海洋生态过程异常，海洋生物正常的生理活动和生产过程受到严重影响，导致海洋动物数量锐减。少数封闭性较强的内湾水体在赤潮发生过程中处于严重缺氧状态，有机物的分解产生大量的硫化氢等气体，使水体环境进一步恶化，引起海洋生物的大量死亡，对局部海区生态环境造成严重的损害。②赤潮给海洋渔业和海水养殖业带来严重危害，造成巨大的经济损失。随着近年来赤潮发生范围的不断扩大，每年的灾害损失从 20 世纪 90 年代初期的不足亿元增加到目前的 10 亿元以上。③赤潮对人体健康产生严重威胁。赤潮毒素是有毒赤潮生物产生的天然有机化合物，目前发现的赤潮毒素中危害较大的主要有麻痹性贝毒（PSP）、腹泄性贝毒（ASP）、神经性贝毒（LISP）、西加鱼毒素（CFP）、失忆性贝毒（ASP）和蓝细菌毒素（蓝藻毒素，CTP）等。赤潮毒素能通过食物链转移造成人畜中毒，甚至死亡。目前全球每年都有因误食被赤潮毒素污染的水产品而引发的食物中毒事件。

（六）绿潮灾害

绿潮灾害是指海洋大型藻爆发性生长聚集形成的藻华现象。世界现有大型海藻 6500 多种，其中有数十种可形成绿潮。绿藻门的浒苔、江篱、松藻、石莼等都可形成绿潮。绿潮形成的机制目前尚不十分清楚，一般推测可能与赤潮形成的原因类似，即海水富营养化和海洋生态结构改变导致了大型海藻爆发性生长和聚集。绿潮爆发期间，大型藻类往往覆盖大片海域，大量藻类聚集消耗海水中的大量氧气，造成其他海洋生物窒息。数量众多的藻类受潮水冲击堆积在海岸带，腐烂变质，严重影响海滨景观，并造成空气污染。

绿潮发生的季节与赤潮相似，夏季是绿潮的高发季节。其覆盖面积大的可达数十平方千米，并可随风、海流不断漂移。绿潮对滨海旅游业的影响巨大，世界上很多著名旅游区都曾遭受过绿潮袭击。美国佛罗里达州近海，几乎每年都会出现由江篱和松藻形成的绿潮。在欧洲，绿潮泛滥已经有近 30 年的历史。丹麦的罗斯基勒湾、荷兰的威斯海礁湖、意大利的威尼斯、法国的布列塔尼海滨，都遭受过以浒苔和石莼为代表的绿藻的大规模袭击。当地每年都要在打捞和清理绿藻方面投入大量的人力物力。

三、海洋灾害救援

海上灾害救援是指对海上失事舰船伤病员进行的救护治疗工作，是灾害医学的组成部分。随着海洋科学和航海事业的飞速发展，造船工业随之崛起，各式各样的舰船也相继问世。由于海上舰船的密度迅速增大及受各种自然条件的影响，各种海难事故也在相应增多，给人们的生命财产造成了巨大损失。海上灾害卫生救援直接关系到无数个家庭的幸福，甚至会影响我国的国际形象和国家海上安全环境。

（一）海上灾害救援的组织与任务

1. 海上灾害救援的组织　世界上各海洋国家基本上都建立了搜寻救助中心，并辅以救助站点。1974 年我国正式成立了全国海上安全指挥部，即中国海上搜寻援救中心。组织协调全国的海上救助力量，负责海上船舶防台风、防海域污染、海域防冻破冰和中外船舶、民航飞机在我国海域失事遇险的搜寻救助工作。沿海有关省市成立了相应的海上安全机构和海难救助打捞局。当船舶航行在公海或别国海区发生灾难时，可求助外国进行救援。我国海军卫勤部门是海上卫生救援力量的重要组成部分，除了担负舰艇、潜艇水上、水下卫生救援任务外，也广泛担负了本国和国际商船、飞机以及遇险的海上工程设施的救援工作。我海军可参与海上灾害事件医学救援的组织有：防险救生队、救护艇、医疗队及临时救护组织。海上灾害医学救援，一般由战勤部门负责组织抽调舰船，卫勤部门协助共同完成海上救援任务。

2. 海上灾害卫生救援的基本任务　海上救援是由航海行政部门、救生部门和卫生部门等单位参加的集体行动，在整个营救过程中，卫生部门应积极配合，主动协同，其基本任务是：积极配合有关部门营救船上人员；出动配合有关部门打捞落水人员，负责打捞时的卫生指导；对遇难船上与打捞上船、上机的伤病员进行医疗救护，对打捞上船的一般落水人员进行必要的医学观察和卫生整顿；做好伤病员后送准备并组织后送。

（二）海上灾害医学救援的难点与对策

事故发生突然，必须预先有准备。海上灾难事件，多是在人们未知的情况下突然、瞬间发生，如船舶碰撞、翻沉、爆炸等，即使是海战也是数分钟内发生成批伤员，所以，准备工作做得好不好，直接关系到救援的成功率高低。准备工作主要包括：成立专门的海难救援组织；配以救援舰船、飞机、救生艇、医疗保障等装备。准备工作要做到思想落实、组织落实、人员落实、装备落实。

海上环境对遇险人员生存的威胁大，救援任务紧急，无论是遇难舰船上的幸存者，还是落水人员，如不能获得及时营救，其生存将会受到严重威胁。对海上遇难人员的威胁主要来自：遇难舰船的伤害因素不能立即去除，如火灾、爆炸、有毒气体泄漏、船体破损进水，最终可能颠覆；在高温高湿的海面长时间暴露，易中暑；在低温海水中浸泡，造成冻僵，如水温 0 ℃，人仅存活 15 分钟，水温 5 ℃时，能存活 1 小时左右；人员落水后，因淹溺、大量海水进入肺内或咽喉发生反射性痉挛引起窒息；气温、水温过低时，落水人员体热快速丧失，可很快失去意识；人员落水后，必须有效地对付海洋生物，如鲨鱼、海蛇、海蚕等的侵袭伤害；中毒、严重创伤人员落水后，将大大增加生存难度；落水幸存者为生存与恶劣自然环境抗争，极度疲劳，其中心理素质弱者，往往一念之差而引发悲剧。即使是已登上救生筏的人员仍将面临严重的缺水、缺粮、寒冷、晕船、炎热酷暑和心理障碍等问题，持续时间可从几天至数月；漂泊在海上的遇险人员的医疗救护不能保障等。如果上述威胁因素同时存在，遇险人员的生存时间将大大缩短。因此，要求救援工作越快越好。在海上突发事件的救援中要做到反应快、行动快、救援快，这也是衡量救援系统效能的主要指标。

（三）海上环境复杂，要有现代化的救援装备

海区浅滩、暗礁、潮汐流向、流速等都直接影响着救护舰船的航行；云、雾、雨、雪能使海上能见度降低，增加援救的难度；风、浪、涌直接威胁着遇难人员的安全。海上复杂的环境要求有先进的装备。在海上救护领域最近十分重视搜救装备的研制，以解决落水人员和伤员难发现、难援救问题。我海军当前正研制新一代落水人员和伤员搜索定位系统、充气式救护浮台、捞救系列装置、换乘工具、冻僵复温装置等，以解决海上救护搜寻定位难、捞救难、冻僵复温抢救难的问题。

（四）海上救援组织指挥复杂，要严密组织密切协同

海上援救是一项艰巨复杂的任务，援救能否成功，不仅取决于舰船遇难性质、遇险人员数量、海区自然条件、战时的敌情态势、救生器材的完备程度等多方面的因素，还取决于援救协调中心和现场的组织指挥，以及有无专业援救队伍、训练水平和援救器材的先进性等。因此，要求做到精心组织，密切协同。

海上救护成功与否关键在系统的效能。据美军资料统计，20世纪60年代，5小时内可获救人数占50％；20世纪70年代，1小时内可获救人数依然达到50％，而4小时内可达97％，说明及时营救是遇险者存活的重要因素。海上救护效能的提高得益于建立完整的海难救助体制。

尽管世界大多数海事国家都有协定，规定了援救职责、援救方法、援救海域和通信频率，建立了一些制度，但是毕竟海难可发生在任何海域，投入的援救力量可能会涉及海上和陆上、军方与民间、国内与国外、海上与空中的协调，援救人员被临时抽调，组织松散，水平可能不高，援救预案可能不完善等问题，这些问题目前已引起很多国家的重视。

严密的营救组织，对于营救海上遇险者是十分重要的。我国有关部门，对海上救生工作做了一些规定，建立了一些制度，直升机和舰艇部队均担任有营救任务。一旦舰船或飞机在海上发生事故，值班飞机和舰艇可立即到出事海区寻找营救。但整个救护工作应在行政部门统一组织指挥下进行，由防险救生部门和卫生部门参加，同时应充分发挥广大渔民和民兵的作用。参加营救的舰、机、民兵间要统一规定通信联络信号、严密协同，共同完成营救任务。

（五）海上医疗救治后送困难，要投入足够的救治力量

获救后的遇险人员，需要进行良好的救治及快速后送，然而在一般失事现场，尤其是在远海，装备优良的救治机构不可能前伸，同时后送伤员的飞机、舰船可能因天气条件受阻，造成长时间耽搁。因此，需要国际间的积极合作。希望收到求救信号的各国援救协调中心积极配合，迅速投入援救力量，调配快速运送工具，布置岸基待收床位，调剂药品器材，并协助做好海难援救的善后处理。

第八节　气象灾害医学救援

我国是一个多气象性灾害国家。各种气象灾害常常给国民经济带来一定程度的损失，有时甚至酿成重大的灾难，除了洪涝灾害之外，其他气象灾害对我国的影响达10多种。如台风、干旱、冰雹等。仅以风灾为例，根据有关资料估计，热带旋风每年在全世界造成的经济损失达60亿～70亿美元。其他气象灾害，如雷击、森林火灾及草原火灾等，本节将分别作介绍。

一、台风

台风，是发生在热带或副热带海洋上的一种旋转猛烈的风暴。台风在大气中绕着自己的中心急速旋转的同时，又向前移动形成空气涡旋。它在北半球做逆时针方向旋转，在南半球做顺时针方向旋转。气象学上将大气中的涡旋称为气旋。因为台风这种大气旋中的涡旋产生在热带洋面，所以称为热带气旋。台风形成主要是依靠水气凝结时放出的潜热。如果从上向下俯视，典型的台风近似一个圆形的空气大旋涡，其直径一般有 600～1000 km，最大直径可达 2000 km 以上，垂直厚度一般有 10 多千米。这个大旋涡中空气绕着中心急速回转，但受离心力的作用，外面的空气进不到中心区，于是中心区形成了一个管状的"台风眼"。台风眼是台风的最主要特征，眼的直径一般数十千米，最大的可达 200 km 左右，最小仅有几千米。在台风眼区，由于空气下沉，成为台风中的"世外桃源"。这里风轻浪平，云层稀薄、破裂，有时晴空如洗，夜间可见星光闪烁。在台风眼区的周围，环抱着高耸的云墙，称之为台风眼壁。眼壁的高度一般达 10 km 以上，宽度达数十千米。这是台风中最恶劣的区域，不但风速极大，而且云墙里一群群高耸的积雨云对流极强，大雨如注，雷电交加。在云墙外缘，云随风飘，或被风吹散，一般只有阵风、阵雨。再往外多半是高气压控制的大片晴空区，这里已不是台风范围了。所以典型的台风，从外观看既像一个大漏斗，又似一个大蘑菇。

（一）台风、飓风引起的风灾危害

台风引起的风灾危害，是指由风和风压直接产生的灾害。通常在热带地区表面气压相差不大，一般在 0.3% 左右。一旦台风生成，台风中心的气压常常低于平均海面气压 5%～10%。台风中心附近的气压为了达到与中心气压的均衡，便迅速递减下降，风速相应猛烈增强。台风的最大风速出现在中心附近，宽度一般 8～20 km，这里是台风最大破坏集中的部位。

1. 台风在自然灾害中的位置　台风（热带气旋）是地球上气象灾害中破坏性最大的一个天气系统。有人计算过，一次成熟的台风，在一天之内所下的雨，大约相当于 200 亿 t 水，由于水气凝结所放出的热量，就相当于 50 万颗 1945 年美国在日本广岛投下的原子弹的能量，也就是说，每秒释放出相当于 6 颗普通原子弹的能量，因此它给人类带来的灾害是惊人的。据资料统计，世界历史上，一次造成死亡人数达 5000 人以上的台风灾害至少有 22 次，其中死亡人数超过 10 万人的至少有 8 次之多。另据世界气象组织统计，1947—1989 年，全球 10 种主要自然灾害造成死亡人数是：台风 49.9 万人，地震 45.0 万人，洪涝 19.4 万人，暴雨龙卷风 2.9 万人，雪暴 1.0 万人，火山爆发 0.9 万人，热浪 0.7 万人，雪崩 0.5 万人，滑坡 0.5 万人，潮汐和海啸 0.5 万人。台风造成的人员死亡居群灾之首。

2. 台风灾害发生频次与袭击范围　台风发生频次是很高的。全球热带和副热带海洋上，几乎全年都可能有台风的发生。据有关资料统计，1965—1980 年，全世界平均每年发生台风 82.7 次，其中风力≥12 级的强台风平均每年发生 42.3 次。台风发生范围也是很广的。全球热带和副热带地区几乎都可以见到它的踪迹。但热带海洋或近陆地的海域是台风的主要发祥地。

2005 年 8 月底的"卡特里"娜飓风无情地袭击了美国新奥尔良，造成了很大损失。在飓风的前后，尤其 8 月底后，数万名撤离者在远离故土 750 km 的达拉斯、休斯敦避难所，于是又造成了当地间接"受灾"。

3. 中国是受台风危害最严重的国家之一　西北太平洋是全球台风发生数目最多、势力最强的一个海区，我国是少数几个受西北太平洋台风影响最严重的国家之一，不仅南起两广、北至辽宁的漫长沿海地带经常会遭受到台风的袭击，而且大多数内陆省份也可以直接或间接地受到它的影响。据有关统计资料分析，1949—1976 年平均每年登陆中国的台风次数占整个西太平洋总数的 1/3（35%）；强台风（风力≥8 级）在中国登陆的占 38%。我国东南沿海自古以来就深受台风之害。新中国成立以后，有关台风灾难的记载日益增多。据 1951—1990 年的不完全统计，40 年间全国因台风袭击造成的死亡人数高达 11.5 万人以上（不包括台湾省在内），平均每年因灾死亡人数超过 2880 人。

（二）台风、飓风引起的水灾危害

台风过境常以暴雨的形式出现。由于在短时间内降水过多、过猛，常造成洪水和内涝灾害。台风是一种强降水天气系统，它造成的降雨强度和降雨范围都很大。据有关专家研究，一次强台风经过时，日降水量可达 500～600 mm，甚至可达 1000～2000 mm。如果降水时间持续很多天，可造成山洪暴发、江河横溢、淹没农田、村庄、冲毁道路、桥梁，并且引发泥石流、滑坡等次生灾害。在距海较远的地方，台风所带来的水灾比风灾还要严重。

当台风在洋面形成要向大陆沿海移动时，可以产生风暴潮，它是台风在广阔海面上所形成的一种强度波，能使海水普遍上涨 5 m 以上。随着台风中心移动的强度波，在向岸上传播的过程中，由于水深变浅和海底的反射影响，波幅剧增。当台风过境时，波峰逼岸，加之强风对海水向海岸堆积的作用，造成海面暴涨，比一般潮汐要大 5 倍多，所以风暴潮造成的危害也是很大的。风暴潮还可以引起海水倒灌，洪水泛滥，这种灾害在历史上是屡见不鲜的。我国由台风引起的风暴潮，长江以南比较多见，长江以北比较少。但黄、渤海沿岸在夏、秋季节，有时由台风形成危险水位，故应予以重视。

（三）减灾措施

台风是一种天气现象，为大自然的产物。虽然台风能量很大，影响范围极大，破坏力极强，造成的危害不可避免，但只要我们积极采取有效的防御措施，趋利避害，受灾程度可以大大减轻。

1. 普及宣传教育，提高民众防台风意识　新中国成立以来，党和政府十分重视防台风减灾工作，制订了一系列符合我国国情的防灾减灾对策，投入了大量人力、物力、财力，使我国的减灾事业具备了一定的基础，并且在数十年的抗灾斗争中取得了巨大成绩，积累了丰富的抗灾经验。

但是，必须看到，我国是个台风灾害频繁发生的国家，目前的综合防台风能力还不强，与世界上一些发达国家相比，还存在着不小的差距。近年来，一些人防灾意识淡化，滋生了麻痹思想和侥幸心理。因此必须大力开展防台风减灾教育，增强全民减灾意识，动员全社会力量，把防台风工作当作重要大事来抓。

2. 加强台风监测，提高预测预报水平　为了减少或避免台风造成的危害，首先要做好台风预报，利用现代科学技术，及时准确地确定台风位置与未来移动方向，提供台风情报预报。经过多年的努力，目前国家已初步具备了全方位监测台风的能力，台风预报水平的提高，也大大减轻了台风危害。如 1986 年第 15 号台风影响上海时，由于全市各气象站提前发布准确的预报，各行各业积极行动，做好防御措施，使台风灾害大大减轻。但是我国各地区之间发展不平衡，因此台风监测网点还不尽完善。同时，一些地区通信手段还比较落后，也直接影响台风情报的准确、快速地传递。随着科学技术的进步，特别是卫星云图的问世，人们对台风的认识进一步深化，预报水平有很大提高。但与先进国家相比，与人们需要相比，我国目前的台风预报水平仍存在差距，尤其是路径复杂，移速多变的"怪"台风，预报率还很低，还不适应经济发展的需要。因此，进一步加强完善台风监测网，建立台风资料信息库，开展对台风预报的研究，提高台风预报准确率，乃是今后防台风减灾工作的一个重要任务。

3. 增强综合抗台风灾难能力

（1）大力营造防护林：植树造林是调节气候，保持水土，防御和减少风灾的一项利国利民工程。新中国成立以来，我国沿海地带营造了大片的防护林，使受害程度比过去明显降低，对减轻台风灾难起到了很好的作用。但从人均占有林地面积来看，我国还处于世界低水平，有些地方毁林现象时有发生。因此今后要把沿海防护林建设作为生态建设的重点工程来抓，宣传、执行好《森林保护条例》，使沿海荒山、荒地、荒滩变成绿色长城，以减轻台风的威胁。

（2）充分发挥水利工程防灾效益：随着改革开放的深入，沿海一些地区由过去的荒滩，将变成新型的经济密集区。在沿海经济开发的大潮中，必须充分考虑台风影响，重大项目尽量不要建筑在易受台风袭击的地段。要进一步加强抗台风抗洪工程设施与配套建设，全面规划，统一标准，经常性维修和增修堤防，台风多发季节前及早加固老化、受损的工程，使其发挥应有的防台风效应。

（四）台风发生后受伤人员救援

1. 土埋窒息处理　台风暴雨袭击时可发生泥石流或山体大滑坡以及房屋倒塌，将人员掩埋于泥浆砂石土体中，使伤员不能呼吸，发生不同程度窒息，如发现早，救援工作及时，可以减少伤员病亡率。

（1）症状表现：人体被掩埋在泥浆砂石土中时，可因吸入泥浆而引起呼吸道阻塞，出现呼吸急促、喘息、恐慌，进而呼吸加深或浅快，呼吸困难，颈静脉怒张，继而出现发绀，在颜面、口唇、指（趾）甲等部位，颜色由正常红润转为青紫色。伤员由于窒息缺氧，初起脉搏增快，血压上升，随着缺氧程度加重，脉搏变细变弱，血压也逐渐下降。伤员由开始的紧张、挣扎，渐渐转为神志淡漠、表情消失，陷入昏迷状态，进而瞳孔散大，反射消失，最后引起循环、呼吸衰竭，呼吸、心搏停止而死亡。

（2）急救处理：土埋窒息伤员的抢救处理原则是：首先从掩埋泥土和砂石或倒塌建筑物中把伤员抢救出来，呼吸道阻塞和窒息的伤员，由于病情危急，需迅速移至安全地区就地抢救，以赢得时间、抢救生命为首要目的。

（3）现场救治：①伤员被掩埋在泥浆砂石中，口鼻会被异物堵塞，发生窒息。挖出后应立即清除口、鼻、喉腔内的泥土及痰、血和呕吐物等，保持呼吸道通畅。②有呼吸停止者应辅以口对口人工呼吸，有条件的可做气管内插管术，以解除上呼吸道阻塞。这是抢救窒息者的有效方法。③对呼吸心跳均已停止的伤员，在施行人工呼吸的同时，进行胸外心脏按压术等实施心肺复苏术。④昏迷的伤员，由于舌根后坠影响呼吸，可将伤员置半俯位或将舌牵出，必要时亦可做下颌骨折的临时性固定。⑤就地抢救，对呼吸道阻塞和窒息情况好转的伤员，应在医护人员的护送下，迅速转送到附近医疗站或医院做其他处理。

2. 挤压综合征　台风灾害发生后，由于建筑物倒塌而产生大量的挤压伤病员，其肌肉部位受挤压后极易产生挤压综合征，严重威胁着伤病员的生命安全。

（1）病理生理：导致挤压综合征的主要原因是受压部位肌肉的变性、坏死和血管通透性的改变。肌肉的解剖特点是被厚薄不同程度的筋膜包绕。挤压时被挤压部分的血液循环被阻断，肌肉、神经、血管等因而受损，细胞膜变性，血管通透性增加。因此，当解除挤压，血液循环恢复后，大量血浆样液体甚至血液从受伤的血管内溢出，肌肉及其间质明显肿胀，使筋膜内压力迅速增高，致使血液循环重新受阻。先是静脉回流受阻，血液渗出更加明显，进而又加重了肌肉肿胀的筋膜腔内压力。这样形成恶性循环，最终血流中断，组织缺血缺氧坏死。肌肉在长时间受压后可释放出大量肌红蛋白。肌红蛋白在酸性尿中很快沉淀形成肌红蛋白管型，阻塞肾小管，并对肾小管产生强烈的毒性作用，而且挤压伤的患者由于血管活性物质的释放和大量的渗出可有肾脏缺血缺氧，导致急性肾衰竭。

（2）临床征象：这类患者均有长时间受重物挤压的受伤史。一般情况下，受压时间越长、物体越重，受伤部位肌肉越丰富、范围越广，发生急性肾衰竭的可能性越大。

受压部位常有压痕，解压后迅速肿胀，皮肤发硬，皮下淤血。严重者受压肢体运动失灵，远端皮肤发白、发凉。伤肢脉搏早期多可扪及，以后逐渐减弱或消失。但少数病例的肢体外观改变不明显，易致漏诊。

由于局部肿胀，大量体液丧失流至"第三间隙"，因此伤员可有细胞外液减少、有效循环量不足的表现，如脉搏细速、面色苍白、血压降低，甚至发生休克，若不及时处理，严重的可致死亡。

（3）挤压综合征的处理：处理原则为早发现、早期诊断，防止休克、感染和急性肾衰竭，妥善处理伤肢。

1）补充血容量：及早补液不仅是防止休克的重要措施，而且由于增加了肾血流量，对肾功能也起一定的保护作用。补入液体包括等渗盐水、5％葡萄糖盐液、右旋糖酐和血浆等。因为这类患者大都有血液浓缩，早期应尽量避免输入全血。

2）碱化尿液和利尿：碱化尿液可减少肌红蛋白在肾小管酸性尿中的沉积。根据伤员的具体情况，可酌情采用平衡盐液输注或加入碱性药物。静脉注射高渗性碱性溶液，使碱化尿液的作用更加迅速。

3）防止感染：感染不仅可使局部状况恶化，伤肢发生湿性坏疽而加重肾脏的负担，而且可引起其他脏器的感染，如肺部感染等，这会直接威胁到患者的生命，还会导致死亡。因此需注意保护伤肢，及时减张，清除坏死组织。如有脓肿形成应作引流。根据细菌培养和药敏试验结果，选择合适的抗生素，但应避免使用损害肾功能的药物。

4）伤肢的处理：处理伤肢的原则是快速解除局部压力，改善局部循环，减少有害物质的吸收入血和预防感染的发生。急救时，应尽快将重物移离，减少受压时间。解压后，肢体应制动，局部可冷敷，但不应抬高、热敷和按摩。病情严重者可酌情进行筋膜腔的早期切开减压，以彻底解除筋膜腔压力，充分引流和改善局部与伤肢循环。肢体的切口依肢体的长轴进行，皮肤与筋膜切口应足够大，切开每一个受累筋膜腔，要充分暴露，切除坏死组织，清除血肿并止血。换药时，应随时清除坏死组织。切口用抗生素纱布填塞包扎，不宜加压，如伤口渗液过多，应注意水、电解质和蛋白质补充。

治疗中应严密监护肾功能的充化，若发生急性肾衰竭，血尿素氮和血钾升高，应及早行透析治疗。

（五）台风灾后的卫生防病

特大风暴潮后，瞬间就可造成较大地区的破坏，通常其破坏程度很大，给灾民的居住、饮食饮水和灾区的重建造成很大困难。一方面受灾居民要有充分的迎战灾难的意识，充满信心，听从统一指挥，服从统一安排，以保障受灾地区的稳定与安全；另一方面，各级政府和社会各界要积极动员组织好灾区的卫生防病工作。

1. 及时组织修复被破坏的水源，对饮用水进行洁治和消毒，并采用合适的供水方式，认真做好水质检验。

2. 搞好饮食卫生，做好救灾食品的卫生监督，以防止食物中毒和预防胃肠道传染病流行。

3. 动员一切力量，采取各种方法消灭蚊蝇及其滋生源，以预防各类传染病的发生。

4. 做好散在暴露的人畜尸体的收集、搬运和掩埋的卫生防护工作。

5. 搞好环境卫生，选择合适地点，就地取材，建立应急临时公厕、垃圾坑和污水坑，定期喷洒杀虫剂，发动群众，建立卫生公约并教育群众自觉遵守。

6. 建立疫情报告制度，发动群众有病自报或互报。组织卫生人员深入灾区开展巡回医疗，以便及早发现传染病患者，及时隔离治疗，防止传播。

二、冰雹

冰雹自古以来就是人类生产活动的主要气象灾害之一。雹灾范围虽小，但强度大，农作物受损严重。大多数冰雹来势猛，强度大，会给人民生命财产带来严重损失。据世界气象组织召集的防雹专家会议估计，世界上由于冰雹造成的经济损失，每年不少于 20 亿美元。我国是世界上多雹灾的国家，每年农业受灾面积平均为 173 万公顷，重灾年份超过 400 万公顷。雹灾已引起世界各国政府和人民群众的重视。

（一）冰雹的主要危害

冰雹常常以突然袭击的方式，给人们和国民经济各部门带来巨大损失，甚至给人民生命财产带来严重的危害。

1. 雹块的大小是冰雹直接破坏力和能否造成灾害的主要原因　直径 1～2 cm 的小冰雹，一般不会造成灾害，只有数量特多，持续时间长才致灾。直径 3～5 cm 的大冰雹，会造成灾害。直径＞6 cm 的特大冰雹会造成严重灾害。

重量在几百克到几千克的冰雹，其下降速度是 30～60 m/s，比火车的速度还快 2～3 倍，它们能直接砸坏车辆、门窗、建筑物、农作物以及砸死砸伤人畜。

2. 降雹数量多少是冰雹致灾的主要原因之一　据有关资料记录，平地积雹较常见的为 50～70 粒/m^2。

3. 降雹时间的长短及范围　是造成灾难轻重的因素之一　短则 1～2 分钟，一般 10 多分钟，最长断续降雹也有达半小时以上的。

一次降雹波及范围大小不同，小则只有几个乡，一般情况波及几个县或十几个县，甚至数十个县情况也是常见的。再大范围的降雹属于罕见。降雹天气是雷暴天气强烈发展的结果。因此，降雹时常常伴有雷雨和狂风（有时伴有龙卷风），使破坏性更加严重，可造成房屋倒塌，树木及高秆作物折断，通信受阻等多种灾情。

（二）冰雹灾的救援措施

1. 外伤（砸伤）救治　冰雹，尤其是特大雹灾，除对农作物、各种建筑物及地面各种设施的毁坏以外。对人的伤害主要是野外作业者、农田劳动者及行人，由于天气骤变、突然降雹，来不及躲避，受冰雹打击致伤。

雹灾时多发生颅脑损伤，因人在野外为直立姿势，故头部易被冰雹直接打击致伤。

（1）颅外血肿：主要有头皮下血肿、帽状腱膜下血肿、骨膜下血肿等。其处理：较小的头皮血肿多能自行吸收，较大者常需多次穿刺抽除，同时局部加压包扎。经上述治疗无效且继续增大的帽状腱膜下血肿，可切开头皮止血并清除血肿。对合并颅骨骨折的骨膜下血肿，处理中尚应注意并发颅内血肿的可能。凡是已经感染的血肿均需切开引流。由于冰雹暴力打击，使头皮裂开致伤的，应剃去伤口周围头发，行彻底清创缝合。

（2）颅骨骨折：冰雹的直接暴力作用的形成因素，由冰雹着力点、速度和质量的大小决定。若着力点小、速度快，多引起凹陷性或粉碎性颅骨骨折。若着力点面积大而速度小，易引起颅底骨折或并发对冲性脑挫裂伤。颅底骨折，主要是线形骨折。骨折线通过颅底骨孔及鼻旁窦，常损伤通过该处的神经血管，或产生脑脊液漏。其处理：需要手术治疗的，如骨折片陷入颅腔的深度在 1 cm 以上者；大面积的骨折片陷入颅腔，使颅腔缩小并引起颅内压增高者；因骨折片压迫脑组织，引起神经系体征者。颅底骨折处理原则为：防止颅内感染及促进神经功能恢复。如引起神经系体征、颅内压增高或脑脊液漏持续 1 个月不愈者，应考虑手术治疗。

（3）颅脑闭合伤：主要是特大冰雹直接作用头部，严重者可引起颅脑闭合伤。常见脑震荡、脑挫裂伤、脑干损伤及颅内血肿等。其处理方法参照有关章节。

2. 淹溺的急救　特大雹灾常常伴有暴雨，而同时可发生洪涝水灾，故可造成灾民溺水。

（1）淹溺原因：主要是人被风暴或洪水卷入深水中或落入江河、湖塘、水库中，水经呼吸道进入机体，阻塞了呼吸道，造成肺内气体不能进行交换而窒息死亡。

（2）诊断要点：①有落水淹溺史，淡水或海水，持续时间，打捞经过等；②体格检查，注意有无神志昏迷，呼吸停止，心跳微弱或心跳停止；③有无早期神经系统表现，有无癫痫发作、精神障碍或弥漫性脑损伤等。

（3）救治措施：见本篇第三章有关内容。

3. 冻伤的救治

特大雹灾，时间较长，可引起野外作业人员及农民的冻伤，特别是受外伤后昏迷在野外者。雹灾一般多在夏季，受灾人员衣着单薄，手、足暴露过久易发生局部冻伤，尤其是长时间浸泡于冰雹水中，也可发生低温损伤，救治措施如下：

（1）及时发现受冻伤员，立即护送到室内，使其脱离冷的环境，以防进一步受冻。

（2）快速复温：浸泡受冻肢体，水温 38 ℃～42 ℃，能收到良好效果。不可超过 45 ℃，低于 37 ℃ 效果也不好。浸泡时间一般在 20～90 分钟，以冻区组织软化，皮肤转红，特别是指（趾）甲床潮红为准。

（3）颜面部冻伤可用 42 ℃水浸毛巾湿敷。

（4）局部浅冻伤可用含 1% 呋喃西林和 0.5% 氢化可的松霜剂涂抹包扎，每天 1～2 次。

（5）深度冻伤的人员应及时转院。

三、雾灾

（一）雾灾的主要危害

1. 雾的一般性质　雾是悬浮在近地面空气中的大量微小的水滴或冰晶。由于组成雾的水滴或冰晶（合称为雾粒）对可见光的散射作用，使雾中能见度显著减小。雾量水平能见度<1 km 的称为雾。>1 km 而<10 km 的称为轻雾。

2. 形成雾的物理过程和雾的物理学分类　由于雾形成于近地面层的大气中，而在近地面层大气中凝结核一般是充分的，因而形成雾的物理过程就是使空气达到过饱和状态的过程。而要使空气达到过饱和状态无非就是增加水气或使空气温度降低。因此，形成雾的物理过程就是使近地面层大气降温增湿的过程。根据降温增湿的具体形式的不同，一般将雾分成辐射雾、平流雾、蒸发雾、上坡雾、锋面雾等，其中，最常见的是辐射雾和平流雾。

在我国，平流雾主要出现于南海北部、东海及黄海南部等沿岸地区和岛屿上。春季是我国沿海多海雾的季节。由南海到渤海多海雾的月份由冬到夏逐渐北移，这与冷洋流势力逐渐减弱北退和暖洋流势力逐渐增强北上有关。一般来说，我国南海的雾季在 2～4 月，东海就推迟到 3～6 月，黄海、渤海的雾季则出现在 5～7 月，8 月以后，我国的海雾就很少了。由于平流雾的范围广阔、来去突然，对飞行、航海及公路运输等影响较大，所以在多雾的地区，要格外留心风向和周围能见度的变化，及早发现雾来临的征兆，以便及时准确地预报。

（二）减轻雾灾的危害

雾灾是一种天气现象。虽然雾灾不如洪涝水灾和台风造成的影响大，但也会造成危害。雾的影响主要是导致严重的能见度下降，以致不能辨认周围环境和道路、航道情况，从而发生交通事故。但只要我们积极采取有效的防御措施，趋利避害，受灾程度可以大大减轻。

1. 普及宣传教育，提高民众防灾意识。

2. 加强监测，提高预测预报水平　为了减少或避免雾灾，首先要做好有雾天气的预报。利用现代科学技术，及时准确地确定雾位置与未来移动方向，提供雾情预报。

3. 积极预防雾灾　各级政府和领导要重视雾灾的预防工作，随着车、船行速的提高和密度的增加，要积极地改善道路和航道安全条件，要进一步加强交通立法和宣传教育，提高人们的安全意识。大雾天气要加强对公路、水运、航空的管理，严格车船行驶交通规则，防止和减少交通事故的发生。一旦发生事故应迅速、高效地组织抢救，及时抢救伤员。

四、干旱

我国是一个水资源较匮乏的国家，人口占有河川地表径流量较世界平均少得多，而且这些水资源的分布极不均匀。在西北地区和内蒙古自治区的大部地区，年降水量不足 300 mm，难以满足农业生产的需要。华北一带年总降水量大多为 400～600 mm，部分地区在 700 mm 以上，也不富余。所以，我国北方地区最易发生干旱。就是年降水总量达到 1000～1500 mm 的长江中下游地区，由于降水常集中在春末和初夏，盛夏多在副热带高压控制下晴热少雨，也易发生干旱。全国其他地区也都有由于降水不均所造成的干旱与雨涝的情况出现。

干旱常对人民生活和工农业生产造成很大的影响，在严重少雨干旱的地区，会导致农业的严重减产，甚至绝收。所以，干旱是对我国国民经济各部门，特别是对农业生产最大的气象灾害之一。

（一）干旱的特点

1. 干旱的分区　由于气候条件的差异，各地主要农作物的生长季节也不同。东北地区春夏季节可能出现干旱，但以春旱为主，春旱对春季播种和作物的幼苗生长不利；夏季干旱的次数虽然比春旱次数少，但夏旱对农作物影响较大，干旱地区主要分布在东北平原西部，东部和南部干旱次数较少，危害较轻。黄淮地区是我国干旱范围较大、次数较多的地区，春、夏、秋季均可能出现干旱，并常出现春夏或夏秋连旱，尤以春旱次数多、范围大，往往给春季播种造成困难，小麦生长也受到较大影响；夏秋连旱虽然次数少，但对农作物危害较重，易造成减产。长江流域地区以伏秋旱次数较多，范围较大，危害较重。华南地区易在秋、冬、春季旱，以冬春连旱较多，对早稻插秧影响较大。西南的西部地区常出现冬春连旱，影响小春作物的生长。

2. 干旱地区的分布　从更新资料来看，30 年来我国大部地区出现的干旱有 10～25 次（其中重旱有 5～10 次）；黄河下游、海河流域和淮北地区有 25～30 次（其中重旱 10～15 次），即几乎平均每年都要出现一次不同程度的干旱。年平均出现干旱的月数，我国东部农业区大部分有 1～2 个月；黄河流域大部、海河流域、淮河上游、长江中游、华南和云南等地区有 2～3 个月，其中河北中部和南部、广东东部沿海有 3 个多月。从干旱出现的次数和年平均出现的月数来看，大致有四个明显的干旱中心：吉林西北部、华北平原、广东东部和福建南部沿海、云南中部和北部及四川南部。另外还有几个副干旱中心，它们分布在宁夏、甘肃东部、湖北中部、湖南南部和西北部等地。

3. 各地区干旱特点

（1）东北地区：本地区纬度较高，气温较低，农作物生长期较短。这个地区的降水量的近 70% 集中在夏季。春季降水量一般比较少，气温回升快，风力较强，大风天数较多，土壤中的水分蒸发量大，因此常出现干旱。有的年份，夏季也少雨干旱，使农业生产受到影响。

（2）黄淮海流域地区：这个地区是我国最大的干旱区，往往出现干旱的范围大、旱情重、持续时间也较长。每年在 3～10 月农作物生长期间均可能出现干旱现象。常是春旱、春夏连旱或夏旱、夏秋连旱，还有少数年份局部地区甚至出现春夏秋连旱。干旱严重威胁着这个地区居民生活和农作物的生长，因此要积极修建水库、保护水源及合理用水，同时注意培育农作物抗旱品种，保障农业生产丰收。

（3）长江流域地区：本地区的干旱主要集中在夏季和秋季，其他季节虽有干旱，一般受旱范围小，持续时间短，旱情轻。总之，长江流域地区的干旱，一般出现在 6～10 月，以 7、8、9 三个月出现的机会最多。重旱地区多在湖北、湖南、江西、江苏、安徽等省。

（4）华南地区：本地区气温高、降水多，一年四季都有农作物生长。但旱涝灾害也较频繁，干旱多数年份出现在上一年的秋冬季至下一年的前春，有些年份夏季也有干旱出现。

（5）西南部地区：本地区是五个地区中范围最小的一个，干旱时段主要出现在冬春季节，秋季虽然也可能有干旱，但次数较少，夏季基本没有干旱现象。

（二）旱时的卫生防病和救援

在自然灾害中，干旱一般对人类的直接威胁不如其他自然灾害大，但干旱间接地造成灾区粮田损坏、颗粒不收或食物供应不上，酿成饥荒。世界各国历史上因干旱之后出现的饿殍遍野并不罕见，死亡人数少则数千，多则数万，甚至数十万。在我国历史上典型的旱灾形成的饥荒也不少见。

自古以来就有"大灾之后必有大疫"之说，干旱灾害发生后时常伴有疫病流行。一方面，干旱后常因缺水、缺食，导致灾民营养不良，机体抵抗力降低，易引起疫病传播流行；而另一方面，因为干旱往往带来环境卫生恶化，水源缺乏，饮用水水质恶化，蚊蝇成群，极易引起霍乱、痢疾、伤寒等传染病的流行。

虽然干旱灾难能导致饥荒和疫病的发生流行，但这不是灾难必然的后果。中华人民共和国成立后，在中国共产党的领导下，努力发展生产，提高农业科学技术水平，大力兴修水利，努力改善多旱地区水利工程，并积极组织抗灾、救灾工作，转变了旧中国有灾必有疫，有灾必有荒的规律。事实也证明了优越的社会制度，对防止旱灾的发生起到了决定性的作用。

1. 加强灾区救援工作领导　各级政府要高度重视灾区救援工作，一方面，动员受灾居民要有充分的迎战灾难的意识，听从统一指挥，服从统一安排，以保障受灾地区的稳定与安全。另一方面，应在灾难发生前就有准备，各地区应有监测措施，了解是否有干旱的征兆，积极组织好灾前的各种物资筹措与供应，确定任务目标，落实责任，一旦灾害发生，保障救援工作需要。

2. 做好灾区的防疫工作　在本书的有关章节中已有详细介绍，这里仅强调以下几点：①加强环境治理，重点搞好灾区粪便、污水、垃圾的管理；②积极开展防病宣传教育，搞好灾后卫生防病宣传教育和卫生防病知识的普及，增强广大人民防病意识；③搞好饮水消毒，建立灾后的供水系统，重点搞好水源卫生；④搞好饮食卫生，防止食物中毒和消化道传染病的发生；⑤加强传染源管理，采取有效的预防措施，以防止传染病的蔓延和流行。同时还要根据实际情况成立专业医疗、防疫队深入到灾区一线检查、指导、巡回医疗。

五、雷击

雷击是积雨云强烈发展阶段时产生的闪电打雷现象。它是云层之间、云地之间、云与空气之间的电位差增大到一定程度后的放电。它常伴有大风、暴雨以至冰雹和龙卷风，是一种局部的但却很强烈的灾害性天气。它不仅影响飞机等飞行安全，干扰无线电通信，而且会击毁建筑物、输变电设施和通信线路等，还会引起火灾，击伤击毙人畜。

（一）雷击对人的主要伤害

1. 雷击对人体的直接伤害

（1）强电流：闪电中的巨大能量，大部分化为热能耗去，所余的一部分还会放出电压高达 1 亿 V 左右的电流。这种电流如果击中人体，会使人体强烈灼伤。

（2）冲击波：闪电通过空气中的小水滴时因高温汽化造成空气体积迅速膨胀，引起巨大爆炸声所产生的冲击波能震破近处人们的鼓膜。

（3）高温：在闪电通道里，温度高达 20000 ℃以上。闪电路经的树干、干柴、汽油等易燃易爆物品容易起火燃烧爆炸，如果击中人体，能使其焚毁。另外，有时闪电并没有直接击中输电线，甚至离输电线十几米到几十米远，但由于电磁感应，使输电线路上骤然产生几十万伏高压，从而引起伤亡事故。

2. 雷击伤害的病理生理特点　雷击对人体的损伤是一种复合伤，包括雷声对听觉系统的损伤和电能在体内转换成热能造成的创伤以及伤员由高空坠地，身着易燃服装等造成的继发性损伤。

（1）雷电损伤机体的影响因素：

1）电流强度：在很大程度上决定了组织受损害程度。实验证明，多数人能忍受 1 mA 电流的接触；接触 5 mA 电流时能感觉疼痛，但对人体没有危害；如果是 15 mA，就足以刺激神经和肌肉，使肌肉产生强直性收缩；60 mA 的电流从一上肢流向另一上肢时心脏内的电流密度足以引起心室纤颤；100 mA 以上的电流，通过脑组织可使伤员立即失去知觉。

2）电压：雷电击伤时电压极高，伤后多发生心肌和呼吸肌强直性收缩而引起呼吸和心跳骤停。因此，雷击后，对尚无明显损毁的伤员及时进行有效的胸外按压，患者即可能复苏。

3）电阻：人体是由一个各种电阻不同的组织组成的导体。外面是一层导电能力很差的皮肤，皮肤内有导电能力很强的体液。人体组织电阻各不相同，这主要取决于它们的含水量和相对密度。血液、神经、肌肉是良导体，腱鞘是不良导体，脂肪和骨骼是最差的导体。从这个含义上讲，决定通过人体电流强度的是皮肤电阻的大小。当电流刚接触皮肤时的电阻阻碍了电流进入体内，部分电流在此转化为热能，使该处皮肤凝固炭化。皮肤凝固炭化后电阻减小，进入人体电流增加，并沿体内电阻最小组织行进。由于血液和神经组织电阻最小，所以电流穿过皮肤后，主要沿血液和神经行进，造成血管和神经组织变性坏死，血管内血栓形成。

4）接触雷电时间长短：电流造成人体损害的程度与电流接触时间的长短有很大的关系。雷电击伤时电压很高，但接触时间极短。所以当在有雷电的情况下，在野外生产劳动或行走时，如感觉头发竖起、皮肤刺痛、肌肉发抖时，应立即卧倒在地并迅速滚向他处，这样可减轻机体损伤程度。

（2）雷击对机体各系统的影响：

1）神经系统：人体受雷击时，大多数处于直立位，故电流从头部向下传导可能性较大，头顶部皮肤较厚，颅骨为扁平骨，电阻大，可以保护神经系统，所以遭雷击时脑组织受到的损伤较轻。但脑组织电阻很小，神经系统对电流很敏感，所以往往引起中枢神经系统功能障碍。在复苏后，患者神经功能异常显得更加突出。经雷击后患者从昏迷中苏醒，可能持续存在遗忘症和神经错乱，而且有弛缓性瘫痪、截瘫、感觉异常等症状出现，尚有完全恢复的可能。

2）呼吸系统：呼吸主要靠肺以及呼吸肌来维持，在雷电电击后，肌肉发生强直性收缩，呼吸停止，机体立即处于缺氧状态，如不及时抢救，可迅速导致死亡。

3）循环系统：心肌横纹肌对电流极为敏感，强大的电流会使心肌发生强直性收缩，导致心脏停搏，血管也由于电流通过血液而受到严重损害，血管壁破坏、血液凝固、血栓形成，对早期复苏及后期治疗均有不良影响。

4）运动系统：肌肉因受电流刺激，发生强直性收缩，使人体处于僵直状态而失去自我保护能力。骨骼的电阻很大，故电流通过产生高热，使骨骼和周围组织发生严重烧伤，肌肉严重损伤，复苏后可出现肌红蛋白尿。此外在遭雷击后摔倒或高空坠落者，还可以发生相应部位创伤，如脑震荡、骨折等。

5）其他：电流经过的部位，均可发生相应损伤。如经过头面部特别是眼周时，可并发单侧或双侧性白内障及视神经萎缩；胸部电击伤可造成气胸；在腹部可致肠坏死、穿孔及其他空腔脏器的坏死。听觉系统在雷击作用下，可发生爆震性耳聋等。

（二）雷击的预防和救援的主要特点

1. 雷击的预防

（1）加强宣传教育，普及个人防护知识：对广大群众开展雷电知识的科普教育，尤其对野外作业人员应加强宣传教育，使人们认识到雷电是大自然中普通物理现象，只要人们认识它的形成机制以及它所引起灾难的特点，并采取相应的防范措施，就可以避免或减轻雷电给人类造成的灾难。做好防雷击知识的普及，搞好个人防护。

（2）了解、掌握本地区雷电活动规律：在做好科普教育的前提下，应了解和掌握当地雷电活动的规律，尽可能避免在雷电多发区建设工厂、仓库、生活区，特别是易燃、易爆物品仓库，这是防患于未然的重要措施。

（3）加强对雷击天气的研究和预测：由于雷电多发生在强对流天气系统，因此加强对这类天气系统的研究，提高预报的准确程度，在雷击发生之前做好防雷防火等准备工作。另外，某些如飞机飞行、工程爆破等应尽可能避开雷电天气，以免遭雷害。

（4）安装避雷装置：凡是高大建筑、烟囱、电线杆、铁塔、旗杆等都要安装避雷装置，如避雷针、避雷线、避雷器等，并经常加强对避雷装置的测试和检修。在正常情况下，可以达到防雷害的目的。

（5）人工控制雷电：自从富兰克林发明避雷针以后，世界各国防雷专家及机构一直寻求人工控制雷电技术。主要方法有：①在云中播撒碘化银等催化剂，使雷电过程受到抑制；②人工减弱云内电场；③人工诱发闪电等。

2. 雷击救援的主要特点

（1）临床表现：

1）全身表现：受到雷击伤后，轻者可出现头晕、心悸、面色苍白、惊慌、四肢软弱和全身乏力，重者出现抽搐和休克，可伴有心律失常，并迅速转入"假死状态"，即心搏和呼吸处于极微弱状态，外表看来似乎已经处于死亡状态，但遭受雷击伤者多数立即进入假死，且死亡率较高。应该指出，瞳孔散大固定通常不表示脑死亡，有记载抢救8～9小时而复苏成功的病例。有的患者入院出现暂时性昏迷或错乱，多需2～3天方能清醒。其他伴有神经质、遗忘症、癫痫、头痛及语言困难等。由于电流的直接作用可损伤末梢神经，多见于尺、桡及坐骨神经。有的可直接损伤和延迟性损伤脊髓神经，出现偏瘫、四肢感觉障碍等。

2）局部表现：主要为电烧伤，系电流直接接触机体所引起的电烧伤。电流"入口"处烧伤较"出口"处更为严重。雷电击伤时局部的温度在4000 ℃以上，烧伤部位立即焦化或炭化，伴有大量的组织坏死。

3）并发症：中枢神经系统后遗症，如颞叶和枕叶的永久性损害可致耳聋和失明，少数患者出现短期精神失常。电流损伤脊髓可致肢体瘫痪，血管损伤可致供血障碍或继发性出血，烧伤部位可继发感染以及电击伤造成继发性外伤等。

（2）诊断：根据现场情况与患者症状和体征确立诊断一般不难。

（3）现场急救措施：

1）对神志清醒伴乏力、心慌、全身软弱的轻症伤员应予以平卧休息并严密观察，少数伤病员可出现迟发性假死，时间由几分钟到10天不等。

2）对呼吸、心跳停止的伤员，应立即进行心、肺、脑复苏（参见相关章节）。

3）在复苏过程中，发现有其他严重损伤时，应同时加以处理，如气胸、大血管出血等。

4）在复苏成功后，严密监护病情，有烧伤者要对烧伤创面进行妥善包扎处理，及时注射破伤风抗毒血清与抗生素预防感染。

5）对情绪紧张或有精神症状者，应进行安慰和心理治疗，必要时可给予适量的镇静药物。

（4）院内治疗措施：

1）伤员复苏后，应及时转送医院进一步治疗。在严密观察心、肺功能和继续进行一般治疗的同时进行输液治疗。因雷电击伤后，机体中产生不同强度的损伤，其严重程度与电流"入口"和"出口"的状况不成比例。电流烧伤使微血管通透性增加，大量血浆样液体漏出至"第三间隙"，机体有效循环血量下降，有可能出现低血容量性休克。此时，应根据情况进行抗休克治疗。

2）在病情比较稳定后，对电烧伤的组织即应进行探查手术，切除坏死组织，防止感染特别是厌氧菌感染。保留新组织以待其恢复正常，故电烧伤患者的手术可能要进行多次。探查大血管损伤情况，切除变性坏死组织的血管，并在正常处作可靠的结扎以防继发性出血，如有必要则要行相应的截肢术以确保整体安全。但电流对血管有时会发生一种"跳跃性损伤"，即在一段血管上坏死段与正常段可交替出现，故在血管探查术后，对血管仍应提高警惕。

（5）伤员后期处理：

1）雷击伤患者往往有不同程度的精神症状，应加强心理护理，使患者从巨大打击中逐步解脱出来。

2）患者如遗有神经系统症状或伤残，如截肢或肢体瘫痪等，则需做大量耐心细致的护理工作与功能锻炼，方能使伤员逐步恢复，减轻致残程度。因此，有条件者，应转入疗养院进行康复治疗。

3）白内障是电烧伤患者特有的并发症，电流经头、颈部和躯体内的患者最易形成白内障，其具体发生机制尚不清楚。因此在患者入院和出院时都必须进行细致的眼科检查。白内障一般发生在伤后3~6个月，甚至伤后的3年或更长时间。小的损伤可以吸收，但大部分患者的白内障难以自行消散，需经手术摘除后方能恢复部分视力。

（三）触电急救

由于人们对电的性能了解不足，违反用电操作规程或使用不当，都可以发生触电事故。因此，严格用电操作规程、加强安全用电的宣传教育及提高触电的急救技术就显得特别重要。

1. 常见的触电原因　日常工作生活中触电事故例子不少，综合起来有以下几类：①供电线路安装不合格；②电器设备损坏或不合格；③违反用电或检修电器操作规程；④日常生活中发生触电事故也较常见。

2. 触电的病理生理　电流对人体的伤害，可概括为电流本身及转换为电能后热和光效应所引起的作用。前者对人的伤害为触电或称之电击，其对人的致命作用造成心室纤颤致心脏停搏；另一方面对延髓呼吸中枢的危害引起呼吸中枢抑制、麻痹，呼吸停止。后者对人体伤害可造成电烧伤（主要见于高压电流），轻者则仅烧伤局部皮肤和浅层肌肉，重者可深达肌肉深层，甚至骨骼。

电流对机体的伤害和引起的病理改变极为复杂，但其主要伤害机制是组织缺氧。

3. 触电的临床表现与诊断　根据触电程度的轻重不同，临床表现也不一样。轻者可仅有局部肢体麻木或震颤，重者呼吸、心跳可立即停止，死亡。一般说来，严重触电死亡者，主要因呼吸麻痹及心室纤颤而致死。其中，高压电触电主要是呼吸中枢的损害，故呼吸中枢麻痹为主要死亡原因，临床上见患者呈呼吸抑制、不规则，甚至停止；而低压电触电的死亡原因则以心室纤颤为主。实际上，上述两项改变是互相影响的，都可造成触电中患者死亡。有时触电后，肌肉强烈痉挛，特别是喉部肌肉痉挛，也可致患者窒息死亡。

4. 现场抢救　发生触电事故后即应按照严格的抢救规程处理。首先使患者脱离电源，立即进行现场医疗急救，并迅速请医务人员奔赴现场，进行其他有效的抢救措施。

尽快使患者脱离电源：据当时的具体环境和条件，采用最快、最安全的办法使患者脱离电源。一般有下述几种方法。

（1）关闭电掣：发生触电后，如电掣就在附近，应立即关闭电掣，并尽可能把保险盒打开、总电闸扳开，这是一种十分重要而又简便易行的安全措施。

（2）斩断电路：如在野外或不接近电掣的地方碰到断落的电线发生触电，又不便将电线挑开时，可用干燥带木柄的刀或锄头斩断电线，或用绝缘钳子钳断电线，使电流中断。

（3）挑开电线：如触及折断垂下的电线，电掣又不在附近时，可用干燥的木棒或竹竿等绝缘工具，将接触患者的电线挑开。挑开的电线应放置妥当，以免他人再触电。

（4）拉开触电者：如上述方法都不易用上，可用干木棒将触电者拨离触电处。如触电者趴在漏电的机器上，可用塑料绳、干绳子或衣服拧成带子，套在患者身上，将其拉出。但此时救护者必须脚垫干燥的厚木板或绝缘物品，如厚塑料等，以防触电。

在抢救过程中，一定要注意避免给患者造成其他伤害，如在高处触电，下方须有防护措施，防止患者坠下骨折或死亡。

还须注意的是，抢救者在抢救过程中必须注意自身安全，未断离电源前绝不能用手直接牵拉触电者。

5. 院内抢救　抢救的目标仍是力求呼吸、心跳恢复。主要的措施如下。

（1）呼吸、心跳的处理：继续按上述方法进行口对口人工呼吸和胸外心脏按压术。如有人工呼吸机，可用面罩或气管插管接上人工呼吸机正压吸氧，或吸入含 $5\% \sim 7\%$ 二氧化碳的氧气。

（2）心脏复苏药物的应用：在进行心脏按压术及人工呼吸的同时，心脏复苏药物的应用是心脏复苏过程中另一个重要环节。通过复苏药物的应用，可促使心脏自主节律的及早恢复，增强心肌收缩力，纠正心律失常，从而维持有效循环量。一般在人工呼吸、心脏按压开始后仍未听到心音时便可应用。

肾上腺素是心脏复苏中最常用的药物之一。它对停搏的心脏有以下作用：①增加心肌张力和兴奋性，使心肌收缩幅度增大，引起强有力的收缩；②刺激心脏起搏点，加速房室传导速度；③扩张冠状血管，增加心肌供血、供氧及改善心肌代谢。但它可使心肌代谢和氧消耗增加，并使细胞外的钾离子向心肌内移动，致使心肌易受激惹，引起心室纤颤。因触电的主要危害是引起心室纤颤，所以过去仅从这点出发，把肾上腺素列为触电抢救中禁忌作用的药物之一。然而在急救实践中，人们发现对一些触电患者，根据具体病情，使用适量的肾上腺素不仅无害，相反收到了较好的疗效，说明此药不是不能用，而是如何合理应用的问题。目前认为，触电者有下列情况时可以应用肾上腺素：①心脏停搏已几分钟或经正确的心脏按压及口对口的呼吸 2 分钟后仍无反应，可以应用，如有条件，最好备有电除颤器，电击复律治疗心律失常；②心脏处于心室纤颤，但室性纤颤无力，成为细颤，可在电除颤前用肾上腺素，使细颤变为粗颤，在继续心脏按压下，使心肌得到氧合血的供应，为除颤成功提供良好条件。

如有下列情况，肾上腺素应慎用或禁用：①患者有心跳，虽微弱，但未出现室性纤颤或仅出现轻度心律紊乱时，不应使用肾上腺素，否则会导致不良效果；②当时无电除颤器，而心脏又处于停搏状态，经一定时间按压后仍无效可慎用，但应选用合适的除颤药物。

（3）去除心室纤颤：触电时，发生心室纤颤如不及时处理，则心脏很快停搏而死亡，所以除颤治疗在复苏抢救上有十分重要的意义。

常用的除颤方法有：电除颤（包括交流电除颤及直流电除颤）及药物除颤。电除颤效果确实可靠，药物除颤法效果较差。在无电除颤时可用药物除颤或作为电除颤的辅助治疗。

6. 复苏后期的处理　经上述积极抢救后，患者呼吸、心跳得以恢复，即初步复苏成功，但此仅为抢救成功的开始，决不能疏忽大意。因为心跳复苏后经过 10～20 分钟，大部分脑组织才有氧供应，30～40 分钟全部脑组织才有氧合血液灌注，所以还必须再接再励，认真把复苏后期处理做好，使患者恢复神志，逐步恢复健康。

复苏后期处理主要是维持呼吸、血压的稳定，纠正酸中毒，使用脱水药，选择性地头部降温，预防控制感染等。这些措施不单是在呼吸、心跳恢复后使用，而且在复苏开始时即应考虑使用，并贯穿于抢救的全过程。

（1）碱性药物的使用：心跳呼吸停止后，由于缺氧，细胞代谢转为无氧代谢，结果大量乳酸及丙酮酸形成，无机磷蓄积，钾离子外移，钠离子及氢离子向细胞内弥散，形成细胞内代谢性酸中毒。由于二氧化碳不能从肺部排出，又不能通过肾脏加以调节，结果二氧化碳张力增加，形成呼吸性酸中毒。所以这类患者的酸中毒最初表现为混合性酸中毒，既有代谢性酸中毒又有呼吸性酸中毒，但代谢性酸中毒主要是细胞内的。复苏过程中，当循环和呼吸功能恢复后，二氧化碳逐渐通过肺部排出，血液中二氧化碳含量逐渐减少，呼吸性酸中毒逐渐消失。血液循环功能建立后，组织中大量酸性代谢产物进入血液循环，而形成细胞外代谢性酸中毒。所以复苏中应立即同时使用碱性药物，以纠正代谢性酸中毒。

首先应立即给予 5％碳酸氢钠溶液 100～200 ml 静脉注射，然后据二氧化碳结合力测定结果给予纠正。也可用克分子乳酸钠（11.2％）溶液 100～200 ml 静脉注射，然后根据检查结果用药。也有人主张用 0.6 g 分子 THAM 150～200 mg 稀释成 0.3 g 分子或不稀释静脉滴注，以后再据二氧化碳结合力加以计算补充用药。

（2）脱水药的应用：呼吸循环停止的患者毫无例外地有脑水肿与脑损害，只是程度不同。所以应用脱水药以减轻脑水肿，缩小脑体积，是一项十分重要而有效的措施。

一般以 20％甘露醇或 25％山梨醇为首选，每次 200～250 ml 静脉注射或快速静脉滴注，可据情况每 6～8 小时用一次。也可用 50％葡萄糖注射液 40～60 ml 静脉注射，每天 4～6 次。

（3）低温疗法的应用：有人统计，体温下降 1 ℃，脑代谢率降低 6.7％，颅内压下降 5.5％。体温 32 ℃，脑代谢率降低约为 50％，当肛温降至 32 ℃时，脑部温度约为 28 ℃，从而对降低脑组织的耗氧量，减轻脑水肿，保护脑细胞都起着有利的作用。所以使用低温疗法可为受损脑细胞的恢复创造有利条件。应以头部降温为主，采用冰槽、冰帽或冰袋置头部、颈侧。也可置冰袋于腋窝、腹股沟等大血管处，作辅助物理降温。必要时亦可配合使用氯丙嗪及异丙嗪，每 8～12 小时 25～50 mg 肌内注射。维持肛温在 32 ℃～34 ℃。

（4）促进脑细胞代谢药物的应用：如 ATP 或 CTP、辅酶 A、细胞色素 C 及维生素 B_6 等。

（5）预防感染：电击复苏成功患者的最常见死亡原因是感染。所以必须认真注意预防感染，可选用青霉素、链霉素，或据具体情况选用合适的抗生素。

（6）纠正水电解质平衡紊乱。

（7）局部电烧伤的处理：此伤处理与烧伤处理相同。可进行清洁后用油纱布包扎。必要时给予抗感染药以预防感染。待坏死组织与周围健康组织分界清楚时（伤后 3～6 天），及时切除焦痂。如皮肤缺损面过大，可在肉芽组织生长良好时进行植皮。

（8）针刺疗法：针刺对维持和调整已复苏患者的心跳和呼吸功能，促使患者苏醒有十分显著的效果。

7. 预防

（1）做好安全用电的宣传教育工作，如手湿时不要接触电源开关和灯头，采用拉线开关，电线、电灯及电器设备应定期检修。

（2）高压电线及电源应加强防护。

（3）高大建筑物应有避雷装置；雷雨时认真防避，不要在大树下或无避雷装置的高大建筑物下避雷雨。

（4）做好触电急救的组织工作，提高抢救人员的技术水平，常备各种触电急救器械以供应用。

六、森林火灾和草原火灾

森林和草原是国家的宝贵财富，它具有很大的经济效益、生态效益和社会效益。森林和草原在国民经济中占有非常重要的地位，不仅是工农业生产、人民生活的宝贵资源，而且与水土保持、调节气候、防风固沙、保持生态平衡以及与人类和动物生存都有着直接的关系。

目前，我国森林面积约 1.3 亿公顷，森林覆被率为 12.7%，每人占有森林面积为世界人均占有森林面积的 1/6。草原面积达 3.5 亿公顷，为世界四大草原国之一。因而，保护我国现有森林和草原资源，大力发展林业和草原是发展经济建设和为子孙后代造福的大事。

在危害、破坏森林和草原的诸多因素中，森林和草原火灾是最为严重的一个因素，远比森林和草原病虫害，滥砍、乱伐以及其他自然灾害严重得多。目前，全世界每年发生森林和草原火灾约数万次，被烧森林和草原面积达几百万公顷。森林和草原火灾，不仅烧毁大量森林和草原资源，使每年上千人的生命被森林和草原火灾吞噬，而且严重破坏生态平衡，给人类的生存造成威胁。我国的森林和草原大火每年都有发生，损失十分惨重。如 1987 年 5 月 6 日大兴安岭发生的特大火灾，过火面积 1.01 万 km²，其中有林面积 0.7 万 km²。直接经济损失 5 亿余元。所以，必须认真贯彻"预防为主、积极消灭"的防火工作方针，扎扎实实地做好森林和草原防火工作，以保证国家森林和草原资源及人民生命财产安全。

（一）森林和草原火灾的起因

引起森林和草原火灾的主导因素是火源。引起森林和草原火灾的火源很多，大体上可分为人为火源和自然火源两大类。

1. 人为火源 森林和草原火灾 90% 以上是人为用火不慎引起的。人为火源相当复杂，按性质可分为以下两种：①生产用火不慎；②非生产性用火。

2. 自然火源 雷击树木起火、滚石撞击火花、火山爆发等引着可燃物，异常干旱年份发生少有的泥炭自燃等，都会造成森林火灾。

（二）森林和草原火灾的预防

根据森林和草原火灾发生的规律和特点，不同季节、地点和火险程度，适时开展火灾预防工作，全面贯彻落实"预防为主，积极消灭"的护林防火方针，能够有效地防止和减少火灾的发生。

1. 加强领导，建立防火组织 加强领导，建立健全森林和草原防火组织是做好森林和草原防火工作的关键。辖区有森林和草原的各级政府，应把森林和草原防火工作纳入领导的重要议事日程，建立健全防火组织网络，使森林和草原防火工作时时有人抓，处处有人管，保证各项措施落到实处。

2. 发动群众，做好宣传工作 森林和草原防火是关系到全社会的大事，只有在各级政府的统一领导下，广泛地开展防火宣传教育，增强人们的防火意识，调动和依靠社会力量，防火工作才能有基础、有力量。因此，应使防火宣传工作长期化、普遍化、制度化，要充分利用流动和固定、城镇和乡村、临时和永久、文字与声像相结合等多种形式，大造声势，使森林和草原防火工作深入人心，把防火工作作为大众的自觉行动。

3. 严格制度，落实防火责任制 实行行政领导负责制，层层明确任务和要求，并将森林和草原防火工作落实到所辖地区、每个系统、每个单位、每个人，把防火工作作为领导干部任期政绩考核的内容，列为升级和评选先进的一项重要指标，使行政领导负责制实现责、权、利统一起来，既有压力，又有动力，各部门领导分片包干，齐抓共管。

4. 制订公约，建立联合防火制度 村屯要结合实际情况制订防火公约，设置护林防火和护草防火检查站，建立跨区、跨县，甚至跨省的森林和草原联合防火组织，建立联合防火管理制度、用火管理制度。集体户和个体户也应按照森林和草原承包成立联防小组，形成上下贯通，左右协调的防火网络。通过联防活动，加强联系，互通情报，共同做好火灾预防工作。一旦发生火灾，相互支援，就地迅速扑灭。

5. 依法护林　把护林防火纳入法制轨道，反复宣传《森林法》《森林防火条例》和草场防火有关规定。各地要根据当地森林和草原火灾的季节规律，在火灾多发季节规定森林和草原防火期。防火期内，按照有关规定实行封山、封场。对个人承包的山林、草场也要加强管理，认真贯彻执行防火规章制度，落实防范措施，加强对人员的管理，对造成火灾的人员，要从严、从快查处。有法必依，执法必严，违法必究，确保森林和草原资源安全。

6. 严格控制火源　严格控制火源是避免发生森林和草原火灾的关键。坚持"一保证""七不用火"的防火措施，严禁随意用火，不管生产或非生产单位用火，都必须经有关部门批准。要加强对林区居民职工的教育，养成上山不带火、不用火的习惯。加强对各种机动车辆的管理，特别是通过林区的大、小火车，拖拉机等要采取加戴防火罩和其他防火措施。加强巡防，提高警惕，严防放火破坏和自然性火灾的发生。

（三）森林和草原火灾的扑救

森林和草原地区茫茫无际，人烟稀少，初起火灾往往不能被人们及时发现，等到火势扩大才被发现。此时一般已经失去了将火灾扑灭在最初阶段的时机。

扑救森林和草原火灾，就是要依据灭火的原理，采用最佳的手段，以最快的速度，使正在燃烧的森林和草原大火熄灭。其主要方法有两种，即直接灭火法和间接灭火法。两种灭火法在扑救时可单独使用，也可配合使用。

1. 直接灭火法　是利用各种有利时机和条件，直接扑灭正在燃烧的火焰。它适用于扑救弱度或者中强度的地表火，具体方法有以下几种。

（1）扑打法：适用于扑灭初发火，处于三级风以下气象条件的林火用阔叶树枝或用树枝编成扫帚，沿火场两侧边缘向前扑打。

（2）土埋法：森林和草原火灾地面可燃物较多，燃烧极为强烈，靠人力扑打不易灭火时，可使用土埋法，用铁锹取松土压灭火焰。

（3）使用水和化学灭火剂。

（4）应用先进的灭火工具，如风力灭火机、干粉枪、干粉车、消防车等。同时还可以采用直升机载水灭火和人工降雨等方法，进行直接灭火。

2. 间接灭火法　间接灭火是在森林和草原火灾向前推进的前方开设隔离带，造成森林可燃物不能继续燃烧的条件，将林火和草火损失控制在一定范围内。在灾害性天气条件下，常采用此方法。

（1）用铁锹挖沟或用开沟机开沟：用此方法一直挖到矿物质土层以下 20 cm，可阻止地下火蔓延。

（2）开设隔离带：在林火和草的前方，采用爆炸、火烧、人工挖掘或拖拉机开设生土带作为隔离带，阻止火势蔓延。开设防火隔离带的地点，要根据火焰蔓延的速度、方向和开设隔离带所需的时间而定，应确保在火头蔓延到来之前完成。

（3）以火灭火：当森林和草原火灾形成高温的急进地表火、强烈的树冠火时，用人力难以扑灭，用其他方法开设隔离带有困难，或根本来不及开设隔离带时，均可以采用以火灭火的方法。一种是火烧法，以道路、河流或防火障碍物等作为控制线，沿控制线逆风点火，使火逆风烧向火场；一种是放迎面火法，在火头前进的方向，利用道路或河流作为控制线。当火场产生逆风后，在火头前方点火称为迎面火。点燃的火因受逆风影响，迎着火头方向蔓延，当两个火头相遇，火就会立即熄灭。

（四）主要伤害和救援特点

由于森林、草原火灾燃烧面积大，范围广，持续时间长，环境危险，同时参加扑灭火灾人员较多，火场战线长，容易发生大批的烧伤患者。烧伤患者的现场急救与转送，是整个烧伤治疗中的重要一环，是治疗的基础。此项工作恰当、合理，不仅可以减少伤员的疾苦，而且对危重伤员保护创面、平稳度过休克阶段，防止早期败血症的发生，都有十分重要的意义。

1. 现场急救方法　烧伤的现场急救主要是制止烧伤面积继续扩大和伤面逐渐加深，防止休克和感染，其要领可概括为：一灭、二查、三防、四包、五送。

（1）迅速灭火：迅速采取各种有效的措施灭火，使伤员脱离热源，缩短烧伤时间。最简便的方法是就地滚动，脱去已着火的衣物。也可以利用其他可覆盖物进行覆盖灭火，跳进水池或河沟灭火。切忌激烈奔跑呼喊，以免风助火势，愈烧愈旺，并吸入烈焰和烟雾引起呼吸道烧伤。

（2）查损伤情况：即检查全身状况和有无合并损伤。特别是检查有无颅脑损伤、胸腹合并伤和呼吸道烧伤以及有无骨折等。观察有无合并中毒，若有中毒应立即针对中毒原因，采取相应的解救措施。

（3）防休克、防感染、防窒息：烧伤人员往往因疼痛和恐惧而发生休克。轻者可口服或肌注镇静、止痛药，对伴有呼吸道烧伤和颅脑外伤人员应禁止使用吗啡类的镇痛药止痛。如伤员口渴，可给少量淡盐水多次饮用。不要单给白开水或糖水，不可饮水过多，以防体内电解质紊乱及发生脑水肿。现场检查及搬运伤员时，一定要注意保护创面，避免污染和再次损伤。对有呼吸道烧伤者，一般均应进行气管切开，保持呼吸道畅通。

（4）包裹伤面：即用较干净的衣物、三角巾、大纱布、清洁的床单等包裹伤面，防止污染。在现场除化学性烧伤外，对伤面一般不做处理，尽量不弄破水疱，保护表皮。

（5）送医院救治：烧伤伤员须迅速送往有诊治条件的医院进行进一步救治。

（6）转送各类烧伤转送医院的时机：烧伤面积在29％以下的伤员，休克发生率低，送院的时间要求并不严格，根据具体情况，随时可以转送；烧伤面积在30％～40％的伤员，最好在烧伤后8小时以内送到医院；烧伤面积在50％～60％的伤员，应在4小时内送到医院或就地抗休克治疗，待伤情稳定达24小时后再转送医院；烧伤面积在70％以上的伤员，最好在伤后1～2小时送到医院。

转送途中的注意事项：建立静脉通道，以保证按计划进行补液；密切观察伤员呼吸、脉搏、尿量，如有变化，可做出相应的处理，并做好记录，以利上级医院了解病情；伤员头部同车辆行进的方向相反，以保证脑部的血液供应，也可以将担架横置；车速不宜过快，力争平稳，减少颠簸，在交通不便地区，以担架转送为好。

2. 院内处理

（1）小面积烧伤的处理：小面积烧伤临床上常见，对全身影响很小，主要是局部疗法。但是如果重视不够，可能延长治愈时间，甚至造成不良后果。应尽快争取时间在严密消毒下进行清创术。

创面处理：①包扎疗法，四肢或躯干的烧伤可采用包扎法，主要目的是使创面得到充分引流，隔绝外来病菌，以保护创面；②暴露疗法，头、面部烧伤，可采用暴露法，主要目的是使创面迅速干燥，表面结成干痂，从而减少病原菌的繁殖。暴露时，应经常用棉签将创面渗液拭干，不用外敷药。

（2）大面积烧伤的处理：根据大面积烧伤分期的主要特点采取有效措施。如休克期的重点是防治休克，感染期的重点是防治感染，修复期的重点是促使创面早日愈合（参见有关章节）。

第九节　其他地质灾害医学救援

一、泥石流

（一）概述

泥石流是产生于山区的一种严重的地质灾害，它是由暴雨、冰雪融水等水源激发的、含有大量泥沙石块的特殊洪流，又称山洪泥流，俗称"走蛟""出龙""蛟龙"等。泥石流中固体物质的体积含量一般超过15％，最多可达70％～80％，是碎屑与水组成的高容重两相混合流体。其特征是突然爆发，浑浊的流体沿着陡峻的山沟前推后拥，在很短的时间内将大量泥沙石块冲出沟外，在宽阔的堆积区横冲直撞、漫流堆积，常常给人类生命财产造成很大危害。泥石流的发生与山地环境的形成演化过程息息相关，是环境退化、生态失衡、地表结构破坏、水土流失、地质环境恶化的产物。人口的增长以及人们在山区的不合理的生产活动，在很大程度上加剧了泥石流的形成和发展。

泥石流在全球山地广为分布，据现有报道，除南极洲外，其余各大洲几乎都有泥石流活动，泥石流灾害波及世界 60 多个国家和地区。最活跃的地区是北回归线至北纬 50°之间的山区，诸如阿尔卑斯山—喜马拉雅山系、环太平洋山系、欧亚大陆内部一些褶皱断裂山系以及拉丁美洲、大洋洲的某些山区，给当地居民的生产、生活构成严重威胁。

在我国，泥石流是山区众多自然灾害中具有突发性灾变过程的主要灾种。据不完全的资料，泥石流灾害波及全国 23 个省、市、自治区，不仅影响山区城镇、工矿、交通运输、能源基地、水利设施和国防建设以及农田村寨等各种建筑设施的安全，而且造成人畜伤亡。泥石流每年都造成数以亿元计的经济损失和几百甚至上千人的伤亡，为世界上泥石流灾情最严重的国家之一。发达国家关于泥石流的研究不多，这主要是与经济发展有关。发达国家很少发生泥石流灾害，这与他们对环境的保护，山区半山区等泥石流好发区人口分布密度低有很大关系。国外关于洪水灾害的研究很多，洪水与泥石流之间有很大相似性，我们可以进行借鉴。

（二）泥石流的形成和发生

1. 泥石流的形成　泥石流的形成必须同时具备以下 3 个条件：陡峻的便于集水、集物的地形、地貌；有丰富的松散物质；短时间内有大量的水源。三者综合一体，便可导致泥石流的暴发。

（1）地形、地貌条件：在地形上具备山高沟深，地形陡峻，沟床纵坡降大，流域形状便于水流汇集。在地貌上，泥石流的地貌一般可分为形成区、流通区和堆积区三部分（图 25-3）。上游形成区的地形多为三面环山，一面出口的瓢状或漏斗状，地形比较开阔。周围山高坡陡、山体破碎、植被生长不良，这样的地形有利于水和碎屑物质的集中；中游流通区的地形多为狭窄陡深的峡谷，谷床纵坡较大，使泥石流能迅猛直泻；下游堆积区的地形为开阔平坦的山前平原或河谷阶地，使堆积物有堆积场所。

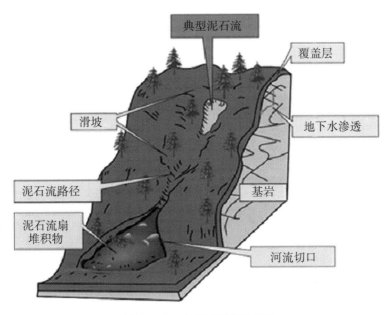

图 25-3　典型泥石流示意图

（2）松散物质来源条件：泥石流常发生于地质构造复杂、断裂褶皱发育，新构造活动强烈，地震烈度较高的地区。地表岩石破碎，崩塌、错落、滑坡等不良地质现象的发生，为泥石流的形成提供了丰富的固体物质来源；另外，岩层结构松散、软弱、易于风化、节理发育或软硬相间成层的地区，因易受破坏，也能为泥石流提供丰富的碎屑物来源；一些人类工程活动，如滥伐森林造成水土流失，开山采矿、采石弃渣等，往往也为泥石流提供大量的物质来源。

（3）水源条件：水既是泥石流的重要组成部分，又是泥石流的激发条件和搬运介质（动力来源），泥石流的水源，有暴雨、冰雪融水和水库溃决水体等形式。我国泥石流的水源主要是暴雨、长时间的连续降雨。

2. 泥石流的发生　泥石流是一种自然灾害，是山区特有的一种自然地质现象。由于降水（包括暴雨、冰川、积雪融化水等）产生在沟谷或山坡上的一种夹带大量泥沙、石块等固体物质的特殊洪流，是高浓度的固体和液体的混合颗粒流。它的运动过程介于山崩、滑坡和洪水之间，是各种自然因素（地质、地貌、水文、气象等）、人为因素综合作用的结果。一般情况下，泥石流的发生需具备 3 个条件。

（1）大量降雨：连续降暴雨或突降大暴雨，山区会发生山洪暴发。

（2）大量碎屑物质：与雨水混合形成黏稠浑浊的泥石流。

（3）山间或山前沟谷地形：利于泥石流的形成、运动。

（三）泥石流的灾害特点和诱发因素

1. 泥石流的灾害特点

（1）突发性强：一切泥石流从起动到停息活动，短则几分钟到几十分钟，长则一小时到几小时即可终止。泥石流暴发过程大多非常急促，顷刻间它能冲刷搬运几万至几百万立方米的水和大量泥沙、石块、巨砾混合物，奔腾咆哮、汹涌翻滚，它的前锋常可形成几米至几十米高的"龙头"，倚仗陡峻的山势，倾泻而下，所经之处，所向披靡，能摧毁沿途一切建筑物、障碍物。

（2）冲击力强：泥石流不同于山洪之处是含有大量的固体物质。泥石流的固体物质含量最少为 15%，最高可达 80%左右。由于泥石流含有大量固体物质这一特点，因此，容量大、冲击力强，对人类破坏更严重。

（3）季节性强：我国广大地区降水水气主要来源于夏季季风，其中又以太平洋季风为主，次为印度洋季风。山地降水高度递增率还有季节性变化，夏季各月较显著，尤以 6～8 月最显著，冬春两季增值较小。因此，我国西南与西北地区的泥石流多发生于 7～8 月，这与 7～8 月降水集中、暴雨强度大有关，也与冰雪快速消融季节有直接关系。

（4）危害性大：据统计，我国自 20 世纪 50 年代以来，在城镇泥石流灾害中，死亡者达 6000 多人，经济损失达几十亿元。铁路也是受泥石流灾害最严重的部门之一。1949—1958 年，累计发生泥石流灾难 1200 余起，其中造成铁路被毁、中断行车的重大泥石流灾难 300 起，每年仅用于修复和改建工程的费用就高达 7000 万元。公路受泥石流灾害也较严重，尤其是西南地区各主要公路，如川藏公路是内地通往西藏的交通要道，沿线有泥石流近千条，全线 2400 km，几乎 1/3 以上路段受到过泥石流灾害，公路受阻少则几十天，多则几个月，严重影响西藏建设。此外，泥石流还可直接淤埋农田、冲毁房屋，造成耕地锐减、水土流失。

（5）群发性强：滑坡、崩塌常成为泥石流的固体物源，但泥石流在流动过程中又强烈冲刷、侵蚀岸坡，触发滑坡、崩塌产生，故常有滑坡、崩塌→泥石流→滑坡、崩塌的循环产生。一个地区内，当地质、地形条件相似时，一次暴雨常激发多条沟谷产生泥石流，如 1979 年滇西北怒江六库、泸江、福贡、贡山和磐江等县有 40 多条沟谷暴发泥石流；1985 年云南东川小江河谷两岸有 20 多条支沟暴发泥石流；又进一步加剧了它们的群发性。

除上述活动特征外，由于水源的差异，降雨量在季节上和日内不同时段上的变化，导致泥石流在活动时间上还表现出：4～10 月夜间多暴雨，故降雨型泥石流多发生在夜间，冰川型泥石流多发生在 4～10 月的冰川融化期。

2. 泥石流的诱发因素　由于工农业生产的发展，人类对自然资源的开发程度和规模也在不断发展。当人类的活动违反自然规律时，必然遭到大自然的报复，有些泥石流的发生，就是由于人类不合理的开发而造成的。近年来，因为人为因素诱发的泥石流数量正在不断增加。可能诱发泥石流的人类工程、经济活动主要有 3 个方面。

（1）不合理开挖：修建铁路、公路、水渠以及其他工程建筑的不合理开挖。有些泥石流就是在修建公路、水渠、铁路以及其他建筑活动时，破坏了山坡表面而形成的。如云南省东川至昆明公路的老干沟，因修公路及水渠，使山体破坏，加之 1966 年犀牛山地震又形成崩塌、滑坡，致使泥石流更加严重。又如香港多年来修建了许多大型工程和地面建筑，几乎每个工程都要劈山填海或填方，才能获得合适的建筑场地。1972年一次暴雨，使正在施工的挖掘工程现场120人死于滑坡造成的泥石流。

（2）不合理的弃土、弃渣、采石：这种行为形成的泥石流的事例很多。如四川省冕宁县泸沽铁矿汉罗沟，因不合理堆放弃土、矿渣，1972年一场大雨暴发了矿山泥石流，冲出松散固体物质约10万 m³，淤埋成昆铁路300 m和喜（德）—西（昌）公路250 m，中断行车，给交通运输带来严重损失。又如甘川公路西水附近，1973年冬在沿公路的沟内开采石料，1974年7月18日发生泥石流，使15座桥涵淤塞。

（3）滥伐乱垦：会使植被消失、山坡失去保护、土体疏松、冲沟发育，大大加重水土流失，进而山坡的稳定性被破坏，崩塌、滑坡等不良地质现象发育，结果就很容易产生泥石流。例如甘肃省白龙江中游现在是我国著名的泥石流多发区。而在1000多年前，那里竹树茂密、山清水秀，后因伐木烧炭，烧山开荒，森林被破坏，才造成泥石流泛滥。2010年8月7日晚，近200万 m³ 的泥石流摧毁了周曲小半个县城，近2000人遇难。

（四）泥石流的活动规律和发生过程中的特有现象

1. 泥石流的活动规律

（1）季节性：我国泥石流的暴发主要是受连续降雨、暴雨，尤其是特大暴雨及集中降雨的激发。因此，泥石流发生的时间规律与集中降雨时间规律一致，具有明显的季节性。一般发生在多雨的夏秋季节。因集中降雨的时间的差异而有所不同，四川、云南等西南地区的降雨多集中在6~9月，因此、西南地区的泥石流多发生在6~9月；而西北地区降雨多集中在6、7、8月，尤其是7、8两个月降雨集中，暴雨强度大，因此西北地区的泥石流多发生在7、8月。据不完全统计，发生在这两个月的泥石流灾害占该地区全部泥石流灾害的90%以上。

（2）周期性：泥石流的发生受暴雨、洪水、地震的影响，而暴雨、洪水、地震总是周期性地出现。因此，泥石流的发生和发展也具有一定的周期性，且其活动周期与暴雨、洪水、地震的活动周期大体相一致。当暴雨、洪水两者的活动周期相叠加时，常常形成泥石流活动的一个高潮。如云南省东川地区在1966年是近十几年的强震期，使东川泥石流的发展加剧。仅东川铁路在1970—1981年的11年中就发生泥石流灾害250余次。又如1981年，东川达德线泥石流，成昆铁路利子伊达泥石流，宝成铁路、宝天铁路的泥石流，都是在大周期暴雨的情况下发生的。

2. 泥石流发生过程中的特有现象　泥石流是水与泥砂石块相混合的流动体，由于含有大量固体碎屑物，其运动过程产生巨大动能，不同于一般洪水，常有一些特有的现象。

（1）短暂的断流现象与巨大的轰鸣声：很多泥石流暴发之初常可听到由沟内传出的犹如火车轰鸣或响雷声，地面也发出轻微的震动，有时在响声之前，原在沟槽中流动的水体突然出现片刻断流。随响声增大，泥石流似狼烟扑滚而来。所以，出现断流、响声等现象时，已经预告了泥石流的发生。

（2）强劲的冲刷、刨刮与侧蚀：泥石流在沟谷的中上游段具有强烈的冲刷、刨刮沟道底床的作用，常使沟床基底裸露，岸坡垮塌。另外，在中下游段常侧蚀淘刷河岸阶地，使岸边沿线的道路交通、水利工程、农田及建筑物受到破坏。

（3）弯道超高与遇障爬高：泥石流运动时直进性很强，当处于河道拐弯处或遇到明显的阻挡物时，泥石流不是顺沟谷平稳下泻，而是直接冲撞河岸凹侧或阻碍物。由于受阻，泥石流体被迫向上空抛起，这一冲击高度可达几米至十几米。甚至有时泥石流龙头可越过障碍物，爬背越岸摧毁各种目标。例如，1991年6月10日北京密云县杨树沟泥石流就是在弯道处越过阻挡其前进的小土梁，将土梁另一侧房屋摧毁，据实地测量，其冲起高度达10余米。

（4）巨大的撞击、磨蚀现象：快速运动着的泥石流动能大、冲击力强，据研究测定，砾径1 m的大石块运动速度5 m/s，冲击力可达140 t。泥石流中的大量泥砂在运动中不断磨蚀各种工程设施表面，使一些工程丧失其应有的作用而报废。

（5）严重的淤埋、堵塞现象：在沟内及沟口的宽缓地带，由于地形纵坡度减小，泥石流流速会骤然下降，大量泥沙石块停积下来，堆积堵塞河道、淤埋农田、道路、水库、建筑物等目标。一些大规模泥石流的冲出物质堆堵在河道可构成临时性的"小水库"，致使上游水位抬高，然而这种堵坝一旦溃决又会形成洪水泥石流，再次对下游造成危害。例如，我国四川利子依达沟泥石流冲出山口，毁桥覆车后又在几分钟内将大渡河拦腰堵截，断流达 4 小时之久，向上游回水 5 km，淹没工矿设施等。

（6）阵流现象：主要发生在黏性泥石流中。其特征是自泥石流开始到结束，沿途出现多次泥石流洪峰，即多次泥石流龙头，各次龙头出现间隔时间长短不一。

（五）泥石流的救援和脱险

1. 救援　由于泥石流灾害暴发突然、凶猛异常，人们因事先不能获得预报，来不及躲避与撤离而伤亡。泥石流所致伤害主要有：外伤、骨折、挤压伤、掩埋、呼吸窒息、死亡等。灾害发生后，也因地区不同，给医疗、卫生防病工作带来不同的问题。

救援的主要任务是：灾害发生后人群伤亡的抢救、治疗和降低灾区传染病发病率。因此，在泥石流灾害多发区的县级以上政府卫生行政部门，应根据灾情需要，设有领导协调组织。并以急救中心、急救站、卫生防疫站为主体，组建医疗防疫队，提高其应急反应能力。灾害发生后，各级政府卫生行政部门要迅速组成救援现场指挥部，其任务是：

（1）对现场伤亡情况和事态发展做出快速、准确评估。

（2）指挥、调遣现场及辖区内各医院救护力量。

（3）根据现场伤员情况设手术、急救处置室。

（4）视伤亡情况设置伤员分检处。

现场医疗救护过程中，要本着先救命后治伤、先治重伤后治轻伤的原则，将经治的伤员血型、伤情、急救处置、注意事项等逐一填写在伤员情况单上，并置于伤员衣袋内。依据受害者的伤病情况，按轻、中、重、死亡分类，分别以"红、黄、蓝、黑"的伤病卡做出标志，置于伤员的左胸部或其他明显位置。需要后送的伤员，经现场检伤分类、处置后根据病情就近医院或专科医院分流。

根据泥石流灾害对地面设施的破坏情况，有针对性地解决好卫生防疫工作存在的问题。应保证供应安全的饮用水和食品，对由于房屋倒塌人群临时居住的营地，更应加强防病工作，防止传染病的流行。

2. 脱险　我国广大山区还长期存在泥石流的威胁，利用现代科学技术对已确定的泥石流危险区、易发区进行预报和警报，临灾疏散和抢救工作，是减少泥石流灾害损失的关键。

临灾防治的首要任务是政府和职能部门加强对专业性监测机构的领导，提高其预报和警报的准确性。根据预报、警报结果，及时组织灾区人员疏散和重要财产的转移。根据即将发生泥石流的规模、路径和发展趋势判断，制订疏散救灾计划，选好疏散地、疏散途径、疏散工具。一旦泥石流发生，就能有条不紊地组织脱险。与此同时，对暴发泥石流可能波及下游地区的单位以及引发的次生灾害作出判断，拟定出脱险的应急措施。

临灾防治的另一个重要环节是加强宣传教育，提高群众防灾抗灾意识，增加防灾知识。在暴雨季节，要时刻提防泥石流的侵袭，注意收听气象预报，观察当地雨情、水情，选好脱险路径和场所，一旦发现泥石流危险，即刻躲避转移，不要犹豫不决，或留恋房屋、牲畜、资财而逃避不及。避灾时不要顺沟向上或向下跑动，应沿着岩石和坡面转移到泥石流侵袭不到的地方。此外，泥石流暴发时，常常是风雨交加、电闪雷鸣，逃避时还要注意其他的意外事故发生。

（六）泥石流对人的主要伤害和救治

泥石流是一种多发于山区的特殊洪流，不仅能毁坏铁路、公路，中断交通；淤积水库，破坏水利水电工程；破坏土地；破坏生态平衡，而且还能摧毁一切位于灾区范围内的建筑物、矿山等设施，造成人员伤亡。

泥石流灾害造成的危害可以分为直接伤害和间接伤害。直接伤害主要由于直接由泥石流接触而产生的后果，包括淹溺、漂浮物撞击伤、化学物质沾染、低体温等。间接伤害主要是由于泥石流造成的继发危险因素所造成的伤害，包括传染病、营养不良、贫困相关疾病、灾民相关疾病。

泥石流灾害造成的危害按照时间顺序还可以分为急性期（泥石流清理前）损伤、中期（恢复期）损伤、长期（重建期）损伤。急性期损伤主要包括淹溺、外伤、低体温、动物咬伤以及在处理伤员的过程中由于缺乏医务人员、缺乏基础设施、缺乏药品和其他方面而造成的损伤加重。中期损伤主要是伤口感染、创伤合并症、中毒、精神疾病、传染病、饥饿。长期损伤包括慢性疾病、残疾、贫困相关疾病如营养不良等。

1. 急性期

（1）淹溺：是泥石流灾害中最常见的致死原因，要注意的是淹溺不仅仅发生于泥石流最严重的时刻，还有可能发生在救援特别是转运的过程中，例如，转运过程中由于路面不稳定造成的车辆侧滑、翻滚等。

（2）外伤：主要是由于泥石流中的大块儿固体物质撞击、房屋坍塌等造成，各个部位都可以发生。

（3）电击伤：由于水与电线构成的回路，人员可能会受到电击伤。

（4）烧伤和爆炸伤：由于加油站、液化气站、天然气管线受损，可以造成此类伤害。而且发生于加油站的火灾和爆炸可能会随着油的流动造成火灾的蔓延。

（5）低体温：只要泥石流的温度低于人体的核心温度就会造成低体温。

2. 中期

（1）水污染：可以造成传染病的流行。

（2）化学污染：化工厂、石油冶炼厂被破坏。

（3）一氧化碳中毒：由于大量使用燃油发电机等其他燃油设备救灾、维持基本生活，使用蜡烛、木柴取暖又通风不良就会造成一氧化碳中毒。只不过是由于重症患者不多，所以并没有引起重视。

（4）传染病：人员聚集、水资源不足、厕所条件不足、蚊蝇滋生都是传染病发生的因素。

（5）呼吸系统疾病：霉菌的滋生等均导致呼吸系统疾病高发。

另外家畜和动物之间也会出现传染病，这些传染病也特别值得关注，因为很多都是人畜共患疾病，如禽流感、鼠疫。

3. 长期

（1）残疾：由于创伤、伤口感染等均可造成残疾。

（2）精神心理障碍：这里不再赘述。

（3）饥饿、营养不良等可能在经济欠发达地区发生。

4. 基本救治

（1）呼吸道阻塞性窒息：

1）病因：突然爆发的泥石流对人体冲击、淹埋，致使呼吸道吸入泥浆或水，造成咽喉直接阻塞发生窒息；也可因吸入少量异物刺激喉头痉挛引起窒息，或因泥石流冲击物造成胸部严重创伤导致呼吸困难窒息。

2）窒息主要表现：呼吸困难、口唇青紫，心跳加快而微弱，处于昏迷或半昏迷状态，颈部静脉因充血而显现，患者很快进入垂危状态，发绀加重，呼吸减慢变弱，继而不规则，心跳也随之减慢而停止。昏迷加深，瞳孔散大，对光反射消失。

3）现场急救原则：

a. 迅速将伤员从泥石流造成倒塌的建筑物里或泥潭中抢救出来，转移到安全地带实施抢救。

b. 解开颈部领扣，将伤员下颌上抬或压额抬后颈，使后颈伸直后仰，解除舌根后坠，而后用手指或抽液器将口咽部吸入的泥浆、水、渣土等异物清除掉，恢复呼吸道畅通。有条件者迅速给氧。

c. 对呼吸、心跳停止者，应立即做口对口人工呼吸及胸外心脏按压术。

d. 昏迷伤员要把舌牵出，并用别针或缝线穿过舌前部，固定在胸前衣服上，防止因舌根后坠加重病情。

e. 如因严重胸部外伤造成呼吸困难、窒息，应迅速包扎胸部伤口。如有张力性气胸，应立即在伤侧胸壁第二肋间插入粗针头，行胸膜腔造口。

f. 对呼吸阻塞和窒息情况好转的伤员，立即转送到附近有条件的卫生所、医院，进一步抢救治疗。

（2）各种外伤：泥石流造成人体的外伤，可因不同致伤物作用不同位置、方式及强度，造成各种复杂、轻重程度不同的外伤。主要是局部软组织创伤、血管破裂出血、骨折及脏器损伤等，现场急救原则：

1）止血、包扎伤口：①对不同部位的出血，可采用指压、加压包扎、上止血带法止血。对于暴露的伤口用急救包、三角巾、无菌敷料或干净衣物包扎，防止再污染。②有胸部开放性伤口者，应迅速用消毒纱垫或干净衣物、布料严密覆盖，紧密包扎，阻断气体从伤口进出。③腹部开放伤口，如有内脏脱出，不要还纳，可用纱布垫围一圈或用搪瓷碗扣上进行包扎。④外露的骨折端不要还纳，以免污染带入深层，可用消毒敷料和干净衣物做临时包扎。

2）固定伤肢：包扎止血后，有骨折或严重软组织损伤的肢体，可用夹板或其他就便器材将肢体固定。固定要超过伤口上下方关节，以减轻疼痛，防止骨折端活动造成再损伤。

3）伤员搬运：伤员的伤口经过止血、包扎、固定后，应采用担架或门板等就便器材立即送到就近有条件的医院进一步处理。

（3）抢救注意事项：

1）加强创伤性休克的防治。

2）伤口受泥石流污染严重，伤员到达有条件的医疗单位后，必须进行彻底的清创。

3）尽快使用抗生素，进行抗感染治疗。

4）注射抗破伤风血清及破伤风类毒素，防止破伤风发生。

二、甘肃舟曲泥石流之医学救援

2010 年 8 月 7 日深夜至 8 日凌晨，甘肃甘南藏族自治州舟曲县突发特大泥石流，造成重大人员伤亡。截至 8 月 15 日 16 时，泥石流致使 1248 人遇难，496 人失踪。

（一）基本情况

舟曲特大山洪泥石流是特殊地质条件遭遇极端气候导致的一场自然灾害。本文以三眼峪沟泥石流为例，分析泥石流灾害的特征，为医学救援工作者提供借鉴。

此次特大泥石流堵塞白龙江形成堰塞湖，舟曲县城部分被淹，电力、交通、通信中断。舟曲县城 2/3 受灾严重，涉及人口约 5 万人。舟曲县城中段被泥石流堆积物淤满，江水高出河堤 3m 左右。县城沿江建筑一层均被淹没，北山一带及学校等场地积水和泥沙厚度达 2～3 m。

三眼峪沟位于舟曲县城关乡城北面，县城一大半建筑物坐落于该泥石流堆积扇上。三眼峪沟流域面积 25.75 km²，主沟长 5.1 km，相对高差 2488 m，主沟由大眼峪沟和小眼峪沟组成，二者平面组合形态呈"Y"形。

三眼峪泥石流沟形成区、流通区和堆积区界线较为明显，形成区为流域中、上游，该段植被覆盖率较低，滑坡、崩塌及人工弃体成群分布；流通区为主沟下游，沟道平均比降 180‰，沟道顺直，以过流为主；堆积区呈扇状展布，长 1875 m，中前部宽 437 m，面积 0.87 km²，平均纵坡降 98‰。三眼峪主沟泥石流堆积物的容重为 1.68 t/m³，小眼峪沟泥石流堆积物的容重为 2.10 t/m³，形成方式以主沟冲蚀为主，支沟汇流为辅，暴雨期间各支沟形成混水或泥流至主沟汇合冲蚀沟道堆积物，形成大规模泥石流冲出沟口，对县城及两侧村民、耕地形成灾害。舟曲县突发特大山洪泥石流灾害发生在舟曲县北山的三眼峪沟和罗家峪沟，属黏性泥石流。根据遥感图像的解译和地面调查估算，三眼峪主沟泥石流冲出沟口固体物质约 150×10⁴ m³，罗家峪沟冲出沟口固体物质约 30×10⁴ m³。

（二）泥石流形成条件和原因

1. 山高坡陡的地形地貌　流域山地以中、高山为主，山势陡峻挺拔，坡度多在 45°以上，沟谷冲蚀、切割强烈，支沟发育，沿主沟呈树枝状分叉，主沟中、上游及支沟呈"V"型，平均纵坡降 300‰，沟坡在 40°以上，下游沟谷呈"U"型，平均坡降 180‰，堆积区呈扇状，向白龙江倾斜，坡度 8°～10°，人为改造强烈，前缘被城区建筑物占用，中、上部大部分地带为耕地。

松散破碎的岩土区内出露的前第四系有上二迭统（P2）、下二迭统上段（P1b）和中泥盆统古道岭组上段（D22g2）。岩性主要有灰岩、白云质灰岩、鲕状灰岩、炭质板岩、千枚岩及砂岩，中泥盆统软硬相间，风化强烈。千枚岩、板岩等软岩抗剪强度小，遇水易软化、泥化，成为滑动带的良好地层，而相间的灰岩、砂岩等硬岩又成为理想的滑床。这种岩体结构极易发生滑坡，并成为泥石流的物质来源。

2. 断裂和地震进一步造成流域岩土体破碎和松动　整个流域处于葱地—铁家山和坪定—化马两条断裂带所夹的断块中，断裂两侧岩层破碎，褶曲强烈。舟曲属地震强烈活动区，地震烈度为 7 度，有史以来引起房倒屋塌、山崩、滑坡的地震有多次，地震造成流域山体岩土体松动，引发崩塌和滑坡，对三眼峪沟流域内松散固体物质的产生作用最大，物质以碎石、块石为主。残坡积层广泛分布于各沟沟坡低注地带，松散，易被冲蚀，厚度一般在 0.3～1.0 m，是该泥石流主要细粒物质来源。据估算，崩塌、滑坡、沟道堆积物等达 5163×10⁴ m³，形成的可直接补给泥石流的固体物质达 2500×10⁴ m³。

3. 极端气候条件的引发作用　流域内降雨充沛，多年平均降雨量 435.8 mm，降水比较集中，暴雨多，雨量大，30 mm 以上大雨平均一年出现一次，20 年一遇最大日降雨量 63.3 mm，阵性、突发性降雨多于一般性降雨。本次极端降雨，在 8 月 7 日 23 时左右开始，在流域上游 1 小时降雨量达 97 mm，相当于 8 月的多年月平均降雨量。而且本次降雨在泥石流的上游雨量大，下游（城区）雨量小，这也导致了预测预警的困难。

据有关资料记载，1823 年以来的近 200 年中，该沟曾多次发生大规模泥石流灾害，对县城造成严重危害。仅 1978 年、1989 年和 1992 年 3 次泥石流灾害就造成死亡 2 人，伤 194 人，约 2400 万元资产的损失，根据泥石流的影响范围，确定受威胁居民 12000 人。

（三）泥石流灾害对人体的伤害

泥石流的突发性强，短则几分钟到几十分钟，长则 1 小时至几小时即可终止。泥石流暴发时的洪流更挟有大量泥沙、石块、石砾、混合物，奔腾咆哮、汹涌澎湃，倚仗陡峻的山势倾泻而下，经过之处，所向披靡，能摧毁沿途建筑、障碍物。泥石流固体物质含量少则为 15%，最高可达 70%～80%，因此容量大、冲击力强，对人体伤害重。

泥石流灾害爆发突然，如事先未获预报进行躲避与撤离，受泥石流直接冲击的建筑物及人群，房屋毁坏及人体受害几乎未能幸免，由于泥石流可以无阻无拦深入溢至房屋各处，因此人们受到的伤害是淹埋及呼吸道阻塞窒息，各种外伤及挤压伤等。灾害发生后，由于房倒屋塌，断水停电，公共卫生设施破坏以及人畜死亡后的尸体腐烂，垃圾粪便难以处理，气候炎热等综合因素，疾病预防工作十分繁重。

（四）紧急医学救援的展开

在暴雨洪水不断的季节，在发生泥石流灾害地区，政府及职能部门应加强提高预报和警报的及时性，迅速有效地组织灾区人员的疏散，对暴发泥石流可能波及下游地区的单位以及引发的突发灾害做出判断，拟定出抢险的应急措施。

此次舟曲发生泥石流灾害后，国务院温家宝总理及国土资源部等有关领导、专家在"第一时间"迅速到达现场，指挥组织抢救。原卫生部陈竺部长及卫生应急专家，8 月 8 日下午与原甘肃卫生厅领导、专家迅速在灾区组织开展医学救援，成立了医疗卫生工作组，下设医疗救治组、防疫消杀组、联络组和救援物资筹措组。

泥石流灾害对生命、健康的危害，主要是针对呼吸道窒息和外伤。泥石流对人体冲击、淹埋致使呼吸道吸入泥浆，造成咽喉直接阻塞发生窒息，也可因吸入少量异物刺激喉头痉挛引起窒息，或因泥石流冲击造成胸部严重创伤导致呼吸困难窒息。泥石流强烈冲击造成挤压性外伤、骨折及各种多发复合损伤。现场紧急医学救援后，应及时转送至附近有条件的医院做进一步救治。

截至 2010 年 8 月 11 日 10 时，舟曲县灾区累计救治伤员 422 人，包括门诊救治 346 人、住院治疗 76 人，重伤员已全部转运至兰州、天水两地的 8 所医院接受治疗。在大力救治伤员的同时，对灾后的卫生防疫工作也迅速启动，开展环境清杀灭面积 310000 m²，对遗体、水源进行消毒。

舟曲特大山洪泥石流灾害是在特殊地形地质条件下，遭遇极端气候导致的一场严重的自然灾害。这次泥石流灾害中，泥石流自沟口冲出的堆积物的体积达 180×10^4 m³。

极端降雨直接引发了这次泥石流灾害，在 8 月 7 日 23 时左右开始，在流域上游 1 小时降雨量达 97 mm。而本次降雨在泥石流的上游和下游（城区）的差异、山高坡陡及泥石流灾害的快速流动造成的突发性灾害，导致了预测预警的困难。

此次由于及时组织抢救，迅速开展现场医学救援，危重伤员不失时机地转送到设备条件较好的医院进行救治以及灾后公共卫生疾病控制等一系列措施的实施，医学救援基本结束。

今后各地，尤其是县级、基层卫生行政、医疗部门，应根据本地区实际情况，制订应急预案，加强对现代医学救援知识技能的学习和演练，上级有关部门平时应提供相应的物资保障，如救护车、急救装备，以在一旦发生紧急事件时能进行及时有效处置。

三、火山喷发

火山活动是地球内部物质运动的一种表现形式，是地球内部灼热岩浆在强大压力作用下，沿着地壳的软弱部位上升冲破地表而成为火山。火山有死火山、休眠火山和活火山 3 类，保留火山形态和物质而非活动的称死火山；现今仍在活动的称活火山；在人类历史上有过活动，现今处于"休眠"状态的称休眠火山。我国的火山多属死火山和休眠火山。全世界约有 2500 座火山，其中 500 座是活火山，近期活动过的约有 50 座。

火山的活动并不是连续的，可能有很长时间的休眠期。一座火山与另一座火山喷发的持续时间、强度、喷发物质和喷发形式也不同，甚至同一座火山每次喷发也有不同形式。此外，其他地质灾害可能与火山喷发有关，如地震或海啸，都可加强火山喷发本身的灾害。

火山的喷发物有气体、液体和固体。在气体喷发物中，以水蒸气为主，还伴有一氧化碳和硫化氢等其他气体。液体物质是从火山口喷溢到地表的岩浆或熔岩，这些物质占有最大的比例，在流动过程中逐渐冷却形成各种火山岩。固体物质为火山爆炸成的岩块，称火山砾。火山喷发型取决于灼热的岩浆与气体相互作用形式，喷发的强度与气体含量和发泡程度及岩浆的黏度成正比。

（一）火山喷发对人类危害的因素

火山喷发对人类的危害因素主要是：火山灰、火山碎屑流、泥石流、熔岩流、火山气体、海啸等。

1. 火山灰　火山灰是火山喷发时由液体部分所形成的，每次火山喷发时都会喷出大量火山灰，它可随风飘到很远的地方。火山灰对人类的危害在于：火山喷发的附近地区火山灰可充满院落和住室，屋顶上积累大量火山灰可将屋顶压塌，堵塞河流，毁坏森林和农田；人和动物因吸入火山灰而引起窒息死亡；因火山灰形成浮云，遮天蔽日，造成空中、海上和陆地的交通困难，有碍灾民疏散和救援；此外，火山灰中的有毒物质可污染水源和食品，引起人畜中毒，并可损坏汽车发动机、破坏无线通信和引起电力供应中断等。

2. 火山碎屑流　有些火山的爆炸性喷发可引起火山灰和火山砾。这种类型的火山喷发主要特点是喷发物以每小时 $500 \sim 700$ km 的速度和超过 1000 ℃ 的温度顺山坡下滑，形成类似雪崩的火山碎屑流。由于有极快的移动速度、极高的温度，因而有巨大的破坏力。

火山碎屑流的破坏性和致命之处在于：它可烧焦、破坏和掩埋一切建筑物，造成所有动植物死亡。

3. 泥石流　因火山喷发而死亡的人数中，至少有 10% 是由泥石流造成的。火山喷发产生的大量火山碎屑物堆集在山坡上或邻近山谷，遇暴雨，变成较稠的混合物，很容易流向山谷。这种现象主要发生在热带多雨的地区，其流动速度取决于堆集物体积、黏度和地形的坡度。一般流速每小时可达 50 km，特殊情况下每小时可达 100 km。凡能导致水与火山碎屑物混合时，都可引发泥石流。

泥石流对人类的危害在于：其高密度、高速度的流动物体，使所经之处任何东西都遭到破坏；此外，泥石流流动停止，可造成数米厚非常松软的沉积物质，给救援工作带来极大的困难。

4. 熔岩流　熔岩流是从非爆炸性火山喷发中平静溢出的物体，可形成壮观的熔岩瀑布和熔岩河泥其速度取决于泄出的速度、地面坡度、熔岩黏度和体积。熔岩流对人类的危害在于：黏稠的岩浆前进速度为缓慢或激流喷发，熔岩流所到之处任何物品均被破坏，表面被熔岩覆盖的土地多不能耕作。

5. 火山气体　火山强烈爆发时，开始往往喷出巨大的柱状烟雾气体冲向数千米甚至数十千米的高空。这类烟气柱包括白色的蒸汽柱和含有蒸汽及火山碎屑的黑灰色烟柱。这类气体的化学成分，各个火山均不同，而且同座火山不同时间喷发也有变化。

最常见的火山气体有：占主要成分的是水蒸气。其他成分有二氧化碳、二氧化硫、一氧化碳、硫化氢、氢、氢氰酸、氢氟酸和甲烷等。这些气体对人类的危害在于：它在火山活动期和休眠期持续喷出，对所有生命构成威胁。此外，火山喷出的硫化物和氢化物可能破坏臭氧层，使紫外线辐射增强，对人的皮肤和眼睛造成危害。

6. 海啸　海啸是海底火山或近海火山爆发时的一种次生灾害。火山爆发使海水搅动可导致 30 m 高的波浪，对沿海地区造成灾难性后果。

（二）火山喷发的先兆和防护对策

1. 火山喷发的先兆　当火山强烈喷发时，不仅造成一种暗无天日极其恐怖的情景，而且喷出的火山物质和引发的次生灾害，可造成严重的经济损失和威胁成千上万人的生命安全。因此，火山监测及预报火山喷发已成为减轻火山灾害的重要研究课题。当前，即使应用最新技术也不能观察火山内部来判定火山爆发与否，但已观察到一些火山爆发前的物理化学现象，可看作喷发的前兆。这些现象包括：地震活动、地面变形、热液现象和化学变化。这些现象虽不能准确预报火山何时喷发和如何喷发，但可表明在一定时期内火山有爆发的可能性。

（1）地震活动：火山活动和地震活动有着共同成因。许多火山喷发都在数天或数月前伴随着地震活动，火山区周围的强烈地震活动经常引起火山的强烈喷发。因此，火山周围的火山颤动、微震和群震的发生常常预示着火山将要喷发。

（2）地面变形：也是常见的火山喷发的前兆。由于岩浆在地下活动，常可变成肉眼可见的地面隆起或可用敏感仪器测得的地面微小变化。

（3）热液现象：火山喷发前，火山周围的温度有变化，喷发孔温度升高，泉水的增减和井水位的明显升降，可视为火山喷发的前兆。

（4）化学变化：有些火山在喷发前或喷发后的一段时间内不断冒气，这些气体除水气外，还有硫、氯和碳酸气。气体成分相对浓度的变化，也可作为火山喷发前兆的一种依据。

2. 防护对策　尽管监测和预报火山喷发的科学仍处于初级阶段，但结合火山历史，分析其各种征象，进行火山喷发的危险性及可能的潜在灾害评估，仍为政府部门制订防护对策的主要依据。为对付可能的火山爆发，政府须制订紧急行动计划，内容包括：

（1）通知当地居民，火山喷发的危险区域及可能发生的次生灾害。

（2）规定组织居民疏散的通路和各自疏散地区。

（3）演练医疗、防疫队伍，根据所执行任务和行动预案在疏散地展开。

（4）居民应当知道紧急疏散的信号。

（5）组织演练。

在火山喷发地区，政府除组织好群体防护的各项措施外，还应让群众知道个体防护的知识。

（1）听到疏散的警报后，应拉开电闸、关好煤气，按预定路线，迅速向疏散地区集中。

（2）若遇熔岩流，应立即向高处跑。

（3）保护头部，免遭飞石击伤。穿不易燃烧的衣服。

（4）如遇炽热的火山气冲来时，最好躲进坚固的地下室或跳进河里，屏一会儿呼吸。

（5）当火山灰开始降落时，应采取下列措施：①留在室内，如在室外，应迅速找到遮蔽物；如找不到掩体，可用一块湿布捂住口鼻；②当大气中充满火山灰时，把眼睛闭得越紧越好；③大量火山灰降落时，不要驾驶汽车；④尽早扫除房顶上的火山灰，以防坍塌伤人；⑤当火山爆发引起泥石流时，不要停留在河谷附近，要迅速登上山坡。当泥石流流到桥下时，不要过桥。

（三）救援措施

火山喷发警报信号发出的同时，政府各部门须迅速赶赴灾区，有组织地实施各项救援措施，其主要任务是：

公安部门应动员群众向安全地区转移，维持公共秩序，防止趁灾抢劫。

交通部门要保持道路通畅，使疏散人群和救灾人员能安全、顺利出入灾区。

民政部门要为进入疏散区的群众提供衣、食、住的基本条件，解决灾民安置的各项问题。

救援部队应迅速进入现场，展开工作。

卫生行政部门应组成救援现场指挥部，其任务是：①视伤亡情况设置伤病员分检处、急救处置室、手术室；②对现场伤亡情况和事态发展做出快速、准确评估；③指挥、调遣现场及辖区内各医疗救护力量；④向当地灾害救援领导小组汇报情况，并接受指令。

火山喷发所致的伤害，主要表现为火山砾撞击或建筑物倒塌造成的骨折及其他外伤；皮肤烧伤及热蒸汽引起的呼吸道烫伤；吸入火山灰或有害气体引起的窒息及中毒反应。根据火山喷发致伤特点，医疗救援应本着先救命后治伤、先治重伤后治轻伤的原则进行抢救。需后送的伤员，根据病情向就近的省、市级医院或专科医院分流，途中需要监护的，派医护人员护送。

火山灰对环境的污染及疏散区居民的卫生防病是火山爆发带来的另一方面问题。由于火山灰覆盖面广，而且可能含有氟和硫等一类毒性物质，这些物质可污染饮用水、灌溉水、食品及蔬菜。因此，卫生检验人员进入灾区后要立即对饮用水和食品进行化学检验，为居民和救灾人员提供安全的饮用水和食品。卫生防病的另一项任务就是根据火山喷发的地区和季节的不同，针对居民疏散区的卫生状况，制订有效的防病措施。如发生传染病流行，应全力扑灭疫情。

〔王宇刚　贺　智　李宗浩〕

第二十六章　事故灾难医学救援

第一节　矿山事故医学救援

一、概述

我国在 2006 年国务院颁布的《突发事件总体应急预案》以及 2007 年全国人大常委会通过的《中华人民共和国突发事件应对法》中都明文将"事故灾难"列为四大突发公共事件中之第二类。

自 20 世纪 80 年代我国实行了改革开放政策以来，尤其是到了 20 世纪末、21 世纪初的第一个十年，十几年间，随着国家经济建设的高速发展，在多项生产、建设事业蓬蓬勃勃欣欣向荣的开创之际，人们对安全生产的理念、意识的重视程度无法与之相适应，安全生产的规章制度未能与之相建立，安全生产的保障实施未能与之相匹配……多种生产事故的频频发生就在所难免了。

我国医疗卫生体制及医务人员的知识技能也是长期囿于医院围墙之内，对于发生在医院外尤其是多种生产事故现场，诸如矿山、工地等，迅速地开展现场急救往往就一筹莫展了，而且，此类救援还涉及在对被救人抢救前存在着"脱离险境"和医务人员自身的安全问题。所以事故灾难的"医学救援"是一个十分重要的具有特定专业属性的实践课题，是一个十分迫切、不可回避的"医学救援"中的具有挑战性、创新性的研究课题。

事实上，在四大类突发公共事件的发生上，事故灾难频频出现在我们的"现实"之中，是新闻媒体经常吸引我们"眼球"的焦点。21 世纪以来，2000 年重庆油井的"井喷事件"，近年来频繁发生的多类煤矿事故，2009 年 11 月黑龙江鹤岗新兴煤矿事故死亡多达 108 人，紧接着 2010 年 3 月 28 日，山西某煤矿发生瓦斯爆炸，王家岭矿难发生特大透水事故，153 人被困井下，幸而经多方抢救，115 人获救。

我国高速铁路的迅速发展，在我们欣喜的同时，也从温州传来了令人揪心的信息，2011 年 7 月 23 日的火车脱轨事件，造成了严重伤亡。

发展，高速发展的同时，我们应高度关注生产安全问题，采取切实可行的措施相保障。如果企业、生产部门不真正重视安全问题，其结果容易造成用人宝贵的生命、鲜红的血液来换取"效益"，那是绝不可取的，也是党、政府和人民所不容的。

我国政府对此已在采取一系列重大的举措，并在不断加强。受理、监督全国安全生产的政府部门设立了"国家安全生产监督受理局"，近年将此又提升为"国家安全生产监督管理总局"。对医学救援而言，2002 年后，在原有的全国矿山救护机构又扩展、加强成立了全国矿山医疗救护中心。作为全国性医学救援的行业、学术协会的中国医学救援协会的专家学者们，又紧密地与从事生产安全、工矿企业医务界的同道们进行合作，开展创建行业的紧急医学救援事业。

二、矿山事故

（一）矿山常见事故

矿山生产危险性较大，国家规定具有一定生产规模的矿山都应成立矿山救护队。当事故发生时，矿山救护队首先赶到现场，抢救遇险人员。由于矿山的特殊环境，遇险人员的自救互救也是十分重要的。

矿山常见事故：①沼气、煤尘爆炸事故。②火灾事故。③水灾事故。④冒顶事故。⑤触电事故。

⑥气体中毒或窒息事故。

（二）矿山事故对人的主要伤害特点

1. 瓦斯爆炸的伤害因素

（1）高温高压：在井下巷道发生瓦斯爆炸的瞬间，温度可达 1650 ℃以上；爆炸后空气的压力平均为爆炸前的 9 倍，由此产生的压力冲击可使井巷大量冒顶，伤及人员，破坏设备。

（2）产生剧毒的一氧化碳：瓦斯爆炸后产生大量的一氧化碳，是造成大量人员伤亡的主要原因。据统计，瓦斯爆炸事故后，80%～90%的遇难人员是由于一氧化碳中毒死亡的。

离爆炸源近的人员，主要是受爆炸后的高温和冲击波伤害。在远离爆炸源地点的人员，主要是由于一氧化碳中毒和缺氧窒息而受害。

2. 矿山火灾的危害　井下火灾的主要危害 95%是中毒引起的。大量有害气体使人员中毒伤亡，也有因高温气体引起烧伤。

发生火灾时，产生大量有毒有害气体，如一氧化碳、二氧化氮、硫化氢等。这些气体随风流飘移，使大批人员中毒身亡。而火灾时，由于火区温度升高及井下空气成分发生变化，往往形成与自然风压相仿的火风压。这种火风压可能使矿井通风系统遭到破坏，使井下风量发生变化，那些似乎安全的井下某些区域也会受灾。

火灾后还可引起煤尘和瓦斯爆炸，造成更大范围的灾害。

矿井火灾对人的伤害主要是中毒、窒息、烧伤和烧坏井下支护物引起冒顶砸人。

3. 矿井水灾的主要伤害　矿井一旦发生水灾，对人的直接伤害主要是淹溺，瓦斯中毒，窒息死亡。同时被水围困的人员存在着缺氧、饥饿等威胁。

4. 矿山冒顶事故的主要伤害　矿山冒顶事故的主要伤害是创伤和窒息两大类。

（1）创伤：

1）挫伤主要是冒顶掉落的石头或煤块砸撞人体所致。常见有皮肤擦伤、皮下渗血，还可能伴有广泛皮下和深部组织损伤，如肌肉、血管、神经伤，甚至内脏器官损伤。

2）肢体骨折：肢体因砸压发生骨折，各个部位均可发生骨折，以四肢、躯干多见。

3）多发伤：多种因素同时作用引起。肢体多次骨折，广泛软组织挫伤，常伴有脏器损伤，颅脑伤和脊柱伤。埋压时间长了还会发生挤压综合征。

（2）窒息：矿井顶板垮落，人体受埋压，口鼻通道可能阻塞，呼吸困难，发生窒息。最易受缺氧影响的是神经组织，即使是轻度缺氧也会使人发生功能障碍。如果冒顶后突然使人失去氧气供给，将很快出现神志丧失。

（三）矿山事故的逃生和脱险

1. 沼气、煤尘爆炸事故的逃生与脱险　沼气、煤尘爆炸是煤矿井下危害较严重的事故。发生此类事故会产生较强的冲击波和高温，并伴有大量的有毒有害气体，此时，人要迅速背向空气震动方向，脸向下卧倒，头尽量压低并用湿毛巾捂住口鼻，以防中毒。同时要用衣服等物掩住身体，尽量减少肉体外露，防止灼伤；在爆炸瞬间要尽可能屏住呼吸，迅速戴好自救器并沿避灾路线尽快进入新鲜风流中。若巷道破坏严重且又不知道撤退路线时，应设法到较安全的地方暂避，等待救援。

2. 矿山火灾事故的逃生与脱险　矿井下发生火灾事故将使井下大量氧气燃烧，同时产生大量有毒有害气体。在火势不大可以扑灭的情况下，要先灭火后报告，当火势难以控制且一时扑不灭时，要立即报告地面人员。同时在发火地点工作的人员要迅速戴好自救器或用湿毛巾等物捂住口鼻，有组织地向火焰燃烧相反方向撤退，迎着新鲜风流绕过灾区进入安全地带。若巷道充满烟雾时，要冷静地判明火源和风向，迎风撤出。

3. 矿山水灾事故的逃生和脱险　由于井下空间较小，当发生涌水量较大的透水事故且一时不便封堵的情况时，首先要以最快的方式通知附近的工作人员，迅速撤离至上一个水平或中段出井；若出路已隔断，要尽快寻找井下位置最高且离井筒或大巷最近的地方暂避，设法发出呼救信号，请求救援。

4. 矿山冒顶事故的逃生和脱险　发生冒顶事故时，通常是将人封堵在巷道中或冒落、岩石将人员埋住。救护时要首先观察顶板或边帮的情况，加强支护，以防再次冒落。救护被封堵人员，先要考虑遇险人员的氧气使用量以及水和食物的供应；抢救压埋人员时，尽量采用手工移石，严禁使用铁器撬起搬动压在遇险者身上的岩石，以免误伤。

5. 触电事故抢救　触电事故首先要迅速切断电源，若离电源较远时应用木棒或绝缘物将接触人体的电缆挑开，并将触电者抬至新鲜空气中进行心肺复苏等急救。

6. 气体中毒或窒息事故　发生中毒或窒息时，应迅速将受害者抬至新鲜风流处，有条件时给予吸氧，呼吸已停止者立即进行人工呼吸。

（四）救援措施

1. 灾区遇险人员首先应正确而迅速地进行自救互救，配戴自救器材，按预先防灾计划中规定的避险路线，由有经验的老工人带领，有组织、有秩序地迅速撤离现场，升至地面。

2. 矿山负责人立即赶到事故现场，维持秩序，成立事故伤员救援指挥部，组织救护人员全力抢救遇难人员。发现火源立即扑灭，切断灾区的一切电源，尽快恢复和加强通风，加速排出有害气体。

3. 将救出的受伤人员迅速运送到空气新鲜处。对于烧伤人员，首先灭火，使其脱离热源；对创伤人员，进行止血、包扎，如发生骨折，应进行临时固定；对中毒窒息人员，应保持呼吸道通畅，给予吸氧和做人工呼吸。

4. 矿井下环境很差，实行急救困难，必须尽快转移伤员。伤势较轻者，可用背、抱、扶的方式搬运；伤势较重或骨折时，一定要用担架搬运，途中避免摇晃、震荡伤员。

5. 对一氧化碳中毒人员，应积极纠正缺氧，注意防治脑水肿，纠正酸中毒，有条件者尽快送院采用高压氧舱治疗。

6. 硫化氢中毒尚无特殊解毒方法，以对症治疗为主。有条件的应输氧，可在纯氧中加入5％的二氧化碳以刺激呼吸中枢，增加肺部呼吸能力，以促使毒物尽快排出体外。

7. 二氧化氮是一种剧毒气体，遇水即生成硝酸，一旦吸入人体，产生强烈的刺激作用或引起支气管炎、肺炎或肺水肿。抢救措施以吸氧为主，可用5％重碳酸钠雾化吸入。如刺激症状明显，发生咳嗽频繁、气急、胸闷等时，可以0.5％异丙肾上腺素1 ml及地塞米松2 ml雾化吸入。必要时合并应用抗生素。进展到中毒性肺水肿时应积极纠正缺氧，必要时加压辅助呼吸，并应用肾上腺糖皮质激素。

8. 井下发生透水事故，现场作业人员来不及撤离或出口被淹没，无法撤退时，可上独头山巷道内或其他巷道内躲避。井下被堵人员应保持镇静，避免体力的过度消耗，等待救援。

遇难者被营救出矿井后，立即清除口鼻内污泥和呕吐物，保持呼吸道畅通，如已发生呼吸心搏停止，立即进行心肺复苏。

9. 抢救冒顶事故埋压人员，如果出事地点仍有冒落危险时，先要采取支护措施，然后再把被埋压的人员救出来，注意绝对不能用镐刨或用铣锤砸打等方法救人。

三、煤矿事故井下被困矿工救援

国内曾有因山洪暴发造成煤矿淹井，使矿工被困的报道，如河南陕县煤矿事故。由于迅速采取了堵塞洪水继续灌入矿井，加速井下排水，通过通风管道为井下被困的69位矿工送风、送氧气和牛奶，医护人员做好现场急救，途中安全转运，而使69名矿工在360多米井下被困76小时后全部被救出，安全转送到医院，住院3天后顺利康复。

（一）基本情况

1. 淹井事件发生　2007年7月29日凌晨，陕县地区大雨如注，山洪暴发。致使陕县支建煤矿矿区附近的河流形成洪水流进矿井上方已经废弃的铝土矿，最后洪水溃入煤矿巷道。7月29日早晨8时30分，汹涌的洪水已冲进采区巷道，冲垮3道密封。巷道被淹，水迅速上涨，转眼间升到膝盖。当班下井102人，矿工们本能地向井口方向冲去。只有33人及时升井。最后30 m是巷道转弯处，压到胸口的洪水已使矿工们呼吸急促，行走艰难。巷道尽头有一个长 30 多米、宽不足 3 m 的高台面。刹那间，360 m 地层深处这片百余平方米的高台面上，站满了 69 名矿工。

2. 报警　8 时 10 分，负责防洪巡查的中铝矿业分公司员工，在铝土矿采区边界外 10 多米的河道，发现一个飞速旋转的漩涡，顺着漩涡洪水涌入地下。防洪巡查员知道河床下是支建煤矿，立即意识到支建煤矿透水，向矿业分公司渑池铝矿值班人员报告。公司紧急调集挖掘机、装载机进行填堵，同时通知支建煤矿。10 分钟后，支建煤矿救援人员赶到现场。同时迅速上报给煤矿主管部门和河南省政府、国家安全生产监督管理总局。事故信息很快传到党中央、国务院。党中央、国务院领导当即批示，要全力施救，科学施救，严防再次事故发生，确保被困矿工的生命安全。

（二）紧急救援

1. 堵住洪水　当地 70 名武警战士紧急赶到现场。立即组成抢险突击队。与此同时，三门峡市消防支队迅速调集 3 个中队共 40 名消防战士赶往现场。山洪以每秒 15 m³ 的速度冲来，河水湍急。官兵们并肩站在缺口前，组成一道人墙，沙袋在人墙前慢慢筑牢，升高。将近 20 小时抢堵洪水渗漏的战斗中，武警、消防官兵共 300 多人先后搬运沙袋 11000 袋，在河床三面筑起 80 m 长的防渗堤坝，铺设防渗河床 200 m，以最快的速度堵住了洪水，阻止洪水继续淹没矿井。解决了抢险救援工作的最核心问题。

2. 人工降雨调节洪水　7 月 30 日 13 时 20 分，三门峡天气雷达监测到矿区西南方向出现了强雷达回波。人工降雨！随着指挥部一声令下，火箭齐发，炮声隆隆。人工消雨作业持续了近 2 小时，成功地"拦截"了可能加剧山洪的降雨。

3. 加快排水和清淤　向有透水事故抢险经验的新安煤矿求援，指挥部命令所属其他煤矿立即组织精干力量增援支建煤矿。矿山抢险部门立即调集大功率排水泵，增加排水管道，加速从井下排水。义煤集团的救护人员与设备、洛阳市新安县煤炭局备用的一套全新抢险救援设备也到达了现场，并立即着手安装。3 台水泵加足马力向外抽水。随着水位逐渐下降，救援突击队下井开拓淤积的巷道。

4. 通风供氧与营养供给　7 月 29 日 8 时多，井下的矿工刚站上高平台，猛然想到水中还有一根通向井上的压风管，有了压风管，能通风就有存活的希望！矿工们又冲下水去。巷道的水已快淹到了脖子，他们艰难地回游了 100 多米，在水中找到这根"生命管道"，用电工刀砍断，奋力拖上高台。7 月 30 日，由于巷道空气被水阻断，井内二氧化碳含量增高，井下人员开始出现胸闷、心慌等症状。指挥部果断决定：通过压风管压入医用氧气。矿工们一天多没有吃饭，饥饿难忍。30 日晚上 9 时左右，地面工作人员通过向井下送风送氧的管道为他们输送了约 400 kg 经过高温处理的牛奶，大家的矿帽里都接满了牛奶。以后又熬了面汤，用细箩将面汤细细筛过，又往面汤里加了足够的食盐，通过送风管道送到井下。

5. 通畅信息　淹井后井下供电和电话线路中断，井下的矿工们认真查找终于接通了一条电话线路。电话铃声响起，井上和井下互通情况，使矿工们的情绪逐渐稳定下来。领导和矿工家属们不时与井下通电话，鼓励矿工们团结自救，及时通报最新进展。电话真的成为一条"生命热线"。

6. 探路出井　大巷道是唯一的出路，也是唯一的活路。水一度顺着 40 m 斜坡巷，涌到离台面不远处。随着水位的下降，水性好的一位矿工率先探路，水先是没到他的腿部，越往前趟越深。污浊的水面离巷道顶部几乎只有四五厘米，每隔 1 m 还有一道铁横梁挡着，遇到横梁，就不得不把头钻到水里。8 月 1 日 11 时 39 分，第一个获救的矿工终于走过了被水淹没的 400 多米长的巷道，被救援人员搀扶着缓缓走出井口。为了避免混乱，大家排好队，盯着前面的人，一个接一个出，身体好、会游泳的两个照顾一个身体虚弱、年龄大的。8 月 1 日 12 时 53 分，最后一名矿工安全走出井口。

（三）医学救援

1. 现场急救准备　三门峡市卫生部门 130 多名医护人员和 25 辆救护车已在井口等候了 3 小时。河南省卫生厅派出的急救专家与当地卫生部门早已制订好了救治方案。矿工们一出矿井，立刻被送上救护车转送到三门峡市 4 家早已预备好病房和各种抢救设施的医院。矿工们在救护车上迅速建立静脉通道，吸氧、输液和监测生命体征。平安到达医院后做了全面检查。

2. 医院处理　69 名矿工从被困矿井救出时均有头晕、乏力和轻度脱水，2 名有腹泻，到医院后检查白细胞总数轻度升高，肝肾功能大致正常，生命体征平稳。住院治疗 3 天后复查，各项指标恢复正常，痊愈出院。来自全国的 47 家媒体的近 200 名记者，日夜守候在现场，把救援中的每一个进展及时传递给全国人民。

（四）救援体系建设

1. 灾害救援的组织领导　灾害是指超过受影响地区现有资源承受能力的人类生态环境的破坏。灾害发生后，反应灵敏，迅速有序的紧急医疗救援可以尽可能地降低人员伤亡和各种损失。应对灾难性突发事件，需要信息报告、医疗救护、监测检验、监督检查、卫生防护、物资设施保障、财力支持等方面的多兵种立体作战，是在政府领导下，有关部门通力合作、全民参与的战役。这次矿难紧急救援是在河南省委直接领导下，在党中央、国务院和全国人民的关注下，及时启动应急预案，调集消防、武警、矿山抢险、医疗救护通信、电力保障、气象预报、地质勘探、食品保障等多部门参与，统一指挥，团结协作，科学施救。在条件非常艰苦的救援现场有序地展开紧急救援工作。

2. 建立应急体系　随着我国经济的快速发展，各系统都在不断建设和完善应急预案，包括组织建设、人员培训、装备配置、物资储备等，在发生重大灾害事件时，各系统反应迅速，协调合作，组成总体的灾害事故紧急救援体系。河南省陕县的煤矿淹井紧急救援行动，是对紧急救援体系建设和运行情况的一次检阅。在事件发生后，各有关系统迅速行动。一方有难，八方支援。武警、消防、矿山抢险、医疗救护等急救队伍迅速赶到现场，在层峦叠嶂的大山里，移动公司的移动基站开来了，电力公司的移动电站开来了，物资保障和财力支持使救援工作科学有序地进展。新闻记者客观真实和及时的报道，使全世界的目光向这里聚焦，显示了以人为本的理念如何成为化险为夷、起死回生的力量。

3. 提升矿工的自救能力　由于矿山作业的特殊性，要求井下工作人员学习和熟练掌握有关急救知识，懂得如何防止和排除事故。当发生意外事件后，能够沉着应对，遇事不慌，迅速在灾区或受灾害影响的区域内寻找避灾场所和保护自己的方法。本次淹井事件发生后，矿工们把通风管道从被淹没的巷道中拖到了高台上，为这次成功的救援提供了重要条件。矿工们遇到灭顶之灾没有惊慌失措，而是团结起来、组织起来，互相帮助，互相鼓励，保持了体力，稳定了情绪，有效地配合了地面的救援抢险工作。在中国的矿难史上，成功利用通风管道为井下受困人员输送氧气、面汤、鲜牛奶，尚属首次。

4. 创建灾害医学　灾害医学是研究在各种自然灾害和人为事故所造成的灾害性损伤条件下实施紧急医学救治、疾病防治、卫生保障和灾害预防的一门科学。是为受灾伤病员提供预防、救治、康复等卫生服务的科学。需要多学科介入，需要相关学科在灾害医学方面的融合与应用。其内容包括急救医学、灾害学、临床急诊、危重病监护，并融入了通信、运输、建筑、生物医学工程等学科。

灾难救援是专门处理研究现代社会条件下，对在医院外环境中发生的各种急危重症和意外灾难事故进行的救助。它可以利用灵敏的通信手段，及时组织救护力量，在现场对个体、群体实施及时有效的救护，进行必要的医学处理，挽救生命，减轻伤残，并在医疗监护下，采用现代交通手段，将患者运送医院，接受进一步救治。目前我国的一些省、市成立了应对突发灾害事故的各种应急救治队伍，进行专业培训，在灾害急救中发挥了重要作用。

四、煤矿井下瓦斯爆炸救援

煤矿井下瓦斯爆炸是矿山最严重、破坏性最强的群体伤亡事故。瓦斯爆炸产生大量一氧化碳和其他有害气体，并且爆炸消耗大量氧气。其中一氧化碳属窒息性气体，有亲神经性，一旦进入人体，可引起一氧化碳中毒而缺氧，产生严重的神经系统损伤而危及生命。一氧化碳中毒常是现场死亡的重要因素。

2009 年 11 月 21 日黑龙江省鹤岗矿业集团新兴煤矿出现井下瓦斯爆炸造成群体中毒，前后造成 147 人中毒，经积极抢救取得满意效果。

（一）一般情况

本次矿难瓦斯爆炸波及 28 个工作面，其中采煤工作面 5 个，煤巷掘进工作面 15 个，岩巷掘进工作面 8 个，共有采煤、掘进、机电、运输、通风 5 个系统工作。此次瓦斯爆炸造成群体中毒 147 例。患者中男 144 例，女 3 例（机电工人），年龄 20～51 岁，平均 31 岁，其中轻度 105 例，中度 39 例，重度 3 例。出现头痛 137 例，头晕 144 例，心悸、胸闷 92 例，气短 85 例，恶心、呕吐 78 例，四肢无力 118 例，肢体麻木 15 例，合并爆震伤 10 例，烧伤 1 例，开放性颅脑损伤 1 例，有 2 例出现精神症状。离爆炸点相对较近及井下停留时间较长的患者病情相对较重。

（二）救治过程

患者通过自救互救及救护队员初步抢救，迅速出井，尽快通风。迅速启动煤矿创伤救治应急预案，创伤急救组、现场抢救组、医疗救治组、事故善后医疗服务组、后勤保障组迅速到位，同时成立急救指挥部，全面指挥、协调各部门工作。

现场救护过程遵循"先救命后治伤，先救重后治轻，先稳定后转运"的原则。

院外急救很关键，尽量维持患者生命体征，保持呼吸道通畅，处理伤情，有条件的给予吸氧、保暖等。在指挥部统一指挥下，将 147 例患者迅速分别运送至指定医院。各医院迅速组织人力、物力积极抢救，以鹤岗矿业集团总医院与中国煤炭总医院为重点接收对象，总医院以重伤患为主。

入院后积极给予吸氧、营养脑细胞、外科相应治疗、高压氧治疗及支持对症治疗。因患者人数众多，鹤岗矿业集团总医院仅一台多人高压氧舱，一个单人高压氧舱。鹤岗矿业集团总医院尽量合理安排，在保证机器安全运转前提下，最大限度予以高压氧治疗，部分患者运送至佳木斯中心医院行高压氧治疗，经积极对症治疗和高压氧治疗，一疗程共 10 次，患者病情基本稳定。

在抢救过程中，迅速请国内专家、省内专家会诊，包括神经科、急诊科、外科、精神科及心理学干预，以便更好地诊疗患者，指导治疗，逐一落实。根据病情需要，请鹤岗矿业集团总医院各专科协助治疗。有 2 例重患者分别转至佳木斯大学附属第一医院、佳木斯中心医院进一步救治。

本组患者经过积极对症治疗，病情均较稳定，症状改善，心理状态亦较稳定，其中有 2 例患者当时有精神症状，但经治疗已有明显改善。

（三）高浓度一氧化碳中毒的救治

一氧化碳对机体危害很大，其中毒机制是由于一氧化碳与血红蛋白亲和力比氧与血红蛋白亲和力大 250～300 倍，故一氧化碳很容易从氧合血红蛋白中将氧排挤掉，形成碳氧血红蛋白。碳氧血红蛋白不但没有携氧能力，而且还妨碍氧合血红蛋白解离，阻碍氧释放，造成全身组织缺氧。碳氧血红蛋白妨碍氧向线粒体弥散，使线粒体因缺氧造成细胞功能和结构的损伤。一氧化碳与细胞色素 P450、a3 结合，破坏细胞色素氧化酶传递电子功能，阻碍生物氧化过程，阻碍能量代谢，造成细胞内窒息。

一氧化碳中毒对各个器官组织均有损害，首先受损的是中枢神经系统，也是受损最严重的，表现以神经系统症状为主，出现脑水肿、脑出血或基底核坏死、脱髓鞘病变，同时可累及心脏，出现急性期心肌坏死，累及肺脏出现原发性肺水肿或继发性吸入性肺炎，累及皮肤、肌肉可出现红斑、水疱、坏疽、肌肉肿胀、横纹肌溶解等。

高压氧治疗能提高机体氧含量，使组织得到足够的溶解氧，迅速纠正低氧血症，加速碳氧血红蛋白的解离，促进一氧化碳的清除，使血红蛋白恢复携氧功能，减少自由基的损害，使颅内血管收缩，阻断脑缺氧与脑水肿之间的恶性循环，能防止各种并发症，防止迟发性脑病，改善中枢神经细胞呼吸障碍。我们予以高压氧治疗 1 次/d，10 次为 1 个疗程。病情严重者可以继续高压氧治疗，辅以营养脑细胞、脱水降颅压，支持对症处理并发症、合并症，最终取得满意疗效。

五、煤矿井下透水事故救援

煤矿井下严重透水是矿难中常见的事故。2010 年 3 月 28 日山西王家岭在建矿井突然发生重大透水事故，153 名建设矿工被困井下。

（一）基本情况

从 2010 年 3 月 28 日事故发生到 4 月 5 日零时 45 分，经历了 8 天 8 夜暗无天日的恶劣环境后，第一批 9 名矿工被成功救出，第二批从 4 月 5 日 11 时 40 分到 14 时 30 分共营救 115 名矿工，创造了世界救援史上的奇迹。

1. 现场提前介入，制订详细预案　分析现场大救援全过程及成功救助人数，本次矿难救助与既往矿难救助有许多不尽相同之处，在整个现场救援过程中我们提出了一些新办法，采取了一些新措施，为今后类似事件救助提供借鉴。从接到救助指令的第一时间，医疗救助专家组以最快速度入驻事故现场，详细勘察事故发生现场状况及井下被困矿工情况，经详细核实，此次事件井下被困矿工共计 153 名。根据井下透水事故常规经验及井下被困时间预测被困矿工分布区域、生存概率及被救后体能体质变化，对现场救援过程可能存在的各种因素进行了事先分析、预测及演练，并专门编写了救护车救助实施方案，每车一份，相当于命令，要求严格执行。其整个过程具体做法如下。

有备无患，细处着手。①准备充足的救护车辆：根据被困矿工数量首先调集救护车辆。由于本次矿难被困矿工数量多，为在最短时间内以最快速度准备好救护车辆，我们以发生地王家岭矿区为圆点，就近辐射的直线区域为半径，分别调集救护车辆共计 153 辆，达到了一人一车。②对医务人员要求：每辆救护车要求配备医师、护士各 1 名，医师要求反应敏捷，有较强的急救能力。护士必须技术娴熟并有车辆行走中准确输液的能力，以保证被救人员在转运途中建立静脉通道，输注药液，以最快时间抢救伤员。③对车辆要求：救护车上除必须配备氧气、心电监护仪、血压计等常规医疗器械和急救药品外，应根据不同患者状况准备好各种液体，还规定了不同类别患者根据心率及体质情况的变化，制订不同的输液内容及补液速度等。对救治环节点的细微处进行链接：每辆救护车要求配备湿毛巾，被救矿工被救上车后能够立即擦洗输液血管的局部皮肤，使血管暴露清晰，确保了生命救治快速通道的建立。

2. 现场规划，因地制宜　本次事故是发生在一个在建矿区，被困人员位于矿井送风口和出风口。矿井地面场地狭小，道路极其不畅，且救援物资和建矿设备堆积如山，车辆行走通路为单向封闭线路，因此车辆进入救援现场后必须掉转车头从原路返回，这样必然造成救援过程中进出车辆相互拥堵，影响救援时间。根据现场现状，我们经过反复测量地面状况，首先对矿区出口一侧因建筑物而形成的道路进行改建，把一条不能循环的车辆通行道路修建成一条有入口和出口的互不干扰的循环外通路，以保证整个车辆运输的通畅顺利（图 26 - 1）。

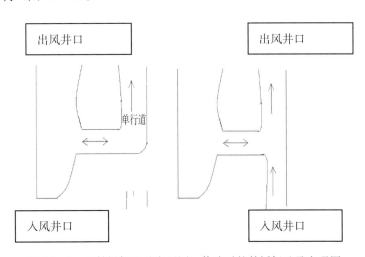

图 26 - 1　原救援场地及交通图　修改后的救援场地及交通图

为了更好更快地运输被救人员，设计预案中，充分测量抢救位置的面积，使地面车辆能有序停放，疏通道路。经过测量，抢救位置除了堆放大量救灾管道及救灾器材外，能供车辆停放的地方仅为一块不规则梯形，长约 28 m，一侧宽 6 m，另一侧宽 3 m，场地出口约 5 m，据此设计救援位置可以停放救护车辆 5 辆，出口停放 3 辆，见图 26 - 2。这样提升井口最大人力运输，一侧井口能同时上运 4 人，两个井口可同时运输 8 人，在被救矿工抬上地面后能同时被抬至救护车上，而又不至于救护车堵塞。最大限度地提高了救援效率。

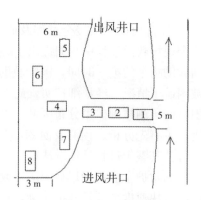

图 26-2　救护场地与救护车布局图

　　担架不落地，车辆不熄火。在本次事故中，考虑到被困矿工数量极多，一旦营救成功，必然会出现被救人员多人集中出井的可能。被困人员在井下停留时间越长，机体越衰弱，争分夺秒是救治成功的关键因素之一，这就要求被救人员一旦从井口救出，要立即被运至救护车内。如何能以最快速度有序地将被救人员转运至相应的救护车内，是现场医疗救护队首要解决的问题。如果由各救护车上的医务人员直接到坑口接应救护担架，就有可能因出井人员数不确定导致现场被救人员滞留等问题发生，我们要求车不离人，在地面设立专职担架引导员，并进行固定编号。按出井人员顺序，最先出井人员被送至最先行的救护车内，最后出井人员送至离井口最近救护车内，这样就相互缩短了从出井口到救护车的时间，保证了救援现场车辆以最快速度顺序出发。根据救援现场实际，我们共设立了 8 名担架引导员，按 1～8 编号，第 1 号引导员对应最前方救护车 1 号车，第 2 号引导员对应 2 号车，以此类推循环进行。为避免引导人员不足，升井矿工过多而相互脱节的问题发生，我们使用了对引导员进行编号固定循环引导的程序，这样在引导担架过程中能像电脑键盘设置一样，既快而又不相互咬合，避免了担架出井后茫然无措或多个担架同时拥向同一辆救护车的情况发生，保证了担架不落地，车辆不熄火，救护车可立即启动行进，节省了救援时间，做到了每批升井矿工无论多少均可迅速疏散。

　　3. 坑口救治，现场前移　随着被救援时间的延长，在一定条件下急危重矿工出现的概率必将越来越大。因此，提前分检是使被救人员尽快到达医院的保证，而"急重优先救治"是降低被救矿工死亡率的关键。根据以往矿难救援经验，第一医疗救援点多是建立在坑口，进行预检分诊后，排序上车，但根据本次矿难现状，我们反复分析井下井上救治状况不同，矿工在井下是分散分布在各个工作面上，加之其特殊的井下环境，被困矿工只能单个搬运，争取时间对其个体进行检查，而升井过程则是集中进行，被困矿工井下被困时间长，被困人员数量多，如在地面停留分检，必然导致现场混乱。现场医疗救护组决定将医疗救援现场由坑口向井下延伸，派出医务人员携带血压计、听诊器、心电图机等必要医疗器械到井下直接对被救矿工现场分检评估，提早甄别出危重患者，并在出井前告知地面，对危重患者优先出井、优先上车，优先出行，真正做到了急救优先的原则。同时，为保证井下医务人员的安全，我们对将下井的医务人员进行井下救治知识和医疗器械、井下装备使用以及自救能力方面的培训，为避免井下医务人员次生灾难的发生，我们同时要求矿山指挥部给予了井下医疗点配置矿山安全员等保障措施。

　　4. 车辆现场编号，标识醒目显著　由于被救人员较多，所需救护车辆也较多，为保证每一名矿工兄弟能成功被救，根据救灾总指挥公布的被困人数，我们采取了一对一救护原则，保证一人一车一医一护，且与治疗组相互对接。因此在短时间内要求救治现场集结 153 辆救护车，如果指挥不当，必然导致车辆拥堵，现场混乱。为此我们采用车辆到达现场后统一编号，从 1 到 153 号，用红色白底不干胶粘贴于车辆前面右上角，由于救援时间不确定，等待时间不确定，现场气候条件不确定，故要求粘贴号码纸必须防湿、防潮、防风，粘贴牢固，字底对比鲜明，以利于辨认。编号一旦粘贴，不得更换，不得调换车辆顺序和位置，同时把每辆车的号码、所到医院的床位号对应编码，要求救护车司机熟悉、熟练并计算出各自车辆从救援现场到达指定医院的时间和路线，以防因矿区山路分支较多，迷失路线，延误治疗。

5. 熟悉井下环境，预测生命现状　一个生命体的延续和存在，氧气、水分、营养素是最基本的生存要素，为进一步了解井下被困矿工生存现状，我们提出了监测水源质量，分析井下气体气压，并观察每天气、水的动态变化的要求，根据井下气体气压的变化，调整被困矿工出井前减压，以避免突然减压后肺水肿及气栓等的发生，根据水源质量的改变，考虑矿工被救治后有无重金属中毒、肾功能损害、感染、腹泻、水电解质紊乱、酸中毒等症状，以提前配备相应的解救措施和预定调整救治方案。保证被救矿工全部脱险。

6. 防患未然，意外补救　从透水事故发生的那一刻，153名被困矿工无时无刻不牵动着全国各族人民的心，我们祈祷救援的成功，我们也时刻为每一名矿工的生存抱着必然的信心，在坚持敢打敢拼的同时，我们也必须面对残酷的救援现状，一天、两天、三天……被困矿工的生命所经受的缺水、缺粮、缺氧的时间也越来越长，在祈祷生命奇迹发生的同时，作为医务人员必须对生命有科学的认识。因此，必须想到救援过程，包括救护车上被困人员转运途中死亡的处理及转运路线的调整。每一辆救护车按号码调整的路线及方向，事先进行了熟悉和安排。

（二）现场救援，灵活有序

从2010年4月5日凌晨到下午4时30分，共转运获救矿工115名。2010年4月5日零时40分第一批获救矿工成功升井，在经过8天的等待后，焦虑的人们一拥而上，致使本就狭小的救援场地更加拥挤，但由于引导有序，在45秒内，第一批获救矿工被迅速转运上车，驶离救援现场转送医院救治。在顺利完成9名矿工的救送转运后，现场救援小组开会小结，首批成功救治9名矿工后，现场集中救援部门、人员较多，导致场面一度混乱，影响下一步的有序救援工作。同时，现场各种指挥人员过多，致使救护车转运停靠仍不尽人意。据此，现场医疗救援小组再次明确现场所有人员一律听从现场医疗小组指挥，避免混乱现象。在随后的救援中，有21名矿工分别从两个井口同时升井，但由于预案准备充分，指挥得当，现场忙而不乱，顺序对号入车，且按事先要求从井下抬人担架直接叠放在救护车担架上，以减少更换担架所需时间。

在后续被救的106名矿工出井后，最多用30秒就转送到救护车内，大大缩短了从井口到救护车上的时间。为生命的抢救提供了有力保障。另外，这样的大救援运行，出井的无序，数量的不确定和现场的拥堵，甚至围观群众对救治后的欢呼，场面失控，给准确清点被救人员带来困难，这些数字对指挥决策反过来又起重要的决策参考价值，我们事先指定专人核查登记确保了人数的准确性。

（三）树立必胜信念，坚信救援成功

拯救每一名被困矿工是我们执行本次救援任务的基本原则，现场焦急等待的医护人员从到达救援现场的那一刻起，就始终抱着生命永恒的信念，始终坚信着生命奇迹的发生。根据现场指挥部预测72小时后可能将透水排尽，开始救援。但3天过去了、4天过去了，由于井下的特殊结构及事故的特殊性，始终不具备下井救援的条件。在透水事故发生第5天，潜水员下井后仍然未发现生命迹象，这时候地面救援的队伍就产生了各种思想顾虑，部分医务人员也出现了悲观思想，此时，各级领导多次给大家鼓劲加油，要求现场救援人员树立必胜信念，坚信救援成功，极大地鼓舞了大家的斗志。同时，为避免大量医务人员过度体能消耗，我们实行了车不离坑，现场值班，呼之即来的原则。对医务人员进行有序排班，既保存了救援人员的体能，也保证了救援现场的有效和有序。

在对地面救护队员提高信心的同时，我们更多的是对被困矿工给予信心和能量，通过垂直巷道提供营养液，向巷道发送各种解救信号。事后从获救矿工中我们也了解到在透水事故发生后，他们相互鼓舞，相信党和国家不会抛弃他们，相互之间采取自救，保存体能，抱团取暖，节约用电，其中一组矿工在危急状态下打通巷道，使20多名矿工与其他被困人员集中在一起，为最后出井提供了强有力的心理支持。他们这种不放弃不抛弃的精神值得所有人为之感动。

总结这次人类矿难史上的成功救援，我们始终认为生命面前人人平等，珍爱生命是完成救援的基本，充足预案是救援成功的保证，灵活调整是救援顺利的基础，坚持必胜是救援进行的条件，党的正确领导和"关爱生命、科学救援"的大救援行动是实现上述所有目标的根本。

六、煤矿事故现场救援和救护转运

2010年3月28日13时30分，山西华晋焦煤集团发生特大煤矿透水事故，153名矿工被困井下。在经过192小时紧急救援，115名矿工成功获救。晋城煤业集团总医院先后出动14个医疗救援小分队，从3月28日夜间12时开始，至4月13日救援结束，自始至终参加了现场医疗救援的全过程，并负责救护转运首批9人升井矿工的前3名，先后2次共成功救援转运9名被困工友，无1例死亡。

（一）现场救援队组织

晋城煤业集团总医院执行"3·28"透水事故任务，先后3次共组成14个医疗救援小分队，每个小分队共由4名人员组成：即2名医师，1名护士，1名司机。1名医师任小队长，负责小分队工作的组织协调。日常情况下每个小分队建制设有7名预备医务人员。设队长1名，副队长1名，其他医务人员5名。执行应急任务时，院医疗队指挥部下达命令至小分队。各小分队队长负责通知小分队成员，确保有4名队员能够及时执行任务。小分队救护车司机由医院车队统一管理和配备。应急情况下，小分队队长因故不能出征时，小分队副队长自动代理队长职责。另外，根据应急情况，医疗队指挥部有权对各小分队人员进行临时性调整。

1. 设立临时指挥部 根据事故大小、受伤或受困人员的多少，决定出动小分队数量。多个小分队组成一个医疗队。三个以上小分队出动时设指挥部：总指挥1名，指挥部干事1名。下设数个医疗救援小分队及后勤补给分队。配越野指挥车1部，后勤补给车1部。现场指挥部职责：负责事故现场医疗救治的指挥、组织、协调、监督、联络、通报情况、信息联络、人员调配等各项具体工作。

2. 小分队装备 本次救援每辆救护车配备：心脏除颤仪1台，简易呼吸器1台，多参数监护仪1台（包括无创血压、脉搏、心电图、氧饱和度仪等），氧气瓶2个，负压吸引装置1套，多功能担架1套（其中包括：推车式担架1个、铲式担架1个、负压担架1个、硬式担架1个），脊柱及四肢负压夹板1套，急救箱1个（含气管内插管器械、血压计1个、听诊器1个），消毒清创包1个（止血钳4把、剪刀1包、针器1包、手术刀1把、纱布20块、绷带10卷），消毒、输血用品（止血带1个、输液器5个、聚维酮碘、棉棒、棉球、胶布），手电筒1个，裁衣剪1把，对讲机1个。

3. 车辆保障 每个小分队配备救护车1辆，司机检查车内设备的完好性，如熟悉车内各种急救设施的位置，各种担架的放置和使用，车内逆变电源使用，氧气压力和负压吸引的正常运转等。

（二）事故现场医疗救援

1. 紧急集结 3月28日下午7时，晋城煤业集团总医院同时接到山西省卫生厅和国家安监总局矿山医疗中心"关于派出医疗队迅速赶往王家岭矿进行医疗救援"的命令。晚8时，首批5个院前小分队标准配置和1辆指挥车集结启程，经过4小时（300多千米）行程，夜间12时到达救援现场。向现场救援指挥部报到后，现场待命。待命期间每个小分队多次调试各种车载设备处于良好运行状态，药品、物品的摆放标准化。现场复习救援要领。培训指挥部专家组制订的"3·28"医疗救援方案：井下救治方案、坑口救治方案、医院救治方案、危重症救治方案。我救援队主要负责坑口救治及途中转运救治，司机事先进行探路，熟悉路况，确保不走弯路，能在最短时间将伤员安全转运到指定地点。

2. 检伤分类 到达现场的救援应急队伍，迅速将伤员转送出危险区，遵循"先救命后治伤、先救重后救轻、先稳定后转运"的救治原则开展工作，按照国际统一的标准对伤病员进行检伤分类，分别用蓝、黄、红、黑4种颜色，对轻、重、危重伤病员和死亡人员作出标志（分类标记用塑料材料制成腕带），扣系在伤病员或死亡人员的手腕或脚踝部位，为后续救治辨认或采取相应的措施提供依据。

3. 安全转运 当现场环境处于危险或在伤病员情况允许时，尽快转送伤员，并做好以下工作：对已经检伤分类待送的伤病员进行复检。对有活动性大出血或转运途中有生命危险的急危重症者，应就地先予抢救、治疗，做必要的处理后再进行监护下转运。认真填写转运卡提交接纳的医疗机构，并报现场医疗救治指挥部汇总。在转运中，医护人员必须始终密切观察伤病员病情变化，并确保治疗持续进行。在转运过程中要科学搬运，避免造成二次损伤。合理分流伤病员或按现场医疗救治指挥部指定的地点转送。

4月5日凌晨0时40分左右，首批获救矿工升井。我医疗小分队接转了前3名矿工。经40分钟途中护送，安全转运至山西铝厂职工医院。4月5日上午11时20分左右，第二批获救矿工升井。我医疗小分队接转6名矿工，经40多分钟途中救护，安全转运至河津市人民医院。

4. 途中救护 小分队队长在矿工的头侧重点观察矿工的呼吸、神志，清理口腔和呼吸道，快速吸氧，检查并整理眼罩（本次获救矿工全部清醒）。助手医师迅速剪开（或解开）衣服，显露矿工前胸及左（或右）前臂，连接血压、心电、血氧等监测。迅速对矿工进行保暖，用事先准备好的两床被子加盖在伤员身上。护士首先用一块湿纱布擦洗前臂小块皮肤，供输液用。然后用聚维酮碘消毒，前臂静脉置套管针，静脉穿刺全部确保一次成功。队长医师下达口头医嘱，输0.9%的氯化钠250 ml，50%葡萄糖100 ml，护士执行医嘱，助手医师记录矿工医疗信息单（包括矿工姓名、性别、年龄、籍贯、接诊时状况、生命体征、途中用药、采取措施、体征监测等）。基本操作结束后，视矿工情况可以少量喂水和简短交谈。医务人员尽量和矿工有肢体接触，如握着矿工的手，把握矿工的腿，护着头等。一方面通过肢体接触传递救护情感，另一方面也起到固定体位作用。途中随时观察矿工的神志及生命体征的变化，确保吸氧、输液正常。

5. 医院交接 救护车到达指定医院后，小分队医务人员迅速协助院方医务人员将矿工安全护送至病房，并将矿工的途中救护医疗信息详细交给病房主管医师。

救治结果：截至4月13日，共有115名矿工获救，该院救援小分队先后3次共转运矿工9名，并转运2名较重矿工至太原专列，其中首批的前3名矿工已安全转送至太原，其余6名矿工在河津市人民医院接受院内治疗，生命体征平稳，临床救治的效果评价良好，无1例死亡。

（三）作为日常的应急准备

救援能取得如此大的成绩，有序有效进行并获得成功，与平时作为应急准备、演练至关重要。平时完善的医疗救援组织指挥体系建立，紧急医疗救援物品库的建立，平战结合，注重应急演练，协调配合。

1. 训练有素，保障有力 王家岭煤矿透水事故，晋城煤业集团总医院救援小分队三次奔赴事故现场，从接到命令，到成立指挥部，再到通知各小分队，并准备救护车配备仅仅1小时时间，有条不紊，训练有素，日常训练起到关键作用。该院设有紧急医疗救援物品库。库内物资为20个小分队标准装备。另配统一服装100套，棉大衣100件，被子20套，氧气袋100个，抗休克裤2条，氧气瓶20个，发电机1台，帐篷2个。车用逆变电源（12～220 V）、企业旗、院旗（中英文）、胸牌、袖章等相关标志。为应急救援保障提供坚实基础。

小分队成员除专职救护车司机外，其他人员均为在岗医务人员兼职。要求具有执业医师及执业护士资格。小分队每年进行两次以上应急救援演练：①应急救援体系第一层面人员集结；②急救小分队人员集结；③急救人员的紧急召集；④急救物品的管理和使用情况；⑤呼吸机的使用情况；⑥氧气袋（瓶）的充气技术和使用情况；⑦急救担架的使用情况；⑧救护车内急救设备的使用情况；⑨军用帐篷的搭建等内容。为培养医务人员的过硬技术，良好素质打下了坚实的基础。

2. 专家现场指导，提高了救援质量 本次医疗救援过程中，原卫生部专家、国家矿山医疗救护中心专家和山西省医院专家及时制订详细的现场医疗救治方案、井下救治方案、坑口救治方案、医院救治方案、危重症救治方案。我救援队此次主要任务是坑口救治及途中转运，具体方案：①出坑者保持蒙眼避光，给予保暖，平卧位，避免活动及情绪激动，由专人转运至救护车上；②出坑工人可用生理盐水漱口、润喉，情况允许可缓慢饮用少量淡盐水，在救护车上可酌情给予补液治疗（补液方案：生理盐水250 ml，应控制输液速度20～30滴/min）。这些应急预案实施对途中转运起了重要的指导作用。

3. 矿工科学自救，为后期救援提供良好基础　矿工坚定的信心、坚强的信念和医务人员的过硬技术，良好的素质为成功救援打下了坚实的基础。矿工井下科学自救，方法得当，使工友们在黑暗中度过了艰难的 8 天 8 夜。充分体现了"科学救援，关爱生命"的救援理念。

七、王家岭矿难救援

2010 年 3 月 28 日，山西王家岭矿发生特大透水事故。153 人被困井下。经过 8 昼夜 189 小时的大救援，115 人获救。由于现场救援中采取"关口前移"，井下坑口处即有医护人员在"第一现场""第一时间"给予正确有效的救护措施，安全升井后，迅速地抬上救护车，医疗监护运送至医院。入院后开展全方位救治，伤病员的病情稳定、健康恢复较快。本次大救援充分证明了医院外现场、转运途中及院内救治全过程的科学、规范、有序的"大救援"理念、实践的正确有效。115 例矿工全部入院，均接受全面检查与救治，痊愈出院。资料完整可靠，不仅是救援医学也是医学科学的一份珍贵资料。本书编著者参与了救治及研讨。

"3·28"王家岭矿难透水事故发生时，对于被困人员的生理、心理等往往会造成多方面的危害。包括淹溺、低温、有害气体、断水、断粮以及外伤等。由于伤害因素是多方面、复杂的复合伤害。给伤害的机制、程度和救治方案的制订带来巨大困难。本次矿难中，因透水导致 153 名作业工人被困井下，有 115 例受困矿工在经过长达 189 小时的严酷考验后终于成功获救。获救工人所处位置无有害气体，矿工们没有受到严重的机械伤害等。对现场的水质化验证明可以饮用。上述条件，使受困矿工损害相对单一。部分矿工受到水浸，但没有溺水。矿工受到的最大挑战就是 7～8 天的进食中断和心理应激过程。对获救工人的身体情况进行评估，结合当时井下环境进行分析，对今后的矿难救治具有重要意义。

（一）一般资料

本次获救矿工共 115 例，均为男性，19～56 岁，平均（39±3）岁，入院时体温普遍偏低（36±0.2）℃。入院后经保暖后均很快恢复。既往有 1 例患有轻度肺气肿，1 例曾经有胃部手术病史。其他缺少详细的健康资料。本资料默认既往均处于完全健康状态。

对获救矿工在入病房后即刻进行评估。本次调查主要集中于在经过 7～8 天的中断进食和应激情况下，115 例获救人员各器官损害的发生情况。①生命体征的测量：血压、呼吸状态、心率、氧饱和度、体温等。②意识状态和定位体征的检查。③实验室检查：血糖、血气分析、血常规、血电解质和血磷、凝血功能、心肌酶谱、肾功能、尿常规、大便常规＋隐血试验、肝功能。④辅助检查：心电图，根据患者情况给予床旁超声、床旁胸片检查。

（二）检查与结果

1. 中枢系统评价　所有获救矿工均神志清楚，有 1 例反应略迟钝，查血糖 1.3 mmol/L。经静脉注射葡萄糖后好转。神经系统体检无定位体征。

2. 水和电解质平衡　所有矿工皮肤弹性好，没有脱水表现。血常规检查血红细胞压积为 30%～45%，没有血液浓缩征象。所有矿工均有 1～2 天少尿期，入院后给予补液后尿量均恢复正常。有 8 例化验结果为轻度低钾、低钠，经治疗后恢复。未检测出高血钠、高血钾情况。在治疗过程中出现 1 例轻度低钾、低钠，经调整治疗后恢复。血磷检测发现在入院时有 3 例轻度下降，在治疗过程另有 1 例出现血磷轻度下降。经补充磷制剂后恢复。

3. 营养状态评价　所有获救矿工均无极度消瘦的恶液质表现，肌力良好，血清蛋白轻度低于正常值有 3 例，其中 1 例前清蛋白略低于正常水平。血常规检查未发现血色素下降者，不提示贫血存在。

4. 消化系统　追问矿工在受困过程中没有腹痛腹泻等症状。在逐渐恢复进食后，有 1 例发生腹痛、1 例出现腹胀、1 例大便隐血试验阳性。经对症治疗和调整饮食后均好转。

5. 心血管系统　血压监测中发现有 4 例血压偏低 70～90/50～60 mmHg（9.31～12.0/6.67～8.0 kPa），但没有全身组织灌注不足表现。109 例心率在 60～90 次/min，有 6 例心率低于 60 次/min，有 3 例经过观察后恢复到 60 次/min 以上。1 例心率在 40～50 次/min，行 Holter 检查发现其最慢心率

31 次/min，均为窦性心率。另外 2 例行 Holter 检查平均心率 60 次/min，患者无低血压和其他不适。有 2 例肌钙蛋白一过性升高，2 例心电图见广泛 ST 段改变，提示心肌损害存在。

6. 肾功能 有 30%病例化验结果提示尿素氮轻度升高，没有肌酐升高病例。在井下和入院初期均有不同程度的少尿过程，经过补液治疗均在 12～24 小时后尿量恢复。

7. 血气分析 所有矿工的 pH 均在正常范围。没有明确代谢性酸中毒发生。没有低氧血症存在，少部分病例有二氧化碳分压轻度下降，提示存在过度通气。

尿酮体检查有 1/3（35 例）患者尿中存在酮体（＋—＋＋＋）。

8. 肝功能 有部分患者出现轻度转氨酶升高和总胆红素升高。行床旁 B 超检查未发现形态学改变，化验指标经治疗后均很快恢复。

9. 下肢静脉血栓 体检未发现双下肢肿胀表现，下肢静脉彩超未发现深静脉血栓形成。

（三）讨论评估

经过对 115 例获救矿工的身体状态初步检查，我们发现虽然矿工整体身体状态好于预期，但仍有很多异常需要高度关注。

1. 水和电解质平衡 针对 115 位患者的初步检查，患者皮肤弹性良好，血红细胞压积均在正常范围高限内。没有发现明显脱水表现。

2. 电解质改变 在被困状态下，虽然中断进食，但矿工在温度相对较低的井下没有剧烈的体力活动，避免了大量出汗，同时受困过程中没有 1 例出现呕吐、腹泻症状。所以整个受困过程中没有大量体液丢失过程。另一方面矿工们不能确定井下水质是否能够饮用的情况下，只是在极度口渴时才尝试少量饮水，这样既避免了严重脱水的发生，也避免了稀释性低钠血症的发生。虽然化验在正常范围，但需要注意在饥饿状态下，体内磷得不到补充，短期内肾脏的调节作用可以维持正常。在进食后高碳水化合物或静脉补充葡萄糖后，由于合成蛋白质、形成 ATP 和向细胞内转移等，血磷可呈现明显下降。这是再进食综合征的主要机制。低磷的表现主要包括肌肉无力、呼吸衰竭、定向力障碍、嗜睡、昏迷、抽搐等，同时对其他脏器功能具有抑制作用。这些临床征象均呈非特异表现，针对性的化验检查和及时的补充是预防再进食综合征发生的根本措施。同样，禁食后硫胺素的缺乏也会导致能量代谢障碍。及时的补充至关重要。在 115 例获救矿工中有 3 例在入院时查出血磷低于正常水平，1 例在治疗后出现血磷下降。在本次救治过程中，在开始即给予了磷制剂和维生素 B$_{12}$ 的补充，从而有效避免了再进食综合征的发生。由此我们对类似禁食患者应高度重视血磷的监测。

3. 营养状态和血糖的改变 由于没有明确的事故发生前的健康资料，很难量化评价受困矿工的营养状态的改变，所有工人体重减轻 5～15 kg。从临床状态上看患者没有明显消瘦的恶液质表现，肌力检查良好。不提示存在严重的消耗状态。有 1 例伤员诉体重下降 15 kg 左右。从化验指标上看有 3 例血清蛋白下降，1 例前清蛋白下降。

根据饥饿分期：开始 1～4 天为食物兴奋期，产生明显的饥饿感，对食物有强烈渴望；4～14 天进入酸中毒期，此期代谢速度加快，体内产生较多的酸性物质；两周左右进入代偿期，此时人体无明显饥饿感；如果继续不能得到能量补充，机体可能进入并发症期和衰竭期。而此次事故人员饥饿则是处在各方面生存极为恶劣的条件下，因此绝非单纯的饥饿研究资料可类比。但从对获救矿工的粗略评估看，并没有出现严重的恶液质表现，从时间和临床表现，获救矿工当时处于酸中毒期。矿工尿常规中酮体呈阳性达三分之一，但血气 pH 均在正常范围，这说明虽然进入酸中毒期，但机体仍能够通过代偿使体内酸碱平衡维持稳定。肾功检查中有部分矿工尿素氮升高明显，但血肌酐升高不明显。这提示机体存在蛋白质高分解代谢状态。另一个影响患者营养状态的因素就是应激状态，严重的应激状态可明显加快分解代谢速度，从而恶化营养状态。本次获救的工人在井下都是多人集中在一起，且有组织者进行了适当的组织，一定程度上缓解了恐惧心理，也缓解了应激程度。这对机体在饥饿状态下长期生存是有利的。获救的矿工表现均比较平静，可以佐证上述分析。

理论上在饥饿状态下，血糖初期开始下降，体内糖异生的代偿机制可以使血糖稳定在一定水平以满足机体的需要。本次调查中有 7 例进入病房后查血糖明显降低，最低为 1.3 mmol/L。这例患者在临床上表现反应显迟钝、嗜睡等现象，经静脉注射葡萄糖后好转。另外 3 例暂未表现出明显的临床症状。低血糖如果不及时发现会导致严重的临床后果。由此可见，血糖监测对长时间中断饮食的矿工救治具有重要意义。

消化道在短期禁食后可直接开始正常饮食。但长时间中断饮食后消化道功能会明显下降，主要表现为胃肠动力下降，肠道黏膜萎缩等，此时如果直接进食后可导致严重后果。在个体上很难界定长期和短期禁食的时间，仔细评估消化道状态是决定饮食策略的基础。本次救治过程中在消化道状态不明的情况下首先给予禁食，并在密切监测消化道功能状态的同时逐渐改为进水、进流质食进而普食。在此过程中，1 例出现腹痛、1 例出现腹胀、1 例出现大便隐血试验阳性。在及时发现并及时调整饮食策略后均很快恢复，未出现进一步后果。

4. 心血管系统的改变　能量供应下降是心肌损害的主要原因。此次调查中心血管的表现呈现多样性，包括血压下降、心率减慢和心肌酶升高等。辅助检查有 ST 段改变提示心肌受损。但针对具有相应表现的病例进行床旁心脏彩超检查并没有发现明显的心肌收缩力下降征象，左室射血分数均在正常范围。虽然有明确征象提示心血管功能受损，但从临床上看没有组织灌注不足的表现，提示机体仍处于代偿期。有鉴于此，临床医师在救治过程中应给予高度重视。

由于时间和条件的限制，在初步的筛查中，我们还发现肾功能、肝功能、凝血功能等均有不同程度损害。

总之，从受困 189 小时的 115 例矿工的身体状态的评估中，我们发现，虽然情况好于预期，但部分矿工存在不同程度的多系统异常，特别是水电解质、血糖和心血管系统，临床医师应给予高度重视。同时，随着各类灾害的频繁发生，从事医院急救急诊和管理的人员，应加强卫生应急医学救援的能力建设，以有效开展院内、外的紧急救治工作。

第二节　公路交通事故医学救援

一、概述

交通事故是由人为因素造成的灾害，所以又称人为灾害。它包括道路交通事故、海难、空难等。随着各式各样的交通工具日益增多，交通事故对人类的生命财产安全构成了极大的威胁，这就需要各国加强对交通事故的救援组织工作，以最大限度地减少事故人员的伤亡。交通工具的诞生，尤其是现代交通工具的产生和飞速发展，促进了人类经济的长足进步，给人们的工作、生活带来了极大的方便。随着社会发展，人类文明程度不断提高，城乡差别逐渐缩小，城市化进程加速，经济贸易往来和人际交往必将增多，所需要的现代交通工具也将会大量增加，这样交通事故的发生率也必将增加，交通事故也将成为常见的威胁人类生命安全的一种灾害。

据一家权威国际紧急救援机构对全球主要交通工具的安全性进行抽样调查分析，在近几年中，摩托车平均每行驶 560 km 就有 1 人因肇事死亡；汽车平均每行驶 5000 km，就有 1 人因车祸丧生；火车平均每行驶 1 亿 km，就有 1 人因事故死亡；飞机平均每行驶 7 亿 km 就有 1 人死于空难。而全球每年因交通事故丧生的人数已达到 30 万人左右。在事故死亡者中，男性人数接近女性人数的 2 倍，且 70% 的死亡者是中青年。根据统计，交通事故每年造成的伤亡人数远远超过了地震、火灾、水灾、风灾等自然灾害造成伤亡人数的总和。因为交通事故造成的伤亡者大多是社会的中坚力量，所以给社会、家庭带来的损害远远超过了其他灾难所造成的危害。

随着交通事故危害的日益加重，人们逐渐加强了对现代救援医学的研究。统计表明，在交通事故中，因简单的原因而导致生命不必要的丧失占有相当高的比例，如气道阻塞或出血过多等。在对患者进行确定性医疗处理之前，死亡率随着时间延长而增加。这就需要建立一支设备精良、管理科学、训练有素的救援队伍，能够在最短的时间内，以最快的速度赶到出事现场，抢救遇险伤员。

现场急救对挽救伤者生命具有重要意义，并为后续的医院治疗奠定基础。掌握一定的防护知识，一旦发生事故时采取恰当的求生措施，是可以减少和减轻伤亡的。

目前，世界上已成立了许多国际间的救援组织，绝大多数国家都建立了各自的急救中心，国际上还成立了部分私人救援公司。另外各国的部队在交通事故救援中起到了很大作用，尤其是在海上和航空事故中发挥了更大的作用。随着各类交通事故危害日益加大，各国政府必将重视各类交通事故的救援工作。

二、公路交通事故的分类及其原因

（一）公路交通事故的分类

划分公路交通事故类别的目的，是为了分析原因，分清责任，找出规律，吸取教训，恰当地处理事故和有效地预防事故的发生。车辆事故的类别可以根据其危害程度和性质不同来划分。

1. 按危害程度分类

（1）轻微事故：是指一次造成轻伤1～2人，或者财产损失的机动车事故不足1000元，非机动车事故不足200元的事故。

（2）一般事故：是指一次造成重伤1～2人，或者轻伤3人以上，或者财产损失不足3万元的事故。

（3）重大事故：是指一次造成死亡1～2人，或者重伤3人以上10人以下，或者财产损失3万元以上不足6万元的事故。

（4）特大事故：是指一次造成死亡3人以上，或者重伤11人以上；或者死亡1人，同时重伤8人以上；或者死亡2人，同时重伤5人以上；或者财产损失6万元以上的事故。

2. 按事故性质分类

（1）责任事故：又称过失事故，指因主观上的原因本可避免而没有避免的事故。凡是由于思想麻痹、工作失职、违反条例规定和交通规则而造成的车辆事故，均为责任事故。

（2）非责任事故：又称意外事故，指预想不到和难以防范的事故。由于对方过失或突然发生的自然灾害以及因车辆修理、制造上存在的严重缺陷而造成的事故，如确系预想不到和无法防范的，对于当事人属于非责任事故。

（二）公路交通事故的原因

公路交通事故的原因，有主观的，也有客观的；有直接的，也有间接的；有造成事故的原因，也有引起后果的原因。通常讲"违章就是肇事的前因，肇事是违章的后果"。这句话在一定范围是对的，但不能把违章无条件地列为事故的原因，并作为判定责任的依据。研究交通事故的原因，可以包括人、车、路、环境和交通管理5个方面的因素。

这里所说的人，包括诸交通元素中的人，如驾驶员、骑自行车的人、行人和乘车人等。其中驾驶员的主观和客观的原因是引起交通事故的经常性原因。我国70%～80%的公路事故与驾驶员有主要和直接的关系，德国为77%，法国为74%。驾驶员的因素可分为违章行车、判断错误、措施不当和身体条件差4种。

另外车辆的性能、机械故障，道路的质量、设施，交通环境和交通管理水平也是影响交通安全的不可缺少的因素。

三、公路交通事故的特点

研究公路交通事故的特点，对于防止交通事故发生及交通事故救援工作，有重要价值。

（一）受伤害人群的特点

公路交通事故可以伤害任何人群和任何年龄组；受伤害者又分布在不同的行业中，他们出行的目的、乘车种类、所负责任又都不尽相同，可以说外出活动越频繁的人，其受到交通事故损伤的机会就越多。这里的含义有两个方面：一是在交通工具内的人，如乘车人、驾驶员、车辆服务人员；二是在交通工具外的人，如行人。

1. 受伤害人群年龄分布情况　在公路交通事故造成人员伤亡的年龄组中，以中青年组受伤者为最多，壮年组次之，而15岁以下和60岁以上年龄组最少。据统计，1994年全国公路交通事故中，16～40岁年龄组死伤人数最多，所占比例最大，分别占全年死伤总数的53.7%和67.6%。可以看出公路交通事故威胁着社会中最有生气的人群。

在交通事故中，发生伤亡的驾驶员的驾龄多数在3年以下，也就是说新驾驶员肇事比例较大。据统计，我国驾驶员驾龄在3年以下的死伤人数占总数的43.43%。其次为6～10年组的，而驾龄在20年以上的死伤人数所占比例最小。可以得出驾驶员年龄轻、驾驶经验少、驾龄短的发生事故的危险性大。

2. 各类交通方式造成人员伤亡情况　在公路交通方式中，包括机动车、非机动车、行人和其他。在这几种方式中，机动车造成交通事故伤亡的比例最大，而在各种机动车中又以汽车造成人员伤亡最为严重。

（二）伤害特点

交通事故伤害特点主要是依据交通事故即肇事原因、受伤害者当时的体位以及本身的健康等诸因素而决定的。由于交通事故伤势多很严重，死亡率高，隐蔽性严重伤害较多，且多发伤和复合伤普遍。事故发生后，现场能否及时地救护、正确地搬运，这些非事故本身的"后续因素"，在某些情况下也构成伤害特点的因素之一。如交通创伤中发生脊柱损伤，正确运用搬运工具可以避免截瘫发生，反之，则导致截瘫，造成终身残废。

1. 乘车人员伤害特点　当车辆在高速行驶过程中，突然受阻撞击其他物体或采取紧急制动时，车速在极短的时间内锐减至零，车上乘员在惯性作用下，或撞击到车辆部件、行李上，或被抛向车外，造成撞击伤、摔伤。车辆受到突然而猛烈的撞击，其构件往往变形，车厢内狭小的空间被变形的构件充斥，乘员受到挤压，造成挤压伤。变形的车辆构件或其他利器（金属、玻璃等）可能会刺入乘员体内，造成穿刺伤。

当发生翻车事故时，车内乘员在无防护措施的情况下，人体将随翻滚的车辆发生位移和翻转，全身各处都可能被碰撞挤压，在短时间内将多次、多处受伤。当车辆发生着火、爆炸事故时，乘车人可能被烧伤，吸入燃烧产生的有害气体，将引起窒息，乘员为求生而跳车时可能造成摔伤或坠河溺水。

公路交通事故发生时，产生多种破坏力作用于人体，可引起全身各个部位受伤。受伤者往往是多处伤或多部位的复合伤。在乘车人中，由于驾驶员和乘客所处位置不同，造成损伤部位也不同。当发生交通事故时驾驶员头、胸、腹、脊椎、上下肢骨折及头、胸、腹联合损伤最为多见，而乘客所受伤害部位以头、胸、腹、上下肢及头胸腹联合损伤形式多见。

2. 被撞人员伤害特点　对于被撞人员来说，他们的身体处于相对稳定状态，当受到车辆正面撞击时，先是突然倒地摔伤，接着受到碾压。人体在瞬间受到撞击、摔伤、碾压3种损伤。若受到车辆侧面撞击，人体常发生突然快速旋转，紧接着倒地致伤，实际上是两次受伤。不论是撞击还是碾压，都可能造成人体皮肤、肌肉等软组织挫伤、骨折及实质性脏器破裂出血。

在被撞人损伤中，以头、胸、上下肢损伤形式常见。据国外报道，在被撞人员损伤中头部损伤占50%～80%，下肢近85%，其次为上肢、盆腔、胸、腹、颈部和脊柱。在致命性损伤中，头部最为常见，占61%～85%，胸部占38%～64%，腹部占14%～42%。在联合损伤中，以头胸联合损伤最多见，其次为头盆联合伤。在被撞人损伤中还常见损伤性窒息、肋骨骨折。老年人即使受伤较轻，也易致骨折，尤其是股骨骨折。

另外，两车相撞时，颈部鞭梢式外伤或轻或重地普遍存在。当车体发生碰撞时，车辆突然减速，与此同时，身体因惯性作用而前屈，当车速至零的一刹那，身体已前屈至极限，又急速向后反弹，尤其是头颈部更为明显，犹如鞭梢在空中甩荡，故名鞭梢样损伤。头部的一屈一仰，瞬间完成，极易造成脑震荡、颈椎脱臼、颈部软组织撕裂伤。在摩托车驾驶员伤害中，以下肢损伤尤为明显。

四、事故救援

由于公路交通事故对人们的生命财产安全构成的威胁日益严重，各国在不断加强车辆、道路管理的同时，也不断研究在发生交通事故后如何在最大限度内减少人员伤亡的措施。例如，德国于1982—1984年在达姆施塔特（Darmstadt）地区进行了事故早期发现的试验性研究，结果表明缩短从事故发生到救援部门动员的时间，则付出的代价小而有效，此时不应去增加所部署车辆的数量来缩短反应时间。为了达到这种缩短时间的目的，可以在客运交通工具上安装事故发生时可手动或自动启动的小型无线电收发两用机。一系列遍布当地的中继站将信息传送到设在急救总部的中心控制系统。中心控制室可以在计算机化的地图上确定车辆的正确位置。在事故现场有清醒伤员时，伤员与急救中心控制室之间的双向通报便于进行现场估计，必要时还可进行现场急救指导。采用这套计划，可大大缩短救援时间，减少人员伤亡。

装备精良、训练有素的救援队伍和科学有效的组织指挥在交通事故救援工作中起着至关重要的作用。对于大量的交通事故，绝大部分事故每起仅造成少数个别人员的伤亡和轻微的财产损失，其救援措施也相对简单，往往仅涉及急救部门或事故当事人、过往人员或个别警察。少数事故伤亡惨重，其救援措施则涉及政府机关、警察、卫生、急救等多部门、多系统。但是无论是以上哪种情况，其现场救援的原则是一致的。

（一）现场救援

准确、迅速、有效的现场救援直接关系抢救效率和质量，关系到伤病员的生命安危。尤其是突然、大批发生的伤员需要大量的、能快速行动的救护人员进行现场抢救。各级医疗机构负有不可推卸的责任，必须建立健全急救组织，做到一声令下，立即出动，赢得时间。在现场救援中，应采取脱险和检伤分类及现场医疗救护三步进行，现分别予以介绍。

1. 脱险　在事故发生后，首先进行的是现场非医疗性工程救险处理。非医疗性工程救险处理原则是尽快将伤员从车内救出；当车辆发生燃烧时，不使伤员继续受到烧伤或吸入有毒气体。如果伤员被困在汽车内，要设法把伤员尽快转移出来。转移中首先要考虑到伤员的生命安全，还要尽量使伤员舒适。转移中有两条原则必须注意：一是环境允许时才可移动；二是现场有人帮助的时候，要互相配合来移动伤员，尽量不要一个人去移动伤员。

转移伤员时要由受过急救训练的人（如专业人员或接受过红十字会培训的人员）来指挥，避免错误地、鲁莽地搬运，造成进一步的损伤。转移伤员的具体方法，要根据伤员的位置和伤情，及抢救者的能力来选择。

（1）抢救坐在方向盘后面的伤员：抢救者站在伤员背后，使伤员一侧上肢（确保没有损伤）曲肘，前臂横在胸前。抢救者将双手从伤员的两侧腋下向前伸出，紧紧抓住伤员的前臂。另一名协助者托住伤员的头部和颈部，保持头、颈与躯体在一条轴线上。然后两个人同时慢慢地向侧、后移动，把伤员拖出汽车。

（2）抢救躺在座位上的伤员：当伤员躺在座位上时，腿常挂在座位下。这时一名抢救者要扶着伤员的头，使头与身体在同一轴线，并保持固定。另一名抢救者抱住伤员的脚和腿，将伤员轻轻地搬到座位上，使腿伸直，并保持与身体在同一轴线上。

如果伤员没有骨折或其他严重损伤，可将伤员缓慢地搬出汽车。如果怀疑伤员有脊柱损伤或骨折，则应按下列方法搬运。

1）两名救护者用双手抓住伤员从肩部到大腿部位的衣服，并抱住伤员的膝部，使伤员背部贴着座位的靠背上，另一名抢救者将一块木板轻轻推入伤员背部和靠背之间，用一只手扶着伤员的头部，另一只手扶着木板的上缘。

2）两名抢救者向下探身，用双手抓住木板的下缘，胳膊挡住伤员的身体。

3）在伤员头部的抢救者一只手扶着伤员头部，另一只手抓住木板的下缘，同时用前臂保持伤员的头部固定。

4）在伤员脚部的抢救者，用一只手抓着伤员脚部木板的下缘，同时用前臂保持伤员的腿部固定，另一只手抓着木板的上缘。几名抢救者同时将木板向上提，再将木板稳稳地放在座位上，然后将伤员抬出汽车。

（3）抢救躺在地板前部的伤员：当发现伤员躺在汽车前部的地板上，抢救者要放一块木板在前排座位上。一名抢救员扶着伤者的头和颈，使之与身体保持在同一轴线。另一名抢救员用绷带或三角巾把伤员的腿绑住。另外两名抢救者进入汽车后部，通过前排座位的靠背向前探身抓住伤员大腿、臂部、腰部的衣服（确保衣服不会被扯破或扯开）。注意不要抓伤员的胳膊。几名抢救者同时把伤员提起，轻轻地平放在木板上，注意保持伤员身体在同一直线。座位后面的抢救者到汽车外边，协助将伤员搬出汽车。

（4）抢救躺在地板后部的伤员：当发现伤员躺在汽车后部的地板上，抢救过程与方法（3）相同，只是抢救者要将木板放在后排座位上，并进入汽车前部。

如果伤员的衣服不结实，经不住自身的体重。抢救者可用宽绷带或三角巾环绕伤员身体打好结，然后将伤员提起，再平放在木板上，搬运出来。

取下伤员头盔的方法：当受伤的摩托车驾驶员出现昏迷、呕吐或有严重的头部损伤时，要根据当时的状况设法取下伤员的头盔。一般方法如下：

1）解开或切断头盔系带。一名抢救者保护伤员的颈部并保持头部的位置不动，另一名抢救者用一只手抓住头盔的边缘，另一只手将头盔向后上轻轻抬起。

2）抓住头盔的抢救者先将头盔向后倾斜，然后将头盔拉至脱离伤员下颌；再将头盔向前倾斜，平稳地一直拉到完全脱离头部。

（5）抢救汽车向侧翻倒的乘车伤员：这时司机或乘客最容易出现脊柱损伤，在把伤员从汽车内转移出来之前，不要把汽车扶正。如果情况允许，抢救者可以钻到汽车内检查伤员。根据伤员的情况，可协助伤员从汽车内移动出来，或由抢救者将伤员搬运出来。

另外抢救人员要注意自我保护。抢救者首先要自我保护好，才能有效地抢救伤员。有两种情况最值得注意。

1）防触电：在交通事故中，如果发现断落的高压电线搭在汽车上，或有人被高压电击伤，救护人员在未采取安全措施前，不要接近汽车或伤员，要保持在 8 m 以外的距离，防止跨步电压伤人。要立即设法切断电源，或采取安全措施，然后才能进行抢救。抢救时，要先将伤员转移到离高压线 8 m 以外，再采取其他抢救措施，或确信线路无电时，再进行就地抢救。

2）防化学毒物：在交通事故中，可能会遇到载有某些化学毒物或危险物的汽车，这些汽车应标有特殊的标记，指明是哪一种化学物质，如"剧毒品"或"爆炸品"等。如果发现有以上标记的汽车，不要盲目接近，而要尽快通知有关部门妥善处理。

在发达国家里，非医疗的工程救援大都由消防队来担负这一任务。现代文明的发展，已经极大地扩充了消防队伍传统的救火业务，它还包括救灾和救人。如法国慕尼黑消防队里，有配备齐全的各种工程救援车辆和器材，如用大电动钳子解体汽车，从而把伤员救出；消防队员手和手臂装备有保护性装置和工具，可以顺利地敲碎汽车挡风玻璃。十分重要的救险工具还包括平稳、保持伤员背部安定的"铲形"担架，将伤员从车内或事故现场运送出。非医疗性的工程抢险救援将在今后成为抢救严重交通事故的第一环节，只有正确、迅速地"抢救"下伤员，使其脱离危险环境，才能予以有效的医疗处理。如果危重伤员不能被立即救出时，可在车内对其进行急救处理，以保住其生命。

2. 检伤分类 公路交通事故造成的各类损伤，其伤部、损伤程度不同，伤员需要救护的紧迫性和救护措施也各不相同。检伤分类的目的在于区分伤员的轻重缓急，使危重而有救活希望者优先得到救护，使轻伤员得到妥善处理。当医务人员到达事故现场后，立即对伤员进行迅速检查，以便分别对待。医务人员可通过看、听及交谈、闻等方法来检查受伤人员情况。

（1）看：时间、现场、伤亡人员及人数、车辆、方向盘、车辆内部、车中物品、伤员的面色、呕吐物、出血、畸形、活动正常与否、对刺激的反应、瞳孔、脉搏等。

（2）听及交谈：伤员呼吸、意识、是否喝醉、记忆缺失（遗忘）、疼痛及事故经过等。

（3）闻：汽油、呕吐物、丙酮、乙醇、煤气等味道。

在检查伤员时，要特别注意那些表情呆滞、无声无息的伤员，往往那些人员的伤情反而更危险。检查时，要坚持先重后轻、先急后缓、抢和救相结合的原则。尤其是对有生命危险的人员进行简单明了、及时有效的抢救，以使他们脱离生命危险。如控制昏迷、抗休克、出血止血、包扎、骨折固定、畅通气道、人工心肺复苏等。在检伤分类过程中，要填写伤员分类卡，以确定首先需要送到医院和生命垂危的伤员。

根据分类标准和依据不同，对事故损伤伤情的分类结果也不一致。下面列举几种供参考。

（1）按损伤部位分类：可将其分为头部损伤、胸部损伤、腹部损伤、盆腔损伤、脊柱损伤、肢体损伤、肝损伤、脾损伤、肾损伤、胃肠损伤、大血管损伤。若遇到多部位复合伤，可按系统进行分类，如神经系统损伤、循环系统损伤等。

（2）按损伤程度分类：可分为致命伤、重伤、轻伤、轻微伤。这一分类有着十分重要的价值，它对迅速有效及时掌握事故的伤亡程度、采取有效的创伤处理是十分有用的。

所谓致命伤指直接导致死亡的损伤。重伤系指造成严重大面积的撕脱伤、骨折、视力及听力丧失、内脏破裂、内出血等的损伤。

（3）按损伤性状分类：可分为擦伤、挫伤、创伤性骨折、脱位、肢解等。这是交通事故损伤中所常见的损伤。

（4）按损伤形成方式和致伤因素分类：可分为撞击伤、辗压伤、挤压伤、跌倒伤、挥鞭样损伤和安全带损伤。

撞击伤是指汽车某一部分撞击人体所致的损伤。发生极为频繁，行人是其主要受害对象。此类损伤主要累及头部、下肢、骨盆部位，造成擦伤、挫伤、裂伤、骨折及内脏损伤等。

辗压伤是指汽车轮胎滚过人体所致损伤，主要累及行人，造成被辗压部位器官严重损伤。

挤压伤指车辆某一部分将人体挤压于另一物体上所致的损伤，多见于行人、驾驶员和少数乘客。挤压伤发生频率较低，后果较严重。

跌倒伤指人体受到车擦、撞击，由车上摔下与地面发生作用而造成的损伤。此类伤较常见，主要累及中、老年人。轻者可致擦伤、挫伤，重者可致骨折、内脏损伤。如头部着地跌倒时，可形成严重的颅脑损伤。

挥鞭样损伤系指因颈部的过伸或过屈引起的一类损伤，多见于撞车和紧急刹车中，主要累及驾驶员和乘客的颈椎及脊椎。

安全带损伤系汽车驾驶员、乘车人员因使用安全带在发生事故中所致的损伤，多见于撞车，常累及胸、腹、骨盆、颈等部位。

医务人员在事故救援现场基本上都是采用按损伤程度进行分类的方法，以便最大限度地减少死亡人数。

例如，当发生重大交通事故造成众多人员伤亡时，抢救者应立即投入抢救，对有一线救活希望的也要施行抢救。急救者首先要迅速地识别出最危险的病例，予以优先抢救和运送。对此种紧急情况基本分类如下。

（1）高度危险的紧急情况（绝对优先）：①呼吸停止和呼吸道阻塞（立即清除）；②心跳停止；③休克；④大出血。

（2）中度危险的紧急情况（中等优先）：①烧伤；②复杂骨折。

（3）无危险的紧急情况：①普通骨折或轻微受伤；②死亡；③确诊濒临死亡。

检伤分类中所用的分类卡，在国际上有很多种类，下面就介绍一下英国所使用的分类卡。英国救援医师所用的是一种封在防水聚乙烯外套中的坚实耐用的卡片，可以用安全大别针缚别在患者身上。它们以不同的颜色标出，并以此进行判断。①立即优先——红色；②紧急优先——黄色；③延期优先——绿色；④已死亡——白色；⑤患者病例报告表。根据卡片的颜色，很容易就知道实施抢救的顺序。

3. 现场医疗救护

（1）现场心肺复苏：在急救中，最重要的是保持伤员的呼吸和血液循环。在事故现场心肺复苏主要有 3 个步骤：即打开气道、人工呼吸、胸外心脏按压。具体步骤和方法如下。

1）判断伤者有无反应：当发现一个循环和呼吸突然停止的伤者，首先必须识别伤者是否失去知觉，可以喊话并摇动伤者，如无反应，表示已失去知觉，可能需要进行心肺复苏。摇动伤者时不要用力过度，以免加重可能存在的外伤，特别是颈部外伤。

2）抢救：如伤者的体位是面部朝下是不利于抢救的，应转动伤者呈仰卧状，在转动患者时要特别小心，使其全身各部成一个整体，头、肩和躯干同时转动，以免加重骨折或其他外伤。抢救人员跪在伤者身旁，将其翻过身来。同时注意伤者手臂，如呈扭曲，先将其手臂举起向头方伸直，然后一只手扶住其头枕部，另一只手托住肩部，使躯干和臀部跟随肩部转动，恢复伤者仰卧状态。

3）打开气道：伤者意识消失后，肌肉的张力也完全消失，舌肌松弛，舌根向后下坠，正好堵住气道，造成上呼吸道阻塞。

在口对口吹气前，必须打开气道，使舌根抬起离开咽后壁，用看、听、感觉三种方法检查伤者是否有自主呼吸，无呼吸应立即进行人工吹气。

4）人工吹气：抢救人员将手放在伤者的前额，用拇指和示指挤住伤者的鼻孔以免气体外逸。然后深深吸一口气，尽力张嘴对住伤者的嘴并紧贴住，连续快速吹两口气，同时斜视视察胸壁是否抬起。

5）胸外心脏按压：让伤者仰卧在硬板上或地上。抢救人员立即施行胸外心脏按压。参见有关章节。

（2）止血：依不同血管，出血可分为 3 类。①动脉出血：血色鲜红，呈喷射状，危险很大。②静脉出血：血色暗红，血液从伤口涌出。③毛细血管出血：血色鲜红，血液从整个伤面渗出，危险性较小。

依出血的不同部位，又可分为：①外出血，体表可见到，血液自伤口向体外流出；②内出血，体表见不到，血液由破裂的血管流入组织、脏器和体腔内。

当失血量达全身总血量的 20% 以上时，可见脸色苍白、冷汗淋漓、手脚发凉、呼吸急迫、心慌气短。脉搏快、细而弱，以至摸不到。血压急剧下降，以至测不到。

止血方法参见有关章节。

（二）医疗后送

在未判明情况下不能急于将伤员转送医院，因为没有查清伤情和受伤部位，特别是一些隐蔽性损伤没有被发现，就会在忙乱的搬运中加重了伤情，甚至使伤员在转运中丧生。在既要保护生命、减轻伤残，又要在伤情比较稳定的情况下，尽快安全予以运输。

1. 伤员的状况　严重的伤员必须在给予必要的紧急医疗处理且伤情相对稳定后才能后送。如大出血者必须予以有效的止血，呼吸困难者予以吸氧等措施（包括严重气胸行胸腔引流）采取后送。骨折尤其是脊椎骨折予以固定后运送。

2. 救护车的状况　现场救护在有条件的情况下，给急救中心打电话来救护车护送伤员最为适宜。在拦截普通车辆时，以大、中型卡车为宜，因为它能让伤员平卧中间。救护车到来后必须停放在交通便利、距伤员最近且安全的地方，尽可能地使救护车能在平稳状态下尽快运送患者。救护车内的担架应为气垫式担架，以固定患者。其他必需的抢救器材应尽量完善，以在运输过程中发生紧急情况下进行处理。

对严重创伤的伤员运输，车内主要医疗急救装备应有心电监护仪及心脏除颤器，简易呼吸机，氧气瓶，吸引器，输液装置，气垫担架，各种夹板，急救箱（含各种常用急救药品），敷料，常用物理检查及注射用具等。

我国现在已开始对严重交通事故创伤伤员在紧急、路途又远的情况下采用空运，包括直升机和喷气式飞机转运。

由于飞行环境因素对患者造成一些不利影响，对有空运禁忌证的伤员原则上不宜空运。由于在空中医疗护理受飞行环境因素的影响而不同于地面上的护理，所以应对医疗急救人员进行航空护理专门知识培训。

由于空运后送与车辆后送比较，具有迅速、安全、舒适和机动灵活的特点，在今后的严重交通创伤伤员的转运中将起到更大的作用。

第三节　铁路交通事故医学救援

1825 年世界上第一条铁路在英国建成通车，铁路运输开始作为重要的交通运输方式迅速发展，并推动了世界经济的飞速发展。现在许多国家仍将铁路运输作为运输方式的骨干力量，承担着大量的旅客和货物运输任务。然而，铁路的诞生，同时也孕育着一种新的灾难和新的急救学科，即铁路交通事故和铁路交通事故的救援医学。

铁路重大行车事故是指列车发生冲撞、出轨、颠覆、失火等造成人员伤亡，设施及机车、车辆损坏，正常行车中断，影响铁路运行，造成秩序混乱、旅客滞留、列车积压、枢纽堵塞，甚至影响全路运输，导致瘫痪。铁路路外伤亡事故是指火车与其他交通工具发生冲突，撞伤、轧伤行人，造成人员伤亡。

我国第一条铁路于 1876 年 7 月 3 日正式通车运营。通车仅一个月后，就发生了我国铁路史上第一起伤亡事故。新中国成立以前，由于铁路管理混乱及几十年的战争，铁路运输无安全保障。新中国成立后，党和政府非常重视铁路建设及铁路交通安全，建立了比较完整的运输、工程、工业、卫生、教育及后勤保障系统，铁路运输安全总的形势是好的，起到了国民经济发展的骨干作用。但是，一些较大及重大交通事故还时有发生，给人民的生命财产造成了重大损失，在社会上也产生了不良影响。

21 世纪以来，我国铁路事业发展迅速，尤其近年来，"高速铁路"的开通，动车组的快速便利备受欢迎，但在高速发展下，安全的相关措施未能跟上，事故也开始伴随。2011 年 7 月 23 日，北京至温州 D301 次列车追尾造成了大量人员伤亡。与此同时，医学救援的重任也受到关注。

一、铁路交通事故的特点

（一）铁路事故的特征

1. 突发性强　铁路运输以载重量大、运行快为主要特点，也决定了铁路事故瞬间发生的特性。科学技术的进步，使列车运行速度也迅速提高。

2. 人群密集，灾情严重　火车是目前世界上使用的最大的交通运输工具。根据有关资料统计分析，铁路事故中死伤在百人以上的已达数十起。其中美国、印度最多，英国、法国、俄罗斯也均有发生。

（二）伤情特征

火车作为现代化的快速交通工具，决定了铁路事故发生后的伤情特征，即伤情复杂、严重，死亡率高，救护困难。

1. 伤员特点

（1）性别：男女比例在北京铁路局和沈阳铁路局近几年发生的铁路事故中，抽样统计 10 次比例为 6.8∶3.2。但每次的比例悬殊。

（2）年龄：在 10 起事故的统计中，平均为 36.4 岁，最小的 3 岁，最大的 72 岁。王孟雄等的统计年龄为 3～90 岁。

（3）职业：在北京铁路局 1993—1995 年 1662 人的路外伤亡事故中，农民 912 人，占 78.4%；工人 85 人，占 7.30%；学生 47 人，占 4.04%；其他 10 人，占 16%。从统计分析，与人群的文化层次、法律观念及安全意识有明显关系。

2. 伤情复杂　铁路事故多数发生在列车高速运行中，当列车遇到意外时，司机采取制动措施，或由于碰撞使列车受阻骤然减速或停车，车内依惯性作用，身体依然前进，后迅速摇摆，与周围物体发生碰撞、挤压。车厢内的结构，如座椅、铺位、餐桌、锅炉等也在发生移动、摇摆，又发生了多元性的碰撞点和碰撞力，出现许多强烈的力点，这些力点与不稳定的身体相互作用，使碰撞力成倍地增长。在惯性撞击、挤压甚至烧灼等因素的作用下，造成人体的复合伤、多发伤。如头颈外伤、胸部伤、腹部伤、四肢骨折以及内脏破裂大出血等。我国发生的三起铁路事故的人员受伤情况统计资料见表 26-1。

表 26-1   三起铁路事故 409 名伤亡人员分析统计

	头　部	躯　干	骨　折	关节脱位	四肢伤	胸部伤	软组织伤	合　计
"12·16" 事故	100	55	31	4	7	29	7	233
"3·24" 事故	3		27	3	10	4	81	128
"10·20" 事故	4	19	12	3	4	2	4	48
合计	107	74	70	10	21	35	92	409
发生率（%）	26.19	18.06	17.11	2.01	5.13	8.56	22.49	

铁路发生火灾、坠河事故使伤情更加复杂，在碰撞伤的同时还会发生烧伤、中毒、溺水等。

3. 伤情重　铁路运输事业的发展，列车运行的速度、密度都在不断地提高，铁路设施与其相比又严重滞后，重大的铁路事故发生率也明显增加。

世界各国铁路行车事故的千万旅客千米伤亡人数不断上升。我国铁路事故发生率及伤亡率也有增加的趋势，伤情也较严重。由于列车的高速特点，在事故发生时，由于各种力的综合作用，与其他事故伤情相比，伤情明显严重。例如，列车的惯性可使站立者胸部撞击座椅特别是撞在椅角，造成胸部外伤，严重时会使内脏破裂。座位上的人员由于惯性使头部与列车结构撞击，或者由于惯力将站立或坐卧人员抛起。头部撞击车厢，或抛出数米后头部落地造成头颈部损伤、脑挫裂伤、高位截瘫等。

统计资料表明，铁路事故造成的伤情是相当严重的，特别是颅脑损伤、多发损伤和复合伤的发生率高。

颅脑损伤多的原因上文已分析提到，另外人体的整体结构是头轻脚轻、躯体大而重，形成一个上下两头尖的影响程度不一的状态。当列车急刹车或碰撞使列车骤停时，头部的减速落后于躯干的减速，使头部强烈移动，与前方物体发生强烈碰撞的机会明显高于躯干部分。物体的减速又形成一种反冲力，使互相撞击的力量更大，同时会使人体颈部的韧带、肌肉损伤，关节错位，颅内脑组织损伤及颈椎损伤。尔后躯干与车厢的结构相互撞击又造成了多发伤、复合伤。

4. 救护困难　列车在运行中发生事故是无法选择地点和环境的。有的是在站内相撞，有的是在区间脱轨，有的在大桥上栽入河中，有的在小山沟被泥石流埋没，还有的是在隧道内爆炸起火。事故千般万样，事态千变万化，给救护造成了想象不到的困难。

事故发生地点往往远离城镇，没有必要的医疗条件，通信联络中断，道路交通受阻，有的甚至没有公路交通条件，抢险人员和救护人员不能迅速赶到现场。气候和环境、地形都会影响抢险的进行。

火车相撞脱轨后，车体损毁严重，车厢变形，伤员受压，给抢救造成极大困难。因为车内本来空间就小，车厢变形后人员更难进出，有的地方连手都不能伸入，没有正常的通道，伤员的躯体四肢被金属部件紧紧地压着难以移动，痛苦万分，呻吟不止。医务人员没有合适的抢救器材，束手无策，或只能采取一些简单的抢救措施，如给水、给氧，但解决不了根本问题。即使调集了一些抢险器材，也难于施展。如气焊切割，有的牵引机车内燃机的油箱破裂，燃油洒出，切割机不能使用，否则引起大火；有时伤员被挤在夹缝内，工具不能施展，以免给伤员造成再损伤。

由于多种原因给抢险救难造成极大困难，所以铁路事故的抢险工作是一个多部门、多行业、多工种的综合性社会工作。指挥人员必须对事故详细了解，掌握情况，必要时要及时请求多方支援，如直升机、潜水员等。

（三）铁路事故的发生原因

铁路运输是一个复杂的综合性系统部门，集管理、科技、工业、工程、交通、通信、治安等于一体，与社会的方方面面联系在一起，当它的任何一个环节发生问题时，就会造成事故，甚至酿成车毁人亡的灾祸。事故发生原因主要有两大方面，一方面是人的因素，包括责任、人为破坏；二是客观因素，包括路况、设施及自然现象。

1. 违章违纪　违章违纪造成的事故在各类原因中占第一位。印度40％事故是由于铁路职工失职造成的。在美国违反信号和违章操作占事故发生率的30％。而俄罗斯的统计数字显示冒进信号竟占了事故的50％。

2. 道口抢行　道口事故在各国都不罕见，据1985年的统计资料，每百处道口事故率联邦德国为1.59，日本为2.8。道口冲突造成的死亡人数，美国472人，法国175人，日本215人。

我国有铁路道口3万余处，无人看守道口2万多处，每百处道口事故率11.6。道口事故的原因中，路外车辆故障占13％左右。

3. 破坏事故　有的人对社会不满，蓄意制造事端；还有一些人见利忘义，置法律和人民生命财产于不顾，盗挖枕木，拆毁车辆及通信联络，造成列车脱轨，形成重大事故。

4. 铁路设施损坏　铁路历史的延伸，铁路设施也随之老化，国民经济的发展，使铁路负担更加沉重，政府又没有足够的资金更新维修设备。

5. 列车故障　列车故障包括机械故障及车辆故障，1980年此类一般事故发生了3000多件，1990年发生了447件。

6. 自然灾害　风、雪、雨、雾、冰凌、泥石流、火山爆发给铁路运输造成的影响是不可忽视的。大雨、大雾、暴风雪影响司机的视线，使之不能观察前面的情况，也无法排除一些路外因素造成的障碍而使列车脱轨。

铁路是受泥石流危害最重的部门之一。我国铁路沿线约有泥石流沟1400条，威胁着3000多千米的铁路线。1949—1995年累计发生泥石流1300多起，造成铁路被毁，中断停车的重大事故300多起。仅20世纪80年代就超过了100起。

7. 火灾　火灾发生的直接原因主要有电气线路故障，餐车及锅炉管理不善，旅客违章携带易燃易爆品引起爆炸，油罐车起火等。各国铁路都有火灾事故发生。我国列车的火灾事故明显高于西方国家，1970—1990年间发生火灾事故近千起，直接经济损失超过了1亿元人民币。火灾的原因主要是易燃易爆品引起。

8. 毒气事故　毒气事故在铁路中较少见，一般是因为列车运载有化学物品发生事故后引起的。

二、伤情分类

铁路事故可按两个方面进行分类：一是非人员性的，即事故类型、等级、性质及程度；二是人员伤亡情况，即人员伤亡的程度、性质等。

（一）确定灾难性质和等级

1. 事故类型　主要是指事故发生的条件及方式，根据事故类型可粗略估计灾难情况。

（1）火车正面冲突：多发生在车站站内及车站的附近。

（2）路基损坏、脱轨：多发生在区间。

（3）火车与行人相撞：多发生于区间及道口。

（4）火车与其他车辆相撞：多发生于道口。

（5）火灾：多发生于区间。

（6）爆炸：多发生于区间。

（7）桥梁事故、坠河。

（8）隧道事故。

（9）自然灾害：风、雪、洪水、地震、泥石流和冰凌等。多发生于山区、沙漠、北方大河。

（10）中毒：食物中毒、化学品中毒、毒气事件等。

2. 灾难性质

（1）单纯性灾难：单一事故类型，主要是人员损伤，没有严重的列车车体及铁路破坏，铁路部门仍能正常运转。

（2）复杂性灾难：两个以上的事故类型，除人员伤亡外，铁路设施及列车损坏，铁路运行中断和有关组织机构的工作瘫痪，在社会上影响较大，处理也较困难。

（3）涉外事故：事故伤亡人员中有境外人员；事故一方为外籍国际列车，处理牵涉国际影响。

3. 灾难等级的确定　比较通用的方法是按伤亡人数的多少划分。

（1）轻度灾难：伤亡人数在 10～50 名。

（2）中度灾难：伤亡人数在 50～250 名。

（3）重度灾难：伤亡人数在 250 名以上。

这个划分方法和标准是人为的，相对的，仅供参考。在确定灾难程度时，要考虑到多方面因素，特别是要从医疗救护方面进行分析。不仅要考虑到伤员人数的多少，还要从事故发生地的地理环境、交通状况、医疗条件等方面分析，要考虑到医疗救护力量的强弱。如事故发生在城市附近，交通条件又好，有设备先进的医院，医务人员又有较强的业务素质，这样的医院接收十几名伤员甚至二十几名伤员不会十分困难。但是事故发生地是在偏远山区，交通不便，附近医疗机构设备简陋，没有足够的医务人员，业务素质也较差，接收十几名伤员甚至几名伤员都会困难，所以，在确立灾难等级时，要进行综合分析，以做到心中有数。

（二）伤情分类

对伤员伤情进行分类，是大批伤员急救中的首要和关键环节。对伤员进行分类，实际上是对伤员进行初步的处理，是预见性和计划性地对所有伤员进行分门别类的有组织的抢救，以便最大限度地发挥人力和物力的作用，对超越一般工作量的大批伤员进行妥善的处置和安排。

战争时期，为适合战争需要及伤员救护的需要，分级设立了救护所及战地医院，为了适合这一编制，制订了一套完整的、科学的伤情分类方法。和平时期的环境和条件不同，出现伤员的情况也不同，伤员的伤情也有所区别。所以，各类事故的伤情也有其特殊性，分类时依据条件也有所不同。但总的分类都具备以医学诊断为基础的基本方法。

一般伤情分类参阅战伤检伤章节。根据铁路事故多以创伤为主，我们按受伤程度分为 4 类。

1. 轻度伤员　皮肤裂伤、一般性外伤、腰肌扭伤、Ⅰ度烧伤、轻度脑震荡等，这类伤员可自行活动，可做一般性处理。如无特殊情况，在现场处理后可嘱其回家或送普通医院观察 24 小时。

2. 重度伤员　伤情不稳定，但无危及生命的体征，心、脑、肺、肾功能未受到明显损伤，在一定时间内不致引起突然变化或死亡，如单纯性骨折，Ⅱ度烧伤，一般挤压伤，口、眼、鼻、耳损伤，中度脑震荡。现场一般处理后原则上送医院继续治疗，个别伤情较重需要专科治疗者要转送到专科医院。

3. 危重伤员　伤情复杂，极不稳定，伤情已危及心、脑、肺、肾功能，如严重创伤、颅脑损伤出血、昏迷、多发骨折、内脏破裂大出血、创伤性休克、大面积Ⅱ度及Ⅲ度烧伤、毁灭性肢体损伤、张力性气胸、心脏损伤。这类伤员应尽最大努力在现场抢救。

4. 濒危伤员　广泛严重的颅脑损伤，多发性损伤伴有大出血，心脏严重挫伤，肺组织大面积挫伤，呼吸心搏停止已数分钟等。这类伤员原则上按救死扶伤精神处理，积极采取措施进行抢救。但人力、物力和时间等方面构成对前三类伤员的抢救工作障碍时，要采取果断措施，把主要力量集中，抢救有希望的伤员，否则因处理无希望救活的伤员而错过了对有希望的伤员的抢救机会，造成死亡，对一位有责任感的医务人员来说无疑也是一种犯罪。

三、救援措施

铁路事故发生突然，不可预料，致伤因素又多种多样，伤员集中，数量大，伤情复杂，给救援工作造成了极大的困难。根据我国国情，我国的铁路救援工作形成了具有我国特点的一套救援措施。

（一）铁路事故救援工作的组织

铁路事故发生后，乘务人员或路外人员应尽快上报铁路部门及医疗救护系统（如急救中心）。上报内容包括事故地点、原因、类型、性质、预计人员伤亡情况、铁路及列车损坏情况以及急需支援的力量、特殊情况及要求解决的问题。总之要给上级决策提供较详细的情况。

1. 总指挥部　由事故发生地的政府主要负责人及铁路部门领导组成。其任务是掌握灾难情况及救援进程，协调各专业部门的工作，了解事故地的医疗单位情况，包括最近距离的基层医疗单位，负责联系安置伤员，联系有关单位进行援助，如解放军、武警部队等。

2. 现场指挥部　由地方行政官员、铁路部门及卫生行政部门、公安消防部门组成。负责具体救难工作的实施，并及时向总指挥部汇报，指挥部下设专业组。

（二）非医疗性工程救险，由铁路部门和消防部门组成

非医疗性工程救险，主要是设法把被困在事故体内的伤员救出，消除由于事故引起的继发性损伤因素，抢修被损坏的铁路设施，消除影响铁路正常运行的障碍物。

铁路部门为了及时处理铁路发生的行车事故，要尽快起复机车车辆，排除铁路障碍，迅速恢复行车，排除事故体对人员的继续伤害。在各铁路局重点地区要设有事故救援列车。我国一级救援列车装备有 160 t 的内燃液力起重机及其他机械设备以及事故现场用的收扩两用机、乙炔发生器、信号灯具及其他抢救物品共 42 项。列车配备有 18～26 名有一定救援经验的青年职工。

在许多发达国家，非医疗性工程救险的大部分工作由消防队担负。由于现代文明的发展，根据消防队的特点已极大地扩充了消防队的传统业务。消防部门配有灵活的现代化交通运输设备及功能齐全的救险设施，如人工风洞、云梯、防毒设备。消防队员的特殊技能越来越引起社会各界的重视，各种灾难性事故的救险都有消防队的参与。在美国的西雅图，消防队具备有现代化的医疗抢险设备及先进的救护运输工具。在法国的慕尼黑，消防队有配备齐全的各种工程救险车辆和器材。如大电动钳子用以解体汽车机车车辆，从而把伤员救出。消防队员手臂的保护性装置和工具，可以顺利地击碎玻璃门窗，消防队还配备有重要的抢险工具，包括平稳保持伤员背部安定的铲形担架，将伤员从事故现场救出。

我国消防队的业务范围也在不断扩大，重大的抢险救险工作，都有消防人员的参与。我国的消防队伍的编制在武警序列，使我国消防队伍的装备及人员素质和指挥系统都有了可靠的保证。特殊灾难如坠河、火灾、泥石流，要请求有关单位的支援，如海军、航运、潜水员、爆破等参加救护，排除障碍，开通运输通道。

根据伤员情况及运输条件和医疗条件，尽快组织专列运送伤员。

公安交通部门及铁路公安部门负责维护现场治安秩序，保障交通通畅，必要时实行交通管制，并请求解放军或武警部队支援。铁路公安部门要负责调查事故的原因，了解事故的情况，包括人员伤亡、列车及铁路的损坏程度。

（三）医疗救援

事故发生地的地方卫生行政部门及急救中心具体组织实施，当地医疗单位参加救护并接收伤员。

医疗救护的任务最为艰巨，指挥人员要由当地最高卫生行政领导或当地医务界有威望的医务人员担任，要掌握灾难的救护原则，了解救灾方案和计划，具有救灾协作能力和经验。如遇到重大灾难，抢救复杂，持续时间长，现场要设救护组、抢救组、现场处置组、转送组、收容组和后勤组。

1. 救护组　在现场直接救护伤员，负责将伤员从事故现场解救出来。组成人员包括工程救险人员、医疗救护人员和伤员搬运人员及自动参加救护的人员。医疗救护人员要有抢救知识和处理能力，要确保伤员不再增加伤情，并迅速判断受伤情况分送到抢救组或处置组及收容组。对濒危伤员及呼吸心搏停止的伤员要边送边抢救，如进行口对口人工呼吸、胸外心脏按压等。负责现场清理，搜寻伤员，确保现场受伤人员全部无遗漏地得到急救后送。

2. 抢救组　根据事故地的条件及环境状况，以迅速、有效、方便抢救为原则，迅速组织抢救。抢

救组要由有抢救经验的医务人员组成，任务是抢救危急伤员。设施可根据情况配备，如简易的木板床或木板，简易可行的抢救器械（简易气囊呼吸机，脚踏吸痰器或电动吸引器械）。主要对危重伤员做初级处置，进行心肺复苏，建立有效肺通气，开通输液通道等。采取必要的抗休克措施，对伤口进行包扎、止血、骨折的临时固定，并做好记录，包括初步诊断、受伤程度、采取的措施及需注意的事项，病情稍稳定后交后送组继续处理。抢救无效死亡的送收容组。

3. 现场处置组　主要担负轻伤员的处理，简单伤员的消毒包扎，软组织损伤的处理，眼、耳、口、鼻污物的清理，简单骨折的临时固定，有条件时可进行小伤口的缝合包扎。

4. 后勤组　保证抢救所需的药品和器材，负责联络后送事宜，将伤员伤情及应后送的专业医院收集提供给指挥部。调动必要的运输工具，提出请求援助的建议，如医务人员、医疗设备，甚至空中运输等。

5. 转送组　转送工具在转送中十分重要，一般由救护车护送，必要时也可使用其他工具，如飞机、船只及专用列车。各医疗单位的运送车辆要集中统一指挥，根据救护车辆的装备及车上医护人员的业务状况，集中调度使用。司机要有熟练的技能，车上医护人员要有丰富的急救知识，在途中对危重伤员要继续抢救，并详细记录，补充完善现场抢救材料，将伤员护送到指定的医院，进行伤员移交及资料交代，办理必要的入院手续。对轻伤员，可集中护送到留观医院或专业医院进行必要的检查处置。

6. 收容组　负责接收死亡人员，辨认尸体，登记和保管财物，登记死亡人员的受伤情况、死亡原因，必要时设停尸处。

（四）特殊伤员的急救

1. 心肺复苏　对呼吸心搏停止的伤员，首先要建立一个有效的肺通气。清理口、鼻堵塞因素，解除通气障碍的外伤因素，最简单的方法是立即进行口对口人工呼吸，继而采取面罩或气管内插管进行机械性人工呼吸，并及时给氧。根据情况及时进行气管切开，气管切开可采取最简单的方法，以保证通气为目的。

有一种快速气管切开器，能在一分钟内进行快速有效的气管切开，建立有效的人工通气。

切开器包括内芯及外套管两部分。内芯有操作手柄，内芯外套管固定卡，内导管和微型刀。外套管有管身、管座、固定柄、固定孔、气囊注气管。使用时，外套管套在内芯上，由固定活卡锁上固定。此器械采用切、穿并用的方式，迅速穿透皮肤及气管软骨环，外套管与内芯同时进入气管内，打开外套管与内芯固定卡，取出内芯，使用外套管固定柄上的固定孔，用棉绳将外套管固定于颈部，气囊内注入空气。尔后可进行任何方式的人工通气。

此气管切开器简便易行，快速有效，安全可靠，可保证有效的人工通气。

在建立有效的气道的同时，还要恢复心血管功能。首先是进行胸外心脏按压，心内注射副肾素，如果液路开通以后最好经液路给药。

迅速开通输液通道，必要时 2～3 条或静脉切开，根据伤员情况给予适量液体和急救药物，维持生命体征及保证大脑的氧及能量需要。

呼吸心跳恢复平稳后，即由有救护设备的救护车送往医院继续抢救。

2. 抗休克　现场抗休克是在处理外伤的同时，只能做到争取时间进行初级处理。首先对伤情有一个全面的估计，根据灾害原因判断休克类型。

无论是哪一种休克，首先采取的是迅速开通液体通道，根据休克情况决定给胶体液或晶体液，高渗液或等渗液。铁路事故多为多发性外伤伤员，休克以失血性为最常见，因此补充血容量是恢复循环功能的主要措施。通过多条大的静脉通道快速输入大量液体（生理盐水，平衡盐溶液）是一项基本的措施。休克好转或采取基本措施后应迅速后送，边送边继续急救。

3. 四肢毁灭性损伤的处理　四肢毁灭性损伤指接近躯干的高位创伤性断肢和绞轧性撕脱性断肢，软组织损伤污染严重，并常伴有大面积皮肤剥脱和创面活动性出血，如不及时处理将会加重休克，伤情不易稳定。

四肢毁灭性损伤现场处理医师要有清醒的头脑，采取果断措施，以保存生命为目的，对肢体残端血管出血要采取有效的止血方法，对剥脱离体的皮肤要收集保存，以备翻转植皮。

4. 各分类创伤的救治　参阅有关章节。

四、铁路突发事件医学救援现状和对策

随着《中国铁路中长期铁路网规划》全面展开和第六次大面积提速的成功实施，我国铁路正朝着高速重载、密度更大、技术更加先进的方向跨越式发展，尤其 D 车组的开通，大大缩短了人民群众出行的时间。200 km 时速（55.6 m/s）的高速列车一旦发生交通事故，造成的危害远远大于其他列车，给铁路突发事件医学救援带来极大的威胁，提出了更高的要求。作为医务人员，虽然救治了大批严重的铁路突发事件的伤员，但是要挽回和减少社会以及家庭的损失，必须借助现代科技手段，提前预防和控制可能引发突发事件的因素，提高突发事件的处置效率，减少铁路突发事件的发生，控制突发事件的影响，最大限度减少突发事件带来的损失，尽早建立一个适合我国国情的铁路突发事件医学救援系统，从而对伤员进行及时而有效的早期救治，以达到提高治愈率，缩短住院时间，降低致残率和死亡率的目的，这必须通过社会、医院、医师这个整体共同努力才能实现，也是社会、心理、生物医学模式的基本要求。

（一）中国铁路突发事件医学救援现状

1. 中国铁路突发事件危害和面临的威胁　铁路突发事件是指国内突然发生的重大传染病疫情、群体性不明原因疾病，造成或者可能造成社会公共健康严重损害，并有可能借铁路传播的事件；铁路车站、列车上发生 3 人以上集体性或者有死亡的食物中毒事件；铁路单位内部发生的 3 人以上集体性职业中毒、食物中毒、传染病暴发流行事件。目前突发事件通常为重大铁路交通事故伤，患者有三个死亡高峰：第一死亡高峰，于伤后数分钟内，约占死亡人数的 50%。死亡原因主要为脑、脑干、高位脊髓的严重创伤或心脏、主动脉等撕裂导致死亡，往往来不及抢救。第二死亡高峰，出现在伤后 6～8 小时内，约占死亡人数的 30%。死亡原因主要为颅内血肿、血气胸、肝脾破裂等，如能在伤后短时间内，尤其是 1 小时内接受有效救治，大部分患者可免于死亡，这一时间称为抢救的黄金时间，又称为"黄金一小时"。第三死亡高峰，出现在伤后数天或数周，约占死亡人数的 20%，死亡原因为严重感染和器官功能衰竭。在发达国家，由于急救医疗体系较完善，伤员多能在 1 小时内（黄金时间）得到妥善处理，我国不少地方目前还难以做到，特别对一些特殊事故更难做到，这是我国铁路突发事件致残、致死率高的主要原因。

2. 存在的问题　我国医学救援作为国家应急救援体系的重要组成部分，在近年来得到了长足的发展。医疗系统内已提出并在实践一体化救治（院外—院内急诊—院内 ICU）的概念，但医疗系统与非医疗系统之间由于隶属及现有体制等问题，在重大复杂突发事件的救援方面还远没有达到一体化。具体表现在以下几个方面：①许多地方还没有成立专业化的救援队伍，许多参与救援的单位也缺乏相应的技术、人员和装备，而且多数参与救援的单位和个人是"被动"介入，介入前缺乏有效的工作预案，这样的救援体制必然导致救援时间延长、效率低下，因此，我国目前的铁路突发事件医学救援并非真正意义上的紧急救援，仅仅是紧急救援的雏形。②我国从事医学救援人员的构成仍不够合理，医学救援知识不够普及，救援医学专业人员的培养体系远未形成，其救援医学能力素质的培养主要依靠工作期间的再学习和自我积累，没有建立系统、科学的救援医学知识体系。③铁路员工、警察、消防从业人员也缺乏系统的基本救援医学培训，还不能很好地发挥其在事故灾害救援中现场急救职能。而且，我国的全民急救知识普及教育仍不够深入，大部分群众缺乏基本的现场急救知识，突发事故现场救援中因缺乏急救知识、处置方法不当导致的二次伤害比例很高。

（二）医学救援工作的对策

为推进我国铁路交通事故紧急救援的发展，减少铁路交通事故造成的人员伤亡和财产损失，应根据我国国情，在充分利用现有救助资源的基础上，参考发达国家的发展经验与历程，从以下几个方面进行

考虑。

1. 指导思想和发展目标　随着社会的不断进步，社会化进程越来越高，各种灾害、意外事故、恐怖事件频频发生，使得人们对急救医疗的需求日益增加，SARS 等突发公共卫生事件的发生使国家进一步认识到急救医疗网络的重要性。在发达国家，院外急救医疗的发展及专业上采用现代先进技术的运作实践已形成一套比较完善的模式。我国院外急救尚处于发展的初级阶段，现代先进科学技术在院外急救网络和救治行为上的信息化、智能化、自动化的应用尚未展开，相当程度上制约了院外急救医学的发展。随着交通业的发展，预计到 2025 年我国铁路总长将达 17.5 万 km，在相当一个时期内，铁路突发事故的发生数仍会维持在一个较高的水平。因此，必须尽早建立一个适合我国国情的铁路突发事件医学救援系统，从而对伤员进行及时而有效的早期救治，以达到提高治愈率，缩短住院时间，降低致残率和死亡率的目的。

2. 工作原则　根据 2003 年 SARS 防治工作中牵涉多部门、多专业、多岗位、多环节的相互支持和衔接才能达到全面控制的经验。依照《突发公共卫生事件应急条例》和《国家突发公共事件医疗卫生救援应急预案》，建立和完善国家铁路突发事件医学救援体系，实现组织上下结合，程序流程贯通，分工责任明确，执行简便可控。确保在最短的时间内取得各部门的通力合作，环环相扣，使各项应急措施落到实处。

3. 主要任务和措施　开展重大铁路突发意外事故调查。①基础调研：通过对近 10 年来国内重大铁路突发意外事故的调查，观察铁路事故所致伤害的类型及其特点、紧急救援程序。由医院组织相关人员在铁道部的协助下，分赴国内石家庄、郑州、武汉、兰州等铁路分局调查近年来火车创伤资料，分析火车创伤流行病学、创伤严重度、损伤类型的特点和预后。②典型调研：通过对 5 起重大铁路突发意外事故和动车组的调查，观察铁路事故所致伤害的类型及其医疗管理部门的紧急救援程序。③文献调研：针对国内外铁路突发意外事故的伤害类型及其特点进行调研。利用权威数据库查阅国内外相关文献，通过文献分析掌握铁路交通事故伤紧急救援国内外发展状况。因为任何事件的发生，发展到成熟都与文献量有密切关系。文献是科学研究活动的概括和总结，文献的量化过程就是科学研究的动态反映。当一篇文献单独出现时，还不能看到事件的形体，文献流一旦在总体上呈现出规律性变化时，沿着文献流去追踪，就能捕捉铁路交通伤害的演变过程。④相关人员访谈：针对患者的调查内容、针对医务人员的调查内容、针对相关铁路医院的调查。⑤专家论证：结合以上四个方面，组织有关专家进行论证，并对相关医院进行创伤救治能力分级评估和制订相关培训措施，同时对目前铁路车厢的设备提出相关改良建议，发生铁路事故时减轻意外伤害。铁路突发事件医学救援对策流程见图 26-3。建立专门的铁路事故医疗救助培训基地和医疗救助队伍的建设：①工作人员进行分级培训、考核、评估（具体建立培训等级）；②专业医疗人员的培训；③针对不同伤情进行医疗小分队的人员配置和管理；④模拟及其预演大型铁路交通事故伤的救援。制订突发事件医学救援应急预案、现场救援程序：①宣传普及救援知识；②发生紧急事故自救和互救；③院外救治（伤情评估及分类），针对不同情况采取不同的救援措施；成立铁路事故紧急救援医疗队，制订医疗队培训计划、队伍装备计划，制订现场检伤办法，制定现场伤亡人员的救治技术规范；④转送；⑤院内救治。

五、俄罗斯列车脱轨事件的医学救援和启示

由于自然或人为因素，特别是恐怖主义活动，列车事故发生有增多趋势。列车事故易致大量人员伤亡，其医学救援工作具有自身的特点。本文根据俄罗斯在"涅夫斯基"列车脱轨事故医学救援过程的一些做法，结合我国实际，对列车事故伤员现场急救、医学救援组织工作和伤员后送等问题做一探讨。

（一）俄罗斯"涅夫斯基"列车脱轨事件的基本情况

2009 年 11 月 27 日晚，一列从莫斯科开往圣彼得堡的 166 次"涅夫斯基"特快列车在行驶至博洛戈耶市附近时发生脱轨，造成了百余人伤亡。据俄罗斯官方消息，这一事件是由自制爆炸装置引起的，当局怀疑列车爆炸脱轨案凶手为一名退役军人鲍威尔·科索拉波夫。俄北高加索地区一个伊斯兰非法武

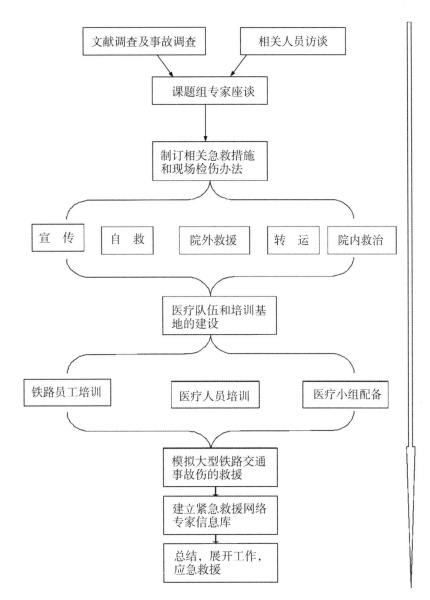

图 26-3　铁路突发事件医学救援对策流程图

装组织 12 月 2 日在某网站发表声明，称对该事件负责。这是近两年来该次列车再次发生脱轨事件。2007 年 8 月 13 日，一列火车在运行到诺夫哥罗德小维舍拉区时发生脱轨事故，造成至少 60 人受伤。俄总统梅德韦杰夫当天签署了预防针对铁路发动恐怖袭击的专项责任书。该责任书不仅涉及社会、经济问题，而且包括安全保障问题，并对侦破恐怖袭击案件的期限及采取相应措施做出了严格规定。

（二）俄罗斯"涅夫斯基"列车脱轨事件的医学救援情况

事故发生之后，俄罗斯总统梅德韦杰夫立即下达命令，要求首先尽一切努力救助伤员，同时尽力调查事故原因，并做好善后事宜。随即，由包括俄罗斯紧急情况部、内务部和卫生部在内的多部门组成的应急小组，赶赴事发地点展开救援工作。俄罗斯国有铁路公司最先向事发地点派出了专列以转运伤员，附近的医疗机构也立即赶赴事发地点开展救援工作，俄罗斯紧急情况部还派出了伊尔-76 大型运输机飞往事发地点以转运重伤员前往莫斯科救治。当地时间 28 日黎明时分，紧急情况部还派出了 3 架直升机增援事故现场。此外，还有 4 辆修复列车前往事发地点，以完成对损毁路基以及铁轨的修复工作。事故发生后，俄出动了大批法医及刑事犯罪学专家，并有超过 1000 名救援人员和数十台各型救援设备在现场展开工作。但是，由于事发地点处在偏远的森林洼地，交通和通信不是十分便利，各项工作的展开面临着一定的困难。大部分乘客被转运和安置到圣彼得堡或事发地点附近的医院，对伤员实施必要的救治。此外，由于还有失踪人员没有找到，现场搜救工作还将持续一段时间。

（三）讨论与借鉴

1. 加强平时准备，应对列车事故医学救援　由于自然或人为因素，特别是恐怖主义活动，列车事故发生往往突然。事故一旦发生，即可能造成大量人员伤亡，必须平时预有准备，才能有效保障医学救援工作的实施。首先，各级卫生行政主管部门应建立相应的医学救援预案，尤其是铁路沿线的卫生机构，必须预有准备。其次，必须加强人员技术储备。可将止血、包扎、骨折临时固定等现场急救技术制作成简单的挂图，置于每节车厢，供乘客观看学习；列车乘务员则必须进行培训，以掌握基本的现场急救技术。第三，列车必须配备必要的急救医疗箱，包括常用的三角巾、急救包、止血带、止痛药等，以利于伤员现场救治的开展。第四，构建列车事故伤员医疗救治体系。应指定铁路沿线的医疗机构组建列车伤员救援队，负责现场急救；指定1~2个三级医院负责列车伤员的专科治疗。

2. 统一指挥，多部门协作　铁路事故发生后，往往参与救援的部门多，人员构成复杂，必须实施统一的救援指挥。首先，要求建立统一的医学救援指挥机构。指挥人员通常应由当地最高卫生行政领导或医务界有威望的医务人员担任，能掌握灾难救护的原则，了解事故处理方案和计划，具有较强的协作能力和经验。其次，各部门必须加强协同。列车事故救援不仅涉及医务部门，还涉及铁道、交通、公安等部门，卫生人员必须与其他部门搞好协同，以利于伤员后送、救治工作的顺利开展。第三，要合理使用各种卫生力量。列车事故伤员多，要合理使用当地的医疗卫生力量，包括军队医院和地方医院。

3. 统一医疗文件，保障伤员救治及时合理　战时负伤人员要填写伤票和病历，而平时实施灾害医学救援往往忽略了医疗文件的使用。俄罗斯在实施灾害医学救援时，规定了必须填写类似于我军的伤票和病历，这既保证了灾害伤病员救治措施的连续继承，也为后续进行卫生统计和总结医学救援经验奠定了良好的基础。我国在进行灾害医学救援时，也应规定统一的医疗文书。首先，必须明确医疗文书的种类，可以借鉴军队战时的伤票和野战病历，但在具体内容和形式上应有所改进，突出灾害伤病员的特点。其次，必须明确医疗文件的使用管理措施。即要确定什么情况下必须填写医疗文件，这些文件如何与伤病员一起后送至后续治疗机构。第三，必须规定医疗文件的最终保存机构。伤病员医疗文件是进行灾后统计与医学救援经验总结最重要的素材。为此，必须将所有的医疗文件统一管理，可交由当地卫生行政部门管理。

4. 加强现场急救　统计资料表明，铁路事故造成的伤员其伤势较重，特别是颅脑损伤、多发伤和复合伤发生率高，必须加强现场伤员抢救，铁路事故发生地点往往远离城镇，缺少必要的医疗条件，必须加强自救互救。由于普通列车乘客缺乏必要的医学救援技术，可集中组织全列车乘员中懂得相关技术的人员进行伤员救护。事故发生地附近的卫生机构可组成列车伤员救援队，包括工程抢险人员、医疗救护人员、搬运人员及自愿参加救援人员，通过各种交通工具迅速赶到现场，进行现场急救。急救要注意及时性、准确性、后续支持性。主要措施包括：远离危险因素、止痛、心肺复苏、及时止血、烧伤和外伤的及时包扎、开放性气胸的封闭包扎、骨折伤员的临时固定等。其目标在于维持伤员生命，降低伤员伤情严重度，为后送创造好的条件。现场急救要力争与院内救治实现无缝连接。

5. 实施立体后送　列车事故伤员数量多，伤势重，在进行必要的现场急救后，必须迅速利用各种后送工具，如救护车、列车、直升机等，实施快速立体后送，以使其得到后续的优质的治疗。在有公路交通的情况下，可利用救护车后送。从俄罗斯列车脱轨事件的医学救援中我们可以看到，由于列车事故多发生在远离城镇的地方，交通和通信均不是十分便利，部分地方甚至可能没有公路，空运和铁路运输是较好的后送手段。列车运送，一是有可利用的铁路，不受交通条件限制；二是后送过程平稳，速度快；三是后送空间大，后送伤员多；四是保障条件好，有利于后送途中开展必要的医疗救护。在使用列车后送伤员时，如使用专用的卫生列车，其效果更佳。空运后送作为一种现代化的后送方式，其速度更快，可用于部分危重伤员的后送。直升机后送时，必须配备一名卫生人员，携带一个急救箱，负责途中伤员救护。通常情况下，在空运过程中不宜进行太多的医疗救护工作。在进行伤员后送时，各种运送工具要集中统一指挥，根据救护工具的装备及医护人员的业务状况，集中调度使用。

六、高铁"7·23"动车事故救治

2011 年 7 月 23 日 20 时 27 分，北京至福州 D301 次列车（250 km 时速动车）行驶至温州双屿路段时，与杭州开往福州 D3115 次列车追尾，D301 次列车 2 节车厢坠落桥下，另一节车厢垂直悬挂半空。事故发生后，浙江省温州市医疗卫生系统迅速反应，11 家医院收治了 192 名伤病员，其中死亡 14 人、危重伤病员 11 例、重症伤病员 20 例、一般伤病员 147 例。

在这次突发重大事故的伤病员紧急医疗救治过程中，院外急救转送与院内紧急抢救环环相扣，医疗救治与心理干预、早期康复及时跟进，浙江省医疗卫生系统，特别是温州市医疗卫生系统以高效有序的应急反应、训练有素的救治能力和敬业奉献的职业精神受到了多方好评。该次事故的医疗救治工作的有效开展主要取决于以下 3 个方面。

（一）有效的医疗救治应急体系和完善的应急联动机制

浙江省处于自然灾害多发区域。为有效应对各类突发事件，实施"挽救生命，减少伤残"，浙江省十分重视医疗应急救治体系的建设。

在总结突发事件应急救治经验的基础上，于 2007 年完善了《浙江省重特大突发事件医疗卫生应急处理预案》，建立了主要领导为组长的领导小组，梳理了应急处理的指挥程序、应急反应程序、报告程序和处理结果及原因调查报告程序等工作程序，并分工明确综合协调、医疗救治、宣传报道和后勤保障等相关职能。同时，建立了浙江省应急医疗平台，在应急反应机制、应急队伍组建、应急物资储备和应急信息收集研判等方面开展建设，并经常开展相关培训和演练。

在医疗救治方面，建立了 10 支省级医疗救治应急小分队，其他各市也都成立了医疗救治应急小分队，能迅速集结队伍并投入应急医疗处置中。"7·23"动车事故发生后，浙江省卫生系统立即启动了应急处理预案，在卫生厅主要领导任组长的"7·23"动车事故医疗救治领导小组的统一指挥下，各方力量迅速行动。纵观整个医疗救治工程，多方协同作战是"7·23"动车事故医疗救治工作的最大特色。

1. 医疗救治力量的有效动员和应急小分队的快速增援　事故发生后，温州市区的省、市、区各级医院和民营医院迅速动员医疗救治力量和物资设备，第一时间紧急收治伤员并及时进行伤情分类和转院分流。浙江省卫生厅启动应急预案，命令浙江省人民医院、浙江大学医学院附属第一医院和第二医院迅速派出由脑外、胸外、骨科、普外、ICU 等专业人员组成的三支医疗救治应急小分队，由原卫生厅厅长、分管副厅长和医政处处长分别带队赶赴温州，并按照各受治医院患者数量、伤情和医疗实力分别加入抢救行列。

了解到浙江省 ICU 学术年会正在温州召开，立即成立一支由 ICU 专家组成的应急小分队，在每一所收治医院都派入 2 名专家参与抢救。考虑到杭州与温州路程较远，为迅速增援，又派出台州、丽水两地 3 家三级甲等医院的 4 支市级医疗队迅速支援温州。同时，温州市应急医疗小分队也赶赴需支援的收治医院，特别是在距离事发地较近的两家综合急救实力相对较弱、伤员大量送入的专科医院，应急医疗小分队的迅速增援大大增强了各收治医院的救治实力，为抢救和转诊危重症伤病员赢得了时间。

2. 医疗救治用血的迅速储备　基于全省联网的血液管理信息系统，医疗救治领导小组及时掌握了全省血站的血液储备情况，并在伤员情况还不明朗的情况下，果断指示省献血管理中心启动全省采供血机构血液应急保障联动机制，要求省血液中心和台州、丽水中心血站先向温州调剂部分血液制品。同时，各地均做好调剂血液和连夜做好接受爱心献血的各项准备，一有需求，即刻启动相关工作。对温州市中心血站库存血液及供应状况进行了解，尽管当时温州市中心血站血液储备处于常态数量，尚能保证供应，但因伤情具体情况不明，且还有伤员在不断地被送往医院，紧急的血液调剂从周边等地迅速送到温州，确保了抢救用血的需求，也稳定了民心。与此同时，温州市民的爱心献血也迅速汇集，血站的采血工作连夜展开。

3. 心理危机干预和康复治疗的及时跟进　针对重大事故可能对伤病员及其家属造成严重的心理伤

害，浙江省应急处理预案中建立了一支心理危机干预专家组。动车事故发生次日，省级心理危机干预专家组即赶到了温州，针对本次事故的实际情况，对所有收治伤员医院的心理科医师进行专门培训，同时，分成 5 支心理危机干预小组，对所有伤病员及其家属开展心理危机干预工作。在此之后的 14 天内，对 127 人计 782 人次、救援官兵近 1000 人、医务人员近 200 人进行了包括心理访谈、专业评估和集体心理干预等，对重点伤员进行了重点的干预治疗。在医疗救治同时，早期的医疗康复就已展开，事故发生 72 小时后，省、市二级共同组成的康复治疗医疗小组，对所有伤病员进行康复评价，并对其中需要康复治疗的伤病员提出了会诊和康复指导意见。心理危机干预工作的介入有利于伤病员尽快摆脱心理困难，康复治疗工作的适时介入则有利于提高伤病员救治后的功能康复成功率。

（二）快速、有序和专业的院外第一时间急救

完善的院外急救体系是应对突发事件的重要组成部分。浙江省自 2002 年出台《浙江省院外急救医疗工作管理暂行办法》以来，各市均设置独立建制的急救中心或急救指挥中心，各县（市）都设置一所急救站或市急救分中心，建立了完善的院外急救网络体系。急救网络体系的不断完善得益于浙江省政府对院外急救医疗工作的高度重视，如各市建立了专项经费补助急救（指挥）中心，用于院外急救体系能力的提高；针对救护车不足和老化的问题，特拨了购置救护车的经费；2011 年浙江省政府出台《浙江省院外医疗急救救护车管理办法》，明确了院外医疗急救救护车的配置数量和日常管理。"7·23"动车事故中院外急救的快速反应不仅体现了这些年来浙江省院外急救医疗工作取得的成效，也是整个动车事故医疗救治工作的最大亮点之一。

1. 院外急救的快速反应　院外急救是医学救援的首要环节和重要基础，也是整个医疗卫生体系的重要组成部分。温州市急救中心于 7 月 23 日 20 时 31 分接到事故报告，于 20 时 34 分出动第一辆救护车，并于 20 时 50 分作为专业救助力量第一家到达现场。同时，温州市卫生局在指挥急救中心 25 辆救护车赶赴现场外，调动各医院 9 辆救护车和周边乐清市、瑞安市、永康县、苍南县 19 辆救护车参与抢救伤员。经过 19 小时的连续奋战，53 辆救护车成功转运急救伤病员 192 人。院外急救的反应迅速，为伤病员救治赢得了宝贵时间，减少了伤病员伤亡。有动车事故经历者曾在微博上留言表达看到救护车时的踏实感，可见，救护车的快速到达也为整个事故救治工作赢得了民心。

2. 院外急救的有效分流　温州市医疗队在事故现场第一时间按照先救命后治伤、先治重伤后治轻伤原则开展急救的同时，结合温州市内各家收治医院与事发地点相对距离约等的情况下，在救护车运送伤病员中即按照伤情和各收治医院的医疗特色、收治能力进行了有效分流，其中重症及危重症伤病员基本上都收治在 4 家三级综合医院，从而尽可能减少转诊可能带来的伤害，确保伤病员第一时间在院内得到更好的救治。

（三）医院内涵建设与应急医疗的协同管理

近年来，浙江省通过医院等级评审工作推动各级各类医院的内涵建设和规范、科学管理。突发事件医疗应急处理是医院等级评审的重要内容，省 2010 版综合医院评审标准从管理制度上和实践操作中要求医院在日常管理中就建立突发事件医疗救治应急预案，成立医疗救治领导小组和专家组，并明确了病房管理、药品及急救设备储备和调剂等相关制度。动车事故发生后，11 家收治医院即启动应急预案，立即开通绿色通道，迅速检查应急药品储备，紧急腾空病房，落实重症伤员床位，调剂急救设备，并临时调集了 1409 名医务人员到医院待命。

1. 模拟案例演练为院内急救有序开展奠定了良好的基础　此次动车事故伤病员在院内有条不紊地开展救治也是浙江省在医院等级评审中推行模拟案例检查的成果体现。浙江省第三轮医院等级评审注重医院内涵建设，在评审方法上首次引入了模拟案例的检查，这一检查方式涉及医院医疗服务的全过程管理、环节管理及后勤保障等各个方面，旨在评价医院临床、护理、医技、行政和后勤管理等部门的协同配合情况，考验医院的整体服务能力。目前，共有复合创伤、上消化道出血、群体性中毒等 11 个案例，为此，各医疗机构为提高应急救治能力，在日常工作中不断演练。如此次收治伤病员最多医院之一的温州市第二人民医院在评审期间，随机抽取模拟案例即为群体性亚硝酸盐中毒，当时的案例演练也为此次

事故有序开展医疗救治奠定了基础。

2. 急会诊制度和相对集中收治有利于伤员的救治　此次事故伤病员涉及多系统多脏器损伤，合并有多发骨折、严重颅脑损伤、肺挫伤、腹腔脏器损伤等，救治情况相对复杂，收治于某一专科容易忽视其他疾病的转归。为此，在紧急救治工作基本平稳的状况下，为进一步提高救治效率和效果，各收治医院将原分散在一个医院不同病房同类伤者或复合伤患者相对集中。各医院均成立救治专家组，对每一位危重症患者设有专门治疗组。同时，建立了包括辅助科室在内的多科室、多专业的联合会诊制度，协同多科室医务人员，综合分析伤病员病情变化，尽快制订和调整医疗救治方案，为伤病员提供最好的医疗救治服务。

3. 院内后勤服务保障为安抚伤病员及家属提供了桥梁　此次动车事故不同于一般交通事故，更不同于地震等自然灾害带来的伤害，伤病员及家属情绪波动较大。为此，各收治医院均成立了家属接待组，一方面认真为其介绍伤病员病情和治疗方案，帮助联系伤病员家属，安抚伤病员情绪，并向媒体公布联系电话和接待场所，方便家属联系沟通。另一方面充分发挥社会志愿者的作用，有序组织安排志愿者等参与伤病员陪护等工作，特别是对于那些无家属陪护的伤病员更是给予多方位关怀。

此外，本次应急医疗救治宣传工作及时到位。事故发生后，省原卫生厅开通了官方微博及时发布救治信息，卫生部门主动加强与新闻媒体的沟通联系，各收治医院明确专人负责新闻报道工作，到位而不越位，如通过对救治工作需要用血的宣传和引导，使 4500 多名市民自发到血站和各献血点献血，确保抢救用血；及时公布伤病员救治情况，实时更新伤病员救治信息，透明开展医疗救治工作，也为伤病员与家属建立起联系的桥梁。

（四）借鉴

在经济社会快速发展和深化医药卫生体制改革的大背景下，如何构建反应灵敏、功能健全、机制完善的应急医学救治体系应成为基本医疗卫生服务体系建设的重要内容。"7·23"动车事故医疗救治工作表明：院外急救体系在整个医疗服务体系中具有十分重要、独特、不可或缺的地位和作用，也是公共安全体系的重要组成部分；突发事件的医学应急救治工作是整个突发事件处置过程中的最为核心的内容，其能力和成效直接关系到人的生命这一最高利益；医学救治工作是医疗机构应该承担的社会责任，更是政府应该履行的社会责任，在一定程度上，医疗救治的成效体现了政府履行职责的程度。因此，院外急救体系的完善、医疗机构医疗救治能力的提高不仅是公立医院改革的方向，更是政府不可推卸的责任。为此，政府应高度重视应急医疗救治体系的建设，医疗卫生部门要致力于应急医疗救援和医疗救治能力的提升，平时要进行先进、现代水平的规范培训与实战演练，更好地发挥医疗卫生服务体系在保障人民群众的生命和健康，维护经济社会发展的重要作用。

七、防灾与减灾

铁路作为国民经济的大动脉，线路长，分布广，渗入到祖国的辽阔大地。铁路事故也已成为一种多发性的灾祸，并具有难以预测的特性。从事故的多种原因分析，铁路事故的发生有一定的规律性，掌握这一规律，多数事故还是可以避免的。铁路事故的救难工作是一项复杂的社会性工作，牵涉社会的方方面面，要充分利用现代化技术，进行跨地区、跨部门、跨学科的社会协作，才能对伤员进行最有效的急救，以使灾难缩小到最小程度。防灾和减灾已被社会各界广泛关注，防灾是为了减灾，救灾是为了将灾祸减少到最小程度，防灾与减灾已成为一项互为补充的社会性工作。

（一）灾难的预防

铁路运输就像一台昼夜不停的高速运转的机器，这台机器任何一个零部件发生故障都会造成一场灾祸。我国铁路部门从一开始就非常重视安全问题，并从实践和血的教训中得出一条重要的结论："运输必须安全，安全为了运输。"并确立了"安全第一，预防为主"的方针，规定 12 月 16 日为"铁路安全日"，以做到警钟常鸣，把铁路行车安全作为铁路运输的一个永恒的主题。

1. 加强政治思想教育，遵章守纪，提高安全意识　在铁路发生的重大事故中，安全意识淡漠，违章违纪造成的事故占了 40%～50%。因此，加强铁路职工的思想教育，提高安全意识，培养职工成为具有高度责任感，高标准，严要求，令行禁止，遵章守纪的优秀职工是预防铁路事故的重要环节。铁路部门要加强安全监督，经常按系统进行检查、整顿；集中精力查事故隐患，查违章违纪；开展安全竞赛，人人争当安全先进，遵章守纪模范的群众性活动，使全路职工必须牢固树立"安全第一"的思想，充分认识到交通运输安全是关系到人民生命财产安全的大事，严格执行规章制度，切实落实岗位责任制。

2. 加强业务培训，提高铁路职工的业务素质　随着铁路事业的发展，科技的进步，促使铁路设备不断更新换代，这就需要有一批高技能、高素质的现代化人才。为了适应科技的发展和需要，加强职工的培训，提高职工的素质就成为铁路部门的一项重要任务，也是防事故保安全的重要保证。开办职工学校、技工学校、司机养成所、各种短期专业培训班，组织各种技术表演、劳动竞赛，通过典型引路，提高广大职工主人翁的责任心、荣誉感和专业技能，实行作业标准化，促进铁路运输安全，预防事故发生。

3. 依靠科技进步，发展安全技术装备　为了保障行车安全，除了增强职工的责任心和提高业务水平外，还应给工作人员提供必要的条件，发展既能提高效率，又能有效地保证安全的先进设备。应用车辆诊断新技术，提高机车故障的检测和客车轴温报警监测系统，实现车辆轴温探测网络化，把燃轴和热切轴消灭在发生之前。发展现代信号系统，利用现代通信手段，提高通信能力和迅速反应能力。加强设备维修，更新提高设备质量，使材料、规格、工艺都实现现代化。

4. 宣传群防群治，扩大安全保障　铁路事故的发生，不仅是铁路内部的问题，也是社会的问题。在我国发生的道口事故中，路外车辆抢行肇事占了 80%。所以，广泛开展社会宣传工作，绘制安全宣传画，宣讲安全知识，放映科技电影，通过广播电视宣传铁路安全知识，提高全民的安全意识。人人做到遵章守法，礼让三先，避免事故。

（二）减灾措施

铁路事故的发生瞬间，只是灾难的开始，灾难在不同的情况下在不停地变化着。为了控制灾难，就需要有一支训练有素的综合队伍，对事故现场进行科学的、有条不紊的及时处理，使灾情减小到最低程度。

加强急救知识宣传，普及现场急救知识，提高群众的自救互救水平。我国传统的道德观念，助人为乐的牺牲精神和美德，使人们在发现有人受伤后，首先想到的是尽快把伤员送到医院，所以，在事故现场"快送医院"成了人们的共同语言。然而人们不会想到，这种热情使多少伤员丧失了抢救机会，因为人们忽视了必要的现场抢救。例如，伤口在不断地出血，没有采取止血措施，会造成失血过多；脊柱骨折被抱上了汽车，加重了错位，使没有受伤的脊髓又横断，使其终身残废；随便拔掉侵入机体的大块异物，会造成大出血和内脏功能衰竭而死亡；骨折未经固定就搬运会使伤情加重；用铁丝绑扎止血会造成肢体坏死等。心跳呼吸停止的患者更是如此。只有争分夺秒采取现场心肺复苏，才有抢救的希望。

1. 大力开展群众性的现场急救训练　铁路事故有时发生在高山峻岭之间，有时在无边无际的森林之中，有时在浩瀚的沙漠，远离城市，远离医院。这时，铁路员工和司乘人员是唯一可靠的救护力量。所以，这支队伍必须成为训练有素的急救队伍，才能最早、最快地控制事态的发展。为能达到此要求，必须加强这支队伍的培训，增强其急救意识，提高急救水平，掌握基本的现场急救技术，如心肺复苏术，创伤急救的四大技术；掌握院前急救技术；掌握气道阻塞、异物侵入人体、电击、溺水的现场处理原则和技术；提高铁路员工的抢救组织能力，稳定旅客及伤员的情绪，开展自救互救，消灭灾难的扩大因素，这样才能使灾难降低到最低水平。

2. 建立铁路急救网络　建立以分局为单位的抢救组织系统，由行政领导主抓，各站段安全员兼管，分局医院急诊科主任具体实施，形成分局指挥中心—医院—卫生所（室）三级急救网络体系。铁路局卫生管理机构，要及时调动管区内的其他医院急救组织和专业技术人员给予支援。

铁路医疗机构的急救组织与当地的医疗急救组织联网，共同组织抢救，尽可能缩小急救医疗半径。

1995 年 10 月 20 日，北京东南郊老君堂发生火车与汽车相撞的道口事故，铁路部门、地方急救组织以及部队，立即得到信息，各级领导及救护人员从四面八方迅速赶到，使 48 名伤员在很短时间内及时得到处理，并迅速分送到 8 所医院抢救，使灾情缩小到了最低程度。

加强边远山区车站的医疗建设。根据距离条件，选择一些小站，建立急救点，装备必要的抢救器械及药品，以备急救专用。

3. 加强专业组织的建设，提高院前抢救能力　以铁路医院为中心，重视急诊科（室）的建设，健全组织，配齐人员，提高乘务人员的业务素质，提高综合抢救的业务能力，适应紧急院前抢救的需要。

我国目前救援列车的设备装置是以工程救险为主，对伤员救治的人员及设施配备较差，必须更新观念。现代化的救援列车要配有技术高超的医务人员，装备现代化的检查仪器及手术设备，使一些需要紧急抢救或手术的伤员在现场或运送途中得到及时抢救或手术治疗。必须利用铁路的有利条件和优势，加强救援列车的建设，利用列车有效空间大、运行平稳等条件，建立列车手术室及抢救室，装备现代化的医疗设备，使一些需开颅减压、开胸心脏按压、气管切开及一些必要的挽救生命的抢救工作能及时进行，减少致残率和死亡率。

如何将伤员从被困环境中解救出来，是减少人员伤亡的重要环节，也是摆在救援人员面前最困难的重要课题。

救援列车工程救险设备现代化是抢救被困伤员，减轻伤员受伤程度的重要组成部分。随着科学技术的发展，救险设备要不断更新，利用高效灭火装置及材料，使灭火和降温同时进行，减少烧伤伤员及程度，利用自动化机械手拆除障碍，将被困伤员从火中救出。

使用高效率机械设备，如机械手、高效电动切割机、汽割机，拆除解体变形车辆及挤压物，起复颠覆的车辆，尽快将伤员从事故体中解救出来。

解除障碍和抢救伤员同时进行。对被压伤员，在进行解除压迫的同时医务人员要进行必要的止血、给氧、人工呼吸、止痛等处理，并做好及时运送和抢救的准备。

利用现代化的通信设备和手段，提高急救队伍的快速反应能力，建立现代化的通信网络是保证现场抢救指挥联络的需要。

第四节　地下铁道事故医学救援

地下铁道（以下简称地铁）是在地下修筑隧道，铺设路轨，以电动机车组成快速列车运送大量乘客的线路。地铁运输不占街道面积，不干扰地面交通，因此，又称"街外运输"。地铁具有速度高、运量大、舒适、安全、运输成本低等优点。世界上第一条地铁于 1936 年在伦敦建成通车，自此，地铁在世界各地蓬勃发展。

1969 年 10 月 1 日，我国第一条地铁——北京地铁开始试运营。到 1994 年底，北京地铁的通车里程已达 41.6 km，有 30 座运营车站，1994 年运送乘客 5.34 亿人次，承担了北京公共交通运量的 18%。到 1995 年，我国上海、天津等城市相继建成了地铁，并开始试运营，地铁作为越来越受人民欢迎的交通工具，正在各地蓬勃兴起，发展很快。

任何事物都有它的两面性，地铁给人们带来了方便，但也经常带来灾难事故。北京地铁自 1969 年试运营开始，到 1995 年底的 26 年间，共发生各类事故 258 起，其中重大伤亡事故 6 起，共造成 12 人死亡，500 多人受伤。伤亡事故给人们敲响了警钟。如何减少事故造成的人员伤亡，已成为社会各界十分关注的问题之一。

一、地铁事故的特点

地铁的构筑形式是半封闭状态的坑道性质，又是铁道即快速的交通工具，这样使地铁交通事故具有自己的特点。

（一）地铁的半封闭性质对事故的影响

地铁与地面交通设施在形式上有本质的区别。它既不同于隧道，又不同于坑道。在建筑设计上，虽然充分考虑了空间、人员流量及通风问题，但一旦发生事故，特别是火灾与毒气事故，就由于其半封闭的特性而决定了事故的严重程度。

通风不良，抢救困难，使灾情加深。地铁是连续的通道，可达数千米乃至数十千米。一旦发生毒气事故，可通过通道蔓延扩散。如不及时采取措施，可影响数千米或数个车站。

空间狭小，出入通道相对窄小，人员不易疏散，致伤因子伤害人体时间长，致死量大。如失火，在造成烧伤的同时，不能很快消散的烟气，浓度越来越高，也越来越严重地继续伤害不能很快疏散的人群，造成人员的熏伤及中毒。

（二）人员密集、受伤群体性强

地铁运输具有地面铁路的特性，即速度快、运量大、人员集中。以北京地铁为例，最大日客流量达199万人次。在这样人群集中的地方，一旦事故发生受灾群体相当大。

（三）伤情复杂

地铁和铁路都是现代化的快速交通工具，但地铁列车是在一条狭小的隧道内行驶，或在坑道式的车站内停车上下旅客，一切活动都处于一个半封闭状态的空间内。所以地铁交通事故与铁路交通事故相比，除共同的特点外（如撞车、脱轨、爆炸等造成人员伤亡），还具有特殊的致伤因素及特点。

1. 火灾　地铁的火灾多由电路起火造成，也有一些路外及其他因素。我国地铁的火灾事故也是地铁内最常见、最严重的事故。北京地铁建成到现在已发生火灾数十起，重大事故四起，造成严重的人员伤亡。在受伤的人员中，直接烧伤的伤员较少，而被烟雾熏伤的伤员占了很大比例。这主要是地铁的环境及结构性质等客观因素造成的。客观条件的限制，使火灾发生后烟气不能迅速扩散，而滞留于地铁隧道及车站内，且浓度随着燃烧物的燃烧而不断升高。法国的统计表明，在一般的火灾中，有50%的伤亡人员是由于烟气中毒造成的。而在地铁火灾事故中，烟气熏伤的伤员占了伤员总数的90%。

烟气是各种物质燃烧时产生的，包括二氧化碳、一氧化碳、氢氰酸衍生物以及氧化氮、氨氰等有毒气体。其中氢氰酸衍生物是毒性最大的气体。实验分析，在15.6 L的空间内燃烧1 g橡胶会产生12×10^{-6} mg/m^{3}氢氰酸衍生物，燃烧1 g羊毛会产生120×10^{-6} mg/m^{3}的氢氰酸衍生物。其他如丝绸、纸板、塑料都会在燃烧时产生氢氰酸衍生物。

火灾烟气有肺部毒性及全身毒性。对肺部的毒性作用主要有两种：①热作用对气管及肺泡的灼伤。②伤后引起的肺水肿及烟气尘埃造成的阻塞，影响气体交换。

全身毒性主要有两个方面：①缺氧。氧和血红蛋白下降，继而发生心、脑等组织缺氧，代谢障碍。②烟气有毒物质的毒性作用。实验证明，二氧化碳浓度超过70 mg/m^{3}时人体就会产生反应。烟气中各种物质对人体的作用见表26-2。

表26-2　　　　　　　　　　　　　　　烟气中化学物质的浓度对人体影响

化学物质	浓度/(mg·m^{-3})	对人体影响
二氧化碳	70	能耐受几小时
	140	只能坚持0.5小时
	220~290	立即发生危险
	1460	很快死亡
一氧化碳	58.5	轻度头痛
	292.5	严重头痛
	1170	昏迷
	11700	5分钟内死亡

续表

化学物质	浓度/(mg·m^{-3})	对人体影响
氢氰酸	5～20	头痛头晕
	120～150	1 小时内死亡
	200	10 分钟后死亡
	300	立即死亡
(丙氰烯化腈物为例)	46.6	出现刺激症状
	35～220	20 分钟出现头痛、胸闷、兴奋、恐惧感、皮肤发痒
	300～500	5～10 分钟出现呼吸道黏膜灼痛、流泪
	1000	1～2 小时可致死

2. 毒气事故　毒气事故使人们联想到化学战剂。化学战剂是指用于战争目的，具有强烈毒性，能大规模毒害敌人的有生力量，牵制敌方军事行动而施放的各种化学物质，一般有 6 类 14 种。①神经性毒剂：沙林、塔崩、梭曼、VX；②皮肤糜烂性毒剂：芥子气、路易氏剂；③失能性毒剂：BZ；④全身中毒性毒剂：氢氰酸、氯化氢；⑤窒息性毒剂：光气、双光气；⑥刺激性毒剂：苯氯乙酮、亚当氏剂、CS。

1993 年 1 月 13 日到 1993 年年底，世界上已有 154 个国家参加了《禁止化学武器公约》，这是人类历史上第一个全面禁止、彻底销毁大规模杀伤性武器的国际军控条约。然而，要使全世界所有国家都签约和履约还有一段漫长的路程。《禁止化学武器公约》只禁止发展、生产、贮存和使用化学武器，对毒剂的研究活动未加禁止。另外还有民用有关毒物、毒素等毒剂的研究。和平时期，发生大规模战争的可能性很小。但是，有的毒剂生产工艺并不复杂，例如沙林，是一种重要的致死性神经化学毒剂。只要有制造沙林的化学材料，应用现代化工业技术和设备，完全能够就地合成生产沙林毒剂，从而构成了较大威胁。目前，世界上许多恐怖组织以及黑社会组织制造骇人听闻的恐怖事件。日本奥姆真理教是一个反政府组织，为了达到搞乱社会的目的，组织秘密生产沙林毒剂，并制造了震惊世界的东京地铁毒气事件。

毒气以蒸气态或雾态染毒空气，通过呼吸道吸入中毒，杀伤作用一般持续几分钟到几十分钟。地铁是一个半封闭的建筑体，人员流动大，人群密集，空气流通又相对较慢。所以，在地铁内发生毒气事件后，因客观条件的限制，毒气疏散困难、消失慢，致伤因子对人体伤害集中，因此可造成大面积的人员伤亡。

毒气以神经毒剂危害最大。中毒机制是胆碱酯酶（Che）被胆碱酯酶抑制药（antiche）所抑制，使乙酰胆碱（Ach）积聚，导致一系列神经中毒症状。蓄积的 Ach 引起维持生命重要器官的功能紊乱，使中毒者呼吸和循环衰竭，发生惊厥可加重衰竭，加速死亡。

（四）停电对地铁构成的影响

地铁是电动机车，地铁的辅助设施如照明、通信，都是以电为基本条件。没有电，地铁内则会变成漆黑的死洞。可造成运行中断，人员滞留，使地铁内很快形成一个缺氧的环境，二氧化碳浓度上升，造成人员不适或发病。在正常情况下，人体吸入的气二氧化碳含量约 0.04%，当吸入气二氧化碳浓度达 1% 时，呼吸加快；吸入气二氧化碳浓度达 4% 时，肺通气量将增加到休息时的 8～10 倍，并出现头昏、头痛等症状；吸入气二氧化碳浓度达 20% 时，即引起惊厥。如果一个气管炎或冠心病患者遇到这样的环境，则有生命危险。由此可见，停电对在地面行走、乘车或工作的人员带来的只是不便，而对地铁内的人员无疑是一场灾难。灾难的程度取决于时间的长短和采取的措施，所以必须充分认识到这一点，要把停电当作一场灾难性事故来处理。

（五）救护困难

如地铁发生事故特别是区间事故，由于空间有限，通道及出入口狭小，救护工作非常困难。①如发生火灾事故，必须断电，洞内一片漆黑，势必给寻找伤员、搬运伤员等急救工作造成困难。②地铁内人员不能自动顺利地离开现场。③大型灭火器具不能发挥作用。④救护人员及抢险人员不能迅速到达现场。⑤灾害的副产物不能迅速扩散或排除。⑥机械动力差。由于这些原因，使伤员不能及时得到急救，致伤因素不能迅速解除，伤情加重。

二、地铁事故的发生原因

（一）违章违纪

地铁运输是集科技、管理、工业、工程于一体的现代科学部门，有一套严密的切实可行的规章制度，以保证地铁的正常运转。这些制度需要有知识、有事业心的高素质人才执行。否则，无论哪一环节发生问题都会造成严重事故。所以，地铁的职工必须严格遵守规章制度，严格执行操作规程，一丝不苟地认真工作，才能避免事故的发生。

但是，由于一些地铁职员经验不足，责任心不强，缺乏科学知识，责任事故时有发生。1982 年 10 月 25 日，北京地铁北京站发出的 22 次客车与 25 次客车在距南礼士路站约 200 m 处相撞。两列客车载有 2000 多名乘客，造成 14 人受伤、两节车厢严重损坏的重大责任事故。

（二）列车及设施故障

地铁客流量的增加，车辆及设施的老化失修，列车及设施零部件质量低劣，都会影响列车的正常运转。

（三）地铁路外伤亡事故

地铁路外伤亡事故，除社会治安因素外，绝大部分是精神患者和精神不正常的人造成的。另外还有行人违反规定靠近轨道不慎跌入，以及各种原因的自杀。此类事故往往发生在列车到达的一瞬间。

1979 年 2 月 3 日晚，北京地铁 170 次列车驶入南礼士路站时，山西省昔阳县农产品公司临时工宋某，从站台上跳下自杀，右脚被轧掉，左脚受重伤，这是北京地铁运营以来发生的第一起路外伤亡事故。

（四）破坏性伤亡事故

地铁客流量的增加，给维护治安秩序造成了困难，人为伤亡事故经常发生。据有关部门统计，北京地铁的治安事件不断发生，每年达数千起。1993 年，查处各类治安问题 10546 件，收缴管制刀具 7052 件，收缴易燃易爆品 2300 多千克，烟花爆竹 596065 头。这些问题的发现及妥善处理，避免了事故的发生，但是，人为破坏事故还时有发生。

1982 年 10 月 9 日，崇文区紫竹林小学 200 余名学生在地铁前门站台候车，列车快进站时，包头市民间歌舞团演奏员郭某突然将小学生陆某推下站台，前门派出所民警周某迅速前去救护陆某时，又被郭某推下站台。在这千钧一发之际，卧倒在地的周某将陆某托上站台，自己却被列车撞成重伤，腰椎骨折。

1995 年 3 月 20 日，日本东京地铁发生的毒气事故，是一场骇人听闻的反政府组织制造的恶性事件。

（五）停电

地铁供电是保证地铁列车正常运转的关键。所以，从电力供应的设计上已充分考虑了这一点，即双路供电，一般情况下不会造成大面积停电，但也有偶然性。1996 年 1 月 19 日下午 5 时 18 分，由于首钢民建公司实习吊车司机违反操作规定，驾驶吊车撞断了高压输电干线，使北京西部地区全部断电，地铁也无例外，使一线地铁 21 组列车停运。其中有 3 组列车停在两站之间的隧道里。数万人被堵在地铁内，数千人被卡在区间列车上。通风发生障碍，地铁内缺氧，使许多人感到胸闷、发憋。地铁职工和公安干警手持应急灯，积极组织疏导乘客。经过两个多小时的努力，全线未发生一起人身事故。

三、铁道事故的救援

地铁独具的特征，使救援工作也有其现场特性，即空间小、出入口狭窄，非地铁交通工具到达现场困难，消防及救护设备很难发挥作用。救援主要有以下两个方面。

（一）非医疗性工程救险

负责清除机械性障碍，解除事故对人体的困扰，灭火，维护治安及交通秩序等，请参阅地铁事故有关章节。

（二）医疗救护

负责对伤员的现场抢救，进行必要的现场处置，并分类护送伤员到有关专科医院急救，请参阅有关章节。本节主要对地铁内发生火灾及神经性毒气事故的有关特殊处理进行详细论述。

1. 地铁火灾的救护　地铁内发生火灾后，产生的有毒烟气不能迅速扩散，对人体形成一种较恒定的致伤因子，使人吸入烟气及对眼、口、鼻黏膜造成熏伤，甚至造成中毒。

火灾烟气熏伤的伤员一般脸上、鼻孔、口腔内有烟垢，严重者黏膜水肿、声音嘶哑，并可能有精神障碍、烦躁不安、昏迷、血压下降、心率快等症状。血液检查：①一氧化碳中毒时，血中一氧化碳浓度超过 5 mg/100 ml，碳氧血红蛋白量超过 20%。②氢氰酸中毒时血液的氰浓度超过 30 μmol/L。乳酸浓度超过 2 mmol/L。近来研究发现，血中乳酸浓度升高是氰化物中毒的显著指标。如果血液乳酸浓度超过 10 mmol/L，则可确定有氰化物中毒。

火灾发生后要立即用灭火器灭火，控制火情。现场急救最及时的是地铁职工立即组织旅客进行自救互救。每个职工要有救护和防护意识，掌握简单的急救技术和方法。首先是用湿手帕、衣物堵住口鼻，迅速离开现场。消防队员要尽快灭火。但灭火只是完成了地铁火灾抢险的一部分，大量的工作是如何排出烟气。可用风洞将烟气吹向通风口，也可用水幕或喷洒水雾降尘。对特殊燃烧物造成的烟气要采取特殊有效的措施。

伤员要尽快输送到通风良好处，较轻的伤员进行清洗后送医院进一步检查处理。对有烧伤的伤员按烧伤原则进行处理。

被烟气严重熏伤的伤员，在现场及院前抢救首先要保证呼吸道通畅及吸入氧气，必要时气管内插管或面罩吸氧，喉头水肿者要及时进行气管切开。

对呼吸心搏骤停的伤员要及时采取有效快速的心肺复苏，维持呼吸功能，保持血液动力学的稳定，给予补液、强心剂等。

可疑氰化物中毒的伤员，要立即给予 5 g 羟钴胺或亚甲蓝静脉注射。采取血样，以备测定一氧化碳、氰化物或乳酸的血液浓度。

伤员到达医院后，进行必要的生化检查，确定诊断后按中毒原因进行急救处理。用支气管镜进行气管检查和气管冲洗，严重者高压氧治疗。

2. 地铁毒气事故的处理　当发现有毒气体后，最重要的是迅速阻止毒气对人体的伤害。多数毒剂都有特殊气味：沙林有水果香味；芥子气有大蒜味；氢氰酸有苦杏仁味；光气有烂干草味。当闻到这些特殊气味时，不要再有意去闻，以免中毒，同时应立即采取防治措施。

（1）现场急救：

1）阻止毒气进入人体，用湿毛巾或衣物堵住口、鼻，有条件时最好用5%～10%碳酸氢钠溶液将毛巾或衣物浸湿，紧急情况下可用尿液浸渍毛巾、衣物，这样吸气时毒气经过液性滤过后毒物明显减少。

2）迅速离开现场，由戴有防护装备（如防毒面具）的人员引导尽快离开染毒区。

3）采取紧急措施，阻止继续中毒。立即给解毒剂，当发现神经性毒剂中毒症状时，即给肌内注射急救针 1 支，对严重者注射 2～3 支。后送途中可视病情重复注射 1～2 支，每次间隔 1～2 小时，使中毒者出现阿托品化。无急救针时，应酌情注射硫酸阿托品。

4）清除表面污物。对口腔、鼻腔、眼、暴露的皮肤进行消毒，用4％碳酸氢钠溶液漱口，冲洗鼻腔，对皮肤、眼睛可用生理盐水冲洗，或用1％～2％碳酸氢钠溶液冲洗，洗后用1％阿托品溶液滴眼1～2滴。

5）中毒者出现呼吸抑制或停止时，要立即进行仰压人工呼吸法。在染毒区内，用带有滤毒罐呼吸器进行人工呼吸。离开染毒区后或在未污染的大气中，无呼吸器时，经对中毒者的面部消毒后用口对口或口对鼻进行人工呼吸。在染毒区如无带滤毒罐呼吸器时，在戴有防毒面具的条件下，用压胸举臂法或压背举臂法进行人工呼吸。如患者状况及条件允许，可施行气管内插管或气管切开术。如同时伴有心脏停搏时，要立即进行胸外心脏按压，并按常规进行心肺复苏术。

（2）抗毒治疗：神经性毒剂经不同途径吸收后，全身性中毒程度分为轻、中、重三度。

根据中毒情况，给予抗胆碱药和胆碱酯酶活化剂，或采用两类药物组成的急救复方。

我国对神经性毒剂作用机制的研究取得了重大进展的同时，在大量筛选的基础上，分析药物的构效关系，定向设计、改造、合成了一系列作用有特色、能进中枢、药效高、毒副作用小、稳定性好的新结构类型的可塑性胆碱酯酶抑制药、重活化剂和抗胆碱药。在一定程度上替代了广为沿用的毒扁豆碱、新斯的明、氯磷定、双复磷、阿托品等传统抗毒药物，与国外公开的同类产品相比，具有抗毒效价高、作用时间长、毒副作用小、制剂稳定等优点，其整体水平处于国际领先地位。由于重视了标本兼治，纠正过分强调阿托品化的偏见，收到了良好的效果。

抗毒药物的具体应用参见有关章节。

四、铁道事故的救援对策

地铁作为现代化交通工具，速度快、运量大，而且逐渐发展成为四通八达的交通网。因此，地铁事故很难避免，并具有灾难性及不可预测性。一旦发生事故，救援工作非常困难，涉及社会的方方面面。必须充分利用现代技术、装备，进行跨部门跨学科的协作，才能对伤员进行有效的急救，使灾难减小到最低程度。

（一）增强急救意识，普及现场急救知识

利用各种宣传形式，大力宣传急救知识，使群众掌握自救互救的基本技术。增强急救意识，掌握先救后送的急救工作基本原则。

对地铁职工进行有计划、有组织、有目的的急救知识培训，提高急救知识水平和组织急救能力。各站的安全员、站务员、电工、公安干警、消防员、抢险员组成灾难事故救援队，分期分批进行急救知识训练，普及现场急救四项技术（止血、包扎、固定、搬运），不定期地举行急救演习，掌握心肺复苏和自救互救技术的基本操作规程。一旦发生事故，救援队要立即在现场进行初步抢救，为专业人员现场抢救争取宝贵时间，积极创造条件。

（二）加快急救器材的装备

地铁医院及门诊部要有基本的急救设备，配备急救箱、呼吸机、检查箱、解救毒气中毒的药品，达到能在现场进行心肺复苏等急救工作的要求；救援队要配备三角巾、急救包、止血带、小夹板、颈托及活动担架，为做好急救工作奠定基础。

（三）制订应急救援方案，建立急救网络

地铁系统卫生部门，要根据地铁的特定环境和事故突发性、群体性及不可预测性等特点，针对几种常见地铁事故制订相应的救援方案，并建立急救网络，才能有效地达到救援目的。地铁急救网络即地铁急救站—急救中心—各专科医院及大医院之间实现急救联网，开辟通信专线。地铁卫生部门，要定期召集会议加强联络通报情况。

（四）改进建筑材料及设施

车站内的设施要应用防火材料，供电电缆、座椅、门窗及车辆设施，要采用阻燃材料和无毒性气体产生的（如避免使用橡胶塑料制品等）材料。

车站、车内、隧道内安装应急照明设施，以备停电时便于乘客疏散。

安装防火报警及自动灭火装置，一旦发生火灾能迅速自动灭火，控制灾情。

研究安装消烟设施，如大功率烟雾过滤器，经过抽风、通过活性炭等滤过装备，使烟尘及有毒物质消失，减少致伤因素。

（五）非医疗性工程抢救的组织

地铁事故发生后，有大量的工作需要工程救险组织完成。工程救险组织应装备救援车辆，能迅速起复脱轨及颠覆的车辆，备有防毒面具及应急药品。

抢救人员、救援车辆、照明、供电、灭火、运送伤员等工作，应定岗定位，责任到人，定期检查以备急用。

第五节　海难事故医学救援

海难救援泛指对海上失事船舶、飞机实施救援及对遇险人员进行寻找、捞救和医疗后送工作的总称。目前，全世界注册船舶总数已达数十万艘，总载重量为 6 亿多吨，每年新建船舶约 2000 万吨位。各国远洋商船队由于各种自然因素和人为因素造成的海难事故非常严重。每年发生溺水伤亡约 14 万人。全世界船只、货物和财产损失已达到 2000 多亿美元。由此可见，海难给人们带来的生命财产损失相当惨重。为此，许多沿海国家十分重视海难事故的救援工作。

一、海难事故特点

1. 不可预见性　从海难事故的原因分析和性质来看，除战争和自然因素以外，最主要的是人为因素，一旦发生往往带有突然性，后果多为破坏性和毁灭性的。海难事故由于"突然发生"，人们毫无思想和心理准备，情况不可预料，暴发过程瞬息万变，人员生命十万火急。这就要求平时须建立健全海上救援组织系统，沿海港口、码头、海军基地、空军基地应编设海上救援组织，配备海上飞机、救护直升机，按指令参与海上救援，广泛担负我国和国外商船、飞机及海上作业人员的救援任务。要求规定其职责，加强组织指挥，明确援救区域范围、工作程序等事项。配备必要的先进装备，始终处于高度的应急状态，遇有情况随时赶赴现场，保证海难救援工作开展。

2. 时间、地点不确定性　海难事故的发生没有明确的地点和时间，也无规律可循，这就需要设有完善的通信联络系统，昼夜不停地监听全球的遇难求救信号，以便确定遇险船只的船名、失事时间、地点和险情。1982 年美国、加拿大、法国和苏联，把两套海上卫星救生系统投入使用。1984 年健全了全球卫星救生系统，增强了全球范围、全天候的海上救援的能力。按照国际海事协调组织（IMO）的要求，国际上已制定了海上援救公约，我国也设立了地区海上救助协调中心，负责所辖海区各国遇难船舶和遇难人员的海上救援。该中心加强了通信和卫星跟踪，一旦收到呼救信号，中心即向国际救援组织和海军、空军发出求救信号，及时就近派遣救护飞机和船舶实施救援。

3. 伤亡突然性、大量性、严重性　船舶发生破损或沉没事故，往往来之突然，在短时间内出现大量伤员和落水人员，遇难船舶对人员的伤害因素不能立即去除，如果不能获得及时营救，其生存将会受到严重威胁。导致伤亡的主要原因：高爆炸力炸药爆炸致使舱内人员遭受穿透性损伤；燃烧环境中导致烧伤；严重有毒气体导致中毒、缺氧和窒息；弃船落水人员遭受爆炸冲击波伤、溺水或体温过低伤亡，以及海面上的燃油和水中海洋生物等威胁；即使是登上救生筏的人员仍将面临严重缺水、缺粮、晕船、炎热酷暑和心理障碍等问题。这些严重的伤亡和威胁直接影响落水人员的求生，给海上救援也带来很大的困难。这就需要建立一支业务素质高、精干的救援队伍，起得动，跟得上，救得下，具备快速反应能力，并配置高度机动、迅速开展、功能齐全、保障能力强的医疗装备，便于保障实施有效的救援，使落水人员尽快脱险，越快越好，从而赢得抢救时间。

二、海上捞救

从遇难船舶或将落水人员转移、捞救到救援船舶和飞机上，应根据当时海上的环境条件，遇难船舶的受损情况，救援船、飞机的操纵性能和现场可用的打捞救生设备而定。遇难船舶遭受严重、复杂破损时，往往伴有大量伤员。对此，海上捞救是海难救援工作的重要环节。为减少伤亡，海难救援应重视海难现场的捞救和初步紧急救治，尤其要注重伤员救治的数量和速度。

（一）落水人员的搜索和打捞

组织海上捞救是实施海上救护的第一步骤，目的在于及时营救平、战时在海上的落水人员，以便尽快地展开各种医疗急救，提高海上急救成功率。海上捞救由找、捞、救三个相互关联的过程组成。

1. 搜寻落水人员　海上捞救任务的首要环节就是在海上尽快找到落水人员。在较平静的海面，能见度良好的情况下，利用目力和望远镜观察，可发现 2 海里左右的救生筏，1 海里以内的落水人员。但这样的气候条件是比较少的。实际救援常因气候复杂、大风浪，或在夜间因没有求救信号而延长搜索时间，扩大了不必要的搜索区，浪费了人力、物力，甚至有时在二三百米的范围内，落水人员大声喊叫、鸣枪，也未能被发现救援。因此，必须制定搜索方案。方案的主要内容包括：根据风向水流判断落水者可能去向；组织船员用目力和观察器材实施严密的观察瞭望；注意海面漂浮物和求救信号；飞机搜索、空投漂浮物引导舰船接近落水者。

2. 打捞落水人员　完成这项任务，取决于两个因素。一是良好的组织指挥和灵活机动的舰船操纵配合。二是简便有效的捞救方法。因此，当发现落水人员时，先从下水方向接近落水者，到达一定距离时，利用捞救器材将落水者救上岸船。船舷高的舰船应放下小艇、舢板或救生筏、橡皮艇等，甚至人员直接下水捞救。捞救器材可以是专用的，也可以是代用品。

（1）捞救钩：用 5 m 左右长的竹竿，远端连接一铁钩，捞救人员乘坐汽艇或橡皮艇，携带捞救钩，直接钩住落水者胸、腹部，向舰舷牵拉，救入艇内。

（2）捞救套：用长 5 m 的合金铝管，中间穿过 8 m 长的缆绳，在远端和帆布带联结成套状。帆布带中间有一按钮，扣在竹竿上使活套口径加大。使用时套住落水者躯干部分，然后抽拉绳子，按钮自动打开，使活套收紧，再拉到近舷处，将落水者提上船。它的优点是取材方便，制作简单，容易掌握，捞救时安全迅速，救人捞物都可使用。

（3）捞救网：钢筋做成的网圈，略呈椭圆形，网圈长径 60 cm，宽径 50 cm，网深 70～80 cm，尾端是长 3 m 以上的竹竿。网圈两端是两条白棕绳，由 3 人操作，当 1 人将落水者救到网内时，两根绳索同时用力，将落水人员拉上船来。这种方法捞救，落水者较舒适。

（4）救生篮球：将普通篮球装入网袋内，口扎紧，再系上一条 40 m 左右的强度较好的细绳即成。在无救生器材时，这是抢救落水者的一个简便而有效的方法，投到落水者身上也不会有危险。

（5）带缆救生圈：将救生圈系一条缆绳，其用法同救生篮球。

（6）联球法：用篮球 8 个，尼龙网袋 8 个，1 cm 粗 60 m 长的尼龙绳一条。将篮球分别装入尼龙袋内，然后逐个保持 5 m 左右的距离，连接在尼龙绳上，制成串珠状的捞救缆球。捞救人员乘小艇接近落水伤员后，围绕落水人群呈弧形运动，同时将缆球按前后顺序逐个放入水中。此时缆球对落水人员形成半个包围圈，待落水人员抓住篮球时，营救人员一边收缆绳，一边将被救伤员逐个救入艇内。

（二）对落水人员的处置

被捞救上船的落水人员，常需要救治及特殊护理。

1. 救命急救处置　急救原则是采用简单的、必要的、最低限度的措施及使用药剂输入方法迅速对多数伤员处理。对要确保呼吸道畅通的上颚、面部受伤者采取俯卧姿势，其他患者采取仰卧姿势。怀疑胸部贯通伤和气胸伤员在舰船上无 X 线设备时可采取在第 4 肋间，腋窝中线插管的方法。需输血的伤员可先输液，待送到医疗条件好的舰船上再输血。

2. 外伤应急处置　怀疑骨折时，若没有托马斯夹可用其他物品代替。一般处理原则是：①止血；

②清创，去异物；③适当切除创缘；④引流；⑤覆盖纱布；⑥延迟性缝合。除此以外还应注意：①除去异物和坏死组织；②创口未达安全状态不能封闭；③面部和头皮要立即封闭；④胸腔、腹腔、关节腔的开放伤可用合适材料将其与外界隔开；⑤修复血管以确保气管、重要脏器和四肢的功能；⑥采取延迟性一次缝合，伤口清洗若没有蒸馏水可用清水或凉开水。切除边缘组织时一次性缝合的伤口要多切掉一些，开放性伤口要少切掉一些。大的创伤或会引起功能性障碍的创伤，在应急处理后要速后送治疗。

3. 烧伤紧急处理　吸入烟雾的伤员初期可服用 2 g 氢化可的松，治疗烧伤的人员可先口服电解质溶液如碳酸氢钠，必要时可输液。面部原则上采用开放性治疗，其他部位要根据体液损失的程度和有无感染采用不同的治疗方法。烧伤除使用聚氨基甲酸乙酯泡沫外，使用灭菌冻干的猪真皮效果也很好。

4. 机体过冷的处理　水中冷环境对海上落水人员构成了较大的威胁。人在水中体温散失很快，随着在低温中停留时间的延长，体温不断降低。当降至 30 ℃以下时，可能出现意识丧失，降至 26 ℃以下可导致死亡。

落水者自低温水中捞救上船后，应立即安置在温度不低于 22 ℃～25 ℃的舱内，并迅速采取"水浴快速复温"措施：将患者衣服脱去，浸在 35 ℃～45 ℃的水中。必须用温度计测定水温，并不断添加热水，以维持温度的恒定。如无条件浸泡快速复温，可在室温较高的舱室，以躯干为主，裸体冲洗加温。还可以在较高室温下，患者全身裹以毛巾，每隔几分钟向全身倾倒 40 ℃左右的热水进行热敷。

在复温问题上应该注意，落水者自低温水中捞救上船后，有的虽然神志清楚，但体温可能继续下降，应迅速测定体温，如有下降，立即采取复温措施，救治要快、方法要准确。在进行快速复温中，应连续测定肛温，以利及时掌握体温恢复情况，并采取相应措施。禁止用电炉烤及用热水袋直接接触皮肤等错误的方法加温。采取快速复温后，患者多在 10～30 分钟内体温接近或恢复正常，待体温恢复 10 分钟且意识清醒后，即可停止浸泡，擦干体表，盖以被褥，卧床休息，再少量多次给予热饮料（温度在 40 ℃～50 ℃），宜高糖、高维生素，特别是维生素 C 要丰富。浸泡时间长者应慢慢地复温保温。因为只要心肺没有复温，即使体表复温了也不能指望体温上升和血液氧化。有时还需要施行复苏术，在心房颤动时可用普鲁卡因酰胺，同时进行复苏处理。

5. 肢体僵硬、痉挛的处理　由于低温作用于体表并向深部扩展，可使肢体和关节部位发生僵硬、颤抖，并有肌肉（尤其是腓肠肌）强烈痉挛等症状，但病员神志一般清楚。此时宜进行局部升温处理，即在温度较高的舱室，用 40 ℃～50 ℃的水对关节及肢体行温热敷，并盖以烘热的被褥和给予少量热饮料（40 ℃～50 ℃）。病情好转后可给予针灸、局部按摩和少量白酒，以促使痉挛缓解。取穴：上肢取合谷、内关透外关、间使透支沟、曲池等；下肢取太冲、三阴交透绝骨、承山、足三里、阴陵泉透阳陵泉、殷门、环跳等。注意观察体温，10～15 分钟测一次。如发现温度不断下降，应迅速采取复温和对症处理。

6. 脱水者的处理　病员落水后因缺少饮水而发生脱水和电解质平衡紊乱、血液浓缩，有唇干、口渴、不安等脱水症状。可给以温茶水和静脉输入等渗葡萄糖注射液等治疗。

7. 伤口和疾病的处理　对长时间浸泡在海水中的伤口，出水后应先用消毒干敷料包扎，并在全身情况好转后，尽早进行清创术。落水后，由于寒冷及其他不利因素的影响，容易加重和诱发疾病，故出水后应详细询问和检查，给予必要处理。

8. 浸渍足的处理　两下肢长时间浸泡在低温水中或穿着湿鞋袜，可使小腿和脚的局部受冻温度降低、小腿麻木、活动障碍，甚至丧失知觉、发生肿胀等，严重者从趾端开始出现组织坏死。对于这种浸渍足的处理，可在全身情况好转后，将脚和小腿均匀地加压包扎以防止随后发生的水肿，同时要卧床休息，注意保暖，升高舱室气温。切忌用电炉烤或热水袋直接热敷皮肤。

落水人员的捞救处置，关键是及早发现，抓紧救捞，早期救治，快速后送，提高海上立体捞救能力，尤其要重视医院船上配置直升救护机和机坪，为伤员救护创造最佳条件，赢得早期救治时间。

三、海难事故医学救援原则

实施海难事故落水人员的救援，应根据海域、水文、气象和船舶遇难的情况，灵活应用下列原则进行救捞，以提高救援工作的效率。

1. 弄清船舶遇难性质、船号、方位，遇险人员数量，海区自然条件，救生器材的完备程度等。

2. 一边迅速投入救援力量，调配快速运送工具，搜索投放救生器材；一边布置岸基待收床位，调剂药品器材，实施捞救、治疗、后送一体化全程保障，并协助做好海难救援的善后处理。

3. 先发现先救，后发现后救。因为在浩瀚的海洋上不易发现落水人员，所以一旦发现应立即救援，不要失掉机会。特别对少数或个别漂流浮散人员，更应及时援救。

4. 先救单人，后救集体。因个别漂流的落水人员多系伤病较重，或受风浪的影响单独漂流，精神紧张，恐惧孤独，体力不支，且不易被发现，而集体漂浮人员，能互相帮助，有支持力，目标较大，容易被发现。因此，在两者被同时发现时，应先救单人，后救集体。

5. 先救无救生器材者，后救有救生器材者。因前者身体支持力小，精神身体疲竭，危险性大。后者有救生器材可控制恐惧发展，救生有望，被发现捞救可能性大。

6. 先近后远，主次兼顾。所谓的"近"就是与捞救人员距离短，易接近，节省捞救时间，以便救出更多的落水者。

7. 先救伤病员，后救健康者，最后打捞死亡者。对落水的健康人员，可令其向援救船浮游，沿舷梯上救生船，船上的人员要给予必要的协助。

8. 先抢救治疗，再快速后送。对落水的危重伤员有条件要就地紧急救护治疗，在转送途中也应坚持边送边治的原则，使伤病员始终保证良好的救治，减低伤亡率。

9. 先稳定伤情，后确定性治疗。对伤员首先进行分类检查，按照轻重缓急等实施确定性治疗。

在一般的情况下，即便水中遇难船和救生艇上均有遇难者，也应首先营救水中的人员，给最需要者以优先救援，这是一个不可动摇的抢救原则。

四、海难事故善后处理

对海难实施救援后，与医学有关的海难善后处理显得同样重要。主要包括以下内容。

1. 抓紧对伤病员的医疗前接后送　离大陆不到 100 km 的海上伤员，一般均可在 6 小时内送到大陆，符合创伤外科的时限（表 26 - 3），即使发生在岛屿南北部甚至其他海区，也可用直升机或卫生运输机，在短时间内送至大陆，我国沿海水文条件较好，属亚热带湿润季风气候，无真正的冬季，年平均气温在 20 ℃～25 ℃，水深不足 100 m，沿岸海潮流速一般为 1～3 节，海浪不大，除热带风暴袭击情况外，均适宜小型舰船航行和伤病员换乘，伤病员随飞机或舰船返航时，除组织救治外，要及时向救援指挥中心报告，安排接转治疗。

表 26 - 3　　　　　　　　　　　　可延迟治疗伤病名及至最后治疗时间

部　位	伤病名	至最后治疗允许时间/h
头部	非贯通性创伤	12
	头颅骨骨折	12
	贯通性创伤	3
面部	颌面部损伤	12
颈部	咽喉部损伤	6
	食管穿孔	3～6

续表

部 位	伤病名	至最后治疗允许时间/h
	咽喉裂伤（伴有皮下气肿）	4～6
	呼吸道黏膜烫伤	6
胸部	伴有损伤的胸部挫伤	要观察
	心包血肿	6～12
	食管穿孔	3～6
	横膈膜破裂	3～6
腹部	贯通性外伤（生命体征稳定）	3～5
	腹部冲击伤（伴有腹腔内脏器损伤）	3～5
	深部挫伤（裂伤）	3～6
四肢	非开放性骨折	24
	开放性骨折	3～6
	伴有血管损伤的创伤	3～6
	体表 20%～50% 的烧伤	1～2（输液）
	体表 10%～15% 二度烧伤	2～6（烧伤治疗）
	体表 10%～50% 三度烧伤	12 至切除 120

2. 进行必要的卫生整顿及防疫处理 对遇难的船舶实施救援后，要及时对个人和生活舱室进行卫生整顿。对遇难者遗体进行卫生处理后视情况火化或海葬。对遇难船舶疑似发生传染病的要实施就地检疫。指令冲滩（入坞，码头）的一周内完成动植物检疫处理，外员进出境要按照国家边境口岸有关规定办理手续。

3. 进行法医学调查和鉴定 协助有关部门查清遇难伤亡人员的伤情和死亡原因，并一一作出鉴定，为尸体辨认和人身保险赔偿等提供依据。

4. 积极安排遇难人员的体格检查，实行分级救治 指定医院接收遇难者的治疗和疗养，并做好医疗文件记载，按照世界卫生组织要求使用病历档案。

5. 妥善处理遇难死亡者的遗体 在海难的善后处理中，一个非常重要的问题是要处置好死亡者的遗体。因为它涉及法律（如死亡鉴定，人身保险赔偿等）和各国宗教风俗问题。可按照世界劳工组织（ILO），世界海事组织（IMO）联合出版的《国际船舶医学指南》一书上的原则执行。具体规定如下：如不涉及法律问题，家属未提出特殊要求，无需长时间保存遗体，船上可以对遗体进行海葬。海葬前，将遗体置于临时准备的平板上，将死者放下摆平直，洗脸，梳好头发，通过头顶部和颊部用绑带固定好下颚。缝制一个足够宽大的帆布袋，先将尸体捆好，在膝下两腿上系上钢块或钢条，再将遗体装入帆布袋，在袋上开 3～4 个口子，以保证海葬时尸体袋能够迅速下沉。海葬不能选择在近海岸海域。海葬过程要保持严肃与庄重，可先将安放遗体的平板搁在船尾一侧或其他合适的支架上。固定好平板，在遗体上覆盖船旗，然后抬高舷内平板的一端，让遗体在船旗下滑入海中。如果家属要求到深海海葬，船长应该指定海域的经纬度。海葬完毕，如家属需要船旗或其他物品作纪念，应予以满足。

6. 详细统计救援消耗药品器材及医疗费用，并及时撰写救援总结，上报有关部门。

五、中国医院船与海上医学救援

医院船是海上收容治疗伤病员的专用勤务船舶。目前发达国家均装备有医院船。中国人民解放军海军成立 60 周年青岛多国海军活动期间，我国第一艘医院船"岱山岛号"正式向中外宾客开放展示，同时由海军总医院医务人员上船承担医疗保障任务，标志着我国海上医疗救援能力又上了新台阶。

（一）国际上医院船建设现状

1. 美国"仁慈"号与"舒适"号医院船　这两艘医院船均系大型油轮改装，排水量约 7 万吨，1987 年服役。两船医疗装备基本一致：有设施先进的手术室 12 间，病床 1000 张，包括重症监护病床 80 张，术后恢复病床 20 张。另配备 CT 扫描仪、X 射线机、检验室、血库、药房、口腔外科室等，"舒适"号医院船还配备了磁共振仪、血管造影设备等。其他设施包括制氧装置、海水淡化装置等。船上有直升机起降甲板，足够数量的救生筏与救生艇以保证弃船时人员撤离。满编配船 1214 人，其中医护人员 956 名，可根据需要分别展开 250、500 或 1000 张床。医院船可收治任何伤病员，包括核生化伤、传染病等，可行除心脏手术与器官移植外的任何手术。医院船在海湾战争、"911"事件的伤员救治及国际灾难救援中均发挥了重要作用。

2. 俄罗斯医院船　"叶尼塞"号医院船于 1981 年 2 月开始服役。设有病床 200 张，有 3 个手术室，1 个复苏室，11 个诊疗科室。配有直升机及起降甲板接转伤员。

（二）我国"岱山岛号"医院船简况

该船是国际上第一艘专门按医院布局、诊疗流程设计制造的医院船。排水量 1.4 万余吨。为提供良好的医疗工作环境，该船引用了减振、降噪、减摇等技术，可谓现代化的海上流动医院，其医疗救治能力相当于陆上一所综合性三级甲等医院。

1. 医院船规模与设备　船上展开病床 300 张，设置检伤分类区、抢救区、手术区、重症监护区（ICU），烧伤、重伤、普通病房，有口腔科、眼科、耳鼻喉科诊室，信息系统完备，可通过卫星实现与陆上医院远程会诊，医护工作站可传输各种指令、诊疗信息。辅助检查设备包括：CT 机、数字化 X 射线机、心电图机、B 超仪等。检验室可进行血、尿、便、体液等常规、生化检验，免疫学检验，各种标本的细菌培养、鉴定。血库有储血、配血条件，可满足批量伤员用血需求。消毒供应室可进行各种器械、物品清洗、消毒、灭菌。船上配有制氧、中心供氧系统，负压及压缩空气系统。

2. 医院船救治能力　救治过程从伤员上船送到检伤分类区开始，根据伤情轻重缓急，迅速分流至手术区或各类病区展开诊疗。抢救区紧邻分类区，配备急救药品及监护仪、呼吸机、心肺复苏仪等设备，保证重危伤患者得到及时救治。复温装置可对落水后低体温者复温。手术区含 8 个手术室，可行除心脏以外任何手术。ICU 设 20 张监护病床，配备多功能监护仪及呼吸机，可对重伤员实施救治及术后恢复观察。手术室、ICU、重症烧伤病房均配有空气过滤系统，达到不同程度的洁净度。

（三）医院船实施医学救援的方式

医院船平时可实施海上应急情况处置，承担驻岛部队医疗保障，重大灾害时的海上或灾区医学救援，提供海上卫勤训练或教学平台；战时承担海上伤病员救治任务。

医院船实施医学救援包括海上救援与靠岸救援两种情况。海上救援时，伤病员可通过三种方式换乘上船，即直升机空运换乘、两舷吊机和吊篮换乘、两船靠帮靠舷换乘。靠岸救援时相当于将医院展开到灾区，可直接接收岸边或岛上伤病员。总之，流动的医院能将医疗资源尽可能送到灾区或最需要的地区，必将极大提高救援能力和救治生存率。

（四）医院船发展趋势和展望

回顾历史，历次重大海战和人道主义救援行动中，各国医院船在海上卫勤保障中均发挥了极其重要的作用。目前医院船的发展主要在于医疗设备的不断更新；科学配备船上医务人员。为使船上有限的医疗技术人员能完成各种任务，医护人员既要具备精深的专科救治、护理技术，又要"一专多能"，掌握包括高级生命支持、创伤急救以及基础的核生化、公共卫生疾病控制、心理卫生等知识。避免批量发生某种伤病时，相应人员、技术缺乏，影响救治。同时船上医护人员应训练有素并相对稳定。为尽可能扩大救治范围，提高救治成功率，还应大力提升直升机转运技术与能力，包括增加船载直升机数量、换乘平台等，立体换乘更能提高救治效率和救治水平。为应对可能发生的核、生、化等特殊袭击或传染病疫情，船上应加强相应的洗消、隔离技术和设备。考虑国际化人道主义救援活动的增多，医院船应增添妇科诊疗设施及婴幼儿救治设备，有需求时配备相关技术人员即可。

展望未来，装备精良的大型医院船，以其独特的可移动，又不乏稳定性的特点，必将在平、战等任何状况的海上医学救援中发挥不可替代的作用。

第六节　空难事故医学救援

民航飞行事故在灾害的分类上归属于人为灾害。它具备灾害必备的两大基本特性：突发性和群发性。所谓突发性是指灾害突然发生，很难预测其发生的时间、地点及范围。尽管有些灾害在发生之前可以有先兆征象，但有些灾害在发生前可以完全无先兆征象，或在先兆征象出现后随即发生灾害性事件，后两种情况更使人猝不及防，给应急救援工作带来很大困难。如发生在香港的一次飞行事故，飞机整个着陆进程中并无异常征象，问题仅仅发生在最后一瞬间，飞机滑出跑道尽头，机头坠入海中。而1992年7月3日南京一架飞机在起飞阶段中，飞机滑行正常，加速到达跑道尽头飞机未能拉起离开地面而冲出跑道。这两次飞行事故几乎都是瞬间发生，从某种意义上讲，飞行事故的突发性更强，更难意料，更增加了应急救援的难度。所谓群发性是指群伤群亡，这是灾害的另一特点。但并非只要是群伤群亡都属于灾害范畴。到底是多少人同时伤亡才算是灾害，目前还无统一的规定，有人指出受灾人数在50人以上才称为灾害。另有人按受灾人数多少将灾害分为小灾、中灾和大灾。小灾为25～100人，中灾为100～1000人，大灾为1000人以上。按伤亡人数划分灾害与非灾害只是灾害学分类当中的一种，这种分类对指导急救方面是很有实际价值的。因为非灾害范围的事故可用日常医学急救常规原则处理，而灾害范围的急救必须采用灾害的急救原则和方法。大型喷气式宽体客机的出现，是空难中大量人员伤亡的前提，因此，用灾害医学急救原则和方法处理的空难，主要针对民用航空商业运输的飞行事故，而不是通用航空飞行事故以及军用航空飞行事故。

一、民航飞行事故特点

民航飞行事故酿成的灾害除具有灾害的共性特征外，还具有其特殊性。这些特殊性涉及灾害的范围，灾害发生的地点，灾害所致的伤情种类，以及灾害导致人员伤亡的严重程度等。掌握这些特征使我们能够制定应急救援预案。在人力、物力安排方面有很大的参考性。

1. 灾害范围　民航飞行事故导致的灾害基本在中小灾害范围内。

民航飞行事故的受灾最大人数与民航各型客机机载总人数密切相关。目前中国民航大型客机波音747-SP最大机载总人数为309人，最小型客机安-24最大机载总人数为55人。因此，民航飞行事故的最大范围，即两架最大型客机相撞（为单机人数的2倍）也只在中、小灾害范围。

中国民航目前航线运行飞机最大机载人数见表26-4。

表 26-4 　　　　　　　　　　　中国民航目前航线运行飞机最大机载人数

机　　型	最大乘客量/人	机组/人	乘务员/人	最大机载人数/人
波音747—SP	291	0	13	309
波音757	200	4	8	212
波音737	128	3	4	135
波音707—B	149	5	6	160

续表

机　　型	最大乘客量/人	机组/人	乘务员/人	最大机载人数/人
麦道	147	3	5	155
伊尔 62	168	5	6	179
三叉戟	106	5	3	114
安 24	48	5	2	55

从另一角度看，国际民航组织把飞机分为 5 类。目前航线飞行的客机主要是 3、4、5 类客机。统计资料表明：这三类飞机发生在机场的飞行事故中，占 90% 的情况下，受伤最多人数不超过飞机载客量的 23%；占事故 95% 的情况下，受伤最多人数不超过飞机载客量的 45%。

表 26-5 适用于反映出占事故 90% 情况下，各种类型飞机可能受伤的最大人数（机场及机场附近）。

表 26-5　　　　　　　　　　　　　　　**占事故 90% 情况下，可能受伤的最大人数**

机　　型	最大载客量/人	共计受伤人数/人	Ⅰ类伤/人	Ⅱ类伤/人	Ⅲ类伤/人
5	500	50	10	15	25
	450	45	9	13	23
	400	40	8	12	20
4	350	53	11	15	27
	300	45	9	13	23
	250	38	7	12	18
	200	30	6	9	15
	150	23	5	6	12
	100	15	3	4	8
3	75	34	6	11	17
	50	22	4	7	11

表 26-6 适用于反映出占事故 95% 情况下，各种类型飞机可能受伤的最大人数（机场及机场附近）。

表 26-6　　　　　　　　　　　　　　　**占事故 95% 情况下，可能受伤的最大人数**

机　　型	最大载客量/人	共计受伤人数/人	Ⅰ类伤/人	Ⅱ类伤/人	Ⅲ类伤/人
5	500	100	20	30	50
	450	90	18	27	45
	400	80	16	24	40
4	350	123	25	36	62
	300	105	21	31	53
	250	88	18	26	44
	200	70	14	21	35
	150	53	11	15	27
	100	35	7	10	18
3	75	52	10	16	26
	50	35	7	11	17

参阅上表可知：符合占飞机事故 95% 情况下，如果该机场使用的是 4 类或 5 类飞机：Ⅰ类伤员可

能是 25～30 人，Ⅱ类伤员可能是 36～40 人，Ⅲ类伤员可能是 60～70 人。两机相撞人数增加一倍也只在中灾范围。

2. 灾害发生地点　民航飞行事故大约 70% 发生在民航飞机场及其附近。国外一统计资料分析几乎一半的飞行事故发生在飞机着陆的最后阶段（下滑飞行时）或发生在着陆的进程中，22% 的飞行事故发生在飞机起飞和开始爬高阶段。中国民航 1950—1979 年 30 年间民航飞行事故统计分析：以进入着陆阶段为最高，占等级事故总数的 39.8%，起飞阶段占 15.7%，滑行阶段占 9.6%。这三个阶段发生飞行事故总和，占等级事故总数的 65.3%。而航线飞行与低空飞行的事故大多数由小型飞机，少数为中型飞机酿成。其中约一半为迫降，另一半由于撞山及其他原因酿成。

今后随着大型宽体客机逐步取代中、小型客机投入航线运行，由于中、小型客机等导致的航线飞行与低空飞行所致事故比例将会进一步缩小，相对而言，发生在机场及其附近的飞行事故比例会进一步加大。从应急救援角度看是比较有利的，因为绝大多数民航机场建在大中城市近郊，交通方便，应急救援特别是医疗急救力量强，抢救半径小，大大缩短了受灾伤员从受伤到初级救护，专科康复治疗的时间，从而有利于降低死亡率、减轻伤残程度，把空难的损失降低到最低限度。

3. 伤情种类　民航飞行事故如由于飞机坠毁则绝大多数为机械性损伤。其中大多数可为多发性损伤，颅脑损伤可达 80%～90%，胸、腹、四肢损伤均可发生。合并火灾时则合并烧伤、烟雾吸入伤，从而导致复合性损伤。如果飞机爆炸还可引起爆炸冲击伤，高空飞行时由于飞机密封增压座舱突然失密尚可引起减压伤。其他如航空毒物中毒等都比较少见。

4. 伤亡情况　民航飞行事故导致的损伤，受灾伤员死亡率高，伤残重。

国际民航组织统计的数字（不含我国的数字）显示，1970—1989 年发生的飞行事故中，发生在机场及其附近共计 1692 起商用飞行事故中，造成死亡人数 4126 人，受伤 42329 人，其中 95% 以上（1617 次）的飞行事故中有幸存者，生还人数占总乘员人数的 90% 以上，死亡人数不足 10%。

中国民航在 1950—1979 年民航飞行事故中，机上人员总死亡率为 49.8%，受伤率为 13.5%（重伤占 1/6）。1980—1989 年，死亡率为 49.2%，受伤率为 23.5%。发生在机场外的飞行事故，情况要严重得多，1950—1979 年发生 19 次撞山事故中 12 次人员全亡，4 次部分伤亡。1982 年 4 月 26 日一架三叉戟飞机在桂林撞山，机上 112 人全部遇难。1988 年年底一架伊尔-18 客机在邻近重庆白市驿机场不远处撞山，飞机解体，机上 108 人全部遇难。

国际民航组织统计，民航飞行事故中重伤与轻伤数字几乎相等。

二、民航飞行事故致伤种类

（一）坠机

坠机是民航飞行事故的最重要因素，通常我们提到的空难主要就是指坠机导致的民航飞行事故。导致飞行事故发生的 3 个要素中，最主要的是人为因素，其他是机械故障及气象因素。坠机时，飞机撞击地面产生非常突然的减速度，飞机的动能非常大，力的变化也很大。坠机时对乘员的损伤因素，除突然减速度的损伤外，还有飞机结构损坏所造成的损伤。坠机如不合并失火、爆炸等其他致伤因素，伤情种类主要是机械性损伤，以多发伤多见，涉及全身各脏器与组织。多发性创伤是指多系统、多脏器组织结构的毁损，它使人体完整的生理解剖体系遭到崩解，重要的多脏器生命器官损害或出血，迅速导致伤员死亡。在多发性创伤中，即使每一种创伤本身似乎并不严重或无致命危险，然而，由于合并伤的存在，就使生命功能的损害明显加重，合并伤越多、越严重，死亡率就越高。多发性创伤伤员的早期伤情很不稳定，有胸部严重创伤的伤员很容易发生急性呼吸功能衰竭，急性呼吸功能衰竭也见于重症颅脑损伤、颌面及颈部创伤伤员。多发性创伤伤员的循环功能衰竭，大多数是出血性休克，其余是张力性气胸和心脏压塞造成的心源性休克及脊髓损伤引起的神经元性休克。致命性并发症是早期死亡的最主要原因，现场急救必须重视气道通畅、积极补液、纠正休克、尽快稳定伤情监护后送，监护后送途中应连续监护治疗。

重症多发性创伤的诊断：①重症头部外伤、脊髓损伤；②伴有通气障碍的胸部外伤；③拟行剖腹的腹部外伤；④大部位骨折（骨盆、脊柱、股骨等）或多发性骨折。以上四项至少具备两项。在做出多发性创伤的诊断时，重要的是不要遗漏内脏器官的损伤。胸、腹器官伤的延误治疗，有时很快出现生命危险，在现场确立闭合性腹部损伤的存在，较分析损伤的具体脏器更有实际意义。

对多发性创伤的伤情判断，目前已发展有多种创伤分级法或记分法。总体来说可以分为两类：一类是主要用于院内救治，以解剖学为基础的评分法，如简明损伤定级标准——AIS（the abbreviated injury scale），另一类是主要用于院前急救的以生理学指标为基础的评分法，如现场指数 PHI（prehospital index），此类更适用于民航飞行事故急救。

（二）飞机失火与爆炸

中国民航 1950—1979 年 19 次飞机撞山中有 4 次飞机起火，其他原因致起火 9 次。这 13 次起火均造成一、二等飞行事故，占一、二等飞行事故的 20.6%。飞机失火时的飞行状况大致分为两类：

1. 飞机飞行中失火　这种情况可能随时都会发生，它的严重性取决于：①失火的性质、火势，机舱内最初和最主要的失火部位。②机组的反应能力。③能否正确使用安全设施和控制可能出现的乘客恐慌。④失火和着陆之间可以利用的时间。

最后一点被认为是最重要的，乘客和机组人员的生存常常取决于此。

一架飞行中的飞机失火，如在机舱内火不能被扑灭，温度将急骤升高，烟雾迅速蔓延，在迅速恶化的情况下，将很快发展成为不可救药的状态。一项实验表明，一架飞机失火 2 分钟内，机内平均温度可达 200 ℃，氧气的百分比可下降至 8%，一氧化碳的浓度可升至 $80\times10^{-3}\,\mathrm{g/m^3}$。

2. 飞机在机场坠毁后起火及撞山后起火　飞机坠毁时油箱破裂，随之发生飞机使用的高挥发性燃油等易燃液体的溢出，它们同高温的飞机金属部分接触，或由于搬移飞机残骸或损伤电路而引起着火的可能性很大。这类起火可能发生在飞机着陆的时候，也可能在飞机失事或事故之后即刻发生，或在援救作业过程中随时发生。由于在机场或在机场附近抢救生命的机会最多，因此，对一个机场来说创造充分的条件、配备专用的设施、制订迅速处理发生这类飞机失事（或事故）的措施是很有必要的。

飞机失火导致的损伤主要是烧伤、烟雾吸入伤及毒物中毒。如果飞机起火后爆炸，则情况更为复杂。爆炸冲击伤亦成为损伤的重要因素。飞机失火的急救：

1. 飞机在飞行中失火　飞机在飞行中失火其严重性取决于失火和着陆之间可以利用的时间，乘客与机组人员的生命常常取决于此。当飞机飞行中失火，火势被迅速控制时，乘员可能受到烟雾伤的损害。而当火势不能迅速扑灭时，烟雾迅速蔓延，飞机又不能确保乘客在可生存的时间内着陆，此时，除继续灭火外，唯有打开机窗方能获得生存的机会，这还取决于机长能够使飞机在机场安全着陆。如果飞行中突然起火，火势蔓延，幸运的是飞机能够在几分钟内到达一个机场，则可能获救。机场的紧急救援可分为 3 部分：突击灭火、撤离、医疗急救。

2. 飞机坠毁后起火　指飞机失事后发生燃油起火。发生在机场及其附近的也同样采取上述三个步骤：突击灭火、撤离、医疗急救。对于撞山后起火的急救，或飞机飞行中失火，不得不紧急迫降时的急救工作则比发生在机场及其附近时的失火复杂得多，情况也严峻得多。撞山后起火，幸存者应依靠自救互救。由于失事后仍有生存的可能，搜索救援工作应立即执行。紧急迫降前，应按《中国民用航空飞行条件》和《中国民用航空乘务工作手册》中的有关规定，机长立即向地面指挥员报告，并制订紧急脱离方案。失火中仍应奋力灭火，并指导做好迫降准备，系好安全带，做好安全姿势。迫降后迅速组织好紧急离机工作，只要有互救能力，竭尽全力做好自救互救工作，争取与地面援救单位联系并配合其援救工作。

飞机失火机场紧急救援措施：①突击灭火。②紧急撤离，详见"消防与撤离"相关内容。这里特别强调一点，幸存者因离机方法不当仍可导致死亡。在很大程度上，能否生存取决于机上人员是否具备在高温中毒环境中的限定时间内离开座位到出口的能力，若不能离机，肯定会在 3～5 分钟内死亡。通常乘客往往想不到紧急出口，所以要用发光标志和方向指示牌等多种系统引导乘客到紧急出口，由于座舱上部烟雾最浓，应爬着离机，同时屏气或少换气以减少烟雾吸入性损伤和毒气中毒。③医疗急救：坠机后失火，致伤种类除了烧伤、烟雾吸入伤、毒气中毒以外，伤员往往同时存在机械性损伤。如果起火后爆炸则情况更为复杂，伤情更为严重，可致当场死亡。幸存者则以复合伤多见，如烧伤与创伤并存，也可以是烧冲复合伤。而烧伤、烟雾吸入伤、毒气中毒3种情况往往合并存在，现场抢救应同时重视与处理。

（三）密封增压座舱突然失密

20世纪40年代，对人体进行全面防护的密封增压座舱客机研制成功。克服了高空中异常环境因素如高空低气压、缺氧、寒冷、高速气流等对飞机安全和机上人员身体健康的影响，而且还具有对噪声、振动、碰撞、臭氧、紫外线和粒子辐射等的防护作用，为人们提供了舒适的空中环境和微小气候条件。使民航客机能进8万m以上高空平流层飞行，大大提高了机组人员的飞行效率，保证了飞行安全，而乘客虽在万米高空，但增压机舱内的微小气候条件，仍使健康乘客犹如在家一样。

座舱增压根据其工作原理、用途和使用高度可分为通风式、再生式和混合型3种。飞行在25000m以下高度的飞机可使用通风式增压座舱，30000m以上高空飞行的飞机采用再生式增压座舱，长时间在20000～30000m高空飞行的飞机可用混合型增压座舱。座舱压力制度规定座舱压力高于飞行高度的大气压，但低于海平面的大气压。座舱压力波动范围尽量符合人体生理卫生的要求。旅客飞机因续航时间长，为保证机上安全舒适而采用"高压差制度"。

近几年民航发生过数次增压座舱突然失密事故，虽未造成严重飞行事故，却也危及飞行安全。增压座舱突然失密的原因：增压座舱密封系统故障、失灵，飞机结构疲劳，意外地出现裂孔或破洞（包括人为的破坏，如劫机）等。

密封增压座舱突然失密后迅速减压，就会立即产生缺氧和气压性损伤。迅速减压对人体主要的影响：发生在4000m以上高度出现暴发性或急性高空缺氧，在6000m以上高度出现高空胃肠胀气，在8000m以上的高空出现高空减压病（高空气栓），在19000m以上出现体液沸腾。其他有高空寒冷致伤、肺损伤以及由于来不及系安全带而造成碰伤或各种碎片伤等，甚至能将人体通过破洞抛出舱外，飞机也可能解体。

事故性减压对人体的危害主要取决于两个因素：一是发生减压的高度。高度越高，对人体的影响越大。如发生在中空或低空对人机安全的威胁则较小。二是减压的速度。减压的速度越快影响越大。减压时间与机舱裂口大小、机舱容积和舱内外压差密切相关。机舱裂口越大，机舱容积越小，舱内外压差越大，则减压时间就越短，称为"迅速减压"（曾称"爆炸性减压"）。如机舱破口（或裂缝）面积较小，机舱容积较大，舱内外压差较小，则减压速度就小，称为"慢速减压"。慢速减压在民航客机中发生得较多，有时间立即采取应急防护措施，因此可以减少对人机安全的威胁。

考虑到密封增压座舱失压的严重危害，目前设计时对飞机构架的强度以及加压系统的可靠性要求非常高，从而使座舱失压的可能性极小。而且万一座舱失压，其相当高度不应超过在亚音速旅客机上使用的常规供氧装备，在飞机下降这段时间内，使用常规供氧装备完全可以使旅客得到可靠的保障。旅客机在舱内高度3000m时，机上装备有供空勤人员用的固定氧气系统，以备高空减压后应急使用。协和号飞机装有余压为4kPa的应急加压供氧装置，配备有仅用单手即能在5秒内迅速戴妥的面罩，并可在7.5秒内接通通信，以保证飞行员能在减压后迅速将飞机降至安全高度。旅客一般超过舱内高度4000m左右也可获得自动供氧。当"协和"号飞机舱内高度达4300m，波音747、波音707、伊尔-62达3000m，三叉戟达3660m时，旅客座位上方小橱内的旅客面罩便自动放下，戴上面罩后即可连续供氧。

增压座舱突然失密的主要表现：迅速减压可听到"轰"的爆破声，天昏地暗、轰鸣震耳（慢速减压可听到漏气声），机舱内出现水蒸气"烟雾"，舱内压力表指向零。机上乘员由于快速减压体腔内气体急剧膨胀，空气从口鼻内突然喷出，面颊和嘴唇在气流中"跳动"，急性高空缺氧和寒冷随之而来。如不采取紧急措施，一般人只能坚持十几秒至数分钟即意识丧失，最严重时暴露时间超过3～4分钟即可引起急性心力衰竭、脑组织损伤，甚至死亡。

紧急处置：①机组人员立刻打开紧急用氧开关，戴氧气面罩吸氧，并将飞机紧急下降至安全高度。②乘务员就近使用氧气面罩或活动氧气瓶，边吸氧、边广播。③旅客面罩自动下落，旅客戴好面罩吸氧，保持镇静。到达安全高度后，一般旅客停止供氧，需继续供氧的旅客可用活动氧气瓶供氧，对伤病旅客提供医疗救治。④安全降落后对患有减压病的伤员，特别是表现有神经学缺陷、头痛、疲劳、恶心和呼吸困难者应立即送往加压舱加压治疗，使气泡缩小，加快氮的排出，给缺氧部位供氧。运送伤员到加压舱之前的急救很重要，主要有：①戴面具吸100%氧气，促进氮的排出，减少氮气泡的增多。②输等渗电解质液。③应用阿司匹林，抑制血小板聚集。④对症治疗，服用镇痛药等。

（四）航空毒物中毒

由于航空毒物多以气体形式出现，一般看不见、摸不着，闻得到的也不多，故易被人为忽略。据各国航空事故的原因调查，航空毒物中毒有60%～70%系人为因素所致。

飞机座舱内可能出现的有害物质：发动机废气，电器设备（发电机、变压器、蓄电池）及其热分解产物，机械用液（液压油、冷却液、防冻液）的喷雾，灭火器中的化学物质及货物中的有害物质泄漏，飞机喷洒有毒农药、臭氧等。

飞机上除了固有的燃料、滑润油和液压油可以遇热分解及燃烧外，飞机上的许多设备和用品如座椅中泡沫塑料的椅垫、座椅上的表层人造革、座舱内壁的涂料，甚至旅客的餐具和托盘等都是由塑料、尼龙、天然橡胶和人工橡胶等易燃的高分子化合物制成的。这些物质在遇热分解和燃烧过程中可以产生大量的有毒气体，而这种热解作用常常使不活泼的低毒或微毒的高分子化合物转化为有剧毒或高毒的单分子化合物，特别是在飞机遇难着火时，在客舱不大的空间中，这种毒害可以迅速达到极其严重的程度，以致危及舱内人员的生命。常见的有毒物质如下：

1. 一氧化碳 主要来自燃油废气、滑润油及电器设备绝缘物的热分解产物。利用发动机进行座舱加温的飞机可能污染座舱，因为一氧化碳无色无味，难以发现，易导致空中失能。

2. 二氧化碳 主要来自化学灭火剂，机内通风装置失效时（喷气式发动机废气中含二氧化碳），运输鲜货保持低温的干冰（固体二氧化碳）挥发进入座舱。二氧化碳中毒的主要症状：呼吸快而深，有窒息感，头痛、头晕等。

3. 醛类 喷气式飞机座舱中常见的有害气体。它是滑润油的热分解产物，即刺激性很强的丙烯醛和甲醛，刺激眼、鼻、黏膜，引起疼痛、流泪，影响视力，还可引起注意力不集中、心理功能障碍，影响飞行安全。

4. 航空燃料 航空煤油和航空汽油均为碳氢燃料，燃油蒸气可因通风系统、液压系统的故障和座舱裂缝进入座舱内而污染空气，急性中毒时可有头痛、眩晕、恶心、兴奋、口干，严重时可发生意识丧失。如汽油中加入抗爆剂四乙基铅，其毒性更大。其蒸气浓度高时则有双重危险——中毒及爆炸。

毒物的联合作用：飞机上的高分子化合物本身是微毒和无毒的，但遇热分解以后可产生碳氧化合物、氮氧化物、氟化物、氢化物、硫化物等。在飞机着火事故中毒物的联合作用是必然的，并产生增毒效应，使病情复杂而恶化，目前可遇到的毒物达20余种，当然，最主要的危险仍是一氧化碳中毒及缺氧。其他毒物的作用中，目前认为氢氰酸（HCN）是一重要因素，在重症一氧化碳中毒时通常合并氰化物中毒。火灾中在下列情况下可产生氰化物：①聚合物如赛璐珞、聚氨基甲酸乙酯，合成橡胶、尼龙、硝化纤维及沥青等在燃烧或高温时分解。②氰化钙、氧化氰、丙烯氰等在热分解时产生。③丝绸、羊毛等天然含氮物质燃烧不全时，中毒症状主要是呼吸困难、惊厥、阵发与强直性痉挛等。

航空毒物急性中毒意味着毒物毒性大，浓度高，发病急剧，病情演变快。在飞行中如果机上乘员突然出现头痛、头晕、刺眼、刺鼻、恶心等症状，集体发病又无其他原因可解释时，应想到航空毒物急性中毒的可能。

如航空毒物中毒发生在航线运行当中，急救的主要目的是针对缺氧和一氧化碳中毒，迅速采用面罩吸入纯氧是急救的主要措施，特别是飞行员，以防突然失能。同时对易产生有害气体的设备和系统立即进行检修，以控制有害气体的来源。

飞机着火事故中，毒物中毒的最大危险仍是缺氧和一氧化碳中毒，其次为氰化物中毒。在客舱不大的密闭空间中，这种毒害可迅速达到危及受难者生命的程度，一些遇难者可直接由于急性中毒而致死，但更多的是合并烟雾吸入伤与烧伤。舱内人员应迅速逃离机舱，现场急救最重要的措施是立即给予伤员吸入纯氧。解毒药物可以静注维生素 C，它是细胞还原氧化剂，能改变新陈代谢，并起解毒作用。重症中毒者通常合并氰化物中毒，可予吸入亚硝酸异戊酯。重症烟雾吸入伤时早期大量使用强效激素，如地塞米松，轻症者可吸入盐酸倍他米松气雾剂，注意维持呼吸道通畅，保证气体交换。烧伤者注意皮肤的保护。抗休克、镇痛等。

三、民航飞行事故救援准备

（一）应急救援组织机构的职能

成功地实施机场应急救援工作的前提是必须有一个完善的应急救援组织机构，制订本机场应急救援预案，做好应急救援的各方面准备工作。

1. 应急指挥中心　机场方面必须有一个强有力的事故救援指挥机构——应急指挥中心。应急指挥中心依据本机场飞行事故预测可能导致的最大灾情，确立应急救援的具体组织机构，即应急救援的各个部门。明确各个部门实施救援时应担负的任务，相互之间的关系，应急救援工作的指挥程序，援救规范，报警设施，通信手段。制订应急救援预案，各部门实施救援的时间规定，特别是消防服务实施救援时间的限制，消防和救护设备状况，交通疏导预案，现场保护措施，机场方格坐标图，应急救援单位的（按急缓程度）电话号码表及联系人，应急救援演练的规定和计划等。建立急诊医疗体系：机场急救中心（急救站）、市（区）急救站、综合医院和专科医院。

应急指挥中心对参加救援单位和人员具有指导性和约束力。

2. 通信系统　要求机场所有参加救援的单位具有良好的通信能力，采取相应的措施使机场外增援单位也具备相当的通信能力。各指挥人员及急诊医疗体系之间应采用短波无线电通信网，把医疗急救网络各部门有机地联系起来，也可与有线电话连接。通信部门在接到事故信息后，立即通知有关单位和人员。在营救过程中须及时通报情况，加强各部门之间的联系和协作。没有有效的通信联络，就难以保证急救工作及时顺利地展开，就无法进行有效的营救工作。

3. 交通疏导　要有足够的可调动使用的车辆，能保证及时运送各类人员进入现场展开有效的救援工作，更要有一定数量的设备完善的急救车辆，以将经初级救护后的伤员后送到指定的专科医院或综合医院，进行最终的康复治疗。良好的交通疏导是提高应急救援部门快速反应能力的保证。

4. 消防、公安人员　他们担任失事飞机周围的隔离、保护、维护现场秩序，对失火的飞机进行消防灭火工作。消防人员与急救人员共同负责从飞机残骸中抢出伤员，撤离到安全地带，即现场医疗急救区。

5. 后勤保障　保证现场需要的各方面物资。如急救设备、医疗设备、伤员分类用品、隐蔽所、交通工具、通信设备等。

6. 急救医疗体系　包括机场急救中心（急救站）、市（区）急救中心（急救站）、综合医院和专科医院。机场急救中心（急救站）、市（区）急救中心（急救站）担任现场医疗急救、检伤分类、初级救护和监护后送任务。综合医院和专科医院对接受初级救护后转送来的伤员进行专科康复治疗。

从广义上来讲，应急救援组织机构除提供直接救援的部门以外，也包括向现场救援部门提供必要支援的部门，以及参与长期的灾后处理的部门。机场紧急状态的救援和支援部门见表 26-7。

表 26 - 7   **机场紧急状态的救援和支援部门**

直接救援部门 （现场）	间接救援部门 （现场周围）	长期救援部门 （辅助性）
消防部门	交通管制部门	心理服务部门
医疗部门	医院	福利和社区服务部门
医务辅助部门	福利部门	恢复重建部门
公安部门	航空公司	
机场管理部门	社区服务部门	
运输部门		

摘自：P. 巴斯克特，《灭害医学》。

机场紧急救灾计划应明确回答下列问题：①紧急情况的界定。必要措施以及来自哪些部门。②通信联络。如何呼叫各部门，传递紧急情况的方式是什么。③措施。各部门都采取什么行动。④紧急情况的管制。现场管理还是全面管理。⑤各部门内部的特定作用、管理和通信联络，包括消防和救援部门、警察部门、医疗部门、医疗辅助部门、机场管理和安全部门以及航空公司。

此外，各紧急救援部门还应有各自部门内部的救灾计划，来安排呼叫、通信联络、任务、管理和设备事宜。必要时可增加应付特殊紧急情况的计划。

（二）为应付机场飞行事故所提供的急救医疗设施

一个机场所应配备的医疗设施数量，应根据可能受伤的乘客人数和处理他们的医疗对策来事先预测，这一点已得到检验。急救医疗设施可分为人员方面和医疗设备方面。

1. 人员方面　人员的组成包括急救人员、护士、医师和其他人员。

（1）急救人员的两个来源：

1）机场的工作人员和其他部门（航空公司等部门）人员，优点是可以随时召集。

2）专门组织的急救人员，特别是消防部门的经过训练的消防人员，能够迅速赶到现场，配备制服、消毒面具等。任务是抢出伤员到安全地带。

（2）护士：能充分、主动、有效地协助医师工作。

（3）医师：训练有素的专科医师，熟悉交通事故创伤的处理，并能实施各种复苏术。最宜数目为12名，任务是处理带红色标签的伤员，特殊情况下也为戴黄色标签的伤员做更为精确的分类，实施特殊治疗，适时地向最好的专科医院遣送伤员，以及在运送过程中给伤员以良好的适当的护理。

（4）其他人员：包括司机、通信人员、秘书和设备保管人员。医疗协调负责人应有2～3名通信员和4～5名秘书。司机人数由车辆数来决定，设备保管人员数目应与使用设备的数量相适应。

2. 医疗设备方面

（1）急救设备：

1）担架：所备的担架应与最常使用的救护车相适应，100～150副。

2）背板：长或短的胶合板制作，配有楔子，10～15副。

3）固定垫：成形袋内的空气排出后变为石膏样不易弯曲的固定垫，10～15只。

4）夹板：常规夹板或充气夹板，约50副。

5）急救箱：箱内装有一套四种伤情分类颜色的塑料标签（珀思分类标签）、2副止血垫、2条止血带、2根呼吸导管、剪刀和敷料，急救箱至少要50只。

（2）医疗设备：

1）护士和医师通用的用品：敷料，注射器，药品。

2）复苏及外伤用品：除医疗队自己携带这类用品外，建议在机场贮存10～20只医疗箱。箱内装有可供20名红色标签伤员使用的专用物品（外科用具、吸引器、输液包、辅助呼吸器等）。

（3）伤员分类用品：这类用品由划分伤员所用的四种颜色决定，红、黄、绿、黑。标签上记录姓名、性别、年龄、现场治疗、转送医院等内容。

（4）隐蔽所：

1）需用于现场治疗的活动隐蔽所：包括常规的或营救用救护车。充气帐篷两顶，每顶可容纳 10 名伤员。一辆拖车或两辆行李车。

2）固定的隐蔽所：候机楼的一部分或机库，应预先仔细列出已有的专门医疗场所。

（5）交通工具：

1）指挥车：配有多种无线电话的指挥车。

2）联络车：配有无线电话和专用警报器。

3）运送伤员的车辆：复苏救护车规定 12 辆是适宜的。每辆运送一名非常紧急的患者。

4）常规救护车：在一起大的失事事故时 100 辆救护车较为适宜。

5）机场的客车：可用于运送轻伤或未受伤的乘客。

6）直升机：是理想的工具，但常难以集中使用。

（6）通信设备：

1）扬声器：由协调人员使用的扬声器。

2）无线电话：通信人员和控制台联系用的可携式、移动式（在车辆上）或固定式（在可能有的医疗设施内）无线电话，及与急救医疗服务部门、外部消防队的急救人员或其他重要协同人员联系用的无线电话。

3）电话：可直接与外界医务人员所在的医疗单位联系。

（7）其他用品：

1）装尸体用的塑料袋：根据机场所使用飞机的最大载客量准备 200～500 个。

2）医院或医疗中心名录：标有其容量，专科，从机场前往的路线。

3）机场的坐标图：其上标有"指定集合地点"和标有紧急运送医院方位的地图。

4）允许进入事故现场所需的袖标。

5）易于辨认负责人的外套（医疗协调、医疗、伤员分类负责人等）。

建议指定一名或一组医师，按照与管理部门的关系，安排医疗设备的数量和质量。稳妥地安排各种活动并使之协调一致是"机场灾难救援计划"中非常重要的一部分。

国际民航组织（ICAO）在近年的年鉴中有关"机场灾难救援计划"对所需医务人员、运输工具的配备方案，供参考（表 26 - 8、表 26 - 9）。

表 26 - 8　　　　　机场及其附近发生飞机事故时所需的医务人员　　　　　单位：人

乘客人数	500	400	300	200	100
医务主任或医学协调人	1	1	1	1	1
伤员集中官员	1	1	1	1	1
伤员分类官员	1	1	1	1	1
救护官员	1	1	1	1	1
调度和后送官员	1	1	1	1	1
转运官员	1	1	1	1	1
通信官员及通信员	一名负责人，5 名通信员或助手				
记录员	2～3 名				
急救队（1 名医师＋1 名护士＋2 名急救队员）（处理Ⅰ类伤员）	一个队可负责 2 名Ⅰ类伤员				

续表

医师 （处理Ⅱ类伤员）	
医师 （处理Ⅲ类伤员）	
急救队员、担架员和助手	
为未受伤乘客服务的医护队	1或2支

表 26-9   机场及其附近的飞行事故救护车、运输工具及隐蔽所

乘客人数/人	500	400	300	200	100
紧急救护车/辆	12	10	7	5	2
标准救护车/辆	50/100	30/80	20/50	10/30	10/20
大客车/辆	5	5	5	3	2
指挥车/辆	1	1	1	1	1
调度车/辆	1	1	1	1	1
卫生直升机 卫生飞机	尽可能多 仅需远途运送时				
帐篷或移动隐蔽所/个	2	2	2	2	1
为Ⅲ类伤员准备的房间/间	1	1	1	1	1
为未受伤者准备的房间/间	1	1	1	1	1

此外，在较近的年鉴关于机场灾难救援中要求任何一个机场，设置一个或两个急救室，急救室配有必要的设备，可以在任何时候使用。在预定的计划中应训练一些雇员做急救工作，在城市机场，雇员可达到或超过 3000 名。

（三）急救医疗体系

任何一个民航机场的医院（急救中心）、卫生所（急救站）都不可能具备单独完成飞行事故后数十名至上百名伤员同时进行从检伤分类、初级救护、监护后送到专科康复治疗的艰巨任务，在平时必须预先组建一个完善的急救医疗体系，即医疗急救网络系统，兼任起飞行事故后伤员的急救任务。

民航机场急救中心、急救站在民航飞行事故急救方面负有重要的责任，在做好民航飞行事故的急救准备方面，首要的是应与所在城市的急救医疗体系加强联网协作，以便在民航飞行事故急救中，迅速加强现场急救、监护后送。综合医院、专科医院接受经过初级救护的伤员后应迅速进行专科康复治疗。

民航机场急救中心、急救站在平时必须做好飞行事故后医疗急救的各方面准备工作。

在物资准备方面，应按照预测灾害发生后的最大范围装备各种急救器材、药品、帐篷，后勤用具、用品等。

在人员准备方面，除充分配备现场医疗急救的各类人员外，更应着眼于参加机场医疗救护的医务人员、非医务人员的医疗急救培训工作。空难救护的实施，需要所有紧急救援部门，在灾害医学和急救医学方面有一流的训练。

1. 医务人员的培训　飞行事故后的急救工作完全不同于日常的医疗急救工作，医务人员必须掌握灾害医学急救的原则和方法。面对大量伤员，首先要果断地决定伤员处置的优先顺序，因为现场急救只有最低的设备作基本生命支持与初级救护。除外科医师外，其他各科医师必须转变职能，因此，他们在平时必须接受基本复苏方法的训练，如气道处理、气管内插管、心肺脑复苏等，并应加强基本外科技术，烧伤、烟雾吸入伤等的初级救护技术。

医务人员还应加强民航飞行事故急救的理论探讨，注意现场急救器材的改进，在模拟空难演习中不断总结经验，提高应急救援的快速反应能力，提高初级救护水平。

2. 非医务人员的培训

（1）消防、急救员的培训：除其本身的专业培训外，他们担负的医疗急救任务是将伤员从飞机残骸中抢救出来，运送到安全地带，急救员还要负责运送伤员通过检伤分类区到Ⅰ、Ⅱ、Ⅲ类伤员集中区，最后参与医疗后送。在伤员医疗急救的全过程中，他们始终协助医护人员工作。这类人员应掌握外科基本急救技术，特别是搬运技术，也应进行基础生命支持的训练。

（2）机组人员的培训：飞机失事后在救援人员到达前，伤员的急救工作就应开始，这时主要依靠自救和互救。特别是飞机失事发生在远离机场时，救援人员不易迅速赶到失事现场，机组人员迅速组织起自救互救具有非常特殊的意义。民航客机备有紧急情况下的备用急救箱及急救器材，机组人员，特别是乘务员在校学习期间均接受过急救知识的培训，掌握外科基本急救技术、心肺脑复苏的初级救护、遇险生存等。机组人员在职期间应定期强化训练，以提高组织自救互救的能力，在特殊的灾害环境下发挥特殊的作用。

（四）机场救护演习

搞好民航飞行事故急救工作，必须事先建立一个应急救援组织，制定出全面的、在本机场切实可行的机场应急救援预案。机场应急救援预案是否符合发生在机场及其附近的民航飞行事故急救的要求，以及各个部门的应急准备工作是否切实有效，只有通过组织模拟民航飞行事故的应急救援演习来检验。演习也是民航飞行事故处理的一种训练手段。

民航飞行事故的应急准备需要进行3种类型的演习。

1. 进行桌面演习　即在按比例制作的飞机失事现场模型上实施救灾计划和救灾措施。桌面演习有大规模演练所不具备的优点，因为它可能不那么紧张，并在一个比较有利于学习的气氛下进行，它随时可以停止或再开始来弄清楚任何一个问题。

2. 由所有紧急救援部门参与的模拟飞机失事的演习　这种全面的模拟，演习时间和地点都是事先确定的。这种演习不存在任何突然袭击的环境。其价值在于检验通信联络、现场管制、伤员清理站管理、伤员登记以及人员辨别的有效性。但对检验紧急医疗救护几乎没有什么价值。而记录演习活动的电视对检查任务执行情况的总结汇报会是有益的。

3. 各紧急救援部门在本部门内进行演习　这种演习事先可不发任何警告。这种演习对参加应急救援的单位是一种突然袭击，制造出了酷似（模拟）突发飞行事故的环境。这种演习的范围只涉及机场少数单位（空中交通管制、消防部门、公安部门和卫生部门）。

卫生部门要进行急救医学、伤员分类和大量伤员处理方面的演练。在机场紧急情况演习中，定期训练医师、护士、急救车乘务人员共同协作，对支援其他公共灾害也是很好的训练。

演习的主要目的是熟悉和检验紧急救护的组织指挥、通信和各部门之间的协调能力，也检验了各个急救部门的平时准备和训练情况。

民航救护演习的实施包括两个阶段。

1. 准备阶段　首先必须明确此次演习采取哪种类型，是机场内救护或机场外救护，机场内部演习还是机场内外医疗单位的联合演习，或是整个机场各个应急救援部门紧急情况的总演习。在确定了演习类型以后，第二步就是要做好演习计划，并将演习计划落实到人。拟订遇险原因及安排好遇险飞机、伪装伤员，布置好"失事"现场。

2. 实施阶段　机场人员的应急行动，包括飞机迫降和机上乘客的紧急脱离。地面救援行动，包括消防人员强制进入机舱内的方法，灭火的原则和方法，救护队员登记抢出伤员至集中点，然后由医务人员进行分类、救护、后送至医院的急救，最后，按有关规定对"死者"进行处理。

在演习结束以后，应进行系统的、全面的总结。总结工作的重点是组织指挥、通信联络、协同配合方面的优缺点、经验教训。目的在于进一步修改和完善本机场应急救援预案。

四、民航飞行事故现场救援

（一）现场急救工作的组织实施

民航飞行事故发生后，应急救援部门的快速反应及有效的救援直接关系到事故后伤员的生命安危。尽最大可能缩短伤员从受伤到开始初级救护的时间是降低死亡率、减轻伤残程度的极其重要的措施。要想尽可能多的抢救民航飞行事故幸存者的生命，使死亡和伤残降低到最低限度，其关键在于提高应急救援部门的快速反应能力。

反应的快慢取决于很多部门，特别是它们之间能否有良好的协调配合。各个部门之间的协调配合在很大程度上取决于应急指挥中心的现场组织与协调能力。在应急救援的现场组织工作中，它必须具有绝对的权威性，各个部门都必须接受它的约束与指导，绝不可以自行其是。通信联络部门得到飞机失事的信息后，就要将这一信息准确而迅速地按急缓程度不同的顺序通知到有关救援单位，各单位再落实到人。在应急救援的整个过程中通信联络必须畅通，及时通报情况，保证指挥部门与各个部门之间的联系，加强各个部门之间的良好协调配合。现场应急救援人员应迅速抵达飞机失事地点，这依赖于良好的交通疏导能力。应急指挥中心迅速抵达现场后，应立即在失事飞机附近建立指挥所，指挥各有关部门同时展开工作。

公安人员迅速在失事飞机周围建立现场保护区，保护区内只能允许消防人员、带有允许进入保护区标志的急救人员、部分医护人员进入。

在事故现场建立伤员集中区，在紧邻着伤员集中区、失事飞机的上风位，距离飞机残骸 90 m 处建立一个检伤分类区，在远离事故地点建立三个救护区，即Ⅰ类伤救护区、Ⅱ类伤救护区和Ⅲ类伤护理和观察区。这些区域必须有清晰的标明记号。此外，沿着道路设置一个后送区。

从失事飞机中抢救出来的伤员，首先送往伤员集中区，然后迅速运达检伤分类区，经检伤分类后划分出来的Ⅰ、Ⅱ、Ⅲ类伤员分别送往各自的救护区，进行现场急救与初级救护。然后按急缓程度不同，先后送达后送区，依据伤情应用不同的急救车辆后送至综合医院或专科医院治疗。未伤的遇险者经过分类后进入无伤区。

伤员的分流应在医疗指挥所的组织协调下进行，医疗指挥所应设在救护区与后送区之间。此外，在后送区附近，还应设救护车集结待运点、客车待运点。

机场及其附近的飞行事故现场急救，需要外部力量的增援，增援单位的车辆应驶到应急救援预案中预先确定的某些指定集合地点，并从这一集合地点直接开到待命区等待，直至被召唤到事故现场，避免任何人未经检查便进入事故地点。

对于死亡者，应保护好现场，经公安、法医拍照、检查后运至殡仪馆或者有冷藏设备的停尸场所。

伤员的撤离、初级救护、检伤分类和监护后送每个环节都必须注意保证重症伤员的优先处理，伤员必须依据伤情对口原则送往处置能力强的专科医院或综合医院。以就近医疗为原则，尚应避免过于集中送往某一医院，以免最后影响治疗的时间。在后送途中必须与接收单位联系通报伤情，以便对方提前做好接诊准备。在现场医疗救护中，优良的初级救护、稳定伤情是现场急救的中心环节，对重症伤员尽快施行初级救护是降低死亡率与伤残程度的最重要措施。须特别强调现场应急指挥中心的领导，各个部门必须密切协调配合。而现场急救组织工作的实施，尤其离不开健全的通信网络，它通过无线电话使总指挥所、活动指挥所、医疗指挥所、公安、消防、救护车、医院，以及机场当局、交通管制部门之间保持畅通的联系，这是部门之间协调的重要保证。另一方面，各个部门之间要严格分工，现场职责明确，各司其职、严格执行，才能忙而不乱。

最后，事故调查组开始事故的全面调查，其中医学调查组开始进行医学调查。

（二）自救互救

在任何灾害性事故发生以后，从对受伤人员实施救护的角度出发，无论在时间上和空间上都可以分为 3 个阶段。在时间上，第一期是灾害发生期，这段时间往往只持续几分钟。第二期是灾害发生后数分钟到几小时。第三期是灾后恢复期。以民航飞行事故来讲，飞机坠毁以后到援救人员开始抢救工作之前是灾害发生期，在这段时间内受灾伤员不可能得到外部的援助，而对于伤员而言又是决定生死的重要时刻，此时急救工作应迅速展开，唯一的办法就是采取自救互救。机组成员稳定乘员情绪，有组织地迅速疏导乘员迅速离开失事飞机到达安全地带，尤其具有重要意义。一个典型的案例是 1994 年 8 月 10 日，大韩航空公司的一架 A300 客机在韩国南部的济州岛国际机场降落时遇上台风，客机在湿滑的跑道上着陆后冲出跑道，撞上防护栏后尾部立即起火，在客机燃起熊熊大火之时，5 名空姐异常冷静，先制止了恐慌，机组人员迅速打开所有逃生滑道。在机组人员带领下，2 分钟内 152 名乘客全部从救生门逃了出来，仅有 15 人受轻伤。约 5 分钟后，飞机发动机起火爆炸，尽管 8 辆消防车奋力扑救，但整架飞机还是被烧毁。也有在类似事件中，未能很好疏导乘员、自救互救的血的沉痛教训。所以，民航客机机组人员，特别是乘务员都要接受急救知识的培训，这是开展自救互救的有利因素。

如飞行事故发生时远离机场，搜救人员不易迅速赶到失事现场，迅速开展自救互救具有非常特殊的意义。此时，机组全体工作人员必须成为自救互救工作的中坚力量。在飞机坠毁后应尽快打开机舱安全门，放下滑梯，组织轻症伤员迅速撤离飞机到安全地带，协助重症伤员撤离，并开始进行初级救护工作。民航客机均备有紧急情况下的备用急救箱及急救器材，对开展自救互救也是一有利因素，对保护人机安全，减少生命财产损失是非常重要的。如飞机失事发生在特殊环境之中，部分机组人员或乘员尚存活时，则应设法维持自己的生存、脱离险境或等待救援。如果飞机在飞行中机舱内发生火情，迅速利用机上消防设备扑灭火势则是自救互救的关键措施。否则在密封的机舱内，烟雾吸入及迅速地升温，在短时间内即会产生极为严重的后果。对此，迅速降低飞机飞行高度，打开机窗可能是唯一的办法。尽管这一办法有可能加重火势，但已别无选择。在高空密封增压座舱突然失密时迅速吸氧，立即降低飞行高度是自救互救的最重要办法。对飞机颠簸所造成的创伤，在未造成飞机坠毁的严重事故时，飞机上的自救互救也能发挥良好的作用。大约 1/3 的飞行事故发生在远离机场的地方，应急救援难度很大，自救互救措施具有更为重要的意义。

（三）消防与撤离

飞机火灾的突出特点是在很短时间内即达到完全致命的程度。由于在机场及其附近地区抢救生命的机会最多，消防工作对抢救飞机火灾是头等重要的大事。飞机失事后要求消防车辆在不超过 3 分钟的驰救时间内到达现场，开始救火作业。重点控制关键地区——机身地区的火灾，创造人在机舱内能生存的条件和可进行救援作业的条件。一旦主要火势已控制住或飞机载人部位周围的关键地区已经保护起来，这时戴防毒面具，穿隔离服的急救员、消防员应立即进入机舱，提供照明设备，采取自然通风或应用机械通风措施，尽快地创造一个飞机内适于生存的环境，消除难以忍受的烟雾以及各种物质热溶分解后的有毒气体，以保护那些不能脱离飞机的机上人员，并为急救员、消防人员进行机内搜寻和援救提供方便。在飞机内有冒烟物体，或在有加速气流经过的飞机外部的任何位置上，通风随时都会产生助长火势的危险，因此，必须随时准备对付火灾的突然爆发。

援救包括对机上人员脱离失事飞机所经过的通道的保护，飞机外的救援活动包括救火、覆盖燃油浸湿的飞机邻近地面，有效地协助使用脱离飞机的应急救生设备，以及准备灯光，在援救现场这些活动将加速机上人员撤离飞机，并使其迅速转移到安全地区。

援救机上人员应以最快的速度来进行，重点援救机上没有直接帮助不能撤离的重危伤员，在火灾或有爆炸威胁存在时，尽量尽快抢出伤员，保全生命是最高宗旨。首要的是将他们搬移出火灾威胁区，搬运时尽可能小心谨慎，注意保持合适体位，避免加重他们的伤势。

消防、急救人员的中心任务是抢出伤员，机组人员应以保证机上人员安全为共同目标，机组人员应与急救人员、消防人员密切合作，不分青红皂白地贸然打开舱门或紧急出口是危险的，这样做可能使火焰或有毒的烟雾进入机身，或可能促使火势蔓延到飞机的其他部位。

机上人员撤离飞机的工作由机组作出决定，救援人员和消防人员在机组指导下行动。机上人员紧急撤离时，通过紧急出口，使用紧急救生滑梯是最好的撤离措施。救援人员、消防人员要站在滑梯脚旁，帮助从机舱出来的人滑到滑梯脚下，并引导他们到离事故现场一定距离的安全地点。被疏散的人员使用机翼上的出口撤离时，一般使用机翼前缘或襟翼。如翼面至地面的距离过大，没有梯子的话会使撤离飞机的人严重受伤，而使用消防人员带来的扶梯则有助于从机翼表面上撤离。同样，飞机舱门只有装了扶梯或滑梯才可作紧急撤离用，这样才不会直接影响机上人员的生命安全。

机组人员首要职责是对飞机及机上人员负责。如果机组人员能够以正常的方式行使职责，撤离的最后决定和实施撤离的方法一定要听机组人员安排。救援人员、消防人员用一切可能的方法协助机组人员，在机组人员不能行使职责的场合，救援人员、消防人员要担负起机组人员所应做的那些援救工作，确保撤离工作的顺利进行。

在援救工作中，只有在由于特殊原因使正常的进入方法不具备或不适用时，破拆飞机才作为一种最后的措施。强制进入的方法：①如可能的话，从正常舱门或紧急舱门或窗口强制进入。②在舱内座位水平线以上，行李架以下的窗户之间，或在机舱顶部中心线的两侧处锯断、劈开破拆飞机。③有些飞机有破拆位置点，这些位置点均有红色或黄色标记标出，可在此位置点进行锯断、劈开破拆飞机，强制进入机舱，抢救机上人员。

（四）检伤分类

空难发生后大量伤员同时需要救治，事故现场医务人员少，力量有限，运力不足，只有采用灾害急救的组织原则和方法，合理地利用有限的人力物力，来达到救治尽可能多的有存活希望伤员这一目标。为达到这一目的就必须进行检伤分类。

分类的原则主要考虑的不是伤情，而是实施医疗救治的效果。检伤分类工作应由高年资具有丰富的创伤专业和急救知识的医师负责，并由其决定急救方案。

灾害性事故中决定伤员预后的最主要因素不是伤情种类，而是致命性并发症。早期死亡的威胁来自重症颅脑损伤、创伤出血性休克、烧伤休克，以及各种因素导致的急性呼吸功能不全。对于这些致命性并发症的判断，应该着重观察患者的意识、血压、脉搏和呼吸。因为意识障碍的有无及程度是反映颅脑损伤的主要指标。血压和脉搏并不是反映休克的敏感指标，然而，血压下降和脉率增快仍是休克程度的反映。呼吸频率和幅度的改变，变快或变慢，变浅或困难表明患者有急性呼吸功能不全。空难伤员以多发伤和复合伤多见。致命性并发症可变或同时并存，因而对每一伤员综合判断更为重要。在重视伤员全身情况的同时，不应忽视局部情况的观察。胸腹部穿通伤、连枷胸等需要积极手术治疗，大面积烧伤者也需要迅速后送处理，在检伤分类中也应作为Ⅰ类伤员而给予优先处理。

致命性并发症的有无以及程度是检伤分类的主要依据，应特别重视以下几个方面。

1. 意识障碍　患者可以表现为昏迷或意识水平的降低。按 Glasgow 昏迷分级 13～15 分为轻型颅脑损伤，9～12 分为中型颅脑损伤，3～8 分为重症颅脑损伤。有人将重型又分为重型和特重型：6～8 分为重型，3～5 分为特重型。凡 Glasgow 昏迷分级 4～5 分者死亡率增高＞50%，而 Glasgow 昏迷分级＜3 分者均难以存活（表 26 - 10）。

2. 血压和脉搏　如收缩压低于 12 kPa、脉率＞120 次/min，往往反映休克程度较重，休克指数即脉率与收缩压的比值＞1 时，也表明休克程度严重。

3. 呼吸　伤员呼吸浅而难，呼吸频率加快＞30 次/min 或减慢＜12 次/min，均反映患者存在急性呼吸功能不全。

4. 综合判断　民航飞行事故中多发伤、复合伤多见，以致伤情复杂，致命性并发症可以同时并存。如重症颅脑损伤合并大血管损伤者，既可表现意识障碍，又有休克表现。创伤与烧伤、烟雾吸入伤同时致病时则既可有休克，又可有急性呼吸功能不全。

表 26 - 10　　　　　　　　　　　　　　　　Glasgow 昏迷分级

睁眼运动反应	运动反应	语言反应
自动呼吸 4	执行命令 6	回答正确 5
谈话时睁眼 3	有定位动作 5	回答错误 4
疼痛刺激时睁眼 2	肢体回缩 4	言语含糊不清 3
无睁眼反应 1	肢体异常屈曲 3	难以理解的声音 2
	肢体伸直 2	不出声 1
	无运动 1	

综合判断可以采用医院前分类指数（PHI）鉴别伤情轻重，0～3 分者为轻伤，4～20 分为重伤。如有胸腹穿通伤，总分内另加 4 分。

伤情严重程度的综合判定现有多种分级（记分）法，但仍未有一个均被公认的标准。国外常用的方法有：简略损伤分级法（AIS），在 AIS 基础上加以修改的创伤严重度记分法（ISS）、创伤记分法（TS），将 TS 法、ISS 法及年龄等客观指标经计算机处理使用的 TRISS 法，以及创伤指数（trauma index）。其中的创伤记分法、创伤指数使用简便，无需复杂的辅助检查，适用于现场急救，可供进行初步的伤情分类及决定处理先后次序。现分别记述于下，供参考。

创伤记分法（trauma score，TS），是将 4 个生理因素和 Glasgow 昏迷评分值等 5 个指标分别评分后相加得 TS 值（表 26 - 11）。如 TS 值＞13，则伤员生存的可能性（PS）＞90％，而 PS≤50％，则预示伤员的死亡概率较大。TS 值为 9 时，PS 为 37％。

表 26 - 11　　　　　　　　　　　　　　　　　创伤指数

	1	3	4	6
创伤部位	四肢	躯干	胸或腹	头或颈
损伤方式	切割伤或挫伤	刺伤	钝挫伤	弹道伤
循环	正常	血压＜13.3 kPa 脉搏＞100 次/min	血压＜10.7 kPa 脉搏＞140 次/min	无脉搏
神志	倦睡	嗜睡	半昏迷	昏迷
呼吸状态	胸痛	呼吸困难	发绀	呼吸停止

创伤指数是将病史、临床表现等因素经处理得出最有意义的参数综合而成。使用方法是将 5 个因素的记分相加，指数在 7 分以下为轻度伤，8～18 分为中度伤，18 分以上为危重伤，其死亡率较高（表 26 - 12）。

表 26 - 12　　　　　　　　　　机场及其附近飞行事故中 3 种类型伤员的分布情况

I 类伤（红色标志） 　生命危险 　立即抢救	20％ 25～30 人
II 类伤（黄色标志） 　没有生命危险的重伤员 　在现场优先后送	30％ 36～40 人
III 类伤（绿色标志） 　轻伤 　延迟后送	50％ 60～70 人

伤情分类决定了伤员的优先处理权，以及后送的次序。第一类伤员应立即后送，但后送前必须经现

场急救以稳定伤情。第二类伤员具有第二优先权，后送次序仅次于第一类，第三类伤员可稍延迟后送，第四类伤员在现场死亡，经医学调查后送往殡仪馆。

后送的优先程度的具体划分，必须依据受灾范围、程度（伤员人数的多少，伤情的轻重）、距离医院的远近、应急救援转送能力的强弱等具体情况而定。在国内目前尚未有明确的具体划分标准。

现场检伤分类在具体实施中应注意以下几点：①伤情判断应力求简单、迅速、准确。②分类伤员应有明显的标志（伤票）和现场检查记录。③对"待转运伤员"仔细连续观察，每15分钟重新分类一次，及时调整转送次序。④对重症有致命并发症的伤员应立即现场抢救，采取维持生命机能的各项积极措施。⑤对于濒死伤员的划分宜限制在最小范围内。

（五）现场医疗处理程序

尽可能缩短伤员从受伤到开始初级救护的时间是降低死亡率、减轻伤残程度的极其重要的措施。提高应急救援各部门的快速反应能力，搞好现场急救的组织工作、消防、撤离、检伤分类，均是为了使伤员尤其是重症有生命危险的伤员尽早得到良好的初级救护，可以说现场初级救护是整个现场急救的中心环节。现场医疗处理最简单而又最切实可行的是明确标定3个主要区域。

1. 伤员集中区　从飞机残骸中抢救出的人员在这里被收容，并提供紧急救护。

2. 检伤分类区　伤员在这里依据伤情进行分类：即Ⅰ类伤、Ⅱ类伤、Ⅲ类伤。

3. 救护区　上述三类伤员分送Ⅰ、Ⅱ、Ⅲ类伤救护区，并分别进行现场初级救护。危重伤员积极处理致命并发症，稳定伤情。

初级救护除了采取固定、止血、包扎、止痛、保证患者的合适体位等一般措施外，更须注意维持伤员机体重要功能的各项措施，因为非致命性损伤引起的生命功能障碍会导致对整个机体的严重影响，伤员的命运往往取决于其内脏并发症。这些生命功能障碍可以是急性颅内压增高、心血管系统的急性功能不全、急性呼吸功能不全等。在现场初级救护中，必须积极处理伤员的致命性并发症，维持伤员的生命功能，稳定伤情，为后送继续治疗做适当的准备。为提高后送安全性，应采取必要的措施，消除或减轻脑水肿，防止休克，消除低血容量，维持循环呼吸功能。每个伤员应依据各自的伤情获得相应的恰当处理。

国际上对使用机场建筑物作为伤员急救区日益重视。严重伤员可在这里稳定伤情，然后再由救护车或直升机送往医院。飞机库常可提供伤员救护区之所需——保暖、照明、通信、供水。在这里，医师、护士和医务辅助人员有充分的空间来工作和照顾伤员，伤员可得到更好的救治。在飞机库中进行患者登记也比较容易。

（六）监护后送

当伤员受伤后，在灾难现场只能进行简单的初级救护或采取暂时稳定伤情的必要措施，要进一步治疗需后送至综合医院或专科医院。这需要在伤病员分类的基础上，经过初级救护、稳定伤情后，根据伤员的诊断、预后判断和下一步的救治需要，确定伤病员后送地点、次序、运输工具的种类和后送姿势。一般由伤员救护区内的救治工作人员进行，并做好后送准备。后送的安排必须在现场统一指挥下进行。

空难伤员后送发生在机场及其附近时，由于基本在大、中城市郊区，因此，不需要采用战争的灾难分级救治，伤员依据伤情种类直接送往有此类专科的医院。以就近转送为主，并应遵循分散的原则，避免过于集中送往某一医院。

后送次序：第一优先的是标有红色标志，有严重的危及生命并发症的Ⅰ类伤员，但应先做适当抢救治疗，待伤情稳定后再送往医院，后送时需采用有进一步生命支持能力的救护车，需要专门医护人员陪送，途中严密监测病情，医疗与后送相结合，保证伤员安全抵达专科医院。应用卫生直升机运送伤员虽有很大优越性，但难以组织大量卫生直升机后送伤员。第二优先的是标有黄色标志，伤情严重但无生命危险的Ⅱ类伤伤员，可用有基本生命支持能力的救护车，由专人护送。第三优先的是标绿色标志，损伤较轻，包括可以自己行走的伤员。此类伤员也可不用担架，也可稍延迟后送，采用有担架的卡车或救护车。此类伤员可由护士陪送。

伤员后送时应提前通知有关接收医院，途中继续保持联系，通报伤情，以便接收医院提前做好接诊准备，做到心中有数。

在伤员转送时，对头颈部损伤、脊柱骨折伤员要特别注意保护措施和搬运要求。伤员在救护车中的体位：一般重伤员均可取仰卧位，胸部伤呼吸困难者，取半卧位并吸氧，脑损伤和呕吐伤员头应偏向一侧，以防止发生窒息，长骨骨折伤员应将伤肢放在合适位置，背部及两侧用棉垫垫好，固定牢靠，应注意保温等。在运送途中应严密观察伤情，及时发现异常情况及时处理。

（七）未伤者的处理

空难急救照顾到全体受伤的伤员，然而在紧急救援中伤员是需要处理的一部分情，未伤的机上人员也是应急救援工作的一部分。在大多数情况下，即在机场及其附近飞行事故 90%～95% 的情况下，未受伤的机上人员占机上全部乘员的 55%～77%。这些人尽管身体并未受伤，但他们当中相当一部分人受到空难事件的强烈精神打击，可能立即出现或在数天内出现"外伤性精神神经病"。

处理悲伤以及灾害后心理影响的医务人员，应随时准备帮助那些因受灾而处于危险中的人，在灾害期间就应认识到对他们提供服务的必要性。

1980 年美国精神病协会对灾难后应激性疾病正式启用了创伤后应激性疾病（PTSD）这一名词。空难是引起 PTSD 的应激原之一。PTSD 多表现为精神症状，可伴有少数的躯体症状改变，主要表现在对灾难经历的重现、抑郁和焦虑 3 个方面。对它的治疗目前仍处于摸索阶段，主要为综合治疗，包括心理治疗和药物治疗，两者互相依赖，而针对病因治疗十分重要。

现场处理：①脱离应激原。灾难发生后，由于应激原仍可通过直接或间接作用持续存在，因而减少应激刺激对灾难现场处理十分重要。应首先组织安排将那些仍暴露在应激原下的人员撤至安全地带，因暴露在应激原下时间越长和强度越大，发病症状也越重。②心理咨询服务。在灾难现场的救护人员中，应包括有经验的精神病医师和心理学医师，能提供良好的灾难后心理咨询，给人们以支持和保证。对PTSD 的治疗方案主要是集体和个人精神疗法。必要时给予精神药物，特别是抗抑郁药，有些患者可给予 β 受体阻断药，但要避免给药过多。如能使躯体疾病减轻，精神状况也会好转。因为药物治疗本身就有精神治疗作用。灾害初期现场不必对 PTSD 做精确诊断，只要区分有无精神障碍即可。研究社会应激与反应性精神障碍的学者认为，首先着眼于严重自然灾害和社会性人为灾害对广泛受害人群的普遍性影响，绝大多数灾民都感受到严重的精神痛苦，多数有抑郁情绪反应及悲哀反应。PTSD 发病率只在10% 以下，因此，有学者提出在灾害急救中，应组建精神病紧急救护组。在心理学专家和精神科医师的指导和配合下，使 PTSD 能够得到应有的及时救治。遗憾的是当下在灾难发生后，往往因注重抢救那些躯体创伤伤员，而忽视了心理应激创伤的治疗。

（八）遇难者的处理

大型宽体喷气式客机使载客量继续增加，它既提高效率，又推动安全措施的发展，但同时也增加了一次性空难的人数。一次空难的死亡人数最高纪录已超过 500 人，处理起来极其复杂困难。减灾计划如果未包括预先制定的系统性组织方法，处理不力将拖延整个空难事故的了结。

遇难者处理的核心问题是正确识别尸体，达到正确识别要靠系统化的组织方法。系统化识别流程的执行靠识别机构。从航空运输的发展趋势看，设立专门的或事先组织好的兼职识别机构是必要的。美国在 1985 年甘德飞机失事死亡的 248 名军人的遗体识别中，发展了识别中心组织、职能、系统关系、工作程序和现场实施的全面经验，很值得我们借鉴。这里只引述空难现场工作与灾难识别中心的工作。

1. 空难现场工作　识别中心工作人员到达空难现场后，现场小组与安全组立即设置警戒线，控制通路，保证遇难者及其财物留在原地；现场小组迅速探测现场，组长制订出一份彻底、细致和全面寻找失踪尸体、尸体碎片和个人财物的方案，全组人员立即行动。现场小组为每具尸体挂上用不退色铅笔或墨水编号的标签。将尸体随身带的物品及财务装入袋内，贴上与该尸体相同编号的标签。如物主不明，也应装入袋内，标明物主不明。

摄影小组在搬动尸体前为每具尸体拍照，记录死亡人员被发现的位置及与飞机残骸之间的关系。资料管理小组立即动手收集每个死亡人员的有关资料，写出每具尸体的初步档案。

2. 灾难识别中心的工作　尸体处理组在停尸所接收尸体，为每具尸体填写一份管理记录单，包括接收日期、时间、指定的冷藏地点，送往各识别小组的日期、时间、运送人姓名。然后将尸体按检查顺序送往各识别小组进行识别（详见后面的识别工作流程）。各小组接收尸体时，要将当时的情况拍照，完成检查识别任务后要签字。确认遗体应遵循的原则是在做出限定性识别之前，不要发放遗体。

移交遗体（包括财物移交）：首先发放的是极易识别，或不需要旁证就可确认的尸体，附有识别通知和死亡证明书。认领后即签字并动员火化，火化前应办理公证。死亡公证对保险和继承权等是必要的文件。

识别工作必须保证三个基本环节的顺利进行，即收集失踪人员有关的鉴别资料、观察遇难者的鉴别特征、比较这两项资料。其中任何一个环节做得不好，就不可能做出正确识别。必须严格实行质量控制，以避免错误，少走弯路。在获取三个基本环节、基本资料的基础上分析识别资料，交叉核对和确认。

（九）空难调查的医学因素

民航飞行事故调查是整个民航飞行事故急救工作的一部分。

民航飞行事故调查的基本目的是确定与失事相关的事件、情况和环境，以便采取适当的步骤，预防失事和防止导致失事的因素再现。另一重要目的是确定与乘员存活或死亡有关联的和航空器适航性中与坠毁有关联的事实、条件和环境。

民航飞行事故调查是一个高度专业化的任务。调查组应由经过调查技术训练、有良好的航空工作组织和有关专业的职业技巧的人员组成。调查组应由有资格的人来适当地组织、实施、协调和监督。

调查应努力取得管理、气象、空中交通服务、目击者陈述、飞行记录、维修记录以及取得来自结构、动力装置系统、人的因素、后撤、搜寻与救援或灭活等方面的信息以及各方面专家的意见。

这里，我们强调的是医学和/或人的因素方面的调查。事实上与整个工作系统中其他调查小组没有不同。

医学调查将涉及以下几个方面：

（1）确定有无危害飞行机组人员机能的任何身体或精神障碍。

（2）发现可同样危害机组人员的特殊环境因素。

（3）调查机组人员医学的、与医学有关的和心理学的背景，可用以揭示或解释他们机能或效率降低的问题。

（4）通过检查他们的损伤和在坠毁时机组的活动情况，识别机组的身份和失事发生时的位置。

在一个非致死性失事调查中，机组人员可被询问和接受医学检查，而在全部致死性的失事中，航空病理学家应尽快赶到现场，尽快进行尸检与处置，避免不必要的耽搁。

对全体死亡人员的最低尸检要求：

（1）确定死亡原因。

（2）发现可能影响寿命的重要疾病。

（3）根据下列损伤，评定制动力和方向：①心血管系统、肝与横膈；②头部、胸骨、脊柱和骨盆。

（4）搜集做碳氧血红蛋白测定的标本。

（5）搜集肺标本做濒死时间的估计。

在现场尸检工作中应留取组织标本和体液（血、尿、胆汁等）以留做现场调查后的实验室调查，即组织学和病理学检测、毒理学检查及死后的生化检查。

详细的尸检和随后进行的实验检查的目的是尽一切努力发现飞行人员是否患有任何疾病、是否受任何形式的中毒或所服药物的影响。收集各组调查的证据，经过综合判断提出驾驶台上任何与失事原因及细节有关的人的因素的推测和见解，而检查旅客的尸体能够确定损伤的类型。一致性类型的损伤表明，所有的旅客曾经蒙受几乎相同类型和程度的力量。若类型不一致，特别是出现偏离正常的单一尸体时，可能存在人为破坏或非法干扰航空器操纵的情况。

怀疑失事是由于心理、生理及功能异常因素时，尸检通常不能得到证据。在某些情况下，必须调查飞行人员的背景。从飞行人员的亲朋好友中可以获得一般健康状况和通常的行为等有重大价值的信息。在有幸存者的失事中，医学调查主要针对活着的并且可能对调查工作有协作的受检者。对于幸存的飞行机组成员必须进行体格检查，以确定其中是否有任何体格、生理或心理因素与失事细节有关。

国际民航组织（ICAO）有关航空器失事调查的标准与建议措施，已作为缔约国家在出现伤亡或严重外伤的失事调查中应遵循的程序。我国有关"飞行事故医学调查的方法与程序"详见民航局关于下发"民航机场救护与飞行事故调查预案"试行的通知。

（十）善后处理

对于处理大规模空难伤亡事故来说，顺利地完成空难受伤人员的迅速撤离、现场检伤分类、初级救护、稳定伤情、监护后送到专科治疗、未伤人员的处理、遇难者的识别与处理、空难事故调查包括医学因素调查等紧迫任务和繁重工作之后，余下的事务中重要的是分析事故原因，得出事故原因的结论，形成有关空难预防的完善经验，并运用这些经验消除潜在的飞行事故。通过评价各项现场工作，认真总结营救工作中的不足之处，可以对今后的安全工作提出建议。在对营救过程的全面回顾中，特别要重视指挥、通信、协调、急救器材及机场人员急救训练计划等方面，进一步改进和完善机场应急救援预案，减少今后可能发生的空难事故的灾难程度。

（十一）机场外抢救

无论是中国民航或外国民航所发生的飞行事故，除2/3发生在机场及其附近外，约有1/3发生在机场外。

超出机场救护网（8～10 km）范围时，救援工作必须依靠当地急救组织和医疗机构。同时根据上级指示和总指挥的安排组织建立救护分队，必要时出动直升机并依靠当地军民进行搜寻。到达失事地点，幸存者如已获救，应迅速送往收容所，了解失事情况，对伤情做进一步检查和处置后，即后送到有关医院。

如失事地点在山区或交通不方便的农村，进入现场困难，加之散落面广，援救工作十分困难。机场应急救护涉及面宽、时间紧、任务重。因此国际民航组织提出C3原则，即协调（coordination），指挥（command），通信（communication），防止第4个C（catastrophe，灾祸）出现。C3原则无论对机场内或机场外的抢救工作都是十分重要的。

更为严重的情况是在航线运行阶段不幸在国内外的特殊环境中失事或迫降。在第二次世界大战中，飞行人员降落在西南太平洋地区而幸存者约有1000人。其中在海上漂浮时间最长的达47天，在丛林中生存时间最长的为23天；降落在极地的飞行人员641人，其中幸存获救者480人，生存时间最长的为48天。降落在沙漠地区的有382起，最长生存时间为29天。

当飞机在空中出现紧急情况时，如机上失火、飞机机械故障、密封增压舱失密等，机组人员应按《中国民用航空飞行条例》和《中国民用航空乘务工作手册》中的有关规定，机长立即向地面指挥员报告，并制定紧急脱离方案，根据机长决定，乘务长向旅客广播准备紧急迫降，介绍紧急出口位置，脱出口区域的划分和具体脱出方法，表演防止冲击损伤的安全姿势，水上迫降时讲解、表演救生衣的用法。嘱旅客取下身上一切锋利物品放在椅背后的口袋内，多穿衣服、戴上帽子等。在紧急脱离前，机上乘客应系好安全带，做好安全姿势。

飞机迫降后组织指挥好紧急脱离工作，受伤人员要立即组织自救互救工作，并充分利用机上的一切应急设备和器材。

要立即与地面援救单位取得联系。各民用客机均配有紧急发报机（救生电台）：以波音飞机为例，启用发报机在水上使用5秒，陆地使用5分钟后即自动发出121.5 MHz（民用）和243 MHz（军用）电波。伊尔-62机上的发报机，打开"SOS"信号，用500 kHz的波长重复拍发这一信号。国产303-甲救生电台，可发信标、送话和接收，也可用于地面近距离电台之间的对话联系，其频率固定在

125 kHz。地面反光镜——在阳光下，发现营救飞机（或舰船）后使用，几英里外的飞机或船只均能见到。染色剂用于在海上、湖泊、雪地和山间溪流与寻找者在白天联络用。营救飞机飞行高度为 1000 m 时，可在 7～10 km 处发现，可维持 20 分钟左右。遇难信号筒（弹）——用于海上、沙漠和旷野等区域对空营救飞机联络用。国产Ⅰ型发光发烟救生信号筒（光烟-Ⅰ），白天用发烟端联络，喷出鲜红色烟，可持续 20 秒以上；在 1000 m 高度的飞机，在距离 8～11 km 的地方可看到，晚上使用发光端联络，发红色光焰，于 1000 m 高度观察时可达 30～36 km。近些年来一些国家对灾害急救非常重视，如美国、德国等都已形成全国性的救灾医疗网络，并发展为立体化医疗后送体系。通过军民结合、平战结合形成医疗后送网络化部署，达成卫勤保障的全方位化。国际救灾机构越来越多，组织机构也日趋完善。国际合作的增强，使在特殊环境中失事或迫降的飞机搜索救援工作有了极大改善。1979 年 11 月 23 日苏联、美国、加拿大、法国组建了第一个国际卫星救援系统。该系统包括"科斯帕斯"（遇险飞机和舰船的卫星搜索救援系统）和"萨尔萨特"（借助卫星实施搜索救援系统）两大系统。其救援程序是：当飞机或舰船遇险时，遇险声呐浮标发出呼救信号后，经加工整理后，再经卫星迅速传给地面接收站。遇险地点的坐标一般可精确到 3.6 km。险情发生时，如果有时间，遇险人员可以在呼救信号中说明险情性质，如火灾、相撞、飞机迫降等。如果情况万分紧急，则只需按动操纵台上的电流或直接往水中拨下遇险声呐浮标即可。浮标每隔 50 秒转发一次险情代码信号，信号中除指示遇险地区的坐标以外，还注明飞机或舰船的编号、国籍、注册机场、港口等事宜。"科斯帕斯-萨尔萨特"国际卫星救援系统问世以来，功勋卓著。据不完全统计，自 1985 年以来该系统成功地使 3000 多人脱离险境。

医疗后送网络化部署大大缩短了抢救半径，更由于具有空中急救功能的卫生直升机、"空中医院"的发展，极大地改善了特殊地区空难的应急救援工作，但目前能如此完善的还只限于少数发达国家。在相当一些国家和地区救援工作目前还处于较为落后的水平，因而遇险者除仍受遇险环境好坏程度、救生器材和营救速度的影响外，还受个人生存能力（含生存意志、生存知识和体力状况）的影响。

凡个人生存意志坚强、掌握有较多的生存知识，遇险生存的机会就多。因此，对于飞行机组人员，特别是民航运输机飞行人员，在特殊环境下遇险的机会极少，但也不能绝对避免。因此，了解这方面的知识是必要的，这不仅是在特殊环境下自身生存的需要，而且能组织和指导乘客的自救互救与遇险生存。

机组人员（包括乘务员）必须熟悉机上的应急设备和器材。这些器材是为发生紧急情况或飞行事故而设置的，对保护人机安全，减少生命财产损失是非常重要的。机上的应急设备和器材，大致分为紧急脱离、灭火、通信和防护自救等四类，随机型而异，不一一列举。机上工作人员应对其了如指掌，一旦出现紧急情况应立即投入使用。机上工作人员也应掌握遇险生存的自救互救技术，每个机组成员，尤其空中乘务员应起到中国红十字会会员的作用。除此之外，更应掌握特殊环境中遭险时的个人生存和求救方法。后者是遇险生存者能否获救的重要环节。机组工作人员应按《国际民用航空公约》附件十二"搜索救援"中规定的"在事故现场的机长的工作程序"和"截获遇险通信的机长的工作程序"去处理，尽快使遇险人员获得外界救援，脱离险境。由于此项工作主要不归属于卫生部门，在此不作赘述。

五、机场区域内航空器紧急事件

进入 21 世纪，航空业的发展已成为一个国家和地区社会进步、经济发展的重要标志之一，民用机场运行中各类突发事件的应急救援能力，以及为避免和减少人员伤亡和财产损失所采取的快速反应及处置效果，成为反映一个国家应急救援和运行保障水平的重要窗口之一。机场应急救护体系既是民航应急救援体系的重要内容，也是国家应急医疗救援体系的重要组成。

机场应急救护范围适用于机场及其邻近区域内发生的各种紧急事件。机场及其邻近区域内系指机场围界以内及距机场基准位置点 8 km 范围内的区域。

（一）紧急事件的分类、应急救护等级划分

1. 紧急事件的分类　机场紧急事件包括航空器紧急事件、非航空器紧急事件和突发公共卫生事件。

其中，航空器紧急事件包括：

①航空器失事。②航空器空中故障。③航空器受到非法干扰，包括劫持、爆炸物威胁。④航空器与航空器相撞。⑤航空器与障碍物相撞。⑥涉及航空器的其他紧急事件。

非航空器紧急事件包括：

①对机场设施的爆炸物威胁。②建筑物失火。③危险物品污染。④自然灾害。⑤医学紧急情况。⑥不涉及航空器的其他紧急事件。

2. 应急救护等级划分

（1）发生在机场内或机场邻近地区的航空器紧急情况的应急救护等级：

1）紧急出动：已发生航空器坠毁、爆炸、起火、严重损坏等紧急事件，各救护单位应当按指令立即出动，以最快速度赶赴事故现场。

2）集结待命：航空器在空中发生故障，随时有可能发生航空器坠毁、爆炸、起火、严重损坏，或者航空器受到非法干扰等紧急事件，各救护单位应当按指令在指定地点集结。

3）原地待命：航空器空中发生故障等紧急事件，其故障对航空器安全着陆可能造成困难，各救护单位应当做好紧急出动的准备。

（2）非航空器的紧急事件应急救援不分等级：当发生非航空器紧急事件时，机场应急救护机构或承担机场应急救护工作的医疗机构应当按照机场相关规定，采取有效应急处置措施。

（3）突发公共卫生事件应急救护不分等级：当发生突发公共卫生事件时，机场应急救护机构或承担机场应急救护工作的医疗机构应当按照《国内交通卫生检疫条例》《突发公共卫生事件应急条例》和《国内交通卫生检疫条例实施方案》《突发公共卫生事件民用航空应急控制预案》采取有效应急处置措施。

（二）航空器紧急事件应急救护原则和职责

机场应急救护工作原则：坚持"政府主导、统筹协调、统一指挥、分级负责、属地为主、资源共享、专业处置"的原则。

机场应急救护职责包括：机场管理机构应急救护职责、机场应急救护机构或承担机场应急救护保障的医疗机构的职责，以及紧急事件现场各应急救护组织职责。

1. 机场管理机构应急救护职责　机场管理机构应当履行以下应急救护职责：

（1）按照《民用运输机场应急救援管理规则》要求，在地方政府的领导下，做好机场的应急救援工作。要加强机场与地方政府的联防联动合作机制，充分发挥社会救援力量，依据当地人民政府突发事件总体应急预案，做好本机场突发事件应急救护支援单位的联络、协调和配合工作。

（2）按照《民用运输机场应急救护设施配备》的规定，设立相应的机场应急救护机构或与提供应急救护保障服务的医疗机构签订机场应急救护保障服务协议。

设立的航站楼急救站（室），应满足以下条件：①有利于医护人员快速到达航空器紧急事件事故现场。②有利于医护人员快速到达各类医学紧急情况现场。③有利于医疗设备和急救器材快速通过安全检查。

（3）确定应急救护职责、工作程序，按照本规范附录《民用运输机场应急救护预案纲目及要求》制定本机场的《机场应急救护预案》。

（4）制定医疗急救培训制度，定期组织机场应急救援人员的救护知识技能培训。

（5）指定有关部门和人员组成抢救和运输伤员队伍，负责事故现场的伤员抢运工作。

（6）在紧急事件现场划定现场应急救护区域以及急救车等救援车辆的通行道路，并设置明显标志。

2. 机场应急救护机构职责　机场应急救护机构或承担应急救护保障工作的医疗机构的主要职责是：

（1）制定机场应急救护工作制度及相关程序，明确人员分工和职责。

（2）为航空器运行提供医疗急救保障。

（3）实施机场紧急事件的应急救护。

（4）对机场应急救援人员实施相关救护知识和技能培训。

（5）定期组织应急救护综合、单项和桌面演练。

（6）参加机场应急救援综合演练。

（7）为旅客和候机楼内工作人员提供应急医疗服务。

（8）机场内发生紧急事件时，组织实施医疗救治，并向指挥中心和医疗指挥官报告情况。

3. 应急救护现场组织及其职责　应急救护现场组织是负责紧急事件现场应急救护工作的非常设组织。应在机场应急救护预案中明确各组人员组成和分工。

应急救护现场组织分为医疗指挥组、担架搬运组、检伤分类组、现场救治组、转送运输组、物资保障组、防疫处理组。

（1）医疗指挥组人员组成及其职责：

1）医疗指挥组人员组成：①医疗指挥组由医疗指挥官及有关协调人员组成。②医疗指挥官由机场应急救护机构或承担机场应急救护保障工作的医疗机构主要负责人，或机场管理机构指派的人员担任。

2）医疗指挥组职责：①接受现场总指挥的应急救护指令。②负责医疗现场应急救护全过程的组织、协调。③负责与应急指挥中心、各急救组以及提供支援的医疗单位之间的信息沟通。④负责应急救护情况总结和上报。

（2）担架搬运组人员组成及其职责：由指定的经过相应应急救护知识、技能培训的护卫、保安、武警、消防、安检、地面服务等人员担任，负责紧急事件现场伤员的搬运。

（3）检伤分类组人员组成及其职责：检伤分类组人员由有经验的医师担任，负责现场的伤情检查分类，按要求填写伤亡识别标签。

（4）现场救治组人员组成及其职责：由机场医疗机构或提供支援的医疗单位的医护人员组成。负责现场Ⅰ、Ⅱ、Ⅲ类伤员的紧急救治。

（5）转送运输组人员组成及其职责：由机场应急救护人员和救援车辆的司机组成。负责伤员转送、去向登记、途中救治及向送达医院移交伤员，并与医疗指挥组保持联络。

（6）物资保障组人员组成及其职责：由药品、器材、物资供应等人员组成。负责急救药品、物资及相关用品供应及使用登记。

（7）防疫处理组人员组成及其职责：由卫生防疫专业人员组成。负责紧急事件现场的疾病预防控制，组织并实施现场消毒和病媒生物控制工作。

六、机场区域内航空器紧急事件应急救护

（一）接受指令

机场应急救护机构或承担机场应急救护保障工作的医疗机构接到应急救援指挥中心发布的应急救护指令后，详细记录事件发生的性质、地点、航班号、机型、机上人数和伤情，并立即组建现场应急救护组织。与机场应急指挥中心建立并保持联系。

（二）下达指令

1. 向现场应急救护组织下达应急救护指令　按照应急救援指挥中心指令和应急救援等级，立即启动本机场相应应急救护预案，根据应急救护通知程序，向各现场应急救护组下达应急救护指令。

2. 请求支援　医疗指挥官根据紧急事件现场情况，做出是否向当地人民政府卫生主管部门及应急救护支援单位给予支援的决定；并报应急救援指挥中心。

经机场应急救援指挥中心批准后，向当地卫生行政主管部门通报紧急事件情况，请求组织支援并明确集结地点。

（三）执行指令

1. 原地待命　应急救护人员接到原地待命指令后，立即穿戴应急救护服装，在机场应急救护机构指定的地点集中，做好急救药品、器材、物资、车辆随时出动的准备。

2. 集结待命　应急救护人员接到集结待命指令后，立即穿戴应急救护服装，携带急救药品、器材、物资，按指令在指定地点集结。

3. 紧急出动　应急救护人员接到紧急出动指令后，立即穿戴应急救护服装，携带急救药品、器材、物资，按指令立即出动，以最快速度赶赴紧急事件现场。

（四）现场应急救护

现场应急救护组织到达紧急事件现场后，医疗指挥官立即向现场指挥中心报告到位情况，并组织划分各现场应急救护区域、设置标志、实施现场应急救护工作。

1. 各现场应急救护区域　应当设置在确保避免遭受继发事件危害、环境便于实施医疗救治、周边建有安全通畅的转送通道的区域。

医疗指挥组应当设在便于指挥和联络的位置，并设置标有"医疗指挥"白底红字标志旗。

检伤分类区应当设在距紧急事件现场上风方向 90 m 以外安全地带，并设置标有"检伤分类区"白底红字标志旗。

当确认紧急事件现场安全时，医护人员可在到达的第一时间实施检伤分类。

各类伤救治区应当设在检伤分类区和后送转移区域之间，其救治类别和标志为：

Ⅰ类区（立即救治区、红色标志）、Ⅱ类区（稍缓救治区、黄色标志）、Ⅲ类区（一般看护区、绿色标志）。

0 类区（尸体临时停放区、黑色标志）应当设在远离救治区域的地带，并标有"0 类区"。

后送转移区用于登记和疏散各类伤者的区域，位于救治区和转送通道之间。设置标有"后送转移区"白底红字标志旗。

2. 现场应急救护程序　当伤亡人员从航空器残骸中抢出后，由担架队将伤亡人员从紧急事件现场搬运到检伤分类区。

将未发现伤情的人员和精神创伤人员撤离至指定的安全区域，由航空器承运人或其代理人进行妥善安排。

（1）检伤分类：事故现场伤员分为以下 4 类。

0 类：已死亡；系挂黑色标签。

Ⅰ类：重伤，立即救治；系挂红色标签。

Ⅱ类：中度伤，稍缓救治；系挂黄色标签。

Ⅲ类：轻伤，一般看护；系挂绿色标签。

1）第一个到达现场医疗急救人员，应立即进行检伤分类。检伤分类组人员到达现场后，负责检伤分类工作。

2）检伤分类组对伤亡人员进行检伤分类，划分为0、Ⅰ、Ⅱ、Ⅲ类，填写、系挂伤亡识别标签后，由担架队分别送往各类救治区。

3）经检伤分类确定死亡者，登记所知信息，由担架队送至0类区。

（2）现场救治：

1）现场救治组按照"先救命后治伤，先重伤后轻伤"的救治原则，对伤员进行紧急救治。

2）持续观察各类伤员伤情变化，及时调整伤情类别，重新确定救治措施。

3）经现场急救无效确定为死亡者，对所知信息登记后，由担架队送至0类区。

（3）后送转移：

1）受伤人员经救治，后送转移区，救治人员撕下伤亡人员识别标签右上角保存，作为被救治伤员的记录，上交现场医疗指挥组备案。

2）按《民用运输机场应急救护工作规范》的附表4，登记信息。

3）根据伤情类别，转移伤员。

4）到达接收医院，移交伤员。

5）救护车司机在伤亡人员识别标签左上角填写送往医院名称，同时撕下、保存并交机场应急救护指挥部门。

（4）撤离现场：

1）紧急事件现场伤员救治完毕，医疗指挥官向机场应急救援指挥中心报告，请示撤离现场。

2）医疗指挥官接到撤离现场指令后，通知现场各应急救护组撤离。

（五）卫生学处理

依照疾病控制及消毒和病媒生物控制预案，对紧急事件现场进行卫生学处理，组织并实施现场消毒和病媒生物控制措施。必要时，由上级疾病预防控制机构实施处理，当地卫生监督机构负责现场措施效果评估。

（六）物资保障

物资保障组在接到医疗指挥官原地待命指令后，立即将现场应急救护药品、器材、物资等装载到物资运输车辆，做好出动的准备；当接到集结待命或紧急出动指令后将各类物品运输到指定集结地点或紧急事件现场，向各现场急救组持续提供所需各类物品，并进行登记。

（七）现场记录和统计总结

机场应急救护机构必须指派人员做好现场救护工作记录和现场救护结束后的统计总结。

1. 在紧急事件现场实施应急救护，应指派人员对现场救护和转送运输情况，按照《民用运输机场应急救工作规范》和《民用运输机场应急救护规范》的附表做好现场记录。

2. 救护工作结束后，立即将医疗救护情况按照《民用运输机场应急救护工作规范》的附件所列项目进行统计、总结，上报机场应急救援指挥中心。

七、机场紧急事件现场应急救护指挥权移交和指令传递

（一）指挥权移交

机场紧急事件现场应急救护分三级指挥，指挥权在上级医疗指挥官到达后，逐级移交机场紧急事件现场应急救护指挥权。

一级指挥：机场医疗急救值班人员担任机场紧急事件现场应急救护医疗指挥官，主要职责是接受任务，上报信息、发布指令，指挥急救值班人员第一时间到达现场，开放急救器材库和急救大厅等。

二级指挥：机场医疗急救或承担机场应急救护工作的医疗机构主要负责人担任机场紧急事件现场应急救护医疗指挥官，主要职责是调配集结到位的救护人员，指挥、协调各急救组展开工作，并做好车辆调配、药械供应和物资保障。

三级指挥：民用航空局卫生主管部门或当地卫生行政部门官员或到达救护现场的最高级别卫生行政官员担任机场紧急事件现场应急救护医疗指挥官，主要职责是指挥现场救护工作及协调地方有关医疗卫生机构参加救援工作。

（二）机场紧急事件现场应急救护指令传递程序

1. 要求　机场应急救护机构应制订《应急救护指令传递程序》（以下简称传递程序）。

2. 内容　传递程序内容包括：适用时间，单位、部门、人员组成，传递次序，通信工具，通信频道或号码，指令用语或代码，制定时间等。

3. 执行　机场应急救护机构或承担机场应急救护工作的医疗机构接到应急救护指令后，根据紧急事件发生地点、性质，按照程序下达原地待命、集结待命、紧急出动指令。

对机场应急救护机构内各部门、人员下达指令。

本机场应急救护机构无法完成应急救护任务，经机场应急救援指挥中心同意，报告当地卫生行政部门，协调应急救护支援单位予以救护支援。

4. 应急救护过程信息传递　在现场应急救护过程中按照以下程序保持指令和信息传递通畅。

医护人员在现场救护过程中，应将工作情况报告本现场应急救护组负责人，并接收其指令。

各现场应急救护组负责人掌握本应急救护组进展情况，及时向医疗指挥官报告，接受并下达指令。现场医疗指挥官准确掌握现场救护进展情况，及时向机场应急救援中心报告，接受并下达指令。

5. 与应急救护支援单位的信息传递　应急救护支援单位到达紧急事件现场后，应接受现场医疗指挥官的统一指挥，并设立信息联络员，负责现场应急救护指令和信息的传递。

（三）应急救援方格网图

机场应急救援指挥中心应向机场应急救护机构或承担机场应急救护工作的医疗机构提供最新版本的《机场应急救援综合方格网图》和《机场区域应急救援方格网图》。

1. 内容要求　机场应急救护机构或承担机场应急救护工作的医疗机构应在《机场区域应急救援方格网图》上标明不同医院可提供的床位、医疗专科等方面的信息。如果图上无法标出，可用表格表示。

2. 配置要求　机场应急救护机构或承担机场应急救护工作的医疗机构应将《机场应急救援综合方格网图》《机场区域应急救援方格网图》配置在应急救护值班室、救护指挥车、救护车、物资运输车上。

八、机场应急救护演练

（一）基本要求

机场应急救护机构或承担机场应急救护工作的医疗机构必须定期组织进行救护演练，检验和完善应急反应、现场指挥、协同配合、通信联络、预案、程序、急救设备的实用性。

1. 机场应急救护机构或承担机场应急救护工作的医疗机构必须采取预警和未预警情况下的演练。

2. 机场应急救护机构或承担机场应急救护工作的医疗机构必须参加机场应急救援综合演练。

3. 机场应急救护机构或承担机场应急救护工作的医疗机构每两年举行一次应急救护综合演练，每年应当进行应急救护单项演练和桌面演练。

4. 演练时应避免影响机场的正常安全生产，如果因演练致使本机场正常保障能力不能满足相应标准要求时，由机场管理机构发布航行通告，并在演练后尽快恢复应急救援的正常保障能力。

5. 机场应急救护机构或承担机场应急救护工作的医疗机构在组织进行演练前，应报机场管理机构批准。

6. 组织应急救护单项演练，需要相关单位和部门协助时，应由机场应急救援指挥中心参与协调配合。

7. 机场应急救护机构或承担机场应急救护工作的医疗机构应制订演练计划。

8. 每次演练后，应进行讲评总结，并对预案和程序进行相应的修改和完善。

9. 每次演练后，按中国民用航空局《安全审计手册》"民用运输机场应急救护审计"部分内容进行评估。

（二）演练计划的主要内容

演练计划应包括以下内容：演练的类型、日期、时间、地点；每次演练的预期目标；参加的部门和人员、车辆、设备，模拟伤情的种类、数量；确定参加演练车辆进入演练现场的路线、行车次序等；需参加演练的应急救护支援单位人员、设备、车辆。

为使演练确实达到检验预案、指挥、通信、人员技能的目的，演练计划应对《机场应急救护预案》中各部门和人员应急救护具体步骤和详细程序仅作原则性规定。

（三）演练的分类

机场应急救护演练分为救护综合演练、救护单项演练和救护桌面演练。

1. 救护综合演练　应当由机场应急救护机构或承担机场应急救护工作的医疗机构，以及应急救护支援单位共同参加，就某一类型或者几种类型的模拟紧急事件，展开现场应急救护工作演练。以检查机场应急救护机构各部门之间及与应急救护支援单位之间的通知程序、应急反应、指挥协调、现场处置、通信联络、协同配合、急救设备等方面的总体情况，从而验证应急救护预案和各项工作程序的科学性、合理性、可行性。

2. 救护单项演练 应当由应急救护中负有某项工作程序的一个或者几个单位或部门参加，按照应急救护预案和程序，对现场应急救护的某一项目或某几个项目的内容有针对性演练，以检查负责该项救护工作程序的单位或部门的应急反应情况，从而验证机场应急救护预案对某项程序规定的科学性、合理性、可行性。

3. 救护桌面演练 应当由机场应急救护机构或承担机场应急救护工作的医疗机构，以及应急救护支援单位共同参加，各应急救护组在医疗指挥官的指挥下，按照应急救护预案，以语言表述方式进行演练，演练内容可包括实施机场应急救护的整体程序或某一项目或某几个项目的应急救护程序。

（四）应急救护协作单位

机场发生航空器紧急事件或重大灾害时，机场管理机构要尽快取得当地人民政府的支持，迅速报告紧急事件或重大灾害所需的医疗救护支援信息，并组织到达现场的应急救护力量开展工作。

1. 信息 机场应急救援指挥中心应尽快得到应急救护协作单位到达现场并提供协助力量的基本信息，包括：应急救护支援单位名称、负责人、联系电话；应急救护支援医疗机构的基本情况及所处位置；参加机场紧急事件现场救护人员的构成、通信联络、可收治伤员的病种和数量等。

2. 演练 定期邀请应急救护协作单位参加机场管理机构和机场应急救护机构组织的各类演练。

3. 培训 定期与应急救护协作单位共同进行有关机场应急救护预案、应急救护程序等内容的培训。

4. 协调会议 定期邀请应急救护协作单位参加机场应急救援指挥中心召开的机场应急救护协调会议。

附：机场应急救护现场统计项目

紧急事件的类别

紧急事件的等级

紧急事件发生的时间、地点

机场应急救护值班人员接到应急救援指令的时间

应急救护人员完成集结的时间

首批应急救护人员到达紧急事件现场的时间

首批救护支援单位到达时间、单位名称、人员、车辆数量

应急救护人员撤离紧急事件现场的时间

伤员数量：Ⅰ类伤员数量

Ⅱ类伤员数量

Ⅲ类伤员数量

死亡人员数量

参加应急救护的医师数量

护士数量

其他工作人员数量

（1）参加紧急事件的救护支援单位提供医疗支援的具体情况

（2）单位名称、人员、设备、车辆数量、收治伤员数量

（3）各现场应急救护组对照《应急救护预案》检查存在问题

（4）救护车进出紧急事件现场运行情况及存在问题

（5）应急救护支援单位提供医疗支援存在问题

（6）应急救护现场指挥与各部门协调存在问题

（7）存在的其他问题

第七节　城市灾害和意外事故医学救援

一、概述

社会越向现代化发展，其抵御灾害的能力也就越脆弱。像城市的生命线：供水、供电、供气、医疗卫生、供热、通信等设施，都经不起灾难性的打击，往往是一处受灾，殃及四面八方。

城市灾害首当其冲的是各种原因引起的火灾。火灾可以给人民的生命财产造成巨大的损失。近40年来，仅北京就发生火灾2.6万起，直接经济损失近15亿元，死亡1100多人。

国际劳工组织1993年6月通过的《预防重大工业事故公约和建议书》指出，与城市相关的重大隐患事故有两类，其一是可燃性物质泄漏，与空气混合形成可燃性烟云，遇到火源引起火灾或爆炸；其二是大量有毒物质突然泄漏，造成大面积的人员死亡、中毒和环境污染。

城市生命线系统主要指供电、供水、供气、交通、通信、急救等网络系统，它平时的完好率及灾后的可投入率（备灾能力）是衡量城市现代化、国际化水准的标志。

40年来，北京地下管网因管道陈旧，不断发生各类自来水管爆裂事故，造成区域性"断水"和"洪水"的情景。1967年复兴门地铁施工切断广播电缆，中断对外广播10小时。1996年1月4日，广州黄埔大道南侧，广客隆西侧200 m处的总长度约100 m下水管道突然发生油气连续爆炸，并引起特大火灾事故，烧毁近30间店铺，幸未造成人员伤亡。

煤气作为主要的生活燃料，近10年来发展很快，因使用不当及管道泄漏等多种原因，城市煤气事故有增多趋势，成为城市一种常见的危害性较大的人为灾害。仅上海市现有煤气用户近700万，除民用燃料外，家庭自行安装煤气取暖器、热水器相当普遍。近年来，恶性煤气燃爆和人员中毒事件逐年上升，因煤气造成人员伤亡数仅次于车祸和工伤死亡事故。1990年上海市长宁区一幢居民住宅房因地面建筑物重压造成不均匀沉降，地下煤气管道接口发生错位而漏气，泄漏的煤气顺裂缝处进入大楼底层空间，当聚结到一定浓度遇上电器火花即发生爆炸，大楼一半被炸掉，楼毁人亡，惨不忍睹。1996年2月18日，扬州南门街8号楼，又因类似煤气泄漏引发爆炸，死亡19人，重伤3人。1995年1月3日，济南和平路发生电缆沟煤气爆炸，13人死亡，48人受伤。

环境污染、有毒化学品与有毒气体爆炸、核辐射、核污染、矿山事故、恐怖行为等各种突发性恶性灾害接连发生，不仅造成大批人员的伤亡和巨大的经济损失，甚至引起国际争端。因此，如何减少城市灾害和意外事故的发生以及灾害发生后的应急处置成为世界各国政府和国际社会关注的热点问题之一。人们增强了对灾害的忧患意识，并对如何防灾、减灾、救灾，制订了对策和预案，防患于未然，一旦灾害发生可按应急方案处理现场，紧急救援，尽可能地降低灾害的损失。

二、城市火灾和爆炸

城市火灾以冬春季节多发。近年来，电气火灾、液化气火灾、高层建筑火灾、乡镇企业火灾、商场火灾、汽车火灾均呈上升趋势。以北京市为例，进入20世纪90年代达到年均4000起以上，公安消防队每天出动灭火救灾十几次，高峰期达到20多次。随着城市现代化程度越来越高，起火因素随之增多，扑救难度越来越大。

回顾国内一些特大火灾事故，灾前的隐患未被察觉或已察觉但未引起重视，致使惨祸发生。

1. 城市建设高速发展，城市建筑趋于高层化、地下化、大型化和多功能综合化，给火灾的扑救和预防提出了新的难题。

2. 高层公共建筑集多功能于一体，人员聚集，情况复杂，易酿成立体燃烧，难以扑救，而民用住宅多疏于管理，用火、用电、用气不当，通道堵塞，消防设施丢失损失严重。

3. 地下人防工程开发使用，人员密集，货物集中，用电量大，出口不畅，装修材料多为可燃性。

4. 城市市区多为繁华商业区，建筑易燃，毗连成片，火源多设，电线老化，一处失火，极易殃及四邻，加之道路狭窄，人挤车堵，水源缺乏，难以施救。重庆解放碑火灾及北京隆福大厦火灾即是实例。

5. 历史文化名城如北京、西安、洛阳等地古建筑绝大多数是木结构，易燃，且处在水源匮乏、交通不便之处，有的已被用作生产、居住、商贸等场所，一旦失火即造成不可弥补的损失。

6. 易燃易爆危险品的生产、运输、储存、销售和使用日趋广泛，潜伏着恶性爆炸燃烧的严重危险。大型油气罐站，有的超负荷运转，处于不安全运行状态，地下管线纵横交错，日趋老化、失修，油气管线泄漏事故日趋严重。从事易燃易爆危险品生产、储存的单位，星罗棋布，不同程度地存在着火灾危险因素。深圳一危险品仓库发生大火即为此例。

7. 生产、生活用电大幅度增加，而电线老化，电器超负荷运行。产品低劣，违反操作和使用规定，短路、连接不良等隐患危机四伏。电气火灾占各种火灾原因之首。

8. 燃放烟花爆竹是喜庆节日里发生火灾的重大隐患，烧伤、炸伤及火灾相伴发生，给节日蒙上阴影。1993 年，北京等大中城市率先在城区禁放烟花爆竹。消除这一重大火灾隐患，自 1994 年以来，北京市烧伤及火灾的损失逐年下降，1996 年春节期间，北京城区未发生一起火灾。

9. 日常生活中 50% 以上的火灾与吸烟有关，乱扔正在燃烧的火柴梗及未熄的烟头是肇事的罪魁祸首。家庭中一些老年人睡前有吸烟的习惯，待昏昏入睡后，引燃了衣被，又无力自救而造成火灾发生。小孩玩火，也是生活中引起火灾的常见原因，城市火灾的 1/7，农村火灾 1/5 是由小孩玩火造成的。喜欢玩火的多数为男孩，年龄一般 5～12 岁，玩火时间一般在节假日以及冬季天寒地冻的时候。玩火的方式多种多样：玩弄打火机、火柴，用明火寻找东西；在草堆旁点火玩；做假烧饭游戏或烧东西吃；放野火玩以及燃放烟花爆竹。小孩玩火具有好奇心理和模仿心理，加上思维不成熟，自制力弱，易冲动，又缺乏防火知识。消除隐患的方法是家长、学校、社会一起来教育孩子不要玩火，从小养成不玩火的习惯，掌握孩子的心理特征，灌输消防知识和进行法制教育。使孩子懂得玩火是一种坏习惯，一旦引起火灾更是一种犯罪行为。

10. 城市发展日益兴起的高层建筑，因其建筑特点及人群居住特点，也成为火灾隐患之一。一旦发生火灾，火势蔓延快，疏散人员困难，容易形成大面积立体火灾，扑救火灾需调集大量人员、特殊设备，且难以奏效。目前，许多新建的高层建筑防火技术设施、安全疏散措施、灭火设施的质量及使用管理都不够完善，尤其对多功能综合性高层公共建筑防火要求不足，对潜在火灾隐患缺乏专门的研究和重视，这样，一旦发生火灾，人员伤亡和直接经济损失不可估量。

11. 火灾发生还与气候有关，就全国的平均状态来说，春季火灾次数最多，冬季和秋季居第二位，夏季最少。由于各地的气候特点不同，火灾的多发期也不同。华北地区春季干燥，风沙大，空气湿度小，火灾多发；而江南地区春季雨水多，空气湿度大，火灾次数低于秋冬季；新疆地区的火灾多发期则出现在气温高、湿度低的夏季。东北地区气候寒冷干燥，少雨，全年均为火灾多发期。当某一地区出现气候异常时，火灾规律也会发生变化，如 1987 年大兴安岭森林大火，即是由于当年"五一"前后未像往年那样下一场大雪，使空气湿度明显偏低，可燃物含水量降至干旱极限值而引发。另外，在低温严寒天气下救火，比在高温天气下救火困难要大得多。这是因为气温越低，火源与四周的温度差别就越大，容易引起火焰周围的空气对流增强，俗称"火生风"，使火势更加猛烈。因此，冬春季节是防火的重点时期。

三、高层建筑火灾

由于高层建筑火灾扑救困难，一旦发生火灾，损失巨大。下面做重点介绍。

（一）高层建筑自身的特点

1. 楼层多　楼房上下联系的主要交通工具为电梯，一旦发生火灾，疏散困难。而且火灾时必须切断电源，电梯不能使用，只能靠楼梯进行安全疏散。在 60 m 高层建筑内，人群安全疏散时间需半小时，150 m 的超高层建筑则需要 2 小时以上。楼层多、高度大，起火前室内外温差所形成的热风压大，起火后由于温度变化而引起火烟运动的火风压大，因而火烟蔓延、扩散迅速，室外的风速、风压也会随建筑物的高度而增大。

2. 内装修材料多　为加强室内空间的艺术效果，人们在高层建筑室内贴墙面，天棚吊顶，铺地毯，打隔断、窗帘、家具等也均为易燃或可燃性材料，且有不少塑料高分子材料，燃烧后分解出大量的一氧化碳、二氧化碳、硫化氢、二氧化硫等烟气和毒气。

3. 电气设备多　在现代高层建筑中，大量使用各种电气设备如照明灯具、电冰箱、电视机、电话、自动电梯、电炉、空调设备、自备发电机组等。有的还设有通信、广播、大型电子计算机等电气设备。配电线路密如蛛网，若一处打起电火花或绝缘层老化碰线而燃烧，火烟会随导线迅速蔓延。

4. 高层建筑中人员多　一般高层建筑容纳有成百上千甚至数以万计的人员，一遇火灾，难以疏散逃离。

5. 高层建筑功能多　现代高楼大厦特别是高端写字楼多设有办公室、会议厅、放映演播厅、商业贸易厅、旅店、公寓、住宅、餐厅、歌舞厅、游乐场、室内运动场及自身必要的厨房、锅炉房、变配电室、物资保管室、车库等，造成疏散通道曲折隐蔽。

6. 管道竖井多　高层建筑楼内必然设置电梯及楼梯井、上下水管道井、电线电缆井、垃圾井等。这些竖井如未加有垂直和水平方向隔断措施，一旦火烟窜入，则会产生"烟囱效应"，将火烟迅速蔓延扩散到上层楼房。

（二）高层建筑火灾的特性

高层建筑具有"三多一大，二快二难"的火灾特性。

"三多一大"即火灾产生的烟气多，需要疏散的人员多，比低矮房屋火灾遇难死亡人数多；火烟毒气大。

"二快"是指火势蔓延快，烟气扩散快。

"二难"是人员安全疏散难，消防人员灭火扑救难。

1. 火灾隐患多，易发生火灾　高层建筑为钢或钢筋混凝土构造的骨架是不燃的，但其室内有众多的可燃物质。有木质门窗、木桁架、胶合板、纤维板天棚；木质办公家具、住宅家具、卧具；可燃的纺织品窗帘、装饰布、地毯；容易打起火花的电线电缆束；有煤气、天然气管线或液化石油气罐；作为饭店、旅店、公寓、住宅的高层建筑，则有更多可燃的被褥、衣物、家具等；作为商场则有堆积如山的纺织品、塑料制品、包装纸、箱等。总之，可燃物品多，火灾荷载大，只要有一个小火星，就可酿成一场巨大的灾难。

高层建筑为了充分利用其建筑面积，多为公共户或综合户大楼，兼住宅、办公、娱乐、饮食等多种用途，必然设有用火的厨房。这样的综合大楼，一是不便统一管理，二是外来人员多，流动人员多，吸烟者常乱扔未熄灭的烟头和火柴梗，即可点燃易燃物品而造成灾祸。

2. 火势蔓延快，火烟扩散快　高层建筑楼高风大，据测定，若 10 m 高处的风速为 5 m/s 时，90 m 高处则骤增至 15 m/s。可想而知，随着高层建筑高度的增加，承受的风力增大。一旦有火灾发生，火借风势，风助火威，供氧充足，火烟温度高，导致火风压大，火猛烈燃烧。高层建筑内有各种竖井，一旦火烟窜入井道，产生"烟囱"效应，具有很大抽力，以 3~5 m/s 的速度迅速向上蔓延，1 分钟可将火烟传播到 200 m 高度，顷刻间可使整幢大楼犹如一根火柱一样被焚毁。

3. 疏散困难　高层建筑人口密度大，上下和对外交通均靠电梯，若电梯没有封闭，没有防火分隔，又缺乏水平的防火分区，发生火灾后，人员必然急于通过楼梯往地面逃避。而火烟一旦窜入电（楼）梯间，将其封锁，人员无法下到地面，只有向上到屋顶避难，等待直升机救援，若火势很大直升机也难以接近屋顶营救受灾人员。

据测定，若以一处楼梯计算，当每楼层有 120 人时，则 15 层人员疏散到地面需 19 分钟，30 层需 39 分钟。而一般火灾从起火到猛烈燃烧只需二三十分钟，此时大部分人员还困在楼上。何况大多数旅馆火灾，多发生在午夜或就寝后，起火后必然断电熄灯，楼内一片漆黑，旅客对楼层通道不熟，势必造成混乱，拥挤堵塞，以致造成人员的大量伤亡。

4. 灭火、营救困难　在现有消防技术水平下，仅靠消防队扑灭高层建筑火灾是困难的。现有消防车喷水高度最高只能达 24 m 左右。即使是双车并联出 1 支水枪，虽然能将水喷到 49 m 左右，但出水慢，扑灭大火困难。若消防队员进入室内灭火，则因高楼厅堂布局复杂，一般只能在 20 m 左右高度坚持正常灭火战斗，而且消防人员易受烟火熏烤受伤，或被一氧化碳毒害晕倒，甚至中毒死亡。

在抢救被火围困人员脱险方面，我国生产的云梯车一般只能达 10 多米，工作高度一般为 20～30 m，要营救 10 层以上的人员就无能为力了。国外近来研制的一种更高的登高云梯车，最多也只能达到 59 m 高，要抢救超高层建筑火灾被困人员脱险还是很困难的。直升机在火势大、烈烟冲天的情况下，无法靠近大楼，也无法营救被困人员。

5. 人员伤亡损失惨重　高层建筑的特点决定了万一发生火灾，必然人员伤亡多，财产损失惨重。因为人员多，疏散的距离和时间长；因为慌乱缺乏组织引导，争先恐后乱挤，堵塞通路；也因为断电黑暗，不识路途，烟火熏烤，中毒晕倒，窒息死亡。所以，火灾现场的逃生和脱险在火灾救援时就显得十分重要。

三、火灾现场的逃生和脱险

火灾发生后，首先要保持冷静，自己要尽力扑救刚燃起的小火，不使其酿成大火。当火势较大而无力扑救时，所有人员均应迅速离开火灾现场，以免救火不成反被烧伤，造成更大的损失。

（一）掌握常用的灭火方法扑灭火灾

火灾发生是可燃物、助燃物、着火源这"三要素"同时存在，互相结合，互相作用的过程。扑灭火灾的基本方法是去掉可燃物或使可燃物浓度降低；阻止空气进入燃烧区，降低空气中的氧含量；进行冷却，降低燃烧区的温度。

灭火的方法通常有以下几种：

1. 隔离法　当发生火情时，迅速将火源附近的可燃物移开，或用灭火器材对可燃物做防火处理，使火源附近不再有新的可燃物参与燃烧。

2. 窒息法　阻止空气进入燃烧区，减少空气中氧气的含量，使火源得不到氧气而熄灭。

3. 冷却法　用水或其他灭火剂喷射到燃烧物或火源周围的可燃物上，避免火情扩大。

4. 抑制法　使用化学灭火剂，参与燃烧反应过程，使游离基消失，形成稳定的分子或低活性游离基，燃烧反应终止而达灭火目的。

5. 使用灭火器的基本方法　以上 4 种方法均需灭火器的参与方能发挥其作用。平时应熟悉灭火器的使用方法，一旦发生火灾，灭火器的作用至关重要。

（1）泡沫灭火器：使用时颠倒筒身，使筒中的两种药液混合而发生化学反应，产生泡沫由喷嘴喷出。主要扑救可燃液体和一般固体火灾，尤其对油类初起火灾效果较好。不能用来扑救忌水的化工产品。扑救电器火灾，必须先切断电源以防触电。

（2）干粉灭火器：使用时先取下喷枪，打开粉管，再抬起气压杆，使二氧化碳进入贮罐，接着用手持枪，枪口对准火焰根部，扣动开关将干粉喷出，由近至远扑灭火灾。主要用于可燃性液体和带电设备火灾。

（3）二氧化碳灭火器：先将灭火器的铅封去掉，手提提把，翘起喷筒，再将手轮逆时针方向旋转开启，高压气体即自行喷出。适用于各种易燃液体和贵重设备、精密仪器的火灾扑救，以及扑救电压在 600 V 以下的带电设备火灾。

（4）1211 灭火器：其效果为二氧化碳灭火器的 5 倍。具有不导电，无腐蚀性，灭火后不留痕迹的特点。适用于扑救油类、带电设备和精密仪器、文物、图书档案馆等重要场所及物资的火灾。使用方法简便，拔出保险销，压下手把，灭火剂即从喷嘴喷出，对准火焰根部效果更佳。

（二）如何正确报火警

现实生活中火灾的发生都是突发性的，措手不及而致惊恐慌乱，因而错失灭火良机，使小火变大火损失惨重。人们应树立这样一个牢固的观念：一旦失火，必须立即报警。报警越早，火灾损失越小。应牢记火警电话"119"。接通电话后，要向消防队讲清着火的地点和单位，并尽可能讲清是什么东西着火，火势大小以及着火的范围，正确回答对方的提问。随后把自己的姓名和电话号码告诉对方，以便联系。打完电话后，立即派人到交叉路口等候消防车的到来。与此同时，迅速组织人员疏通灭火通道，清除障碍物，使消防车到达火场能立即进入最佳位置进行扑救。在没有电话和消防队员的农村和边远地区，可采用打锣、吹哨、喊话等办法向四周报警，动员乡邻一起来灭火。

（三）火灾中如何减轻浓烟的危害而逃生

有人统计过，火灾中被浓烟熏死呛死的人是烧死者的4～5倍。在一些火灾中，被"烧死"的人实际上是先烟气中毒窒息死亡之后又遭火烧的。

浓烟致人死亡的主要原因是一氧化碳中毒。在一氧化碳浓度达1.3%的空气中，人吸上两三口气就会失去知觉，呼吸1～3分钟就会导致死亡。常用的建筑材料燃烧所产生的烟气中，一氧化碳浓度达2.5%。此外，火灾烟气里还含有大量的二氧化碳，当其浓度达2%时，人就会感到呼吸困难，达到6%～7%时，人就会窒息死亡。聚氯乙烯、尼龙、羊毛、丝绸等纤维类物品燃烧时能产生剧毒气体，对人威胁更大。有关专家经过多年研究，发现烟的蔓延速度超过火的速度5倍，其能量超过火的5～6倍。烟气的流动方向就是火势蔓延的途径。温度极高的浓烟，在2分钟内就可形成烈火。高层建筑的电梯间、楼梯、通气孔道往往是火势蔓延上升的地方，浓烟升腾能让与火场相隔数层及十几层的楼层人员窒息死亡。浓烟还使能见度下降，使人摸不清逃生的方向而陷入困境。

为减轻浓烟的危害可大量地喷泼水，降低浓烟的温度及浓度。从烟火中出逃，要用毛巾或布蒙住口鼻，俯身弯腰行走。如为浓烟，须匍匐行走，因为在贴近地面30分钟的空气层中，烟雾较稀薄。关闭或用棉被、布单等封住火场方向的门窗，以减少浓烟的进入。

（四）火灾时身上着火如何逃生

在火灾发生时，身处火场的人身上很容易着火。首先是衣服帽子先着火，这时应设法脱去。如果衣服在身上燃烧，不仅会烧伤，而且也给今后的治疗增加了困难。因为衣料不同，如化纤服装受高温熔融后会与皮肤粘连，而且还具有一定的毒性，使伤势恶化。身上着火来不及脱衣服，可以卧倒在地上打滚，以压熄身上的火苗，在场的其他人可用湿毯子等物将着火的人包起来，或向着火的人身上浇水或将烧着的衣服撕下来。切不可用灭火器对准着火人身上喷射，因为灭火器内的药剂会引起伤口感染。如果身上火势较大，来不及脱衣又无人帮助灭火的话，则可以尽快跳入附近的水池或小河中，把身上的火熄灭。虽然这样可能对后来的烧伤治疗不利，但是至少可以减轻烧伤的程度和面积。如果人体已被烧伤，且烧伤面积很大，则不宜跳水，以防加重感染。

人身上着火，千万不可奔跑和用手扑打。奔跑等于加速空气流通，火会越烧越烈。而且奔跑时将火种带到别处，有可能引起新的火灾。

（五）居住楼房被火包围后如何逃生

楼房发生火灾，住在楼上的人生命安全受到严重威胁，需要根据当时的具体情况，采取科学的自救措施，迅速逃离火场，避免造成不应的伤亡。

楼房上层起火，下层的人可迅速疏散逃生。若是楼底层起火，居住上层的人，应观察分析火情，回忆楼门及楼梯的走向，不可盲目乱跑，更不要跳楼。可用湿毛巾捂住口鼻，用水打湿衣服，弯腰或屈身，沿楼梯迅速下楼离开火场。必须忍住烟呛，不要大声呼唤，以免窒息倒地被焚。当人员无法逃离时，应迅速关闭无火的单元和房间的门窗，将浸湿的被褥封紧门窗的缝隙，阻止烟火窜入。火势已封门时，不能盲目开门，以防空气对流而加速火势蔓延。当楼梯被烧断或被火封锁时，切勿跳楼，此时可用绳子或床单等物撕成宽条，牢靠地系在阳台的栏杆上，手攀绳索逐层下滑，或利用窗边的落水管道向下爬。有天窗的楼房可蹬梯及桌椅顺天窗逃往屋顶或毗连的屋顶上。

　　失火的楼房内不可使用电梯，因为起火后电梯往往是浓烟的通道，而且火灾时电源被切断，电梯有突然停住的可能，人若被关在电梯间内，更易造成伤亡。

　　家里如有小孩和老弱病残人员被大火包围时，可用被、毯等物把他们包裹起来，然后用绳索从窗口或阳台等处将他们安全送到地面。

　　（六）公共场所发生火灾时的安全疏散措施

　　在公共场所，人员非常集中，一旦起火，即便是较小的火灾事故，也会引起人们的惊慌，造成秩序混乱，互相拥挤，给疏散带来很大困难，甚至造成重大的人员伤亡事故。1994 年 12 月发生在克拉玛依友谊宫的火灾事故，重要原因之一是人员疏散不力，从而造成伤 130 多人，亡 280 人的惨剧。

　　公共场所发生火灾，重要的一环在于安全疏散。这就要求公共场所除保证安全出口和通道畅通外，应设有明显的指示标志。不但应设有门灯、壁灯和脚灯等照明设施，而且要用绿底白字标明"太平门"或"出口处"。照明线应与其他线路分开，同时设有蓄电池等备用电源，以便在发生事故时紧急照明之用。在"太平门"或"出口处"应安排有服务人员，发生事故时，引导人们疏散。公共场所加强管理，应制订一个切实可行的疏散计划，划区定门，人员定岗落实责任制。一旦发生意外事故，可按计划组织疏散。人们参加公共场所活动时，应首先看一下逃生通道是否畅通，出口在哪里，哪个出口最便于逃生，有无应急灯，以便发生意外时顺利撤出。

　　公共场所发生火灾，观众或顾客要听从现场工作人员的指挥，不要惊慌失措，互相拥挤。安全疏散时要扶老携幼，帮助残疾人和行动不便的人一道撤离火场。撤出火场后要尽快离开现场，不要就地围观，以免影响消防人员的扑救，同时也防止因火星四溅、房屋倒塌、物品爆炸而受到伤害。

四、火灾及爆炸的现场救援

　　火灾常突然发生，难以预料，来势凶猛，尤其是各种爆炸性火灾，烟火蔓延迅速，现场嘈杂混乱，因受烟呛、火烤以及断电后的"失明"和高度的恐怖感，受难者难以很快逃离现场。美国消防组织曾做过一次模拟测试，点燃一只废纸篓，2 分钟后感烟探测器报警，3 分钟起火，房间达到致死温度，同时楼内充满有毒气体，4 分钟楼内过道被烟火封堵而彻底无法通行。测试结果表明，楼房内起火，4 分钟后逃离现场的可能性很小，而救援人员到达现场多数超过 4 分钟。火灾现场危险性大，情况复杂，非医务人员不能单独完成，需与消防、公安、当地政府及群众等多方通力合作，密切配合，才能尽快救灾灭火，救死扶伤。火灾时发生的伤情复杂且垂危患者多，受难者除有不同程度的烧伤外，半数以上的人吸入燃烧产生的毒气，造成窒息昏迷。建筑物倒塌后的砸伤、挤压伤以及由于人们本能的逃生意识而跳楼等致多处骨折及复合性创伤，给现场救援带来困难。

　　在火灾发生时，尤其是人员伤亡多的重大火灾发生时，现场救援的组织指挥显得十分重要，需保证火灾现场能有条不紊地进行抢险和急救。

　　（一）由消防、公安、急救各方面组成现场指挥部门，协调完成救援工作

　　火灾发生后，分别向"119"和"120"报警，消防队伍和急救队伍同时到达现场。现场指挥由事先组织好的或临时组织的行政人员及抢险急救专业人员组成，负责灾情及伤害程度的判断、计划、调配救援力量和现场救援的组织协调；负责向上级请示报告火灾现场的情况，做出重大的决策。

　　在火场救援中，消防、公安人员救灾抢险，同时寻找伤员和遇难者，边抢险边救人，用正确的方法搬运伤员至火场外空气流通的安全地带。然后急救医务人员进行检伤分类。分类人员要由有丰富烧伤外科经验的高年资主治医师以上人员担任，以迅速、准确地确定烧伤面积、深度及有无特殊部位的烧伤或其他外伤。

　　根据受难者的轻、重、危、死分别给予处置。经初步急救处理，在病情允许的情况下，医疗监护患者转送有条件的医院进一步救治。

　　（二）火灾现场医疗急救的特点

　　火灾现场主要是抢救烟雾吸入性损伤和烧伤的患者，前者易导致呼吸道黏膜损伤、水肿、渗出而窒

息，后者除可引起窒息外，烧伤引起的严重休克，如不及时救治，也可致患者死亡。

烧伤的现场急救和转送：现场急救是一场争时间、抢速度的战斗，急救及时，转送适当，对减轻损伤程度，减轻患者痛苦，降低创面并发症和死亡率具有十分重要的意义。

现场急救的原则是：立即消除烧伤因素，保护创面，并使伤员镇静、止痛，积极防治休克。

1. 尽快排除烧伤致伤因素　火焰烧伤后，应立即脱离火区，迅速脱去着火衣服，或用水浇灭或用湿被覆盖灭火，切忌奔跑、呼叫或用手拍打灭火，以免引起头面部、手部及呼吸道烧伤。磷烧伤应立即扑灭火源，脱去污染衣服，用大量清水冲洗，最好将患处浸入流动水中，如一时缺水，可用多层湿布包扎创面，以免磷的溶解和吸收，引起更重的磷中毒；电烧伤者，如为电弧烧伤，灭火法同火焰烧伤，电接触烧伤须立即关闭电源开关，用绝缘物品使伤者脱离电源。

2. 积极救治呼吸道烧伤　呼吸道烧伤是火灾中最常见和致命的因素。因为伤员在火场中往往奔跑或张口呼吸，呼吸道被烟熏火燎导致黏膜水肿、痉挛而狭窄，造成呼吸道阻塞而通气障碍。如不及时处理，极易导致窒息死亡。有的伤员呼吸道烧伤比体表的烧伤严重，应在检伤中加以重视，及时检出伤员进行急救处理。给患者吸入高浓度的氧气，并根据病情早期给予气管内插管或气管切开术，保持呼吸道通畅。气管内插管动作应轻柔熟练，管径应适当小一些，以免在插管过程中损伤气管黏膜，影响预后。

3. 积极救治危及生命的严重并发症　对危及患者生命的并发症如大出血、开放性气胸、窒息、急性中毒，须迅速针对病情进行救治。大面积烧伤早期无休克症状出现也应进行抗休克治疗；心脏停搏者应及时做心脏按压使其恢复心跳；创面有污染者应早期抗感染。

4. 防治烧伤合并休克的措施　烧伤患者体液丧失既多又快，尤其是烧伤面积在 30％ 以上的伤员。口渴者，可给予口服烧伤饮料（每 1000 ml 水加食盐 3 g，碳酸氢钠 1.5 g，苯巴比妥钠 0.3 g，白砂糖适量）或服用糖盐水，但不可大量饮用，以免发生呕吐，更不宜单纯喝白开水，以防发生水中毒。有静脉输液条件的，应尽快给予快速输液治疗，液体以平衡液为好，以免加重休克而导致死亡。为达此目的，在现场或转送途中也应进行补液治疗。

5. 烧伤患者的镇静、止痛　烧伤患者常表现剧痛和烦躁不安，加重休克和创面的损伤，可给予镇静止痛。轻者给予口服止痛片、地西泮、氯氮䓬等药物，重者可注射哌替啶 1～2 mg/kg 体重。因烧伤引起皮肤肌肉损伤、周围循环障碍，肌内注射无法进行或药物吸收不良时，应静脉注射。对合并颅脑外伤或呼吸功能障碍者禁用，可注射苯巴比妥钠（成人 0.1 g，小儿 1～2 mg/kg 体重）。用药后患者仍烦躁不安，可能为血容量不足所致，应加强抗休克措施。

6. 保护烧伤创面，严防污染　妥善保护烧伤创面，避免污染，有利于清创和防治感染。烧伤创面可用清洁敷料和清洁被单、衣物包裹和覆盖，头面部、手足可用毛巾等物包扎和遮盖。创面现场急救不予处理，更不要盲目外用药物。大面积烧伤如涂红汞，可因创面吸收而致汞中毒，严禁用龙胆紫和氧化锌之类的药物涂抹创面，一则影响创面深度的判断，二则增加清创的困难。中小面积烧伤的四肢创面，可浸入 8 ℃～10 ℃冷水中（冰水更好）0.5～1 小时，可降低组织代谢和"余热"对组织的继续损害，亦有良好的止痛作用，或用浸湿的清洁布覆盖创面，可达同样目的。

7. 填写伤票　记录初步估计的烧伤面积和深度及现场急救措施，以便分类和进一步救治。

8. 消防作业中防治烟雾吸入性损伤　烟雾是可燃性物质燃烧分解而产生的微粒和气体，消防作业时经常可发生烟雾吸入性损伤。呼吸道受到烟雾损伤的程度，依照气体的种类、浓度和接触时间长短来确定。颜面烧伤和呼吸道烧伤可合并发生，而下呼吸道和肺组织损伤并不多见。

（1）烟雾吸入性损伤的病理基础：各种化学合成物燃烧后产生的烟雾，其成分多样复杂。烟雾中的有毒成分溶于呼吸道黏膜的液体内，可能造成化学性损伤。某些高溶性物质如氨、二氧化碳、氯气、氯化氢，易在上呼吸道溶解。而低溶性气体如乙醛、光气、氮的氧化物可能达下呼吸道。上呼吸道损伤致咽喉、气管发生进行性肿胀和渗出，36～48 小时达高峰，可能使呼吸道阻塞而窒息。下呼吸道受损后，支气管黏膜细胞发生肿胀、碎裂和脱落，可能堵塞支气管或者引起反射性支气管痉挛。化学毒素可直接损害Ⅱ型肺细胞而影响肺表面活性物质产生，造成肺泡萎陷，肺内通气与灌注比例失调，动脉氧分压下降。

（2）临床表现：主要有眩晕、头痛、幻视、幻觉、神经错乱、昏迷等神经系统表现。其次为呼吸系统改变，如呼吸急促、声音嘶哑、咳嗽、哮喘、鼻毛烧焦、口腔咽峡有烟灰，重者发生肺水肿。

（3）烟雾吸入性损伤的预防：在火灾现场，受困人员和救援人员首先要想到防止烟雾中毒、烟雾吸入性损伤、缺氧对机体的危害，并采取相应的防护措施。

最简易的防护方法是将毛巾或棉织物折成多层捂住口鼻，有条件应用水浸湿，效果更好。用此种防护方法必须以最快的速度冲出浓烟环境，最行之有效的方法是使用呼吸道防护器材，如有生氧面具和压缩空气呼吸器。

（4）救治方法：注意观察患者呼吸的变化，清除呼吸道分泌物和脱落物，呼吸道内可注入或者雾化吸入适当的抗生素、解痉剂等。疑有一氧化碳中毒患者，治疗方法是吸入纯氧，有条件的用高压氧舱治疗。并发肺水肿，及时采用呼吸终末正压给氧和脱水药，同时避免超负荷输液。

9. 烧伤患者的安全转送　烧伤患者经现场初步救治后，均应转送到有条件的医疗单位进一步救治。

（1）转送前准备：要求做到向接收伤员的单位详细报告病情，并征得同意，备好抢救药品和器械，保证伤员途中安全。建立可靠的静脉输液装置，保证按计划输液。准备烧伤饮料，口渴者可少量饮用。严重烧伤或休克者，均就地复苏输液治疗，一般在伤后 48 小时或待休克控制后才考虑转送。重度烧伤应留置导尿管，观察并记录尿量，以助了解休克情况。保持呼吸道通畅，有中重度吸入性损伤、头面部严重烧伤、有呼吸道阻塞或估计转送途中会发生呼吸道阻塞者、颈部或胸部有Ⅲ度环形烧伤焦痂者，应行气管切开术。转送前可给予哌啶 1～2 mg/kg 体重治疗，以使伤员安静。有禁忌者改用苯巴比妥钠治疗，禁用冬眠合剂，以防引起直立性低血压。转送前及途中，均应用青霉素等抗生素预防感染。

（2）转送途中处理：选择适当的交通工具。救护车转送伤员时，车速不宜过快，务求平稳，减少颠簸，以免加重休克，途中密切观察患者神志、脉搏、血压、呼吸及尿量情况，如发生变化，及时处理。还应注意保暖、防冻、防暑、防尘等工作。到达终点时，护送人员向接收单位医师介绍患者情况及救治过程，并移交各项治疗记录。飞机转送时注意在起飞和降落时使伤员头部低平位，以保持脑部血液供应。

10. 成批烧伤患者的现场救护　成批烧伤系指烧伤患者在 10 人左右，或严重烧伤在 5 人以上，具有患者多、伤情重、时间紧迫、临时组织、技术条件要求高、医护任务繁重、药械供应矛盾大等特点。可根据伤员的具体情况，临时成立指挥组、分类组、抢救组、收容组、后勤供应组等组织，确定抢救地点，设多点抢救，每点指定指挥人员。

分类组由烧伤科的主任或主治医师组成，及时判断伤情，下达急救任务，指挥患者到指定地点接诊、抢救、登记、统计、转送等。根据烧伤面积、深度，有无休克，有无吸入性损伤，有无复合伤进行分类。优先救治严重烧伤、已休克或严重吸入性损伤者，实施心肺复苏、静脉切开、气管切开等急救措施。然后将伤员分成轻度、中度、重度三类，处理原则各有侧重。

（三）火灾烧伤的急诊室处置

1. 中小面积烧伤处置

（1）详细了解致伤病因、经过和接触时间以及现场救治等情况，并判断伤情，进一步评估烧伤面积、深度、有无并发症。

（2）凡成人烧伤面积在 20％以上，小儿烧伤面积在 10％以上，有发生休克征象者，应持续给予静脉输液治疗。

（3）镇静止痛，可用麻醉性止痛药。

（4）常规注射破伤风抗毒素，成人 3000 U，儿童 1500 U，有过敏史者应按脱敏治疗。

（5）凡有Ⅲ度烧伤及特殊病因（电、爆炸等）、特殊部位（面部、手部、会阴部等），或Ⅲ度烧伤者面积在 5％以上均应住院治疗，烧伤面积在 5％以下的浅Ⅱ度烧伤，予以简单清创包扎，门诊观察治疗。

2. 严重烧伤处置

（1）扼要询问伤员病史，了解致伤病因、受伤环境与经过，急救处置情况，简单了解过去病史，迅速判断伤情，初步估计烧伤面积和深度。

（2）检查有无吸入性损伤。凡中度以上吸入性损伤、头面部严重烧伤、颈胸部有环形Ⅲ度焦痂引起呼吸困难者，均应建立人工气道，现场已行气管内插管者尽快施行气管切开。

（3）检查伤员循环系统脉搏、血压、心电图等；检查已建立的静脉通道是否通畅，必要时做静脉穿刺导管或行静脉切开，以保证静脉治疗的连续性。

（4）检查伤员有无合并伤，特别注意颅、脑、腹及四肢外伤，并给予相应的及时处理。

（5）止痛药视情况应用。

（6）注射破伤风抗毒素，成人 3000 U，儿童 1500 U。

（7）待伤员休克平稳后送清创后，行创面早期处理。

（四）烧伤休克早期复苏

成人烧伤面积超过 15％，儿童在 10％左右可发生低容量性休克。在烧伤的急救中，对延迟入院的患者应抓紧时机，积极进行复苏补液，力争患者平稳渡过休克期。如果一味强调在入院后方进行休克复苏，势必使延迟复苏的重度休克者因多脏器衰竭和暴发败血症而死亡。所以，对已休克的患者，应竭尽全力复苏抢救，以快速有效地补液及早解除休克，并尽力维护脏器功能，恢复机体内环境稳定。

1. 早期复苏治疗

（1）复苏的基本要求：烧伤早期复苏遵循 ABC 方案处置，即：A——气道通畅，B——呼吸功能维护，C——心血管功能维护。及时建立静脉通道，按照以体重、烧伤面积及深度为变量的补液方法制订公式。

（2）复苏用液体：

1）胶体液：主要是补足胶体颗粒，维持血浆的胶体渗透压。胶体液有血浆、血清、全血、人体清蛋白、代血浆等。血浆能补充烧伤局部渗出而丢失的主要成分，供不应求时，可用人体冻干血浆。对烧伤面积广泛的深度烧伤，因红细胞被大量破坏，应尽可能输新鲜血，使其主要有效成分和各种免疫球蛋白大部保留。早期尤其是第 1 个 24 小时不输全血，尽量不采用库存血。代血浆为血浆容量扩张剂，其中右旋糖酐具有较好的扩容作用，现多采用相对分子质量为 3 万～4 万的低分子右旋糖酐，因其相对分子质量小，肾脏排出快而有利尿作用，但维持扩容时间较短。

2）晶体液：又称电解质溶液。常用平衡盐溶液、碳酸氢钠溶液等。平衡盐溶液所含电解质成分反映血浆电解质含量模式。临床常以其等渗液用于复苏休克的胶晶液合用公式。乳酸化林格液含钠量 130 mmol/L；生理盐水为等渗液体，液量小不发生问题，液量大者要与碳酸氢钠以 2∶1 的比例输入，以便达到平衡盐液的疗效。碳酸氢钠溶液多以其 1.25％等渗溶液与生理盐水按 2∶1 的比例使用，国内常用 4％或 5％浓度，纠正代谢性酸中毒，碱化尿液，以防游离血红蛋白和肌红蛋白在肾小管内沉积，保护肾功能，并具高张效应，加强复苏作用。烧伤休克复苏多不补充钾，若大量补给不含钾溶液造成体液含钾稀释时，可考虑适当补充。水分为机体基础代谢所必需。静脉补充水分以 0.28 mmol/L（5％）葡萄糖液为宜，为等渗液，含糖量不多。烧伤不严重，静脉补液有困难，或大批患者同时发生，条件不具备时，可酌情给予适当的口服补液，即口服烧伤饮料。

（3）复苏补液公式：

1）胶晶体补液复苏公式：国内常用。Ⅱ、Ⅲ度烧伤面积（％）×体重（kg）×1.5（ml）＋2000（ml）＝烧伤第 1 个 24 小时的补液总量（ml）。胶体液与晶体液之比为 1∶2，Ⅲ度烧伤面积广泛者，可按 1∶1 掌握。计算中烧伤面积不受 50％的限制。具体要求是，烧伤后第 1 个 8 小时，输入计划总量的半量，后两个 8 小时各输入计划总量的 1/4 量。伤后第 1 个 24 小时，输液总量不宜超过 10000 ml。伤后第 2 个 24 小时所需补充的胶体液和电解质溶液都为第 1 个 24 小时的半量，仍需补充基础水分 2000 ml。

2）南京公式：Ⅱ、Ⅲ度烧伤面积（％）×100＋1000＝烧伤后第 1 个 24 小时补液总量（ml）。公式中可变部分为体重，轻者减 1000 ml，体重重者加 1000 ml，应区别对待。总量中以 2000 ml 为基础水分补充，其余 1/3 用胶体液，2/3 给晶体液，计算时不受烧伤面积超过 50％的限制。使用方便，适合成批烧伤患者应用。

3）改良 Parkland 公式：与以上公式的区别点是在毛细血管通透性增强时，补充晶体液，而在毛细血管通透性恢复后，集中补充胶体液，以利提高血浆胶体渗透压，加速回吸收。公式要求烧伤后第 1 个 24 小时内，按Ⅱ、Ⅲ度烧伤每 1％体表面积每千克体重补给乳酸化林格液 3 ml，第 1 个 8 小时补给总量的 1/2 量，第 2、第 3 个 8 小时分别补给 1/4 量，第 3 个 8 小时以每烧伤 1％体表面积每千克体重补给血浆 0.3～0.5 ml，并适量补充等渗葡萄糖液，以维持尿量。此公式适用于血浆供应困难和成批烧伤患者的抢救。

4）高张电解质溶液疗法：休克时只补给高张电解质溶液，人为地造成细胞外液高张，导致细胞内脱水。补液量少，液体负荷轻，适于心肺功能负担较重的患者。吸入性损伤、老年患者或 2 岁以下婴幼儿，由于肾功能不够完善应避免使用。高张溶液为含钠 250 mmol/L 复方乳酸钠溶液。伤后 48 小时可以按每烧伤 1％ Ⅱ、Ⅲ度面积每千克体重补给 3 ml，以每小时尿量作为指标，结合生命指标掌握静脉补液速度。总液量 2/3 在伤后第 1 个 24 小时补给，1/3 在第 2 个 24 小时补给。

（4）休克复苏的监测指标：输液的质、量和速度是否得当，要严密监测患者反应，并以此调整补液计划。

1）精神状态：患者神志清楚，安静合作，为脑组织行使正常代谢和功能之征。烦躁不安、不能合作、神志恍惚甚至昏迷者，为脑缺血缺氧，灌注不良引起。应详细分析病因，低血容量性休克是首先应考虑的原因。在排除其他病因的基础上可明确诊断，加强补液。

2）心率和脉搏：一般应维持心率在 120 次/min 以下，心音强而有力。超过此标准表示复苏补液不力，补液量不足。

3）血压：成人血压应维持收缩压在 12 kPa 以上。肢体有严重烧伤时多靠其他指标观察。

4）末梢循环皮肤和黏膜苍白，肢体远端发凉，甲床颜色变淡和毛细血管充盈时间延长，为低容量性休克、组织灌注不足。

5）静脉充盈：静脉充盈时皮肤充实，眼球张力好。静脉充盈不良，甚至颈静脉塌陷、皮肤松弛及弹力减弱，眼球张力减低，均表示脱水。

6）口渴：为血容量不足和缺水表现之一。但不能将口渴作为指导补液的唯一指标，否则易致补液过量。如消化功能减退而随意口服补液，可能致急性胃扩张，或发生水中毒。

7）尿量：为反映内脏灌注的指标。尿量应维持在 0.5～1.0 ml/kg（成人 30～50 ml/h）。

8）辅助监测参数：血红蛋白和血细胞压积反映血液浓缩程度，以便调整复苏补液计划。血清钠、钾、氯浓度的测定，便于掌握血浆和整个细胞补液的离子平衡与电中性以及推算血浆的渗透压。监测动脉血血气分析，做 3P 试验，全血及血浆黏度、红细胞电泳等参数。

2. 烧伤休克复苏的辅助治疗

（1）心功能辅助治疗：出现心功能不全可用洋地黄类药物（毛花苷 C 等）。

（2）给氧。

（3）激素治疗：除严重休克，特别是有肺水肿和脑水肿威胁时考虑应用，一般不用。

（4）肾功能辅助治疗：在复苏时已按要求进行必要的补液之后，仍不能排尿或尿量不够满意，可使用利尿药，以甘露醇疗效好。在补充血容量的情况下，可用呋塞米。呋塞米可单用或与甘露醇合用，后一用法作用较强，多用于肺水肿或脑水肿的脱水治疗。

（五）烧伤早期清创

清创的目的在于去除异物，清洁创面，防止感染，减轻疼痛，为预防并发症和促进愈合打下良好基础。烧伤早期清创一般在入院后进行，有的伤员一时不能入院，为争取时机，可创造条件在现场救护点或急诊室进行。

1. 时机 尽量争取在伤后 6～8 小时内进行清创。中小面积烧伤，全身状况良好无休克者，可及时进行清创，如伴有休克或合并伤（骨折、脑外伤），应先积极抗休克或处理合并伤，待病情平稳后再行清创。凡大面积烧伤无论有无休克发生，均应先行抗休克治疗，一般需 2～4 小时后再行清创，若休克不平稳，应从整体出发，可不行清创，仅做适当清理。凡伤后 24 小时入院或创面已有感染者，不予清创，仅做换药或简单清理创面。

2. 方法

（1）清创应在良好的镇痛下进行：一般用哌替啶加异丙嗪即可，必要时可用氯胺酮麻醉。

（2）剃除伤处及附近毛发，剪去伤手（足）处的指（趾）甲。

（3）清除创面污物：如污染严重，可先用肥皂水清洗；若创面被油污染，可用松节油或汽油擦洗（仅限于小面积烧伤）。剪去已分离脱落的表皮，然后用 0.1％苯扎溴铵或 0.2％洗必泰清洗创面和周围正常皮肤，最后用消毒纱布轻轻拭干创面。清洗过的创面，用消毒纱布保护，以防污染。

（4）表皮处水疱的处理：浅Ⅱ度创面尽量保护未分离的表皮，它可保护创面，减少渗出和疼痛，防止上皮细胞干燥与坏死。小水疱无需处理，大水疱可在低位剪破引流，或用空针抽出疱液，疱皮可保留，但仅限于伤后 3～5 天，时间过长可形成疱内感染。深Ⅱ度创面水疱应全部除去，因其影响水分蒸发，焦痂不易干燥，易招致早期感染。

（5）清创时应注意保暖，室温保持于 30 ℃～32 ℃：操作应迅速、轻柔，尽量减少刺激，事先做好准备工作，以缩短清创时间。对陷入创面的砂屑、煤渣等应尽量清除，但不要勉强。用无菌盐水冲洗创面后吸干。

（6）清创后冷疗法：冷疗法可使局部迅速降温，终止热力对组织的继续损伤，使Ⅱ度烧伤创面相应缩短愈合时间。冷疗可改善毛细血管的通透性，减轻组织水肿，有效地缓解疼痛。四肢可行浸浴或冲洗，躯干或头面部以冷敷为宜。可与清创同时进行。冷疗应在伤后 6 小时内进行，时间越早，效果越好，疗程 1～3 小时。最适宜冷疗的是Ⅱ度或深Ⅱ度烧伤创面，冷疗面积不宜超过 20％，夏季可适当扩大，以不使体温骤降或发生寒战为宜。水温以 10 ℃～20 ℃为好，夏季用于较小面积的四肢烧伤水温可降至 5 ℃～10 ℃，冬季冷疗温度可偏高，特别是躯干、头部、近心部位烧伤，即使水温 30 ℃也是有效的。

第八节 城市生命线系统事故医学救援

城市生命线系统主要指供电、供水、供气、交通、通信、急救等网络系统。本节主要介绍与医学救援关系密切的煤气事故和电气事故。

一、煤气事故

煤气是一种使用便捷、具有高效热量的能源。煤气除作为常用的制热燃气外，还是一种重要的化工原料。煤气为人类社会的发展和进步做出了巨大贡献。煤气的使用主要在城市，而城市又是人口比较稠密、财富集中的地区。因此煤气的易燃易爆性对城市人民生命安全威胁特别大。近几年连续发生煤气泄漏、煤气管网爆裂引起的煤气爆炸事故，给人民的生命财产造成了巨大损失。煤气事故作为城市的主要灾害日益突出，应当引起各方面的高度重视。

（一）煤气事故的原因和严重危害

1. 煤气中毒原因 煤气一般分液化石油气和天然气两种，都能产生一氧化碳，可造成一氧化碳中毒。

根据煤气公司的统计显示，煤气中毒主要是使用不当造成的。常见的原因有：

（1）汤、水煮沸后溢出，自行扑熄火焰，煤气顺着燃管口泄漏。

（2）用户擅自改装或私接煤气管道和器具，造成接口处煤气泄漏。

（3）因煤气灶具、取暖器、热水器的质量问题而发生中毒事故。

（4）使用燃气热水器洗澡致煤气中毒。原因是居民住房紧张，厨房面积小，排风设备差，室内一氧化碳等污染程度超标，加之热水器用气量比煤气灶大，通风稍有不慎，就可能造成中毒。有时是一人洗澡，全家中毒。

2. 煤气泄漏的原因

（1）用户使用不当引起煤气泄漏。

（2）煤气管道质量差，接口不严，管道老化，发生自然泄漏事故。

（3）因施工野蛮打桩，挖掘损坏等人为破坏煤气管道而造成煤气泄漏事故。

（4）因地面受建造物重压造成不均匀沉降，地下煤气管连接口发生错位而漏气，泄漏的煤气通过裂缝处进入大楼底层防潮隔离层空间。

（5）破坏性自然灾害如地震引起管道扭曲、折断而泄漏。

任何原因引起的煤气泄漏，当煤气聚结到一定浓度并遇上明火，如电器火花、摩擦火星、点燃的火柴及使用打火机，即可发生燃烧爆炸。

3. 煤气事故的严重危害性

（1）煤气事故导致一氧化碳等有毒有害气体中毒：煤气主要有液化石油气和天然气两种，在缺氧环境下均能产生一氧化碳使人中毒。一氧化碳与血红蛋白极易结合成碳氧血红蛋白，碳氧血红蛋白使人体红细胞携氧能力下降，造成组织器官缺血缺氧，损害最严重的是大脑组织，轻者遗留头晕头痛、记忆力下降的后遗症，重者发生言语运动障碍、痴呆等中毒性脑病甚至死亡。集中居住的学生、打工人员集体中毒事件时有发生，危害很大。

（2）煤气事故引发火灾和爆炸的严重后果：煤气的易燃易爆对人口稠密的城市地区威胁很大，往往造成灾难性后果。近年来发生的恶性煤气事故都是由于煤气泄漏引起的燃爆事故。

以上海市为例，上海市区现有土地面积约 800 km²，在这块"弹丸之地"的下面，却布满了长达 4000 km 各种口径煤气管道，其密度堪称世界之最。犹如人体身上的血管，相互交叉、重叠，哪根血管出毛病，都有危及全身的可能。上海有长达 130 多年的煤气使用历史，有些上百年历史的管道还在超龄使用。管道老化埋下了致灾隐患。因管材质量、接口老化等因素，1994 年上海市就发生自然煤气泄漏事故达 84 起。

除自然原因外，人为损坏地下煤气管道的事件比较突出。如某些施工单位野蛮施工，损坏煤气管道造成煤气泄漏引起燃爆事故，仅 1994 年就达 126 起。煤气泄漏产生爆炸具有很强的杀伤力。如发生在楼房，则发生楼毁人亡的惨剧。1996 年 2 月 18 日扬州市一普通居民楼发生煤气泄漏爆炸事故，死 19 人，重伤 3 人，8 户房屋遭到严重破坏，直接经济损失达数百万元。事故原因是进楼煤气管道铺设没有严格遵守规范，埋设深度要求 60 cm，实际深只有 25 cm；与主管接口需平接，实际为上下接；管道上原为街坊道路，不允许载重车辆通过，但实际载重车辆畅通无阻，以致管道被压成弧状，接口松裂，造成煤气泄漏而引发爆炸。1995 年 1 月济南和平路发生电缆沟煤气爆炸，死 13 人，伤 48 人。煤气事故频繁发生提醒人们：我国城市煤气管网经过前些年的建设，现已进入事故高发时期，必须引起各方面的高度重视。

（二）煤气事故的现场救援

1. 煤气中毒事故尤其是 3 人以上的群体中毒事件，要做好现场检伤分类，区分轻重缓急，必要时成立现场急救指挥小组，调集医务人员进行现场心肺复苏等急救措施。根据中毒情况将重患者迅速分流转送到有高压氧舱治疗条件的医院救治。其他急救措施参见有关内容。

2. 煤气泄漏引发的爆炸事件如发生在居民住宅楼，因爆炸造成楼房坍塌，伤员有可能被困在室内的瓦砾废墟中。救援的首先任务是将其营救脱险，然后进行医疗急救。而且还要对爆炸后的楼房进行打点加固，防止险情扩大。

3. 煤气泄漏引发的火灾，在现场救援时应注意戴防毒面罩，也可用毛巾、口罩浸湿后替代，以防有毒气体中毒。

4. 煤气爆炸后可引起各种严重创伤，如烧伤、多发骨折、挤压伤、颅脑损伤、胸部外伤、骨盆及脊椎损伤等。

二、电气事故

随着我国国民经济的飞速发展，电力已成为工农业生产、市政、交通和人民生活不可缺少的二次能源。由于电力生产和使用有其特殊性，在生产和使用的过程中如果放松警惕，违章操作和使用，则会造成人身伤亡事故，给国家财产带来巨大损失。这些因用电或在电力生产过程中造成的各种事故，如人身事故、设备事故、电气火灾和爆炸事故等，统称为用电事故或电气事故。

（一）电气事故的危害

电力系统是由发电厂、电力网和用户组成的统一整体。由于电能尚不能大规模地储存，因此，发电、供电和用电是同时进行的。正因为如此，用电事故发生后，除可能造成因停电而引起的设备损坏、人身伤亡事故外，还可能波及电力系统，进而造成系统大面积停电，给工农业生产和人民生活造成很大的影响。对有些重要负荷，可能会产生更严重的后果。例如，电解铝厂，停电时间超过 15 分钟，电解槽就会损坏；高炉停电时间超过 30 分钟，铁水就要凝固；矿井下停电，会影响井下通风，使空气中的瓦斯含量增加，可能引起人员窒息和瓦斯爆炸；地铁停电，正行驶在巷道内的地铁列车突然停驶，黑暗中造成拥挤混乱，威胁人身安全。此外，如医院以及易燃易爆的危险场所等，突然停电往往会发生更大的人身伤亡事故。

对用户停电造成的经济损失很难具体统计。一般可估算为少送电量所折合电费的数十倍。

随着电气化的发展，生活用电和家用电器日益增多，发生人身触电事故的机会相应增加，据我国近年来的统计，全国农村每年触电死亡的人数均在数千人左右，工业和城市居民触电死亡人数约为农村触电死亡人数的 15%。

（二）电气事故发生的常见原因

家庭用电事故的原因有以下几个方面。

1. 电源方面

（1）电源电压与用电器具的额定工作电压不符：一般家庭用的是 50 Hz，220 V 的单相正弦交流电。电冰箱的额定工作电压是 220 V，如果电源电压波动过大（170~250 V）必须使用相应的交流稳压器稳压。如果用户家里经常有电源电压波动过大的情况出现，就得特别小心，以免烧毁电器。

（2）保险丝选择不当或用其他导线代替，以至保险丝起不到保护作用：当电路发生短路时，塑料绝缘双股绞合灯头线的外皮可立即熔化，易引起火灾事故。

（3）家里不断添置新的家用电器，使线路负荷增大：一方面使线路损耗增大，另一方面电流长期超过电表额定电流，易烧坏电表。

2. 室内线路方面

（1）导线年久失修：油污、灰尘、潮气的侵蚀使导线绝缘层发生老化，尤其是厨房、厕所、浴室内的导线。如不重新更换并整理布线，长期造成漏电，一方面电能浪费，另一方面威胁人身安全。

（2）导线过细，使流经电流超过允许值：当这种细导线连接大功率电炉、电饭锅和电熨斗时，易引起导线绝缘层熔化，发生短路甚至引起火灾。

（3）布线不符合要求：没有用木槽板、钢管或塑料管导引，而是直接沿墙拉线或干脆直接将线埋入墙内做暗布线，这样易使导线遭虫咬，而产生漏电。

（4）接地线不合要求：不能真正起到接地保护作用。

（5）开关接线不合要求：如照明电灯未遵守"火线进开关，地线进灯头"的原则，人在换灯头时就易触电；三相插座的 3 个极不按要求接线等。

3. 电器使用方面

（1）带电移动家用电器。

（2）用湿手开、关电器。

（3）不懂电工知识的人，随便布线，或将灯头线在地上拉来拉去，甚至人踩、物压。

（4）带电剪导线。

（5）用灯泡烘烤衣物、尿布。

（6）电熨斗用毕忘记将插头从电源上拔下。

（7）已发现电器工作时有不正常现象，如噪声、震动过大、异味出现，冒热气或打火花等，仍然使之继续运行。

（8）在电线上晒、挂衣服。

4. 电气设备方面　电气设备由于质量原因引起的触电事故是有的。减少此类事故除在生产、销售中应保证电器的质量外，用户也应正确操作，并定期请电工对线路与电气设备进行安全检查。电气火灾和爆炸的原因：

（1）易燃易爆环境：在各类生产和生活环境中，广泛存在着易燃易爆物质，其中煤炭、石油、化工、军工等工业生产部门尤为突出。火炸药一类物质接触火源引起爆炸；纺织和食品工业生产场所的可燃气体、粉尘、纤维一类物质，接触火源就着火燃烧。电气原因引燃或引爆事故就是电气火灾和爆炸。

（2）电气设备产生火花和高温的原因：在生产和生活中，各种电气设备和线路在正常工作或事故中常常会产生电弧火花和危险高温。

1）有些电气设备在正常工作情况下就能产生火花、电弧和危险高温。电灯和电炉直接利用电流发光发热，工作温度相当高。100 W 白炽灯泡的表面温度为 $150 \sim 190$ ℃，100 W 荧光灯管的表面温度也在 100 ℃~ 120 ℃，而碘钨灯管壁温度高达 500 ℃~ 700 ℃。

2）电气设备和线路，由于绝缘老化、积污、受潮、化学腐蚀或机械损伤会造成绝缘强度降低或破坏，导致相间或对地短路；导线连接点接触不良、铁芯缺损过大、电气设备和线路严重超负荷及积污、通风不良等原因都可能产生火花、电弧或危险高温。另外，静电、内过电压和大气过电压也会产生火花和电弧。

（3）发生电气火灾与爆炸的条件：如果在生产和生活场所中存在着易燃易爆物质，当空气中的含量超过其危险浓度或在电气设备和线路正常或事故状态下产生火花、电弧或在危险高温的作用下，就会造成电气火灾和爆炸。

（三）电气事故分类

1. 按发生灾害的形式　可分为人身事故、设备事故、电气火灾和爆炸事故。

2. 按发生事故的电路状况　可分为短路事故、断线事故、接地事故、漏电事故等。

3. 按发生事故的严重性　可分为特大事故、重大事故、一般事故等。

4. 按伤害的程度　可分为死亡、重伤、轻伤等。

5. 按事故的基本原因

（1）触电事故：人身触及带电体时，由于电流穿过人体而造成人身伤害事故。

（2）雷电和静电事故：雷击可摧毁建筑物，伤及人、畜，还能引起火灾；静电放电的最大威胁是引起火灾和爆炸事故，也能造成对人体的伤害。

（3）射频伤害：电磁场的能量对人体造成的伤害，亦即电磁伤害。

（4）电路故障：线路和设备故障不但威胁人身安全，而且还会严重损坏电气设备。

6. 用电单位电气事故分类

（1）用电单位影响系统事故：某一用电单位内部发生事故，其他用电单位受牵连而突然断电或电力系统受影响而大量减负荷。

（2）全厂停电事故：由于用电单位内部事故而造成全厂停电。

（3）重大设备损坏事故。

（4）人身触电伤亡事故。

（四）人身触电的危害和触电方式

电流通过人体造成电击，俗称触电。电流的热效应造成电灼伤；电流的化学效应造成电烙印或皮肤金属化；电磁场能量对人体的辐射作用会导致头晕、乏力、神经衰弱；雷电及静电的放电火花可以导致人身伤亡。

当电流经过人体时，会产生不同程度的疼痛和麻木，并伴随不自觉的肌肉收缩。肌肉的收缩往往使触电者紧握带电体，而不能自主摆脱电源。此外，肌肉收缩时，胸肌、膈肌和声门肌的强烈收缩会阻碍呼吸，而使触电者窒息死亡。

电流通过中枢神经系统的呼吸中枢可使呼吸停止；电流通过心脏造成心脏功能紊乱，即心室颤动（简称室颤），继之心脏停止跳动，导致大脑缺氧而迅速死亡。

电流通过人体内部，对人体伤害的严重程度与通过人体电流的大小、电流通过人体的持续时间、电流通过人体的途径、电流的频率及人体的状况（健康状况、人体电阻、出汗与否、心理状态、情绪等）等多种因素有关，各因素之间又有着密切的联系。

1. **伤害程度与电流大小的关系**　通过人体的电流大小对人体的伤害起决定性作用。

电流分感知电流、摆脱电流和致命电流 3 类。在较短的时间内危及生命的最小电流称为摆脱电流，引起室颤的电流即致命电流。

2. **伤害程度与通电时间长短的关系**　引起室颤的电流与通电时间有关。当通电时间超过心搏周期时，引起室颤的电流仅数十毫安；通电时间不足心搏周期，但超过 10 毫秒并发生在心搏周期特定相位上时，引起室颤的电流在数百毫安以上。心脏每收缩、扩张 1 次，中间约有 0.1 秒的间歇，这 0.1 秒对电流最敏感。如果电流在这一瞬间通过心脏，即使电流很小，也会引起室颤；反之，即使电流很大（达 10 A），也不会引起心脏麻痹。

3. **伤害程度与电流通过人体途径的关系**　电流通过心脏会引起室颤，较大的电流还会使心脏停搏，使血液循环中断，导致死亡。电流通过中枢神经或有关部位，会引起中枢神经系统强烈失调而导致死亡。电流通过头部会使人昏迷，若电流较大，会对大脑产生严重损害；电流通过脊髓使人截瘫。因此，从左手到胸部是最危险的电流途径，从手到手、从手到脚也是很危险的电流途径，从脚到脚则是危险性较小的途径。

4. **伤害程度与电流频率的关系**　我国工业电流频率采用 50 Hz，这对于设计电器比较合理，但从安全角度出发，这种频率的电对人体是最危险的。采用 200 Hz 以上的频率能获得较好的安全条件。低压交流电的频率超过 500 Hz 时人体是安全的。

（五）电气事故的救援措施

电气事故最危险的情形是电气火灾或人身触电，停电事故有时也会造成巨大损失。

对于救援人员来说，必须掌握电气事故特殊的救援方法，准确、迅速地控制事故的发展，以免引起更多人的伤亡和更大的经济损失。因此，正确进行电气事故的紧急救援，及时做好触电者的现场急救，是转危为安、起"死"回生的关键的一步。

1. **电气火灾的现场救援**　电气火灾发生后，由于燃烧中的带电体对消防人员有触电的危险，并且火灾后的设备难以修复，因而不能采用一般的救援措施。必须了解电气火灾发生的原因，采取预防措施，并在火灾发生后采用正确的救援方法，以防止发生人身触电及爆炸事故。

（1）电气火灾的特点：电气火灾与一般性火灾相比，有两个突出特点。着火后电气装置可能仍然带电，且因电气绝缘损坏或带电导线断落等接地短路事故发生时，在一定范围内存在着危险的接触电压和跨步电压，灭火时如不注意或未采取适当的安全措施，会引起触电伤亡事故；充油电气设备，如变压器、电容器、油开关等，受热后有可能喷油，甚至爆炸，造成火灾蔓延并危及救火人员的安全。因此，扑灭电气火灾，应根据起火的场所和电气装置的具体情况，做一些特殊规定。

（2）扑灭火灾的电源处理：发生电气火灾后应尽可能先切断电源，而后再扑救，以防人身触电。切断电源的注意事项：在火场内的开关和刀闸，由于烟熏火烤，绝缘性能可能降低或破坏，因此，操作时应戴绝缘手套，穿绝缘靴并使用相应的绝缘工具；切断带电线路导线时，应分相剪断且使用绝缘的电工钳，并防止导线断落后触及人体或短路；夜间发生电气火灾，切断电源时，应考虑照明问题；需要电力部门切断电源时应迅速用电话联系，说明情况。切断电源后的电气火灾，多数情况下可按一般性火灾扑救。

（3）不切断电源灭火的救援行动：发生电气火灾，如果当时情况危急，为争取灭火时机，或因其他原因不允许和无法及时切断电源时，就要带电灭火。这时为防止人身触电，应注意：使用导电消防器材、与带电部分保持足够的安全距离。高压电气设备或线路发生接地时，室内救援人员不得进入距故障点 4 m 以内，室外则不得接近距故障点 8 m 以内的范围。如进入上述范围以内，必须穿绝缘靴、戴绝缘手套。应使用不导电的灭火剂灭火，如二氧化碳、四氯化碳、1211、化学干粉等灭火剂。带电灭火禁止用泡沫灭火剂。

（4）电气火灾的烧伤处理原则：电气火灾引起的电灼伤、烧伤，在现场用干净布单包裹伤处，迅速送医院进一步处理。处理原则与其他火灾引起的烧伤相同。

2. 人身触电事故的现场救援　触电事故是突然间发生的，情况紧急，刻不容缓，时间就是生命。现场救援人员必须当机立断，用最快的速度，以正确的方法，首先使触电者迅速脱离电源，然后立即进行现场救护，这是触电者获救的关键。

人触电后，会出现神经麻痹、呼吸中断、心脏停搏甚至昏迷不醒的状态。如果没有明显的致命外伤，就不能认为触电人已经死亡，而应该看作是假死，应分秒必争地进行现场急救。只要方法得当，坚持不懈，多数触电者是可以"起死回生"的。如有的触电者经过 4 小时，甚至更长时间的急救而脱险。

（1）迅速使触电者脱离电源：

1）脱离低压电源的方法：就近拉开电源开关或拔出瓷插保险、电源插头，如距离较远，可用绝缘柄电工钳或干燥木柄的斧头、铁锹等利器切断电源线。如果导线搭落在触电者身上或压在身下，可用干燥的木棒、竹竿等挑开导线或用绝缘绳索套拉导线或触电者，想方设法使其脱离电源。救护人可站在干燥的木板、木桌椅或橡胶垫等物品上，用一只手把触电者拉脱电源。如果发现有人在高处（房上，梯子上）触电，还须预防触电者在脱离电源后从高处摔下的危险。

2）脱离高压电源的方法：因电源开关远，不易切断电源，所以，立即通知有关部门停电。戴上绝缘手套和穿绝缘靴，拉开高压断路器；用相应的绝缘工具拉开高压跌落保险，切断电源线。

3）脱离电源的注意事项：在触电者未脱离电源前，救护人员最好是一只手操作，以防触电；夜间发生触电事故时，应考虑切断电源后的临时照明问题，以利救护。

（2）触电的现场急救原则：

1）迅速脱离电源（见前述）。

2）解开妨碍呼吸的紧身衣服。

3）检查口腔，清除黏液，取下义齿。

4）就地急救：只有当现场继续威胁着触电者，或现场存在很大困难（黑暗、下雨、下雪、拥挤），才考虑将伤员抬至其他安全地点。

5）现场劝退闲杂人员，保持现场照明和空气流通。

6）向"120"急救电话呼救。

（3）触电的救护方法：

1）触电者所受伤害不太严重，神志清楚，只是有些心慌，四肢发麻，全身无力，一度昏迷，但未失去知觉，则应使其静卧休息，不要走动，严密观察，一旦发生病情变化随时急救。

2）触电者失去知觉，但呼吸和心跳尚正常，应使其舒适平卧，保持空气流通，解开衣服，有利呼吸，天冷时注意保暖。若发现触电者出现呼吸困难和心跳不正常，立即准备进行心肺复苏。

3）呼吸心搏骤停者，应立即在现场进行心肺复苏，并坚持进行。

4）触电者的灼伤处理，应将灼伤和起疱的皮肤表面保护好，切勿接触不洁水及物品，用绷带包扎好，送医院进一步处理。

5）触电者的外伤处理，对于电伤和摔跤造成的局部外伤，在现场应做适当处理。采取止血、包扎、固定的方法，初步处理后送医院进一步处理。

〔王宇刚　贺　智　李宗浩〕

第二十七章　突发公共卫生事件应急处置

公共卫生事件是指突然发生，造成或者可能造成社会公众健康严重损害的重大传染病疫情、群体性不明原因疾病、重大食物和职业中毒以及其他严重影响公众健康的事件，多因病原微生物引起。有史以来，病原微生物就是人类健康的大敌，人类健康的发展史就是一部与病原微生物的斗争史。病原微生物长期与人类共存，人类与病原微生物的斗争从未间断。进入 21 世纪以来，由于人口过度增长、生态环境破坏、人员流动性大等原因，国际上暴发新发传染病 30 余种，对人类健康、社会经济、国家安全等造成重大威胁。2003 年以来，新型高致病性病原体不断出现，SARS、甲型 H1N1 流感、高致病性禽流感、MERS、埃博拉病毒、寨卡病毒、新型冠状病毒（COVID-19）肆虐，给人类社会带来极大的破坏和影响。2005 年颁布了管理全球卫生应急措施的《国际卫生条例》，2007 年修订后加入国际公共卫生紧急事件（public health emergency of international concern，PHEIC）的定义，即"通过疾病的国际传播构成对其他国家公共卫生风险，并有可能需要采取协调一致的国际应对措施的不同寻常的事件"，并视情进行全球宣布。2007 年《国际卫生条例》修订发布以来，世界卫生组织已宣布了 6 次公共卫生紧急事件，分别为 2009 年的甲型 H1N1 流感、2014 年的脊髓灰质炎疫情、2014 年西非的埃博拉疫情、2015—2016 年的"寨卡"疫情、2018—2019 年刚果（金）埃博拉疫情、2020 新型冠状病毒肺炎疫情。平均 2 年宣布一次，且间隔越来越短，可见全球公共卫生事件向着密集发生的趋势发展。另外，2001 年美国"炭疽事件"标志着 21 世纪生物恐怖袭击成为现实威胁，引发的局部重大突发公共卫生事件受到世界各国的广泛关注。

第一节　概　　述

一、突发公共卫生事件的概念

面对突如其来的传染性非典型肺炎疫情，党中央、国务院高度重视，沉着应对，本着对人民身体健康和生命安全高度负责的精神，采取了一系列果断、有效的措施。2003 年 4 月 14 日，国务院第四次常务会议作出了制定《突发公共卫生事件应急条例》（以下简称条例）的决定，把突发公共卫生事件应急处理纳入法制化管理轨道，其中明确了突发公共卫生事件的基本定义。5 月 7 日，国务院第七次常务会议审议通过了。5 月 9 日，温家宝总理签署公布施行。条例第二条规定，突发公共卫生事件是指突然发生，造成或者可能造成社会公众健康严重损害的重大传染病疫情、群体性不明原因疾病、重大食物和职业中毒以及其他严重影响公众健康的事件。

二、突发公共卫生事件分类

（一）按照综合危害和严重程度分类

按照突发公共卫生事件的健康危害程度及其法律管理水平和执政能力，可将突发公共卫生事件分为政治病、法律管理疾病和公共管理疾病。政治病是指当一种疾病发展严重影响到政治稳定和执政者的责任时，政党和政府就会采取行政措施，直接干预这种疾病的诊疗行为。这也是最高水平管理的疾病。对于政治病的防控，各级政府应当依据应急法律和预案启动政府应急管理体制与机制，依法科学决策，统筹协调各方面的资源，立体式、全方位做好应对工作。医务人员也要在诊疗疾病时格外注意政治影响力，例如，在应对 SARS、艾滋病、鼠疫、三聚氰胺问题奶粉中毒的过程中，出现了所谓政治家变成了"医学家"，医学家又变成了"政治家"的现象。法律管理疾病是指当一种疾病发展到严重威胁社会稳定，影响到广大公众健康，必须依法实施管理的疾病，例如，传染病防治法、职业病防治法、食品安全法等均属于法律管理疾病的范围，其特点是必须依法制定疾病标准，依据法律和标准诊疗疾病、实行法定疾病目录管理、依法报告，依法采取防控措施。公共管理疾病是指疾病发展到严重威胁公众健康安全，但是又缺少现行法律和标准，一般大都是突发原因不明的群体性疾病。在事件发生早期，主要靠卫生系统依据专业经验、敏感性和原因不明群体性疾病报告，而不能按照既往管理方式处理。

（二）依法分类

重大传染病疫情，是指发生《中华人民共和国传染病防治法》规定的传染病或依法增加的传染病暴发流行的重大疫情。群体性不明原因的疾病，是指在一定时间内，某个相对集中的区域内同时或者相继出现多个临床表现基本相似患者，又暂时不能明确诊断的疾病。重大食物和职业中毒事件，是指危害严重的急性食物中毒和职业中毒事件。从突发公共卫生事件概念和大量突发公共卫生事件的发生发展规律及应对处置分析。

三、突发公共卫生事件的特征

（一）突发性

以上的突发公共卫生事件往往突如其来，不易预测，变化多端，难于应对。

（二）公共性

突发公共卫生事件属于公共卫生领域，具有公共卫生属性。不仅可以影响个体，也能够影响公共环境及群体健康。

（三）严重性

突发公共卫生事件往往对公众健康能够造成严重的健康损害，甚至导致死亡。

（四）社会性

突发公共卫生事件最明显、最严重的影响就是造成社会动荡、治安混乱、公众恐慌、无安全感，引发社会心理疾病。

（五）经济性

人类健康与现代经济发展密切相关，世界许多国家着力发展健康经济，然而，公共健康问题也可以导致经济受到巨大影响，甚至灭顶之灾。例如，SARS 造成亚洲 300 亿美元的损失；三鹿奶粉特大食品安全事件造成我国直接经济损失 100 亿元。

（六）国际性

重大传染病疫情、食源性疾病和食物中毒、水污染、空气污染事件没有国界。随着交通工具的快速发展和国际交往、旅游的频率增加，某些事件可以在短时间内引起国际公共暴发流行。

（七）政治性

突发公共卫生事件可以严重影响到人类健康和生命安全、社会稳定和经济持续发展，甚至直接影响到政权的稳固和执政者的地位。由于 SARS 特大疫情，原卫生部部长、党组书记和原北京市市长引咎辞职；由于三鹿奶粉特大食品安全事件，原国家质检总局局长、党组书记引咎辞职，原石家庄市市委书记免职，原国务院相关部委局和地方政府 24 名局级领导受到行政处分；由于吉化爆炸事件引发的松花江水污染特大国际公共卫生事件，原国家环境保护总局局长、党组书记引咎辞职。足见"安全、健康、环保"在政府执政中的重要性和国家主管行政部门主要领导的执政理念和应对处置能力还有很大差距，严重影响了社会经济发展和人民群众的健康与生命安全。

第二节　突发公共卫生事件分级

按照《国家突发公共卫生事件应急预案》规定，根据突发公共卫生事件性质、危害程度、涉及范围，突发公共卫生事件划分为特别重大（Ⅰ级）、重大（Ⅱ级）、较大（Ⅲ级）和一般（Ⅳ级）四级。

一、特别重大突发公共卫生事件（Ⅰ级）

1. 肺鼠疫、肺炭疽在大、中城市发生并有扩散趋势，或肺鼠疫、肺炭疽疫情波及 2 个以上的省份，并有进一步扩散趋势。

2. 发生传染性非典型肺炎、人感染高致病性禽流感病例，并有扩散趋势。

3. 涉及多个省份的群体性不明原因疾病，并有扩散趋势。

4. 发生新传染病或我国尚未发现的传染病发生或传入，并有扩散趋势，或发现我国已消灭的传染病重新流行。

5. 发生烈性病菌株、毒株、致病因子等丢失事件。

6. 周边以及与我国通航的国家和地区发生特大传染病疫情，并出现输入性病例，严重危及我国公共卫生安全的事件。

7. 国务院卫生行政部门认定的其他特别重大突发公共卫生事件。

二、重大突发公共卫生事件（Ⅱ级）

1. 在一个县（市）行政区域内，一个平均潜伏期内（6 天）发生 5 例以上肺鼠疫、肺炭疽病例；或者相关联的疫情波及 2 个以上的县（市）。

释义：在一个县（市）行政区域内，6 天内肺鼠疫或肺炭疽累计发病达到 5 例以上，病例发病时间分布不清的，按事件最新进程累计病例数为准；或者相关联的肺鼠疫或肺炭疽疫情在 2 个以上县（市）均有病例发生。

2. 发生传染性非典型肺炎、人感染高致病性禽流感疑似病例。

释义：一个省份内发生 1 例以上传染性非典型肺炎疑似病例，或者发生 1 例以上人感染高致病性禽流感疑似或确诊病例。

3. 腺鼠疫发生流行，在一个市（地）行政区域内，一个平均潜伏期内多点连续发病 20 例以上，或流行范围波及 2 个以上市（地）。

释义：腺鼠疫发生流行，在一个市（地）行政区域内，6 天内出现多个疫点（以鼠疫患者的住处为中心，将其周围可能被污染的邻舍或帐篷划定），累计发病 20 例以上。病例发病时间分布不清的，按事件最新进程累计病例数为准；或者相关联的腺鼠疫疫情在 2 个以上市（地）均有病例发生。

4. 霍乱在一个市（地）行政区域内流行，1 周内发病 30 例以上，或波及 2 个以上市（地），有扩散趋势。

释义：霍乱在一个市（地）行政区域内流行，7 天内累计发病 30 例以上，病例发病时间分布不清的，按事件最新进程累计病例数为准；或者相关联的疫情在 2 个以上市（地）均有病例发生，并连续出现病例。

5. 乙类、丙类传染病波及 2 个以上县（市），1 周内发病水平超过前 5 年同期平均发病水平 2 倍以上。

释义：在缺乏前 5 年周平均发病水平资料的情况下，由省级以上卫生行政部门组织专家，根据事件的性质、危害程度、涉及范围等判定。

6. 我国尚未发现的传染病发生或传入，尚未造成扩散。

释义：我国尚未发现的传染病是指埃博拉、猴痘、黄热病、人变异性克雅氏病等在其他国家和地区已经发现，在我国尚未发现过的传染病。

7. 发生群体性不明原因疾病，扩散到县（市）以外的地区。

释义：在一个县（市）行政区域内发生群体性不明原因疾病，有死亡病例发生，并扩散到其他县（市），经省级以上卫生行政部门组织调查，仍然原因不明。

8. 发生重大医源性感染事件。

释义：同种同源的医源性感染（包括医院感染），发生 5 例以上病例或者直接造成 3 人以上死亡。

9. 预防接种或群体预防性服药出现人员死亡。

释义：发生与预防接种或群体预防性服药事件相关的死亡病例，并经省级以上卫生行政部门组织专家鉴定死亡原因确为预防接种或群体预防性服药所致。

10. 一次食物中毒人数超过 100 人并出现死亡病例，或出现 10 例以上死亡病例。

释义：一次食物中毒是指具有相同暴露史的，食用了被生物性、化学性有毒有害物质污染的食品或食用了含有毒有害物质的食品后出现的急性和亚急性食源性疾病。

11. 一次发生急性职业中毒 50 人以上，或死亡 5 人以上。

释义：一次急性职业中毒是指具有相同职业危害因素暴露史的急性职业中毒。

12. 境内外隐匿运输、邮寄烈性生物病原体、生物毒素造成我境内人员感染或死亡的。

释义：因境内外隐匿运输、邮寄《病原微生物实验室生物安全管理条例》中规定的第一类病原微生物，或烈性生物毒素，已经造成我境内人员感染发病或死亡。

13. 省级以上人民政府卫生行政部门认定的其他重大突发公共卫生事件。

释义：省级以上人民政府卫生行政部门根据事件的性质、发生的时间、涉及的人群以及社会影响的范围，认定是重大的突发公共卫生事件。

三、较大突发公共卫生事件（Ⅲ级）

1. 发生肺鼠疫、肺炭疽病例，一个平均潜伏期内病例数未超过 5 例，流行范围在一个县（市）行政区域以内。

释义：在一个县（市）行政区域内，6 天内肺鼠疫或肺炭疽累计发病在 5 例以下。病例发病时间分布不清的，按事件最新进程累计病例数为准。

2. 腺鼠疫发生流行，在一个县（市）行政区域内，一个平均潜伏期内连续发病 10 例以上，或波及 2 个以上县（市）。

释义：腺鼠疫发生流行，在一个县（市）行政区域内，6 天内累计发病 10 例以上，病例发病时间分布不清的，按事件最新进程累计病例数为准；或者相关联的腺鼠疫疫情在 2 个以上县（市）均有病例发生。

3. 霍乱在一个县（市）行政区域内发生，1 周内发病 10～29 例，或波及 2 个以上县（市），或市（地）级以上城市的市区首次发生。

释义：在一个县（市）行政区域内，7 天内霍乱累计发病 10～29 例，病例发病时间分布不清的，按事件最新进程累计病例数为准；或者相关联的霍乱疫情在 2 个以上的县（市）均有发生；或者市（地）级以上城市的市区当年首次发生。

4. 一周内在一个县（市）行政区域内，乙、丙类传染病发病水平超过前 5 年同期平均发病水平 1 倍以上。

释义：在缺乏前 5 年周平均发病水平资料的情况下，暂按下列标准：

（1）痢疾、甲型病毒性肝炎、伤寒、副伤寒、麻疹：在一个县（市）行政区域内，同一事件累计发病 100 例以上；或者累计发病 10 例以上并出现死亡病例。

（2）流行性脑脊髓膜炎、出血热：在一个县（市）行政区域内，同一事件累计发病 10 例以上，并出现死亡病例。

（3）流行性感冒：在一个县（市）行政区域内，同一事件累计发病数 500 例以上。

5. 在一个县（市）行政区域内发现群体性不明原因疾病。

释义：在一个县（市）行政区域内发现群体性不明原因疾病，并出现死亡病例，经省级以上卫生行政部门组织调查，仍然原因不明。

6. 一次食物中毒人数超过 100 人，或出现死亡病例。

7. 预防接种或群体预防性服药出现群体心因性反应或不良反应。

释义：预防接种或群体预防性服药出现群体心因性反应或不良反应，并经省级卫生行政部门组织专家鉴定确认的事件。

8. 一次发生急性职业中毒 10～49 人，或死亡 4 人以下。

9. 市（地）级以上人民政府卫生行政部门认定的其他较大突发公共卫生事件。

释义：市（地）级以上人民政府卫生行政部门根据事件的性质、发生的时间、涉及的人群以及社会影响的范围，认定是较大的突发公共卫生事件。

四、一般突发公共卫生事件（Ⅳ级）

1. 腺鼠疫在一个县（市）行政区域内发生，一个平均潜伏期内病例数未超过 10 例。

释义：腺鼠疫发生流行，在一个县（市）行政区域内，6 天内累计发病 10 例以下，病例发病时间分布不清的，按事件最新进程累计病例数为准。

2. 霍乱在一个县（市）行政区域内发生，1 周内发病 9 例以下。

释义：在一个县（市）行政区域内，7 天内霍乱累计发病在 9 例以下，病例发病时间分布不清的，按事件最新进程累计病例数为准。

3. 一次食物中毒人数在 30～99 人，为出现死亡病例。

4. 一次发生急性职业中毒 9 人以下，未出现死亡病例。

5. 县级以上人民政府卫生行政部门认定的其他一般突发公共卫生事件。

释义：乙、丙类传染病事件，符合《国家突发公共卫生事件相关信息报告管理工作规范》报告标准，但未达到Ⅲ级标准的事件定为一般事件（Ⅳ级）。其他传染病：可参照乙、丙类传染病事件进行定级。

县级以上人民政府卫生行政部门根据事件的性质、发生的时间、涉及的人群以及社会影响的范围，认定是一般的突发公共卫生事件。

为及时、有效预警，应对突发公共卫生事件，各省、自治区、直辖市人民政府卫生行政部门可结合本行政区域突发公共卫生事件实际情况、应对能力等，对较大和一般突发公共卫生事件的分级标准进行补充和调整，各地区修改后的分级标准要报本省、自治区、直辖市人民政府和国务院卫生行政部门备案。国务院卫生行政部门可根据情况变化和实际工作需要，对特别重大和重大突发公共卫生事件的分级标准进行补充和调整，报国务院备案并抄送各省、自治区、直辖市人民政府。

第三节　突发公共卫生事件应急处置措施

突发公共卫生事件应对是全球公共卫生高技术复杂系统工程，涉及国际、国家、地方专业技术机构的整体配合和多学科、多领域的系统集成。既包括运用系统管理、质量保证和技术管理科学制定预案方案、标准（指南）规范，统筹协调医疗卫生及其相关资源，实施多种疾病分类管理，重症监护，构建决策指挥和信息平台。同时，在世界卫生组织（WHO）统筹协调下，组织全球医疗卫生系统和科研教学力量联合开展科研攻关和技术服务，逐步形成统一规范的公共卫生技术防控体系，为全面系统有效应对突发公共卫生事件提供科学决策支持和关键技术保障。

一、突发公共卫生事件相关应对指南、技术规范和制度文件

（一）国际发公共卫生事件相关应对指南、技术规范和制度文件

根据突发公共卫生事件发生发展及演变规律、特点和防控工作的要求，WHO 和各成员国均建立了应对防控技术体系，逐步完善技术服务网络，提高技术服务能力和管理水平，包括突发公共卫生事件应

急预案、临床管理和防控指南等。

在应对国际突发公共卫生事件的过程中，WHO 紧密结合全球疫情发展态势和国际突发公共卫生事件风险评估结果，组织专家制定实施了一系列应急预案、流感大流行技术指南、技术规范和制度文件，通过 WHO 网站向全球公布。它们主要分为两类：一类是国家、地方、社区、企事业单位、家庭和个体通用防护指南；另一类是专业防控指南，包括防止人畜共患疾病的传播、临床诊治、医疗卫生机构管理、实验室生物安全管理、疫苗管理、防止疫情流行的应急准备和响应、疾病监测、旅行和工作建议等。

（二）国家突发公共卫生事件应对指南、技术规范和制度文件

1. 我国突发公共卫生事件应急预案体系基本形成　2003 年以来，我国突发公共卫生事件应急预案体系基本形成，主要包括：《国家突发事件总体应急预案》《国家重大食品安全事故应急预案》《国家突发公共卫生事件应急预案》专项预案和《国家鼠疫控制应急预案》《非职业性一氧化碳中毒事件应急预案》、原《卫生部突发中毒事件卫生应急预案》《人感染高致病性禽流感应急预案》等部门预案和《紧急心理危机干预指导原则》，以及国家相关应急预案，如《全国救灾防病预案》《国家核应急预案》。

《国家突发公共卫生事件应急预案》规定，在原卫生部成立国家突发公共卫生事件应急指挥中心，办公室设在卫生应急办公室。各省（自治区、直辖市）、市、县也相应地建立了应急指挥管理体制。建立国家突发公共卫生事件信息监测预警（分红、黄、蓝、绿四级预警）和相关报送、通报、发布和媒体应对机制；完善分级（四级）处置与部门、区域联动合作及社会动员机制；建立风险评估、善后处置评估和风险管理机制。

随着应急预案逐步深入，例如，在原《卫生部突发中毒事件卫生应急预案》中，为指导各地规范、有效地开展常见突发中毒事件卫生应急处置工作，原卫生部门组织制定了氨、氯气、硫化氢、砷化氢、一氧化碳、单纯窒息性气体、苯及苯系物、甲醇、氰化物、亚硝酸盐、盐酸克仑特罗、有机磷酸酯类杀虫剂、抗凝血类杀鼠剂、致痉挛性杀鼠剂 14 类常见毒物急性中毒事件卫生应急处置技术方案和《突发中毒事件卫生应急处置人员防护导则》。

2. 我国突发公共卫生事件卫生应急处置相关技术标准规范体系初步建立　我国突发公共卫生事件卫生应急处置相关技术标准规范主要有：一是传染病标准体系，包括鼠疫、霍乱、SARS、甲型 H1N1 流感、艾滋病、手足口病等传染病诊断治疗原则与技术指南；二是食物中毒标准体系，包括食品安全标准体系、三聚氰胺问题奶粉婴幼儿泌尿系统结石等食源性疾病诊断治疗技术指南；三是职业中毒标准体系，包括职业卫生标准和职业性铅中毒、职业性苯中毒等职业中毒诊断标准；四是环境病标准体系，包括一氧化碳、二氧化硫、氮氧化物等环境卫生标准和非职业性一氧化碳中毒、二氧化硫中毒、甲基汞中毒、锰中毒等环境疾病诊断标准；五是氡、锶、钚、镭等核与辐射卫生标准和放射性损伤等放射病诊断标准。

例如，食品安全标准中涉及公共健康的内容主要包括毒理学指标，即各种化学污染物、食品添加剂、食品产生的有毒化学物质、食品中天然有毒成分、生物性毒素（如霉菌毒素、细菌毒素等）以及污染食品的放射性核素等在食品的容许范围。感官指标，包括食用的色、香、型。细菌及其他生物指标，包括有食品菌落总数、食品大肠菌群最近似数、各种致病菌；食品中 N-亚硝胺限量等卫生标准和食品包装用三聚氰胺成型品卫生标准等。食源性疾病临床诊断标准与治疗原则等。

原卫生部成立了卫生标准委员会和食品安全标准委员会，全面负责卫生标准与食品安全标准研究制定和管理工作。

二、突发公共卫生事件应急处置网络

根据人类社会经济发展趋势和规律，以及突发公共卫生事件的性质和特点，必须坚持"纵到底、横到边"的原则，加强突发公共卫生应急体系建设，构建适应"地球村"的全球卫生防控网络。上到联合国 WHO 等国际组织，下到基层医疗卫生机构网底，横到世界各国和地区。

（一）全球预警反应网络

联合国基于国家公共卫生应急设立整合的流行病与公共卫生应急预警和反应体系，以及国际协调反应体系。其核心功能：一是依据国际卫生条例，支持成员国履行流行病应对处置；二是支持成员国实施流行病学应对处置培训；三是协调和支持成员国做好应对流感大流行和突发公共卫生事件的应对处置；四是开发应对易感疫情标准化处置；加强国家生物安全和有害与新发传染病病原（SARS、流行性出血热等）的应对处置及全球地区应急反应平台。

1. 突发公共卫生事件专家委员会　依据《国际卫生条例（2005）》规定，WHO 成立国际突发事件专家委员会，建立专家名册。每个成员国有权提出一名成员，其他专家由总干事指定。目前，专家名册由 160 名公共卫生专家组成。2009 年流感大流行和三聚氰胺问题奶粉特大食品安全事件发生时，WHO 启动了国际突发事件专家委员会，在事件判定、发展态势分析、严重程度、风险评估、应急预案、疾病管理指南、公共伦理道德、防控指南、疫苗株的筛选确定、诊断试剂评价、抗病毒药物耐药性监测等方面发挥了重要作用。

2. 全球突发公共卫生事件应急指挥平台和信息平台　2003 年，WHO 成立了李钟郁卫生战略行动中心，作为国际突发公共卫生事件的应急指挥核心机构和预警与应急反应中心，全面负责全球突发公共卫生事件的应急指挥与协调工作。该中心建立全球突发公共卫生事件决策指挥平台和信息平台，包括传染病疫情（如禽流感、霍乱、裂谷热疫情、2009 年甲型 H1N1 流感等）、自然灾害和化学紧急事故等应对处置，与世卫组织区域办事处、联合国和欧盟组织协调和联络，适时发出信息预警和国际突发公共卫生事件信息。

3. 全球突发公共卫生事件监测预警系统　WHO 建立全球疫情警报和反应网络（GOARN），利用网络技术，集中人力和技术资源，快速鉴别、确认和应对国际突发公共卫生事件，全面提升全球疫情监测预警能力和管理水平。国家疫情监测网络与 GOARN 形成全球监测预警网络体系。流感大流行是对全球人类健康风险最大的国际突发公共卫生事件，为此，建立了全球专项监测网。例如，为应对全球流感大流行，WHO 组建流感参比和研究合作中心，先后成立了 5 个流感参比和研究合作中心，分别设在美国疾病预防控制中心、英国国立医学研究所、日本国立传染病研究所、澳大利亚维多利亚州传染病实验室和中国疾病预防控制中心（在 2009 年流感大流行期间）。主要职责：负责全球流感监测数据的汇总和疫情的分析、流感和流感大流行毒株和毒力变异的确定、疫苗株的筛选和推荐、诊断试剂的推荐和分配、提供防控对策咨询和建议。

此外，成员国也成立了流感监测中心和网络实验室及监测哨点医院。全球在 102 个国家成立了 133 个国家流感监测中心，主要职责是在流感参比和研究合作中心的组织协调和管理下，收集本国每年的流感毒株标本和监测信息，及时递交给流感参比和研究合作中心。国家成立传染病网络实验室，设立监测哨点医院，主要职责是在国家流感监测中心收集的组织协调和管理下，收集本地区每年的流感毒株标本和监测信息，及时递交给国家流感监测中心。

（二）国际突发公共卫生事件性质判定

1. 依据　WHO 依据《国际卫生条例（2005）》和《国际突发公共卫生事件应急预案》规定，组织突发事件专家委员会对突发公共卫生事件等信息进行分析、风险评估，综合判定突发公共卫生事件性质。

2. 判定程序与决策机制　国际突发公共卫生事件决定通过专家委员会讨论提出建议，提请 WHO 研究讨论，最后由总干事作出决定。

（三）突发公共卫生事件流行病学调查、现场处置和风险评估

WHO 组织全球流行病学专家开展 SARS、人禽流感和流感大流行，以及食品安全、环境卫生、职业卫生、放射卫生、毒理学等国际突发公共卫生事件的现场流行病学调查、毒理学与安全性评价，提出应对措施建议。针对重大疫情组织相关专家开展风险评估、控制和管理工作，为制定防控对策和风险预测提供科学依据。

（四）特殊防控技术

应对国际突发公共卫生事件的特殊防控技术能力，主要包括：国际网络实验室（传染病网络实验室/生物恐怖网络实验室、化学安全/化学恐怖网络实验室、放射安全/放射恐怖网络实验室）及其环境有害因素（生物因素、化学因素、放射因素）的监测（检测、检验）、抗病毒药物解毒药物的筛选、病原菌（毒）耐药性监测、分析鉴定。

三、我国突发公共卫生事件应急处置

（一）专业技术机构及其职责

1. 中国疾病预防控制中心　中国疾病预防控制中心是隶属于国家原卫生部的由政府举办的实施国家级疾病预防控制与公共卫生技术管理和服务的公益事业单位。使命是通过对疾病、残疾和伤害的预防控制，创造健康环境，维护社会稳定，保障国家安全，促进人民健康。宗旨是以科研为依托、以人才为根本、以疾控为中心，发挥技术管理及技术服务职能，围绕国家疾病预防控制重点任务，加强对疾病预防控制策略与措施的研究，做好各类疾病预防控制工作规划的组织实施；开展食品安全、职业安全、健康相关产品安全、放射卫生、环境卫生、妇女儿童保健等各项公共卫生业务管理工作，大力开展应用性科学研究，加强对全国疾病预防控制和公共卫生服务的技术指导、培训和质量控制，在防病、应急、公共卫生信息能力建设等方面发挥国家引领作用。

2. 国家食品安全风险评估中心　国家食品安全风险评估中心（以下简称食品风险评估中心）是经中央机构编制委员会办公室批准成立的、采用理事会决策监督管理模式的公共卫生事业单位。食品风险评估中心作为负责食品安全风险评估的国家级技术机构，承担国家食品安全风险评估、监测、预警、交流和食品安全标准等技术支持工作。食品风险评估中心是我国第一家国家级食品安全风险评估专业技术机构，将在增强我国食品安全研究和科学监管能力，提高我国食品安全水平，保护公众健康，加强国际合作交流等方面发挥重要作用。

3. 中国食品药品检定研究院　中国食品药品检定研究院是国家食品药品监督管理局的直属事业单位，是国家检验药品生物制品质量的法定机构和最高技术仲裁机构，是世界卫生组织指定的"世界卫生组织药品质量保证中心""国家病毒性肝炎研究中心""国家抗生素细菌耐药性监测中心"及国家指定的"中国医学细菌保藏管理中心""中国药品生物制品标准化研究中心""国家实验动物质量检测中心""国家啮齿类实验动物种子中心"和"国家新药安全评价中心"，是由中央人民政府原卫生部药物食品检验所和生物制品检定所于1961年合并成立的原卫生部药品生物制品检定所，于1986年更名为中国药品生物制品检定所，对外使用"中国药品检验总所"的名称。

中国药品生物制品检定所是国家检验药品生物制品质量的法定机构和最高技术仲裁机构。

其主要职责是负责全国药品、生物制品和进口药品、生物制品的检验和技术仲裁；承担全国药品、生物制品和进口药品、生物制品的抽验工作，提供国家药品质量公报所需的技术数据和分析报告；负责药品、生物制品检定用标准物质研制、标化和分发；负责生产用菌毒种、细胞株和医用标准菌株的收集、鉴定审核、保存和分发；开展与药品、生物制品的检定方法、质量、质量标准、标准物质以及与药品、生物制品安全性、有效性有关的科研工作，组织、制定、实施全国药品检验科技发展规划；指导全国药品检验所及生物制品研究、生产单位检定部门的业务技术工作，协助解决技术疑难问题，培训技术和管理人员；综合上报和反馈药品质量情报信息等。2009年流感大流行期间，中国药品生物制品检定所承担着中国甲型H1N1流感疫苗检验检测工作，承担了从毒种建库、生产疫苗原液检验检测到疫苗批签发等全部环节的质量安全工作。

4. 中国医学科学院　中国医学科学院（北京协和医学院）是我国唯一的国家级医学科学学术中心和综合性医学科学研究机构。北京协和医学院是我国最早设有八年制临床医学专业和护理本科教育的重点医学院校。医科院与协和医学院实行院校合一的管理体制。院校设有18个研究所（5个分所）、7所临床医院（含与北京市共建的天坛医院）、5所学院、1个研究生院和5所分院。院校科研实力雄厚，医

学科研包括基础医学、临床医学、预防医学、药物以及与医药学有关的生物、物理、化学等相关学科，覆盖了医学科学各领域。拥有 6 个国家级重点实验室、10 个部门开放实验室、2 个国家级工业试验基地、17 个国家级中心、6 个博士后科研流动站以及 11 个世界卫生组织合作中心。院校拥有 6 所直属医院（北京协和医院、阜外心血管病医院、肿瘤医院、整形外科医院、血液病医院和皮肤病医院）和 1 所共建医院（北京天坛医院），病床近 5188 张，集综合性医院和专科医院于一体，在心血管疾病、恶性肿瘤、血液病、疑难皮肤病、遗传性疾病、器官再造、自身免疫性疾病、内分泌疾病等重大疑难疾病的诊治方面达到国内领先和国际先进水平，形成了国内外闻名的医疗、教学和科研紧密结合的医疗服务体系。

院校图书馆是我国历史悠久、藏书最为丰富的医学专业图书馆，被誉为"协和三宝"之一。2000年被指定为国家科技图书文献中心医学分中心，也是联合国世界卫生组织卫生与生物医学信息合作中心。2002 年在教育部、原卫生部签署共建协议的基础上，在国务院领导和教育部、原卫生部的大力支持和推动下，2006 年 9 月，我校与清华大学实行紧密合作办学，可同时使用"北京协和医学院——清华大学医学部"作为第二名称，学校仍为独立法人单位，并进入"211"和"985"工程建设行列。两校强强联合办学，共同探求中国高等医学教育改革的创新模式。

5. 中国中医科学院 中国中医科学院是国家中医药管理局直属的集科研、医疗、教学为一体的综合性研究机构，是培养高层次中医药人才的重要基地，下设 13 个研究所、6 所医院及研究生院、中医古籍出版社、中医杂志社等学术单位。拥有国家新药（中药）临床试验研究中心（GCP）、国家规范化中药药理实验室、中国中医药文献检索中心和 BSL-3 实验室、国家中药安全性评价中心（GLP）与中药复方药物开发国家工程研究中心。

6. 军事医学科学院 军事医学科学院（全军疾病预防控制中心）是中国人民解放军的最高医学研究机构，是全军环保研究监测中心、全军核事故应急医学救援中心、分子遗传学研究中心、新药研究中心、营养与食品卫生检测研究中心、全军环境卫生研究监测中心、低温生物学研究中心、实验动物研究中心、军事医学情况中心、放射病临床专科中心、临床药理和菌种保藏专业实验室等。

主要职责：承担军事医学、基础医学、生物技术、卫生装备和药物研究任务，肩负军事斗争卫勤准备、反恐防恐卫勤准备和疾病防控卫勤准备使命。

7. 省、市、县级专业技术机构 全国 31 个省（自治区、直辖市）、市、县级专业技术机构（疾病控制机构、卫生监督机构、采供血机构、精神与心理卫生机构、药品检定机构、综合医疗机构、专科医疗机构和中医药机构）与国家相关机构形成应对突发公共卫生事件上下联动、分工协作的应急处置网络和联动机制。

8. 基层医疗卫生组织 城市社区卫生服务机构（中心、站）和农村乡镇卫生院、村卫生室作为基层医疗卫生机构的网络，全面处置基层广大公众面临的突发公共卫生事件的风险。

（二）处置突发公共卫生事件的技术支持

自 2003 年应对处置 SARS 特大疫情取得阶段性胜利之后，党中央、国务院高度重视突发公共卫生事件应对工作，着力加强突发公共卫生事件应急体系建设，努力提高应急能力和管理水平。

1. 组织建立国家卫生应急队伍 原卫生部首批组织建设 11 支国家卫生应急队伍，用于自然灾害、事故灾难、公共卫生事件和社会安全事件 4 类突发事件卫生应急处置，主要分布在北京、天津、辽宁、上海、江苏、广东、四川、陕西、新疆 9 个省（自治区、市），其中 6 支紧急医学救援队伍、3 支突发急性传染病防控队伍、1 支突发中毒事件应急处置队伍和 1 支核与辐射突发事件卫生应急队伍。

2. 突发公共卫生事件监测预警 国家疾病预防控制中心建立了突发公共卫生事件报告监测网络，包括突发传染病疫情、食物中毒、职业中毒和涉及重大公众健康问题、血液污染事件、疫苗不良反应事件、不明原因群体性疾病等事件，完善预警体系；原卫生部成立了国家突发公共卫生事件应急处置专家委员会，建立了国家传染病网络实验室、国家中毒控制中心（职业中毒控制中心、原卫生部核事故医学应急中心）和国家食品安全风险评估中心。国家食品安全突发公共卫生事件监测预警系统基本形成。

3. 突发公共卫生事件综合应对技术　面对传染病疫情，原国家卫生部启用传染病网络实验室，开展全球传染病疫情监测预警，建立了毒（菌）种的鉴定与确定、病原学检测与分析、流行病学调查及传染源溯源、临床病理管理指南、院内感染控制指南、抗生素选择及其耐药性监测、疫苗株的筛选与确定、疫苗的研制与开发生产和使用等国际先进技术。面对突发食品中毒事件，原卫生部还要与农业部、国家质检总局、工商局等合作，建立了食品中有害因素（生物因素、化学因素、放射因素、物理因素等）检测鉴定、食品污染检测、健康监护与食物中毒监测预警及临床管理指南、有害产品溯源及原因追查等综合技术。面对职业与环境中毒事件，原卫生部还要与国家安全生产监督管理总局、人力资源和社会保障部、国家环境保护部合作，建立职业与环境有害因素监测预警、健康监护与职业病（环境病）监测预警、解毒药品筛选使用及临床管理指南等综合技术。面对核污染放射性损伤事件，原卫生部还要与国家核安全部门、军事医学科学院放射医学所等机构合作，建立环境污染监测预警、公众与职业人群健康监测预警及临床管理指南等综合技术。应对所有这些突发公共卫生事件还建立了国家防护用品的使用指南、社区人群防控指南、公众心理应对指南、伦理道德防控指南、媒体应对指南等防控措施。

4. 组织开展学术合作与交流　根据国家突发公共卫生事件的性质与分类，适时召开国家突发公共卫生事件卫生应急工作会议或专项防控工作及技术管理会议。积极吸纳国内外相关先进技术和经验，提高认识，掌握先进知识和理论。

5. 启动全国突发事件公共卫生风险评估　原卫生部组织研究制定《突发事件公共卫生风险评估管理办法》《国家卫生应急综合示范县（市、区）评估管理办法（试行）》和技术方案，明确规定各地方要开展突发公共卫生事件日常风险评估和专题风险评估。日常风险评估主要根据常规监测数据等信息对突发公共卫生事件风险开展初步、快速评估，各级疾病预防控制机构负责定期开展日常风险评估。专题风险评估主要针对国内外重要突发公共卫生事件、大型活动、自然灾害和事故灾难等，开展全面、深入的专项公共卫生风险评估。专题风险评估主要由各级疾病预防控制机构和其他相关医疗卫生机构根据需要开展。各级卫生行政部门和有关医疗卫生机构根据风险评估结果，及时做好风险沟通、预警发布、风险控制等风险管理工作。

（三）突发公共卫生事件信息报送与管理

1. 突发公共卫生事件应急信息报送与管理

（1）WHO 国际突发公共卫生事件应急信息报送与管理：

1）信息报送与管理依据：按照《国际卫生条例（2005）》和《WHO 传染病与突发公共卫生事件应急预案》规定，在国际突发公共卫生事件期间，各成员国要及时向 WHO 报送确诊病例、死亡病例、病原学、病因学、有害物质、事件性质、分级分类、诊疗救治、防控措施等相关信息。

2）信息报送与管理网络：信息报送网络由两部分组成。一是技术网络报送系统，由医疗卫生机构、地方 CDC、国家 CDC 和全球突发公共卫生事件监测预警网络组成；二是卫生行政报送系统，由地方卫生部门、国家卫生部门和 WHO 组成。实行技术机构和卫生行政管理双报送制度。

3）信息报送与管理内容：WHO 信息报送主要包括以下 7 个方面内容。①突发公共卫生事件性质、分类；②疑似病例、确诊病例、死亡病例；③相关疾病发病情况；④病原学（有害物质）构成和分类，例如，2009 年甲型流感病毒（2009 年甲型 H1N1 流感病毒、季节性甲型 H1N1 流感病毒、甲型 H3N2 病毒、未分型流感病毒）和 B 型流感病毒；⑤医疗卫生服务资源；⑥疫苗或药物不良反应；⑦抗病毒药物耐药性等。

4）信息发布机制：WHO 建立了较为完善系统的信息发布机制，主要通过四种方式向全球公布突发公共卫生事件信息。一是 WHO 总干事发布声明。重大事项决定通过专家委员会讨论提出建议，提请 WHO 研究决定，最后由总干事向全球发布声明。二是会议通告。根据突发公共卫生事件发展态势和严重程度的变化，适时召开专题会议，讨论研究评价结果，会后发布会议通告。三是专家沟通。有关突发公共卫生事件防控中面临的关键技术和疑难问题，通过 WHO 专家向全球沟通信息。四是信息公告。WHO 及时发布国际突发公共卫生事件态势、预警、严重程度、疫苗、毒株、疫苗株、抗病毒药、解毒药等相关信息。

（2）国家（中国）突发公共卫生事件卫生应急信息报送与管理：依据《国际卫生条例（2005）》和《中华人民共和国传染病防治法》《中华人民共和国卫生检疫法》《中华人民共和国职业病防治法》《中华人民共和国食品安全法》和《突发公共卫生事件应急条例》《突发公共卫生事件与传染病疫情监测信息报告管理办法》和原《卫生部应对流感大流行准备计划与应急》规定，各级政府及相关部门完善国家突发公共卫生事件有关信息报送工作。国家医疗卫生系统实行双报送制度：一是技术网络报送系统，由医疗卫生机构、地方 CDC 和国家 CDC 流感监测中心组成；二是卫生行政报送系统，由地方卫生部门和国家卫生部门组成。

2. 信息报送与信息发布技术管理　在应对突发公共卫生事件的过程中，相关信息报送、沟通和发布对于政府科学决策，组织专业力量做好应对准备，及时动员社会各方面力量做好防控工作至关重要。及时准确地报送突发公共卫生事件发展态势和防控信息，有助于政府科学决策和指导公众、机关企事业单位、学校，以及医疗卫生等相关技术机构迅速采取果断的应对措施。适时、客观、公正、科学地发布突发公共卫生事件发展态势和防控信息，有助于提高公众、专业技术人员、城市生命线服务人员、机关企事业单位工作人员和政府公务员应对突发公共卫生事件的信心、知识、防控技能和管理水平，避免公众产生恐慌心理，有效保障公众健康与生命安全和维护社会稳定，在短时间形成各级政府、专业技术机构、社区、企事业单位、家庭和个人立体防控网络。

3. 信息沟通与发布管理

（1）WHO 突发公共卫生事件卫生应急信息沟通与发布：

1）信息沟通与发布的内容：信息沟通与发布包括以下 5 种方式。①总干事声明；②专家评估和建议；③会议通告；④指南、预案、方案等公告；⑤疫情信息和预警级别通报等。

根据国际突发公共卫生事件或疫情变化及风险评估结果，WHO 适时调整信息沟通和发布的内容。例如，2009 年 4 月 25 日，WHO 首次发布全球确诊病例，自此至 7 月 6 日，WHO 每天在其官方网站发布全球各国确诊病例和死亡病例。7 月 24 日之后，WHO 改变了以各国为单位的信息发布方式，改为以 WHO 各区域为单位每周报告各区的确诊病例和死亡病例。7 月 31 日后，WHO 又增加了报告内容，包括流感大流行对医疗卫生系统的影响和流感活动度的评估等内容。

2）信息沟通与发布形式：信息沟通与发布包括以下 4 种形式。①WHO 网站；②电视；③报刊和专题出版物；④专题会议和新闻发布会等。

（2）国家（中国）信息沟通与发布：中国信息沟通与发布主要包括以下 5 种方式。①国务院和有关部委会议；②新闻发布会；③会议通告；④指南、预案、方案等公告；⑤疫情信息通报等。根据突发公共卫生事件或疫情变化和风险评估结果，中国适时调整信息发布内容。2009 年 5 月 11 日，中国原卫生部报告首例确诊病例，之后每天通报确诊病例、死亡病例等信息。6 月 15 日，原卫生部首次通报全国甲型 H1N1 流感防控工作信息和各省新增病例。7 月 7 日，原卫生部不再通报各省（市）新增甲型 H1N1 流感确诊病例信息。8 月 10 日，广东省原卫生厅通报中国首例重症病例。9 月 30 日，原卫生部首次通报 13 例重症病例。10 月 6 日，原卫生部首次通报死亡病例。10 月底，中国国家流感中心网站首次公布疫情监测信息报告。12 月初，原卫生部首次发布《2009 年 11 月份全国甲型 H1N1 流感防控工作情况》。

第四节　21 世纪重（特）大突发公共卫生事件

一、抗击新型冠状病毒肺炎疫情

新型冠状病毒肺炎（简称新冠肺炎）是近百年来人类遭遇的影响范围最广的全球性大流行病，对全世界是一次严重危机和严峻考验，人类生命安全和健康面临重大威胁。

　　这是一场全人类与病毒的战争。面对前所未知、突如其来、来势汹汹的疫情天灾，中国果断打响疫情防控阻击战。中国把人民生命安全和身体健康放在第一位，以坚定果敢的勇气和决心，采取最全面最严格最彻底的防控措施，有效阻断病毒传播链条。14 亿中国人民坚韧奉献、团结协作，构筑起同心战疫的坚固防线，彰显了人民的伟大力量。

　　中国始终秉持人类命运共同体理念，肩负大国担当，同其他国家并肩作战、共克时艰。中国本着依法、公开、透明、负责任态度，第一时间向国际社会通报疫情信息，毫无保留同各方分享防控和救治经验。中国对疫情给各国人民带来的苦难感同身受，尽己所能向国际社会提供人道主义援助，支持全球抗击疫情。

　　当前，疫情在全球持续蔓延。中国为被病毒夺去生命和在抗击疫情中牺牲的人们深感痛惜，向争分夺秒抢救生命、遏制疫情的人们深表敬意，向不幸感染病毒、正在进行治疗的人们表达祝愿。中国坚信，国际社会同舟共济、守望相助，就一定能够战胜疫情，走出人类历史上这段艰难时刻，迎来人类发展更加美好的明天。

　　为记录中国人民抗击疫情的伟大历程，与国际社会分享中国抗疫的经验做法，阐明全球抗疫的中国理念、中国主张，中国政府特发布此白皮书。

　　（一）抗击疫情的基本情况

　　新冠肺炎疫情是新中国成立以来发生的传播速度最快、感染范围最广、防控难度最大的一次重大突发公共卫生事件，对中国是一次危机，也是一次大考。中国共产党和中国政府高度重视、迅速行动，习近平总书记亲自指挥、亲自部署，统揽全局、果断决策，为中国人民抗击疫情坚定了信心、凝聚了力量、指明了方向。在中国共产党领导下，全国上下贯彻"坚定信心、同舟共济、科学防治、精准施策"总要求，打响抗击疫情的人民战争、总体战、阻击战。经过艰苦卓绝的努力，中国付出巨大代价和牺牲，有力扭转了疫情局势，用 1 个多月的时间初步遏制了疫情蔓延势头，用 2 个月左右的时间将本土每天新增病例控制在个位数以内，用 3 个月左右的时间取得了武汉保卫战、湖北保卫战的决定性成果，疫情防控阻击战取得重大战略成果，维护了人民生命安全和身体健康，为维护地区和世界公共卫生安全做出了重要贡献。

　　截至 2020 年 5 月 31 日 24 时，31 个省、自治区、直辖市和新疆生产建设兵团累计报告确诊病例 83017 例，累计治愈出院病例 78307 例，累计死亡病例 4634 例，治愈率 94.3%，病亡率 5.6%（图 27-1～图 27-4）。回顾前一阶段中国抗疫历程，大体分为 5 个阶段。

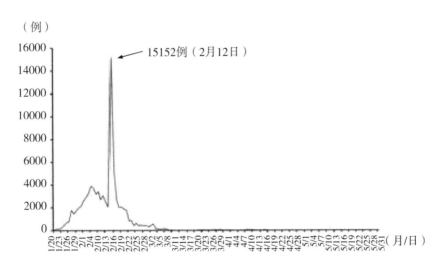

图 27-1　中国境内新型冠状病毒肺炎新增确诊病例情况

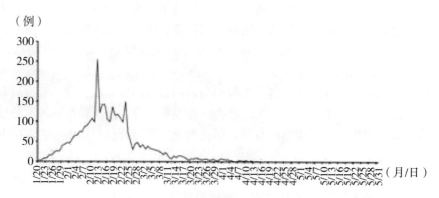

图 27 - 2　中国境内新型冠状病毒肺炎新增死亡病例情况

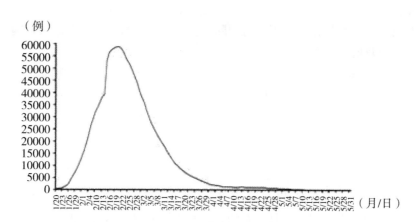

图 27 - 3　中国境内新型冠状病毒肺炎现有确诊病例情况

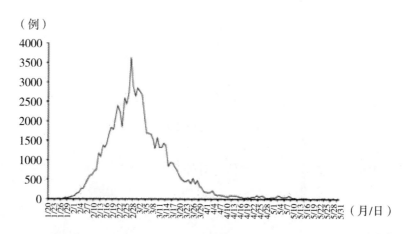

图 27 - 4　中国境内新型冠状病毒肺炎新增治愈病例情况

　　注：2020 年 2 月 12 日报告新增确诊病例 15152 例（湖北省累计 13332 例临床诊断病例一次性计入当日新增确诊病例）

　　1. 第一阶段（2019 年 12 月 27 日至 2020 年 1 月 19 日）　迅即应对突发疫情　湖北省武汉市监测发现不明原因肺炎病例，中国第一时间报告疫情，迅速采取行动，开展病因学和流行病学调查，阻断疫情蔓延。及时主动向世界卫生组织以及美国等国家通报疫情信息，向世界公布新型冠状病毒基因组序列。武汉地区出现局部社区传播和聚集性病例，其他地区开始出现武汉关联确诊病例，中国全面展开疫情防控。

（1）2019 年 12 月 27 日，湖北省中西医结合医院向武汉市江汉区疾控中心报告不明原因肺炎病例。武汉市组织专家从病情、治疗转归、流行病学调查、实验室初步检测等方面情况分析，认为上述病例系病毒性肺炎。

（2）12 月 30 日，武汉市卫生健康委向辖区医疗机构发布《关于做好不明原因肺炎救治工作的紧急通知》。国家卫生健康委获悉有关信息后立即组织研究，迅速开展行动。

（3）12 月 31 日凌晨，国家卫生健康委做出安排部署，派出工作组、专家组赶赴武汉市，指导做好疫情处置工作，开展现场调查。武汉市卫生健康委在官方网站发布《关于当前我市肺炎疫情的情况通报》，发现 27 例病例，提示公众尽量避免到封闭、空气不流通的公众场合和人多集中的地方，外出可佩戴口罩。当天起，武汉市卫生健康委依法发布疫情信息。

（4）2020 年 1 月 1 日，国家卫生健康委成立疫情应对处置领导小组。1 月 2 日，国家卫生健康委制定《不明原因的病毒性肺炎防控"三早"方案》；中国疾控中心、中国医学科学院收到湖北省送检的第一批 4 例病例标本，即开展病原鉴定。

（5）1 月 3 日，武汉市卫生健康委在官方网站发布《关于不明原因的病毒性肺炎情况通报》，共发现 44 例不明原因的病毒性肺炎病例。国家卫生健康委组织中国疾控中心等 4 家科研单位对病例样本进行实验室平行检测，进一步开展病原鉴定。国家卫生健康委会同湖北省卫生健康委制定《不明原因的病毒性肺炎诊疗方案（试行）》等 9 个文件。当日起，中国有关方面定期向世界卫生组织、有关国家和地区组织以及中国港澳台地区及时主动通报疫情信息。

（6）1 月 4 日，中国疾控中心负责人与美国疾控中心负责人通电话，介绍疫情有关情况，双方同意就信息沟通和技术协作保持密切联系。国家卫生健康委会同湖北省卫生健康部门制定《不明原因的病毒性肺炎医疗救治工作手册》。

（7）1 月 5 日，武汉市卫生健康委在官方网站发布《关于不明原因的病毒性肺炎情况通报》，共发现 59 例不明原因的病毒性肺炎病例，根据实验室检测结果，排除流感、禽流感、腺病毒、传染性非典型性肺炎和中东呼吸综合征等呼吸道病原。中国向世界卫生组织通报疫情信息。世界卫生组织首次就中国武汉出现的不明原因肺炎病例进行通报。

（8）1 月 6 日，国家卫生健康委在全国卫生健康工作会议上通报武汉市不明原因肺炎有关情况，要求加强监测、分析和研判，及时做好疫情处置。

（9）1 月 7 日，中共中央总书记习近平在主持召开中共中央政治局常务委员会会议时，对做好不明原因肺炎疫情防控工作提出要求。

（10）1 月 7 日，中国疾控中心成功分离新型冠状病毒毒株。

（11）1 月 8 日，国家卫生健康委专家评估组初步确认新型冠状病毒为疫情病原。中美两国疾控中心负责人通电话，讨论双方技术交流合作事宜。

（12）1 月 9 日，国家卫生健康委专家评估组对外发布武汉市不明原因的病毒性肺炎病原信息，病原体初步判断为新型冠状病毒。中国向世界卫生组织通报疫情信息，将病原学鉴定取得的初步进展分享给世界卫生组织。世界卫生组织网站发布关于中国武汉聚集性肺炎病例的声明，表示在短时间内初步鉴定出新型冠状病毒是一项显著成就。

（13）1 月 10 日，中国疾控中心、中国科学院武汉病毒研究所等专业机构初步研发出检测试剂盒，武汉市立即组织对在院收治的所有相关病例进行排查。国家卫生健康委、中国疾控中心负责人分别与世界卫生组织负责人就疫情应对处置工作通话，交流有关信息。

（14）1 月 11 日起，中国每天向世界卫生组织等通报疫情信息。

（15）1 月 12 日，武汉市卫生健康委在情况通报中首次将"不明原因的病毒性肺炎"更名为"新型冠状病毒感染的肺炎"。中国疾控中心、中国医学科学院、中国科学院武汉病毒研究所作为国家卫生健康委指定机构，向世界卫生组织提交新型冠状病毒基因组序列信息，在全球流感共享数据库（GISAID）发布，全球共享。国家卫生健康委与世界卫生组织分享新型冠状病毒基因组序列信息。

（16）1月13日，国务院总理李克强在主持召开国务院全体会议时，对做好疫情防控提出要求。

（17）1月13日，国家卫生健康委召开会议，部署指导湖北省、武汉市进一步强化管控措施，加强口岸、车站等人员体温监测，减少人群聚集。世界卫生组织官方网站发表关于在泰国发现新型冠状病毒病例的声明指出，中国共享了基因组测序结果，使更多国家能够快速诊断患者。香港、澳门、台湾考察团赴武汉市考察疫情防控工作。

（18）1月14日，国家卫生健康委召开全国电视电话会议，部署加强湖北省、武汉市疫情防控工作，做好全国疫情防范应对准备工作。会议指出，新型冠状病毒导致的新发传染病存在很大不确定性，人与人之间的传播能力和传播方式仍需要深入研究，不排除疫情进一步扩散蔓延的可能性。

（19）1月15日，国家卫生健康委发布新型冠状病毒感染的肺炎第一版诊疗方案、防控方案。

（20）1月16日，聚合酶链式反应（PCR）诊断试剂优化完成，武汉市对全部69所二级以上医院发热门诊就医和留观治疗的患者进行主动筛查。

（21）1月17日，国家卫生健康委派出7个督导组赴地方指导疫情防控工作。

（22）1月18日，国家卫生健康委发布新型冠状病毒感染的肺炎第二版诊疗方案。

（23）1月18日至19日，国家卫生健康委组织国家医疗与防控高级别专家组赶赴武汉市实地考察疫情防控工作。19日深夜，高级别专家组经认真研判，明确新型冠状病毒出现人传人现象。

2. 第二阶段（1月20日至2月20日） 初步遏制疫情蔓延势头 全国新增确诊病例快速增加，防控形势异常严峻。中国采取阻断病毒传播的关键一招，坚决果断关闭离汉离鄂通道，武汉保卫战、湖北保卫战全面打响。中共中央成立应对疫情工作领导小组，并向湖北等疫情严重地区派出中央指导组。国务院先后建立联防联控机制、复工复产推进工作机制。全国集中资源和力量驰援湖北省和武汉市。各地启动重大突发公共卫生事件应急响应。最全面最严格最彻底的全国疫情防控正式展开，疫情蔓延势头初步遏制。（图27-5）

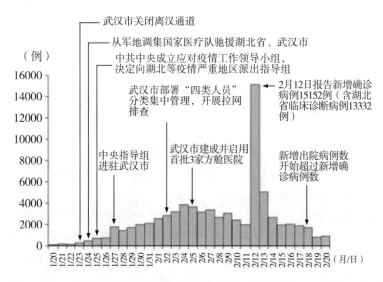

图27-5 中国境内新型冠状病毒肺炎新增确诊病例情况（1月20日至2月20日）

（1）1月20日，中共中央总书记、国家主席、中央军委主席习近平对新型冠状病毒感染的肺炎疫情作出重要指示，指出要把人民生命安全和身体健康放在第一位，坚决遏制疫情蔓延势头；强调要及时发布疫情信息，深化国际合作。

（2）1月20日，国务院总理李克强主持召开国务院常务会议，进一步部署疫情防控工作，并根据《中华人民共和国传染病防治法》将新冠肺炎纳入乙类传染病，采取甲类传染病管理措施。

（3）1月20日，国务院联防联控机制召开电视电话会议，部署全国疫情防控工作。

（4）1月20日，国家卫生健康委组织召开记者会，高级别专家组通报新型冠状病毒已出现人传人现象。

（5）1月20日，国家卫生健康委发布公告，将新冠肺炎纳入传染病防治法规定的乙类传染病并采取甲类传染病的防控措施；将新冠肺炎纳入《中华人民共和国国境卫生检疫法》规定的检疫传染病管理。国家卫生健康委发布《新型冠状病毒感染的肺炎防控方案（第二版）》。

（6）1月22日，中共中央总书记、国家主席、中央军委主席习近平作出重要指示，要求立即对湖北省、武汉市人员流动和对外通道实行严格封闭的交通管控。

（7）1月22日，国家卫生健康委发布《新型冠状病毒感染的肺炎诊疗方案（试行第三版）》。国务院新闻办公室就疫情举行第一场新闻发布会，介绍疫情有关情况。国家卫生健康委收到美方通报，美国国内发现首例确诊病例。国家生物信息中心开发的2019新型冠状病毒信息库正式上线，发布全球新型冠状病毒基因组和变异分析信息。

（8）1月23日凌晨2时许，武汉市疫情防控指挥部发布1号通告，23日10时起机场、火车站离汉通道暂时关闭。交通运输部发出紧急通知，全国暂停进入武汉市道路水路客运班线发班。国家卫生健康委等6部门发布《关于严格预防通过交通工具传播新型冠状病毒感染的肺炎的通知》。1月23日至29日，全国各省份陆续启动重大突发公共卫生事件省级一级应急响应。

（9）1月23日，中国科学院武汉病毒研究所、武汉市金银潭医院、湖北省疾病预防控制中心研究团队发现新型冠状病毒的全基因组序列与SARS-CoV的序列一致性有79.5%。国家微生物科学数据中心和国家病原微生物资源库共同建成"新型冠状病毒国家科技资源服务系统"，发布新型冠状病毒第一张电子显微镜照片和毒株信息。

（10）1月24日开始，从各地和军队调集346支国家医疗队、4.26万名医务人员和965名公共卫生人员驰援湖北省和武汉市。

（11）1月25日，中共中央总书记习近平主持召开中共中央政治局常务委员会会议，明确提出"坚定信心、同舟共济、科学防治、精准施策"总要求，强调坚决打赢疫情防控阻击战；指出湖北省要把疫情防控工作作为当前头等大事，采取更严格的措施，内防扩散、外防输出；强调要按照集中患者、集中专家、集中资源、集中救治"四集中"原则，将重症病例集中到综合力量强的定点医疗机构进行救治，及时收治所有确诊患者。会议决定，中共中央成立应对疫情工作领导小组，在中央政治局常务委员会领导下开展工作；中共中央向湖北等疫情严重地区派出指导组，推动有关地方全面加强防控一线工作。

（12）1月25日，国家卫生健康委发布通用、旅游、家庭、公共场所、公共交通工具、居家观察6个公众预防指南。

（13）1月26日，中共中央政治局常委、国务院总理、中央应对疫情工作领导小组组长李克强主持召开领导小组第一次全体会议。国务院办公厅印发通知，决定延长2020年春节假期，各地大专院校、中小学、幼儿园推迟开学。国家药监局应急审批通过4家企业4个新型冠状病毒检测产品，进一步扩大新型冠状病毒核酸检测试剂供给能力。

（14）1月27日，中共中央总书记习近平作出指示，要求中国共产党各级组织和广大党员、干部，牢记人民利益高于一切，不忘初心、牢记使命，团结带领广大人民群众坚决贯彻落实党中央决策部署，全面贯彻"坚定信心、同舟共济、科学防治、精准施策"的要求，让党旗在防控疫情斗争第一线高高飘扬。

（15）1月27日，受中共中央总书记习近平委托，中共中央政治局常委、国务院总理、中央应对疫情工作领导小组组长李克强赴武汉市考察指导疫情防控工作，代表中共中央、国务院慰问疫情防控一线的医护人员。同日，中央指导组进驻武汉市，全面加强对一线疫情防控的指导督导。

（16）1月27日，国家卫生健康委发布《新型冠状病毒感染的肺炎诊疗方案（试行第四版）》。国家卫生健康委负责人应约与美国卫生与公众服务部负责人通话，就当前新型冠状病毒感染的肺炎疫情防控工作进行交流。

（17）1月28日，国家主席习近平在北京会见世界卫生组织总干事谭德塞时指出，疫情是魔鬼，我们不能让魔鬼藏匿；指出中国政府始终本着公开、透明、负责任的态度及时向国内外发布疫情信息，积极回应各方关切，加强与国际社会合作；强调中方愿同世界卫生组织和国际社会一道，共同维护好地区和全球的公共卫生安全。

（18）1月28日，国家卫生健康委发布《新型冠状病毒感染的肺炎防控方案（第三版）》。

（19）1月30日，国家卫生健康委通过官方渠道告知美方，欢迎美国加入世界卫生组织联合专家组。美方当天即回复表示感谢。

（20）1月31日，世界卫生组织宣布新冠肺炎疫情构成"国际关注的突发公共卫生事件"。国家卫生健康委发布《新型冠状病毒感染的肺炎重症患者集中救治方案》。

（21）2月2日开始，在中央指导组指导下，武汉市部署实施确诊患者、疑似患者、发热患者、确诊患者的密切接触者"四类人员"分类集中管理，按照应收尽收、应治尽治、应检尽检、应隔尽隔"四应"要求，持续开展拉网排查、集中收治、清底排查三场攻坚战。

（22）2月2日，国家卫生健康委负责人致函美国卫生与公众服务部负责人，就双方卫生和疫情防控合作再次交换意见。

（23）2月3日，中共中央总书记习近平主持召开中共中央政治局常务委员会会议，指出要进一步完善和加强防控，严格落实早发现、早报告、早隔离、早治疗"四早"措施；强调要全力以赴救治患者，努力"提高收治率和治愈率""降低感染率和病亡率"。

（24）2月3日，中央指导组从全国调集22支国家紧急医学救援队，在武汉市建设方舱医院。

（25）2月4日，中国疾控中心负责人应约与美国国家过敏症和传染病研究所负责人通电话，交流疫情信息。

（26）2月5日，中共中央总书记、国家主席、中央军委主席、中央全面依法治国委员会主任习近平主持召开中央全面依法治国委员会第三次会议，强调要始终把人民生命安全和身体健康放在第一位，从立法、执法、司法、守法各环节发力，全面提高依法防控、依法治理能力，为疫情防控工作提供有力法治保障。

（27）2月5日，国务院联防联控机制加强协调调度，供应湖北省医用N95口罩首次实现供大于需。

（28）2月5日，国家卫生健康委发布《新型冠状病毒感染肺炎诊疗方案（试行第五版）》。

（29）2月7日，国务院联防联控机制印发《关于进一步强化责任落实做好防治工作的通知》，国家卫生健康委发布《新型冠状病毒感染肺炎防控方案（第四版）》。

（30）2月8日，国家卫生健康委在亚太经合组织卫生工作组会议上介绍中国防疫努力和措施。国家卫生健康委向中国驻外使领馆通报新型冠状病毒防控、诊疗、监测、流行病学调查、实验室检测等方案。中美两国卫生部门负责人再次就美方专家参加中国-世界卫生组织联合专家考察组的安排进行沟通。

（31）2月10日，中共中央总书记、国家主席、中央军委主席习近平在北京调研指导新冠肺炎疫情防控工作，并通过视频连线武汉市收治新冠肺炎患者的金银潭医院、协和医院、火神山医院，强调要以更坚定的信心、更顽强的意志、更果断的措施，紧紧依靠人民群众，坚决打赢疫情防控的人民战争、总体战、阻击战；指出湖北和武汉是疫情防控的重中之重，是打赢疫情防控阻击战的决胜之地，武汉胜则湖北胜，湖北胜则全国胜，要打好武汉保卫战、湖北保卫战；强调要按照集中患者、集中专家、集中资源、集中救治"四集中"原则，全力做好救治工作；强调要坚决抓好"外防输入、内防扩散"两大环节，尽最大可能切断传染源，尽最大可能控制疫情波及范围。

（32）2月10日，建立省际对口支援湖北省除武汉市以外地市新冠肺炎医疗救治工作机制，统筹安排19个省份对口支援湖北省武汉市以外16个市州及县级市。

（33）2月11日，国务院联防联控机制加强协调调度，供应湖北省医用防护服首次实现供大于求。

（34）2月11日，中国疾控中心专家应约与美国疾控中心流感部门专家召开电话会议，沟通和分享疫情防控信息。

（35）2月12日，中共中央总书记习近平主持召开中共中央政治局常务委员会会议，指出疫情防控工作到了最吃劲的关键阶段，要毫不放松做好疫情防控重点工作，加强疫情特别严重或风险较大的地区防控；强调要围绕"提高收治率和治愈率""降低感染率和病亡率"，抓好疫情防控重点环节；强调要全面增强收治能力，坚决做到"应收尽收、应治尽治"，提高收治率；强调要提高患者特别是重症患者救治水平，集中优势医疗资源和技术力量救治患者；强调人口流入大省大市要按照"联防联控、群防群控"要求，切实做好防控工作。

（36）2 月 13 日，美国卫生与公众服务部相关负责人致函中国国家卫生健康委负责人，沟通双方卫生和疫情防控合作等有关安排。

（37）2 月 14 日，中共中央总书记、国家主席、中央军委主席、中央全面深化改革委员会主任习近平主持召开中央全面深化改革委员会第十二次会议，指出确保人民生命安全和身体健康，是中国共产党治国理政的一项重大任务；强调既要立足当前，科学精准打赢疫情防控阻击战，更要放眼长远，总结经验、吸取教训，针对这次疫情暴露出来的短板和不足，抓紧补短板、堵漏洞、强弱项，完善重大疫情防控体制机制，健全国家公共卫生应急管理体系。

（38）2 月 14 日，全国除湖北省以外其他省份新增确诊病例数实现"十连降"。

（39）2 月 15 日，国务院新闻办公室首次在湖北省武汉市举行疫情防控新闻发布会。至 2 月 15 日，已有 7 个诊断检测试剂获批上市，部分药物筛选与治疗方案、疫苗研发、动物模型构建等取得阶段性进展。

（40）2 月 16 日开始，由中国、德国、日本、韩国、尼日利亚、俄罗斯、新加坡、美国和世界卫生组织 25 名专家组成的中国-世界卫生组织联合专家考察组，利用 9 天时间，对北京、成都、广州、深圳和武汉等地进行实地考察调研。

（41）2 月 17 日，国务院联防联控机制印发《关于科学防治精准施策分区分级做好新冠肺炎疫情防控工作的指导意见》，部署各地区各部门做好分区分级精准防控，有序恢复生产生活秩序。

（42）2 月 18 日，全国新增治愈出院病例数超过新增确诊病例数，确诊病例数开始下降。中国国家卫生健康委复函美国卫生与公众服务部，就双方卫生与疫情合作有关安排进一步沟通。

（43）2 月 19 日，中共中央总书记习近平主持召开中共中央政治局常务委员会会议，听取疫情防控工作汇报，研究统筹做好疫情防控和经济社会发展工作。

（44）2 月 19 日，国家卫生健康委发布《新型冠状病毒肺炎诊疗方案（试行第六版）》。

（45）2 月 19 日，武汉市新增治愈出院病例数首次大于新增确诊病例数。

3. 第三阶段（2 月 21 日至 3 月 17 日）　本土新增病例数逐步下降至个位数　湖北省和武汉市疫情快速上升势头均得到遏制，全国除湖北省以外疫情形势总体平稳，3 月中旬每天新增病例控制在个位数以内，疫情防控取得阶段性重要成效。根据疫情防控形势发展，中共中央作出统筹疫情防控和经济社会发展、有序复工复产重大决策（图 27-6）。

（1）2 月 21 日，中共中央总书记习近平主持召开中共中央政治局会议，指出疫情防控工作取得阶段性成效，同时，全国疫情发展拐点尚未到来，湖北省和武汉市防控形势依然严峻复杂；强调要针对不同区域情况，完善差异化防控策略，坚决打好湖北保卫战、武汉保卫战，加强力量薄弱地区防控，全力做好北京疫情防控工作；强调要建立与疫情防控相适应的经济社会运行秩序，有序推动复工复产。

（2）2 月 21 日，国务院联防联控机制印发《企事业单位复工复产疫情防控措施指南》，国家卫生健康委发布《新型冠状病毒肺炎防控方案（第五版）》。

（3）2 月 21 日起，各地因地制宜，陆续调低省级重大突发公共卫生事件响应级别，逐步取消通行限制。至 2 月 24 日，除湖北省、北京市外，其他省份主干公路卡点全部打通，运输秩序逐步恢复。

（4）2 月 23 日，中共中央总书记、国家主席、中央军委主席习近平出席统筹推进新冠肺炎疫情防控和经济社会发展工作部署会议，通过视频直接面向全国 17 万名干部进行动员部署，指出新冠肺炎疫情是新中国成立以来在我国发生的传播速度最快、感染范围最广、防控难度最大的一次重大突发公共卫生事件，这是一次危机，也是一次大考，经过艰苦努力，疫情防控形势积极向好的态势正在拓展；强调

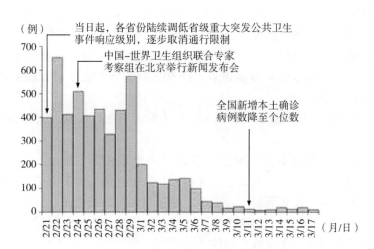

图 27-6　中国境内新型冠状病毒肺炎新增确诊病例情况（2 月 21 日至 3 月 17 日）

疫情形势依然严峻复杂，防控正处在最吃劲的关键阶段，要坚定必胜信念，咬紧牙关，继续毫不放松抓紧抓实抓细各项防控工作；强调要变压力为动力、善于化危为机，有序恢复生产生活秩序，强化"六稳"举措，加大政策调节力度，把发展巨大潜力和强大动能充分释放出来，努力实现今年经济社会发展目标任务。

（5）2 月 24 日，中国-世界卫生组织联合专家考察组在北京举行新闻发布会，认为中国在减缓疫情扩散蔓延、阻断病毒人际传播方面取得明显效果，已经避免或至少推迟了数十万人感染新冠肺炎。至 2月 24 日，全国新增确诊病例数已连续 5 天在 1000 例以下，现有确诊病例数近一周以来呈现下降趋势，所有省份新增出院病例数均大于或等于新增确诊病例数。

（6）2 月 25 日起，全面加强出入境卫生检疫工作，对出入境人员严格健康核验、体温监测、医学巡查、流行病学调查、医学排查、采样监测，防止疫情跨境传播。

（7）2 月 26 日，中共中央总书记习近平主持召开中共中央政治局常务委员会会议，指出全国疫情防控形势积极向好的态势正在拓展，经济社会发展加快恢复，同时湖北省和武汉市疫情形势依然复杂严峻，其他有关地区疫情反弹风险不可忽视；强调要继续集中力量和资源，全面加强湖北省和武汉市疫情防控；强调要准确分析把握疫情和经济社会发展形势，紧紧抓住主要矛盾和矛盾的主要方面，确保打赢疫情防控的人民战争、总体战、阻击战，努力实现决胜全面建成小康社会、决战脱贫攻坚目标任务。

（8）2 月 27 日，全国除湖北省以外其他省份，湖北省除武汉市以外其他地市，新增确诊病例数首次双双降至个位数。

（9）2 月 28 日，国务院联防联控机制印发《关于进一步落实分区分级差异化防控策略的通知》。

（10）2 月 29 日，中国-世界卫生组织新型冠状病毒肺炎联合考察报告发布。报告认为，面对前所未知的病毒，中国采取了历史上最勇敢、最灵活、最积极的防控措施，尽可能迅速地遏制病毒传播；令人瞩目的是，在所考察的每一个机构都能够强有力地落实防控措施；面对共同威胁时，中国人民凝聚共识、团结行动，才使防控措施得以全面有效的实施；每个省、每个城市在社区层面都团结一致，帮助和支持脆弱人群及社区。

（11）3 月 2 日，中共中央总书记、国家主席、中央军委主席习近平在北京考察新冠肺炎防控科研攻关工作，强调要把新冠肺炎防控科研攻关作为一项重大而紧迫的任务，在坚持科学性、确保安全性的基础上加快研发进度，为打赢疫情防控的人民战争、总体战、阻击战提供强大科技支撑；指出尽最大努力挽救更多患者生命是当务之急、重中之重，要加强药物、医疗装备研发和临床救治相结合，切实提高治愈率、降低病亡率；强调要加快推进已有的多种技术路线疫苗研发，争取早日推动疫苗的临床试验和上市使用；指出要把生物安全作为国家总体安全的重要组成部分，加强疫病防控和公共卫生科研攻关体系和能力建设。

（12）3月3日，国家卫生健康委发布《新型冠状病毒肺炎诊疗方案（试行第七版）》，在传播途径、临床表现、诊断标准等多个方面作出修改和完善，强调加强中西医结合。

（13）3月4日，中共中央总书记习近平主持召开中共中央政治局常务委员会会议，指出要加快建立同疫情防控相适应的经济社会运行秩序，完善相关举措，巩固和拓展来之不易的良好势头；强调要持续用力加强湖北省和武汉市疫情防控工作，继续保持"内防扩散、外防输出"的防控策略。

（14）3月6日，中共中央总书记、国家主席、中央军委主席习近平出席决战决胜脱贫攻坚座谈会，指出到2020年现行标准下的农村贫困人口全部脱贫，是中共中央向全国人民作出的郑重承诺，必须如期实现；强调要以更大决心、更强力度推进脱贫攻坚，坚决克服新冠肺炎疫情影响，坚决夺取脱贫攻坚战全面胜利，坚决完成这项对中华民族、对人类都具有重大意义的伟业。

（15）3月6日，全国新增本土确诊病例数降至100例以下，11日降至个位数。

（16）3月7日，国家卫生健康委发布《新型冠状病毒肺炎防控方案（第六版）》。

（17）3月10日，中共中央总书记、国家主席、中央军委主席习近平赴湖北省武汉市考察疫情防控工作，指出经过艰苦努力，湖北和武汉疫情防控形势发生积极向好变化，取得阶段性重要成果，但疫情防控任务依然艰巨繁重，要慎终如始、再接再厉、善作善成，坚决打赢湖北保卫战、武汉保卫战；指出武汉人民识大体、顾大局、不畏艰险、顽强不屈，自觉服从疫情防控大局需要，主动投身疫情防控斗争，做出了重大贡献；指出抗击疫情有两个阵地，一个是医院救死扶伤阵地，另一个是社区防控阵地，要充分发挥社区在疫情防控中的重要作用，使所有社区成为疫情防控的坚强堡垒；强调打赢疫情防控战争要紧紧依靠人民，把群众发动起来，构筑起群防群控的人民防线。

（18）3月11日，世界卫生组织总干事谭德塞表示，新冠肺炎疫情已具有大流行特征。

（19）3月11日至17日，全国每天新增本土确诊病例数维持在个位数。总体上，中国本轮疫情流行高峰已经过去，新增发病数持续下降，疫情总体保持在较低水平。

（20）3月17日，首批42支国家援鄂医疗队撤离武汉。

4. 第四阶段（3月18日至4月28日）　取得武汉保卫战、湖北保卫战决定性成果　以武汉市为主战场的全国本土疫情传播基本阻断，离汉离鄂通道管控措施解除，武汉市在院新冠肺炎患者清零，武汉保卫战、湖北保卫战取得决定性成果，全国疫情防控阻击战取得重大战略成果。境内疫情零星散发，境外疫情快速扩散蔓延，境外输入病例造成关联病例传播。中共中央把握疫情形势发展变化，确定了"外防输入、内防反弹"的防控策略，巩固深化国内疫情防控成效，及时处置聚集性疫情，分类推动复工复产，关心关爱境外中国公民（图27-7）。

（1）3月18日，中共中央总书记习近平主持召开中共中央政治局常务委员会会议，强调要落实外防输入重点任务，完善应对输入性风险的防控策略和政策举措，决不能让来之不易的疫情防控持续向好形势发生逆转；指出要加强对境外中国公民疫情防控的指导和支持，保护他们的生命安全和身体健康。

（2）3月18日，国务院办公厅印发《关于应对新冠肺炎疫情影响强化稳就业举措的实施意见》。

（3）3月18日，全国新增本土确诊病例首次实现零报告。至19日，湖北省以外省份连续7天无新增本土确诊病例。

（4）3月25日，中共中央总书记习近平主持召开中共中央政治局常务委员会会议，听取疫情防控工作和当前经济形势的汇报，研究当前疫情防控和经济工作。

（5）3月25日起，湖北省有序解除离鄂通道管控措施，撤除除武汉市以外地区所有通道（市际、省界通道）检疫站点。湖北省除武汉市以外地区逐步恢复正常生产生活秩序，离鄂人员凭湖北健康码"绿码"安全有序流动。

（6）3月25日，23个省份报告了境外输入确诊病例，防止疫情扩散压力依然很大。

（7）3月26日，国家主席习近平出席二十国集团领导人特别峰会，发表题为《携手抗疫　共克时艰》的讲话。

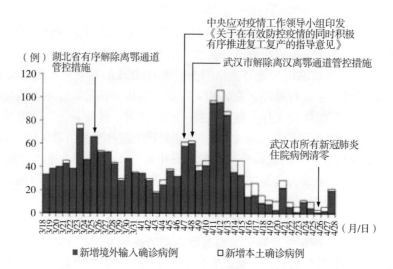

图 27-7 中国境内新型冠状病毒肺炎新增确诊病例情况（3 月 18 日至 4 月 28 日）

（8）3 月 27 日，中共中央总书记习近平主持召开中共中央政治局会议，指出要因应国内外疫情防控新形势，及时完善疫情防控策略和应对举措，把重点放在"外防输入、内防反弹"上来，保持疫情防控形势持续向好态势；强调要在疫情防控常态化条件下加快恢复生产生活秩序，力争把疫情造成的损失降到最低限度，努力完成全年经济社会发展目标任务；强调要在做好疫情防控的前提下，支持湖北有序复工复产，做好援企、稳岗、促就业、保民生等工作。

（9）3 月 29 日至 4 月 1 日，中共中央总书记、国家主席、中央军委主席习近平前往浙江，就统筹推进新冠肺炎疫情防控和经济社会发展工作进行调研，指出要把严防境外疫情输入作为当前乃至较长一段时间疫情防控的重中之重，增强防控措施的针对性和实效性，筑起应对境外疫情输入风险的坚固防线；强调要准确识变、科学应变、主动求变，善于从眼前的危机、眼前的困难中捕捉和创造机遇；强调要在严格做好疫情防控工作的前提下，有力有序推动复工复产提速扩面，积极破解复工复产中的难点、堵点，推动全产业链联动复工。

（10）4 月 1 日，中国海关在所有航空、水运、陆路口岸对全部入境人员实施核酸检测。

（11）4 月 4 日清明节，举行全国性哀悼活动，全国各地各族人民深切悼念抗击新冠肺炎疫情斗争牺牲烈士和逝世同胞。

（12）4 月 6 日，国务院联防联控机制印发《关于进一步做好重点场所重点单位重点人群新冠肺炎疫情防控相关工作的通知》和《新型冠状病毒无症状感染者管理规范》。

（13）4 月 7 日，中央应对疫情工作领导小组印发《关于在有效防控疫情的同时积极有序推进复工复产的指导意见》，国务院联防联控机制印发《全国不同风险地区企事业单位复工复产疫情防控措施指南》。各地做好复工复产相关疫情防控，分区分级恢复生产秩序。

（14）4 月 8 日，中共中央总书记习近平主持召开中共中央政治局常务委员会会议，指出要坚持底线思维，做好较长时间应对外部环境变化的思想准备和工作准备；强调"外防输入、内防反弹"防控工作决不能放松；强调要抓好无症状感染者精准防控，把疫情防控网扎得更密更牢，堵住所有可能导致疫情反弹的漏洞；强调要加强陆海口岸疫情防控，最大限度减少境外输入关联本地病例。

（15）4 月 8 日起，武汉市解除持续 76 天的离汉离鄂通道管控措施，有序恢复对外交通，逐步恢复正常生产生活秩序。

（16）4 月 10 日，湖北省在院治疗的重症、危重症患者首次降至两位数。

（17）4 月 14 日，国务院总理李克强在北京出席东盟与中日韩（10＋3）抗击新冠肺炎疫情领导人特别会议并发表讲话，介绍中国统筹推进疫情防控和经济社会发展的经验，提出全力加强防控合作、努力恢复经济发展、着力密切政策协调等合作倡议。

（18）4月15日，中共中央总书记习近平主持召开中共中央政治局常务委员会会议，听取疫情防控工作和当前经济形势汇报，研究疫情防控和经济工作。

（19）4月17日，中共中央总书记习近平主持召开中共中央政治局会议，强调要抓紧抓实抓细常态化疫情防控，因时因势完善"外防输入、内防反弹"各项措施并切实抓好落实，不断巩固疫情持续向好形势；强调要坚持稳中求进工作总基调，在稳的基础上积极进取，在常态化疫情防控中全面推进复工复产达产，恢复正常经济社会秩序，培育壮大新的增长点增长极，牢牢把握发展主动权。

（20）4月17日，武汉市新冠肺炎疫情防控指挥部发布《关于武汉市新冠肺炎确诊病例数确诊病例死亡数订正情况的通报》，对确诊和死亡病例数进行订正。截至4月16日24时，确诊病例核增325例，累计确诊病例数订正为50333例；确诊病例的死亡病例核增1290例，累计确诊病例的死亡数订正为3869例。

（21）4月20日至23日，中共中央总书记、国家主席、中央军委主席习近平在陕西考察，指出要坚持稳中求进工作总基调，坚持新发展理念，扎实做好稳就业、稳金融、稳外贸、稳外资、稳投资、稳预期工作，全面落实保居民就业、保基本民生、保市场主体、保粮食能源安全、保产业链供应链稳定、保基层运转任务，努力克服新冠肺炎疫情带来的不利影响，确保完成决战决胜脱贫攻坚目标任务，全面建成小康社会。

（22）4月23日，国务院总理李克强主持召开部分省市经济形势视频座谈会，推动做好当前经济社会发展工作。

（23）4月26日，武汉市所有新冠肺炎住院病例清零。

（24）4月27日，中共中央总书记、国家主席、中央军委主席、中央全面深化改革委员会主任习近平主持召开中央全面深化改革委员会第十三次会议，强调中国疫情防控和复工复产之所以能够有力推进，根本原因是中国共产党的领导和中国社会主义制度的优势发挥了无可比拟的重要作用；强调发展环境越是严峻复杂，越要坚定不移深化改革，健全各方面制度，完善治理体系，促进制度建设和治理效能更好转化融合，善于运用制度优势应对风险挑战冲击。

（25）4月27日，经中共中央总书记习近平和中共中央批准，中央指导组离鄂返京。

5.第五阶段（4月29日以来）　全国疫情防控进入常态化　境内疫情总体呈零星散发状态，局部地区出现散发病例引起的聚集性疫情，境外输入病例基本得到控制，疫情积极向好态势持续巩固，全国疫情防控进入常态化。加大力度推进复工复产复学，常态化防控措施经受"五一"假期考验。经中共中央批准，国务院联防联控机制派出联络组，继续加强湖北省疫情防控（图27-8）。

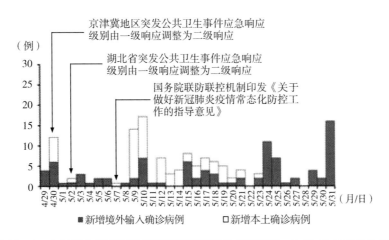

图27-8　中国境内新型冠状病毒肺炎新增确诊病例情况（4月29日至5月31日）

（1）4月29日，中共中央总书记习近平主持召开中共中央政治局常务委员会会议，指出经过艰苦卓绝的努力，湖北保卫战、武汉保卫战取得决定性成果，全国疫情防控阻击战取得重大战略成果；强调要抓好重点地区、重点群体疫情防控工作，有针对性加强输入性风险防控工作。

（2）4月30日，京津冀地区突发公共卫生事件应急响应级别由一级响应调整为二级响应。

（3）5月1日，世界卫生组织宣布，鉴于当前国际疫情形势，新冠肺炎疫情仍然构成"国际关注的突发公共卫生事件"。

（4）5月2日，湖北省突发公共卫生事件应急响应级别由一级响应调整为二级响应。

（5）5月4日，经中共中央批准，国务院联防联控机制设立联络组，赴湖北省武汉市开展工作。

（6）5月6日，中共中央总书记习近平主持召开中共中央政治局常务委员会会议，指出在党中央坚强领导和全国各族人民大力支持下，中央指导组同湖北人民和武汉人民并肩作战，下最大气力控制疫情流行，努力守住全国疫情防控第一道防线，为打赢疫情防控的人民战争、总体战、阻击战做出了重要贡献；指出中共中央决定继续派出联络组，加强对湖北省和武汉市疫情防控后续工作指导支持，继续指导做好治愈患者康复和心理疏导工作，巩固疫情防控成果，决不能前功尽弃。

（7）5月7日，国务院联防联控机制印发《关于做好新冠肺炎疫情常态化防控工作的指导意见》。

（8）5月8日，中共中央召开党外人士座谈会，就新冠肺炎疫情防控工作听取各民主党派中央、全国工商联和无党派人士代表的意见和建议，中共中央总书记习近平主持座谈会并发表重要讲话，强调面对突如其来的疫情，中共中央高度重视，坚持把人民生命安全和身体健康放在第一位，果断采取一系列防控和救治举措，用一个多月的时间初步遏制了疫情蔓延势头，用两个月左右的时间将本土每天新增病例控制在个位数以内，用3个月左右的时间取得了武汉保卫战、湖北保卫战的决定性成果；指出对一个拥有14亿人口的大国来说，这样的成绩来之不易。

（9）5月11日至12日，中共中央总书记、国家主席、中央军委主席习近平赴山西，就统筹推进常态化疫情防控和经济社会发展工作、巩固脱贫攻坚成果进行调研，强调要坚持稳中求进工作总基调，坚持新发展理念，坚持以供给侧结构性改革为主线，扎实做好"六稳"工作，全面落实"六保"任务，努力克服新冠肺炎疫情带来的不利影响，在高质量转型发展上迈出更大步伐，确保完成决战决胜脱贫攻坚目标任务，全面建成小康社会。

（10）5月14日，中共中央总书记习近平主持召开中共中央政治局常务委员会会议，指出要加强重点地区、重点场所内防反弹工作，近期发生聚集性疫情的地区要有针对性地加强防控措施；强调要针对境外疫情的新情况新趋势，采取更加灵活管用的措施，强化外防输入重点领域和薄弱环节。

（11）5月15日，中共中央总书记习近平主持召开中共中央政治局会议，讨论国务院拟提请第十三届全国人民代表大会第三次会议审议的《政府工作报告》稿，指出做好今年工作，要紧扣全面建成小康社会目标任务，统筹推进疫情防控和经济社会发展工作，在常态化疫情防控前提下，坚持稳中求进工作总基调，坚持新发展理念，坚持以供给侧结构性改革为主线，坚持以改革开放为动力推动高质量发展，坚决打好三大攻坚战，扎实做好"六稳"工作，全面落实"六保"任务，坚定实施扩大内需战略，维护经济发展和社会稳定大局，确保完成决战决胜脱贫攻坚目标任务，全面建成小康社会。

（12）5月18日，国家主席习近平在第73届世界卫生大会视频会议开幕式上发表题为《团结合作战胜疫情　共同构建人类卫生健康共同体》的致辞。

（13）5月21日至27日，全国政协十三届三次会议在北京举行。5月22日至28日，十三届全国人大三次会议在北京举行。

（二）防控和救治两个战场协同作战

面对突发疫情侵袭，中国把人民生命安全和身体健康放在第一位，统筹疫情防控和医疗救治，采取最全面最严格最彻底的防控措施，前所未有地采取大规模隔离措施，前所未有地调集全国资源开展大规模医疗救治，不遗漏一个感染者，不放弃每一位病患，实现"应收尽收、应治尽治、应检尽检、应隔尽隔"，遏制了疫情大面积蔓延，改变了病毒传播的危险进程。"通过全面执行（中国）这些措施可以争取到一些时间，即使只有几天或数周，但这对最终减少新冠肺炎感染人数和死亡人数的价值不可估量。"

1. 建立统一高效的指挥体系　在以习近平同志为核心的中共中央坚强领导下，建立中央统一指挥、统一协调、统一调度，各地方各方面各负其责、协调配合，集中统一、上下协同、运行高效的指挥体系，为打赢疫情防控的人民战争、总体战、阻击战提供了有力保证。

习近平总书记亲自指挥、亲自部署。习近平总书记高度重视疫情防控工作，全面加强集中统一领导，强调把人民生命安全和身体健康放在第一位，提出"坚定信心、同舟共济、科学防治、精准施策"的总要求，明确坚决打赢疫情防控的人民战争、总体战、阻击战。习近平总书记主持召开14次中央政治局常委会会议、4次中央政治局会议以及中央全面依法治国委员会会议、中央网络安全和信息化委员会会议、中央全面深化改革委员会会议、中央外事工作委员会会议、党外人士座谈会等会议，听取中央应对疫情工作领导小组和中央指导组汇报，因时因势调整防控策略，对加强疫情防控、开展国际合作等进行全面部署；在北京就社区防控、防疫科研攻关等进行考察，亲临武汉一线视察指导，赴浙江、陕西、山西就统筹推进常态化疫情防控和经济社会发展工作、巩固脱贫攻坚成果进行考察调研；时刻关注疫情动态和防控进展，及时作出决策部署。

加强统筹协调、协同联动。中共中央政治局常委、国务院总理、中央应对疫情工作领导小组组长李克强主持召开30余次领导小组会议，研究部署疫情防控和统筹推进经济社会发展的重大问题和重要工作，赴北京、武汉等地和中国疾控中心、中国医学科学院病原生物学研究所、北京西站、首都机场及疫情防控国家重点医疗物资保障调度等平台考察调研。中央指导组指导湖北省、武汉市加强防控工作，以争分夺秒的战时状态开展工作，有力控制了疫情流行，守住了第一道防线。国务院联防联控机制发挥协调作用，持续召开例会跟踪分析研判疫情形势，加强医务人员和医疗物资调度，根据疫情发展变化相应调整防控策略和重点工作。国务院复工复产推进工作机制，加强复工复产统筹指导和协调服务，打通产业链、供应链堵点，增强协同复工复产动能。

各地方各方面守土有责、守土尽责。全国各省、市、县成立由党政主要负责人挂帅的应急指挥机制，自上而下构建统一指挥、一线指导、统筹协调的应急决策指挥体系。在中共中央统一领导下，各地方各方面坚决贯彻中央决策部署，有令必行、有禁必止，严格高效落实各项防控措施，全国形成了全面动员、全面部署、全面加强、横向到边、纵向到底的疫情防控局面。

2. 构建全民参与严密防控体系　针对春节期间人员密集、流动性大的特点，中国迅速开展社会动员、发动全民参与，坚持依法、科学、精准防控，在全国范围内实施史无前例的大规模公共卫生应对举措，通过超常规的社会隔离和灵活、人性化的社会管控措施，构建联防联控、群防群控防控体系，打响抗击疫情人民战争，通过非药物手段有效阻断了病毒传播链条。

采取有力措施坚决控制传染源。以确诊患者、疑似患者、发热患者、确诊患者的密切接触者等"四类人员"为重点，实行"早发现、早报告、早隔离、早治疗"和"应收尽收、应治尽治、应检尽检、应隔尽隔"的防治方针，最大限度降低传染率。关闭离汉通道期间，武汉对全市421万户居民集中开展两轮拉网式排查，以"不落一户、不漏一人"标准实现"存量清零"，确保没有新的潜在感染源发生。持续提升核酸检测能力，增强试剂盒供应能力，扩充检测机构，缩短检测周期，确保检测质量，实现"应检尽检""即收即检"。湖北省检测周期从2天缩短到4~6小时，日检测量由疫情初期的300人份提升到4月中旬的5万人份以上，缩短了患者确诊时间，降低了传播风险。在全国范围内排查"四类人员"，以社区网格为基础单元，采取上门排查与自查自报相结合的方式展开地毯式排查。全面实行各类场所体温筛查，强化医疗机构发热门诊病例监测和传染病网络直报，实行2小时网络直报、12小时反馈检测结果、24小时内完成现场流行病学调查，及时发现和报告确诊病例和无症状感染者。加强流行病学追踪调查，精准追踪和切断病毒传播途径，截至5月31日，全国累计追踪管理密切接触者74万余人。

第一时间切断病毒传播链。对湖北省、武汉市对外通道实施最严格的封闭和交通管控，暂停武汉及湖北国际客运航班、多地轮渡、长途客运、机场、火车站运营，全国暂停入汉道路水路客运班线发班，武汉市及湖北省多地暂停市内公共交通，阻断疫情向全国以及湖北省内卫生基础设施薄弱的农村地区扩散。对湖北以外地区实施差异化交通管控，湖北省周边省份筑牢环鄂交通管控"隔离带"，防止湖北省疫情外溢蔓延。全国其他地区实行分区分级精准防控，对城乡道路运输服务进行动态管控，加强国内交通卫生检疫。采取有效措施避免人员聚集和交叉感染，延长春节假期，取消或延缓各种人员聚集性活动，各类学校有序推迟开学；关闭影院、剧院、网吧以及健身房等场所；对车站、机场、码头、农贸市场、商场、超市、餐馆、酒店、宾馆等需要开放的公共服务类场所，以及汽车、火车、飞机等密闭交通工具，落实环境卫生整治、消毒、通风、"进出检"、限流等措施，进入人员必须测量体温、佩戴口罩；推行政务服务网上办、预约办，推广无接触快递等"不见面"服务，鼓励民众居家和企业远程办公，有效减少人员流动和聚集；在公共场所设置"一米线"并配以明显标识，避免近距离接触。全国口岸实施严格的出入境卫生检疫，防范疫情通过口岸扩散蔓延。实施最严边境管控，取消非紧急非必要出国出境活动。

牢牢守住社区基础防线。城乡社区是疫情联防联控的第一线，是外防输入、内防扩散的关键防线。充分发挥基层主体作用，加强群众自治，实施社区封闭式、网格化管理，把防控力量、资源、措施向社区下沉，组建专兼结合工作队伍，充分发挥街道（乡镇）和社区（村）干部、基层医疗卫生机构医务人员、家庭医师团队作用，将一个个社区、村庄打造成为严密安全的"抗疫堡垒"，把防控有效落实到终端和末梢。按照"追踪到人、登记在册、社区管理、上门观察、规范运转、异常就医"的原则，依法对重点人群进行有效管理，开展主动追踪、人员管理、环境整治和健康教育。武汉市全面实施社区24小时封闭管理，除就医和防疫相关活动外一律禁止出入，由社区承担居民生活保障。其他地方对城市社区、农村村落普遍实施封闭式管理，人员出入检查登记、测量体温。加强居民个人防护，广泛开展社会宣传，强化个体责任意识，自觉落实居家隔离以及跨地区旅行后隔离14天等防控要求，严格执行外出佩戴口罩、保持社交距离、减少聚集等防护措施，养成勤洗手、常通风等良好生活习惯。大力开展爱国卫生运动，提倡文明健康、绿色环保的生活方式。

实施分级、分类、动态精准防控。全国推行分区分级精准施策防控策略，以县域为单位，依据人口、发病情况综合研判，划分低、中、高疫情风险等级，分区分级实施差异化防控，并根据疫情形势及时动态调整名单，采取对应防控措施。低风险区严防输入，全面恢复生产生活秩序；中风险区外防输入、内防扩散，尽快全面恢复生产生活秩序；高风险区内防扩散、外防输出、严格管控，集中精力抓疫情防控。本土疫情形势稳定后，以省域为单元在疫情防控常态化条件下加快恢复生产生活秩序，健全及时发现、快速处置、精准管控、有效救治的常态化防控机制。全力做好北京市疫情防控，确保首都安全。做好重点场所、重点单位、重点人群聚集性疫情防控和处置，加强老年人、儿童、孕产妇、学生、医务人员等重点人群健康管理，加强医疗机构、社区、办公场所、商场超市、客运场站、交通运输工具、托幼机构、中小学校、大专院校以及养老机构、福利院、精神卫生医疗机构、救助站等特殊场所的管控，覆盖全人群、全场所、全社区，不留死角、不留空白、不留隐患。针对输入性疫情，严格落实国境卫生检疫措施，强化从"国门"到"家门"的全链条、闭环式管理，持续抓紧抓实抓细外防输入、内防反弹工作。

为疫情防控提供有力法治保障。依法将新冠肺炎纳入《中华人民共和国传染病防治法》规定的乙类传染病并采取甲类传染病的预防、控制措施，纳入《中华人民共和国国境卫生检疫法》规定的检疫传染病管理，同时做好国际国内法律衔接。一些地方人大常委会紧急立法，在国家法律和法规框架下授权地方政府在医疗卫生、防疫管理等方面，规定临时性应急行政管理措施。严格执行传染病防治法及其实施办法等法律法规，出台依法防控疫情、依法惩治违法犯罪、保障人民生命健康安全的意见，加强治安管理、市场监管，依法惩处哄抬物价、囤积居奇、制假售假等破坏疫情防控的违法犯罪行为，强化防疫物资质量和价格监管，加大打击虚假违法广告力度，保障社会稳定有序。加强疫情防控期间行政执法监督，严格规范执法，公正文明执法，依法化解与疫情相关的法律纠纷，为疫情防控和企业复工复产提供法律保障和服务。加强普法宣传，引导公众依法行事。

遵循科学规律开展防控。新型冠状病毒是新病毒，对其认识需要有个过程。积极借鉴以往经验，紧密结合中国国情，遵循流行病学规律，探索行之有效的方法手段，用中国办法破解疫情防控难题。注重发挥病毒学、流行病学、临床医学等领域专家作用，及时开展疫情形势分析研判，提出防控策略建议，充分尊重专家意见，增强疫情防控的科学性、专业性。秉持科学态度，加强病毒感染、致病机制、传播途径、传播能力等研究，与世界卫生组织及其他国家和地区保持沟通交流。随着对病毒认识的不断深化，及时调整和优化工作措施，不断提升防控水平。根据疫情形势变化和评估结果，先后制修订6版新冠肺炎防控方案，科学规范开展病例监测、流行病学调查、可疑暴露者和密切接触者管理以及实验室检测等工作。针对重点人群、重点场所、重点单位发布15项防控技术方案、6项心理疏导工作方案，并细化形成50项防控技术指南，进一步提高疫情防控的科学性、精准性。

3. 全力救治患者、拯救生命　医疗救治始终以提高收治率和治愈率、降低感染率和病亡率的"两提高""两降低"为目标，坚持集中患者、集中专家、集中资源、集中救治"四集中"原则，坚持中西医结合，实施分类救治、分级管理。对重症患者，调集最优秀的医师、最先进的设备、最急需的资源，不惜一切代价进行救治，大幅度降低病亡率；对轻症患者及早干预，尽可能在初期得以治愈，大幅度降低转重率。

集中优势资源加强重症救治。疫情突发导致武汉市医疗资源挤兑。针对疫情初期患者数量激增与床位资源不足的突出矛盾，集中资源和力量在武汉市建设扩充重症定点医院和救治床位，将全部重症危重症患者集中到综合实力最强且具备呼吸道传染性疾病收治条件的综合医院集中开展救治。建成火神山、雷神山两座各可容纳1000多张床位的传染病专科医院，改扩建一批定点医院，改造一批综合医院，使重症床位从1000张左右迅速增加至9100多张，解决了重症患者大规模收治难题。优化重症救治策略，制定个体化医疗救治方案。建立专家巡查制度，定期组织专家团队对武汉市定点医院重症患者进行巡诊，评估患者病情和治疗方案。针对超过80%的重症患者合并严重基础性疾病情况，实行"一人一策"，建立感染、呼吸、重症、心脏、肾脏等多学科会诊制度，并制定重症、危重症护理规范，推出高流量吸氧、无创和有创机械通气、俯卧位通气等措施。严格落实疑难危重症患者会诊制度、死亡病例讨论制度等医疗质量安全核心制度，强化对治愈出院患者健康监测，确保重症患者救治质量。开展康复者恢复期血浆采集和临床治疗工作，建立应急储备库，截至5月31日，全国共采集恢复期血浆2765人次，1689人次患者接受恢复期血浆治疗，取得较好治疗效果。

对轻症患者及早干预治疗。及时收治轻症患者，及早实施医疗干预，尽量减少轻症转为重症。完善临床救治体系，全国共指定1万余家定点医院，对新冠肺炎患者实行定点集中治疗。建立全国医疗救治协作网络，通过远程会诊方式提供技术支持。武汉市针对患者数量急剧增长、80%左右是轻症的情况，集中力量将一批体育场馆、会展中心等改造成16家方舱医院，床位达到1.4万余张，使轻症患者应收尽收、应治尽治，减少了社区感染传播，减少了轻症向重症转化。16家方舱医院累计收治患者1.2万余人，累计治愈出院8000余人、转院3500余人，实现"零感染、零死亡、零回头"。方舱医院是阻击重大传染病的重大创新，使"应收尽收""床位等人"成为现实，有力扭转了防控形势。英国《柳叶刀》社论认为，"中国建造的方舱庇护医院对于缓解医疗卫生系统所承受的巨大压力有着至关重要的作用"。

及时总结推广行之有效的诊疗方案。坚持边实践、边研究、边探索、边总结、边完善，在基于科学认知和证据积累的基础上，将行之有效的诊疗技术和科技研究成果纳入诊疗方案。先后制修订7版新冠肺炎诊疗方案，3版重型、危重型病例诊疗方案，2版轻型、普通型管理规范，2版康复者恢复期血浆治疗方案，1版新冠肺炎出院患者主要功能障碍康复治疗方案，提高了医疗救治工作的科学性和规范性。最新的第7版新冠肺炎诊疗方案增加病理改变内容，增补和调整临床表现、诊断标准、治疗方法和出院标准等，并纳入无症状感染者可能具有感染性、康复者恢复期血浆治疗等新发现。目前，第7版诊疗方案已被多个国家借鉴和采用。强化治愈出院患者隔离管理和健康监测，加强复诊复检和康复，实现治疗、康复和健康监测一体化全方位医疗服务。注重孕产妇、儿童等患者差异性诊疗策略，实现不同人群诊疗方案的全覆盖。

充分发挥中医药特色优势。坚持中西医结合、中西药并用，发挥中医药治未病、辨证施治、多靶点干预的独特优势，全程参与深度介入疫情防控，从中医角度研究确定病因病基、治则治法，形成了覆盖医学观察期、轻型、普通型、重型、危重型、恢复期发病全过程的中医诊疗规范和技术方案，在全国范围内全面推广使用。中医医院、中医团队参与救治，中医医疗队整建制接管定点医院若干重症病区和方舱医院，其他方舱医院派驻中医专家。中医药早期介入、全程参与、分类救治，对轻症患者实施中医药早介入早使用；对重症和危重症患者实行中西医结合；对医学观察发热患者和密切接触者服用中药提高免疫力；对出院患者实施中医康复方案，建立全国新冠肺炎康复协作网络，提供康复指导。中医药参与救治确诊病例的占比达到92％。湖北省确诊病例中医药使用率和总有效率超过90％。筛选金花清感颗粒、连花清瘟胶囊/颗粒、血必净注射液和清肺排毒汤、化湿败毒方、宣肺败毒方等"三药三方"为代表的针对不同类型新冠肺炎的治疗中成药和方药，临床疗效确切，有效降低了发病率、转重率、病亡率，促进了核酸转阴，提高了治愈率，加快了恢复期康复。

实施患者免费救治。及时预拨疫情防控资金，确保患者不因费用问题影响就医，确保各地不因资金问题影响医疗救治和疫情防控。截至5月31日，全国各级财政共安排疫情防控资金1624亿元。及时调整医保政策，明确确诊和疑似患者医疗保障政策，对确诊和疑似患者实行"先救治，后结算"。对新冠肺炎患者（包括确诊和疑似患者）发生的医疗费用，在基本医保、大病保险、医疗救助等按规定支付后，个人负担部分由财政给予补助。异地就医医保支付的费用由就医地医保部门先行垫付。截至5月31日，全国确诊住院患者结算人数5.8万人次，总医疗费用13.5亿元，确诊患者人均医疗费用约2.3万元。其中，重症患者人均治疗费用超过15万元，一些危重症患者治疗费用几十万元甚至上百万元，全部由国家承担。

加强医疗机构感染控制和医务人员防护。制定感染控制技术指南和制度文件，明确医疗机构重点区域、就诊流程"三区两通道"建筑布局要求。加强对医务人员的感染控制培训，开展全国督导，确保感染控制措施落实。对疫情严重、院内感染风险高、医疗救治压力大的重点地区重点医院，有针对性地开展指导。加强医疗废物分类收集、运送贮存，做好病亡者遗体处置。在援鄂援汉医疗队中配置感染控制专家，全国支援湖北省和武汉市的医务人员没有感染病例。2月份以后，全国医务人员感染病例报告数明显减少。关心关爱医务人员，制定一系列保障政策，开展心理疏导，妥善安排轮换休整，缓解身体和心理压力，保持一线医务人员战斗力。

4. 依法及时公开透明发布疫情信息　在全力做好疫情防控的同时，中国以对生命负责、对人民负责、对历史负责、对国际社会负责的态度，建立最严格且专业高效的信息发布制度，第一时间发布权威信息，速度、密度、力度前所未有。持续、权威、清晰的疫情信息，有效回应了公众关切、凝聚了社会共识，为其他国家提供了参考和借鉴。

建立严格的疫情发布机制。依法、及时、公开、透明发布疫情信息，制定严格规定，坚决防止瞒报、迟报、漏报。武汉市从2019年12月31日起依法发布疫情信息，并逐步增加信息发布频次。2020年1月21日起，国家卫生健康委每天在官方网站、政务新媒体平台发布前一天全国疫情信息，各省级卫生健康部门每天统一发布前一天本省份疫情信息。2月3日起，国家卫生健康委英文网站同步发布相关数据。

建立分级分层新闻发布制度。坚持国家和地方相结合、现场发布与网上发布相结合，建立多层次多渠道多平台信息发布机制，持续发布权威信息，及时回应国内外关注的疫情形势、疫情防控、医疗救治、科研攻关等热点问题。截至5月31日，国务院联防联控机制、国务院新闻办公室共举行新闻发布会161场，邀请50多个部门490余人次出席发布会，回答中外媒体1400多个提问；湖北省举行103场新闻发布会，其他省份共举行1050场新闻发布会。

依法适时订正病例数据。本土疫情得到控制后，为确保公开透明、数据准确，武汉市针对疫情早期因收治能力不足导致患者在家中病亡、医院超负荷运转、死亡病例信息登记不全等原因，客观上存在迟报、漏报、误报现象，根据相关法律规定，在深入开展涉疫大数据与流行病学调查的基础上，对确诊和死亡病例数进行了订正，并向社会公开发布。

多渠道多平台传播信息。国家卫生健康委中、英文官方网站和政务新媒体平台设置疫情防控专题页面，发布每天疫情信息，解读政策措施，介绍中国抗疫进展，普及科学防控知识，澄清谣言传言。各省（自治区、直辖市）政府网站及政务新媒体平台及时发布本地疫情信息和防控举措。大力开展应急科普，通过科普专业平台、媒体和互联网面向公众普及科学认知、科学防治知识，组织权威专家介绍日常防控常识，引导公众理性认识新冠肺炎疫情，做好个人防护，消除恐慌恐惧。加强社会舆论引导，各类媒体充分传递抗击疫情正能量，同时发挥舆论监督作用，推动解决疫情防控中出现的问题。

5. 充分发挥科技支撑作用　科学技术是人类同疾病较量的锐利武器，人类战胜大灾大疫离不开科学发展和技术创新。面对人类未知的新型冠状病毒，中国坚持以科学为先导，充分运用近年来科技创新成果，组织协调全国优势科研力量，以武汉市为主战场，统筹全国和疫情重灾区，根据疫情发展不同阶段确定科研攻关重点，坚持科研、临床、防控一线相互协同和产学研各方紧密配合，为疫情防控提供了有力科技支撑。

实施科研应急攻关。遵循安全、有效、可供的原则，加快推进药物、疫苗、新型检测试剂等研发和应用。适应疫情防控一线的紧迫需求，围绕"可溯、可诊、可治、可防、可控"，坚持产学研用相结合，聚焦临床救治和药物、疫苗研发、检测技术和产品、病毒病原学和流行病学、动物模型构建五大主攻方向，组织全国优势力量开展疫情防控科技攻关，加速推进科技研发和应用，部署启动 83 个应急攻关项目。按照灭活疫苗、重组蛋白疫苗、减毒流感病毒载体疫苗、腺病毒载体疫苗、核酸疫苗 5 条技术路线开展疫苗研发。目前，已有 4 种灭活疫苗和 1 种腺病毒载体疫苗获批开展临床试验，总体研发进度与国外持平，部分技术路线进展处于国际领先。组织科研团队开展科学溯源研究。

坚持科研攻关和临床救治、防控实践相结合。第一时间研发出核酸检测试剂盒，推出一批灵敏度高、操作便捷的检测设备和试剂，检测试剂研发布局涵盖核酸检测、基因测序、免疫法检测等多个技术路径。坚持"老药新用"基本思路，积极筛选有效治疗药物，探索新的治疗手段，在严谨的体外研究和机制研究基础上，不断总结救治经验，推动磷酸氯喹、恢复期血浆、托珠单抗和中医药方剂、中成药等10 种药物或治疗手段进入诊疗方案，获得 4 项临床批件，形成 5 项指导意见或专家共识。开展试验性临床治疗，加快推广应用临床验证有效的诊疗方法和药物。强化实验室生物安全监管，加强新型冠状病毒临床检测血液样本和实验室检测生物样本管理。

运用大数据、人工智能等新技术开展防控。充分利用大数据、人工智能等新技术，进行疫情趋势研判，开展流行病学调查，努力找到每一个感染者、穷尽式地追踪密切接触者并进行隔离。建立数据库，依法开展疫情防控风险数据服务，对不同风险人群进行精准识别，预判不同地区疫情风险，为促进人员有序流动和复工复产提供服务。通过 5G 视频实时对话平台，偏远山区的流行病学调查团队可以与几千公里之外的高级别专家实时互动交流。经公民个人授权，推广个人"健康码""通信大数据行程卡"作为出行、复工复产复学、日常生活及出入公共场所的凭证，根据查询结果进行管控通行和分类处置，实现分区分级的精准识别、精准施策和精准防控。利用大数据技术绘制"疫情地图"，通过社区名称、地址和位置，标明疫情传播具体地点、距离、人数等，为公众防范传染提供方便。

此次新冠肺炎疫情防控，为应对重大突发公共卫生事件积累了宝贵经验，同时也暴露出国家公共卫生应急管理体系存在的不足。中国将认真总结疫情防控和医疗救治经验教训，研究采取一系列重要举措，补短板、强弱项。要改革完善疾病预防控制体系，建设平战结合的重大疫情防控救治体系，健全应急物资保障体系，加快构建关键核心技术攻关新型举国体制，深入开展爱国卫生运动，不断完善公共卫生体系，切实提高应对突发重大公共卫生事件的能力和水平，更好维护人民生命安全和身体健康。

（三）新冠肺炎疫情的医疗救援措施

面对未知病毒突然袭击，中国坚持人民至上、生命至上，举全国之力，快速有效调动全国资源和力量，不惜一切代价维护人民生命安全和身体健康。在群策群力、众志成城的抗"疫"战斗中，一些行之有效的创新举措和经验做法引人注目，现从应急医疗层面进行总结提炼，以期为重大自然灾害事件、重大生产安全事故、重大社会安全事件的应急医疗救援起到借鉴作用。中国共产党以人民为中心的执政理念、中国集中力量办大事的制度特点，改革开放 40 多年来特别是中共十八大以来积累的雄厚综合国力和国家治理现代化建设的显著成效，中华民族同舟共济、守望相助的文化底色，中国人民深厚的家国情怀、天下情怀，汇聚成抗击疫情的强大合力。

1. 多措并举，抢救生命 疫情初期，病毒感染者急剧增多，中国把提高治愈率、降低病亡率作为首要任务，快速充实医疗救治力量，把优质资源集中到救治一线。采取积极、科学、灵活的救治策略，慎终如始、全力以赴救治每一位患者，从出生仅 30 小时的婴儿至 100 多岁的老人，不计代价抢救每一位患者的生命。为了抢救患者，医务人员冒着被感染的风险采集病毒样本，没有人畏难退缩。为满足重症患者救治需要，想尽一切办法筹措体外膜氧合（ECMO）设备，能买尽买，能调尽调。武汉市重症定点医院累计收治重症病例 9600 多例，转归为治愈的占比从 14% 提高到 89%，超过一般病毒性肺炎救治平均水平。对伴有基础性疾病的老年患者，一人一案、精准施策，只要有一丝希望绝不轻易放弃，只要有抢救需要，人员、药品、设备、经费全力保障。疫情发生以来，湖北省成功治愈 3000 余位 80 岁以上、7 位 100 岁以上新冠肺炎患者，多位重症老年患者是从死亡线上抢救回来的。一位 70 岁老人身患新冠肺炎，10 多名医护人员精心救护几十天，终于挽回了老人生命，治疗费用近 150 万元全部由国家承担。

本次新冠肺炎疫情应对中，由会展中心、体育馆等改建成的方舱医院，相对简单易行，短时间内即为轻症患者治疗隔离提供了万余张床位，使武汉新冠肺炎患者的医疗治疗模式彻底发生了变化，可以说是执行层面的创造性思维，解决现实难题的典范。既然呼吸道传染病的轻症患者都可以集中在方舱医院接受治疗，那么，未来无论何种突发公共事件引起的伤病，轻症伤病员均可以到这种方舱医院里接受治疗。特别是发生类似"5·12"汶川地震这样的重大自然灾害时，由于地震本身也有可能引发传染疫情，建立方舱医院不失为一种有效之举。

开发医疗数据统计 APP。1 月 25 日，华为支撑湖北移动和湖北联通，正式开通火神山 5G 基站。5G 通信与系列网络工程与大数据技术，帮助人们在疫情防控中发挥筛查、定位、会诊、防护等多重作用。各省开发的手机 APP，也可实现网上筛查发热患者数据自动汇总，计算各地发热患者总数、分布区域，测算发热门诊、病房医疗资源需求等功能。百度还针对疫情紧急推出了智能外呼平台应用，自动询问受访者疫情，并将语音答复转化成文字录入数据库，生成分类统计报告，快速实现辖区内居民健康信息采集与疫情摸底。借鉴这一做法，在重大灾害事故医疗救援过程中，也可紧急开发此类医疗数据统计 APP，在最短的时间内全面了解救援现场的应急医疗需求，从而更加科学合理地调配应急医疗资源，使应急医疗救援更具针对性，提高应急医疗救援效率。

2. 统筹医护力量，合力抗击疫情 一方有难，八方支援。疫情发生后，全国上下紧急行动，依托强大综合国力，开展全方位的人力组织战、物资保障战、科技突击战、资源运动战，全力支援湖北省和武汉市抗击疫情，在最短时间集中最大力量阻断疫情传播。"中方行动速度之快、规模之大，世所罕见，展现出中国速度、中国规模、中国效率。"

开展新中国成立以来规模最大的医疗支援行动。调动全国医疗资源和力量，全力支持湖北省和武汉市医疗救治。自 1 月 24 日除夕至 3 月 8 日，全国共调集 346 支国家医疗队、4.26 万名医务人员、900 多名公共卫生人员驰援湖北。19 个省份以对口支援、以省包市的方式支援湖北省除武汉市以外 16 个地市，各省在发生疫情、防控救治任务十分繁重的情况下，集中优质医疗资源支援湖北省和武汉市（表 27-1）。人民解放军派出 4000 多名医务人员支援湖北，承担火神山医院等 3 家医疗机构的医疗救治任务，空军出动运输机紧急运送医疗物资。各医疗队从接受指令到组建 2 小时内完成，24 小时内抵达，并自带 7 天防护物资，抵达后迅速开展救治。在全国紧急调配全自动测温仪、负压救护车、呼吸机、心电监护仪等重点医疗物资支援湖北省和武汉市。从全国调集 4 万名建设者和几千台机械设备，仅用 10 天建成有 1000 张病床的火神山医院，仅用 12 天建成有 1600 张病床的雷神山医院。短短 10 多天建成 16 座方舱医院，共有 1.4 万余张床位。加强临床血液供应，10 个省份无偿支援湖北省红细胞 4.5 万单位，血小板 1762 个治疗量，新鲜冰冻血浆 137 万毫升（不含恢复期血浆）。大规模、强有力的医疗支援行动，有力保障了湖北省和武汉市救治，极大缓解了重灾区医疗资源严重不足的压力。

表 27‑1   疫情发生以来调往湖北省医疗物资情况（截止 4 月 30 日）

序　号	类　别	品　种	单　位	数　量
1	医疗设备	全自动测温仪	台	20033
2		负压救护车	辆	1065
3		呼吸机	台	17655
4		心电监护仪	台	15746
5	消杀用品	84 消毒剂	吨	1874
6		免洗洗手液	万瓶	71.4
7	防护用品	医用手套	万副	198.7
8		防护服	万套	773
9		医用 N95 口罩	万只	498
10		医用非 N95 口罩	万只	2720
11	防控药品	磷酸氯喹	万片/粒	40
12		阿比多尔	万片/粒	360

　　大力加强医疗物资生产供应和医疗支持服务。疫情防控阻击战，也是后勤保障战。疫情初期，武汉市医疗防护物资极度短缺，为了节省防护用品、争分夺秒抢救病患，一线医护人员克服困难，最大限度地延长防护用品使用时间。为尽快解决医疗资源短缺和病患急剧增多的突出矛盾，中国充分发挥制造业门类全、韧性强和产业链完整配套的优势，克服春节假期停工减产等不利因素，开足马力，深挖潜力，全力保障上下游原料供应和物流运输，保证疫情防控物资的大规模生产与配送。医疗企业克服工人返岗不足等困难，以最快速度恢复医疗用品生产，最大限度扩大产能。其他行业企业迅速调整转产，生产口罩、防护服、消毒剂、测温仪等防疫物资，有效扩大了疫情防控物资的生产供应。快速启动防控医疗物资应急审批程序，全面加强质量安全监管，确保以最快的速度批准上市、促产保供，截至 5 月 31 日，共应急批准 17 个药物和疫苗的 19 件临床试验申请，附条件批准 2 个疫情防控用药上市。在各方共同努力下，医用物资产能不断提升，医用物资保供实现从"紧缺"到"紧平衡""动态平衡""动态足额供应"的跨越式提升（表 27‑2）。2 月初，医用非 N95 口罩、医用 N95 口罩日产量分别为 586 万只、13 万只，到 4 月底分别超过 2 亿只、500 万只。畅通供应链条和物流渠道，建立联保联供协作机制，源源不断地把全国支援物资运送到疫情防控重点地区。

　　另外，抗击新冠肺炎疫情中，多名医务人员感染案例的出现，暴露出当前医疗机构在医院感染防控方面还存在着一些薄弱环节。这也警示我们，在重大自然灾害事故应急医疗救援过程中，对于参与应急救援的医务人员的安全防护要高度重视。医护人员作为灾害事故现场救援的重要力量，只有在确保其自身安全的前提下，才能更好地参与应急救援。对此，建议在重大灾害事故应急医疗救援过程中，一方面要进一步完善医务人员个人防护标准和规范，另一方面要进一步加强对于参加应急救援任务的医务人员的专业培训，提高其在救援现场的个人防护意识和专业防护能力。

表 27‑2   重点医疗物资生产情况（截至 4 月 30 日）

序　号	类　别	产品（指标）	日产能	日产量	日产量较疫情初期（1 月底）增长倍数
1	防护用品	医用防护服（万套）	189	80	90.6 倍
2	消杀用品	免洗手消毒剂（吨）	409	308	2.6 倍
		84 消毒剂（万箱）	36.6	11.7	1.6 倍

续表

序　号	类　别	产品（指标）	日产能	日产量	日产量较疫情初期（1月底）增长倍数
3	医疗设备	全自动红外测温仪（万台）	1.07	0.34	23.3倍
4	检测用品	病毒检测试剂（万人份）	1020	760	58倍

3. 加强心理防护，稳定社会秩序　在毫不放松加强疫情防控的同时，稳妥有序放开经济和社会活动，做好"六稳"工作，落实"六保"任务，形成同疫情防控相适应的经济社会运行秩序，努力将疫情对经济社会发展的冲击和影响降到最低，为抗击疫情提供有力的物资保障和社会保障。

保持社会稳定、有序运转。着力加强社会安全稳定工作，加强社会治安管理，强化防疫物资质量和价格监管，维护市场秩序和社会稳定。及时出台受疫情影响困难群众兜底保障政策，有效保障基本生活。将心理危机干预纳入疫情防控，妥善处理疫情防控中思想和心理问题，加强思想引导和心理疏导，培育理性平和、积极健康的心态，及时预防化解涉疫矛盾纠纷。疫情大考下，在交通管制、全民居家隔离等严格管控措施的情况下，不论是城市还是农村，水、电、燃气、通信不停，生活物资供应不断，社会秩序不乱，食品、药品、能源、基础工业品、基本公共服务等关系国计民生的重点行业有序运转，14亿人民的基本民生得到有效保障，经济社会大局保持了稳定有序。

（四）抗击新冠肺炎疫情对策建议

1. 完善相关法治规范，构建系统性的救灾体系　建章立制，有法可依是建设我国城市灾难应急医疗救援体系的基础，有助于为新冠肺炎疫情防控提供法律和制度保障。首先，在法律方面，可在已有的《中华人民共和国突发事件应对法》等法律基础上，研究制定专门针对城市灾难应急救援的法律法规及相关配套法规制度和规范性文件，健全城市所面临的自然灾害、事故灾难、公共卫生事件和社会安全事件的相关应急法律法规体系，完善地方性应急管理法规，加大执法力度，实现依法应急。其次，各级政府应当构建城市灾难应急医疗救援标准体系，着力加强标志标识、风险隐患识别评估、预警信息发布、应急医疗救援队伍及装备配置、公共场所应急设施设备配置、应急医疗避难场所建设、物资储备等相关标准研制，推动应急管理标准实施应用，促进应急管理工作规范化和应急技术装备标准化。再者，针对防控疫情的协调机制方面存在的问题，进一步统筹目前"统一领导、综合协调、分类管理、分级负责、属地管理为主"的应急管理体制和"一案三制"的卫生应急体系，在国家层面，可成立独立的灾难应急医疗体系（类似于美国的NDMS），下设相应的应急医疗救援力量。同时鼓励地方政府创新城市灾难应急医疗救援的管理机构设置模式，强化综合协调职能，加强城市灾难应急医疗管理组织体系建设，强化相关机构的辅助决策指挥职能，推动社区和企事业单位落实应对灾难的应急医疗救援责任，配备专职或兼职工作人员。

2. 建立健全专业机构，完善基础设施建设　根据相关的数据分析，对于同样的创伤伤员，专业化的创伤中心，比无经验医院的抢救成功率高60%，这也体现了建立健全专业机构和专业设施对于降低城市灾难损失的重要意义。抗击新冠肺炎疫情的过程中，针对专业机构和专业设施方面存在的问题，各地应当加大城市灾难应急医疗救援专业队伍和基础设施建设的资金投入，积极推广应急安全技术，加大对相关团队的培训力度，借鉴国际经验，整合志愿服务力量，建设枢纽型慈善组织。同时，加强城市灾难应急医疗救援信息化建设，建立医疗救援与市场监管、应急保障、环境保护、治安防控、消防安全、道路交通、信用管理等部门公共数据资源开放共享机制，加快实现城市灾难应急医疗救援的系统化、智能化。此外，将"城市恢复力"和"弹性城市"建设的理念引入日常备灾中，深入推进城市生命线工程等基础设施建设，积极研发、推广和应用先进的风险防控、灾害防治、预测预警、监测监控、个体防护、应急处置等安全技术和产品，尤其是在人员密集场所，加强监测防控，配备必要的急救设备、药品。要推进健康安全教育体验馆等急救宣传教育基地和景区救护站点建设，面向社会公众推广急救穿戴设备、防疫知识培训，推送有针对性的预防和急救知识。

3. 推进城市灾难应急医疗救援知识和技能的社会化普及　此次的疫情防控不仅是一场总体战、阻击战，更是一场需要动用广大人民群众参与的人民战争。各级政府应当针对不同的人群，加大包括防疫在内的城市灾难应急医疗救援知识普及和技能培训，特别关注行动不便的老人和其他弱势群体。充分发挥紧急医疗救援指挥调度中心、各级各类医疗卫生机构和社会化培训机构的作用，设计并推广适用于应对灾难情境的预警和培训的移动应用，加大在微博、微信、抖音等社交媒体平台的推广力度，推进城市灾难应急公共安全宣传教育工作进企业、进社区、进学校、进课本、进农村、进家庭，强化大中小学公共安全知识和技能培养，组织形式多样的身边风险隐患识别活动，开展公共安全知识普及，提升公众突发事件防范意识和自救互救能力。创建群众性应急救护培训标准化基地，加强以自救互救为核心的应急技能培训，推动社区、企业、学校和其他人员密集场所开展各类群众性应急演练，让城市灾难应急医疗救援理念深入人心。

二、寨卡疫情

寨卡病毒属黄病毒科，黄病毒属，单股正链 RNA 病毒，直径 20 nm，是一种通过蚊虫进行传播的虫媒病毒，宿主不明确，主要在野生灵长类动物和栖息在树上的蚊子，如非洲伊蚊中循环。寨卡病毒最早于 20 世纪 40 年代在非洲被发现，此后也传播到东南亚、太平洋岛国和美洲地区。由于传播该病毒的伊蚊在全世界都可以找到，疫情很可能会传播到更多国家。自 2015 年起至 2016 年 11 月，寨卡疫情在全球流行，全球 69 个国家和地区已报告出现寨卡病毒传播，其中 28 个国家和地区出现了与寨卡病毒相关的小头症及其他神经系统病变。疫情最严重的巴西，感染者多达 150 万人，新生儿小头症疑似病例激增至 3894 例。2016 年 2 月 1 日世界卫生组织宣布此次寨卡疫情为"国际紧急公共卫生事件"。经过国际社会的共同努力，寨卡疫情在 2016 年底被控制，世界卫生组织 2016 年 11 月 18 日在日内瓦总部宣布，寨卡病毒及其引发的神经系统病变仍是显著持续的公共卫生挑战，但已不再构成"国际关注的突发公共卫生事件"。

三、埃博拉出血热疫情

埃博拉病毒是一种能引起人类和其他灵长类动物产生埃博拉出血热的烈性传染病病毒，其引起的埃博拉出血热（EBHF）是当今世界上最致命的病毒性出血热之一，死亡率在 50％～90％。世界卫生组织将埃博拉病毒列为对人类危害最严重的病毒之一，即"第四级病毒"。2014 年西非埃博拉病毒疫情是自 2014 年 2 月开始暴发于西非的大规模病毒疫情，8 月世界卫生组织宣布西非埃博拉疫情为国际关注的公共卫生突发事件。截至 2014 年 12 月 17 日，世界卫生组织关于埃博拉疫情报告称，几内亚、利比里亚、塞拉利昂、马里、美国以及已结束疫情的尼日利亚、塞内加尔与西班牙累计出现埃博拉确诊、疑似和可能感染病例 19031 例，其中 7373 人死亡。以往的埃博拉疫情主要发生在相对封闭的偏远农村地区，这些地区经济贫穷落后，医疗卫生资源极度匮乏，而且埃博拉病毒感染者往往迅速恶化并死亡，几乎没有机会传染给新宿。但 2013—2014 年疫情改写了以往埃博拉疫情暴发的规则。此次因埃博拉而死亡的人数已经超过了自 1976 年首次有记载的埃博拉暴发以来的死亡总数。2019 年埃博拉出血热疫情在刚果（金）再次暴发，短期内造成 1700 人死亡。2019 年 7 月 17 日，世界卫生组织宣布刚果（金）埃博拉疫情升级为国际关注的突发公共卫生事件，并号召全世界予以关注并努力应对。这是有史以来第二大规模的埃博拉疫情，仅次于 2014 年在西部非洲暴发的埃博拉疫情。

四、脊髓灰质炎疫情

1955 年"脊髓灰质炎疫苗"发明前，脊髓灰质炎是战后对美国公共健康威胁最大的疾病之一，每年流行的情况都越来越严重。1952 年，美国的病例有 58000 人，3145 人死亡，21269 人残疾，多数牺牲者是小孩。20 世纪 60 年代，我国每年脊灰发病人数达 10000～43000 例。全球消除脊灰行动自 1988

年开展以来，1988—2013 年期间该病发病率下降了达 99％之多，全世界大多数国家和地区停止了脊灰传播。但 2013—2014 年期间，研究人员发现全球范围内野生型脊髓灰质炎病毒（WPV）感染病例激增达 86％，该数据令人堪忧。据报道，2013 年感染热潮中发现，巴基斯坦 WPV 感染病例增加了 60％，之后 WPV 感染蔓延至 5 个之前已宣布根除脊髓灰质炎的国家。截至 2014 年 5 月 20 日，全球共报道了 82 例 WPV 感染病例，2013 年同期病例数仅为 34 例。2014 年 5 月 5 日，世界卫生组织正式宣布将防控脊髓灰质炎疫情升级为"国际关注的突发公共卫生事件"。

五、甲型 H1N1 流感疫情

甲型 H1N1 流感是一种新型呼吸道传染病，其病原为新甲型 H1N1 流感病毒株，病毒基因中包含有猪流感、禽流感和人流感三种流感病毒的基因片段。甲型 H1N1 流感于 2009 年 3 月在墨西哥首先暴发后，短短数月疫情即蔓延至世界各地。2009 年 4 月世界卫生组织按照《国际卫生条例》的有关规定，确定本次公共卫生事件已构成具有国际影响的突发公共卫生事件。2009 年 6 月，世界卫生组织宣布甲型 H1N1 流感大流行警告级别提升为 6 级，全球进入大流行阶段。截至 2010 年 2 月 28 日，共有 214 个国家和地区报告甲型 H1N1 流感病例，至少 16455 人死亡。截至 2010 年 3 月 31 日，我国 31 个省份累计报告甲型 H1N1 流感确诊病例 12.7 万例，死亡 800 例，并将甲型 H1N1 流感纳入《中华人民共和国传染病防治法》规定的乙类传染病，并采取甲类传染病的预防和控制措施。另有估计，这次甲型 H1N1 流感大流行，在全球共造成 20％～30％的人群感染，其中 10％～15％的人群发病，死亡人数超过 28 万人。我国人群感染状况调查显示，普通人群抗体阳性率为 17.1％，发病率为 15.9％，估计流行期间我国共有 2.07 亿人感染，其中约 1 亿人发病。2010 年 8 月 10 日，世界卫生组织宣布这次流感"大流行"结束，但甲型 H1N1 流感并没有消失，得益于相关疫苗的研发成功，致死率大幅下降，已转为季节性病毒性流感，每年全球上亿人感染。

六、SARS 疫情

自 2002 年 11 月我国广东省部分地区发生传染性非典型性肺炎以后，几个月内在我国 24 个省市暴发流行，随后全球 32 个国家和地区相继暴发流行。世界卫生组织将其命名为严重急性呼吸系统综合征（severe acute respiratory syndrome，SARS）。从 2003 年 3 月 17 日开始，世界各国科学家开始联手研究 SARS 的病原体，10 个国家、13 个实验室联合攻关，最终从 SARS 患者尸体及鼻咽拭子中分离出病毒。经形态学、分子生物学及动物实验等多方面研究，2003 年 4 月 16 日世界卫生组织宣布，一种新型冠状病毒（Coro-virus）为 SARS 的病原体，命名为 SARS 冠状病毒（SARS-COV）。该病毒致病性强，致死率高，可经接触、呼吸等方式传播。2003 年 4 月 16 日，WHO 启动全球 SARS 应对系统，包括全球预警、迅速诊断病例、信息报告系统、谣言管理和疫情证实、聚焦全球 SARS 防控资源。2002 年 11 月至 2003 年 8 月 7 日，全球 32 个国家和地区累计病例数 8422 例，死亡 916 例，病死率 9.3％，其中我国 26 个省市报告 5327 例，死亡 349 例，病死率 6.5％。

七、美国炭疽邮件事件

2001 年美国炭疽攻击事件是在美国发生的一起从 2001 年 9 月 18 日开始为期数周的生物恐怖袭击引起的公共卫生事件，此次事件被称之为生物恐怖袭击的新开端，因此本书将其定义为恐怖主义引起的突发公共卫生事件。自 2001 年 9 月 18 日开始有人把含有炭疽杆菌的信件寄给数个新闻媒体办公室以及两名民主党参议员，至少 22 人表现出炭疽病现象，17 人被确认感染，5 人死亡。此次炭疽邮件事件被美国定义为生物恐怖主义，为此，动用了一切医卫、公安、宣传、交通运输等部门的力量，拨款 9.18 亿美元进行调查和善后处理。仅细菌检查，就检查 242400 份样品，包括患者的样品及环境的样品。美国成立专门机构，如生物恐怖主义反应实验室（Bioterrorism Response Laboratory，BTRL），还布署了对公民宣传、咨询及回答问题的工作。仅美国疾病预防与控制中心（Center for Disease Control and

Prevention，CDC）及突发事件行动中心（Emerging Operation Center，EOC）就接受咨询电话达11063次，该数字还不包括其他卫生组织或机构接受的咨询电话。对全国疑为炭疽病的人，美国要求送适当的检验材料到权威实验室检验。派专门人员下去检查可疑环境有无炭疽芽胞，最终确定出可能接触了炭疽芽胞的人为32000人，并加以药物预防，对受害环境加以无害处理。美国炭疽邮件事件虽未造成大量人员伤亡，但对美国国家政策和全球反恐行动造成了深远影响。

第五节　我国应对重大公共卫生事件的主要举措

一、突发公共卫生事件的主要特征

（一）新发突发性强，防控困难

近30年来，全球出现新发传染病40余种，以每年新增1种的态势增长，一半以上为病毒类病原体。原有的传染病因病原体菌株变异、药物的耐药性、地域环境差别、易感人群的身体功能的改变等原因而死灰复燃。进入21世纪，SARS病毒、H1N1病毒、H7N9病毒、MERS病毒、2019-nCoV病毒（新型冠状病毒）等新发传染病已造成多次全球公共卫生事件，甚至是紧急事件。这些新发传染病传染性强、传播速度快、流行范围广、病死率高且不易控制、难以预测防范，有的甚至超过当今医学研究范畴。新发传染病病原的溯源难度大，给有效切断自然传染源带来极大难度。2003年暴发的SARS冠状病毒原始宿主和中间宿主的寻找过程就异常曲折。流行病学证据和生物信息学分析显示，野生动物市场上的果子狸是SARS冠状病毒（SARS-CoV）的直接来源。2013年11月1日《科技日报》报道，中科院武汉病毒研究所石正丽研究团队分离到一株与SARS病毒高度同源的SARS样冠状病毒（SARS-like-CoV），证实中华菊头蝠是SARS病毒的源头。研究结果表明果子狸可能只是病毒的一个中间宿主，它可能是被中华菊头蝠感染，从后者身上得到了这种病毒。2014年2月，徐德忠等指出，中华菊头蝠为非典样病毒（SARS-like-CoV）而非非典病毒（SARS-CoV）的贮存宿主，即中华菊头蝠为SARS样冠状病毒（SARS-like-CoV）的贮存宿主。因此，对于SARS病毒的真正源头至今仍未定论。2019年新发的SARS-CoV-2病毒，虽经全世界科学家不懈努力，仍未找到原始宿主和中间宿主，也就无法从源头上切断病毒传播。大部分新发传染病尚无有效或疗效确切的疫苗，对人民群众的健康、社会稳定和国家公共卫生安全等均造成严重影响。另外，埃博拉病毒、寨卡病毒、脊髓灰质炎等较早发现的烈性病原体在21世纪头20年内异常活跃，多次突然暴发，给全球传染病防控带来极大的突然性和不确定性。

人类社会在应对新发突发传染病挑战时，暴露了多方面的不足。一是对疾病监测预警能力不足。应对传染病方面缺乏系统性、完整性、先进性的疾病监测体系。二是临床医师传染病识别能力及防控能力不足。不同国家和地区层次的医务人员对传染病的"早发现、早隔离、早治疗、早报告"的认识不到位，早诊断的能力不足，非感染性疾病科医务人员的传染病专科知识相对薄弱，易致漏诊、误诊，造成疫情的播散。在抗击新冠肺炎疫情期间，我国3000余名医护人员感染，绝大多数为染病识别能力及防控能力不足造成。三是检测技术落后。目前针对新发传染病普遍缺乏有效的检测手段。四是风险评估不足，联防联控措施滞后。从近几年人感染H7N9禽流感疫情、埃博拉出血热疫情应对来看，有效应对传染病非一国一家一系统一部门一科室一人能够独立完成的，如何在第一时间内发挥多部门联防联控的有效措施是控制疫情播散的重要举措。五是应急防控物资储备和装备不足。纵观进入21世纪以来的新发突发传染病防控，均无一例外地出现防护服、口罩、试剂等严重短缺的问题。六是疫苗和药物研发滞后。新发传染病的特征决定了其疫苗和药物研发常常滞后数年，甚至疫情结束了仍没有进展。六是消毒隔离措施不到位。未及时采取有效消毒隔离措施是新发突发传染病快速传播蔓延的主要因素之一。

（二）传播速度快，涉及区域广

早在1996年，世界卫生组织在《1996年世界卫生报告》中指出："我们正处于一场传染性疾病全球危机的边缘，没有哪一个国家可以幸免，也没有哪一个国家可以对此高枕无忧。"世界卫生组织的告诚一语成谶，进入 21 世纪，随着全球化持续深入发展，政治、经济、文化交流频繁，全球人口流动速度前所未有，给传染病快速传播提供了极为便利的条件。近 20 年暴发的新发突发传染病均呈现快速传播的趋势，并无一例外地跨国、跨洲传播。2007 年至今，已有 6 起被定性为全球公共卫生紧急事件。2009 年 4 月在墨西哥证实首例 H1N1 病例后，9 周内病毒蔓延到所有大陆。2009 年 4 月底，11 个国家（澳大利亚、加拿大、德国、以色列、墨西哥、荷兰、新西兰、西班牙、瑞士、英国、美国）报告了257 例病例。至 2009 年 6 月 11 日，当 WHO 宣布流感大流行达到最高流行级别（第六级）时，该病已经蔓延到世界 74 个国家，报告病例数达到 28774 例。2014 年西非埃博拉出血热暴发疫情的规模和传播速度也是前所未有的。至 2015 年 4 月 8 日，几内亚、利比里亚和塞拉利昂 3 个疫情最严重的国家共报告疑似病例、可能和确诊病例 25515 例，死亡超过 1 万例。马里、尼日利亚、塞内加尔也有病例报告，还有来自西班牙、英国、美国的少数输入病例，这次暴发比以往 24 次暴发疫情的病例总数（2387 例确诊病例，死亡 1590 例）更多。2019 年年底在我国武汉首次出现的新冠肺炎疫情，仅用 33 天就全面覆盖我国所有地区，至 2020 年 7 月底，全球所有国家无一幸免地出现病例或疑似病例。

（三）影响深远，经济损失巨大

21 世纪以来暴发的突发公共卫生事件对人类社会影响深远。一是死亡人数众多，社会恐慌加剧。近 20 年来，在全球医疗卫生体系现代化取得突出成绩的背景下，全球暴发的公共卫生事件仍然呈现较多的死亡人数和较高的死亡率。2009 年墨西哥 H1N1 流感总死亡人数约为 1.8 万人，平均死亡率为1.3%。2013 年几内亚埃博拉死亡率在 40%～50%，部分非洲疫区的死亡率甚至高达 90%。中东呼吸综合征（MERS）2012 年被确认，到 2015 年 6 月，全球共有 23 个国家报告总计 1142 例病例，死亡率为 40.7%。2018—2019 年刚果（金）埃博拉病例 2934 例，死亡率达 67%。新冠肺炎疫情目前已导致全球 65 万人死亡。不断扩大的感染人群和死亡人数，带来了巨大的心理压力。二是政治影响更加广泛深化。疫情的跨国、跨洲传播一方面导致国际合作防控的增加，另一方面也导致单边主义、种族主义日渐加剧，意识形态分歧和矛盾更加尖锐，国际合作困难重重。2020 年 7 月 6 日，美国正式宣布退出世界卫生组织。有人预测，2020 年新冠疫情将是全球化时代的终结。三是经济损失巨大。21 世纪公共卫生事件无一例外地对区域及全球经济造成了巨大的经济损失。2003 年 SARS 疫情在全球暴发流行，不仅严重威胁着人民的生命，所造成的经济损失也十分惨重，仅北京市消耗费用达 20 多亿人民币，据估计全世界损失达 300 多亿美元。2010 年 H1N1 流感疫情导致仅旅游业经济损失就超过 2 万亿美元，墨西哥一国经济损失就占本国 GDP 的 1%。2020 年新冠肺炎疫情，直接导致我国 2020 年一季度 GDP 总量下降 6.8%，更是导致美国二季度 GDP 暴跌 32.9%，全球经济损失无法估量。

二、我国应对重大公共卫生事件的主要措施

（一）建立健全相关法律法规体系

我国是 21 世纪发生重大公共卫生事件的主要国家之一。重大传染病对我国国家战略、政策制度、社会生活方式、外交等方面均产生了重大而深远的影响。2003 年 SARS 疫情期间，我国即在 5 月份颁布了《突发公共卫生事件应急条例》。2004 年修订了《中华人民共和国传染病防治法》，以法律的形式进一步规范了新世纪传染病防治的基本遵循，并对各级政府部门、疾病预防控制机构、医疗机构等在防控传染病工作中的职责做出了明确的分工。颁布了《病原微生物实验室生物安全管理条例》，进一步规范实验室活动的生物安全。2005 年年初，原卫生部发布了 40 号部长令《关于疾病预防控制体系建设的若干规定》，提出今后一个时期疾病预防控制体系建设的重点和具体实施意见。2007 年颁布了《中华人民共和国突发事件应对法》，首次将公共卫生事件分为特别重大、重大、较大和一般四级，并制定了相应的响应措施。为防止传染病由国外传入或者由国内传出，实施国境卫生检疫，保护人体健康，2007年 12 月修订了《中华人民共和国国境卫生检疫法》。随着 H1N1 流感、H7N9 流感等动物源性传染病的不断出现，2013 年我国修订了《中华人民共和国动物防疫法》。另有《国家突发公共事件总体应急预案》《国家突发公共卫生事件应急预案》《国家突发公共卫生事件相关信息报告管理工作规范（试行）》

《全国自然灾害卫生应急预案》《突发公共卫生事件交通应急规定》《突发公共卫生事件与传染病疫情监测信息报告管理办法》《国境口岸突发公共卫生事件出入境检验检疫应急处理规定》等多种规范性文件，为我国应对重大公共卫生事件提供了依据。

（二）构建了较完备的重大传染病联防联控力量

2004年1月，国家传染病与突发公共卫生网络直报系统运行，标志着我国传染病疫情监测、报告手段和能力发生质的飞跃，逐步实现横向到边、纵向到底的疫情监测报告系统的完成。同时加强民众生物安全与公共卫生知识科普宣传，随着信息化建设的深化，国家免疫规划信息系统、传染病实验室监测信息系统、公共卫生舆情动态监测和预警系统、流行病学调查动态数据采集系统、流动儿童预防接种信息、传染病五大症候群监测的全过程信息管理系统启用，实现信息数据共享和交换。通过不断完善国家应急管理体系和技术突破，至2009年H1N1流感疫情输入后，我国已具备较好的防控和应对能力，社会也不像2003年SARS那样恐慌。2020年新冠疫情暴发后，我国采取果断措施，在广大民众的支持和参与下，在全球率先实现疫情的全面控制。我国十分重视应急处置与防控力量建设，先后建立了11支国家卫生应急救援队和37支国家紧急医学救援队，成为我国突发公共卫生事件应急处置的核心机动力量。2020年多支国家紧急医学救援队驰援湖北武汉执行疫情防控和医疗救治任务。另一方面，我国也大力加强了生物安全基础设施建设。2016年12月，鉴于埃博拉等第一类病原微生物对中国的威胁，中国政府发布了《国家高级别生物安全实验室体系建设规划》，大力发展生物安全四级实验室在内的实验室建设与关键设备研发。至2017年，中国已有55个高等级生物安全实验室通过国家认可并投入使用，其中包括2家生物安全四级实验室，并基本实现关键设备的国产化。同时大力发展移动式生物安全实验室，为国家应对突发公共卫生事件打下了硬件基础。至2020年新冠肺炎暴发，中国已具备大规模开展病原检测、鉴别和研究平台。

（三）积极参与全球公共卫生事件处置工作

2003年SARS疫情后，以新发突发烈性传染病为代表的公共卫生事件不再是某一国家和地区的问题。因此中国政府以更加积极的姿态参与以世界卫生组织为中心的全球卫生治理工作，不仅很好地遵守以《国际卫生条例（2005）》为主要内容的国际规则，而且通过多种途径提升国际社会应对传染性疾病的行动能力。在参与区域和跨区域多边制度建设过程中，中国积极推动将卫生议题纳入合作进程，为在区域层面治理跨国传染性疾病积累了经验。中国坚持以世界卫生组织框架为基础，以区域和跨区域多边机制为补充的参与模式。2014年西非埃博拉疫情期间，中国派出多批次医疗救援队，并在塞拉利昂建设生物安全三级实验室，为西非疫情防控做出了突出贡献。2019年新冠肺炎疫情发生后，中国第一时间将新型冠状病毒基因序列向全球公开，呼吁共同研究应对，向伊朗、意大利等国派出医疗救援队，参与指导疫情防控工作。鉴于重大跨国传染性疾病对各国社会经济造成的广泛影响，以及既有多边机制所面临的能力不足困境，中国通过多层次布局，多元行为体参与，走出了一条推动构建人类卫生健康共同体的有效路径。

〔王宇刚 李宗浩 贺 智〕

第二十八章　社会安全事件医学救援

根据突发事件的发生过程、性质和机理，我国将其区分为四类：自然灾害、事故灾难、公共卫生事件和社会安全事件。相比前三类事件，社会安全事件主要由安全部门处置，题材敏感，伤亡数据不好获取。此类事件医学救援方面积累的经验较为零散，需要加以系统总结。社会安全事件其内涵为"严重危害社会治安秩序的突发事件"，主要包括恐怖袭击事件、民族宗教事件、经济安全事件、涉外突发事件和群体性事件等。本章选取有代表性的群体性事件、暴乱事件、恐怖爆炸事件、边境突发事件加以介绍。

第一节　群体性事件医学救援

群体性事件，是指聚众实施的违反国家法律法规，危害人民群众生命财产安全，扰乱社会治安秩序，造成较大社会影响的群体行为，主要包括非法聚众上访请愿事件、非法集会游行示威事件、非法聚众闹事事件、聚众冲击重要目标事件、聚众阻塞交通事件、聚众械斗事件等。群体性事件可根据事件的性质、参与人数、规模、影响范围、持续的时间，分为特别重大、重大、较大和一般四级。

一、医学救援的特殊性

群体性事件多属于人民内部矛盾，主要由经济利益引发。矛盾体常因利益关系调整不当而导致双方行为过激，甚至矛盾激化而引发相互对峙，但矛盾和冲突的焦点集中体现在事件的双方，例如，闹事人员之间或闹事人员与政府工作人员之间。闹事的双方或一方一般不以医务人员为伤害对象，医学救援的对象主要是群众和执法人员（公安、武警等），执法部队的医学救援具有以下特点。

（一）受政策法律因素影响，伤员瞬间批量发生

群体性事件多发生在城市，参与闹事的人数多，成分复杂，违法分子和不明真相的群众混在一起。部队在采取行动时因考虑政策上要保护大多数群众，孤立少数别有用心者，打击极少数骨干闹事分子，往往难以出手，反易遭对方袭击。甘肃陇南事件中，聚集的群众冲击了陇南市委大院，就在大院这一个点就有多人被打伤。

（二）卫勤力量随部队移动，现场救护和伤员后送难度大

参战部队随群体性事件闹事现场漂移，出击方向不定，转移频繁。部队在运动中进攻，又在运动中防御，各级救护机构伴随部队边救护边开进，既要跟上部队，保证伤员得到及时救治，又要防止伤员掉队、漏救，搜寻伤员和救治伤员任务艰巨，动中救护难度大。如果群体性事件规模大到涉及一个县城，城市的一个或多个区，参与闹事人数众多，有可能超过部队总兵力多倍，部队就可能在局部地区被分割包围，则伤员后送难度必然加大，甚至要使用装甲车或采用化装的方式后送伤员。

（三）受伤部位以四肢和头部为主，伤情以轻伤为主

随着近年来部队装备建设推进，指战员个人防护装具不断改进，能够全面提供保护。部队伤员以四肢、头面部受伤为主。伤情轻微，轻伤占 $90\% \sim 95\%$，这可能与群众很少有致命武器有关。要警惕"低减员、重伤势"现象。这主要是由于部队在掌握事态全局和绝对优势情况下，双方对抗烈度低，但个别闹事骨干分子又可能利用当地省、自治区、直辖市党委对事件未定性时，武警指战员的"打不还手、骂不还口"政策，或局部闹事分子占人数优势时，容易产生极少数的重伤或危重伤。指战员阵亡和

伤死的主要原因都是头部受重击后产生的颅脑损伤。

（四）现场环境恶劣，防病任务艰巨

群体性事件持续时间长，任务艰巨，部队始终处于高度紧张状态；同时，必须连续作战，体力消耗大，营养和饮水补充不及时，而容易疲劳或处于极度疲劳状态，导致免疫力降低，就容易发生疾病。群体性事件区域受客观因素影响，人群密集，环境卫生差，疫情复杂，一旦发生疾病，容易造成流行。部队多风餐露宿，卫生设施简陋，防病措施难以落实，而且受寒、热等不良气候的影响较大。夏季气温高，日光晒，官兵出汗多，饮水少，易发生中暑；又因苍蝇多、蚊虫多，易发生肠道传染病、虫媒传染病暴发流行。冬季住宿条件有限，易发生冻伤而削弱部队战斗力，所以卫生防病任务十分艰巨。

二、医学救援的重点

（一）突出一线伤员救治

处置大规模群体性事件部队多采取警戒封锁控制、宣传疏导、抓捕首恶、强行驱散、驻守震慑等行动方法。医学保障的重点是一线部队伤员救治。部队应采取以大队（营）、中队（连）自身卫勤力量为主与部队编组相适应的伴随保障模式。救护组配置在部队战斗队形后面，以跟进方式伴随保障。

部队行动开始后，及时展开伤员救治，并将伤员迅速撤离现场，转移至相对安全稳定的集中点，适时组织后送或等待上级前接。支队（团）一线救护组紧随部队配置在主要方向，重点部队后面，或重要目标区域内适当位置，或上级指定配置位置，实施现场定点保障，负责伤员的紧急救治与后送任务。

部队采取中间突破、两翼卷击，向心突击、割裂挤压战法时，卫勤分队随队伴随保障。部队采取列阵平推、挤压驱散战法时，大队（营）、中队（连）救护组织采取伴随分队一线展开，延伸救治的卫勤保障模式。

（二）组织伤员后送

处置群体性事件伤员后送的难易取决于事件矛盾激化程度和人民群众对部队的态度。在以往处置大规模群体性事件行动中，阻止伤员后送，阻截、围攻、袭击伤员的事件时有发生，因而伤员后送有时难度较大。各级救治机构应加强对伤员后送的组织领导，加强一线伤员的现场后送与保护，采取积极措施主动后转，提高后送线上安全防护的警惕性，以安全、迅速、稳妥为原则实施后送。

（三）长期驻守时加强卫生防病

事件进入僵持阶段或地方政府希望部队驻守，协助恢复当地正常的生产、生活秩序，在尽快转送伤员的同时，必须根据任务的转变，结合长期驻守阶段部队自身疾病的发病特点，及时补充以战时常备药材为主的临床用药，同时加强水质检测、食品检测和消毒防疫用药品。定期对非城市管网供水进行检测，对每天食品进行留样，对非城市管网供水点进行管理，定期消毒。督促基层指挥员运用一切可以利用的方法和机会，组织官兵运用野战洗澡车和洁净的水源，每7天洗1个澡，最长不要超过10天。如野外居住条件确实困难，应教育战士们保持每天的洗漱和身体局部的清洁，避免烂裆病、皮癣、脚气、湿疹和寄生虫病等的出现。组织指战员对宿营地周围环境进行必要的定期卫生清整，及时杀虫、灭鼠，夏天雨季及时消灭水洼，避免蚊虫滋生。军需部门应保证膳食营养、每天必需的热食和适当的换洗衣物、鞋垫，避免营养不良、冬季冻伤的发生。

第二节　暴乱事件医学救援

暴乱事件，是指以危害国家安全为目的，有预谋、有组织地聚众实施暴力犯罪造成重大人员伤亡、重大财产损失的违法行为，是社会安全事件里较为严重的类型。暴乱组织者深知暴行不得人心，因此往往先从枝节问题入手，逐步升级暴行，待社会动乱形成后，明目张胆地纠集暴徒，非法使用暴力进行疯狂地打、砸、抢、烧、杀、炸。与群众相比，执法人员直接面临暴徒的袭击更为严重。

一、医学救援的特殊性

（一）受政策法律因素影响，伤员多而集中

暴乱事件，多发生在大、中城市，参与闹事的人数多，成分复杂，违法分子和不明真相的群众混在一起。执法部队在采取行动时因考虑政策上要保护大多数群众，孤立少数别有用心者，打击极少数骨干暴乱分子，往往难以出手，反易遭对方袭击。同时处置行动早期事态未明朗，事件性质未经党中央或当地省、直辖市、自治区党委定性时，为彻底暴露暴乱分子的险恶凶残本性，执法部队往往要"打不还手、骂不还口"或限制使用武力，必须承受一定的伤害。处置中，闹事的犯罪分子可能实施暴力阻击、袭击和抢夺武器与部队对抗，部队在明处，人员行动处于暴露状态，易遭犯罪分子袭击。平暴时部队兵力配置高度集中，人员密度大，常在短时间内发生大批伤员。

（二）伤部以头部为主，伤情以轻伤为多

在 1989 年北京戒严过程中，戒严防暴部队伤员头面部受伤的占 67.8%。在"3·14"和"7·5"事件死亡的指战员均是因头部受重击导致严重的脑挫裂伤和脑出血死亡。从伤势来看，大部分（90%以上）为轻伤，与暴徒很少有致命性武器有关。

（三）伤员后送易遭围堵，及时安全转送困难

在平息暴乱事件中，由于现场混乱，人员拥挤，部队和人群混杂在一起，伤员一时难以送出。暴乱分子和不明真相的群众混在一起，伤员易被对方和不明真相的人群分割包围，伤员难以从现场及时抢下来救治。被围困的伤员不能迅速撤离现场，易发生二次负伤，甚至导致牺牲。伤员转送通常使用救护车，运输工具较单一，运力不足。后送道路易被人障、路障阻塞，伤员在转送途中易遭堵截、袭击，给伤员转送带来极大困难。

二、医学救援的重点

与处置大规模群体性事件一样，现场急救依靠群众和官兵自救互救，尽快将伤员送往周边安全的地方、解放军和武警的三级以上医院或专科医院，或由当地政府出面联系安排的公立医院。一旦有伤员直接开启"绿色通道"进行救治。救援人员要加强自我防护，必要时寻求部队支持并穿戴护具。当受到催泪弹影响时，立即使用水或 2% 碳酸氢钠溶液冲洗眼睛、洗（呛）鼻、漱口，有上呼吸道明显刺激症状者使用抗烟剂（氯仿 40 ml、乙醇 40 ml、乙醚 20 ml、氨水 5～10 滴混合后，分成 100 支，每支 1 ml），捏破后，靠近鼻吸入，每次 1～2 支，必要时，隔 5～10 分钟，可重复 1 次。皮肤红斑一般不需处理，1～2 小时消失，在毒剂浓度较高、高温、高湿情况下，严重者可出现继发性红斑，可用止痛、止痒外用药，如炉甘石洗剂、樟脑和薄荷霜等。

第三节　恐怖爆炸事件医学救援

21 世纪以来，以恐怖主义为代表的非传统威胁成为世界各国面临的重大安全问题。恐怖分子为了制造最大程度的恐慌，往往在闹市区制造爆炸事件，针对的对象多是无辜平民。恐怖爆炸事件是死伤最多、影响最大的恐怖袭击类型。据不完全统计，1991 年到 2000 年间，造成伤亡人数超过 30 人的大规模恐怖袭击事件约 93 起，其中恐怖爆炸事件 82 起，占到了 88.2%。2011 年，全球共发生恐怖爆炸事件（含自杀式）4150 起，造成 6724 人死亡，占当年恐怖袭击总次数（10283）和总死亡人数（12533）的比例分别为 40.4% 和 53.7%。

一、恐怖爆炸袭击事件损伤特点

虽然国内外不乏恐怖爆炸事件损伤和救治的文献，但损伤分类标准不一，造成了理解和比较上的困难。这里参考 2006 年版《战伤救治规则》的损伤分类办法，对世界范围内恐怖爆炸事件损伤特点进行

综合分析。《战伤救治规则》对于损伤的分类，主要体现在伤票的填写上。为了便于统计分析，从 5 个方面来描述战伤：伤部、伤类、伤型、并发症和伤势。伤部主要指受伤的部位，分为头部、面部、颈部、胸（背）部、腹（腰）部及骨盆（会阴）、脊柱脊髓、上肢、下肢、多发伤、其他 10 类；伤类主要指受伤的类型，分为炸伤、枪弹伤、刃器伤、挤压伤、冲击伤、撞击伤、烧伤、冻伤、毒剂伤、电离辐射伤、生物武器伤、激光损伤、微波损伤、复合伤、其他 15 类；伤型是受伤部位的组织损伤类型，可分为贯通伤、穿透伤、非贯通伤、切线伤、皮肤及软组织伤（擦、挫、撕裂、撕脱伤）、骨折、断肢和断指（趾）、其他 8 类；并发症指由于战伤引起的证候，分为大出血、窒息、休克、抽搐、气胸、截瘫、气性坏疽、其他 8 类；伤势指受伤的严重程度，分为轻、中、重、危重 4 类。

（一）伤部

20 世纪 80 年代以前，恐怖分子往往会把炸弹放到底面（如地面和楼面、汽车底盘等参考平面）上遥控引爆或定时引爆，炸弹爆炸后碎片由下向上散射，所以伤员受到重伤的部位多是胸部以下；80 年代以来的自杀式恐怖袭击分子往往会把炸弹绑在腰上和胸部，一旦爆炸，弹片向四周散开，对人的胸部、头部造成更大的危害，伤亡人员也就更多；2003 年以来的伊拉克战争中还出现了预置在树上的临时爆炸装置，离地面 3~5 m，这样的爆炸物对人的头部会造成更大的伤害，死亡率和重伤率也会增大。恐怖分子为了制造最大限度的杀伤效果，往往给爆炸装置添加钢钉、螺母等夹杂物，因此多发伤是最为常见的损伤。Almogy G 等人的研究结果表明，以色列 17 起自杀式恐怖爆炸事件产生的 154 名伤员平均每人有 2.4 个身体部位受伤，以头部（54.5%）居首，其次是四肢的 49.4% 和躯干的 39.6%。

（二）伤类

国际上通用的恐怖爆炸事件伤类划分方法是美国国防部 2006 年发布的 6025.21E 号指令，该指令将伤类划分为 5 大类：①原发性冲击伤，是指仅由冲击波造成的损伤，代表损伤为鼓膜破裂、冲击肺损伤；②投射物损伤，是指因弹片、夹杂物、环境碎片（如玻璃）等造成损伤，代表损伤为穿透伤、创伤性肢体离断；③撞击伤和挤压伤，主要指被冲击波抛到坚硬墙面所导致的撞击伤或建筑物废墟埋压所导致的挤压伤，代表损伤为钝性损伤和挤压综合征；④烧伤和吸入性损伤，是指由于爆炸热能、与炽热环境物体接触导致的皮肤烧伤和吸入性热损伤，或者吸入粉尘引起的损伤；⑤核化生损伤，如恐怖分子引爆脏弹导致的放射性损伤、引爆化学弹导致的化学损伤、患病恐怖分子（如艾滋病和肝炎患者）身体碎片刺入伤者导致疾病传染等。

1. 原发性冲击伤的特点　爆炸物是由炸药、壳体（可形成碎片）、引信、夹杂物等部件构成。炸药是其有效爆炸成分，可分为低能炸药和高能炸药。低能炸药如黑火药，在数量较少的情况下主要是燃烧效应，产生的气体少，只有数量较大时才能产生威力较大的冲击波；高能炸药如 TNT（三硝基甲苯）、HMX（环四亚甲基四硝铵），能在瞬间爆炸并产生大量气体，威力较大。炸药指数决定超压峰值的大小；爆炸当量决定着超压期的持续时间和超压分布范围；密闭环境会引起冲击波的折射和反射，导致超压期持续时间延长。炸药指数越高、当量越大、环境的密闭性越强，造成的损伤就越严重。Leibovici D 等人曾对开放场所爆炸和公共汽车爆炸进行过比较，前者原发性冲击伤发生率约为 34.3%，后者高达 77.5%（$\chi^2 = 19.3$，$P < 0.05$）。

冲击波导致的原发性损伤容易发生在组织类型和密度改变的地方，如鼓膜、肺组织的血气交换界面、心脏的血液肌肉界面。美国陆军部 2008 年公布的一本手册将组织（器官）的易损性由易到难分为 3 个类别：①含气组织（肺、鼓膜、消化道、咽喉部、气管）；②肝脏和脾脏；③肾脏、胰腺和膀胱。受损的脏器越多，伤员死亡率就越高。损伤器官数每多 1 个，死亡率约增高 15%。

2. 投射物损伤的特点　投射物损伤是当代恐怖爆炸事件最为常见的损伤类型，高达 87.7% 的伤员存在此类损伤。它比冲击波的危害更大，因为投射物能够到达更远的地方。以 90 kg TNT 当量的室外爆炸物为例，在距爆心 15 m 的范围内，冲击波和投射物致死的概率接近 100%；在距爆心 15~24 m 的范围内，冲击波致死的概率急剧下降，而投射物致死的概率仍然较大；在距爆心 24~40 m 的范围内，冲击波仅能造成一过性听力障碍，而投射物仍能造成一定伤害；在距爆心 40 m 以外的范围，冲击波几乎没有致伤的威力，但是投射物在 550 m 的范围内仍有致伤能力。大量投射物导致伤员全身"千疮百孔"（图 28 - 1），救治难度增大，救治时间延长。眼部损伤和胸部损伤是投射物损伤救治的难点。

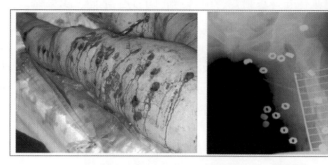

图 28 - 1　伤者下肢多处受损，X 线片示股骨粉碎性骨折

3. 撞击伤和挤压伤的特点　撞击伤和挤压伤是恐怖爆炸事件幸存伤员居于第二位的损伤类型，也是急诊医学要处理的常见损伤。剧烈撞击会导致头部震荡伤、胸腹部撞击伤和肢体骨折，增加救治难度。伤者遭到撞击和挤压后危害最大的并发症有间隔综合征（compartment syndrome）、挤压综合征（crush syndrome）和脊柱损伤（spinal injury）。这些损伤看似简单，但如果处理不当，伤者就会死亡或瘫痪。间隔综合征和挤压综合征症状类似但机制不同，要注意鉴别诊断，脊柱损伤伤员要注重搬运。

4. 烧伤和吸入性损伤的特点　爆炸是一个热化学反应过程，产热无可避免。离爆心越近，烧伤的可能性越大，后果也就越严重。统计数据表明，Ⅲ度烧伤且大于体表面积 30％的伤者存活率极低。幸存者烧伤所占的百分比在 27.3％～33.3％，烧伤常发生在身体暴露部位，与朝向爆心的角度关系不大。与热气、有毒烟雾、粉尘等物质接触会引起吸入性损伤和窒息。1993 年世贸大厦爆炸事件中，伤者几乎都吸入了烟雾；2001 年"911"事件，伴随着世贸大厦的坍塌，首批伤员吸入性损伤所占比例约为 50％。

5. 核化生损伤的特点　由于核武器技术含量较高且难以获取，恐怖分子发起核武器打击的可能性不大，但通过爆炸将放射性粉末播散（"脏弹"）造成辐射污染的核恐怖袭击的威胁始终存在。一旦此类事件发生，将造成一定地域的核辐射污染，如果吸入核辐射粉尘，还会引起内照射损伤，要加以警惕。

通过爆炸将有毒化学物质（毒剂）播散已成功应用于化学战，爆炸在其中只是辅助手段。日本地铁沙林毒气袭击事件（1995 年）没有采用爆炸手段，因为爆炸物不容易通过安检设施，使用不当还会造成毒剂失效。在未来要警惕恐怖分子通过爆炸手段袭击化工厂和危险化学品储运设施，一旦此类事件发生，洗消无可避免，救治难度也会增大。

爆炸物在生物武器（制剂）的播散过程中也是辅助手段，目前尚没有"成功"的恐怖袭击案例。"911"事件后发生在美国的炭疽粉末邮件事件虽然没有采用爆炸手段，但也引起了国际社会的密切关注。另外一个不容忽视的事实是，自杀式恐怖袭击分子及其邻近受害者的身体碎片进入伤者体内可能引发感染和免疫排斥反应。据文献报道，从伤者体内分离出来的异源性骨组织碎片其艾滋病和乙肝表面抗原呈阳性。

（三）伤型

壳体碎片和夹杂物会导致贯通伤、穿透伤、非贯通伤和切线伤，上述损伤国外统称为投射物损伤（详见前文）；恐怖爆炸事件导致的皮肤及软组织伤十分常见，伤者通常有皮下出血、表皮和深层组织撕裂（脱）、伤口严重污染。裂口不宜早期缝合，应先彻底清创，利用整形外科手术的技术加以缝合；骨折也比较常见，伤员颅骨骨折和开放性骨折所占比例分别为 12.3％和 22.1％；断肢和断指（趾）往往提示预后不良，Almogy G 等人的研究结果表明，伤员是否存在断肢和断指（趾）与现场死亡率密切相关，其 OR 值高达 50.1。如美军舰"科尔"号恐怖爆炸事件（2000 年）的断肢伤员全部死亡。

（四）并发症

断肢和大血管损伤可引发大出血；烟雾和灰尘可导致窒息；失血、烧伤、感染等原因可导致休克；神经系统受损或紊乱、精神紧张会导致抽搐；投射物进入胸腔会导致气胸；中枢神经系统和脊柱损伤会导致截瘫。上述并发症一旦发生，伤员依靠自身脱离险境的能力大大降低，现场死亡率增大。院内死亡者73.7%的死因是大出血及其导致的休克，气性坏疽多在院内发生，病程十分凶险，应做好院内防治工作。

（五）伤势

《战伤救治规则》伤势划分借助"简易战伤计分法"，它是呼吸、收缩压、神志情况3项指标计分之和，总分值在0～12分之间，根据该分值的大小，将伤员伤势区分为危重伤（0～5分）、重伤（6～9分）、中度伤（10～11分）和轻伤（12分），并给予不同的处置优先次序。"简易战伤计分法"在国外称为"改进型的创伤计分法（revised trauma score，RTS）"，是院前伤势评估方法之一。此外，创伤指数（trauma index，TI）、创伤计分法（trauma score，TS）、院前指数（prehospital index，PHI）也广泛用于院前伤势评估。但是实践表明，恐怖爆炸事件现场十分混乱，大批量伤员根本来不及按照上述计分法分类。以色列根据多年实践经验，借助简便指针（如开放性骨折、颅骨骨折、断肢等）进行迅速判断并将现场伤员分为死亡、可救活、不可救活3类。Arnold JL等人的研究结果表明，可救活伤员所占比例在开阔场所、密闭场所、建筑物倒塌的恐怖爆炸事件中分别为96%、92%、75%。

国际上常用的院内伤势计分方法是创伤严重程度评分（injury severity score，ISS），它适用于恐怖爆炸事件产生的多部位伤和多发伤。ISS总分值在1～75分，25～75分为危重伤、16～24分为重伤、9～15分为中度伤、1～8分为轻伤。Einav S的研究结果表明，318名院内治疗的伤员危重伤、重伤、中度伤、轻伤所占比例分别为21.1%、13.8%、17.6%、47.5%。

（六）伤亡整体规律

一是致伤机制多。恐怖爆炸事件存在多种损伤机制，不同类型的损伤叠加就会产生复合伤，如冲击伤和烧伤的复合伤、投射物和化学损伤的复合伤等，冲击伤和投射物损伤的复合伤是恐怖爆炸事件最为致命的复合伤。二是重伤员多在现场和后送途中即死亡。据统计，80%～90%的死亡人员是在爆炸后4小时内死亡。三是院内治疗的伤员以轻伤和中度伤居多，所占比例在65.1%～90.0%。

二、恐怖爆炸事件的急救流程

恐怖爆炸事件的急救可分为院前急救和院内急救两个阶段。由于恐怖爆炸事件都是散在发生，不足以造成城市整个急救系统和医院系统的瘫痪，只要把重伤员送到医院，一般都可救活。因此，恐怖爆炸事件的急救重在院前急救和流程规范。与军队作战人员相比，地方人员缺乏防护和战伤救治技能训练，且有一定比例的老人和儿童，体质和自救素质普遍较差。恐怖爆炸事件多发生在城市，存在道路拥堵、二次爆炸威胁等问题，也加大了院前急救难度。以色列作为恐怖爆炸事件的"重灾区"，积累了丰富的急救经验，形成了一整套流程，对我国开展批量伤员救治具有重要的参考意义。本节所述的急救流程大多来自以色列的经验总结。

（一）院前急救流程

1. 院前急救的组织指挥 以色列红十字会，又称"Magen David Adom（MDA）"组织，建立了若干个覆盖全国的区域性调度中心。除参与人道主义救援外，还负责提供急救医学服务，也是恐怖爆炸事件院前急救的组织指挥机构。以色列过去的经验表明，一旦发生恐怖爆炸事件，现场移动通信系统往往陷于瘫痪，为了避免无效电话挤占宝贵通信信道，以色列的电信部门改善了管理方式，对事发地域内的无效通话进行屏蔽，只有拨往安全部门和急救中心等救援行动相关部门的通话才予以接通。救援相关人员电话号码在电信系统进行备案后，可不受屏蔽限制，这样就保证了现场通信畅通。此外，短波电台和步话机也是很好的通信工具。

为便于急救现场人员管理，医务人员统一穿亮黄色夹克（夜间可反射光，容易识别，急救人员统一配备，不用时置于私家车或救护车内），现场指挥官单独佩戴 1 顶黄帽子，使用扩音器进行现场组织指挥。随着现场急救人员增多，为提高效率，指挥官可临时指派有关人员负责医疗、后送、车辆的组织指挥工作。指挥官要及时向联合指挥部汇报救治进展。MDA 同时向各医院派出联络员，负责医院与现场、急救系统的各种沟通协调工作，避免任何一个医院出现患者拥堵现象。

一旦发生恐怖爆炸事件，以色列启动批量伤员救治响应程序的阈值很低，响应速度非常快，大批医务人员应召后立即返回医院，有的听到广播或电视报道后主动返回，"敌情意识"较强，遵循"多了总比少了好"的逻辑，EMS 工作人员私家车内都放有急救包，内含止血、通气和静脉输液工具，一旦遇到批量伤员事件能马上派上用场。

路人也有参与急救的义务，可以承担担架伤员搬运、通气、按压止血、护送轻伤员前往离现场较远的医院等工作。

2. 院前急救的分期及主要工作　Stein M. 建议把恐怖爆炸事件院前急救分为 4 个时段：混乱期（chaotic phase）、秩序重建期（reorganization phase）、现场清理期（site-clearing phase）、后期（late phase）。根据以色列的经验，发生在城镇的恐怖爆炸事件混乱期持续 15～25 分钟，秩序重建期持续 30～60 分钟，现场清理期持续 60～80 分钟，后期持续 3～24 小时。

（1）混乱期：混乱期指的是急救人员和现场管理人员尚未抵达的时段，该阶段群众会自行组织救援，轻伤员会自行到附近医院就诊。一旦首批急救人员及救护车到达现场，混乱期即告一段落。混乱期政府安全强力部门必须做好现场管理工作，将现场划分为内圈（inner circle）和外圈（outer circle），内圈只有拆弹/特勤小组、医学急救人员、法医小组才能进入；外圈由警察分队、急救车辆等要素组成，对人员物资进出进行严格控制。

恐怖爆炸事件现场有"二次爆炸"可能。原则上只有得到安全强力部门许可后，医务人员才能进入现场施救。但是迫于时效救治要求，即使有"二次爆炸"风险，以色列医务人员也穿戴防弹背心和头盔，进入现场并迅速将伤员转移至安全地域进行分类和急救，展示出极大的勇气和人道主义精神。

（2）秩序重建期：按照以色列的做法，首批急救力量到达现场后，不是立即开展急救，而是迅速对现场进行评估并将详细情况上报联合指挥部，评估报告的主要内容有事件发生的地点、重伤员的预计数量、伤员后送的主要道路及时间等。如果安全力量尚未到位，首批急救力量也负有现场管理的职责，确保交通要道顺畅，确保后续急救力量能够顺利到达。高年资医师或高级管理人员到达现场后，则由他们接管现场指挥工作。

急救力量陆续抵达后，按照分区划片的原则展开救援。现场急救的措施包括开放气道、止血和骨折固定等，目的在于挽救更多人的生命，对于需要复苏的危重伤员仅在人力物力充沛的情况下才开展现场复苏。以色列根据多年实践经验，借助简便指针（如开放性骨折、颅骨骨折、断肢等）进行迅速判断并将现场伤员分为死亡、可救活、不可救活 3 类，并给重伤员佩戴红色袖标。可救活的伤员按照伤势的轻重程度安排后送次序，伤势较重者就近后送，伤势较轻者送到离现场较远的医院或创伤中心。为了提高运载效率，救护车在运送 1 名重伤员的同时，顺便携带 1～2 名轻伤员一并后送。

重伤员救护车上一般安排 1 名高年资医师，救护车离开现场后，司机第一时间要与目的医院所在区域调度中心联系，接线员根据实际情况和既往经验调整救护车的去向，如伤员出现危急情况，救护车上的高年资医师有将伤员送到最近的医院或创伤中心的决断权。

（3）现场清理期：现场已完成搜索，所有的重伤员都已后送，救援即进入现场清理期。指挥员在离开现场之前，要确保所有的伤员均已后送。

（4）后期：恐怖爆炸事件现场伤员多是轻伤员，有些轻伤员返回家中后在家人的陪同下或自行前往医院就医，或参与现场救援后前往医院就医。就医的医院可能离现场较远。各医疗机构详细问诊并妥善记录医疗信息。待事件经相关安全部门宣布结束后，急救系统恢复常态，医务人员和管理人员要对救援经验进行总结，补充药品器材。

（二）院内急救流程

1. 做好应急响应　按照国外的经验，一旦恐怖爆炸事件发生，不管事前预案编制多么完备、训练多么有效，医院（特别是临近事发地点的医院）往往人满为患，如果不做好应急响应组织管理工作，医院的基本医疗工作无法正常进行。医院应按照预案迅速启动应急响应机制，收拢人员，做好对急诊科、ICU、手术室、检验科等重点科室的管理，根据时间节点做好各项准备。

2. 急诊科管理　急诊科是批量伤员首先到达的地方，如果不做好组织管理工作，伤员及寻找伤员的家属就会导致急救现场混乱，因此，迅速有效地建立急诊秩序非常关键。医院应依靠自身安全保卫人员，在政府安全强力部门人员的协助下，迅速重建秩序。按照以色列的做法，医院应在急诊大厅外完成分类，将伤员分配至创伤单元、各住院科室和观察区。急诊大厅改为抢救室，展开若干张急救病床。将院内相关人员编成若干个小组，高年资外科医师担任组长（surgeon in charge，SIC），全程负责伤员的分类和院内流动管理工作。

3. 伤员院内流动管理　一组伤员在院内流动管理应由 SIC 全程负责，应密切关注伤员的病情变化，不断地调整分类，出现险情要及时加以处置。

4. 做好危重伤员救治工作　恐怖爆炸事件导致的复合伤、多发伤、多处伤的救治难度明显加大，单个伤员救治时间明显延长。此外，有些损伤的治疗原则是矛盾的，例如，烧伤治疗需要输液，而冲击肺损伤治疗原则上要严格控制液体进入，如果伤员同时有这两类损伤，救治难度也会增大。医院应重点做好危重伤员的院内救治工作，将医院的优势人力物力资源优先配置给危重伤员。

5. 做好院内感染防控工作　要重点预防体液传播的病毒性疾病和念珠菌等细菌引发的院内感染。国际成熟经验是对伤者常规注射破伤风类毒素疫苗和乙肝疫苗、对爆炸现场的组织碎片进行病原监测、在医院设立临时洗消间和清创病房、科学规划手术操作流程等。

第四节　边境突发事件医学救援

我国有漫长的边境线，还有一些领土争端没有解决，边境突发事件时有发生。在边境突发事件演化为战争之前，需要长时间做好危机管控工作，特别是边境封控工作。边境突发事件虽然"突发"，但往往持续时间较长，需要军地协同处置，医学救援具有一定的特殊性。本节以中缅边境封控行动为例加以说明。

一、医学救援面临的风险

中缅边境地区属湿热气候，地势属山地丛林地带，地区道路复杂，弯多坡陡，属少数民族聚居地区，经济发展滞后，基础卫生设施发展滞后，存在诸多健康危险。

（一）气候

我国南方边境地区属亚热带湿热气候，具有气温高、热期长、辐射强，雨水多、湿度大的特点，气温常年较高，寒暑差异较小，夏季日最高气温可到 43 ℃，冬季最低温度也在 15 ℃左右。年降雨量在 1000～2000 mm，气候多变，晴雨不定，阵雨较多。给救援人员身体造成严重影响，易引起一系列生理热应激反应，出现体温调解、水盐代谢和心血管系统、消化系统、神经内分泌系统等方面变化，在高强度作业时易超过机体调节适应的生理限度，严重影响机体健康。救援人员长时间处于湿热气候环境下极易发生中暑、皮肤病、浸泡足等疾病。

（二）环境

救援地域为山地丛林地带，地区道路复杂。有害昆虫、蚊子、危险动物袭击，饮水、饮食、宿营保障、误食、接触有毒食物等情况危害着官兵健康。南方边境地区道路复杂，易发生车辆事故和迷路情况。途中救援人员易疲劳，对身体适应性形成严峻考验。

（三）疫病

南方边境地区为疟疾、登革热等传染病高发地区，野外饮食卫生较差，各种肠道疾病高发，威胁着官兵健康。中缅边境地区与金三角接壤，毒品泛滥，属艾滋病高发地区，防疫工作压力较大。

（四）心理

救援人员长时间在炎热、湿润环境下工作，极易发生烦躁压抑情绪。边境地区战事不断，能造成较大的心理压力。长期远离家乡，可造成不良心理影响。

二、医学救援的重点

（一）熟悉救治体系

一般边境封控行动，按照片区设置若干个救护组。救援人员到驻点后尽快熟悉环境，了解工作和生活禁忌，熟悉医疗救治体系，便于自己有效使用。

（二）认真学习防病知识

主动学习编印下发的边境封控行动卫生防病知识手册，认真听专家和军医讲解边境地区卫生防病常识、肠道传染病预防、野外宿营卫生常识、热区防中暑防蚊虫知识、军事训练伤（病）防治等，要按照规范去做，改变不良行为，保持健康安全的行为，形成"卫生防病，从我做起"的良好氛围。

（三）做好个人防护

在担负难民安置点卫生清理、防疫消毒和边民检疫等卫勤保障任务时，严格落实"一穿三戴四消毒制度"，进入安置点时穿防护衣，戴口罩、戴手套、戴鞋套，撤离安置点时人员消毒、车辆消毒，入营前车辆消毒，入营后人员换洗消毒。认真执行"五不准制度"，不准与发热患者直接接触，不准食用难民提供的食物和饮水，不准与难民携带的家禽、家畜和宠物等动物直接接触，不准携带难民点物品回营，不准私自接触不明内容物物品。有效控制自己的行为，避免误触传染源，不仅防止疫病在自己身上发生，也要防止将病原体带入驻地。

（四）大力开展爱国卫生运动

积极参加对内外环境卫生进行的全面消杀灭活动，对驻地附近道路、垃圾场、水沟和厕所等定期进行清理，尤其是雨后清理去除积水或水洼，避免蚊虫产卵繁殖。并可针对蚂蚁、蚊蝇较多的实际，利用生石灰、敌敌畏和消毒灵等进行消毒杀虫。宿舍、食堂、办公室等公共场所采用食醋与水等份（1∶1）喷洒。在地方爱卫会的指导下，统一开展灭鼠活动。

（五）保持良好的生活习惯

饮用洁净的桶装水，洗菜、做饭、洗澡用水使用净水消毒片消毒。使用气垫床、棕垫，做到"一人一铺"，避免睡觉着凉。进出房间时注意纱门的关闭，尽量减少蚊虫进入营房的机会，避免叮咬。每周至少洗1次热水澡，保持良好的个人卫生。对营房及时通风换气，防止官兵间呼吸道疾病的交叉感染。及时服用桑叶、银翘等中药熬制的大锅药，预防各种传染病。使用熬制外用药进行身体搽拭，预防皮肤病。坚持每餐食用生大蒜预防肠道疾病等。

（六）保持积极乐观的心理

生活条件艰苦，救援人员难免出现烦躁、焦虑、压抑情绪。但要知道快乐总比痛苦好，有意识地控制自己的情绪，积极参加心理卫生知识教育、心理趣味游戏、心理互动聊天等心理卫生服务。积极主动地释放不良情绪，缓解心理压力，自我疏导，保持乐观，始终以高昂的斗志投入任务中。

〔贺　智　王宇刚　李宗浩〕

第二十九章　我国突发灾害事件救援法律法规

　　规范突发灾害事件救援法律法规及制度建设，是保证突发灾害事件救援正规有序、可持续发展的前提。因此，突发灾害事件救援必须按照《中华人民共和国突发事件应对法》的要求，制定相关的法规和具体的实施细则，确定救援的基本依据，将救援工作用法治的形式确定下来，为救援提供法律保障，使救援工作走上法治化、制度化轨道。据初步统计，我国目前已制订涉及突发事件应对的法律 30 多件，行政法规 30 多件，部门规章 50 多件，在突发灾害事件救援中发挥了重要作用。这些法规具有鲜明的应急性特点，是处置突发灾害事件的基本依据。

第一节　突发灾害事件救援法规概述

　　突发灾害事件救援法规的性质是非常态法制，与一般法律部门调整的社会常态相比，调控的对象是社会的非常状态，是突发灾害事件及其引发的公共危机，具有鲜明的应急性特点，是应对社会非常状态背景下的产物。

一、突发灾害事件救援法规的概念

　　突发灾害事件救援法规是由国家立法机关、国家及军队行政机关制定的有关应急处置方面内容的各种规范性文件的总称，是指由国家制定或认可，并由国家强制力保证实施的，用以调整人们在救援活动中形成的各种社会关系的法律规范的总和，包括被授权的国家其他机构制定颁布的法规和章程。我国的应急救援法规旨在保障人民的健康，保护人民群众财产安全。

　　突发灾害事件救援法规有狭义和广义之分。狭义的救援性法规，仅指由全国人民代表大会及其常委会所制定的各种应急性法律。例如，目前已由全国人大常委会制定、通过和颁布的有《中华人民共和国传染病防治法》《中华人民共和国国境卫生检疫法》《野生动物保护法》。

　　广义的救援性法规，不仅包括应急性法律，而且也包括被授权的其他国家机关及军队行政机关制定颁布的，从属于法律的，在其所辖范围内普遍有效的各种应急救援行为规范的总称，如应急条例、规则、章程等，还包括宪法、其他法律（如刑法、劳动法、婚姻法等其他法律中有关卫生的条款）以及军事法规、军事规章中有关应急处置的内容。本章所述救援性法规属于广义的范畴。

　　主要表现形式有 5 种：

　　（一）基本法

　　基本法是指依据宪法由全国人大及其常委会制定的、用来指导处置突发事件的综合性基本法律文件，主要有《中华人民共和国突发事件应对法》《中华人民共和国国防法》。

　　（二）单行法

　　单行法又称专业法，是指由全国人大及其常委会制定的、针对某一特定调整对象制定的法律文件，主要有《中华人民共和国食品安全法》《中华人民共和国职业病防治法》《中华人民共和国食品卫生法》《中华人民共和国传染病防治法》《野生动物保护法》《中华人民共和国国境卫生检疫法》等。此外，《中华人民共和国防洪法》《中华人民共和国防震减灾法》等法规也有涉及应急救援的条目。

　　（三）行政法规

　　行政法规是指由国务院制定的规范性法律文件，它是以宪法、基本法、单行法为依据，针对某一特定调整对象制定的救援性法律文件，是行政部门制定各种行政管理规章的依据。主要有《放射性同位素与射线装置放射防护条例》《突发公共卫生事件应急条例》《病原微生物实验室生物安全管理条例》《国内交通卫生检疫条例》《疫苗流通和预防接种管理条例》《国境卫生检疫法实施细则》《军队参加抢险救灾条例》《中国人民解放军传染病防治条例》，此外，《森林防火条例》《草原防火条例》等法规也有涉及应急救援的条目。

（四）行政规章

行政规章是指由国务院行政部门依法在其职权范围内制定的行政管理法律文件，在全国范围内具有法律效应，主要有《放射事故管理规定》《核事故应急管理规定》《食物中毒事故处理办法》《突发公共卫生事件与传染病疫情监测信息报告管理办法》《救灾事故医疗救援管理办法》《国家突发公共卫生事件交通应急规定》《可感染人类的高致病性病原微生物菌（毒）株或样本及运输管理规定》《传染性非典型性肺炎防治管理办法》《军队应急处理突发公共卫生事件规定》《解剖尸体规则》等。

（五）国际条约

国际条约是指我国与外国缔结或者我国加入并生效的国际条约等规范性法律文件。国际条约虽然不属于我国国内法的范畴，但其一旦生效也与国内法一样具备约束力。如《国际卫生条例》《联合国 1961 年麻醉品单一公约》《联合国 1971 年精神药物公约》《应用卫生和植物卫生措施协议》等。

二、突发灾害事件救援法规的特征

（一）调整对象的广泛性

突发灾害事件救援法规调控的对象——突发事件种类繁多，根据不同的标准可作出不同的分类，一般将其分为突发的自然灾害、事故灾难、公共卫生事件、社会安全事件四大类。突发事件的范围非常广泛，种类和形态复杂多样，上述分类是一种开放性的结构，每一类突发事件所包含的具体形态是多种多样的。此外，应急法治的功能并非单纯针对已经发生的突发事件采取应急举措，而是采取预防与抗御并重的原则，事前预防、事中应对和事后恢复相结合的原则。将应急法律法规与突发灾害事件的产生发展与变化过程相对应，进行全方位、全过程、持续性和阶段式的调整。

（二）法律适用上的临时性

一般的法律是常态法治，经常性地在法律规定的时间和空间区域内发挥调整作用，而应急管理法律是非常态法制，只有在突发事件有爆发的风险或已经爆发的状态下，才在特定的时间或特定的区域发挥调整作用，不能把突发灾害事件时期建立起来的制度转化为平时的制度。平时正常状态下，应急法治只是有备无患的预备法制，在突发灾害事件状态下才是临时启动和实施的特别法制。

（三）实施过程中的行政紧急性

常态下行政权力相对于立法权和司法权具有较大的灵活性，相对于公民权利而言享有行政优先权。在非常规状态下，与其他国家权力相比，行政紧急权力具有更大的能动性，即便没有针对某种特殊情况的具体法律规定，行政机关也可以进行紧急处置，以防止公共利益和公民权利遭受更大损失。与法定公民权利相比，行政紧急权力具有更大的优先性和权威性，如可以限制或中止某些法定公民权利。而且，行政紧急权力在行使过程中遵循一些特殊的（要求更高或更低的）行为程序，如可以通过特别简易程序紧急出台某些政令和措施。

（四）调整内容的倾向性

从应急法治的内容上看，它对法律关系的各方主体在权利义务的配置上是不均衡的；这主要表现在政府权力的优先性和公民权利的受限性两个方面，这两方面是相互对应的，表现为突发事件应急法律关系对行政主体方和行政相对方的权利义务配置的不对称，体现出对行政紧急权力的一种优先保护。这种法律保护上的倾向性并非随意而设，而是源于行政紧急权力所代表的公益性。当然，不均衡并不意味着法律维护特权和不平等，即使这种倾向性来自于现实的客观需要，也必须维系在一定的合理限度之内，因为法律的精神在于实现公平，宪政的主旨在于控制公权力、保障公民权利，应急法治也不能违背这一准绳。判断应急法治是否在权利义务配置上失衡的唯一标准，就在于应急法治在多大程度上体现了宪政和行政法治的精神，从这一意义上来看，宪政和行政法治的理念是应急法治进行法律上的权力配置时的"平衡阀"，正是由于它的支配和指导，应急法治才体现出"平衡性"的效果。

（五）法规制裁的严苛性

应急性法规是针对突发事件对社会的高破坏性和对公共利益的高危害性而制定的，调整的是社会非常状态下的权利义务关系，与社会常态下的法律相比应当具有更大的严苛性。社会常态下的一些普通违法行为，其行为产生的后果要轻得多，因而其制裁就要轻一些，而同样的违法行为在危机情形下就会产生更为严重的后果，因而法律制裁和责任追究就更加严厉。

三、突发灾害事件救援法规的目标和功能

突发灾害事件救援法规的创建和发展，在于同时实现两个层次的目标：一是应急处置，即法律手段保障突发灾害事件处置的有效、有序进行；二是法治目标，即在应急状态下保证法律秩序，避免因紧急权力的无限膨胀和长期延续，演变为践踏人权、颠覆民主的专制和暴政。

（一）实现平时与应急之间的平衡

为应对突发灾害事件而实施的应急管理是一把"双刃剑"，它既是人们克服危机的必要工具，又携带着侵犯人权、诱发暴政的极大风险。因此，应急状态下法规制度首先必须保证应急状态的准确进入和及时结束，从而实现平时与应急之间的顺利切换。同时由于不同类型、不同级别突发灾害事件的危害程度各不相同，某一突发事件在不同发展阶段的危害程度也不相同，因此，应急法治还应尽量做到应急响应级别与突发灾害事件危害程序之间的匹配并能够随着事态的演变做出调整。

（二）实现权力保障与权力规制之间的平衡

为了迅速克服突发事件所造成的巨大社会危害，应急灾害事件法治必须保证国家——主要是行政机关获得足够强大的紧急权力。这主要包括两个方面：一是其他国家权力对行政权的让步甚至让渡，如危机处置可以引起司法程序的中止，紧急状态下允许政府代行部分立法权等；二是允许行政机关行使某些平时不得行使的特殊权力，如实施紧急征用、施行紧急强制、加重对违法行为的处罚等。与此同时，为了避免紧急权过度膨胀，应急管理法规又必须限定紧急权力行使的范围、条件、程度和程序。

（三）实现权利克减与权利保护之间的平衡

在突发灾害事件发生后，为了限制其发展或减缓其损害，法律有必要限制或中止一部分公民权利的享有和行使，包括人身自由、住宅自由、通信秘密、财产权利和多数政治权利等。但对公民权利的克减是手段而非目的，国家实施应急管理的目的是通过克服危机而从根本上保障人权。

四、突发灾害事件救援法规的基本原则

人们在突发灾害事件救援过程中的各种活动，除了受具体法律规范的调整之外，还应当遵循基本的法律原则。一是这些原则在突发灾害事件救援过程中贯穿始终，足以对整个应急救援法治的建立和实施发挥指导作用。二是在具体的法律规范缺位时，这些原则可以直接成为规范和指引人们实施灾害救援活动的依据。三是这些原则为灾害救援所特有，如权力优先原则、预防与应急相结合的原则、政府主导与社会动员相结合的原则，或者虽然为其他法律制度所共有，但在突发灾害事件救援中具有特殊含义如法治原则、人权保障原则、比例原则和信息公开原则。

（一）法治原则

现代民主国家的灾害救援行为必须具备合法性与正当性基础，从而有别于作为事实性强权行为的传统救援活动，因此，法治原则是灾害救援的首要原则。当然，基于突发事件的特殊性，法治原则的要求与常态下有所区别，包括：一是政府可以在应急状态下行使比平常更加强大的权力，同时减少对公民权利的保护，但一切应急状态都是临时状态，只能根据宪法和法律的规定进入和结束。二是法律优先和法律保留在紧急情况下依然有效但有所削弱，一方面政府行使紧急权力所依据的可能是赋予其极大自由裁

量空间的概括性授权条款，而不是明确的法律条款，另一方面政府也可以就某些议会立法事项制定法规命令，事后再获得追认。三是违法行使紧急权或不依法履行应急职责的国家机关和个人必须承担相应的法律责任，但对紧急情况下政府管理行为的司法审查范围通常会有所限制。

（二）权力优先原则

权力优先针对的是灾害救援过程中国家权力与公民权利间的关系，即打破常态二者之间的均衡，向国家权力一方相对倾斜。具体表现在：一是基于突发事件管理的需要，必要时可以暂时中止某些正常的法律活动，如中止（准）司法程序的进行和立法机关对行政活动的监督审查。二是为了维护重大的公共利益和国家利益，国家机关可以采取措施限制和中止某些公民合法权利甚至宪法权利的行使。三是政府在必要时可以先行采取某些没有法律明确授权的应急管理措施，事后再争取立法机关的承认。四是多数情况下，政府的应急管理活动可以遵循比平时相对宽松的简易程序。

（三）人权保障原则

人权保障作为现代宪政的重要原则，在应突发灾害事件救援领域体现为：一是国家实施应急管理的终极目的，以保护生命、健康、财产等最基本的人权为旨归，这也是应急措施的正当性基础。二是国家对公民权利的克减必须以必要为限度，并依照宪法和法律规定的权限、程序进行，没有受到限制的公民权利仍可正常行使，即对公民权益依法予以限制和保护相统一。三是国家对公民权利的克减有明确的底线，生命权、平等权、免受奴役权、精神自由等基本人权不得克减。四是另一部分基本人权如知情权、监督权、救援与救助请求权等在应急状态下应受特别尊重和保护。

（四）预防为主、预防与应急相结合的原则

"预则立，不预则废""有备而无患""宜未雨绸缪，毋临渴掘井"等，是人类百年来应对各种突发事件所积累下来的普遍认识，也反映了突发灾害事件法治建设的基本规律。因此，预防为主、预防与应急相结合这一原则，已经为包括中国在内的多数国家应急法治所确认。在这一原则的指引下，大多数国家突发事件救援法治的调整范围已不再局限于应急响应阶段，而是以应急响应为中间点，向事前管理和事后管理两端延伸。危机预防、准备、监测、预警、预控等事前管理阶段，越来越成为应急救援的重心。

（五）政府主导与社会动员相结合的原则

应对突发灾害事件、保障公共安全是现代国家的一项重要职能，而基于行政权广泛、积极、高效的特点，政府理应成为应急管理职能的最主要承担者。与此同时，突发灾害事件的复杂多变又常常超出政府能够独立应对的范围，因此需要广泛动员各种力量的参与。政府主导与社会动员二者的结合，在应急管理的不同阶段有所变化：一是在预防、准备、监测等事前管理阶段，政府的作为与各种社会力量的全面参与几乎具有同等重要的意义。二是在应急响应的事中管理阶段，政府的主导作用处于明显的支配地位，公众的作用在于配合政府的要求提供人、财、物等必需资源，并有限度地参加力所能及的处置和救援活动。三是在恢复、重建等事后管理阶段，政府的主导作用仍然突出，公众力量的发挥主要体现为受灾地公众对善后事务的参与和非受灾地公众的捐赠、援助活动。

（六）比例原则

比例原则作为行政法上一项重要的基本原则，其具体要求包括：一是突发灾害事件救援措施的方式、强度和持续时间，应当与突发灾害事件的类型、级别、发展阶段相适应，以有效控制危机为必要。二是如果有多种手段可以同等地实现某一应急管理目的，应当选择其中对公民权益影响最小的一种。三是采取应急管理措施所付出的代价不得与突发事件本身所可能造成的损害显失均衡。应急管理法治对比例原则的最集中体现，是在突发事件分类、分级、分阶段的基础上，规定了与其相匹配管理方式和应对措施。当然，基于突发灾害事件的突然性和复杂性，比例原则在应急管理中的适用应留有相对灵活的余地，以免造成行政机关畏首畏尾、消极作为，结果适得其反。

（七）公开透明原则

突发灾害事件救援中的行政公开原则的公开范围包括：一是与突发灾害事件本身相关的信息。二是与应急救援工作相关的信息。三是为应对突发事件而颁布的各种政府法令和决定。在应急救援中坚持信息公开原则的必要性在于：一是坚持信息公开以保障公众知情，是监督紧急权力合法、正当行使的重要方式，有利于防止紧急权的滥用。二是坚持信息公开以保持官民交流畅通，可以避免危机事态因谣言的产生和传播而恶化。三是坚持信息公开以引导社会舆论，可以提高公众对政府灾害救援措施的信任感和认同度。

（八）权利救济原则

有权利，必有救济。即使在紧急状态下，政府合法地行使紧急处置权和紧急措施权，如要求停工停业、征调和征用、强制隔离等损害了公民、组织合法权益时，也应当予以补偿；当政府紧急权力行使由于违法或不当行使损害了公民、组织合法权益时，也应当予以赔偿。也就是说，由于紧急权力的行使导致的权利克减必须要有相应的救济制度，如行政复议或行政诉讼。

从上述灾害救援法治的原则构成及其分析可以看出：应急法治原则的实质，是如何在非常态下指导公共利益和私人利益、公共权力和私人权利、管理效率和民主自由等之间的关系处理，以实现不同于常态的法治规制的新的平衡。

五、突发灾害事件救援法规的重要价值和意义

（一）法治建设是突发灾害事件救援发展的必然要求

突发灾害事件救援法治是反映突发灾害事件救援的基本规律，是突发灾害事件救援行动的基本依据。突发灾害事件救援是一项十分复杂的系统工程，要用法律手段调整和协调政府、企事业单位、社会团体在应对各类事件救援中的关系，明确应急救援力量部队与各级政府及主管部门在突发灾害事件救援中的职能、权限、责任和义务，统一规范突发灾害事件救援的各项活动，把突发灾害事件救援工作纳入法治的轨道。我国虽然出台了《中华人民共和国突发事件应对法》，但还缺少与之配套的法规。目前，已经颁布了一系列与处置突发事件有关的法律、法规，但同发达国家相比仍有较大差距，许多法律法规还需要进一步统一和完善。如应对骚乱的《戒严法》，应对自然灾害的《防震减灾法》《防洪法》，应对安全生产事故的《安全生产法》，应对公共卫生的《传染病防治法》等。各地方根据这些法律、法规，又颁布了适用于本行政区域的地方法规。但这些只是针对不同类型的事件分别制定，相对分散、不够统一，难免出现法律规范之间的冲突。"各扫门前雪"，缺乏沟通与协作。

突发灾害事件救援需要有统一应对军地联合救援的专项法规。突发灾害事件救援客观上存在着制度法规不健全的现象，需要从建章立制入手，确保军地联合突发灾害事件救援有法可依。因此，通过相应的立法，明确突发灾害事件救援任务，促进救援法规具体化，增强可操作性，是突发灾害事件救援发展的必然要求。

（二）法治建设是规范突发灾害事件救援的根本基础

法规，是领导机关依据法定权限和形式颁布的，用于指导和管理各项活动的规范性文件的总称。制度是用于规范人的行为，确保方针、政策得以实施，实现组织有序运行的约束规则。突发灾害事件救援法规制度，同样是用于指导和管理突发灾害事件救援活动的基本准则。应急救援法规制度的权威性，对于严格依法施救，促进突发灾害事件救援能力和水平的提升提供了重要保证。一是法规制度的权威性有利于应急救援依法实施救援。突发灾害事件救援涉及地方与军队多个部门，在救援中既有实际组织问题又有保障问题，涉及面较广，这就要求必须有权威的法规制度和统一的救援规范，通过权威的法规制度明确军地各救援力量的职责，在突发灾害事件救援中职责具有最高的权威性，要求各救援单位必须按命令执行，既不能随意更改行动，也不能越权行使权力，同时还要对因失职或不尽职造成的后果承担相应的责任。二是法规制度的权威性有利于克服突发灾害事件救援经验化倾向。在突发灾害事件救援中，一些从业较早的地方同志在本行业具有丰富的经验，但联合应急救援行动与单项行业中的救援有着很大的差异，仅仅靠从业经验，已经不能满足联合突发灾害事件救援的需要，更重要的是依靠法规制度。因此，必须紧紧抓住法规制度建设这个根本，建立健全科学应对、依法应对的长效机制，使突发灾害事件

救援做到有章可循、有法可依。三是法规制度的权威性有利于突发灾害事件救援各方的协调。按照我国应对突发事件法规定，应对突发事件实行条块结合、分级管理的工作机制，由于参战力量较为分散且各自有不同的建制和隶属，救援行动协调相当困难。因此，突发灾害事件救援联合行动要在法规制度的权威保证下综合协调，才能发挥各种资源优势，降低救援成本，最终形成救援整体合力。

（三）法治建设是调动突发灾害事件救援资源的重要保证

应急灾害救援与其他社会安全事件不同，是一种特殊的政府管理形态。突发灾害事件救援，特别是在现场实施救援中，往往需要非常规的手段调动各方资源。从世界范围来看，在应对灾难的时候，调动各类资源，必须依靠相应的法律，单靠经验和个人的作用协调起来相当困难。在紧急状态时期行使紧急权力，使紧急权力有法可依是应急救援中调动各方资源的重要保证。依靠法律调动各方救援资源是世界各国普遍采取的措施和对策。事实证明，在突发灾害事件救援中仅仅依靠经验和管理者的个人能力，不足以达到预防和控制灾害救援的目的。现代社会应对各类灾害有着自身规律，概括起来说，就是要居安思危、有备无患，快速判断、果断处理，整合资源、协同施救。因此，法治建设可以总结突发灾害事件救援实践中所蕴含的规律性认识，必须紧紧抓住制度建设这个根本，建立健全科学救援、依法救援的长效机制。应急救援的效能来源于科学完备的制度保障，具体的经验做法和规律性认识，只有通过制度建设予以规范和升华，才能更好地指导应急救援实践。

第二节　我国突发灾害事件救援的法律体系

一、我国宪法中有关紧急状态的规定和立法

宪法是一国的根本大法，为其他法律制度规定了最高权威和基本原则，为法治的统一和完善奠定了基础。2003 年 12 月 22 日，对外公布的中共中央修宪建议中提出了"紧急状态"的制宪问题，"紧急状态"概念被引入中国立法。"紧急状态"入宪，标志着中国应急管理进入对各种不确定因素所引起的突发事件的全面法律治理阶段，但紧急状态是一种极端的社会危机状态。它的法律标志是宪法规定的国家民主决策体制的运行发生严重障碍，公民的基本宪法权利受到严重限制和剥夺，只有符合这些标志的事件才适用宪法中的"紧急状态"。这种情况在中国发生的概率很小，大部分突发事件适用《突发事件应对法》，但在该法中没有明确规定的内容，应该遵循宪法中规定的基本原则，如国家安全、人权保障等。

二、中国有关紧急状态的规定

中国宪法于 1982 年规定了戒严制度，但没有规定紧急状态制度，主要因为当时更多考虑的是社会动乱等因素，况且在计划经济下，国家本来就可以轻易调配资源，所以最终采用了"戒严"。2004 年 3 月，全国人民代表大会审议通过的宪法修正案，对宪法设计"戒严"的三个条文作了调整，确定了中国的紧急状态制度。其具体内容是：①将宪法第六十七条全国人民代表大会常务委员会职权第 20 项"决定全国或者个别省、自治区、直辖市的戒严"修改为"决定全国或者个别省、自治区、直辖市进入紧急状态"；②将宪法第八十条中华人民共和国主席根据全国人民代表大会和全国人民大会常务委员会的决定"……发布戒严令，宣布战争状态，发布动员令"修改为"……宣布进入紧急状态，宣布战争状态，发布动员令"；③将宪法第八十九条国务院职权第 16 项"决定省、自治区、直辖市范围内部分地区的戒严"修改为"依照法律规定决定省、自治区、直辖市范围内部分地区进入紧急状态"。对宪法作这样的修改，使紧急状态包括戒严但不限于戒严，适用范围更宽，既便于有效应对特别重大突发事件导致的各种紧急状态，也同国际上的通行做法相一致。中国修改宪法确定的紧急状态制度，主要包括以下几项内容：

1. 明确了紧急状态的范围　国家一般根据引起紧急状态的原因，把紧急状态分为由战争引起的紧急状态和由非战争因素引起的紧急状态，后者也常常被称为一般紧急状态。此次对宪法修改确定的紧急

状态是由非战争因素引起的。对于由战争引起的紧急状态，仍应依据宪法和国防法、兵役法、国防交通条例等法律、行政法规的相关规定进行处理。

2. 明确了紧急状态决定机关和权限　紧急状态的决定是指在紧急情况发生后，由有关国家机关决定是否实施紧急状态。根据修改后的宪法第六十七条和第八十九条的规定，有权决定紧急状态的机关分别是全国人大常委会和国务院，其权限划分是：全国人大常委会有权决定全国或者个别省、自治区、直辖市进入紧急状态，国务院有权依照法律规定决定省、自治区、直辖市范围内部分地区进入紧急状态。需要指出的是，国务院虽然无权决定全国或者个别省、自治区、直辖市进入紧急状态，但有权提请全国人大常委会做出这类决定。紧急情况一般都是突发性的、非常急迫的，往往需要在最短的时间内采取紧急措施，宣布紧急状态。行政机关实行首长负责制，对紧急情况的反应比较灵敏，行动比较灵活。因此，许多国家的宪法都赋予行政机关紧急状态的请求权或者决定权。

3. 明确了紧急状态的宣布机关和权限　有关机关决定实施紧急状态后，还必须经过合法的宣布程序才能进入紧急状态。宣布是以文告形式通知公众，内容一般应当包括实施紧急状态的原因、地域范围、开始和结束时间、实施机关、国家将要采取的措施、公民的权利限制等。宣布的意义在于使公民了解其在紧急状态期间的权利与义务，有效地维护自己的合法权益，切实履行应尽的义务，并将政府在此期间的活动置于公众的监督之下，防止紧急权力的滥用。因此，必须严格遵守紧急状态的宣布程序，只有经过正式宣布的紧急状态，才能发生相应的法律效应。根据修改后的宪法第八十条和第八十九条的规定，有权宣布进入紧急状态的分别是国家主席和国务院：国家主席根据全国人大常委会的决定，宣布全国或者个别省、自治区、直辖市进入紧急状态；国务院决定并宣布省、自治区、直辖市范围内部分地区进入紧急状态。因此对全国或者个别省、自治区、直辖市实施紧急状态，其决定机关和宣布机关是不同的，决定机关是国家的立法机关，而宣布机关是国家主席；对省、自治区、直辖市部分地区实施紧急状态的，由国务院做出决定并宣布。

三、我国有关紧急状态的立法情况

根据中国宪法规定的紧急状态，除战争与动员两种非常状态外，还包括其他所有的非常状态。在发生特别严重突发事件、一般应急措施未能有效控制和消除其严重危害时，就要依法宣布进入紧急状态，采取更为严重的应急措施以控制事态发展。中国的《突发事件应对法》着重规定了突发事件的预防与应急准备、监测与预警、事后恢复与重建等内容，同时在附则中做出了与宪法规定的紧急状态制度相衔接的规定。

决定进入紧急状态，将导致国家宪政秩序和民主政治生活的重大变化，涉及国家权力的调整、公民基本权利的限制等重大问题，必须慎之又慎。《突发事件应对法》根据现行宪法第六十七条、第八十九条的规定，规定了进入紧急状态的严格条件、提请、决定主体及程序。根据《突发事件应对法》的规定，决定进入紧急状态应当符合以下几个条件：①发生特别重大突发事件，对人民生命财产安全、国家安全、公共安全、环境安全或者社会秩序构成重大威胁；②采取《突发事件应对法》和其他有关法律、法规、规章规定的应急措施不能消除或者有效控制、减轻其严重社会危害，需要进入紧急状态，采取特别措施；③要有全国人民代表大会或者国务院依照宪法和其他有关法律规定的权限和程序决定。

为了明确在实施紧急状态期间可以采取的非常措施，《突发事件应对法》中增加了一款：紧急状态期间采取的非常措施，依照有关法律规定执行或者由全国人民代表大会常务委员会另行规定。根据这一规定，紧急状态期间可以采取的非常措施通过两种方式确定：①有关法律已经作了规定，且能够有效使用与处置导致进入紧急状态的特别重大突发事件的，执行该有关法律的规定。例如，在发生严重危及国家的统一、安全或者社会公共秩序的动乱、暴乱或者严重骚乱，有关机关依照宪法和戒严法的规定决定实行戒严后，就可以使用戒严法规定的非常措施。如果将来制定了专门的紧急状态法，对于因其他特别重大突发事件导致进入紧急状态的，就使用紧急状态法规定的非常措施。②如果没有可以使用的其他法律，则由全国人民代表大会常务委员会针对导致进入紧急状态的特别重大突发事件的性质和特点等情况，另行做出规定。

在《突发事件应对法》中，有关紧急状态的相关规定放在了附则中。

四、我国突发灾害事件救援法规体系的建设历程

我国的应急救援法治建设开始于 20 世纪 50 年代。1954 年首次规定了戒严制度，但在此后的 20 多年内应急法制建设陷于停滞。直到 1982 年《宪法》的颁布实施，才为我国突发事件应急法制的建设奠定了基础。此后，一些突发事件应急管理的单行法律陆续出台，如管理自然灾害类的《防洪法》（1997年）、《防震减灾法》（1997 年）、《气象法》（1999 年）、《防沙治沙法》（2001 年）、《水法》（2002 年）；管理事故灾难类的《劳动法》（1994 年）、《煤炭法》（1996 年）、《建筑法》（1997 年）、《消防法》（1998年颁布实施，2008 年修订）、《安全生产法》（2002 年）；管理公共卫生类的《国境卫生检疫法》（1986年）、《传染病防治法》（1989 年）、《进出境动植物检疫法》（1991 年）、《食品卫生法》（1995 年）、《动物防疫法》（1997 年）；管理社会安全类的《集会游行示威法》（1989 年）、《国家安全法》（1993 年）、《监狱法》（1994 年）、《人民警察法》（1995 年）、《人民银行法》（1995 年颁布实施，2003 年修订）、《戒严法》（1996 年），等等。这些法律都是为了规范某一类突发事件没有建立总体的应急法制。

2003 年突然暴发的 SARS 疫情，让政府深刻认识到我国在传染病应急体制方面存在空白与漏洞，疾病上报方面存在缺陷，医疗基础设施仍不完善。2003 年以后，我国加大了对传染病防治机构、设施、人员、资金的投入；建立了分级负责、属地为主的传染病管理体制；"建立了由卫生计生行政部门牵头的突发急性传染病疫情多部门联防联控工作机制；基本构建国家、省、地市、县四级疾病预防控制网络；建成全球规模最大的法定传染病疫情和突发公共卫生事件网络直报系统；建立突发公共卫生事件应急专家库，以及国家级突发公共卫生事件日常和专题风险评估制度；实施重大传染病防治科技重大专项，初步具备在 72 小时内检测 300 余种病原体的能力"。

经历 SARS 疫情之后的十几年间，《国境口岸卫生监督办法》（1982、2011 年）、《传染病防治法》（1989、2004、2013 年）、《动物防疫法》（2007、2013 年）、《公共场所卫生管理条例》（1987、2016年）、《疫苗流通和预防接种管理条例》（2005、2016 年）、《母婴保健法》（2009、2017 年）、《消毒管理办法》（2002、2017 年）、《国境卫生检疫法》（2007、2018 年）、《血站管理办法》（2005、2018 年）等直接与传染病防治相关的旧法逐步修订完善；《突发公共卫生事件应急条例》（2003 年）、《病原微生物实验室生物安全管理条例》（2004 年）、《艾滋病防治条例》（2006 年）、《血吸虫病防治条例》（2006 年）等一批新法制定颁布（《生物安全法》于 2019 年 10 月进入审议程序）。可以说，我国传染病防治法律体系确已形成。该法律体系以《宪法》第二十一条为根本，以《基本医疗卫生与健康促进法》为上位法，由围绕《传染病防治法》这部基本法而制定的各类各级法律规范组成。

然而，在我国传染病防治综合实力得到极大发展的过去的 16 年间，我国同时也经受了 2009 甲型H1N1 流感、2013 年人感染 H7N9 禽流感、2015 年中东呼吸综合征输入，以及鼠疫、人感染 H5N1 和H5N6 高致病性禽流感等多起重大突发急性传染病疫情的考验。新型冠状病毒肺炎疫情的传染性、确诊数、死亡数和影响力再次刷新普通民众对传染病的感知和认识。

根据全国人大常委会执法检查组关于检查《中华人民共和国传染病防治法》实施情况的报告（2018年 8 月 28 日），现有的防疫法律体系是"管用的"，为防疫工作提供了法治保障，但法治建设还不完善。《传染病防治法》《传染病防治法实施办法》《国境卫生检疫法实施细则》《学校卫生工作条例》等应抓紧修订，使之更好地与当前传染病防治工作形势相衔接；关于新突发传染病发生时密切接触者、外籍传染病患者的隔离管理存在立法漏洞；疫苗生产流通使用方面存在法律缺陷；重大传染病传播行为的法律责任、约束手段、追究办法有待进一步明确；政府、行业防治行为的法律责任规定有待强化、细化；法律后果、处罚措施过轻、操作性不强等问题有待改进。

总之，在过去的 40 年间，经济发展、制度变迁、社会需求推动了我国救援立法进程。立法项目随着我们对影响救援效率因素认识的加深、救援医学经验的积累、防治理念的进步、资源配置能力的提升

而不断增加。

五、我国突发灾害事件救援法规规范体系

2007 年 11 月 1 日，《中华人民共和国突发事件应对法》（以下简称《突发事件应对法》）正式施行，这是中国第一部应对各类突发事件的综合性法律，该法出台后，中国应急管理法律体系表现为以宪法为依据（含紧急状态的相关规定），以《突发事件应对法》为核心，以相关单项法律法规为配套的规范体系点。此外，一些应急管理相关法中的部分条款、有关国际条约和协定、突发事件应急预案也对中国灾害事件救援的法律体系形成了有力的补充。目前，我国灾害事件救援体系基本形成。现有涉及突发事件应对的法律 35 件、行政法规 37 件、部门规章 100 余件。这些法律、法规、规章和法规性文件涉及内容也比较全面，既有综合管理和指导性规定，又有针对地方政府的硬性要求。在"一案三制"中，法治是基础和归宿，法规的完备，表明我国应急管理框架的形成。

（一）宪法

宪法是所有法律的基本法。我国现行宪法中不仅规定了紧急状态的决定和紧急权力的行使，而且确立了应急处置的公共利益原则和应急管理权利保障原则。我国《宪法》第 13 条规定，国家为了公共利益的需要，可以依照法律规定对公民的私有财产实行征收或者征用并给予补偿。第 67 条规定，全国人民代表大会常务委员在全国人大闭会期间，如果遇到国家遭受武装侵犯或者必须履行国际间共同防止侵略的条约的情况，决定战争状态的宣布，决定全国总动员或者局部动员，决定全国或者个别省、自治区、直辖市进入紧急状态。第 89 条规定，国务院依照法律规定决定省、自治区、直辖市的范围内部分地区进入紧急状态。

紧急状态是突发事件导致危机且运用常规手段难以控制之际，经过国家正式宣布后依法按照特别程序广泛运用紧急状态权力应对突发事件的一种状态，从本质上说，紧急状态是一种法律状态而非事实状态。突发事件是紧急状态的诱因或者说法定构成条件。紧急状态是对特别重大突发事件的国家层面的应对措施，属于宪法层次规定的问题。

（二）应急救援基本法

《中华人民共和国突发事件应对法》是应急管理的基本法律，该法共 7 章 70 条，主要规定了突发事件应急管理体制，明确了应对突发事件的行政应急原则，比例原则，预防为主、预防与应急相结合原则，迅速反应原则，分类、分级、分期原则，行政公开原则，信息公开原则，社会动员原则等基本原则，确立了突发事件的预防与应急准备、监测与预警、应急处置与救援、事后恢复与重建等方面的基本制度。

（三）应急救援单行法

单行性的应急管理法律广泛存在、数量众多，主要包括 3 类：一是适用于某一种类突发事件的法律，如中国的《防震减灾法》《消防法》等，"一事一法"的基础是不同种类突发事件的性质和应对方式存在重大差异。二是适用于应急管理某一阶段的法律，如加拿大的《突发事件准备法》、美国的《灾害救济和突发事件援助法》、日本的《灾害救助法》，"一阶段一法"的前提往往是国家希望通过整合资源建立起某一应急管理阶段的综合性系统。三是适用于某一种类突发事件、某一应对管理阶段的法律，如美国的《全国洪水保险法》、日本的《地震保险法》，"一事一阶段一法"所针对的通常是对该国具有特殊影响的突发事件，用于推行针对该事件的某项特殊政策。

在中国，单行性的应急法律绝大多数属于"一事一法"，部分为实施法律而制定的法规、规章属于"一事一阶段一法"，不存在"一阶段一法"的应急类法律。这反映了中国应急工作以行业管理、分散治理为主的传统。

（四）应急救援相关法

应急救援法治体系是一个庞大、复杂的规范体系，除了专门的应急管理法律之外，其他法律中也广泛存在着某些与应急管理相关的制度。这些制度可能是某部法律的个别章节，也可能仅是个别条款。例

如，中国的《刑法》《治安管理处罚法》《劳动法》《道路交通安全法》、《公益事业捐赠法》等大量法律都存在应急管理的相关规定。

（五）有关国际条约

国际条约和协定中有关应急管理的制度主要包括两类：①有关共同应对某类突发事件的条约和协定，如针对恐怖袭击、劫持航空器、海难、海啸等事件的国际法规范。如中国参加的国际社会"反劫机三公约"，即《东京公约》《海牙公约》和《蒙特利尔公约》。②国际人权公约中对紧急状态下人权克减的规定，如《公民权利和政治权利公约》《欧洲人权公约》《美洲人权公约》中的相关规定。

（六）应急救援预案

有关应急救援预案是否属于应急管理法律体系的一部分，或者说如何确定应急预案的效力，人们在认识上还存在分歧。但整体来看，中国的国家级、省级应急预案发布后，在应急管理实践中发挥着重要的规范和指引功能，已经成为应急管理法律体系的一部分，一定级别的应急预案在事实上具有相当于行政法规或规章的效力。

第三节　突发灾害事件救援重要法律法规解读

一、《中华人民共和国突发事件应对法》

2007 年 8 月 30 日，第十届全国人大常委会第二十九次会议通过了《中华人民共和国突发事件应对法》（以下简称《突发事件应对法》），对突发事件的管理体制、预防与应急准备、监测与预警、应急处置与救援、事后恢复与重建等方面作了全面规定。11 月 1 日，《突发事件应对法》正式施行，这是中国第一部应对各类突发事件的综合性法律，确立了应急管理工作的法制化方向，集中体现了对应急管理工作规律性的认识，是全面推动应急管理体系建设、规范突发事件应对活动的重要法律保障。《突发事件应对法》的颁布实施是中国社会主义和谐社会建设和民主法治建设的一件大事，标志着突发事件应对工作全面纳入法制化轨道，也标志着依法行政进入更广阔的领域，对于提高全社会应对突发事件的能力，及时有效地控制、减轻和消除突发事件引起的严重社会危害，保护人民生命财产安全，维护国家安全、公共安全和环境安全，构建社会主义和谐社会，具有重要意义和深远影响。

《突发事件应对法》的出台与实施，标志着中国规范应对各类突发事件共同行为的基本法律制度已确立，为有效实施应急管理提供了更加完备的法律依据和法制保障。

（一）《突发事件应对法》出台背景

《突发事件应对法》是在党和国家推动科学发展、构建和谐社会的大背景下出台的。它的出台深刻地反映了时代的发展要求和人民群众的愿望，主要表现在以下几个方面：

1. 有效预防和及时应对各类突发事件已经成为治国理政的重要任务　现代社会是个高风险的社会。中国是一个自然灾害、公共卫生事件、事故灾难等突发事件较多的国家。近十年中，中国突发事件频发，表现出损失大、影响广、社会关注程度高的特点，在处理和应对此类突发事件的过程中形成了迫切的法律需求。以 2003 年为例，中国因事故灾难死亡 13.7 万人，直接经济损失 2500 亿元、各种自然灾害损失 1500 亿元、卫生和传染病突发事件损失 500 亿元。近年来，社会安全事件的数量和危害程度呈现上升趋势。随着社会的发展和进步，人民对生命的珍爱、对财产的关注、对行为的预期、对秩序的渴望，比以往任何时候都要高。纵观世界历史，因为突发事件导致政权更迭的不乏先例。因而，对政府如何应对突发事件的关注程度相应也更高。因此，能否有效预防和处置突发事件，直接考验着政府执政能力和应急管理能力，成为检验社会是否成熟的标志，成为检验政府能否取信于民、是否对人民负责的试金石。

2. 应对突发事件需要从依靠经验向依靠法治转变　应对突发事件不能仅仅依靠经验，更重要的应当依靠法治。事实证明，仅仅依靠经验和管理者的个人能力，不足以达到预防突发事件发生、控制突发事件危害的目的。现代社会应对突发事件有着自身规律，概括起来说，就是要居安思危、有备无患，快速判断、果断处理，整合资源、协同应对。适应这种规律，就要求我们在工作中实现 3 个转变：一是由单一常态管理向常态管理与应急管理相结合转变，在管理理念上做到居安思危，在工作布局上做到有备无患；二是由自发应对向自觉应对的转变，在应对思维上做到有勇与有谋相结合，在应对方式上做到个人经验与规律认识相结合；三是由个别理性向集体理性转变，以实现应对行动上的广泛参与与步调一致的统一、集中指挥与广集民智的统一。这三个转变的根本点在于突发事件的应对要实现由个别调整向规范调整的转变，以减少突发事件应对工作中的随意性和无预期，增强趋利避害、化险为夷、转危为安的能力，牢牢掌握应对突发事件的主动权。

3. 现行应急管理体制、机制和制度亟待进一步补充和完善　在应对突发事件的过程中，原有的应对体系暴露出不适应性和弊端。例如，"非典"事件初期信息不畅、协调不灵的情形表明，一事一办或者临机处置的经验型、应付型办法，已经不能适应处理当代突发事件的实际需要。抗击"非典"的斗争暴露出原有的应急管理体制、机制和制度存在一些缺陷：第一，应对突发事件的责任不够明确，统一协调、灵敏应对突发事件的体制尚未形成。在应对突发事件中，政府与社会的责任界限不清楚。一旦出现问题相互推责、多头指挥，甚至互相埋怨。第二，一些行政机关应对突发事件的能力不够强、危机意识不够高。同时，依法可以采取的应急处置措施也不够充分、有力。第三，突发事件的预防与应急准备、监测与预警、应急处置与救援等机制不够完善，导致一些能够预防的突发事件未能得到有效预防，一些可以减少损失的突发事件未能得到有效控制和减少。第四，社会广泛参与应对工作的机制还不够健全，公众危机意识有待提高，自救与互救能力不强。正像抗击"非典"总结大会上所指出的，"通过抗击'非典'斗争，我们比过去更加深刻地认识到，中国的经济和社会发展、城市和农村发展还不够协调；突发事件应急机制不健全，处理和管理危机能力不强；一些地方和部门缺乏应对突发事件的准备和能力，极少数党员干部作风不实，在紧急情况下工作不力举措不当。我们要高度重视存在的问题，采取切实措施加以解决，真正使这次防治'非典'斗争成为我们改进工作、更好地推动事业发展的一个重要契机"。要解决这些问题，最重要的就是通过应急管理的基本法律建立健全应急管理体制、机制和制度。

4. 实施依法治国方略要求突发事件应对工作做到权力有规、行为有序　突发事件应对，尤其是应急处置，往往需要政府主导，以提高处置效率，减轻危害。这就需要赋予行政机关较大的权力；同时需要适度地限制公民的权利。但是这种权力往往具有两面性，运用不当就会损害老百姓的合法权益。因此，无论是行政紧急权力的取得和运作，还是对公民权利的限制或者增加公民义务，都需要依法而行、按章办事。这些年，人民群众的法律意识、权利意识日益提高，这在中国是一个历史性进步。突发事件应对工作应当顺应这种历史的潮流。目前，国家已经相继出台了一些单行法律和行政法规，一些地方也出台了相关地方法规和规章。这些法律、法规和规章在实践中发挥了重要作用。为了更好地深化突发事件应对规律的认识，提高应对工作的能力和水平，需要在总结实践经验教训的基础上制定一部规范应对各类突发事件共同行为的法律，从而做到权力有规、行为有序。

（二）《突发事件应对法》立法目的、思路和调整范围

《突发事件应对法》把预防和减少突发事件的发生，控制、减轻和消除突发事件引起的严重社会危害作为立法的重要目的和出发点，通过规范突发事件应对活动，确立突发事件的预防与应急准备、监测与预警、应急处置与救援等方面的机制和制度，最大限度地控制突发事件的发生和危害的扩大，从而保护人民生命财产安全，维护国家安全、公共安全、环境安全和社会秩序。

1.《突发事件应对法》总体立法思路

（1）把突发事件的预防和应急准备放在优先的位置：这反映了对突发事件应对工作认识的深化，符合有关应急法律制度或者危机处理法律制度的基本规律。突发事件应对的制度设计重点不在突发事件发生后的应急处置，而是从制度上保证应对工作关口能够前移至预防、准备、监测、预警等，力求做好突发事件预防工作，及时消除危险因素，避免突发事件的发生；当无法避免的突发事件发生后，也应当首先依法采取应急措施予以处置，及时控制事件发展，防止其演变为特别严重事件，防止人员大量伤亡、

财产大量损失。

为了改变中国"有钱救灾，无钱防灾""有钱买棺材，没有钱买药"的传统观念和做法，《突发事件应对法》把预防和应急准备放在优先位置，其规定占全部条文的三分之一。一是国家建立重大突发事件风险评估体系，对可能发生的突发事件进行综合性评估；二是建立处置突发事件的组织体系和应急预案体系，为有效应对突发事件做组织和制度准备；三是建立突发事件监测网络、预警机制和信息收集与报告制度，尽可能最大限度减少人员伤亡、减轻财产损失；四是建立应急救援物资、设备、设施的储备制度和经费保障制度，为有效处置突发事件提供物资和经费保障；五是建立社会公众学习安全常识和参加应急演练的制度，为应对突发事件提供良好的社会基础；六是建立由综合性应急救援队伍、专业性应急救援队伍、单位专职或者兼职应急救援队伍以及武装部队组成的应急救援队伍体系，为做好应急救援工作提供可靠的人员保证。

（2）始终把人民群众的生命财产安全放在第一位，对公民权利依法予以限制和保护：以此为前提，必要时，为了维护公共利益和社会秩序，需要对公民个人的某些权利加以限制，或者增加公民的义务。但是，这种限制应当要有一个"度"，以保护公民的权利。

（3）坚持有效控制危机和最小代价原则，把维护国家安全、公共安全、环境安全和社会秩序作为应对突发事件的最重要的价值取向之一：突发事件严重威胁、危害社会的整体利益。任何关于应急管理的制度设计都应当将有效地控制、消除突发事件作为基本的出发点，以有利于控制和消除面临的现实威胁。因此，《突发事件应对法》在立法思路上坚持效率优先，根据中国国情授予行政机关充分的权力，以有效整合社会各种资源，协调指挥各种社会力量，确保突发事件最大限度地得以控制和消除，做到效率优先。同时，控制突发事件不可能不付出代价，但必须最大限度地降低代价，因此，《突发事件应对法》又规定"有关人民政府及其部门采取的应对突发事件的措施，应当与突发事件可能造成的社会危害的性质、程度和范围相适应；有多种措施可供选择的，应当选择有利于最大限度地保护公民、法人和其他组织权益的措施"，以将应对突发事件的代价降到最低限度。

（4）建立统一领导、分级负责和综合协调的突发事件应对体制：实行统一的领导体制，整合各种力量，是确保突发事件处置工作提高效率的根本举措。通过借鉴国外发达国家的经验，并根据中国的具体国情，《突发事件应对法》规定，国家建立统一领导、综合协调、分类管理、分级负责、属地管理为主的应急管理体制。

（5）坚持公开透明原则：《突发事件应对法》规定"国务院建立全国统一的突发事件信息系统"；"向社会公布反映突发事件信息的渠道，加强对突发事件发生、发展情况的监测、预报和预警工作"；"定时向社会发布与公众有关的突发事件预测信息和分析评估结果，并对相关信息的报道工作进行管理；及时按照有关规定向社会发布可能受到突发事件危害的警告，宣传避免、减轻危害的常识，公布咨询电话"，等等。

2.《突发事件应对法》的调整范围　　《突发事件应对法》第二条规定"突发事件的预防与应急准备、监测与预警、应急处置与救援、事后恢复与重建等应对活动，适用本法"。这意味着，对于《突发事件应对法》的调整范围，从突发事件应对过程看，首先要设法预防和减少突发事件发生。当无法避免的突发事件发生后，政府应当采取应急措施予以处置，以控制事态发展和危害扩大，防止其演变为需要实行紧急状态予以处置的特别严重的事件。在发生特别严重突发事件、采取一般应急措施未能有效控制和消除其严重危害时，就要依法宣布进入紧急状态，采取更为严厉的应急措施以控制事态发展。具体而言，《突发事件应对法》的调整范围包括：

第一，解决中国在突发事件应对活动中存在的突出问题，是当前法治建设的一项紧迫任务。通过对各类突发事件的应对行为加以规范，明确应对工作的体制、机制、制度，以提高全社会应对各类突发事件的能力。

第二，突发事件的发生、演变一般都有一个过程。对突发事件的预防与应急准备、监测与预警、应急处置与救援等做出规定有利于从制度上预防突发事件的发生，或者防止一般突发事件演变为需要实行紧急状态予以处置的特别严重事件，减少突发事件造成的损害。这与宪法确定的紧急状态制度精神是一致的。

第三，宪法规定的紧急状态和戒严法规定的戒严都是应对最高程度的社会危险和威胁时采取的特别手段，实践中很少使用。即使出现需要实行紧急状态的情况，也完全可以根据宪法、戒严法等法律做出决定。必要时，也可考虑再单独制定紧急状态法。

（三）《突发事件应对法》确立的主要制度

针对传统"事后型"应急管理体制的诸多弊端，《突发事件应对法》规定了"循环型"的不断深化的应急管理机制，即根据突发事件的发展周期来配置各类应急主体的职责和职权，使得各类应急主体的职权和职责能够覆盖到突发事件的发生、发展直至消灭整个过程。《突发事件应对法》用专门章节对各类应急主体在突发事件发生与发展的不同的阶段的职权和职责作了详细规定。

"循环型"的应急管理机制以积极主动、整体性、计划性和动态性为特点，采取对突发事件实行事前、事发、事中、事后相结合的具有连续性的动态管理，并针对各个环节制定相应配套的制度，力求在一个更广阔的范围内将突发事件所造成的损失减至最低限度，甚至消弭突发事件于萌芽状态。

1. 突发事件的预防与应急准备制度　突发事件的预防和应急准备制度是整部法律中最重要的一个制度，也是涉及条文最多的一项制度。《突发事件应对法》第二章"预防与应急准备"共20条，占全部条文的三分之一。突发事件的预防和应急准备制度包括如下具体内容：

（1）提高全社会危机意识和应急能力的制度：这是突发事件应对的基础性制度，主要包括以下几个方面。①各级各类学校应该将应急知识教育纳入教学内容，培养学生的安全意识和自救、互救能力。②基层人民政府应当组织应急知识的宣传普及活动，新闻媒体应当无偿开展突发事件预防与应急、自救与互救知识的公益宣传。③基层人民政府、居民委员会、村民委员会、企业事业单位应当开展必要的应急演练。④机关工作人员应当建立应急知识和法律法规知识培训制度。

（2）风险评估、隐患排查和监控制度：这是最重要的预防制度，主要包括以下几个方面。①县级人民政府应当对本行政区域内的危险源、危险区域进行调查、登记、风险评估，定期进行检查、监控。②所有单位应当建立健全安全管理制度，矿山、建筑工地等重点单位和公共交通工具、公共场所等人员密集场所，都应当制定应急预案，开展隐患排查。③县级人民政府及其有关部门、各基层组织应当及时调解处理可能引发社会安全事件的矛盾纠纷。

（3）应急预案制度：预案是应对突发事件的应急行动方案，是各级人民政府及其有关部门应对突发事件的计划和步骤，也是一项制度保障。预案具有同等法律文件的效力，例如，国务院的总体预案与行政法规有同等效力，国务院部门的专项预案与部门规章有同等效力，省级人民政府的预案与省级政府规章有同等效力。

（4）建立应急救援队伍的制度：这是重要的组织保障制度，主要包括以下几个方面。①县级以上人民政府应当整合应急资源，建立或者确立综合性应急救援队伍。②人民政府有关部门可以根据实际需要设立专业应急救援队伍。③单位应当建立由本单位职工组成的专职或者兼职应急救援队伍。④专业应急救援队伍和非专业应急救援队伍应当联合培训、联合演练，提高合成应急、协同应急的能力。

（5）突发事件应对保障制度：这一制度为确保应对突发事件所需的物资、经费等提供了保障，主要包括以下几个方面。①物资储备保障制度。国家要完善重要应急物资的监管、生产、储备、调拨和紧急配送体系；设区的市级以上人民政府和突发事件易发、多发地区的县级人民政府应当建立应急救援物资、生活必需品和应急处置装备的储备制度；县级以上地方各级人民政府应当根据本地区的实际情况，与有关企业签订协议，保障应急救援物资、生活必需品和应急处置装备的生产、供给。②经费保障制度。国务院和县级以上地方各级人民政府应当采取财政措施，保障突发事件应对工作所需经费。③通信保障体系。国家建立健全应急通信保障体系，完善公用通信网，建立有线与无线相结合、基础电信网络与机动通信系统相配套的应急通信系统，确保突发事件应对工作的通信畅通。

（6）城乡规划要满足防灾应急需要的制度：城乡规划应当符合预防、处置突发事件的需要，统筹安排应对突发事件所必需的设备和基础设施建设，合理确定应急避难场所。

2. 突发事件的监测制度　监测制度是做好突发事件应对工作有效预防、减少突发事件的发生，控制、减轻和消除突发事件引起的严重社会危害的重要制度保障。为此，《突发事件应对法》从如下几个方面作了规定。

（1）建立统一的突发事件信息系统：这是一项重大改革，目的是有效整合现有资源，实现信息共享，具体包括以下几个方面。①信息收集制度。县级以上人民政府及其有关部门、专业机构应当通过多种途径收集突发事件信息。县级人民政府应当在居民委员会、村民委员会和有关单位建立专职或者兼职信息报告员制度。获悉突发事件信息的公民、法人或者其他组织，应当向所在地人民政府、有关主管部门或者指定的专业机构报告。地方各级人民政府应当向上级人民政府报送突发事件信息，县级以上人民政府有关主管部门应当向本级人民政府相关部门通报突发事件信息。专业机构、监测网点和信息报告员应当向所在地人民政府及其有关主管部门报告突发事件信息。②信息的分析、会商和评估制度。县级以上地方各级人民政府应当及时汇总分析突发事件隐患和预警信息，必要时组织有关部门、专门技术人员、专家学者进行会商，对发生突发事件的可能性及其可能造成的影响进行评估。③建立上下左右互联互通和信息及时交流制度。

（2）建立健全监测网络：①在完善现有气象、水文、地震、地质、海洋、环境等自然灾害监测网的基础上，适当增加监测密度，提高技术装备水平。②建立危险源、危险区域的实时监控系统和危险品跨区域流动监控系统。③在完善省、市、县、乡、村五级公共卫生事件信息报告网络系统的同时，健全传染病和不明原因疾病、动植物疫情、植物病虫害和食品药品安全等公共卫生事件监测系统。必须强调，无论是完善哪一类突发事件的监测系统，都要加大监测设施、设备建设，配备专职或者兼职的监测人员或信息报告员。

3. 突发事件的预警制度　预警制度不够健全，是导致突发事件发生后处置不够及时、人员财产损失比较多的重要原因。预警制度是根据有关突发事件的预测信息和风险评估，依据突发事件可能造成的危害程度、紧急程度和发展趋势，确定相应预警级别，发布相关信息、采取相关措施的制度。其实质是根据不同情况提前采取针对性的预防措施。突发事件的预警制度，具体包括如下内容：

（1）预警级别制度：根据突发事件发生的紧急程度、发展态势和可能造成的危害程度，分为一级、二级、三级和四级，分别用红、橙、黄、蓝色标示。考虑到不同突发事件的性质、机理、发展过程不同，法律难以对各类突发事件预警级别规定统一的划分标准。因此，预警级别划分的标准由国务院或者国务院确定的部门制定。

（2）预警警报的发布权制度：原则上，预警的突发事件发生地的县级人民政府享有警报的发布权，但影响超过本行政区域范围的应当由上级人民政府发布预警警报。确定预警警报的发布权，应当遵守三项原则：属地为主的原则，权责一致的原则，受上级领导的原则。

（3）发布三级、四级警报后应当采取的措施：这些措施总体上旨在强化日常工作，做好预防、准备工作和其他有关的基础工作，是一些强化、预防和警示性的措施。其中，最重要的有3项：①风险评估措施，即做好突发事件发展态势的预测。②向公众发布警告，宣传避免、减轻危害的常识，公布咨询电话。③对相关信息报道工作进行管理。

（4）发布一级、二级警报后应当采取的措施：发布一级、二级警报意味着事态发展到了一触即发的地步，人民群众的生命财产安全即将面临威胁。因此，这时采取的措施应当更全面，更有力，但从措施性质上仍然属于防范性、保护性的措施。在法律起草过程中，有人提出，这些措施中有的可能会损害人民群众的合法权益，如转移、疏散或者撤离易受突发事件危害的人员并予以妥善安置，转移重要财产；关闭或者限制使用易受突发事件危害的场所，控制或者限制容易导致危害扩大的公共场所的活动等。回答这个问题，还是要回到立法的总体思路上来思考在特殊情况下如何比较利益的大小。在以往的抢险救灾实践中，常常发生因个别人不肯撤离现场导致重大伤亡的情况，有时甚至需要救援人员苦苦哀求一些人撤离，这种情况对突发事件预防危害很大，因此有必要在立法中赋予政府相应的权力，避免因个别人的行为导致损害扩大。当然，如果有事实证明突发事件将不会发生或者危险已经解除的，应当解除已经采取的有关措施。

4. 突发事件的应急处置与救援制度　突发事件发生以后，首要的任务是进行有效的处置，组织营救和救治受伤人员，防止事态扩大和次生、衍生事件的发生。突发事件的应急处置与救援制度包括如下内容：

（1）自然灾害、事故灾难或者公共卫生事件发生后可以采取的措施：这些类型的突发事件发生以后，履行统一领导职责的人民政府可以采取各类控制性、救助性、保护性、恢复性的处置措施。这些措施包括：组织营救和救治受害人员，疏散、撤离并妥善安置受到威胁的人员以及采取其他救助性措施；迅速控制危险源，标明危险区域，封锁危险场所，划定警戒区，实行交通管制以及其他控制措施；禁止或者限制使用有关设备、设施，关闭或者限制使用有关场所，中止人员密集的活动或者可能导致危害扩大的生产经营活动以及采取其他保护措施等。

（2）社会安全事件发生后可以采取的措施：由于社会安全事件往往危害大、影响广，因此有必要建立快速反应、控制有力的处置机制，坚持严格依法、果断坚决、迅速稳妥的处置原则。社会安全事件发生后采取的措施具有较强的控制、强制的特点。这些措施包括：强制隔离使用器械相互对抗或者以暴力行为参与冲突的当事人，妥善解决现场纠纷和争端，控制事态发展；对特定区域内的建筑物、交通工具、设备、设施以及燃料、燃气、电力、水的供应进行控制；封锁有关场所、道路，查验现场人员的身份证件，限制有关公共场所内的活动等。

（3）发生突发事件、严重影响国民经济正常运行时可以采取的措施：这里所说的严重影响国民经济正常运行的情况主要是指银行挤兑、股市暴跌、金融危机等。在这种情况下，国务院或者国务院授权的部门可以采取保障、控制等必要的应急措施，包括及时调整税率，宣布税收开征、停征以及减税、免税、退税等调控措施；调节货币供应量、信贷规模和信贷资金投向，规范金融秩序，实行外汇和国际贸易等方面的管制措施。

5. 突发事件的事后恢复与重建制度　突发事件的威胁和危害基本得到控制和消除后，应当及时组织开展事后恢复和重建工作，以减轻突发事件造成的损失和影响，尽快恢复生产、生活、工作和社会秩序，妥善处置突发事件过程中引发的矛盾和纠纷。突发事件的事后恢复与重建制度包括如下内容：

第一，及时停止应急措施，同时采取或者继续实施防止次生、衍生事件或者重新引发社会安全事件的必要措施。

第二，制订恢复重建计划。突发事件应急处置工作结束后，有关人民政府应当在对突发事件造成的损失进行评估的基础上，组织制订受影响地区恢复重建计划。

第三，上级人民政府提供指导和援助。受突发事件影响地区的人民政府开展恢复重建工作需要上一级人民政府支持的，可以向上一级人民政府提出请求。上一级人民政府应当根据受影响地区遭受的损失和实际情况，提供必要的援助。

第四，国务院根据受突发事件影响地区遭受损失的情况，制定扶持该地区有关行业发展的优惠政策。

二、《军队参加抢险救灾条例》

2005 年 6 月 7 日国务院、中央军委公布了《军队参加抢险救灾条例》，自 2005 年 7 月 1 日起施行。该条例属于国家军事行政法规，建立起了动用军队抢险救灾的有效机制，为夺取抢险救灾的胜利提供了坚强有力的法律保障。

（一）军队的地位

该条例第二条规定"军队是抢险救灾的突击力量，执行国家赋予的抢险救灾任务是军队的重要使命"。从根本上明确了抢险救灾是和平时期军队的重要任务。

（二）军队的主要任务

该条例第三条规定"军队参加抢险救灾主要担负下列任务：解救、转移或者疏散受困人员；保护重要目标安全；抢救、运送重要物资；参加道路（桥梁、隧道）抢修、海上搜救、核生化救援、疫情控制、医疗救护等专业抢险；排除或者控制其他危重险情、灾情；必要时，军队可以协助地方人民政府开展灾后重建等工作"。其中，参加核生化救援、疫情控制、医疗救护等属于专业抢险的范畴，技术要求高，需要由专业卫勤部队、分队来完成。

（三）军队参加抢险救灾批准权限和办理程序

该条例第四条规定"国务院组织的抢险救灾需要军队参加的，由国务院有关主管部门向中国人民解放军总参谋部提出，中国人民解放军总参谋部按照国务院、中央军事委员会的有关规定办理；县级以上地方人民政府组织的抢险救灾需要军队参加的，由县级以上地方人民政府向同级军事机关提出，当地同级军事机关按照国务院、中央军事委员会的有关规定办理；在险情、灾情紧急的情况下，地方人民政府可以直接向驻军部队提出救助请求，驻军部队应当按照规定立即实施救助，并向上级报告；驻军部队发现紧急险情、灾情也应当按照规定立即实施救助，并向上级报告；抢险救灾需要动用军用飞机（直升机）、舰艇的，按照有关规定办理"。

（四）抢险救灾的联合指挥机构

该条例第六条规定"县级以上地方人民政府组建的抢险救灾指挥机构，应当有当地同级军事机关的负责人参加；当地有驻军部队的，还应当有驻军部队的负责人参加"。该联合指挥机构通常由政府有关部门、同级军事机关、驻军部队等有关单位的负责人组成，负责指挥本地区抢险救灾工作。指挥机构接受本级人民政府和上级指挥机构的领导，由地方党、政主要领导任指挥长，省军区系统领导和地方有关主管部门的主要领导任副指挥长。当地有驻军部队的，还应有驻军部队的负责人参加指挥机构。

（五）抢险救灾的组织指挥关系

该条例第七条规定"军队参加抢险救灾应当在人民政府的统一领导下进行，具体任务由抢险救灾指挥机构赋予，部队的抢险救灾行动由军队负责指挥"。各级人民政府是当地最高行政领导机构，这是其职能和地位决定的。因此，军队参加抢险救灾，应当在人民政府的统一领导下进行，所担负的救灾任务由人民政府领导下的抢险救灾指挥机构赋予，这样有利于统一指挥，避免政出多门，确保抢险救灾有序进行。同时，军队是具有严密组织和严明纪律的武装集团，其特殊性要求军队指挥员负责指挥参加抢险救灾的军队。

三、《突发公共卫生事件应急条例》

2003年5月7日国务院第7次常务会议通过，5月7日公布并执行。其立法初衷主要是规范传染性非典型性肺炎的防治工作，同时对所有突发公共卫生事件应对工作进行了规范。

（一）突发公共卫生事件的概念

该条例第二条规定突发公共卫生事件"是指突然发生，造成或者可能造成社会公众健康严重损害的重大传染病疫情、群体性不明原因疾病、重大食物和职业中毒以及其他严重影响公众健康的事件"。

（二）突发公共卫生事件的应急管理体制

突发公共卫生事件的应急管理体制包括领导、启动、指挥、处理的过程。突发公共卫生事件发生后，根据事件的性质和严重程度，国务院和省、自治区、直辖市人民政府决定启动全国或省、自治区、直辖市的突发事件应急预案，成立突发事件应急处理指挥部，负责对全国或省、自治区、直辖市突发公共卫生事件应急处理的统一领导、统一指挥。突发公共卫生事件应急指挥部由政府有关部门和军队有关部门组成，分别由国务院主管领导人或省级政府主要领导人担任总指挥。全国突发公共卫生事件应急处理指挥部对地方突发公共卫生事件应急处理工作进行督察和指导，地方各级人民政府及其有关部门应当予以配合。省、自治区、直辖市突发公共卫生事件应急处理指挥部对本行政区域内的突发公共卫生事件应急处理工作进行督察和指导。

〔安　茜　王宇刚　李宗浩〕

第三十章　军队现场灾害医学救援组织和装备

灾害医学救援行动面对的突发事件种类多、复杂多变，大多数突发事件发生的时间、地点、类型等都无法预测，一旦事件发生后进展迅速，短时间内会造成大量的人员伤亡和严重的财产损失。如果平时没有充分的医学救援应急准备，就不可能保证在灾害突然发生时进行有效应对和控制事件引发的人员伤亡。灾害医学救援准备得越充分，医学救援和处置行动就会越有成效。在新的历史时期，我军非战争军事行动日益增多，做好灾害医学救援准备，是党中央、中央军委赋予军队卫勤的一项重要任务，也是军队新时期、新使命、新要求的一项重要内容，必须紧密结合卫生战备和应急准备，扎实推进军队卫生力量灾害医学救援准备工作，保证军队多样化军事任务的完成。

本章提出军队灾害医学救援准备基本概念，分析其特点和要求，重点介绍灾害医学救援准备工作的力量建设、勤务与技术准备、装备准备、救援预案、救援训练等要素。

第一节　军队灾害医学救援准备任务和原则

为做好灾害医学救援相关工作，军队各级卫勤机关和救援力量应当明确各自的任务分工，按照科学务实的工作原则，扎实做好各项准备工作，着力在保障能力建设、力量体系建设、信息化建设、装备物资储备、法规体制、战备训练等工作上下工夫，按照科学发展观的要求，促进军队灾害医学救援工作全面、协调、可持续地健康发展。

一、军队灾害医学救援准备的概念和特点

（一）军队灾害医学救援准备的概念

军队灾害医学救援准备是指军队卫生系统为执行灾害医学救援卫勤保障任务预先进行的各项准备工作，是后勤准备的重要组成部分。做好灾害医学救援应急准备是军队卫勤完成军队遂行多样化军事任务卫勤保障和医学救援任务的基础，是军队卫勤应急管理工作的重要组成部分。其目的是使军队卫勤对任何灾害医学救援任务紧急情况都能做出有效、正确的反应，是提高军队卫勤有效应对不同类型、不同规模的灾害医学救援任务的保证。

（二）军队灾害医学救援准备的特点和要求

1. 保障任务繁重量多，卫勤准备尤为重要　　重大的突发事件和危机，发生的时间、地点、规模等通常难以提前把握。因此，大多数自然灾害具有很强的突然性，不可能像战争军事行动那样，可以经过长时间的策划和精心准备，往往是在应急情况下突然受领任务，并开赴现场，几乎没有准备时间。各种灾害发生突然，瞬间可能出现大量伤员，拯救生命，分秒必争，卫勤保障越及时，开展越迅速，灾民获救的希望越大。行动部队接到预先号令后几小时内就要出发，准备时间短，加上短时间内难以获得灾情的全面信息，对灾情的严重情况常估计不足，携行的消耗性医疗药品很快用完，需要及时筹措补充，因此经常性卫勤准备尤为重要。

2. 保障需求复杂多样，卫勤准备要求较高　　灾害医学救援所面临的情况十分复杂，既可能面临抢险救灾行动中的各种自然灾害，又可能面对核生化泄漏等人为灾害。参加的专业救援力量多元，差异也较大。保障对象以军队成员为主，卫勤力量包括部队建制卫勤力量和野战医疗所（队）等机动卫勤力量；抢险救灾，特别是抗震救灾等救援行动中，大批量伤员同时产生，在医疗卫生机构内部，成批伤病

员不断到达，经过救治，再成批转送。整个伤病员的脱险、抢救、医疗、后送以及卫生防疫、心理救援等工作，需要各种专业救援力量参与。不同的行动样式，需求不一样，保障力量不一样，给卫勤准备工作带来不小难度。

3. 保障环境条件恶劣，卫勤准备要素齐全　灾害医学救援行动卫勤保障环境复杂，条件十分艰苦。灾情和险情现场既对人身安全构成直接威胁，又给处置行动带来极大的阻碍和困难，如核生化事件会产生辐射沾染、有毒化学物质，火灾、洪涝灾害和地震次生灾害都将对参与处置行动人员构成直接的生命威胁。灾区地理环境条件差，气候恶劣，地广人稀，经济落后，后勤和装备保障社会依托条件差。医务人员应具有良好的身体和心理素质，能在恶劣的自然气候、艰苦复杂的工作环境中完成各项卫勤保障任务。

（三）与卫生战备的区别

军队灾害医学救援准备与卫生战备的概念既相近，又有所不同。两项工作的相同点在于准备要素上都是一致的，包括思想、组织、技术、装备等；不同点在于保障对象与保障状态，准备重点与准备范围既有所区别，两者又有密切的联系，从某种意义上说，军事斗争卫勤准备是军队灾害医学救援准备的基础，军队灾害医学救援准备则是军事斗争卫勤准备的延伸和拓展。

二、军队灾害医学救援准备的基本任务

军队灾害医学救援准备的基本任务是，开展思想政治教育，牢固树立预防为主的思想和危机意识；建立应对多样化军队行动的模块化应急组织；制订应对各种紧急事态的应急预案；组织对突发公共卫生事件的监测；开展针对性军队灾害医学救援训练；做好各类灾害医学救援任务的药材和物资准备。不断提高灾害医学救援卫勤组织指挥能力、快速反应能力、应急机动能力、联合保障（救援）能力和专业技术能力，随时准备执行卫勤保障及应急救援任务，最大限度地减少灾害事件的人员伤害，维护广大官兵和公众的生命和健康。

各类卫勤保障机构和承担应急保障任务的医学教育、科研机构，应当认真组织思想政治教育，组织落实卫勤应急保障能力建设规划的要求，开展针对性训练，做好相应药材装备物资准备。疾病预防控制机构重点落实好突发公共卫生事件的监测工作，医疗救治单位重点组织好突发事件人员伤害特别是现场伤病员的紧急救治以及核化生损伤伤病员的救治，药材保障机构重点做好各类灾害医学救援任务模块化药材储备。

三、军队灾害医学救援准备的原则

（一）根据应急准备需要，加强基本能力建设

军队灾害医学救援准备的基点应立足于能力建设，即不断提高完成灾害医学救援任务卫勤保障和医学救援的能力。卫勤保障和医学救援应对的紧急情况很多，在准备工作中，不可能一一完全应对，只有从基本的能力建设抓起，才有可能做到多种应对。应急保障（救援）能力主要包括：卫勤组织指挥能力、快速反应能力、应急机动能力、联合保障（救援）能力和专业保障能力。

（二）结合保障任务需求，进行多种应急准备

军队灾害医学救援准备在基本能力建设的基础上还必须进行多手准备。应当根据本系统、本单位在灾害医学救援任务中可能承担的应急保障（救援）任务，以及不同任务的卫勤保障需求进行准备。对执行任务部队的卫勤保障和对地方广大受害民众的医学救援工作的组织形式和保障（救援）方式差别很大，传染病治疗与核化损伤救治技术的差别很大。因此，在医疗救治、卫生防疫、卫生防护、药材装备保障以及血液保障等专业保障的准备上，必须认真分析可能承担的任务，把握任务需求，有针对性地做好军队灾害医学救援准备。

（三）完备卫勤保障要素，健全应急力量体系

军队灾害医学救援应急准备工作是一项全面的建设性工作，也是一项系统工程，必须统筹兼顾、周

密协调地开展。在宏观管理上，应当考虑到卫勤应急力量体系的建设，如相关政策、法规、制度、标准体系的建立，预案体系的建立，训练体系的建立，药材物资装备体系的建设等。对卫勤保障机构来说，涉及思想、组织、预案、技术、装备物资训练等方方面面。在军队灾害医学救援准备中，不可偏废任何一种要素的准备，各项准备工作之间建设发展要均衡。

第二节　军队灾害医学救援力量建设

军队灾害医学救援准备是一个不断强化和深化的过程，也是一项长期建设的工作。在遂行灾害医学救援任务、抢险救灾等应急行动中，需要部队建制卫勤力量和应急机动卫勤力量的共同参与。重点是卫勤机构的专业完整和卫勤编组的适应性。灾害救援行动发生突然，任务紧急，因此各种卫勤力量必须加强全面建设，达到不经人员、装备补充，不经临战训练即可执行任务的要求。

一、基本指导

（一）建设思想与目标

卫勤应急力量建设必须以党中央、国务院、中央军委的决策意图为指导，深入贯彻落实科学发展观，着眼全面履行新世纪、新阶段军队的历史使命，坚持以增强打赢信息化条件下局部战争能力为核心，以卫生战备建设为基础，统筹兼顾、突出重点、分类指导、系统配套、军民共建的思想与原则，不断提高遂行灾害医学救援任务卫勤保障（救援）的能力。

（二）建设基本原则

1. 统筹兼顾　在应急卫勤力量体系建设中，必须正确处理战时核心保障能力建设与平时应急保障能力建设，卫生战备与应急准备，部队建制卫勤分队建设、固定卫勤部队建设与应急机动卫勤分队建设的关系。以军队卫勤的主体任务和提高战时卫勤保障能力建设为核心，逐步扩大灾害医学救援任务卫勤保障（救援）的能力范围，通过灾害医学救援任务卫勤保障（救援）实践，不断增强战时卫勤保障能力。

2. 突出重点　在应急卫勤力量体系建设中，必须根据卫勤任务特点和要求重点建设，以重点建设带动全面建设。根据应对紧急事态的特点，必须以应急机动卫勤分队建设为重点。根据军队卫勤在灾害医学救援体系中重点承担的突发公共卫生事件及重大动物疫情预防控制的任务特点，必须以疾病预防控制体系建设为重点。根据信息化在应急响应、应急处置中所发挥的倍增器作用，必须以应急系统信息化建设为重点。

3. 分类指导　应急卫勤力量需要建设的方面很多，既包括不同层次的机动卫勤力量建设，又包括不同功能任务卫勤力量的建设，各类卫勤部队、分队建设的目标、任务和要求都不尽相同，必须根据各级各类应急机动卫勤力量所承担的功能任务进行分类指导，在基础设施建设、技术力量建设、装备物资建设和信息化建设方面，进行不同的设计和切合实际的指导。

4. 系统配套　应急卫勤力量准备要达到不经临战训练、不经补充装备、不经临时计划就可以应急出动的响应能力和准备水平。因此，在应急准备的建设中，必须以应急处置需求为牵引，进行全面、系统的配套建设，不仅要在专业技术和机动卫生装备上配套建设，而且要在运输工具、通信能力、生活保障条件上进行配套建设。还需要在法规制度、预案体系、相关标准方面进行配套建设。

5. 军民共建　在发生大批人员损伤和传染病暴发流行时，军队和地方卫生人员有着共同的救死扶伤和传染病控制的责任和义务，在应急处置中必须共同应对，联合处置。在卫生应急准备工作中，军队应急卫勤力量纳入国家、地方应急体系，实施军民共建。我军部分应急机动卫勤分队已经纳入国家应急力量体系，并担负国家、地方处置重大突发事件的第一梯队任务，国家已经投入大量资金进行建设。

二、卫勤力量建设

灾害医学救援行动卫勤保障能力作为军队综合卫勤保障能力的重要方面和集中体现，必须切实加强能力建设，其核心是力量建设。

（一）部队卫勤力量建设

师以下部队的卫勤机构依托自身编制内组织机构开展伤员医疗后送工作，部队各级卫生组织应当按照部队有关规定开设相应组织，根据任务要求开展工作。由于灾害发生突然，短时间内，受伤程度不同、受伤部位不同、包括不同年龄的伤员同时产生，灵活编组便于处置批量伤员时"流水作业"，加快伤员通过速度；当危重伤员数量多时，调整人员编组以加强重点组室，保证救治质量；上级加强卫勤力量，重新编组便于合理搭配技术力量。平时应制订卫勤编组预案，并针对非战争军事行动卫勤保障需要及时修订。

（二）机动卫勤力量建设

为适应灾害医学救援行动卫勤保障的需要，各级机动卫勤力量必须根据行动任务需要，重新进行编组，才能迅速拉动，顺利完成大批量伤病员救治任务。医疗救治力量可以在军队医院机动卫勤分队基础上进行编组；卫生防疫力量从军队疾病预防控制中心等抽组；卫生防护力量可以由军队"三防"医学救援队组成；心理救援力量由军医大学、专科医院等专业人员组成。从近年来我军遂行非战争军事行动卫勤保障的实践来看，主要包括野战医疗所、野战医院、专科手术队、卫生防疫队在内的机动卫勤力量，在抗洪抢险、抗击 SARS、汶川抗震救灾等重大灾害医学救援行动中最大限度地抢救灾区群众生命，发挥了中流砥柱的作用。

近年来的实践表明，由卫勤指挥专家、各专业的临床医疗专家、流行病学专家、职业卫生学专家、卫生防疫专家、"三防"医学救援专家、实验室技术专家、心理学专家、卫生装备和药材保障专家等组成的专家队伍是组织实施卫勤保障的指导者，其专业知识、技能与经验，可以发挥关键性作用，而且情况越是复杂，其作用越能得到充分的体现。事实多次表明我军机动卫勤力量是灾害医学救援卫勤保障的中坚和骨干力量。但是在卫勤组织建设方面也存在一些"短板"。主要是经过专业化训练的骨干较少，医疗救治力量与多样化任务救治需求不相适应，卫生防疫、心理救援、药材供应和装备维修等力量明显不足。因此，今后我军机动卫勤力量建设必须以任务需求为牵引，在打造强大的非战争军事行动卫勤保障专业力量上下工夫。

根据党中央、国务院、中央军委的战略意图，着眼全面履行新世纪新阶段军队历史使命，提高军队应对多种安全威胁、完成多样化军事任务的能力，灾害医学救援行动应急专业力量的建设必须依托全军力量，构建以专业部队为骨干，与公安紧密结合，与国家和地方专业队伍相互衔接的力量体系。

三、建设的重点内容

军队灾害医学救援准备和力量建设的核心是能力的建设。只有在准备阶段充分具备了卫勤应急机动和保障的能力，才有可能随时完成多样化的卫勤保障任务。卫勤应急保障和救援能力主要包括以下几个方面。

（一）组织指挥能力

卫勤组织指挥能力主要体现在卫勤指挥员素质和卫勤机关的筹划、组织、协调、控制工作中。各级卫勤指挥员和卫勤机关应当具备复杂情况的分析判断能力、应急指挥与调度能力、灵活协调能力和有效控制事态的能力。在能力建设中，应当通过学习和训练，使卫勤指挥员和卫勤机关人员熟悉紧急事态下的卫勤管理理论，了解各类灾害医学救援任务的救援特点，学会预案的编制，指挥卫勤分队行军与输送，组织卫勤演练和演习，造就系统筹划、果断决策、灵活应对、务实高效的组织指挥队伍。

（二）快速反应能力

快速反应能力主要体现在事件的监测与预警、从常态向应急状态的转换、应急响应行动上。军队各级突发公共卫生事件的监测系统应当具备各种事件迹象、征象和萌芽状态的发现能力，去伪存真的核查与排查能力，适时的预警提示能力。各级各类应急机动卫勤分队应当预备多种应对预案，建立应急响应机制，具备紧急启动应急指挥系统能力，快速调集与动员能力，组织调整与组合能力，物资调整与组合能力。在能力建设上，应当加强平时资料情报的积累和菌毒株库的建设，加强应急指挥室的建设，加强应急转换的训练。

（三）应急机动能力

应急机动能力主要体现在卫勤分队的行军与输送过程中，主要表现在卫勤分队指挥员的指挥协调工作中。卫勤分队指挥员应当具有军事指挥员的素质，具备组织卫勤分队行军与输送的能力。在能力建设中，应当通过学习和训练，使指挥员学会组织装车、安排车队序列、控制行军速度、保证行车安全、合理选择卫勤分队展开地域、快速布局与展开等组织指挥知识，提高标图、识图、独立辨别方向、正确选择行军路线、灵活处置情况的素质。卫勤分队人员应当具备长途行军的体能和空中、铁路、公路和水上多种运输环境的适应能力，以及独立展开帐篷和使用设施与装备的能力。

（四）联合保障与救援能力

联合保障与救援能力主要体现在三军联勤和军警民联合救援行动中各种关系的处理上。联合保障与救援能力主要表现在联合协作、沟通协调等能力上。卫勤指挥员和分队成员应当具备主动协同、广泛协调、相互尊重、相互支援的思想素质和工作能力。在能力建设上，尽可能地组织多部门、多系统的联合演练和演习，学习各军兵种编制体制特点，不同的保障方式和保障特点，了解公安、地方卫生部门、救援机构的特点、工作方式和工作习惯，以及在登记统计、工作标准方面的不同，建立相互了解、能力互补、协调一致的工作关系。

（五）专业技术能力

专业技术能力主要体现在不同专业的情况分析判断（诊断），现场处置与救治方案，检验、检测手段以及处置（救治）效果上。各类应急分队的医疗、防疫、防护、药材保障专业人员应当具备野外条件下的处置能力和简易条件下的工作能力以及快速急救、紧急防护的能力。在能力建设中，应当普及伤病员的现场急救训练，包括通气、止血、包扎、固定、搬运、基础生命支持等的技术训练。学会使用相应的工具、器材和装备，学会规范性的伤票、登记簿、简易病历的书写与传输。并根据各类专业人员承担的技术工作深入开展针对性技术的训练。

第三节 军队灾害医学救援勤务和技术准备

加强军队应急卫勤力量的勤务和技术准备是提高灾害医学救援救治效率和处置能力的理论保证，先进的勤务理论和技术对军队应急卫勤力量的组织建设、计划制订、处置原则、科学训练、装备配置等工作有较强的指导意义，有利于各级卫勤力量准确把握救援工作的方向。

一、军队灾害医学救援勤务和技术建设的基本要求

（一）针对承担的任务需要，做好勤务和技术准备

应急勤务与技术建设主要针对卫勤分队在灾害医学救援任务中遇到和可能遇到的人员伤害和健康威胁问题进行准备和建设。因此，勤务与技术建设通常根据本单位可能承担的任务和预案设想中涉及的组织、技术、专业和任务需要，开展有针对性的勤务、技术准备和建设。为达到对一旦发生的灾害能及时、快速、准确、高效地响应，有效、合理、充分地利用各种资源，必须对应急体系中的组织体系进行层次划分，对突发事件分级、应急资源分类。只有这样，一旦有突发事件发生，才能迅速组织队伍，调度资源，进行处置。

在新的历史时期，我军卫勤面临的多样化医学救援任务越来越多，新中国成立后规模比较大的有唐山地震救援、1998年抗洪抢险，还有近期四川汶川地震救援、甘肃舟曲泥石流救援、四川芦山地震救援。地震发生后，全军卫生系统迅即行动。总后卫生部迅速成立全军抗震救灾卫勤保障指挥组，召开会议进行全面部署，从各军区、军医大学派出医疗队、防疫队；将医务人员及大量药材、装备投送灾区一线，为在"黄金时间"内尽快开展伤员救治、最大限度地抢救人民群众的生命赢得了宝贵时间；筹措卫

生物资快速发往灾区，有力保障了灾区第一时间医疗救治卫生物资需求。我军卫勤应急反应能力得到了充分肯定，充分反映了做好勤务和技术准备工作的重要性。

（二）突出快速响应和时效救治，做好现场组织和现场处置技术准备

勤务与技术建设和准备应以现场组织与现场处置技术为主，以伤病员紧急救治技术为主。准备的重点应当放在现场组织和快速诊断、快速分类、快速处置上。

2010 年 4 月 14 日，青海玉树发生强烈地震，我军医学救援组织有力、反应迅速，根据军委统一部署，由总后卫生部与兰州军区联指和国家、地方卫生部门成立应急指挥机构，建立医学救援一线军地联合指挥机构，高效有序地组织医学救援工作。先后派出 25 支医疗救援队，急救诊疗伤病员达 7.3 万人次，充分发挥了突击队和主力军作用，两所野战方舱医院成为救护生命的"绿色方舟"，挤压伤、感染、休克、高原病等防治新技术大显身手，有效降低了高原病发生率，实现救灾任务部队官兵"零死亡"。2012 年 9 月 7 日，云南省彝良县发生 5.7 级地震，造成 70 多万人受灾。总后卫生部迅速启动应急预案，从军事医学科学院、成都军区抽组防疫专家、疾控分队和心理救援队 100 多人，携带检测设备、防疫药品和器材，连夜赶赴救灾一线开展卫生防疫和心理救援；开通灾区和军队后方医院远程会诊通道，为 50 多名重伤员提供了及时有效的远程医学服务。

（三）突出平战一体，研发灾害医学救援中实用适用技术装备

在应急勤务与技术建设中，应重点普及军事和勤务知识、适应艰苦环境和现场应用的实用技术，大力推广简便、实用、有效的技术。强调掌握技术的熟练程度，应急处置器具、急救器材的简易、轻便、实用程度。汶川抗震救灾中动用的野战医疗方舱、远程会诊车和卫生技术车辆等二代野战卫生装备，为医学救援提供了先进技术平台和保障手段，大大提高了卫勤保障效率和质量。但救援行动中也暴露出一些问题，即缺小型、便携、模块化的医疗设备，缺乏救护直升机、卫生飞机、卫生列车等大型救护平台，地震中空运伤病员的飞机多来自民航和军队，机上加载的医疗设备不足，说明我军没有专业的空运后送医疗队。而与此相比，美国早在 1996 年就建成美军空运后送重症监护组，能在飞机上展开重症监护，转运绝大多数重症患者。相比之下，中国的专用卫生运力与途中专业救护能力有待提高。

二、军队灾害医学救援勤务和技术建设的重点内容

（一）医疗后送力量技术建设

灾害医学救援行动伤情、伤类与战争军事行动存在明显区别。以抗震救灾为例，创伤、挤压伤占到 80% 以上，对于外科的专科救治需求明显增加，必须建立专业的医疗救治力量，强调专科救治能力。军队医院作为灾害医学救援行动医疗救治力量的重要来源，必须在平时的训练、演练中，强化相关学科的基本技能，尤其是战伤救治技术的巩固与提升。围绕战伤严重并发症救治、火器伤救治技术等特色优势项目，展开相关基础与临床应用技术研究。对军队机动医疗分队的各类人员，应当普及伤病员的现场急救训练，包括通气、止血、包扎、固定、搬运、基础生命支持等技术。医疗救治力量在熟练掌握战伤救治技术的基础上，应重点掌握在不同灾害医学救援行动中易发而又不熟悉的伤病救治，如抗震救灾中挤压综合征的现场急救，海难救援中海水浸泡伤员的捞救与复温，火灾现场烟雾中毒与窒息伤员的抢救、烧伤伤员的现场处理，抗洪抢险中溺水人员的抢救，任务部队在高原执行任务时的高原缺氧综合征的处理，在高温条件作业时中暑人员的处理以及高寒时节作业值勤时冻伤的处理等。专科救治力量靠前部署，是目前国际卫勤力量使用的趋势。据 2009 年第三十八届世界军事医学大会有关文献提示，微创技术、便携式影像技术、机器人技术等先进救治技术与设备已开始运用于战场救治。依据"医疗与士兵同在"的理念，为一线士兵配备先进的单兵救治装置，一流专家靠前配置，先进技术深入战场不仅是军事医学发展的趋势，而且成为当前卫勤力量建设的发展方向。

我军现有的专科手术队编制较少，装备配备也比较简单，主要任务是加强到野战医疗所（队）等救治机构实施专科手术。遇有紧急情况时，也难以在一线发挥作用，当务之急是根据完成灾害医学救援行动卫勤保障的任务需求，确定其人员组成及编组形式，制订相应的手术范围、手术原则、手术类型、手

术时机以及昼夜伤病员通过量、工作时间、术后观察时间等关键技战术指标。从全军机动卫勤力量的宏观布局出发，以野战医疗队为基础进行改建更为可行，也易于操作。

（二）防疫防护力量技术建设

1. 强化专业技术建设　灾害医学救援行动中，卫生防疫工作从有害生物防治、水源检测、环境消毒，到健康教育与促进，专业门类多，技术含量高，对人员专业化程度等方面要求高。要完成多样化军事行动卫生防疫任务，解决专业技术问题的关键是加强灾害医学及核化生救援、卫生防疫防护等学科建设，提高防疫防护基础研究能力与技术水平，着力强化复合型专业技术和技能的培训，结合力量编成不断完善和专业结构的优化编组，不断提升卫生防疫防护力量的技术保障水平。专业技术建设应结合疾病预防控制机构、科研机构的整体建设，切实规划，从理论与实际结合、基础与应用结合的角度，对制约卫生防疫防护技术发展的"瓶颈"问题和关键技术进行攻关，尤其是快速侦检（包括高通量快速诊断技术，便携、快速的饮水和食品卫生监测技术等）、快速接种、大规模免疫方面。加强灾害医学救援行动卫生防疫防护机理与规律的基础性研究，为提高防疫防护风险评估和检测预警提供科学依据。防护技术建设方面应按照战伤救治规则的要求，掌握核与辐射损伤伤员救治，了解核与辐射致伤因素与特点，掌握核与辐射沾染区抢救措施、早期治疗措施以及专科治疗措施。

2. 深化专业队伍建设　对于卫生防疫防护技术建设来说，重点是人才和专业队伍。建设培养一批能执行多样化任务卫生防疫的复合型人才队伍，是完成灾害医学救援行动卫生防疫防护任务的强大资源基础。在建设类别上，主要是加强流调侦检、监督监测、防疫防护及心理干预等专业人才队伍建设，实现现场处置及时、卫生监测准确、侦检快速，切实提高专业救援能力。在建设手段上，可采取外送内训、岗位练兵、继续医学教育、交流学习等方式，进行基地化、模拟化、网络化培训，不断增强技术教育的针对性，加强各项专业技术能力的培养。依托全军和战区两级疾病预防控制中心，建立综合培训基地，承担卫生防疫防护培训任务，通过组织区域、跨区域综合演练增强实战技能。在建设内容上，要加强防疫车辆、消杀器械、快速侦检的人装结合训练，定期开展分级防疫骨干培训。按照一专多能、一人多技的要求，广泛开展形式多样的应急处置训练，做好复合人才的培养与储备。此外，必须强化具有全面分析判断、精通专业、具有一定军事基础与知识以及实际工作经验的专家队伍建设，创建一支梯次合理的高素质人才队伍，培养解决实际问题的核心能力。

3. 推进专业装备建设　主要考虑以下几个方面：一是装备要机动性能强。卫生防疫必须在指挥车辆、防疫车辆和生活保障车辆等装备的配备方面，强调实用和快速，以提升快速机动能力。要加强车载防疫装备和大型野战防疫器材的革新和改造，提高装备集成化和一体化综合保障能力。二是装备要轻便智能。防疫装备配备要突出小型、轻便、实用和高效原则，既要配备一定数量的常规消杀灭器具，还要配备轻便智能的快速侦检设备与现场处置装备。三是实现人与装备的完美结合。运用模块化原理，确立合理的装备人员编组模块，形成由卫生监督、传染病防治、有害生物控制和心理（或健康教育）专业人员组成的人员队伍，注重人装结合训练，定期进行岗位轮换，积极开展复杂条件下的装备适应性训练，以提高专业兼职能力和装备使用水平。

4. 提高自身保障能力　由于卫生防疫防护机构工作的开展大多须依托必要的卫生装备，且部分为大型装备，所以必须注重加强自身综合保障能力建设。如卫生防疫队的每一个独立行动单元都应配备移动式卫星通信设备，用多种手段确保指挥渠道持续畅通。同时，要加强野战防疫防护信息化建设，建立卫生相关信息资料数据库，在无线通信保证的情况下为一线卫生防疫防护提供技术支撑。此外，必须针对灾害医学救援行动特殊需求，加强综合配套单元建设，切实提高卫生防疫队独立执行任务的能力。要配备基本的炊事净水装备，确保生活自我保障；要配备基本装备维修器材，确保装备出现小故障时能自我修复。

（三）"三防"医学救援力量技术建设

防原分队和防化分队技术的准备和建设，应侧重于核、化恐怖袭击现场的卫生防护、伤员洗消处理和伤员救治。其技术建设应按照战伤救治规则的要求，掌握核与辐射损伤伤员救治，了解核与辐射致伤因素与特点，掌握核与辐射沾染区抢救措施、早期治疗措施以及专科治疗措施。化学损伤救治应掌握除化学武器致伤以外的各类化学中毒伤员的救治。熟悉中毒伤员的鉴别诊断、急救措施和防护方法等。防生分队应与防疫（公共卫生处置）分队统筹规划、统一建设，防疫（公共卫生处置）分队开展以现场处置与传染病控制为重点的建设，"三防"医学救援队中的防生分队开展以恐怖袭击事件排查、实验室检测鉴定为重点的建设，并开展统一组织指挥下的联合防疫救援训练和演习。

（四）药材保障力量技术建设

灾害医学救援行动药材技术保障具有时效要求高、保障任务重和保障难度大的特点。2008年汶川抗震救灾中，13万大军赶赴灾区。总后卫生部靠前办公，为救灾部队超常规实施药材保障。从接到命令到清点、装车、运输，最后抵达灾区，首批梯队仅用了12小时。此次抗震救灾，总后卫生部紧急从十余个军队后方仓库和6省2市15个地方代储企业调用价值1亿多元的战备药材，成为全国救援行动开展最早、反应最快、到位最快的药材保障系统之一。此后，在应对甲型H1N1流感疫情、青海玉树地震、海外救援等多样化任务中，总后卫生部均实施军民一体卫生物资联合保障。

（五）心理救援力量技术建设

心理救援力量建设的重点是心理救援队的技术建设。心理救援队在建设中，应从基础建设抓起，从救援体系和队伍建设、法规制度建设和相关装备器材建设抓起。从心理卫生相关基本概念的界定、社会心理和医学心理工作的任务区分、心理相关信息的标准化、心理测评量表的统一分类与规范及心理救援工作的组织实施与工作方法等方面进行研究、学习和准备。重点对心理评估方法、灾害心理损害、群体心理损害、救援人员心理损害的现场应激干预技术、方法进行建设。注重心理康复治疗和适应性训练的方法学研究和工作准备。此外，在心理救援力量建设过程中，制订心理卫生应急救援分队工作细则，并建立心理救援专业模块，确立模块的人员、装备标准与结构，建立各种灾害医学救援行动心理救援力量模块化抽组方案。

心理服务连接着战斗力。目前，军队着眼推进心理救援和心理卫生保障标准化、制度化、常态化建设，建立了全军心理卫生专家库，全军建立了10多个心理卫生专业技术中心，开展了78个心理卫生应用性科研课题，建立了70多个心理科、100多个心理门诊、1000多个心理卫生咨询站室，培养了1300名心理医师和5000余名心理专业骨干。由军事医学科学院研制的非战争军事行动心理保障模块和心理干预模块，对官兵心理卫生保障发挥了重要作用，心理卫生装备助推工作效益提升，有效降低了部队心理障碍问题的发生率。

三、勤务与技术建设的措施

军队应急卫勤力量应尽可能多地规划和设置在不同灾害环境条件下的卫勤训练科目，积极参加三军针对性的联合救援演习，主动组织不同灾害和突发公共卫生事件环境条件下的拉动训练，包括力量抽组、机动、展开、防控、救治、后送、撤收转移等科目，通过模拟伤病员和致伤动物进行动态演练，加强野战条件下的紧急救治训练，有针对性地收治各类突发事件易发的创伤外科和急诊伤病员，或参加重大活动的医疗保障活动，增加实践机会。

（一）学习应急管理理论和针对性技术理论

各级卫勤领导应加强应急管理理论的学习，熟悉应急管理的特点和规律，掌握必要的卫勤领导和应急决策的知识和方法。组织机动卫勤分队专业人员学习各类应急处置预案，学习处置各类突发事件应具备的军事理论、勤务理论和特有的伤病救治理论和方法，重点开展恶劣环境条件下行军与输送、展开与布局、急救和传染病防控理论和技术的学习，打牢应急行动的基础，使应急专业队伍在专业结构、知识结构、技术水平及年龄结构方面始终处于最佳状态，使个人的勤务知识、专业技术水平与承担的应急任务相适应，不断提高个人的应急能力和救援机构的整体救援能力。

2010年，玉树和舟曲先后发生特大地震和泥石流灾害，数万部队官兵八方驰援，提出了特殊环境下保障联合行动的新课题。救援部队依托抗震救灾联合指挥体系和现有联勤体制，建立了区域联勤与建制保障相结合、军警民各方保障相结合的保障体制机制，由兰州军区负责对所有进入灾区的军队救援力量实施联合投送、统一编组、集中调配、联勤保障，使得整个救灾过程指挥高效、行动迅速、责任清晰、运转顺畅。

（二）平时实践中锻炼技术队伍

应急卫勤分队的人员应当尽量多地参加平时应急处置和医疗救援的实践，尽量多地参加急诊科室的工作。目前，军队医院通过多年的对社会开放，积极参与地方的医疗市场竞争，医院的规模和医疗技术水平有了极大的提高，平时的医疗实践机会多，有利于医疗水平的不断提高，尤其是大型军队医院，能够满足应急任务卫勤保障和医学救援的需要。目前的弱点主要是特殊损伤的治疗方面平时实践机会少，仅进行过理论学习。相对而言，部队卫勤机构的技术水平由于受到任务和规模的限制，实践机会少，水平提高慢。所以应当在平时的医疗、防疫实践中，密切结合灾害医学救援任务和应急任务的需要，认真开展和总结每一次应急处置和救援行动，不断积累应急处置和救援的组织工作和技术工作经验。积极开展创伤救治技术、各类中毒人员救治技术、现场急救技术和自我防护技能的学习与锻炼。各单位应当在设备、技术力量允许的情况下，创造条件，适当扩大技术范围，增加应急救援、心理服务项目，提高救治水平，在实践中学习，在实践中提高。

（三）在完成各项任务中检验技术队伍

军队医疗卫生机构应积极参加灾害医疗卫生救援活动。灾害造成的人员伤亡有突然集中发生、伤势严重复杂、任务要求紧急、事前难以预测等特点，对卫勤机构应急准备的要求高。对救援队伍完成任务情况进行效果、过程、质量评价，不断检验和评价应急预案，检验和评价队伍的应急组织指挥、快速反应、应急机动和应急救援能力和水平，针对执行任务的实践中存在的问题，修订和完善应急预案，改进组织指挥方法、联合行动措施和针对性救援技术工作方法。在有条件的情况下，分队在执行任务以前就设定重点研究和技术改进方案，通过有准备的灾害救援行动，深入研究和检验勤务与技术、装备的改革和改进方案，推动应急保障（救援）能力不断提高。

第四节　军队灾害医学救援装备准备

储备充足的灾害医学救援装备物资，确保突发事件军队卫勤应急处置时的装备物资供应，是完成好灾害医学救援任务应急保障的一个重要条件。军队灾害医学救援装备准备工作包括专业物资装备，通用保障物资装备，药材、血液制品等物资准备。

一、军队灾害医学装备物资的管理

卫生装备必须专人管理、专人负责，平时鼓励在医疗工作中使用，使用和维修必须登记，遇有情况时必须由机动卫勤分队使用，大型骨干卫生装备不但要有专人管理，还必须有专用库房。

灾害医学装备物资的管理要落实"三分四定"。为了便于管理、发放和装载，各类战备应急物资必须落实"三分"（携行、运行、移交）"四定"（定人、定物、定车、定位）。每年组织 1～2 次卫勤应急物资全面检查。保管人员根据实际情况和季节变化要随时检查，发现问题及时处理，做到"六防"（防潮、防霉、防火、防盗、防虫蛀、防鼠咬），达到"四无"（无霉变、无丢失、无失效期、无锈蚀）。

装备管理中应当强调，一是所有卫勤应急物资器材力求配套，凡配套的物资在装箱时不能拆散，以便随时展开使用。平时应研究几种固定的配套装箱方法，各种功能箱应品种齐全、配套，补充药材可按单品种分类装箱。二是卫勤应急物资装箱后，必须有装箱单，一式两份，一份放在箱中，另一份由使用单位保存。三是所有的箱、囊、包必须进行统一的编号，不同品种的箱、囊、包要有显著的标识。四是所有的卫勤应急物资从消耗登记、请领、补充、定期检查到保养维修等，要有专人负责，实行岗位责任制。五是对剧毒、麻醉、易燃、易爆药品，要分别包装，专人单独保管，定期检查，以免发生事故。六是对易吸潮生霉、生锈的药材物资，应适时晾晒和擦拭，以防损坏。七是对效期药品，要定期轮换更新。对将到效期的或有变质损坏的应及时更换，以保证卫勤应急物资经常处于质优量足状态。

各类救援装备物资属专用物资，平时不得动用，遇有紧急抢救或执行特殊任务，确须动用时，应经领导批准，来不及批准的，可边动用边报告，用后及时补齐调整，并报上级卫生部门备案。

二、军队灾害医学救援装备建设的思路

（一）小型化

军队灾害医学救援装备必须小型化，较大型装备车载化，以适宜携带、机动和展开，适合在各种艰苦环境中使用，坚固耐用，同时必须技术先进，才能适应灾害医学救援任务多样化的需要。

（二）模块化

模块化是军队灾害医学救援装备的发展方向，立足现有装备标准，集成分类，突出功能配套，按照"组装原理"和"积木原理"，形成不同规模、不同类型、具有不同保障能力模块化的装备编组。

（三）信息化

新一代的军队灾害医学救援装备必须具有信息化功能，实现卫勤保障的信息化，具有信息的处理和传输能力，能够适合信息化网络工作。目前我军大部分卫生装备尚不具备信息化工作能力，野战环境的网络尚未建立。

三、军队灾害医学救援装备物资保障特点

灾害医学救援行动卫生物资保障与战时相比，除具有供应时间紧、任务重，筹措、运输、保管都有许多意想不到的困难等共同特点外，还具有自身的特殊性。

（一）需求品量预测难度大

灾害医学救援行动涉及的各类事件，在发生时间和地点上往往难以预测，人员的伤害程度差异很大，卫生物资既要满足地方群众医学救援的需要，又要满足任务部队卫勤保障的需要，保障任务轻重不一，对药材保障影响尤为明显。灾害医学救援行动的突然性以及医学救援的阶段性引发的直接后果，就是药材需求的多样性和不确定性。某些灾害医学救援行动由于事先无法预见何时会发生，也可能是由于某种行动或灾难的衍生，产生次生灾情或灾难，具体应急药品种类和数量难以预计，除了按战救药材和战常药材准备外，一部分药品目录都是临时由医疗队的成员根据专科经验来确定，往往是想到什么准备什么，导致储备和供应目录不全，部分药材数量不充足，准备次数频繁，药品归类不清；还由于参与任务行动力量多元，指挥层级交错，分布地域不定，阶段任务不明，使得保障任务在空域、时域上难以准确把握，物资需求预测难以精确化。这就需要根据灾情或任务的变化，以更灵活的方式做好卫生物资准备，及时提供适宜的卫生物资，并要求储备量立足最大，以适应不同类型、不同危害程度、不同数量伤病员救治需要。

（二）筹措品类特异性强

灾害医学救援行动任务的类型不同，面对的伤害和损伤因素不同，对卫生物资品量需求也不相同。抗洪抢险时主要救治内科、皮肤科疾病，以及中暑和疲劳引发的各类病痛，抗震救灾时主要救治创伤，扑灭火灾时主要救治烧伤，还要考虑"三防"等特殊用药，在不同地域执行任务时还要考虑到高寒、高原和自然疫源等卫生物资需求，即使同一种行动类型在不同阶段也有治疗、防疫药材的需求差异。因此，卫生物资储备品类必须做到齐全配套、模块化组配，以适应救治不同病种的需要。根据灾害医学救援行动减员特点，所需药材品种既不同于战时，也不同于平时。防疫药材需求量大，包括用于消毒、杀虫、灭鼠的药品和饮水消毒勺、氯制剂等。防治感冒、腹泻、皮肤病、腰腿痛用药也增多，应对核生化恐怖袭击后果消除也需要一些特殊药品保障。目前，战备携行药材以战伤和常见病、多发病治疗药物为主，对于消杀灭药品、防暑避蚊药品、疫苗、试剂、防护器材等携行较少，药材储备品种、数量和布局等不够合理，都需要进行调整完善，加强针对性准备。

（三）储备预置要有针对性

灾害医学救援行动发生的时间、地点、强度、行动环境和背景的不同，给卫生物资保障带来的困难是不同的。纵观近年来我国发生雨雪冰冻、洪水、火灾、地震等自然灾害，都存在着事件的发生难以预测、短时间内破坏性大、灾区情况复杂等特点，给卫生物资储备的预置带来很多障碍，但也有一定的规律可循。我国历史上发生的各类突发事件，地震灾害主要集中在 8 条地震带，洪涝灾害主要集中在嫩江、松花江、长江中下游、黄河、淮河、珠江流域。在这些地域提前储备一定的相应卫生物资，就可以做到在第一时间内应急反应、迅即动用、快补给。为此，应根据保障对象、任务性质、保障区域环境的需求，突出重点、兼顾其他，深入抓好卫生物资储备需求论证，着重加强预定地域、重点物资的储备，科学合理地预置应急保障药材基数或模块，特别是应加大特殊药品器材的储备，做好充分准备，预编方案、预建力量、预置资源、预定机制，确保各种条件下联勤保障、联合保障的有效实施。

（四）供应时效和阶段性明显

现代战伤救治时效理论的核心是强调救治的紧急性，多数灾害医学救援行动事件发生突然，对卫生物资保障要求时间紧迫。从最近几次灾害医学救援行动看，第 3～10 天的卫生物资需求约占全部需求的50%。部队执行救灾、平暴任务急，机动性大，要求在任何时候，卫生物资都必须准备充分，保障必须快速，即便是防疫物资，也要求在灾害刚发生时或有疾病流行苗头时就要到位使用，否则一旦疾病流行，波及面大，流行速度快，会带来严重后果。这些特点要求卫生物资除了有针对性的预置外，还要在模块组合、包装方法、储运条件、组织装载以及供应保障机制等方面，适应快速保障的要求，具备较强的应急保障能力。抗震救灾卫勤保障一般可以分为 3 个阶段：第一阶段为早期或应急期，以外伤为主，大部分伤员伤势危重，这一时期卫勤保障的特点是"救命"，此期以急救药品保障为主，包括镇痛药、抗感染药、止血药、水和电解质类药物。第二阶段为中期或亚急期，由地震灾难直接造成的外伤明显减少，内科类疾病发病率明显上升，此期的物资保障以治疗上呼吸道感染、胃炎、胃痛、皮肤病的药物为主。第三阶段为后期或恢复期，疾病谱接近或略高于当地常见病、多发病，心理、精神疾病比较突出。此期防疫是重点，物资保障应以治疗精神障碍的药物、疫苗、防疫用各类消毒剂为主。因此，必须掌握卫生物资阶段性消耗规律，预先做好准备，实施主动、有重点的保障。

（五）消耗信息不易收集

从灾害医学救援行动卫生物资保障的指导和要求来说，既要全力保障受灾群众和救灾官兵的医疗救治与防疫防护需要，又要勤俭节约，避免卫生物资的浪费和流失，做到优质高效、精确保障。但实际运行中，由于一线卫生人员全部精力都放在医疗救治和卫生防疫工作上，也由于交通不便、信息不灵，后方掌握实际发生伤病种类及人次不清，往往会产生卫生物资供大于求的问题，造成不应有的浪费和积压，降低了卫生物资保障效能。汶川抗震救灾中，各单位统计上报药材消耗、供应和补给情况，存在上报不及时、数据质量不高的现象。药材供应管理信息化程度低，信息传递手段落后，仍依靠手工统计、电话报告；灾区各医疗队隶属关系不同，信息不能相互传递，导致"信息流"不畅通，使药材及卫生装备的消耗、损失、短缺和积压情况无法及时沟通，形成信息孤岛，卫生物资消耗难以准确统计，导致在中后期，不少单位出现了需要用的物资没有、不需要的物资大量积压的状况。

四、军队灾害医学救援物资准备的内容

军队灾害医学救援装备物资建设是做好灾害医学救援任务应急卫勤保障和医学救援工作的物质基础，是军队灾害医学救援准备的重要内容。应急条件下须展开救治的机构，可能要完成大批伤员的救治任务，平时要储备并管理好各类卫生应急装备物资，在紧急情况下可动用。卫勤应急药材装备和物资包括以下内容。

（一）战备药材装备

各类药材的生产、储存、运输等各个环节差别明显，军队相关部门的准备显得尤为重要，战备物资储存单位应参照军队有关规定，并结合任务需要，配齐各类所需药品装备。

（二）医疗文书（标志）类

医疗文书（标志）类包括伤票、野战病历、医疗后送文件袋、战时伤病员登记簿、战斗卫勤日志、伤标、分类牌等。其中伤票、野战病历、医疗后送文件袋、战时伤病员登记簿按全军统一格式，由军区、军兵种或总后卫生部制发，由救治机构储备，其余按全军有关规定，由各单位自行制作。由于非战争军事行动中军队卫勤保障机构通常面对大量的病员，而且分级救治不明显，战时伤病员医疗后送文书的作用逐渐弱化，汶川抗震救灾过程中，不少医疗队根本没有使用战时医疗后送文书，给卫勤保障数据的收集、整理、标准化以及卫勤保障总结带来相当大的困难。

（三）生活、通信器材类

1. 卫生帐篷　各级救治机构需要有足够的生活器材，以保证伤病员救治、休养和工作人员的生活需要。

2. 睡铺　应按展开的床位数为伤病员准备睡铺，同时也要准备一定数量的工作人员睡铺。

3. 卫生被服　按展开床位数储备，并适当增加数量作为预备。

4. 通信工具　如电话、对讲机及无线电通信设备。

5. 其他物资　如发电设备、照明器材、取暖设备、炊事装备等。

（四）卫生技术车辆、方舱类

目前，我军重点作战部队师医院、应急机动医院和部分应急保障旅卫生营，已配发了手术车、检验车、消毒车、运血车、X线车、伤员急救车等卫生技术车辆；方舱类包括野战医疗卫生系统和船用医疗模块系统，"战役快速支援卫勤保障系统"以及医院船等先进装备也已经用于实战。

（五）运输工具类

1. 担架　主要用于救治机构内部各组室之间搬运伤员。

2. 运输汽车　用于救治机构的机动。

（六）其他物资类

1. 机降标志　有红旗指示、二字指示、圆圈指示和烟雾指示器材。

2. 卫生标志旗　有卫生指挥旗、分类旗、染毒标志旗、组（室）标志牌与路标等。

3. 宣传、摄像、照相器材、地图和绘图工具等。

五、药材准备的任务和原则

（一）主要任务

药材准备的任务包括药材供应量预计、筹措、储备、保管等。除军用特需药品外，战役和战略固定保障机构仍然依托平时供应体制实施药材供应。

1. 药材供应量预计　通常依据药材供应标准、保障任务、伤病员、当地流行情况、医疗救治、卫生防疫与卫生防护措施、配备现状、地方药材资源动员潜力、救援中耗损及留有预备等情况，测算药材供应总需要量，核查药材现有库存量，计算两者差额后，得出药材供应量。

2. 药材筹措　根据药材供应计划，实施药材筹措。筹措方式包括实物申请、代储调拨、军用特需药生产、市场采购、加工订货、生产自制、国家和地方动员等。在"卫勤使命-2009"演习中，某军区药材供应机构与当地医药公司联合开设野战药材仓库，利用地方药材供应网络，实施药材筹措和供应，积累了先进经验，值得借鉴和推广。

在保障行动中，部队建制和机动卫勤分队应当根据药材消耗情况及时筹措药材，一般在储备定额消耗了1/3～1/2时应及时申请补充。在灾害医学救援行动时药材请领可以先按需领取、后补办手续，急事急办。急需药材由战役运力运抵一线，紧急情况组织空运空投。

3. 药材储备　药材储备依据的是保障预案、生产供应的可能、经费的多少、药材的性质和轮换更新能力等。按照灾害医学救援行动类型，储备规模应按最大需求的类型储备，一般储备不同保障阶梯的各一个月量。储备形式可分为基本模块、补充模块和单品种三种。突发公共卫生事件一般不设补充模块，主要是突发公共卫生事件病原复杂，难以预测，一般不会集中产生大规模的伤病员，军地药材保障体系也不会遭破坏等。单品种主要指妇、老、幼特殊人群用药以及用药缺乏规律、难以列入基本模块和补充模块的药品。

在储备布局上，应重点考虑灾害事件多发地域。如长江、黄河、淮河、珠江和松花江流域，是防洪防汛重点地区，一旦发生水灾，动用兵力多，持续时间长，需要加大战常药材的储备数量，并重点预置抗洪抢险卫生物资。大兴安岭等林区历史上多次发生火灾，需要重点预置火灾救援的单品种卫生物资。

（二）基本原则

灾害医学救援行动类型不同，其药材准备的内容、方法和要求有所不同，药材准备应当遵循下列原则。

1. 依托战时，统筹兼顾　灾害医学救援行动药材准备，应当以保障需求为牵引，依托战时药材保障体制和储备，在此基础上，统筹兼顾灾害医学救援行动药材保障，做到适应需求，立足够用；分级储备，科学布局；功用完备，模块组合；平战结合，军民兼容；措施配套，管理先进。通过加强战备药材储存和维护，确保遂行通用型药材保障需要；通过研究特异型保障需求，结合战备储备品量，明确特异性品种的筹措途径、资金和方法。

2. 主辅有分，科学组织　灾害医学救援行动药材准备是以救命和扑灭疫情为主的行动准备，这种保障属主体行动性质，药材需求量大，保障强度高，组织指挥复杂，需要与军事指挥紧密结合，应当参与到各军事指挥中去。一般来说，参与的程度越紧密，越易准确掌握保障需求，越易保证药材供应顺利、有效地实施。

3. 供需对接，军地联合　为确保保障时效，应在最短时间内，动用网络、通信等各种指挥和信息手段，统合保障能力，集合保障需求，并充分利用军地各种资源和手段，将能力和需求有效对接，确保保障资源尽快转化为保障能力。对于高强度保障，应实施军地联合指挥和保障，确保各种资源的统筹使用和有效转化。

六、卫生装备准备的任务和原则

（一）主要任务

1. 确立体制，补充装备　首先，由卫生装备主管部门确立装备体制，将适用于灾害医学救援行动卫勤保障的装备列入装备编制；其次，根据担负的任务，由装备配备主管部门和采购、研发单位将装备按编制配发到任务部队和机动卫勤力量。行动前，执行任务卫勤分队应对装备进行调整补充，对短缺装备提出补充申请。在一时得不到补充的紧急情况下，任务卫勤分队应主动作为，采取自行调剂、向友邻单位拆借、向地方租赁等方式，迅速补足卫生装备，保持齐装配套。

2. 按装备标准配置部队　卫勤部（分）队的装备尽量采用模块化配置的方式，设置携行模块、运行模块和补充模块。以野战医疗所为例：①携行模块。根据急救单元人员编组情况集成，以背囊的形式配备。包括基本急救背囊、复苏背囊、清创背囊、药品器材背囊、担架背囊等。②运行模块。分为指挥、分类后送、手术、重症监护、留治、医疗检诊、防疫和后勤保障8个子模块，以箱组和车辆帐篷形式配备。其中，指挥和后勤保障模块现行配备较弱，应当重点加强。指挥模块应包括指挥车、对讲机、卫勤综合作业箱组、传真机、笔记本电脑等。规模较大、等级较高的机动卫勤力量，根据需要配备车载式海事卫星电话、远程会诊车。后勤保障模块应包括个人生活携行背囊、双人用便携野营帐篷、连一级野炊炊具、气动升降照明灯、运输车、网架式宿营帐篷、折叠式行军床、冷暖风机、电站挂车、净水挂车、储水囊、淋浴装置、炊事挂车等。③补充模块。分为抗洪抢险、抗震救灾、扑救火灾和重大伤亡事故救援4个补充模块，在执行不同任务时补充携带。包括个人救生装备、现场急救装备，血液、血制品储运装备、个人防护装备、烧伤处置装备等。

3. 卫生装备维修准备　接到灾害医学救援行动任务指令后，维修力量应在最短的时间内完成应急准备，包括调整维修计划，调整抽组维修人员，落实携行维修装备和通专用零配件，向预定展开地域机动。力量不足时，应尽快报请上级加强维修力量。

（二）基本原则

以现行基本卫生装备为基础，结合非战争军事行动的特点和要求，坚持系统配套、以装定编、按编配装，重点补充配备特需和数量不足的卫生装备；卫生装备配备突出小型化、便携化、模块化和集成化；配备急救装备，增加必要通信装备。通用后勤装备立足独立保障；装备能够灵活组合，既能保证集中展开救治，也能保证小群多路现场急救。

（三）灾害医学救援装备建设

灾害医学救援行动卫勤保障既涵盖传统卫勤保障的共同规律，又具自身的特殊规律与特点，对卫勤保障的快速反应能力、系统保障能力、复杂环境适应能力要求更高。目前卫勤装备存在的主要问题是训练平台、装备与实战保障平台、装备相距较远，尤其是远程兵力投送能力、通信保障能力、信息获取能力、救护直升机配备数量等是明显的短板，缺少各种专业救援力量与救援装备。综合我军近年来灾害医学救援行动卫勤保障实践，卫生装备建设应着重加强现场伤病员急救和紧急救治、伤病员后送和途中救治、机动医疗单元、环境生存等装备的建设。

1. 现场急救系列装备　根据现有的经验，对于不需要立即（1小时内）后送或住院的伤员而言，现场救护比匆忙后送更加有利。所以，应在灾害医学救援行动卫勤保障中应用各种简易高效的急救装备，从功能上可以分为伤员寻找装备和急救复苏装备。急救复苏装备主要是指对受伤或发生心搏、呼吸骤停的伤员采取止血、包扎、固定、解除窒息或恢复呼吸和循环功能等现场急救使用的装备，主要包括急救包、绷带、止血带、夹板、人工呼吸器、供氧器、吸引器、心脏起搏器和输血输液器等。

2. 治送结合的后送装备　伤病员伤情的快速变化以及后送途中的环境变化，要求救治工作必须有连续性，伤病员在后送途中要实施不间断的治疗，故各种后送工具在医疗装备的配备方面必须考虑到这一点，除一般包扎、止血、固定器材外，还应配以监护器材、呼吸和循环复苏器材等。

3. 移动式野外医疗系统　多数灾害医学救援行动时，在短时间内产生大量伤病员，以及恶劣的工作环境和自然条件，都给固定的医疗机构造成了巨大的压力，需要配备一些移动式野外医疗单元作为固定医疗机构的重要补充，以弥补在收容能力、救治能力乃至人员等方面的不足。移动式野外医疗单元是指移动式的救治伤病员的成套专用装备，主要分为医院船、卫生飞机、卫生帐篷和医疗方舱等。移动式野外医疗单元由于具有展收时间短，使用空间大，受外界气候影响小，可自供水、电、气，可以视具体情况由陆、海、空运输，机动方便的特点，因此普遍受到各国的重视。2005年10月8日，巴基斯坦北部喜马拉雅山地区发生了7.6级地震，造成大量人员伤亡。地震发生后，美陆军第212流动外科医院接到命令，迅速从德国移防至巴基斯坦的地震灾区，在受灾最严重的巴基斯坦北部地区迅速展开救援。

4. 环境适应装备　灾害医学救援行动大多环境恶劣，而且其发生地的自然条件也千变万化，卫勤保障人员乃至伤病员可能遭遇到各种生存问题，例如，海上、岛屿、丛林等地带可能是流行病、传染病的疫源地，南北冷热条件完全不同等，这些都给灾害医学救援行动卫勤保障造成了很大的干扰。灾害医学救援行动中的自身后勤保障也是一个十分繁杂而又不可忽视的重要方面，后方医院的水、电、气、食品、卫生被服、锅炉、车辆以及营区秩序、交通安全等保障要素必须保证及时、高效、安全，满足救治工作的需求。机动卫勤力量的后勤保障包括饮食、饮水、必需的生活物资、个人防护用品、输送工具、通信装备等。汶川抗震救灾中，由于灾区道路、供电、通信设施遭到破坏甚至毁损，后勤保障往往成为救援队伍行动的障碍，直接影响救援行动的开展。因此，卫勤部（分）队必须做好充分的应急准备，探索多途径的保障方式和手段，提高自我保障能力。

七、血液准备的任务和原则

（一）任务

灾害医学救援行动血液准备的基本任务是筹措与储备血液，实施血液供应、技术保障和血液管理，协调国家或地方血液管理部门，保证后续血液的供应。

　　灾害医学救援行动筹措血液的方式，通常采取动员地方采集、紧急情况军队一线人员就地采集等方法。各级血液保障机构应根据实际情况，灵活选择适宜的血液筹措方法。

　　1. 地方血液的筹措　　灾害医学救援行动中后期，军队的用血主要来源于国家或地方采供血机构。军队卫勤指挥部门提出血液动员需求计划，由国家和地方统一下达任务，组织血液筹集；军区联勤部卫生部协调地方血液主管部门，由各级地方采供血机构以实物形式，向野战血站提供血液。

　　2. 军队血液的筹措　　由军队献血委员会与军队采供血机构按计划组织实施。行动前，军队的储备血液主要从非行动部队采集，行动中，原则上不组织行动部队献血。临时采血应当符合国家应急采血规定，即"伤员救治必须用血且没有其他方法可以替代、当地没有供血机构、可以完成传染病检验"。符合这些规定条件时，可动员血型相符的人员临时采血。

　　（二）原则

　　1. 适应需要　　按照国家《献血法》以社会储血为主的精神，军队血液供应主要依托现有军内储血单位，满足行动初期批量伤员医疗救治用血需要，达到保障当前、衔接后续的要求，以后的血液保障可采取依靠社会、临时动员的方式。

　　2. 方便使用　　一是血液储备供应的品种要方便任务部队和机动医疗分队的使用，主要储备成分血，简化品种，以储备悬浮红细胞、血浆为主；二是血液储备还要考虑方便平时的周转，将血液储备在我军平时的采供血机构。

　　3. 确保质量　　输血是挽救伤员生命、提高救治效果的重要条件。血液供应在整个血液保障中持续时间长，是连接"采"和"用"、影响血液质量十分重要的环节。因此要在血液供应全过程，从组织上、技术上全面严格地控制血液质量。包括血型与标识的准确无误，血液储存期与使用时间的正确把握，血液保存条件的严格控制，对溶血的及时发现与剔除等，确保用血安全有效。

　　4. 注重效益　　血液是一种特殊的物资，生物产品的许多特殊要求决定了血液的储备必须和血液的有效周转统一起来，不是预计需求量大，就可以大量地储备。同时还必须考虑到储备血液的周转，不然就会造成物资的损失、经济的浪费乃至社会的不良影响。所以，在计划血液供应时必须同时满足两个条件：既要能够及时保障行动需要，又要利于血液的合理周转。

　　5. 军民结合　　血液供应按照以社会为主的原则，必须实行军队和地方统筹兼顾。军队储备主要保证初期需要，地方应解决好后续用血的衔接，保证血液不间断的供应。

第五节　军队灾害医学救援预案

　　军队灾害医学救援预案，是军队卫勤针对平时可能发生的灾害事件，预先制订的应对计划和方案。编制军队灾害医学救援预案的基本任务是：充分预想、设定紧急事态卫勤背景与需求，建立相应的组织体系和工作制度，明确基本工作流程和工作方法，提出各类物资准备清单。其目的是在紧急事态发生以前建立起一套基本的应对方式、方法和技术、物资准备方案，一旦发生紧急事态，能够有一个基本的遵循和参照，实现迅速、有序、高效地应急响应与处置。同时，也为应急训练提供基本依据。2003 年年初，当广东等地发生 SARS 疫情后，上海市政府就立即开始分析形势，并针对疫情可能在上海出现的种种情况和发展趋势制订出十多套应急预案。2003 年 4 月 4 日，上海出现了首例 SARS 病例，上海市政府立即启动了"上海市公共卫生突发事件应急处置预案"，由于整个危机管理工作全面、紧张而有序地进行，有效地遏制了 SARS 疫情在上海的蔓延，其成功的关键就是他们有很强的危机意识并制订了切实可行的危机应急预案。

一、编制军队灾害医学救援预案的意义

　　凡事"预则立，不预则废"。应急预案是应急管理工作的起始点，是建立在对各种灾害医学救援任务紧急事态预见基础上的应对方案。健全完善的各种应急预案，对有效减少各种突发事件可能带来的损

失具有极其重要的意义。

（一）可以增强突发事件应急决策的科学性

灾害医学救援预案是根据对灾害医学救援任务自身特点的深入研究，对处理突发事件的组织形式与工作方法的规律性认识，在已有经验与科研成果的基础上编制的。一旦发生紧急事态，就能按照事态发生发展的客观规律性并借鉴以往经验教训，在最短的时间之内做出最优的选择与决策，进行科学的部署和采取相应的行动。按照应急预案组织指挥可以提高应急资源利用的充分度、技术运用的合理性和应急处置的有效性。反之，缺乏科学、充分的计划，应急行动会陷入盲目和无序状态。

有备才能无患。召之即来、战之能胜，这得益于各级部队建立了完善的应对突发事件应急预案，一套完备的多样化军事任务机制正成为部队行动的有力支撑。2009 年 8 月中旬，由总后勤部组织的"卫勤使命- 2009"实兵演习在西北某地举行，其背景设置就是我国西北某地突发特大地震及次生灾害。参加过演习的第四军医大学，兰州军区第一医院、第四医院、第五医院的卫勤分队在玉树地震、舟曲特大泥石流医学救援中发挥了巨大作用。

（二）可以提高突发事件应急处置的时效性

有了完善的应急预案体系，发生突发事件时就能立即启动事先制订好的相关预案，立即采取响应行动和措施，为挽救伤病员生命、维护公众健康争取宝贵的时间。各种应急预案的编制情况，关系到应急处置的响应速度和处置效果。例如，2003 年暴发的 SARS 事件，由于缺乏相应的预案准备，在一定程度上延缓了响应和处置时机。2008 年四川汶川大地震，我军迅速启动应急预案，及时派出了医疗救治力量，迅速开展了有效的灾害医学救援工作。这在很大程度上得益于事先制订的应急预案。玉树地震震后 2 小时 10 分钟，兰州军区某独立步兵团全员出动，强行军 16 小时后抵达灾区；某摩步旅翻越 4 座海拔 4500 m 以上的雪山，连续 30 小时开进 1500 多千米到达灾区；新疆军区某陆航旅紧急从 1700 km 外起飞，以最快速度飞抵玉树；到 4 月 18 日 22 时，解放军和武警部队共有 1.2 万人到达救援一线。从机制响应、预案启动，到人员就位、器材齐备，一支支队伍迅速转换"角色"——这在很大程度上得益于各单位事先制订的应急预案以及平时根据预案组织的各种训练。

（三）可以加强突发事件应急处置的规范性

国家和军队都已经编制下发了多项针对各类突发事件的应急处置预案。明确了处置突发事件的领导机构、各部门的责任分工、基本的工作关系（包括军民协调关系）。总后勤部颁发的《军队处置突发事件卫勤保障应急预案》，也明确了各级各类卫生主管部门和卫勤保障机构的基本任务与工作责任，以及响应程序和条件、应急处置内容等。有了这一基本规范，各级各类卫勤机构在紧急情况下就有了基本的遵循。应急工作开展起来就会更加顺畅。如玉树地震抗震救灾的高效有序，既有来自对汶川抗震救灾经验的总结，又有来自部队相应机构和法规制度的完善，减少了许多中间环节，凸显了"快"字第一。

二、预案编制的基本原则

（一）科学性原则

预案的编制首先必须坚持科学性的原则。在预案编制的指导思想、编制程序和规范组织形式、工作方法及实施措施中，都必须遵循科学规律。编制工作必须在全面调查分析的基础上，在充分研究掌握灾害医学救援任务或紧急事件发生发展规律，充分把握本系统、本单位卫生资源及保障能力的基础上，结合实际情况进行。只有在相应理论指导下，密切结合实际，以科学态度进行编制的应急预案，才能在实际应用中发挥作用。

（二）系统性原则

军队灾害医学救援预案，涉及医学救援和卫勤保障的方方面面，必须全面考虑、系统设计。一方面，每个预案本身要有系统性，军队灾害医学救援预案的编制应当完整，覆盖突发事件卫勤应急处置各项业务和各个环节的工作，同时兼顾事前、事发、事中、事后的各阶段工作。另一方面，各个预案之间要形成一个预案体系，既要有不同类型事件的应急预案，又要有不同层次的应急预案。

（三）动态性原则

在预案编制中，必须考虑到所保障的军事行动以及应对的突发事件的动态变化及发展进程，预测不同阶段的卫勤需求和工作重点，根据军事行动及突发事件的动态变化和发展规律采取不同的应对措施。设定在什么样的情况下，什么样的时机，应当采取什么样的组织措施、技术措施或防护措施等，把预案所能遇到的主要动态变化情况充分考虑进去，把预案写活，使其适用性更强。

（四）可操作性原则

预案是用来指导实际行动和行为的，必须具有适用性和实用性。预案应当尽量符合客观情况，具有很强的针对性，否则就失去了应有的价值。在预案的制订过程中，可操作性是必须考虑的基本原则，每一步行动都必须考虑环境因素、资源因素、人员素质因素和时间因素，充分考虑实际工作中的可行性，不可超越实际进行盲目预测和规范，造成无法运行和操作而陷入混乱。

（五）预见性原则

预案不可能准确预见突发事件的具体时间、地点、规模、伤亡人数等，但是预案必须对不同类型的灾害医学救援任务的性质及原因、对事件可能发展的方向、对不同级别突发事件可能动用的各种资源、应对事件采取的措施等方面做出相应的预见，才能增强应急处置的有效性。灾害医学救援任务的特点是应急处置准备时间短，因此更要求预案制订时具有预见性。

三、预案结构与内容

应急预案是针对紧急事态所制定的应对方案，是应急准备工作中最重要的一项内容，也是应急训练和应急处置工作的基本模板。由于应对的紧急事态规模、严重程度不同，涉及响应层级不同，客观存在着多种类型的事件，涉及的应对方式、方法不同，因此，应急预案是一套由不同层次、不同类型应对方案纵横交织、共同组成的预案体系。从应急预案编制的目的出发，应急预案一般包括应急处置的事件背景、接警程序、基本任务、主导思想、基本原则、应急组织、应急响应、事件处置、现场恢复、资源补充、应急准备以及预案管理等内容。

（一）预案体系及分类

国家和军队把机构的层级和事件的类型结合起来，规定了基本的应急预案体系框架。各个层级的卫生部门或保障机构，可以根据自身把握系统的大小，灵活编制以下几种类型的预案，形成本系统或本单位的预案体系。

1. 总体预案　总体预案通常是指一个系统应对紧急事态的基本方案，类似于母法，是下位预案制订的基本依据。

2. 专项预案　专项预案通常是指应对某一类型重大事件的专门预案。

3. 部门预案　部门预案通常是指管理部门应对突发事件所编制的专门预案。各级各类管理部门根据上级总体应急预案、专项应急预案和部门职责为应对突发事件制订的预案。

4. 机构预案　卫勤机构预案通常是指军队各级各类卫勤保障机构应对各类突发事件所制订的应急卫勤保障（医学救援）预案。各级各类卫勤保障机构在军区、军兵种的领导下，按照总体应急预案、专项应急预案的基本要求，针对可能承担的任务和可能处置的应急事件，结合自身功能特点和应急处置实际，编制相应的应急预案，并应当做到一类事件一种预案。

5. 重大活动预案　针对国家和军队重大活动所制订的卫勤保障及应急处置预案，包括军队参加国家举办的重大国际会议、国际赛事及重大活动安全保卫工作，参加国际维和行动、国际救援行动、双边及多边国际联合军事演习等活动所编制的应急预案。此类预案分别由承担重大活动卫勤保障任务的各级卫生部门和各类卫勤保障机构及单位制订。在 2008 年北京奥运安保准备工作中，军队参与的卫勤部门和机构编制了详细的重大活动总体预案、部门预案和机构预案。

（二）总体预案的基本结构与内容

总体预案一般偏重于宏观指导、总体谋划与组织工作的规范，类似于组织法。

1. 编制目的、依据　预案编制目的、依据的表述，通常应明确为应对突发事件（或紧急事态）的需要，提高处置突发事件的能力，最大限度地减少人员伤害，维护军人及公众健康和生命安全所依据的相关法律、法规和预案等。

2. 适用范围　预案的适用范围是指本预案规范和执行的范围，军队卫生系统的总体预案通常规范军队卫生系统参与处置突发事件紧急事态的卫勤保障和医学救援工作，规范的是军队卫生系统管理部门及保障机构在处置突发事件（紧急事态）时的行为，是相关行动的基本依据。

3. 应对的紧急事态　预案制订中，应当指明预案针对的紧急事态规范，可能应对的事件的种类及危机状态的等级。"军队处置突发事件卫勤保障应急预案"针对的是自然灾害、事故灾难、社会安全事件和军事突发事件的卫勤保障（救援）工作。同时，应当明确主要针对的是哪一级事件应急处置的工作，或者是各级各类事件都要遵循的规定。如总部应急预案主要规范的是特别重大突发事件的应急组织指挥和处置工作，同时本预案也对其他等级事件的工作和训练工作具有指导意义。

4. 基本任务与工作原则　预案应当规范卫勤保障（救援）的基本任务、工作原则与基本要求等。"军队处置突发事件卫勤保障应急预案"中，基本任务是指做好处置紧急事态的医疗、防疫和药材准备，开展伤病员救治和健康危险因素控制，协助进行现场常态恢复和伤病员处理，最大限度地减少对人员健康的伤害，维护军队和社会公众的健康和生命安全；确定以人为本、预防为主、协同管理、联合保障的工作原则；要求把处置突发事件卫勤保障工作作为应急管理的重要工作，不断总结经验教训，完善工作机制。规定军队各级医疗卫生机构在各类突发事件发生时，均负有疾病预防控制和救死扶伤的责任和义务，军队卫生人员应当做好思想、技术准备，积极开展疾病预防、控制，全力救治伤病员等。

5. 组织指挥体系与指挥关系　预案应当明确相应的组织指挥体系和指挥工作关系。明确的内容包括卫勤组织指挥基本任务、指挥体制、组织协调分工、主管部门职责、专家咨询组的职能与组织指挥关系等。明确事件的预警、卫勤指挥响应、应急指挥启动、卫勤力量部署与使用、指挥与协调、事发现场组织指挥、伤病员后送指挥程序、卫勤支援和卫勤报告等内容。

6. 保障体系及工作关系　预案应当明确医疗、防疫、防护、药材，包括装备、血液相应的保障（救援）体系，基本任务、各级各类机构的应急准备、应急响应、任务区分、保障范围、技术范围和相互工作关系以及善后与总结工作等内容。

7. 基本标准　预案应当明确各类组织编制标准，各级药材、装备、物资的配备和储备标准等。

8. 动态监控　预案应当明确在处置突发事件中，卫勤领导和管理机关重点应当监控的内容，如卫勤机构的转移、伤病员流动情况、疫情发展变化情况、药材消耗情况、血液供应及消耗情况等，并规定信息采集、信息传输、汇总分析、反馈评估方式方法等。

9. 相关保障　预案应当明确在处置突发事件过程中的通信、运输、生活、经费保障等问题如何解决，谁来解决，如何补充供应和保障等。

（三）部队预案的基本结构和内容

部队预案是指卫勤部队及部队卫勤分队所制订的具体应对紧急事态的行动预案，部队预案一般偏重于工作程序、工作方法的规范，类似于程序法。从总体上对紧急事态应急处置的基本任务、思想原则、责任区分、指挥体系、保障体系、基本程序等做出规定，对具体编组形式、任务区分、保障方式进行明确。

1. 编制目的、依据　预案编制目的的表述，可根据本单位可能承担的任务需求，一般需要制订应对反恐怖袭击，自然灾害如地震、洪水、火灾等应急保障（救援）预案，以及突发公共卫生事件等事件应急处置相关的预案，明确为应对某一类紧急事态的需要编制预案以及所依据的相关法律、法规、预案等。

2. 适用范围　预案的适用范围，通常是指预案规范和执行的机构类型范围，包括医疗、防疫防护、药材装备血液保障部（分）队，同时也包括预案适用的时间与空间范围等。

3. 事件背景与想定　通常是指预案对所应对的事件类型、事件波及范围、严重程度、人员伤害可能类型进行的设计与想定，已有的处置情况等，是预案针对的环境背景介绍，为下面的各项内容提供背景和前提。事件类型的不同，对军队灾害医学救援准备、处置的要求也不同，环境背景的设定可以区分出是对参与行动部队进行卫勤保障，还是对受到伤害的公众进行医学救援，哪些是已给定的条件，哪些是未知的情况，这些对人员的伤害的预计十分重要，是预案编制的基本依据。

4. 基本任务 预案在对人员伤害进行预计的基础上，进一步估测需要完成的保障（救援）任务和基本需求，可能的保障（救援）范围及其工作量、技术范围以及需要的卫生人员和物资的需求等。

5. 指挥与保障关系 预案要明确内外指挥关系与保障（救援）关系，尤其是在实施医学救援时必须明确军内、军外的协同指挥关系，明确联合救援的协同实施。

6. 力量编组与任务区分 预案应当明确机构力量的编组和任务划分。目前我军卫勤抽组的各类机动卫勤力量均有明确的编组，军队医院抽组的野战医疗所、野战医疗队，应根据不同的任务需求进一步进行模块化的编组。

7. 应急准备 预案应当对应急行动的思想工作、防护工作、信息工作、药材装备等方面的准备工作做出具体安排。

8. 应急处置的实施 预案这一部分是重点，应当对应急响应行动和医疗、防疫防护和药材保障等专业处置的工作流程、重点环节、工作方法、工作标准与评价标准做出规定。也可规定特殊伤病的基本救治方案，并对技术工作中存在的问题加以强调。

9. 动态监控 预案中，应明确规定主要监控的内容，信息采集、信息传输、汇总分析、反馈评估等方法及内容等。

10. 相关保障 预案对应急行动和工作中的通信、运输、军需、生活等相关工作做出安排。

四、预案的编制

（一）编制基本原则

1. 依国家法律、法规、规范、标准及其他规定或要求 如《中华人民共和国传染病防治法》《中华人民共和国抗震减灾法》《国家突发公共卫生事件应急条例》《传染病防治实施办法》《传染性非典型性肺炎防治管理办法》《国家突发公共事件总体应急预案》《国家突发公共卫生事件应急预案》《国家突发公共事件医疗卫生救援应急预案》《国际突发重大动物疫情应急预案》《国家自然灾害救助应急预案》等。

2. 军队相关法规制度及预案 如《中国人民解放军卫生条例》《军队参加抢险救灾条例》《中国人民解放军传染病防治条例》等。

3. 灾害医学救援行动卫勤保障特点及原则 灾害医学救援行动的特点是信息公开，约束力强，社会影响大；发生突然难以预测，应急响应快速；行动样式构成多种，战斗保障双重；保障对象包含军队、民众，组织指挥靠前；多元力量联合行动，协调协同复杂。其原则是：预行准备，快速应急，联合组织，科学实施，依法行动。

4. 其他 主要包括上级卫勤机关的指示和预案要求、本级后勤首长的保障意图、灾害医学救援行动卫勤保障任务、驻地情况及本单位的具体情况。

（二）预案编制的过程

1. 成立组织，制订计划 在上级首长的领导下，成立预案编制小组。明确人员分工，提出预案编制的目的、指导思想，设定预案针对的灾害医学救援行动样式和事件类型，制订编写计划。

2. 设定情况及明确任务 预案是在事件发生和应急行动以前制订的方案，因此，它与实际操作方案有所不同。首先要对卫勤所应对的事件或军事行动进行一个设定，是对任务部队的卫勤保障，还是地震灾害医学救援？还是传染病预防控制？还是各类事件和军事行动都包括？使预案的编制有一个基本的范围界定。同时，要明确卫勤在事件或行动中担负的基本任务是什么，是保障任务，还是救援任务？是全部负责，还是部分承担？保障（救援）的范围如何？以上内容是预案编制的基础，可以结合可能承担的任务、以往经验和自身特长进行设定。如果上级已经规定了应急准备的基本任务，应按照上级下达的任务明确。

3. 卫勤需求估计与测算　一是根据卫勤可能应对的事件或军事行动情况，对任务期间可能发生的人员伤害进行估计与测算，如任务部队的卫生减员、任务区的伤病员数量、主要类型、严重程度、时间分布、地区分布，以及污染范围等。二是根据任务需求对卫勤应急行动的力量需求进行估计与测算。包括保障（救援）所需要的基本业务功能，以及各类人员、药材、装备、物资、运输工具、通信器材等资源。原则上，功能配置、资源配置应当与任务需求相协调。功能、资源不足时，应当在预案中说明或向上级提出。

4. 明确组织形式与工作关系　根据预案规范的系统或范围，建立不同能级或不同功能的队伍或编组，明确各级各类组织的负责人、基本任务、保障（救援）范围及业务功能范围，明确与外部的领导关系和协同协作关系，明确上下级指挥关系和相互工作关系，建立相关组织制度和工作制度。如请示报告制度、定期会议制度、伤病员后送工作制度、会诊（会商）制度等。

5. 规范业务工作流程　依据相关法律法规和预案要求，遵循科学规律，结合任务实际，规范伤病员救治医疗、疾病预防控制、卫生防护、药材保障工作的基本流程和方式方法，特别是与其他部门协同合作开展的工作，如伤病员后送的申请与运输任务下达程序、传染病预防与现场控制工作程序、药材的请领与接收程序等，提出重点工作的操作程序和要求、注意事项、特殊情况的处置和要求等。对信息采集、信息传输、信息分析与利用提出要求。

6. 规定应急准备的标准　制订相关标准，将军队灾害医学救援准备工作量化、标准化。如参加任务的人员条件及结构标准，人员在位率标准，药品、器材、物资储备标准，药材装箱标准，携行、运行、移交物资标准，物资车辆装载方案，必要的信息标准和标准信息报告表，检验检测方法及标准，应急处置效果评价标准等。

7. 报上级卫勤机关审定　军队灾害医学救援准备预案应当上报本级后勤首长和上级卫勤机关审定，并根据上级的意见和要求不断完善。

8. 组织演练、修改补充预案　预案批准后，应当组织任务分队人员认真学习预案内容，明确各自的分工、工作流程和相互关系的协调，并组织任务分队按照预案反复进行演练和演习，在反复的训练中进一步熟悉预案，熟悉程序与操作，落实预案要求的内容。不断提高应急响应能力、现场处置能力，以及实战场景的感觉和心理适应。同时，通过训练演习，可以发现预案中存在的问题和不足，对预案进行反复修改，使预案不断得到修订和完善。

（三）方法

1. 文献调研法　收集和学习相关指导性法律、法规、制度、预案和经验性文章及资料。帮助理清思路，深入思考预案撰写提纲，并将文献中好的经验和做法应用到预案中来。

2. 现况调查法　一是进行现况调查，收集吸收好的经验和做法。二是针对具体预案的调查，到现场进行有针对性的调查，特别是对卫生机构展开地域、水源、道路及驻地卫生资源及卫勤协同等调查。

3. 德尔菲法　将征求意见稿提供给有关专家，请他们从完整性、科学性、实用性多个角度提出修改意见。在这个基础上，有条件的可以组织专家论证会，讨论预案初稿的可行性。

4. 卫勤训练和演习方法　主要通过卫勤训练、卫勤想定作业和实验性演习来检验和完善预案。

（四）预案参考范例和注意事项

1. 标题　标题通常有3种写法：一是"单位名称"加"事由"加"预案"组成；二是"单位名称"加"地点、事由"加"预案"组成；三是当采用地（要）图注记式时，则由"单位名称"加"事由（或地点、事由）"加"预案图"组成。

2. 开头　按照法规体例撰写的预案，可不写引言，直接撰写条款。按照文件体例撰写，可以写引言，主要内容可以是编制预案的目的和依据等。

3. 正文　按前述预案的基本结构和程序起草预案的正文。

4. 文尾　文尾包括：①主题词。把公文主题的自然语言转换成检索语言，是对公文进行主题分析、概括并赋予某种标识的过程。②抄送。抄送时其各单位的排序通常为上级、平级、下级。并注明印发的数量。③承办单位。在抄送的下面应注明承办或经办单位、联系人的姓名和电话号码。

5. 标图要求　在宏观预案中，常常需要标图。标图时，将我方救援态势、后方兵站部署、行军路线、救治机构的配置地点及地方卫生机构等有关情况，标绘在军用地图或要图上，必要时加文字注记。

第六节　军队灾害医学救援训练

军队灾害医学救援训练是指卫勤部（分）队按照军队参加灾害医学救援行动有关任务要求，针对各类事件的不同特点，组织开展的针对性训练活动。其基本任务在于提高卫勤部（分）队应急处置的基础知识水平和专业技能，明确灾害医学救援行动中卫勤应急处置行动的组织指挥与保障方法，深入开展卫勤应急管理和专业技术研究，全面检验预案制度、人员编配和装备配备方案，培育战斗精神，提高官兵素质，培养和造就新型军队卫勤应急处置人才，进一步增强灾害医学救援行动应急处置卫勤保障能力。

一、军队灾害医学救援训练概述

（一）指导思想

军队灾害医学救援训练工作要坚持以科学发展观为指导，以新形势下军队应对多种安全威胁，完成多样化军事任务的使命要求为牵引，以全面提高复杂、困难环境下突发事件应急处置能力为目标，紧紧围绕全面建设现代后勤，严格落实军事训练新大纲有关要求，坚持从难、从严、从实际出发，坚持训战一致、教养一致，坚持按纲施训、依法治训，确保应急处置卫勤训练的质量与效益。

（二）训练目的

1. 强化意识　定期组织开展军队灾害医学救援训练，特别是多部门参加的应急处置卫勤综合演练，可有效增强参训人员的责任意识、危机意识和协同意识，不断提高针对不同类型突发事件的现场应变能力、协同配合能力和整体救援能力，树立应对重大突发事件的信心。

2. 检验预案　不断检验各类灾害医学救援任务卫勤应急处置预案方案的科学性、合理性，在实践中发现问题、总结经验，及时反馈军队卫勤应急救援系统的快速反应能力，进一步明确军地联合指挥组织机构和程序，并为装备物资的合理配备提供依据。

3. 提高能力　通过理论培训和技能训练，可进一步夯实救援人员专业理论基础，提高操作技能，为应急处置的高效实施奠定坚实基础；通过定期组织综合演练，可充分锻炼应急状况下军地多部门、多兵种的联合指挥和协同配合，探索建立科学、合理的长效联动机制，全面检验各级指挥机构和救援力量在复杂条件下的指挥控制能力和快速反应能力，达到锻炼队伍、提高能力的目的。

（三）施训原则

1. 加强领导，统筹安排　各级卫勤机关和各卫勤部（分）队应高度重视军队灾害医学救援训练工作，建立健全训练领导组织。要依照军事训练新大纲的要求，根据本单位担负的卫勤应急救援任务，对本级应急训练演练工作进行总体规划，统筹安排，将日常工作与训练演练有机结合，互相促进，同步发展，采取多种训练形式和有力措施，保证参训时间、内容、人员和效果的四落实，确保本级训练有计划、有组织地进行。

2. 平战结合，立足应急　正确处理平时应急处置工作与战时卫勤保障之间的关系，将军队灾害医学救援训练与军事斗争卫勤战备训练相结合，以提高平时应急处置能力，促进战时卫勤核心保障能力，切实做到平战结合。同时，应充分重视不同规模、不同类型突发事件的应急处置实践，认真总结经验，查找问题，吸取教训，改进训练方法。结合履行多样化军事任务的使命要求，大力加强新技术、新方法的研究与训练。

3. 突出重点，注重实效　军队灾害医学救援训练，要以强化指挥职能、加快反应速度、提高处置能力、确保完成任务为出发点，注重实效，运用科学的训练方法和现代化的训练手段，力求以最短的时间和最少的物资器材消耗取得最佳的训练效果。军队灾害医学救援训练类型和课目较多，不同类型的突发事件，其指挥程序和应急处置专业技术的训练内容不尽相同。由于训练时间有限，必须区分训练层次与对象，突出各自专业重点。其中，卫勤机关应当以分析判断情况、力量筹划与运用、协调与控制为训练重点；卫勤部（分）队应当以平战转换、应急响应行动、应急处置和效果评估为训练重点。

二、军队灾害医学救援训练的主要内容

按照训练实施手段，军队灾害医学救援训练主要包括知识教育、技能培训和综合演练 3 种方式。其中，知识教育和技能培训主要围绕各卫勤部（分）队的专业职能展开，具有一定的通用性；综合演练则主要围绕不同类型灾害医学救援任务的任务特点而展开，具有较强的针对性。知识教育和技能培训是综合演练的基础和前提，综合演练是对知识教育和技能培训的实践检验和升华。

我军新大纲规定军队医院机动卫勤分队相关卫勤保障训练内容包括自然灾害、事故灾难和突发公共卫生事件等的卫勤保障，并提出了训练的具体要求：情况判断准确，指挥程序清楚，能够及时、正确、果断地处置各种情况；人员编组合理，任务分工明确，物资、装备、器材携带齐全；分队行动迅速，能够按要求及时到达指定位置并快速展开工作。卫生员训练大队的训练内容与医院基本一致，要求卫生员了解非战争军事行动卫勤保障的特点、任务与要求，能够及时、正确、果断地处置各种情况，组织救援。疾病预防控制中心及卫生防疫队、"三防"医学救援队训练内容主要包括各种灾害医学救援行动卫生防疫防护的特点、内容、工作要点和组织方法，各类重大疫情处理程序、方法等。

（一）知识教育和技能训练的主要内容

军队灾害医学救援训练知识教育和技能训练的内容主要包括卫生勤务知识、创伤救治知识、卫生防疫知识、"三防"医学救援知识和心理健康知识等。其中，知识教育的重点在于理论学习，技能训练的重点在于实际操作能力的培养；知识教育是技能训练的基础，技能训练是知识教育的实践，二者相辅相成。在训练的组织实施中，知识教育和技能训练应紧密结合，实现理论与实践的有机统一。

1. 卫生勤务知识 卫生勤务知识是以军事科学为依据，以医学科学为基础，运用现代管理科学的理论和技术而形成的理论体系。具体包括应急处置工作涉及的国家和军队相关条令条例和规章制度；后方勤务基础；应急条件下军队卫生工作的组织和运行管理；军队机动卫勤部（分）队的组织管理、机动展开、收容运行和撤收；医疗后送保障的组织体制、伤员分类、分级救治和伤病员后送；卫生勤务信息的生成、收集、整理、监控和统计分析等。主要在原有的军队卫生勤务知识基础上增加了对军队卫勤力量在灾害医学救援中的职能任务以及灾害医学救援工作方针、与灾害医学救援相关的军队以及国家的法律和条例条令等政策法规内容，不同灾害医学救援行动的军事行动的特点要求以及卫勤组织指挥体系、卫勤组织指挥的基本程序，针对不同灾害医学救援特点的保障预案、卫勤力量的部署、各种类型灾害医学救援的组织实施。

2. 创伤救治知识与技能 灾害医学救援卫勤保障的创伤救治知识与军队战时保障的创伤救治知识基本一致，具体科目主要包括现代战伤外科学、现代野战内科学、战伤救治规则和战伤护理技术规范所包括的 9 项救治技术（通气、止血、包扎、固定、搬运、溺水救治、海水浸泡救治、心肺复苏、特种医学），休克的预防与治疗措施，野战输血，感染防治，清创术，战伤手术麻醉，挤压伤、冲击伤（爆震伤）、烧伤和冻伤救治技术，各部位及多发伤的救治，战伤内科问题的处置技术，特殊环境常见皮肤病防治，战伤基本护理技术和特殊伤的基础护理等内容。

在世界范围内，军队均被认为是应急灾难救援的最有效力量。据统计，汶川地震发生后，军队派出200 余支医疗队、防疫队、心理救援队与野战卫生装备维修队，共计 7000 余人的机动卫勤力量。同时，军队医学救援力量率先进入震中重灾区展开医学救援，在都江堰、绵竹、绵阳、北川等灾区建立了 7 所野战医院，在灾区一线医疗救援中发挥了重大作用。

汶川救援中支援力量抽调以外伤救治为主，骨科、普外科、颅脑外科、ICU、急诊等力量居多，而

妇科、产科、儿科、皮肤科等医学力量则相对短缺。根据日本、巴基斯坦海底地震和美国"卡特里娜"飓风等灾害的救援经验，在特大灾害医学救援中，增加内科、妇产科、儿科及传染病防治方面的力量，能有效降低医学救援后期并发症发生率和伤者死亡率。

3. 卫生防疫知识与技能　卫生防疫保障是指在灾害医学救援卫勤应急处置过程中，运用预防医学理论、技术预防疾病，控制和消除传染病流行，确保人民群众健康和部队战斗力的卫勤保障活动。卫生防疫知识主要包括突发公共卫生事件防治知识，野战条件下给水卫生监督、食品卫生监督和临时建筑卫生监督知识与技能，流行病学调查知识，防疫处置知识，传染病的防治与管理等。同时，还应包括《中华人民共和国传染病防治法》等国家、军队法律法规的学习。

4. "三防"医学救援知识与技能　"三防"医学救援是灾害医学救援的重中之重，其救援知识内容主要包括核与化学突发事件的医学防护与救治、生物突发事件的医学检验与诊断治疗等。其中，核与化学突发事件的医学救援知识主要包括辐射与毒物种类甄别鉴定、个人防护、现场抢救、伤员和环境洗消、特殊治疗和预防药物使用、伤员救治与后送、污染区域划分、危害评估等；生物突发事件医学救援知识主要包括可疑生物样本的采集检验和实验室确认、空气与媒介采样监测、环境消杀、污染区域划分、危害评估、病员救治、传染病预防与控制等。

5. 心理健康知识　应急状态下，部队指战员的身体和精神均处在高度紧张状态，容易出现过度疲劳，不仅影响健康，而且会引起心理应激反应，出现紧张、恐惧、亢奋、不安等症状，对部队战斗力造成严重影响。应急处置人员应掌握的心理健康知识主要包括心理学基本知识，心理应激综合征与应激精神病分类，应激综合征的诊断与治疗，心理创伤诱因分析，心理问题治疗与防护的原则，心理训练、心理监测、心理评估、心理健康教育和心理疏导措施等。

（二）综合演练的基本内容

综合演练是切实提高卫勤部（分）队灾害医学救援卫勤保障能力的主要施训手段，训练重点是反应速度、协同配合与综合技能，训练目的是提高能力、查找问题。一般来讲，综合演练的主要内容要涵盖应急处置工作的所有程序和环节，主要包括组织指挥、应急响应、人员收拢、机动开进、现地展开、现场处置、医疗后送与转运以及部队撤收等。各职能部门要认真研究分析突发事件的特点，结合应急处置卫勤保障需求设定针对性演练内容。

1. 组织指挥　组织指挥主要训练对象是各级组织领导机构和应急处置力量的组织指挥人员。对组织领导机构的训练，主要包括上级机关下达任务的方式、渠道和手段，突出对多部门、多兵种联合指挥机制的检验，强调迅速、及时和准确；对应急处置力量的训练，主要包括情况判断、资料收集、兵力部署、中国灾害救援医学物资调配等，要求在最短时间内形成作战决心和行动方案。同时，组织指挥训练还应包括各级组织机构在事件处置过程中对整体工作的控制、调配和指挥，并贯穿综合演练的全程。

2. 应急响应　应急响应主要训练和检验各级应急体系的运行维护情况，以及军地、军警和军队等多部门联合作战协同体系的畅通情况。同时，应急响应还要训练各级指挥部门准确判断事件危害，并对事件未来发展态势做出基本评估，及时启动相应的响应等级和处置预案，做到紧张有序、迅速准确。

3. 人员收拢　人员收拢主要训练突发事件发生后平战转换的速度，要求以事先制订好的人员编组方案为基础，迅速收拢相关救援人员，并对不在位人员进行调整补充，安排好留守工作。同时，收拢人员应根据事件性质和要求，做好物资和装备准备。人员收拢训练要严格落实战备等级有关规定，切实做到齐装满员。

4. 机动开进　机动开进训练要结合部队性质和任务要求设定机动方式，一般包括行军和输送两类，主要方式包括公路、铁路、水路和航空。机动开进训练要充分考虑突发事件的特点，如地震灾害救援要充分考虑到地震对交通道路造成的严重影响，做到预先有准备。

5. 现地展开与现场处置　根据各卫勤部（分）队担负的职责任务，现地展开与现场处置训练主要包括现地勘察、警戒防卫、物资卸载、装备展开、现场救援（处置）、伤员后送和后勤保障等内容。应急处置的现地展开与现场处置训练应特别突出快速、有效。以化学武器恐怖袭击为例，现地展开与现场处置训练包含毒剂种类侦检、现场紧急救援、伤员洗消、人员防护、医疗救治与后送、危害评估等内容。

6. 部队撤收 撤收训练应包括伤员转送、物资清点、损耗统计、物资装载和机动等内容。

（三）灾害医学救援行动的卫勤应急训练要点

灾害医学救援是军队支援地方进行抢险救灾和应对其他突发性灾害，保护人民群众生命财产安全，必要时参与灾区恢复重建的行动，具体可包括地震灾害、洪涝灾害、森林火灾和重大交通事故等。

地震救灾卫勤保障特点主要表现为发生突然，准备仓促，救援力量不足，医疗设施破坏，药品器材短缺，组织协同复杂，工作环境恶劣等。其训练要点在于强化组织指挥及协同训练，抓好保障预案制订和优化，着重加强颅脑伤、休克、骨折、多发伤和挤压伤综合征的救治技术训练，注重卫生防疫组织管理和军地协同、联合防疫的训练和演练，完善、充实卫勤保障机构和力量配备，加大药品器材的储备，提高快速反应能力。

洪涝灾害卫勤保障特点主要表现在灾区范围广大，条件极差，保障难度大，需内科处理的伤病相对较多，卫生防疫任务异常艰巨等。其训练要点在于加强野战内科理论与诊治技术的训练，加强卫生防疫理论与技术，包括军队卫生学理论与技术、军队流行病学理论与技术、传染病学理论与技术等的针对性训练和演练。

森林火灾的卫勤保障主要特点是现场烧伤伤病员急救及转送是首要工作，灭火部队的卫生防疫是卫勤保障的中心任务。训练和演练要点在于烧伤救治、有毒有害气体防治的理论与技能，注重与地方公安、消防等协同单位的应急处置联合演练。

重大交通事故救援卫勤保障的特点是事故突发，伤病员多、伤势重、伤情复杂，事故现场混乱，现场控制和救治工作的组织协调至关重要。训练和演练要点在于加强颅脑损伤、颈椎损伤以及复合伤、多发伤的分类、救治和后送技术训练，加强与地方公安、消防、卫生机构的联合卫勤组织指挥和救治工作的综合演练。

三、军队灾害医学救援训练方法

灾害医学救援行动卫勤训练应针对不同对象，采取相应的训练方法。如卫勤管理干部和技术骨干，可到军队后勤、医学院校培训或进修学习；各大单位卫生部门定期组织卫勤培训班，分层次对人员进行轮训；组织所属人员进行在职学习、研讨；结合部队的训练任务，组织医院和卫勤分队进行卫勤演练等。

当前我军灾害医学救援行动卫勤训练才刚刚起步，无论是训练内容还是方法手段与卫生战备训练区别不大，今后的灾害医学救援行动卫勤训练必须在原有基础上借鉴外军"基地化分类训练"的理念，不断改革创新训练模式。一要坚持完成多样化军事任务保障理论创新，加快军事训练转变步伐，促进战斗力生成模式快速转变。必须抓住军事训练往信息化转变这个核心和重点，坚持把联合训练纳入正轨，积极开展复杂环境下的训练，突出新装备、新技术、全功能训练。注重全员通用急救技术和卫生勤务知识训练。二要制订符合我军实际的灾害医学救援行动卫勤保障训练计划与实施方案，切实做到组织、人员、技术与装备四落实。三要改革训练方式方法，坚持理论教学与实际操作，勤务训练与技术训练，陆上训练与海上、空中训练，基础训练与检验性演练、专项试验任务相结合的原则，通过分训、轮训、集成联训演练及参加专项试验任务等途径，不断总结经验，完善军队灾害医学救援规章制度，检验方（预）案和流程，增强各类卫勤保障机构实际保障能力。四要进一步加强卫勤训练的基础建设，完成基本教材的编写工作，编制各类卫勤分队训练与考核大纲，制订各类医疗队训练药品、器材装备品量表，修订各类卫勤分队分练、合练考核的内容、要求和程序，组织专家将国内外灾害医学救援行动卫勤保障的最新研究成果应用于教学训练。

四、军队灾害医学救援训练的组织实施

军队灾害医学救援训练有多种施训方法，本节主要介绍基于训练展开方式的分类方法，把卫勤应急

演练划分为功能训练、指挥训练、综合演练3类。

（一）功能训练

功能训练是指各单位根据担负任务的要求，针对单个或几个应急功能而进行的训练活动。功能训练除了可以在室内展开外，也可以在室外同时展开小规模的现场演练，调用必需的资源，主要目的是针对特定的应急响应功能，训练、检验应急救援人员以及应急救援系统的响应能力。功能训练的特点是目的性强，训练活动主要围绕特定的职责功能展开，演练的规模得到了较好控制，既降低了成本，又达到了"实战"锻炼效果。

例如，以"有毒化学物质泄漏"为想定情景的功能训练，其训练、检验的主要内容是现场毒物种类甄别鉴定，染毒人员的医学救治和洗消，结合现场地理环境和气象条件为有关指挥机关提供专家咨询和技术支持等。

（二）指挥训练

指挥训练的对象主要是各级卫勤领导和卫勤机关干部，训练的目的是通过学习、操作和研讨，进一步熟悉各类突发事件的特点和卫勤组织指挥的方法，提高应急决策、组织计划、控制协调的能力。应急组织指挥训练与平时管理训练和战备训练有所不同，其区别和训练重点在于制订应急预案、紧急情况的分析判断、应急力量的调集与使用以及各个方面的协调等。

卫勤应急组织指挥训练通常建立领导小组、导调组、专家组和演习组。演习组通常以卫生应急办公室的组织形式展开卫勤作业与组织指挥的各项工作。训练以研训、推演或室内推演带实兵演习的方式进行，通常以已有预案为基础进行设计。训练工作往往以一种或两种突发事件的萌芽阶段或暴发阶段为想定起始背景。训练工作可以分为理论学习、想定作业、情况处置和总结讲评4个阶段进行。下面以总部或军区（军兵种）卫勤组织指挥推演为例，简单介绍卫勤组织指挥应急训练实施过程。

1. 理论学习　主要内容包括学习卫勤应急管理相关的法规、制度、预案和标准；学习卫勤应急管理的基本理论及方法；了解所应对事件的特征和规律；学习军事指挥和作业的基本程序和方法。

2. 想定作业　主要内容包括研读突发事件的基本想定和相关条件设定（导调组提供）；制订军队灾害医学救援预案；绘图与标图；召开预案会审会议。

3. 情况处置　主要内容包括：①根据可疑迹象、征象报告或突发事件通报（导调组发出），启动应急预案和卫生应急办公室工作；召集专家组会议分析判断情况；修订预案形成方案；向本级处置突发事件领导小组提出应急保障（救援）建议；经批准后（导调组回复），作战部门下达军事行动任务（由导调组替代），卫生应急办公室书面向所属卫勤部（分）队下达卫勤保障（救援）任务，提出要求。②协调卫勤部（分）队通信联络、交通运输工具、后勤保障事宜；组织卫勤部（分）队行军与输送，协调沿途卫勤保障工作；起草通知，向辖区部队、卫勤部（分）队通报情况，提出要求。③根据事态发展变化情况和保障（救援）紧急需求临时情况（导调组提供），提出紧急处理意见。④召开办公室会议，分析监控结果和评估应急处置情况。

4. 总结讲评　主要内容包括演习人员自我总结、导调组讲评和考评组分析讲评等。

（三）综合演练

综合演练是指针对某类灾害医学救援卫勤保障工作的全过程，组织开展的多部门联合协同演练。与功能训练和指挥训练不同，综合演练要求预案所涉及的各级、各类部门都要参加，全过程、全环节组织实施，以检验各组织在应急状态下能否按照既定预案，充分调动人力、物力资源，相互协同配合，实施有效应急处置，确保公众的生命与财产安全。

1. 开展训前动员　紧密结合当前形势下我军履行灾害医学救援的任务要求，结合各卫勤应急力量建设发展需要，教育全体参训人员牢固树立应急观念，明确训练的任务、意义、内容、目的以及措施方法，提高参训人员的思想认识，强化危机意识，激发训练演练热情。

2. 组建指挥机构　根据演练内容和任务要求，按照既有预案方案，组建"综合演练领导小组"，全面负责综合演练的组织实施、后勤保障和效果评估等，领导小组一般由各级组织指挥机构和各救援力量主管领导组成，下设指挥控制、政治工作、后勤保障、信息支持和专家咨询等职能小组，负责综合演练具体工作的落实。

3. 设置情景想定 根据各卫勤部（分）队担负的灾害医学救援任务类型，设定假想突发事件的情况说明，让指挥人员和参演人员了解事件的环境、背景，增强演练过程的真实感。情景想定一般由演练领导小组根据训练目的设定，要求做到科学合理、客观真实。

4. 制订实施方案 实施方案是综合演练组织实施的根本依据，一般包括指导思想、训练对象、情景想定、训练内容、实施步骤、保障分工等内容。演练实施方案要经过组织策划机关和有关专家的反复讨论，确定后提前发放至参演人员手中，以方便其学习掌握。

5. 落实后勤准备 后勤准备工作主要包括经费筹措、物资调用、车辆通信、生活保障等方面。从专业设备配备到通信工具配发，从机动车辆保障到人员生活供给，都要逐一加以落实。强有力的后勤支持，不仅关系到训练和演练的效果，也影响着参演人员的身心健康，在训练工作中至关重要、不容忽视。

6. 演练的组织实施 综合演练要按照实施方案的具体要求，在领导小组的统一指挥下组织实施。综合演练一般包括预前准备和联合演练两个实施阶段，其中预前准备主要包括对参训人员进行理论培训，开展针对性专项技能训练以及模拟分练与合练等，一般采取专题讲座、理论作业和功能训练等方式展开；联合演练是在预前训练的基础上，在指定时间和指定地域内，按照预先设定的情景想定，迅速启动相应预案，多部门联合进行的应急处置综合演练，着重训练联合指挥、应急响应、快速机动和展开、应急处置协同配合等环节。

7. 进行演练总结 以查找不足、解决问题、提高能力为出发点，对演练各项工作进行深入总结，对照预先设定的方案，重点针对指挥流程、响应程序、兵力调用、资源调配和多部门协同配合等内容进行总结分析，查漏补缺，形成总结报告，进一步优化灾害医学救援卫勤保障的工作程序，切实提高应急处置能力。

五、军队灾害医学救援训练综合评估

军队灾害医学救援训练综合评估的主要内容是对各级、各类卫勤机构和职能部门所进行的应急处置训练演练工作的组织、处置和效果进行综合评定，其目的在于总结训练、演练中暴露出的不足与问题，进一步完善细化预案方案，提高多部门联合组织指挥效能，加强各救援力量的协同配合，切实促进应急处置能力的提升。卫勤应急演练综合评估一般根据任务要求和演练目的，设定与之相应的评估指标体系，作为综合评价的依据。

（一）评估指标体系的构建

军队灾害医学救援训练评估指标体系的设定要坚持以演练目标为牵引，以应急任务为核心，以提高能力为目标，坚持针对性、原则性和科学性。评估指标要依据对应急处置效果的影响程度，将评估指标分类制订，或是按照评分制度，授以不同的分制进行评估。评估指标既要突出重点，同时又要兼顾演练过程中的各项细节，各职能单位可根据实际任务进行细化完善，并根据工作重点赋予每项指标以相应的权重或分值。

（二）综合评估的实施

1. 评估手段 应急处置演练评估的主要手段包括理论考试、技术操作考核和多指标综合评估等。其中，理论考试和技术操作考核多用于针对性较强的知识教育、技能训练或小范围功能演练，侧重于单兵专业素质的考核验收，一般用于岗位练兵、专业技能考核和上岗培训等工作；多指标综合评估则更适用于综合演练的整体评定，较前两种评估手段更注重系统的整体协同和综合处置效果评估，同时也是对各单位应急处置能力的一种整体反映和促进。

2. 评估过程 训练演练的评估工作要做到预有准备、分步实施、科学评判和有效反馈，科学、客观、合理地对演练进行综合评价，进一步促进应急管理的预案制度、人员编配、物资筹措和现场处置的

全面建设，一般按照建立考核组织、确定考核对象、选定评估方式、建立评估体系、组织实施评估、反馈评估意见等过程进行。

（三）评估结果认定

评估结果认定是评估工作的根本目的和关键环节。评估组要以训练演练的目的为立足点，根据演练目标体系和评估指标体系的要求，对训练演练进行科学合理、客观公正的综合评定。结果评定一般以会议的形式统一进行，具体包括评估人员分别报告、研究讨论、统一评估意见等步骤，会后由工作人员汇总评估意见，撰写评估报告，经评估组领导认可签字后上报有关主管部门，必要时，可将各评估指标的详细情况以附件的形式随评估报告一并上报。

第七节　军队灾害医学救援应急响应

应急响应是应对突发灾害的紧急筹划和紧急行动，是军队收到灾害救援命令后的第一反应和第一应对环节，直接关系灾害救援工作的效率和质量。不同灾害具有事件和形态的多样性、规模大小的差异性和危害程度的不确定性。有效分析和把握不同灾害发生特点，对各类灾害进行分类、分级管理，研究和确定相应的应急响应对策，能够有效提高军队灾害医学救援行动的针对性和有效性。

一、灾害分级标准

灾害的分级是根据灾害规模、危害程度和影响范围等，对灾害严重程度进行的等级划分。灾害的分级和分级标准是管理者对事件后果严重程度判定的基本依据，也是救援需求和救援力量运用的基本依据，为此，国家和军队都根据不同类型的灾害所产生后果的严重程度对灾害进行了分级，制订了相应的灾害分级标准。

（一）分级的目的和意义

对灾害进行科学、合理的分级，是分级响应和有效降低各类灾害影响的前提，也是军队卫生力量灾害救援应急响应工作的基础。对各类灾害进行等级划分的目的，是为灾害事件的能级管理、分级响应提供基本依据，引导处置救灾工作科学、有序地开展，提高应急响应和处置工作的效率与效益。

对各类灾害进行等级划分，一是可以使管理者对各类灾害的严重程度有一个总体把握，根据不同的级别进行相应的计划管理，在事发前制订相应级别的应急预案，事发后启动相应的应急预案，采取不同级别的应对措施，规模适度地开展应急组织指挥和管理工作，并尽快使事件初期的无序状态转变为有序的应对状态。二是为分级响应提供组织与行动的基础，不同级别的事件由不同级别、不同规模的组织机构进行优先响应，体现了能级管理、分级响应的基本原则，并且可以尽量避免盲目行动，盲目扩大响应范围，避免产生过度响应或响应不足的问题。三是可以使社会公众对所发生的灾害有一个概略的了解，事关重大的灾害，可以引导公众共同参与，动员广大公众共同应对。同时，也使公众对各类灾害有一个比较准确和清晰的了解，防止妖言惑众和避免不必要的恐慌。

（二）分级的基本依据

国家和军队对各类灾害的分级主要依据灾害的性质、危害的严重程度、可控性和影响范围 4 个方面因素，经过综合权衡、相互比较进行事件等级的划分。

灾害的性质通常是指灾害发生的原因和属性，可以分为自然因素引发和人为因素引发。自然灾害和突发公共卫生事件中的传染病流行、污染性食物中毒大多以自然因素为主，而事故灾难和社会安全事件大多属于人为引发。突发事件也可以区分为对抗性事件和非对抗性事件。反恐及局部边境冲突处置等属于对抗性事件。

灾害的危害严重程度通常是指事件所造成的人员伤害、财产损失、生态破坏的程度，人员伤害包括死亡、创伤、疾病、精神心理损伤等。财产损失包括个人财产、集体财产、国家财产损失等。生态环境破坏包括地形、地貌特征的改变，气候、气象特征的变化等。事件危害的严重程度可以用统计数据加以说明，可以区分为特别严重、严重、较重、一般四个级别。

灾害的可控性通常是指事件发生、发展的人为可以控制的程度。有些灾害的发生难以事先预防和人为控制，如自然灾害；有些事件的发生可以通过人为手段在事发前加以发现和控制，如一些食物中毒、事故灾难、社会安全事件等。在发展过程中，有些灾害的发展，在导致事件发生的因素去除（或过去）以后，事件本身的危害即停止，往往不会发生连续性和继发性的危害，可控性相对较强。如水灾、火灾、食物中毒等。有些灾害的危害因素延续时间较长，并可能在一次事件后，连续发生多次次生危害或复燃，可控性较差，如一次大地震后的余震、一次传染病流行结束后的再发、不明原因的疾病暴发后的再发等。

灾害影响范围通常是指事件波及和影响的广度。影响范围从影响方式上可分为直接影响范围和间接影响范围，直接影响表现为对社会、财产和人员的直接危害，而间接影响表现为对社会、财产和人员的间接危害，有时间接影响造成的社会、财产和人员危害更为严重，如在 SARS 暴发初期，其直接影响的范围很局限，但其对社会秩序、公众心理和社会生产产生的危害要广泛得多。从影响对象上可分为地域影响范围和人群影响范围，人群影响范围也是军队卫生力量灾害救援应急管理最为关注的内容和直接依据。

（三）对灾害分级的把握

灾害的等级划分既有一个明确的条件标准，同时，也必须把握各等级之间的相对性和连续关系，以及各类灾害与军队卫生力量灾害救援应急响应的关系等。

一是把握分级的核心标准。不同的灾害侧重点各不相同，相关标准千差万别，但总的趋势是将人员伤亡情况和经济损失情况作为分级的核心标准。同时，还必须注意到，自然灾害、事故灾难、公共卫生事件的分级标准，是以人员伤亡和经济损失情况为重点区分的。但是，对社会安全事件国家没有制订明确的分级标准，必须根据事件的性质、社会影响范围、后果严重程度以及国家政策和后续处置效果判定。

二是整体把握各类灾害的分级。各类灾害的分级标准必须按照硬性条件加以判定和上报，不得随意调整和修改。但是在判定时，也必须从人员伤亡、经济损失、社会影响和环境破坏等各个方面整体评估、综合判定，不能人为地突出一个方面。国家规定：对特殊地区、特殊时间、特殊行业和救助能力特别薄弱地区的标准，有关职能部门可以采用单独分级或补充分级的办法来加以明确。

三是动态把握灾害的分级。各类灾害的发生是一个动态发展变化的过程，人们对灾害的认识也是一个不断深化的过程。因此，对灾害级别的判定不是一成不变的，可能会随时根据突发事件的发展态势、影响范围、破坏程度的变化及引发的次生灾害情况进行重新判定或在原来判定基础上加以调整，使人们对事件的认识更加贴近实际。

四是正确把握等级与响应处置的关系。分级是针对灾害本身而言的，实施分级响应和处置，是针对管理而言的，不可混淆和等同。有些情况下，事件级别低，但卫勤响应处置级别高，如发生一例禽流感患者，可能牵动高级领导的关注和高层应急力量的参与。有些情况下，事件本身十分严重，但卫勤响应级别低，如发生重大事故造成多名人员死亡，由于人员已经死亡，因此卫勤响应级别并不高。所以卫勤应急响应不能与事件等级完全对等，需要根据具体情况进行响应。

（四）突发事件的分级

《中华人民共和国突发事件应对法》规定，自然灾害、事故灾难、公共卫生事件和社会安全事件分为特别重大、重大、较大和一般四级。在事件分级的表述和统计上，特别重大的突发事件，即为Ⅰ级事件；重大突发事件，即为Ⅱ级事件；较大突发事件，即为Ⅲ级事件；一般突发事件，即为Ⅳ级事件。突发事件的分级主要依据事件造成的后果严重程度进行分级。事件造成的后果通常包括人员伤害、财产损失、社会影响和生态环境破坏 4 个方面。

1. Ⅰ级突发事件   通常是指事件在全国范围内发生，造成特别重大人员伤、病、亡或健康危害，财产损失特别巨大，国家安全和社会、经济秩序受到严重威胁和影响，生态环境遭到特别严重的破坏，需要由国家统一调集多省市、军队救援力量共同实施处置和应对，事态特别严重的事件。

2. Ⅱ级突发事件　通常是指事件造成重大人员伤、病、亡或健康危害，财产损失巨大，社会、经济秩序受到严重威胁和影响，生态环境遭到严重破坏，需要由国家或省、直辖市一级统一调集本省市范围内地方力量，并有军队支援力量参与共同实施处置和应对，事态严重的事件。

3. Ⅲ级突发事件　通常是指事件限定在省、直辖市辖区一定范围内，造成较大人员伤、病、亡或健康危害，财产损失较大，社会、经济秩序受到较大威胁和影响，生态环境遭到一定破坏，需要由省、直辖市一级统一调集本省市范围内地方力量实施处置和应对，事态较为严重的事件。

4. Ⅳ级突发事件　通常是指局部较小范围内的突发事件，造成或可能造成人员伤、病、亡或健康危害，有一定的财产损失，对公共安全、社会稳定和经济秩序造成较小危害和影响，生态环境受到一般损害，由专业应急机构实施处置即可控制的，事态比较简单的事件。

（五）自然灾害的分级

我国《自然灾害类突发事件分级标准（试行）》规定，灾害性天气预警信号有台风、暴雨、高温、寒潮、大雾、雷雨、大风、冰雹、沙尘暴、雪灾、道路结冰，共 11 类。预警信号总体上分为四级，按照灾害的严重性和紧急程度，颜色依次为蓝色、黄色、橙色和红色，蓝色：一般；黄色：较重；橙色：严重；红色：特别严重。

1. 水旱灾害

（1）特别重大水旱灾害：一个流域发生特大洪水，或多个流域同时发生大洪水；大江大河干流重要河段堤防发生决口，多个设区的市发生特大洪涝灾害；重点大型水库发生垮坝；洪水造成铁路繁忙干线、国家高速公路网和主要航道中断，48 小时无法恢复通行；多个省（区、市）发生特大干旱；多个大城市发生极度干旱。

（2）重大水旱灾害：一个流域或其部分区域发生大洪水；大江大河干流一般河段及主要支流堤防发生决口或出现重大险情；多个设区的市发生严重洪涝灾害；一般大中型水库发生垮坝或出现对下游安全造成直接影响的重大险情；洪水造成铁路干线、国家高速公路网和航道通行中断，24 小时无法恢复通行；数省（区、市）多个地区发生严重干旱，或一省发生特大干旱；多个省辖市发生严重干旱，或大中城市发生极度干旱。

（3）较大水旱灾害：省内一个流域或其部分区域发生大洪水；省内主要河流及主要支流堤防发生决口或出现重大险情；多个县（市、区）发生严重洪涝灾害；中小型水库发生垮坝或出现对下流安全造成直接影响的重大险情；洪水造成铁路、高速公路网和航道通行中断，12 小时无法恢复通行；一个市发生严重干旱，或多个县（市、区）发生特大干旱；省内主要大城市发生严重干旱，或其他城市发生极度干旱。未达到上述标准的水旱灾害为一般水旱灾害。

2. 气象灾害

（1）特别重大气象灾害：特大暴雨、大雪、龙卷风、沙尘暴、台风等极端天气气候事件影响重要城市和 50 km² 以上较大区域，造成 30 人以上死亡，或 5000 万元以上经济损失的气象灾害；多个省（区、市）范围内出现极端天气气候事件或极强灾害性天气过程，并造成特大人员伤亡和巨大经济损失的气象灾害。

（2）重大气象灾害：暴雨、冰雹、龙卷风、大雪、寒潮、沙尘暴、大风和台风等造成 10 人以上、30 人以下死亡（以上包括本数，以下不包括本数，下同），或 1000 万元以上、5000 万元以下经济损失的气象灾害；对社会、经济及群众生产生活等造成严重影响的高温、热浪、干热风、干旱、大雾、低温、霜冻、雷电、下击暴流、雪崩等气象灾害；因各种气象原因，造成机场、港口、国家高速公路网线路连续封闭 12 小时以上的。

（3）较大气象灾害：暴雨、冰雹、龙卷风、大雪、寒潮、沙尘暴、大风和台风等造成 3 人以上、10 人以下死亡，或 1000 万元以下经济损失的气象灾害；对社会、经济及群众生产、生活等造成较大影响的高温、热浪、干热风、干旱、大雾、低温、霜冻、雷电等气象灾害；因各种气象原因，造成机场、港口、高速公路网线路连续封闭 6 小时以上的。未达到上述标准的气象灾害为一般气象灾害。

3. 地震灾害

(1) 特别重大地震灾害：发生 M≥5.0 级地震，出现以下情况之一。造成 300 人以上死亡；紧急转移安置 10 万人以上；倒塌和严重损坏房屋 1 万间以上。

(2) 重大地震灾害：发生 M≥5.0 级地震，出现以下情况之一。造成 50 人以上、300 人以下死亡；紧急转移安置 0.5 万人以上、10 万人以下；倒塌和严重损坏房屋 0.3 万间以上、1 万间以下。

(3) 较大地震灾害：发生 M≥5.0 级地震，出现以下情况之一。造成 50 人以下死亡；紧急转移安置 0.5 万人以下；倒塌和严重损坏房屋 0.3 万间以下。

(4) 一般地震灾害：地震灾害各项指标均明显小于较大地震灾害标准，但部分建筑物有一定损坏，造成较大范围人员恐慌。

4. 地质灾害

(1) 特别重大地质灾害：因山体崩塌、滑坡、泥石流、地震、塌陷、地裂缝等灾害造成 30 人以上死亡，或直接经济损失 1000 万元以上的地质灾害；受地质灾害威胁，需转移人数在 1000 人以上，或潜在可能造成的经济损失在 1 亿元以上的灾害险情。

(2) 重大地质灾害：因山体崩塌、滑坡、泥石流、地面塌陷、地裂缝等灾害造成 10 人以上、30 人以下死亡，或因灾害造成直接经济损失 500 万元以上、1000 万元以下的地质灾害；受地质灾害威胁，需转移人数在 500 人以上、1000 人以下，或潜在经济损失 5000 万元以上、1 亿元以下的灾害险情。

(3) 较大地质灾害：因山体崩塌、滑坡、泥石流、地面塌陷、地裂缝等灾害造成 3 人以上、10 人以下死亡的地质灾害；受地质灾害威胁，需转移人数在 100 人以上、500 人以下，或潜在经济损失 1000 万元以上、5000 万元以下的灾害险情。

(4) 一般地质灾害：未达到上述标准的地质灾害。

5. 海洋灾害

(1) 特别重大海洋灾害：风暴潮、巨浪、海啸、赤潮、海冰等造成 30 人以上死亡，或 5000 万元以上经济损失的海洋灾害；对沿海重要城市或者 50 km² 以上较大区域经济、社会和群众生产、生活等造成特别严重影响的海洋灾害。

(2) 重大海洋灾害：风暴潮、巨浪、海啸、赤潮、海冰等造成 10 人以上、30 人以下死亡，或 1000 万元以上、5000 万元以下经济损失的海洋灾害；对沿海经济、社会和群众生产、生活等造成严重影响的海洋灾害；对大型海上工程设施等造成重大损坏，或严重破坏海岸生态环境的海洋灾害。

(3) 较大海洋灾害：风暴潮、巨浪、海啸、赤潮、海冰等造成 3 人以上、10 人以下死亡的海洋灾害；对沿海经济、社会和群众生产、生活等造成较大影响的海洋灾害。

(4) 一般海洋灾害：未达到上述标准的海洋灾害。

6. 生物灾害

(1) 特别重大生物灾害：2 个以上省（区、市）病虫鼠草等有害生物暴发流行，或新传入我国的有害生物在 2 个以上省（区、市）内发生，或在 2 个以上市发生对农业和林业造成巨大危害的生物灾害。

(2) 重大生物灾害：1 个省（区、市）发生重大有害生物发生及境外有害生物侵入，如因蝗虫、稻飞虱、水稻螟虫、小麦条锈病、草地螟、草原毛虫、美国白蛾、松材线虫病、日本松干蚧、松毛虫、杨树食叶害虫和蛀干类害虫等大面积成灾并造成严重经济损失的生物灾害；新传入我国的有害生物发生、流行，对 1 个省（区、市）农业和林业生产等造成严重威胁的生物灾害。

(2) 较大生物灾害：1 个省（区、市）发生较大有害生物发生及境外有害生物侵入，如因蝗虫、稻飞虱、水稻螟虫、小麦条锈病、草地螟、草原毛虫、美国白蛾、松材线虫病、日本松干蚧、松毛虫、杨树食叶害虫和蛀干类害虫等在一个市或多个县（市、区）成灾并造成较大经济损失的生物灾害。

(3) 一般生物灾害：未达到上述标准的生物灾害。

7. 森林火灾

(1) 特别重大森林火灾：受害森林面积 10 km² 以上的森林火灾；造成 30 人以上死亡和重大财产损

失的森林火灾；距重要军事目标和大型军工、危险化学品生产企业不足 1 km 的森林火灾；严重威胁城镇、居民和其他重要设施，需要国家支援扑救的森林火灾。

（2）重大森林火灾：连续燃烧 72 小时仍未得到有效控制的森林火灾；受害森林面积 3 km² 以上、10 km² 以下的森林火灾；造成 10 人以上、30 人以下死亡的森林火灾；造成重大影响，或位于 2 个省交界处、危险性较大的森林火灾。

（3）较大森林火灾：连续燃烧超过 48 小时仍未得到有效控制的森林火灾；受害森林面积 1 km² 以上、3 km² 以下的森林火灾；造成 3 人以上、10 人以下死亡的森林火灾。

（4）一般森林火灾：受害森林面积 0.01 km² 以上、1 km² 以下的森林火灾；造成 3 人以下死亡的森林火灾。

二、核与辐射、化学、生物突发事件的分级标准

核与辐射、化学、生物突发事件分为两种情况：一种是核化生恐怖袭击；另一种是核化生意外事故。核化生恐怖袭击属于社会安全事件类，核化生意外事故属于事故灾难事件类。由于核化生事件往往会造成大规模人员伤害，其造成人员伤害的损伤机制特殊，现场处理和伤病员救治技术性很强，与卫生系统有着密切关系，因此，将其单独列出。依据国际、国家和军队的相关条例及预案，核与辐射、化学、生物突发事件的分级标准共有 4 级。

（一）核与辐射突发事件分级标准

核与辐射突发事件的分级，依据《国家突发公共事件总体应急预案》《国家突发公共事件医疗卫生救援应急预案》《国家处置大规模恐怖袭击事件基本预案》《国家核应急预案》《卫生部处置核和辐射恐怖袭击事件医学应急预案》和军队相关预案法规规定，提出四级核与辐射事件判定标准。

1. 特别重大核与辐射突发事件（Ⅰ级）　当发生Ⅰ类、Ⅱ类放射源丢失、被盗、失控，造成大范围严重辐射污染后果，或者放射性同位素和射线装置失控导致 3 人以上（含 3 人）急性死亡的事件。

2. 重大核与辐射突发事件（Ⅱ级）　当发生Ⅰ类、Ⅱ类放射源丢失、被盗、失控，或者放射性同位素和射线装置失控导致 2 人以下（含 2 人）急性死亡的事件。

3. 较大核与辐射突发事件（Ⅲ级）　当发生Ⅲ类放射源丢失、被盗、失控，或者放射性同位素和射线装置失控导致 9 人以下（含 9 人）急性重度放射病、局部器官残疾的事件。

4. 一般核与辐射突发事件（Ⅳ级）　当发生Ⅳ类、Ⅴ类放射源丢失、被盗、失控，或者放射性同位素和射线装置失控导致人员受到超过剂量限值的照射的事件。

（二）化学突发事件分级标准

化学突发事件的分级，依据《国家突发公共事件总体应急预案》《国家突发公共事件医疗卫生救援应急预案》《国家处置大规模恐怖袭击事件基本预案》《危险化学品事故灾难应急预案》和军队相关预案法规，提出四级化学突发事件判定标准。

1. 特别重大化学突发事件（Ⅰ级）　当出现下列情况之一时，为特别重大化学突发事件（Ⅰ级）：①发生化学恐怖袭击时；②重要地点、场所和敏感部门发现危险化学品释放装置、遗撒的物品，高度怀疑人为蓄意所为时；③设施发生意外事故，造成化学损伤伤病员 10 人（含）以上，或者死亡 3 人（含）以上时。

2. 重大化学突发事件（Ⅱ级）　当出现下列情况之一时，为重大化学突发事件（Ⅱ级）：①重要地点、场所和敏感部门发现可疑危险化学品释放装置、遗撒物品，尚未肯定何种危险化学品时；②化学设施发生意外事故，导致化学损伤 2 人（含）以上不足 10 人，或者死亡不足 3 人时。

3. 较大化学突发事件（Ⅲ级）　当出现下列情况之一时，为较大化学突发事件（Ⅲ级）：①化学设施发生意外事故，暴露者不足 20 人，或导致化学损伤不足 2 人，无死亡时；②事发地军级单位领导或市（地）级人民政府赋予较大防化医疗救援任务时。

4. 一般化学突发事件（Ⅳ级）　当出现下列情况之一时，为较大化学突发事件（Ⅳ级）：①化学设

施发生意外事故，未造成人员伤害后果，需要上级专业人员协助处理时；②重要危险化学物品丢失、被盗、失控时。

（三）生物突发事件分级标准

生物突发事件的分级，依据《传染病防治法》《突发公共卫生事件应急条例》《国家突发事件应急总体预案》《突发公共卫生事件应急预案》和《中国人民解放军传染病防治条例》和军队相关预案法规，提出四级生物事件判定标准。

1. 特别重大生物突发事件（Ⅰ级）　当出现下列情况之一时，为特别重大生物突发事件（Ⅰ级）：①发生生物恐怖袭击时；②重要地点、场所和敏感部门发现生物剂释放装置、遗撒的物品，高度怀疑人为蓄意所为，或者监测发现并查到生物剂时；③在突发Ⅰ级、Ⅱ级公共卫生事件的调查时，根据疾病种类或流行特征高度怀疑为非自然疫情时；④设施发生意外事故，涉及第一类和第二类病原微生物等生物剂，或造成感染发病 10 人（含）以上，或者死亡 3 人（含）以上时。

2. 重大生物突发事件（Ⅱ级）　当出现下列情况之一时，为重大生物突发事件（Ⅱ级）：①重要地点、场所和敏感部门发现可疑释放装置、遗撒物品，监测发现但尚未能肯定含有生物剂时；②发生符合Ⅲ级公共卫生事件标准的疫情，根据疾病种类或流行特征高度怀疑为非自然疫情时；③设施发生意外事故，涉及第二类和第三类病原微生物等生物剂，或造成感染发病 2 人（含）以上不足 10 人，或者死亡不足 3 人时。

3. 较大生物突发事件（Ⅲ级）　当出现下列情况之一时，为较大生物突发事件（Ⅲ级）：①发生符合Ⅲ级公共卫生事件的疫情，根据疾病种类或流行特征高度怀疑为非自然疫情时；②微生物设施发生意外事故，涉及第三类和第四类病原微生物等生物剂，暴露者不足 20 人，或导致发病不足 2 人，无死亡时。

4. 一般生物突发事件（Ⅳ级）　当出现下列情况之一时，为较大生物突发事件（Ⅳ级）：①微生物设施发生意外事故，未造成人员伤害后果，需要上级专业人员协助处理时；②发生不够Ⅲ级响应的其他突发生物事件时。

三、军队灾害医学救援分级响应和响应条件

军队卫生力量在灾害救援的应急响应管理中，首先要明确灾害的类型。其次应当判定和区分灾害的等级，而后按照不同的灾害等级采取不同级别的响应行动。

（一）军队灾害医学救援应急响应概念和特点

1. 军队灾害医学救援应急响应概念　军队灾害医学救援应急响应是指军队卫生力量在得到造成或可能造成群体人员伤害信息后所采取的紧急筹划和应对行动，也可称为卫勤应急响应。军队灾害医学救援应急响应的时间包括从得到发生或可能发生突发事件及人员伤害信息后或应急行动指令后到抵达事发地展开救援前的时段。应急响应的主要工作包括：建立组织，启动预案；分析形势，定下决心；紧急筹划，下达任务；响应准备，核查排险；行军输送，展开工作等。

军队灾害医学救援应急响应是军队针对各类突发灾害的反应性活动，是一个从常态向紧急状态转换过程中的活动。这种反应性活动既包括指挥层次的组织筹划，又包括事件应对初期的反应性行动；既包括针对已发事件的紧急筹划和紧急出动行动，又包括出现危险、威胁迹象的核查与排查，以及预置准备的应对行动。应急响应行动不是应急处置的全部行动，而是应急处置行动的第一环节和第一步工作。把应急响应与事件处置分开进行研究和管理，有利于加强状态转换期间的工作管理并突出组织指挥的主要地位。

军队灾害医学救援应急响应的启动源是各种突发灾害。军队灾害医学救援应急响应与其他部门应急响应的启动源有所不同，医学救援响应的启动因素不仅仅是上级下达的命令、指示，还包括军队卫生力量主动监视、监测、监察的信息内容。一旦发现事件迹象、征象或萌芽状态，不管是真是假，不管事件发生的可能性有多大，都要做出反应性行动。

应急响应的紧迫性要求应急响应在指挥管理上必须做到高度警惕、迅速判断、紧急组织、快速部署。

2. 军队灾害医学救援应急响应的特点　面对突发灾害，军队灾害救援应急响应是突发事件卫勤处置的前提和基础，既不同于战前有计划的卫勤准备行动，也不同于军队平时规范的卫勤保障工作，它是针对灾害事故人员伤害采取的紧急应对行动，特别是在重大自然灾害和突发公共卫生事件中，军队灾害医学救援应急响应中的分析判断、超前处置和快速反应行动，直接影响着整个事件应急决策和处置的主动权及应急处置的效果。

（1）应急转换行动速度快：医学救援应急响应是以救死扶伤为宗旨的救援行动，其救援的对象是伤病员，任何决策的迟缓、指挥的失当、行动的拖延，都会延误伤病员抢救的最佳时机，都会影响整个突发事件处置的效果。因此，时间与速度对医学救援应急响应的要求更加突出。在 2008 年汶川特大地震的抗震救灾行动中，驻灾区的军队医疗机构在事发十多分钟内就展开了救援行动；我军许多驻灾区以外的医疗单位、首长果断决策，立即组建救援分队，立即筹备运输工具，日夜兼程赶赴地震灾害现场救助伤病员，取得了很好的救援效果。

（2）医学分析判断责任大：军队卫生系统在各类灾害的应急处置中，肩负着应急处置的辅助决策、组织协调、提出处置方案和组织实施预防控制的主导性责任。在面对各类灾害特别是突发公共卫生事件时，军事首长定下决心之前，需要听取卫勤和医学专家关于事件性质、影响范围、发展趋势的医学分析和辅助决策意见。在以往处置 SARS 暴发流行的应急响应和处置中，在以预防控制核化生恐怖袭击为目的的军事应急备勤任务中，指挥员都会根据卫勤和医学专家的意见制订方案。因此，在处置此类灾害的应急响应中，医学分析判断和处置方案成为军事决策的基本依据。提出基本判断和应急处置意见，既是医学救援应急响应的第一环节，又是影响军事决策的关键。

（3）迹象核查排险任务重：军队灾害医学救援应急响应不仅仅是部队卫生力量在灾害发生以后的应对行动，也包括各种灾害发生以前的事件迹象、征象的发现和事件孕育、萌芽阶段的处置。如在预防控制突发公共卫生事件中，早期发现和提前响应是卫勤应急响应的突出特点。

（二）军队灾害医学救援分级响应

卫勤分级响应是指军队卫生力量不同能级的卫勤部门和机构，按照职能分工对不同等级灾害所采取的紧急筹划和反应行动。不同的灾害，其发生的规模、影响范围和人员伤害都有很大差别，对卫勤的需求也不同，必须充分利用不同能级的卫生资源，分级、分类加以应对，力求避免响应不足和过度响应。因此，必须明确各级的职能分工，制订相应的卫勤响应标准，以便准确、适度地开展卫勤分级响应。

为便于军队卫生力量采取分级响应，我军在各类灾害分级标准的基础上，按照可能导致人员伤亡和健康危害情况、事件影响范围和动用军队医疗卫生资源的规模，提出各类灾害和突发事件卫勤响应条件，以便更好地发挥军队卫勤力量和卫生资源在此类事件处置中的作用。此应急响应启动条件只是基本条件，尚在不断完善之中。

按照军队卫勤的编制体制，根据各类灾害的严重程度和各级应急管理范围，卫勤应急实行总部、军区、军以下卫生部门三级响应。

（三）军队灾害医学救援应急响应程序

各类灾害应急响应的工作内容有所不同，各类部队卫生机构应急响应的程序也有所不同，应当根据上级指令和实际情况加以确定。

1. 卫生机关（应急办公室）应急响应的一般程序

（1）受领任务，启动预案：卫勤领导参加本级处置突发事件领导小组会议，领受任务和指令，或在接到灾害医学救援任务后，直接启动应急指挥组织，卫生应急办公室成员和专家组成员就位。召开紧急工作会议，传达上级指示，启动本级处置各类突发灾害应急预案。启动应急值班，随时掌握卫勤动态。

（2）分析形势，定下决心：安排相关部门紧急收集突发灾害相关情报、信息、资料，派出专业人员核实现场情况，组织专家组评估人员健康危害、伤害及灾害发展趋势，评估事发地区卫生力量需求及已有保障能力。听取专家组对紧急情况的分析判断、意见和建议，定下卫生力量使用决心，确定救援（保障）勤务任务、规模数量、组织结构、功能结构、部署安排和行动时机等，形成卫勤保障（救援）方案，报上级后勤领导及处置突发事件领导小组审批。向相关卫勤部（分）队下达预先准备通知。

（3）调集力量，下达任务：卫勤保障（或医学救援）建议被批准后，立即协同作战或战勤部门调集卫勤部（分）队，下达应急行动任务和指令，直接向卫勤部（分）队下达卫勤指示，进一步明确各卫勤部（分）队的勤务功能任务，提出部队灾害医学救援指导原则和相关要求。向全军或本系统有关部队提出卫生防疫防护要求。

（4）指导协调，实施支援：必要时，立即派出专家组到现场调查、核实或指导工作，或派出卫生部观察员、协调员指导、参与工作，或在事发现场建立卫勤指挥协调组。组织协调应急机动卫勤部（分）队的行军与输送，保持与机动卫勤部（分）队的联系，调控部署到位。协调解决机动卫勤部（分）队的生活物资、通信联络、运输工具等，紧急筹措、调配药品器材和物资，补充机动卫勤力量、应急救援任务部队和事发地部队的药材装备。

2. 机动卫勤保障机构应急响应的一般程序

（1）受领任务，启动预案：卫勤保障机构接到应急行动指令后，立即启动应急指挥组织，指挥组成员和专家组成员就位。召开紧急工作会议，传达上级指示，启动本级处置突发事件应急预案。

（2）分析形势，判断需求：安排相关部门紧急收集突发事件相关情报、信息、资料，组织专家组评估人员健康危害、伤害及事件发展趋势，评估事发地区卫勤需求。

（3）制订计划，建立组织：卫勤领导组织制订卫勤保障（医学救援）计划，明确任务背景、保障（救援）需求和保障（救援）任务，落实力量编组和人员抽组预案，明确指挥领导关系和各组任务区分，明确应急行动准备时限和准备工作要求，报上级后勤领导审批后，召开任务部署与动员会议，成立应急组织。

（4）行前准备，组织机动：应急机动部（分）队进行机动前准备，收集相关信息、资料，制订应急处置计划、方案，进一步明确任务及分工、工作流程、工作标准，进行携行药品、器材、装备、生活物资、通信器材、运输工具准备，组织装箱、装载，组织机动，并随时保持与本单位联系。

（5）选择地域，展开工作：机动卫勤部（分）队到达指定地域以后，向事件处置指挥机构报到，并向原单位报告情况；根据现场指挥部指令，选择适当地域展开卫勤机构；与当地政府、卫生主管部门、友邻部队、地方卫生救援机构建立联系，明确具体救援任务和救援区域，明确伤病员后送关系、药材补充方式和信息报告要求及传输方式等。

3. 疾病预防控制机构先期响应程序　军队疾病预防控制机构在灾害事件，特别是公共卫生事件中，在监测与发现信息的基础上，采取先期响应行动。

（1）分析信息，报告情况：疾病预防控制机构对主动监测发现的事件信息和部队上报的可疑迹象、征象的事件信息，向事发地部队卫生机构进一步了解、核实情况。组织相关专家对重要迹象信息进行初步分析研判。存在传染病流行、不明原因疾病流行、群体食物中毒、职业中毒、生物突发事件发生可能时，立即报告上级卫生主管部门，并提示事发地部队卫勤采取必要的现场保护、人员防护措施。

（2）成立小组，紧急出动：疾病预防控制机构按照卫勤应急响应的基本条件，结合初步了解的实际情况，成立紧急核查小组，必要时，调集相当等级机动检测、检验设备配属核查小组，制订核查方案，准备核查检测试剂、药品、器材、防护装具和运输工具，建立与事发地所属卫生主管部门的联系，紧急出动，前往事发地。

（3）现场调查，检测鉴定：紧急核查小组听取现场情况介绍，展开现场流行病学调查、机动实验室检验和临床检查。必要时，使用机动生物监测车检测，或采集样品送回中心实验室检验，尽快核实迹象报告或监测报告情况。能力不足时，申请上级疾病预防控制中心给予支援加强，或按照相关要求将样品送往上级实验室检验。针对已发生的现场和患者情况，提出现场应急处置意见和病员处理意见。

（4）综合判定，提出预警：紧急核查小组或疾病预防控制中心组织综合评估与事态研判会商，结合现场流行病学调查、实验室检验、临床检查结果，综合判断事件性质、原因、发展趋势，评估先期处置情况，向上级卫生主管部门提出事态核查报告。确认发生重大自然灾害疾病流行、公共卫生事件、生物突发事件征兆或处于事件萌芽状态时，向上级卫生主管部门提出突发公共卫生事件或突发生物事件的预警建议。

（5）全面部署，转入处置：卫生主管部门在接到疾病预防控制机构的预警建议以后，听取专项汇报。必要时，组织进一步核实行动。确认可能发生重大自然灾害疾病流行或突发公共卫生事件后，立即向后勤领导和抢险救灾或突发事件领导小组报告，提出预警依据和预警级别、范围及应急措施建议，由全军或军区（军兵种）抢险救灾或突发事件领导小组发布预警通报，全军或军区（军兵种作战部应急办公室办理，随之进行全面部署和应急处置行动。

四、军队灾害医学救援应急响应组织和实施

军队灾害医学救援应急响应由部队各级卫勤机构组织实施。卫勤机构是指军队中组织与实施卫生工作的专业组织，包括卫勤管理机构、卫勤保障机构、医学科研机构等。卫勤机构在灾害医学救援应急响应中的主要工作包括：建立组织，启动预案；分析形势，定下决心；紧急筹划，下达任务；响应准备，核查排险；行军输送，展开工作等。这些工作都是在紧急事态条件下进行，必须结合实际情况，把握原则，灵活组织，注重效果。

（一）卫勤保障机构的应急响应

卫勤保障机构是指军队中组织运用医学理论与技术实施伤病防治、维护军队成员健康、巩固部队战斗力的专业组织。在参与执行灾害医学救援时，各类部队卫勤保障机构必须针对不同类型灾害的实际情况，根据抢险救灾或处置突发事件领导小组下达的应急处置指令，做好应急响应的各项工作。

1. 建制卫勤分队的应急响应　建制卫勤分队的应急响应有两种情况：一种是本部队发生突发事件时的应急响应；另一种是伴随任务部队参加灾害救援时的应急响应。

本部队发生突发事件时，处于事发现场部队的卫勤分队按照应急预案，直接进入应急处置阶段。师、旅、团建制卫勤分队根据指挥员的命令，立即启动本级应急处置预案，根据事发现场需要，抽组卫勤力量，携带必要的药品器材和救护车或伤病员运输车，迅速开进到事发地域，支援加强下属部队事发现场的应急处置工作。

伴随部队参加灾害救援任务时，建制卫勤分队的应急响应工作主要包括：一是建制卫勤分队领导参加所在部队的党委扩大会，听取上级命令和有关情况通报，了解突发灾害造成的人员伤害情况，事发地医学地理、资源、地形和气候气象情况等。二是制订保障计划。根据保障任务和上级指示，对保障预案进行修订完善，明确当前主要工作，提出完成准备时限和具体要求。三是调整编组与人员。根据计划和任务，调整组织与调配人员，师医院建立伴随分队和留守组织，确定伴随人员和留守人员，并进一步明确分工。四是处理现有住院伤病员。控制继续收容，部分部队伤病员可以转送后方医院，收治的地方伤病员移交地方医院。五是申请和分配运输工具。根据部队输送的方式和要求，制订输送计划，分配车辆，安排装车顺序，加入部队行军车队序列。六是申请补充物资。根据保障需求和物资储备现状，请领补充、分发、包装物资，生活、通信保障物资向后勤部门申请补齐。七是组织检查落实。时间允许时，派出人员检查准备情况，及时发现和解决问题。八是开展卫生宣传教育。利用准备间隙或在部队开进途中，针对任务和人员伤害的特点开展宣传教育工作，使参加行动的部队官兵掌握基本的防病和防护知识。九是准备开进。根据上级要求，准时进入部队出发位置。

2. 机动卫勤分队应急机动准备　机动卫勤分队包括医疗后送分队、卫生防疫防护分队、药材保障分队（含卫生装备维修队）等。机动卫勤分队在接到行动命令后，应当根据其保障任务要求做好相应的应急响应行动准备。其主要工作包括以下5点：一是通过各种渠道进一步明确行军输送方式。明确机动卫勤分队是伴随部队一起机动，还是单独机动；是摩托化行军，还是铁路、水路、空中输送。机动卫勤分队在部队行军序列中的位置，行军的目的地和路线，到达时间和宿营地点，沿途疫情和途中各种保障

措施等，如机动卫勤保障力量单独实施摩托化行军时，要派出先遣勘察组，以便了解沿途地形、道路、疫情、水源、宿营等有关情况。二是根据了解的情况和行军、输送的特点，拟制机动方案。主要是编好行军或输送的序列，规定途中各项保障措施，提出上下车（船、机）和途中的各种要求等。三是进行卫生宣传教育。主要对分队人员讲解摩托化行军或铁路、水路、空中输送的特点，预防晕车（船、机）的措施，防止发生外伤、感冒、肠道传染病等疾病的注意事项。同时组织救护组，负责行军途中的预防和救护工作。四是做好物资准备。按保障任务的需要和携运行量的规定，把机动卫勤力量战备物资和药材装备清查好，包装好；将途中需要的预防药（晕海宁、清凉油、净水片等）发到各科室（组）或个人手中。五是与有关部门建立联系。首先，建立与上级有关部门的联系，以便及时报告情况并得到上级的工作指示，建立物资申请渠道。其次，建立与运输部队的联系，建立协同、协作关系，取得工作支持，协同做好警戒防卫工作。最后，建立与地方有关部门联系，建立医疗卫生物资、主副食和日用品等生活物资采购渠道，与车站、码头、机场和交通部门的联系，协商机动卫勤分队的行军与输送问题。

3. 基地卫勤力量的应急响应　基地卫勤力量应急响应的主要任务是接收前方转送的伤病员，提供远程医疗会诊，卫生防疫指导和支持，药材筹措与供应保障等。基地医院在承担大批伤病员接受任务时，其应急响应的主要工作包括以下4点：一是调整组织和调配人员。医院接到紧急收治任务后，迅速收拢外出人员；在应急预案的基础上制订紧急收治方案；进行组织调整和人员调配，增设外科床位，调整充实外科医护人员；麻醉科、手术室等科室做好扩大工作量的准备；重新划分临床各科的收治范围，内科系统的有关科室可按收治轻伤病员的要求进行组织调整和物资准备；院务部门根据收治大量伤病员的特点和需要，进行必要的组织调整和人员调配。二是处理现有伤病员。医院接到紧急收治任务后，立即妥善处理现有伤病员，腾空床位，以保证医院迅速转入应急工作状态，动员已治愈或基本治愈的伤病员出院；必要时，根据上级指示，将需要继续治疗的部队伤病员转送至军内其他医院治疗，地方伤病员转送至地方医院。通知有关部队停止向本院转送患者。与此同时，医院和各科室（组）要做好转移伤病员的思想动员和组织工作。三是请领、分发药材物资。根据应急任务需要，医院组织对仓库储备的药品、器材、物资进行一次清点；组织各科室申报药材紧急请领计划；药局紧急筹措短缺药品、器材和装备；根据请领计划制订供应计划，报院领导审批，按照批准后的计划进行药材分发和补充，并可以提前在各科室预置部分急救药品和器材待用。重点对院外急救和伤病员前接组、检伤分类组的药材进行紧急配送。四是进行应急训练。医院利用伤病员尚未到达的时机，医院组织制订针对即将接收的主要类型伤病员的救治方案，对全院医务人员进行针对性训练，使医务人员掌握基本的诊断标准和救治原则，了解伤病员医疗后送体制、分级救治原则和后送要求，熟悉伤病员检伤分类工作，熟悉简易后送病历的书写等。

（二）卫勤部（分）队的输送展开与处置

当卫勤部（分）队接到上级机动转移命令后，应当制订行军输送计划，按照上级指定的行军输送方式按时到达灾害发生地域，尽快展开医学救援行动。

1. 行军与输送　机动卫勤部（分）队的行军与输送方式可分为铁路、公路、水路、空中输送。根据上级的指示和任务的要求，采取合适的方式进行机动。

（1）行军与输送的基本要求：机动卫勤分队指挥员应指挥部（分）队按时到达装载地域，协同运输部门组织人员、装备、物资的装载。在装载过程中，应以功能编组为基础，简易急用器材、个人生活用具与人员混装。装载结束后，应检查装备、物资系固与封装、装载情况，清理现场，并向上级报告。在组织行军与输送时，指挥员应当携带指挥工具和通信器材，人员和装备同行，避免出现人装分离的现象。

（2）行军与输送的实施：机动卫勤部（分）队在行军与输送时，一是建立行军组织。行军组织通常包括指挥组、运行组、保障组（生活和车辆技术保障）、收容组。必要时，设先遣组。明确人员组成及任务分工。二是车辆编队和行进序列。当实施铁路或水路输送时，机动卫勤部（分）队应填写"铁路（水路）输送计划表"，待人员、物资装载后，列车、轮船的编队和运行由铁路等有关部门组织实施；当机动卫勤分队摩托化行军时，应对车辆进行编组，包括前队、本队、后队，指定车长，明确行进序列，保持行军速度和车辆间隔距离。三是行进路线。当铁路、水路输送时，应了解火车、轮船的运行路线，途中（停靠码头）保障点，以便进行物资的补充和伤病员转送；当摩托化行军时，应明确行进的路线、宿营地点等。四是装卸地点。当实施铁路、水路输送时，应明确车站、码头装卸位置，医院向车站、码头的机动方式，装卸时的指挥工作等。

（3）行军与输送的保障措施：机动卫勤部（分）队在行军与输送时，一是抓好卫生防病。有晕车（船、机）史的人员在行军前安排适当座位，服预防晕车药物；中途休息时乘车人员下车适当活动，减轻疲劳。在寒区冬季摩托化行军时，要防止感冒和冻伤发生；在热区夏季摩托化行军时，要预防中暑；在沙土公路上摩托化行军时，要预防灰尘造成的呼吸道和眼睛疾病。每辆车指定一名安全员，组织安全上下车，预防外伤发生。二是做好随队救护。在大部队行军输送中，每辆车（车厢）指定一名卫生员，负责卫生防病和小伤小病的救治；在行军队列的中间位置设一个机动救护组（救护车），以便实施紧急救护；在行军队列的尾部设一个中心救护组（救护车）负责收容救治伤病员。对行军途中发生的危重伤病员，应及时转送到沿途附近的医院救治。三是搞好生活保障。机动卫勤部（分）队派出的先遣勘察组，应事先安排好沿途生活和大休息场所。宿营地应避开危险地域，宿营时，注意饮食卫生和个人卫生，开展巡回医疗。四是建立良好的通信联络。机动卫勤部（分）队摩托化行军时，车队距离较长，要通过各种通信联络手段，保持不间断的通信联络和组织指挥。

2.展开　机动卫勤部（分）队在到达展开地域后，根据灾害救援任务和现场实际条件，选择合适的地点进行展开，开展救援工作。

（1）展开场地的选择：一是有一定的展开面积。通常，野战医院的展开面积需要较大展开空间，否则无法进行相应作业，影响救援质量。二是有较好的安全条件。机动卫勤部（分）队的展开地点，要尽量避开危险环境，如易塌方的山体附近，水库的下游等地域不适合选择为展开地点，以保证机动卫勤部（分）队的安全。三是有公路或铁路相通。机动卫勤部（分）队配置地域交通条件比较重要，既要有较好的进出道路，还要有较为畅通的前接、后转公路或铁路，以保障伤病员的后送。四是有充足的水源。机动卫勤部（分）队展开地点，要有较为充足的水源，以保证医疗用水、洗消用水和生活用水。水质达到基本卫生要求，以保证用水安全。五是附近有可供直升机起降的场地。为能利用直升机空运伤病员，在机动卫勤部（分）队展开地点附近，应选好直升机起降场地。

（2）展开方式：根据突发事件情况、救治任务和地形条件决定卫勤部（分）队展开的形式，可以集中展开或分散展开，也可以全部展开或部分展开。一是集中展开。集中展开是指将整个机动卫勤部（分）队的人力、物力集中在一个地点展开。这种展开形式的优点是人力物力集中，便于领导和相互协作，能充分发挥医疗技术和物资装备的作用，有利于提高救治质量和工作效率；但其缺点是展开面积大。二是分散展开。分散展开是指将整个卫勤部队的人力、物力分散在两个或三个地点展开。这种展开形式的优点是场地容易选择，缺点是人力、物力分散，不便于指挥和协调。三是全部展开。全部展开是指将整个卫勤部（分）队的人力、物力同时全部展开。这种展开形式，可以充分利用全部机动卫勤部（分）队进行工作，有利于提高救治质量和工作效率。四是部分展开。部分展开是指机动卫勤部（分）队的人力、物力只展开其中的一部分进行工作。它主要是由于展开地形受限，或伤病员不多，在短时间内有可能转移，人力物力不足等情况，不可能或不需要全部展开时才采取的一种展开形式。在确定机动卫勤部（分）队展开形式时，除应考虑以上利弊之外，主要还应从当时的实际情况出发。一般情况下，应尽量争取集中展开和全部展开，当必须采取分散展开和部分展开时，应事先制订相应的措施，以保证救治任务的完成。

（3）展开的布局：医疗（分）队展开布局的要求：一是按照收容分类、救治和后送的顺序，从前到后排列，便于连贯性地进行工作；二是照顾到各科室（组）之间的工作联系，联系紧密的单位尽量靠近；三是防止互相交叉传（沾、污）染，传（沾、污）染的工作间设在医院的下风向或开辟专门地区，尽量远离清洁区；四是考虑到实际地形房舍条件，适当安排总体布局。

医疗（分）队展开的布局形式应因地制宜，各科室（组）的布局：一般将收容分类组（室）设在入口处；将手术组（室）、抗休克组（室）和医技保障部门设在中间位置；将隔离室和洗消组设在与其他组（室）相距较远的下风方向单独展开；如果展开面积不足时，可将轻伤病员留治组（室）设在靠医疗（分）队较近的另外一个地区，生活保障部门尽量靠近水源；后送组（室）应设在医疗（分）队的出口处，尽量选择便于伤病员上车的地点。

根据救援任务的需要，卫勤部（分）队应建立纵向和横向相结合、有线与无线相结合、简易通信与特殊通信工具相结合的通信联络系统，以保证卫勤部（分）队与上级后勤、卫勤领导机关之间，上下级救治机构之间以及部（分）队各组室之间的联络通畅。除采用军内各种有线、无线通信器材外，还要充分利用地方各种通信线路和工具，并辅以必要的机动通信，多种手段并举，以保持不间断的通信联络。

卫勤部（分）队展开后应当组织检查药品器材、医疗设备和生活保障物资；组织调试医疗仪器，核准医学计量；维护车辆和器材；请领、采购药品物资；检查通信联络，建立保障协同关系，迅速完成各项保障准备，随时准备开展处置工作。展开完毕后，及时报告上级卫勤部门。

3. 现场处置　事发地发生突发灾害时，根据事发地所在区域、事发单位隶属关系和事件级别，领导小组或部队党委统一调集所属医疗、防疫、药材和部队卫勤保障力量参与事件的处置。力量不足时，申请上级支援。突发灾害事件本系统无力解决的，由事发地参与救援部队所在军区联勤部调集所属专业医疗、防疫和药材保障力量进行指导、处置和保障。在处置突发各类灾害时，各级灾害救援指挥部门成立专家组，担负事件危害的分析评估及性质研判，为指挥部提供决策咨询意见，指导事件应急处置工作。突发灾害的现场处置工作，必须依据国家、军队的相关法律、法规、行政规章（预案）执行，同时应当遵循以下要求和步骤。

（1）预防为主，常备不懈：在各类突发灾害事件的现场处置工作中，应当坚持预防为主的原则，不断提高危机意识和防范意识，坚持监测、准备与控制相结合，常态工作与应急处置相结合。把预防工作的重点放在事件迹象、征兆的发现和事件的监测、预报上，力求把事件消除在萌芽状态。切实落实组织、人员、技术、物资的准备和系列应急预案的编制。做好突发事件相关信息资料的长期收集、分析和积累，定期开展应急机动与现场处置演练，始终保持高度警惕、常备不懈的状态。一旦需要，即刻行动。

（2）统一指挥，分级负责：事件的预防与控制工作必须在领导小组或指挥部的统一指挥领导下，根据统一的部署和各级的职能分工，按照科学程序进行医学处置。在各类突发灾害事件的现场处置工作中，卫生部门发挥着全局牵头协调和领导小组主导参谋的作用。卫勤指挥员和参谋机关必须统揽全局、思路清楚、抓住关键、依靠专家，及时提出辅助决策意见和建议，协助军政首长指挥全面的预防控制工作。在辅助指挥的过程中，应当充分发挥各级医疗救治、疾病防控、药材保障、信息保障机构的作用，建立体系，明确机制，加强指导与评价，科学组织实施救援工作。

（3）区域为主，先期处置：在各类突发灾害事件现场处置工作的力量使用上，应当按照区域防控的原则，根据属地管理原则，就近就便组织使用防控和救治力量，伤病员以就近救治为主；事发地军队力量不足时，组织后方专业力量支援加强，或依托地方医院救治。当发现传染病散发病例或有流行趋势时，事发部队卫勤分队和就近的疾病预防控制机构必须立即响应，争取先机，采取保护现场、隔离患者、紧急控制等先期处置措施，控制事态发展，传染患者一般不远距离长途后送。

（4）科学决策，专群结合：在预防控制工作中存在许多需要做出认定、结论和决策的问题。领导者必须按照科学决策的思想与方法，对各类突发灾害事件现场信息、实验室信息和临床信息进行综合分析，慎重研判，适时发布。专业人员在应急处置中，应当始终保持科学的态度、严谨的作风和一丝不苟的精神，客观反映事态、事件危害状况，有效而实际地处理问题。同时，还应当充分发挥群众的智慧，充分调动群众的积极性，让相关群众参与到预防控制的工作中来，走专业技术指导与群众广泛参与相结合的路子，共同完成突发灾害事件的现场处置工作和危害控制、消除的任务。

（三）迹象核查排除卫勤应急响应

迹象核查排除是指发现可能威胁人群健康的危害因素，或出现疾病异常，以及出现不明危险物可能危害人群健康的迹象时，需要进一步确认或排除危害因素或确定疾病性质而采取的应急响应，是军队灾害医学救援应急响应的一种重要方式。

1. 迹象核查排除卫勤应急响应的特点　　根据近年部队在灾害医学救援中开展迹象核查排除的经验和规律的认识，迹象核查排除卫勤应急响应具有以下特点。

（1）辅助决策责任大：在部队卫勤机构进行灾害医学救援应急响应过程中，迹象核查排除是为了确定或排除是否存在威胁人群健康的危害因素、危害因素的类型的一项工作。当遇到可疑迹象、危险信号和可疑伤病员时，指挥员的决心和决策需要专家或相关专业人员做出基本性质的判断和对救援行动提出辅助决策建议。特别是在重大自然灾害暴发后，一旦疫情分析、检测、判断失误，预测失灵，将会给整个灾害救援行动带来重大影响。医学专家或专家组在此类应急决策中责任重大，起着举足轻重的作用。

（2）科学技术要求高：建立在医学科学技术装备基础之上的紧急核查排除工作，需要对可疑危险物的性质及危害进行确认或排除，对疾病发生的病因、来源进行科学认定，需要很高超的医学科学技术作基础，特别是在以核化生恐怖袭击事件的紧急核查排除过程中，对检测手段、装备及伤病员科学诊断方面要求都很高，需要高素质的专业人员和专门的实验室来承担，并能在短时间内快速确认，以便为处置赢得宝贵的时间。

（3）协调协同工作多：紧急核查排除工作需要各相关管理部门协调、协同合作才能完成。首先，卫勤部门要与其他相关部门协调配合，争取得到他们的支持与协作，核查人员能尽快到达现场；其次，卫勤指挥部门要与保障和支援部门专家组协调配合，使专家组能尽快到位；再次，现场专家要与后方实验室协调配合，使最终结果能得到尽快确认。

2. 迹象核查排除卫勤应急响应的类型　　迹象核查排除任务很多，需要卫勤应急响应的主要有以下 3 种情况：一是发现可疑物并高度怀疑是核化生恐怖袭击；二是出现不明原因的疾病或群体异常症状；三是出现批量动物或植物异常死亡。

（1）发现可疑危险物的卫勤应急响应：当发现可疑物并高度怀疑可能是核化生恐怖袭击时，是卫勤应急响应迹象核查排除的一种主要类型。在大型活动，如国家举办的国际奥林匹克运动会、亚太经济合作组织（APEC）会议、博鳌亚洲论坛、国际高峰会议等，以及可能发生群体性打、砸、抢、烧事件和其他可能发生恐怖袭击活动时要特别警惕。在这些活动中，可能会出现一些可疑物或可疑现象，特别是高度怀疑是以核与辐射材料、化学毒剂、生物制剂为致伤源和以爆炸方式进行恐怖袭击时，需要卫勤部门参与进行紧急核查和排除。

（2）出现不明原因疾病或群体异常症状的卫勤应急响应：当部队出现不明原因的疾病而无法确诊，或出现群体异常症状，如出现大量不明原因的发热患者，但找不到病因，这时就需要卫勤部门派出专家组进行紧急核查、治疗并对疾病发生的原因进行核实、确认。这种情况是以卫勤部门为主导的卫勤应急响应，必要时需要其他部门的密切配合，如封控等。

（3）出现批量动物或植物异常死亡的卫勤应急响应：当某地出现批量的动物或植物异常死亡，并怀疑可能是疾病特别是人畜共患疾病或人为故意时，需要进行紧急核查和排除。

3. 迹象核查排除卫勤应急响应的实施　　迹象核查排除卫勤应急响应一般以派遣专家组的方式进行。实施的具体环节主要包括：现场侦查、实验室检测、综合分析判断并确认。

（1）现场侦查：当需要紧急核查时，卫勤指挥部门根据实际情况派出相关专家或专家组奔赴现场，携带必要的快速检测装备，开展现场侦查。在开展现场侦查时，听从现场指挥员的指挥，明确现场分工和各自职责，深入了解事件发生的前因后果，掌握第一手情况，必要时可向现场指挥员进行核实，并做好自身防护。当现场不能确定事件性质时，在现场其他部门的配合下，可以采集样本和开展相关的调查，以便为下一步确认提供更有力的依据。

（2）实验室检测：现场采集到的样本，使用专用的装具后送到后方专业实验室，进行精确的检测和测量，必要时，需要反复多次检测，检测时需要做好人员的自身防护。当对现场样本检测后仍无法确认危害因素的种类和性质时，可以提取患者的样本进行进一步检测，必要时根据患者的临床表现并咨询临床医师的意见进行确认。

（3）综合分析判断并确认：完成样本的检测并得到结论后，召集现场流行病学调查组、实验室检查组、临床治疗组会商，结合其他部门的意见进行综合分析判断，分析事件的性质和危害程度，并向指挥部门提出明确的处置建议。

（四）军地应急响应的区别和联系

我国是一个多种灾害频发的国家，为应对突发自然灾害和公共事件，国家提出"军民结合、寓军于民"的方针，要求建立军民一体的应急医学救援体系。理清军队与地方灾害救援应急响应的区别与联系，有利于构建健全的应急响应机制，实现军民联防联控，有效完成抢险救灾任务。

1. 军地应急响应组织指挥的区别与联系　根据国家减灾委员会相关规定以及灾害和突发公共事件种类，国家相关部门制订了水旱灾害、泥石流灾害、重大动物疫情、雪灾、突发性环境污染事故和生态破坏事件等8类应急响应预案。

根据响应级别和相关要求，发生自然灾害或突发灾害时，事发地的县级、市（地）级、省级人民政府及其有关部门按照分级响应的原则做出应急响应。未发生灾害的地方，当地人民政府、相关行政管理部门接到通报后，要组织好人员、物资等应急准备工作，采取必要的预防控制措施，防止灾害或突发事件在本行政区域内发生，并服从上一级人民政府、相关行政管理部门的统一指挥，支援事发地的应急处置工作。

地方处置突发灾害的最高行政领导机构是国务院，在国务院总理领导下，由国务院常务会议和国家相关灾害应急指挥机构负责重、特大灾害的应急管理工作；必要时，派出国务院工作组指导相关工作。地方各级人民政府是本行政区域各级灾害应急管理工作的行政领导机构，负责本行政区灾害响应。同时，《中华人民共和国突发事件应对法》规定："县级以上地方各级人民政府设立由本级人民政府主要负责人、相关部门负责人、驻当地解放军和武警部队有关负责人组成的各类灾害事件应急指挥机构，统一领导、协调本级人民政府有关部门和下级人民政府开展突发事件应对工作。"

所以，军地应急响应组织指挥主要区别在于地方按照统一领导、综合协调、属地管理为主的应急响应与管理体制。而军队是在党中央、国务院、中央军委统一领导下，实施由上至下集中指挥、分类管理、分级负责，依托军队现行指挥体制和手段，对各类灾害实施应急响应的组织指挥。如有需要，按照"政府领导、军地协同、充分协商、共同决策"的原则，地方政府对军队所属机构实行间接领导，共同完成军地应急响应组织指挥工作。

2. 军地应急响应措施的区别和联系　地方灾害应急响应措施主要包括分级响应程序、信息共享与处理、通信、指挥和协调、紧急处理、应急人员与群众安全防护、社会参与、事件调查分析、检测与后果评估、新闻报道、响应结束等，旨在通过快速反应及时控制突发事件并防止其蔓延。

应急响应是应急预案的核心内容。这部分内容包括应急救援中需要明确的核心功能和任务，包括通告与通信联络、应急抢险、人员疏散与安置、应急结束与现场恢复等。同时，还应包括完成这些功能的责任部门和相关部门的职责分配及其在应急响应过程的标准操作程序。通告与通信联络主要包括接警与通知、警报与紧急公告、应急通信和媒体信息沟通与公共关系。接警与通知是应急响应程序的第一步，要求准确了解灾害性质、时间、地点和伤亡情况等初始信息并及时通知相关人员。应急抢险在应急救援中对控制事态的发展起着决定性作用，主要针对灾害的性质采取合理的对策和方案，并控制事态发展、抢救受害人员和转移重要物资，当灾害现场周围地区人群的生命可能受到威胁时，将受威胁人群及时疏散。当灾害现场被控制、灾害被基本消除时，宣布应急响应结束。应急响应结束后，进入现场恢复阶段。

军队灾害医学救援应急响应实施的主要工作包括：建立组织，启动预案；分析形势，定下决心；紧急筹划，下达任务；响应准备，核查排险；行军输送，展开工作等。由此可见，地方应急灾害救援应急响应贯穿救援工作始终，而军队灾害医学救援应急响应主要包括从接到情况通报到部队开进为止，将应急抢险与应急响应分开进行。同时，部队根据使用卫生力量的不同将应急响应分为建制卫勤分队的应急响应、机动卫勤分队的应急响应、基地卫勤力量的应急响应；根据执行任务的性质和影响分为军队突发公共卫生事件应急响应，军队突发动物疫情应急响应，核与辐射、化学、生物突发事件的应急响应，军事突发事件的应急响应等。

由此可见，军队与地方卫生力量在灾害医学救援应急响应方面各有侧重、取长补短。军队卫生力量侧重于人为突发事件的快速反应，注意平战兼顾，在自然灾害的医学救援方面根据地方政府请求派出救援，服从灾害救援指挥部指挥，充当灾害救援主要支援力量。在危害国家安全和社会稳定的人为突发事件的防范和处置上，发挥部队反应速度快、战斗作风强、专业技术高的特点，主动作为，迅速响应，做突发事件处置的先锋力量和支撑力量。

第八节　灾害医学救援军队卫勤组织指挥

灾害医学救援军队卫勤组织指挥，是在灾害医学救援行动中，各级卫勤机关对相应卫勤力量或救援队进行的组织领导和专业指导活动。随着军队执行非战争军事行动任务范围的不断拓展，军队卫勤保障任务领域随之扩大、保障空间逐步延伸，保障环境日益复杂，军队卫勤的地位、作用也更加凸显，特别是在灾害发生后，医学救援已成为不可或缺的重要内容。而且，灾害越是突发，情况越是复杂，医学救援任务的组织难度越大，对卫勤组织指挥的要求也就越高。灾害救援的特点要求既要建立灵活高效的卫勤组织指挥体系，又要建立一系列与灾害救援行动相适应的法规制度，为卫勤保障提供强有力的组织保证和法制依据，包括卫勤组织指挥的基本程序，针对不同灾害救援行动特点的保障预案，部署卫勤力量，组织卫勤保障活动等。正如苏联野战外科专家皮罗可夫在第一次世界大战时就指出的那样："对大批伤病员救治起主要作用的不是医疗，而是组织。"加强灾害救援行动的卫勤组织指挥，在一定时间、空间内，充分发挥卫勤力量的整体效能，抢救伤病员生命，减少和控制对人员健康的伤害，强有力地抑制事态恶性化发展、及早恢复常态，已成为确保灾害救援任务完成的关键要素。

一、概述

在既往理论和实践中，军队卫勤主要承担平战时的卫勤保障任务。随着我军非战争军事行动任务的日益拓展，相关认识和理论研究不断深化，军队卫勤执行任务的样式也出现了新的变化，其中最具挑战性的就是突发灾害的医学救援，其突出的特点和任务重点表现在应急方面，在某种程度上较战争状态下的卫勤保障更加急迫。就卫勤组织指挥而言，突发灾害中的卫勤组织指挥最为复杂、至关重要，迫切需要在理论和实践中加以探索，把握其内涵、重点、特点、原则和规律，以丰富卫勤理论，指导卫勤实践。

（一）灾害医学救援组织指挥基本概念和主要职能

1. 基本概念　组织指挥是指为了完成一定任务或达成一定目的，按一定的编制形式进行的组织领导活动。由此可以引申得出：卫勤组织指挥就是卫勤部门为了完成卫勤保障任务对所属卫勤力量进行的组织领导活动，主要包括人员与物资筹备、力量部署、组织协同、行动指挥等方面。军队灾害医学救援组织指挥是指指挥员及其指挥机关在突发灾害中，组织运用卫生力量实施灾害医学救援的组织领导活动。该概念包含4层含义：①指挥主体是指挥人员和指挥机关，可以是军事、后勤、卫勤领导及领导机构和指挥机构。②指挥对象界定的是军队卫勤力量。③军队灾害医学救援组织指挥是在突发灾害发生后的指挥，是灾害救援行动中的领导活动，不是日常状态下的管理活动，也不是战争状态下的指挥。④军队灾害医学救援组织指挥属于组织领导活动，是卫勤组织领导活动的一种类型。

2. 主要职能　在军队卫勤履行突发灾害医学救援任务中，卫勤指挥已经成为各级卫勤指挥员和指挥机关的重要职能。

目前，军队卫勤已经建立了各类突发事件应急卫勤保障预案，规定了相应的领导和机构职能，一个体系适应多种任务的指挥体制正在不断完善。在此基础上，随着灾害救援行动卫勤理论和实践的不断深入，各级卫勤机关的组织指挥相应职能包括以下几个方面：一是根据突发灾害性质、任务，确定应急卫勤指挥组的人员构成，启动相关预案。二是贯彻落实上级有关决定和指示。三是及时了解、掌握灾害救援行动相关情况，提出灾害医学救援决心和建议，参与灾害救援的指挥与决策。四是制订行动方案、计划，建立各业务保障体系，明确任务及保障范围。五是统一组织、协调、控制和实施灾害医学救援行动，协调调度军队卫生资源，协调卫勤保障相关工作，并进行指导、监督和评估。六是担负应急值班和汇总报告工作，做好相应的上请下达。七是建立专家咨询组，并组织开展工作。建立各类专家库，根据不同灾害救援任务的需要，成立相应专家咨询组，提供救援准备和救援行动中的专业咨询和辅助决策，必要时派专家组到现场指导工作。

（二）灾害医学救援组织指挥基本特点和要求

军队卫勤执行灾害医学救援任务的不断深入和发展催生了军队灾害医学救援组织指挥，并使其与既往卫勤指挥和作战卫勤指挥呈现出不同的特点。

1. 灾害的突发性，要求卫勤组织指挥快速反应　在人员发生重大伤亡，人员健康已经、正在或潜在面临严重威胁，如不采取行动，事态将急剧恶化的紧急情况下，迫切需要组织卫生力量实施保障或医学救援。由于大部分灾害发生突然，准备时间仓促紧迫，甚至毫无准备，卫勤领导常是临危受命。卫勤领导能否做出快速反应，尽快采取保障或救援行动，成为能否有效控制紧急事态、力避被动的关键。根据人员伤亡或健康受威胁的严重和急迫程度，以及突发灾害事件渐露端倪的情况，卫勤指挥员和机关通常要主动或被动地使用相应卫生力量，力争在较短时间内控制事态。这就要求卫勤指挥系统必须具有快速反应能力，能实施快捷果断指挥，快速组织灾害医学救援。

汶川特大地震发生后，成都军区联勤部办公楼严重受损。成都军区联勤部启动应急响应机制，部领导一边派人查看机关大楼受损情况，一边迅速做出在营区搭建临时办公场所的指示，同时召开紧急会议传达地震强度、受灾范围等情况，部署任务。震后 1.5 小时，成都军区卫生部建立临时办公机构，设立专职应急值班人员，全力做好各项记录，按职责分工上传下达各类电话通知、报告，派专人到四川省卫生厅了解、查明灾情、伤情，受领任务；研究部署机动救援力量抽组和展开应急救援工作。军区卫生部决定派遣人员参加军区联合工作组赴灾区指导救灾工作；赴成都军区总医院传达前接地方伤员的通知；赴四川省卫生厅了解相关受灾范围，协调军地医疗救援等事宜；拟制医疗救援队抽组名单并向军区各级医院发出预先号令。

2. 灾害的复杂性，要求卫勤组织指挥灵活多变　在反恐、维稳、处突、维权、维和、抢险救灾等非战争军事行动中，卫勤保障情况复杂，保障对象既有部队成员，也有地方百姓，还可能有外军或外籍人员；保障区域可能在海上、高原、高寒甚至是海外；突发公共卫生事件、恐怖袭击事件、地震灾害等本身情况复杂，具有不确定性和巨大风险性，加之保障和救援既可能是单独行动，也可能是联合行动，受制约的因素多，特别是在事态紧急的情况下，可能指挥体系尚未建立，上级未做出明确指令，也可能上下级无法迅速建立联系。诸多复杂情况，均要求卫勤指挥员和机关必须根据实际情况，灵活实施指挥，既不能墨守成规、无所作为，也不能急功近利、不按规矩办事。

汶川地震发生后，第三军医大学立即启动突发事件应急机制，召开紧急会议，向全校发出抗震救灾动员令，做出迅速抽组卫勤分队赶赴灾区的决策部署，并主动与总后、成都军区、重庆市联系，尽一切可能掌握灾情动态和救援需求，主动请战，尽快奔赴灾区救人。2008 年 5 月 12 日 23 时 40 分派出第一支医疗队连夜赶赴德阳灾区，于 13 日 6 时 20 分抵达德阳市。医疗队负责人立即与德阳市人民医院协同解决大批地震伤员医疗救护工作，同时要求各附属医院提前预留部分床位准备接收灾区伤员。

3. 参与对象的多元性，要求卫勤组织统一指挥　面对突发灾害，军队参加救援行动的单位和人员复杂，在一定时间和空间内，都需要统一调度指挥，卫生力量的构成也同样复杂，既有不同专业的卫生队伍，也有来自不同军兵种力量；卫生力量在不同行动中，既可能做主角、当主力，也可能做配角。在本来就复杂混乱的突发灾害中，如果没有统一的指挥，会使灾害救援难以控制，因此必须实施统一指挥，必须统筹谋划、统一组织、统一部署、统一调配，从而在统一领导下形成一盘棋，对突发灾害实施有效的整体控制。统一指挥下，还要使各级各类力量的主观能动性得到充分发挥，在一定职权范围内灵活机动地处置情况，以强化整体指挥的功能。同时，应提高重大灾害医学救援卫勤指挥的层级，在统一指挥前提下争取卫勤指挥更多的"自主权"，确保第一时间能够迅即行动、科学部署、快速开展。要加强卫勤内部"联"，进一步优化结构、强化力量、完善卫勤组织指挥体系，抓好保障方案战略战役协同对接，做到上下一致、左右协调，强化各级卫勤组织指挥训练演练，不断提升实战组织指挥能力。要加强军地双方"联"，依据国家有关动员法规，着眼卫生力量主体构成，协调建立以地方和军队领导参与的各级卫勤联合指挥机构，以及相应的机关职能体系，明确各级职责分工，密切协调、集中指挥各种卫勤保障力量，充分发挥三军一体、军地一体联合保障整体效能。如汶川特大地震医学救援时，由于到映秀的道路损毁，大批军队、地方救援队伍集聚在紫坪铺水库大坝，但由于现场只有10艘冲锋舟，人多船少，运力有限，为避免混乱，由指挥部统一部署，武警战士严格把守，按计划分批安排各救援队有序渡过紫坪铺水库，保证了紧急救治工作有序进行。

4. 救援行动的广泛性，要求卫勤组织指挥充分协同　军队执行作战任务，虽然也需要地方党政机关和人民群众的积极配合和大力支援，但军事行动往往具有相对独立性，不仅作战行动是单独进行，而且组织指挥也完全是按军队系统垂直实施的。平时或战争状态下的卫勤指挥关系相对固定，而突发灾害医学救援的样式较多，指挥关系是变化的。在抢险救灾、参加和支援国家重大防疫行动等任务中，往往都是党政军民整体行动的格局，军队或是作为中坚力量，或是作为配合力量，需要在统一领导的大格局中展开和实施行动，且一般要听从地方的指挥。如大兴安岭扑救火灾行动，就是由救灾部队、森林警察和地方民兵协同行动，由国务院扑火前线总指挥部和沈阳军区前指共同领导的。2003年抗击SARS的斗争，则是由党中央、国务院直接领导，全国各地人民共同参与的。这与军队执行作战任务有很大的区别。

突发灾害医学救援的这种协调行动性，使得卫勤组织指挥涉及的部门多、人员广，指挥复杂。除需要卫生部门内部卫生防疫与医疗救护等方面的密切配合外，灾害医学救援本身也离不开生活物资、交通运输、通信、装备等的保障以及安全防卫的保证；不同军兵种卫勤、军地卫生部门之间，不同业务力量之间和上下保障单位之间需要相互协作。卫勤指挥与保障关系的复杂性，要求卫勤指挥员和指挥机关必须提高协调能力，在多方协调和相互支持配合中，组织实施灾害医学救援。突发灾害医学救援是一个高度协调的活动，不但要明确组织指挥工作中各部门的任务分工，而且要规定特殊条件下的应急救援程序和行动规范，使之在高度协调一致的情况下，完成应急保障任务。要以法律、法规与制度为保证，形成稳定应对程序，从而提高应对重大、突发公共事件的效率。依据现有法规制度，一是明确指挥程序，理顺各种协调、保障关系。二是制订多种保障预案，有针对性地应对各种突发事件。三是制订各类应急反应机构建设标准和工作制度，保证救援工作的正常运行。四是建立军民结合的机制，明确相互支援的程序和办法。

（三）灾害医学救援组织指挥体制的建立

军队灾害医学救援组织指挥体制是在灾害突发条件下关于卫勤指挥的组织体系、机构设置、职能划分、关系确立及相应法规制度的统称。它是确保灾害医学救援行动有序实施和优质高效完成救援任务的组织保证。军队灾害医学救援组织指挥体制的建立，既需要在平时体制的基础上实施，也需要在灾害发生后临时应变，快速将常态体制转变为权宜的应急体制。

1. 构建能级合理的卫勤指挥体系　为满足突发灾害医学救援的需要，必须建立能级合理的卫勤指挥体系，以有序、有效地控制各个层面的保障和救援。为此，应当采取以下几个方面的基本对策：一是参照平战时既有固定的指挥体系，建立卫勤指挥体系。二是按军队处置突发事件有关预案，确定卫勤指挥体系。三是临时调整或建立新型应急卫勤指挥体系。

在构建应急卫勤指挥体系时，应注意把握以下几个问题：①要"规模适度"。依据突发灾害的具体情况构建卫勤指挥机构，规模过大容易造成资源浪费，影响日常卫生管理；规模不足将影响卫勤指挥的正常运作。②要"横增纵减"，适当增加卫勤指挥幅度，尽量减少卫勤指挥层次。③要"权威合成"。卫勤指挥机构没有权威性、合成性就不可能实施集中统一指挥。④要确立明确顺畅的卫勤指挥关系。达到职责分明、渠道畅通、联系紧密、运作灵便，才能增强整体指挥功能，并真正实现卫勤指挥的快速高效。⑤要建立系统的卫勤指挥制度。在有关预案的基础上，结合实际，建立伤病员医疗后送、卫生防疫防护、药材申请供应、信息报告与通报制度等的卫勤制度。⑥要设立卫勤专家组，参加卫勤指挥机构，特别是选择有经验的卫勤指挥人员参加，在紧急事态下更能提高应急反应、正确果断决策的能力。

2. 建立灵活可靠的卫勤指挥机制　卫勤指挥机制是卫勤指挥系统诸要素功能、相互关系和信息流程的总称，是实现卫勤指挥准确、迅速、高效的基础。根据突发灾害医学救援要求，建立灵活可靠的卫勤指挥机制。一是要与既有指挥体制要求相一致。二是要视情况建立可以相对独立履行职能的卫勤指挥机制。三是要建立联合协同的卫勤指挥机制。四是要灵活运用指挥方式。任何灾害医学救援行动指挥机制的确定，都不是某一种因素单独决定的，而是影响和制约卫勤的各种因素综合作用的结果。因此，只有对不同情况进行综合分析、科学判定，才能产生与实际情况相吻合、与实际需要相适应的指挥机制，才能实现真正意义上的灵活高效指挥。

3. 利用先进配套的卫勤指挥手段　指挥手段是连接指挥者与指挥对象的桥梁和纽带，其先进程度不仅影响指挥系统自身功能，而且制约整个指挥系统效能的发挥。在抗洪抢险、抗震救灾等突发灾害救援行动的卫勤保障中，都曾出现如通信手段落后或不配套，无法保证卫勤指挥机构与所属保障机构联系的情况。汶川特大地震医学救援中，暴露的通信保障问题相对突出，尤其是救灾初期，通信手段落后、联络不畅，很大程度上影响了医学救援的有效开展。救灾中后期，灾区的医疗、防疫队主要依靠移动电话、卫星电话、固定电话、对讲机、电台、传真等通信方式在前后方、上下级以及各医疗队之间传递信息，确保了救援工作有效开展。

为确保灾害医学救援过程中指挥畅通、联系畅通，以及时掌握灾情、救治伤员，必须做好医学救援通信保障工作。一是应利用先进的卫勤指挥手段。以信息网络技术为龙头，重点利用自动化的卫勤指挥手段，实现各级卫勤部门之间的互联互通。二是应利用系统配套的数字化卫勤装备。如电子伤票、电子病历、电子统计报表、辅助决策指挥硬件系统等，形成系统配套、融指挥与保障于一体的卫勤指挥与保障系统。三是应利用多种指挥手段。利用手机、电报机、CDMA、海事卫星电话、交通移动通信等有线通信、无线接力通信、移动通信相结合的多种手段，增强卫勤野战指挥能力。通过利用先进的卫勤指挥手段，确保不论处于怎样频繁和跨度的机动中，无论在何种恶劣的条件下都能随时"联系得上"，部队和保障机构在哪里，卫勤指挥的触角就延伸到哪里，实施不间断的卫勤指挥。

（四）灾害医学救援组织指挥原则

军队灾害医学救援组织指挥原则是在灾害发生后有效组织、筹划和控制卫勤保障行动和医学救援的基本宗旨。在实施突发灾害医学救援行动卫勤指挥中，应坚持以下原则。

1. 快速反应，决策果断　在突发灾害医学救援行动中，灾害医学救援事关重大，过程公开透明度高，情况复杂棘手，影响面广，涉及国家安全和形象的维护，军民健康的维护，需要从全局高度，统筹实施卫勤决策。在决策过程中要分清主次缓急，准确把握指挥重心，优先解决全局性的关键问题。强化卫勤局部服从全局的意识，一切灾害医学救援都要围绕快速抢救生命、维护健康、稳定事态来筹划、组织和控制，既要积极提出合理化的决心建议，争取军政首长和地方政府部门的理解和支持，又要从战略高度、政治高度思考问题，顾全大局，在统一领导下实施决策。

2. 把握时机，计划周密　应对突发灾害时，被救援对象众多、任务繁重、情况复杂、力量多元，卫勤指挥时效性、准确性要求高，要争取和保持卫勤指挥的主动权，就必须周密筹划。它包括不同空间内伤病员急救、后送、卫生防疫防护、药材保障等横向的全方位筹划，以及事态发展控制的纵向全过程筹划。为此，应全面、及时地获取和掌握卫勤指挥信息，使卫勤筹划建立在可靠的基础之上；在认真分析灾害发生、环境背景、影响因素及其对灾害医学救援的要求基础上，对灾害控制的卫勤能力做出客观评估，形成正确的卫勤决心和组织计划，并随灾害的发展不断调整，始终保持科学正确的卫勤指挥。

3. 突出重点，控制全程　灾害发生初期，因主客观因素的制约，会不可避免地出现一些混乱局面，卫勤指挥的重点就是要减少和控制这种局面的范围，并根据灾害发展进程的一般规律，尽快遏制灾害的恶化发展，从应急响应、应急准备、快速机动输送和部署，到全面展开保障和救援行动，直至灾害发生后的响应结束，始终保持对灾害发生、发展和结束全过程保障和救援的控制。在控制过程中，不断收集信息，全面实施检查、调查和评估，动态掌握保障和救援变化情况，适时调整卫生力量结构、灾害医学救援主要对象、重点内容和关键区域，发现和及时解决行动中出现的各种问题，牢牢把握处置突发灾害的主动权。

4. 依法指挥，积极协调　突发条件下的灾害医学救援，指挥与保障关系复杂，制约因素多，需要协调的单位和事宜繁杂，有时受社会、政治、责任等因素影响，甚至受到过多行政干预，而且决策时间紧迫，因此主动协调尤为重要。主要是搞好军队有关部门的协调，与地方政府相关部门的协调，卫勤系统内部各专业力量之间、不同军兵种或所属卫生单位之间、指挥与保障机构之间、上下保障接口单位之间的协同。原则上，涉及不同军队和地方政府有关部门的协同，卫勤指挥员应主动提出，由上一级卫勤指挥机构或本级后勤领导负责协调，涉及职能范围内的卫勤内部协调，由本级卫勤指挥员和机构协调。在协同前和协同过程中，力求做到积极主动、关系清晰、事项明确、衔接紧密、应变措施周全，确保协调一致，形成灾害医学救援的有机整体。

5. 准备充分，灵敏高效　实施灵敏高效的卫勤指挥是由灾害的突发性、时效性所决定的。其基本目标是以指挥的灵敏高效赢得保障和救援的高效率和快速控制。为此，应快速准确分析判断情况，定下保障决心和方案；快速启动应急体制和预案，快速抽组卫生力量；组织利用快速机动和运输手段，快速投送应急机动卫勤保障（医学救援）力量（含人力、物力）；明确关键地域或地点及任务，组织快速展开和保障、救援行动。实现灵敏高效指挥，基础在平时，关键在预先准备。一方面应加强平时针对性的指挥训练，健全完善各类预案；另一方面应提高监测预警、预判能力，经常分析有关情况，为灵敏高效指挥奠定基础。

二、决策

应急卫勤决策是灾害医学救援组织指挥的核心内容和关键步骤。战时卫勤指挥的基本程序一般包括：了解任务、判断情况、召开党委会，提出卫勤保障决心建议，拟制卫勤保障计划，组织卫勤协同和卫勤侦察，检查卫勤准备情况等。但在灾害发生后，往往显得环节过多，周期过长，必须因事就变，实施适应性改革创新。

（一）灾害等级分析判断和应急决策

灾害医学救援应急卫勤决策的关键是根据实际情况，快速形成正确的保障决心。

1. 信息收集与现场调查　正确的决策以全面而准确的信息为基础。灾害越是突发，决策时对正确的信息掌握越是依赖。通常应急卫勤决策的信息来源主要有两个方面：一是直接广泛收集获取信息；二是实施现场调查或侦察。收集获取信息时应重点掌握的信息包括：①突发灾害的信息。如灾害发生的时间、地点、类型、人员伤亡数量、事态进展、涉及范围和医学救援要求等。②相关军事医学环境信息。包括事发地地形、道路交通、水源、社会情况；当地季节、气象、水文、潮汐；事发地区卫生流行病学、医药卫生人力、物力、资源和可供使用程度。③涉及卫生力量和救援任务的信息。包括医学救援可能涉及的医学专业领域、力量需求类型、主要救援需要的措施、现有掌握的力量和需要加强的力量等。④灾害处置的相关部门与机构信息。灾害的级别、参与处置的指挥机构与力量，如交通、安保、核生化救援等力量。通过上述信息的掌握，形成组派哪种力量、如何部署和使用力量、怎样组织实施保障和救援、需要解决哪些协调难题等卫勤决心。

在信息情况不明或相关信息之间出现矛盾时，应派出专门力量组织实施调查、核查，或是优先派出先遣力量实施应急侦察和救援，同时下达预先号令，逐步分批进行相应准备和展开行动。如发现不明原因群体发热时，通常应派先遣专家力量，边调查核实边处置，避免应急指挥决策的缺位和越位。

2. 分析判断情况　　分析判断情况是对突发灾害诸因素进行全面分析研究，提出组织实施灾害医学救援措施，做出能否完成相应任务的思维过程。

第一，分析判断灾害性质、程度、原因和后果。突发灾害要判明灾害性质，是亟须救治伤病员，还是需要隔离控制传染源或是实施洗消等；要判断灾害处于前兆、初期、高峰的哪一个状态，如抗震救灾一开始就是伤病员救治的高峰期，而突发公共卫生事件常有一定的前兆或潜伏期；要判断事态发生的原因、不及时采取针对性措施的后果，以便为正确运用力量的决策奠定基础。

第二，分析判断灾害医学救援的任务、范围和重点。所有的灾害可能都存在医疗、防疫、防护和药材保障问题，但优先程度和重点次序不同，必须在分析判断情况时明确。

第三，分析判断影响医学救援的其他因素。如指挥、运输、通信、环境、行政干预等因素，确保医学救援行动能够与客观因素相适应，避免主观错误的出现，如在无法展开大型卫生装备的特殊地理环境下，实施地震灾害医学救援时，应依靠空运手段，展开轻便的满足急救需求的医疗救治。

3. 果断卫勤决策　　决策是领导者在对事物发展认识和把握的基础上，对未来行动的目标、途径、对策的一种谋划。在一切失误中，决策的失误是最大的失误。灾害发生后果断的正确决策是救援行动成功的关键。在实施卫勤决策时，一般应按分析问题、确定目标、区分力量使用、明确保障方式和途径、优选保障对策方案的顺序实施。

（二）灾害医学救援任务的下达

灾害医学救援卫勤保障任务来源有别于常态管理和战争状态的指挥：有时是奉上级指示执行任务，有时灾情就是命令，有时是下级或地方报告紧急事态征兆或人员伤亡，直接请求救援，还有因任务紧急或保密程度高，越级点对点下达任务等。无论哪种情况，都需要上级清晰布置任务，任务单位明确受领任务，作为卫勤指挥员和指挥机关，应有效行使指挥职能。

1. 下达卫勤指示　　灾害发生后，在军事、后勤部门下达灾害医学救援命令后，卫勤部门应根据具体情况下达相应的卫勤保障指示。一般在部队接到突发公共卫生事件处置、抢险救灾或突发人员伤亡事故的医学救援任务时，应及时按卫勤指挥程序和功能要求，上请下达任务，卫勤指挥员和机关要及时明确具体的卫勤指挥任务要求。卫勤指示下达的方式可以列入军事或后勤指示、命令，由军事、后勤指挥员一并下达，也可由各级卫勤部门单独下达，可以以文件形式下达，也可以用电报、电话和手写字条的形式下达。卫勤指示的内容通常包括：①救援任务和保障关系。②明确不同单位、不同阶段灾害医学救援的重点和保障方式。③相关事宜与完成时限等。

2. 卫勤保障任务对接　　承担灾害医学救援的卫勤机构，可能来自不同隶属单位，灾害涉及面越广，涉及的单位越多，即使每个单位的任务在卫勤保障指示中已经明确，仍然需要对不同任务单位之间的保障任务衔接、接洽关系和联系人等诸多细节实施协调对接。

首先，是卫勤保障任务单位与其他军事、后勤单位的任务对接。如卫勤保障机构需要实施远距离空运输送时，需要明确到达机场时由谁负责组织飞机的分配或接机，到达机场的公路输送运力安排由谁负责，联系人、联系方式等都应及时由上一级卫勤组织协调好，并告知相关人员，以确保不同部门之间的有效衔接。

其次，是不同隶属关系的灾害医学救援任务机构之间的对接。如跨区机动卫勤分队的支援保障，对地方实施医学救援，均可能是人生地不熟、彼此互不清楚的情况，也需要在执行任务前搞好相互的任务对接，明确接洽的关系和相互的职责，避免出现差错和误解，影响保障和救援的顺利实施。

再次，是不同类型卫勤力量之间的任务对接。如医疗后送单位、防疫防护单位与药材保障单位之间，均需要明确任务接口，特别是在突发公共卫生事件医学救援中，相互之间需要彼此配合，医疗后送单位有防控职能，卫生防疫防护单位需要医疗后送单位配合和支持，药材保障单位需要按伤病防治要求及时提供相应的药品、器材和卫生装备。

3. 补充卫勤指示　　灾害发生后，态势变化快，卫勤保障任务随时可能需要转换，保障重点也需要有相应调整，加之卫勤保障中可能出现许多意想不到的新情况、新问题，因此需要针对实际及时补充下达卫勤指示。如抗震救灾初期，尽管明确了任务单位、到达地点和保障任务，但前后方信息不畅，后方对前方情况掌握有限，到达预定地点后可能需要调整任务，前指可根据实际情况和职能，及时对到达的任务单位下达补充卫勤指示，重新调整、分配任务，并及时反馈给上一级卫勤指挥机关，避免贻误救援时机。

4. 检查与督导　卫勤保障指示下达后，是否得到有效实施，需要及时进行检查与督导。通常各级卫勤指挥机关应在指示下达后，派出专家组或巡回检查、指导组，对任务地区的保障单位和指挥机构进行检查与督导，及早发现指示和实际落实中出现的问题，及时进行纠偏和完善。

（三）灾害医学救援计划拟制和评估

1. 保障计划内容要点　灾害医学救援计划是灾害发生后组织实施应急卫勤指挥的基本依据，是对保障和救援工作内容、方法步骤的具体设计。其内容要点包括：灾害医学救援的任务，卫勤机构的部署（力量编组），卫勤力量的分配与使用，伤病员救治、后送，卫生防疫防护，药材保障，心理干预，卫勤协同，安全保证与通信等。计划应简明扼要，结合实际重点突出特殊的要求，防止照搬照套战时保障计划而流于形式。

2. 保障计划形式　应急卫勤保障计划可根据具体情况选用文字叙述式、要图式和表格式，也可以是提纲式。不能因为灾害突发而没有计划，也不能因为拟制计划而降低指挥决策的工作效率。紧急事态下的卫勤保障计划，初期可以以要图式和提纲式为主，边计划边实施边完善，尽早形成完整计划。

3. 保障计划拟制步骤　卫勤保障计划一般由团及其以上卫勤机关拟制。通常采取以下步骤：①把握充分的依据。应根据突发灾害的救援需求、上级首长的决心意图或事件单位的请求，结合本级卫勤的实际，在充分了解信息情报的基础上拟制。②实施卫勤侦察或现场勘察。越是事态紧急，越需要及时把握灾害现场的实际情况，因此需要及时指派相关人员到达现场，了解实际情况和问题关键，并及时反馈给卫勤指挥员。③进行标图。卫勤指挥员和指挥机关均应配备相应的指挥地图，无军用地图时，利用地方地图，在图上进行重点标注。④测算和筹划卫勤力量，明确卫勤人力、物力需要量和拟抽调的单位。⑤起草文字部分。⑥组织讨论并修改完善。⑦报送本级后勤首长及上级卫勤机关。

4. 保障计划的评估　应急卫勤保障计划得以实施，并不意味着计划过程的结束，计划、实施和评估是指挥过程的 3 个主要组成部分。没有计划谈不上指挥，没有评估形不成科学的计划。评估贯穿于计划制订、实施及结束的全过程，而计划的可行性及实施的质量保证是结果评价的重要前提。卫勤保障计划的评估通常采取定性评估、定量评估和定性与定量相结合的评估方法。评估的主要内容是：计划中明确的任务是否与实际需要相适应；卫勤力量的数量和筹划方式是否满足任务需要；计划中确定的措施是否可行。在评估中重点把握卫勤预测的准确性、力量部署的正确性、组织协同的周密性和计划实施的可行性。在评价时机安排上，可以按事前、事中、事后和跟踪评估来实施。评估可由专家、领导和计划拟制人员共同组成评估组，在实际调研和论证中实施。

三、卫勤力量的调集与使用

应急卫勤力量是指完成突发灾害医学救援人员、装备和技术，是完成灾害医学救援任务的基础。应急卫勤力量主要包括专家队伍、机动卫勤力量、部队建制卫勤力量和基地卫勤力量。应急卫勤力量合理运用的程度是衡量应急卫勤指挥是否高效的标准之一，应急卫勤力量调集与使用的主要内容包括：卫勤力量的组合方式、力量规模、基本构成、使用时机、使用原则和方式等。

（一）专家队伍的调集与使用

汶川特大地震医学救援中，总后卫生部组织卫勤专家对灾区多家军队医学救援单位进行专访，调研抗震救灾中出现的军事、后勤和卫勤组织指挥问题，提出对策建议，为进一步做好抗震救灾卫勤保障提供参考；成立军队抗震救灾医学专家指导团，以远程医学讲座、远程医学会诊和现场指导等方式开展地震伤员救治指导工作；派出现场指导组，赶赴收治地震伤员的有关后方医疗机构进行查房、会诊，调整改进治疗方案，亲自实施手术，努力确保每一名地震伤员都能得到优质的医疗救治服务。

1. 专家队伍的作用与类型 专家队伍是灾害医学救援决策辅助和现场技术指导的重要力量，其专业知识、技能与经验，对快速有效控制灾害发展可以发挥关键性作用。因此，应根据突发灾害的实际需要聘请有关专家组成专家组，为应急处置提供决策建议和卫勤保障指导，必要时派专家参加到保障和救援工作之中。而且情况越是复杂，其作用越能得到充分的体现，所以应该充分依靠专家，并将其作为一支重要的应急卫勤力量使用。军队战略、战役层次卫勤指挥机关均应建立各类专业人才库，一般应包括：卫勤指挥专家、各专业的临床医疗专家、流行病学专家、职业卫生学专家、卫生防疫专家、"三防"医学救援专家、实验室技术专家、心理学专家、卫生装备和药材保障专家等。

2. 专家队伍调集使用的时机与方式 灾害发生后，专家队伍的介入越早，应急救援决策和处置的效果也越好。一般根据事态复杂情况、灾害医学救援涉及的专业，在复杂事件判定、灾害应急响应决策计划前就应启用专家组。在救援行动的全过程均应发挥相关专家作用。

(1) 作为机关的外脑，实施辅助决策和指导：卫勤专家可以直接加入卫勤指挥机关，提出决策咨询意见和建议；也可以参加机关检查督导组，实施巡回检查指导，及时发现和解决突发灾害救援行动中存在的问题。

(2) 作为先遣力量，参与复杂情况的判定、处置和业务指导突发灾害的应对处理，关键在于事件性质的判定和现场处置，这都需要有经验的专家在最短时间内亲临现场。将专家优先派往现场指导和解决救援行动中的各种难题，对于早期判定事件性质，及早控制局面有着非常关键的作用。在不明原因的群体性发病时，因情况复杂、实验条件受限，不同的专家处理意见可能存在分歧，作为指挥员和指挥机关应妥善处理，避免不必要的行政干预。按照有利于事态控制、有利于减少周边群众负面心理和社会影响等原则边处置，边观察，边达成意见的统一。

(3) 作为机动卫勤力量的组成成员，在卫勤保障中发挥中坚作用：如抗震救灾中对大量的挤压伤病员处理时，为降低伤病员的残疾率、死亡率，相应的肾病专家、创伤专家作为机动卫勤力量的成员，到伤病员集中的医院，采取相应的技术措施。少量专家还可以直接随机动卫勤力量到达现场参与保障，并给予技术指导。特别是灾害波及范围较广的情况下，应将专家合理分配到具体救援队伍之中重点使用，专家实施技术指导，由其他人员配合，完成具体的保障任务。

(二) 机动卫勤力量的调集与使用

机动卫勤力量是灾害发生后优先使用、实施快速医学救援的中坚力量。

1. 主要类型 国家在军队建立的核化生应急救援队、医疗防疫救援队、国际维和医疗专业分队等国家级应急专业力量，是执行国家级灾害医学救援优先用的力量。

各军区会同地方政府建立的省级应急卫生专业力量，是省级灾害医学救援应优先使用的力量。军队在平时预编建设的野战医疗所等是军队执行灾害医学救援使用的重要力量。

2. 调集使用程序 灾害发生后，军队机动卫勤力量对军队成员实施卫勤保障时，应按调集使用权限和规定程序实施，同时在一定原则范围内把握适当的灵活性。在对国家和地方实施医学救援时，受首长命令指示后使用。

3. 调集使用方式 军队机动卫勤力量参与突发灾害医学救援行动，应根据任务需求和相关条件灵活使用。既可以整建制使用，也可以模块化组合，随机编成使用。一般情况下为便于指挥，同一隶属单位的机动卫勤力量不拆散使用。在使用过程中，应充分发挥其专长。如在组织空运后送、卫生列车后送时，应使用相应的医疗后送队。由于平时建立的机动卫勤力量不一定完全符合突发灾害医学救援的需求，因此需要进一步明确任务和规模，防止力量使用时的浪费或不配套。在力量使用对象上，应就近使用、靠前使用、综合使用。就近使用机动卫勤力量才可能达到快速控制的目的，而突发灾害的复杂性往往需要防疫防护和医疗等多种力量共同使用，只有这样，才可能使灾害得到全面控制。有些突发灾害的救援，特别是传染病防治和核化生的医学救援，现场处置需要专门的力量，应派相应的专业救援分队到达现场。在使用机动卫勤力量的同时，还应明确具体任务、规模、时限、地点和归建要求，有关的协同事宜、指挥与保障关系，以及战储动用、经费保障、后勤保障、装备保障、通信保障和安全防卫措施等。

（三）建制和基地卫勤力量的调集与使用

灾害发生后，建制卫勤力量是部队执行灾害医学救援任务的伴随保障力量；基地卫勤力量是对部队卫勤保障实施支援和进行灾害医学救援的重要依托。充分发挥建制卫勤力量的伴随保障作用和基地卫勤力量的支援保障作用，对于形成有机的灾害医学救援体系，提高灾害医学救援水平和能力具有重要作用。

1. 建制部队卫勤力量的调集与使用　灾害发生后进行救援时，部队官兵生命和健康面临着严重威胁，此时，部队建制卫勤力量是官兵生命和健康的第一维护者，是最直接的卫勤保障力量。因此，部队在执行各种灾害救援任务或危险性程度高的任务时，均应派遣建制卫勤力量实施伴随保障。

2. 基地卫勤力量的使用　基地卫勤力量是指军队军医大学、后方医院、疾病预防控制中心、药材仓库、药品仪器检验所等有固定设施的卫勤保障机构。基地卫勤力量既是抽组机动卫勤力量和专家队伍的派出单位，又是建制卫勤力量的强有力后盾；就近发生突发灾害并造成人员伤亡时，还是单独实施灾害医学救援的先头力量，在灾害发生后，必须有效发挥基地卫勤力量的作用。

（1）基地医疗后送力量的使用：灾害发生后，卫勤基地除派遣机动卫勤力量和专家外，主要承担专科治疗和康复治疗任务，以及就近伤病员的急救任务。卫勤指挥机关应根据对突发灾害的评估，着眼伤病员类型、数量和救治需求，结合医院的专科特色和救治能力，测算、筹划和使用基地医疗后送力量。原则上基地医疗后送力量应满足伤病员收容、手术、急救、专科和康复治疗的需要，传染病员、中毒和放射损伤伤病员、精神病病员等指定专门医院负责收容。担负任务的医院应做好接收批量伤病员的各项准备，包括分类场地、工作流程、人员分工，以及急救、手术、收容床位和相应的血液、药材供应等。

（2）基地卫生防疫防护力量的使用：军队各级疾病预防控制中心、防疫（防护）队和军医大学所属部分实验室、教研室，是基地卫生防疫防护力量。灾害发生后，当师级或师以上规模部队参加救援行动时，应从上级疾病预防控制机构派出力量给予保障；必要时，全军疾病预防控制中心给予支援；北京地区部队联合应急救援行动，或两个战区以上部队联合行动时，应动用全军疾病预防控制中心机动力量给予加强；国家、军队及涉外重大活动可能发生核化生事件时，由全军疾病预防控制中心和军区疾病预防控制中心协同保障。此外，基地卫生防疫防护力量应依托固定实验室和设施条件，开展现场信息收集、报告与分析工作，并向有关单位通报情况。督导、检查应急处置各项措施落实情况。

（3）基地药材保障力量的使用：各级战略药材仓库、药材供应站和药品仪器检验所是基地药材保障力量，其主要任务是抽组应急药材保障分队，紧急筹措所需药材；实施药材紧急配送和设备紧急维修；进行药材消耗费用的预算和决算等。灾害发生后，应按照药材储备动用程序和相关规定，优先使用军区的基地药材保障力量，组织实施划区保障，必要时，由战略基地药材保障力量给予支援。

（四）应急卫勤力量的部署

灾害发生后，卫勤力量的合理部署是确保各种力量发挥最大保障和救援效能的关键。

1. 部署原则　灾害发生后，卫勤力量部署应遵照以下原则：卫生力量统一组织；就近卫勤力量、机动卫勤力量、现场卫勤力量相结合，建制卫勤力量与专业卫勤力量相结合，线性部署和区域部署相结合；防、治、送力量有机配合。在力量部署时，必须根据突发灾害医学救援任务需求，灾害救援指挥部的决心和保障意图，结合地形道路条件、流行病学特点等军事医学地理环境，分析灾害可能的发展态势，从客观实际出发，合理进行配置。一是应符合突发灾害救援行动要求，有利于伤病员的急救与后送，有利于灾害后果的快速消除与有效控制。二是应形成高效的灾害医学救援体系。通常应按照划分保障区域，点、线、面相结合，不同力量配套的分群、分梯次的形式进行部署。防止医疗后送、卫生防疫防护和药材保障的上下、左右脱节，同时还要避免力量的相互重叠。三是应与交通道路等客观条件相适应。要靠近主要交通道路，有一定的展开地幅和相应的水源，紧靠其他救援力量，便于对其他救援力量提供卫勤保障。同时，应力求避开可能的自然灾害或事故蔓延的地段，如洪水、塌方、核化学事故下风方向等。

2. 不同专业力量的部署　灾害救援医疗后送力量的部署，应按照现场急救、早期治疗、专科治疗三级部署和安排。根据属地化管理、分区域保障要求，统一划分保障区域，明确救治技术范围和伤病员转送关系。在突发灾害产生大量伤病员事件中，现场紧急救治力量通常只担负简单救命手术和维持生命体征的急救复苏、简单清创等急救和紧急救治技术，伤病情稳定后迅速组织将伤病员就近后送。当伤亡人员较多时，卫勤指挥机关应部署铁路、水路、公路和空运专业性医疗后送力量，并优先使用空运手段实施远距离后送。

卫生防疫防护力量按照部队基层卫生力量与专业防疫防护力量相结合，机动保障与区域保障相结合，基本保障与专业指导相结合的原则进行部署和使用。军队的卫生防疫防护力量主要由军队各级疾病预防控制机构、机动卫生防疫力量和部分军队医院组成。地方卫生防疫防护力量由地方医疗机构、疾病预防控制机构、卫生监督机构、出入境检验检疫机构及其建设的专业应急队伍组成。军地卫生行政部门要根据情况组织疾病预防控制和卫生监督等有关防疫防护力量，部署力量到事发地区开展卫生学调查和评价、卫生执法监督，派出现场处置力量，采取有效的预防控制措施，防止各类突发事故次生或衍生灾害的发生。总部组织相关战略支援技术力量实施技术指导和支援，下级卫生部门组织区域内相关技术力量实施保障或提供相应的支援保障。事发地的部队防疫力量就地实施相应的现场处置。

药材保障力量由军队各级药材保障机构和地方药材供应机构共同组成。灾害发生后，各级药材保障机构按照军队药材保障关系和相关规定实施保障。特殊情况下，各医院、疗养院、疾病预防控制中心可直接从地方药材供应机构采购药材。必要时，由药材保障机构开设药材供应站和临时药材仓库，派出巡回卫生装备检修安装力量，执行卫生装备维修和安装任务。各医疗、防疫和部队卫生机构在执行应急保障任务时，应携带必备的医用耗材和卫生装备。

四、组织与协调

灾害医学救援中，卫勤组织指挥的重心是灾害医学救援的组织与协调。不同类型的灾害，其医学救援的侧重点不同，其组织协调的重点也有所不同。灾害发生后，我们必须着眼于需求，把握灾害特点，结合实际情况，有针对性地组织与协调各类行动。

（一）抗洪抢险行动卫勤组织指挥与协调

抗洪抢险行动卫勤组织指挥是指卫勤指挥员组织卫勤力量实施抗洪抢险行动卫勤保障的领导活动，包括获取信息、分析情况、评估检验、组织实施、科学决策等。其主要任务是在军队首长和当地政府的领导下，做好抗洪抢险卫勤组织指挥和协调工作；完善通信联络、交通运输、后勤保障系统；制订卫勤保障预案，组织落实各种保障措施；积极部署卫勤力量，同时健全医疗预防保健网，充分发挥其中坚作用；努力做好药品器械、物资供给和经费筹集使用；帮助恢复和重建当地医疗卫生机构，恢复其医疗功能；积极争取国内外的人道主义援助，按受灾情况调拨援助物资和资金，提高抗灾能力。重点是机动卫勤力量的组织指挥。

1. 准备阶段的组织指挥

（1）立即集中人员，传达任务：说明灾情和上级要求，明确编组和各组任务检查补充药材装备及各种物资，并按规定分发到组，落实到人，定车辆，定位置。

（2）检查落实集体、个人赴灾区后工作生活的物资准备情况：包括炊具、生熟食品、衣服被褥、照明设备、帐篷；野外露宿防寒、防暑、防雨、防虫害和净水、消毒药品等。

（3）搭乘快速交通工具，迅速向指定地点开进：中途若遇道路中断，交通堵塞时，要立即携带必需急救药品器材徒步前往。

（4）到达灾区后，向救灾指挥部报到，了解灾情，接受任务，如指挥部尚未成立，应向当地民众了解灾情，掌握伤病员分布情况。为此，在抢救实施前最好找到街区乡村道路与建筑物分布图，或由熟悉情况的民众担任向导进行勘察与搜索，以确定抢救区域。

（5）加强与友邻的联系，搞好协同：在大面积受灾的情况下，由于参加抢救的医疗单位多，容易出现力量分布不合理的情况，在救灾指挥部尚未统一部署之前，医疗队领导应主动与友邻医疗队或地方卫勤行政部门取得联系，协商划分抢救区域，明确分工。伤员多处于残垣危房、疾风暴雨、洪水急流等非常危险的境地，必须首先由救灾人员把伤员从险境中抢运出来，才能实施医疗救护。伤病员转送必须要有运输部门参与。因此要同各类抢险救灾人员，如救灾部队、民兵、公安、消防、交通、运输部门等取得联系，搞好协作，以便及时得到各方配合。

（6）选择展开地点：医疗队展开地点的条件是尽量靠近伤员多处；有较大的展开面积，靠近主要交通道路，便于车辆进出；选择地势高的地方，避开可能出现水灾威胁的地域。

2. 救治阶段的组织指挥　医疗队到达后，在大量伤病员期盼急救的情况下，搞好组织指挥，是保证救治质量、提高救治效率的关键。救治机构除了按灾难类型考虑配备相应专业力量外，在救治过程中还要经常进行技术力量的调整。面对大量伤病员，必须注意激发医技人员的潜在能力。这是出于从提高整体效能出发调动诸要素功能的考虑。如某医院在一次灾难伤员救治中，内科医师做了气管切开、骨折复位和术后处理等外科工作，外科医师学会了治疗传染病，护士、卫生员在医师带领下，也做了换药、更换敷料等工作，其他人员如炊事员、司机等也为伤员进行包扎、导尿，协助分类等。

（1）做好伤病员分类：由有一定经验的医师负责组成分类组，在较宽敞的场所采取询问伤情和观察体征的简单方法，将需要紧急救治的伤病员，如窒息、颅脑伤等伤病员，迅速送往手术室；休克伤员送往抗休克室；传染病员送到隔离室；其他伤病员送往伤病员室。对濒死伤员要进行现场抢救。分类的同时要进行登记。

（2）组织伤病员后送：为了达到迅速、安全转送的目的，一是要做好伤病员后送准备，掌握好后送指征。二是严密组织伤病员上车、船或登机。大批伤病员转送，要有人指挥车辆进出。用卡车运载伤病员时，应将车辆编号、伤病员编组，每个伤病员编号，按先重后轻、轻重搭配上车。三是做好等待上车、船和登机前伤病情观察，如发现伤病情变化，及时进行急救处理。另外，建立直升机起降场。在地面交通道路被严重破坏后，直升机成为伤病员转送的主要工具。直升机具有机动灵活、适应性强的特点，在历次救灾中发挥了巨大作用。

（3）掌握工作重点，随时调整救治力量：根据过去救灾经验，救灾医疗队工作内容随着时间变化而有所不同。在灾难早期，应把主要力量放在现场急救上。当现场急救的伤病员陆续转送到早期治疗机构时，应把卫勤力量逐渐收拢到早期治疗机构。在早期治疗机构中，开始一段时间，伤病员大批涌入，伤病员分类工作紧张，应及时抽调人员参加分类组。当伤病员进到各组室进行医疗处置时，又需把大部分人员从分类场调回，立即投入组室内救治。随着救治高峰期的回落，医疗站伤病员大量转出，门诊、巡回医疗的任务便逐渐凸显出来。随着医疗任务的逐渐减少，卫生救援工作的重点又要及时转移到卫生防疫工作和帮助灾区重建卫生机构方面。所以，医疗队领导要随时掌握工作重点，不失时机地调整力量，完成卫生救援的各项任务。

（二）抗震救灾行动卫勤组织指挥与协调

抗震救灾行动卫勤组织指挥是指卫勤指挥员组织卫勤力量实施抗震救灾卫勤保障的领导活动，其主要任务是在军队和当地政府的领导下，做好抗震救灾卫勤组织指挥和协调工作；完善通信联络、交通运输、后勤保障系统；制订卫勤保障预案，组织落实各种保障措施；积极部署卫勤力量，同时健全医疗预防保健网，充分发挥其中坚作用；努力做好药品器械、物资供给和经费筹集使用；帮助恢复和重建当地医疗卫生机构，恢复其医疗功能；积极争取国内外的人道主义援助，按受灾情况调拨援助物质和资金，提高抗灾能力。

1. 组织指挥体系　抗震救灾应急卫勤组织指挥系统应在抗震救灾联合后勤指挥部的领导下，设立应急卫勤指挥部，下设卫勤信息管理组、伤病员救治领导组、伤病员后送领导组、卫生防疫领导组、药材供应领导组和生活保障领导组6个业务领导组。

2. 部门职责

（1）应急卫勤指挥部：在应急联合后勤指挥部的领导下全面负责抗震救灾卫勤保障的组织领导任务。主要工作：根据上级命令、指示，向各业务领导组下达指示、任务并提出要求；及时获取灾情信息、进行分析判断，依据灾情、伤病员发生情况、卫生防疫情况和交通情况等，进行伤病员救治、伤病员后送、卫生防疫、药材供应、生活保障等方面的决策；不间断地了解伤病员救治、后送、卫生防疫和药材供应等整体情况，实施不间断的指挥；及时向上级领导机构报告卫勤情况。

（2）卫勤信息管理组：主要提供灾情、伤病员发生数量、救治与后送现状、环境道路、天气灾情、卫生状况、灾区民众和抢险部队发病情况、药品器材供应情况等信息。

（3）伤病员救治领导组：制订伤病员救治计划；根据灾区环境、交通状况等情况，以及伤病员数量和救治需要，建立灾区到后方的医疗后送体系，明确各级救治任务，制订伤病员救治规范和标准；及时提出伤病员后送数量和要求；统计上报伤病员救治情况。

（4）伤病员后送领导组：制订伤病员后送计划；与各医疗救护分队联系，了解伤病员后送数量、时间；确定伤病员后送地点；协调落实后送工具；向各后送分队下达后送任务。

（5）卫生防疫领导组：指导各级卫生防疫队协助地方重建市、县、乡三级卫生防疫网络体系；重点抓好水源保护和饮水消毒、灾区食品卫生监督管理工作，防止发生食物中毒；大力开展爱国卫生运动，消灭蚊蝇鼠害，做好群众的卫生防病宣传教育和动员工作，加强疾病监测和疫情报告，及时掌握疫情动态；做好应急处置突发事件的准备。

（6）药材供应领导组：组织领导药材的采购、药材供应、医疗设备的维修保养工作。

（7）生活保障领导组：主要负责各级医疗救护、卫生防疫机构人员及伤病员的生活保障。

3. 组织指挥实施

（1）掌握地震灾害信息，科学分析灾情：掌握信息的主要内容有地震灾害的地点、性质、危害范围以及危害的发展趋势；对人员的伤害程度、数量；灾害现场周边道路、建筑、河流、人口等社会情况；灾害现场气象情况等。

各级卫勤组织指挥人员应及时掌握各种情况、上级指示和有关方面的建议，依据灾害的应急处置原则、指导思想等，通过自己的分析判断，运用决策支持系统的帮助，确定灾害的主要处置方法和所需要的卫勤力量，提出最佳的处置方案。

（2）确定医学救援的总体决策和行动方案：总体决策和行动方案是卫勤领导在应急救援开始和应急救援行动中对灾害情况判断的结论和处置的最后意见。救援开始前通常提出行动总体方案，救援行动过程中要根据灾害情况变化，特别是有突发情况导致总体决策和行动方案不适应时，应适时给予调整。

（3）下达救援指令，组织应急救援：地震灾害医学应急救援总体决策和行动方案一旦做出，卫勤领导应迅速向各救灾队伍和相关单位下达行动指令。下达指令时要做到坚决、果断，内容简要、明确。指令下达可以面对面，也可以利用现代通信工具（电话、手机、对讲机）和书面等形式，无论采用哪一种方式，必须使执行者明确任务和要求。

（4）督促检查执行情况：卫勤领导要督促检查下属执行指令的情况。通过督促检查，掌握下属对指令理解的程度和执行的情况以及遇到的困难等，以便及时给予纠正、调整和帮助。

（三）抗击雨雪冰冻灾害行动卫勤组织指挥与协调

抗击雨雪冰冻灾害行动卫勤组织指挥是指卫勤指挥员组织卫勤力量实施抗击雨雪冰冻灾害救援行动的领导活动，其主要任务是：在军队首长和当地政府的领导下，做好抗击雨雪冰冻灾害行动卫勤组织指挥和协调工作；完善通信联络、交通运输、后勤保障系统；制订卫勤保障预案，组织落实各种保障措施；积极部署卫勤力量，同时健全医疗预防保健网，充分发挥其中坚作用；努力做好药品器械、物资供给和经费筹集使用；积极争取国内外的人道主义援助，按受灾情况调拨援助物质和资金，提高抗灾能力。

附：案　例

2008 年初，我国南方地区遭遇罕见雨雪冰冻灾害，造成大量电力设施受损，京珠高速、京广铁路的部分路段瘫痪导致交通严重受阻。时值春运时期，大批返乡旅客滞留广州火车站。2 月 2 日，某部奉命到广州琶洲会展中心执行协助地方维护秩序任务。

当时琶洲会展中心共有四支卫生力量：海军某医院医疗点、广州市海珠区中医院医疗点（地方）、某部卫生队和某团卫生队。前两者主要负责滞留旅客的医疗保障，两个卫生队则主要负责对任务部队的卫勤保障。2 月 2 日至 3 日晚上，先后发生了 3 种情况：一是某部一名执勤战士因高热不退需后送，但是由于医疗体系原因，将其后送至距离约 8.6 km 的空军某医院，而没有送往距离仅约 3.2 km 的海军某医院。二是十余名患上呼吸道感染的地方旅客，因急于返乡和求医心切，先后在四个医疗点就诊取药，而各医疗点的处置相差不大，导致医疗资源浪费。三是一名旅客因紧张、疲劳等因素突发晕倒，现场群众和值勤官兵迅速呼救，四个医疗分队都派人前来抢救，说明卫勤力量之间缺乏指挥协同。之后，四支卫生力量协商，分工合作，取长补短，最大限度发挥整体效能。如建立了四个医疗点轮流值班制度，海军某医院医疗点为广大旅客和官兵印发《寒冷损伤防治手册》，海珠区中医院医疗点利用自身优势，为滞留旅客及执行任务官兵发放已加温即开型防治感冒用的中草药汤等。

（四）应注意把握的问题

1. 完善军地卫生力量联合使用的相关法规、政策　在战时，我军以丰富的卫勤经验为依托，形成了行之有效的卫勤保障体制，而军地协同方面，亦有如《广东省地方医疗卫生力量动员》等作为指导，为战时军地卫生力量的联合使用提供依据。但在灾害医学救援行动中，尚缺乏相关的依据。建议国家建立和完善相关法规和政策等，为今后的非战争军事行动卫勤保障提供法理基础和行动指导。

2. 建立统一的卫勤指挥机构　在此次灾害救援行动中，多支卫生力量并存（特别是军地卫生力量并存），因缺乏有效的卫勤指挥以及相应机构，出现"各自为政"的现象。此案例中，无上级卫勤机关或负责人组织协同，后期四支卫生力量间的协同建立在各单位自行联络协调基础上。建议在执行非战争军事行动联合任务时，制订健全有效的卫勤协同机制，以发挥多支卫生力量的整体效能。

3. 建立更为科学有效的卫勤协调机制　琶洲会展中心距海军某医院和广东省第二人民医院均约 3.2 km，车程 5～10 分钟，而距保障单位的体系医院则为 8.6 km，车程 12～20 分钟。如遇急诊危重患者，按一般程序送至保障单位的体系医院则有可能延误最佳治疗时机。执行紧急任务时应打破常规，加强卫勤协调，按就近保障或军地联合保障的方式执行。

（五）扑救森林火灾行动卫勤组织指挥与协调

扑救森林火灾行动卫勤组织指挥是指卫勤指挥员组织卫勤力量实施扑救森林火灾行动卫勤保障的领导活动，其主要任务是在军队和当地政府的领导下，做好扑救森林火灾行动卫勤组织指挥和协调工作；完善通信联络、交通运输、后勤保障系统；制订卫勤保障预案，组织落实各种保障措施；积极部署卫勤力量，同时健全医疗预防保健网，充分发挥其中坚作用；努力做好药品器械、物资供给和经费筹集使用；积极争取国内外的人道主义援助，按受灾情况调拨援助物质和资金，提高抗灾能力。

1. 需求分析

（1）分析预防需求：预防需求主要包括预防负伤、减轻伤情和防病等需求。预防负伤包括平时训练、心理卫生保障和增强体能等方面，目的是减少负伤的概率，减轻伤情的需求，包括单兵（战位）配发急救包（盒）和防护器材等；"三防"预防需求是在生化设施发生火灾时，防止扑火部队遭受化生因素伤害时的防护药材需求；参加林扑火人员最少每人配发一套防护服，另外按总人数 15% 的数量加大储备。

（2）分析救治需求：救治需求由卫生减员确定，森林扑火行动的卫生减员主要是烧伤、骨折等因伤减员及疾病减员。

1）意外伤减员：主要是由于缺氧性窒息、有害气体中毒、挤压伤、摔（扭）伤、钝器外伤和烧伤等因素引起，而其中尤以烧伤减员为主，由于诸多方面的原因，缺乏森林扑火行动意外损伤减员的详细统计资料。在实际操作过程中，可根据森林扑火任务、森林扑火环境和参加森林扑火行动军队的实力等情况进行预计。

2）预计疾病减员：森林扑火行动的疾病减员预计主要依据是森林扑火行动的持续时间，如果森林扑火行动持续时间较短，其疾病减员可忽略不计；如果森林扑火行动持续时间较长，可按昼夜疾病减员率为 0.3‰进行预计。

2. 卫勤力量预计

（1）预计卫生人员需要量：卫生人员需要量一般按照通过伤员数量的 10％预计。伤员数量可参照类似火灾及参加扑火部队的人数进行预计，并根据上级命令抽组卫生人员。在卫生人员的组成结构上，要按照火灾致伤致病的特点，突出重点伤病的救治，配强烧伤科、骨科等医疗技术力量。同时，要按照非战争军事行动卫勤保障的共性规律，适当配置妇科、儿科等医务人员，满足灾区群众的应急医疗需求。

（2）预计药材装备需要量：森林扑火行动导致伤员的数量和伤情，与常规武器条件下作战有所不同，所需的药材品种量也不同。预计森林扑火行动药材需要量，以战救药材和常备药材为基础，增加以救治烧伤为主的药材单品种量。战救药材按战备储备量预计，常备药材根据森林扑火行动可能持续的时间预计。三角巾急救包除按标准配齐外，森林扑火人员每人应增加储备烧伤包、血液、氧气，并按发生火灾性质和森林扑火人员的数量预计特需药材。

（3）预计卫生运力需要量：森林扑火行动要求综合使用多种卫生运力进行伤病员后送。卫生运力既不能储存，也不能预置，必须与伤病员流动同步才有价值。因此，要考虑各种情况和不同森林扑火行动后送运力的需求，分别进行预计。一般伤病员可用陆上运输工具后送，山林地区必要时可采用水路运送的方式，危重伤病员可用直升机进行立体后送，使伤员得到及时、有效的治疗。

3. 卫勤力量部署　一是集中力量，突出重点。不能平均使用力量，要充分考虑森林扑火任务的区分和森林扑火行动的各个时节，集中有限的卫勤力量，强化重要组（室）的编成。二是在加强卫勤力量时，应加强建制，以便管理。三是模块化编组，能分能合；四是掌握预备力量，灵活机动。师（团）救护所通常都要建立"寓于型"的卫勤机动力量，以便森林扑火过程中随时执行临时或机动任务。营（连）卫勤力量可编成数个急救组，在森林扑火的一线实施卫勤保障；师（团）救护所通常分散展开若干个救护站，可编成指挥组、后送组、重伤救治组、分类处置组（机动组）、卫生防疫防护组、保障组等，各组（室）也可根据任务的需要进行功能合并或拓展。

4. 组织指挥实施

（1）统一指挥，保障重点：参加森林扑火行动卫勤保障一般有三种力量，即部队建制卫勤力量、部队上级支援卫勤力量及属地军、警、民医疗卫生力量，只有把这三种力量协调起来，统一指挥，才能更好地完成卫勤保障任务。

卫勤指挥组的领导应每天召开联席会，研究工作部署，对重大问题做出决策；确定分工，避免工作冲突和技术力量浪费，指挥组人员应一同到森林扑火前线了解情况。三种卫勤保障力量要有分有合，重点保障。在收治任务不重时，应及时调整力量，加强一线抢救力量；除保留一定的收治和机动力量外，要把主要力量派到一线进行巡回防病，深入到营、连保障一线。

（2）发挥建制保障作用，加强一线力量：

1）明确保障任务，各尽其职：要求营、连卫生人员在伴随保障中，连卫生员要送药到口，送水到手；营军医要掌握全营情况，实施就地抢救和后送；团救护所分成两个机动抢救组，加强重点方向；师救护所分成四个组，逐级加强救治。

2）调整力量，加强一线保障：要保证卫生人员满编在位，力量不足的连队由团救护所派人加强。师（团）救护所的巡回防治组要深入到连队，确保一线有足够的卫勤救护力量。

3）提高应变能力，积极主动保障：在森林扑火行动中，森林扑火部队的部署随着火场火势发展而变化，要求各级卫勤力量要有快速应变能力。当火势发生变化，部队被迫转移或被火场分割时，师（团）救护所应携带急需药品、器材尽快贴近部队保障。师（团）救护所实施独立保障时，要通过主动到地方筹集急需药品、器材和越级请领的办法，解决卫勤保障应急问题。

4）增强全局观念，做好友邻保障：在火场上由于部队任务转化快，有的部队可能与伴随保障力量分离。这时卫勤力量应不分建制，必须积极救治友邻部队和地方扑火队伍的伤病员。

（3）实施快速保障，提高卫勤保障机动能力：森林扑火行动卫勤保障紧急程度高，卫勤保障必须具有快速反应能力，实施机动保障必须做到"三快"。

1）快速部署：当接到森林扑火命令后，根据部队的任务和预案迅速组织卫勤力量，充分做好保障准备。

2）快速开进：卫勤力量要能够随同森林扑火部队快速向火灾地区机动。

3）快速展开：各级卫勤力量到达火灾地区后，要边设营、边展开、边救治。

（4）多方筹措，保证供应：一方面各级药材保障组负责计划、筹措、请领、分发等工作，另一方面要多渠道、多途径就地筹措药材，形成药材保障网络。①就近就地采购、请领或向属地地方政府部门请求支援，保证药材供应。②积极主动地与上级卫勤部门联系，随时报告部队药材消耗情况，以便及时请领补充和保障特需药材的供应。③简化手续，取消逐级审批制度，实行电报、电话请领分发，做到快速供应。

5. 保障方法确立

（1）梯次跟进，伴随保障：在部队向火场开进时，卫生防疫组应同先遣分队预先到达火场，开展防伤防病教育，做好饮水消毒，指导部队露营的卫生防疫保障，医疗救护组在部队后面跟进，及时展开救治，药材保障组随队转移。师（团）救护所除了组成救护所随部队保障外，还可组成小、轻、全的医疗组（人员少、装备轻、药品全），由1～2名军医和2名卫生员组成，携带卫生包、急救箱和检疫检毒箱，随部队机动，营、连卫生人员伴随部队延伸保障，及时为受伤官兵包扎处置。如有需后送伤病员，快速送回救护所。

（2）分片固定，巡回保障：森林扑火时部队一般比较分散，基本以营、连为单位在各个火场独立扑火。师（团）救护所可组成几个医疗组，配置在几个主要森林扑火方向上，加强救护所或单独展开医疗救治工作，还可以派机动组带救护车到各森林扑火点上巡回医疗、防病和接回伤病员。

（3）重点加强，持续保障：在森林扑火的会战阶段，人员密集，昼夜连续作战，人员过度疲劳，伤病员较多。这时师（团）救护所应组成综合救治组，加强会战一线的卫勤力量，确保伤病员得到及时救治。

（六）突发公共卫生事件应急处置的组织与协调

突发公共卫生事件事发紧急突然，危害性大，往往同时波及多个地区，影响社会的多个方面，是军队卫生力量实施应急医学救援的重点和难点。由于卫勤应急准备时间短、专业性强、涉及部门多、协调关系复杂，应急处置任务十分艰巨，因此，必须有针对性地加强处置的组织协调，形成整体合力，以最大限度地减少人员健康伤害，有效维护军人及社会公众的健康和生命安全。

1. 处置突发公共卫生事件的筹划　为预防和处置突发公共卫生事件，国家和军队制订了相关的法规制度和预案，建立了疾病预防控制体系、突发公共卫生事件处置组织体系，明确了职责分工和处置的主要措施。突发公共卫生事件发生后，应根据国家和军队处置突发公共卫生事件的相关法规和预案进行筹划，并组织实施处置。筹划的重点是迅速启动和落实突发公共卫生事件卫勤保障预案，建立高效顺畅的指挥机制，迅速筹集、合理使用应急处置卫勤力量，采取有效的处置措施。

（1）迅速启动有关预案：突发公共卫生事件发生后，事发单位应根据事件分级标准实施分级响应，按照应急卫勤指挥体系，在国家和地方政府突发事件应急处理指挥部统一领导和军队有关领导小组的统一指挥下，灵活开展应急卫勤指挥工作，涉及哪些单位，哪些单位的卫生部门就启动预案。军队卫生部门应迅速调集突发公共卫生事件专家咨询组，组织展开处置工作。对没有发生突发公共卫生事件的单位，均应通报相关信息，并加强卫生监测预警，给予技术指导，充分做好预防工作。

（2）建立高效指挥机制：突发事件发生后，军队各级卫生部门应迅速抽调专家组，对突发公共卫生事件进行现场调查，判明事件性质，并及时组织和指导现场处置，确保早发现、早报告、早决策、早处置、早控制。为避免不正常的行政干预，军队各级医疗机构、疾病预防控制机构、部队卫生机构，均应按相关规定采取逐级上报和直报相结合的方式报告，由军队各级卫生部门实施应急协调，形成高效的指挥机制。

（3）合理筹集和使用应急处置力量：军队各级医疗机构、疾病预防控制机构、部队卫生机构和军医大学是军队处置突发公共卫生事件的应急处置技术力量。当发生一般突发公共卫生事件时，主要由部队卫生部门组织本级卫勤力量实施处置，由上级卫生部门派出专家给予技术指导，必要时组织疾病预防控制和医疗力量实施支援；发生较大和重大突发公共卫生事件时，主要由相应卫生部门组织疾病预防控制机构和医疗机构实施处置，必要时由总部派出专家给予技术指导。当发生特别重大突发公共卫生事件时，由总部卫勤部门组织全军的应急处置力量实施处置，并报告军队首长机关，调集其他所需力量实施应急处置。对于复杂难以判定和处置的突发公共卫生事件，总部卫勤部门应抽调全军疾病预防控制中心和专业医疗力量，开展现场技术指导、核查和提供处置支援。

（4）采取简要处置方式，把握重点环节：处置突发公共卫生事件的筹划，应采取简要方式，并把握重点环节。首先，应按分级响应要求，采取边调查边处理、边抢救边核实的方式，以有效措施控制事态发展。其次，应把握监测预警与报告、先期处置、应急响应、应急处置、善后处理、应急结束等工作环节的筹划。再次，应做好经费、物资、通信等应急处置的各项相关保障的筹划。在组织筹划时，应以有效应急处理为中心，组织好重点措施的落实。根据突发事件应急处理的需要，由军队首长机关统一协调各部门，团结协作，群防群治，重点组织好对人员的疏散或者隔离，依法对传染病疫区实行封锁，对食物和水源以及各类交通工具上的有关人员采取控制和管理措施；宣传突发事件防治知识，及时对易受感染的人群和其他易受损害的人群采取应急接种、预防性服药和群体防护等措施。组织医疗卫生机构开展患者接诊、收治和转运工作的同时，还应当明确采取卫生防护措施，防止交叉感染和污染，并协助疾病预防控制机构做好流行病学调查、传染病排查等工作。组织疾病预防控制机构重点做好突发事件的技术调查、确证、处置、控制和评价工作，开展现场流行病学调查，查明传播关系，查找致病原因，提出并实施有针对性的防控措施，督导、检查应急处置各项措施落实情况，并通报有关情况。组织药材保障机构做好应急处置药材、卫生装备的供应；组织医疗、疾病预防控制和医学研究机构集中力量开展相关的科学研究工作。

2. 突发公共卫生事件卫勤协调要点

（1）加强与国家和地方卫生部门的协调：应按照国家和地方卫生应急办公室的属地化管理原则和要求，组织军队系统进行突发公共卫生事件处置，并按军队首长命令执行对地方的医学救援。

（2）加强与总部机关有关部门的协调：按照军队处置突发公共卫生事件有关文件中明确规定的各有关部门职责，主动协调有关部门，解决突发公共卫生事件中遇到的相关难点问题。

（3）加强卫勤指挥与保障机构之间的内部协调：在完善全军突发公共卫生事件监测报告和预警系统、应急决策指挥系统的基础上，实现各级指挥机构、应急协调机构以及应急处置力量之间信息的互联互通和共享，统一协调组织医疗机构、疾病预防控制机构，开展调查处置与应急救援、信息发布宣传教育、科研攻关、物资调集以及督导检查等工作。

3. 突发公共卫生事件应急卫勤指挥应注意把握的几个问题

（1）依法组织实施医学救援：应根据法规和预案，组织实施突发公共卫生事件处置。针对具体事件，按照预案明确的组织体制基础和法规规定的职责，建立精干灵活的指挥机构；在平时制订预案的基础上，修改完善预案；遵循法规，做好突发公共卫生事件处置的协调工作，妥善解决各相关部门之间和处置过程中的各项难题。

（2）做好非事发单位突发公共卫生事件的防控：对未发生突发公共卫生事件的地区和单位，应根据其他地区和单位发生事件的性质、特点、发生区域和发展趋势，分析其受波及的可能性和程度，重点做好相关信息共享、应急准备及重点人群、重点场所和重点环节的监测和预防控制工作，开展防治知识宣传和健康教育，提高公众自我保护意识和能力等。

（3）突出预防和科学处置：提高全军突发公共卫生事件的防范意识，落实各项防范措施，对各类可能引发突发公共卫生事件的情况应及时进行分析、预警，做到早发现、早报告、早处理。在事件发生后，应充分尊重和依靠科学，用科学的观念和认识教育全体官兵，防止引起部队的恐慌，发挥专家的领衔指导作用、机关的协调控制作用、各类技术力量的骨干作用和全体官兵的群众性作用，用科学的方法和手段妥善处理不同事件，有效控制事态。

五、灾害医学救援信息与管理

灾害医学救援信息是组织实施灾害医学救援卫勤决策、控制，实施保障评估和总结经验教训等指挥与管理的重要前提。相关信息的收集、核对、汇总、分析、报告、传输和利用，贯穿于灾害医学救援卫勤指挥的全过程，加强指挥信息的管理和有效利用，对于把握指挥与保障规律，进行快速正确决策，高效实施监测、预警、应急响应等具有非常重要的作用。

（一）灾害医学救援信息系统构架

建立灾害医学救援信息系统构架，是运用信息资源规划的基本理论和工程化方法，立足灾害医学救援数据的充分挖掘与利用，利用军地联合、优势互补、数据整合、信息共享、安全保障等手段，优化利用灾害医学救援信息资源，充分发挥军地信息资源效益，提高灾害医学救援能力。

1. 灾害医学救援信息系统构架基本依据　依据"理论模型-数学模型-决策支持系统"的技术路线，基于应急医学救援信息化理论，利用建模工具建立"实体-关系"（E-R）模型，对灾害医学救援信息资源进行模型分析，在信息管理科学理论指导下构建灾害医学救援信息系统构架，对灾害医学救援信息资源结构进行优化配置和卫勤资源空间分布优化，制订标准化工作流程、配套制度，最终形成我国特有的灾害医学救援信息资源开发利用模式。

2. 灾害医学救援信息资源整合　灾害医学救援信息资源的整合并不是现有资源的简单叠加，而是运用现代网络信息技术，构建一种开放、共享、协作的灾害医学救援信息资源共享和服务平台，在更大范围、更广领域和更深层次上整合和集成创新信息资源、激活创新资源、服务创新活动。灾害医学救援信息资源整合就是通过各种有效的手段和工具将已有信息集合在一起，生成满足不同用户需求的新信息集合体，实现灾害医学救援信息的增值。灾害医学救援信息资源开发利用模式基于现有软硬件环境，采用数据仓库和数据整合技术，通过改造和集成现有信息系统，构建灾害医学救援管理数据平台，完成对医学救援管理数据信息的集成和整合。数据整合后具有信息资源标准化、数据多元化和智能化等特点，使信息资源效益最大化。

3. 灾害医学救援信息交互平台　灾害医学救援信息平台总体设计是在继承前期建设的基础上，基于现有军地医学救援保障模式和信息资源配置分布，运用信息资源规划的基本理论和工程化方法，紧贴我国灾害医学救援发展需求，从整体构架、数据平台、应用机制着手，在统一的适合灾害医学救援信息资源开发利用模式的指导下组织实施的。

建设灾害医学救援信息交互平台首先必须要对现有的网络和各业务子系统进行规范和改造，建成基于军地联合的应急医学救援专网。其次是构建军地联合灾害医学救援信息数据中心，数据中心可以对各业务体系的子系统起到规范和统一的作用。再次是要建设标准数据接口与采集系统，实现数据的采集和共享，进一步完成数据的交换和管理。最后是实现数据的利用与发布，即进行数据分析、数据挖掘、决策支持和信息发布。

（二）灾害医学救援信息的分类采集与报告

无论是实施灾害医学救援卫勤指挥，还是构建卫勤指挥与保障信息系统，均有赖于各类信息数据的收集。主要包括：应急资源信息、医学地理信息、应急健康教育信息、灾害应急预案信息、监测预警信息、接警处警信息、现场处置信息、保障信息和指挥调度信息等，还有事前应急准备及事后需要完善的历史资料信息、专家知识信息、相关法律法规信息和灾情统计分析信息等。其中，最主要的信息是人员伤亡信息、医疗后送信息、卫生防疫防护信息和药材保障信息。

1. 灾害医学救援信息的采集途径和方法　　灾害医学救援信息的采集是指根据特定的目的和要求对分散在不同时空的有关信息进行采掘聚集的过程。要着眼灾害医学救援指挥需求、目标和决策的形成，就必须多维、全面、深入、有针对性地采集相关信息。灾害医学救援信息采集主要有内、外两种途径。内部途径是指各级卫勤指挥机构、疾病预防控制中心、医疗保障机构、药材保障机构等卫勤机构内部形成的各种信息，在各单位平时登记、统计和建立的数据库基础上，通过相应的信息机构和网络信息系统，实现相关信息数据的汇总。外部途径是指卫勤系统之外的各种信息来源渠道。通过国家、地方、军队指挥、后勤等相关部门，甚至是新闻、网络等传播媒介获得相关信息内容。采集的种类包括原始数据信息采集和文献信息采集。其中原始数据信息采集又包括常规采集和非常规采集。通常灾害医学救援信息应在常规采集方法的基础上，多进行非常规采集。即针对某一类特殊信息数据，通过派出现场调查组实施现场卫勤侦察、流行病学侦察等获取。常规数据的采集是军队各级卫勤机构在平时日常工作中按规定采集的数据信息，如卫生医疗服务、卫生资源使用、疾病监测、传染病报告等。灾害发生后，各级卫勤机构均应重视对相关信息的原始登记和统计，不能因事态紧急而不进行伤票、野战病历、伤病员登记簿、工作日志等的填写，日常管理状态下的登记统计要求在紧急事态下都应坚持，但可根据实际情况，相应调整登记统计的项目和频度。

2. 灾害医学救援信息报告　　灾害医学救援信息报告，应参照突发公共卫生事件报告制度执行，实行逐级上报和直报相结合的应急报告制度。明确责任报告单位和责任报告人。通常各级医疗卫生机构、卫生主管部门以及团以上单位是突发公共卫生事件的责任报告单位。各级医疗卫生机构执行职务的医疗卫生人员是责任报告人。各类单位和人员有义务及时、如实报告突发灾害。报告时限和程序为：军以下部队发生或可能发生突发公共卫生事件，按相关规定必须在2小时内上报，其他紧急事态的报告应按各级指挥机关要求时限报告，没有明确规定的事态，参照突发公共卫生事件规定报告。灾害医学救援指挥报告分为首次报告、进程报告和总结报告。首次报告应当包括灾害发生的时间、地点、单位、原因、类别、人员伤害、信息来源、危害范围、事件性质、发展趋势的初步判定和拟采取的措施。对于事态的处置，应按应急准备完成情况、应急响应到达的时间、地点、位置、工作展开情况等进行报告。进程报告应当包括事件的新情况、对首次报告内容的补充和修正，并根据情况变化随时报告。总结报告应当包括事件性质、影响范围、危害程度、流行病学分析结果、控制措施及效果、事态评估和经验教训等内容。在报告方式上，已具备利用综合信息网上报信息条件的，应通过网上专用系统报告突发公共卫生事件，增强信息报告的时效性。尚不具备网上直报条件的单位，以电话拨号网、电话、传真或书面方式上报。

（三）灾害医学救援信息的统计分析与利用

目前灾害医学救援信息统计分析还没有具体的规定，但应围绕灾害医学救援指挥需求，参照既往平战时卫勤指挥信息统计经验，确定统计分析的内容、利用信息实施指挥的程序和方法。

1. 常用灾害医学救援指挥信息统计分析指标

（1）伤病员信息统计分析：总体目标是确定灾区伤病发生率及其变化动态和演变趋势，准确描述人员健康状况，及时发现受灾人群健康伤害威胁因素，掌握伤病防治需求及动态。伤病员信息统计分析基本内容应包括：伤病减员数和发生率；伤病减员空间分布（或单位分布）；伤病员时间分布（分别以日、周、月、年为单位）；伤病员的医疗机构分布；伤病员的疾病谱、死亡谱、住院日和医疗费用。主要指标包括：减员指标，如因伤减员率、发病率、因病住院率、创伤住院率、死亡率等；伤病员情况指标，如伤部构成比、伤类构成比、伤势构成比、伤死因构成比、休克发生率等；伤病员救治工作指标，如现场救护种类构成、伤病员后送方式成比、治愈率、手术率、输液输血率等；伤病员去向指标，如出院率、后送率、留治率、残疾率、病死率、伤死率等。

（2）卫生防疫防护信息统计分析：主要是用于评价食品卫生、饮水卫生、环境卫生、劳动卫生质量，反映灾区疫情动态和防治、防护情况等。主要包括疾病监控指标、健康教育指标、营养食品卫生指标、饮水卫生指标、环境卫生指标等指标。如传染病发病率、预防接种率、卫生知识普及率、食品卫生合格率、水质合格率等指标。

（3）药材保障信息统计分析：主要是用于反映和分析药材需求、筹措和供给、储备情况，通过药品器材的统计分析，结合实际发现药品器材消耗量、消耗结构等规律。主要指标包括：工作量指标、工作质量指标、供应工作指标、管理工作指标等。如药材采购量、药材预算准确率、药品消耗量、库存药材周转次数等。

（4）卫生工作统计分析：卫生工作统计分析主要是用于反映和分析灾区人员发病、就诊、健康状况和工作效率、质量等情况，通过分析反映灾区人员健康状况和工作实际。主要指标包括防疫工作指标、健康体检统计指标、医疗护理指标和卫生资源统计指标等。如健康体检率、平均住院天数、卫生技术人员在位率、设备管理完好率等。

2. 灾害医学救援指挥信息的甄别与利用　灾害发生后，应针对灾害的发生、危险因素、疾病或症状监测、医疗救治和疾病防控等信息，及时进行报告、调查和分析，并对可疑信息进行甄别。

（1）对突发灾害信息进行确认：无论是上级通报还是下级上报的突发灾害，卫勤指挥机关和相关的保障机构均应对相关信息进一步核实、确认，为正确决策奠定基础。特别是对传染病、突发公共卫生事件和"三防"医学事件，应指派专家到现场进行核实，并按相应的技术确认等级，由有资质的机构发布确认信息。如疑似生物恐怖袭击事件或不明原因的传染病，应由军事医学科学院派出专家确认。

（2）对原始信息进行核对：原始信息采集录入和上报前均应明确相应责任人和责任单位，并进行相应的核查和对照，以确保信息的真实性，防止错项、漏项出现。部队疾病预防控制机构疫情管理人员每天上网对辖区内报告的传染病信息进行审核，对有疑问的报告信息及时反馈给报告单位或向报告人核实。各级疾病预防控制机构每天进行报告信息审核，对甲类传染病和乙类传染病中传染性非典型性肺炎或疑似患者以及其他传染病和不明原因疾病暴发的报告信息，应立即调查核实，于2小时内通过网络对报告信息进行确认。

（3）及时进行订正、补报和代报：当医疗卫生机构上报信息需要修正时，应由该医疗卫生机构及时进行订正报告，并注明原报告有关情况。检查过程中，发现信息上报有漏报时应及时补报，备注栏要注明"补报"。不具备网络直报条件的责任报告单位，其相关信息的网络报告由上一级卫勤机构代报，并做好代报记录；发现重复报告信息时应进行删除。

（4）编制统计分析报告：各级卫勤指挥机关在执行灾害医学救援任务期间，每天应编制相应的事态信息统计报告，将登记、统计的数据转化为卫生信息，以辅助卫勤决策。相关的报告内容应包括人员伤亡和危险因素控制情况、相应的工作数量及质量情况、卫勤措施进展情况，出现的问题、可能原因与结论，以及对事态发展的评估和下一步工作重点的建议等。

第九节　循环支持设备

一、心肺复苏机

呼吸、心搏骤停是临床常见急症，心肺复苏是抢救生命最基本的医疗技术和方法，包括开放气道、人工通气、胸外按压、电除颤纠正 VF/VT 以及药物治疗等，目的是恢复患者的自主循环和自主呼吸。胸外按压是心肺复苏的重要手段，传统的方法一直是徒手胸外心脏按压，2010 年国际心肺复苏与心血管急救指南中特别强调按压的重要性，由于每个人按压部位、力度、深度、频率的差别以及轮换时的时间间隔，导致按压不能连续、持久、按统一标准进行，另外，徒手心肺复苏也影响了复苏药物的给予、电除颤及其他抢救措施的进行，且在临床实践中，人力的支持也难以得到充分保证，最终降低复苏有效率和成功率。是否有一种仪器既能够保证 CPR 效果，又能够把医护人员从中释放出来，进一步行高级生命支持，心肺复苏机不失为一种很好的选择。无论是动物试验还是临床试验都提示，心肺复苏机比人工心肺复苏的效果好，复苏成功率更高，但真实性还有待大型的临床试验进一步验证。怎样更好地用心肺复苏机来提高 CPR 效果也是研究的热点。

最初的机械式 CPR 为"点式按压"心肺复苏机，主要由模拟人工 CPR 原理发展而来，用一个充气活塞以特定的频率达到一定深度连续不间断地实施胸外按压，以美国密歇根公司的萨勃心肺复苏机（thumper）为代表，在我国急诊科使用较为广泛。其构造为：活塞在患者胸前，通过一条横臂与基底部相连，基底部是位于患者背部下的一块平板，此外，还有一条通气路径连接在机器上。仪器采用的模式为 SCV-CPR（simultaneous compression and ventilation CPR），旨在实施胸外按压的同时还能对患者进行 $60 \sim 100$ cmH$_2$O（$5.88 \sim 9.81$ kPa）的通气支持，理论上这种方式很好地改善了徒手 CPR 容易疲劳、中断按压的情况，但动物实验和临床研究发现，其对心和脑的灌注血流量的改善并不显著。由于临床试验中存在很多影响因素，关于该仪器的可信度较高的研究并不多，有效性还待进一步确定。

之后，Lund 大学推出的 LUCAS 心脏辅助系统对点式按压进行了深化，对按压头进行了改良，采用了吸盘式按压头，它在按压胸腔的同时可以向上拉升胸廓，使得其充分回弹，在减压时给予胸廓一个向上的力量，使得胸腔内产生一个负压，促进血液回流到心脏。这一设计的最初想法来自于一则报道——一个老人被自己的儿子用马桶搋子救活，之后大量研究显示，这种施压和减压并存的模式（active compression decompression CPR，ACD-CPR）对心肺复苏有很多益处，但 LUCAS 临床使用效果还有待进一步研究。

点式按压一个最大的问题在于施压于胸壁的压力都集中在胸骨的一个点上，以至于施压于胸壁的压力有限，并且有导致肋骨骨折等外伤性创伤的风险，影响复苏的结果，于是就有人提出了负荷分布这一概念。

Life Belt 是一个小型轻质的人工操作的按压器，它有一个宽的与胸壁大小相称的胸带，它增加了胸外按压时跟胸壁的接触面积，减轻压力作用后胸壁所承受的压强，减少了骨折的风险。

背心式心肺复苏仪为一个类似于血压计袖带的囊袋，绑在患者的胸部，周期性充气和放气，并且有两个除颤性电极片置于胸前，即使在除颤时仍然不中断心肺复苏。该模型可以使施压于胸壁的压力最大化，并且使压力平均分散在整个胸壁，避免了一点承受过度的压力，提高效果的同时降低胸部外伤的风险。但遗憾的是该仪器体积较大，不便于携带，所以并没有被广泛使用。

Zoll 公司开发的 load distributing band（LDB）CPR 是改良后的背心式心肺复苏仪，该仪器小巧，便于携带，其结构为：一条电动的带子绑于前胸，对整个前胸施加压力。开始的一些试验显示，LDB CPR 与单纯的徒手复苏相比较，可以改善血流动力学，并能提高冠状动脉灌注压，提高生存率，尤其在急救中心提高存活率。之后也有数据显示，与人工 CPR 相比能提高自主循环恢复率和存活率，但一个提前终止的多中心双盲对照研究 ASPIRE 的前期试验结果显示，本设备非但没有益处并且有害，但是这一结果可能存在误差。

impedance threshold device（ITD）or impedance threshold valve 严格意义上算不上一种心肺复苏机，它是一系列的瓣膜，在胸壁扩张时阻止气体进入肺内，增加胸腔内负压，促进血液回流入心脏，然后在胸壁压缩后释放气体，增压胸腔内压力，帮助心脏射血。一般类似人工鼻，放在呼吸机和气管导管之间。理论上它与 ACD-CPR 作用原理不一样，两者联合可以起到相辅相成的效果。但是真正将两者联合起来后，临床效果却不尽如人意，研究仍在继续。

心肺复苏机可以提供连续、高质量的 CPR，仪器制造商更是提出多种可以改善心输出量的模式，并把按压和通气调节到最佳的比值。一些动物试验和临床试验显示，心肺复苏机可以改善血流动力学，提高自主循环恢复率和短期生存率。但是没有一种仪器被公认为比标准的 CPR 更能提高远期生存率。2010 年的国际共识会议回顾了几种心肺复苏机，最后的结论就是没有足够的证据可以支持或反对其使用。心肺复苏机的使用将会越来越普及，机器也会不断被改进，适应轻便、快捷、效果好的要求。

无论使用何种心肺复苏机都应明白对呼吸和心搏骤停患者进行紧急抢救是其强烈的适应证，但不推荐对体重 <40 kg 的成人、小儿或胸骨骨折者使用，一旦使用应尽量达到国际指南对实施心肺复苏的具体要求，注意心肺复苏器（以点压式为主）的主要技术指标。①按压频率：100 次/min；②按压深度：

25～50 mm；③按压与呼吸次数比：30∶2 或 15∶2；④按压与放松时间比：1∶1；⑤单用呼吸：每分钟 12 次、14 次、16 次、18 次；⑥输氧量：每次 200～1200 ml；⑦面罩气路最大安全压力 10 kPa；⑧使用气源：医用氧气，工作压力 0.2～0.4 MPa。

心肺复苏机（以点压式为主）与徒手心肺复苏相比有以下几个优点：①按压深度恒定，并可以根据患者不同的体型和体质进行调节，能够保持按压方向垂直不变，既能保证按压到位，收到满意效果，又能降低患者胸部外伤的风险；②能够保持按压频率恒定不变；③收缩期和舒张期之比为 1∶1，与正常人心脏的收缩与扩张基本一致，符合国际指南的要求；④按压与呼吸次数比 15∶2 或 30∶2，既符合国际指南的要求，又可供使用者选择；⑤不需按压时，可用来单独输氧；⑥实施心肺复苏的同时，可做心电监护和除颤术，互不影响；⑦节省了人力；⑧解决了人工口对口吹气易受病菌感染的难题，增加施救者的积极性；⑨操作简便，安全可靠，即使是没有受过 CPR 规范培训的人也可以实施 CPR。心肺复苏机也有其缺点，会出现相关的并发症，其中出现最多的是胸部外伤，但是此时循环的恢复重于一切；此外，组装机器需要时间，可能会耽误 CPR，遇到呼吸心搏停止的患者必须马上实施徒手心肺复苏，切忌因为等待机器而推迟心肺复苏。

二、主动脉内球囊反搏

主动脉内球囊反搏（intra-aortic balloon counter pulsation，IABP）是机械辅助循环方法之一，可以在增加心输出量的同时改善心肌氧供，是心源性休克时的一种重要的血流动力学支持装置。心源性休克时主要包括以下几个方面：①血管再通，就是我们所说的 PCI，它对预后改善是毋庸置疑的；②药物治疗；③IABP；④左心辅助装置（LVAD）。当第一个方法失去指征或联合第二种方法仍然效果不佳时，可以考虑 IABP 或左心室辅助装置。目前临床试验显示，IABP 可以明显改善心源性休克的血流动力学，但它是否真正能改善心源性休克患者的预后还有待大型的临床随机对照试验进一步证实。

1962 年 Moulopoulos 研制了主动脉内球囊泵，提出了"反搏"这一概念。1968 年 Kantrowitz 首先将此装置用于临床治疗两名心源性休克的患者，结果显示，明显改善全身血压和中心静脉压力，尿量明显增加。1980 年，Bregman 提出可以经皮穿刺置入 IABP，更简化 IABP 的置入过程，促进了 IABP 的普及。

（一）原理

通过植入一根带气囊的导管到降主动脉内左锁骨下动脉开口远端，肾动脉开口的上端，在心脏舒张期，气囊充气，主动脉舒张压升高 30%～70%，冠状动脉流量增加，心肌供血增加，心脏收缩前，气囊排气，心室舒张期末主动脉压快速下降。IABP 一般设置为经过心电图来判断收缩期与舒张期，在心脏舒张期提高了主动脉内舒张压，改善冠状动脉血液供应，在收缩期之前快速收缩，形成比不使用反搏时更低的舒张期末主动脉内压力，减少了心脏后负荷。

IABP 已经被证实可以明显改善血流动力学，如降低心率 10%～20%，增加通状动脉灌注，增加舒张期动脉压力，减轻心脏后负荷，改善心输出量约 20%。IABP 在降低心肌耗氧量的同时增加心肌氧供 20%～30%，明显改善心肌代谢，增加其他内脏器官的灌注，增加组织氧利用率，改善酸中毒。

IABP 与左心室辅助装置比较：左心室辅助装置时以进行容量置换，在心脏停搏和心室纤颤的情况下也可维持循环。IABP 需要心脏有一定的功能，收缩压维持在 50 mmHg（6.67 kPa）以上，才能发挥有效作用。左心室辅助装置对抗凝要求严格，破坏血液成分，长时间应用，常造成患者不可控制的广泛渗血、感染等并发症而死亡，而 IABP 可不用抗凝，对血液无破坏作用，所以，左心室辅助装置仅用于 IABP 无效的重症患者。一项对左心室辅助装置和 IABP 的系统评价显示，虽然左心室辅助装置在血流动力学的改善方面稍优于 IABP，但并不明显改善生存率，所以并不推荐优先选择左心室辅助装置。

（二）适应证

1. 最常见的适应证　大面积急性心肌梗死具备以下几种高危因素时：①年龄＞70 岁；②有心力衰竭病史；③左主干病变或三支病变；④持续的低血压；⑤Killip 分级三级以上；⑥持续的窦性心动过

速，收缩压<120 mmHg（16 kPa）。当心肌梗死合并上述因素时将大大增加死亡风险，急诊 PCI 恢复冠状动脉供血是最主要的手段，应用 IABP 主要是为了改善血流动力学，防止其进行性恶化随之带来的并发症，并为血管再通争取时间。

2. 其他适应证

（1）心源性休克，包括右心衰。

（2）严重的冠状动脉粥样硬化性心脏病合并血流动力学障碍。

（3）高危患者的冠状动脉介入手术。

（4）大的心肺分流的阻断手术中辅助治疗。

（5）心脏移植前后的辅助。

（6）急性心脏受损。

有如上指征者，应尽早应用。MAP>40 mmHg（5.33 kPa）时，使用 IABP 能升高 MAP。所以，IABP 应用要早，患者收缩压下降到 70～80 mmHg（9.33～10.67 kPa）时即可考虑应用，必须同时加强后续治疗。

（三）禁忌证

1. 较重的主动脉瓣关闭不全。

2. 主动脉窦瘤。

3. 主动脉夹层动脉瘤。

4. 活动性出血。

5. 凝血障碍，血小板减少症。

（四）气囊导管的选择

气囊导管选择的标准是气囊充气后阻塞主动脉腔的 85%，气囊容积大于心脏每搏量的 50%，按照标准，根据患者体重大小选择合适的气囊导管，成年男性多选择 40 ml，成年女性多选 35 ml 或 40 ml，儿童根据体重酌情选择或者根据身高估测：身高<152 cm，选用 25 ml；152～163 cm，选用 34 ml；163～183 cm，选用 40 ml；>183 cm，选用 50 ml。

（五）置入方法

一般选择经皮股动脉穿刺。

1. 无明显禁忌证者应在穿刺前肝素化，如果是在手术前后穿刺可选用低分子右旋糖酐以 20 ml/h 输注代替肝素化，一天最大的用量不能超过 10 ml/kg。

2. 腹股沟区皮肤消毒铺巾，局部麻醉。

3. 穿刺前用注射器向气囊内注入 30 ml 的气体，检查气囊的密闭性。

4. 穿刺针以 45°角进针，直至穿刺进动脉，血液涌出流畅。

5. 经穿刺针送入导丝直至导丝尖端位于胸主动脉即可，导丝送入必须非常流畅，退出穿刺针。

6. 把带有扩张器的套管，沿引导钢丝送入股动脉。

7. 退出扩张器，套管留 2～3 cm 在体外。

8. 导管接头部接上三通，用注射器抽净气囊内气体，通过套管腔送入气囊，通常至少插至双线标记处，透视应显示球囊尖端距离左锁骨下动脉开口端约 1 cm 的长度。

9. 外撤导丝，固定套管及导管，经中心管回抽可见血液流出，证明球囊不在内膜下并没有导致动脉夹层，连接到反搏机，开始反搏。

10. 最后最好用多普勒看一下踝部血压，与穿刺前做比较。

（六）撤除方法

用注射器吸空气囊内的气体，把气囊拔至套管（不拔出），一手压迫股动脉穿刺点，一手拔除套管与气囊，喷出少量血液，冲出存在的栓子，局部压迫 30 分钟，加压包扎 24 小时。

（七）操作

1. 触发模式（triggering） 可选用经 ECG 触发、经动脉压力触发或以固有频率触发。一般选用心电图 R 波触发，心律失常会干扰 IABP 球囊的触发、充气和放气。如频发房性早搏、室性早搏和二度、三度房室阻滞时，应选用血压触发。当合并室速、室颤和心脏停搏应选用以固有频率触发。

2. 充放气时机 根据动脉压力调节波形，合适的充放气时间会形成图 30-1A 一个第二峰略高于第一峰的 M 型波形，4 点为收缩峰压，B 点为舒张期切迹，C 点为球囊扩张所致的舒张期峰压，D 点为球囊收缩所致的舒张期末压，E 点为球囊辅助一周期后心室收缩形成的收缩峰压，F 点为舒张末压。若球囊扩张提前，出现在 B 点之前，则会提前出现上升支，出现如图 30-1B 所示的凹陷处很浅或消失的波形。若球囊扩张滞后，出现在点之后，则会形成如图 30-1C 所示的舒张期切迹之后的一个收缩峰。若放气过早则会出现图 30-1D 所示在反搏期压力骤然下降，并出现压力的反弹。若放气过迟则会出现反搏期压力下降支与下一个动脉收缩支相融合，而在反搏期下降支出现一个切迹。

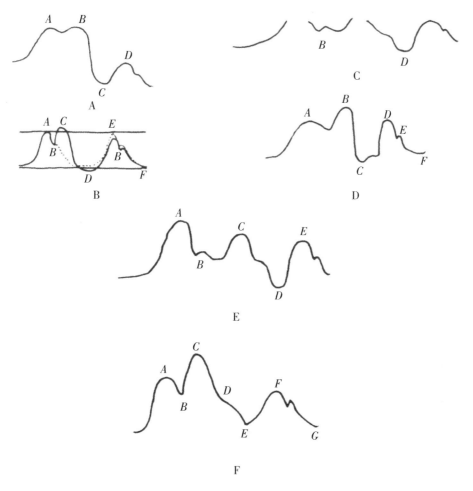

图 30-1 主动脉内球囊反搏充放气时机

3. 反搏频率 开始治疗时若心率每分钟<100 次，反搏频率设为 1:1；若心率每分钟>100 次，反搏频率设为 1:2 或 1:3；停用过程中逐渐降低反搏频率。

（八）提高辅助效果的其他措施

尽管 IABP 疗效优于目前应用的任何药物，但 IABP 不能替代常规疗法，下列措施对于提高辅助效果是必要的。

1. 保持血容量平衡，既要补足血容量，又要防止循环血量过多。

2. 纠正酸中毒。

3. 纠正心律失常。心率过快和心律不齐都会影响辅助效果，要针对不同原因，给予纠正。

4. 应用正性肌力药物，维持一定的动脉压和血管张力。升压药只能根据血压回升情况逐渐减量，不能减得过快。

（九）IABP 的拔管

有下列表现时 IABP 支持可以考虑终止：由于低心排血量而引起的低灌注现象消失；精神状况改善；四肢温暖；肺无啰音；尿量＞30 ml/h；心血管系统持续稳定于对正性肌力药物低剂量需求范围；心率低于 100 次/min；MAP＞70 mmHg（9.33 kPa）；由心肌缺血引起的新发生室性早搏少于 6次/min，且为非成对出现或单发病灶；心脏指数≥2 L/（min·m^2），且缩短速率不超过 20%；IABP逐步撤除后左室舒张末压的增加不超过 20%。

拔管前逐渐降低反搏比率，先将辅助频率由 1 个心动周期 1 次（1∶1）逐渐依次减至 2 个心动周期1 次（2∶1）、4 个心动周期 1 次（4∶1）、8 个心动周期 1 次（8∶1）；一般每次下降的辅助模式可维持1～4 小时后续治疗的要求，根据血流动力学状态来决定。

（十）并发症

1. 与血管相关的：①动脉穿孔；②动脉夹层；③股动脉血栓；④周围血管的栓塞；⑤股静脉置管；⑥下肢缺血；⑦内脏器官缺血。

2. 球囊相关性的：①球囊穿孔；②球囊破裂；③不正确的位置；④气体栓塞。

3. 感染。

4. 出血。

（十一）护理应当注意的问题

1. 应用 IMBP 治疗的患者要绝对卧床，取平卧或半卧位＜45°，＞45°股动脉处导管易折断或损坏，用气垫床，穿刺侧下肢伸直，避免屈膝、曲髋，限制髋关节和下肢活动，踝关节处用约束带固定，避免导管打折。分别在左、右肩下垫软枕，骶尾部、肘部和足跟部 1 小时按摩一次，预防压疮发生。每班交接班时必须检查导管插入深度，每次搬动患者后应检查导管位置。

2. 定时冲洗反搏导管的动脉端，冲洗导管的肝素盐水（生理盐水 500 ml＋肝素 50 mg）每次 1～2 ml，1～2 小时冲洗一次，如动脉波形有衰减趋势，则应随时冲洗。

3. 换能器应保持与心脏同一水平。

4. 注意观察下肢血运情况、肢体皮肤温度、色泽、足背动脉及胫后动脉搏动，必要时可用多普勒探测血流量。如出现下肢肿胀，定时定位测量腿围，小腿从髌骨下缘下 15 cm，大腿在髌骨上缘以上20 cm处测量腿围。

5. 应记录导管外端的长度，搬动患者后要及时检查外管的长度。

6. IABP 导管置入本身就易感染，若护理不当，极易引起全身感染。每天在严格的无菌操作下更换鞘管插管处的敷料。更换敷料时要防止鞘管移位，影响反搏效果。观察穿刺部位有无渗血、血肿或发红。观察 IABP 外固定管内有无血迹，防止导管移位、折叠、断开。

三、体外反搏治疗仪

（一）概述

体外反搏治疗仪又称增强型体外反搏治疗仪（enhanced external counter pulsation，EECP），是一种无创伤性辅助循环方法，其原理是以人体的心电信号触发，在心脏舒张期，各段气囊由远而近地以大约 50 毫秒的时差序贯充气，使小腿、大腿和臀部的动脉受压，使肢体和臀部动脉血液反流至主动脉，以提高主动脉压力，提高冠状动脉灌注，从而改善心肌缺血和心功能，在心脏收缩前期，气囊迅速排气，外周阻力急剧降低，减轻心脏负荷，降低心肌耗氧量，可以把体外反搏时增加的静脉回心血量及时泵出，因此改变血液循环。

其作用是在心脏舒张期把人体下半身的血液驱返主动脉，在原有收缩期脉搏的基础上，产生一个

"舒张期增压波"（亦称反搏波）。因为从下半身反流的血液量很大，这个反搏波比原来心脏收缩所产生的脉搏波还要高大（与收缩波的比值≥1.2），从而使器官组织的供血改善，特别是冠状动脉供血得到显著增加；与此同时，体外反搏通过驱动血液流动，提高了血流切应力（即血流对血管内皮细胞的冲刷力），促进了血管内皮细胞的功能与结构修复。

体外反搏（external counter pulsation，ECP）技术始自 20 世纪 60 年代初，由美国哈佛大学 Soroff 教授等设计及研制，目的是在心脏的舒张期把肢体血液驱回心脏，增加心脏舒张期灌注，改善心肌缺血。但由于采用液压非序贯驱动模式，体积庞大，其舒张期反搏波振幅不高，疗效不满意，很快被淘汰。20 世纪 70 年代初，由中山大学（原中山医科大学）郑振声教授领衔的课题组成功研制出具有我国自主知识产权的四肢气囊序贯加压式体外反搏器，取得满意疗效。后又在装置设计上加以改进，取消上肢气囊，增加臀部气囊，形成下肢由远及近的序贯加压模式，该装置在心室舒张期通过对小腿、大腿及臀部的序贯加压，使舒张期反搏波压力升高至 150~170 mmHg（20.0~22.7 kPa），在治疗冠心病中取得显著疗效。

我国开展 EECP 技术的基础与临床研究长达 30 余年，积累了丰富的基础研究资料和实践经验。近 10 余年来，多个国家和地区亦相继将 EECP 疗法引入临床，应用于冠心病、心绞痛和心功能不全等疾病的治疗。

1994 年由中国自主研制的 EECP 装置获得美国食品药品监督管理局（FDA）批准上市。2002 年美国心脏病学会/美国心脏协会（ACC/AHA）正式将该疗法纳入冠心病、心绞痛的临床治疗指南，成为确立 EECP 临床应用地位的历史性标志。2006 年欧洲心脏病学会（ESC）和中华医学会心血管病分会也相继将体外反搏疗法纳入了冠心病心绞痛临床治疗指南（IIB）。

迄今为止，在美国和我国已经相继完成 3 个与体外反搏有关的大型临床试验（MUST-EECP、PEECH 和 RECC）

1. MUST-EECP 研究　MUST-EECP（the multicenter study of enhanced external counter pulsation）始于 1995 年，是第一个有关体外反搏治疗稳定型心绞痛的前瞻性、多中心、盲法、随机对照研究，主要目的是评估体外反搏治疗慢性稳定型心绞痛患者的安全性和有效性，结论为 EECP 治疗冠心病是安全有效的；其中不少 PCI/CABG 术后心绞痛复发的患者采用 EECP 治疗亦有效；高度狭窄的血管支数越少，EECP 治疗后运动时间延长越多，ST 段下移 1mm 时间越长。治疗后 12 个月复查，真反搏组的心绞痛发作情况仍明显改善，70％患者的心绞痛好转保持 1 年以上；与健康相关的生活质量（HQOL）问卷中，全身酸痛不适、社会活动能力和生活质量这 3 项指标在真反搏组仍大有改善。MUST-EECP 的结果与后来中国组织完成的研究结论基本一致。

2. RECC 研究　1996—2000 年，中山医科大学附属第一医院、北京医科大学人民医院、上海医科大学中山医院和上海第二医科大学瑞金医院和仁济医院等几家教学医院合作进行了体外反搏治疗心绞痛的临床研究（research on enhanced external counterpulastion therapy in coronary artery disease，RECC），此为我国第一项有关体外反搏的多中心随机对照研究。RECC 研究可以得出以下结论：①体外反搏加药物治疗能改善冠心病稳定型心绞痛患者的心肌缺血，改善其治疗 1 年后的预后；②体外反搏可促进冠心病患者冠状动脉侧支血管形成；③PCI 术后早期行体外反搏治疗对再狭窄可能具有一定的预防作用。

3. PEECH 研究　在体外反搏临床应用初期，心功能不全被视为接受反搏治疗的禁忌证。然而，随着体外反搏临床应用范围的扩大和对其作用机制研究的深入，心功能不全的患者也可在严密观察下尝试体外反搏治疗。前瞻性评价 EECP 对充血性心力衰竭疗效的 PEECH 研究（pro-spective evaluation of EECP in congestive heart failure）是一项对照、随机、单盲、平行组设计的多中心临床研究，主要研究有症状但心功能处于稳定的、NYHA 心功能 D 级或 Ⅲ 级的缺血性心脏病患者，其左室射血分数（LVEF）值均≤35％。体外反搏组心功能明显改善，生活质量也得到显著改善；老年人群（年龄＞65 岁者）的心力衰竭患者从 EECP 治疗中获益更大。美国 FDA 于 2002 年正式批准体外反搏可用于心力衰竭患者的治疗。

4. IEPR 研究　美国采用我们的专利技术，在体外反搏技术应用和开发推广方面做了大量工作。匹兹堡大学于 1998 年 1 月成立了世界上第一个国际体外反搏患者登记注册中心（international EECP patient registry，IEPR）。IEPR 由世界上 100 多个医学中心参加，目前已经登记病例逾万人。至 2009 年 7 月，已发表论文 20 余篇，论文摘要 70 余篇，内容涉及 EECP 的多方面，包括冠心病合并糖尿病患者、终末期肾病患者、充血性心力衰竭患者、老年人（≥100 岁）和女性患者、不同体重指数（BMI）患者、左主干病变患者及吸二手烟的冠心病患者行 EECP 治疗的有效性和安全性。

5. 核素心肌显像和血流动力学研究　美国、印度尼西亚、中国的 6 家大医院采用运动心肌显像评价 EECP 对冠心病的疗效。EECP 治疗的患者心肌灌注显像改善，运动耐量显著提高，左心室舒张期充盈峰值的时间显著缩短，而心率、血压、LVEF 及右心室绝对容量均无改变，血中脑钠肽（BNP）及左心室舒张末压（LVEDP）反搏后均下降，EECP 可改善左心室舒张功能。

EECP 发挥作用的基本原理与 IABP 非常相似，产生的血流动力学影响也较为相似。两者仍有血流动力学效应的差异。EECP 是在心脏舒张期序贯地加压于小腿、大腿和臀部，驱动血液向升主动脉反流，产生舒张期增压波。由此出现的双脉动血流是 EECP 血流动力学特征。IABP 也有该特征，但提高的幅度有差异，IABP 可使主动脉舒张压提高 30%～70%。动物和临床试验结果显示，EECP 提高动脉舒张压的幅度为 26%～157%，北京阜外医院报告桡动脉舒张压峰值增高幅度达 115%～157%。EECP 能否充分提高主动脉舒张期血压，是衡量体外反搏能否发挥有效作用的关键性指标之一，一般要求治疗过程中舒张期增压波（D）和收缩波（S）的比值（D/S）>1.2。另外，EECP 搏动性血流在动脉中传导良好，EECP 有增强血压：脉动性的作用。应用 IABP 时，主动脉收缩压的峰值会降低 5%～15%，平均收缩压也会下降，使左心室收缩时做功进一步下降。EEPC 对动脉收缩压的影响报道不一。收缩压降低的程度是评价 EECP 治疗缺血性心脏病效果的重要指标之一。据北京阜外医院报道，EECP 使收缩压降低 1.2～2.13kPa（9～16 mmHg）。理论上 IABP 和 EECP 均能改善冠状动脉灌注和减低左心室后负荷，增加心输出量，改善外周脏器的供血，但两者哪种方法的效果更明显暂时还没有定论。EECP 同时挤压双下肢静脉，使静脉回心血量增加，可以增加心脏前负荷，而 IABP 不直接作用于静脉系统，对回心血量的影响较 EECP 较少。

与 IABP 相比，EECP 还有对血管内皮的有益影响是不能忽视的，其对血管内皮细胞的生长和损伤修复所带来的影响程度和范围目前还不十分清楚，但有两点可以肯定：①体外反搏增加了血流速度和切应力；②切应力的增加能促进血管内皮细胞合成并分泌、表达一系列有利于血管内皮修复、抗氧化、抗动脉粥样硬化损伤的生物活性物质。与此同时，血管内皮细胞被拉长，其长轴与流场方向趋向一致这种变化与切应力大小和持续时间有关。这种形态结构的变化可能是其功能变化的基础，也可能预示着体外反搏未来重要的发展方向。

（二）体外反搏临床应用的目标人群

冠心病一经冠状动脉造影确诊，有血管重建的手术指征应常规考虑 PCI/CABG，以争取症状迅速缓解和运动耐量的提高，在众多的血管重建术后的患者中，不少患者频繁顽固性心绞痛发作，无法再选择血管重建术，已经不能从临床血管重建中获益，可考虑 EECP 辅助治疗。EECP 显著减少心绞痛的发作频率和提高运动耐量，减少硝酸酯类药物的用量。从国内外较为充分的循证医学证据来看，从心血管疾病的一级预防到冠心病的治疗，EECP 均可以带来程度不等的临床获益。根据我国 30 余年的临床应用经验，结合国外的指南，下列患者可能更多地从 EECP 治疗中获益。

1. 慢性心绞痛，左心室功能尚可，有 1～2 支冠状动脉病变，而左主干及前降支近端无阻塞，估计血管重建不可能提高存活率，EECP 可以作为重建术以外的另一项选择。

2. 单支或多支冠状动脉有严重、弥漫性病变，搭桥难以找到适当的部位；用多个小支架做血管腔内成形术亦困难者，可考虑 EECP 治疗。

3. 估计搭桥术不能降低其病死率，做 PCI 成功率也不高者，可考虑 EECP 治疗。

4. 血管病变不严重，血管重建似无必要或不可能，而单纯药物又不能满意控制症状者，宜行 EECP 治疗。

5. 有慢性心绞痛，但造影显示冠状动脉病变不严重，无大面积心肌缺血，可以先试做 EECP 治疗。

6. 经 1 次或多次血管重建术，但心绞痛仍反复发作，这类患者采用 EECP 治疗为数最多。据统计，占全美接受 EECP 患者的 85% 以上。

7. 为预防 PTCA/CABG 后再狭窄，重建术后可采用 EECP 预防。

8. 医师和患者的意见：医师发现 EECP 能有效地改善缺血负荷，用以推迟或避免做血管重建术；患者想减少药物的使用，或想避免做血管重建术，或为了改善心功能，提高生活质量，而选择 EECP 治疗。

（三）体外反搏治疗的禁忌证和注意事项

1. 禁忌证

（1）中至重度的主动脉瓣关闭不全。

（2）夹层动脉瘤。

（3）显著的肺动脉高压。

（4）各种出血性疾病或出血倾向，或用抗凝剂，INR＞2.0。

（5）瓣膜病、先天性心脏病、心肌病。

（6）活动性静脉炎、静脉血栓形成。

（7）反搏肢体有感染灶。

（8）未控制的过高血压 [＞170/110 mmHg（22.66/14.67 kPa）]。

（9）未控制的心律失常，包括频发早搏，但房颤患者仍可获益。

（10）严重的左心衰。

（11）严重的下肢动脉闭塞性病变。

（12）妊娠。

2. 注意事项

（1）患者的血压时常＞22.66/14.67 kPa（170/110 mmHg），应预先将其控制在 18.67/12 kPa（140/90 mmHg）以下。

（2）伴充血性心力衰竭者行反搏治疗前，病情应得到基本控制，体重稳定，下肢无明显水肿，反搏治疗期间应密切监护心率、心律、血氧饱和度（SpO_2）等生理指标。

（3）心率＞120 次/min，应将其控制在理想范围内（＜100 次/min）。

（四）体外反搏治疗中常见的临床问题与处理策略

随着 EECP 疗法在心绞痛患者治疗中的应用日益普及，在临床应用中不断遇到与患者相关和/或与治疗相关的一些状况。例如，老年人及糖尿病、肥胖或低体重、心力衰竭、外周血管疾病和接受抗凝治疗的患者在实施 EECP 治疗时应该注意的事项，以及治疗过程中舒张期增压不理想、房颤和起搏器患者同步化问题等。除掌握好 EECP 适应证和禁忌证外，以下建议将有助于解决这些临床实际问题。

1. 年龄　从国际体外反搏患者注册的研究（IEPR-1）来看，年龄不是 EECP 的禁忌，大部分老年患者可完成一个疗程（35 小时）的治疗，治疗后心绞痛级别至少降低一级，生活质量提高，且症状改善持续到随访 1 年后。随着年龄增加，治疗过程中心力衰竭加重及皮肤病变有增加趋势。但总体来讲，EECP 是老年、有症状冠状动脉性心脏病患者的一种低风险、无创的辅助治疗。

2. 糖尿病　EECP 在安全、有效地治疗糖尿病患者心绞痛的同时改善患者的糖耐量，降低患者血糖水平，糖尿病组患者治疗有出现皮肤破损的风险，应尽量避开已经出现皮肤破损处，并适当加强压力缓冲，如间隔内衣等。

3. 心力衰竭　多中心、前瞻性、随机对照临床研究证实，在接受适宜药物治疗的Ⅱ～Ⅲ级心力衰竭患者中，EECP 是一种安全、有效的辅助治疗。稳定的Ⅱ～Ⅲ级缺血性心肌病心力衰竭患者，在接受适宜的药物治疗基础上，应考虑 EECP 治疗。但有明确的失代偿、容量负荷增加的患者需在病情稳定后才开始 EECP 治疗。

4. 心房颤动　以往认为，心房颤动者不适宜 EECP 治疗。2004 年，美国 FDA 在复习了 IEPR-2 的临床资料后修改了在心律失常患者中使用 EECP 的建议。房颤患者若心室率控制在 50～90 次/min，大多数患者能耐受 EECP 治疗，不规则充气可能会导致部分患者轻度焦虑，但不会影响治疗效果。但若是心室率过快（>100 次/min）或者频发期前收缩，气囊充气过快不能产生有效反搏效果；若是心动过缓（<50 次/min），气囊充气时间过长有可能导致患者不适。如发生上述情况，应在患者心率得到适宜控制时再行进一步 EECP 治疗。

5. 外周血管疾病　严重外周动脉疾病是 EECP 的禁忌证，但也有研究认为，EECP 在这类患者中是安全有效的。外周动脉疾病包括动脉瘤病史，伴或不伴有阻塞性外周动脉疾病，如间歇性跛行、动脉关闭不全、髂腹主动脉或股动脉疾病、腹主动脉瘤。这类患者一般年龄更大、冠状动脉病变更严重、射血分数更低、心绞痛程度更重，此外，他们的再灌注治疗史、心力衰竭、颈动脉疾病、肾功能不全、糖尿病、高血压和吸烟的发生率也更高。亚组分析显示，患外周动脉疾病者在入选后不良事件的发生率较非外周动脉疾病组高，但 EECP 治疗后心绞痛分级和硝酸甘油使用改善程度相似。因此，总体来讲，尽管不清楚疾病的严重程度和是否进行过再灌注治疗，外周动脉疾病患者能从 EECP 治疗中获益。腹主动脉瘤是最为常见的 EECP 禁忌证，腹部超声可作为筛选检查。

6. 接受抗凝治疗者　EECP 治疗中，施加于下肢的压力为 29.33～40 kPa，出于安全性考虑，接受抗凝治疗的患者常退出该项治疗。尽管在接受抗血小板治疗的患者中 EECP 治疗导致的出血性风险并不增加，但接受华法林治疗的患者还是存在一些顾虑。通常，接受华法林治疗的患者较未接受华法林治疗的患者年龄更大、心力衰竭更重、左室射血分数更低、卒中史和除颤器的使用率更高。不过，接受华法林治疗的患者，皮肤损害和骨骼肌肉不适发生率与非华法林组相似。因此，在接受抗凝治疗的心绞痛患者中，只要国际化标准比值（INR）<3.0，患者还是可以从 EECP 治疗中获益的。

7. 永久埋藏式起搏器置入后的患者　2004 年，美国 FDA 不再将可植入心脏装置（起搏器和埋藏式心脏电除颤器）作为 EECP 治疗的禁忌证。该类患者在 EECP 治疗中要注意的问题是，气囊充、排气过程中产生的躯体运动，有可能导致频率应答起搏器在 EECP 治疗过程中触发起搏器介导心动过速。这种情况下应程控关闭频率应答功能。心脏电除颤器不需要重新程控。

（五）舒张期增压波/收缩波比值

EECP 治疗过程中舒张期增压的程度可通过指尖体积描记法进行无创监测，并据此结果调节袖套的充、排气时间和充气压力大小。研究显示，EECP 血流动力学效果在舒张期增压波/收缩波（O/S）比值>1.5 时为最佳。袖套大小、包裹方式和 EECP 治疗时机都是影响血流动力学改善的重要因素。既往研究显示，高舒张期增压比值与 EECP 的疗效相关，因而推荐在治疗中应该努力实现最大增强比值，但近年研究表明，除了上述即时血流动力学效应外，EECP 的治疗效果还与其他机制参与和介导相关，包括提高血流切应力，改善血管内皮功能，促进血管新生等。因此，舒张期增压比值这一单纯的血流动力学指标是否作为 EECP 疗效判定的首要指标，以后仍有进一步探讨的空间。实际操作中，D/S 比值>1.2 即可，患者已能从中获益。若 D/S 比值<1.2，通过选择合适袖套、重新包裹、调整充/排气时间，可达到理想效果。

（六）EECP 疗程

EECP 标准疗程是根据中国早期研究结果并结合临床实践经验而定的，每天 1 次，每次 1 小时，每周 6 天，共 36 小时的治疗方案对绝大多数患者有效。有些患者偶尔每天治疗 2 次，每次 1 小时，总治疗时间缩短至 4 周，但其有效性尚有待论证。通常在 6 个月后，可以重复治疗疗程。根据体外反搏的作用原理和最新研究成果，有必要对体外反搏的疗程和实施方案进行更为科学、系统的研究，以确定患者最大获益的临床实施方案。

（七）具体操作

1. 疗程开始前患者应完善相关检查　二维心脏彩色超声对心脏大小、瓣膜病变、心脏 EF 值及肺动脉压力的评价，双源 CT、冠状动脉造影或心肌灌注显像对冠状动脉病变的评价，CTA 排除肺动脉栓塞、主动脉夹层、腹主动脉瘤等禁忌证。

2. 每次治疗前均应测量患者的心率、血压、体温、呼吸、血氧饱和度、血糖等，密切关注患者双下肢及臀部是否存在皮肤破损、静脉炎、水肿等。

3. 患者治疗前后应排空小便，穿棉质内衣进行治疗，包扎气囊套应选择大小合适的气囊套，包扎时松紧要适宜，尽量往躯干处包扎，注意"三平整"，即气囊套、内裤、包扎要平整，以防反搏时皮肤磨损。充气用的内囊发生折叠会使患者皮肤明显不适并影响治疗效果，应经常检查，将皱折处铺平摆正。

4. 连接心电图　心电电极应放在正确的部位，与皮肤保持良好的接触，避免反搏时产生心电干扰或漂移。对每位反搏治疗的患者，正确输入编号和选择病种，使计算机产生正确的充排时间。调整充放气时间，观察 S 和 D 波形的变化及 D/S 比值变化（峰值比和面积比值≥1.2）。

5. 患者在反搏治疗时，工作人员应留在反搏室内，观察患者面色、表情以及显示屏的各种数据是否正常。细调充排气时间，使其在治疗中保持"三同步"，即心电、充排气及耳脉搏同步。主动询问患者的感觉，耐心倾听患者的主诉，发现问题及时解决，以保证治疗安全，并使患者感受到对他们的关怀和重视而放心接受治疗。如突然出现胸闷、心绞痛或产生心律失常时，应立即停止反搏，及时测血压，做心电图检查。

6. 治疗结束休息 10 分钟后扶患者慢慢下床，可以进食少量水分。

7. 一个疗程结束后应随访进行疗效评价。目前我国仍然保持着体外反搏的技术优势，但临床应用和循证医学的研究却落后于欧美国家，大部分临床研究报告均由国外完成，这一现象与我国的技术优势很不相称。再者，体外反搏还有很大的研究空间，如其最佳的疗程、每次治疗的最佳时间、最适合的人群等。体外反搏的作用机制还有待进一步研究探讨。目前它主要应用于血管再造和药物治疗均控制不佳的心绞痛患者，为一种辅助治疗，其价值是否仅限于此，其治疗地位能否提高和在其他糖尿病、脑缺血等领域的扩展还有待进一步大型临床试验的研究。体外反搏还将向着更加轻便、简单、实用的方向发展，更好地造福全人类。

四、除颤器

心脏停搏时最常见的心律失常是心室纤颤。不及时处理数分钟之内即可能转为心脏停搏，终止室颤最有效的方法是电除颤。室颤后每延迟电除颤 1 分钟，其死亡率增加 7%～10%，在心脏停搏后 6～10 分钟内实施 CPR 的同时进行电除颤，对多数成年患者不会留下神经系统损害，复苏成功率较高，因此，在 CPR 同时尽早实施除颤等关键措施非常重要。

除颤常常是对威胁生命的心律失常，如室颤、室扑、无脉性室性心动过速等非常有效的治疗。除颤器可以分为体外的、经静脉的或是植入的。自动式体外除颤器可以实现自动诊断心律失常的类型，然后选择除颤方式，意味着即使是没有受过任何训练的人也能成功地使用它完成除颤过程。

除颤仪是瑞士日内瓦大学的两位生理学家 Jean-Louis Prevost 和 Frederic Batelli 在 1899 年首先提出的，他们发现在狗身上小剂量地电击可以诱导室颤，而更大的电流可以逆转室颤。1933 年，纽约 Beth Davis 医院的心脏外科医师 Albert Hyman 和一个电力工程师，试图找到除了向心脏内注射强力药物外的另一种终止心律失常的方法，他们想到了用电击，发明了一个中空的针样物用来向心脏放电，但它是否有效就不清楚了。1947 年 Case Western Reserve 大学的外科教授 Claude Beck 认为室颤一般发生在无器质性心脏病的心脏中，一定有一种方法可以挽救。Beck 成功地在一个开胸手术的 14 岁男孩身上完成了除颤，在做了 45 分钟的心脏按摩后，用两个电击板分别置于心脏的两侧对心脏放电，联合普鲁卡因胺成功恢复了窦性心律。

早期的除颤器仅用在开胸手术中，由电压器直接向心脏放电，该技术在逆转室颤方面效果较差，形态学研究甚至证明它对心肌细胞是有损害的。20 世纪 50 年代，人们开始尝试在不开胸的情况下，利用胸壁的传导性对心脏实施电除颤。1959 年 Bernard Lown 提出可以在电源和电极之间加入一个电容器，先由电源对电容器充电，然后由电容器对心脏放电 100～200 J 能量，这样就在短时间内（约 5 毫秒）有一个比较大的逐渐衰减的电流通过心脏，直到 20 世纪 80 年代，Lown 波形这个单向波形一直是除颤器的标准波。便携式除颤器的出现使除颤器成为急救车的必备仪器，使院前急救即可对患者进行除颤。到 20 世纪 80 年代后期，双向波被提出并被最初使用在植入式除颤器中，之后发现双向波用于人体外除颤器后可以明显减少除颤所需的能量，减少对心肌的损伤，单向波对室颤的除颤成功率为 60％，而双向波的成功率为 90％。双向波除颤和自动对胸壁导电性能的测量联合是现代除颤器的基础。除颤器的设计不断进步，自动除颤器可以自动分析心律，诊断致死性的心律，然后治疗。

（一）除颤器种类

目前除颤器主要有以下几种。

1. 人工体外除颤器　该机器上有显示屏，施救者可以从显示屏上看到心电图，进而判断患者属于哪种心律失常，进而根据指南或是经验选择治疗的方案，除极化的电流是单向或双向的。该机器要求施救者必须受过专业的训练，所以，此类机器一般出现在医院和急救车上。

2. 人工胸内除颤器　有两个电极，可以直接放在心脏的两侧对心脏进行除颤，一般在胸外科开胸手术中使用。

3. 自动体外除颤器（automated external defibrillators，AED）　它可以在 10～20 秒内自动分析心律失常，然后对患者进行除颤。目前有全自动和半自动的两种。半自动的除颤器在自动分析心律失常后会给使用者一个提示，要求使用者按下一个按钮，除颤器才会放电，全自动除颤器则在分析后立即进行除颤。目前使用较多的为半自动的，使用 AED 的过程中不会中断 CPR。

4. 植入式除颤器（implantable cardioverter defibrillators，ICD）　该仪器类似于起搏器，植入患者体内，可以识别室颤、室性心动过速和良性心律失常，如室上性心动过速、房颤。一旦发生威胁生命的心律失常，仪器则会开始除颤，但每放电一次，会缩短电池寿命一点，直到电池寿命完全结束，此时需更换电池。

（二）除颤器工作原理

用较强的脉冲电流通过心脏来消除心律失常，使之恢复窦性心律的方法，称为电击除颤或电复律术。起搏和除颤都是利用外源性的电流来治疗心律失常的，两者均为近代治疗心律失常的方法。心脏起搏与心脏除颤复律的区别是：后者电击复律时作用于心脏的是一次瞬时高能脉冲，一般持续时间是 4～10 毫秒，电能在 40～400 J 内。

（三）除颤模式

按是否与 R 波同步来分为两类。

1. 非同步型除颤　这种除颤器在除颤时与患者自身的 R 波不同步，可用在心室纤颤和心室扑动的治疗中。

2. 同步型除颤　这种除颤器在除颤时与患者自身的 R 波同步。一般是利用电子控制电路，用 R 波控制电流脉冲的发放，使电击脉冲刚好落在 R 波的下降支，这样使电击脉冲不会落在易激期，从而避免心室纤颤。可用于除心室纤颤和心室扑动以外的所有快速性心律失常，如室上性及室性心动过速、心房颤动和扑动等。

（四）体外电复律位置

1. 前后位　一般前位电极放在患者前胸右侧锁骨下即可，后位电极应放在左侧乳头下面或左下侧，女性则应放在乳房组织的下面或左下侧，不应将电极覆盖在乳房组织上面。

2. 心尖-心底位　一块电极板放在胸骨右缘第 2～第 3 肋间（心底部）。另一块放在左腋前线内第 5 肋间（心尖部）。

电复律所用电能用 J 表示，除颤器释放的能量应是能够终止室颤的最低能量，能量和电流过低则无法终止心律失常，能量和电流过高会导致心肌损害，目前指南的推荐方案为：尽可能选用双向波除颤器，因为研究显示，与单向波相比，其在较低的能量水平即可达到较高的除颤成功率。指南推荐用双向波除颤时第一次使用 150 J 的除颤能量，除颤效果佳。如果使用单向波除颤器，对室颤或室扑第一次应使用 360 J 的能量除颤。

（五）适应证

1. 室颤、室扑、无脉性室速是电复律的绝对指征。

2. 阵发性室上速，常规治疗无效而伴有明显血液动力学障碍者或预激综合征并发室上速而用药困难者。

3. 房扑　常规药物治疗无效，伴心室率快致血流动力学障碍。

4. 房颤　只有心室率快，药物控制不佳，合并预激综合征时，不合并左房增大，房颤史＜1 年，合并甲亢时甲亢已控制，排除洋地黄中毒，才会考虑使用。

（六）禁忌证

1. 缓慢心律失常，包括病态窦房结综合征。

2. 洋地黄过量引起的心律失常（除室颤外）。

3. 伴有高度或完全性传导阻滞的房颤、房扑、房速。

4. 严重的低血钾暂不宜做电复律。

5. 左房巨大，房颤持续一年以上，长期心室率不快者。

（七）除颤器的并发症

1. 心律失常　除颤器可以转复心律失常，同样可以导致心律失常。严格掌握其禁忌证，对窦性心动过缓和房室阻滞的患者不能使用。如果患者由非室颤进展为室颤，必要时可以再次除颤，备齐所有的抢救药物和气管内插管等措施。

2. 肺水肿　必要时予以气管插管和呼吸肌辅助通气。

3. 肺循环或体循环栓塞　主要是由于除颤前心脏内有血栓，除颤后栓子脱落所致。

4. 胸部皮肤灼伤　主要与除颤前导电胶涂抹不均匀所致，处理措施为保持局部清洁，消炎药膏涂抹，辅料覆盖即可。

5. 心理恐惧　患者常常有濒死感或是不舒服的感觉，应加强心理安慰。

（八）除颤器的使用注意事项

除颤器的使用应注意以下几点。

1. 遇见室颤患者，首先应进行 CPR，不可因除颤而耽误 CPR，除颤在 1～2 分钟的胸外按压后进行，除颤前均需评估，看是继续胸外按压还是除颤。

2. 除颤前涂导电胶，选择模式和能量，完成充电，此过程不中断 CPR。

3. 除颤器的电极必须与皮肤直接接触。

4. 除颤结束后立即胸外按压。

5. 除颤时不关闭供氧设备，但应注意任何的电火花，加强防火意识。

6. 平时应经常检查除颤器，保证其充电完全且工作良好。

五、心脏起搏器

人工心脏起搏是用人造的脉冲电流刺激心脏，以带动心脏跳动的疗法，是缓慢性心律失常治疗学的重要进展之一，心跳发源于心脏的窦房结。如果窦房结发生病变，起搏频率减少，或者根本就发不出激动，则心跳停止。如果窦房结能正常发放冲动，但是不能传导至心室，产生房室阻滞，而心室自主性节律不足以满足需要，这时患者也会有生命危险。人工心脏起搏器的出现，给这些患者带来了福音。最初的心脏起搏器主要用于维持心脏一定的搏动频率，保证足够的心输出量以维持身体各器官的供血，随着人们对起搏器的认识加深，其作用已经被扩展了，包括超速起搏和维持双心室的同步等。

（一）人工心脏起搏器的发展历史

人工心脏起搏溯源于 19 世纪，1899 年有人报道用电刺激使已经停跳的心脏复跳，并保持 60～70 次/min 的节律。直到 1932 年，Hyman 描述了这样的一个电机械仪器，称为 artificial pacemaker，这个学术用语一直被沿用至今。1950 年加拿大电工程师根据外科医师的观察研究，设计和发明了体外经胸壁起搏的方法。1958 年 10 月，Ake Senning 和 Rune Elmquist 在瑞典为 Arne Larsson 植入了世界上第一台植入式心脏起搏器，Arne Larsson 一生中接受过 26 台不同的心脏起搏器，享年 86 岁，比起搏器发明者和他的外科医师都长寿。同年，Furman 和 Robinson 在 X 线下将第一个静脉导管电极放入右心室流出道，开创了经静脉植入心内膜起搏电极的先例。1963 年 Lemberg 和 Castellenos 应用了心室按需起搏（VVI），被认为是标准的起搏方式。1973 年 Schnitzler 首先报道应用漂浮电极导管进行床旁心脏临时起搏。起搏器的适应证不断被拓宽，由原来的针对缓慢性心律失常扩展到对室速、梗阻性肥厚型心肌病、扩张型心肌病、药物难控制的充血性心力衰竭及对房颤的治疗。

（二）心脏起搏系统的类型

心脏起搏器由发生器、导线和电极组成。电源供应产生电能，发生器发放起搏脉冲，经导线传到电极，由于电极与心脏接触而使起搏脉冲刺激心肌，引起心脏兴奋和收缩。

1. 电极类型

（1）双极与单极：起搏器回路都需要两个电极，两个电极都接触心脏者称为双极起搏；一个电极接触心脏，另一个电极接触心脏以外的组织者称为单极起搏。

（2）心内膜、心外膜、心肌电极：起搏电极经静脉送入心腔接触心内膜者称为心内膜电极；起搏电极经胸腔植入接触心外膜者称为心外膜电极；起搏电极刺入心壁心肌者称为心肌电极。

2. 起搏器类型　1987 年，NASPE/BPEG（北美心脏起搏和电击生理学会/英国心脏起搏和电生理组织）推出了一套起搏器编码系统，编码的五位字母分别代表起搏器不同种类的功能（表 30-1）。如 VVI 表示心室起搏-心室感知-R 波抑制型起搏器，DDD 表示双腔起搏-双腔感知-R 波抑制型或 P 波触发型起搏器。

3. 起搏器起搏模式

（1）非同步型起搏器：即固定频率型起搏器（AOO、VOO），为起搏器第一代产品。只能按预定频率规则地发放电脉冲刺激心房或心室，引起心脏搏动，而对来自心脏自身的冲动无反应，故可导致竞争心律。

表 30-1　　　　北美心脏起搏和电击生理学会/英国心脏起搏和电生理组织的起搏器编码

Ⅰ 起搏的心脏	Ⅱ 感知的心腔	Ⅲ 感知后的反应	Ⅳ 可程控性/频率适应性	Ⅴ 抗心动过速功能
0＝无	0＝无	0＝无	0＝不能程控	0＝无
A＝心房	A＝心房	I＝抑制	P＝单参数可程控	P＝起搏
V＝心室	V＝心室	T＝触发	S＝电击	D＝起搏和电击
D＝双腔	D＝双腔	D＝两种	M＝多参数程控	
（心房和心室两种）	（心房和心室两种）	（触发和抑制两种）	C＝遥测功能 R＝频率适应	两种

（2）同步型起搏器：为起搏器第二代产品。可感知自身心搏的电信号，并根据患者心率调整其起搏脉冲发放的时间，从而避免了起搏脉冲和自身的竞争。同步是指具有感知功能，包括 P 波同步（感知心房搏动）和 R 波同步（感知心室搏动）。感知自身心搏信号后，起搏器的反应方式有两种类型：触发型和抑制型。触发型是指起搏器感知自身心搏信号后，立即发放一个起搏脉冲，刺激心脏起搏。抑制型

是指起搏器感知自身心搏后，取消下一个预定脉冲发放，以感知自身心搏开始重整起搏周期，又称为按需型。

同步型起搏器临床应用广泛，较为安全，它包括：①P波触发型起搏器（AAT）；②R波触发型起搏器（VVT）；③P波抑制型起搏器（AAI）；④R波抑制型起搏器（VVI）。AAT、AAI适用于房室传导功能正常的窦缓，而VVI适应证最广，既用于房室阻滞（AVB），又用于病窦综合征（SSS），临时性心脏起搏临床上最常用的为VVI。但房室不能顺序收缩，甚至产生室房逆传，使心排血量降低10%～35%，易导致起搏器综合征。长期随访可见AAI比VVI的心衰发生率及死亡率要低。

（3）顺序型起搏器：植入两支电极导线，常分别放在右心耳（心房）和右心室心尖部（心室），进行房室顺序起搏。其特点是先心房收缩，后心室收缩，符合生理性起搏，由于它保持心房和心室的收缩顺序，故其血流动力学效果比单纯心室起搏更优越。最为常用的是房室全能型起搏器（DDD），对心房和心室都能刺激，对心房和心室的自身激动都能感知。感知心房自身激动后，触发刺激心室的脉冲，其间有0.12～0.20秒延迟时间。感知心室自身激动后抑制释放刺激心房及心室的脉冲。如果在QRS波群后规定的时间内（起搏器的最低频率限度）没有心脏自身的激动，则起搏器释放刺激心房的脉冲，如果在起搏的心房激动后规定的AV间期内没有QRS波群，则起搏器释放刺激心室的脉冲。故DDD型实际上包括了心房同步心室按需型（VDD）和房室顺序心室按需型（DVI）两种工作方式，是治疗病态窦房结综合征合并房室传导阻滞比较理想的起搏方式。目前双腔起搏器（DDD模式）已经成为标准的起搏模式，有条件装双腔起搏的患者尽量不用单腔起搏（VVI模式），因为长期的VVI模式所造成的房室不同步有可能导致房颤，加重心力衰竭。

（4）心脏再同步化治疗（cardiac resynchronization therapy，CRT）：又称双心室同步治疗，它有3个电极，分别植入右心房、右心室心尖部以及冠状窦，即在DDD的模式上加入左心右心室同步收缩，形成室内同步，左心右心室同步，心房心室同步，恢复电机械同步，故称心脏再同步化治疗，可以明显改善心力衰竭患者的心输出量、症状及运动耐量，对于左、右心室不同步的心力衰竭患者尤其合适。

（5）程控起搏器：起搏器内具有微处理器，埋入体内后，由体外的程序控制器发出电磁信号，调节起搏器的工作方式及工作参数、频率、刺激强度、脉冲宽度、感知灵敏度、不应期、房室延迟时间、起搏工作方式等。这种起搏器根据患者的具体情况，施以最适合的工作方式及工作参数。目前所有的起搏器都有程控功能。

（6）抗快速性心律失常的起搏器：用以治疗以折返激动为机制的反复性心动过速。起搏器感知心动过速后，释放脉冲，以非同步连续刺激、期前刺激、短阵快速刺激、扫描刺激等方式终止心动过速。主要适用于阵发性室上性心动过速，亦可用于经过严格选择的阵发性室性心动过速。目前，由于射频消融术治疗快速性心律失常效果理想，故此类起搏器主要应用于一些射频消融无效和药物控制不佳的快速性心律失常。

（7）埋藏式自动心脏起搏转复除颤器（AIPCD）：可起搏缓慢心律、抗快速心律失常，又可复律和除颤，对多种心律失常都有治疗作用，还具有无创性程控和记录资料功能。

（三）植入性起搏器的适应证

永久性起搏器的植入总是遵循一些原则：①不可逆，如果心律失常可随心脏基础病改善而有所好转，则可考虑先用临时起搏器过渡；②有症状，如果患者有头晕、晕厥等症状，并考虑与心律失常有关，即有植入指征；③有恶性事件的风险。植入永久性起搏器之前应完善心电图或动态心电图等，充分评估患者病情后再根据我国2010年的植入性心脏起搏器的认识和建议，严格掌握其适应证。

1. 植入永久性起搏器的适应证

（1）窦房结功能障碍（sick sinus syndrome，SSS）：包括不明原因的持续性窦性心动过缓和变时性功能不良，阵发性或持续性窦性停搏伴有房性、房室交界区或室性逸搏心律和慢-快综合征，后者可表现为快速心律失常和心动过缓交替出现，因此，药物治疗心动过速可加重心动过缓而出现治疗矛盾。在考虑是否应行起搏治疗时，应仔细评估上述心律失常与症状的关系，包括使用动态心电图或事件记录器进行多次间断心电监测。只要合并下列条件中的一个即可考虑植入起搏器：①心率长期低于40次/min；②类似心动过缓的症状；③由于某些疾病必须使用某些类型和剂量的药物治疗，而这些药物又可能引起或加重窦性心动过缓并产生症状者。窦房结功能障碍究竟植入何种起搏系统效果最好，目前的研究结论尚不明确。

（2）成人获得性完全性房室阻滞：房室阻滞分为一度、二度和三度（完全性）阻滞。高度房室阻滞是指连续3个以上P波被阻滞的严重二度阻滞。在发生房颤的情况下，如果出现过长的间歇（如>5秒）则应考虑存在高度房室阻滞。按解剖学分类，阻滞位置可以在希氏束上、希氏束内和希氏束下。依阻滞的严重程度不同，患者可以从没有症状到因过缓的心室率而出现晕厥，甚至出现继发于心动过缓的室性心动过速（室速）。

房室阻滞患者是否需要心脏起搏器治疗，在很大程度上取决于患者是否存在直接与心动过缓相关的症状。①对于三度房室阻滞患者，即使心室率>40次/min也应该强烈建议进行永久性起搏治疗；②二度Ⅰ型房室阻滞的部位通常是在房室结内，不管QRS波群是否增宽，进展为三度房室阻滞并不常见，除非患者伴有症状，一般不需起搏治疗，但是只要电生理检查发现阻滞部位位于希氏束内或希氏束以下，不管二度Ⅰ型房室传导阻滞时QRS波群是窄是宽，就应考虑起搏治疗；③二度Ⅱ型房室阻滞多为结下阻滞（希氏束及以下部位），特别是宽QRS波群者，易进展为三度房室阻滞，预后较差，起搏治疗是必需的，因此，房室阻滞是否需要起搏治疗决定于阻滞位置和患者是否有症状；④有些房室阻滞可由运动诱发，如果不是继发于心肌缺血，则这种房室阻滞常为希氏-浦肯野系统疾患所致，其预后较差，是起搏的适应证；⑤在睡眠呼吸暂停综合征中可发生窦性停搏长间歇和房室阻滞。如果没有症状，这种情况是可逆的，并不需要起搏；如果有症状，则有起搏适应证。决定植入起搏器前需考虑房室阻滞是否是永久性的。可逆性的原因（如电解质紊乱）需先予以纠正。有些疾病可能经过其自然病程而缓解（如Lyme病），有些房室阻滞有望恢复（如因可识别的、可避免的生理性因素引起的迷走神经张力过高；围术期低温所致房室阻滞；房室传导系统附近手术后局部炎症所致房室阻滞）。相反，有些情况下（如结节病、淀粉样变、神经肌肉疾病），即使房室阻滞暂时恢复，但考虑到疾病可能不断进展，仍需安装起搏器。而心脏瓣膜手术后的房室阻滞，其自然病程变化较大，是否需要永久性起搏，应由医师判断决定。

（3）双分支阻滞：系指心电图上有房室结以下，右束支和左束支传导障碍的证据。交替性束支阻滞（又称双侧束支阻滞）是指两侧的3个分支在连续记录的心电上均有阻滞的证据。三分支阻滞是指心电图记录到3个分支均有阻滞的证据，如交替性束支阻滞或2个分支阻滞合并一度房室阻滞。这类患者出现症状或进展为三度房室阻滞时发生猝死的机会较大。反复晕厥发作是双分支和三分支阻滞常见的表现，虽然无肯定的证据表明起搏能降低猝死的发生率，但起搏能减轻患者的症状。这类患者有时症状是由合并的室速引起的，必要时应行电生理检查加以评定。

（4）急性心肌梗死伴房室阻滞的患者：考虑永久性心脏起搏时必须注意传导异常的类型以及梗死部位、心电紊乱与梗死的关系等。①心脏起搏器的适应证在很大程度上取决于是否存在室内阻滞，急性心肌梗死伴发室内阻滞，除单纯性左前分支阻滞外，近期及远期预后多数不佳，且猝死发生率增加；②对需要临时起搏治疗者并不意味着将来一定行永久性起搏，通常下壁心肌梗死时梗死周围房室阻滞可望恢复（多数在7天内）或对远期预后无不良影响，则一般不需要植入永久起搏器，不过，当下壁心肌梗死伴发症状性高度或三度房室阻滞时，如果阻滞不能恢复，即使心电图表现为窄QRS波群，也要考虑永久性心脏起搏治疗；③至于心肌梗死前已存在的束支阻滞对急性心肌梗死后病死率的影响，观点尚不统一。左束支传导阻滞合并高度或三度房室阻滞、右束支传导阻滞合并左前或左后分支传导阻滞，则属预后不良的表现。对近期发生心肌梗死，左室射血分数（LVEF）≤0.35且有永久起搏适应证的患者，如果LVEF预期不能改善，应当考虑应用植入型心律转复除颤器（ICD）、无除颤功能的心脏再同步治疗（CRT）或具有除颤功能的CRT。

（5）高敏感性颈动脉综合征和神经心源性晕厥：自发性颈动脉刺激和颈动脉按压诱导的心室停搏时

间>3秒导致的反复性晕厥，需植入永久性心脏起搏器。反复性晕厥，没行确切的颈动脉刺激事件，高敏感性心脏抑制反应心室停搏时间>3秒者，要考虑植入永久性心脏起搏器。伴有自发缓慢性心律失常，或直立倾斜检查时无症状的神经心源性晕厥不推荐植入永久性心脏起搏器。颈动脉窦刺激未出现高敏感性心脏抑制反应，包括没有相关症状，一些特殊体位或活动能避免血管迷走性晕厥时不需要植入永久性心脏起搏器。

（6）严重收缩功能不全性心力衰竭：CRT治疗左室射血分数≤35％，QRS≥120毫秒，窦性心律，心功能分级（NYHA）Ⅲ级或理想药物治疗后能活动的NYHA Ⅳ级心力衰竭患者，应植入CRT或CRT-ICD，无论是缺血性心脏病（如冠心病等）或特发性扩张性心肌病、房颤患者均可。

（7）心动过速自动检测和起搏治疗预防心动过速：目前射频消融是治疗室上速的首选治疗方案。心动过速的起搏治疗推荐仅限于导管消融和/或药物治疗失败，或不能耐受药物副作用反复发作的室上速患者，但不能用于旁道前传室上速起搏治疗。目前心动过速自动检测和起搏治疗临床上已不采用。现一些双腔起搏器和双腔植入式心脏复律除颤器（DDD-ICD）有超速起搏终止室上速及房速的功能。长间歇依赖的室速伴或不伴长QT综合征（LQTS），应行永久性心脏起搏器植入治疗。LQTS高危者，推荐永久性心脏起搏器植入治疗。对窦房结功能异常合并有症状的药物治疗无效的阵发性房颤患者不推荐植入永久性心脏起搏器。对非LQTS者，频发室性早搏而没有持续性室性心动过速（VT）或尖端扭转性VT者，不应永久起搏治疗。

（8）肥厚型心肌病：肥厚型心肌病患者有窦房结功能异常或房室阻滞需植入永久性心脏起搏器，适应证同窦房结功能异常和房室阻滞。药物治疗无效，静息或应激时流出道梗阻的肥厚型心肌病患者，不推荐植入永久性心脏起搏器。但有心源性猝死（SCD）风险。主要SCD风险：心脏停搏史、自发持续性VT、自发非持续性VT、SCD家族史、晕厥、左心室厚度多30 mm、运动时血汛反应异常；可能的SCD风险：房颤、心肌缺血、左心室流出道梗阻、突变高危者植入DDD-ICD。而对无症状或有症状但药物可控者及没有左心室流出道梗阻证据的肥厚型心肌病患者，禁止植入永久性心脏起搏器。

随着介入治疗越来越普及，临时起搏器的治疗越来越方便，床旁漂浮电极导管临时起搏器更是一项简单而实用的技术，应该成为临床医师一项必备的技能。临时心脏起搏器的方法有以下几种：经皮起搏、经静脉起搏、经食管心脏起搏和经胸心脏起搏。临时起搏方式的选择通常取决于当时的情况，如情况紧急，需要进行临时起搏，患者的血流动力学多不稳定（或可能变得不稳定），常需要迅速对心血管系统的衰竭进行预防和干预治疗。通常对同一个患者需要几种不同的临时起搏方法，例如，极严重的心动过缓患者在抢救室内，应首选经皮起搏，一旦稳定则改用经静脉起搏。临时心脏起搏95％以下，采用经静脉途径。通常采用单腔按需起搏器，即VVI，为非永久性置入起搏电极的一种起搏方法。通常使用双极起搏导管电极，起搏器放置在体外，起搏电极放置时间一般不超过4周。

2. 临时性起搏器的适应证

（1）一般治疗性起搏：①病情危重，需起搏治疗，但为可逆性的，如症状性心动过缓，心脏手术后三度AVB，急性心肌炎引起的二度或三度AVB，急性心肌梗死引起的二度或三度AVB及严重的窦性心动过缓性停搏等。②有永久起搏器植入指征而需行心脏临时起搏过渡者。③快-慢综合征或慢-快综合征应用抗心律失常药困难者。④长QT间期合并多形性室速者。⑤心肺复苏的抢救等。

（2）诊断及研究性起搏：快速性心房起搏诊断缺血性心脏病；窦房结功能的测定等。

（3）预防性或保护性起搏。

3. 经静脉植入起搏器　简单而适用的方法是应用漂浮电极导管在床旁植入。应用漂浮电极导管进行床旁心脏临时起搏于1973年首先由Schnitzler等报道，并使此项技术在国外迅速得到推广应用，已成为医院急诊抢救必不可少的医疗技术之一，挽救了许多患者的生命。

（1）穿刺部位的选择：主要有3个，即左锁骨下静脉、右侧颈内静脉和右侧股静脉。推荐右侧颈内静脉途径，对于没有经验的操作者来说是最好的选择；它提供至右心室的最直接的途径，有较高的成功率和较少的并发症。

（2）导管深度的判定：3种不同穿刺部位到达右心室的距离不同，经左锁骨下静脉、右侧颈内静脉和右侧股静脉到达三尖瓣口的距离大约分别为30 cm、20 cm和40 cm，当然会受患者身高和穿刺点远近等的影响。

（3）具体操作过程：以经左锁骨下静脉起搏为例，首先连接好肢体导联心电图，记录心电图，常规消毒皮肤，铺无菌巾，穿刺送入动脉鞘。无菌状态下取出漂浮电极导管，检查球囊是否完好，并根据正负极与临时起搏器相连，打开临时起搏器，选择起搏电压＞5 V，感知敏感度1.0 mV，起搏频率高于自主心率10～20次/min。在"带电"状态下经动脉鞘送入漂浮电极导管，根据鞘管的长度，当球囊穿过鞘管后由助手向球囊充气1 ml，继续向前送入导管，连续描记观察导联心电图，一旦出现心室起搏后，立即让助手对气囊放气，并迅速继续向前送入电极导管，当出现导联主波向下的起搏图形，则继续送入7～8 cm，如出现导联主波向上的图形，则继续送入4～5 cm即可。

1）起搏电参数调节：①起搏器连续发放脉冲的频率。一般每分钟为40～120次，通常以每分钟60～80次为基本频率；②起搏阈值为引起心脏有效收缩的最低电脉冲强度，心室起搏要求电压3～6 V，脉宽0.5毫秒；③感知灵敏度，指起搏器感知P波或R波的能力，心室感知灵敏度值一般为2～3 mV。

2）心外膜起搏：用于心脏手术过程中，它需要直接进入心肌的外表面。

3）经皮起搏：1952年由Zoll首次报道，以后得到进一步的改良。英国复苏学会将它作为高级心脏生命支持的一部分，操作者经简单培训就能掌握，而且不需要搬动患者。但由于皮肤电阻较大，常需较大的电流方能起搏心脏，增加电量会引起患者局部剧烈的疼痛和肌肉收缩，且治疗费用昂贵。

4）经食管起搏：经食管起搏或经胃-食管起搏已提倡用于急诊心室起搏，因为它在意识清醒患者有更好的耐受性，成功率大约在90%，将电极置于食管的中、低部获得心房捕获，在一个可弯曲的电极置于胃底部，通过膈肌刺激心室起搏均能达到效果。

4. 起搏器植入术后并发症

（1）感染：发生率为1%～2%，病原菌早期以金黄色葡萄球菌为主，后期以表皮葡萄球菌为主，临床表现为局部的红、肿、热、痛，皮肤粘连、溃疡，全身性的发热，白细胞升高，败血症，感染性心内膜炎。处理方法为取出感染的起搏系统，根据培养和药敏试验应用抗生素控制感染，用临时起搏器支持下感染控制后再植入永久性起搏器。

（2）囊袋内出血：是相对急性而又常见的一种并发症，发生率为1%～5%，主要与长期服用阿司匹林导致慢性渗血；长期服用华法林抗凝治疗；患者老龄化，消瘦，皮肤较薄，并发症较多有关；与术前准备也有关，术前应常规停用抗凝药并密切监测凝血功能，抗凝治疗的患者一定要术前停用抗凝药，并且应达到一定的时间，让其凝血酶原时间、止血时间达到正常，术前至少停用3天，直到术后7～10天。即使是阿司匹林，术前也应停用。但也有人认为，使用华法林的患者INR在2.0以下是安全的。起搏器囊袋血肿的处理须依据出血量、出血速度和起搏器囊袋张力的大小。出血缓慢者，可再次进行局部加压包扎。对于缝合皮下组织前渗血明显，但无明确渗血部位者，放置引流条也是一种较好的方法。出血量大、起搏器囊袋张力大者，可在无菌操作下注射器抽吸积血；出血速度快，如怀疑存在动脉性出血时及囊袋的张力较高时应考虑重新拆开囊袋，彻底止血并引流。另外，需要积极处理合并存在的心功能不全、糖尿病及营养不良等情况以及积极予以有效抗生素预防感染。

（3）锁骨下静脉穿刺并发症：气胸发生率约为2%，表现为术中或术后48小时出现的低血压、胸痛和呼吸困难，X线片即可明确诊断，＜10%一般不必处理，10%～30%根据临床症状决定，＞30%一般需要胸腔穿刺，必要时引流。血胸与凝血异常有关，处理方法为加强止血治疗，少量血胸时配血备用，密切观察，大量血胸时积极输血，必要时予以穿刺抽血。

（4）心脏穿孔：①临床表现。可以没有症状、起搏阈值升高、心包炎或是心包积液。②处理。症状较轻或没有症状，不能确认是否有持续的心肌穿孔，可严密观察，并密切监测心脏彩色超声，必要时外科手术治疗。

（5）电池提前耗竭：定期随访，及时更换。

（6）电极导线脱位与微脱位：老年人心内膜较光滑，电极嵌入不适当、植入后早期的不适当活动、导线固定不可靠等均能引起电极导线脱位。大脱位影像学有显著的改变；微脱位影像学无显著改变；起搏阈值升高或不能起搏或是起搏部位发生变化均提示可能发生了脱位。处理方法：起搏感知好者，观察；起搏感知不好者，需复位。

（7）心外组织刺激：电极位置不电、电极脱位、导线绝缘层破损、导线与脉冲发生器接口漏电、脉冲发生器保护膜破坏、双极导线程控为双极起搏可造成心外组织刺激，必要时手术解决。

（8）导线折断：表现为阈值升高或是不能起搏、感知异常或透视见导线连续性中断、阻抗异常升高。双极程控为单极可暂时解决问题，予以更换导线。

（9）起搏器综合征：起搏系统功能正常，但相反的却出现血流动力学障碍，患者出现明显症状或限制患者获得最佳生活状态。原因为房室不同步，改为房室顺序起搏即可。

（10）起搏器介导的心动过速：主要出现在 DDD 双腔起搏器中，处理为程控心室后心房不应期。注意不用药物治疗。

5. 起搏器植入术后注意事项

（1）监护：24 小时心电监护，监测起搏和感知功能。

（2）休息：平卧或左侧卧位 24～72 小时，患肢减少活动，避免过度地牵拉患肢。一周后再逐渐增加活动量，抬臂，扩胸。2～4 周可恢复正常的生活和工作，仍应避免剧烈地活动。5～12 周可做活动量稍大的活动。3 个月内避免植入起搏器的一侧上肢举重物，避免高举手臂以及剧烈活动。

（3）伤口加压包扎 6 小时，之后经常换药，观察伤口有无红肿、出血，一般 7 天拆线。

（4）术后常规程控，调整多种参数。之后随访，一般在 1 个月、3 个月、6 个月各随访一次，以后每半年随访一次。

（5）远离干扰：①医院内，如磁共振、放射线、电复律、射频、电波碎石等；②医院外，移动电话、微波炉、高压线、电焊机、变电所等。

植入心脏起搏器的患者，心电图上可见到起搏刺激脉冲"钉样标记"以及由其引起的心房和/或心室激动波，称为起搏心电图。认识和了解起搏心电图对于分析起搏器是否正常工作，辨别所出现的问题及判断起搏心律与患者主诉之间的关系等十分重要。

脉冲发生器埋植在胸大肌前方的皮下囊袋中，电极导线经周围静脉植入，放置在相应的心腔，紧贴心内膜。电极导线的顶端及附近有具有起搏和感知功能的金属电极。电极导线的顶端电极（一）与脉冲发生器的金属壳（＋）组成单极起搏及感知，电极导线的顶端电极（一）与邻近的环状电极（＋）组成双极起搏及感知。单极起搏因正负极相距较远，在心电图上的"钉样"起搏信号高大，而双极起搏因正负极距离较近（1cm 左右），在心电图上的"钉样"起搏信号也很小。心电图根据记录到的起搏脉冲，可以判断起搏器是否适时发放了起搏刺激；并根据起搏脉冲后有无相应的 P 波或 QRS 波群，判断起搏刺激是否激动或夺获心房及心室。判断起搏功能是分析起搏心电图的第一步。

起搏器发放的起搏脉冲，在心电图上表现为直上直下的电位偏转，称为钉样标记。刺激信号的振幅与两个回路的电极之间的距离成正比，双极起搏时，正负两极间的距离小，刺激信号低，在心电图某些导联上几乎看不到，而单极起搏时，正负极间的距离大，刺激信号较高，心电图上容易辨别。通过有无"钉样标记"判断有无起搏脉冲的发放，即通过其后有无宽大畸形的 QRS 波群判断起搏刺激是否激动或夺获心室。判断时需要注意的是，起搏刺激过强形成的衰减信号有时可被误认为是其后的 QRS 波群，此时可根据 QRS 波群后有无 T 波来判断是否真正起搏。

（四）临床常见的几种起搏心电图

1. 临床常见的起搏心电图类型

（1）VVI 起搏心电图：是指心室单腔起搏、单腔感知、感知自身 QRS 波群信号后抑制脉冲发放的起搏器。VVI 起搏心电图在我国仍比较常见，因此，了解及掌握 VVI 起搏心电图十分重要。VVT 起搏心电图的特点：起搏信号后紧跟宽大畸形（＞0.12 秒）的 QRS 波群，T 波方向与 QRS 波群主波方向相反。由于 VVI 起搏电极多位于右心室心尖部，起搏时在体表心电图上产生类似于左束支及左前分支传导阻滞的 QRS 波群，左胸导联为以 S 波为主的不典型左束支阻滞图形，V5、导联 QRS 波群的形态可以是以 S 波为主的宽阔波，也可以呈宽阔、低振幅向上的波，与单纯的左束支阻滞不同。

（2）AAI 起搏心电图：与 VVI 起搏心电图非常类似，AAI 起搏是把心室起搏变成了心房起搏，如果房室传导完好，则每个起搏脉冲带起的 P 波后跟随一个 QRS 波群。在发生房室阻滞（AVB）时，起搏的 P 波可延迟下传（一度 AVB）、部分不下传（二度 AVB），甚或其后无 QRS 波群（三度 AVB），因此，房室传导障碍是植入 AAI 起搏器的禁忌证。

（3）DDD 起搏心电图：DDD 起搏器有两个感知器，分别感知心房及心室自主除极产生的心房及心室波。一般情况下，双腔起搏器的心房和心室均以基础频率或称为低限频率（常为 60～70 次/min）起搏，而心室起搏的最高起搏频率或称为上限频率一般设为 100 次/min 左右。当自主或起搏频率低于上限频率时，心室将以同样的频率跟随心房起搏，超过此频率时，可表现为文氏或 2∶1 下传。因此上限频率可以看作该起搏器能以 1∶1 下传的上限频率。起搏器设置的房室正向传导间期称为房室延迟间期或 AV 间期（AV interval，AVI），类似于自身房室结下传的 PR 间期。起搏的心室波与下一次起搏的心房波之间的间期称为 VA 间期，又称心房逸搏间期。由于设定的房室延迟间期（AV 间期）及心房逸搏间期（VA 间期）的存在，心房心室得以顺序性起搏。

2. 程序控制　是指在体外用程控器对埋植于体内的起搏器发放指令，以无创性地改变起搏器的工作方式、工作参数等。经程控器指令调变了的参数，是持久的、稳定的，一直到再次调变它，故起搏器的程控功能具有"无创、稳定、可逆"的特点。程控是起搏器不可分割的一项功能，目前已经看不到不带程控功能的起搏器，随着起搏器技术的发展，程控功能越来越多，越来越复杂，恰到好处地运用参数，可使起搏器发挥其最大效益。起搏器的程控一般由专业的心内科医师完成，因此，心内科以外的医师对起搏器后的程控知之甚少，目前也做不到各基层医院都配备程控仪，但能掌握程控的基本知识，对普通和常见的程控参数能了解它的意义，是临床医师一项必备的技能。如起搏频率、工作方式、输出能量（振幅和脉宽）、感知灵敏度、心房不应期、房室延迟间期（A-VD）及某些特殊功能。

（1）起搏方式（pacing mode）：即上述我们提到 VVI-DDD 等。

（2）起搏频率（pacing rate）：指起搏器的基础频率，是最常用的程控参数。不同的患者对频率的要求不完全一样，对有异位搏动或异位心律者，超速起搏减少甚至清除异位搏动的产生；对长 QT 综合征，尤其是伴有尖端扭转性室速者缩短 QT 间期，需要增加起搏频率，减少心室除极离散度，消除异位心律；对心功能不全的患者，则需要适当的频率改善心功能和血流动力学，一般以 QRS 波群宽度最窄，或心脏彩色超声监测上 EF 值最大为宜；对儿童需要适应其生理需要。而一些慢-快综合征，房室阻滞的患者应尽量使用自身的心律，减少电池损耗速度，延长使用寿命。双腔起搏器还有上下限起搏频率，下限频率同单腔起搏器的起搏频率，即心室搏动最低的频率，上限频率指起搏器感知快速心房活动时所能出现的最快心室起搏频率，上限频率限制的是心室起搏频率，而非心室自身过快的心搏频率（如室性早搏、室速），心室自身心搏的快速节律，并不能被起搏器设置的上限频率所能限制。

（3）输出幅度（amplitude）：输出幅度指起搏器的电压或电流强度，以伏特（V）表示，厂定的输出幅度是 3～5 V，可调范围 15～715 V（各厂家略有不同）。当电极导线微脱位使起搏阈值升高，导致不起搏或间歇性起搏，或测试起搏阈值和 ICD 的紧急备用起搏均需给予高输出电压，保证心室夺获。膈肌或胸大肌抽动，当起搏器植入后 3 个月，此时起搏阈值已趋稳定或有些患者对高输出起搏刺激感到不适可降低输出幅度，节省能量消耗，延长起搏器使用寿命。

（4）脉冲宽度（pulse width）：起搏器的输出能量＝输出幅度×脉冲宽度，脉宽也是输出能量的组成部分之一，是能量的辅助因素。①心肌起搏阈值升高，调高输出电压似不能有效起搏；②起搏器能源消耗到一定程度，增加输出电压不能保证有效起搏；③患者不适应高电压输出刺激，例如对起搏搏动感到不适，膈肌或胸大肌抽动，需调低输出电压；以上情况下增加脉冲宽度，同样能有效起搏。

（5）感知灵敏度：感知是起搏器又一重要功能，与能量输出居同等位置，当今应用的起搏器均为按需同步型，必须先感知功能好。一些新型起搏器和除颤器 ICD 均需要良好感知方能发挥其有效治疗作用。感知灵敏度是指起搏器能感知的最低 R 波（心室）或 P 波（心房）幅度（mV），感知 R 波或 P 波由电极导线所在位置而定，导线在心室就感知 R 波，导线在心房就感知 P 波。感知灵敏度设置值越大，起搏器的感知灵敏度就越低，感知灵敏度设置值越小，起搏器的感知灵敏度就越高。

（6）不应期（refractory period）：起搏器在一次感知活动或发放一次电脉冲后的一段时间内，不再感知任何信号，也不再发放任何脉冲，这段时间称为起搏器不应期，主要为了防止感知正常 QRS 波群或 T 波后发放冲动，导致起搏器相关性心律失常。

六、抗休克裤

抗休克裤主要用于创伤性休克，是使用较为广泛又备受争议的院前急救用具。其最初是由外科医师提出来治疗直立性低血压的，在第一次世界大战中用来预防开战斗机的飞行员在大的加速度下出现眩晕，在越南战争中可用来暂时性维持严重创伤后患者的生命（30～60 分钟）。

抗休克裤适用于一切血容量不足的患者，可用于多种休克、过敏性低血压及产后大出血等，对腹主动脉瘤破裂绝对有益，适用于下腹部、骨盆和下肢的严重损伤造成的严重休克。心源性休克、明显的脑水肿或脑病者、肺水肿、充血性心力衰竭、头胸部的创伤出血局部尚未止血者禁用。

它具体的作用机制不是很清楚，一般认为，低血容量性休克，血容量急剧丢失，造成重要脏器的灌注不足，导致多器官功能障碍综合征（MODS），是多种急症早期最严重的并发症和死亡的主要原因，应力争短时间内改善微循环，增加心输出量。表浅静脉萎陷使穿刺困难，输血要经过诸多环节等导致补液困难，故在补液扩容和输血前均出现一个时间空白（时间窗）。抗休克裤能压迫双下肢及腹部的血管床，血液随即转移到人体的上半身，其转移血量可达 750～1000 ml，起到一个"自体输血"的效应。抗休克裤与氯化钠溶液合用还能起到增加外周血管阻力和改善心输出量的作用，增加心、肺、脑等重要器官的有效灌注。患者常在使用抗休克裤后 15～30 分钟内血压升到重要器官的灌注要求，静脉从萎陷变为充盈，脉搏减慢而有力，神志也随之好转，为手术创造有利条件。另外，抗休克裤还具有压迫性止血和固定骨折断端，缓解疼痛的作用，所以尤其适用于下腹部、骨盆和下肢严重损伤的患者。

抗休克裤有一个腹带和两个腿带。使用时，将抗休克裤展开，从患者的一侧铺于身下，包裹从胸骨剑突到脚踝部的所有部位。使用加压时，根据休克指数决定加压部位及压力，原则是先下肢后腹部，先一肢后双肢，先低压后高压，既要使收缩压回升到正常值最低限，又要保证肢体血液回流畅通。这样可延长加压持续时间，避免肢体长时间的缺血，维持有效循环量。应用抗休克裤后，如血压未满意上升，压力可增至 10.7～13.3 kPa，时间可持续 1～2 小时。一般上裤持续时间不超过 6 小时，也有超过 48 小时而未见副作用者。放气前必须补足血容量，在收缩压达 100 mmHg（13.33 kPa）时方可减压。减压时要慢慢放气，以免血压再度骤降。应用抗休克裤时间越长，受压的肢体缺血越严重，无氧代谢产物的大量积聚使随后的治疗又增加新的困难，故一般应用 30～60 分钟，并在这段时间内充分扩容，输注足量晶体溶液和胶体溶液，做好手术前准备。一旦手术，立即撤下抗休克裤，撤下抗休克裤后继续加快扩容速度。使用抗休克裤必须牢记达到自身血容量的再分配仅仅是权宜之计。因此，在使用抗休克裤的同时，还要加强输液、输血。两种手段并用，才能缩短抢救时间，为进一步治疗奠定良好的基础。抗休克裤虽然能暂时逆转休克，填补治疗空白时间窗，减少急性肾衰竭的发生率，但不能代替休克病因治疗，包括扩容、输血、应用药物及手术。由于抗休克裤的"自我输血"建立在减少或阻断下半身组织供血为代价，所以手术时应尽可能撤下抗休克裤，以防发生下肢坏死、血栓形成及筋膜间隔压力升高综合征。如非下半身手术可待病情稳定、出血停止或血容量补足后及时撤下抗休克裤。

目前对抗休克裤的应用也有争议，志愿者实验和动物实验均证明加压后增加的回心血量少于全身血量的 5%，约为 300 ml，没有之前所认为的那么多，实验也证明它对骨盆以上大失血没有任何益处，再者，在急诊室当医师和护士将其拿下来时可能出现致命性的血压下降，需要一名熟练的操作者，否则很容易引起低血压，而且耽误患者的手术时间，较长时间的应用会引起呼吸性酸中毒，这些弊端会导致死亡率增加，并增加住院时间，而且抗休克裤只是权宜之计，最主要的还是扩容，随着现在医疗条件的进步，扩容已经比较容易了，该仪器既占用空间又昂贵，所以抗休克裤的使用少了很多。

第十节 移动式人体影像检查设备

一、医学影像设备的发展

1895 年 11 月 8 日，德国物理学家伦琴发现 X 线之后，便拉开了 X 线应用于医学领域的序幕，并成为临床诊断中不可或缺的工具。目前，医学影像学已经形成了比较完善的体系，它包括普通 X 线成像（common radiography imaging），数字 X 线成像（digital radiography imaging），X 线计算机体层摄影（computed tomography，CT），数字减影血管造影（digital subtraction angiography，DSA），磁共振成像（magnetic resonance imaging，MRI），超声成像（ultrasonography，USG）和核医学成像（nuclear imaging）等。医学影像学有着广阔的发展前景和强大的生命力。

在救援医学中，主要使用的移动式影像检查设备有 X 射线机、CT 机、磁共振机和超声诊断仪等。

（一）X 线成像设备的发展

伦琴发现 X 线不久，X 射线机便问世并被应用于医学领域进行透视和骨骼摄影，当时用的是气体 X 线管。1929 年，旋转阳极 X 线管研制成功，提高了 X 线管的输出功率和图像质量。20 世纪 60 年代，高速旋转阳极 X 线管、复合材料阳极靶面相继问世，进一步提高了 X 线管的性能。

1952 年，影像增强器的发明引起了荧光透视系统的变革，X 线电视系统的使用提高了图像的亮度和图像分辨率，使透视由暗室走向明室，X 线辐射剂量大大降低。20 世纪 70 年代，遥控技术应用于胃肠检查 X 射线机中，使影像诊断医师避免了直接 X 线辐射。

20 世纪 70 年代，X 射线机的发展出现了一次飞跃，中频逆变技术被应用于 X 射线机中。目前，中高频 X 射线机已经基本取代了工频 X 射线机，X 线的输出质量得到了进一步的提高。

20 世纪 80 年代初，DSA 的临床应用是影像诊断和介入治疗技术的一次突破，介入放射学是最具发展潜力的影像学分支之一。DSA 具有微创、安全、简便、实时成像和图像分辨率高等优点，可使血管的影像通过数字减影的方式清晰地显示出来，从而扩大了血管造影的应用范围。

近年来，计算机 X 线摄影（computed radiography，CR）和数字化 X 线摄影（digital radiography，DR）技术逐渐成熟与普及，摒弃了传统的屏-片体系，实现了 X 线图像数字化，可以进行多种图像后处理，具有摄影宽容度大、曝光剂量小、PACS 存储图像等优点。CR 是传统 X 线摄影向数字化成像过渡的产品，DR 终将取代 CR 成为医院放射科中 X 线摄影的常规设备。

（二）CT 成像设备的发展

CT 的发明是 X 线应用于医学领域的一个里程碑，它弥补了普通 X 线成像中影像重叠及图像密度分辨率低的不足，随着多层螺旋 CT 的应用与普及，CT 设备的图像质量、扫描速度和特殊扫描功能大大提高，临床应用范围也越来越广泛，已经成为影像诊断、临床治疗不可或缺的手段之一。

1938 年，Mubler 和 Gabrial Frank 首次提出利用图像重建进行 X 线诊断，他们设想用一个圆柱形的透镜把照片上的图像投影到另一张胶片上；1961 年，美国天文学家 Oldendorf 通过 [131] I 发出的平行校正射线束，用碘化钠晶体光电倍增管检测器做了"旋转-平移"试验，第一次实现了真正的医学断层图像重建；1963 年，美国物理学家 Cormark 进一步研究了 X 线投影重建图像的方法，他是应用数学方法重建图像获得物体吸收系数的最早研究者。

1971 年，英国工程师 Hounsfield 设计成功第一台颅脑 CT，同年 10 月获得了第一幅具有诊断价值的颅脑 CT 图像。1972 年，CT 机应用于临床。Hounsfield 和 Cormark 共同获得了 1979 年度诺贝尔医学/生理学奖。1974 年，美国工程师 Ledley 设计出了全身 CT 扫描机。

在 CT 成像技术的发展过程中，CT 机的研发主要围绕着提高图像质量、缩短扫描时间、完善特殊扫描功能和降低辐射剂量等进行，经历了传统 CT、螺旋 CT 和多层螺旋 CT3 个主要阶段。

采用滑环技术的螺旋 CT（helical CT）于 1989 年问世。1998 年，四家公司同时推出了 4 层螺旋 CT（X 线管旋转一周可同时获得 4 幅图像）。多层螺旋 CT（multi slice CT，MSCT）又称多排探测器 CT（multi detector row CT，MDCT），它在与扫描机架平面垂直的 Z 轴方向上排布了多排探测器。此后几年，MSCT 驶上了飞速发展的快车道，8 层、16 层、32 层、64 层、128 层、256 层、320 排动态 CT、双源 CT 及能谱 CT 相继涌现。其中有代表性的有：16 层 MSCT（2001 年）、64 层 MSCT（2003 年）、双源 CT（2005 年）、320 排动态 CT（2008 年）及宝石能谱 CT（2009 年）。320 排动态 CT 是目前 Z 轴方向上探测器宽度最宽的机型；双源 CT 是在扫描机架内安装两套 X 线管、探测器和高压发生器，曝光时两支 X 线管可同时发出 X 线，可进行双能量成像；宝石能谱 CT 采用人工宝石作为探测器材料，可以得到不同千伏值的能谱图像。目前，高档 CT 机的 X 线管旋转一周的时间已经达到了 0.27 秒，提高了心脏扫描的成像效果。

（三）磁共振成像设备的发展

磁共振成像（MRI）是利用一定频率的电磁波对置于磁场中的含有非零自旋原子核的物质进行激发，产生核磁共振（nuclear magnetic resonance imaging，NMR），通过感应线圈采集 NMR 信号，再按一定的数学方法处理而得到数字图像的一种技术，它是一种无创、无损的成像方式，它能够反映出分子水平的人体生理和生化特性。1946 年，美国理论物理学家 Block 和 Purcell 同期发现了磁共振现象，为此，他们一同分享了 1952 年的诺贝尔物理学奖。此后，MR 主要用于研究物质的分子结构，并产生了磁共振波谱学（magnetic resonance spectroscopy，MRS）。

1967 年，Jasper Johns 等首先用活体动物进行实验，成功地检测出动物体内的氢、磷、氮的 MR 信号，开创了生物体组织分析的新纪元。1971 年，Raymond Damadian 对已经植入恶性肿瘤细胞的鼠进行 MR 实验，发现氢原子核的弛豫时间 T_1 值在癌变中变长，并提出了应用 MR 对恶性肿瘤诊断的可能性。

1973 年，Paul C. Lauterbu 提出可利用 NMR 信号重建图像。他和 Sir Peter Mansfield 两个独立小组提出了梯度磁场理论，利用磁场梯度解决了 MR 信息的空间定位。同年，Lauterb 利用"共轭摄影法"完成了 MR 的实验室模拟成像，获得了水模氢质子的 MR 图像，即第一幅 MR 图像。由于对 MRI 的贡献，他们共同获得了 2003 年的诺贝尔物理学奖。1975 年，Damadian 获得了第一幅动物的 MR 图像。1977 年，MR 进入人体断层成像的实验阶段，Hinshow、Bottomley 等首次用 MR 获取人体手腕的断面图像。同年，Damadian 获得了人体胸部的 MR 图像。

1980 年，由 Aberdeen 领导的小组提出了二维傅里叶变换的成像方法。1981 年完成了全身 MR 扫描，获得了人体胸部、腹部的 MR 图像。1983 年，第一台全身 MRI 商业机问世。

MR 设备可分为低场 MRI 和高场 MRI，0.5T 以下的 MRI 设备多为永磁体或常导磁体，1.0T 以上的 MRI 设备都为超导磁体。近年来，MRI 设备发展迅速，1.5T、3.0T 的 MRI 设备已广泛应用于临床。

（四）超声成像设备的发展

超声成像设备是利用超声波（ultrasound）的透视和反射现象，对人体组织器官进行成像的检查设备。它能反映人体组织不同密度界面对于超声波的反射特征，具有无创、实时、简易和可移动等优点，可与其他影像学检查方法形成互补。

1942 年，Dussik 和 Firestone 首先把工业超声探伤原理用于医学诊断，用连续超声波诊断颅脑疾病。1946 年，Firestone 等应用反射波方法进行医学超声诊断，提出了 A 型超声诊断技术。1955 年，锆钛酸铅压电材料的出现促进了超声技术的进一步发展。1958 年，Hertz 等首先用脉冲回声法诊断心脏疾病，开始出现 M 型超声心动图，同时开始了 B 型二维成像原理的研究。20 世纪 50 年代末，连续波和脉冲波多普勒（Doppler）技术以及超声显微镜问世。同时，用脉冲反射法检查疾病获得了成功，也为多普勒技术及 B 型二维成像奠定了基础。1967 年，实时 B 型超声成像仪问世，超声全息、阵列式换能器、电子聚焦、多普勒和频谱法分析血流等相继应用。20 世纪 60 年代未，压电高分子聚合物聚偏氟乙烯换能器研制成功。20 世纪 70 年代，出现了数字扫描变换器和处理器。

20 世纪 80 年代，彩色血流成像仪推出，多功能超声成像仪、超声探头结构及声束时空处理技术发展迅速。20 世纪 90 年代，医学超声设备向着综合化、自动化、定量化、多功能和便携性等方向发展，介入超声、全数字化超声成像、三维成像及超声组织定性不断取得进展。在探头方面，新型材料、新式换能器不断推出，如高频探头、腔体探头、高密度探头等相继问世，进一步提高了超声诊断设备的技术水平。

二、移动式 X 射线机

（一）X 线成像基本理论

X 线影像的形成是通过 X 线把七维空间分布的被检者信息以二维光学影像的形式表现出来。X 线具有很强的穿透能力，当一束强度大致均匀的 X 线投射人体时，由于人体各种组织、器官存在密度、厚度的差异，X 线的吸收、衰减各不相同，使得透过人体的剩余 X 线强度的分布发生变化，这些信息被不同形式的探测器（如屏-片组合、IP、平板探测器等）接收，最终形成 X 线影像。

1. X 线的产生及特性

（1）X 线的发现：1895 年 11 月 8 日，伦琴在用克鲁克斯管研究高真空放电现象时，发现克鲁克斯管发出一种能够穿透某些物质而又看不见的射线，称为 X 射线（X-ray），简称 X 线或 X 光，又称"伦琴射线"，伦琴获得了 1901 年的首届诺贝尔物理学奖。

（2）X 线产生的条件：在高真空管（X 线管）内高速行进成束的电子流撞击阳极靶（钨或钼等）时，与其原子核或内层轨道电子相互作用而产生 X 线。产生 X 线需具备以下 3 个条件：①电子源；②高速电子流；③靶物质。

（3）X 线产生的效率：医学诊断用 X 线的产生效率为 $0.4\% \sim 1.3\%$（$40 \sim 150$ kV 时），其余大部分能量变成了热能，它会使 X 线管的阳极靶面温度升高，因此，X 线管必须选用高熔点的阳极靶物质，并具有良好的冷却装置。

（4）X 线的本质：X 线的本质是电磁波，其波长极短、能量极大，波长介于紫外线和 γ 射线之间，为 $6 \times 10^{-13} \sim 5 \times 10^{-8}$ m，医学诊断用的 X 线波长为 $8 \times 10^{-12} \sim 3.1 \times 10^{-11}$ m（$40 \sim 150$ kV 时），X 线除了具备电磁波的一般性质外，还具有自身的特性。

（5）X 线的特性：分为物理特性、化学特性和生物特性等。①物理特性：主要包括穿透作用、荧光作用、电离作用和热作用等，穿透特性是 X 线成像的基础。②化学特性：主要包括感光作用和着色作用，感光作用是传统 X 线摄影的基础。③生物效应：是指生物细胞经一定剂量 X 线的照射后会受到抑制、损伤、坏死的现象。加强放射防护、减少辐射损伤是放射科的一项重要工作。

（6）X 线的质、量与 X 线强度：是影响 X 线成像质量的主要因素。①X 线的质：又称线质，即 X 线穿透物体的能力，光子的能量越大（管电压越高）穿透能力越强，越不容易被物体吸收。②X 线的量：垂直于 X 线束的单位面积上、单位时间内通过的光子数，常用管电流的大小与曝光时间的乘积即毫安秒（mAs）来间接表示 X 线的量。③X 线的强度：单位时间内垂直于 X 线束的单位面积上通过的光子数和能量的总和，是 X 线的质与量的综合指标。

（7）X 线与物质的相互作用：是辐射能量在物质中传递与转移的过程。作用形式有：相干散射、光电效应、康普顿效应、电子对效应和光核反应，在医用诊断 X 线的范围内主要有前三种。其中，康普顿效应中的散射光子（散射线）会使胶片产生灰雾而降低 X 线照片的质量，实际工作中可用滤线栅、缩光器来减少散射线对照片质量的影响。

2. 照射野与散射线

（1）照射野：通过 X 线管窗口的 X 线束入射被检体曝光面积的大小。照射野越大、被检部位越厚，产生的散射线越多。X 线摄影时，应将照射野减少到能包含被检部位最小的程度，以减少辐射损伤、提高照片质量。

（2）中心线：是 X 线束中心部分的 X 线。它代表着 X 线摄影的方向，决定了 X 线的入射点和入射角度。中心线一般应通过被检部位的中心且与接受装置垂直，以减小影像的失真与变形。

（3）剩余射线：X 线管发出的射线入射被检体，被吸收、衰减后的射线。

（4）散射线：X 线与被照体相互作用时发生康普顿效应，产生的散射光子。在 X 线成像过程中散射线一定会产生，实际工作中要尽量减少散射线对图像质量的影响。当被检部位厚度超过 15 cm 时，一般要使用滤线器。

3. X 线防护知识　伦琴发现 X 线后不久就发现了 X 线对人体会造成损伤，如长期接受过量 X 线照射后会出现皮肤烧伤、毛发脱落、白细胞减少等症状。近年来，X 线辐射的安全性越来越受到重视。使用移动式 X 线检查设备（X 射线机及 CT 机），要正确认识辐射安全的重要性，并切实做好工作人员及被检者的防护工作。

（1）X 线辐射的生物学效应：是 X 线与被检体相互作用导致的某些特有的生物效应。生物学效应的性质和程度主要取决于人体组织吸收的辐射能量。从生物体吸收辐射能量到生物效应的发生，乃至机体损伤或死亡，要经历许多性质不同的变化，其中包括分子水平的变化，细胞功能、代谢、结构的变化以及机体组织、器官、系统及其相互关系的变化。在实际工作中常将生物效应分类表述。

1）按照射剂量率分类：一是急性效应，高剂量率照射，短时间内达到较大剂量，效应迅速表现；二是慢性效应，低剂量率长期照射，随着照射剂量增加，效应逐渐积累，经历较长时间表现出来。

2）按效应的发生和照射剂量的关系分类：一是确定性效应，也称非随机性效应，指效应的严重程度与照射剂量的大小有关，效应的严重程度取决于细胞群中受损细胞的数量或百分率，确定性效应存在阈剂量。照射后的白细胞减少、白内障、皮肤红斑脱毛等均属于确定性效应；二是随机性效应，指效应的发生率与照射剂量的大小有关，这种效应在个别细胞损伤（主要是突变）时即可出现，随机性效应不存在阈剂量。遗传效应和辐射诱发癌变等属于随机性效应。

（2）影响辐射生物学效应的因素：主要有两个方面，一是与辐射有关的，称为物理因素；二是与机体有关的，称为生物因素。

1）物理因素：主要是指辐射类型、剂量率、照射部位和照射的几何条件等对辐射生物学作用的影响。

2）生物因素：主要是指机体对辐射的敏感性。当辐射的各种物理因素相同时，不同的细胞、组织、器官或个体对辐射的反应有着很大的差异。在照射条件完全一致的情况下，细胞、组织、器官或个体对辐射作用反应的强弱或其迅速程度，称为其辐射敏感性。

a. 个体不同发育阶段的辐射敏感性：一般而言，随着个体发育过程的推进，其对辐射的敏感性会逐渐降低。在胚胎发育的不同阶段，其辐射敏感性表现的特点也有所不同。个体出生后，幼年的辐射敏感性要比成年时高，但是，老年时由于机体各种功能的衰退，其对辐射的耐受力则明显低于成年期。

b. 不同细胞、组织或器官的辐射敏感性：人体内繁衍能力越强，代谢越活跃，分化程度越低的细胞对辐射越敏感。由于细胞具有不同的辐射敏感性，所以，不同组织也具有不同的敏感性。若以照射后组织的形态变化作为敏感程度的指标，则人体的组成按辐射敏感性的高低可分为：①高度敏感，淋巴组织（淋巴细胞和幼稚淋巴细胞）、胸腺（胸腺细胞）、骨髓（幼稚红细胞、粒细胞和巨核细胞）、胃肠上皮（特别是小肠隐窝上皮细胞）、性腺（睾丸和卵巢的生殖细胞）、胚胎组织等；②中度敏感，感觉器官（角膜、晶状体、结膜）、内皮细胞（主要是血管、血窦和淋巴管内皮细胞）、皮肤上皮（包括毛囊干皮细胞）、唾液腺、肾/肝/肺组织的上皮细胞等；③轻度敏感，中枢神经系统、内分泌腺（包括性腺的内分泌细胞）、心脏等；④不敏感，肌肉组织、软骨和骨组织、结缔组织等。

（3）X 线辐射防护的目的：防止有害的确定性效应的发生并限制随机性效应发生的概率，使之达到被认为是可以接受的水平。

1）防止有害的确定性效应的发生：如眼晶体混浊的阈剂量当量在 15 Sv 以上，为保护视力，防止确定性效应的发生，就要保证工作人员眼晶体的终身累积剂量当量不超过 15 Sv。

2）限制随机性效应的发生率：随机性效应的主要表现是诱发癌症和严重的遗传性疾病，辐射防护的目的是使由于人为原因引起的辐射所带来的各种恶性疾病的发生率，小到能被自然发生率的统计涨落所掩盖即可。

3）避免各种不必要的照射。

（4）X 线辐射防护的基本原则：要正确认识辐射防护工作，辐射防护的基本原则是一套完整的体系，不能片面强调其中一个方面。

1）辐射实践的正当性：对于任何一项辐射实践，只有在综合考虑了社会、经济和其他有关因素之后，经过充分论证，权衡利弊，当该项辐射对受照个人或社会所带来的利益足以弥补其可能引起的辐射危害时，该辐射实践才是正当的。这里所说的利益是包括对于社会的总利益，不仅仅是某些团体或个人所得的利益；同样，辐射危害也是指由于引入该实践后带来的所有消极方面的总和，它不仅包括经济上的代价，而且还包括对人体健康及环境的损害，同时也包括在社会心理上带来的一切消极因素所付出的总代价。

2）辐射防护与安全的最优化：在辐射实践中所使用的辐射装置所致个人剂量和潜在照射危险分别低于剂量约束和潜在照射危险约束的前提下，在充分考虑了经济和社会因素之后，个人受照剂量的大小、受照射的人数以及受照射的可能性均保持在可合理达到的尽量低的水平，这有时称之为 ALARA 原则（as low as reasonably achievable）。在实际工作中，辐射防护与安全的最优化主要在防护措施的选择、设备的设计和确定各种管理限值时使用。当然，最优化不是唯一因素，但它是确定这些措施、设计和限值的重要因素。

3）剂量限制和剂量干预：由于利益和代价在人类群体中分配的不一致性，虽然辐射实践满足了正当性要求，防护与安全亦达到了最优化，但还不一定能够对每个人提供足够的防护，因此，必须对个人受到的正常照射加以限制，以保证来自各项得到批准辐射实践的综合照射所致的个人总有效剂量和有关器官或组织的总当量剂量不超过国家标准中规定的相应剂量限值。

（5）X 线辐射防护的基本方法：对于 X 线辐射防护主要采取以下 3 种基本方法。

1）时间防护：是指在不影响工作质量的前提下，尽量减少受照时间。人体受到照射的累积剂量随时间延长而增加，所以应避免在电离辐射场中作不必要的逗留。另外，在曝光之前，应做好充分准备，操作时务求迅速、准确。

2）距离防护：X 线的强度与距离的平方成反比，在实际工作中，远离 X 线辐射源是一种行之有效的防护方法。

3）物质屏蔽：X 线与物质发生作用，可以被吸收和散射，即物质对 X 线有屏蔽作用，对于 X 射线，可以用原子序数高的物质（如铅）作为屏蔽材料。在救援现场进行 X 线检查时，工作人员应穿着铅衣、佩戴铅眼镜等防护用品，同时需对被检者的非检查部位进行屏蔽防护。

在外照射防护中，应根据实际情况，合理应用上述 3 个基本措施。在解决具体的防护问题时，这两种措施常常是联合使用的。除了时间、距离、屏蔽 3 个基本措施外，还应做好工作人员的防护训练，进行工作环境和个人剂量的监测，控制电离辐射源的强度和能量等。

（二）X 射线机的基本结构

1. X 射线机的分类

（1）按主机功率和毫安输出量：分为大型（$\geqslant$50 kW、$\geqslant$800 mA）、中型（10～40 kW、200～500 mA）和小型 X 射线机（$\leqslant$10 kW、$\leqslant$100 mA）。

（2）按使用范围：分为通用和专用 X 射线机（DSA 机、牙科 X 射线机、口腔全景机、乳腺 X 射线机、手术 X 射线机、移动式 X 射线机等）。

（3）按高压发生器的工作方式：分为低频（50 Hz 或 60 Hz）、中频（0.4～20 kHz）、高频（$\geqslant$20 kHz）和电容充放电式（栅控三极 X 线管）X 射线机。

2. X射线机的基本结构　X射线机的基本结构由主机和外围设备等组成，其中主机由X线管（X-ray tube）、控制装置和高压发生装置等组成。

（1）X线管：俗称球管，是主机中产生X线的关键部件，先后出现了气体电离式、固定阳极式、旋转阳极式及各种特殊的X线管，目前广泛应用的是旋转阳极X线管。

1）固定阳极X线管：主要由阳极、阴极和玻璃壁3部分组成。阳极由靶面、铜体、阳极罩、阳极柱组成，靶面多由高熔点、发射率高的钨（熔点3410℃，原子序数74）制成。阴极由灯丝和集射罩组成，灯丝一般由钨制成，绕成螺旋管状，作用是发射电子，集射罩用于聚焦。固定阳极X线管因其功率较小、焦点较大等缺点，仅用于部分小型X射线机中。

2）旋转阳极X线管：与固定阳极X线管的主要不同在于阳极部分由圆环靶面、转子、定子、转轴、轴承等组成。阳极靶面一般也由钨做成，近年来多采用铼钨合金作为靶面，可提高抗热胀性、提高结晶温度、减轻靶面龟裂。靶面具有6°～18°的倾斜角，嵌在一个直径70～100 mm的圆盘上。旋转阳极X线管的特点是瞬时负载功率大、焦点小，目前广泛应用于各种X线设备中。

（2）高压发生装置：主要由高压变压器、灯丝变压器、高压整流管、高压交换闸和连接高压发生器与X线管的高压电缆等组成。

高压变压器是升压变压器，主要由初级绕组、次级绕组、铁芯、绝缘层和固件组成。灯丝变压器是降压变压器，它通过高压电缆为X线管的阴极灯丝提供灯丝电压。高压整流管可将高压交流电变为脉动直流电，通过高压电缆加在X线管的两端。

（3）控制装置：由各种控制元器件和电路组成，作用是控制X射线机的机械运动、控制X线的发生等。

3. 数字化X射线机

（1）CR：是计算机技术和传统X线摄影结合的产物，它利用影像板（imaging plate，IP）取代了传统的屏-片组合，实现了图像数字化，可对X线图像进行各种后处理。近年来，随着DR技术的逐渐普及，CR将逐渐退出历史舞台。CR系统主要由X射线机、IP、读取装置、影像工作站和胶片打印机等组成。

1）IP：是记录人体影像信息、实现模拟信号到数字信号转换和代替传统屏-片系统的载体。IP由保护层、光激励荧光物质层、基板层（支持层）、背面保护层（背衬层）等构成。IP的核心是用来记录影像的荧光物质层。

2）读取装置：带有潜影的IP暗盒送入激光扫描器，暗盒波打开，由真空吸盘把IP吸出，用低能量高度聚焦和放大的红色激光扫描，以高能量低强度的蓝色光激励发光信号释放，它的强度与接收器中吸收的X线光子的能量成正比。光激励发光信号从红色激光中分离，导入光电倍增管变成电信号，经A/D转换形成数字图像传送到影像工作站。当IP被读取后，其潜影信息随即被强光消除，由真空吸盘将IP放回暗盒中并送出激光扫描器，以备重新使用。

3）影像工作站：可对图像进行多种后处理并存储、传输图像。

（2）DR：主要由X射线机、探测器、图像工作站和胶片打印机等组成。

探测器是DR系统中最重要的部件之一，根据其结构和成像技术的不同，可分为非晶硅间接平板探测器、非晶硒直接平板探测器、CCD间接成像、多丝正比电离室直接成像等。

1）非晶硅平板探测器：主要由碘化铯闪烁体层、非晶硅光电二极管阵列、行驱动电路和图像信号读取电路等组成。非晶硅（amorphous silicon，a-Si）平板探测器利用非晶硅光电二极管阵列，以碘化铯构成的闪烁晶体层为荧光材料，它能将X线转换为可见光，再由非晶硅阵列变为电信号，通过外围电路检出及A/D变换，从而获得数字化图像。这种成像方式经过了X线—可见光—电荷图像—数字图像的转换，又称间接转换型平板探测器。

2）非晶硒平板探测器：主要由X线转换介质、探测器单元阵列、高速信号处理和数字影像传输等组成。非晶硒（amorphous selenium，a-Se）平板探测器是利用光导半导体材料获得入射的X线光子，直接将接收的 X 线转换为电信号后，再由二维排列的薄膜晶体管阵列产生的电信号读出，即可以获得数字化的 X 线影像。它的特点是接收 X 线照射后直接输出数字化图像信息，所以称为直接 X 线成像。

3）CCD 成像：主要由荧光板、反光板、CCD 摄像机、计算机控制和处理系统等组成。X 线到达荧光板，由荧光板将其转换成荧光图像，经一组透镜反射进入 CCD 摄像机光敏区，由 CCD 摄像机将荧光图像转换成数字图像信号。

4）多丝正比电离室成像：主要由高压电源、水平狭缝、多丝正比电离室、机械扫描系统、数据采集、控制系统和图像处理系统等组成。多丝正比电离室（MWPC）型直接 X 线摄影装置采用狭缝式线阵列探测器扫描装置，具有扫描剂量低、动态范围宽、重建图像快、探测面积大等特点。

（三）移动式 X 射线机

在救援医学中，移动式 X 射线机是医学影像检查的基本设备和最常用设备，它将 X 线摄影和透视的各种组件高度集成，是一种小型化的 X 射线机。移动式 X 射线机适合在救援现场、急诊室、手术室、ICU 及普通病房等使用。具有移动灵活、体积小、质量轻、操作方便等优点。移动式 X 射线机在底部装有活动轮，有手推式和电动驱动式两种。

移动式 X 射线机可分为两大类，一是移动式摄影 X 射线机，二是移动式"C"形臂 X 射线机（俗称小 C）。前者主要用于 X 线摄影检查，后者可进行 X 线透视和摄影检查。

1. 移动式摄影 X 射线机　根据成像方式的不同，移动式摄影 X 射线机分为模拟成像方式和数字成像方式。前者采用传统的屏-片组合，即使用增感屏与胶片作为 X 线接收器，摄片后需冲洗胶片，过程相对烦琐、耗时长；后者采用 CR 或 DR 等数字化 X 线成像手段，可以实现图像快速显示、网络传输、远程会诊等，为抢救患者赢得宝贵的时间。

（1）传统移动式 X 射线机：是一台小型集成化的 X 射线机，配有可移动轮。

传统移动式 X 射线机的高压发生装置一般采用组合机头式，即将 X 线管和高压发生器等组合在一个装有高压绝缘油的管套里。也有采用将小型化的高压发生器放置于移动托架上，通过高压电缆连接 X 线管。

移动式 X 射线机使用的 X 线管有固定阳极和旋转阳极两种，后者具有热容量大、焦点面积小、图像伴影小等优点，为多数 X 射线机采用。

传统移动式 X 射线机的供电方式有 3 种。①市电供电：在 X 线检查场所，只要有普通 220 V 交流电源即可使用，市电经高压变压器升压和高压整流管整流后，得到高压直流电供给 X 线管的两极。②蓄电池供电：在不具备 220 V 交流电源时，可使用蓄电池供电进行 X 线摄影检查，X 射线机备有蓄电池组，需先经市电充电，一次充电需 8～10 小时，充足电后可曝光几十次至上百次。③电容充放式供电：市电经高压变压器升压和高压整流管整流后，输出的高压直流电给大容量的高压电容器充电，充电的高压电容器通过栅控三极 X 线管放电产生 X 线，曝光过程中，高压电容器放电，随后的每次曝光需再给高压电容器充电。移动式 X 射线机在供电方式的选择上，有市电供电或蓄电池供电，也有两者兼有的机型，方便了不同救援场所的使用。

移动式 X 射线机的 X 线管组件装在伸缩旋转臂上，可实现大范围、多方位 X 线摄影的需要，并能在局限的空间内进行各种体位的摄影。

为使操作 X 射线机者减少辐射损伤，移动式 X 射线机的曝光开关（曝光手闸）一般有较长的连接线，或配有红外线遥控开关，操作者在摆好患者体位、交代注意事项后，可远离摄片现场曝光。

为了得到高质量的 X 线照片，摄影时要正确选择曝光条件，需根据不同的摄影部位及体厚选择管电压、管电流、曝光时间和焦-片距等，对于躁动不安及不配合的被检者，应选用较短的曝光时间以减少移动模糊。

有些移动式 X 射线机还配有自动曝光控制（AEC）系统，常用的有电离室式 AEC，曝光时需将连接着主机的电离室放置于摄片暗盒和被检体之间，当曝光剂量达到阈值时系统自动切断高压、停止曝光。

（2）移动式 CR：有两种模式，一是传统移动 CR，二是一体化移动 CR。

传统移动 CR，即传统移动式 X 射线机和 IP 配合使用，仅用 IP 取代了屏-片组合，摄片完成后，IP 须送入单独配置的激光扫描器中扫描，才能在图像工作站中显示图像。

一体化移动 CR，是将 X 射线机、CR 激光扫描装置和图像显示工作站等集成在一起装于可移动托架上，摄影完成后立即在本机进行激光扫描和图像显示，具有及时、快捷的优点。

移动式 CR 有如下优点：①IP 可反复使用且具有可移动性，适宜各种救援现场使用；②曝光宽容度大，对急诊被检者有较高的适用性，还可进行多种图像后处理；③符合 DICOM 标准，图像可存入 PACS，方便了远程会诊。

移动式 CR 也有不足之处，一是时间分辨率低，曝光后，激光扫描、信号读出时间较长，不能实时显示图像；二是与屏-片组合的图像相比，图像的空间分辨率略低。

（3）移动式 DR：是在移动 X 射线机的基础上增加了平板探测器、图像处理系统和网络系统等，形成的一体化数字 X 线摄影系统。

移动式 DR 图像可实时显示、成像过程快捷，能为救援赢得宝贵的时间。它集 X 线曝光控制、图像信息采集、数据处理和图像显示于一体，具有可移动性、实时图像显示和图像网络传输等优点，是救援医学中 X 线摄影的最佳设备。

目前的移动 DR 系统，多采用高频逆变技术，即 X 线发生装置为中高频逆变高压发生器（$\geqslant 20$ kHz），X 线输出稳定，同时降低了对电源质量的要求，更适用于救援场所。

移动 DR 的供电方式和传统移动式 X 射线机相似，有市电供电或蓄电池供电，或两者兼备，方便了不同救援场所的使用。移动 DR 的蓄电池在充足电后可曝光约 300 次，但对于使用电动驱动移动设备，由于驱动动力来自蓄电池，所以会减少可曝光次数。

移动 DR 使用平板探测器，一般采用非晶硅型，像素尺寸为 $110\sim160$ μm。平板探测器与 IP 相比，对 X 线更敏感，转换效率更高，被检者接受的辐射剂量更小。

移动 DR 图像为数字图像，具有强大的图像后处理功能，并符合 DICOM 标准，图像数据可通过网络传入 PACS 中。近年来，无线传输 DR 已经进入临床使用，它采用无线平板接收器，接收器自带充电电源，充足电后可曝光约 100 次，接收器与主机工作站之间采用无线方式实现控制和数据传输。

此外，还有一种更加小巧的便携移动式 DR，它可拆卸装箱，在室外移动时可减少运输颠簸的损伤，一般不带蓄电池，必须外接电源或大功率发电机使用。

2. 移动式"C"型臂 X 射线机 "C"型臂 X 射线机，顾名思义该设备有一个"C"型的机架，一端装有 X 线管，另一端是 CCD 或平板探测器作为数据图像采集部件。

移动式"C"型臂 X 射线机具有 X 线透视和摄影功能，在救援医学中，是外科手术，特别是骨科手术常用的设备。例如，在骨与关节骨折、关节脱位的手术治疗中，通过"C"型臂 X 线透视，可明显提高手术速度和治疗效果。

目前，移动式"C"型臂 X 射线机大都采用 CCD 或平板探测器作为数字图像采集部件，采集矩阵达 $10^{24}\times10^{24}\times12$ bit 以上，影像的分辨率和图像处理能力大大提高。

近年来，双向透视系统（"G"型臂）的出现，使空间定位能力大大提高，它可以从 x、y 轴两个垂直方向同时采集并分别显示不同方位的影像，有效地保证了手术成功率。

数字化移动式"C"型臂 X 射线机同时具有数字化 X 线成像的所有优点，如网络化图像传输与存储、强大的图像后处理功能等。

3. 移动 X 线检查车 移动 X 线检查车又称车载 X 线设备，有救援移动 X 线检查车、体检 X 线检查车等。在突发事件发生时，能迅速开赴事故现场进行 X 线检查工作。

移动 X 线检查车是将全套小型化的 X 线成像设备安装在大型车辆上，检查车一般配有小型发电机以提供设备所需电源，其 X 线成像设备的基本结构与普通移动式 X 射线机相似，包括电源系统、X 线摄影装置、X 线透视系统、图像处理工作站和图像传输系统等。随着数字化 X 线设备的迅速发展，移动 X 线检查车所配置的 X 线成像系统已经实现了数字化。

三、动式 CT 机

（一）CT 成像基本理论

1. CT 成像的基本原理　CT 成像的物理学基础是人体内不同的组织器官对 X 线的吸收衰减存在差异。CT 扫描时，高度准直的 X 线束对人体某个部位按一定厚度进行断层扫描，穿过人体的 X 线由探测器接收，经放大变为电子流，再经 A/D 转换为数字信号，由计算机计算出该断面上各中位体积（体素）的线性衰减系数，并排列成数字矩阵，数字矩阵再经 A/D 转换后用不同的灰度等级在显示器上显示，即获得该部位某断面的 CT 图像。

2. CT 成像的过程　CT 成像的过程分为数据采集、数据处理、图像重建、图像显示、图像打印及图像传输等步骤。

（1）数据采集：主要由 X 线管、滤过板、准直器、探测器和 A/D 转换器等组成。

（2）数据处理：包括校正 X 线束硬化效应、去除空气值和修正零点漂移等。

（3）图像重建：重建算法有直接矩阵法、迭代法、反投影法、滤波反投影法和二维傅里叶变换法等。

（二）CT 机的基本结构

CT 机的基本结构主要由扫描系统、计算机系统和其他附属设备组成。

1. 扫描系统　扫描系统主要由 X 线管、准直器、滤过器、探测器、A/D 转换器、高压发生装置、检查床、机械传动装置及各种控制电路等组成。除了高压发生装置和检查床外，其他部件大多位于扫描机架内，机架可作前后方向的倾斜（$\pm 20^\circ \sim \pm 30^\circ$）。

（1）X 线管：早期的 CT 机采用固定阳极 X 线管，现在都采用大容量、高速旋转阳极 X 线管，以满足快速、连续扫描的需要，CT 机 X 线管的管电一般为 $80 \sim 140$ kV。X 线管的焦点通常为 $0.5 \sim 1.2$ mm。X 线管的散热一般采用油冷、风冷或水冷等方式，机架内装有热传感器。

（2）准直器：分别设置在 X 线管的射线出口处（前置准直器）和探测器的前方（后置准直器）。前者通过控制 X 线束的宽度来确定扫描层厚，降低被检者的辐射剂量；后者是减少散射线。

（3）滤过器：位于 X 线的出口处，一般由原子序数较低的物质做成，可以滤掉低能射线，提高 X 线束的平均能量。

（4）探测器：是数据采集系统的主要能量转换装置，作用是接收透过被检者的剩余射线并将其变为电信号。探测器一般需具备如下性能：①良好的 X 线接收能力，转换效率高；②能适用不同的管电压，动态范围宽、灵敏度高、均匀性好；③余辉时间短；④受理化因素影响小，稳定性好、寿命长；⑤体积小，能适应空间要求。探测器分为气体和固体探测器两大类，目前应用最广泛的是同态稀土陶瓷探测器。

（5）A/D 转换器：作用是将模拟电信号转变为数字信号送计算机处理，由频率发生器和比较积分器组成。

（6）高压发生装置：由高压发生器、反馈稳压装置和控制电路等组成，作用是将低频、低压交流电转变为高频、高压直流电加于 X 线管的两端，目前多采用高频固态高压发生器。

（7）扫描检查床：可进行升降、进退运动，将被检者送入扫描区域，床移动、定位的精度要求高，同时床面板应对 X 线衰减小并有一定的承重能力。

2. 计算机系统　计算机是 CT 机运行的控制中心，同时完成 CT 成像过程中的数据处理工作，分为硬件系统和软件系统。

（1）硬件系统：主要由主控计算机、阵列处理机、输入/输出设备及其他附属设备组成。

1）主控计算机：既要对数据采集系统、阵列处理机、磁盘、输入/输出系统、高压系统进行控制和处理，也要完成监控扫描、CT 值校正和信息传递控制等工作。

2）阵列处理机：用于图像重建，它可与主控计算机并行工作。

3）输入/输出设备：包括显示器、键盘、鼠标等。

（2）软件系统：主要由操作系统（OS）、基本功能软件和特殊功能软件等组成。

1）操作系统：是 CT 机的系统软件平台，目前主要使用 Windows 或 Linux 操作系统。

2）基本功能软件：完成扫描、图像处理、图像存储、打印等常规工作的软件。

3）特殊功能软件：包括故障诊断软件、特殊扫描软件和特殊图像处理软件等。

3. 其他附属设备　主要有电源系统、图像工作站、外置存储器和激光打印机等。

4. 螺旋 CT 的结构特点

（1）滑环技术：类似于电动机的碳刷，碳刷在铜制的、静止的滑环上滑动，通过碳刷和滑环的接触导电使 X 线管做单向的连续旋转，用滑环代替了电缆传递信号。

（2）螺旋 CT 的结构特点：主要有以下几点。①采用了滑环技术；②为了满足连续曝光的需要，要求采用热容量大的 X 线管，单层螺旋 CT 的 X 线管热容量一般为 2～3 MHu；③单层螺旋 CT 的探测器为 300～800 个，采用高频固态稀土陶瓷探测器；④扫描床的精度要求更高。

螺旋 CT 扫描提高了多平面和三维重组图像的质量；一次屏气可完成一个部位的扫描，不会遗漏病灶；可进行任意层面的回顾性重建；提高了扫描速度，使增强扫描的诊断意义加强。

（3）多层螺旋 CT 的结构特点：与单层螺旋 CT 相比，有如下特点。①探测器：不同厂家设计的探测器排数和宽度组合方式不尽相同，分为等宽对称型和非等宽对称型两种，探测器的数目一般在 5000～30000 个，目前的高端 CT 机中，因钨酸铬、硫氧化钆（Gd_2O_2S）、人造宝石等材料对 X 线的吸收率高、余辉时间短、稳定性好等特点被不同的厂家所采用。②数据采集通道：采用多组数据采集通道（与层数相对应）。③X 线管与 X 线束：X 线管热容量≥6 MHu，散热率在 750～1400 kHu，两项新技术被应用到 MSCT 的 X 线管中，一是可变焦点（动态焦点、飞焦点）技术，二是电子束控金属 X 线管技术。采用四棱锥形 X 线束（厚线束），可同时覆盖多排探测器，提高了 X 线的利用率，线束宽度等于多个层厚之和。采用锥形线束也有不足之处，因中心部分与边缘部分探测器阵列的入射角不同，会产生锥形线束伪影。④高压发生装置：固态高频高压发生器的体积缩小到常规的十分之一，减轻了旋转组件的重量。⑤图像重建算法：采用了一些新的图像重建算法，重点要解决的问题是克服锥形线束伪影。⑥决定层厚的方法：传统 CT 和单层螺旋 CT 的层厚仅由 X 线束的宽度决定，X 线束的宽度等于层厚，而 MSCT 的层厚不仅取决于 X 线束的宽度，还与探测器阵列的不同组合有关。

MSCT 有如下优点：①因采用锥形 X 线束，提高了 X 线的利用率。②扫描速度大大提高（最快 0.27 秒/周），一次屏气可完成大范围容积扫描。③提高了图像的空间分辨率，特别是 Z 轴的空间分辨率。④时间分辨率大大提高。⑤扫描速度的提高使得增强扫描的效果明显增强，对比剂的用量减少。⑥三维成像的效果更佳。⑦CT 冠状动脉造影得到广泛应用。

（三）移动式 CT 机

随着临床需求的多样化，固定场所安装的 CT 机已经不能完全满足需要，突发事件救援场所、ICU、手术室、急诊室等处的危重患者，需进行 CT 检查时，在转运去 CT 室的过程中，可能会因病情变化而发生意外，离开了监护环境给抢救带来了困难，同时会延误抢救、治疗时机。于是，可移动的 CT 检查设备应运而生。移动式 CT 机是一种具备 CT 基本功能的 CT 设备，移动式 CT 改变了传统观念，使紧急 CT 检查可在影像科以外的环境中进行。

移动式 CT（Mobile CT，MCT）根据应用的不同分为床边 CT 和车载 CT，床边 CT 适宜在急诊室、ICU、手术室及普通病房中使用，车载 CT 可在突发事件救援现场进行 CT 检查。

移动式 CT 的放射防护设施相对简单，达不到常规 CT 室的防护水平，因此，在使用时要特别做好工作人员和被检者的防护工作，减少辐射损伤。

1. 移动 CT 机的特点　与固定式 CT 相比，移动 CT 机具有结构紧凑、系统集成度高、供电电源要求低、射线剂量低、移动性好、重量轻、体积小、灵活轻便等特点，即使在狭窄的空间内也能移动其机架，放置于被检者床边进行 CT 检查。

移动 CT 机的机架和检查床都可以移动，机架可通过滑动轨道或脚轮移动；对供电电源的功率要求低，可在普通市电（220 V）下使用；适宜在狭小的空间（如电梯）运输。

移动 CT 不仅可以进行颅脑扫描，也可以进行全身扫描，目前，已有多层螺旋移动 CT（8 层）推出，提高了图像质量、扫描速度，扩大了临床应用范围。

2. 移动 CT 机的类型及主要构成　目前，移动 CT 机主要有轮式机架移动 CT 机、滑轨式机架移动 CT 机、车载 CT 机和"C"型臂术中 CT 机等几种。其中，使用最多的为轮式机架移动 CT 机。

（1）轮式机架移动 CT 机：基本结构与固定 CT 机相似，主要由扫描机架、检查床和控制台 3 部分组成，不同的是每个单元都可分离，并装有万向轮，人力可推拉移动至特殊检查场所。

轮式机架移动 CT 机不需要环境空调，整机供电可采用普通市电，还另配有蓄电池，断电后可利用蓄电池继续扫描。

扫描机架内安装有 X 线管、探测器、高压发生器等成像主要部件，X 线管功率较低，以适应电源要求，探测器采用稀土陶瓷材料做成。扫描数据一般采用射频方式传送至控制台。

检查床配有移动滑轮，能和扫描机架对接固定，床面板采用碳素纤维材料做成，以利于 X 线穿透，也可不使用扫描检查床，只用扫描机架配合被检者支撑物（需能透过 X 线）进行扫描。控制台通过电缆与扫描机架连接，控制台一般设计得小巧、可移动，主要部件高度集成。

两年前推出的一款移动 CT 机，已经达到了 8 层螺旋 CT 的配置，其扫描机架仅为高 53 cm、长 33.7 cm、宽 72.8 cm，重量 362 kg，占地 1 m^2。供电方式根据现场情况可选市电或蓄电池，电源功率 <1.5 kW，扫描孔径为 31.8 cm。可选择轴扫或螺旋扫描两种方式。扫描时机架移动而被检者和床保持不动，最快的扫描时间为 1 秒/周，扫描层厚可选 1.25 mm、2.5 mm、5 mm 和 10 mm，重建矩阵为 512×512，图像空间分辨率为 16 p/cm，密度分辨率≥0.3%。除了完成基本扫描外，它还安装了特殊功能软件，螺旋薄层扫描后可进行多种图像后处理，如多平面重组（MPR）、三维重组等。其控制台设计为笔记本式，方便操作及移动。

（2）滑轨式机架移动 CT 机：通过扫描机架底部安装的滑轮在固定滑轨上滑动来实现机架的移动，它的移动不够灵活，且滑轨的长度有限，因此一般用于手术室等相对固定的场所。其基本结构与普通 CT 机相同，只是进行了可移动处理。

（3）车载 CT 机：是将一套特殊设计的 CT 机及附属设备安装于一台流动车上，可开赴突发事件救援现场实施救援工作。

车载 CT 机大多配备全身螺旋 CT 机，CT 机的基本结构与普通螺旋 CT 机相同，但设计为高集成化、小型化。流动车带有大功率发电机，一般功率为 45 kW 左右。车内安装扫描机架、检查床、控制台、图像打印机、无线通信装置和抢救设备，扫描图像可通过无线通信装置实现远程会诊。

（4）"C"型臂术中 CT 机：它并不是传统意义上的 CT 设备，应称为移动式 X 线三维影像诊断系统，是一台特殊设计的"C"型臂 X 射线机，主要用于手术室中。它通过"C"型臂的旋转在不同角度曝光采集数据，再通过图像重建获得断面图像，得到的是类 CT 图像。

四、移动式磁共振机

（一）磁共振成像基本理论

磁共振成像（MRI）是将一定条件下特定原子核产生磁共振现象而释放出的微弱信号，通过空间定位，由特殊装置进行采集，经计算机重建为人体断面图像的成像技术。MRI 的物理学基础是 MR 现象。

1. 原子核的特性　原子由原子核和核外电户构成，原子核又由中子和质子组成。所有磁性原子核都会以一恒定的频率围绕自身轴高速旋转，称为原子核的自旋（spin）。在自旋过程中会产生微弱的磁场，称为核磁矩或自旋磁动量。核磁矩的大小是原子核的固有特性，它决定了 MRI 信号的敏感性。不同磁性原子核的核磁矩是不同的，人体组织中氢原子核的核磁矩最大且在人体中含量最丰富，因此，临床上 MRI 绝大多数采用 ^{1}H 作为成像的靶原子核。

2. 磁场对原子核的作用 当把氢质子放到外加磁场中，氢质子杂乱无章的自旋方向就会发生改变，一部分平行于外加磁场且顺着其方向，另一部分则平行于外加磁场但逆着其方向，这两种自旋氢质子存在着能量差别，同向平行的氢质子处于低能级，能被磁场所束缚，其磁化矢量方向与外加磁场一致。而逆向平行的氢质子处于高能级，能对抗外加磁场的作用，其磁化矢量方向反向平行于磁场方向。

在外加磁场的作用下，处于低能态的自旋质子数目略多于高能态，两者的差值称为剩余自旋。由剩余自旋所产生的磁化矢量的总和即形成宏观磁化矢量（M），M 的方向总是与外加磁场方向一致。自旋质子进入外加磁场后，随着温度的降低或外加磁场强度的增加，剩余自旋的数目将会增大，即 M 相应增大。

3. 拉莫尔进动 根据量子力学理论，氢质子进入磁场后，无论是高能态还是低能态的自旋氢质子，其磁化矢量的方向总是与外加磁场方向有一定的角度。单个氢质子在自旋的同时，还围绕外加磁场轴进行旋转摆动，这种运动方式称为拉莫尔进动（Lamor procession），进动频率称为 Lamor 频率。

对于单个自旋所产生的小磁矩又可分为两个部分，即平行于和垂直于外加磁场的分量，分别称之为纵向和横向磁化矢量。处于高能态氢质子纵向磁化矢量的方向与外加磁场相反，处于低能态的氢质子纵向磁化矢量的方向与外加磁场相同，由于剩余自旋的存在，纵向宏观磁化矢量的方向则与外加磁场方向相同。横向磁化矢量则以外加磁场方向为旋转轴，在与其垂直的 XY 平面内进动。由于大量的横向分量在进动时的方向是随机分布的，它们在 $360°$ 圆周内所处位置各不相同，横向分量相互抵消，不会产生净横向磁化矢量。

4. MR 现象

（1）射频脉冲的作用：磁场中处于低能态的自旋与处于高能态的自旋之间存在着能级的差别，如果给磁场中进动的氢质子施加一个射频脉冲，射频脉冲的能量 $Er=hf$，其中 f 代表射频脉冲的频率，如果 $Er=\Delta E$，那么射频脉冲的能量将传递给低能级的氢质子使之吸收能量跃迁到高能级，这种现象称为 MR 现象。

（2）MR 的经典物理学理论：射频脉冲可以视为一种交变磁场 B_1。定义一个 MRI 通用的坐标系，沿着外加磁场方向（主磁场）为 Z 轴，垂直于主磁场方向的平面为 XY 平面，左右方向为 Y 轴，前后方向为 X 轴。沿 Z 轴方向的宏观磁化分量称为纵向磁化矢量（M_Z），在 XY 平面内的宏观磁化分量称为横向磁化矢量（M_{XY}）。射频脉冲 B_1 在空间效应上等同于一个垂直于 Z 轴在 XY 平面内围绕 Z 轴进动的磁场。

（3）静息态宏观磁化矢量 M_0 围绕 Z 轴以 Lamor 频率进动，如果 B_1 同样以 Lamor 频率垂直于 Z 轴进动，那么两者处于相对静止状态。根据 Lamor 定律，B_1 对 M_0 持续存在磁转矩，促使 M_0 围绕向 XY 平面进动，使其产生横向磁化矢量 M_{XY}。M_0 在绕 Z 轴进动的同时又围绕动态的 B_1 轴进动，这种运动方式称之为章动。射频脉冲 B_1 使偏离主磁场 Z 轴的角度称为翻转角（flip angle）。

5. 弛豫 射频脉冲的作用是使低能态的氢质子吸收射频的能量跃迁至高能态，在宏观上也就是使宏观磁化矢量偏离主磁场 Z 轴一定的角度。当激发射频脉冲关闭后，原来因吸收射频能量而从低能态跃迁至高能态的氢质子又会把吸收的能量释放出来，回复到原始状态。氢质子将吸收的射频能量释放出来的过程称为弛豫。弛豫过程实际上是一个能量转变的过程，包括纵向弛豫和横向弛豫。

（1）纵向弛豫：射频脉冲的能量越大、持续时间越长，宏观磁化矢量偏离 Z 轴的角度越大。如 $90°$ 脉冲激发后，宏观磁化矢量完全翻转到平面，这时纵向宏观磁化矢量消失，而横向宏观磁化矢量的值变成最大。等射频脉冲关闭后，纵向磁化矢量就会从零开始逐渐恢复，直至恢复到其平衡态，即初始状态时的最大值。一般用 T_1 来表示组织纵向弛豫的快慢。纵向弛豫时间 T_1 是指纵向磁化矢量从最小值恢复到其平衡态的 63% 所需要的时间，每经过一个 T_1 时间纵向磁化矢量都会恢复其剩余值的 63%。T_1 值反映了不同组织纵向磁化矢量恢复的快慢，不同组织的 T_1 弛豫时间是不同的，一般组织的 T_1 值为数百毫秒到数千毫秒。

纵向弛豫其实也是一种共振的过程，当质子的进动频率与其周围分子的自由运动频率越接近，能量释放的过程也越快；如果周围分子的自由运动频率明显高于或低于质子的进动频率，那么这种能量释放的过程就会越慢。热运动频率太慢的大分子蛋白质和热运动频率太快的小分子水，它们的 T_1 值都较长，而脂肪分子的热运动频率较接近于 Lamor 频率，所以它的 T_1 值较短。

（2）横向弛豫：横向弛豫的过程发生在质子群内部，弛豫过程所需的时间较短。质子群受到 90°激发脉冲作用后，大量自旋氢质子都在 XY 平面以同一相位进动，质子自身小磁场的横向磁化矢量相互叠加产生最大化的横向磁化矢量。90°脉冲关闭以后，每个质子都处在周围其他质子的小磁场中，由于分子的热运动造成质子群所感受到的磁场强度在不断的随机变化，造成了每个质子之间的进动频率出现差异，从而使质子间的相位一致性被破坏，横向磁化矢量的大小逐渐衰减直至消失，引起横向弛豫。由于横向弛豫是因为质子群的相位离散所引起的，发生在质子与质子之间，因此也把横向弛豫称为自旋-自旋弛豫或 T_2 弛豫。对于不同组织，质子群失相位的速度也有所不同，从而造成组织间 T_2 值的差别。组织的 T_2 值是指射频脉冲停止后，横向磁化矢量衰减到其最大值 37% 时所需要的时间。

（3）自由感应衰减：横向弛豫是发生在均匀的理想磁场中的情况，实际上主磁场总是存在一定程度的不均匀。根据 Lamor 定律，磁场强度的不同将导致质子的进动频率存在差异，这种进动频率的差异同样也会引起质子进动相位一致性的丧失，从而引起横向磁化矢量的快速衰减。也就是说，横向磁化矢量的弛豫过程同时受到 T_2 弛豫和因主磁场不均匀性所引起的弛豫两者的共同影响。由这两种作用共同引起的弛豫现象称为 T_2^* 弛豫或自由感应衰减（free induction decay，FID），相应的 T_2^* 弛豫时间称为有效横向弛豫时间。

6. MR 信号的产生　射频激发脉冲停止后，横向磁化矢量在 XY 平面内围绕主磁场 Z 轴进动，其切割接收线圈就会产生微弱的感应电压，这就是原始的 MR 信号。在 MRI 中，不同组织信号采集时刻的横向磁化矢量的大小决定了该组织信号强度的大小，信号采集时刻某组织的横向磁化矢量越大，其切割线圈产生的感应电压越大，产生的 MR 信号就越强。应用不同的技术可以采集到不同类型的 MR 信号，如自由感应衰减信号和自旋回波信号等。

（1）自由感应衰减信号：90°射频激发脉冲会诱发出一个最大化的横向磁化矢量。当射频脉冲关闭后，横向磁化矢量同时受到 T_2 弛豫和主磁场不均匀性的双重影响，其大小以指数形式快速衰减（自由感应衰减）。如果用接收线圈直接记录横向磁化矢量的衰减信号，所得到的就是自由感应衰减信号（FID 信号）。

（2）自旋回波信号：如果去除因磁场不均匀性所引起的质子失相位，那么采集到的 MR 信号才能够真正反映组织的 T_2 弛豫信息。去除磁场不均匀性影响的方法是采用 180°相位重聚脉冲，通过这种方法采集到的 MR 信号称为自旋回波信号，它是组织真正的 T_2 弛豫信息。

7. MR 成像　为了将 MR 信号转变为层面影像，获得肢体内部随空间位置变化的解剖、代谢信息，借助于梯度磁场的空间编码和应用傅里叶变换，然后得到 MR 图像。MR 信号的三维空间定位是利用三套梯度线圈产生的梯度磁场来实现的。梯度磁场也称梯度场，它是在主磁场基础上附加的一个随空间位置改变而呈线性变化的磁场。根据 Lamor 定律，氢质子共振频率随外加磁场强度大小而改变。因此，在梯度磁场范围内各个位置上的氢质子的共振频率都略有不同。这样就可以利用这种梯度磁场让来自于不同位置的 MR 信号带有各自的空间定位信息，再通过一系列的数学转换，将各自的 MR 信号分配到相应的体素单元中去，从而形成 MR 图像。MR 信号的空间编码定位技术包括层面选择、相位编码和频率编码等。

（二）磁共振成像设备的基本结构

MRI 系统主要由磁体、梯度系统、射频系统和计算机及辅助系统等构成。

1. 磁体　主磁体是 MRI 系统的最基本、最核心的构件之一，其功能是提供静态磁场，使进入其中的人体内的氢质子磁化，产生静态宏观磁化矢量。主磁体的性能直接影响 MR 成像质量。

（1）分类：按照磁场产生的方式，磁体可分为永磁型磁体、常导型磁体和超导型磁体。

1）永磁型磁体：一般由永磁型材料（如铝镍钴、铁氧体、稀土钴等）做成的磁性块状物拼接而成，由上、下两组磁体组成。永磁型磁体能够达到的磁场强度一般都在 0.5 T 以下，对环境温度较为敏感，磁场的稳定性及均匀度较差。但其结构相对简单、造价低廉、维护费用低。

2）常导型磁体：是将铜导线缠绕在磁介质上构成线圈，通电后产生磁场，其磁场强度与导线中的电流强度、导线的形状和磁介质的性质等有关。线圈电流每增加一倍，能耗将增加 4 倍，并产生大量的热量。它的磁场强度一般不超过 0.5 T，目前已被超导型磁体所取代。

3）超导型磁体：主线圈由超导材料制成，利用其在接近绝对零度（-273 ℃）时表现的零电阻特性，使导线中通过强电流从而产生强磁场。超导型磁体配有一套励磁电源，给超导线圈通电后，励磁电流逐渐升高，直至达到磁场预设的强度值，这时断开励磁电源。因为在绝对零度的环境中超导线圈没有电阻，所以电流一直在主线圈中无衰减地流动，产生稳定、均匀的高强度磁场。目前所有中、高场强的 MRI 系统均采用超导型磁体。

超导状态所需的超低温环境由密闭容器中的液氦提供，超导线圈浸泡在液氦中。超导线圈的材料一般采用铌-钛合金的多芯复合导线，超导细丝镶嵌在铜质基体中。在超低温环境中，铌-钛合金细丝呈超导状态，即电阻为零。但分布在它周围的铜基则相当于绝缘体，具有一定的电阻。一旦发生失超现象，强大的电流就会从铜基流过，以释放磁体储存的巨大电能，从而防止过大的热量烧毁超导线圈。

超导型磁体具有以下特点：可产生高磁场；磁场稳定性高，磁场随时间和环境温度的漂移非常小；励磁完成后超导线圈几乎不消耗电能；制冷剂液氦需定期补充，维护费用高；磁体造价较高。

（2）主要性能：

1）磁场强度：在一定范围内主磁场的场强越高，氢质子磁化产生的静态宏观磁化矢量越大，信号越强，图像的信噪比越好。但场强越高，化学位移现象越严重，在提高化学位移效应成像质量的同时也使得化学位移伪影更严重。另外，射频特殊吸收率（specific absorption ratio，SAR）与主磁场强度的平方成正比，高场强下射频能量在人体内累积效应大幅增加，SAR 值问题变得更为严重。

目前，一般把主磁场强度在 0.5 T 以下的 MRI 设备称为低场机，0.5～1.0 T 的称为中场机，1.0～2.0 T 的称为高场机，>2.0 T 的 MRI 设备称为超高场机。

2）磁场均匀度：是指在一定的容积范围内磁场强度的均一性程度，也就是单位面积内通过的磁力线数目的均一性。MRI 的磁体在有效成像范围内产生均匀的磁场，有利于提高图像的信噪比、保证空间定位的准确性和特殊成像技术的进行。

主磁场的均匀度通常用磁场强度的百万分之几（ppm）来作为磁场均匀度的单位，ppm 值越小磁场均匀性越好。

3）磁场稳定性：是衡量磁场强度和均匀性漂移程度的指标。磁场的稳定性欠佳可直接导致图像失真、信噪比下降、空间定位准确性变差。磁场的稳定性除了与磁体的类型和设计质量密切相关外，还受到周围磁性物质、环境温度或匀场电源稳定性等因素的影响。

4）磁体的有效孔径和长度：磁体的有效孔径是指梯度线圈、匀场线圈、射频体线圈和内护板等部件安装完毕后磁体内部的柱形空间的直径；磁体长度是指梯度线圈、匀均线圈、射频体线圈和内护板等部件安装完毕后整个磁体的长度。

2. 梯度系统　梯度系统是 MRI 设备最重要的部件之一，主要作用是产生梯度磁场、实现 MR 信号的空间定位。

（1）梯度磁场的主要性能：①线性。是衡量梯度场平稳性的指标，线性越好则梯度磁场的精确性越高，图像质量越好，一般梯度磁场的非线性不能超过 2%。②有效容积。是指梯度磁场的线性能够满足要求的空间区域，梯度线圈的有效容积越大，其成像区域也越大。③梯度场强度。指单位长度内磁场强度的变化量，通常用每米内磁场强度变化量的毫特斯拉（mT/m）表示，梯度场强度越大、扫描厚度越薄，图像的空间分辨率越高。④梯度磁场的切换率。是指单位时间和单位距离内的梯度磁场强度的变化量，常用单位是 mT/（m·ms）或 T/（m·s），切换率越高，表示梯度磁场变化越快，即梯度线圈通电后梯度磁场达到最大值所需的时间越短，MR 信号采集速度就越快。

（2）梯度系统的组成：梯度系统由梯度线圈、梯度放大器、梯度控制器、数/模转换器、梯度电源和冷却装置等构成。MRI 系统需要 X、Y、Z 轴相互垂直的三维空间线性变化的梯度磁场作为图像重建的定位依据。这三个相互垂直的梯度磁场 G_X、G_Y、G_Z 分别由 3 个梯度直流线圈产生，梯度线圈被封装在纤维玻璃制成的圆筒内，安装在磁体腔内。每一线圈都配备有单独的梯度电源和梯度放大器：梯度线圈很大的工作电流（$>100 \mathrm{~A}$）会产生大量的热量，须配备专用冷却系统，常用的冷却方式为水冷。另外，梯度场快速切换时所产生的力使梯度线圈发生机械振动，在扫描过程中会产生很大的噪声。

3. 射频系统　射频系统（RF system）是实施射频激励、接收并处理 MR 信号的单元，由发射和接收两部分组成。包括射频发生器、射频放大器、射频发射线圈、接收线圈和低噪声信号放大器等部件。射频系统会根据扫描序列的要求发射各种射频脉冲，并接收成像区域内的 MR 信号。

（1）射频脉冲的分类：可分为选择性激发脉冲和非选择性激发脉冲两种。前者用于二维成像中确定扫描层面并对层面内的氢质子进行激励，后者常用在三维成像中激励整个成像容积。

（2）射频线圈的分类和作用：射频线圈（RF coil）分为发射线圈和接收线圈，分别负责发射射频激励脉冲和接收成像层面内组织发出的 MR 信号。理论上所有线圈都可以作为发射线圈和接收线圈，但是，由于大多数的表面线圈发射的射频场很不均匀，不能作为发射线圈，仅作为接收线圈使用。发射线圈由安装在主磁体内的体线圈和头颅正交线圈来承担。因为它们发射的射频场和接收的穿透力在整个线圈成像容积内非常均匀，所以这两种线圈既可以作为发射线圈，也可作为接收线圈。

射频接收线圈越接近成像部位，能够接收到的 MR 信号越强；线圈内容积越小即线圈的成像半径越小，接收到的噪声也就越小。

近些年出现的相控阵线圈，是由多个单独的小线圈按照不同的需求排列成不同类型的阵列而形成的一个组合线圈，各个独自的单元都有各自的放大器和数据采集通道，数据采集通道一般在 8 个以上，如 16 通道、32 通道甚至 64 通道。利用相控阵线圈，结合并行采集技术，可以在缩短 MRI 时间的基础上，增大检查范围、提高图像信噪比、改善高分辨率 MR 图像的质量。

（3）射频线圈的主要性能指标：①信噪比。射频线圈的信噪比与成像部位的体积、进动角频率成正比，与线圈半径成反比，并与线圈的几何形状有关。②灵敏度。是指接收线圈对输入信号的响应程度，灵敏度越高，就越能检测到微弱的 MR 信号，但同时接收到的噪声信号也会增加，反而使信噪比下降。③品质因数。是谐振电路中每个周期储能与耗能的比值，品质因数 Q 值越大，频率的选择性越好，但线圈的频带随之变窄，一般应选择 Q 值较大的线圈。④填充因数。为被检体的体积与线圈容积的比值，它与线圈的 SNR 成正比。⑤有效范围。是指激励脉冲的能量可以到达（对于发射线圈）或可以检测到射频信号（对于接收线圈）的空间范围。

4. 计算机及辅助系统　计算机系统由主机、控制台、显示器、磁盘存储器、光盘存储器、网络适配器以及远程诊断接口等部件组成。

辅助系统主要包括检查床及定位系统、冷却系统、空调、图像存储、传输、照片打印机和生理监控设备等。

（三）移动式磁共振系统

磁共振系统由于其成像原理及结构的复杂性，一般以固定的方式安装于医院符合特殊要求的场所中，随着救援和术中检查的需要，近年来推出了移动式磁共振系统。目前，主要有车载式磁共振系统和术中磁共振系统等。

移动式磁共振系统通常都是基于原型号、固定式磁共振系统开发的，通过特殊设计实现在移动环境下（如车载）完成磁共振成像，其磁体及其他部件可以满足持续运输或其他移动环境的要求。

1. 车载式磁共振系统　车载式磁共振系统可以开赴救援现场为被检者进行磁共振检查，也可以为未配备磁共振设备的小型医疗机构提供流动影像服务。整套设备的载体为按特殊要求设计的拖车。

车载式磁共振系统的总体布局类似于固定式系统，充分考虑了在拖车有限的空间范围内磁共振系统的可操作性和可维护性，在拖车上分布着3个区域：操作间、扫描间和设备间。

车载式磁共振系统一般采用超短磁体设计、集成式冷却系统/电子机柜系统、紧凑的一体化检查床等。

（1）拖车：是移动式磁共振系统的承载和运输工具，由带有缓冲结构的底盘和车厢构成，配备了发电机、空调、照明、冷水机和方便被检者就位的升降平台等。为保证系统的正常工作，扫描间采用了RF屏蔽。

移动式磁共振系统是带磁场运输的，为保证途中及救援现场人员的安全，拖车壁需采取磁屏蔽措施，以严格限制高斯线在要求的范围内。按照美国标准，从地面到2.44 m高的范围内高斯线不得超出拖车外壁0.2 m。由于铁磁性材料相对于磁体的微小的位置变化会导致磁体主磁场均匀性变差而影响成像质量，因此，拖车壁磁屏蔽采用了特殊设计，一方面具备足够的强度以抵抗外部载荷，如风力引起的变形，另一方面采用了隔离结构，以消除外壁因温度变化（如日照）所产生的变形而引起铁磁性材料的位置变化。

（2）磁体及附件的设计及安装：磁体单元包含磁体及其监控单元、梯度线圈、射频发射线圈、外壳和扫描床等。

移动式磁共振系统因受空间的局限，一般采用超短磁体设计。为将磁体可靠地固定于拖车地板上，预防长期运动而产生的结构疲劳，需设计一套转换支架，支架一端与磁体连接，另一端通过螺栓与拖车底盘大梁连接。此外，为满足安全性要求，按照具体的车载结构，还需设计一套专用失超管，其出口设置在拖车后壁。

由于移动式磁共振系统是在带磁场的状态下频繁运输，为了记录运输状态，需有一套振动监视系统，在磁体上固定一个加速度记录仪，实时记录磁体的振动加速度。

扫描床设计有特殊支架以加强支撑。扫描床控制单元、磁体监控单元和RF部件等安装在磁体后部一机柜中，通过专用支架固定在拖车地板上。而固定式磁共振系统中，这些部件安装在磁体侧部。

（3）多通道主动匀场系统：由于该系统的特殊性，周围环境的变化会使磁场均匀性变差而影响成像质量。普通的主动匀场系统，不能维持磁场的均匀性。因此，移动式磁共振系统多采用多通道主动匀场系统。

多通道主动匀场系统主要由多组匀场线圈和一套多通道匀场电源组成。当移动式磁共振系统到达不同的地点准备成像之前，多通道主动匀场系统启动、工作，以补偿磁场的变化。

（4）电子机柜系统/冷却系统：电子机柜系统含梯度功放、射频功放和控制单元等。移动式磁共振系统采用了集成式冷却系统/电子机柜系统，一体化的系统通过专用支架固定于拖车地板上，结构紧凑，节省了安装空间。由于车载环境的特殊性，冷却系统采用乙二醇混合液作为冷却循环液，以防冬季管路结冰。设备的电缆分为普通信号电缆、射频信号电缆和梯度电缆，在拖车中分别沿各自的线槽分布。

（5）磁共振操作单元：包含主机、显示器、通话系统、患者监视系统和操作台等。

2. 术中磁共振系统　术中磁共振系统是在手术过程中行磁共振检查的设备。第一台术中磁共振（iMRI）系统于1995年6月在美国投入使用，近十几年来，iMRI系统日益成熟。

第一代、第二代iMRI是把手术室搬到磁共振室，而第三代iMRI是把磁共振设备搬入手术室，它采用移动式磁体，无需搬运手术中的患者，大大提高了手术及检查的安全性。

根据iMRI的磁场强度可分为低场强和高场强两类。高场强系统成像质量佳，功能强大，已逐渐成为临床使用的主流系统，目前，多数术中磁共振为1.5 T。

手术室设计由两个房间组成，中间被一道屏蔽门隔开。一边是手术间，平常手术在此进行；另一边安装了磁共振机及附属设备。当需要行术中磁共振检查时，中间的屏蔽门打开，磁共振机通过天花板上的轨道移行至手术间，对术中的患者行磁共振检查。

手术室的设备中，手术床、麻醉机、监护仪、输液泵及头架等需是特制的，由磁兼容的特殊材料制成，其余的可采用常规手术器械。因中间屏蔽门的保护，当手术进行时，参与手术的人员及患者接触不到高磁场；需要进行术中磁共振检查时，只要严格按照磁共振的操作规范进行，术中磁共振检查是安全、有效的检查手段。

五、超声诊断设备

超声成像是利用超声波的物理特性和人体器官组织声学性质上的差异，通过接收、测量从生物组织中反射或透射出的、携带有组织或器官形态学信息的超声信号，以波形、曲线或图像的形式显示和记录，借以进行疾病诊断的检查方法。超声成像可获得器官的断面图像，可动态地观察器官的状况，其成像快、无痛苦、无危险，属于非损伤性检查，是医学影像诊断的重要组成部分。超声成像的不足之处在于图像的对比分辨率和空间分辨率不如 CT 和 MRI 高。

超声诊断仪体积小、重量轻、移动性好，已成为救援医学中重要的临床诊断工具。

（一）超声成像基本理论

1. 超声波的物理特性　超声波是频率在 20 kHz 以上的机械波，具有波长、频率和传播速度等物理性质。用于医学诊断的超声波频率在 0.5～15 MHz。超声波在介质中传播时，其速度因介质不同而异，在固体中最快，液体中次之，气体中最慢，在人体软组织中约为 150 m/s。介质有一定的声阻抗，声阻抗等于该介质密度与超声速度的乘积，它描述了介质的声学特性。由于超声波的频率高、波长短，衍射现象不明显，在介质中沿直线传播且方向性好，这是可以利用超声波对人体器官进行检查的基础。

当超声波传经两种声阻抗不同的相邻介质界面时其声阻抗差＞0.1%，而界面又明显大于波长（即大界面）时，则发生反射。一部分声能在界面后方的相邻介质中产生折射，超声继续传播，遇到另一个界面再产生反射，直至声能耗竭。反射回来的超声为回声。声阻抗差越大，则反射越强，如果界面比波长小（即小界面）时，则发生散射。超声在介质中传播还发生衰减，即振幅与强度减小。衰减与介质的衰减系数成正比，与距离的平方成反比，还与介质的吸收及散射有关。

两种介质的声阻抗差别越大，界面处的反射越强，折射越弱；声阻抗差别越小，反射越弱，折射越强，利用超声波的这一特性，接收反射信号，即可探查人体器官的形态。

超声波还有多普勒效应（Doppler effect），界面对声源做相对运动时反射回声的频率将发生改变。当声源与接收者相对于介质发生相对运动时，接收者收到的声波频率与声源发出的声波频率出现不相同的现象，称为多普勒效应。利用超声波的多普勒效应能探查心脏活动、胎儿活动以及血流状态。

2. 超声成像的基本原理　人体结构对超声波而言是一个复杂的介质系统，各种器官与组织，包括病理组织有它特定的声阻抗和衰减特性，因而构成声阻抗的差别和衰减的差异。超声波射入体内，由表面到深部，经过不同声阻抗和不同衰减特性的器官与组织，会产生不同的衰减与反射。这种不同的反射与衰减是构成超声图像的基础。接收反射回来的回波，就能根据回波的强弱、频率和接收时间来探查和判断组织和器官的构成及相对位置。超声成像就是根据回声强弱，用明暗不同的光点依次显示在荧光屏上，显示出人体的断面超声图像，称为声像图。人体器官表面有被膜包绕，被膜的声阻抗与其下方组织的声阻抗差值较大，能形成良好的界面反射，声像图上出现完整而清晰的周边回声，从而显出器官的轮廓。根据周边回声就能判断器官的形状与大小。

医学超声成像为回波成像，其可分为回波幅度信号成像和回波频移信号成像。超声经过不同器官或组织，其内部回声可以是无回声、低回声或不同程度的强回声。

（二）便携式超声诊断仪

由于超声诊断仪本身就具有移动性或便携性，救援用的移动式超声诊断仪与医院超声室中使用的设备在成像原理和基本结构上大体相同，在设计上更加集成化、小型化，便携性更好。

常用的超声诊断仪按显示方式可分为 A 型、B 型、M 型和 D 型超声诊断仪。其中 A 型、B 型和 M 型属于回波幅度信号成像（脉冲回声式），D 型属于回波频移信号成像（差频回声式）。目前，超声诊断常用的为 B 型和 D 型超声诊断仪。

超声诊断仪主要由超声探头（超声换能器）、发射与接收系统、显示与记录系统以及电源等部分组成。

1. 医用超声探头　医用超声探头为电声换能器，是超声设备中电能与机械能转换的媒介，超声的产生和接收都由换能器完成。

（1）换能原理：某些电介质在沿一定方向上受到外力的作用而变形时，其内部会发生极化现象，同时在它的相对表面上会出现正负相反的电荷，当外力去除后又恢复到不带电的状态，这种现象称为正压电效应。当作用力的方向改变时，电荷的极性也随之改变。相反，当在电介质的极化方向上施加电场，这些电介质也会发生变形，电场去除后，电介质的变形随之消失，这种现象称为逆压电效应。能够产生压电效应的电介质称为压电换能器。

医用超声波的发射利用了换能器的逆压电效应。即用电信号激励换能器使其产生机械振动，振动在弹性介质中的传播形成超声波。超声波的接收利用了压电效应，即把超声波对换能器表面的压力转换为电信号。

超声探头的核心是压电换能器，换能器由具有压电效应的压电材料（压电晶体）制成。换能器将仪器中产生的高频电信号转变为超声波，导入人体组织内，然后接收反射波，再将超声波转变为高频电信号，送入信号处理系统，完成超声的发生和回声的接收。压电换能器直接关系到电声转换效率，影响着超声设备的灵敏度、分辨率和伪影干扰等。

医用超声压电换能器的压电材料，按物理结构分为压电单晶体、压电多晶体（压电陶瓷）和压电高分子聚合物（复合压电材料）等。

（2）超声探头的特性：分为使用特性和声学特性两类。使用特性主要有工作频率、频带宽度、灵敏度和分辨率等。声学特性指换能器的阻抗特性、频率特性、换能特性、暂态特性、辐射特性和吸收特性等。

（3）超声探头的分类：超声探头是超声诊断仪最关键的部件，发展的不同时期出现了不同的探头。按诊断部位分为腹部探头、心脏探头、妇科探头和眼科探头等；按应用方式分为体外探头、体内探头和穿刺活检探头等；按所用振元数目分为单元探头和多元探头；按波束控制方式分为线扫探头、相控阵探头、机械扇扫探头和矩阵探头等；按探头的几何形状分为矩形探头、柱形探头、弧形探头和圆形探头。

（4）常用探头：下面介绍几种常用的超声探头。

1）柱形单振元探头：主要用于 A 超和 M 超，是最基本的超声探头。它主要由压电振子、垫衬吸声材料、声学绝缘层、外壳和保护面板等组成。

2）机械扇扫探头：它由压电振子、直流电机、旋转变压器和曲柄连杆等组成。采用圆形单振子，具有较好的柱状声束，有利于提高系统的灵敏度。其光栅的线密度较高、体积小、重量轻、操作方便，但扫描重复性和稳定性较差、噪声大、寿命短，逐渐被凸振探头、相控探头所取代。

3）电子线阵探头：采用了多个相互独立的压电振子排列成一线，主要由多元换能器、声透镜、匹配层、阻尼垫衬、二极管开关控制器和外壳等组成。有较高的分辨率和灵敏度、波束容易控制、可实现动态聚焦等特点。

4）凸振探头：结构与线阵探头相似，只是振元排列成凸形。它的视野比线阵探头大，对探查声窗较小的脏器效果较好。

5）相控阵探头：把若干个独立的压电晶片按一定的组合方式排成一个阵列，通过控制压电振子的激励顺序和信号延时，达到对声束方向、焦点位置和大小等声场特性控制的目的。它可以实现波束电子相控扇形扫描。相控阵探头与线阵探头的结构相似，主要由多元换能器、声透镜、匹配层、阻尼垫衬和外壳等组成。

6）矩阵探头：是近几年出现的多平面超声探头，主要用于实时三维超声成像。其换能器由一块矩形压电晶体，用激光切割成数千个振元排列而成。

2. B 型超声诊断仪　B 型超声诊断仪又称 B 型超声断面显像仪，简称 B 超。它用回波脉冲的幅度调制显示亮度，而显示器的横坐标和纵坐标则与声速扫描的位置一一对应，从而形成一幅幅亮度（brightness）调制的超声断面影像，故称 B 型。它是一种灰度调制型超声波诊断仪，以明暗不同的光点反映回声变化，显示由不同灰度光点组成的影像，获得人体某部分的二维断层图像，并且能对运动器官进行实时动态观察。

B 超又可分为如下几类：①扇形扫描 B 超，包括高速机械扇形扫描、凸阵扇形扫描、相控阵扇形扫描等；②线性扫描 B 超；③复合式 B 超，包括线性扫描与扇形扫描的复合以及 A 型、B 型、D 型等工作方式的复合，极大地增强了 B 超的功能。

B 超由主控电路、发射电路、接收电路、扫描发生器、图像显示器和探头等构成。

主控电路又称同步触发信号发生器，它周期地产生 M 步触发脉冲信号，分别触发发射电路和扫描发生器中的时基扫描电路；发射电路在受同步信号触发时，产生高频电脉冲激励探头，探头发射超声波，然后经过一段时间延迟后再由探头接收反射的回声信号，送入接收电路经过滤波、对数放大等信号处理，进行数字变换形成数字信号，进行图像处理，合成视频信号送给显示器。

B 超的扫描方式有电子线阵扫描和相控阵扇形扫描。

近年来，先进的 B 超已普遍使用数字扫描变换器，它既能显示动态像，也能显示静态像、局部像，还可在同一屏上同时显示几帧图像，并可进行三维观察。

3. D 型超声诊断仪　根据多普勒效应制成的超声诊断仪称为多普勒超声诊断仪，又称 D 型超声诊断仪，简称 D 超。D 超包括脉冲多普勒、连续多普勒和彩色多普勒血流图像。

它是通过探头向需要检查的部位发出一定频率的超声波，若组织界面向探头运动，接收到的回声频率将增高，当界面离开探头运动，则回声频率降低，它们之间的差值称为差频，差频的大小与界面的运动速度有关。把回声信号检出加以处理，在示波器的荧光屏上显示出来，就可制成各种多普勒超声诊断仪。目前主要用于胎儿心脏、脐带血流及外周血管、血液流变和心血管的检查。

4. 彩色超声诊断仪　彩色超声诊断仪（彩超）是在黑白 B 超图像的基础上利用了多普勒效应为基础的伪彩技术而形成的一种超声诊断仪。它能判定超声图像中流动液体的方向及流速的大小和性质，并将此叠加在二维黑白超声图像上，形成彩超图像。

彩色多普勒超声一般是用自相关技术进行多普勒信号处理，把自相关技术获得的血流信号经彩色编码后实时地叠加在二维图像上，即形成彩色多普勒超声血流图像。彩超既有二维超声结构图像的优点，同时又提供了血流动力学的信息。

彩超的主要优点有：①能快速、直观地显示血流的二维平面分布状态；②可显示血流的运行方向；③有利于辨别动脉和静脉；④有利于识别血管病变和非血管病变；⑤有利于了解血流的性质；⑥能方便了解血流的时相和速度；⑦能发现分流和反流；⑧能对血流束的起源、宽度、长度和面积进行定量分析。

彩超采用的相关技术是脉冲波，对检测物速度过高时，彩流颜色会发生差错，在定量分析方面明显逊色于频谱多普勒，现今彩色多普勒超声仪均具有频谱多普勒的功能，即为彩色双功能超声。

彩色多普勒超声血流图（CDF）又称彩色多普勒超声显像（CDI），它获得的回声信息来源和频谱多普勒一致，血流的分布和方向呈二维显示，不同的速度以不同的颜色加以识别。双功多普勒超声系统，即是 B 型超声图像显示血管的位置，多普勒测量血流。①血流方向：在频谱多普勒显示中，以零基线区分血流方向，在零基线上方者表示血流流向探头，零基线以下者表示血流离开探头。在 CDI 中，以彩色编码表示血流方向，红色或黄色色谱表示血流流向探头（热色），以蓝色或蓝绿色色谱表示血流流离探头（冷色）。②血管分布：CDI 显示血管管腔内的血流，因而属于流道型显示，它不能显示血管壁及外膜。③鉴别肝癌结节的血管种类：用 CDI 可对肝癌结节的血管进行分类，区分其为结节周围绕血管、结节内缘弧形血管，结节的流入血管、结节内部血管及结节流出血管等。

5. 便携式超声诊断仪的特点　①由于其体积小、质量轻、便携性好，利于在救援场所进行超声检查；②超声成像对人体无损伤，这也是与 X 线成像的最主要区别，特别适用于产科与婴幼儿的检查；

③能进行动态、连续、实时观察影像，影像资料易于采用多种形式（录像、打印、感光成像）存档及传输；④由于它可以采用超声脉冲回声方法进行探查，所以特别适用于腹部脏器、心脏、眼科和妇产科的诊断，对于骨骼或含气体的脏器组织（如肺），则不能较好地成像，这与X线及CT成像可以互相弥补；⑤在图像的分辨率、清晰度和信息量方面，超声诊断成像逊于X线、CT、MR成像。

〔张　磊　王　超　贺　智〕

第三十一章　群体伤病员的医学转送

重大灾害事故发生后，短时间将产生大量伤病员。救援人员面临的一个棘手问题就是群体伤病员的医学救治和医学转送问题。群体伤病员的医学转送，重点在于"送"，同时提供途中必要的医疗救护服务。伤病员能否快速、安全、有效地从灾区流向救治机构，直接关系到救治工作的质量和效率。伤病员医学转送是灾害卫生应急救援和处置的核心内容，直接影响伤病员的救治效果。

第一节　概　　述

一、基本概念

（一）群体伤病员（mass casualties）

群体伤病员是一个较为模糊的、相对的概念，它一般指在局部，由于灾害、事故等原因产生一定数量的、超过医疗机构正常应对能力的一种情境（the situation of mass casualties is defined for any hospital as an occurrence in which the number of casualties arriving exceeds the normal admission capacity during peacetime）。

（二）群体伤病员的医学转送

伤病员医学转送是将伤病员从灾害现场向各级医疗救治机构转运的活动，涉及政府应急管理、交通运输、气象、通信、军队、医院等多个部门，需要建立军警民一体化的管理组织，对运力进行统筹安排，实现救治和转送的密切结合。

二、主要工作

（一）伤病员转送卫生运力预计

伤病员转送卫生运力预计，是指完成伤病员转送所需要运输力量数量的预先估算，是灾害卫生应急管理的重要内容之一。各级卫生管理部门要根据灾害的特点、灾区地理环境等因素对伤病员转送的影响，对伤病员转送卫生运力的种类和数量进行预计，主要依据的指标有：伤病员数量、伤势比例、运输工具种类及能力、运输距离和完成运送时限等。

（二）伤病员转送医学分类

伤病员转送医学分类是明确伤病员转送的目标救治机构、运送体位、运送工具及次序的救治活动。医务人员要根据伤病员的诊断、对预后的判断和下一步救治的需要，确定伤病员转送的先后次序、地点，根据伤病员情况和可能条件决定采用的卫生运力类型和转送姿势，并根据需要派出护送人员。护送人员要熟悉本级和目标接收机构的救治范围，了解灾区动态，判断医学转送的安全性。

（三）伤病员途中救治

在转送过程中，应安排专业医务人员护送，主要工作包括检查巡视、连续性医疗及监护、生活护理、紧急医疗处置等，要如实记录伤病员的病情变化和医疗处置情况。

（四）伤病员交接

在伤病员换乘转送工具，抵达目标接收救治机构时，要组织伤病员的交接工作，包括人员交接、医疗资料交接、伤病员私人物品交接等，双方应在交接登记表上签字。

（五）伤病员转送的组织管理

伤病员医学转送涉及多个部门，需要大量的沟通协调工作，伤病员转送负责人在接到上级命令和指示后，应及时与接收方建立动态联系，明确交接时间、地点、注意事项等，协调解决伤病员转送过程中出现的问题和困难。加强与政府应急管理、气象、交通等部门的沟通与协调，制订伤病员转送计划，并根据实际情况的变化及时加以调整。

三、基本要求

（一）安全

主要措施包括：严格掌握转送指征，做好转送前的各项医疗准备；选择快速安全的转送工具，保持合适的转送体位；做好途中伤病员观察救治和各项保障工作。

1. 严格掌握转送指征，做好转送前的各项医疗准备　为减少转送的混乱，保证转送安全，应坚持根据转送指征确定转送对象，建立转送前的核查制度。转送前要仔细检查伤病员的全身和局部情况，确定是否符合转送指征，医疗文件是否齐全。昏迷、通气不良和其他转送途中有危险的伤病员、术后伤病员要按规定观察一段时间后才能转送。休克人员原则上禁止转送，必须转送时，要尽量借助空中交通工具，途中要继续采取抗休克措施。对已经确定转送的伤病员，要确保伤病情稳定后再进行转送，并准备途中急救、护理的药材。

2. 选择快速安全的转送工具，保持合适的转送体位　重伤病员一般应使用担架、救护车和直升机转送。未手术的胸腹部受伤人员原则上应使用担架和救护车转送。

3. 做好途中伤病员观察救治和各项保障工作　群体伤病员或危重伤病员转送，应根据情况指派卫生人员护送。医院承担群体伤病员转送任务时，应建立专门的转送组织。转送人员要随时观察伤病员情况，特别注意有无休克、窒息和大出血的发生，及时予以急救。当转送时间较长时，应提供必要的饮食、住宿等保障。

（二）快速

医学转送指挥部应掌握运力的基本情况，及时派出和调整运力，建立运力数据库，根据灾害情况及时加以调整，消除伤病员转送的不良影响因素，尽量减少转送时间。伤病员在医学转运过程中，可能需要换乘运输工具，各交接单位要提前到位，减少伤病员的等待时间。

（三）医疗和转送密切结合

伤病员的救治和转送是两项既独立又相互联系的工作，对伤病员提供良好的救治是最终目的，但救治成功与否，还要看转送系统能否迅速而有效地把伤病员送到医疗机构。要使伤病员得到完整救治，医疗和转送必须密切结合，保证伤病员在整个过程中得到完善的治疗。从伤病员需要讲，医疗是主导，转送是辅助。为了彻底治愈伤病员，必须实施积极的治疗，尤其对需要紧急救命的伤病员，不采取有效医疗措施挽救生命，转送就失去了意义，但在伤病员得到优良救治前，医疗的目的主要还是保证安全转送，使伤病员尽快到达确定性治疗机构。因此，当批量伤病员需要救治时，必须把握医疗与转送的辩证关系。

第二节　医学转送工具

医学转送工具是指转送伤病员所使用的车辆、船舶、飞行器等运输工具以及各种器具，是组织伤病员医学转送的物质基础。根据伤病员医学转送工具的使用空间分为陆上转送工具、海上转送工具、空中转送工具和转送器具。

一、陆上转送工具

陆上转送工具包括长、中、短距离的转送工具。

1. **短距离转送工具**　主要指担架，分为通用担架和特种担架两种。通用担架按统一规格制作，适于伤病员躺卧，换乘各种运输工具。特种担架主要用于山地、沼泽地、雪地、海上、高原等场所。根据使用条件和性能特点，特种担架有多种结构形式，如折叠担架、罗宾逊担架、舰船担架、马驮担架、雪橇担架、铲式担架、气垫担架、篮式刚性担架等。在缺少制式担架时，可就地取材制作临时担架，一般可用两根结实的长杆配合毛毯和衣物制成，用于应对紧急情况。

2. **中距离转送工具**　主要指救护车，通常配有专用担架及减震固定支撑装置，急救复苏器材与医疗用品，以及通风、取暖、降温、照明、通信等设备。救护车速度快、载量大，受天气影响小，可以中途停车处理紧急情况，适用范围较广。

3. **长距离转送工具**　主要指卫生列车（图31-1），主要装备于军队，能在转送途中施行救治和生活保障。卫生列车由指挥车、寝车、伤病员车、医疗护理车、手术急救车、重症监护车、医技保障车等10余节车厢组成，设有500多个铺位，单次能装载伤病员数百名。卫生列车车厢按一定顺序排列编组，配备相应的卫生人员、救治药品及器材、通信设备等，以利途中救治，具有接收批量大、机动速度快、行车震动小、区域跨度广、医疗设施齐、救治能力强等优势，特别适用于我国地域面积广阔、铁运网络发达条件下的伤病员转送。大型卫生列车可配备2～3个列车医疗队，通常编设指挥组、检伤分类组、医护治疗组、手术组、重症监护组、心理保障组和医技保障组等，能力等同于国内的二甲医院。2019年8月，我军列车医疗队赴老挝开展"和平列车-2019"人道主义医学救援联合演训活动，8月19日，载有中国游客的旅游大巴车在从老挝万象去琅勃拉邦途中发生交通事故，卫生列车医疗队员立即赶赴琅勃拉邦救治中国旅行团车祸伤员，出色表现赢得中老军民的一致认可。

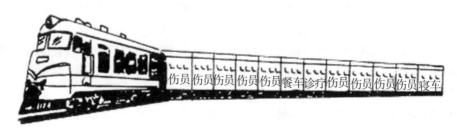

图31-1　卫生列车示意图

二、海上转送工具

5世纪，古希腊和罗马舰队的一些船只就被指定作为收治和转运伤病员的"医院船"。俄国海军于1715年首先在波罗的海舰队配备了医院船。美国内战时期，曾广泛使用了卫生运输船救治和转送伤病员。第一次世界大战后，英、美等国开始用客轮改装成医院船，从此开始了海上医疗与转运的新纪元。现代海上转送工具主要指卫生船舶，是执行抢险救援海上伤病员救治和后送的专用船只。根据船舶排水量和任务的不同，可分为卫生救护艇、卫生运输船和医院船。

1. **卫生救护艇**　卫生救护艇是用于海上伤病员救护的轻型船只，具有船舷低、吃水浅、航速快、机动灵活、抗风性能较好等特点。艇上设置有医疗舱室和医疗设备，配有橡皮舟、舢板、小汽艇、担架、救生筏及伤病员搬运和换乘工具。编有卫生人员，能完成伤病员的紧急救治。卫生救护艇可专门建造，也可由其他船只临时改装。

2. **卫生运输船**　主要用于海上伤病员的转送，多由普通运输船、民用客货滚装船等经简单改装而成，类型多样，载运量跨度很大，多则上千人，少则几个人。

3. **医院船**　多配备于军队，是用于海上收容伤病员的专用勤务船舶，一般由客轮、货轮、油轮、军队勤务船等改造而来。船上设有完善的临床科室和医技科室，编配有医疗设施和技术力量，具有完成早期治疗和部分专科治疗的能力。医院船吨位多在万吨以上，舱室充裕，能够展开相当数量的床位。抗风浪性能好，能够满足复杂条件下伤病员转送和救治需要。舱室照明、通风、温度、湿度、淡水供应符合相关标准，工作环境较为舒适。将医院船用于灾害救援是各国的通用做法。2010 年海地地震后，美军就派出了医院船"慰藉"号参与救援（图 31 - 2），取得了较好的效果。该船可展开 1000 张床位，配有 12 个手术室。解放军配备的某型医院船可展开床位 300 张，可同时开展 10 台手术，配有较为先进的医疗设备，医疗系统由分类、医疗诊断、治疗、护理、医疗保障、其他 6 个分系统组成，具有较强的伤病员救治和转送能力。医院船通常配置在海区适中固定位置，以便接收和救治伤病员。经医院船救治的伤病员，可通过卫生运输船或直升机进行转送，必要时可直接用于伤病员的群体转送。

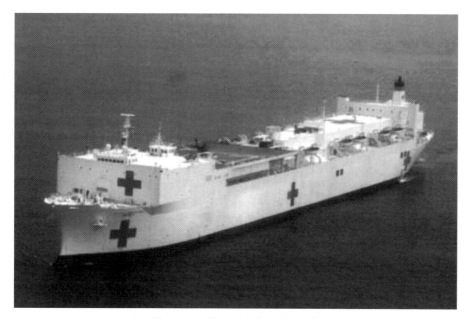

图 31 - 2　美军"慰藉"号医院船

三、空中转送工具

空中转送工具主要包括救护直升机和卫生飞机。

1. 救护直升机　可分为专用救护直升机和兼用救护直升机。专用救护直升机是经过改装专门用于伤病员空运救护的直升机；兼用救护直升机则是在救护工作需要时，机内临时装上担架及便携式医疗卫生装备，用于伤病员空运救护的直升机。民用救护直升机每次可装载伤病员 4～6 名。救护直升机上应配备卫生人员负责伤病员途中救护，至少应配医师、护士各 1 人。

2. 卫生飞机　卫生飞机多装配于军队，按执行的任务可划分为战略型卫生飞机、战役型卫生飞机和战术型卫生飞机。战略型卫生飞机多由运输机、大型客机改装而来，主要用于伤病员的远途运输，可将伤病员从境外或边境地区运到我国腹地和沿海地带；战役型卫生飞机主要用于中途转送，主要用于国内灾害医学救援；战术型卫生飞机主要用于短途转送。机上医疗分队人数和构成应根据飞机数量、距离、伤情、飞行频度等因素确定，没有固定的模式。

卫生飞机按性质亦可分为通用型和专用型。通用型卫生飞机是在机舱内安装担架支架、吊挂带及担架固定装置，将制式的成套机上卫生装备装上飞机，但不在飞机上固定安装。承担伤病员转送任务时，该飞机就是卫生飞机。执行完任务后，将支架、卫生装备等全部卸下飞机，恢复飞机原有的使用性能。专用型卫生飞机经过专门改装，机上担架、医疗设备固定安装，医疗救护所需的水、电、气、液与飞机融为一体，专机专用，可随时执行伤病员转送任务。

四、转送器具

转送器具可区分为伤病员转送附加装置和伤病员换乘工具。伤病员转送附加装置是安装在运输工具上可拆卸、用于伤病员转送的担架固定装置，可安装在运输汽车、直升机、运输机和舰船上。伤病员换乘工具是伤病员在换乘不同类型后送工具时的传送装置和载运用具。传送装置根据空间途径分为垂直传送装置和水平传送装置，按使用地点可分为海上传送装置和陆空传送装置。海上传送装置用于海上伤病员舰船之间的垂直换乘和水平换乘，主要由索道、滑轮、调运设备等构成。陆空传送装置主要用于直升机与陆地之间的换乘，主要由空吊设备及其配套设备构成。载运用具有吊篮、吊兜、海军担架和充气橡皮艇等。

第三节　伤病员医学转送的组织实施

伤病员医学转送的组织实施，直接关系到医学转送的速度和质量。迅速安全地组织伤病员转送，有利于伤病员及时得到妥善的救治，降低死亡率，减少残废率，提高治愈率。伤病员转送应成立指挥部，由政府、交通、卫生、气象等相关部门派员参加，科学拟定和实施转送方案。

一、伤病员医学转送的主要方式

伤病员医学转送的方式可区分为前接和后转两种方式。前接是灾区外的卫生部门协调运力将伤病员转送到安全地域进行救治的一种方式。采用前接方式有利于上级卫生部门掌握主动，能够统筹安排各类运输工具，提高运送效率。后转是灾区内的卫生部门组织所属运力，将伤病员转送至灾区外医疗机构进行救治的一种方式。采用后转方式有利于发挥灾区各卫生部门的积极性，但难以做到集中使用运力，会出现忙闲不均的现象。

二、陆上医学转送的组织实施

灾害发生后，陆上医学转送存在速度较慢与救治要求迫切之矛盾，要根据地形、道路、气象情况等，合理使用担架和编组车辆，在节省人力的同时提高转送效率。

（一）陆上医学转送工具的选择

与海上转送和空中转送相比，陆上转送可选择的工具多，成本低，方式灵活，目前依然是伤病员医学转送的主要方式。陆上转送工具的选择主要根据伤病员数量、伤情、转送距离、路况等决定。在车辆难以到达的偏僻灾区，担架仍然是最优选择。救护车机动性强，适用范围广。卫生列车容量大，适用于批量伤病员的远距离转送。

（二）陆上医学转送的工作程序

1. 接收伤病员　　在接收站接收符合转送指征的伤病员，办理交接手续，组织伤病员登车，选择适宜的转送体位。

2. 途中医疗护理和安全防护　　陆上转送途中应严密观察伤病员情况，及时抢救有危急病症的伤病员，完成继承性医疗护理处置。同时还要注意途中安全防护，防止意外伤害的发生。途中要防止因运输工具、道路和气候造成伤病员机械性外伤，或引发继发性出血和休克等，加重伤病情。车辆转送时要采取一定的防震措施，适当降低车速，冬天转送时要特别注意伤病员的防寒保暖工作。经常有伤病员通过的交通枢纽和其他换乘地点，应设置伤病员休息场所。如发现不宜继续乘车转送者，应立即报告，及时送往当地医疗机构。

3. 协助伤病员下车交接　　到达目的地后，要向接收人员介绍伤病员情况，办理交接手续，并协助组织伤病员下车。

三、海上医疗转送的组织实施

海上发生重大灾害或事故时，单个舰船自身救治能力非常有限，需要在短时间内将伤病员运送至医疗条件较好的后方。海上灾害不同于陆上灾害，灾害危险因素较多，伤病员生存时间窗较短，需要做好现场搜救和接续治疗。下面分别介绍卫生救护艇、卫生运输船和医院船的工作程序。

（一）卫生救护艇的工作程序

卫生救护艇的工作程序可概括为"捞""救""转"。

1. 打捞　由体格健壮、游泳水平较高的捞救员负责，充分利用艇上捞救工具，熟练而正确地运用捞救方法捞救落水人员，切忌动作粗猛，避免落水人员二次受伤。

2. 急救　由医务人员负责急救治疗和早期救治，着重留意落水人员的保暖复温和紧急外科处理。一旦伤病员上艇后，应边航行边救治，确保伤病员生命安全。

3. 转送　当灾害地点离陆地较近时，应直接送往陆地救治机构；当灾害地点离陆地较远时，应将伤病员送到具有一定医疗救治能力的船舶进行救治，要特别发挥医院船的中转救治作用。

（二）卫生运输船的工作程序

卫生运输船在执行海上伤病员医学转送任务时，通常分为接收伤病员、途中医疗救护和组织伤病员离船3个阶段。

1. 接收伤病员　展开各医疗组室，准备接收伤病员，重点做好海上伤病员换乘工作。伤病员上船后，按照伤病情迅速安置，快速驶离，快速安全航行。

2. 途中医疗救护　重点观察危重伤病员，及时进行救命手术。对一般伤病员，在积极治疗的同时，预防晕船、中暑，做好夜晚的保暖事宜，确保伤病情稳定，使伤病员安全迅速地到达目的地。

3. 组织伤病员离船　当抵达目的地后，应有秩序地组织伤病员离船，做好下船准备工作，提前整理好医疗文件。指定专人负责离船工作，按伤病情进行编组，尽量采取多通道平行工作法，有序组织伤病员离船。全船人员分工负责、协调一致，确保离船换乘安全顺利。

（三）医院船的工作程序

军队医院船参与灾害救援时，其程序一般可分为接收伤病员、检伤分类、紧急治疗、医疗护理和伤病员转送5个阶段。

1. 接收伤病员　不管是采取前接还是后转，当运送伤病员的船只停靠时，应至少指派1名医师登船与护送人员联系，了解伤病员的情况，按照先急后缓、先重后轻的原则进行换乘。

2. 检伤分类　伤病员到达医院船后，应立即进行检伤分类。检伤分类原则上在医院船上进行。检伤分类区应设置在医院船的换乘场所附近，尽量减少伤病员的搬运次数。检伤分类应按照先重后轻的原则，掌握"快""简""正确"三要诀：速度要快，程序要简，正确判断。要贯彻边检伤边急救的原则，切忌因检伤分类而耽误伤病情。检伤分类完成后，由担架组根据分类标志将伤病员送至指定舱室。群体伤病员的分类建议采用SALT分类法，SALT分类法是由美国的一些专家制订的，SALT是Sort（排序）、Assess（评估）、Lifesaving measures（救命措施）、Treatment/Transport（治疗和转送）四个词的首字母缩写，该法通过一些简单实用的指标进行快速评估，既考虑了群体分类，又照顾到了个体评估，不需要进行评分，适用于各年龄段人群，具有较好的应用前景，在这里着重进行介绍。

SALT分类法可以分为群体分类和个体评估两大步骤。第一步是对群体进行分类：凡是能够步行的伤员属于轻伤员，最后再进行个体评估；那些能够按指令动作、暂时没有生命危险的属于第二批紧急救治的伤员；不能按指令动作、有生命危险的属于首批紧急救治的伤员，必须马上进行个体评估；第二步是对个体进行评估，对重伤员首先应采取一些救命措施（止血、通气、胸部减压、注射减毒剂）。如果是儿童，应进行2次人工呼吸（2 rescue breaths）。即使采取了上述措施伤员仍没有自主呼吸者，归为"死亡"。如果伤员有自主呼吸，同时满足以下条件：①能够按指令动作或自主运动；②脉搏可触及；③不存在呼吸窘迫；④主要出血灶得到控制，复检发现只有轻度的损伤，归为轻伤（Minimal），反之则归为延迟救治（Delayed）；上述4个条件如有任何1个不满足，而现有资源不能满足伤员救治的需要时，归为期待处置（Expectant），反之归为紧急救治（Immediate）（图31-3）。

3. 紧急治疗　凡危重伤员，需紧急手术者，应立即送往手术室；需抗休克者送往抗休克室。当危重伤病员比例较大时，医院船领导小组应及时调整医疗力量，确保危重伤病员的生命安全。

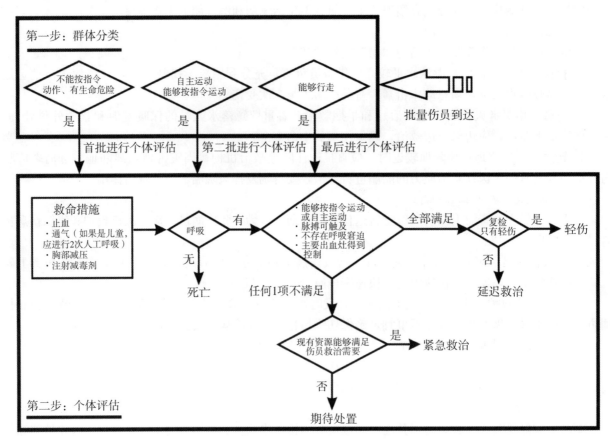

图 31 - 3　SALT 分类法救治流程

4. 医疗护理　医院船通常开设重伤病房、轻伤病房、传染病隔离病房和烧伤病房。所有伤病员在各医疗组室均应积极治疗、精心护理。当伤病员多，医疗护理任务繁重时，可组织部分船员参加护理工作。伤病员病情稳定后，医院船领导小组应及时组织海上伤病员转送。

5. 伤病员转送　医院船收治的伤病员经治疗后，在合适的条件下，应源源不断地送往后方医院，使医院船保持接收新伤病员的能力。伤病员在换乘运输工具时，应注意医疗护理的持续性，确保医学转送的安全性。

四、空中医疗转送的组织实施

空中医疗转送涉及的部门多，安全要求高，技术复杂，应做好充分准备，确保伤病员安全。

（一）伤病员空中医疗转送前的医学准备

伤病员空中转送前医学准备的目的是使伤病员的伤病情尽可能处于最稳定的状态，最大限度地减少空中医疗转送途中的医疗和护理操作，降低转送途中的危险性，确保转送途中伤病员的安全。

1. 伤病员医疗转送前医学准备的要求

（1）维持伤病员生命体征的稳定：航空环境对伤病员伤病情有一定的影响，尤其对一些心肺功能障碍者、失血性休克者威胁较大。因此，空运前必须进行稳定伤病情的医学准备，最大限度地维持血压、脉搏、呼吸的基本正常和稳定。

（2）减少机上医疗护理操作：机上医疗护理操作非常不便，特别在直升机上。受到噪声的影响，难以与伤病员交流，无法用传统方法（听音法）测量血压。因此，很多的医疗处理应在空运前完成，尽量减少伤病员的空中医疗护理时间。

（3）符合航空环境要求：航空环境中低气压、震动等对伤病员及其救护措施影响较大。对刚完成腹部手术的伤病员应放置胃肠减压管或打腹带，固定各种留置管道，要特别预防晕机呕吐引发的危险。

2. 确定伤病员空中转送的禁忌证　伤病员空中转送受飞行环境因素（气压、缺氧、空晕病等）、飞机性能与空中救护能力以及伤病员伤病情程度的影响，空中转送可能会导致伤病员原发伤病加重或恶化，甚至危及生命，对这类伤病员实施空中转送时应采取慎重态度，考虑空运禁忌的问题。在进行伤病员空中转送时，最好指派那些既具备临床医学知识，又具备航空医学知识的专业医师负责处理。伤病员空运禁忌特别注意以下几点。

（1）各种严重外伤，伤病员全身状况极差，生命体征极不稳定，随时都可能死亡者；颅脑损伤伴昏迷、呼吸节律不整或脑脊液鼻漏或耳漏者；颌面外伤，上下颌面用金属丝固定并伴有明显吞咽困难（晕机呕吐易引发窒息）者；外伤型气胸、血气胸伴有明显的呼吸功能障碍，外伤性大出血，血红蛋白在 60 g/L 以下，缺氧症状明显者；破伤风、气性坏疽患者等。

（2）各系统严重疾病或患者正处于抢救阶段，若立即空运肯定会使病情加重或恶化甚至危及生命者；濒死状态；烈性传染病；狂躁型精神病；新近发生的心肌梗死，心绞痛发作状态，严重心力衰竭，严重心律失常和高血压危象；处于抢救状态的休克、昏迷、窒息、癫痫、颅内压增高等。

（3）其他各种原因引起的机体严重功能障碍或衰竭：空运非但不能使伤病得到及时有效治疗，而且具有极大的危险性或给伤病员造成严重痛苦的各种伤患，如颅脑、腹部、眼球等脏器或组织损伤伴有积气的伤病员；骨折用管型石膏固定或吊重锤牵引的伤病员；腹部穿透伤未经处理，或腹部手术后不足 48 小时的伤病员等。

3. 伤病员空中转送前医学准备的内容　伤病员空中转送前除进行分类外，还要对伤病员进行必要的处置，以免在空中医学转送过程中加重伤病情；对昏迷或颌面颈部伤影响呼吸者，转送前应做气管切开，以保持呼吸道通畅；需静脉输液、给药者，空运前做好静脉穿刺、插管或静脉切开并妥善固定；严重颅脑伤需继续脱水降低颅内压治疗者，大面积烧伤的伤病员，以及有骨盆伤及膀胱、尿道损伤者，空运前常规留置导尿管并妥善固定；对胸膜腔引流者，应采用单向活瓣式胸膜腔闭式引流装置；骨折管型石膏固定的伤病员，空运前应切开石膏，用单片石膏托或小夹板固定；胃肠脏器伤术后时间短的伤病员常规放置胃肠减压管并束腹带包扎腹部；气管套管外气囊不用空气而改用盐水充填。

（二）空中医学转送实施步骤

1. 制订空中医学转送计划　根据灾区伤病员的情况，伤病员转送工作指挥部应拟定空中医学转送计划，作为实施空中医学转送工作的基本依据。

2. 提出空中医学转送申请　在伤病员空运之前，各申请机构应向伤病员转送工作指挥部提出空运后送申请，具体内容如下：①伤病员基本情况，包括伤病员数量、个人信息、伤类、伤势、伤部、并发症等。②空运紧急程度。伤病员空运起始医疗单位根据伤病员的伤势等对每个伤病员提出紧急空运、优先空运和常规空运的要求。紧急空运指存在生命危险或重要脏器功能障碍者，如肢体伤、眼球伤、急性肾衰竭、心力衰竭等必须立即后送的伤病员；尽早空运的伤病员通常指需要专科治疗的伤病员，他们必须得到专科救治但灾区不具备救治条件，并且能耐受一定的延迟；常规空运的伤病员是指在短期内无法康复，无特殊转运时限要求的伤病员。③空运起始地点和飞机到达的时间要求。④对机上医疗护理工作的要求。⑤伤病员交接和其他需要协同的事项等。

3. 进行空中医学转送前的医学准备　做好伤病员空运前的医学准备，是保证伤病员安全转送的重要措施。空运起始医疗单位接到飞行计划通知后，要迅速进行伤病员空运前的医学和其他准备。

4. 运送伤病员到登机点　空运起始医疗单位按照空运计划的安排或空运指挥机构的通知，在空运前医学准备的基础上，应及时运送伤病员到登机点。具体工作：①准备送伤病员的车辆、担架和被服；②安排护送伤病员的医务人员和担架员；③清点伤病员的随行物品；④填写伤病员空运单和其他文件；⑤护送伤病员按时到达登机点，办理伤病员交接手续，并做好登机准备。

5. 组织伤病员登机　伤病员登机一般是在机上医疗组和机组的统一指导下，由空运起始医疗单位的医务人员和担架员实施。伤病员登机按照先重伤病员后轻伤病员，先担架伤病员后步行伤病员的顺序进行。担架在机舱内的安放按照先前舱后其他舱的顺序进行。担架安放的顺序是先上层，而后中层和下层。轻伤病员一般安置在上层担架，重伤病员在中下层担架。四肢打石膏绷带的伤病员应使健肢靠近过道一边。需要引流的伤病员应放在上层，需要输液的伤病员放置在下层。在机上安置伤病员时，伤病员的头应朝向机头方向。

6. 实施空中医疗护理　伤病员登机后，机上医疗护理工作即开始，注意事项如下：①飞机起飞前，机上医疗组医务人员应尽快巡视、检查伤病员安放情况和担架固定情况，调整各种管道于正常位置，纠正不正确的体位，简要向伤病员介绍乘机常识和注意事项；②起飞时注意观察担架固定情况，有滑脱危险者，立即予以固定。飞机平飞后，将医疗设备展开；③飞行中，应以危重伤病员为重点，不断巡视、检查，对伤病员进行必要的医疗护理和生活照料。伤病员病情恶化后，应立即采取紧急救治措施，必要时在就近机场降落，使伤病员得到及时的救治，而后通过其他途径转送。

7. 组织伤病员离机与交接　伤病员的离机工作，需要在机上医疗组的指导下，由接收单位负责组织实施。接收单位应组织人员、车辆、物品于飞机着陆前半小时到达机场。飞机着陆后，应迅速办理交接手续，组织伤病员离机。交接的重点是清点伤病员人数，交接医疗文件，介绍危重伤病员的伤病情。

8. 进行飞机的清洁与消毒　伤病员全部离机后，要对机舱进行全面彻底的清扫，必要时对飞机进行消毒。机上消毒应尽量采用高效、快速、安全和使用方便的消毒剂，主要是能杀灭化脓性细菌和厌氧芽胞菌的消毒剂。消毒的重点是担架、被服和机舱内空气。转送传染病员后，应对飞机内部进行消毒。

9. 补充药材，做好再次空运的准备　伤病员全部离机，飞机做必要的消毒后，机上医疗组应清点药品器材和机上使用的其他物品，补充消耗，做好再次空运的准备。机上医疗组轮换时，应做好物品交接。

〔郭海涛　付　磊〕

第三十二章　灾害救援的心理干预

第一节　绪　　论

灾害造成的损失，以及对社会、经济可持续发展的潜在危险正日趋扩大。每年因地震、海啸、洪水、疫情等灾害导致数以万计的人员伤亡。当灾害发生后，人们在关注和开展物资救灾的同时，不应忘记关心和开展心理救助。人类对于灾害的关注，一般都放在它对生命、财产产生的效应上，这是肉眼可以观察到的，但我们必须认识到，其巨大破坏性灾害不仅表现在物质方面的经济损失，而且表现在对社会秩序和人民生命安全的威胁，尤其重要的是它能给人的心理带来强烈和显著的影响，特别是身临其境的受灾者，当灾害过后，强烈的惊吓和悲拗刺激会使其处于一种非正常的心理状态，如果不及时治疗，容易产生灾后综合征，对生活工作造成严重影响。"身体易救，心病难治。"幸存者虽然留住了性命，但心中却留下了难以愈合的"伤口"。

目前我国对灾害心理的研究还在发展阶段，长期以来，我们对灾害的预测预报，防灾减灾、灾时救助研究和关注较多，并取得了许多重大成就。但是相比较而言，对于灾害心理的研究还没有被人们所完全认识，对灾害救援心理干预的理论和实践研究更加缺乏。本章将通过阐述灾害救援心理学的概念、灾害心理应激、灾害救援心理评估和干预基本技术、灾害救援心理干预的一般问题、灾害救援心理干预的具体实施等内容，以期为救援人员开展心理干预工作提供实践指导。

一、灾害救援心理学的背景知识

（一）灾害的概念

《现代汉语词典》将灾害界定为："自然现象和人为行为对人和动植物以及生存环境造成的一定规模的祸害，如旱、涝、虫、雹、地震、海啸、火山爆发、战争、瘟疫等。"灾害可以分为自然灾害与人为灾害。巨大的灾害不仅会带来经济损失，还会影响人的生命安全，不仅威胁到身体健康，同时还会损害心理健康。

（二）灾害的特征

1. 不确定性　灾害的发生及其发生的时间、地点、强度、范围等要素相对于人类的认识水平来说是难以确定的，这就是灾害表现出来的随机性。

2. 破坏性　灾害的发生会对人身、财产和社会造成了不同程度的损害。

3. 长期性　灾害具有长期的影响。这是因为，灾害受害者在灾害中除受到躯体伤害外，还受到心理上的伤害。例如，虽然地震灾害给伤病员造成的心理伤害是无形和不可见的，但是，它的影响却是巨大的、极具破坏性的，在相当范围和相当长时间内将会保存下来，地震后创伤后应激障碍（PTSD）发生率一般是 $15\% \sim 30\%$，罹患创伤后障碍的人群会长期受到症状的影响。

（三）灾害心理

灾害除了带来生命安全、财产损失，家庭和社会发生变迁的损失之外，还给人的心理健康带来重大影响，甚至产生一系列的灾害心理问题。灾害心理是指灾害对人的心理上产生一系列影响带来的心理反应。当个体面对灾害时会产生一系列身心反应。

1. 生理反应　出现肠胃不适、腹泻、食欲下降、头痛、疲乏、失眠、做噩梦、容易惊吓、感觉呼吸困难或窒息、哽塞感、肌肉紧张等症状。

2. 情绪反应　出现害怕、焦虑、恐惧、怀疑、不信任、沮丧、忧郁、悲伤、易怒、绝望、无助、麻木、否认、孤独、紧张、不安、愤怒、烦躁、自责、过分敏感或警觉、无法放松、持续担忧、担心家人安全、害怕死去等。

3. 认知反应　表现出注意力不集中、缺乏自信、无法做决定。健忘、效能降低、不能把思想从危机事件上转移等；在行为方面，会表现出行为退化、社交退缩、逃避与疏离、不敢出门、容易自责或怪罪他人、不易信任他人等。

受灾害影响产生灾害心理的人不仅包括灾害的当事人及其亲属，而且包括灾害的救援者、处理灾害事件的决策者。研究发现，从灾害中劫后余生，或者当亲人突然在灾害中死亡后，当事人在心理上承受着超乎想象的沉重压力。灾害救援者在执行救援任务时，会因看到很多灾害的场面，加上因救灾带来的疲劳，同样会产生压力感、焦虑、失眠、自责、内疚等。此外，面对灾害突发事件的决策者无疑也会产生一些心理问题，因为他们所处理的问题都是非常规、非程序化的，做出决策所需的信息都是不完全的，而且时间紧迫、任务重大，都会给决策者带来沉重的压力，甚至会使他们感到焦虑和压抑等，而这些心理影响常常会导致决策失误。

二、灾害救援心理学的概念

（一）灾害救援心理学的定义

灾害心理学的概念是心理学家 G. Reyes 和 G. A. Jacobs 于 2006 年提出的。他们认为，灾害救援心理学应该成为一个独立的学科，它主要关注受到灾害影响的人们的心理健康和心理社会需求问题。但是，灾害救援心理学作为一门新兴的科学，至今还没有一个完整的概念。目前广泛认可的定义是，灾害心理救援是指以救护生命和促进心身健康为目的，通过研究灾害心理救援的现象和规律，采用心理学的方法和干预技术，处理灾害人员的心理应激相关问题，指导心理救援实践的一门应用类学科。

（二）灾害救援心理学的研究对象

灾害救援心理学的研究对象不仅包括灾害对不同人群心理状态的影响，同时也包括灾害过程中组织和社会的变化。

1. 不同人群层面　心理学是研究人的心理和行为现象以及其规律的科学，所以灾害救援心理学的首要的研究对象也是人群。按人群的构成规模可分为个体和群体。个体层面，研究对象既包括受灾者、也包括救援者。不同个体，由于人格特质、应对方式等不一致，即便是面临相同的灾害，也会产生不一样的心理反应；群体层面，研究的对象包括班级、团队甚至部门，例如，在某些灾害性事件发生后，可能由于从众行为、团体凝聚力等因素，导致群发性心理问题。

2. 组织和社会层面　灾害不仅对个人的心理行为带来冲击，还会从组织和社会的角度带来损失，影响组织和社会的正常运转。在重大的灾害事件发生、发展的过程中，组织因素和社会因素的影响非常重要。因此，了解社区、学校、医院、政府等组织因素在灾害应对中的作用，对于灾害救援心理干预工作非常重要。同时，把握人群在灾害背景下的社会心理规律，有利于做好灾后重建的舆论导向和应对工作。

三、国内外灾害救援心理学的发展

与灾害救援心理学密切相关的概念有灾害心理学、灾害心理援助等概念，了解这些概念对于把握国内外灾害救援心理学的学科发展，具有重要的意义和研究价值。

（一）灾害心理援助的产生

在 2001 年美国"911"事件和 2004 年印尼苏门答腊岛 9 级地震引发的海啸灾害后，全世界都开始重视关于突发性事件的及时"心理干预"技术，出现大量的关于灾害心理的研究。在灾害发生后，很多临床心理学家、心理治疗师都奔赴灾害现场，用他们的专业力量建立了灾后心理救助体系，形成了一套有效的心理救援方案，帮助受灾地区人员尽可能地减少心理创伤，防止这些心理创伤转化为更严重的长期精神疾病。在印尼海啸地震中，中国灾害救援队专业医疗和心理人员也在印尼海啸发生后赶赴灾害现场开展了救援行动，对灾民心理创伤严重的情况进行了大规模调查，并及时有效地进行心理干预，中国救援工作者的工作受到了灾民的认可。随着全球一体化的进展，越来越多的国家政府意识到，面对灾害时，许多时候仅凭一国之力难以应对，需要世界各国齐心协力。

（二）我国灾害救援心理学的发展进程

我国的灾害心理研究起步比较晚，真正开展相关研究还是在 20 世纪 70 年代。灾害心理救援作为一项新兴的工作，逐渐开始发挥作用，为受灾民众搭建心灵的家园。

在 1976 年，我国唐山大地震发生时期，当时很少关注受灾人员的心理问题，更没有专门的心理工作机构或志愿者去帮助幸存者疏导情绪、调节心态。但到了 21 世纪初期，心理救援干预进入了一个新的阶段。2003 年 SARS 期间，我国心理学界对于 SARS 患者、密切接触者、家属以及一线医护人员，做了大量的调查和心理干预工作，开始大面积、全方位地介入灾害的心理救援工作

2008 年"5·12"汶川地震发生之后，我国的危机心理干预工作得到了前所未有的重视。在中国心理学会、中国社会心理学会的发动下，心理专业队伍赶赴灾区，对受灾群众和相关群体展开相关心理援助，涵盖灾民、部队官兵、公安干警、医护人员、政府救援人员、志愿者及各类灾区人群，并开展了大量的心理咨询干预培训班。应该说，汶川大地震的心理救援对我国灾害救援心理学的发展起到了重要的推动作用，成为我国灾害救援心理干预工作的一个重要的里程碑。

2009 年，武警后勤学院王进礼教授及其团队主编的《救援心理学》出版，该书详细介绍灾害救援心理学的理论、经验和干预实施程序，对国家和军队救援人员实施灾害救援心理干预工作具有重要的参考价值。

2020 年初，面临突如其来的 2019-nCoV 新冠肺炎疫情，居家隔离群众产生了恐惧、焦虑、不安全感等心理问题，一线抗疫的医护工作者承受巨大的未知风险和生命威胁等压力。新冠肺炎疫情作为一种突发的公共卫生灾害事件，使得我国社会稳定和民众健康面临了前所未有的困难，给心理干预工作带来了很大的挑战。为了缓解民众、患者和医护工作的心理问题，我国迅速建立相应的心理救援组织和体系，政府机构等利用网络、媒体、公众号等方式传播疫情防护心理学知识，北京师范大学、中国心理学会等专业心理咨询队伍提供 24 小时免费心理危机干预热线电话，精神科医师和心理治疗师深入病区一线，为患者和医护工作者提供心理疏导。疫情期间，心理救援工作的快速启动和响应，并形成一套有效的干预程序，为人民群众的心理健康提供了有力的保障。

第二节 灾害心理应激

一、心理应激的概述

（一）应激概念

应激（stress）一词来自拉丁文"stringer"，它的意思是"费力地抽起"或"紧紧地捆扎"。应激反应是在各种内外因素下机体所出现的身体及心理上的非特异性适应性反应。能够引起个体产生应激的各种因素即为应激源，不仅包括客观刺激，同时也包括人的主观评价，如躯体性应激源、心理性应激源、社会性应激源或文化性应激源。由于应激源的刺激个体产生的各种生理、心理、行为等变化即为应激反应，主要包括心理反应和生理反应。

心理应激是一个较为复杂的系统，它是由个体的认知评价、社会支持、应对方式、人格特征及其他生理、心理多因素共同作用形成的一个平衡系统。当由于一些因素的刺激使之平衡遭到破坏，就是心理应激。

心理应激反应是指在应激源作用下，个体通过认知、应对、社会支持和个性特征等多因素的影响或

中介作用，最终以心理或者生理的不良反应表现出来的"过程"，即个体认识到需求与实际的或满足需求的能力不平衡时所作出的适应过程。应激源通过中间的影响因素使人们的心理或行为产生应激反应。

（二）应激理论

Lazarus 和 Folkman 在 1984 年提出的认知交互模型，是一个以认知评价过程为基础的应激模型，是目前学术界比较公认的应激反应模型。Lazarus 把应激当作一个过程，认为应激是人和环境之间的一种特殊关系，个体和环境的关系无论在时间上、工作任务或活动上，都是动态关联的，它们的关系总是在变化的。Lazarus 认为，认知评价过程主要包括初级评价、次级评价和再评价。

1. 初级评价　初级评价是感知环境重要性、环境要求及评估刺激事件积极性、消极性的过程，用以回答"我现在是否遇到了或将来是否会遇到麻烦？我是否会有所受益？会有怎样的麻烦或受益？"的问题。初级评价分为 3 种，即无关的、良性的和有压力的。当情境中的事件对个体没有影响时，它就会被评价为"无关的"；当事件的结果被认为是积极的时，良性评价就会产生；而当个体认为事件会对自己构成伤害或丧失、威胁或挑战时，就会将事件或情境评价为有压力的。

2. 次级评价　次级评价是对选择不同类型行为可能性的觉察，它包括对现有社会（如社会支持）、物质（如经济资源）或个人已有资源（如努力）的评价，用来回答"如果可以的话，能对它做些什么？"的问题。次级评价用来评估可能并且可以做什么。次级评价是一个复杂的评估过程，该过程将考虑哪种应对选择是可用的，这种应对选择可以实现预期结果的可能性有多大，以及个体能够有效地应用某个或某套特定应对策略的可能性。次级评价在每个事件中都有着重要作用，因为应激结果不仅取决于什么受到了威胁，而且还取决于可以做什么。在认知交互模型中，控制评价被认为是一个重要的次评价变量。

3. 再评价　再评价是以新环境信息为基础的变化性评价，其可能会降低、增强或改变个体感受到的应激及应激反应。

（三）应激源

应激源是指引起应激的刺激，具体来说，是机体内、外环境向有机体提出适应或应付的要求并可能导致应激反应的紧张刺激物。应激源主要包括重大的应激性生活事件（离婚、丧偶、疾病等），轻微但频繁的日常困扰（工作、生活等），生存环境的应激等。

灾害性事件对普通大众来说，就是一种应激源。不管是自然灾害还是人为灾难，虽然灾害导致的现象和成因大不相同，但由于灾害的相同特征，即不确定性、破坏性、长期性，它会引起死亡、受伤、财产损失、家庭破裂等问题，从而对社会经济和心理社会造成不同影响，这些都容易导致应激反应的发生。已往研究表明，应激源的性质、强度、作用的时间、发生的方式等在一定程度上决定应激反应的程度。

1. 应激源的性质　不同的灾难事件会对人的心理造成不同的影响，通常认为自然灾害对人的心理影响比人为灾害的影响较小。相关研究表明自然灾害，如地震、洪灾等受灾群众中 PTSD 的发生率为 18% 左右，而人为灾害，如 1996 年巴黎地铁爆炸事件后 6 个月，约 39% 的受害者罹患 PTSD，32 个月仍有 25%。这可能是因为在认知中，认为人为灾害本是可以避免的，但是由于责任人的疏忽或犯罪而发生了，这种认知增加了受灾者心理调适的复杂性和难度。

2. 应激源的强度　灾害事件是一种高强度的应激源，既往研究表明，灾害事件的强度和灾后应激反应之间存在线性关系。事件过程中对生命的威胁感越强，暴露的场景越恐惧，感受到的痛苦越深，就越容易出现应激障碍。关于战争与应激障碍的相关实证研究中，表明战争的激烈程度影响 PTSD 的患病风险。因此，从客观上去衡量应激源的强度或严重程度，是预测应激反应发生的一个重要指标。

3. 应激源的发生方式　应激源的发生方式不同，在影响的强度上也会不一样。一般来说，灾害发生得越突然，就越难以预料，如地震、空难等，刺激效应最大。可以预料，或者做好心理准备的灾害，如干旱等，刺激效应就会相对较小，应激障碍的发生率也会相对较低。同时，灾害事件的作用时间也会影响人们的心理反应，有些事件，虽然强度不大，但由于经常发生或者持续时间比较久，则可能对受灾者的心理负担产生一定的影响，导致适应性障碍。

综上所述，应激源的强度越高、作用时间越长，发生的方式越突然，个人感知到的受灾难的影响程度越高，最有可能成为预测应激心理疾病发生发展的强力信号。

二、心理应激影响因素

影响灾害事件后心理应激障碍的因素有很多，如人格特征、个人经历、社会支持、心理防御机制、创伤的严重程度、干预措施是否及时、是否有情感障碍的家族史及是否具备有效的应对策略等。其中，认知评价、应对方式、心理防御机制、社会支持系统及人格特征等是较为熟知的中介因素。

1. 个人经历　个人经历主要是指个体在经历灾害事件之前自身所具有的一些普通事件经历。主要包括个体的职业、文化水平、以前是否曾有过遭受灾害事件的经历等。

2. 认知评价　认知评价是指对遇到的各种生活事件的性质、程度和危害情况，个体从自己的角度进行估计和评价。个体对事物的认知评价对应对活动和机体反应有着直接的影响。在现实生活中，人们要学会通过改变认知来避免不良的应激反应。研究证明对事件的认知评价在生活事件与应激之间确实起到决定性的作用，本身同时受到社会支持、个性特征等间接影响对事件的认知。但是，研究中对认知因素的量化缺乏。

3. 应对方式　应对方式由认知评价产生，是个体对事件以及因事件而出现的自身不平衡状态所采取的认知和行为措施。从应对与应激过程的关系看，应对活动涉及应激作用过程的各个环节，包括生活事件（如面对、回避、问题解决）、认知评价（如自责、幻想、淡化）、社会支持（如求助、倾诉、隔离）和心身反应（如放松、烟酒、服药）。从应对的指向看，可以分为问题关注应对和情绪关注应对，前者针对事件或对应的问题，后者针对个体的情绪反应。从应对的主要维度看，应对活动包括个体的心理活动（如再评价）、行为操作（如回避）和躯体变化（如放松）。

从应对策略与个性的关系来看，有些策略是与个体平时相对稳定的特质和习惯有关系的，例如，有些人在日常生活中的习惯是谨慎的、回避的，有些人是冲动的等。从缓冲应激的作用角度，面对突发事件或者问题时，有些人是消极地应对、有些人是积极地应对，或者有些人是成熟型，有些人不成熟型。

4. 心理防御机制　心理防御机制是精神分析理论领域的概念，当个体自身的本能欲望与客观实际出现不符或矛盾而造成潜意识中的精神、心理冲突时，个体会出现焦虑反应，此时潜意识的心理防御机制就起到减轻焦虑的作用。心理防御机制与应对的根本区别在于，应对属于意识层面，心理防御机制属于潜意识层面。但也存在着内部联系：两者都是心理的自我保护措施。

5. 个性特征　个性特征指应激个体本身的性别、年龄、民族文化、人格等特征，是公众个体应激系统中的核心因素，与应激事件、个体的认知评价、应对方式、社会支持、应激反应的形成和程度都有着密切的关系。

6. 社会支持系统　社会支持主要反映应激个体与亲人、社会等人文环境的亲密程度。主要包括亲人、朋友、同事、邻居等，可以以家庭、单位以及其他社会组织等形式所支持。有研究结果显示，社会支持系统是个体在应激反应过程中的"可以利用的外部资源"，与应激个体的其他个性特征有交互作用，对应激个体有减轻应激反应、保护身心健康的作用，且是最容易通过社会活动进行调节的因素。因此在心理应激研究中，是一个重要的参考因素。

三、心理应激相关障碍

在应激源、应激中介和应激反应相互作用的循环过程中，应激反应逐渐稳态为应激结果。应激结果分为正常和异常，异常应激结果主要是指灾害后常见精神障碍，包括应激相关障碍的急性应激障碍、创伤后应激障碍、适应障碍和灾后常见的抑郁症、焦虑症和恐惧症。下面简单介绍急性应激障碍和创伤后应激障碍。

（一）急性应激障碍（ASD）

急性应激障碍是指因极其严重的心理或躯体的应激因素而引起的短暂精神障碍。一般持续数天，大多数可完全消失，最长一个月。强烈的精神应激事件作为发病的直接原因，应激反应表现有强烈恐惧体验的精神运动性兴奋，行为有一定的盲目性，患者激越、喊叫、过度乱动或情感爆发，话多，内容常常涉及心因与个人经历；部分患者可以表现为精神运动性抑制，患者情感迟钝，麻木，行为退缩，少言少语，甚至木僵；有的出现意识朦胧状态，可出现定向障碍，对周围事物不能清晰感知，自言自语，内容零乱，表情紧张、恐怖，动作杂乱、无目的，或躁动不安、冲动毁物，事后不能全部回忆，称为心因性意识模糊状态。对急性应激反应的干预方法有心理治疗和药物治疗。

急性应激障碍的诊断标准主要体现在以下 4 个方面。

1. 症状标准　以异乎寻常和严重的精神刺激为原因，并至少有下列 1 项：①有强烈恐惧体验的精神运动性兴奋，行为有一定的盲目性；②有情感迟钝的精神运动性抑制，可有轻度意识模糊。

2. 严重程度标准　各项社会功能是否严重受损。

3. 病程标准　在受刺激后若干分钟至若干小时发病，病程短暂，一般持续数小时至 1 周，通常 1 个月内缓解。

4. 排除标准　排除器质性精神障碍、心境障碍、急性应激障碍、神经症等。

（二）创伤后应激障碍（PTSD）

创伤后应激障碍是指由突发性、威胁性事件导致个体出现延迟性回现和长期回现的精神障碍。

创伤后应激障碍的表现有：反复重现创伤性体验，即头脑中反复闯入性痛苦回忆起创伤事件或痛苦地梦到此事；回避性症状，即对创伤相关刺激做持久回避，避免回想、回避相似情景、人和物，交往减少、待人冷淡，兴趣减少变窄，对创伤的选择性遗忘，对未来失去信心；持续性焦虑和警觉性增高，难以入睡等睡眠障碍，易激惹或易发怒，难以集中注意力。

创伤后应激障碍的诊断标准。创伤后应激障碍的诊断标准主要体现在以下 4 个方面。

1. 症状标准　在遭受突发的非常规的创伤性事件后，反复重现创伤性体验、持续的警觉性增高、对与刺激相似或有关的情景的回避等现象。

2. 严重程度标准　各项社会功能是否严重受损。

3. 病程标准　精神障碍延迟发生即在遭受创伤后数天至数月后，符合症状标准至少已 3 个月。

4. 排除标准　排除器质性精神障碍、心境障碍、急性应激障碍、神经症等。

第三节　灾害救援心理评估和干预技术

灾害救援心理学作为一门应用性较强的学科，在了解灾害心理发生的理论基础之后，如何对受灾人员和救援人员的心理状况进行评估，如何开展有效的心理危机干预措施，如何主动预防和减缓灾害所造成的心理影响，降低心理疾病的发生率，促进灾后心理健康重建，在这些问题的解决和处理上，心理评估和心理干预技术显得异常重要。

一、心理评估技术

心理评估是指心理学或相关专业的专业人员，使用观察、访谈、测验等心理学方法，收集资料，依据一定的理论分析资料，对评估对象的智力水平、人格特点、情绪及心理健康状况等心理品质和心理状态做出客观描述和鉴定。心理评估，是灾害心理救援的重要一步。

（一）访谈法

访谈法是通过评估者与评估对象有目的的口头交谈的方式，收集评估对象是心理行为资料的一种方法。访谈法是最常用且重要的一种心理评估方法。在访谈操作过程中，可以按不同人群分组（如受灾人员、救援人员、医护人员等）进行集体访谈，也可以对个体进行单独访谈。通过访谈评估被访谈对象的心理问题，为后期的心理干预提供基础。

1. 访谈的内容

（1）个人史：个人史访谈主要目的是评估对象的生活以及它的社会关系，做出尽可能全面的了解和评估，收集个人史资料对评估对象心理状况问题的判断具有十分重要的作用。个人史包括：年龄、性别、婚姻状况、家庭结构、成长经历、受教育程度、经济收入、受灾情况、既往病史等。

（2）精神状况评估：精神状况访谈主要是结合精神病学诊断标准，利用临床诊断访谈要求，形成一系列具体问题。访谈内容包括以下几个方面。①情绪：心境状况如何？情绪低落还是高涨？情绪变化起伏情况？低落或高涨持续时间？情绪低落的严重程度。②外表和行为：有无刻板、神经性动作，有无肢体受损，目光接触是否良好，有无紧张、激越样行为。③语言：访谈是否流畅，对答是否切题，语音语调语速情况如何，有无言语过少或过多情况，是否有语言夸大、语义不完整等现象。④认知：对一般事件的认知是否受损，定向力有无受损，阅读和书写能力如何。⑤思维：有无思维破裂、不连贯，有无妄想、强迫等思维问题，有无幻听、幻视等现象。⑥自知力：对自己的状态是否了解，对自己的情绪和行为是否认知，对自己的问题是否有求助愿望。

2. 访谈的注意事项

（1）访谈的态度要热情温暖，并且保持尊重，给来访者提供一个安全的访谈环境。

（2）访谈过程中要注意来访者的情绪状态，认真观察来访者的行为表现，及时记录访谈内容并进行资料整理。

（3）访谈时不要强迫来访者叙述灾害细节。来访者如果不愿意提及的问题和情况，应该尊重来访者。

（4）访谈结束后，要进行一定的干预和疏导，帮助访谈者走出心理困境。

（5）保密原则，对来访者的访谈资料和个人信息要遵循保密原则。

（二）心理测验

心理测验是依据心理学理论，使用一定的操作程序，通过观察人的少数有代表性的行为，对贯穿在人的全部行为活动中的心理特点做出数量化分析的一种方法。心理测验借助测量工具，对人的心理品质或状态进行测量，得到量化的资料，为心理评估和心理干预提供重要的数据支持。

由于人的心理品质和状态具有内隐性，心理测验只是通过间接方式对人的心理品质进行推断。同时，心理测验的结果也是相对的，个体在心理测验上的结果是与其他所属团体大多数人行为或者确定的标准比较而言的，没有绝对的标准。因此心理测验的结果只是一个参考，不能作为诊断标准。

1. 心理测验量表的选用要求

（1）信度和效度：是两个非常重要的心理测量学指标，是用来衡量心理测验受测量误差影响的程度以及测验质量高低的程度。信度是指测验的稳定性和可靠性，效度是指测验的有效性和准确性。任何一个科学的量表都应该具有较好的信度和效度，这样才能用于心理测验。选用心理量表的时候，我们首先就要考虑它的信效度。

（2）测验时间：心理测验时间的过长容易影响测试者的心理状况，从而影响测验结果。尤其是在灾害发生的最初时间，受灾人员或救援人员处于高度紧张的状态，不宜选用条目过多的问卷。如果想要获得更充分的数据，可以考虑将几个短量表来取代长量表，这样操作更方便。

（3）结果解释：心理测验的结果都是相对的，因此，心理测验需要提供测验分数的比较标准。测验常模就是心理分数的解释标准，心理测验没有常模，分数就无法解释。测验结果须由专家来解释，对被试人员的问题进行整体分析。测验分数并不是固定的，只是当时状态下的结果。测验的结果需要遵循保密原则。

2. 常用测验量表

（1）创伤后应激障碍（PTSD）：目前对于PTSD的调查研究，多采用创伤后应激障碍症状清单（PTSD-Checklist，PCL）。

PCL是自评式量表，共有17题，每题为5级评分（1分代表"从来没有"，5分是"几乎总是"），总分范围为17～85分。PCL有3个版本，分别是军队版（PCL-M，military version），主要用于应激性军事经历；非军事性版（PCL-S，specific），可以用于任何特殊性创伤事件；民用版（PCL-C，civilian），用于常规非军事应激事件。3个版本的评分标准相同。研究证实PCL具有较好的信效度，其中重测信度0.96、内部一致性信度0.94，预测效度0.64，推荐划界分数50分。有研究发现，使用50分作为划界分数，敏感度0.778，特异性0.864，诊断效率0.825，但若使用44分作为划界分数，诊断效率0.900，敏感性0.944，特异性0.864。

（2）急性应激反应（ASR）：是指个体遭受创伤后的1个月内，出现的急性心理应激反应，调查工具常采用斯坦福急性心理应激反应问卷（SAS-RQ）。

斯坦福急性心理应激反应问卷（SAS-RQ）由多个分量表组成，主要用于评价急性应激障碍的症状表现，包含30个项目。量表采用Likert 5点计分。量表具有较好的信度，结构效度、区分效度、聚合效度、预测效度也都令人满意。

（3）一般身心状况：调查工具多采用症状自评量表（SCL-90）。SCL-90是世界上最著名的心理健康测试量表之一，是当前使用最为广泛的精神障碍和心理疾病门诊检查量表。该量表共90个项目，10个因子，分别为躯体化、强迫症状、人际关系敏感、抑郁、焦虑、敌对、恐怖、偏执及精神病性。采取1～5的5级评分，总分在90～450分，得分越高提示心理健康水平越低。统计指标包括总分、总均分、因子均分。筛选阳性检出标准为：总分≥160分，任一因子均分≥2.5分，任一因子均分≥3分。

（4）焦虑、抑郁状况：调查工具多采用焦虑自评量表（SAS）和抑郁自评量表（SDS）。

SAS和SDS临床常用的用于焦虑和抑郁的自评量表。这两个量表均由Zung编制。SDS由20个条目组成，按症状出现的频率采用1～4分4级评分，评定时间为最近1周。20个项目各项得分相加之和为总粗分，总粗分乘以1.25取整数部分即为标准总分。分数越高，表示抑郁症状程度越严重。中国常模的划界分为：总粗分41分，标准分53分。超过划界分，可考虑筛选为阳性。

SAS也是由20个条目组成，按症状出现的频率采用1～4分4级评分，评定时间为最近一星期。计分方式与SDS一样，分数越高，表示抑郁症状程度越严重。中国常模的划界分为：总粗分40分，标准分50分。超过划界分，可考虑筛选为阳性。

（5）其他：应对方式调查多采用应对方式问卷（CSQ），社会支持调查多采用领悟社会支持量表（PSSS），人格特征调查多采用埃森克人格调查问卷（EPQ），生活事件调查采用生活事件量表（LES）等。

二、心理干预技术

当灾害发生后，心理专业工作者除了第一时间要进行心理评估以外，还要针对心理评估提示的问题方向，做出心理干预的具体方案。心理干预是指在心理学理论指导下有计划、按步骤地对一定对象的心理活动、个性特征或行为问题施加影响，使之朝向预期目标变化的过程。灾害心理干预技术，主要是帮助遇难者、受害者、救援者宣泄心中的悲伤，恢复心理平衡，开始新的生活。常见的心理干预技术包括放松训练，稳定化技术和团体心理辅导等。

（一）放松训练

放松训练是一种常见的心理干预技术，该技术可以帮助受灾者或救援者减轻他们所体验到的恐惧和焦虑的感受。通常放松训练分为渐进性肌肉松弛法，腹式呼吸法，注意集中训练法和行为放松训练法。

1. 腹式呼吸法　腹式呼吸，又称深呼吸或放松呼吸，它是以一种满节律方式的深呼吸，是大多数放松训练的一个重要组成部分。

因为焦虑或自主神经兴奋最常出现浅而快的呼吸，腹式呼吸以一种更放松的方式取代了这种浅快的呼吸方式，因而减轻了焦虑。当一个人处于惊骇和恐惧时，他的呼吸变得快而浅，甚至出现呼吸困难。如同一个过度换气的人的感觉。与此相对的是，一个深睡的人慢而深地呼吸，是一种极度的放松状态。

练习方式：选择一种舒服的坐姿或睡姿，将两手分别置放于胸部和腹部。先呼吸并将注意力集中在双手和腹部上，感受双手和腹部随着呼吸的起伏。吸气，腹部隆起，呼气，腹部下降，这个过程中，意念保持集中，反复交替呼吸，呼吸尽量深、慢，不断体验胸腹的上下起伏，以及呼吸时的轻松感觉。

2. 想象放松法　想象放松法主要通过唤起宁静、轻松、舒适情景的想象和体验，来减少紧张、焦虑，控制唤醒水平，引发注意集中的状态，增强内心的愉悦感和自信心。

这种技术首先要求采取某种舒适的姿势，如仰卧，两手平放在身体的两侧，两脚分开，眼睛微微闭起，尽可能地放松身体。慢而深地呼吸，想象某一种能够改变人的心理状态的情境。练习者身临其境之感越深，其放松效果越好。简单介绍一下放松指导语：

你静静地躺在海边的沙滩上，周围没有其他的人，蔚蓝的天空中，飘浮着朵朵白云，在你的面前是湛蓝色的大海，岸边是高大的椰子树，身体下是软绵绵的细沙，阳光温柔地照在你的身上，你感到无比的舒畅。

微风带着一丝清爽的海洋气息轻轻拂过你的脸颊，你静静地聆听着海浪悦耳的歌唱，阳光照得你全身暖洋洋的，你感到一股暖流流进你的头部，流进你的右臂，再流进你的右手，整个右手也感到温暖、沉重；这股暖流又回到你的右臂，从后面流进脖子，脖子也感到温暖、沉重；你的呼吸变得更加的缓慢深沉，这股暖流又流进你的左肩，左肩感到温暖、沉重；这股暖流又流回你的左臂，左臂感到温暖、沉重；你变得越来越轻松，心跳变慢了，心跳更有力了，这股暖流又流进你的右腿，右腿也感到温暖、沉重；你的呼吸缓慢而又深沉；这股暖流流进你的右脚，你的右脚也感到温暖、沉重；这股暖流流进你的左腿，整个左腿也感到温暖、沉重；你的呼吸越来越深，越来越轻松。

这股暖流流进你的腹部，腹部感到温暖、沉重；这股暖流流进你的胃部，胃部感到温暖、轻松；这股暖流最后流进你的心脏，心脏也感到温暖、轻松；心脏又把暖流送到了全身，你的全身都感到了温暖而沉重，舒服极了。你的整个身体都十分平静，也十分安静，你已经感觉不到周围的一切，周围好像没有任何东西，你安静地躺在海边，非常轻松，十分自在……

（二）稳定化技术

突发其来的灾害事件会导致的严重心理创伤，甚至可以让正常的人格解体，失去现实检验，出现思维混乱及严重躯体反应。灾害心理救援不同于一般的心理危机干预，因为它所涉及的场地、人群比较复杂，专业手段也受到各种条件的限制。稳定化技术作为修复创伤的重要技术，可以突破限制，在灾害心理救援中发挥非常重要的作用。稳定化技术旨在提供安全、信任关系，提供躯体照顾和情感支持。稳定化的目的是让当事人找到身体和心理的安全感、恢复正常的认知、情感调节和行为控制。

常见的稳定化技术包括：身体的稳定（着陆技术、身体扫描技术）、心理的稳定（安全岛技术、隔离技术）；人际的稳定（内在帮助者、保护神技术）。简单介绍一下蝴蝶拍技术：

1. 蝴蝶拍技术　是眼动脱敏加工 EMDR 心理治疗方法中的一种稳定化技术。最早是墨西哥心理学家用这种技术来治疗飓风后幸存者，增强了幸存者的安全感。从此以后这种方法就在全世界推广使用，用于因地震、海啸、战争等引起创伤的人群，帮助人们增强积极感受。

蝴蝶拍的姿势：双手交叉在胸前，右手放在左上臂，左手放在右上臂；以左右交替的方式轻拍上臂，左右各拍一次叫一轮，8～12 轮算一组，拍打的时候节奏要非常缓慢，轻重以自己舒适为主（注意：是左右交替轻拍，速度不要过快）。

准备工作：来访者坐在安全且安静的地方，体验身体的姿势和周围环境的联结，例如，感觉自己的脚和地板的接触、感觉自己的背部和椅子背的接触，让自己尽量保持慢慢的平稳的呼吸，面带微笑，并告诉自己"现在我是安全的"。

开始轻拍：闭上眼睛，想象着有一个疼爱的人，如爸爸，妈妈，或者一个更成熟的自己在轻拍着自己，一遍拍一边想着，我是可爱的，是值得疼爱的，我是安全的，我越来越平静，等等。拍完一组后，做一个深呼吸。体验一下自己的感受，如果感觉比较舒服，可以再继续做一组，直至感到内心平静下来。

需要注意的：少数人在过程中可能会出现负面或者不舒服的体验，那请你告诉自己"现在我只关注正面且积极的东西，其他不舒服的先放在一边，现在我是安全的"。如果这样做可以赶走刚才的负面想法或体验，那可以继续做蝴蝶拍。如果还是有负面感受，那请你停止做蝴蝶拍，多做几组深慢的呼吸，体会一下自我的安全感，下次再做。

2. 着陆技术　是把我们的注意力从内在的思考转回到外部世界，通过关注此时此地，让我们的大脑、身体和现实世界连接在一起，从而与焦虑、恐惧等负性感受保持一种健康的距离。可以选择感知觉察的方式来进行着陆技术的练习。

首先，先找个舒服且安全的地方坐下。来访者先对自己此刻的焦虑程度进行 1～10 分的评分。10 分代表非常焦虑。接着做一个缓慢的深呼吸。然后，把注意力集中到眼前的某样东西，如一支笔。用一点时间去观察它，观察的过程中，可以询问这样一些问题：它是什么颜色的？它有光泽吗？它有什么独特之处？现在把它拿在手上，去触摸它，注意它摸起来的感觉。是光滑的还是粗糙的？它不同的部分摸起来一样吗？温度怎样？它的重量如何？摸起来还有什么别的感觉吗？

一边用让来访者用视觉和触觉认真观察它，一边继续舒适地呼吸，坚持练习直到你观察到了它的一切特征。最后可以对自己的焦虑情绪再进行评分，看看是不是比练习之前的分数有所下降。

（三）团体心理辅导

在灾害性事件发生之后，心理干预工作很容易面临人手不足、精力不够的问题，在帮助那些有相似困惑或者问题的人员时，团体心理辅导是一个经济且有效的方法。团体心理辅导是在团体情境中提供心理帮助与指导的一种心理辅导的形式，它是通过团体内人际交互作用，促使个体在交往中通过观察、学习、体验，认识自我，探讨自我，接纳自我，调整和改善他人的关系，学习新的态度与行为方式，以发展良好的生活适应的助人过程。团体心理辅导是一种预防性和发展性的工作。常用团体心理辅导技术包括：身体运动、接触练习、纸笔练习等。

1. 身体运动　身体运动是指通过肢体活动的方式来表达某些主题或思想。可以用来热身、活跃团体气氛、增进团体的互动、提升团体信任感的作用。身体运动的方式包括叩击穴位、肌肉放松、深呼吸法、冥想放松等多种方式。

由于灾害的影响，受灾者的情绪通常是一种焦虑或麻木的状态。通过身体的活动，受害者的注意力从灾害上转移到自身和当下，可以释放掉一些由灾害造成的焦虑，还能以较为轻松的状态投入到活动中去，营造一种积极的气氛，因此身体运动是一种有效的团体辅导技术。

团体心理辅导技术之一：身体哈哈镜

组织时，辅导者带领全体成员围成圆圈，面对圆心，圆心要足够大，辅导者也在队伍中。首先辅导者带头做一个动作，要求其他成员不评价不思考，模仿做三遍。然后，每个人一次做一个自己想出来的动作，大家一起模仿，无论什么动作都可以。通过这个方式可以使团体成员感到放松，减轻焦虑，活跃气氛，可以促使参加者对自己的身体更敏感，对自己的存在有更实质的把握。

2. 接触练习　接触练习指团体训练需要通过成员肢体上的接触来强化彼此的感受。例如，有些练习要求成员接触对方的手、脸和肩膀，通过肢体接触会给成员带来感觉上的刺激，也会增进彼此的沟通和信任，提供团体凝聚力。常见活动包括信任背摔、盲人之旅、同舟共济等。

团体心理辅导技术之二：盲人之旅

在背景音乐中，来访者一半扮演盲人，盲人戴上眼罩原地转 3 圈，另一半扮演帮助盲人的"拐杖"，由"拐杖"帮助"盲人"完成室外有障碍的旅行。完成后交换角色，重新体验。而通过"盲人"与"拐杖"角色互换，可以帮助学来访者反思自己在帮助他人与信任他人中的不足，进一步体验信任与被信任的欣慰与快乐。

3. 纸笔练习　纸笔练习是最常用、最广泛、最便捷、最有效的团体联系之一。

通过特别设计的练习用纸，成员对练习所要求的主题深入思考，用书写的方式表达自己的看法，然后分成 4～8 人一组，与其他成员分享，讨论各自的观点。通过分享进一步自我认识和了解他人，从而充实和改善自己，指导者可以让来访者对灾害、对现在和未来进行更深入的思考，通过讨论，认清自身的情境，明确未来的目标和现在的任务。纸笔练习的主题有：我是谁，生命线，真我角色，走出圈外、灾害的希望等。

练习主题一：灾害中的希望。

（1）写出在脑海中最美好与最坏的 5 件事。

（2）写出你现在生活中的困扰与问题并分享。

（3）写出 3 个可以让你困扰减少的问题并分享。

练习主题二：生命线。

（1）每个成员画一条生命线，起点标志你的出生，终点是你预测的死亡年龄。

（2）在生命线上标出你现在的位置，闭上眼睛思考过去最难忘的 3 件事。

（3）写下将来最想做的 3 件事并分享。

第四节　灾害救援心理干预的一般问题

在掌握灾害救援心理评估和心理干预技术之后，如何把知识运用到灾害救援心理干预现场，如何在灾害环境和复杂情境下实施干预工作，需要注意什么实施原则，需要组建什么救援队伍，需要准备何种预案，需要关心什么其他问题，这些都是本节要探讨的重点内容。

一、灾害救援心理干预实施概述

（一）灾害救援心理干预的实施原则

1. 心理救援和实际问题解决相结合的原则　当心理救援人员开始对灾害受创者进行心理救援干预时，应首先关注其是否已经处于一个可靠的社会支持网络中，是否已经获得基本的生活保障以及安全的环境。只有在此基础上进行心理救援干预，才能是持续、有效的。

2. 救援人员的专业投入和自我保护相结合的原则　心理救援是一项专业性很强的工作，因此，心理救援人员除了掌握必要心理干预技能，具有热情、助人的动机外，也应规律地接受专家督导或同辈督导。只有这样，心理救援工作才能持续正规有效地开展。同时，救援人员可能会在干预过程中面临压力，渐渐感到身心耗竭，继而产生心理创伤。因此，心理救援人员要保证必要的休息。一旦发现自身情绪失调，应及时进行自我保护，必要时停止心理救援工作，向心理督导求助。

3. 心理治愈和心理自愈相结合的原则　虽然经历灾害的个体处于高应激状态，会出现一系列身心反应。但其中大约有 70% 的人可以在几个月的时间里依靠自己的力量达到自愈。因此心理救援工作一方面要引导灾区民众认识到在重大灾害后出现一系列身心反应是正常的，树立接纳创伤的态度；另一方面要引导他们用发展的眼光看问题，调动自身的资源去处理和消化自己的创伤。如果心理救援人员能够把灾害发生后的温暖、团结、尊严、生命的意义等积极因素植入受灾对象的内心，那么灾区民众会将灾害变成发展的契机，将灾变经验转化成生存的能量，更加珍爱生命、用心生活。

4. 短期干预与长期干预相结合的原则　心理救援实质是一种二级预防，是预防严重心理问题或适应不良行为的发生，减轻急性应激反应和对社会功能的后遗影响，防止出现创伤后应激障碍。灾害发生 24～48 小时后是进行心理救援最理想的时间，而不应在第 1 个 24 小时内进行。如果灾害持续，可以在几周内进行持续地心理救援，但一般认心理创伤的修复是一个漫长而复杂的过程。充分利用有限的资源，采取多种形式为灾区民众提供持续、有效的服务。例如，在灾后的每个关键时期协助或安排受灾民众参加特定的支持团体等。

5. 保密原则　这是所有心理干预实施中共有的原则。心理救援者要严格遵守保密原则要求，要求保护对方隐私，不向第三者随便透露。但当出现涉及生命危险问题时，可以例外。

（二）灾害救援心理干预的实施基础

1. 法律基础　国外许多发达国家制定了相应的法规和法律，明确灾害心理救援的组织，充分考虑心理影响和心理服务。日本是自然灾害多发的国家，早在1961年就出台《灾害对策基本法》，其中明确规定了心理援助在灾后应急管理中的重要地位及实施策略。美国政府在2011年日本大地震后，对应急管理体系进行重构，发布《总统政策第8号指令》，形成以应急管理核心能力建设为导向的应急管理体系，确立了"全社会参与"的应急管理理念，出台了一系列灾害心理救援保障的标准化、规范化和可操作性的管理文件。我国政府目前通过规划文件、应急预案等方式，保障了灾害事件后心理救援实施的法律地位。但相关的立法工作仍然亟待解决。

2. 救援队伍组织基础　国际上普遍情况是政府作为应急管理主体，组织灾害心理救援服务队伍建设。一些国际组织通过发布工作指南、开展国际合作、政府与非政府机构合作等方式，在专业队伍和专业服务方面提供支援并进行监督和督导。德国的专业化应急救援志愿者队伍建设很有特色，值得学习。德国的应急救援力量分为3部分：政府消防部门、联邦技术救援署下属的技术救援协会和五大志愿者组织，即政府、专业协会、社会力量合作。这三支救援力量针对德国常发灾种进行明确分工，志愿者覆盖应急管理的各个专业领域，其中包括心理救援。德国出台相应的法律，明确了志愿者在应急救援中的权利义务，明确了各级政府是灾害救援志愿者队伍建设的主导力量，明确了联邦政府、州政府及社会捐助在志愿者队伍建设中的经费投入模式；在灾害救援时根据灾害规模、波及范围、危害程度等，通过统一的应急指挥平台，对各级专业救援力量进行协调和调度。

目前，我国尚无国家层面的专业心理援助队伍。原国家卫生计生委印发的《突发事件紧急医学救援"十三五"规划（2016—2020年）》中，要求加强各级应急心理援助队伍建设，但并没有明确如何建设。中国科学院心理研究所、中国心理学会等组织机构，在汶川地震后牵头组建了全国心理援助联盟，探索了灾害心理援助队伍建设的模式，在组建队伍和专业化、规范化培训队伍方面积累了宝贵经验，在近年多次突发事件后发挥了重要作用。

二、灾害救援心理干预实施准备

（一）灾害救援心理干预人员的组织

通常，我们将心理咨询师、精神科医师和心理卫生相关专业背景的人员称为专业心理干预人员。其他辅助人员，如各类志愿者等称为非专业心理干预人员。考虑到灾害救援中心理干预工作的复杂性和多样性，救援人员组成队伍应该由多学科人员组成，发挥不同群体专长，针对不同时期救援心理干预工作的内容，有效地提高救援心理干预的质量和水平。

1. 救援人员的选拔

（1）具备心理学、精神病症状学、心理危机和心理干预的学科知识和技巧，最好对各种心理障碍、心理危机的处理和治疗具有实践经验。

（2）具备良好的身体素质，能适应高强度的工作模式。具备同理心、耐心等相应的人格特质和良好的心理健康水平。

（3）具有良好的团体协作能力，具备一定沟通技巧，服从组织管理，能够妥善进行问题处理和解决。

（4）熟悉灾害救援组织工作程序，熟悉灾害救援工作的要点，遵守有关规则，能快速开展干预工作。

2. 救援人员的培训　救援人员的培训任务，主要是为了确保其能胜任救援心理干预工作，具备心理救援工作的相关技能，通常包括以下几个方面。①灾害心理应激症状的培训。②心理干预技术基础知识的培训。③心理干预技术具体技能的培训。④处理自身压力技术的培训。⑤协同工作，组织指挥的培训。⑥对外交流，媒体沟通的培训。⑦法律法规、伦理原则的培训。

（二）灾害救援心理干预预案的准备

制订灾害救援心理干预工作预案，能在灾害发生前后有效地应对、处理和组织协调相关救援干预工作，为心理救援工作指明了方向和工作职责。预案的制订一般包括工作目的、工作对象、工作内容、工作时限等内容。

1. 工作目的 及时控制和缓解灾害造成的社会心理影响，促进受灾人群心理健康重建，预防和缓解应激相关障碍的发生。

2. 工作内容 ①了解受灾人群的社会心理状况和生命财产损失状况；②组织救援团体，提供宣传教育、心理辅导、心理干预等服务；③通过实施干预，促进灾后社会心理互助网络的形成。

3. 确定目标人群和数量 干预人群按照受灾程度和危险性，可分为 3 级。①第一级人群：亲历灾害的幸存者，如死难者家属、幸存者、伤病员；②第二级人群：灾害现场的目击者，如救援人员、目击灾害事件的灾民、指挥人员、医疗救护人员等；③第三级人群：其他与灾害事件有关的人群，如幸存者或目击者的亲人，后方救援人员、志愿者等。

4. 目标人群评估和制订分类干预计划 根据人群的受灾特点和严重程度，将目标人群分为普通人群和重点人群，针对不同人群实施有针对性的干预方案。

5. 干预时限与工作时间表 一般灾害救援心理干预的时限在灾害发生后 4 周内。工作时间表可依据灾害严重程度、目标人群范围和数量，以及心理危机干预人员的数量来制定。

三、灾害救援心理干预实施中的其他社会心理工作

（一）风险沟通与谣言控制

在灾害事件发生的初期，人们获得知识和信息的渠道不足，容易出现信息传播的失真、放大和快速传播，这样会加剧公众对灾害的恐慌，使社会的稳定发生动摇和变化。谣言是一种畸形的言论，具有情绪和感染性，容易引发群体的恐慌情绪，要想有效地降低群体的恐慌，加强风险沟通至关重要。

心理救援工作者在加强风险沟通工作的初始阶段，就是要帮助公众去了解灾害发生的相关知识，减轻恐慌情绪。这个过程可以借助媒体、网络和舆论，通过科普灾害预防知识、恐慌情绪的识别和处理，让公众对自己的情绪有认知，降低焦虑；通过常态化的工作开展，帮助公众转移注意力，减少对灾害恐慌的过度关注。同时，还可以建立心理救援热线和心理科普知识平台，为公众提供正规的渠道以获得信息和求证信息。

（二）助人行为与责任扩散

在灾害发生后，受灾群众需要我们的切实帮助，他们失去了亲人、失去了财产，需要我们每个人伸出援助之手。作为心理救援工作者，我们不能认为自己承担的责任太小，不能认为自己的工作无关大局。在工作的开展过程中，要促进每个人发展出救灾助人的利他行为，鼓励大家在自己的能力范围内，奉献爱心，提供社会支持；同时，要避免产生"大家都捐了，我捐不捐无所谓"等因责任扩散影响而引起的冷漠和疏离。

要促进助人行为的发生，首先要明确责任：救援工作人人有责，每个人都应该有自己的奉献。其次要加强对助人行为的赞扬宣传工作，利用榜样示范作用感化民众，获得心理认可；最后要建立有效运行的社会团体支持网络，吸引更多的人参与灾后心理重建工作；心理救援干预人员需要努力把这份爱传播出去，唤起公众的责任意识，让助人的行为变为自觉自愿的行动，促进他人的利他动机和行为，让更多的人参与到心理援助的工作中。

第五节 灾害救援心理干预的具体实施

灾害发生后，救援心理学工作者的首要任务是积极参与灾区人员的心理救援工作。根据不同时间阶段，不同心理障碍类型和不同人群特点，运用专业、灵活、便捷的心理干预措施帮助人们适应和渡过危机。

一、灾害早期心理救援干预

灾害事件早期心理干预被定义为在灾害事件发生 1 个月内对幸存者或创伤者提供的心理帮助。这一

时间段是灾害破坏性最强的阶段，也是灾害心理援助的关键期。早期干预的及时与否、干预效果的好坏直接关系到灾害幸存者日后的生活质量和灾区的重建与恢复。常用的干预方法包括开展心理急救、晤谈等。

（一）基本目标

美国国家心理卫生协会指出，灾害事件早期心理干预的目的是减轻事件相关应激反应的严重性和持续时间，关键是期望大多数暴露人群能够在干预下达到正常康复。创伤应激研究国际协会（ISTSS）从专业心理卫生的角度出发，在"阻止创伤及其结果"的国际会议中就创伤早期干预的目标达成一致意见，即"为那些最脆弱的幸存者提供建立在循证基础上的干预和策略，以预防慢性创伤后心理问题的发生及功能上的损害"。由于受灾人员在灾害发生早期常处在一种情绪激动、意识狭窄的状态，因此，我们干预的最重要的目标就是帮助他们适当释放情绪，恢复心理平静，增强安全感。在早期灾害心理救援的整个过程中，我们的干预目标不是帮助他们恢复到原来的平衡，而是建立起新的平衡，通过建立新的平衡来达到心理重建的目的。

此外，在灾害早期，及时提供信息和实际帮助，建立灾后社会支持网络，解决受灾人员的实际困难和燃眉之急，也是我们在心理救援中的一个重要内容。

（二）基本原则

1. 适宜介入，耐心尊重　灾害发生后，心理救援志愿者们常怀有助人的热情，想第一时间帮助受灾群众。但是，如果不按照干预计划的统筹安排，只凭个人介入，就很容易出现受灾群众反复被打扰、被干预的窘迫局面。因此，心理救援工作要按组织程序开展，责任清楚，任务清晰，适宜介入干预，对受灾人群保持耐心和尊重。

2. 避免随意使用专业术语和临床诊断　心理救援人员在安抚受灾群众时，面对受灾人群出现的某些不良情绪，如抑郁、恐惧等，不要轻易贴上"抑郁症"和"恐惧症"的标签，更不要轻易下疾病诊断。如果和受灾人群过深过多地探讨这些专业术语或疾病，容易产生误会，不利于后期的心理康复。

（三）基本措施

1. 建立安全感　灾害发生早期，受灾群众处于恐慌和不安全感之中，因此，给予受灾人员的安全感是第一位的。心理救援人员在接触受灾人群时，一定要给予充分尊重和礼貌，首先要表明自己的救援身份，其次询问对方是否需要帮助，然后尽量保障在安全的环境下，对其开展心理援助。这个过程中，要以共情的态度理解对方的处境，给予倾听和回应，不要将自身的观点和想法强加给对方。

2. 稳定情绪　灾害早期容易出现恐惧、紧张、焦虑等情绪反应，导致出现意识狭窄、思维僵化、自知力下降等思维问题，因此，在对重点受灾人群开展心理救援干预时，应首先对他们实施情绪稳定技术，使其情绪得到稳定。通过技术和方法来减轻他们的不确定感，获得安全感，从而使情绪得到稳定。稳定情绪的技术很多，在灾害早期阶段，以简单易用为原则，例如在第三章心理干预方法里讲到的呼吸放松法和稳定化技术。

3. 常用方法　灾害发生早期，除了运用稳定化技术、宣传教育、团体训练辅导、个体化心理咨询等方法以外，还可以采用危机干预中的一种常见方法，即紧急事件应激晤谈法（CISD）。

紧急事件应激晤谈，又称集体晤谈，是一种系统的、通过交谈来减轻压力的心理干预方法。CISD在国际上应用广泛，我国自2000年以来先后应用CISD对多起大的灾害事件进行危机干预，取得一定效果。CISD可以以小组和个体的形式实施，但目前只建议用于小组晤谈。通常在事件发生的2～10天内进行，持续3～4小时；在重大灾害中，通常在3～4周后实施。

CISD的构成一次晤谈包括以下7期。

第一期，导入期：组织者对参加者讲述晤谈程序，回答可能的相关问题，强调晤谈不是心理治疗，而是一种减少创伤事件所致的正常应激反应的方法。

第二期，事实期：组织者请每位参加者依次描述事件发生时的所见所闻，目的是帮助每个人从自身的角度来描述事件，每个人都有机会增加事件的细节，使整个事件得以重现。组织者要打消参加者的顾虑，参加者如果觉得在小组内讲话不舒服，可以保持沉默。选择沉默也适用于其他步骤。

第三期，感受期：每个参加者依次描述其对事件的认知反应。这一期的目的是进一步接近情感的表达。

第四期，反应期：参加者依次描述其对事件的感受，进行宣泄，从而对事件的情感进行加工。组织者可以询问此时每个参加者的感受如何，以及在交谈时的感受怎样。在询问感受时，要注意"每个人都有需要分享和被接受的感觉，重要的原则是不批评他人；所有的人都倾听在每个人身上曾经发生或正在发生的事情"。

第五期，症状期：组织者询问参加者是否有躯体或心理症状，如果有，识别是否为创伤事件导致，目的是识别参加者希望分享的应激反应，开始从情感领域转向认知领域。

第六期，干预期：组织者尽量说明成员经历的应激反应是正常的，本质上不是医疗问题。同时提供应激管理的技巧，并努力让参加者确信他们的反应并不意味着有精神病理学意义。

第七期，再进入期（资源动员期）：目标是关闭创伤事件，组织者总结晤谈中涵盖的内容，回答问题，评估哪些人需要随访或转介到其他服务结构。

CISD 作为一种心理危机的早期干预技术，对于创伤事件的受害者，尤其是二级受害者缓解心理痛苦，预防创伤后应激障碍（PTSD）的发生有重要意义。

二、灾害后期心理救援干预

经历过灾害的群众，随着时间的推移，心理问题只要不是太严重，症状大多会自行缓解或消除。但是，有一少部分人群，他们的心理问题会严重或者恶化，会出现创伤后相关精神障碍，如创伤后应激障碍、神经症等。精神疾病的发生，迁延数年，对受灾者及其家庭来说，会带来巨大的心理负担和经济负担。灾害后期心理干预一般是指在灾害发生后数周到数月，甚至持续数年的时间段。

由于抑郁症、恐惧症、创伤后应激障碍等属于精神疾病范畴，涉及治疗用药方面的问题，因此建议临床心理干预工作应该由具有资质的精神病专科医师来进行。普通的心理救援工作者，可以学习一些支持性、症状处理性的干预技术，帮助受灾人员处理哀伤情绪，减少创伤症状等。

（一）哀伤辅导

灾害无情，无数人的生命可能因灾害而丧失。每个人面对亲人的离去，通常都是非常悲恸、痛苦的。在灾害发生后晚期，对于出现因亲人离世而异常悲恸反应的人群，可以运用哀伤辅导的原理和技术，阐明正常的哀伤反应，促进其表达情感，帮助生者增加对亲人亡故的现实感。常用的哀伤辅导技术包括道别仪式技术、空椅子技术等。

1. 道别仪式技术　又称告别仪式，是指幸存者对死难者的祭奠或者集体祭奠活动，完成对逝者的心理别离。道别仪式技术是情绪情感宣泄的重要途径，是对哀伤情绪的处理和告别。

道别仪式技术首先需要准备一个场地，可以是灵堂、墓地或者是灾害发生地。丧亲者准备一些祭奠用的东西，或者一些具有纪念意义的物品。治疗师帮助丧亲者尽情地释放自己的情感，使其尽可能地回忆过去，为开心的事情微笑，为痛苦的事情哭泣。咨询师要帮助丧亲者认识到，感谢逝者曾经陪伴自己的那段岁月，那段感情，它给了丧亲者一段不一样的经历，教会他成长。同时，还要让他知道，逝者虽然已经离去，但此人此情会永远存在他的记忆之中。对于有些过于悲恸的丧亲者，可以借助抚摸头部，或者握手的动作，引发其宣泄感情，鼓励其向逝者说再见，走向新的生活。

2. 空椅子技术　空椅子技术是格式塔流派（又称完形心理学派）常用的一种技术，是使来访者的内射外显的方式之一。它的本质就是一种角色扮演。

空椅子技术运用两张椅子，把这张椅子放在来访者的面前，假定某人坐在这张椅子上。来访者把自己内心想对他说却没机会或没来得及说的话表达出来，从而使内心趋于平和。亲人或者朋友由于某种原因离开自己或者已经去世，来访者因他们的离去，内心非常悲伤、痛苦，甚至伤痛欲绝，却无法找到合适的途径进行排遣。此时，心理治疗师可以运用空椅子技术，让来访者向空椅子进行倾诉，表达自己对空椅子所代表人物的情感，从而使自己强烈的情感得以舒缓。

空椅子技术的本质就是一种角色扮演。通过这种方法，可使内射表面化，使来访者充分地体验冲突，而由于来访者在角色扮演中能接纳和整合内心的冲突，因此冲突可得到解决。同时，此技术会协助来访者去接触他们潜藏深处的情感，以及连他们自己都可能否定的一面；他们借此将情感外显化，并充分体验它，而非仅止于讨论。并且，还可以帮助来访者去了解此种情感是他们真正自我的一部分。

（二）眼动脱敏再加工技术

眼动脱敏再加工技术（EMDR）是由美国心理学家 Francine Shapiro 创立的一种心理治疗的新方法。EMDR 治疗技术可以帮助来访者减轻焦虑，同时可以帮助来访者引导出正向情绪，改变负性信念进而改变行为。EMDR 疗法的特点是其可操作性和治疗效果显著。EMDR 在治疗过程中可以促进来访者对创伤事件的信息加工过程，促进对创伤相关的负性认知的重建。2000 年，国际创伤应激协会将 EMDR 疗法列为治疗"创伤后应激障碍（PTSD）的最有效方法"。

EMDR 治疗的第一步即是稳定化技术。稳定化技术是在正式开始治疗前，有针对性地教会来访者与相关回忆和感受保持适当距离的技术。稳定化技术同时也是帮助来访者重新恢复对日常生活的效能感。稳定化技术包括安抚技术和分离技术。安抚技术是帮助来访者增加与安全感或自我力量有关的技术，它具体包括安全岛、蝴蝶拍技术。分离技术主要是与创伤经历保持适当距离的技术，它具体包括保险箱技术等。详情可见本章第三节"灾害救援心理评估与干预技术"中"稳定化技术"的介绍。

EMDR 治疗的流程可以分为 8 个步骤，通过这些操作化的步骤，可以对较为复杂的创伤有一个基本的把握，并且循序渐进，稳步推进。在 EMDR 治疗技术的 8 个步骤中，每一个步骤的使用都要根据不同对象的具体特点而有所区别，所以使用时应该首先建立良好的计划，同时坚持恰当适度。

EMDR 治疗的具体八阶段步骤如下。

阶段 1：来访者既往病史采集。主要目标是获得背景信息，确认是否适宜进行 EMDR 治疗。从来访者生活中的正性和负性事件中确认要加工的靶目标。主要程序是实施标准的既往史采集问卷和诊断性的心理测验，同时回顾标准和资源。

阶段 2：准备。主要目标是为合适的来访者使用 EMDR 对创伤靶目标进行加工提供准备，进行稳定化和增加对正性情绪的体验（安全/平静之所）。主要程序是根据来访者的症状对其进行心理教育，教会来访者加强与稳定化个人自我掌控感觉相关的比喻和技术。

阶段 3：评估。主要目标是通过刺激记忆的主要方面来提取靶目标以进行 EMDR 加工。主要程序是诱发图像、负性信念、当前持有的信念、希望持有的正性信念、当前的情绪、躯体感觉以及进行基线值的测量。

阶段 4：脱敏。主要目标是重新加工过去的经历以使其朝向一种适应性的解决途径，对所有通道都进行充分的加工从而完成对记忆的彻底同化，合并正性经历的模板。主要程序是使用标准化的 EMDR 程序，允许洞察、情绪、躯体感觉和其他记忆自发地出现，通过使用"认知交织"诱发更多的适应性信息从而启动被阻塞的加工。

阶段 5：植入。主要目标是增加与正性认知网络的联结，在有关联的记忆中增加泛化的效应。主要程序是确定最适合的正性认知（最初的或突然浮现的），加强想要的正性信念的有效性。

阶段 6：躯体扫描。主要目标是对和靶目标有关联的所有残余困扰烦恼进行彻底的加工。主要程序是对任何参与的躯体感觉的聚焦和加工。

阶段 7：结束。主要目标是在一个 EMDR 的部分完成时以及在两个 EMDR 部分之间，保证来访者的稳定性。主要程序是使用引导性的想象联系或者自我控制技术，简单地讨论一下对两次治疗间的期望和行为报告。

阶段 8：再评估。主要目标是评估治疗的效果，保证随着时间过去，加工能全面地进行。主要程序是探讨上一次治疗后那些新出现的内容，从上一次治疗来提取记忆，在更大的社会系统中对整合进行评估。

三、特殊人群的心理干预

（一）儿童与青少年的心理干预

和成年人相比，灾害对儿童和青少年所造成的心理影响是巨大的、伤害是最深的。灾害对儿童未来的生活态度、生命价值观都会产生重大影响，这些影响会导致一系列消极的行为表现。灾害儿童的心理干预目标不是恢复原样，而是重新找到平衡，帮助孩子表达情绪，协助孩子重建原有的控制感和安全感，处理孩子的退化或混乱行为，从而帮助孩子更好地渡过心理危机。灾害事件后对儿童和青少年的心理干预的建议：

1. 建立良好的社会支持系统和生活救助机制，确保儿童和青少年感到安全和有依靠，从不确定和惊恐中解脱出来。

2. 有步骤地开展心理辅导，通过沙盘游戏、团体心理辅导等方式，帮助他们疏导和化解恐惧、悲伤和无助，缓解不良应激情绪反应，增强现实感，促进对灾害的认识。

3. 通过开展集体活动，如感恩活动、悼念活动、文体活动等，帮助他们恢复正常的学习和生活。

（二）老年人的心理干预

在灾害发生后，由于人们往往认为老年人生活经验丰富，能够自我调节和处理危机，容易被忽视。但实际研究中发现，老年人在应对灾害事件中，容易出现抑郁、退缩、冷漠、睡眠障碍、失忆甚至自杀等心理问题。因此老年人成为需要社会关注和帮助的弱势群体。

灾害事件后对老年人的心理干预的建议：

1. 重建生活意义感　帮助老年人认识到社会是需要他们的，认识到老年阶段自己的人生价值。帮助老年人做自己力所能及的工作，这也是建立生活意义感的一个重要方法。

2. 提供社会支持　要给予老年人更多关心和体贴，对老年人的生活给予更多政策支持。组织各类文体活动和心理辅导活动，组织情境相似的老年人参加，提供情感宣泄和支持的渠道。

（三）自杀人员的心理干预

自杀是灾害心理应激中最严重的一种结局。对自杀的有效干预，前提是了解有关灾害对自杀者的影响，同时掌握必要的自杀干预技术。常用自杀心理干预的技术：

1. 防范技术　首先远离灾害发生现场和环境，检查自杀者周围有无可能致命的器材并将其移开；联系自杀企图者的亲友，在精神上给予最大限度的支持；无条件地接纳和关怀企图自杀者；给予自杀者生的希望。

2. 同理心技术　干预者站在自杀者的角度，设身处地地理解和接纳企图自杀者的想法、感受，了解其当时生不如死的痛苦的心理状态，以诚恳的态度直接地问问题。"我能够感受到你的痛苦，但我不知道是因为什么""我能体会到你现在生不如死的感觉，我愿意陪伴你渡过难关"。

3. 鼓励技术　以积极的语言，帮助自杀者发现能够自信的方面，鼓励自杀者积极思考；发现自杀者的优点，帮助选择其他更好的方法来解决问题；支持自杀者正向的、建设性的活动。"我相信你能够找到解决问题的更好的办法"。

4. 策略性建议技术　对自杀者提出暂时能够使其产生放弃自杀念头的建议，如"和你一样经历灾害的人员，他们会怎么做？你不妨站在别人的角度看问题""你现在面临的困难，请告诉我如何帮助你""灾害已经发生，让我们一起想想看，能不能找到其他办法解决"。

5. 澄清事件技术　以一种不带任何感情色彩的、直接的方式询问具体的自杀行为细节。"你究竟吃了多少片药？是什么药？当你准备跳楼的时候，你是怎么想的？"紧接着要向自杀者询问："我不知道你究竟发生了什么事情，你能和我谈谈吗？"

6. 淡化羞耻技术　站在自杀者立场上看问题，理解自杀者的某些逻辑和信念，淡化自杀者的羞耻感、过度的负罪自责感。"你那样做，也许并不是你的初衷，也许别人有你的遭遇也会采取像你那样的行为。"

7. 小心假设技术　假定某个值得怀疑的行为已经发生，并根据这一假设构建出一系列问题。"你还考虑过哪些自杀的方法？""如果你有自杀想法并得以实施，后果会是什么样的？"

8. 扩大症状技术　建立在自杀者降低其不良行为的数量和频率时，通过提高问题的严重程度上限，向自杀者提出疑问。"你说你想要吃安眠药来自杀，你最多的一次吃了多少片，10 片够吗，还是 50 片，100 片？"

9. 否认技术　把每一个具体问题当作独立的问题来问，获得自杀者的否认。"你曾经想过从一座桥或建筑物上跳下来吗？""你曾经想过服用安眠药吗？""你想过割腕自杀吗？""你曾经想过上吊自杀吗？"在每一次询问之后和自杀者作答之间保持一段清楚的间隔，然后再问下一个问题。不能"连击"式不间断地发问，否则自杀者会感到迷惑，选择一部分进行反应。

10. 正常化技术　当自杀者对承认存在某种症状感到焦虑或尴尬的时候，让其知道他人也经历过同样的症状或感受。"感觉非常郁闷时，会有轻生的念头，你有过这样的经历吗""很多跟你经历相同灾害的自杀者告诉我，当他非常抑郁时，有一种生不如死的感受，你有过这样的感受吗"；可以通过陈述一个范围来限定正常化。"当人们感觉非常郁闷时，有的人会有轻生的念头，而有的人却没有，你是什么样的情况呢？"

11. 具体化技术　帮助自杀者重新理清自杀原因和事件过程，有利于自我反思和矫正自己的错误认知。"当你面对灾害十分绝望的时候，你做了什么？""当你心灰意冷的时候，后来又发生了什么？""你要是死了，别人的感受会是什么样的？别人的生活会是什么样的？"

四、救援人员的心理干预

灾害发生后，军队官兵、医护人员、新闻工作者和心理救援人员等第一时间赶赴现场，迅速参与抢险救人、救死扶伤、新闻报道、心理疏导等救援工作。其间，惨烈的灾害现场对救援人员的心理产生巨大冲击，加之目睹受灾群众惶恐不安与绝望悲痛情绪，救援人员的身心常会受到负性影响，即出现替代性创伤，表现为恐惧、焦虑、无助、内疚、挫败感等。另外，由于每天工作强度大，造成其体力严重透支，尤其当他们想竭尽全力挽回受灾群众生命但无济于事时，会产生强烈的挫败感和内疚自责感，很多救援人员会产生某些"灾后应激症状"。这些心理反应具有泛化性，会影响救援人员的人生态度、人际交往和工作生活等。因此，对救援人员进行心理干预，不仅应重视其在现场出现的异常心理问题，也要对离开受灾现场回到后方的救援人员进行长期、系统的心理干预。

（一）救援人员的心理干预目标

对救援人员心理干预的目标是：改变身心，适应生活；发展能力，促进创伤后成长。通过一定的方式，对从一线归来的救援人员进行心理干预，以切实改善其身心健康状况，使其恢复正常生活。

（二）救援人员的心理干预原则

1. 合理宣泄情绪　每次救援行动中，救援人员承担着救人者和助人者的角色与责任，于是呈现在众人面前是钢铁般的战士、机器般的医护人员、垃圾桶般的心理救援者及铁石心肠的新闻工作者。救援者表面很坚强，但可能内心饱受痛苦，为自己的无能为力自责。因此，心理干预的首要原则就是让其将内心不良的情绪宣泄出来。将助人者转变为受助者，通过大哭、诉说等表达自己的情绪，寻求外界的社会支持，通过宣泄使内心变得平静，从而更好地恢复之前的工作和生活。

2. 区别对待救援人员（经验丰富者与经验欠缺者）　以汶川地震为例，许多救援士兵都是"80后"青年，由于当时情况紧急，且军人的身份要求其冷静、勇敢、冲在最前面，但却忽略了他们心理成熟度不高的问题。相对新战士，老战士可能经历过先前的救援工作（如抗洪抢险、火灾等），心理有所准备，因而受创程度较轻。而针对不同人群区别对待，可确保干预更有针对性，效果更加明显。

3. 将团体干预与个体干预结合　团体辅导具有受益人群范围广、干预效果明显的特点。因此对刚从一线回来的救援人员初级干预以团体辅导为首选。当救援人员出现明显症状后，可以采取个体心理咨询有针对性地解决问题。

（三）救援人员的心理干预方法

1. 稳定化技术　从一线归来的救援人员随着高强度工作的结束，亢奋状态逐渐消失，身体可能很差，压力"后效"凸显，出现惊慌、悲痛、焦虑、不安、自责等不良情绪；因此首要任务是让他们的生理状况、情绪状况及社会关系等稳定下来，逐渐接受和开始新生活。

2. 放松技术　包括日常放松法、调息放松法、想象放松法、情绪整理法等。日常放松法指日常生活中常用的放松方法，如跑步、打篮球、唱歌、大哭、大吼等；调息放松法是通过调节呼吸达到放松目的；想象放松法是指通过言语暗示使人想象令人心情愉悦的场景，从而达到心理的放松；情绪整理法是通过将自己的情绪或烦恼先在大脑中整理清楚，然后写在一张白纸上，最后将纸撕碎的方式，来达到心理放松的目的。

3. 创伤后成长训练　创伤后成长是以积极心理学的观点发展出的新概念，是指个体或者群体在经历具有创伤性事件或情境后所体验到的心理方面的正性变化，包括增加个人应对策略，增加新的经验，对事物有了新的认知等。突出强调事件的危机性、挑战性和威胁性，强调积极幻想和心理充满活力，强调成长与心理痛苦共存的事实。创伤后成长的训练可以通过团体辅导的方式进行练习。

〔周　喻　舒　心〕

参考文献

［1］李宗浩. "医学救援"——在紧急事件、灾害挑战中崛起的新兴行业和学科［J］. 中国急救复苏与灾害医学杂志，2008，3（12）：705-706.

［2］郑静晨. 灾害救援医学实践的发展与展望［J］. 武警医学，2016，27（8）：757-760.

［3］郑静晨. 灾害救援医学的现代化、标准化与国际化［J］. 中华灾害救援医学，2013，1（1）：1-4.

［4］彭碧波. 国内外灾害救援医学的发展［J］. 中国应急救援，2011（5）：4-6.

［5］邢宇宙. 协同治理视角下我国社会组织参与灾害救援的实现机制［J］. 行政管理改革，2017（8）：59-63.

［6］张淑文. 大规模地质灾害救援队伍调配优化决策研究［D］. 武汉：中国地质大学，2018.

［7］熊海涵. 地震灾害救援现场应急通信研究与设计［D］. 成都：成都理工大学，2013.

［8］李宗浩，李秀华. 护理灾害救援的发展和新使命［J］. 中华护理杂志，2016，51（8）：901-902.

［9］刘宗泽，姜胜文，吴新安，等. 心肺复苏机在临床急救中的应用效果分析［J］. 基层医学论坛，2020，24（23）：3317-3319.

［10］许骥，郝恒剑. 主动脉内球囊反搏的原理及临床应用［J］. 中国介入心脏病学杂志，2015，23（7）：416-418.

［11］王肖群. 体外反搏治疗冠心病的观察和护理［J］. 全科护理，2011，9（21）：1892-1893.

［12］李威. 体外反搏仪防治急性脑卒中后下肢深静脉血栓形成［J］. 中国医疗器械信息，2019，25（24）：20-68.

［13］石瑾，汶斌斌，于振涛，等. 心脏起搏器最新进展及发展趋势［J］. 生物医学工程与临床，2016，20（06）：639-645.

［14］陈荣秀，曹文媚. 抗休克裤应用技术［J］. 天津护理，2009，17（06）：352-353.

［15］宋振兴，韦玮，吴太虎，等. 战伤与创伤抗休克裤的研制［J］. 医疗设备信息，2006（08）：3-5.

［16］陈文. 医学影像技术研究进展及其发展趋势［J］. 实用医学影像杂志，2016，17（03）：254-257.

［17］房立洲，王红燕. 医学影像技术在医学影像诊断中的合理运用［J］. 影像技术，2016，28（04）：3-4+6.

［18］林启明，汪建华，郑爱萍，等. 移动式数字化 X 线摄影系统技术平台的构建与应用［J］. 影像技术，2014，26（02）：54-56.

［19］赵进沛，杨新芳，李秀芹，等. 小型移动式 CT 设备及其辐射防护分析［J］. 灾害医学与救援（电子版），2012，1（02）：94-96.

［20］姜琳琳，李瑞雪，蒋秋圆. 医用超声成像设备发展历程、现状与趋势综述［J］. 中国医疗器械信息，2019，25（23）：9-16.

［21］孙景工，王运斗. 应急医学救援装备学［M］. 北京：人民军医出版社，2016.

［22］苏幼坡，陈建伟，王卫国. 地震灾害应急救援与救援资源合理配置［M］. 北京：中国建筑工业出版社，2016.

［23］孙君. 应急物流能力优化研究——以地震灾害为例［M］. 北京：科学出版社，2015.

［24］唐伟勤，唐伟敏，张敏. 应急物资调度理论与方法［M］. 北京：科学出版社，2012.

［25］张鹭鹭，康鹏，顾洪. 地震应急医学救援"两期三段"研究——基于玉树地震医学救援实证研究［M］. 北京：科学出版社，2016.

［26］肖振忠. 突发灾害应急医学救援［M］. 上海：上海科学技术出版社，2007.

［27］赵国荣，张洪由. 地震灾情因社会发展而加重——20 世纪全球地震灾害综述［J］. 国际地震动态，1999，12（6）：1-10.

［28］孙景工，王运斗. 应急医学救援装备学［M］. 北京：人民军医出版社，2016.

［29］刘胡波，蒋腾芳，王磊. 俄罗斯军队卫勤保障［M］. 北京：军事医学科学出版社，2010：15-29.

［30］王谦，陈文亮. 非战争军事行动卫勤应急管理［M］. 北京：人民军医出版社，2009：11-15.

［31］陈文亮. 现代卫勤前沿理论［M］. 北京：军事医学科学出版社，2006：109-120.

［32］张鹭鹭. 卫勤优化决策支持［M］. 北京：人民军医出版社，2007：4.

［33］陈文亮. 现代卫勤前沿理论［M］. 北京：军事医学科学出版社，2006：9.

［34］徐如祥. 地震灾害医学——汶川特大地震救援回顾与经验总结［M］. 北京：人民军医出版社，2009：1-40.

［35］欧景才，李贵涛. 突发灾害事故伤应急救护与阶梯治疗［M］. 郑州：郑州大学出版社，2007：1-32.

［36］邵壮超，贺祯，葛毅，等. 应急医学救援组织指挥体系与流程的探讨［J］. 人民军医，2012，55（4）：283-284.

［37］张雁灵. 执行非战争军事行动任务的中国军队卫勤［J］. 解放军医学杂志，2011，36（1）：1-4.

［38］苏永林，李灿，唐伟革. 高原山地卫生营模块化组训的探索与体会［J］. 人民军医，2013，56（2）：127-129.

［39］高鸿雁，陈俊国. 从地震救援看军队应急医学救援模块化建设［J］. 中国社会医学杂志，2009，26（2）：80-82.

［40］叶奇，贺祯，陈慧玲，等. 灾害应急医学救援力量筹措分析［J］. 人民军医，2012，55（6）：473-474.

［41］阳绪华，米宁，李炜. 军队医院承担多样化卫勤保障任务的思考［J］. 人民军医，2013，56（2）：240-241.

［42］张为. 汶川抗震救灾战区卫勤保障的实践与启示［J］. 解放军医学杂志，2009，34（3）：243-245.

［43］刘子文，谭祖春，杨阳. 军队医院遂行非战争军事行动卫勤保障能力建设探讨［J］. 人民军医，2013，56（5）：523-524.

［44］焦小杰，方涛，樊毫军，等. 我军和外军卫勤组织模块化建设现状分析［J］. 武警医学，2011，22（7）：634-635.

［45］宋风兵，郑春雨，李蕾. 军队医院组织突发事件应急医学救援的探讨［J］. 华南国防医学杂志，2006，20（4）：61-63.

［46］修长庆，王兴. 军队医院应急医学救援体系建设思考［J］. 人民军医，2009，52（2）：130.

［47］程红群，吴乐山，陈文亮，等. 军队医院的应急医学救援［J］. 解放军医院管理杂志，2006，13（2）：119.

［48］高鸿雁，冯玉慧，梁艳. 军队医院应急医学救援模块化编组研究［J］. 解放军医院管理杂志，2012，7（19）：660-662.

［49］陈文亮. 新时期军事斗争卫勤准备的任务与要求［J］. 解放军医院管理杂志，2005，12（6）：514-516.

［50］高鸿雁，陈俊国. 从地震救援看军队应急医学救援模块化建设［J］. 中国社会医学杂志，2009，26（2）：80-82.

［51］万建华，费苏平. 提高急救能力的有益尝试［J］. 中华医院管理杂志，2003，14（1）：97.

［52］吴峰，陈文亮. 非战争军事行动卫勤保障能力建设［J］. 解放军卫勤杂志，2010，12（1）：13-14.

［53］李凌艳，张鹭鹭，魏星. 国内外卫勤力量模块化的比较［J］. 解放军医院管理杂志，2008，15（4）：338-340.

［54］赵延勤. 从汶川地震自然灾应急物流配送［J］. 经济研究导刊，2009，47（9）：131-132.

［55］杨文国，黄钧，郭田德. 大规模突发事件中伤员救助的救护车分配优化模型［J］. 系统工程理论与实践，2010，30（7）：1218-1224.

［56］朱建明，黄钧，刘德刚，等. 突发事件应急医疗物资调度的随机算法［J］. 运筹与管理，2010，19（1）：9-14.

［57］石彪，池宏，祁明亮，等. 应急物资运输的两阶段车辆调度模型［J］. 系统工程，2012，30（7）：105-111.

［58］李进，张江华，朱道立. 灾害链中多资源应急调度模型与算法［J］. 系统工程理论与实践，2011，31（3）：488-495.

［59］王旭坪，马超，阮俊虎. 考虑公众心理风险感知的应急物资优化调度［J］. 系统工程理论与实践，2013，33（7）：1735-1742.

［60］秦晓燕，刘晓，程勤侦. 考虑供应中断的灾后安全救援血液优化调度研究［J］. 中国安全科学学报，2012，22（1）：165-171.

[61] 王海军，王婧，郑鼎，等. 运力约束下多应急物资供应点选择模型研究 [J]. 管理工程学报，2013，27 (4)：156-160.

[62] 阮俊虎，王旭坪，杨挺. 大规模灾害中基于聚类的医疗物资联合运送优化 [J]. 中国管理科学，2014，22 (10)：80-89.

[63] 祁明亮，秦凯杰，赵琰. 雪灾救援物资车辆-直升机联合运送的调度问题研究 [J]. 中国管理科学，2014，22 (3)：59-67.

[64] 王洪，陆愈实，王莎莎. 基于MATLAB的应急救援最优路径选择 [J]. 工业安全与环保，2009，35 (1)：48-50.

[65] 刘杨，云美萍，彭国雄. 应急车辆出行前救援路径悬着的多目标规划模型 [J]. 公路交通科技，2009，26 (8)：135-139.

[66] 杨继君，许维胜，冯云生，等. 基于多模式分层网络的应急资源调度模型 [J]. 计算机工程，2009，35 (10)：21-24.

[67] 杨继君，许维胜，黄武军，等. 基于多灾点非合作博弈的资源调度建模与仿真 [J]. 计算机应用，2008，28 (6)：1620-1623.

[68] 曾敏刚. 基于LRP模型的灾害应急物流研究 [J]. 华中科技大学学报（社会科学版），2009，23 (2)：42-45.

[69] 曾敏刚，崔增收，余高辉. 基于应急物流的减灾系统LRP研究 [J]. 中国管理科学，2010，4 (2)：75-80.

[70] 李守英，马祖军，郑斌. 洪灾被困人员搜救的模糊定位-路径问题优化模型 [J]. 交通运输工程学报，2010，10 (6)：88-93.

[71] 孙华丽，王循庆，薛耀锋. 随机需求应急物流多阶段定位-路径鲁棒优化研究 [J]. 运筹与管理，2013，22 (6)：45-52.

[72] 王绍仁，马祖军. 震后应急物流系统中带时间窗的模糊动态LRP [J]. 运筹与管理，2011，20 (5)：63-72.

[73] 王旭坪，马超，阮俊虎. 运力受限的应急物资动态调度模型及算法 [J]. 系统工程理论与实践，2013，33 (6)：1492-1500.

[74] 代颖，马祖军，朱道立，等. 震后应急物资配送的模糊动态定位-路径问题 [J]. 管理科学学报，2012，15 (7)：212-218.

[75] 王海军，王婧，马士华，等. 模糊供求条件下应急物资动态调度决策研究 [J]. 中国管理科学，2014，22 (1)：55-64.

[76] 马祖军，代颖，李双琳. 带限制期的震后应急物资配送模糊多目标开放式定位-路径问题 [J]. 系统管理学报，2014，23 (5)：658-667.

[77] 耿鹏. 突发事件下的应急物流系统 [J]. 辽宁行政学院学报，2008，10 (7)：78-79.

[78] 李劲松，张小光. 数字化医院的建设目标与发展趋势 [J]. 医疗卫生装备，2010，31 (2)：5-7.

[79] 王敏，范晨芳，刘蕾，等. 美军流动外科医院在巴基斯坦地震救援中的应用 [J]. 人民军医，2008，51 (3)：142-143.

[80] 郑晓东，王军野. 战方舱医院抗震救灾全面快速展开的难点及对策 [J]. 医疗卫生装备，2008，29 (8)：78-82.

[81] 天鹰. 中国海军医院船的发展 [J]. 航载武器，2008 (5)：32-37.

[82] 王跃，郝鹏，吕波，等. 5.12汶川大地震后早期骨科伤病员伤情分析 [J]. 实用医院临床杂志，2009，6 (1)：17-19.

[83] 谢兴文，李盛华，李晶. 35例青海地震灾区伤病员的伤情及防治分析 [J]. 甘肃中医，2010，23 (6)：7-8.

[84] 潘奇，杜东鹏，姜文雄. 36例玉树地震后送伤病员伤情特点及治疗措施分析 [J]. 2011，13 (2)：152-154.

[85] 关平，康鹏德，孙仕华. 120例地震伤病员致伤原因及伤情特点分析 [J]. 中国骨与关节损伤杂志，2013，28 (10)：996-997.

[86] 潘竹林，张秀梅. 地震伤病规律与野战医疗队抽组 [J]. 解放军医学管理杂志，2009，16 (4)：336-337.

[87] 龙虹宇，胡海，曹钰. 四川大学华西医院芦山地震伤员伤情分析 [J]. 临床急诊杂志，2014，15 (8)：488-490.

[88] 田伟. 四川省某医院收治地震伤病员的调查分析 [J]. 中国病案，2009，10 (2)：44-45.

[89] 韩志海，王海威，钱阳明，等. 四川汶川地震灾区伤病谱调查 [J]. 人民军医，2009，52 (7)：420-421.

[90] 陆宁，邓伟均，崔彬，等. 特大地震后医疗资源的高效、合理安排与调度 [J]. 现代医院，2012，12 (1)：107-110.

[91] 朱飒飒，康宁，周建丽，等. 汶川灾区某镇震后疾病谱分析 [J]. 解放军预防医学杂志，2010，28 (2)：126-127.

［92］邓旭军. 有效预检分诊在批量伤病员院前救治中的作用［J］. 新疆医学，2013，43：63-64.

［93］杨晓媛，崔渝敏，李世英. 战创伤救护模式在大批量地震伤病员分诊救治中的应用［J］. 解放军护理杂志，2008，25（7A）：7-8.

［94］林才经. 以人为本，加强灾害事故医学救援［J］. 中华急诊医学杂志，2006，15（5）：389.

［95］郭海涛，王静，贺智，等. 关于"灾害"概念的几点思考［J］. 中国急救复苏与灾害医学杂志，2014，2（11）：651-652.

［96］徐利. 地震应急医学救援快速评估［D］. 北京：第三军医大学高原军事医学系，2010：13.

［97］刘旭. 抗震救灾医疗后送系统实证与建模研究［D］. 北京：第二军医大学卫生勤务学系，2012：9.

［98］温伟锋. 地震灾害应急物流中的动态定位-路径问题研究［D］. 镇江：江苏大学，2013.

［99］陈波. 应急医疗物资调度中的车辆路径优化研究［D］. 武汉：武汉理工大学，2013.

［100］时勘. 灾难心理学［M］. 北京：科学出版社，2012.

［101］王进礼. 救援心理学［M］. 北京：人民军医出版社，2010.

［102］罗震雷，杨淑霞. 震灾后不同群体的心理应激与危机干预［J］. 中国西部科技，2008（26）：66-67.

［103］辛阔林，徐昕明. 灾难医学救援人员的心理特点及干预策略［J］. 西南国防医药，2010，20（12）：1367-1368.

［104］李向莲，喻佳洁，李幼平，等. 震后人群心理健康状况评估工具的卫生技术评估之一：评估工具的使用现状［J］. 中国循证医学杂志，2015，15（12）：1437-1446.

［105］睢密太. 自杀心理干预技术及其应用［J］. 疾病监测与控制，2016，10（01）：61-62.

［106］朱蕾. 灾难心理救援的意义及对策［J］. 中小学心理健康教育，2008（13）：7-9.

［107］王艳波，刘晓虹. 灾难事件早期心理干预的研究现状［J］. 解放军护理杂志，2009，26（24）：44-46＋59.

［108］程果，寇敏. 灾后救援人员心理干预方法探讨［J］. 全科护理，2009，7（26）：2423-2424.

［109］冯正直，夏蕾. 灾害救援人员任务后生理心理干预模式理论建构［J］. 中华灾害救援医学，2016，4（02）：62-66.

［110］谭婷婷. 眼动脱敏再加工疗法在中职学校学生群体中的应用研究［D］. 天津：天津师范大学，2019.

［111］王秀珍. 心理救援的伦理原则及工作内容［J］. 沈阳医学院学报，2012，14（03）：129-130.

［112］李丽娟. 外军非战争军事行动卫勤保障体制及借鉴研究［D］. 北京：中国人民解放军军事医学科学院，2010.

［113］任清涛. 突发灾难事件中现场救援人员心理危机干预的前瞻性研究［D］. 济南：山东大学，2009.

［114］李爽. 突发灾害事件救援官兵心理干预研究［D］. 长沙：国防科学技术大学，2010.

［115］王昕. 突发事件下公众心理应激障碍因素影响机制及态势研究［D］. 秦皇岛：燕山大学，2017.

［116］葛永吉. 民间应急救援人员灾后心理创伤恢复干预机制的探究［D］. 福州：福州大学，2018.

［117］方海亮. 军队机动心理救援力量建设研究［D］. 北京：第三军医大学，2015.

［118］西英俊. 合理有效开展心理急救工作［J］. 中国卫生人才，2013（06）：56-57.

［119］张侃. 国外开展灾后心理援助工作的一些做法［J］. 中国减灾，2012（03）：23-25.

［120］李权超，于泱，胡艳，等. 多样化军事任务心理救援的开展［J］. 中华灾害救援医学，2014，2（04）：207-210.

［121］靳怀. 地震灾难心理救援机制构建研究［D］. 成都：电子科技大学，2011.

第六篇
创　伤

第三十三章　创伤救治系统

第一节　创伤救治系统的发展

创伤是当今世界各国普遍面临的一个重大卫生问题。据世界卫生组织报告，2000 年以来，全球每年死于创伤的人数约 200 万，占全球死亡总数的 9%，其中约 50% 为道路交通事故造成的死亡。据 2007 年 8 月中国卫生部发布的《中国伤害预防报告》显示，我国每年发生各类伤害约 2 亿人次，死亡 70 万～75 万人，占死亡总人数的 9% 左右，是继恶性肿瘤、脑血管疾病、呼吸系统疾病和心血管疾病之后的第五位死亡原因。因此，创伤已经成为现代社会的第一大公害。

目前国际上院前创伤急救通常有两种模式：英美模式强调创伤患者的快速转运，德法模式强调创伤患者的现场救治。在院前创伤急救转运方面，受益于装备先进、功能各异的急救车和空中救援，德国出诊反应时间为 5 分钟，英国为 6 分钟，美国为 4 分钟。在院内创伤急救方面，两种模式均建立了完善的分级救治体系。在美国，成为创伤中心需要满足美国外科医师协会（American College of Surgeons，ACS）的标准并通过评估，评估由 ACS 认定或各州指定或授权。美国创伤中心一般分为 Ⅰ、Ⅱ、Ⅲ 级（有些地区/州还划分为 Ⅳ 级、Ⅴ 级）。Ⅰ 级创伤中心为最高级别，常为大学的附属医院，1 天 24 小时，1 周 7 天时刻待命，学科齐全，能够紧急处理全身各部位器官的损伤，还必须能够对儿童患者提供救治；某些 Ⅱ 级创伤中心能够处理所有的儿童急诊，也可以被认证为 Ⅰ 级；Ⅰ 级创伤中心同时担负着创伤研究、预防、教育培训的职责。Ⅱ 级创伤中心提供综合的创伤医疗服务，24 小时内待命，它的专业配备不一定有 Ⅰ 级创伤中心齐全，常与 Ⅰ 级创伤中心合作，与 Ⅰ 级创伤中心最大的区别即不承担住院医师培训的职能和创伤研究项目。Ⅲ 级创伤中心不具备治疗所有创伤的各科专家，但可以为大部分创伤患者提供急诊复苏、手术、重症监护等医疗服务，Ⅲ 级医院与 Ⅰ、Ⅱ 级创伤中心有转诊协议。Ⅳ/Ⅴ 级能够提供初步评估、稳定、诊断的能力，还可以提供外科手术或重症监护服务，与更高级别创伤中心有转送协议。因为儿童与成人的创伤救治有一定差别，美国设有专业的儿童创伤中心，如匹兹堡儿童创伤中心在匹兹堡儿童医院。创伤救治的分级制度化明确了各类医院的收治范围，在政府主导下避免无序化竞争，为患者在最短时间内得到确定性救治指明了方向，避免了转诊后再转诊的时间浪费，促使院前、院内各医疗单位之间达成合作与资源信息共享。德国按照区域设置若干个创伤中心，多发伤患者主要在附属于大学的创伤中心或教学医院进行救治，创伤中心设有专业的创伤急救小组，成员包括 1 名高级创伤外科医师，2～3 名初级创伤医师及数名护士，负责患者从入院到出院所有部位创伤的治疗及康复。

新中国成立初期，在北京、上海等地一些综合性教学医院有建设急诊外科的尝试，均因各种原因未能坚持下来。中国现代创伤医学的发展始于改革开放后，1985 年由原第三军医大学大坪医院建立了中国首个实体化创伤外科。以后国内陆续建立了多家实体化创伤患者集中收治平台，如重庆市急救医疗中心创伤外科（1987 年）、北京急救中心创伤科（1988 年）、华中科技大学同济医院创伤外科（1990 年），以及浙江大学第二医院（1994 年）、陕西省人民医院（1994 年）、山东大学齐鲁医院（2008 年）、北京大学人民医院创伤医学中心（2017 年）等。但总体而言，创伤急救模式从曾经的"消警医复合型""院前兼院内型""院前附属医院型"等，逐渐规范到"120"指挥中心与医院脱钩，就近救急转运到医院急救，创伤学科也逐渐受到重视，越来越多的医院逐步建设了以急诊外科、创伤外科或重症医学科等为主导的实体化平台。这个进程实际上是曲折而摇摆的，创伤学科长期呈现"院长依赖型学科"特点，并不是"一建定终身"。有的创伤外科在建设一段时间后，被认为影响了其他外科专科发展，或者因自身问题被撤销或压减。但总体而言是向前发展的，其中有两个重要的关键点：一是 2008 年的汶川地震，引起了政府和各医院对创伤学科的普遍重视；二是 2016 年以后国家相关部门连续发布了几个提升创伤救治能力的文件，特别是 2018 年 6 月国家卫健委发布《关于进一步提升创伤救治能力的通知》，要求普遍建设创伤中心。之后，各个省积极规划建设省域内的创伤救治体系，创伤中心建设遍地开花。"中国创伤救治联盟"2019 年 6 月的数据表明，我国已经建立了 500 余个县级创伤救治中心，我国创伤学科已经进入了发展最佳历史机遇期。

第二节　我国创伤救治系统概述

随着城市现代化的发展，在全球范围内，创伤已成为威胁人类生命健康的重要因素。中国是世界第一人口大国，随着城市化进程和社会经济的快速发展，中国的汽车市场和汽车保有量快速增长，使中国交通伤的死亡人数 20 余年来一直处于世界第一位。与此同时，随着城市建设工程的快速增加，高空坠落伤的发生率也居高不下。在所有疾病中，创伤致死及致残的情况日益严重，已经成为 40 岁以下人群的第一死亡原因。在创伤日益高发的今天，为提高严重创伤救治效率，挽救生命，为实现《"健康中国 2030"规划纲要》中提到的在 2030 年将人均寿命提高到 79 岁这一目标，建立适合新时代中国特色社会主义国情的创伤救治体系已经迫在眉睫。

目前，欧美国家的创伤救治体系多以独立的创伤救治中心为基础，而中国的严重创伤患者多，中国各城市均没有类似的创伤救治中心，但中国综合医院发展已经与国际接轨，这些综合医院担负着绝大部分创伤患者的救治任务。在对我国创伤救治的现状进行调研中，发现在整个创伤急救过程中存在很多问题：我们院前救治能力弱，急救反应时间过长；院前急救与接诊医院间缺乏信息沟通；多数医院缺乏多发伤的专业救治团队、院前和院内急救人员均缺乏规范化培训等；医院内缺乏顺畅的创伤救治流程，救治医师对损伤控制理念、手术时间及手术方案缺乏科学的规范，从而导致整体的严重创伤死亡率明显高于国际发达国家。

以姜保国教授为首的北京大学创伤医学中心（原交通中心）在国家各大项目的支持下，在完成对国内外创伤救治现状调研的同时，经过 10 余年的研究与实践，不断探索适合中国国情的创伤规范化救治体系，建立创伤规范化救治流程，在创伤专业救治规范等方面开展了一系列创新性研究工作，最终形成并在国际上率先提出符合新时代中国特色的"以综合医院为核心的闭环式区域性创伤救治体系"。我们称之为严重创伤救治体系的"中国模式"。

"中国模式"体系核心内容可以概括为"一二三工程"，即"一个区域、两个链接、三个团队"。"一个区域"是指选定一个政府主辖区（人口在 100 万～200 万人）作为体系建设的区域单位，在这个区域内选取大型三级医院作为创伤救治中心，以区域内的 5～6 家二级医院为创伤救治点（分中心），形成闭环式区域性创伤分检、转运救治流程，并根据患者伤情在最短的时间将患者转运至相应医院。"两个链接"是指协调院前急救同院内急救、院内急救同院内多学科救治团队之间的信息链接，做到及时有效的沟通。"三个团队"是指对院前救治团队、院内急诊急救团队和院内多学科专业救治团队进行严重创伤规范化救治培训，不断优化救治流程，提升救治能力，降低致死致残率。这样的体系避免了在中国大中型城市新建创伤救治中心的重复投入，同时充分利用了中国优质三级医院的资源。

严重创伤救治"中国模式"的三大策略打通中国创伤救治的瓶颈。建立预警信息系统打通院前、院内救治信息沟通不畅脱节的瓶颈。姜保国教授带领专家团队研发了具有自主知识产权的院前与院内、院内急诊科与救治专科的创伤信息智能预警联动系统，使急救车上的伤者人数、伤情等信息迅速传送到救治医院，医院急诊科平台收到信息后值班人员根据具体情况，快速通知创伤救治团队的相关专家，实现多学科救治团队在急诊室进行伤情评估后等待患者到来并快速实施救治的目的，将之前创伤救治模式中患者到达急诊室等待医师会诊转换为多学科合作的专业救治团队提前到抢救室等待患者到来。通过多中心研究证实，建立信息链接后，救治体系各阶段救治时间明显缩短，平均整体救治时间由项目实施前的87.5分钟降低至40.8分钟，同比缩短了53.4%，为创伤患者争取了宝贵的生命救治时间。

建立多学科创伤救治团队打通院内急诊和院内专科会诊患者责任诊治责任不明确的瓶颈。姜保国率领专家团队还利用中国综合医院各专科的发展优势，结合中国国情提出在综合医院组建由创伤骨科、神经外科、麻醉科、重症监护科、影像科等多学科医师组成的创伤救治团队，救治团队的建立改变了对患者救治责任的转变。对创伤救治中心接诊患者的救治不是之前的单纯会诊模式，而是把患者作为自己本科室的患者对待，救治团队都是主要负责人。同时，对相关专科人员进行严重创伤急救培训和演练，24小时佩戴创伤寻呼系统。在充分利用中国现有综合医院优质资源的同时，在国际上率先实现了以综合医院创伤救治团队替代独立的创伤救治中心的新模式。使严重创伤患者（ISS≥16分）的院内平均死亡率从项目开展前的33.82%下降至20.49%，死亡率同比下降39.6%。

不断规范优化救治流程打通创伤救治不规范的瓶颈。专家团队为解决中国创伤救治中现存的问题，在"以综合医院为核心的闭环式区域性创伤救治体系"的理念下，组织中华医学会创伤学分会、急诊医学分会等百余名创伤相关专业专家，制订了《严重创伤院前救治流程》《严重创伤规范化救治》等15项严重创伤、创伤并发症等救治规范及专家共识，系统形成了适合中国国情的严重创伤救治规范；规范在院前急救部分强调快速反应到达现场，制订了分检流程；按区域闭环模式转运创伤患者，避免二次转运；严格执行急救车上伤情评估及与接诊医院的信息连接；接诊医院的急诊团队以提供生命支持和组织生命抢救为核心使命；专科救治团队在伤者到达医院前分析病情，制订整体救治方案。在闭环式区域内的创伤救治中心是建立在三级综合性医院内的，通过不断接受创伤救治培训和救治流程的优化，救治能力应该能够满足区域内所有严重创伤的救治需求。

为更快更好地推动国内严重创伤救治体系"中国模式"的建设，2016年9月由北京大学创伤医学中心的姜保国教授团队联合国内从事创伤救治的100余家医疗机构、500余名创伤救治专家成立了"中国创伤救治联盟"，旨在全国推广创伤救治体系的"中国模式"，分别从区域性创伤救治体系建设和创伤救治中心建设发起。中国创伤救治联盟帮助在县域内建立严重创伤患者信息交换及预警联动系统；建立院内急诊与院内各个专科或创伤救治多学科团队（multiple disciplinary team，MDT）成员之间的信息传输及呼叫系统。通过对院前救治团队、急诊救治团队以及专科救治团队的培训提高县域内创伤救治的整体水平和能力，改善严重创伤救治效果。

一、区域性创伤救治体系建设

区域性创伤救治体系建设是在一定区域内建立二级创伤救治中心的体系模式。即以区域内大型综合医院为基础的Ⅰ级创伤救治中心、以若干二级医院为Ⅱ级创伤救治中心，并建立和加强与院前急救单位在救治过程中的信息交换、规范化伤情评估，科学的分级转诊和预警联动机制。

区域内的Ⅰ级创伤救治中心需要具备对区域内所有大型创伤事件的处理能力，具备所有严重创伤救治的能力，是区域内创伤救治的核心单位，同时也是承担区域内大型突发事件、灾难性事件等紧急医学救援任务，区域内急救医疗保障的重要机构。Ⅰ级创伤救治中心设置的数量以服务人口为参照标准，在城市中一个Ⅰ级创伤救治中心的服务人口为100万～200万人；乡村及边远地区一个Ⅰ级创伤中心的服务人口为50万～100万人。Ⅰ级创伤救治中心有责任在上级主管部门的领导下定期组织区域内包括创伤救治在内的各种大型突发事件处置的演练，做好包括医疗人员、处置空间、医疗设备及资源等各方面的准备。

区域内Ⅱ级创伤救治中心设置的目的是保证对创伤患者最快速的处理，即在院前急救人员将患者转运到Ⅱ级创伤救治中心后，完成对患者的早期损伤控制，早期创伤复苏以及必要的确定性治疗。Ⅱ级创伤救治中心的设置的位置和数量主要依据创伤救治对时间窗的要求。充分考虑严重创伤救治中"黄金一小时"的重要性，力求达到区域内创伤患者的急救反应时间在15分钟之内，院前救治时间在40分钟之内。Ⅱ级创伤救治中心要加强与院前急救单位的合作，也要充分与Ⅰ级创伤中心协调，不但要为严重创伤的快速救治提供时间保障，也要为严重创伤患者在向Ⅰ级创伤救治中心转运提供安全保障。

除了创伤救治体系，还需要在全国范围内，在不同的地区选取适合的Ⅰ级创伤救治中心，特别是大学附属医院当中建立创伤医学中心。创伤医学中心在Ⅰ级创伤救治中心医疗救治功能的基础上，还要根据区域内的特点建立有地方特色的创伤救治规范和流程；建立创伤救治相关标准；负责区域内创伤救治相关信息录入和过程管理；承担创伤救治相关人员的培训；创伤医学相关基础及临床研究；创伤救治相关研究成果的转化；创伤发生及各级救治的大众教育等任务。综上所述，创伤体系建设的内容包括了各级创伤救治系统建设及创伤医学中心建设。

二、创伤救治中心建设

创伤救治中心包括Ⅰ级创伤救治中心和Ⅱ级创伤救治中心。Ⅰ级创伤救治中心是中国创伤救治联盟认证的主要医疗机构，也是创伤救治体系建设的核心单位。确定创伤救治中心建设的原则是以需求为导向，根据区域内创伤救治的需求以及区域内地方政府认同的创伤救治医院来确定创伤救治中心。创伤救治中心建设不同于区域性创伤救治体系建设，是以医院为主体。Ⅰ级创伤救治中心建设单位通常选择地区级以上的综合医院，因为在我国地级市的大型综合医院通常情况下本身就肩负了在区域内的所有级别创伤的终极治疗任务，在发达地区及创伤高发地区，Ⅰ级创伤救治中心也可以建立在高水平的县级综合医院当中。Ⅰ级创伤救治中心是区域内收治创伤患者较多的综合医院，要有一定量的创伤患者以确保救治能力维持在较高的水平，原则上每年Ⅰ级创伤救治中心救治的住院患者人数不少于 2000 人，救治的重伤（ISS≥16 分）住院患者人数不少于 300 人；Ⅰ级创伤救治中心还要确保建立多学科合作模式（MDT）下严重创伤救治团队或独立的创伤救治科室；建立严重创伤救治的相关制度及流程；建立长效的查房、演练、病例回顾机制；要具备严重创伤救治的空间、设备及条件。Ⅰ级创伤救治中心的工作往往包括急诊科、重症医学科、麻醉手术室、各个外科等在内的多个学科，需要由医院主管急救的院长或副院长为主要负责人，以协调医院内的相关科室及人员。Ⅰ级创伤救治中心通过严重创伤救治团队的核心成员在全院范围内开展严重创伤的各种培训工作，并开展严重创伤的临床救治工作。

Ⅱ级创伤救治中心是创伤救治体系中的重要内容之一，是规范化创伤救治的重要环节。Ⅱ级创伤救治中心通常建立在二级综合医院，一般是区县级的人民医院或中心医院。Ⅱ级创伤救治中心的核心要素也是要建立针对严重创伤救治的创伤救治团队，更多为多学科合作下的救治模式。团队成员来自创伤救治相关的各个专业，遵守严重创伤救治的相关制度及流程；建立长效的查房、演练、病例回顾分析机制；中心具备严重创伤救治的空间、设备及条件。Ⅱ级创伤救治中心对于严重创伤救治担负着患者的早期复苏，损伤控制及部分患者的确定性治疗；也担负着对于严重创伤患者向上级创伤救治中心转运途中的患者安全。Ⅱ级创伤救治中心首先还是创伤救治的中心单位，遵循着创伤救治的基本理念和方法，参与在区域内创伤救治特别是严重创伤救治的环节。由于对其数量和分布的要求，往往是严重创伤救治的一线单位。

创伤救治体系"中国模式"实施效果显著。在北京、天津、广东、广西、云南、贵州、安徽等 21个省（直辖市）进行了严重创伤救治规范的试点推广。在全国启动 34 个县进行区域性创伤救治体系建设和Ⅱ级创伤救治中心建设，另有Ⅰ级创伤救治中心建设单位 21 个医院。目前仍然有近百家医院和区县申请加入项目的建设。

〔黎檀实 冯 聪〕

参考文献

［1］许硕贵. 努力避免并发症，切实提高创伤救治水平［J］. 中华急诊医学杂志，2019（05）：547－549.

［2］中国创伤救治联盟. 中国城市创伤救治体系建设专家共识［J］. 中华外科杂志，2017，55（11）：830－833.

［3］张连阳，王正国. 中国创伤学科发展 70 年［J］. 中华创伤杂志，2019，35（9）：776－779.

［4］Blackwell T，Kellam J F，Thomason M. Trauma care systems in the United States ［J］. Injury，2003，34（9）：735－739.

［5］Uribe-Leitz T，Esquivel M M，Knowlton L M，et al. The American College of Surgeons Needs-Based Assessment of Trauma Systems：Estimates for the State of California ［J］. J Trauma Acute Care Surg，2017，82（5）：861－866.

［6］桂莉，周彬，霍正禄，等. 美英日德国的急诊医疗服务体系综观 ［J］. 中国危重病急救医学，2001，13（6）：325－326.

第三十四章　院前创伤救治

第一节　大规模伤亡事件的救援策略

大规模伤亡事件（mass casualty incidents，MCI）是指任何造成人员伤亡的规模超出了当地现场急救、转运和医院的处理能力，现有的医疗卫生资源无法满足救护需求，也就是医疗需求大于医疗资源的事件。大规模伤亡事件多见于各种灾难，但也与传染病、交通事故、危化品爆炸、恐怖袭击和战争等突发事件有关，这些事件共同的特点就是造成人员的大量伤亡，其规模远远超出了当地卫生资源的应对能力。相对于常规伤亡事件，MCI 有 3 个特征：①伤员数量大、伤情重导致需求与资源不平衡；②救援设备、后勤供给或人员缺乏导致需求与资源不平衡；③救援条件超出医疗应对承受能力。在历经 2003年 SARS、2008 年汶川地震、2010 年玉树地震、2013 年芦山地震、2015 年天津港爆炸、2016 年盐城龙卷风、2020 年新冠肺炎疫情等诸多灾难后，我国大规模伤亡事件的紧急医学救援逐渐形成了以"四个集中"为核心的救援策略。

"四个集中"是指在应对大规模伤亡事件时，医学救援在卫生行政部门的统一领导下，实行"集中患者、集中专家、集中资源、集中救治"的原则，对事件所造成的所有伤员实行统一救治和统一管理。该救援策略的理念起源于我国卫生行政部门，最早的报道见于 2003 年"非典"暴发，在历经众多特别重大突发事件后，逐渐趋于成熟，并得到国内外专家的认可。

一、集中患者

集中患者是大规模伤亡事件医学救援新策略的重要措施和手段，也是该策略的创新和关键所在。任何大规模伤亡事件都会造成大量的人员伤亡，最大限度挽救受伤人员的生命是大规模伤亡事件早期医学救援的主要任务。有研究表明，在大规模伤亡事件发生的初期，对于无生命危险的伤员常可使用任何可用的交通工具离开灾难现场，自行去医院，这使得大量伤员最先到达灾难现场附近的医院，甚至自行到达更远的医院就诊。事实上，在救援过程中，经救护车转运至各医院的伤员仅占全部伤员的 20%～30%，其结果就是在事件中受伤的全部伤员会分散到事发地附近的各个医院。在救援现场，院前急救必须了解最接近事故现场的医院可能在第一批救护车到达之前就会充满伤员，在将伤病员送到附近医院之前，院前急救人员要与医院取得联系，确定其急诊科的状态和接诊能力。如果附近医院已人满为患，院前急救人员应根据伤病员伤情，将其送到较远的专业医疗机构，尽可能避免后期集中伤病员过程中的二次转诊。以 2015 年天津港"8·12"爆炸事件为例，事件发生后 2 小时内是伤员到达医院急诊的就诊高峰时段，有超过 4000 名伤员在事发初期涌入当地各个医院的急诊科，分散在天津市大大小小 45 家医院，其中收治住院伤员 721 例。事件发生 2 天后，按照"四个集中"的救治决策，将分散在 45 家医院的伤员按照伤情二次转诊集中到 6 家医院进行治疗，并集中全国最知名的专家和全市最优质的医疗资源，给受伤伤员提供全方位、精细化的治疗。

在集中患者过程中应遵循"同伤同院"的原则，也就是说要根据伤员的具体伤情特点选择特定的医院。对于相同伤情的伤员要转送到同一家医院集中救治，如所有烧伤患者集中到当地或更远的烧伤专业能力强的医院；所有四肢骨折者集中到当地或更远的骨科专业能力强的医院；所有颅脑损伤患者集中到当地或更远的神经外科能力强的医院，依次类推。尽量避免由于接收医院专业能力不足而引起的二次转送。按照"同伤同院"原则集中患者，便于从全国各地召集相应专业的专家进行会诊和指导治疗，同时也便于相应专业医疗物资的有效供应和集中管理。集中患者的方式可采用海、陆、空三种立体转运方式，具体转运方式的选择应视情况而定。有研究表明，伤员转运时间在 2 小时内可以陆地救护车为主，对危重伤员转运时间大于 2 小时者均应争取航空转运方式。

在集中患者过程中也应遵循"轻重有别"的原则，也就是说要根据伤员伤情的轻重选择特定的医院。对于所有轻伤员应尽量在伤员第一次就诊的医院进行处理，首诊负责；对于所有危重伤员，应在"同伤同院"的原则下进行二次转诊，将患者进行集中。

二、集中专家

集中专家是大规模伤亡事件医学救援新策略的主要措施。我国拥有丰富的专家资源，医学各专业均有水平高、经验丰富的专家，在我国任何地域发生任何灾难，卫生行政部门均可在最短时间内把我国最优秀、顶级的专家派到事发现场指导救援，这是党和政府对人民的关怀，也是我国社会主义制度优越性的具体表现。2016 年，国家卫生计生委颁发了《关于印发加强卫生应急工作规范化建设的指导意见》（国卫应急发〔2016〕68 号）的通知，要求各级卫生计生行政部门建立健全突发事件卫生应急专家咨询委员会和专家库动态管理制度，完善专家遴选标准和管理办法，充分发挥专家在卫生应急工作中的咨询作用。建立专家咨询委员会和专家库是推进应急管理科学民主决策的需要，是探索应急管理工作规律特点的需要，是全面提升应急管理工作水平的需要，可为特别大规模伤亡事件医学救援提供有力的技术支持和保障。

在救援现场，需要院前急救和灾难救援管理的专家，但往往因事发突然，现场救援和搜救主要以当地院前急救队伍和其他应急救援力量为主，专家在事发现场救援过程发挥的作用甚少。伤员的早期救治，以外科专家为主，特别是创伤外科专家如骨科、神外、普外、胸外、烧伤、泌尿等外科专业的专家，也需重症医学、急诊医学、儿科及其他相关专业的专家参与。专家的遴选要以事件性质为主，根据受伤人数和严重程度，决定所需专家的专业和人数。因此，国家和各地均应建立医学所有相关专业的专家数据库，即国家层面、省级层面、市县层面等不同层次的专家库，以便随时可调用相应的专家在大规模伤亡事件处置和医疗救援决策中提供技术支持和指导。

三、集中资源

集中资源是大规模伤亡事件医学救援新策略的前提和基础。所谓资源是指一定地区内拥有的物力、财力和人力等各种物质要素的总称，也可理解为一切可被开发和利用的物质、能量和信息的总称。任何灾难发生后，都会亟须各类大量的应急救援物资和救援人员，特别是在救援早期离不开大量的物力、人力和财力的支援，这就要求在第一时间内向事发地配送应急物资和应急队伍，而快速准确地将应急资源运送到受灾点是灾难救援的关键，其中应急物资、应急队伍和应急车辆是救援的三个核心资源。在应急物资方面，通常包括通用救灾物资和专业医疗物资，通用救灾物资如帐篷、衣物等通常由各级红十字会支援，而专业医疗物资则由各救援医院携带或集中采购。在人力方面，我国历次救灾的经验是武警官兵和解放军部队会在第一时间到达灾难现场，军队已经成为现场救灾的主要力量。医疗救援则需要筛选各专业医务人员组成应急医疗队到事发地参加伤员的救治。另外，社会志愿者也是应急救援不可或缺的重要人力资源之一。

四、集中救治

集中救治是大规模伤亡事件医学救援新策略的主要目标，是指在应对过程中，将所有患者集中到当地或后方医疗水平较高的医院进行集中治疗和集中管理，可有效利用当地医疗资源，主要包括对所有伤员制订统一救治方案和统一管理。集中患者、集中专家和集中资源都是为了实现对所有伤员的集中救治和集中管理，也是为最大限度降低突发事件病死率和提高救治率的有效措施。相对于以往分散到各医院救治的方式，集中救治的优点在于便于对所有伤员救治的统一管理，便于召集相关医务人员和各种医疗物资，便于专家会诊、制订救治方案和指导具体治疗；其缺点一是所在医院压力过大，二是因特殊设施设备的紧缺，会在一定程度上延误对伤员的治疗，如手术室和专用手术器械等。

基于灾难的常见特征和应对大规模伤亡事件医学救援所需方式的相同特性，采取一致的方式方法来应对突发事件已经逐渐成为全球公认的策略，"四个集中"也逐渐成为我国应对特别重大突发事件医学救援的基本策略。鉴于当前我国各院前急救机构和院内医疗机构对灾难医学救援认识的普遍不足，各医疗机构应当在应急预案、紧急集合、检伤分类、急诊科建设、现场处置、病区收容、信息化建设及应急演练等方面加强建设；应当将突发事件关键救援策略和基本救援原则纳入所有医务人员，尤其是各地应急医疗救援队伍的培训和演练之中，以提高应对各类特别重大突发事件的能力和水平。

第二节　院前创伤检伤分类

院前创伤急救是急诊医学的一部分，是急诊医学最初和最重要的一环，已经有 60 多年的历史。院前创伤急救的意义是在急危重症患者的发病初期就给予及时有效的现场抢救，维持患者的生命，防止患者的再损伤，减轻患者的痛苦，并快速安全地护送到医院进行进一步的救治，为院内创伤急救赢得时间和条件，减少急危重症患者的病死率和致残率。院前创伤急救是创伤救治的第一环节，也是至关重要的环节，院前创伤急救的目的是挽救生命，减少伤残。

有文献报道，严重创伤所致的早期死亡大都发生在伤后 30 分钟内，若能在伤后 5～10 分钟内给予救命性措施，伤后 30 分钟内给予医疗急救，则 18%～25% 受害者的生命可获得挽救。因此，及时、正确、科学、合理地处理严重创伤，是院前创伤急救工作的基本要求。原卫生部公益性科研专项《严重创伤救治规范的研究与推广》项目组专家参考国内外资料，结合我国的实际情况，就严重创伤的院前急救流程进行了专题研讨，达成下述共识，为院前急救医师处置严重创伤提供了一个基本的规范或指南。

一、现场环境评估

首先，不论面对单个伤员还是多名伤员，也不论现场环境如何复杂多变，急救人员、患者及周围人员的安全是第一重要的。在很多重大事故的现场，往往因为实施救援时忽略了对现场环境安全的评估，致使事件的严重程度进一步扩大，伤亡人数不断增多，甚至造成救援人员在工作过程中受到不必要的伤害，此类惨痛的教训不胜枚举。故此，院前急救人员在进入事故现场前，一定要对现场环境进行彻底全面的评估，充分了解事件性质及救援的相关协作部门，以期在进入现场前有充足的医疗准备以及完备的个人防护措施。对现场环境的评估包括：

1. 接到指令前往事发现场途中应通过电话了解现场情况，包括事件性质、大体伤员数量、大致的事故严重程度、相关协作部门（如公安、消防）是否已经到达现场等，并根据了解到的情况尽可能地指导现场人员进行自救互救。

2. 到现场后迅速观察现场环境，明确事件性质，了解大致伤亡人数，伤情种类，并准备好必要的防护措施（口罩、手套、防护服、护目镜、防毒面具等）。选择合适的泊车位置，救护车车头尽量远离事故现场方向停放。

3. 明确警戒线、警戒标志是否齐备，观察现场是否仍有不确定的危险因素（明火、塌方、滚石滑坡、高压电线、燃气燃油泄漏、高速行驶的机动车等），要确保现场环境的安全，这样才能保证急救人员自身、患者以及旁观者的安全。如果现场环境不安全，要去除危险因素，并迅速将所有患者转移至安全区。作为一名院前急救团队的人员，在实施救援的同时将团队成员置身险境是极不明智的行为。因此，不论何时何地何种情况，只有在确保自身生命安全的前提下，才有可能进行下一步的救援。现场评估这一环节或许并不需要多么深厚的医疗理论基础和高超的专业技能，但任何一名具有专业素养和丰富经验的院前工作人员都不会忽视其重要的地位。

二、检伤分类

检伤分类就是于群体创伤或灾害发生后，及时对大量伤员进行分类的技术方法，按创伤的严重程度进行不同分级，以确定不同创伤患者的优先处理顺序。检伤分类的目的是合理利用事件现场有限的医疗救援人力、物力，对大量伤病者进行及时有效的检查、处置，挽救尽可能多的生命，最大限度减轻伤残程度，以及安全、迅速将全部患者转运到有条件进一步治疗的医院。如果现场伤病员不多，且有充足的医疗救护力量，应对所有伤员同时进行检查、处理。如现场伤病员多，又没有足够的医疗救护人力、物力时，必须先对全部伤病员进行快速检伤分类，确定哪些有生命危险应最先获得救治，哪些可暂不救治。

一般将检伤分类的方法分为模糊定性法和定量评分法两大类，模糊定性法简单方便，不用记忆分值和评分计算，可迅速完成现场的检伤分类，但缺乏科学性与可比性；定量评分法通过量化打分，用数字直观地评价，因此具有科学性、符合标准化，但其必须记忆分值并进行评分计算，比较繁琐、复杂和费时。常用的检伤分类方法有：START 检伤分类法、ABCD 法及院前指数（prehospital index，PHI）、CRAMS 评分法、创伤计分法（trauma score，TS）、简易创伤计分法（simple trauma score）等。其中比较通用、较好的方法为 START 检伤分类法。其具体操作分为以下四步。第一步：行动检查。能否行动：能够行动分为绿色；不能行动→第二步。第二步：呼吸检查。确定气道通畅。没有呼吸分为黑色；呼吸≥30 次/min 分为红色；呼吸<30 次/min→第三步。第三步：检查脉搏。无脉搏或脉搏弱分为红色；脉搏有力→第四步。第四步：评估意识。有意识障碍分为红色，无意识障碍分为黄色。红色标识：危重伤病员，第一优先，需立即救治。黄色标识：中度伤病员，其次优先。绿色标识：轻度伤病员，可延期处理或不需治疗，视情况安排转送或进一步治疗。黑色标识：死亡。START 检伤分类法操作简单、易行、检伤迅速（每名患者可在 5～10 秒内完成），基本上不需要借助其他工具，且现场每个救护人员可以单独完成，不需要特殊的配合，可以大大提高检伤的效率，以便最大限度利用有限的医疗资源为尽可能多的伤员提供快捷、有效的救治，对危急重症伤员进行优先处理，从而提高抢救成功率，合理救治伤病员，积极改善预后。

三、伤情评估与处置

如果创伤现场是单个伤病员，则经快速现场环境评估和处置后直接进行伤情评估；但如果是多个伤病员，则首先应进行检伤分类，然后先对重伤员进行伤情评估与处置，我们将这一流程简单归纳为 DRCAB 评估流程。在这一流程中，强调只进行必要的基本检查，只对可能立即危及生命的情况给予最简单有效的处置，旨在保证伤员的基本生命安全。

（一）DRCAB 评估流程

1. D——Danger　现场评估救护者、患者及周围人员的安全是第一重要的，这一理念我们不厌其烦地予以重申，救援人员在进入现场前一定要确保周围环境的安全。此外，对于伤员周围环境的审查往往会提示我们该伤员可能的受伤机制和伤情轻重。

2. R——Response　意识状态的评估，迅速判断伤员是否清醒、是否有所反应。最好是根据 Glasgow 评分对伤员进行意识状态的评估。对于意识丧失、呼吸停止及大动脉搏动不能触及的伤员，立即进行心肺复苏。

3. C——Circulation　循环状态的评估，主要包括：脉搏、末梢循环，以判断伤员出血情况，同时也应迅速观察患者全身有无可见的活动性出血，并采取相应的止血措施，这是在创伤早期挽回伤者生命的重要手段。

4. A——Airway　气道的评估。溺水、火灾、泥石流等通常引起患者不同程度的气道梗阻，特别是火场逃生的伤员，气道梗阻往往在数分钟到几小时的时间内迅速发生。此外，一部分重度颅脑损伤的患者以及受伤前曾饱食的伤员，往往在治疗过程中出现不自主控制的大量喷射性呕吐，从而导致吸入性的气道梗阻。而一旦出现气道梗阻而未能及时干预，患者往往会在几分钟内失去生命。作为院前创伤急救医师，不仅需要对各种伤员的气道条件进行准确评估，还要清楚地认识到其有可能进一步加重的发展趋势，以便在创伤早期对患者的气道提前给予适当的保护。

5. B——Breathing　呼吸的评估，包括呼吸频率、节律以及双侧的呼吸音是否对称，需要使用听诊器听诊双侧胸壁的肺尖、肺底四个听诊区。大部分气道通畅的患者都能够出现自主呼吸，但一部分患者的自主呼吸并不能维持其自身机体的氧供需求，这种情况下，就需要我们给予一些有效的呼吸支持手段——鼻导管吸氧，调氧面罩吸氧、储氧面罩吸氧、NPPV、IPPV 或徒手面罩加压气囊辅助通气等。通常来讲，即便有正常自主呼吸的严重创伤患者，我们仍然建议常规给予低流量的鼻导管吸氧，旨在尽可能提高患者血液中的氧含量，以便在创伤大量失血时能够维持机体的基本氧供。

（二）初步评估

在进行快速 DRCAB 伤情评估之后，危及生命的情况已做处理，这时需要对伤员进行全面的初步评估，包括伤员的姓名、性别、年龄、体重、体位、表情、活动能力、出血情况以及从头到脚各个部位详尽检查。

（三）二次评估

初步评估之后，伤员的主要创伤已经得到了初步的处置。二次评估是为了检查出伤员的全部创伤，发现在初步评估时没能发现或没来得及处理的次要伤情，同时检查评定之前的治疗效果。强调全面、详尽，并对潜在危险做出适当的判断。

（四）途中评估

在将伤员搬上救护车之后，伤员已经处于相对安全的环境中，首要的一项工作就是与接收医院取得联系，建立绿色救治通道，简要地向院内急诊医务人员报告伤员情况，请求做好接诊准备，为伤员的院内救治争取宝贵的时间；同时在途中要密切关注伤员生命体征的变化，以及止血包扎与固定情况，观察包扎敷料有无渗血。

第三节　院前创伤气道管理

随着现代交通业、工业的发展，因交通事故、工伤等各种灾害性事件造成严重创伤患者的数量日渐增多。据统计：在全世界范围内，严重创伤已成为年轻人死亡和伤残的首要原因。气道管理在严重创伤患者救治过程中尤为重要，是首诊医师的基本技能，是维持急危重症创伤患者生命体征的重要手段。有效保证患者的通气及换气功能，可以维持患者的组织代谢和器官功能。有效的气道管理是院前创伤呼吸支持治疗的前提和基础。近年来，创伤气道管理强调早评估、早预防、早干预。救治团队应该分工协作，并进行全程、动态、反复的评估与干预，维持气道畅通，并将始终维持气道畅通作为目标。

一、气道管理基本目标

严重创伤患者气道处理的基本目标应重点围绕 3 个要点：①确保呼吸道通畅；②确保患者足够的氧合；③确保及时的呼吸机支持。

二、气道管理的核心

其核心就是提供有效的通气、足够的组织氧合和防止误吸。

严重创伤患者救治中，除头颅、颌面、颈、胸等部位创伤对气道所产生的直接影响外，其他部位的创伤患者也经常面临气道的通畅与开放等问题。同时创伤患者通常为饱胃，存在误吸的危险，并且常常存在气道损伤或中枢神经系统损伤，自主呼吸功能受到损害，由于损伤或解剖因素，常常用普通喉镜插管困难，颈椎损伤患者插管时易导致脊髓损伤。避免误吸、避免插管过程中加重脊髓损伤和避免缺氧是创伤麻醉气道处理的重要问题。

由于创伤患者氧消耗的增加所造成气管内插管期间可能存在的缺氧风险，应当事先进行氧合，从而避免由于气管内插管延迟操作所致的缺氧现象。紧急保证气道通畅，以经口气管内插管为首选方法。因为在伴有颅底骨和筛板骨折的患者中经鼻插管可能存在直接损伤脑组织的危险，故不推荐为首选。对疑存在颈椎伤患者必须手法维持颈椎稳定，面罩通气和插管时采用环状软骨加压法，以防呕吐和误吸。若难以实施经口插管，可毫不迟疑地采用紧急环甲膜切开或经气管喷射通气（transtracheal jet ventilation，TTJV），可为气管切开和气管内插管赢得时间，环甲膜切开比气管切开快得多。其他方法包括：面罩通气，纤维光导支气管镜辅助插管，经口盲探，导管引导器插管，喉罩，气管-食管联合导管，逆行插管等。技术的选择取决于紧急的程度、患者受伤的性质和解剖情况，还有操作者的熟练程度。由于面部创伤致咽部有血液存在时，使用纤维支气管镜引导气管内插管并非为最佳方法。

三、严重创伤患者气道管理"降阶梯"原则

（一）第一阶梯：徒手法，无创

即为保持呼吸道通畅，尽快开放气道，当患者无颈椎损害时，可手法开放气道，但如有颈部创伤时，则必须小心可能的继发性医源性损害。

（二）第二阶梯：氧疗支持，无创

即包括用鼻塞、鼻导管吸氧及面罩类给氧，气管内插管给氧来进行氧合支持，目前经口气管内插管通气仍然是有效改善呼吸功能的"金标准"。

（三）第三阶梯：环甲膜/气管穿刺、气管切开术

严重创伤不能开口或开口度受限者，呼吸道本身损伤，气管内插管操作有可能引起呼吸道组织和结构进一步损伤者，即创伤患者出现喉痉挛等急性上呼吸道阻塞，立即实施的环甲膜/气管穿刺、气管切开术，以确保通气氧合为根本目的。

（四）第四阶梯：机械通气

如严重颅脑损伤、严重肺部损伤等自主呼吸不能维持者需尽早气管内插管，呼吸机支持通气氧合，这类患者，如院前抢救完成插管机械通气，则抢救成功率会明显增加。

四、严重创伤患者急诊气道管理临床决策流程

急诊气道管理可分为两个步骤：①保证通气氧合，初步评估气道，按"CHANNEL原则"，首要目标是保证患者生命安全。②明确气道情况，建立人工气道。这一阶段明确患者气道情况，按照"降阶梯"的思路进行准备。遇到困难气道时，遵循"优先维持通气与氧合"原则，切忌盲目多次尝试。人工气道的建立方式遵循"简便、有效、最小创伤"原则，优选可视化技术。

附：CHANNEL原则

C（crash airway，崩溃气道）：崩溃气道是指者处于深度昏迷、濒临死亡、循环崩溃时，不能保证基本的通气氧合。此时需按紧急气道处置。

H（hypoxia，低氧血症）：急诊气道管理首先需要纠正低氧血症。对于自主呼吸节律尚稳定的患者，可以经鼻导管或面罩进行氧疗；若自主呼吸不稳定或通气氧合情况仍不正常，需给予球囊-面罩通气。所有通气均应注意气道开放，避免二氧化碳潴留。以上方法不能纠正低氧血症时，可判断为紧急气道。紧急气道重点在于尽快建立有效人工气道，按困难气道流程处理，必要时直接选用有创气道技术。对于气道自我保护能力不足、同时饱胃的患者，建议使用Sellick手法压迫环状软骨来防止反流误吸。

A（artificial airway，人工气道）：对于尚能维持通气氧合的患者，仍需根据病情判断是否需要建立人工气道。人工气道包括无创气道和有创气道。无创气道包括经口/经鼻气管内插管、声门上气道装置（喉罩等）等；有创气道包括气管切开、环甲膜穿刺/切开等。其中气管内插管是建立人工气道的主要方法。气管内插管的适应证：不能保护或维持气道，不能有效通气氧合；气管内插管的禁忌证：在致命性呼吸衰竭的情况下，无绝对禁忌证；相对禁忌证：喉水肿、急性咽峡（喉）炎、气管黏膜下血肿、气管离断、严重凝血功能障碍等。不确定是否有颅骨骨折的患者不建议经鼻气管内

插管，但没有颅底骨折，患者创伤严重，需长时间呼吸机治疗的可考虑经鼻气管内插管，有利于长时间保留气管导管和口腔护理。气管导管选择，男性 7.0 mmID，女性 6.5 mmID，插管前用 45 ℃无菌热盐水将导管烫软，充分液状石蜡润滑，经鼻置入后，从口腔用喉镜、插管钳辅助，明视下将导管送过声门。

N（neck mobility，颈部活动度）：气管内插管成功率高的体位是"嗅花位"，要求头一后仰，颈部弯曲。所以创伤患者一定关注有无颈部外伤，包括颈部活动受限、颈部损伤、颈部制动、体位配合困难等，2015 年英国困难气道学会（DSA）建议直接应用可视喉镜等其他可视化的插管技术。

N（narrow，狭窄）：各种原因导致气管内径减小甚至完全阻塞，包括气管外组织压迫（如肿瘤、局部脓肿、血肿）、气管内异物、气管自身病变（如局部放疗、瘢痕挛缩），这类情况会增加气管内插管的难度。

E（evaluation，评估）：经口气管内插管要求口轴、咽轴、喉轴这三轴尽可能地调整在同一直线上；如条件允许，可评估咽部结构分级：即改良的 Mallampati 分级，咽部结构分级愈高预示喉镜显露愈困难，Ⅲ～Ⅳ级提示困难气道。

L（look externally，外观）：快速地观察患者有无特别的外观特征，以确定是否有气管内插管或通气的困难，如颈部粗短、过度肥胖、下颌短小、尖牙过长、外伤畸形等一些会导致特殊面部结构改变。

五、严重创伤患者院前急救的气道管理

美国外科医师学会创伤委员会（ACSCOT）的创伤高级生命支持（ATLS）课程和院前创伤生命支持（PHTLS）课程中阐明：根据复苏顺序（ABCDE）进行初步检查：A. 气道（注意保护颈椎），B. 呼吸（有效性、氧合），C. 循环（脏器灌注），D. 伤残情况（中枢神经系统），E. 显露和环境控制。因此急诊医师在救治创伤患者时，根据创伤者呼吸道的临床特点快速评估具体患者呼吸功能不全的程度，并立即以采用不同侵入程度的支持手段进行气道管理。

（一）体位选择

体位是开放气道的基础，好的体位才能实施与维持气道的开放。临床上常依据患者具体状况置于合适体位。急救时，呕吐或可能会呕吐的创伤患者，考虑到可能对呼吸的影响，在创伤病情允许条件下，将患者置于复原卧式；搬运时再改平卧头侧位；若患者较胖、颈短者，应采取半卧位，有利于通气氧合；若患者为血气胸伤，需采取患侧卧位；若患者为高月龄妊娠妇女，左侧卧或平卧位右侧垫高，同时头高位有利于通气氧合。

（二）徒手开放气道

颈椎损伤患者（除意识障碍），开放气道应采用常规提颏法。不能让患者头后仰，这样可能加重脊髓损伤。部分钝性损伤可能会发生脊髓损伤，颈椎固定装置会对气道造成一定影响，若通气效果差，采用球囊-面罩技术通气时，可使用 Sellick 法（环状软骨加压）可有效避免胃内容物反流误吸。

（三）非侵入性人工气道

口咽通气道、鼻咽通气道等均为非侵入性人工气道。口咽通气道能解决舌根下坠情况，但对喉咽部存在较大刺激，采用正确的方法置入，操作要轻柔，防止黏膜受到损伤；鼻咽通气道在创伤患者出现牙关紧闭时可以采用，不适用于严重颌面部损伤患者，可避免误插入颅底骨折患者的颅内。约 30％的患者在鼻咽通气道置入过程中有出血现象。插入前测量患者鼻腔，对大小、形状、有无鼻息肉、显著鼻中隔偏移等进行确认，鼻腔可适当表面麻醉并在鼻咽通气道前段涂上润滑剂，可降低出血的发生率。

（四）侵入性人工气道

喉罩、食管气管联合导管均为侵入性人工气道设备。2015 年英国困难气道学会（DSA）推荐 3 种二代喉罩：分别是 Supreme LMA、ProSeal LMA、i-gel LMA，它们共同特点是可以置入胃管，进行胃肠减压，在气道急救中，可直接置入或者气管内插管未成功后能保证有效通气氧合的手段。因此，喉罩在急救中占有重要的战略地位。二代喉罩与面罩通气比较，可显著降低胃胀气与反流发生率，同时能提供与气管内插管相似的通气效果，能完全隔离气道和口腔，减少误吸风险，提供显著有效的通气；食管气管联合导管适用于不易气管内插管患者及有寰枢关节半脱位的禁忌使用气管内插管的患者，特别是解剖学异常造成困难气道的患者。食管气管联合导管具备与气管内插管相似的通气效果，但采用联合导管通气时，急救者须准确判断导管进入气管还是食管，判断错误可能造成严重的后果。联合导管进入食管

时，由于不能进行气管内吸引，所以一般不主张长期应用，在患者病情稳定、条件允许状况下，要及早更换气管内插管。联合导管咽部气囊及导管末端均较硬，插入时易造成患者食管损伤、穿孔、皮下气肿及气胸等，易造成心血管反应，所以，心血管疾病患者采用联合导管通气会加大风险。

（五）声门下人工气道

气管内插管为主要的声门下人工气道，困难气道是院前气管内插管的主要问题之一。若抢救者插管技能差、插管位置监测不到位极易造成患者发生并发症。确定气管导管在气管里的方法：直接喉镜直视气管导管进入声门、正常通气时胸廓有起伏、听诊器听诊双肺有呼吸音、监护仪上 PETCO₂ 出现连续不递减的矩形波，超声波探测食管内未见气管导管等方法，其中 PETCO₂ 是确定气管导管在气管内的"金标准"。英国困难气道学会建议：如可疑是困难气道，尽可能提前使用可视化插管工具，包括可视喉镜、Airtraq 等先进设备；还建议，插管最多有 3 次机会，第 4 次更换更有经验医师插管 1 次，不成功，置入二代喉罩进行有效通气氧合。置入喉罩的好处除了能进行有效通气氧合外，最主要的是"stop and think"，可以使插管失败的医师在慌乱中停下来，稳定一下心情，重新思考，对患者气道重新评估。

（六）有创人工气道

环甲膜或气管穿刺适用于上呼吸道阻塞、严重呼吸困难，无法建立人工气道等急性咽喉部阻塞患者，每个急救车均应配备好环甲膜穿刺器材，随时待用，及时、准确的穿刺是气道连接的关键。但是环甲膜穿刺通气效果维持时间短，条件允许下，应先进行环甲膜切开术，呼吸好转后入院进行常规气管切开术。英国困难气道学会建议手术刀环甲膜切开技术。环甲膜切开术勿损伤环状软骨，防止术后出现喉狭窄，其插管时间应小于 24 小时；在院前气道管理中有重要的应用价值。

第四节　院前创伤常见并发症

创伤导致的疾病包括失血性休克、创伤性休克、颅脑损伤、空腔脏器损伤、实质脏器损伤、运动系统损伤等；创伤并发症是指创伤后发生的并与创伤和/或创伤救治存在内在联系的疾病或症状，相关的并发症总结起来包括四大类。①休克相关并发症：低体温、酸中毒、凝血功能障碍、弥散性血管内凝血；②感染相关并发症：浅部感染、深部感染、器官或间隙感染、导管相关血流感染、肺炎、泌尿系统感染、脓毒症；③脏器相关并发症：急性呼吸窘迫综合征、急性肾损伤/急性肾功能障碍、急性胃肠损伤、挤压综合征、腹腔间隙综合征、多器官功能衰竭；④栓塞相关并发症：深静脉血栓形成、脂肪栓塞综合征。

一、休克相关并发症

创伤性休克是指机体遭受严重创伤后所表现出的休克症候群，为创伤后大失血、剧烈疼痛等所导致。其诊断标准为：①"5P"临床特征。皮肤苍白（pallor）、冷汗（perspiration）、意识淡漠（prostation）、脉搏微弱（pulselessness）、呼吸急促（pulmonary deficiency）。②收缩压＜100 mmHg（1 mmHg＝0.133 kPa），脉压差＜30 mmHg。③尿量＜25 ml/h。④中心静脉压降低。⑤代谢性酸中毒。

创伤致死三联征是指创伤早期所发生的低体温、酸中毒、凝血功能障碍，三者相互促进，形成恶性循环，致使患者生理潜能耗竭的一种状态，又称为"死亡三角"。诊断标准为：体温＜35 ℃，pH＜7.2，活化部分凝血酶时间（Am）、凝血酶原时间（PT）大于正常值的 1.5 倍以上，纤维蛋白原（Fib）＜1.0 g/L，凝血因子减少 25%，血栓弹力图表现为 R 和 K 值延长，仅和两侧曲线的最宽距离值降低。

弥散性血管内凝血（DIC）指创伤后因凝血系统激活，小血管内广泛微血栓形成，以及继发纤溶系统亢进，引起全身性出血和微循环功能衰竭的一种临床综合征，诊断标准为：①临床表现（至少 2 项）。严重或多发出血，原发病无法解释的休克，不明原因的器官功能障碍，抗凝治疗有效。②实验室检查

（至少 3 项）。血小板＜100×10⁹/L 或进行性下降，纤维蛋白原（Fib）＜1.5 g/L 或进行性下降，血浆纤维蛋白降解产物＞20 mg/L，或 D-二聚体较正常水平升高 4 倍以上，PT 延长或缩短 3 秒以上，APTT 延长或缩短 10 秒以上，抗凝血酶原Ⅲ（AT-Ⅲ）量减少或活性＜60%，血浆纤溶酶原＜200 mg/L，血浆Ⅷ：C 活性＜50%，血浆内皮素-1＞8 ng/L 或血栓调节蛋白高于正常 2 倍以上。

二、感染并发症

根据感染的深度，伤口/切口感染分为浅表感染、深部感染、器官或间隙感染。感染时间是指有足够证据确定感染的最早时间。浅表感染是指伤后或术后 30 天内发生的仅累及皮肤或皮下组织的感染。下述指标中符合其中 1 项即可诊断：①局部有脓性引流物；②无菌获取的局部液体或组织培养出细菌；③局部出现红、肿、热、痛或压痛临床症状。深部感染是指伤后或术后 30 天内（如有外科置入物，则一年内）发生的累及筋膜和肌肉层的感染。下述指标中符合其中一项即可诊断：①局部脓性引流物来源于深部软组织；②深部伤口/切口自发裂开，或由于患者发热（体温＞38 ℃）、局部疼痛或压痛，需要打开伤口；③手术或影像学检查显示深部伤/切口脓肿或其他感染证据。器官或间隙感染：是指伤后或术后 30 天内或 1 年内（如有置入物）发生的累及器官或间隙的感染。下述指标中符合其中一项即可诊断：①器官或间隙内有脓性引流物；②器官或间隙内无菌获取的液体或组织中培养出细菌；③手术或影像学检查显示器官或间隙脓肿或其他感染证据。

导管相关血流感染主要指中心静脉导管（CVC）相关的血流感染。其诊断必须在 48 小时内满足以下 3 个标准：①临床指标（至少 1 个）。体温＞38.5 ℃ 或＜35 ℃，血常规 WBC＞10000/mm³ 或＜3000/mm³，收缩压＜90 mmHg 或下降幅度＞25%。②至少 1 次周围静脉血培养阳性。③导管感染的病原学证据（至少 1 个）。包括以下几类。①半定量培养：＞15 菌落形成单位（CFU）/导管端，且与周围血培养的病原相同。②定量培养：＞10 CFU/导管端，与外周血培养的病原菌相同。③中心静脉血和外周血菌落比：相同病原菌 CFU 比值≥5∶1。④CVC 与外周血培养发现阳性时间差＞2 小时。

肺炎是指创伤 48 小时后发生的肺部感染。其诊断标准为：①胸片或 CT。肺部有炎性浸润阴影，并持续至少 24 小时。②临床指标（至少 1 个）。体温＞38.5 ℃ 或＜35.0 ℃；血常规 WBC＞10000/mm³ 或＜3000/mm³。③微生物学指标（至少 1 个）。支气管肺泡灌洗液定量细菌培养≥10 CFU/ml，或保护性毛刷（PSB）细菌培养＞10 CFU/ml，或气管内吸取物培养＞10⁵～10⁶ CFU/ml；组织学检查显示脓肿形成，伴有肺泡和细支气管内大量中性粒细胞聚积，或肺组织定量细菌培养≥10 CFU/g 组织；血培养呈现出与痰液或呼吸道培养相同的细菌。

泌尿道感染是指创伤后病原菌侵入尿路，在尿液中生长繁殖，并侵犯尿路黏膜或组织而引起的感染。按感染部位，可分为上尿路感染（肾盂肾炎）和下尿路感染（膀胱炎和尿道炎）。诊断标准：出现下述临床症状 48 小时内尿液培养细菌数必须＞10⁵ CFU/ml。临床症状：体温＞38.5 ℃；WBC＞10000/mm³ 或＜3000/mm³；尿急；排尿困难；耻骨上压痛。

脓毒症/严重脓毒症/感染性休克是指创伤后由感染引发的全身炎症反应综合征。脓毒症诊断标准为：有明确感染证据的情况下，具备下述 2 项或以上指标：①体温＞38.3 ℃ 或＜36 ℃；②心率＞90 次/min 或＞不同年龄段正常心率范围＋2 个标准差；③呼吸频率＞30 次/min；④血常规 WBC＞12×10⁹/L 或＜4×10⁹/L，或正常 WBC 数，但不成熟细胞＞10%；⑤血浆降钙素原（正常值＋2 个标准差）；⑥血浆 C 反应蛋白（正常值＋2 个标准差）。严重脓毒症为脓毒症伴有器官功能障碍。感染性休克为严重脓毒症经充分液体复苏后仍然伴持续性低血压（收缩压＜90 mmHg 或平均动脉压＜60 mmHg，或收缩压较基础值下降 40 mmHg），除外其他导致休克因素者。

三、脏器并发症

ARDS 是指创伤后发生的急性缺氧性呼吸功能障碍。其诊断标准为：①胸片或 CT 显示双肺出现急性炎性渗出阴影，并持续至少 24 小时；②无左心房高压［肺毛细血管楔压（PCWP）≤18 mmHg］，或充血性心力衰竭（24 小时内 PCWP≤18 mmHg 至少持续 12 小时）的证据；②氧合指数（PaO_2/FiO_2）≤300 mmHg，呼气终末正压（PEEP）≥5 cmH_2O（1 cmH_2O＝0.098 kPa）。ARDS 分 3 级。①轻度：200 mmHg＜PaO_2/FiO_2≤300 mmHg；②中度：100 mmHg＜PaO_2/FiO_2≤200 mmHg；③重度：PaO_2/FiO_2≤100 mmHg。

急性肾损伤/急性肾功能障碍是指创伤后所发生的肾功能急剧降低，导致氮质血症、水潴留、电解质及酸碱平衡紊乱等临床综合征。从病因上分为肾前性、肾性和肾后性急性肾损伤。诊断标准为：①血肌酐明显升高，48 小时内绝对值＞126.5 $\mu mol/L$ 或较基线值升高 50％。②尿量＜0.5 ml/（kg·h），持续 6 小时以上。

急性胃肠损伤（acute gastrointestinal injury，AGI）是指严重创伤后以应激性溃疡、动力障碍、消化吸收功能障碍和屏障功能障碍等为主要特征的病变。临床主要表现为消化道出血（呕血、黑便，甚至血便）、胃潴留、麻痹性肠梗阻、不能耐受肠道营养和肠源性感染等。根据严重程度，AGI 分为 4 级：Ⅰ级（有发生胃肠功能不全或衰竭的风险），指胃肠道功能部分受损，表现为病因明确的暂时胃肠道症状；Ⅱ级（胃肠功能不全），胃肠道的消化吸收功能不能满足机体对营养物质和水的需求，但还没有影响到患者的全身情况；Ⅲ级（胃肠功能衰竭），胃肠功能丧失，尽管采取治疗干预，胃肠功能不能恢复而且全身情况没有改善；Ⅳ级（胃肠功能衰竭并严重影响其他脏器的功能），AGI 发展成为直接危及生命的因素，并伴有多脏器功能不全和休克。

挤压综合征是指挤压伤患者在受压部位解除挤压后出现全身微循环障碍、肾小球滤过率降低、肾小管阻塞、变性、坏死，出现肌红蛋白尿和急性肾功能障碍为主要特征的临床症候群。诊断标准：①有挤压伤，尤其是肢体肌肉丰富部位遭挤压 1 小时以上。②临床表现，伤后 24 小时内发生少尿或无尿，尿液褐红色，血尿与肢体肿胀程度成正比。③辅助检查，尿中出现肌红蛋白，血肌肝、尿素氮、血钾明显升高。

腹腔间隙综合征（abdominal compartment syndrome，ACS）是指腹腔压力持续＞20 mmHg，伴或不伴腹腔灌注压＜60 mmHg，同时合并有新的器官功能障碍。分为 3 类：①创伤后原发性 ACS。与腹腔、盆腔区域的损伤或损伤后感染等相关，如创伤导致腹腔内或腹膜后大量出血、损害控制性手术中敷料填塞止血、肠道损伤后腹腔内感染等，通常需要早期外科或放射介入干预。②创伤后继发性 ACS。非腹腔、盆腔区域的创伤或感染，如伴随脓毒症和毛细血管渗漏的肢体毁损伤、大面积烧伤和其他需要大量液体复苏的情况。③创伤后再发性 ACS。创伤后原发性或继发性 ACS，经手术或非手术治疗缓解后再次发生 ACS。诊断标准：①病史。严重腹部损伤，或创伤性失血性休克后输入大量液体（＞12000 ml）。②腹部体征。腹部高度膨隆、腹壁高度紧张。③器官功能障碍。心率加快和/或血压下降；呼吸加快，吸气压峰值上升＞4 kPa，低氧血症；少尿或无尿，伴利尿药无效。

MODS 指创伤后同时或序贯发生 2 个或 2 个以上脏器或系统功能障碍的综合征。呼吸、肾、胃肠道功能障碍诊断标准同上。心功能障碍：收缩压＜90 mmHg 或较平时下降 40 mmHg 以上；平均动脉压＜70 mmHg；发生休克、室性心动过速或心室纤颤等严重心律失常、心肌梗死；肝功能障碍：谷丙转氨酶（ALT）＞正常值 2 倍以上；血清总胆红素＞17.1 $\mu mol/L$；中枢神经系统功能障碍：意识出现淡漠或躁动、嗜睡、浅昏迷、深昏迷，GCS≤14 分；凝血系统功能障碍：血小板计数＜100×10⁹/L，APTF、PT 延长或缩短超过正常值 3 秒。

四、栓塞并发症

深静脉血栓形成（deep venous thrombosis，DVT）是指患者长期卧床或因多种原因致肢体活动受限，导致血液在深静脉系统内凝结，从而引起静脉回流障碍。血液黏度高、血流缓慢及血管壁损伤是导致 DVT 的三大原因。诊断标准：①病史，患者长期卧床、肢体制动。②临床表现，患肢突然肿胀、疼痛。活动后加重，抬高患肢可减轻；血栓部位有压痛，沿血管可扪及索状；血栓发生在小腿肌肉静脉丛时，Homans 征和 Neuhof 征阳性（患肢伸直，足突然背屈时，引起小腿深部肌肉疼痛，为 Homans 征阳性；压迫小腿后方，引起局部疼痛，为 Neuhof 征阳性）。③辅助检查，血浆 D‐二聚体＞500 L。④多普勒超声、静脉造影可明确诊断。

脂肪栓塞综合征是指长骨（股骨、胫骨、腓骨、肱骨）或骨盆骨折后 24～48 小时或骨折固定后 24 小时内出现以呼吸困难为主要表现的病征。符合 1 项主征、3 项副征，或 2 项主征、2 项副征者，即可诊断。主征：①呼吸困难、低氧血症、胸片逐现双侧蝴蝶样阴影；②中枢神经系统受抑，意识模糊、偏瘫、失语、瞳孔不均；③皮肤出现瘀斑或出血点，常见于口腔黏膜、结合膜、上半身皮肤褶皱处。副征：①心率＞120 次/min；②体温＞38.0 ℃；③血小板减少（较入院时血小板计数减少 50％以上）；④血液或尿液中发现脂肪球；⑤无尿或少尿（＜30 ml/h）；⑥视网膜变化（如瘀斑）；⑦不能用失血或过量输液解释的红细胞压积降低；⑧黄疸。

〔潘 菲 王 静〕

参考文献

[1] 中华医学会创伤学分会创伤感染学组，中华医学会创伤学分会创伤急救与多发伤学组. 创伤后并发症的定义与诊断专家共识 [J]. 中华创伤杂志，2013，29（6）：481‐484.

[2] 白祥军，裘法祖. 建立创伤外科专科　提高多发伤救治水平 [J]. 中华创伤杂志，2004（12）：9‐10.

[3] 都定元，王建柏. 中国创伤外科发展现状与展望 [J]. 创伤外科杂志，2018，20（03）：161‐165.

[4] 张连阳，谭浩，李阳，等. 我国医院创伤救治能力建设现状 [J]. 解放军医药杂志，2013，25（07）：6‐9.

[5] 张惠，徐波，李军. 战创伤救治气道管理指南 [J]. 临床麻醉学杂志，2019，35（11）：1129‐1132.

[6] 米卫东，葛衡江，张铁铮，等. 战创伤救治气道管理指南 [J]. 麻醉安全与质控，2020，4（4）：191‐195.

第三十五章　创伤的评估和损伤控制理念

第一节　创伤患者的早期评估

创伤是 45 岁以下人群死亡的主要因素，全球每年因为严重创伤而死亡的患者超过 500 万。严重创伤发生后，迅速准确的评估是患者得到救治以及转运处理的基础，可有效降低这类患者的死亡率。评估的首要目标是确定患者的当前状态，对患者的病情有整体的印象，同时迅速评估可能危及患者生命的情况，并开始紧急干预措施。如果时间允许，可进行二次检查，包括有无危及生命及危害四肢的创伤。二次检查通常会在转运过程中进行。

R. Adams Cowley 提出了创伤救治"黄金一小时"，他认为创伤发生与确定性救治之间的一段时间十分关键，在此期间内，由于灌注减少，出血不受控制，组织氧合不足，全身都会发生损伤。如果在这期间内上述问题无法得到控制，患者存活的概率将大大降低。"黄金一小时"现在被称作"黄金期"，因为这个关键时间段并不一定只是一小时。有些患者能得到救治的时间可能不足一小时，有些则有更多的时间得到救治。院前救治者需要尽快确认患者伤情的紧急程度，让患者能够最快得到确定性治疗。如果要转运创伤患者，则应尽快判断患者病情的严重性；只在现场进行基本救治，然后迅速将患者转运至合适的医疗机构进行治疗。因此，快速、高效的评价和处理是我们的最终目标。在现场的时间越短越好，否则可能造成大量失血和死亡。

在处理严重创伤时应具备轻重缓急的意识，因此，进行初级评估尤为重要。应首先明确哪些情况可在短时间内危及患者的生命，确认有无以下情况：气道梗阻、伴有呼吸困难的胸部损伤、严重的内出血或外出血。严重创伤患者评估和处理的优先考虑采用 ABCDE 这五个基本步骤：A. 气道处理和颈椎固定；B. 呼吸（通气）和胸部损伤控制；C. 循环和出血；D. 神经功能障碍；E. 暴露/环境。迅速有效地执行这几个步骤是为了减少评估所花费的时间，通常这些步骤不会超过 2~5 分钟，但如果患者存在多个危及生命的因素，应同时进行。不管患者属于哪一类人群，如老人、儿童或者妊娠妇女，都可采用这一初步评估方式。

一、气道处理和颈椎固定

缺氧是造成严重创伤者死亡的主要原因之一。有效保证患者的通气及换气功能，可以维持患者的组织代谢和器官功能。有效的气道管理是院前创伤呼吸支持治疗的前提和基础。近年来，创伤气道管理强调早评估、早预防、早干预。救治团队应该分工协作，并进行全程、动态、反复的评估与干预，维持气道畅通，并将始终维持气道畅通作为目标。

对于严重创伤患者，应首先评估气道是否通畅，具体的评估方法包括视（患者有无烦躁、发绀、呼吸困难）、听（有无异常呼吸音）和触（气管是否居中）。快速检查患者的气道，以确保气道通畅（干净、开放），没有梗阻危险。如果与患者交流正常无障碍，则危险性不大，但应反复检查；对于存在严重颅脑外伤或意识障碍（GCS<8 分）的患者，应及时给予人工通气。如果气道受损，应首先使用人工方法（仰头抬颏法或托下颌法）将其打开。如有必要应清除血液、体内物质和异物，同时警惕舌后坠。之后，当有充足的医疗设备和时间时，可采用机械手段进行气道管理，包括经鼻或口腔气管内插管、气管切开等。

当不能维持其气道通畅及有效通气，进行快速诱导麻醉插管（rapid sequence intubation，RSI）是保证气道安全的明确方法。若 RSI 操作失败，立即通过基本的气道辅助通气手法和/或通过声门上装置来维持气道通气，直到使用外科方法建立起稳定的气道通路。在院前环境下，优先选择在事发地现场立即展开救治。如果现场不能进行 RSI 且气道反射消失，建议使用声门上气道设备。如果气道反射存在或声门上气道装置不能置入，则应使用基本的徒手气道支持手法和装置。如果选择转运患者至大的创伤中心进行 RSI，应确保转运时间不超过 60 分钟。如果患者的气道通畅性不能维持或转运至大的创伤中心的时间预计超过 60 分钟，可以考虑转运至次级创伤中心。

在打开气道时，必须始终考虑颈椎损伤的风险。过度活动会造成或加剧神经系统的损伤，因为断裂的脊柱中可能存在压迫脊髓的骨块。要解决这一问题，需要在打开气道和实施通气时，依靠人工方式将患者的颈部保持在中间位置。这并不意味着上述气道救治的步骤不适用或不能用。相反，这意味着在实施救治的过程中需要保护患者的脊柱免受不必要的挪动。在开始实施颈椎损伤的预防措施后，必须保证患者整个脊柱得到固定。因此，患者全身必须保持水平以保证其安全。

二、呼吸（通气）和胸部创伤控制

第一步的目的是有效地输送氧气到患者的肺部，帮助其保持身体内的有氧代谢过程。在进行呼吸评估与管理时应再次进行气道评估检查，确认气道是否通畅。当患者的气道被打开，患者呼吸（通气）的质量和数量可以通过如下所述来评估：

1. 检查患者是否存在呼吸。

2. 如果患者没有呼吸，应立即开始使用面罩和补充供氧来帮助患者呼吸，然后再进行评估。

3. 确保患者的气道通畅，继续辅助呼吸并准备对口腔、鼻、声门上气道进行插管，或运用其他气道机械保护手段。

4. 如果患者可以呼吸，估算通气频率的充分性和深度来确定患者是否能呼吸充足的空气，并对氧合作用进行评估，确保患者不缺氧，血氧饱和度高于 90%。

5. 快速观察患者的胸部起伏情况，如果患者神志清楚，则通过听患者讲话来评估其是否能毫无困难地说出完整的句子。

通气频率可分为以下 5 个级别：

1. 窒息   患者没有呼吸。

2. 呼吸过缓   通气频率低于 10 次/min，提示脑局部缺血，需协助患者呼吸或用面罩设备完全接管患者呼吸，同时补充供氧维持血氧饱和度高于 90%。

3. 呼吸正常   通气频率在 10～20 次/min 之间，院前救治者应密切关注患者，尽管患者可能看起来较稳定，但也应考虑补充供氧。

4. 呼吸过快   通气频率为 20～30 次/min，提示血液中二氧化碳含量增加，或血氧水平下降，表明供给机体的氧气不够，会导致厌氧代谢，并最终增加体内二氧化碳含量，形成恶性循环。院前救治者必须密切关注患者是否改善，是否有维持充足呼吸的能力，并对整体情况恶化的可能保持警惕，同时查明原因。此外，在这种情况下补充供氧维持血氧饱和度需高于 90%。

5. 呼吸急促   换气频率>30 次/min，表示患者有缺氧、无氧代谢的情况，或者两者同时兼备，并伴有酸中毒。必须即刻完成补充供氧呼吸，维持血氧饱和度高于 90%，同时应立即查明通气频率过快的原因，确定病因为氧合问题还是红细胞输送氧问题。一旦确定病因，必须立即干预解决。

在评估严重创伤患者呼吸状态时，还需要对呼吸深度和呼吸频率进行评估。患者呼吸频率正常时可能会出现呼吸深度减少，此时患者的每分通气量会显著下降，导致缺氧发生。

在许多情况下，即使是经验丰富的院外救治者也很难区分呼吸问题是否是由气道问题引起的，在这种情况下，可尝试建立安全气道，如果呼吸依然困难，可高度怀疑通气功能损伤。

此外，胸部创伤可干扰严重创伤患者的呼吸功能，是导致严重创伤患者死亡的重要因素，院前早期急救至关重要。胸部创伤院前伤情往往难以评估，以及因缺乏致命性胸部创伤的"典型"临床征象而常常得不到及时处理，严重影响患者预后。

在院前环境下，应通过临床评估手段来诊断气胸，以便进行伤情分类和诊治。在配备了超声设备的专家组在场且不会对后送造成延迟的前提下，可以考虑使用扩大的创伤重点超声评估法（extended focused assessment with sonography for trauma，eFAST）来增加临床评估的可靠性。应当注意到，即使eFAST法得出阴性的结果亦不能完全排除气胸的存在。当怀疑存在张力性气胸的患者存在血流动力学不稳定或严重的呼吸代偿时，立即行胸腔抽气减压术。在患者存在自主呼吸的情况下，如果掌握了相关专业技能，可以使用胸廓开放造口术并持续进行胸膜腔引流术。针刺减压的效果难以保证，因为穿刺导管可因血液、组织或导管扭曲造成堵塞，其他原因还包括：原有肺病患者局限性张力性气胸或肺破口大致使气体聚集在胸膜腔的速度比从狭小的穿刺针引流出来的速度快。在行胸腔减压术后，应当观察患者是否存在复发张力性气胸的征象。如果患者存在开放性气胸，应使用简单的敷料封闭法来封堵胸廓破口，严密观察是否发展为张力性气胸。

在院内环境下，针对张力性气胸进行胸腔减压术。如果张力性气胸的患者存在血流动力学不稳定或严重的呼吸代偿，应在影像学检查之前立即进行胸腔减压。针对张力性气胸的患者，应当通过开放式胸廓造口术进行胸腔减压，并持续胸膜腔闭式引流。

怀疑存在胸部创伤的患者，应立即对其进行影像学检查。影像学资料应立即通过受过相关训练并掌握相关技能的专业人员进行解读。针对存在严重呼吸代偿的成人患者（≥16岁），应考虑通过胸片或eFAST法初步评估胸部创伤的情况。针对怀疑存在胸部创伤的成人患者（≥16岁），若其呼吸功能稳定，对复苏措施有反应或血流动力学稳定，应考虑立即进行CT扫描。针对儿童患者（<16岁），应选择胸片和/或超声检查作为一线影像学检查来评估胸部创伤情况，而不应把CT检查作为一线影像学检查来评估胸部创伤情况。

三、循环和出血

评估循环系统损伤或失常是救治严重创伤患者的下一步，在对患者的初步检查中，必须确定并控制外部出血。如果存在大量外出血，甚至需要在呼吸问题解决前处理或同时处理，然后救治者才能从整体上对患者的心脏输出和灌注状态做出评估。

出血，不管是内出血还是外出血，是严重创伤患者最大的死亡原因。大出血患者常由血管损伤及凝血功能异常所致。1/4的创伤患者均在早期发生凝血功能障碍，且死亡率可高达80%左右。针对创伤大出血，并非简单地处置失血，而是需要针对创伤大出血导致的一系列病理生理改变及由此引起的多器官功能障碍进行综合处置，从而降低患者的病死率。

（一）出血控制

在初步检查中确定并控制外部出血，出血控制之所以被包含在循环评估中，是因为如果不能尽快控制大出血，患者的死亡率将大大增加。外部出血的3种类型如下：

1. 毛细血管出血　擦伤、刮伤表皮下面的毛细血管所致，通常在院前救治者到达前就会减缓或停止。

2. 静脉出血　位于组织深处，通常可以通过直接压力来控制，一般不会危及生命，除非损伤严重或失血不受控制。

3. 动脉出血　由于损伤动脉引发的，这是最重要也是最难控制的失血类型。其特点是出血的颜色为鲜红色，呈喷射状，即使是一个小而深的动脉穿刺伤口也会造成危及生命的动脉失血。

救治者应首先控制出血，这是救治严重创伤患者中最重要的目标之一。可通过以下方法控制出血。

1. 直接压迫　对出血部位施加直接压力，如敷料（纱布等）或腹垫直接放置在出血部位，然后对其施加压力。应用和维持直接压迫需要救治者全神贯注，其间不得参与其他方面的救治。如果材料有限，可以用消毒纱布和橡皮筋做成一个压力敷料。如果出血得不到控制，那么不论患者如何补充供氧都起不到作用。在持续出血的情况下，灌注不会对救治产生帮助作用。

2. 止血带　通常被称为"最后手段"。如果直接压迫或者压迫敷料未能控制肢体出血，则应使用止血带。救治者可通过止血带极为迅速有效地控制肢体的严重出血，在使用过程中应注意记录起止时间，避免长时间压迫导致肢体坏死。

最常见的内出血部位是胸腹部和头部，包括胸腹腔、腹膜后及长骨出血。如果怀疑有内部出血，需要暴露胸腔和腹部以便快速检查和触诊是否有损伤的迹象。一般这些出血在院外很难控制，院前救治意味着将这类患者尽快送至医院，且在具备手术设备和人员的条件下尽快探查止血，以提高存活率。

怀疑高能量钝性损伤作用于骨盆后导致活动性出血时，应当使用特制的骨盆外固定带。只有当特制的骨盆外固定带不合适时，才考虑使用临时骨盆外固定带。如果条件允许，可使用骨盆外固定架（如 C 形钳）来稳定骨盆以减少出血。

（二）灌注

救治者可以通过检查患者脉搏、肤色、温度、湿度、毛细血管充盈时间来确定其总体循环状态。其中，毛细血管充盈时间可通过按压甲床来检查，如果大于 2 秒，表示毛细血管床未得到充足的灌注，由于受其他因素的影响，如血管疾病、低温、药物、神经源性休克等，该方法的使用受到一定限制，且并不是判断休克的良好标准。因此，这一方法应与其他身体检查结果（如血压、心率等）相互参照。

（三）脉搏

脉搏的检查可显示严重创伤患者是否有心动过速、心动过缓或心律失常等症状，同时可反映收缩压的相关信息。如果未受伤的上肢无法触及桡动脉搏动，则患者很可能处于失代偿休克阶段，是病危的晚期征兆。在初步检查中，不需要精确测量患者的脉搏，相反，如果患者没有明显的颈动脉或股动脉搏动，则提示可能处于心脏停搏。

（四）皮肤

1. 肤色　充分灌注的肤色呈粉红色。当血液流出该部分时则呈苍白色。面色苍白与低灌注有关。面色呈青紫色表示没有完成氧合。青色是由于该部分缺血或缺氧造成的。皮肤颜色的检查可通过观察唇、牙龈、指尖来完成。

2. 体温　体温的变化受环境的影响，微凉表示灌注减少。院前救治通常通过触摸患者手背估测体温。

3. 水分　皮肤干燥表示灌注良好，潮湿表示与休克和灌注减少有关。

创伤患者存在或怀疑存在活动性出血时，应当尽快静脉使用氨甲环酸。如果严重创伤患者受伤超过 3 小时，则避免静脉使用氨甲环酸，除非有证据证明患者存在纤溶亢进的情况。

严重创伤且存在出血的患者，若之前使用了影响凝血功能的药物，应当快速逆转抗凝药的作用。对于入院的严重创伤的患者，应当制订一套流程来快速识别是否使用抗凝药并逆转其效应。严重创伤的成人患者（≥16 岁）并且存在活动性出血的情况，应立即使用凝血酶原复合物而非血浆来逆转维生素 K 拮抗药的作用，向血液病专家寻求帮助指导逆转除维生素 K 拮抗药之外的抗凝药的作用。对于儿童严重创伤且存在活动性出血的情况，应向血液病专家寻求帮助来逆转任何抗凝药的作用。当患者不存在活动性出血或可疑出血的时候，不要逆转抗凝药的作用。

当创伤发生后，在未彻底控制出血之前，为维持基本血压，一般都采用液体治疗和/或输血，其中有些患者常需输注大量液体或血液。严重创伤患者一般出血量较大，可危及生命，及早进行快速输血可维持血容量，改善微循环灌注，保证主要脏器的氧供。

通过生理学指标来启动大出血抢救预案，包括患者的血流动力学状态及对立即容量复苏的反应，不要依赖在孤立时间点应用出血风险工具的评估结果来启动抢救预案。

（五）循环通路选择

1. 院前环境下严重创伤患者循环通路的选择　首选使用外周静脉通路，如果建立外周静脉通路失败，应考虑骨髓输液。针对严重创伤的儿童患者（<16 岁），如果预期建立外周静脉通路困难，应将骨

髓输液作为首选。

2. 院内严重创伤患者的循环通路选择　首选外周静脉通路，如果外周静脉通路建立困难时，在建立中心静脉通路的同时应考虑通过骨髓途径进行输液。

（六）院前和院内环境的容量复苏与补液治疗

传统的抗休克方法为积极地正压复苏，但是，对于非控制性出血患者，大量输注晶体胶体液及不含凝血因子的血液成分常会合并创伤性凝血病，造成围术期病死率、再次手术及感染率上升。无论是动物实验还是临床研究均提示控制性延迟复苏的效果优于即刻复苏。因此，针对存在活动性出血的患者，使用限制性的容量复苏策略，直到确定性的早期出血控制已经完成。在院前环境下，通过滴定式的方法进行容量复苏以维持中心血管搏动可明显感知（包括颈动脉和股动脉）。在院内环境下，应快速进行出血控制，在此前提下进行滴定式容量复苏来维持中心循环，直到出血得到控制。针对存在失血性休克和创伤性颅脑损伤的患者，如果失血性休克是主要因素，则应持续进行限制性容量复苏；如果创伤性颅脑损伤是主要因素，则进行相对宽松的限制性容量复苏以维持大脑灌注。

在院前环境下，如果得不到成分血，对于存在活动性出血的患者只使用晶体液进行扩容治疗。在院内环境下，对于存在活动性出血的患者不建议使用晶体液。这是因为短时间内输入大量晶体液，可导致血管静水压升高、血浆胶体渗透压降低，导致组织水肿，包括肺水肿和伴有颅内压升高的脑水肿。有研究显示，使用乳酸林格液能激活体内的白细胞活性，导致炎症损伤。

针对存在活动性出血的患者，应首选固定比例的成分输血，一有机会应尽快过渡到以实验室检查结果为指导的输血预案上来。对于成人患者（≥16岁）进行输血治疗时，血浆与红细胞的比例为1∶1。对于儿童患者（＜16岁）进行输血治疗时，血浆与红细胞的比例为1∶1，但是要基于儿童的全身血容量进行计算。

（七）院内出血的影像学检查

对怀疑存在活动性内出血的患者应尽早进行影像学检查，如果患者存在可疑出血或血流动力学不稳定（对容量复苏无反应），应尽量限制诊断为目的的影像学检查。值得注意的是，创伤重点超声评估（focused assessment with sonography for trauma，FAST）阴性结果并不能排除腹膜内和腹膜后的出血。对于怀疑存在出血的患者，如果其血流动力学稳定或对容量复苏有反应，应考虑立即进行CT扫描。对于严重创伤的患者在进行CT扫描之前，不要采用FAST法或其他影像学检查进行评估伤情。对于严重创伤的患者，不能根据FAST评估结果来决定是否需要进行CT扫描。对于存在钝性严重创伤或怀疑存在多发伤的成人患者，应进行全身CT扫描（"从头到脚"式的扫描，包括从头顶到大腿中部）。对于存在肢体创伤的患者，应通过临床所见和扫描图像来指导对四肢进行CT扫描。不要对儿童创伤患者常规进行全身CT扫描。应根据临床判断来限制CT扫描的区域，保证只对必要的部位进行CT扫描。

四、神经功能障碍

经过前两项评估处理后，初步检查的下一步是脑功能的评估，是对脑氧合的间接测量。该项目评估的目的是判断患者的意识水平并确定是否有缺氧的可能。在评估期间，回顾事件发生经过有助于了解在伤害发生时患者是否失去意识，可能会涉及哪方面的损害，如中毒等，患者之前的症状是否会导致意识水平下降或行为异常。

如果患者意识水平下降，院前救治者应注意以下4种可能。

1. 脑氧合下降（由缺氧/低灌注引起）。

2. 中枢神经系统（CNS）损伤。

3. 吸毒或酗酒。

4. 代谢紊乱（糖尿病、癫痫发作、心搏骤停）。

格拉斯哥昏迷指数（GCS）是一种用于判断意识水平的方法，在判断脑功能方面较为快捷，并且可以预测患者的预后，尤其是对最佳肢体运动反应。它还为一系列神经功能评估提供了脑功能基准。格拉斯哥昏迷指数分为 3 个部分：眼睛开合程度，最佳语言反应和最佳肢体运动反应。根据其中每个部位的最佳反应给患者进行评分。如果患者接受了插管，格拉斯哥昏迷指数则只限于眼球和肢体评分指数，用"T"表示无法评估语言反应。格拉斯哥昏迷指数最大值为 15 分，表示患者没有神经功能障碍，最低 3 分，表示预后很差，评分<8 分提示存在严重损伤；9～12 分为中度损伤，13～15 分为轻度损伤。如果 GCS 评分为 8 分时，救治者应考虑对患者进行主动气道管理。院前救治者可以简单计算单个项目分数，将其互相关联，并把数据一同记录在给接收医院的口头报告和患者救治记录中。如果患者处于昏迷状态、丧失方向感或无法遵守指令，院前救治者可以快速评估患者瞳孔。患者瞳孔是否对称、呈圆形？是否对光线有反应？瞳孔是否彼此相等？每个瞳孔是否呈圆形且外观正常？见光是否会收缩/没有反应/散大？如果 GCS 评分<14 分且伴有瞳孔检查异常，表明患者有致命的创伤性脑损伤。

五、暴露/环境

开始评估时要做的一步是移除患者的衣物，因为暴露创伤患者是查找所有损伤的关键。"没有被暴露的身体部分将是受伤最严重的部分"，这个说法不一定总是正确，但它足以提醒救治者对患者进行全身检查。另外，血液可能会汇聚在衣服上被吸收而被忽视。在严重创伤患者的处理中，体温过低是一个严重的问题。一旦伤员在充分暴露下完成初步评估，应尽最大努力覆盖伤员帮助其保持体温。

第二节　创伤的超声评估

创伤仍然是影响人类生命健康的重大疾病。全球数据显示，2013 年大约有 97300 万人因创伤而接受治疗，其中 480 万人死亡。救治时间是影响严重创伤预后的关键因素，如何早期快速地完成创伤评估、尽快采取有效的救治措施，是提高创伤救治水平的重要途径。超声具有操作简单、快速有效、安全无创、可重复性强等优势，在急危重症患者的快速评估和处理中显示出巨大的价值。超声在创伤快速诊断中的价值很早就有报道并已被广泛应用，尤其是由直接处理伤员的一线医师使用意义更大。

一、超声应用于创伤的评估

超声在创伤评估中的应用很广泛，几乎能进行从头到脚的评估。除了腹部超声之外，还扩展到肺、心脏、颅脑、眼、肌肉骨骼、胃肠、血管超声及超声造影技术等。超声不仅可以快速准确完成创伤评估，还能反复进行。尤其在资源有限的极端环境下，可以获得重要信息而引导做出关键的临床决策。

（一）快速的初步评估

超声检查是创伤快速评估的首选方法，其最初是针对腹部钝性伤进行检查，通过检测腹部有无游离液体存在，从而快速判断有无脏器损伤出血、决定是否需要急诊手术。此后，FAST 评估的内容进一步扩展，增加到"4P"：心包（pericardial）、肝周（perihepatic）、脾周（perisplenic）和盆腔（pelvic），含义上也转变为创伤超声重点评估（FAST）。大量研究表明，FAST 检查的诊断灵敏度和特异度很高。尤其对于低血压的创伤患者，诊断灵敏度达 100%。气胸和血胸也是创伤常见的危急状况，床旁超声可快速诊断有无血气胸。因此，在 FAST 检查的基础上又增加对气胸、胸腔积液的评估，即 eFAST 检查，可以获得更全面的信息。需要注意 FAST 评估的局限性，尤其在创伤后的早期阶段，腹腔出血尚未达到足够量时容易产生假阴性，且对腹膜后出血的诊断价值有限。因此，重复 FAST 检查并结合临床进行综合评估至关重要。对于 FAST 检查阴性的患者，在情况允许时，应尽快安排 CT 检查。

（二）肺部超声

创伤后容易发生气胸，床旁超声对气胸的诊断价值很高。发生气胸时，超声波被气体反射而不能到达肺，正常情况下的肺"滑移征"和"彗尾征"均消失，M 型超声下表现为"平流层征"，可以诊断气胸。此外，肺点是超声检查时正常肺与游离气体交界处的征象，也是诊断气胸的特异性征象。胸腔积液/血在创伤患者中比较常见，超声是最快速有效的检查手段。采用超声探头探查横膈，显示为明亮的强回声结构，胸腔的游离液体表现为膈肌上方的无回声带。超声不仅可以评估积液的多少，还可以鉴别积液的性质，血胸在超声下常表现为均匀的细微粒状。除了可以快速诊断血气胸，超声还可以诊断不同病因导致的肺损伤。创伤患者的肺损伤多由肺挫伤引起，由于肺泡内填有液体或细胞碎片甚至肺泡塌陷，导致组织的声阻抗降低，从而获得肺成像。超声下的肺挫伤表现为不均质的 B 线、碎片征、支气管充气征及肺实变的肝样变。肺超声评分（lung ultrasound score，LUS）是一种定量的肺损伤评估方法，可以动态评估肺损伤的变化，评估血管外肺水的含量，指导肺损伤的进一步治疗。但创伤患者常合并存在皮下气肿，此时由于皮下空气阻止超声进入深部组织，无法进行评估。

（三）重点心脏超声评估

重点心脏超声是由临床医师在急诊、ICU 等条件下完成的问题导向性的有限制的心脏超声。内容主要包括剑突下评估心包积液，经胸骨旁长轴、剑突下、心尖四腔心切面评估左右心室大小及收缩功能，下腔静脉直径及呼吸变异度评估患者容量状态。重点心脏超声评估方案也是创伤快速评估的重要组成部分，可以快速评估创伤患者的循环功能，有学者提出将其整合到 ALST 评估流程中。重点心脏超声检查是对创伤患者血流动力学进行的有重点的针对性评估，不能完全替代由超声科医师实施的完整心脏超声检查，两者是有益的相互补充。在情况必需和条件允许时，应考虑进行系统的心脏超声检查，以免误诊或漏诊。

（四）颅脑超声

颅脑创伤是严重创伤患者死亡的首位原因，及时有效地评估颅脑创伤情况是提高创伤救治效果的重要内容。可以使用普通超声的相控阵探头经颞窗探测大脑中动脉的多普勒血流参数，包括收缩峰流速、舒张末期流速、时间平均流速以及衍生的参数包括血管阻力指数、血管搏动指数，可以鉴别颅脑创伤引起的脑血管痉挛、脑血管自身调节受损、颅内压增高、脑组织灌注不足或过度、脑水肿情况。对于去骨瓣开颅术后的患者，还可很方便地经去骨瓣的声窗进行颅脑二维彩色超声检查，探测颅内血肿、继发性出血、中线移位和脑室扩张等征象。颅脑超声除了通过颞窗进行之外，还可以通过颅外椎间孔的椎动脉及基底动脉、颈部颈动脉、眼部眼动脉间接评估颅内血流情况。

（五）眼部超声

眼部超声测定视神经鞘直径可无创监测颅内压。将探头置于眼部，测量球后 3 mm 处视神经鞘宽度，评估患者是否存在颅内压增高，成人正常上限值一般为 5 mm。研究表明，以 CT 结果为金标准，ONSD＞5 mm 诊断颅内压增高的敏感度和特异度分别为 100％和 95％。超声也适用于眼部损伤的快速评估。尤其是在院前或资源有限的环境下，医师可用便携式超声对眼球穿通伤、异物滞留、视网膜和玻璃体脱落或出血、视网膜中央动脉阻塞、晶状体脱位、眼球后血肿做出诊断，指导相应的处理。

（六）肌骨超声

肌骨是创伤最常见的部位，尽管 X 线是诊断骨折的标准手段，但在急救环境中无法进行 X 线摄片的情况下，或者对于孕妇、儿童等特殊人群，便携式超声可替代 X 线评估多种肌骨损伤。骨折在超声下表现为高回声骨皮质线的中断。超声诊断胸骨、肋骨、肱骨、前臂、股骨及小腿骨折的可靠性强于手足、关节及肌腱损伤。

（七）腹腔实质脏器超声

腹腔实质脏器的典型创伤表现为包膜下血肿以及实质挫伤，可在超声下表现为脏器周围无回声带及实质的回声变化。受创伤早期条件所限及操作医师经验的差别，评估实质脏器损伤的敏感性差别较大，临床医师较难对相应脏器做出快速准确评估。超声造影技术的发展为实质脏器的创伤评估带来希望。造影微泡被注入血流后，与红细胞相似，其到达脏器组织的数据及进出速率可以反映该组织的微循环血流灌注状态。超声造影能够准确识别或排除脏器损伤，并清楚显示创伤灶位置、大小、创伤程度及有无活动性出血，必要时对可疑创伤脏器进行重复检查。近年来国内外很多研究表明，超声造影较常规超声在脏器创伤的诊断及评估方面，敏感性及特异性有较大提高。因此，超声造影可视作常规超声在创伤早期评估后的必要补充手段，提高检查的准确率。

（八）胃肠超声

胃肠损伤和穿孔伤情复杂，早期诊断存在较大的困难，结合腹部症状体征、实验室检查和 CT 的动态观察是及时诊断的保证。超声对腹腔积气和腹水具有较高敏感性，帮助临床医师检出创伤性胃肠穿孔。此外，胃肠超声还可对需要紧急手术的患者进行胃内容物的定量定性评估，判断误吸风险，指导麻醉管理。

（九）血管超声

虽然血管损伤占所有创伤的比例不足 3%，若不能及时识别和治疗大动静脉的损伤，可能导致截肢和死亡等严重后果。血管损伤常表现为局部或完全性血管闭塞、动脉分离、假性动脉瘤、动静脉瘘、静脉血栓等，单纯通过临床表现和体征进行诊断较困难。血管造影术是评估血管损伤的金标准，但紧急情况下难以获得。彩色多普勒超声对外周血管损伤的诊断灵敏度达 95%～97%，特异度为 95%～98%，准确度达 98%。

二、超声引导创伤的处理操作

1. 气道管理　创伤患者的气管内插管要求迅速完成并保证导管位于气道内，传统的听诊法可靠性差，床旁超声作为一项可视化技术，可以直接确认导管位置，及时发现食管插管及单侧插管。严重创伤患者需要紧急经皮环甲膜穿刺，床旁超声不仅可以确认穿刺位置及周围组织，还可以实时引导穿刺过程，提高穿刺安全性，降低喉部或气管损伤等并发症发生率。

2. 血管通路的建立　严重创伤患者容易发生失血性休克，救治中常常需要迅速建立动静脉通路进行液体复苏、药物治疗及血流动力学监测等。在紧急救治及血管充盈度低等情况下，常导致反复穿刺或穿刺失败。超声引导下动静脉置管可以明显提高穿刺成功率，缩短置管的时间和降低并发症发生率。

3. 穿刺引流　FAST 检查阳性时需行穿刺引流术，超声不仅可以快速定位最佳穿刺点，还可以决定进针深度并引导实时操作，提高穿刺效率，缩短操作时间。穿刺术后进行重复超声检查，可以辅助医师观察引流情况，决定何时拔除引流管。胃胀气、胃潴留或不能自主进食者，常常需要置入鼻胃管，超声可以快速定位并实时引导置管过程，提高置管效果。

4. 软组织异物取出　软组织损伤常伴有异物滞留，且嵌入式异物在初步创伤评估中常常被忽视，可能导致严重后果。超声下异物的回声致密，而软组织的回声相对疏松，这种明显的回声差别可以帮助医师准确定位，协助医师确定切口的位置和大小，实时引导异物取出的手术，降低并发症发生率和病死率。

5. 神经阻滞　局部神经阻滞可缓解疼痛、减少全身性药物的使用、减少并发症与缩短住院时长，对创伤患者有很大优势。传统神经阻滞常借助人体体表标志以确定神经，操作费时，阻滞成功率低，容易发生各种并发症。床旁超声允许临床医师通过超声显像观察神经和周围结构，在超声实时引导下穿刺到目标神经周围，实施精准的神经阻滞，减少并发症的发生，提高阻滞效果。

第三节　创伤的损伤控制理念

一、损伤控制性复苏的概况

创伤性损伤后的死亡模式已经被广泛描述，首先是在 Trunkey 等学者在 1983 年的一项具有里程碑意义的研究中对死亡的"三峰"分布的经典描述。然而，一直有研究表明死亡的双峰分布更为明显，其中 2005 年的一项研究显示 50% 的死亡发生在创伤的第 1 小时内，18% 发生在受伤后的 1～6 小时内，只有 7.6% 发生在损伤 1 周后。鉴于这些发现，对创伤患者的初始治疗的研究在不断发展，以致力于解决伤后死亡的这一高峰期。外科手术"损伤控制"的概念在过去 20 年中已经被广泛接受，而现在已经渗透到创伤性患者的早期救治理念中，即"损伤控制性复苏"（damage control resuscitation，DCR）。

DCR 是创伤外科中损伤控制手术（damage control surgery，DCS）原则的延伸，该原则旨在将外科干预限制在处理危及生命的损伤，同时延迟其他的外科治疗直至患者内环境再次达到稳态。DCR 与 DCS 相辅相成，致力于尽可能减少创伤和出血带来的并发症和死亡风险。DCR 的主要原理是恢复内环境稳态，缓解组织缺氧和创伤性凝血病的发展。通过有创止血措施和输血恢复组织的氧合，不仅可以避免血小板及凝血因子的稀释，而且还可代偿凝血功能紊乱。美国外科医师协会创伤提升改进计划（American College of Surgeons Trauma Quality Improvement Program，ACS-TQIP）将 DCR 描述如下：①快速识别创伤引起的创伤性凝血病和休克；②允许性低血压；③快速手术控制出血；④预防/治疗低体温，酸中毒和低钙血症；⑤尽量减少晶体静脉液的使用，以避免血液稀释；⑥以高单位比（＞1∶2）输注红细胞（RBC）∶血浆∶血小板或以血单位比例为 1∶1∶1 输注重组全血；⑦早期适当使用凝血因子的浓缩制剂；⑧情况允许时使用新鲜的红细胞和全血。

损伤控制性复苏的原则主要有：

1. 避免或纠正低体温。

2. 在四肢出血部位近端施加直接压力或止血带，用止血敷料包扎躯体交接部位伤口。

3. 对于特定患者（躯干遭到穿透性创伤和院前转运时间短）延迟液体复苏直至确定性的止血。

4. 最大限度地减少晶体输注（受伤后的前 6 小时＜3L）。

5. 启动大规模输血协议，确保快速获得足够的血液制品。

6. 避免延迟：确定性手术、内镜或血管造影止血。

7. 尽量减少血浆，血小板与红细胞输注不平衡输血，以优化止血策略。

8. 获得功能性实验室凝血指标（如血栓弹力图），以指导从经验输血到目标性治疗的过渡。

9. 选择性地应用药物以逆转任何抗凝血药并解决持续性的凝血功能障碍。

早期识别有风险的患者是正确应用 DCR 原则的关键，避免以凝血功能紊乱、低体温和酸中毒为表现的"死亡三联征"的发生。虽然通过创造温暖的环境和使用被动或主动复温的方法可以解决体温过低的问题，但是酸中毒和凝血病的预防和治疗更加困难、复杂。液体管理和血液制品的输注策略根据不断发展的研究在不断改进，但重点是最小化晶体使用和所有血液成分的平衡复苏策略。DCR 的最后一步是通过血管造影，损伤控制剖腹手术，以及其他干预措施，对任何的活动性出血进行最终控制。本章将重点介绍 DCR 的几个关键要素。

二、应用血液制品的复苏

关于血浆和红细胞（red blood cell，RBC）的输注比例对创伤患者预后的影响的研究来自军队有关大剂量输血的回顾性研究。在美军一项针对接受了大剂量输血（即接受≥10U 的红细胞）的美国陆军作战支持医院的 246 名创伤患者的研究表明，高比例（1∶1.4）输血与较低的总体死亡率和较低的出血相关死亡率相关，并且血浆与红细胞的比例与生存率独立相关。这使得在多项研究中开始出现"损伤控制复苏"一词，美国军方研究人员也开始采用该术语，并促使对创伤患者的输血比例进行进一步研究，德国创伤登记处对 713 名平民患者进行的预后分析也显示，输血比例较高的患者 6 小时、24 小时和 30 天死亡率均较低。2008 年在美国的研究表明，新鲜冰冻血浆（FFP）与 RBC 的比例等于或大于 1∶1.5 时，大剂量输血后死亡风险较低。但是值得注意的是，在接受了高比例输血的患者中，急性呼吸窘迫综合征（acute respiratory distress syndrome，ARDS）发生的风险显著增高。而进一步的研究显示，与 FFP 输注相关的多器官衰竭（multiorgan failure，MOF）和 ARDS 的发生也显著升高。这表明虽然出血相关的预后得到了改善，但为实现这种改善，也需要对随后可能出现的严重并发症进行强化治疗。

院前输血的作用目前是一个持续研究的热点领域。2015 年对 1677 名严重受伤患者的研究表明，院前给予血浆及红细胞输注，可减少创伤患者在 6 小时和 24 小时输血需求，并且降低 6 小时死亡风险。值得注意的是，本研究使用血液消耗评估（assessment of blood consumption，ABC）评分来为院前输血提供明确的标准。该评分系统将躯干的穿透性创伤、低血压、心动过速，以及创伤超声检查

（FAST）评估作为输血需求的预测因子。一般认为，对于严重创伤大出血的伤员，如在急诊室或抢救间接受非交叉配型的 O 型血，并且在伤后 24 小时内接受≥10 U红细胞，出现并发症和死亡风险将显著上升。因此，对这些伤员应尽早识别并止血，以预防或控制休克和创伤性凝血病的发生，此时预估出血、输血量以及制定大剂量输血流程就显得尤为重要。

尽管缺乏可靠的院前数据，但仍有许多因素可预测创伤患者是否需要大剂量输血。对于严重创伤患者，符合以下四个特征中的三个即表明大剂量输血的预测风险为 70%，如果所有四个特征都具备，则大剂量输血的预测风险为 85%：

1. 收缩压<110 mmHg。

2. 心率>105 次/min。

3. 红细胞比容<32%。

4. pH<7.25。

与大剂量输血相关的其他危险因素或至少需要进行积极复苏：

1. 损伤类型（膝部以上外伤性截肢，尤其是合并骨盆外伤，多处截肢，临床上明显的胸部或腹部穿透性损伤）。

2. FAST 检查>2 个部位阳性。

3. 入院时乳酸浓度>2.5 mmol/L。

4. 国际标准化比值（International Normalized Ratio，INR）≥1.2~1.4。

5. 碱剩余（base excess，BE）>6 mmol/L。

同时有效的检伤分类是十分必要的，这些情况包括：未控制的躯干或关节出血，未控制的继发于大面积软组织损伤的大出血，近端、双侧或多处截肢，肢体毁损，具有创伤性凝血病的临床征象（如凝血异常或皮下瘀斑），严重低体温等。当发现潜在需要大剂量输血的患者时，与血库沟通至关重要。在到达急诊科后，实验室评估（如血栓弹力图）也可促进需要大剂量输血患者的早期发现。

关于输血成分比例，国外进行了几项大型前瞻性研究。其中前瞻性、观察性，多中心的严重创伤输血（prospective, observational, multicenter, major trauma transfusion, PROMMTT）研究是一项前瞻性群组研究，旨在分析在复苏过程中需要输注至少 3 个单位血液制品的成年创伤患者中，不同血液成分输注比例和死亡率以及输血时长的关系。研究结果表明，血浆和血小板与红细胞的比例较高时，患者的 6 小时死亡率明显降低，这个时间点与大多数出血相关死亡的发生相关联。随后一项真实随机最优血小板和血浆输注比例（pragmatic, randomized optimal platelet and plasma rations, PROPPR）试验显示，血浆、血小板以及红细胞输注比例为 1∶1∶1 时，较 1∶1∶2 组有着更高的止血率和更低的 24 小时死亡率。这些研究表明，理想情况下 1∶1∶1 的血液成分输注比例，应该是早期复苏的目标，以降低此期间出血相关的死亡率。虽然在 PROPPR 试验中各治疗组之间 30 天时 ARDS，MOF 和其他并发症发生率没有显著差异，但两组的 MOF 和 ARDS 总体发生率均较高。

院内情况下可使用冷沉淀，并应加入到大剂量输血序列中，以 1∶1∶1∶1 的比例进行使用，以便充分补充纤维蛋白原和其他凝血因子（Ⅷ、ⅩⅢ、V WF）。

在急诊科、手术室、重症医学科等特定科室可以根据患者的需要灵活地启动和停止大剂量输血流程。原则上基于红细胞、新鲜冰冻血浆、血小板和冷沉淀的各种组合，以接近 1∶1∶1∶1 的比例为目标。但需要注意：一个单位的单采血小板大约相当于 6 个单位的随机供体血小板，因此每 6 U 的红细胞应给予 1 U 的单采血小板，以近似 1∶1∶1 复苏。应避免使用羟乙基淀粉类代血浆，因为这些产品会加重凝血功能障碍。

三、氨甲环酸和其他止血药物的应用

氨甲环酸（tranexamic acid，TA）通过抑制纤溶酶原对纤溶酶的活化而起到抗纤维蛋白溶解作用。有证据表明使用 TA 减少了择期手术对输血的需求，军队和民间的学者都研究了 TA 在创伤患者中的效

用。显著出血中抗纤维蛋白溶解的临床随机化（the clinical randomization of an antifibrinolytic in significant hemorrhage，CRASH-2）研究是一项针对 20211 例成人创伤患者的多国随机对照试验，这些患者在受伤后 8 小时内输入负荷剂量的 TA 与安慰剂。在用 TA 治疗的患者中，全因死亡率均显示较低，并且出血相关死亡的风险也降低，而两组间任何血管闭塞事件的发生率没有显著差异。进一步的分析表明，早期给予 TA 对于降低出血相关死亡的风险尤为重要，在受伤后 1 小时内进行治疗效果最明显，尽管在 1~3 小时内治疗的效果相对有所下降，但治疗效果仍然十分明显。数据还表明，如果患者在受伤 3 小时后才接受治疗，实际上可能会增加死亡风险。

TA 的用法：对于符合条件的伤员（上文提到经过筛选需进行大剂量输血的患者），用 100 ml 生理盐水加 1g TA，至少静滴 10 分钟，随后给予第二剂 1 g，要求至少 8 小时输注完毕；第一剂必须在受伤后 3 小时内给予。虽然乳酸林格液与 TA 兼容，但在此情况下应避免使用，因为在混乱的复苏环境中，含钙的乳酸林格液与血液制品混合可能导致血液制品凝固而可能出现血栓栓塞。

虽然非常多的研究表明 TA 可能在创伤复苏方面有效，但一些数据也提出了不同观点。2014 年来自美国迈阿密的回顾性研究显示接受 TA 的严重受伤创伤患者的死亡率高于未接受 TA 的患者，但该研究存在多种限制，限制了对其他患者和创伤中心的适用性。2015 年一篇综述分析了有关 TA 的现有数据，包括大型和小型试验和研究，数据确实支持 TA 的使用，特别是在所谓的"院前环境中的远程损伤控制复苏"中，没有显著的不良副作用风险。然而，2015 年另一项关于 TA 用于 1032 名基于血栓弹力图的纤溶亢进患者的研究显示 TA 使用没有益处，不但显示了 24 小时死亡率增加，并且在随后的逻辑回归分析中显示院内死亡率无显著差异。目前尚未就 TA 在创伤复苏中的效用达成共识，然而在战场环境中，目前美国陆军外科研究所（United States Army Institute of Surgical Research，USAISR）2013 年 2 月关于 DCR 的战区联合创伤系统临床实践指南指出，对于任何需要血液制品的伤员，"都应考虑早期使用 TA 治疗，尤其在被认为可能需要大剂量输血的患者中得到最强烈的支持。"

在创伤患者中使用其他药物逆转创伤性凝血病仍在继续研究中。CONTROL 试验是一项三期随机临床试验，分析了重组凝血因子Ⅶa 在创伤复苏中的应用。在这项研究中，尽管给予了损伤控制复苏和手术治疗，573 例患者仍继续出血。由于低死亡率和入组困难，该试验被终止，但该实验确实显示接受因子Ⅶa 的患者的血液产品使用减少。凝血酶原复合物浓缩物（prothrombin complex concentrates，PCCs）的使用也已在创伤患者的治疗中进行了研究，但此时研究主要集中在实验模型或专门研究创伤患者抗凝治疗的逆转。需要进一步研究以确定这些产品在损伤控制复苏中的效用。创伤患者中应用纤维蛋白原仍需要进一步论证，但是诸多方面显示其在创伤患者中应用的可行性，包括：①纤维蛋白原是血栓形成的基本底物；②纤维蛋白原在创伤中消耗十分迅速；③冷沉淀作为未纯化的纤维蛋白原，已被证明是大剂量输血流程中用于改善稀释性凝血病的必要成分，但仍需进一步研究。

四、在损伤控制性复苏中晶体液的使用

损伤控制复苏的另一个要素是对创伤患者正确地使用晶体复苏。关于晶体使用的证据取决于不同的环境和患者人群。关于液体复苏的一项重要研究发表于 1994 年，是一项延迟性液体复苏的前瞻性试验，研究中共有 598 名患者在遭受到穿透性躯干损伤后发生低血压。该研究表明，接受延迟性液体复苏的患者生存率较高，并且并发症发生率降低。

近年来也研究了输血和液体复苏之间的相互作用。Cotton 等人在 2011 年的研究分析了 390 例接受损伤控制剖腹手术的患者，比较了给予损伤控制复苏前后的结果。用损伤控制复苏治疗的患者接受的血液产品较少，晶体也较少，并且具有较好的 30 天存活率。此外，他们证明这些患者在到达重症监护病房时不太可能出现创伤性凝血病，低体温和酸中毒的"死亡三联征"。后来的一项多机构研究分析了 24 小时晶体复苏量与接受高比例和低比例的血浆-红细胞复苏的患者的预后之间的关系。虽然这项研究再次证实了高比率复苏的益处，但它也证明了晶体液复苏与更高的并发症发生率相关。

然而，并非所有研究都显示静脉输液（intravenous fluid，IVF）复苏对创伤患者具有负面影响。

PROMMTT 研究人员的一项研究分析了接受院前 IVF 的患者与未接受院前静脉输液的患者之间的差异。这些患者的 IVF 中位数为 700 ml，这种液体复苏与生存率增加有关。另一项回顾性研究分析了给予的院前液体量，并将其与休克和输血率联系起来。他们证明，0.5～2 L 静脉输液的体积与较低体积输注相比的休克发生率明显降低。而体积＞1 L，特别是当输液超过 2 L 时，静脉输液与较高的输血率相关。来自德国的创伤登记研究比较了接受低容量和高容量院前静脉输液复苏的患者，结果显示与高容量复苏相比，低容量复苏将会减少红细胞的使用，减少 ICU 住院天数，并具有较低的脓毒症发生率。

关于在创伤患者中使用静脉液体复苏的研究还在不断进行，并且最近没有更新共识指南。现有指南建议，有意识且具有可触及的桡动脉搏动的创伤患者不需要院前液体输注，应该给血压下降的患者静脉输液以保持意识并恢复有力的脉搏。然而，创伤性脑损伤患者的目标血压应该更高，以保持脑灌注压，目标平均动脉压力＞60 mmHg。目前一致的建议是：只要仔细监测体积，就可以在一些创伤人群中明确使用院前晶体，目前的数据及研究倾向于说明高容量晶体复苏可能是有害的并且可能提高创伤患者的发病率。

五、其他辅助治疗

(一) 低血压复苏

在出血没有得到外科手术控制前，没有中枢神经系统损伤的伤员复苏应保持较低的目标（即收缩压达到 80～90 mmHg 即可），以通过最小化血管内静水压来减少出血。而对于存在中枢神经系统损伤患者，不应使用低血压复苏，可能会导致颅脑灌注不足，对于有颅脑损伤的伤员，根据美国联合创伤系统临床实践指南建议：

1. 对 50～69 岁的患者，应维持收缩压≥100 mmHg。

2. 对 15～49 岁或超过 70 岁的患者，维持 110 mmHg 以上的收缩压被认为可降低死亡率并改善预后。

3. 收缩压低于 90 mmHg 是与脑外伤死亡率相关的独立危险因素。

(二) 预防酸中毒和低体温

由急性创伤引起的代谢性酸中毒主要是组织灌注不足导致大量乳酸产生的结果。最好通过全血或等比例成分输血（1∶1∶1）的复苏与早期出血控制相结合来解决。晶体或胶体复苏将导致酸中毒（以及稀释性凝血病），应尽量避免使用。而低体温是多种因素引起的，救治应优先针对病因，包括冷环境暴露、显著的失血和休克等。但即使在温暖的环境中，由于失血和灌注不足也会出现低体温。对低体温的治疗应包括紧急、积极地复温，可用的方法包括应用加热的液体复苏，采用加热毯，给予呼吸机辅助呼吸，提升环境温度和快速外科治疗，以尽量减少血液和热量的丢失。

(三) 压迫止血/止血绷带和器材

在进行确定性手术止血之前，防止活动性出血可采用直接压迫、局部或躯干内应用止血绷带和/或止血带，以此来避免伤员休克的发生。只要发现伤员存在活动性出血，这些器材应尽快使用，并第一时间转运至创伤中心或手术室。

〔郭程娱 张红亮〕

参考文献

[1] Søreide K. Epidemiology of major trauma [J]. Br J Surg, 2009, 96 (7)：697-698.

[2] 孙旖旎，马晓春. 多发创伤出凝血管理（2013）欧洲指南解读 [J]. 中国实用外科杂志，2013，33 (11)：943-945.

[3] 陈志，张雁，张进军. 创伤院前急救的气道管理 [J]. 中华医学会急诊医学分会第十六次全国急诊医学学术年会论文集，2013：382-384.

[4] 中华医学会创伤学分会创伤危重症与感染学组，创伤急救与多发伤学组. 胸部创伤院前急救专家共识 [J]. 中华创伤杂志，2014，30 (9)：861-864.

[5] Maegele M, Schöchl H, Cohen M J. An update on the coagulopathy of trauma [J]. Shock, 2014, 41 Suppl 1 (5)：21.

［6］ Johansson P I，Sørensen A M，Larsen C F，et al. Low hemorrhage-related mortality in trauma patients in a Level I trauma center employing transfusion packages and early thromboelastography-directed hemostatic resuscitation with plasma and platelets ［J］. Transfusion，2013，53（12）：3088.

［7］ 马丽. 创伤患者大量输血的策略及新理念 ［J］. 医学综述，2010，16（22）：3463－3465.

［8］ 赵晓东，刘红升. 严重创伤性凝血病防治新进展 ［J］. 创伤外科杂志，2015，17（6）：481－485.

［9］ 吴春双，张茂. 超声在创伤救治中的应用进展 ［J］. 创伤外科杂志，2019，21（02）：147－150.

［10］ 刘义灏，吴东东，张霞，等. 院前超声在救治创伤性脑出血动物模型中的应用 ［J］. 中华医学超声杂志（电子版），2019，16（12）：958－962.

［11］ 梁秋，李阳. 床旁超声在创伤救治中的应用与研究进展 ［J］. 生物医学工程与临床，2019，23（03）：353－358.

［12］ 吕发勤，黎檀实. 战伤现场急救超声应用 ［M］. 北京：人民军医出版社，2020.

［13］ Camazine M N，Hemmila M R，Leonard J C，et al. Massive transfusion policies at trauma centers participating in the American College of Surgeons Trauma Quality Improvement Program ［J］. J Trauma Acute Care Surg，2015，78（6 Suppl 1）：S48.

［14］ Cannon J W. Hemorrhagic Shock ［J］. New England Journal of Medicine，2018，378（4）：370.

［15］ BORGMAN M A. The ratio of blood products transfused affects mortality in patients receiving massive transfusions at a combat support hospital ［J］. Journal of Trauma & Acute Care Surgery，2007，63（4）：805－813.

［16］ Maegele M，Lefering R，Paffrath T，et al. Red-blood-cell to plasma ratios transfused during massive transfusion are associated with mortality in severe multiple injury：a retrospective analysis from the Trauma Registry of the Deutsche Gesellschaft für Unfallchirurgie ［J］. Vox Sanguinis，2010，95（2）：112－119.

［17］ Sperry J L，Ochoa J B，Gunn S R，et al. An FFP：PRBC transfusion ratio＞/＝1：1.5 is associated with a lower risk of mortality after massive transfusion ［J］. Journal of Trauma & Acute Care Surgery，2008，65（5）：986－993.

［18］ Holcomb J B，Donathan D P，Cotton B A，et al. Prehospital Transfusion of Plasma and Red Blood Cells in Trauma Patients ［J］. Prehospital Emergency Care，2014，19（1）：1－9.

［19］ Holcomb J B，del Junco D J，Fox E F，et al. The Prospective，Observational，Multicenter，Major Trauma Transfusion（PROMTT）Study ［J］. JAMA Surg，2013，148：127－136.

［20］ Holcomb J B，Tilley B C，Baraniuk S，et al. Transfusion of Plasma，Platelets，and Red Blood Cells in a 1：1：1 vs a 1：1：2 Ratio and Mortality in Patients With Severe Trauma. The PROPPR Randomized Clinical Trial ［J］. JAMA，2015，313：471－482.

［21］ CRASH-2 collaborators. The importance of early treatment with tranexamic acid in bleeding trauma patients：an exploratory analysis of the CRASH-2 randomized controlled trial ［J］. Lancet，2011，377：1096－1101.

［22］ Morrison J J，Ross J D，Dubose J J，et al. Association of Cryoprecipitate and Tranexamic Acid With Improved Survival Following Wartime Injury ［J］. JAMA Surg，2013，148：218－225.

［23］ Ausset S，Glassberg E，Nadler R，et al. Tranexamic acid as part of remote damage-control resuscitation in the prehospital setting：A critical appraisal of the medical literature and available alternatives ［J］. J Trauma Acute Care Surg，2015，78：S70－S75.

［24］ Harvin J A，Peirce C A，Mims M M. The impact of tranexamic acid on mortality in injured patients with hyperfibrinolysis ［J］. J Trauma Acute Care Surg，2015，78：905－911.

［25］ Hauser C J，Boffard K，Dutton R，et al. Results of the CONTROL Trial：Efficacy and Safety of Recombinant Activated Factor VII in the Management of Refractory Traumatic Hemorrhage ［J］. J Trauma，2010，69：489－500.

［26］ Bickel W H，Wall M J，Pepe P E，et al. Immediate versus delayed fluid resuscitation for hypotensive patients with penetrating torso injuries ［J］. NEJM，1994，331：1105－1109.

［27］ Geeraedts LMG，Pothof LAH，Caldwell E，et al. Prehospital fluid resuscitation in hypotensive trauma patients：Do we need a tailored approach? ［J］. Injury，2015，46：4－9.

［28］ Hußmann B，Lefering R，Taeger G，et al. Influence of prehospital fluid resuscitation on patients with multiple injuries in hemorrhagic shock in patients from the DGU trauma registry ［J］. Journal of Emergencies Trauma & Shock，2011，4（4）：465－471.

第三十六章 创伤中的特殊问题

第一节 创伤性休克

一、患者的初始评估

临床医师在患者的初始评估中需要识别休克状态。为了做到这一点，熟悉休克的病因是很重要的，主要是出血性休克和非出血性休克。

（一）识别休克

明显的休克（以皮肤、肾脏和中心静脉系统灌注不足的血流动力学不稳定为证据的）很容易识别。然而，保证气道和通气后，仔细评估患者的循环状态对于识别休克的早期特征（包括心动过速和皮肤血管收缩）很重要。

仅仅依靠收缩压作为休克的指标会导致休克识别的延迟。休克的代偿机制使我们检测不到收缩压降低，除非失血达到患者血容量的 30% 以上。临床医师应当直接关注脉率、脉搏特征、呼吸频率、皮肤循环和脉压。任何创伤患者皮肤发凉和心动过速即存在休克，除非证明有其他原因。

正常心率随年龄变化。心率在婴儿中超过 160 次/min、学龄前儿童中超过 140 次/min、学龄儿童到青春期超过 120 次/min，成人超过 100 次/min，诊断为心动过速。老年患者可能不出现心动过速，因为他们对儿茶酚胺刺激的心脏反应有限或合并用药，如 β 受体阻滞药。安装起搏器可能也会限制机体增加心率的能力。脉压减小说明失血明显和代偿机制的参与。

血红蛋白浓度或血细胞比容对于评估急性失血是不可信的，不应该用来排除休克。创伤后短期内获得的极低血细胞比容值说明大量失血或既往贫血，而正常血细胞比容值不能排除明显失血。碱剩余和/或乳酸水平对于确定休克发生和严重性是有用的，连续测量这些参数可以监测患者的治疗反应。

（二）休克的原因

创伤性休克（traumatic shock）是由重要脏器损伤、大出血使有效循环血量锐减，以及剧烈疼痛、恐惧等多种因素综合形成的。创伤性休克分为出血性休克和非出血性休克。

休克原因的初步确定依赖于恰当采集病史和迅速仔细的体格检查。选择进一步检查，例如监测中心静脉压（central venous pressure，CVP）、胸部和/或盆腔 X 线检查和超声检查，可以提供休克原因的确切证据，但是不能因此延迟抢救。

1. 出血性休克 出血是创伤后休克最常见的原因，事实上，多发伤的所有患者都有低血容量的因素。所以，如果出现休克的体征，治疗通常从患者是否有低血容量开始。然而，随着治疗的开始，识别有其他原因休克（如心脏压塞、张力性气胸、脊髓损伤或钝性心肌损伤的并发症）的少数患者是非常重要的。出血性休克初步要关注的是及时发现出血并止血。可能失血的部位（胸部、腹部、盆腔、后腹膜、四肢和外出血）必须通过体格检查和合适的辅助检查快速评估。胸部 X 线、盆腔 X 线、创伤重点超声评估（FAST）或诊断性腹腔灌洗（diagnostic peritoneal lavage，DPL）评估腹部情况和导尿管插入对于确定出血部位都是很重要的。

2. 非出血性休克 非出血性休克包括心源性休克、心脏压塞、张力性气胸、神经源性休克和感染性休克。

（1）心源性休克：心肌功能障碍可由钝性心肌损伤、心脏压塞、空气栓塞或非常少见的创伤患者伴有的心肌梗死等引起。当胸部减速伤时应当怀疑钝性心肌损伤。钝性胸部创伤的所有患者都需要进行心电图监测以确定损伤方式和心律失常。超声心动图在诊断心脏压塞和瓣膜断裂上有帮助，但在急诊室常常不能获得或立即使用。急诊室的 FAST 可以识别心包积液或心脏压塞。

（2）心脏压塞：是穿透性胸部创伤中最常见的。心动过速、心音低钝和颈静脉扩张加上液体治疗后仍低血压说明有心脏压塞。然而，没有这些典型的表现不能除外心脏压塞。心脏压塞最好通过开胸手术治疗，心包穿刺术作为不能行开胸手术时的替代选择可以考虑使用。

（3）张力性气胸：是真正的外科急症，需要立即诊断和治疗。气体进入胸膜腔后导致张力性气胸，单向活瓣使胸膜腔内气体不能排出，胸膜腔内压力不断升高，压迫肺使之逐渐萎陷，并将纵隔推向健侧，导致静脉回流受阻和心排血量下降。急性呼吸衰竭、皮下气肿、呼吸音消失、叩诊鼓音和气管移位的表现支持张力性气胸的诊断，并需要立即胸腔减压，而不需要等待 X 线确定此诊断。粗针头在合适位置刺入胸膜腔能迅速缓解这种威胁生命的情况。

（4）神经源性休克：单独的颅内损伤不会导致休克。颈髓或上胸段脊髓损伤由于交感神经张力消失可以导致低血压。神经源性休克的典型表现是低血压而没有心动过速或皮肤血管收缩。神经源性休克无脉压减小。脊髓损伤的患者常常合并躯干创伤，所以，已知或怀疑神经源性休克的患者首先要处理低血量。恢复器官灌注的液体复苏的失败表明有持续出血或神经源性休克。在处理这种复杂情况时可行 CVP 监测。

（5）感染性休克：创伤后立即出现的感染性休克并不常见，但是，如果患者延迟数小时到达急诊室（emergency department，ED）也可能发生。穿透性腹部创伤和肠内容物污染腹腔的患者可能发生感染性休克。脓毒症患者也有低血压而且无发热，临床上很难和低血容量性休克相鉴别，这两组患者都表现为心动过速、皮肤血管收缩、尿量减少、收缩压下降和脉压减小。早期感染性休克的患者可以有正常的循环容量、轻度心动过速、温暖的皮肤、收缩压接近正常和正常脉压。

二、评估液体复苏和器官灌注

（一）患者的反应

用来诊断休克的灌注不足的症状和体征同样是患者反应的决定因素。恢复正常的血压、脉压和脉率是表明灌注回到正常的体征。CVP 状态和皮肤循环的改善是改善灌注的重要证据，但很难定量。尿量是肾灌注的合理敏感指标；如果未给予利尿药，正常尿量通常意味着足够的肾血流。考虑到这些原因，尿量是复苏和患者反应的主要监测指标之一。CVP 的变化可以提供有用的信息，CVP 通路放置的风险使其用于复杂病例。

（二）尿量

尿量可以用来监测肾血流。足够复苏量在成人中应当产生大约 0.5 ml/（kg·h）的尿量，儿童患者中 1 ml/（kg·h）的尿量，1 岁以下儿童 2 ml/（kg·h）的尿量。不能获得上述标准的尿量表明复苏不足。这种情况需要继续补液和明确诊断。

（三）酸碱平衡

患者在低血容量性休克早期常有呼吸性碱中毒伴有轻度代谢性酸中毒，不需要治疗。长时间或严重的休克可发生严重代谢性酸中毒。持续酸中毒通常由复苏不足或继续失血引起，在正常体温的休克患者中，应当给予液体、输血和考虑手术干预来控制出血。碱缺失和/或乳酸可用于确定休克的发生和严重性。连续监测这些参数可以用来监测治疗反应。碳酸氢钠不能用于治疗低血容量性休克继发的代谢性酸中毒。

三、基于初始液体复苏反应的治疗决策

患者对初始液体复苏的反应是决定后续治疗的关键。从"血流动力学正常"的患者中区分出"血流

动力学稳定"的患者特别重要。血流动力学稳定患者可能有持续心动过速、呼吸急促和少尿；这种患者明显复苏不足并且仍在休克状态。相反，血流动力学正常的患者无组织灌注不足的证据。

对初始补液的可能反应方式可以分为三组：快速反应、短暂反应和最小或无反应。每一类患者的重要体征和处理措施参考如下（表36-1）。

（一）快速反应

在快速反应组的患者被称为"快速反应者"，他们对初始快速补液反应迅速，在初始快速补液后能保持血流动力学正常，液体能缓慢降至维持速度。这些患者通常血容量丢失最少（<20%）。在这一反应组的患者不需要进一步快速补液和立即输血，应当查血型和交叉配血。初始评估和治疗中外科会诊与评估是必需的，因为仍可能需要手术干预。

（二）短暂反应

在短暂反应组的患者被称为"短暂反应者"，随着初始补液他们开始显示灌注指标恶化并缓慢达到维持水平，表明或者继续失血或者复苏不足。大部分这些患者初始已丢失血容量的20%～40%。需要输血和血制品，但更重要的是识别需要手术或血管介入控制出血的患者。对输血的短暂反应可以识别仍在出血的患者并且需要快速手术干预。

（三）最小或无反应

在急诊室对晶体液和输血无反应表明需要立即确定性地干预（如手术或血管栓塞）以控制大出血。在非常少见的情况下，无反应可能是钝性心肌损伤、心脏压塞或张力性气胸导致的泵衰竭。在这组患者中要考虑到非出血性休克。

表36-1　　　　　　　　　　　　　　　　　初始液体复苏的反应

	快速反应	短暂反应	最小或无反应
生命体征	恢复正常	短暂改善，再次出现血压下降和心率增加	持续异常
估计失血量	小（10%～20%）	中度或持续（20%～40%）	严重（>40%）
需要更多晶体液	可能小	中度可能	中度可能，作为输血前的替代
需要输血	可能小	中度-高度可能	立即
备血	血型和交叉配血	相应血型	立即输血
需要手术干预	可能小	可能较大	高度可能
早期呼叫外科医师	是	是	是

注：等渗晶体液，成人2000 ml，儿童20 ml/kg。

四、输血治疗

根据患者的反应做出初始输血的决定。短暂反应或无反应的患者在复苏的早期就需要浓缩红细胞和血制品。

（一）交叉匹配的血、相应血型的血和O型血

输血的主要目的是恢复血管内容量的携氧能力。最好是完全交叉匹配的血。但是，大部分血库中完全交叉配血过程需要大约1小时。对于快速稳定的患者，应当获得交叉匹配的血，需要时输血。

大部分血库10分钟内可以提供相应血型的血。这种血ABO血型和Rh血型是相容的，但是可能存在其他抗体不相容。短暂反应的患者应当给予相应血型的血。

如果相应血型的血不能获得，O型血可以给予大量出血的患者。为了避免过敏反应和将来的并发症，育龄期妇女最好给予Rh阴性血。只要能获得，使用匹配的、相应血型的血比O型血要好。除非发生大规模未知的伤亡事件需要同时输血才给予O型血。

（二）加温液体——血浆和晶体液

如果患者来医院时有低体温必须防止并纠正低体温。在急诊室采用加温器很重要，通过将晶体液放入加温器或使用微波炉可以达到加温的效果。血制品不能在微波炉中加温，但可以通过静脉内液体加温器通路被加温。

1. **自体输血**　采用收集装置无菌收集、抗凝和回输引流出的血。任何大量血胸的患者应当考虑收集引流出的血进行自体输血。

2. **大量输血**　少数休克患者需要大量输血，大部分常常定义为入院第一个 24 小时内输入＞10 U 浓缩红细胞。这些患者中早期给予浓缩红细胞、血浆、血小板和最小化晶体液可能会改善生存率。同时努力快速控制出血和减少这些患者中的凝血病、低体温和酸中毒非常重要。

（三）凝血病

严重创伤和出血导致凝血因子消耗和早期凝血病。严重创伤患者入院时这种凝血病发生率达到30％。大量液体复苏导致血小板和凝血因子稀释和低体温对血小板聚集和凝血瀑布的不良影响促进了创伤患者的凝血病。凝血酶原时间、部分凝血活酶时间和血小板计数是第 1 小时可获得的有用基线检测，特别是如果患者有凝血疾病病史或服用影响凝血的药物，或明确的出血病史等不能获得时。

（四）补钙

接受输血的大部分患者不需要补钙。当需要时，应当监测血浆离子钙的水平指导补钙。过量补钙是有害的。

（五）再次评估患者反应和避免并发症

容量补充不足是出血性休克最常见的并发症。立即、合适、积极地治疗以恢复器官灌注最小化这种并发症。

（六）继续出血

未找到出血来源是液体治疗反应差最常见的原因。这类患者通常包括在短暂反应分类中，必须要立即手术干预。

（七）液体过负荷和 CVP 监测

患者的初始评估和治疗完成后，通过仔细监测使液体过负荷风险最小化。治疗目标是恢复器官灌注和足够的组织氧合，通过合适的尿量、中枢神经系统功能、皮肤颜色、脉搏和血压恢复正常来证实。

某些患者中监测复苏反应最好在拥有先进技术的环境中完成。老年患者和非出血性休克患者应当早期转运至重症监护病房。

CVP 监测是指导评估右心接受液体负荷能力的相对简单方法。合理解释 CVP 对补液的反应帮助我们评估液体治疗。

（八）重视其他问题

当患者对治疗无反应时，要考虑未找到原因的出血、心脏压塞、张力性气胸、通气问题、未发现的液体丢失、急性胃扩张、心肌梗死、糖尿病酸中毒、肾上腺功能不全和神经源性休克。不断地再评估，特别是当患者情况远离预期情况时，是尽早识别这些问题的关键。

第二节　创伤性凝血病

大出血和凝血病在严重创伤患者中非常普遍，往往进展为合并低体温、酸中毒的"致死性三联征"，具有很高的死亡率。生理情况下，人体内凝血、抗凝和纤溶系统处于动态平衡之中。当机体在受到严重创伤打击后，可出现凝血系统被激活，凝血因子大量消耗和稀释、血小板计数和纤维蛋白原浓度下降、纤溶亢进或三者兼有，导致凝血功能紊乱。国内外学者曾先后提出"急性创伤性凝血病""创伤早期的凝血病""创伤相关的凝血病"等概念来描述此现象。以往认为创伤后凝血病是在患者入院接受液体治疗后才发生，并将其归因于凝血因子的丢失、消耗和稀释，以及由酸中毒和低体温导致的凝血因子功能障碍。而近些年来发现严重创伤患者在入院之前，有 25%～40% 的患者伴有不同程度的凝血功能障碍，其病死率是未发生凝血功能障碍患者的 4～6 倍。

一、定义

创伤性凝血病（trauma-induced coagulopathy，TIC）是指机体在严重创伤打击下，出现的以凝血功能障碍为主要表现的临床病证。

1. 由严重创伤本身所引发即创伤后即可发生。有研究指出约有 25% 的创伤患者在入院初输液复苏前就已经发生凝血病。ISS≥45 分患者中约有 60% 的患者在 1 小时内出现创伤性凝血病。

2. 由创伤机体反应与治疗干预综合因素所引发。其中包括大量血液丢失、大量输注晶体液、组织间隙液进入血管腔所致的凝血因子缺失或稀释，低体温、酸中毒所致的凝血因子功能障碍。

二、发病机制

创伤性凝血病是多种因素共同作用的结果，其发病机制包括以下几个方面：

（一）组织损伤

组织损伤是创伤性凝血病发生的基础，血管内皮损伤后，内皮下的胶原蛋白Ⅲ和组织因子暴露，通过与 Von Willebrand 因子、血小板以及活化的 FⅦ（Ⅶ因子）结合启动凝血过程。同时，内皮损伤后释放组织型纤溶酶原激活物，使机体的纤溶活性增强。

（二）休克

休克是诱发创伤早期 TIC 的关键因素。组织低灌注时，内皮细胞释放血栓调节蛋白增加，结合凝血酶并抑制其功能，同时激活蛋白 C 而抑制Ⅴ、Ⅷ因子的功能，使机体抗凝活性增强。

（三）血液稀释

凝血因子稀释是外伤患者凝血功能障碍的主要原因。失血可以直接丢失凝血因子，并可迅速降低体内少量储备的纤维蛋白原和血小板。同时，液体复苏时大量输注晶体液、胶体液及红细胞都会产生显著的稀释作用。

（四）酸中毒

创伤患者由于组织灌注不足、使用高氯性液体进行液体复苏等原因，代谢性酸中毒发生很常见。酸中毒可以抑制各种凝血因子的活性，当 pH 从 7.4 降至 7.0 时，活化的Ⅶ因子（Ⅶa）的活性可降 90%，Ⅶa/组织因子复合体活性降低 55%，Ⅹa/Ⅴa 触发的凝血酶原激活率降低 70%，抑制凝血酶的生成，这种作用在合并有低体温时明显增强。另外，酸中毒时也可促进纤维蛋白原的降解。

（五）低体温

创伤患者由于失血、躯体暴露、环境低温、大量输注没有加温的液体、手术、肌肉产热减少等各种原因而发生低体温。低体温主要是通过抑制血小板的激活和聚集功能导致凝血障碍。但有研究指出临床常见的 33 ℃～36 ℃ 的低体温对凝血因子活性影响不是很大。

（六）炎性反应

凝血系统与免疫反应之间有很紧密的联系，如凝血蛋白酶的激活通过细胞表面跨膜的蛋白酶受体可以诱导炎性反应，而炎性反应的激活可引发内皮细胞损伤，进而通过血栓调节蛋白-蛋白 C 途径激活抗凝系统，从而影响凝血病的发生。

三、诊断

创伤性凝血病的发生、发展与创伤严重程度密切相关。因此，首先应对原发伤情进行明确诊断与评估。

（一）详细收集病史

了解有无高危因素（损伤程度严重、失血量大、休克时间较长、存在重型颅脑损伤、有活动性出血、接受大量输液、输血）。

（二）影像学检查

1. 生命体征不平稳者，应用床旁超声对患者进行胸、腹部检查。

2. 生命体征平稳者，行全身CT扫描。

（三）实验室诊断

动态监测凝血功能，包括以下指标：凝血酶原时间（prothrombin time，PT）、活化部分凝血活酶时间（activated partial thromboplastin time，APTT）、凝血酶时间（thrombin time，TT）、纤维蛋白原、血小板计数、D-二聚体、纤维蛋白降解产物（FDP）等。

1. 常规凝血功能测定

（1）实验室标准（满足其中一项）：①活化部分凝血活酶时间（APTT）＞60秒；②凝血酶原时间（PT）＞18秒；③凝血酶时间（TT）＞15秒；④凝血酶原时间比值（prothrombin time ratio，PTr）＞1.2。即可诊断为急性创伤性凝血功能障碍（ATC）。

（2）实验室标准（满足其中一项）：①活化部分凝血活酶时间（APTT）＞60秒；②凝血酶原时间（PT）＞18秒；③凝血酶时间（TT）＞15秒；④凝血酶原时间比值（prothrombin time ratio，PTr）＞1.6，在上述标准基础上如有活动性出血或潜在出血，需要血液制品或者替代治疗。即可诊断为创伤性凝血病（TIC）。

但常规凝血指标存在以下不足：①检测时间需要45～65分钟；②检测在正常pH和37 ℃状态下进行，不能反映实际低体温和酸中毒环境下对凝血功能的影响；③只能反映凝血初期凝血因子状态，不能反映血小板功能和纤溶状态。

2. 血栓弹力图仪（thromboelastography，TEG）测定 TEG可通过全血凝血功能试验来评估从凝血开始到纤溶的整个血凝动态，不仅可以反映低凝，还可反映高凝和纤溶状态。具备以下优点：①检测快速，可在5～10分钟获得结果；②信息较全面，可以动态了解止血过程中凝血因子、纤维蛋白原、血小板和凝血块强度的状况；③可以实时监测纤溶亢进情况。最近，应用组织因子（TF）替代高磷土作为激发剂的快速TEG（R-TEG）较TEG获取结果更快速。因此，依据TEG结果，能更及时、更有针对性地指导凝血治疗。

最后，密切观察患者体征，监测体温和酸中毒程度，警惕"致死性三联征"。创面渗血不止或引流量多、窦性心动过速、血流动力学不稳定、予以输血治疗后血红蛋白仍呈下降趋势、血小板明显降低至＜$50×10^9$/L或更低是创伤后凝血病的常见临床表现。

四、治疗

TIC的本质是创伤后病理生理紊乱造成循环中的促凝因子、抗凝因子、血小板、纤溶系统和内皮细胞之间的动态平衡遭受破坏。因此，预防和纠正这种平衡紊乱能够有效阻止TIC的发生和发展。迄今为止尚无公认的针对TIC的治疗指南，因此，各医疗单位应结合自身特点制订出相应的防治措施，重点放在原发病的控制、纠正紊乱的病理生理和补充不足的凝血底物。

（一）积极处理原发创伤，控制活动性出血，避免继续失血而加重休克、酸中毒和血液稀释

1. 严重创伤患者应直接送至合适的创伤中心进行救治，尽量缩短从发生创伤至控制出血的时间间隔。

2. 结合患者生理指标、损伤类型、损伤机制，对患者创伤出血程度进行初次评估。

3. 积极采取各种辅助检查手段，尽快明确出血部位，控制活动性出血。

（1）开放性四肢损伤存在威胁生命的大出血，在外科行确定手术前使用止血带。

（2）若怀疑有躯干损伤，早期进行影像学检查（床旁超声）以明确有无胸腹腔游离液体。

1）对于严重的胸腔、腹腔、腹膜后出血且血流动力学不稳定的患者需要采取紧急干预措施。

2）血流动力学稳定的患者，进行全身CT检查、评估病情。

（3）若怀疑有骨盆环破坏，立即采用骨盆环关闭和稳定骨盆。若骨盆环稳定后仍持续存在血流动力学不稳定，则早期实施腹膜外填塞、动脉造影栓塞和/或外科手术控制出血。

总之，对外出血可使用局部加压包扎、填塞压迫、使用止血带、必要时结扎血管等方法止血。活动性内出血应尽快行血管介入或手术止血，遵循损伤控制外科学策略，以最简单的方法在最短时间内实现止血，切忌因一味等待血流动力学稳定而丧失手术机会。对无法通过外科或介入技术确切止血，或已发生严重酸中毒、低体温和凝血功能障碍者，可采用局部填塞、包裹等损害控制性手术。

（二）损伤控制性复苏

损伤控制性复苏主要通过止血、限制液体复苏或延迟复苏等措施，在维持组织灌注基础上，避免大量液体复苏给机体造成更严重的病理生理紊乱。过多过快补液会造成凝血底物的稀释、血细胞比容（Hct）降低、创面凝血块的移动和脱落、体温降低和酸中毒等不良反应。

1. "允许性低血压"复苏　对于活动性出血，在实施确定性手术止血之前进行"允许性低血压"的液体复苏，可以明显减少失血量和并发症，提高救治成功率。但合并颅脑和脊髓损伤、缺血性心脏病、伤后时间过长者应该除外，应保证心、脑、脊髓的灌注。对于没有脑损伤的患者，在出血控制之前，通过延迟复苏时间或限制输入液体量可将血压控制在 $80\sim90$ mmHg。对于合并严重颅脑损伤［格拉斯哥昏迷评分（GCS）≤8 分］的失血性休克患者，应维持平均动脉压至少 80 mmHg 以上，以保证脑组织灌注。

2. 低容量液体复苏　创伤后短时间内（90 分钟）复苏液体量应控制在 $1500\sim2000$ ml，但有活动性大出血者应根据循环表现增加液体。液体复苏首选晶体液，为避免高氯性酸中毒，宜使用氯离子浓度接近生理水平的乳酸林格液，避免使用高氯的等渗盐水和林格液，以减少凝血病程度和出血量。但合并严重 TBI 者应避免使用乳酸林格液。

如液体复苏无效、血压持续偏低的患者，可使用缩血管药来维持目标平均动脉血压，首选药物为去甲肾上腺素；对于心功能不全，首先使用正性肌力药物。

（三）注意体温监测，防治低体温和纠正酸中毒

严重低温（体温<35 ℃）和酸中毒均可损害血小板功能、降低凝血因子的功能（体温每降低 1 ℃，凝血因子功能降低 10%）和促进纤溶。低体温往往与酸中毒、凝血功能障碍相辅相成，构成创伤患者的"死亡三角"，因此保温和纠正酸中毒是预防和治疗 TIC 的重要措施之一。

保温要从现场复苏开始就给予高度关注，其中控制和减少出血是关键。还要去除患者身上潮湿的衣物，减少非损伤部位的暴露，使用毛毯、加热毯或睡袋包裹伤员，同时要注意转运的交通工具、急诊室、手术室和 ICU 室内的保温以及使用简易输液加热器对需输注的液体或血液制品进行加热，也有专门的动静脉转流体外加温装置可实现快速复温。但对于合并颅脑损伤的患者，一旦其他部位的出血得到控制，可使用 33 ℃～35 ℃的低温治疗并维持>48 小时以减少脑氧耗，减轻脑损害。

酸中毒在 TIC 的发生中发挥重要的作用，尤其在 pH<7.2 时更显著。酸中毒的防治主要通过纠正组织低灌注、提高血液携氧能力、改善细胞代谢和限制含氯液体入量等措施。但若血 pH<7.2 时应使用碳酸氢钠或三羟甲基氨基甲烷予以纠正，应用剂量应根据实验检测值不断调整。

（四）合理输注血制品

在救治严重创伤导致出血性休克的患者中，不合理地大量输入库存血或血制品可引起机体内环境的紊乱，加重创伤后患者凝血功能障碍。因此，对需要大量输血患者（24 小时内需输入≥10 个单位红细胞；或 3 小时内需输入血容量一半的血量或 1 小时内需输入>4 个单位红细胞），须制订合适的输血策略，最大限度减少输血对机体内环境的影响，促进 TIC 的恢复。

1. 红细胞　多数指南及学者推荐创伤出血患者输注浓缩红细胞，维持血红蛋白 $7\sim9$ g/dl 或血细胞比容（Hct）为 $0.25\sim0.3$。

2. 血浆　血浆可提供纤维蛋白原和各种凝血因子，新鲜冰冻血浆（fresh frozen plasma，FFP）含有 70%的正常凝血因子，对于大出血的患者，应尽早输注血浆（新鲜冰冻血浆或病原体灭活的血浆）

或纤维蛋白原，建议在输首剂红细胞的同时就给予；如果需要继续使用血浆，建议血浆与红细胞的输注比例至少达到 1：2，以补充足够的凝血因子。

3. 血小板　当创伤患者血小板 $<50×10^9$/L 或合并脑损伤者血小板 $<100×10^9$/L 时应及时补充新鲜血小板或浓缩血小板。建议血小板输注的起始剂量为 4～8 U，或者 1 个全血单位的血小板。2016 年第 4 版欧洲指南建议对接受抗血小板治疗的大出血或者颅内出血的患者输注血小板；对于接受或怀疑接受抗血小板治疗的患者，建议检测血小板功能；如果明确血小板功能不良且患者存在持续的微血管性出血，建议使用浓缩血小板治疗。对于使用抑制血小板药物或合并血管性血友病的患者，建议使用去氨加压素（0.3 μg/kg）。

目前有学者指出，根据血栓弹力图的参数结果（包括凝血时间、血块的形成时间、振幅和血块溶解指数）指导输血，制定合适的比例补充红细胞、新鲜冰冻血浆和血小板比盲目补充更合理。

（五）补充凝血底物

及时补充消耗或稀释的凝血因子对恢复正常的止血功能非常重要，也是 TIC 防治中不可缺少的环节。

1. 纤维蛋白原或冷沉淀　止血依赖于纤维蛋白原的数量和功能，纤维蛋白原被凝血酶激活形成纤维蛋白，纤维蛋白相互交联，同时纤维蛋白原促进血小板凝集，促使血栓形成完成止血过程。血栓弹力图提示功能性纤维蛋白原缺乏或血浆纤维蛋白原水平低于 1.5～2.0 g/L 时，应及时补充浓缩纤维蛋白原或冷沉淀，冷沉淀中含有大量纤维蛋白原、Ⅷ因子和血友病因子等。纤维蛋白原初始应用剂量 3～4 g 或冷沉淀 1～3 U/10kg，之后根据纤维蛋白原检测水平决定是否重复应用，目标是维持血浆纤维蛋白原浓度 >1.5 g/L。

2. 凝血酶原复合物（prothrombin complex concentrates，PCC）　PCC 中富含 3～4 种维生素 K 依赖的凝血因子（Ⅱ、Ⅶ、Ⅸ、Ⅹ 等），当严重创伤需要大量输血时，同时补充 PCC 有助于改善患者的凝血功能，联合应用 PCC 和浓缩纤维蛋白原效果更佳。创伤前服用维生素 K 拮抗药如华法林的患者，凝血酶原复合物可快速纠正其所致的凝血功能障碍。推荐每输注 1000 ml 浓缩红细胞给予 400 U PCC，或初始剂量 25 U/kg，必要时可重复应用。

若患者使用或怀疑患者使用抗 Ⅹa 因子药物如利伐沙班、阿哌沙班、依度沙班等，建议检测底物特异的抗 Ⅹa 因子活性；如果存在致命性出血，则可使用大剂量的凝血酶原复合物（25～50 U/kg）以逆转阿哌沙班、依度沙班等的效应。

3. 钙离子　钙离子即凝血因子Ⅳ，同时还是其他凝血因子的辅助因子。机体大量出血时可消耗钙离子，故低钙血症在严重创伤患者中很常见。同时，很多血制品中利用枸橼酸盐抗凝，枸橼酸盐螯合钙离子，大量输注血制品进一步恶化了低钙血症；钙 <0.7 mmol/L 可以导致凝血功能障碍，因此建议至少维持在 0.9 mmol/L。通常选择葡萄糖酸钙或氯化钙作为补充钙的主要制剂。对于大量输血的患者，需监测血浆离子钙水平并维持在正常范围。

4. 人重组活化Ⅶ因子（rFⅦa）　rFⅦa 可以通过促进组织因子介导的凝血过程激活血小板和促进凝血酶生成，从而使更多的纤维蛋白原转化为纤维蛋白，有助于止血。但 rFⅦa 不作为一线止血药，在凝血功能尚未受到严重损害时应用效果好。主要适用于创伤引起的活动性大出血已得到控制、酸中毒、低钙血症和低体温得到纠正，凝血底物得到补充［血小板 $>50×10^9$/L，血细胞比容（Hct）$≥24\%$，纤维蛋白原 $≥1.5～2.0$ g/L］情况下，创面小血管弥漫性渗血不能有效控制时。推荐首次应用剂量 120～200 μg/kg，3 小时内 100 μg/kg 剂量可重复应用 2～3 次。rFⅦa 不推荐用于单纯颅脑创伤患者。

（六）拮抗纤溶亢进

纤溶亢进可以发生在创伤后早期，大量液体复苏、酸中毒、低体温等可加重纤溶亢进。TIC 的发生与纤溶亢进密切相关，因此，抑制纤溶亢进有助于防治创伤后 TIC。氨甲环酸（TA）是一种抗纤溶制剂，一项多中心研究证实在创伤后 3 小时内应用 TA，可显著减少创伤出血患者的出血量、输血需要量和死亡率。推荐初始剂量 10～15 mg/kg，之后以每小时 1～5 mg/kg 维持，直至凝血功能得到改善。

此外，补充 FFP 和纤维蛋白原也有助于抗纤溶治疗。

（七）警惕继发高凝状态和血栓形成

早期的一项研究发现，入院时存在凝血病是创伤患者发生静脉血栓的独立预测因子，因而必须高度关注此类患者后期并发静脉血栓和肺栓塞的危险。

严重创伤患者，由于活动受限、止血治疗、血管损伤等因素，易诱发深静脉血栓形成，预防措施可以改善创伤患者的预后。可尽早采用物理措施预防深静脉血栓形成，包括间歇性气囊加压装置和/或抗血栓弹力袜；推荐出血控制后 24 小时内使用药物预防血栓。但是不主张常规使用下腔静脉滤器预防血栓，因为放置滤器常需要二次手术或终身抗凝治疗。

第三节 创伤与低体温

人体低温的定义是体核温度低于 35 ℃。传统上依据体温降低时的生理学变化分成几个不同严重程度的温度带。这些原始的定义被用来描述由于暴露于外界寒冷环境所致的低温。然而对于创伤患者来说，低温的存在使他们的死亡率比单纯由于暴露于寒冷环境所致低温患者的死亡率要高得多。创伤低体温是指患者的核心温度（core temperature，Tc）<35 ℃。

低体温可发生于创伤本身，也可以发生于因手术因素导致的伤口暴露面积过大、手术时间过长以及麻醉因素等。依据严重程度，创伤后低温可分为轻、中、重三级：Tc 介于 32.0 ℃～35.0 ℃为轻度低体温；Tc 介于 28.0 ℃～31.9 ℃为中度低体温；Tc<28 ℃为重度低体温。在中重度低体温状态下，机体将丧失体温调节能力，只能继续丢失热量或被动地接受外界热量，将严重影响患者的预后。目前对于创伤患者的救治要求严格预防体温过低的发生，一旦发生应该积极治疗。一些建议基于一些临床研究，这些研究证实，一旦发生体温降低，患者的死亡率会明显升高。一项研究通过用 ISS 评分、有无休克和液体或血液制品的需求来对创伤进行分级。在相同损伤程度的患者，发生体温降低的比体温正常的患者的死亡率更高。如果机体核心体温降至 32 ℃，即使损伤不严重，死亡率也为 100%。

一、创伤后低体温发生的机制

体温维持正常范围是机体生理稳态的重要因素，位于下丘脑的体温调节中枢通过复杂的信号通路发挥调节机制，实现产热和散热两个可逆过程的平衡。目前，对于创伤环境下并发低体温的假说主要集中于两个方面："休克代偿假说"和"代谢衰竭假说"。

（一）休克代偿假说

创伤后所导致的低体温与休克既同时存在，又相互影响。动脉充盈压过低或血氧分压过低，会下调下丘脑体温调节中枢的调定点，使机体的寒战反应、肌束震颤等耗氧产热活动减少，上述的生理性反应被认为是机体在战创伤环境下对低体温环境的一种保护性机制，是机体对战创伤的适应能力的表现之一。

（二）代谢衰竭假说

战创伤后机体自身调节机制中，早期属于生理抑制期，因器官、组织、细胞的低血流量和低灌注水平，特别是机体重要组织的摄氧、利用氧的能力明显下降，机体处于"饥饿状态"，代谢水平被动性降至最低水平，线粒体主动产生 ATP 减少，无法提供足够的能量水平维持体温正常的波动范围。但无论是上述哪一种假说，低体温的产生都离不开机体产热和散热的功能障碍，表现为机体产热减少、散热增加或两者叠加共同导致的严重后果。

二、创伤后低温对患者各器官系统的影响

（一）低温对血液系统的影响

创伤后低温对血液系统的影响最为广泛，而且是导致患者失血增加，休克加重而死亡的独立危险因

素。低温可在几个不同的水平上对止血过程产生影响，改变血小板功能、凝血级联反应的酶动力和纤溶系统活性。并可导致血小板的隔离（血小板在肝脏和脾脏的聚集），使创伤患者失血继续。低于 35 ℃时凝血酶原时间显著增加，低于 33 ℃时部分凝血活酶时间也延长。低温引起的凝血功能障碍与绝对温度有关，低于 30 ℃时，引起血小板减少，延长凝血时间，降低凝血因子 Ⅰ、Ⅱ 及 Ⅶ 的水平，引起 DIC 及增加血浆纤维蛋白溶解活性。故而严重创伤患者大量失血时一定不能忽视维持体温的治疗。

（二）低温对循环系统的影响

轻度低体温（32.0 ℃＜Tc＜35.0 ℃）时，机体交感-肾上腺神经轴神经元兴奋，儿茶酚胺类神经递质释放增多，表现为心率加快、心排血量增加，外周血管收缩，血压升高等交感神经兴奋表现；中度低体温（28.0 ℃＜Tc＜31.9 ℃）时，打破机体代偿平衡，表现为心血管系统的抑制效应，如心肌收缩力、心排血量下降、心率减慢、血压降低；重度低体温（Tc＜28.0 ℃）时，心脏的节律细胞和传导细胞的心电活动受抑制，诱发心律失常，如 PR 间期、QT 间期延长、Ⅱ 或 Ⅲ 度等高度房室阻滞、心房纤维颤动等。Tc＜28.0 ℃时心室纤颤、窦性停止等致命性恶性心律失常发生率明显增加。

（三）低温对呼吸系统的影响

轻度低体温时表现为肺的过度通气，肺交换能力增强，但随着体温的继续下降，低体温明显抑制脑干的呼吸中枢的有效电活动，表现为呼吸频率减慢和呼吸幅度降低，肺通气和肺换气能力明显抑制，从而导致 CO_2 潴留。同时，严重的 CO_2 潴留会进一步加重对呼吸中枢的抑制作用，甚至导致自主呼吸停止。研究显示，严重的低体温会降低肺动脉对物理或化学因素的反应性，但在复温实验过程中，肺动脉对血管活性药物反应明显增强。

（四）低温对神经系统的影响

亚低温对中枢神经系统具有明显保护作用，对心肺复苏后的脑保护患者中亚低温效果更加显著，体温每下降 1 ℃，耗氧量减少 6%。但 Tc 过低会对机体造成损伤。当 33 ℃＜Tc＜35 ℃时伤员或患者会出现中枢神经系统损伤、功能紊乱，包括冷漠、行为异常等；当 30 ℃＜Tc＜33 ℃时会出现意识水平的改变，如昏睡、意识模糊甚至昏迷；Tc＝27 ℃时，患者病死率高达 90%。

（五）低温对其他器官系统的影响

创伤后低温对泌尿、消化、免疫等器官和系统也会有不同的影响。例如轻度低体温时，首先表现尿量增加，一方面与低体温时体表及非重要脏器血管收缩、动脉压升高、肾脏有效灌注充盈量增加有关；轻度低体温时肠道神经网络调节系统受到抑制，胃肠分泌功能及蠕动减弱。中、重度低体温时胃肠分泌、蠕动功能紊乱以及逆蠕动等不正常电活动可诱发急性肠梗阻、急性胰腺炎、胃溃疡。其中约 50% 的低体温患者胰腺血流减少，有效组织灌注不足，导致胰腺缺血，血淀粉酶、脂肪酶轻度升高；体温过低对于免疫学的潜在影响已经被广泛的研究证实，因为大多数具有免疫功能的酶的特性，体温过低肯定会抑制酶的功能。有临床研究提供可信证据，轻度的体温降低增加了外科感染的风险。

三、创伤后低温的监测和防治

（一）创伤后体温的监测

低温对预后具有不利的影响，因而对创伤患者进行体温监测就尤为必要，尤其是对那些遭受严重创伤的患者。口腔和直肠温度在紧急情况下最常使用，但食管和膀胱温度更接近于体核温度。在实际监测中依患者的具体情况可酌情使用。

（二）创伤后低温的治疗措施

给创伤患者复温可以采取被动方式，也可以采取主动方式。被动复温包括完善环境设施，让患者自主产热来纠正体核温度的降低。这些技术策略是让患者脱离寒冷环境，提高患者周围空间的温度，给予毯子覆盖以使内源性产热后保持体核温度的正常。采用这一方式的复温率约为每小时 1.2 ℃。然而，被动复温可能导致无氧代谢和乳酸性酸中毒，医师应警惕该类并发症的发生，故而被动复温常用于平时健康并有完整热调节反应的低温患者。

对于严重创伤后低温的患者，应积极给予主动复温的治疗。然而对比患者内生热的产生，大多数外源复温方法不会增加额外的热能。临床观察到的复温通常是患者自身产热的结果，同时使用隔热技术以防止进一步的热损失。所以被动复温和主动复温均不可偏废。在治疗低体温时最重要的原则是纠正潜在的休克，因为纠正休克可以使氧耗和产热恢复正常水平，同时积极预防热量的进一步损失，从而保持主动复温的效果。

谈到主动复温的措施，则主要包括体外复温和体核复温两种方式。对于体外复温，如应用加热毯、空气对流毯、反射毯、辐射加热罩、铝制太空毯等。从热力学定律可以看出，热量从温度较高的区域传递至较低温度区域。因为皮肤的温度通常比核心血管处的温度低 10 ℃，体温过低的患者，必须先把皮肤温度加热至高于核心温度，这样热量才会传递至核心区域。因此体外复温不会立即起效，所以体外复温往往不是严重创伤患者主要的复温方法。而对于体核复温，最常用的复温方式之一是吸入 41 ℃的潮湿空气，特别是机械通气的患者便于实施此种复温的方式，但是，如果一位 30 ℃的患者吸入了 1 L 饱和的 41 ℃的空气，当在肺内冷却至 30 ℃时，会有 0.02 ml 的水凝结出。因此，当每分通气量是 10 L 时，每小时会凝结出 12 ml 的水。当水凝结时，热量从蒸汽中释放出的速度是：每毫升水 2.43 kJ（1 kcal＝4.185 kJ），因此，气道复温最大速度是 29.16 kJ（2.43 kJ/ml×12 ml/h）。由于人体的比热是 3.48 kJ/（kg·℃），这意味着每千克体重升高 1 ℃需要 3.48 kJ。因此，一个体重 70kg 的患者提高 1 ℃需要能量 243.6 kJ。所以气道复温作用有限，对于严重低温的患者，需要其他复温技术辅助。

当患者需要大量液体复苏时，简单的复温方式就是充足加热的静脉液体输注。注入体内的液体在调节温度过程中释放热量。1 L 40 ℃的晶体溶液输入到 32 ℃患者体内，实际相当于输入 33.48 kJ 的热量。因为低体温的外伤患者经常需要大量的液体复苏，根据身体和注入流体之间的温差，通过加温静脉输液来提供大量的热量。当然，医师需要警惕大量输血时导致的医源性低温对患者的损害，血制品的输注也应注意温度的控制。

第四节　爆炸伤

一直以来爆炸伤都是军事医学和急诊医学中非常关注的问题。2005—2009 年，美军在伊拉克和阿富汗战场上的所有战创伤中有 74% 是由各种爆炸造成的。此外，1999—2006 年，在全世界范围内民用领域的爆炸事件就增长了近 4 倍，同时由爆炸造成的创伤数量增长了近 8 倍。研究发现随着爆炸相关的大规模伤亡事件（mass casualty incident，MCI）的增多，爆炸伤的救治也需要调用更多的医疗资源。因此，近年来对爆炸伤的研究呈直线上升趋势，爆炸伤的致伤机制及早期临床干预研究已经成为近年来的研究热点。

一、爆炸伤的致伤特点

相比其他创伤，爆炸伤害对受害者造成的损伤更为复杂和严重，Georgi Popivanov 等人在一项针对爆炸伤与枪弹伤的对比研究显示：爆炸伤伤员损伤严重评分（injury severity scores，ISS）中位数显著高于枪击伤者（20.54 vs 9.23，$P=0.008$），ISS＞16 分的比例（60% vs 33.92%，$P<0.008$）显著高于枪击伤者。爆炸伤伤员身体 3 处或 3 处以上部位受到损伤的比例更高（47.22% vs 3.58%，$P<0.0001$）。爆炸伤伤员头部（27.27% vs 3.57%）、面部（20% vs 0%）和四肢损伤（85.45% vs 42.86%）及烧伤（12.72% vs 0%）的频率显著高于枪弹伤员（$P<0.0001$）。而在另一项对战斗伤亡的回顾性研究中，Simmons 等人的研究表明受到爆炸伤的受害者，无论受伤程度如何，都具有比枪伤更严重的微循环障碍和急性创伤性凝血病，这可能与爆炸伤造成了更为严重的组织损伤有关。

根据北约的爆炸伤分类标准，以致伤机制的不同将爆炸伤划分成 5 类（表 36-2）。

初级爆炸伤：爆震压力作用于空气与组织界面，造成的组织撕裂及剥落。

二级爆炸伤：由爆炸现场碎片弹射造成的损伤，碎片包括爆炸物本身、爆炸物内部零件以及周围环境中被爆炸弹射的物体。

三级爆炸伤：高速爆炸气流将受害者冲击至物体，或将物体冲击至受害者所造成的伤害，包括房屋倒塌所造成的伤害。

四级爆炸伤：其他由爆炸效应引起的损伤，或现有损伤及疾病进行性加重。

五级爆炸伤：由非弹射碎片或附属物以及由环境污染引起的创伤。

表 36 - 2　　　　　　　　　　　　不同类型爆炸损伤机制及致伤类型

爆炸伤类型	致伤原因	致伤类型
初级	爆震压力作用于空气与组织界面，造成的组织撕裂及剥落。空腔脏器易受损	鼓膜破裂、肺爆炸伤、肠穿孔、眼球破裂
二级	碎片弹射造成的损伤，碎片包括爆炸物本身、爆炸物内部零件以及周围环境中被爆炸弹射的物体（如玻璃、墙体碎片等）	穿透伤，撕裂伤
三级	高速爆炸气流将受害者冲击至物体，或将物体冲击至受害者所造成的伤害，包括墙体倒塌所造成的伤害	钝性撞击伤，脑震荡，筋膜室综合征，挤压综合征，创伤性截肢，创伤性窒息
四级	其他由爆炸效应引起的损伤，或现有损伤及疾病进行性加重	烧伤，吸入性损伤，中毒性发作，哮喘发作、恐慌发作并发症
五级	由非弹射性碎片或附属物以及由环境污染引起的创伤	由生物炸弹携带的细菌引起，或者由"脏弹"引起的放射损伤

二、爆炸致伤的物理机制

爆炸伤是所有爆炸伤类型中较为常见的类型，发生率约 43.63%。爆炸发生后周围空气压力急速上升，形成正压冲击波并达到超压值（Overpressure），之后压力快速衰减，随之而来的是时程较长的负压阶段。如果爆炸发生在相对密闭的空间里，如商场、公共汽车、餐厅等，由于障碍物的反射，初级爆炸波会被增强，其爆炸波的强度可能会被放大 8 倍，反射也会增加高压力阶段的时程，使得幸存者中遭受爆炸伤的发生率更高。研究显示，在开放环境发生的爆炸事件中，爆炸伤的发生率约为 34.3%，死亡率为 7.8%，而在密闭环境中的发生率为 77.5%，死亡率为 46.0%。因此学者们越来越强调需要对爆炸的压力特征，包括超压值和正压持续时间进行描述。爆炸产生的第一个爆炸波是唯一能够以确定的方式测量的爆炸波，对于 60～120 kPa 范围内的爆炸，振幅的小幅增加可能意味着无伤害和伤害之间的差异。因此，了解爆炸波的超压值和持续时间对于确定其对机体的影响至关重要。此外，距爆炸源的距离与爆炸波的强度直接相关，研究显示，由爆炸产生的压力变化幅度与距爆炸源距离的 3 次方呈负相关。总之，在研究中需要精确测量一定范围内的冲击波强度相关参数，以获得与造成伤害的量化相关性。

三、爆炸造成的器官损伤

爆炸伤通常发生于气液平面之间，爆炸波主要以 3 种方式引起机体损伤：撕脱、内爆以及惯性。撕脱定义为密度较高介质的碎片进入密度较低介质中，内爆是由于密度较低的介质取代了密度较高的介质。惯性则指由于爆震波在不同密度的组织中传播时的速度不同而产生的剪切力，从而对组织造成伤害。例如，在肺中，撕脱是引起肺泡出血的机制，而内爆则引起了气体从肺泡进入血液，从而引起肺循环的栓塞。爆炸造成影响最大的是空腔脏器，由于较大的空气-组织表面积而极易产生剥落，如鼓膜破裂，肺损伤，空气栓塞以及空腔脏器破裂等。其他易受爆炸影响的器官是眼睛（眼球破裂、浆液性视网膜炎和前房积血）和脑（脑震荡或由肺损伤引起空气栓塞）。研究显示，34.5～103.4 kPa 的压力差就足以导致大约 50％的受害者鼓膜破裂。由于易于积聚气体，胃肠道同样为易损器官，剪切力使肠壁的结构层破裂时，肠壁会发生挫伤导致穿孔或出血。"肺爆炸伤"是各器官损伤中的研究重点，因为气道与大气相邻，冲击波压力通过气管支气管树传播到肺部。冲击波也会瞬间压迫胸腔，增加了胸腔内的压力，肺内出现多重压差和超压，386.1～524 kPa 的压力梯度即可对肺造成损伤，损伤形式包括肺栓塞、气胸、肺挫伤、肺出血、纵隔气肿和皮下气肿。在 551.6 kPa 的峰压时，50％的患者将发生肺爆炸伤（表 36-3）。

表 36-3	爆炸超压对无防护伤员的短期影响
压力/kPa	对机体影响
13.8	听觉受损
34.5	可能发生鼓膜破裂
103.4	50％概率发生鼓膜破裂
206.8～275.8	小概率发生肺损伤
551.6	50％概率发生肺损伤
689.5～827.37	小概率引起死亡
896.3～1241.05	50％概率造成死亡

四、爆炸伤的救治

（一）肺爆炸伤

肺部遭爆炸伤害的风险较高。爆炸力可能导致肺出血和挫伤、直接气压伤和动脉空气栓塞，从而造成严重伤害。17％～47％的爆炸死亡者有肺原发性爆炸损伤的证据，在产生高爆炸超压的环境中（如密闭空间），肺部原发性爆炸伤害的发生率增加 3 倍。然而，通过早期诊断和积极治疗，这些患者的院内死亡率范围为 3.4％～25.0％。此外，出院的人在 1 年的随访中预后很好。

肺挫伤（一种爆炸性肺损伤的表现）是由剥脱力和内爆力引起的，这些剥落力和内爆力破坏了肺实质的肺泡结构，毛细血管壁和肺泡内空间。爆炸超压同时在血管外流体上施加压缩力，引起肺水肿和肺泡出血。这种肺损伤引起的进行性血管渗漏和炎症变化在 12～24 小时内发展。此外，这些微出血在胸膜下很明显。外伤性间质性肺气肿可能是由将空气驱动进入间质性空间的内爆力产生的。

肺气压伤可引起胸膜撕裂或撕裂伤，从而引起气胸、血胸、肺纵隔或皮下气肿。当存在爆炸性肺损伤或肺气压伤时，剪切力会破坏支气管血管树，形成支气管肺瘘。爆炸后，动脉空气栓塞可随后形成，特别是在患者需要正压通气的情况下。大量栓塞会导致中风、心肌梗死、脊髓梗死、肠缺血或死亡。微观动脉栓塞可导致精神状态改变，视力障碍或疼痛。

如果怀疑发生爆炸性肺损伤，则应对有肺部不适，其他原发性爆炸损伤或怀疑暴露于高爆炸超压的任何人进行胸部 X 线检查。但是，肺损伤的发生可能会延迟，因此，有肺部症状或体征且胸部 X 线片正常的患者应在出院前 6～8 小时观察。如果症状严重或持续，应进行胸部 CT 检查，因为在胸部 X 线片上可能遗漏了爆炸性肺损伤和肺部并发症。一项研究表明，除了胸部 X 线片检查外，PaO_2：FiO_2 的比率以及支气管胸膜瘘的有无可用于确定肺损伤的严重程度，并有助于预测呼吸管理和预后。

肺爆炸伤的治疗存在一定挑战，因为不同损伤的治疗方法常常会冲突。例如，血流动力学的不稳定决定了复苏策略，而过多的晶体会导致肺水肿。因此，在中度至重度爆炸性肺损伤中需要仔细监测液体的复苏，并应考虑使用肺动脉导管进行血流动力学监测。另外，在治疗爆炸引起的肺挫伤时，应优先考虑采用无创通气技术和适当的疼痛管理来优化患者的呼吸生理状况，因为正压通气会加重肺部气压伤并增加肺部气压伤。迅速对肺气胸或血胸进行胸腔引流可以帮助最大限度地减少对正压通气的需求。最后，对于需要正压通气的严重爆炸性肺损伤或需要空运的患者，应考虑使用预防性胸管开胸术。

当需要正压通气时，应使用肺保护技术。这些策略包括保持可接受的低氧饱和度（90％）和低潮气量（5～7 ml/kg），压力控制通气，呼气末正压（PEEP）和允许的高碳酸血症。相比之下，减少动脉栓塞后遗症的策略包括最大限度地增加自发通气，降低 PEEP 并使用 100％ FiO_2 促进栓塞的快速吸收。尽管尚无前瞻性研究描述对动脉空气栓塞的最佳处理方法，但大多数研究人员支持将患者置于卧式左侧卧位以降低全身性栓塞的风险。许多专家还是赞成采用高压氧疗法作为动脉栓塞的首选疗法。

（二）消化系统

消化系统由于含有大量气体，遭受爆炸伤害的危险性也有所增加。腹部损伤的发生率可能高达 14％～24％。由于爆炸超压的增加和正压阶段的延长，在水下或封闭空间爆炸后，腹部损伤更为常见。在这些情况下，胃肠道损伤增加了 2～4 倍。

结肠和回肠盲区是内脏结构，肠道内穿孔的风险最大，这是由内爆力使肠壁破裂引起的。当内爆力和剪切力导致肠壁的结构层分离时，肠壁会发生挫伤。随之而来的壁内水肿和出血以及微血栓损害了肠道灌注，并使肠道处于延迟穿孔的风险中。此外，由于剪切力或动脉空气栓塞而中断肠系膜血液供应会导致肠缺血。

肠道损伤引起的失血性休克患者应接受大量复苏，直到可以进行紧急手术为止。但是，过度积极的复苏可能会加重肺爆炸伤。允许的低血压（即收缩压在 80～90 mmHg 之间）可能会改善创伤性复苏的结果；尽管伴有爆炸性肺部疾病的人可以从这种治疗中获益，但脑部外伤的人应使其血压正常化，以最大限度地减少脑灌注不足。血液动力学稳定并伴有腹痛或穿透伤的人应进行腹部 CT 检查。尽管此扫描专门针对实体器官损伤和穿孔，但缺乏明确排除肠挫伤和肠系膜损伤的敏感性。因此，必须对有症状的患者观察 6～8 小时并重新检查。通过诊断性腹腔灌洗进行其他检查可能会有所帮助。需要手术治疗的受伤患者应通过胸部 X 线片评估是否有爆炸性肺损伤，因为手术期间需要正压通气。

（三）听觉系统

听觉系统是最常受到爆炸超压影响的系统。高达 94％的爆炸伤者的鼓膜可发生破裂。鼓膜完整的无症状患者隐匿性肺或肠原发性爆炸损伤的可能性非常低。患有肺部或腹部症状或鼓膜破裂的患者，应通过射线照相成像或观察评估是否有其他原发性爆炸伤。听觉噪声的暂时阈值偏移可能导致短暂的感音神经性耳聋或耳鸣，通常会在数小时到数天内消失。听小骨的破坏或感觉结构的损坏可能会导致永久性传导性听力缺陷，需要进行手术干预。

小鼓膜破裂通常可以通过保守治疗自发地愈合。涉及超过 5％膜表面的破裂可能需要手术干预（占患者的 17％～89％），这与穿孔的百分比成正比。评估和治疗的延迟与听力不良有关，如果症状持续，应进行适当的早期转诊。

（四）中枢神经系统

大多数爆炸相关的中枢神经系统损伤涉及颅内出血，直接实质损害和脑挫伤，爆炸后常出现脑震荡综合征，并伴有创伤后应激障碍，患病者会经历严重的记忆功能障碍和认知缺陷。Shellshock 是用来形容一个人在爆炸后的心理情绪状态的旧术语，现在被认为是由爆炸超压导致的创伤后应激障碍和脑震荡综合征的组合。不幸的是，目前缺乏针对爆炸相关性脑损伤的系统的临床研究，诊断测试（例如，神经影像学，神经心理学测试和血清生物标志物）的结果通常尚无定论且难以解释。鼓室穿孔可能是脑震荡的预测因子。有人正在进行研究以提高对与爆炸相关的脑损伤的特征，预后和治疗的认识。

（五）肌肉骨骼系统

爆炸可能导致肢体和肌肉骨骼严重受伤。在战斗环境中，这些伤害占战斗伤害的 54％。骨筋膜室综合征和外伤性截肢是爆炸伤中两种常见损伤，战斗伤亡 86％的中筋膜切开术是在爆炸相关的创伤后进行的。骨折、组织损伤和烧伤可升高四肢的骨筋膜室压力，从而导致组织损伤，局部缺血和坏死。骨筋膜室综合征可能发生在未受爆炸暴露的四肢中，在爆炸后的人中已经报告了迟发性骨筋膜室综合征，它被认为与多种因素有关，包括严重的弥散性损伤，骨盆骨折和覆盖大面积体表区域的烧伤，这增加了对大剂量复苏的需求。在这些高危患者中，建议使用早期筋膜切开术来避免或治疗骨筋膜室综合征。

遭受爆炸伤害的人中，有$1\%\sim7\%$的人遭受了截肢手术，在战场上，这一比率一直保持相对稳定。这些伤害是由高爆炸超压力造成的，从而导致骨折，同时强压使软组织结构破裂，导致肢端断裂或完全截肢。导致这些伤害所需的确切超压尚不清楚。创伤性截肢不仅与$10\%\sim85\%$的直接死亡率相关，而且还可以作为预后不良的标志，并且在10%的延迟死亡中可见。

第五节　战伤现场急救

战伤现场急救是指在战术一线区域对负伤人员实施搜寻、急救、搬运、集中隐蔽和快速后送的一系列救治活动，包括作战人员之间的自救互救以及卫生人员救护，是战时伤员救治工作的首要环节，对伤员后续治疗整体效果起到重要作用。既往战争伤亡统计显示，约90%的战伤死亡发生在伤员被送达医疗救治机构之前的战术环境中，只有10%的死亡发生在各级救治机构中。因此，在"白金10分钟""黄金1小时"内快速有效地实施战伤现场急救，对降低作战人员伤死率和伤残率，维护和巩固战斗力具有重要意义。

一、战伤现场急救发展沿革

战伤现场急救旧称火线抢救，是战时伤员救治的起始环节。现代战争高新技术武器的杀伤力不断增强，伤员伤类、伤型和伤势比例发生明显变化，伤情更加复杂，对现场急救质量和效果提出了更高要求，战伤现场急救在勤务理念、技术装备等方面实现了快速发展。

（一）萌发于冷兵器时期

我国关于战伤现场急救与后送技术的记载，最早可以追溯到夏商周时期。《周易》中就有"师或舆尸"的记述。其"舆尸"指的就是运送战争中伤亡的人。另有"长子帅师，弟子舆尸"，也就是说军事长官负责指挥打仗，而副官则负责运送阵亡和负伤将士。这些历史的描述充分反映了夏商周时期的战场急救与后送工作及其人员分工。但由于当时的战场急救与后送工作往往是在鸣金收兵之后进行的，加之冷兵器时代列阵战法的特点以及武器威力、射程受限，因此在急救与后送负伤将士过程中受到的敌方火力威胁不大，所以火线急救的作用并不十分突出，故冷兵器时期的火线急救长期停留在萌芽状态中。

（二）成长于热兵器时期

随着世界大战的爆发、兵器历史的演进、热兵器的出现和战争激烈程度的增加，指挥员和卫生技术人员逐渐认识到有效地应用战现场急救与后送技术，可以挽救英勇善战的负伤人员，因而将战场上的火线急救与后送工作变成了有目的的自觉行动。19世纪50年代，在克里米亚战争期间，世界第一位女护士南丁格尔率领多名护士到土耳其前线急救伤员，使伤员死亡率由42%下降到2%，从此战场急救技术在战场上广泛应用。我军在抗日战争、解放战争中均获得大量的火线抢救经验。在抗美援朝作战中，我军广大卫生技术人员英勇顽强、机智灵活，克服重重困难，圆满地完成了入朝作战伤病员救治任务，为抗美援朝战争最终取得胜利做出了极大贡献，战后对火线抢救工作经验进行了较为全面的总结。如《抗美援朝战场救护工作总结》中记载："由于敌人炮火常占优势，在进攻战斗时，抢救组出动时机不当，或队形过于密集，则本身必遭致杀伤，不能完成救护伤病员之任务。"说明入朝作战卫生技术人员已经认识到了火线抢救时机的重要性。对于担任阵地抢救的人员也有明确的行动要求："必须机智，讲究战术，善于利用地形地物，会巧妙伪装，能抓住一切有利抢救的时机，才能将伤员安全及时抢下。"除此之外，在抢救和搬运时机的掌握上也总结了敌方炮火封锁时、进攻战斗中、占领敌方阵地时伤员产生特点及抢救搬运的时机，以及如何利用不良气候、利用自然景观、利用我方火力压制、敌方施放烟幕撤退时抢救伤员的方法。同时结合抢救伤员时的技术动作和利用地形地物条件，灵活机智地完成火线抢救任务，并使战现场急救技术有了较成熟的成长和发展。

（三）发展于高新技术时期

进入 21 世纪以来，经过高科技条件下局部战争的检验，以及大量卫生人员火线救护实践探索，以美军为首的西方发达国家已经总结形成了一套行之有效的战伤现场急救与后送规范，战伤现场急救与后送技术逐渐演变成为卫生人员保存自己、救护伤员的基本技术。纵观国内外历次战争中的卫勤保障历史，凡是大量有效地抢救伤员的优秀卫生技术人员，无一不是具有丰富的军事知识，能够在激烈的战火中，利用战场的地形和战场有利时机，有效地保存自己，大量地抢救和保护伤员。现代化军队向机械化、信息化方向发展，现代武器向特殊武器（核、化、生）发展以及高技术、新概念武器的出现，使得战争的规模、空间、时间、交战双方信息化程度等都发生了很大变化，战伤现场急救与后送出现了新的特点，提出了更高的要求，对卫生人员实施高效的现场急救提出了新的挑战。

二、战伤现场急救新理念

高新武器的实战应用，导致现代战伤愈加复杂严重，现场急救理念也发生了明显变化。主要理念可概括为"四个适宜"原则，即在适宜时间、适宜地域，对适宜伤员进行适宜急救处置，正确解读"四个适宜"救治理念，有助于加深对战伤现场急救内涵的理解。

（一）适宜时间

现代武器装备杀伤力不断增强，战伤时效救治要求越来越高，为达到最佳救治效果，战伤救治技术应当在人员负伤后尽早实施。外军实战数据显示，近 80％的战伤死亡发生在伤后 30 分钟内，其中约半数发生在伤后 10 分钟之内。因此，提高"白金 10 分钟、黄金 1 小时"时效救治能力，对挽救伤员生命具有重大意义。一要强化战伤时效救治理念。战伤时效救治是指按战伤救治的时效规律，最大限度地发挥时间因素在战伤救治中的作用，采取最适宜的救治措施，以赢得最理想的救治效果。"白金 10 分钟"就是按照时效救治原则，通过快抢、快救、快送，给予伤员必要的急救措施，防止或减缓伤情加重，使伤员得到最佳救治效果。二要凸显自救互救重要地位。首次战伤现场急救宜在伤后 10 分钟内展开，真正实现"白金 10 分钟"内火线伤员能够抢得下、救得好。三要完善立体高效的后送流程。应制定各类伤员后送顺序评估标准，明确各种后送工具申请条件与时机，简化后送申请流程，规范伤病员换乘与交接时限要求。大力研配现代化后送工具，如救护直升机、海上救护艇、装甲救护车、高机动野战急救车、特殊地域环境后送车辆和各类换乘工具等，最大限度地赢取最佳救治时机。

（二）适宜地域

战地现场特别是交火地域极端危险，地形复杂，条件恶劣，给伤员急救带来诸多困难。按照救治需求，可将战地现场急救划分为战术一线交火区、战术一线非交火区和战术一线后送区 3 个地域，不同地域对应不同急救阶段，分别具有各自救治任务和技术应用要求。一是战术一线交火区。此阶段在敌方火力直接威胁下展开救治活动，由单兵自救互救、卫生战士和卫生员救护组成，施救所需器材限于单兵或卫生人员携行战救药材。主要任务是：压制敌方火力；转移伤员至相对安全地域；立即优先处理致命性大出血。二是战术一线非交火区。此阶段仍处于战场环境，但已不在敌火力直接威胁下进行救治活动，急救器材仍仅限于单兵或卫生员/军医携行战救药材。主要任务是：快速建立救护安全范围；完成部分战伤现场急救如初级气道管理、处理张力性气胸、评估未被发现的出血并控制所有出血来源、镇痛和抗感染、开放静脉通道等。三是战术一线后送区。战术一线后送区是指伤员进行初步急救后，采用装甲救护车、野战急救车等后送工具转至后方救治机构过程中的救治活动。救治环境相对安全，处置时间相对充足，急救装备包括车载医疗设备和卫生人员携行战救药材。主要任务是：在营救护站完成部分高级急救；做好伤员后送准备，并向后送人员通报伤员信息和状态；必要时重新评估伤员状况和先前治疗措施；做好后送途中救护。

（三）适宜伤员

战时致伤因素种类繁多，伤员伤类伤型各异，大多伤情复杂、伤势严重。近年来美军数据显示，伤员死亡前三位的分别是颅脑伤占 31％、胸腹部等躯干伤占 25％以及感染休克等并发症占 12％，但这些战伤并不是美军战术战伤救治关注的焦点。实践证明，受战场环境和救治条件所限，战伤现场急救不要求面面俱到，应重点关注肢体大出血、气道阻塞、张力性气胸和低体温症伤员，快速有效地急救处置能够挽救这些伤员的生命，美军称之为可避免的战伤死亡。为做好此类战伤急救，一要区分人员类别制定伤员评估标准。制定伤员评估标准，使其明确需优先急救何种伤情的伤员。如普通官兵可通过看、检、摸、听等快速判断大出血、气道阻塞和基本生命体征；在此基础上应了解气胸和低体温判断方法；卫生员和军医还应掌握疼痛、战斗应激（心理）和特殊伤情的判定标准。二要实施正确的急救流程。围绕可避免死亡的伤情，按照致命性大出血、气道、呼吸、循环、意识状态、暴露环境（CABCDE）的顺序检查伤员，具体要求如下：

1. 检查致命性大出血，发现身体出血部位，采取措施控制出血。

2. 检查气道，即检查伤员气道是否通畅并处理，同时考虑颈椎固定。

3. 检查呼吸和通气，观察伤员有无发绀、呼吸窘迫等情况。

4. 评估循环状态，再次评估出血，检查伤员颈动脉、股动脉及桡动脉搏动，皮肤颜色、温度和湿度，毛细血管充盈征，了解循环状况。

5. 评估意识状态，应采取 AVPU 法（A. 意识良好；V. 对声音有反应；P. 对疼痛有反应；U. 无反应）评估意识状态，并观察瞳孔大小、对光反应。

6. 当环境气温低时，注意伤员的保温，应尽快完成从头到脚的检查，尽量减少伤员体表暴露。

（四）适宜处置

战伤现场急救是在战场环境的复杂条件下进行的初级救护，面临安全威胁较大、急救环境恶劣、卫生装备有限、火线下难以明确检伤与救治、特殊战位施救困难等诸多不利因素，因此，不要试图在火线下采取更多的救治措施，见伤救治、全面处置有可能导致更大伤害。一要服从作战、救命为主。战伤现场急救环节与作战联系最为紧密，救治工作必须服务服从于作战，不能因过度的救治活动影响作战行动，导致作战失败。美军所提的"好的医术可能是坏的战术"也是体现了适宜处置原则，应根据战场态势、救治环境、伤情状况、急救装备等具体情况实施最有效的救治，重点突出大出血止血等救命保命的伤情处置，以赢得最佳救治时间，提高救治效果。二要救送结合、以送为主。应按照新的作战与卫生编成，尽快明确火线自救互救、连装甲救护组和营救护站（或相当机构）救治任务和组织流程，针对各个层级、各类人员，制定标准化作业程序，战时各尽其责、有序衔接、密切协同，做到边战边救、救送结合、快速后送，让伤员尽快得到确定性治疗，有效降低伤死率和伤残率。

三、战伤现场急救组织实施

（一）自救互救

1. 自救　①负伤后做好自身防护；②迅速判断伤情；③快速完成自救；④必要时呼唤战友互救。有自救能力的负伤人员应尽量避免因等待战友或卫生人员而耽误急救时机。

2. 互救　①通过观察或收到信号发现负伤人员；②根据战斗情况，利用地形地物快速接近负伤人员，做好安全防卫；③迅速搬运隐蔽负伤人员，尽快脱离敌方火力威胁；④在相对安全状态下快速急救负伤人员；⑤妥善处置负伤人员武器装备，避免丢失或走火。

（二）营连抢救

连抢救组要紧跟连队前进，及时寻找、搬运、隐蔽、急救伤员，选择好伤员集中点；积极抢救危重伤员，给轻伤员指明去营救护所的道路，组织后送伤员；及时向连首长和营军医报告伤亡情况和药材消耗数量。

营救护所（站）对伤员的救治是火线抢救的继续和补充，仍属急救性质。营救护站工作地点不稳定，人力物力有限，时间紧迫，急救必须按先重伤后轻伤、先急后缓的原则对伤病员进行初步分类。军医要对伤员进行初步检查，检查内容包括包扎、止血、固定等，要特别注意内脏脱出、开放性气胸、张力性气胸、大面积烧伤、窒息、股骨骨折和上止血带伤员的急救质量。在此基础上，将伤员区分为：急需救治者；需进行补充包扎者；可直接后送的轻伤员；能继续战斗者。除那些轻微损伤，给予包扎或简单处理可继续参加战斗者外，都要组织后送。对需后送的伤员，作好安排，充分利用现有车辆和担架，迅速完成后送。

营救护所（站）的救治措施主要包括补充和纠正已松脱或被渗血湿透的包扎和不牢固的固定。检查止血带使用是否正确，对四肢大出血而未上止血带的伤员加止血带。上呼吸道阻塞未能解除的，做环甲膜切开插管或用最粗的针头穿刺，切实有效地解除窒息。对开放性气胸进行补充包扎，对张力性气胸进行穿刺排气。补充和纠正烧伤患者的包扎或湿敷，毒剂伤员的局部洗消和大量解毒剂注射。能口服的伤员，给予饮水、服止痛药和抗感染药。

〔李开源　王俊康〕

参考文献

［1］ Alam H B，Rhee P. New developments in fluid resuscitation ［J］. Surg Clin North Am，2007，87（1）：55-72.

［2］ Brohi K，Cohen M J，Ganter M T，et al. Acute coagulopathy of trauma：hypoperfusion induces systemic anticoagulation and hyperfibrinolysis ［J］. J Trauma，2008，64：1211-1217.

［3］ Anderson M W，Watson G A. Traumatic shock：the fifth shock ［J］. J Trauma Nurs，2013，20（1）：37-43.

［4］ Cotton B A，Au B K，Nunez T C，et al. Predefined massive transfusion protocols are associated with a reduction in organ failure and postinjury complications ［J］. J Trauma，2009，66：41-49.

［5］ Dutton R P，Mackenzie C F，Scalea T M. Hypotensive resuscitation during active hemorrhage：impact on in-hospital mortality ［J］. J Trauma，2002，52（6）：1141-1146.

［6］ Albreiki M，Voegeli D. Permissive hypotensive resuscitation in adult patients with traumatic haemorrhagic shock：a systematic review ［J］. Eur J Trauma Emerg Surg，2017（6）：1-12.

［7］ Chang R，Holcomb J B. Optimal Fluid Therapy for Traumatic Hemorrhagic Shock ［J］. Critical Care Clinics，2017，33（1）：15-36.

［8］ Chang R，Eastridge B J，Holcomb J B. Remote Damage Control Resuscitation in Austere Environments ［J］. Wilderness Environ Med，2017，28（2S）：S124.

［9］ Kragh J F Jr，Walters T J，Baer D G，et al. Survival with emergency tourniquet use to stop bleeding in major limb trauma ［J］. Ann Surg，2009，249（1）：1-7.

［10］ Rossaint R，Bouillon B，Cerny V，et al. The European guideline on management of major bleeding and coagulopathy following trauma：fourth edition ［J］. Crit Care，2016，20：100.

［11］ 中国中西医结合学会灾害医学专业委员会，中国研究型医院学会卫生应急学专业委员会. 急性创伤性凝血功能障碍与凝血病诊断和卫生应急处理专家共识（2016）［J］. 中华卫生应急电子杂志，2016，2（4）：197-203.

［12］ 沈岩. 创伤性凝血病的诊治 ［J］. 创伤外科杂志，2015（5）：478-481.

［13］ Curry N S，Davenport R A，Hunt B J，et al. Transfusion strategies for traumatic coagulopathy ［J］. Blood Rev，2012，26（5）：223-232.

［14］ Poole D. Coagulopathy and transfusion strategies in trauma. Overwhelmed by literature，supported by weak evidence ［J］. Blood Transfus，2016，14（1）：3-7.

［15］ Wolf S J，Bebarta V S，Bonnett C J，et al. Blast injuries ［J］. Lancet，2009，374（9687）：405-415.

［16］ Wightman J M，Gladish S L. Explosions and blast injuries ［J］. Orthopedics，2001，37（6）：664-678.

［17］ Cernak I，Merkle A C，Koliatsos V E，et al. The pathobiology of blast injuries and blast-induced neurotrauma as identified using a new experimental model of injury in mice ［J］. Neurobiology of Disease，2011，41（2）：538-551.

［18］ 刘辉，周强，郑大伟，等. 战现场急救人员培训实践 ［J］. 解放军卫勤杂志，2018，20（1）：40-50.

［19］ 肖南，张平，张治钢，等. 中外军队战伤救治训练现状与思考 ［J］. 解放军卫勤杂志，2018，20（2）：106-107.

［20］ 李丽娟，刁天喜. 美军战术战伤救治理念的发展与启示 ［J］. 人民军医，2013，56（3）：280-282.

［21］ Holcomb J B，Stansbury L G，Champion H R，et al. Understanding Combat Casuaty Care Statistics ［J］. J Trauma Acute Care Surg，2012，60（2）：397-401.

第七篇
动物致伤与破伤风

第三十七章 动物致伤总论

动物致伤是急诊外科常见的问题。正确的伤口处理、高危感染伤口预防性应用抗生素，根据需要及免疫史进行破伤风和/或狂犬病等疾病的预防是动物致伤处理基本原则。然而目前国内动物致伤处置尚不规范，导致治疗延误，甚至并发严重感染引起多器官功能衰竭导致死亡。

一、流行病学

动物咬伤很常见。在美国，每年发生 200 万～500 万例动物咬伤，占急诊就诊总数的 1%～2%。超过 100 万例的咬伤患者会求医，据估计每年仅犬咬伤的医疗花费就达 41.65 亿美元。绝大多数哺乳动物咬伤是犬咬伤（60%～90%），其他包括猫咬伤（5%～20%）、啮齿类动物咬伤（2%～3%）、人咬伤（2%～3%）以及罕见的其他动物咬伤。约 10% 就诊患者的咬伤伤口需接受缝合和随访处理，1%～2% 的患者需入院。在美国，每年 10～20 例患者死于动物咬伤，主要是婴儿和低龄儿童。还可因感染出现广泛的并发症，包括病残和外观损伤。犬咬伤与猫咬伤的流行病学不同。

（一）犬咬伤流行病学

犬咬伤通常是由患者认识的动物所致。这已被一项大规模观察性研究所证实，该研究观察了在奥地利一家儿科创伤中心接受治疗的犬咬伤儿童。82% 的病例中受伤儿童都与犬熟悉。德国牧羊犬所致咬伤占到了 34%，尽管这一品种在当地犬群中只占 12%。在其他研究中，雄犬和某些品种的犬（如德国牧羊犬、比特犬）更常与咬伤相关。犬咬伤头部和颈部在 5 岁以下儿童所受的攻击中占到了 60%～70%，5～10 岁的儿童为 50%，推测是由于幼童的头部与大型犬类的嘴部高度相近，以及其在犬周围的恣意行为。在奥地利的病例系列研究中，50% 的损伤都发生在面部、头部和颈部。

（二）猫咬伤流行病学

猫通常是通过它们的牙或爪造成伤口。与常发生于男性和儿童且没有公然挑衅的犬咬伤不同，女性和成人更易被猫咬伤；89% 的咬伤都是激惹导致的。

二、微生物学

动物咬伤伤口的主要病原菌为致伤动物口腔菌群和人皮肤菌群。感染通常是由混合的多种病原体导致。常见病原体包括：巴斯德菌属、葡萄球菌、链球菌及厌氧菌（按患病率排序）。犬咬二氧化碳噬纤维菌（一种需要复杂营养的革兰阴性杆菌），可导致动物咬伤后菌血症和致死性脓毒症，尤其是在无脾患者、长期酗酒者以及有基础肝脏疾病的患者中。猫咬伤也可传播汉氏巴尔通体，一种导致猫抓病的微生物。人咬伤伤口感染涉及的病原体通常为人类口腔及皮肤的正常菌群，查到的微生物类型与动物咬伤不同：多杀巴斯德菌是一种罕见的菌株；啮蚀艾肯菌（一种革兰阴性厌氧菌），是人口腔正常菌群中的一种常见菌，在 7%～29% 的人咬伤伤口中查到，但在动物咬伤中罕见；需氧性革兰阳性球菌（如 A 组链球菌）和厌氧菌，在人咬伤伤口中更常见（与其他动物咬伤伤口相比）。

三、临床表现

（一）犬咬伤临床表现

犬咬伤可导致从小伤口（如抓伤、擦伤）到较大且复杂的伤口（如深部开放撕裂伤、深部刺伤、组织撕脱和挤压伤）的多种损伤。大型犬的颌骨可产生强大力量，其会导致严重的损伤。致死性的损伤

（尽管比较罕见）通常发生在幼儿的头部和颈部，或见于幼儿重要器官的直接贯穿伤。当大龄儿童或成人被犬咬伤时，四肢（尤其是手）是最易受伤的部位。

（二）猫咬伤临床表现

2/3 的猫咬伤都涉及上肢；抓伤通常发生在上肢或面部。由于猫具有细长锋利的牙齿，应特别注意深部穿刺伤。当这类穿刺伤发生在手部时，细菌可被接种至骨膜下或关节内，导致骨髓炎或脓毒性关节炎。

（三）人咬伤临床表现

当患者被其他人咬伤时，常可见一个半圆或椭圆形红斑或瘀伤，皮肤本身可能完好也可能不完好。

1. 儿科伤口　发生在幼童的人咬伤一般位于面部、上肢或躯干部，常发生于和那些咬伤他们的孩子一起进行攻击性游戏时，伤口可能没有破损皮肤且通常较轻微。然而，如果咬痕显示犬齿间距＞3 cm，咬伤可能来自成人，并且应引起对儿童虐待的关注。自行咬伤也因咬指甲和吮拇指而发生，但也可能与精神疾病或代谢性疾病有关。偶有报道因父母咬伤而非剪婴儿的指甲导致婴儿甲沟炎。

2. 握拳伤　青少年和成人的人咬伤常表现为覆盖在掌指关节上的小伤口，这些伤口产生于互殴中当一方用握紧的拳头挥拳碰撞上对方牙齿时。指关节上的皮肤破裂可导致皮肤和口腔菌群均进入手的筋膜层，并可能传播至附近关节。撕裂伤通常发生于优势手第 3 和第 4 掌指或近侧指间关节。尽管这些伤口通常很小（最长 15 mm），考虑到指关节上的皮肤邻近关节囊，其很容易感染。松开拳头可能将微生物带至手的深部间隔和深部肌腱间隙。因此，这类损伤的患者有发生深部软组织感染、脓毒性关节炎和骨髓炎的风险。许多患者忽略了这些伤口，直到出现了疼痛、肿胀或脓性分泌物。因此，当患者就诊时这些损伤常已并发确定感染。乳房和生殖器的咬伤可能出现于性活动或性侵犯期间。

四、伤口感染特征

咬伤伤口感染的临床表现可能包括发热、红斑、肿胀、压痛、脓性引流物和淋巴管炎，并发症包括皮下脓肿、骨髓炎、脓毒性关节炎、肌腱炎和菌血症。多杀巴斯德菌感染在猫或犬咬伤后迅速特征性发生，红斑、肿胀和剧烈疼痛在咬伤 12～24 小时即已明显。感染的全身体征，如发热和淋巴结肿大，并不常见。该微生物导致的局部蜂窝织炎可亚急性发作，损伤后 24～72 小时开始出现；不到 20% 的患者会发生全身性感染，但可能累及骨、关节、血液和脑膜。咬伤后治疗延迟是犬或猫咬伤后感染发病率高的众多因素之一。受伤后超过 24 小时才就诊的患者很可能已经出现感染，并且就诊的原因往往是感染性体征或症状，而不是为评估未感染的伤口。

五、辅助检查

（一）实验室检查

对于有感染的咬伤伤口和全身性感染体征的患者，需要在抗生素治疗前进行需氧和厌氧血培养。发生了蜂窝织炎、关节感染、骨髓炎或脓毒症的患者，全血白细胞计数、C 反应蛋白和红细胞沉降率可能增高，但这些指标正常不能排除上述感染。

（二）伤口培养

对无感染的咬伤伤口进行培养没有价值。如果咬伤伤口似乎被感染，在开始使用抗生素之前应进行革兰氏染色及需氧和厌氧培养。实验室申请单应注明培养标本来源是动物咬伤或人咬伤伤口。啮蚀艾肯菌（人咬伤）和多杀巴斯德菌（犬和猫咬伤）均为需要复杂营养菌，常被认错。临床未感染的咬伤伤口不需要进行伤口培养，因为结果并不与感染的可能性或出现于随后发生感染患者的病原体有关。

（三）X 线平片和超声检查

关节附近的深部咬伤有必要行前后位和侧位的 X 线平片，以评估骨或关节破坏以及异物（如嵌入的牙齿）证据。对于明显感染的伤口，还需要行 X 线平片检查骨和软组织损伤、皮下气体以及骨髓炎相关的改变。超声检查可有助于识别感染伤口的脓肿形成以及定位感染伤口的放射线可穿透的异物。

（四）头部计算机断层扫描

头部的犬咬伤偶尔会穿透颅骨，可能导致凹陷性颅骨骨折、局部感染和/或脑脓肿。因此，对于深及头皮的犬咬伤（包括刺伤）患者，有必要进行头部计算机断层（computed tomographic，CT）扫描，尤其是对于 2 岁以内的婴儿。

六、治疗

（一）稳定

对于有活动性出血的伤口应给予直接压迫，并应在伤口远端区域进行神经血管评估。深至重要结构的伤口应作为严重穿透伤处理。

（二）伤口准备

细致的伤口处理是动物或人咬伤所致撕裂伤处理的最重要步骤之一。适当的局部麻醉有助于伤口的充分清洁。为减少伤口的细菌计数，伤口表面应使用 1% 的聚维酮碘或 1% 的苯扎氯铵清洗，同时深部应采用大量生理盐水加压冲洗。失活组织清创术对于去除任何感染灶非常重要。在麻醉条件下，应仔细探查伤口以寻找深部结构损伤和可能存在的异物。应在解剖位和握拳位仔细探查掌指关节上方或附近的伤口，以评估下方腱鞘、筋膜、关节囊和掌骨损伤。如果潜在深部咬伤发生在骨附近，或有可能存在异物，应进行恰当的影像学检查（如 X 线平片或超声）。刺伤伤口处理具有相当大的挑战性，尚没有哪种治疗方法被证明可有效降低这类伤口的污染或这些伤口随后发生的感染。大多数研究涉及的是针对踩在尖锐物体上所致的足底刺伤的处理，而不是关于咬伤所致的刺伤。下列方法是基于临床经验和生物学推理：剔除任何浅表坏死的表皮组织；检查伤口寻找深部刺伤的证据，尤其是如果伤口位于头皮或关节附近；去除任何异物或肉眼能见的污染物；浅表地冲洗伤口，避免高压冲洗入伤口；避免去除深部组织。将刺伤伤口在杀菌溶液（如聚维酮碘）中浸泡的有效性尚存在争议，一些专家认为这促进伤口清洁，其他则考虑因伤口延迟愈合的可能性而避免采用该方法。建议在上述步骤实施后可将刺伤伤口浸泡杀菌溶液最多 15 分钟。

（三）一期闭合

伤口闭合的方法因咬伤类型不同而在一定程度上有差异。接受过培训和对撕裂伤修复有经验的临床医师，对犬咬伤所致的单纯撕裂伤可采取一期伤口闭合。对大多数猫咬伤或人咬伤则不闭合伤口，等待二期愈合。然而，如果美观最重要时（如面部撕裂伤），有经验的临床医师也可能对这类伤口选择修复。除开放性撕裂伤一期伤口闭合的这些指征外，建议撕裂伤需符合下列所有标准：①临床无感染；②6 小时以内；③不位于手部或足部，特别是面部的伤口通常要立即闭合，因为外形美观尤为重要，且这些伤口的感染不常见，这可能是由于面部和头皮具有很好的血液供应。应尽可能避免使用皮下缝线，如果一定要用也应少用，因为污染伤口中的异物会增加感染风险。提供恰当的伤口处理对于接受伤口闭合患者的良好预后和降低感染风险至关重要。缝合咬伤伤口时，需要进行充分的冲洗、清创，避免深部缝合（如果可能），预防性抗生素治疗以及密切随访。

大多数病例中，发生感染风险较高的伤口不应进行一期闭合。这些包括：①挤压伤；②刺伤；③累及手和足的咬伤；④6 小时以上的伤口；⑤猫或人咬伤（除了面部咬伤）；⑥发生在缺乏抵抗力的患者的咬伤（如免疫受损、无脾或脾功能障碍、静脉淤滞、成人糖尿病），这类伤口应充分冲洗、包扎、开放引流，并且每天查看有无感染征象。已有两项研究论述了咬伤伤口一期闭合后发生感染的风险。

（四）延迟一期闭合

选择将咬伤伤口开放引流，可能至受伤 72 小时以后再行延迟一期闭合。在初期治疗中仍应进行伤口清洁和失活组织清创，并用湿生理盐水敷料包扎，一天 2 次，直到进行闭合。

（五）外科会诊

下列伤口通常需要进行专科会诊：①穿透骨、肌腱、关节或其他重要结构的深伤口；②复杂的面部撕裂伤；③伴有神经血管受损的伤口；④伴有复合感染的伤口（如脓肿形成、骨髓炎或关节感染）。

七、预防性抗生素应用

预防性应用抗生素可减少一些动物咬伤的感染发生率，尤其是猫咬伤。尽管不推荐常规预防性应用抗生素，但对于某些高危伤口有必要进行预防，包括：①深部刺伤（尤其是猫咬伤）；②挤压伤相关的中度到重度伤口；③在有基础的静脉和/或淋巴受损区域的伤口；④手部、生殖器、面部、靠近骨或关节（尤其是手和人工关节）等部位需要闭合的伤口；⑤发生在缺乏抵抗力的宿主的咬伤（如免疫功能受损、无脾或脾功能障碍及成人糖尿病患者）。

发生于儿童的人咬伤通常很轻微，不需要预防性应用抗生素。然而，对于穿透真皮的人咬伤，尤其是手部的伤口，因其有更高的感染风险，应进行预防治疗。如果患者将要预防性使用抗生素，应在受伤后尽快给予首剂治疗。对于猫、犬咬伤或人咬伤的患者可通过胃肠外途径给予首剂以迅速获得有效的组织水平。犬、猫咬伤或人咬伤初期治疗后，可随后给予口服 3～5 天的抗生素。

八、狂犬病和破伤风预防

（一）狂犬病预防

狂犬病是动物咬伤的常见问题，尤其是当袭击是非激惹所致的，或动物呈现病态，是野生或流浪的。我国疾病预防控制中心基于动物暴露的类型提供有关狂犬病风险和暴露后是否需要预防的指南，咬伤、抓伤、擦伤或经黏膜或破损的皮肤接触到动物唾液均可传播狂犬病。狂犬病暴露后狂犬病疫苗免疫接种程序包括："2 - 1 - 1"程序，"五针法"和"四针法"，对于符合应用被动免疫制剂的暴露应该给予被动免疫的注射，早期伤口冲洗、清创是更为重要的预防措施。

（二）破伤风预防

动物和人咬伤均为破伤风易感伤口。对于任何皮肤破损的咬伤，应确定患者的破伤风免疫接种状态。对需要的患者，在首诊时就应注射百日咳、白喉、破伤风混合疫苗（diphtheria and tetanus toxoid with acellular pertussis vaccine，DTaP）或白喉、破伤风混合疫苗（tetanus and diphtheria vaccine，TD）。还应评估是否需要注射破伤风免疫球蛋白（tetanus immune globulin，TIG）。

九、咬伤感染的处置

为成功地处理好感染伤口，临床医师必须认识感染的早期征象，并注意可能的病原体。如果咬伤伤口似乎被感染，应采取下列措施：①如果之前曾修复过，应去除缝合材料；②在使用抗生素之前，从已感染的刺伤深部或撕裂伤深部获取标本行革兰染色以及需氧和厌氧培养，实验室申请单应注明培养标本来源是动物咬伤或人咬伤伤口；③对于有全身性感染征象的患者，在抗生素治疗前应抽血进行需氧及厌氧血培养；④如果脓肿形成或怀疑存在骨、关节或其他重要深部结构感染（如握拳感染和其他手部感染），对于可能的手术探查、清创和引流请外科医师会诊，清创物应送检行需氧及厌氧培养；⑤对接受了口服抗生素治疗依然有感染的全身症状或进展或发生感染的患者应收治入院。

十、经验性抗生素治疗

咬伤伤口发生了感染，进行积极的清创和脓肿引流（需要时）至关重要，对有犬、猫或人咬伤的患者静脉给予广谱抗生素以覆盖可能的感染细菌也至关重要。常用的方法是初始静脉给药治疗直到感染缓解，然后改用口服治疗，总疗程 10～14 天。无脓肿形成的浅表伤口感染可给予伤口清创，口服抗生素治疗及密切门诊随访。较深结构的感染（如骨髓炎）需要更长的治疗疗程。对复杂感染，有必要请感染性疾病专家会诊。

十一、不常见的动物咬伤

其他动物咬伤伤口处理的原则不变。大多数小动物的咬伤，如松鼠、啮齿类动物（如大鼠）、兔、豚鼠，通常与猫咬伤的处理方式相同。发生深部结构损伤和危及生命的伤口可能性随咬伤动物的大小而增加（如短吻鳄、鲨鱼、大型食肉动物）。感染伤口的抗生素预防和经验性抗生素治疗通常涉及覆盖革兰阳性、革兰阴性和厌氧菌的广谱抗生素，这一点与犬或猫咬伤患者相似。在某些情况下，咬伤伤口中的病原体显著不同（如短吻鳄咬伤中的产气单胞菌属、鬣蜥咬伤中的沙门菌属、鲨鱼咬伤中的弧菌属）。当可能时，野生动物咬伤的感染伤口的抗感染治疗应在伤口培养的指导下进行。依其种属，可能有必要行细菌、真菌或病毒培养。对于不寻常的（如豚鼠等）动物咬伤，推荐与一位感染性疾病专家进行会诊。近年，作为宠物饲养的动物种类已逐渐增多。因此，由宠物接触所致人畜共患病的种类以及由浅表咬伤和抓伤所继发的感染也已经增加。

十二、随访治疗

初期治疗后出院的患者应由临床医师在 24～48 小时内随访评估伤口状态，对整体情况进行评估，对进一步治疗给予决策指导。

十三、并发症

动物咬伤最严重的并发症包括以下两点。

（一）深部结构创伤及感染

任何已感染的咬伤伤口均可进展为深部结构感染（如骨、关节、肌腱）和血液感染。

（二）创伤后应激障碍（post-traumatic stress disorder，PTSD）

遭遇过犬咬伤并至少需要轻微伤口修复的儿童，尤其是如果伤口深或不止一处，有可能发生 PTSD 的症状，表现为恐惧、不敢接触犬类，家属出现自责、害怕伤口愈合出现问题等情况，对于 PTSD 患儿没有给予正确的干预，可能导致大脑发育障碍、生物行为和/或社会行为异常，应予以重视，必要时去精神科治疗。

十四、预防

在疾病的发生、发展转归中，预防是首要的，尤其是动物致伤，用专业的知识指导与宠物接触时的注意事项，提高父母对与婴幼儿动物致伤的防范意识。在伤害发生后给予怎样的及时处理，如何联系到最近的门诊，以及处理后病情的变化如何随诊等。以上信息对与犬咬伤患者和家属极其重要，利用多媒体资源、互联整合资源、信息共享的方式，达到知识普及应该是未来预防、处理犬咬伤工作的一项重要内容，是未来发展的重要课题。

〔陈庆军　王传林〕

参考文献

[1] Boat B W，Dixon C A，Pearl E，et al. Pediatric dog bite victims：a need for a continuum of care［J］. Clin Pediatr（Phila），2012，51（5）：473-477.

[2] Gurunluoglu R，Glasgow M，Arton J，et al. Retrospective analysis of facial dog bite injuries at a Level I trauma center in the Denver metro area［J］. J Trauma Acute Care Surg，2014，76（5）：1294-1300.

[3] Brook I. Human and animal bite infections［J］. J Fam Pract，1989，28（6）：713-718.

[4] Goldestein EJC. Management of human and animal bite wounds［J］. J Am Acad Dermatol，1989，21：1275-1279.

[5] Oehler R L，Velez A P，Mizrachi M，et al. Bite-related and septic syndromes caused by cats and dogs［J］. Lancet Infect Dis，2009，9（7）：439-447.

[6] Hodge D，Tecklenburg F W. Bites and stings Textbook of Pediatric Emergency Medicine，5th［M］. Fleisher GR，Ludwig S，Henretig FM（Eds），Williams & Wilkins，Philadelphia，2006：1045.

[7] Fleisher G R. The management of bite wounds［J］. N Engl J Med，1999，340（2）：138-140.

［8］ Talan D，Citron D，Abrahamian F，et al. Bacteriologic analysis of infected dog and cat bites ［J］. N Engl J Med，1999，340：85 - 92.

［9］ Schalamon J，Ainoedhofer H，Singer G，et al. Analysis of dog bites in children who are younger than 17 years ［J］. Pediatrics，2006，117（3）：e374 - 379.

［10］ Patronek G J，Slavinski S A. Animal bites ［J］. J Am Vet Med Assoc，2009，234（3）：336 - 345.

［11］ Patrick G R，O'Rourke K M. Dog and cat bites：epidemiologic analyses suggest different prevention strategies ［J］. Public Health Rep，1998，113（3）：252 - 257.

［12］ Daniels D M，Ritzi R B，O'Neil J，et al. Analysis of nonfatal dog bites in children ［J］. J Trauma，2009，66（3 Suppl）：S17 - 22.

［13］ Goldstein E J. Bite wounds and infection ［J］. Clin Infect Dis，1992，14（3）：633 - 638.

［14］ De Munnynck K，Van de Voorde W. Forensic approach of fatal dog attacks：a case report and literature review ［J］. Int J Legal Med，2002，116（5）：295 - 300.

［15］ Brogan T V，Bratton S L，Dowd M D，et al. Severe dog bites in children ［J］. Pediatrics，1995，96（5 Pt 1）：947 -950.

［16］ Chodakewitz J，Bia F J. Septic arthritis and osteomyelitis from a cat bite ［J］. Yale J Biol Med，1988，61（6）：513 -518.

［17］ Schweich P，Fleisher G. Human bites in children ［J］. Pediatr Emerg Care，1985，1（2）：51 - 53.

［18］ Prescott P R. Child abuse and neglect. A Practical Guide to Pediatric Intensive Care ［M］. Levin DL（Ed），Mosby，St. Louis，1984：454.

［19］ Moran G J，Talan D A. Hand infections ［J］. Emerg Med Clin North Am，1993，11（3）：601 - 619.

［20］ Phair I C，Quinton D N. Clenched fist human bite injuries ［J］. J Hand Surg Br，1989，14：86.

［21］ Boenning D A，Fleisher G R，Campos J M. Dog bites in children：epidemiology，microbiology，and penicillin prophylactic therapy ［J］. Am J Emerg Med，1983，1（1）：17 - 21.

［22］ Callaham M. Prophylactic antibiotics in common dog bite wounds：a controlled study ［J］. Ann Emerg Med，1980，9（8）：410 - 414.

［23］ Sutton L N，Alpert G. Brain abscess following cranial dog bite ［J］. Clin Pediatr（Phila），1984，23（10）：580.

［24］ Klein D M，Cohen M E. Pasteurella multocida brain abscess following perforating cranial dog bite ［J］. J Pediatr，1978，92（4）：588 - 589.

［25］ Iannelli A，Lupi G. Penetrating brain injuries from a dog bite in an infant ［J］. Pediatr Neurosurg，2005，41（1）：41 - 45.

［26］ Chisholm C D，Schlesser J F. Plantar puncture wounds：controversies and treatment recommendations ［J］. Ann Emerg Med，1989，18（12）：1352 - 1357.

［27］ Halaas G W. Management of foreign bodies in the skin ［J］. Am Fam Physician，2007，76（5）：683 - 688.

［28］ Faciszewski T，Coleman D A. Human bite wounds ［J］. Hand Clin，1989，5（4）：561 - 569.

［29］ Kannikeswaran N，Kamat D. Mammalian bites ［J］. Clin Pediatr（Phila），2009，48（2）：145 - 148.

［30］ Maimaris C，Quinton D N. Dog-bite lacerations：a controlled trial of primary wound closure ［J］. Arch Emerg Med，1988，5（3）：156 - 161.

［31］ Chen E，Hornig S，Shepherd S M，et al. Primary closure of mammalian bites ［J］. Acad Emerg Med，2000，7（2）：157 - 161.

［32］ 周航，李昱，陈瑞丰，等. 狂犬病预防控制技术指南（2016 版）［J］. 中华流行病学杂志，2016，37（2）：161 - 188.

［33］ Muguti G I，Dixon M S. Tetanus following human bite ［J］. Br J Plast Surg，1992，45（8）：614 - 615.

［34］ Snyder C C. Animal bite wounds ［J］. Hand Clin，1989，5（4）：571 - 590.

［35］ Freer L. Bites and injuries inflicted by wild and domestic animals. Wilderness Med，5th ［M］. Auerbach PS（Ed），Mosby Elsevier，Philadelphia，2007：1133.

［36］ Flandry F，Lisecki E J，Domingue G J，et al. Initial antibiotic therapy for alligator bites：characterization of the oral flora of Alligator mississippiensis ［J］. South Med J，1989，82（2）：262 - 266.

［37］ Kelsey J，Ehrlich M，Henderson S O. Exotic reptile bites ［J］. Am J Emerg Med，1997，15：536 - 537.

[38] Pavia A T, Bryan J A, Maher K L, et al. Vibrio carchariae infection after a shark bite [J]. Ann Intern Med, 1989, 111 (1): 85 - 86.

[39] Peters V, Sottiaux M, Appelboom J, et al. Posttraumatic stress disorder after dog bites in children [J]. J Pediatr, 2004, 144 (1): 121 - 122.

[40] Dixon C A, Pomerantz W J, Hart K W, et al. An evaluation of a dog bite prevention intervention in the pediatric emergency department [J]. J Trauma Acute Care Surg, 2013, 75 (4 Suppl 3): S308 - 312.

第三十八章 犬咬伤诊治

一、背景

犬咬伤是指犬齿咬合、切割人体组织导致的皮肤破损、组织撕裂、出血和感染等损伤。除了一般化脓性感染外，还可引起狂犬病、破伤风、气性坏疽等特殊感染。犬咬伤是急诊外科常见的问题，正确的早期伤口处理、易感染伤口预防性抗生素应用、根据需要及免疫史进行狂犬病等疾病的预防是犬咬伤处理基本原则。

二、前言

全世界每年有近亿人次被犬咬伤，我国是世界上犬只数量最多的国家，2012 年就达到 1.3 亿只，每年咬伤人数超过 1200 万。犬咬伤是狂犬病病毒最主要的传播方式，狂犬病的病死率几乎是 100%。从世界范围看，每年因狂犬病死亡人数约 5.9 万人，99% 的人狂犬病病例是由犬只传播的，小部分是通过野生动物传播（如狐狸、狼、豺狼、蝙蝠、浣熊、臭鼬或猫鼬等）。虽然近年来我国人狂犬病病例数逐年下降，但仍然是世界卫生组织（World Health Organization，WHO）认定的狂犬病高风险国家之一，犬咬伤不仅可以导致复杂、严重的伤口和并发症，还可以导致机体组织、器官损毁、身体残疾甚至死亡。近几年狂犬病一直居我国法定报告传染病死亡数前列，对我国人民群众的身心健康和社会安定造成了危害。

三、犬咬伤评估

（一）生命体征评估

犬咬伤软组织损伤严重、合并症多，伤情复杂，严重者可危及生命。对危及生命的患者，首先要稳定生命体征，关键在于维持气道通畅、给予呼吸支持、稳定血流动力学，控制出血。

1. 气道管理　根据患者情况选择合适的气道管理方式，如立即清除口腔及气道分泌物或异物，采取手法开放气道、呼吸球囊或气管内插管保证气道通畅，紧急情况下可采用环甲膜穿刺，必要时气管切开。

2. 呼吸支持　如果在开放气道的前提下，患者仍呼吸窘迫，如呼吸频率＜10 次/min 或＞30 次/min，或仍有明显的呼吸困难，应及时采用呼吸支持，并给予氧气吸入。

3. 循环支持　对于血流动力学不稳定的患者，建议立即开通静脉通路，首选的扩容液为平衡液并尽快使用血制品。如果扩容效果不佳，可选用血管活性药物，具体参见《创伤失血性休克诊治中国急诊专家共识》。

4. 出血控制　对于活动性外出血，首选推荐直接压迫止血，如果压迫止血无效，对于四肢的出血，建议使用止血带进行止血；对于体腔的出血，建议填塞止血等。

5. 疼痛镇静控制　根据咬伤部位，结合疼痛分级评估，给予适当镇痛治疗，对于出现瞻望躁动，以及可疑诊断破伤风而出现肌肉强直性收缩等情况，可行镇静控制。

（二）创口评估

1. 犬咬伤临床表现　犬咬伤可导致从小伤口到较大且复杂的伤口，如划伤、穿刺伤、撕裂伤等的多种损伤。大型犬的咬合可产生强大力量并伴有撕扯，可导致严重损伤。致死性的损伤通常发生在幼儿的头部和颈部，或见于幼儿重要器官的直接贯穿伤。当大龄儿童或成人被犬咬伤时，四肢（尤其是优势手）是最易受伤的部位。

2. 伤口感染特征 咬伤伤口感染的临床表现包括发热、红肿、压痛、脓性分泌物和淋巴管炎，并发症包括皮下脓肿、手部间隙感染、骨髓炎、脓毒性关节炎和菌血症。感染的全身体征包括发热和淋巴结肿大等。局部蜂窝织炎可亚急性发作，损伤后 24～72 小时开始出现；不到 20％的患者会发生全身性感染，但可能累及骨、关节、血液和脑膜。咬伤后治疗延迟是导致犬咬伤后感染发生率高的重要因素之一。受伤后超过 24 小时才就诊的患者很可能已经出现感染，并且就诊的原因往往是因为感染性症状或体征。

3. 实验室检查 对于有感染的咬伤伤口和全身性感染体征的患者，需要在抗生素治疗前进行需氧和厌氧血培养。发生了蜂窝织炎、关节感染、骨髓炎或脓毒症的患者，全血白细胞计数、C 反应蛋白和红细胞沉降率可能增高，但这些指标正常不能排除上述感染。

4. 伤口分泌物培养 临床未发生感染的咬伤伤口不需要进行伤口培养，因为伤口培养结果并不与感染发生的可能性相关，且与随后发生感染患者的病原体无关。

5. 影像学检查 超声检查可有助于识别感染伤口的脓肿形成以及定位感染伤口内的异物。关节附近的深部咬伤有必要行 X 线平片和/或计算机断层（computed tomographic，CT）扫描检查，以评估骨或关节破坏以及异物（如嵌入的牙齿）证据。对于明显感染的伤口，需要影像学检查判断骨和软组织损伤及骨髓炎相关的改变。头部的犬咬伤偶尔会穿透颅骨，也可导致凹陷性颅骨骨折、局部感染和/或脑脓肿。因此，对于深及头皮的犬咬伤（包括刺伤）患者，需要进行头部 CT 和/或 MRI 检查，尤其是对于 2 岁以内的婴儿。CT 扫描显示颅骨骨折、刺穿颅骨外板、颅内积气则表明穿透伤的存在。

犬咬伤伤口可见于全身各个部位，成人以四肢，尤其上肢、手部最常见，咬伤位于四肢占 54％～85％（其中手部为 18％～68％），其次为头颈部占 15％～27％。儿童以头、面、颈部最常见，4 岁以下者约 2/3 位于头面颈部，年龄越小，头面颈部和会阴部咬伤的比例越高。犬的咬合力根据犬只大小和品种而不同，为 310～31790 kPa（相当于 3.162～324.258 kg/cm²），由于犬强大的咬合力和撕扯力，所致的软组织损伤严重，伤情复杂。即便表面看起来并不引人注目的穿刺伤，也可能并发重要的神经、血管、肌腱、韧带甚至是骨骼损伤。因此，所有的犬咬伤创口均需进行仔细的探查，避免遗漏严重的合并损伤。

（三）狂犬病暴露风险评估

狂犬病是由狂犬病病毒感染引起的急性脑炎或脑膜脑炎的一种动物源性传染病。在狂犬病流行地区，5～14 岁的儿童是主要受害者，约有 40％是＜15 岁的儿童。中国人狂犬病病例从 1996 年的 159 例，逐年上升，在 2007 年达 3300 例，随着我国对狂犬病防控的加强，人狂犬病病例逐年下降，2019 年为 290 例。据我国国家级监测点位于安徽、广西、贵州、湖南、山东、江苏等省（区）的数据，我国犬只平均密度仍在逐年上升，2012 年、2013 年、2015 年、2016 年分别为 6.6 只/100 人、6.7 只/100 人、6.9 只/100 人、7.03 只/100 人。根据中国疾病预防控制中心近 20 年的统计数据，我国每年接种人用狂犬病疫苗超过 1500 万人，其中犬咬伤的约占 80％，约 1200 万人。我国 90％以上的人狂犬病病例分布在农村地区，且大多数为低收入者。此外，我国人狂犬病病例年龄分布情况以 15 岁以下儿童和 50 岁以上人群发病较多。1996—2008 年近 25％的病例为 15 岁以下儿童。综上所述，犬咬伤在我国多发，且伤口严重程度相差很大，因此对犬咬伤患者进行风险暴露评估和免疫预防处置显得尤为重要。表 38 - 1 为犬咬伤后狂犬病暴露分级和免疫预防处置程序。

表 38-1 犬咬伤后狂犬病暴露分级和免疫预防处置程序

暴露分级	接触方式	暴露后预防处置
I	完好的皮肤接触动物及其分泌物或排泄物	清洗暴露部位，无需进行其他医学处理
II	符合以下情况之一者： 1. 无明显出血的咬伤、抓伤 2. 无明显出血的伤口或已闭合但未完全愈合的伤口接触动物及其分泌物或排泄物	1. 处理伤口 2. 接种狂犬病疫苗 3. 必要时使用狂犬病被动免疫制剂*
III	符合以下情况之一者： 1. 穿透性的皮肤咬伤或抓伤，临床表现为明显出血 2. 尚未闭合的伤口或黏膜接触动物及其分泌物或排泄物 3. 暴露于蝙蝠	1. 处理伤口 2. 使用狂犬病被动免疫制剂 3. 接种狂犬病疫苗

注：＊疑似狂犬暴露的罹患狂犬病概率，如果确认是狂犬，严重的暴露将导致死亡。

WHO 狂犬病专家磋商会 2018 版报告，提出狂犬病暴露后风险评估条件，包括：暴露地区是否为狂犬病流行地区、致伤动物免疫史、暴露患者免疫史、伤口严重程度、致伤动物是否在激惹产生的攻击以及致伤动物实验室狂犬病病毒检测情况，并推荐了暴露类型和犬只特征与暴露风险概率表，可以作为罹患狂犬病风险程度参考（表 38-2）。

表 38-2 暴露类型和犬只特征与暴露风险概率表

暴露考虑	基于暴露级别的死亡概率	咬伤时的信息							隔离和检测	
		有症状的犬只	伤人后犬只死亡	没有被激惹的犬只伤人	流浪犬	一犬伤多人	没有免疫的犬只	犬只健康且可进行隔离观察	10天隔离期后犬只健康	检测阴性
头、颈部咬伤	45.0%	高	高	高	高	高	高	低	无风险	无风险
多处严重的咬伤	27.5%	高	高	高	高	中等	中等	低	无风险	无风险
儿童被咬伤	27.5%	高	高	高	高	中等	中等	低	无风险	无风险
四肢咬伤	5.0%	高	中等	中等	中等	中等	低	低	无风险	无风险
微小的咬伤（皮肤无破损）	1.0%	中等	中等	中等	中等	中等	低	低	无风险	无风险
咬人犬只为狂犬的概率		62.2%	39.7%	15.0%	13.9%	10.6%	4.7%	0.08%	0	0

（四）破伤风暴露风险评估

犬咬伤伤口为污染伤口，是破伤风高风险暴露。所有伤口需要进行破伤风的预防。对于任何皮肤破损的咬伤，应确定患者的破伤风免疫接种状态，合理使用破伤风类毒素、破伤风抗毒素，给予适宜的免疫预防。

四、创口处理

对于有活动性出血的伤口应给予直接压迫止血，并应在伤口远端区域进行神经血管评估。深至重要结构的伤口应作为严重穿透伤处理。伤口的处理不仅有利于重要解剖结构及功能恢复，同时是预防伤口感染，预防破伤风、狂犬病的重要措施，临床必须给予伤口处置足够的重视，避免不必要的并发症的出现。

（一）伤口冲洗和清洗

用肥皂水（或其他弱碱性清洗剂）和流动清水交替清洗所有咬伤处约 15 分钟，然后用无菌纱布或脱脂棉将伤口处残留液吸尽，若清洗时疼痛剧烈，可给予局部麻醉，如条件允许，可以使用专业的清洗设备对伤口内部进行冲洗，以确保达到有效冲洗，最后用生理盐水冲洗伤口，避免在伤口处残留肥皂水或其他清洗剂。有证据表明，即使在没有狂犬病免疫球蛋白的情况下，通过有效的伤口清洗加立即接种狂犬病疫苗并完成暴露后预防程序，99％以上的患者可以存活。

（二）消毒处理

彻底冲洗后用稀聚维酮碘或其他具有灭活病毒能力的医用制剂涂擦或清洗伤口内部，可以灭活伤口局部残存的狂犬病病毒。

（三）清创及扩创

犬咬伤伤口尤其撕裂伤清创去除坏死组织，必要时行扩创术。

（四）一期闭合

伤口闭合的方法因咬伤类型不同而在一定程度上有差异，划伤及简单穿刺伤不需要一期闭合。单纯撕裂伤伤口，临床医师可采取一期伤口闭合。如果美观需要时，如面部撕裂伤，临床医师也可以对这类伤口选择一期修复。给予恰当的伤口处理对于接受伤口闭合患者的预后和降低感染风险极为重要。缝合咬伤伤口时，需要进行充分的冲洗、清创，尽量避免深部缝合，预防性抗生素治疗以及密切随访。

（五）延迟闭合

6 小时以上的伤口；易感染的患者（如免疫受损、无脾或脾功能障碍、静脉淤滞、成人糖尿病）。这类发生感染风险较高的伤口不建议进行一期闭合。早期治疗中进行伤口清洁和失活组织清创，将咬伤伤口开放引流，定时更换敷料，至受伤 72 小时以后可视伤口情况行延迟闭合。

五、狂犬病预防

（一）主动免疫制剂应用

人用狂犬病疫苗：目前我国使用的人用狂犬病疫苗均为经过浓缩、纯化的细胞培养疫苗。执行的人用狂犬病疫苗免疫程序有"5 针法"（即 Essen 法，分别于第 0、第 3、第 7、第 14、第 28 天各肌内注射 1 剂）和"4 针法"（即 Zagreb 法，2－1－1 免疫程序，分别于第 0、第 7、第 21 天各肌内注射 2 剂、1 剂、1 剂）。人用狂犬病疫苗注射部位在 2 周岁及以上者选择三角肌；2 周岁以下者选择大腿前外侧肌肉。狂犬病为致死性疾病，暴露后进行人用狂犬病疫苗接种无任何禁忌。

首次暴露人群选择"5 针法"或"2－1－1"程序完成全程免疫接种。

完成全程免疫半年内再次暴露，不需要接种。

完成全程免疫超过半年未到 1 年再次暴露，加强接种 2 剂，即"5 针法"第 0、第 3 天。

完成全程免疫超过 1 年未到 3 年再次暴露，加强接种 3 剂，即"5 针法"第 0、第 3、第 7 天。

完成全程免疫超过 3 年再次暴露，需重新全程免疫接种。

（二）被动免疫制剂应用

狂犬病被动免疫制剂的机制是在伤口局部浸润注射以中和伤口经清洗、消毒后残留的病毒，产生局部免疫保护。目前我国的狂犬病被动免疫制剂有：人源狂犬病免疫球蛋白（通用名：狂犬患者免疫球蛋白）和马源狂犬病 F（ab'）$_2$ 片段制剂（通用名：抗狂犬病血清）。狂犬患者免疫球蛋白由供浆员免疫狂犬病疫苗并不定期加强，待其血液抗体水平≥10 IU/ml 时捐献血浆，用低温乙醇法提取完整的 IgG 分子而成。抗狂犬病血清由无任何人源物质的狂犬病病毒抗原加佐剂免疫马匹，采集马匹血浆提取免疫球蛋白，经胃酶作用，将 IgG 分子酶切成 Fc 段和 F（ab'）$_2$ 片段，再分离取得高度纯化的 F（ab'）$_2$ 片段而成，非特异性蛋白含量在 3% 以内。但由于该产品存在残余的完整 IgG 分子和其他微量马源蛋白，有引起过敏反应甚至血清病的可能性。狂犬病人免疫球蛋白和抗狂犬病血清的使用剂量分别为 20 IU/kg 体重和 40 IU/kg 体重。对于伤口多而严重的病例，被动免疫制剂剂量不足以浸润注射全部伤口的，可以将其适当稀释以满足全部伤口的浸润注射。

狂犬病病毒在进入神经组织前，通常有一段时间在局部肌肉细胞中缓慢复制，且疫苗初次免疫后的一周内人体尚不能产生较高水平的中和抗体。故首剂疫苗免疫时应给予但未给予狂犬病被动免疫制剂的，如果仍在首剂疫苗注射后 7 天以内，应尽早注射狂犬病被动免疫制剂。狂犬病人免疫球蛋白使用前无需皮试。抗狂犬病血清使用前需皮试，如皮试呈现阳性反应，但不得不使用时，需在准备好过敏反应救治条件的情况下采用脱敏注射方法继续使用。

六、感染的预防

（一）普通感染预防

预防性应用抗生素可减少一些犬咬伤的感染发生率。尤其是高危伤口，如深部刺伤；挤压伤相关的中度到重度伤口；在有静脉和/或淋巴受损区域的伤口；手部、生殖器、面部、靠近骨或关节（尤其是手和人工关节）等部位需要闭合的伤口；发生在缺乏抵抗力的宿主的咬伤（如免疫功能受损、无脾或脾功能障碍及成人糖尿病患者）。

（二）破伤风预防

犬咬伤均为破伤风易感伤口，尤其是穿刺伤及撕裂伤的伤口，对需要的患者，结合破伤风主动免疫，评估是否需要注射破伤风被动免疫制剂，具体可参考《非新生儿破伤风诊疗规范（2019 年版）》。

七、咬伤感染的处置

临床医师应密切观察伤口情况，早期识别感染征像，并注意可能的病原体。如果咬伤伤口疑似被感染，应采取以下措施：在应用抗生素前，取伤口分泌物和血液做需氧及厌氧菌培养；如果已经形成脓肿或怀疑存在骨、关节或其他重要深部结构的感染，可能需进行手术探查和清创术，引流物应送需氧及厌氧菌培养；对接受了口服抗生素治疗疗效不佳，有全身感染症状或感染有进展的患者应根据药物敏感试验结果更换敏感抗生素或更改为静脉给药。

八、心理干预

对于犬咬伤患者，部分患者会出现恐惧、害怕犬类；家属出现自责、担心伤口愈合不良等心理问题，甚至出现创伤后应激障碍（post-traumatic stress disorder，PTSD），对于 PTSD 的患儿如果没有给予积极恰当的干预，可能会导致大脑发育障碍、生物行为或社会行为异常。据报道犬咬伤患者中 50% 出现至少 1 个月的 PTSD 症状。

狂犬病恐怖症，又称为癔症性假性狂犬病，是一种对狂犬病过分恐惧的心理疾病，通常伴有强迫症、恐惧症。轻者害怕接触动物，怕被伤到，甚至看到动物就联想到狂犬病、联想到自身是否已被传染，重者即使接种疫苗，也不能消除自身的不安和恐惧，给伤者身心健康带来严重危害，根本原因是对狂犬病的认识不足，必要时心理干预治疗。

九、相关法律

预防狂犬病发生的根本，在于加强犬只管理。对于预防犬只传播的人狂犬病而言，进行狂犬病疫苗的免疫接种，可以预防狂犬病发生。这其中包含两方面内容，一方面，对人群进行人用狂犬病疫苗的免疫接种，可以预防人患狂犬病，但是这种干预措施本身不会消除该病，而且成本只会随着时间的推移而上升，不符合成本效益。另一方面，就是大范围地为犬只接种狂犬病疫苗，从根源上消除狂犬病病毒的传染源，进而切断狂犬病病毒的传播途径，也可以预防狂犬病发生，WHO 在孟加拉国、南非（夸祖鲁-纳塔尔省）、菲律宾和坦桑尼亚联合共和国为犬只接种疫苗的大规模活动已经充分证明，为至少 70％的犬只接种疫苗，包括流浪犬，就可以防止狂犬病传播给人类并切断传播途径，进而消除由犬只传播导致的人狂犬病。这也是预防人类狂犬病最具成本效益的战略。建议相关部门通过立法或建立地方性法规，对家庭宠物犬的登记、防疫、管理，以及流浪犬只管理进行严格规定，尽快达到我国 70％犬只合格免疫接种率的目标。另外，加强对犬只所有者和广大民众进行狂犬病知识的宣传、教育，严格对宠物犬的收养标准、户外约束以及遗弃的规定、处罚。宠物犬伤人的责任划分及行政、司法处罚规定，并严格执行，以及相关职能部门间的通力协作，是实现该目标的关键。

加快推进将狂犬病暴露后的防疫处置工作分级诊疗，不仅有利于推进狂犬病的防治工作，而且有利于提高重度犬伤咬伤的诊治水平，对于有效降低病死率、防治相关并发症具有重要的意义。

十、犬咬伤患者处理流程

犬咬伤患者处置流程图如图 38－1 所示：

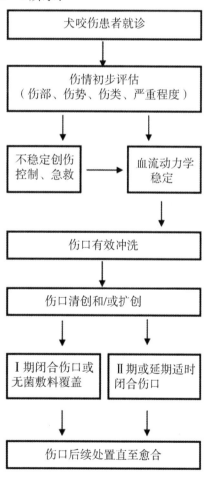

图 38－1　犬咬伤患者处置流程图

犬咬伤患者狂犬病免疫策略流程如图 38-2 所示：

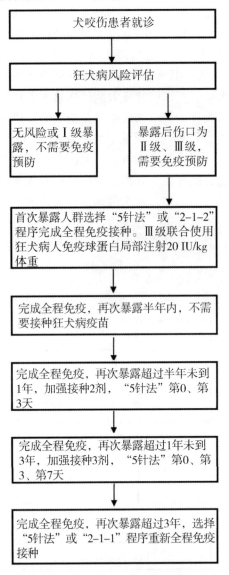

图 38-2 犬咬伤患者狂犬病免疫策略流程图

〔陈庆军 王传林〕

参考文献

［1］中国医师协会急诊医师分会，中国人民解放军急救医学专业委员会，北京急诊医学学会，等. 成人破伤风急诊预防及诊疗专家共识［J］. 中华急诊医学杂志，2018，27（12）：1323-1332.

［2］Hodge D，Tecklenburg F W. Bites and Stings Textbook of Pediatric Emergency Medicine，5th［M］. Fleisher GR，Ludwig S，Henretig FM（Eds），Williams & Wilkins，Philadelphia，2006：1045.

［3］陈瑞丰，王立秋，黄立嵩，等. 犬咬伤创口清创的研究［J］. 中国急救复苏与灾害医学，2010，1（5）：23-24.

［4］Paul J，Sagerman. Wounds［J］. Pediatr Rev，2005，26（2）：43-49.

［5］周航，李昱，牟笛，等. 中国 2012 年狂犬病流行特征分析［J］. 中华流行病学杂志，2015，36（3）：205-209.

［6］宋淼，陶晓燕，李晓龙，等. 1996—2007 年和 2008—2014 年中国狂犬病分布特点对比分析［J］. 中华实验和临床病毒学杂志，2015，29（4）：300-302.

［7］李艳荣，祝丽玲，朱武洋，等. 中国 2016 年狂犬病流行病学特征分析［J］. 中华流行病学杂志，2018，39（1）：40 -43.

［8］刘淑清，陶晓燕，于鹏程，等. 中国 2015 年狂犬病流行特征分析［J］. 中华实验和临床病毒学杂志，2016，30（6）：537 - 540.

［9］周航，牟笛，李昱，等. 2013 年中国狂犬病流行特征分析［J］. 国际病毒学杂志，2015，22（3）：145 - 148.

［10］中国医学救援协会动物伤害救治分会专家组，陈庆军，王传林，等. 动物致伤专家共识［J］. 中国急救复苏与灾害医学杂志，2018（11）：1056 - 1061.

［11］Chen E，Hornig S，Shepherd S M，et al. Primary closure of mammalian bites［J］. Acad Emerg Med，2000，7（2）：157 - 161.

［12］Faciszewski T，Coleman D A. Human bite wounds［J］. Hand Clin，1989，5（4）：561 - 569.

［13］Kannikeswaran N，Kamat D. Mammalian bites［J］. Clin Pediatr（Phila），2009，48（2）：145 - 148.

［14］董关木. 对国内外狂犬病抗血清/免疫球蛋白使用剂量和方法的商榷［J］. 中国药品标准，2009，10（04）：243 - 245.

［15］Organization W H. Rabies vaccines. WHO position paper［J］. Wkly Epidemiol Rec，2018，16（93）：201 - 220.

［16］Reveneau E，Cottin P，Rasuli A. Two decades of pharmacovigilance and clinical experience with highly purified rabies immunoglobulin F（ab'）2 fragments［J］. Expert Rev Vaccines，2017，16（3）：273 - 287.

［17］Group S W. Background paper：Proposed Revision of the Policy on Rabies Vaccines and Rabies Immunoglobolins［Z］. Geneva：WHO，2017：1 - 52.

［18］Sultanov A A，Abdrakhmanov S K，Abdybekova A M，et al. Rabies in Kazakhstan［J］. PLoS Negl Trop Dis，2016，10（8）：e0004889.

［19］Wallace R M，Reses H，Franka R，et al. Establishment of a canine rabies burden in Haiti through the implementation of a novel surveillance program［J］. PLoS Negl Trop Dis，2015，9（11）：e0004245.

［20］Lapiz S M，Miranda M E，Garcia R G，et al. Implementation of an intersectoral program to eliminate human and canine rabies：the Bohol Rabies Prevention and Elimination Project［J］. PLoS Negl Trop Dis，2012，6（12）：e1891.

［21］Fenelon N，Dely P，Katz M A，et al. Knowledge，attitudes and practices regarding rabies risk in community members and healthcare professionals：Pétionville，Haiti，2013［J］. Epidemiol Infect，2017，145（8）：1624 - 1634.

第三十九章　　蜘蛛螫伤诊治

一、蜘蛛螫伤的概述

蜘蛛螫伤是急诊科的一种常见急症，螫伤的发生与季节气候变化有很大的关系，当雨量大、气温高时螫伤患者数量明显增加，且多数螫伤发生在户外劳作或乘凉时。目前，全世界已经发现有46000多种蜘蛛，大多数蜘蛛无毒或毒性不大，其中200多种蜘蛛的毒液会对人类造成危险。根据记载，我国蜘蛛种类有3000多种，其中剧毒蜘蛛有10多种。普通蜘蛛螫伤症状以局部肿胀、疼痛为主，不会对患者生命造成危害。但是剧毒蜘蛛螫伤后患者病情危重，病死率及致残率高。

蜘蛛螫伤中毒是指蜘蛛螫伤后人体出现的局部或全身中毒反应，主要是由于蜘蛛毒素的作用。蜘蛛毒素的成分主要包括蜘蛛毒腺分泌的无机盐类及小分子机化合物、线性多肽、富含二硫键的蜘蛛毒素多肽、酶类、突触前的神经毒素等成分，其中产生毒理作用的主要为肽和蛋白质。蜘蛛毒素主要通过以下3个方面产生毒理作用，并对机体产生多重影响：①蜘蛛毒素可通过作用于靶细胞膜上钾通道、钙通道等不同类型以及不同亚型的钠离子通道及酸敏感通道。②蜘蛛毒素中的成分能够与细胞膜上的受体结合，从而影响细胞的分泌功能和调节细胞的分泌活性。③蜘蛛毒素可以影响纤溶酶的活性和良好抗凝作用以及抑制蛋白酶的活性。

蜘蛛螫伤在全球范围内很常见，并继续在大陆之间迁徙。在美洲、非洲、欧洲、亚洲和澳大利亚，发现了30个被认可的物种。蜘蛛叮螫的危险往往不会产生严重的后果，只有极少数的种类在医学上有重要的意义。在美国和伊朗的报道中，有两种蜘蛛是对人类有危险的，一种属于寡妇蜘蛛群，另一种属于隐士蜘蛛。寡妇蜘蛛在全世界各个范围内都有分布，寡妇蜘蛛原产于澳大利亚，每年有3000~5000例螫伤病例。在澳大利亚，寡妇蜘蛛螫伤的地点大多数在农村或相对落后、偏远的贫困地区。到目前为止，发现隐士蜘蛛群包括139个物种，在五大洲都发现了不同的物种，但是大多数病例报告主要分布在南美洲为主。据相关报道，在巴西2019年有8490人次被隐士蜘蛛群螫伤。隐士蜘蛛是一种夜间活动的蜘蛛，喜欢在户外干燥黑暗的地方活动，因此，大多数螫伤事件在夜间发生。

在我国，近年来毒蜘蛛螫伤的病例多数分布在新疆地区，在新疆发现的两种剧毒蜘蛛为黑寡妇和穴居狼蛛，它们广泛分布于南北疆各个地区，对人、畜造成极大的威胁。黑寡妇分布于地中海沿岸各国，在国内主要分布于新疆及云南等地，在每年的7~8月繁殖季节时毒性最强，当受到侵扰时最容易螫伤人。穴居狼蛛在国内主要分布在新疆、内蒙古、甘肃、东北地区，穴居狼蛛的繁殖季节在每年5~8月，此时其毒液的毒性是最强的，最容易螫伤人畜，严重者可导致死亡。

二、蜘蛛毒性的分类

按蜘蛛毒的主要毒性成分、作用及生物效应分为3大类：神经毒素、坏死毒素和混合毒素，其中神经毒素最重要。①神经毒素中毒机制及表现：可以作用于神经突触，刺激中枢神经、周围神经、自主神经，引起神经递质的大量释放，出现头痛、头晕、恶心、呕吐、肢体肌肉疼痛、麻木、无力、肌肉痉挛、颤动、意识障碍等临床表现。②坏死毒素中毒机制及表现：蜘蛛毒素中的鞘磷脂酶可直接破坏细胞膜导致溶血、横纹肌溶解；透明质酸酶等可使伤口局部组织透明质酸解聚、细胞间质溶解和组织通透性增大，出现局部肿胀、疼痛等症状；蜘蛛毒蛋白水解酶损害血管和组织，释放组胺、5-羟色胺、肾上腺素等多种血管活性物质，增加血管壁通透性，加重局部肿胀。③混合毒素中毒机制及表现：混合性毒素不仅会损害螫伤的局部组织，使局部组织肿胀加剧，皮肤变性、坏死，从而形成溃疡，同时在两种毒素的共同作用下，会增强对心脏传导的阻滞作用，使心肌细胞变性坏死，引发心律失常，并会导致脑水肿及弥散性血管内凝血的发生。

三、蜘蛛咬伤的诊断和临床表现

（一）诊断

蜘蛛螫伤的诊断通常是临床上诊断的，需要有明确的蜘蛛螫人的病史，而且是被患者所发现的。从牙痕上看，毒蜘蛛螫伤可无"牙印"，或者部分可见2个点状"牙印"。

（二）临床表现

蜘蛛螫伤数分钟后出现局部症状，表现为被螫伤处数分钟后常伴有剧烈针刺样疼痛，或可见小片青紫区伴周围发红，部分可见2个点状"牙印"，多有皮疹、灼伤感及轻度水肿，有些螫伤患者可见皮肤周围水泡或组织坏死病变，甚至皮肤会出现黄斑病变，几周后会留下一个坏死溃疡。螫伤后半小时会出现全身症状，表现为烦躁、焦虑、大汗淋漓、皮肤湿冷、发热、头痛、头晕、恶心、呕吐、腹痛、腹胀、黄疸、四肢无力及全身麻木，血压升高，并发心肌炎、过敏性休克、肾衰竭等。

（三）临床分级

谭晓等根据临床表现的严重程度将蜘蛛螫伤的表现作出临床分级。轻度：单纯出现局部红肿热痛，可伴有头晕、头痛、恶心、呕吐、烦躁不安等神经症状，腹痛、腹泻等胃肠道症状，VAS疼痛评分5分以下。中度：伴有轻度呼吸或循环系统症状，疼痛加剧（向腹部、四肢、腰部等他处扩散），VAS疼痛评分5~8分，GCS评分＞8分；出现心律失常和心肌损伤的表现；轻度的肺水肿（两肺可闻及湿啰音）；轻度肾功能损害，肝酶异常，往往会出现不完全性肠梗阻；低钾血症（血K^+≤3.0 mmol/L）。重度：疼痛剧烈难忍，VAS疼痛评分9~10分；GCS评分≤8分；有脸色苍白、皮肤湿冷、心率加快及血压降低等休克表现；出现急性肝衰竭、肾衰竭、心肌炎、酸中毒、严重的低血钾（血K^+≤2.5 mmol/L）。

四、蜘蛛螫伤的治疗

（一）院前处理

被蜘蛛螫伤后患者应立即远离被蜘蛛螫伤的地方，尽量记住蜘蛛斑纹和颜色等特征，有条件者拍摄留存致伤蜘蛛的照片。尽量减少受伤肢体的活动。去除受伤部位的各种受限物品，如戒指、手镯、手表等，以免因后续的肿胀导致无法取出，加重局部损害。及早转送医院救治，途中注意观察生命体征。

（二）住院诊疗

1. 伤口处理 蜘蛛螫伤后应立即用清水和肥皂冲洗螫伤部位，用聚维酮碘反复消毒伤口，有条件者可以用弹力绷带加压固定患肢的近心端，可以有效地限制毒素扩散到全身，还有证据表明，固定患肢的压力大小和时间长短可与毒素的扩散有关，在加压固定后应及时就医，并且在建立静脉通路和静脉给药后才移除，但是绑扎时间不要超过1小时，以免肢体缺血坏死。螫伤创缘可用胰蛋白酶加0.5%普鲁卡因或2%利多卡因＋地塞米松进行局部环形封闭，可有效减轻创口周围的肿胀。肿胀明显时可抬高患肢，在24~48小时内可进行局部冰敷。伤口可用1:5 000高锰酸钾溶液冲洗或针灸后应用吸引器、火罐或注射器等进行吸排。有相关研究指出，利用梅花针叩刺及拔罐疗法在毒蜘蛛螫伤后缓解肢体的肿胀及疼痛有良好的治疗效果。

伤口坏死性溃疡处理 在全世界范围内，只有极少数的蜘蛛螫伤可引起创面坏死性溃疡。被蜘蛛螫伤后，伤口局部以红肿和疼痛表现为主，严重情况下会表现出广泛的皮肤坏死和溃疡。一般发生在蜘蛛螫伤后12~24小时，局部会出现不规则的瘀斑和缺血区域，常伴有出血和水疱。50%患者可在72小时后局部坏死加大变深，并形成一个不规则的形状中央型水疱。从第5~7天起，皮肤病变开始形成干性坏死。坏死组织在2~3周后分离，留下溃疡与肉芽组织。蜘蛛螫伤后期创面坏死的主要治疗基于外科的及时清创辅以伤口敷料的使用，创面大或者溃烂严重的情况下，后期可通过皮肤移植或皮瓣重建术来解决。负压封闭引流技术目前在坏死性创面中的应用十分广泛，因其具有良好的吸附性和透水性，与创面充分接触且不受体位限制。持续吸引可将坏死组织彻底引流，阻止坏死组织释放的有害物质进入血液循环，减轻组织水肿，在负压状态下可以防止细菌入侵，避免交叉感染，为创面获得清洁环境，改善微循环，加快肉芽组织生长。国外 Oranges T 等人的报道中提到，当蜘蛛螫伤创面发生坏死性溃疡时，合理运用外科清创和生物活性敷料的使用是一个很好的选择。广谱抗生素对大多数皮肤和软组织感染和厌氧菌有效，当蜘蛛螫伤出现创面坏死时，抗生素给药是必然的，因为产气荚膜梭菌已经在蜘蛛的毒牙中有发现，这种病原体可能会加剧毒液的作用，延迟伤口的愈合，同时要及时根据创面细菌培养结果针对性使用抗生素。因此当创面发生坏死性溃疡时，有效的伤口护理，局部伤口的清创，有效的抗感染治疗，是目前最好的方法。因此，蜘蛛螫伤后应及时就医，并尽早做出诊断。当发生创面坏死时，应合理应用外科手段及合理的抗感染治疗，可以有效地加快创面的愈合。

2. 镇痛、镇静治疗 疼痛是蜘蛛螫伤后最常见的临床表现，螫伤部位首先出现灼痛感，随后表现为腹部、背部和四肢疼痛为主，可以持续几小时到几天，常用的镇痛药包括吗啡、哌替啶、阿托品或非甾体抗炎药（NSAIDs），用药应按照止痛的三阶梯原则给药。国外 Ryan NM 等人的研究中表明，蜘蛛螫伤后阿片类药物与肌肉松弛药联合治疗成为推荐的早期治疗。在国内收集的许多被蜘蛛螫伤后的患者处理中，当患者出现腹痛时，用阿托品或山莨菪碱肌内注射均能缓解症状。在国外 Dart RC 等人的研究中发现，在严重的蜘蛛咬伤患者中，应用抗毒素血清治疗能明显缓解疼痛。而当患者出现烦躁不安时，可肌内注射小剂量肌肉松弛药（如地西泮），可使患者的痛苦及其他不适感得到进一步的缓解。对于出现恐惧、焦虑的情况下，可肌内注射盐酸异丙嗪 25 mg 对症治疗。

3. 抗蜘蛛毒素治疗 抗毒素血清是蜘蛛螫伤后的特效药，在国外，抗毒素血清是通过向动物（通常是马或羊）的血浆中注射毒液而产生的抗体制剂，在人体中的作用机制包括阻断毒素的活性部位或与毒素结合，以防止它与其底物相互作用，从而中和毒素。在世界上的很多国家中，已经研制出了很多种类的抗蜘蛛毒素血清，都证实了毒素血清对蜘蛛螫伤后的治疗有极大的疗效。但是世界上很多国家并没有配备相应的抗蜘蛛毒素血清，因此巴西卫生部建议，对于蜘蛛螫伤的患者，应该使用皮质类固醇来抗毒素治疗，如强的松（每天 40～80 mg，5 天）。在我国，中和蜘蛛毒素主要以抗组胺药、葡萄糖酸钙、糖皮质激素为主，早期使用可以减轻蜘蛛毒素引起的炎症和过敏反应，降低毛细血管的通透性。糖皮质激素的作用是提高机体对细菌内毒素的耐受能力，同时可抑制某些炎性因子的产生，从而减轻全身炎症反应。当发生严重感染和休克的情况，可使用大剂量冲击疗法。一旦患者出现烟碱样症状（如腺体分泌增加，骨骼肌兴奋）时，可使用 M 型胆碱受体阻断药（如阿托品、东莨菪碱）治疗。在治疗过程中要随时注意保持气道通畅，严重或致命性中毒反应者，立即给予 1：1000 的肾上腺素溶液 0.3～0.5 ml 肌内注射，必要时予气管内插管机械通气抢救。

4. 其他对症支持处理 蜘蛛的毒素中可能含有破伤风梭菌，对于蜘蛛螫伤的患者应参照《非新生破伤风诊疗规范》合理预防破伤风感染。我国中医治疗在毒虫螫伤方面亦有独特的效用，通常以解毒排毒为主，保持二便的通畅，如使用生大黄等导泻通便，有利于加快蜘蛛毒素代谢；如季德胜蛇药片及某些特制的中药外敷等，对蜘蛛螫伤后有一定的疗效。在治疗前期，可适当加强补液及使用利尿药，加快毒素代谢及排出，有利于康复。

5. 并发症治疗 蜘蛛毒素中的神经毒素往往会诱发急性肾损伤、心力衰竭、呼吸窘迫等症状，从而引起多脏器功能衰竭，在国内外都有较多的病例报道。蜘蛛螫伤后出现急性肾损伤时，患者病情往往比较重，此时的死亡率极高，应密切观察尿量，监测肾功能、电解质和肌酶情况，条件允许情况下可尽早使用 CRRT 治疗，同时要密切监测患者的生命体征及心电图动态变化，若发生急性左心衰时，应积极强心利尿治疗。动态监测患者呼吸及氧饱和度情况，保持气道通畅，出现呼吸衰竭情况应保持气道开放，必要时使用人工气道管维持呼吸。

综上所述，蜘蛛螫伤后，毒素会随血液循环扩散至全身，导致全身中毒反应，引起多器官功能损害，严重威胁患者的生命安全。对于蜘蛛螫伤的患者要尽快做出诊断，科学的急救方法和及时到医院救治是非常重要的。若蜘蛛螫伤后没有得到及时有效的治疗，可引起严重的并发症甚至死亡，所以对蜘蛛螫伤的救治应争分夺秒。此外，预防蜘蛛螫伤尤其重要，外出时要做好个人防护工作；对群众进行剧毒蜘蛛认知，普及蜘蛛螫伤后的急救自救知识等。

〔兰　频　王传林〕

参考文献

[1] 伍江. 黑寡妇蜘蛛咬伤中毒治疗 [J]. 医疗装备，2015（10）：126-128.

[2] Zamani A R. The field guide of Spiders and Scorpions of Iran [M]. 1st ed. Tehran，Iran：Iranshenasi Publisher，2016：102-106.

[3] 王梧霖，史小军，米锡阳，等. 蜘蛛毒素的研究进展及其相关应用 [J]. 现代生物医学进展，2009，9（15）：2989-2991.

[4] Utkin Y N. Animal venom studies：Current benefits and future developments [J]. World J Biol Chem，2015，6：28-33.

[5] Chen Z Y，Hu Y T，Wu Y L，et al. Hg1，novel peptide inhibitor specific for Kv1. 3 channels from first scorpion Kunitz-type potassium channel toxin family [J]. 2012，287（17）：13813-13821.

[6] Sulayman D Dib-Hajj，Yang Yang，Joel A Black，et al. The Na（V）1. 7 sodium channel：from molecule to man [J]. 2013，14（1）. 49-62.

[7] 浦飞飞，尹松，王晓英. 蜘蛛毒素的生物学活性研究进展 [J]. 中国药理学通报，2014（12）：1651-1654.

[8] Garb J E，Gonzalez A，Gillespie R G. The black widow spider genus Latrodectus（Araneae：Theridiidae）：phylogeny，biogeography，and invasion history [J]. Mol Phylogenet Evol，2004，31：1127-1142.

[9] Isbister G K，White J，Currie B J，et al. Spider bites：addressing mythology and poor evidence [J]. Am J Trop Med Hyg，2005，72：361-364.

[10] Gelbart D，Donoughe J S. Spider bites [J]. JAAPA，2019，32（3）：49-50.

[11] Sanaei-Zadeh H. Spider Bite in Iran [J]. Electron Physician，2017，9（7）：4703-4707.

[12] Dunbar J P，Afoullouss S，Sulpice R，et al. Envenomation by the noble false widow spider Steatoda nobilis（Thorell，1875）-five new cases of steatodism from Ireland and Great Britain [J]. Clin Toxicol（Phila），2018，56（6）：433-435.

[13] Isbister G K，Gray M R. Latrodectism：a prospective cohort study of bites by formally identified redback spiders [J]. Med J Aust. 2003，179：88-91.

[14] Swanson D L，Vetter R S. Bites of brown recluse spiders and suspected necrotic arachnidism [J]. N Engl J Med，2005，352：700-707.

[15] 陆东林，张丹凤. 新疆两种剧毒蜘蛛及其咬伤防治 [J]. 动物学杂志，2001（5）：40-42.

[16] 靳慧莉，欧阳蓓蕾. 毒蜘蛛咬伤中毒78例治疗分析 [J]. 兵团医学，2009（2）：46-47.

[17] Isbister G K，Fan H W. Spider bite [J]. Lancet，2011，378（9808）：2039-2047.

[18] 印卫芬. 毒蜘蛛咬伤108例临床分析 [J]. 右江医学，2006（1）：50-51.

[19] 杜疆军，张学敏，李凡，等. 毒蜘蛛咬伤84例患者临床特征分析 [J]. 临床急诊杂志，2015，16（12）：954-956.

[20] Warrell D A. Venomous Bites，Stings，and Poisoning [J]. Infectious Disease Clinics of North America，2012，26：207-223.

[21] 谭晓，曲晨，鲁翔，等. 新疆地区黑蜘蛛螫伤诊治共识 [J]. 中华危重病急救医学，2017，29（3）：206-208.

[22] Isbister G K. Antivenom efficacy or effectiveness：the Australian experience [J]. Toxicology，2010，268（3）：148-154.

[23] Braitberg G，Segal L. Spider bites-Assessment and management [J]. Aust Fam Physician，2009，38（11）：862-867.

[24] 胡建强，姚满园，罗维萍. 梅花针叩刺及拔罐配合西药治疗毒蜘蛛咬伤5例 [J]. 新疆中医药，2012，30（5）：111-112.

[25] Morales-Moreno H J，Carranza-Rodriguez C，Borrego L. Cutaneous loxoscelism due to Loxosceles rufescens [J]. J

Eur Acad Dermatol Venereol，2016，30：1431－1432.

[26] Nentwig W，Pantini P，Vetter R S. Distribution and medical aspects of Loxosceles rufescens，one of the most invasive spiders of the world（Araneae：Sicariidae）［J］. Toxicon，2017，132：19－28.

[27] Delasotta L A，Orozco F，Ong A，et al. Surgical treatment of a brown recluse spider bite：a case study and literature review ［J］. J Foot Ankle Surg，2014，53：320－323.

[28] Langer V，Bhandari P S，Rajagopalan S，et al. Negative pressure wound therapy as an adjunct in healing of chronic wounds ［J］. Int Wound J，2015，12（4）：436－442.

[29] Oranges T，Janowska A，Tonini A，et al. Necrotoxic spider bite：a successful noninvasive wound management ［J］. Int J Dermatol，2019，58（7）：e128－e130.

[30] Monteiro C L，Rubel R，Cogo L L，et al. Isolation and identification of Clostridium perfringens in the venom and fangs of Loxosceles intermedia（brown spider）：enhancement of the dermonecrotic lesion in loxoscelism ［J］. Toxicon，2002，40：409－418.

[31] Oranges T，Janowska A，Tonini A，et al. Ne crotoxic spider bite：a successful noninvasive wound management ［J］. Int J Dermatol，2019，58：e128－e130.

[32] Ryan N M，Buckley N A，Graudins A. Treatments for Latrodectism-A Systematic Review on Their Clinical Effectiveness ［J］. Toxins（Basel），2017，9（4）：148.

[33] Dart R C，Bogdan G，Heard K，et al. A randomized，double-blind，placebo-controlled trial of a highly purified equine F（ab）2 antibody black widow spider antivenom ［J］. Ann Emerg Med，2013，61：458－467.

[34] Isbister G K，Graudins A，White J，et al. Antivenom treatment in arachnidism ［J］. J Toxicol Clin Toxicol，2003，41：291－300.

[35] Gutierrez J M，Leon G，Lomonte B. Pharmacokinetic-pharmacodynamic relationships of immunoglobulin therapy for envenomation ［J］. Clin Pharmacokinet，2003，42，721－741.

[36] 王传林，刘斯，陈庆军，等. 非新生儿破伤风诊疗规范 ［J］. 中华流行病学杂志，2020，41（2）：162－166.

[37] 应航宇，陶承军. 解毒消肿散外敷治疗毒蜘蛛咬伤40例疗效观察 ［J］. 浙江中医杂志，2015，50（3）：197.

[38] 欧阳蓓蕾，范小明. 毒蜘蛛咬伤中毒的护理 ［J］. 中国基层医药，2011，18（18）：2591－2592.

第四十章　毒蛇咬伤诊治

毒蛇咬伤（snake bite）是指人体被有毒的蛇咬伤后，其毒液由伤口进入体内而引起的一种急性全身中毒性疾病。由于毒蛇咬伤发病急骤，病情发展迅速，若得不到及时正确的救治，蛇毒素可迅速在体内扩散而影响机体多器官功能，导致机体代谢紊乱、多器官功能丧失，甚至死亡。

一、毒蛇咬伤的概述

毒蛇咬伤是一种热带危重症疾病，其中以非洲、亚洲、拉丁美洲和巴布亚新几内亚的热带地区最为常见。蛇咬伤往往与高死亡率和发病率有关，被认为是东南亚低收入和中等收入贫困农村地区中最常见的职业伤害之一。因毒蛇种类分布数据不足及各地区医疗卫生资源薄弱，具体的事件数目尚不确定，但估计每年发生约 540 万起蛇咬伤事件，导致 180 万～270 万人因毒蛇咬伤中毒，死亡人数为 81410～137880 人，并导致大约 3 倍之多的人被截肢和永久性残疾。这些不确切的流行病学数据从另一方面证明了蛇咬伤不被重视的问题。2009 年孟加拉国针对蛇咬伤的全国性的流行病学调查评估显示，每年有 589919 例蛇咬伤事件发生，导致 6041 人死亡，而几乎所有的治疗都是由耍蛇人及传统治疗师提供，仅有 3％的患者联系注册医师或医院就医。根据哈里亚纳邦 2010—2015 年蛇咬伤流行病学回顾性研究分析，估计被蛇咬伤和死亡人数最多的是印度，蛇咬伤病例的数据也承认印度是一个死亡率比其他任何国家都高的国家，农村为蛇咬伤多发，但因不具备完整的数据上报系统，公众意识方面的暴露不够。2018 年一项研究结合毒蛇物种分布图、抗蛇毒血清相关信息，及医疗保健的质量、距离提供了蛇咬伤及其临床并发症脆弱人群的全球当代地图，该地图显示尽管全世界约有 68.5 亿人生活在蛇类聚居区内，但约有 1.467 亿人生活在缺乏优质医疗服务的偏远地区，大约有 926 万人生活在这些脆弱的地理区域内，包括许多撒哈拉以南国家、印度尼西亚和东南亚其他地区。

评估蛇咬伤患者治疗费用，量化家庭经济影响。孟加拉国对 4 家三级医院的毒蛇咬伤住院患者进行了调查，对蛇咬伤平均支出 124 美元，平均收入损失 93 美元，且毒蛇咬伤的支出是非毒蛇咬伤支出的 7 倍，这对患者家庭造成巨大影响。斯里兰卡政府每年投入到蛇咬伤治疗的费用超过 1000 万美元，80％家庭因此需承担额外的费用和收入损失，估计家庭和卫生系统总支出 1400 多万美元。这给穷人带来灾难性的压力。抗蛇毒血清目前是公认的有效的治疗方法，但是目前能生产有质量保证的抗蛇毒血清的国家有限，且价格昂贵、保质期短，最需要的穷人无法负担，造成抗蛇毒血清供应脱离应供应地区。抗蛇毒血清还存在过敏、计量应用等问题，让许多医师对此失去信心。供需不平衡、价格上涨，给以贫困人口为主的患者造成负担，购买量下降，进而产量下降，造成恶性循环。

世界卫生组织曾将蛇咬伤排除在热带病之外，直到 2017 年 6 月才正式将蛇咬伤列为最优先考虑的被忽视的热带病。但是在许多蛇咬伤事件频发的国家，往往因为卫生系统基础设施不足，资源匮乏，无法收集科学有力的统计数据。社会经济和文化因素影响到寻求治疗的行为，许多被蛇咬伤者选择传统土法医治而不寻求医院治疗，往往导致严重的不良后果，如印度。

据估计，我国每年的蛇咬伤病例为 10 万～30 万人，70％以上是青壮年，病死率约为 5％，蛇咬伤致残而影响劳动生产者高达 25％～30％。然而更遗憾的是，我国针对蛇咬伤诊疗尚未有统一的规范指南出台，这也显示出对该公共卫生事件的不重视。目前看来提高社区关于蛇咬伤的正确预防和就医意识、增加医师救治蛇咬伤培训、合理分配抗蛇毒血清使用迫在眉睫。

二、毒蛇咬伤的发病机制

每种毒蛇含有多种不同的毒性成分，各种毒性组分含量在不同毒蛇有较大差异，同种毒蛇的毒性组分可因地域分布、季节性、蛇龄等不同而异。毒性组分由酶、多肽、糖、蛋白和金属离子等组成，其中毒性蛋白质达数十种，蛋白类占蛇毒总量的 90%～95%。蛇毒可对机体神经系统、血液系统、肌肉组织、循环系统、泌尿系统、内分泌系统、消化系统等产生损害作用。当人体被毒蛇咬伤后，蛇毒进入人体的血液循环系统，引起局部及全身不同程度的中毒症状。不同的毒蛇其发病机制各不相同，按其病理作用可分为以下 3 类。①血液毒：蛇毒蛋白酶直接或间接作用于血管壁，破坏血管壁的有关结构，诱导缓激肽、组胺、5-羟色胺等的释放，直接损害毛细血管内皮细胞，抑制血小板聚集，而导致出血。蛇毒溶血因子可直接作用于血细胞膜，使其渗透性和脆性增加。磷脂酶 A 可使血液中的卵磷脂水解而成为溶血卵磷脂，产生溶血作用。蛇毒促凝因子可促使血液凝血和微循环血栓形成，继而引起弥散性血管内凝血（DIC）；类凝血酶具有类似凝血酶的活性，既可促进纤维蛋白单体生成，又可激活纤溶系统，在蛇毒纤维蛋白溶解酶的共同作用下引起去纤维蛋白血症，亦称类 DIC 反应。这种出凝血功能障碍统称为蛇毒诱发消耗性凝血病（venom-induced consumption coagulopathy，VICC）。最常见的毒蛇有响尾蛇、五步蛇、蝰蛇、竹叶青、烙铁头等。②神经毒：神经毒素主要为 β-神经毒素（β-neurotoxin，β-NT）和 α-神经毒素（α-neurotoxin，α-NT），分别作用于运动神经末梢（突触前）和运动终板（突触后）的乙酰胆碱受体，β-NT 抑制乙酰胆碱释放，再抑制其合成。α-NT 竞争胆碱受体，以上均可阻断神经-肌肉传导而引起神经肌肉弛缓性麻痹，最常见的毒蛇有海蛇、金环蛇、银环蛇。③细胞毒：蛇毒中的透明质酸酶可使伤口局部组织透明质酸解聚、细胞间质溶解和组织通透性增大，除产生局部肿胀、疼痛等症状外，还促使蛇毒毒素更易于经淋巴管和毛细血管吸收进入血液循环，进而出现全身中毒症状。蛋白水解酶可损害血管和组织，同时释放组胺、5-羟色胺、肾上腺素等多种血管活性物质；心脏毒素（或称为膜毒素、肌肉毒素、眼镜蛇胺等）引起细胞破坏、组织坏死，轻者局部肿胀、皮肤软组织坏死，严重者出现大片坏死，可深达肌肉筋膜和骨膜，导致患肢残废，还可直接引起心肌损害，甚至心肌细胞变性坏死。

三、毒蛇咬伤的临床表现

毒蛇咬伤的临床表现各不相同，神经毒性发作可在咬伤后数分钟内，一般不超过 6 小时，但其经功能恢复可能需要数天甚至长达数周；凝血功可在几小时内发生异常，持续达 2 周以上。

（一）血液毒的表现

此类蛇毒成分复杂，包含出血毒、凝血毒素以及抗凝血毒素，具有多方面的毒性作用，主要累及心血管系统、血液系统以及泌尿系统。

1. 血液毒的局部表现　咬伤创口出血不止，肢体肿胀，皮下出血、瘀斑，并可出现血泡、水疱，伤口剧痛难忍。甚至出现骨筋膜室综合征，组织坏死。

2. 血液毒的全身表现　全身各部位如鼻腔、牙龈、巩膜、尿道、消化道，甚至脑部均可出血。合并 DIC 时除全身出血外，还会出现皮肤潮冷、口渴、脉速、血压下降、休克；血管内溶血时有黄疸、酱油样尿，严重者出现急性肾衰竭。蝰蛇、某些颊窝毒蛇和海蛇等咬伤易引起急性肾损伤，其原因包括长时间低血压或低血容量、DIC、微血管病性溶血、蛇毒对肾小管的直接毒性反应、血红蛋白尿、肌红蛋白尿和横纹肌溶解引起高血钾等，导致急性肾小管坏死、急性弥散性间质性肾炎、急性肾皮质坏死、肾血管炎、细胞外基质增生性肾小球肾炎等，最终可能发展成急性肾衰竭。

（二）神经毒的表现

1. 神经毒的局部表现　局部表现为咬伤伤口发麻，疼痛不明显，无明显渗出，常常被忽视。

2. 神经毒的全身表现　随着毒素逐渐向近心端蔓延可引起头晕、恶心、呕吐、视物模糊、上睑下垂、语言不清、肢体软瘫、张口与吞咽困难、牙关紧闭，进而导致呼吸肌受损，发生呼吸困难，最后可导致呼吸循环衰竭。

（三）细胞毒的表现

肿胀可延及整个患肢甚至躯干，溃烂坏死严重者可致患肢残废；心肌损害出现心功能不全；横纹肌破坏可出现肌红蛋白尿合并肾功能不全；病情恶化可出现全身炎症反应综合征（SIRS），甚至多器官功能障碍综合征（MODS）。

（四）混合毒的表现

混合毒表现同时出现神经毒素、血液毒素和/或细胞毒素的临床表现，如眼镜王蛇咬伤以神经毒素表现为主，合并细胞毒素表现；五步蛇咬伤以血液毒素和细胞毒素表现为主。

四、蛇咬伤的临床严重程度分级

蛇伤严重程度判断有多种方法，各种评估方法各有优劣，比较常见的有如下两种。

（一）临床严重度简易评估方法

此方法简便易记、实用性强，适用于急诊医师接诊和临床判断。见表 40-1：

表 40-1　　　　　　　　　　　　　　　蛇伤临床严重度简易评估表

严重程度	临床表现
无中毒	仅有牙痕（"干咬"）
轻度	仅有局部表现，如疼痛、瘀血、非进行性肿胀
中度	肿胀进行性发展，有全身症状或体征，实验室结果异常
重度	神经功能异常表现、呼吸窘迫、血流动力学不稳定/休克等

（二）蛇伤严重度评分量表（snakebite severity scale，SSS）

该评估方法内容详细、客观，广泛应用于各个国家，SSS 的使用可以减少抗蛇毒血清使用剂量，降低医疗费用。见表 40-2：

表 40-2　　　　　　　　　　　　　　　蛇伤严重度评分量表

部　位	症状/体征	分　值
呼吸系统	无症状/体征	0
	呼吸困难、轻度胸部压迫感、轻度不适，呼吸 20～25 次/min	1
	中度呼吸窘迫（呼吸困难，26～40 次/min，动用辅助呼吸肌）	2
	发绀、空气不足感、严重呼吸急促或呼吸窘迫/衰竭	3
心血管系统	无症状/体征	0
	心动过速（100～125 次/min）、心悸、全身乏力、良性心律失常或高血压	1
	心动过速（126～175 次/min）或低血压（收缩压<100 mmHg）	2
	极快心动过速（>175 次/min）或低血压（收缩压<100 mmHg），恶性心律失常或心脏停搏	3
局部创伤	无症状/体征	0
	疼痛，咬伤部位肿胀或瘀斑范围为 5～7.5 cm	1
	疼痛，咬伤部位肿胀或瘀斑范围不超过半个肢体（距咬伤部位 7.5～50 cm）	2
	疼痛，肿胀或瘀斑超出肢体（距咬伤部位可>100 cm）	4
胃肠道	无症状/体征	0
	腹痛里急后重或恶心	1
	呕吐或腹泻	2
	反复呕吐或腹泻，呕血或便血	3

续表

部　位	症状/体征	分　值
血液系统	无症状/体征	0
	凝血参数轻度异常（PT<20秒，APTT<50秒，血小板100~150×10⁹/L，Fib 100~150 mg/L）	1
	凝血参数明显异常（PT 20~50秒，APTT 50~75秒，血小板50~100×10⁹/L，Fib 50~100 mg/L）	2
	凝血参数明显异常（PT 50~100秒，APTT 75~100秒，血小板20~50×10⁹/L，Fib<50 mg/L）	3
	凝血参数明显异常，伴有严重出血或危及生命的自发性出血（PT或APTT测不出，血小板<20×10⁹/L，Fib测不出），其他严重异常实验室结果也属于这一类	4
中枢神经系统	无症状/体征	0
	微不安或恐惧、头痛、乏力、头晕、寒战或感觉异常	1
	中度不安或恐惧、头痛、乏力、头晕、寒战、意识错乱或模糊，咬伤部位肌肉震动或肌束颤动	2
	严重意识错乱、嗜睡、抽搐、昏迷、精神障碍，或全身肌束震颤	3

五、毒蛇咬伤救治

现场救治的原则是迅速破坏和清除局部毒液，减缓毒液吸收，尽快送至有蛇伤救治能力的医疗机构。

（一）现场自救处理

保持冷静，不要惊慌；尽量记住蛇的形状、大小和颜色，方便时拍照留底；尽可能保持被咬的肢体或身体部位不动；取下被咬肢体所佩戴的手表、首饰等；如果可能的话，可松开衣服。勿试着用嘴吸出毒液；勿将毒液从叮咬处切下来或者划开伤口；不在伤口上涂抹任何东西，或敷上冰、热、化学品；呼救，呼叫120，尽快转至有蛇伤救治能力的医疗机构。

（二）医务人员到达现场后救治

1. 紧急处置　立即建立静脉通路，行抗蛇毒血清皮试，皮试阴性者，即给抗蛇毒血清静脉滴注。皮试阳性者立即进行脱敏治疗，并监测患者病情及生命体征。

2. 体位选择　将咬伤肢体放置于低心脏水平，制动，迅速、及时进行伤患处绷带加压固定或加压垫压迫伤口。加压固定法：上肢压力40~70 mmHg，下肢压力55~70 mmHg。加压垫：用泡沫橡胶或织物折叠约5 cm×5 cm×3 cm的垫片对咬伤处直接压迫（压力约70 mmHg）。

3. 转运间救治　及时转运至最近的医院进行处置，途中做好监护，提前告知院方患者的情况，做好院内急救准备工作，最大限度地减少其中的无效链接。病情严重者立即直升机转运至上级医院救治。

六、入院诊疗救治

（一）院内快速救治通道

当蛇咬伤患者入院时，预检分诊护士立即响应，测量生命体征，安置患者，通知医师。主管医师评估患者病情，依次判断是否为蛇咬伤、有毒或无毒、何种蛇、蛇毒量。

（二）抗蛇毒血清使用

抗蛇毒血清免疫球蛋白（抗蛇毒血清）是免疫对抗一种或多种蛇毒的动物（马或绵羊）血浆中提取出来的免疫球蛋白或免疫球蛋白片段，是治疗蛇伤中毒唯一切实有效的抗蛇毒药。抗蛇毒血清的使用主要遵守以下三项基本原则：早期用药、同种专一、异种联合。

1. 抗蛇毒血清使用指征　抗蛇毒血清使用原则为早期足量，如果中断症状未缓解，可重复使用。使用主要指征是明确或疑似蛇咬伤，伴有至少一项及以上全身或局部中毒表现。①全身中毒表现：如出凝血障碍，咬伤部位之外的全身其他部位自发性出血、出血时间延长、Fib下降国际标准化比率（INR）>1.2，凝血酶原时间比正常高限高出4秒以上，血小板<$10×10^9$/L；神经系统中毒表现（上睑下垂、外眼肌麻痹、瞳孔散大、肌无力或瘫痪、肌束震颤等）；心血管表现（低血压、休克、心律失常、异常心电图）；急性肾损伤或肾衰竭表现〔少尿或无尿、BUN/Cr升高、黑尿或褐尿、其他血管内溶血证据、横纹肌溶解（肌痛或高钾血症）、血红蛋白尿或肌红蛋白尿等〕。②局部中毒表现：蛇伤48小时内局部肿胀超过咬伤肢体一半；指、趾咬伤后肿胀，出现广泛水疱；肿胀快速进展（如手足咬伤几小时内肿胀超过手腕或踝关节）；咬伤后毒素回流淋巴结肿痛；已知可引起局部坏死的蛇类咬伤，如中华眼镜蛇、五步蛇等。

2. 抗蛇毒血清用量　抗蛇毒血清的用量国内外无统一的标准，主要根据病情和临床经验做出决定。国外有研究报道多价抗蛇毒血清，对于严重的普通的蛇咬伤患者，起始剂量4～6支。致命性的毒蛇咬伤，起始剂量可翻倍至8～12支。如若中毒症状无明显缓解，甚至有症状持续加重者，可每6小时加用2支，连用3次。也有研究表明。连续2次给药后中毒症状仍未明显改善，应按首次使用剂量重复用药一次，再每6小时加用2支，每6小时1次，共用3次。

3. 抗蛇毒血清反应　使用抗蛇毒血清治疗期间，血清反应发生率可达2.7%。因此如何规范使用抗蛇毒血清至关重要，有研究证明，做好抗蛇毒血清使用过程中、使用后的病情观察和实验室监测可以明显减低血清反应的发生率。

（三）创面处理

1. 创口早期清创　为了减少蛇毒的吸收，早期伤口处理尤为重要。冲洗创口：有学者认为，毒蛇咬伤后，采用生理盐水、过氧化氢或1∶5000呋喃西林溶液反复冲洗创口可破坏、中和毒素。目前临床上还可采用聚维酮碘对伤口进行消毒，减少感染。创口切排：临床上，毒蛇咬伤的伤口切开术式较多。最常见的有"＋"和"－"字切开方式，还有学者证明毒蛇咬伤5分钟内用针刺拔罐治疗仪吸出毒素可以明显降低毒蛇吸收，改善预后，但是实际上很少有患者能做到5分钟内使用拔罐治疗仪对伤口进行负压吸引，因此选择合适的毒素吸出器，在患者被毒蛇咬伤后短时间能完成毒素排出，仍需进一步研究。

2. 创口局部封闭　有学者表明蛇伤创口及时正确地清创、切开引流，同时应用相关药物进行封闭，可有效减轻创口周围组织的肿胀、坏死，促进创口的愈合，降低致残率。目前临床上关于采用何种方式局封、局封时机仍存在争议，需进一步研究。

3. 组织溃疡处理　蛇毒含有多种对组织细胞及血管损害的物质，如组胺、5-羟色胺等，可引起组织肿胀、疼痛、渗液、溃疡坏死等，形成慢性溃疡，不易愈合。有学者提出早期抬高患肢并科学地制动，可以减轻疼痛，消除肿胀；若已出现溃疡，及时清创、祛腐。毕方刚、施夏青、冯卢等多名学者证明负压封闭引流技术（VSD）治疗蛇伤肢体创面的溃疡，能促进肢体消肿、改善预后。应用负压封闭引流技术，可以减少毒素的吸收与扩散。

（四）中医药治疗

中医药治疗是改善毒蛇咬伤后局部和全身中毒症状的有效措施之一，治疗原则是外用断毒消肿，内服解毒排毒，保持二便通畅，对症下药。以排毒解毒为主，合理运用清热、解读、祛风、开窍、止血凉血、泻下等方法。杨梅玉等提出毒蛇咬伤早期可通过针灸、拔罐排毒，改善局部症状、改善预后。

（五）毒蛇咬伤康复及防范

1. 康复随访　危重症蛇咬伤患者出院后肢体肿胀、伤口感染、溃疡形成是致残的主要原因。因此在患者出院后，可以依托"互联网＋居家护理服务"平台，以"线上申请、线下服务"的模式，为患者提供出院后护理服务。包括伤口护理指导、饮食指导、康复咨询、预约门诊随访，必要时按患者申请提供上门换药等服务。

2. 毒蛇咬伤的防范　夏秋两季是蛇伤的高发季节，而长江以南各省为蛇伤高发区域。毒蛇活动具有一定的规律性，银环蛇常在黄昏或夜间活动，眼镜蛇常在白天活动（9：00～15：00），而且毒蛇常常会在天气闷热的雨季活动。因此人类应该避开毒蛇出没的高峰期或高发区域进行户外活动。万一碰到毒蛇，千万不要惊扰它，应该绕道而行，更不能徒手抓蛇；毒蛇养殖户，采用有效的防护工具，严格掌握操作规程。

3. 毒蛇咬伤知识的健康普及　我国每年的蛇咬伤病例为 10 万～30 万人，70% 以上是青壮年，病死率约为 5%，蛇咬伤致残而影响劳动生产者高达 25%～30%。但是很多老百姓迷信土方，求助"土医""蛇医"，常因救治不当导致严重后果发生，提升老百姓蛇咬伤院前自救能力、提高蛇咬伤的救治效果、改善蛇咬伤患者的预后问题亟待解决，然而蛇咬伤现场自我救治能力的提高，是一个漫长过程。需进一步加强蛇咬伤科普知识的多维度、全方位宣传，发动村医参与，加大群众普及力度。

〔兰　频　王传林〕

参考文献

［1］ Bhuiyan MAA，Agrawal P，Wadhwaniya S，et al. Animal-related injuries and fatalities：evidence from a large-scale population-based cross-sectional survey in rural Bangladesh ［J］. BMJ Open，2019，9 (11)：e030039.

［2］ Warrell D A. Snake bite ［J］. The Lancet，2010，375 (9708)：77-88.

［3］ Hifumi T，Sakai A，Kondo Y，et al. Venomous snake bites：clinical diagnosis and treatment ［J］. J Intensive Care，2015，3 (1)：16.

［4］ Habib A G，Kuznik A，Hamza M，et al. Snakebite is Under Appreciated：Appraisal of Burden from West Africa ［J］. PLoS Negl Trop Dis，2015，9 (9)：e0004088.

［5］ Rahman R，Faiz M A，SELIM S，et al. Annual incidence of snake bite in rural bangladesh ［J］. PLoS Negl Trop Dis，2010，4 (10)：e860.

［6］ Mohapatra B，Warrell D A，Suraweera W，et al. Snakebite mortality in India：a nationally representative mortality survey ［J］. PLoS Negl Trop Dis，2011，5 (4)：e1018.

［7］ Bhargava S，Kaur R，Singh R. Epidemiological profile of snake-bite cases from Haryana：A five year (2011—2015) retrospective study ［J］. J Forensic Leg Med，2018，54：9-13.

［8］ Longbottom J，Shearer F M，Devine M，et al. Vulnerability to snakebite envenoming：a global mapping of hotspots ［J］. Lancet. 2018，392 (10148)：673-684.

［9］ hasan S M，basher A，molla A A，et al. The impact of snake bite on household economy in Bangladesh ［J］. Trop Doct，2012，42 (1)：41-43.

［10］ Kasturiratne A，Pathmeswaran A，Wickremasinghe A R，et al. The socio-economic burden of snakebite in Sri Lanka ［J］. PLoS Negl Trop Dis，2017，11 (7)：e0005647.

［11］ Tochie J N，Temgoua M N，Njim T，et al. The neglected burden of snakebites in Cameroon：a review of the epidemiology，management and public health challenges ［J］. BMC Res Notes，2017，10 (1)：405.

［12］ 李曙，吴超，高红亮，等. 蛇毒有效成分的药理研究进展及其临床应用 ［J］. 中国临床药理学与治疗学，2016，21 (10)：1191-1195.

［13］ Bolon I，Durso A M，Botero Mesa S，et al. Identifying the snake：First scoping review on practices of communities and healthcare providers confronted with snakebite across the world ［J］. PLoSOne，2020，15 (3)：e0229989.

［14］ Evans D D，Nelson L W. Treating venomous snakebites in the United States：a guide for nurse practitioners ［J］. Nurse Pract，2013，38 (7)：13-22.

［15］ Rha J H，Kwon S M，Oh J R，et al. Snakebite in Korea：A Guideline to Primary Surgical Management ［published correction appears in Yonsei Med J. 2016 Jul；57 (4)：1050］ ［J］. Yonsei Med J. 2015，56 (5)：1443-1448.

［16］ Gutiérrez J M，Rucavado A，Escalante T，et al. Tissue pathology induced by snake venoms：how to understand a complex pattern of alterations from a systems biology perspective? ［J］. Toxicon，2010，55 (1)：166-170.

［17］ Alkaabi J M，Al Neyadi M，Al Darei F，et al. Terrestrial snakebites in the South East of the Arabian Peninsula：patient characteristics，clinical presentations，and management［J］. PLoS One，2011，6（9）：e24637.

［18］Alirol E，Sharma S K，Bawaskar H S，et al. Snake bite in South Asia：a review［J］. PLoS Negl Trop Dis，2010，4（1）：e603.

［19］李其斌，吕传柱，梁子敬，等. 2018年中国蛇咬伤救治专家共识［J］. 蛇志，2018，30（4）：561-567.

［20］李曙，吴超，高红亮，等. 蛇毒有效成分的药理研究进展及其临床应用［J］. 中国临床药理学与治疗学，2016，21（10）：1191-1195.

［21］黄子通，于学忠. 急诊医学［M］. 2版. 北京：人民卫生出版社，2014：54-55.

［22］Arnold C. Vipers，mambas and taipans：the escalating health crisis over snaketf ites［J］. Nature，2016，537（7618）：26-28.

［23］Michael G C，Grema B A，Aliyu I，et al. Knowledge of venomous snakes，snakebite first aid，treatment，and prevention among clinicians in northern Nigeria：a cross-sectional multicentre study［J］. Trans R Soc Trop Med Hyg，2018，112（2）：47-56.

［24］Singh R R，Uraiya D，Kumar A，et al. Early demographic and clinical predictors of developing acute kidney injury in snake bite patients：A retrospective controlled study from an Indian tertiary care hospital in North Eastern Uttar Pradesh India［J］. Indian J Crit Care Med，2016，20（7）：404-408.

［25］Arnold C. Vipers，mambas and taipans：the escalating health crisis over snakebites［J］. Nature，2016，537（7618）：26-28.

［26］俞菽萍，周根娣. 毒蛇咬伤患者院前早期程序化急救护理方案的实施效果［J］. 中华现代护理杂志，2017，23（5）：695-697.

［27］兰频，刘皖娟，潘锋，等. 毒蛇咬伤的急救处理与并发症处理研究进展［J］. 中国急救复苏与灾害医学杂志，2018，13（11）：1105-1109.

［28］曹苏楠，龚旭初. 中医药治疗毒蛇咬伤研究进展［J］. 蛇志，2019，31（3）：315-318.

［29］郑志鹏，陈功雷，梁伟，等. VSD负压吸引排毒术在危重型毒蛇咬伤中的临床应用［J］. 中华危重病急救医学，2017，29（11）：1026-1029.

［30］杨伟燕，龙春萍，岑惠琳，等. 院前早期程序化急救护理方案在毒蛇咬伤患者急救中的运用［J］. 临床护理杂志，2018，17（4）：15-17.

［31］毕方刚，陈聚伍. 封闭负压引流在治疗蛇咬伤中应用［J］. 中华实用诊断与治疗杂志，2012，26（3）：281-282.

［32］施夏青，兰频，陈朝晖，等. 负压封闭引流术治疗毒蛇咬伤临床观察［J］. 浙江中西医结合杂志，2016，26（1）：75-76.

［33］冯卢，宋哲，赵煜. 负压封闭引流技术在蛇咬伤治疗中的应用［J］. 四川医学，2014，35（1）：37-38.

［34］王志强，陈思婷，吴事仁，等. 王万春运用中医药综合治疗毒蛇咬伤经验［J］. 光明中医，2017，32（12）：1706-1708.

［35］杨梅玉，林伟娟，王小华. 中医特色护理在血循毒蛇伤患肢肿痛的应用研究［J］. 黑龙江医学，2017，41（10）：1007-1009.

［36］苏琴，刘红升，党伟. 糖皮质激素在老年患者蝮蛇咬伤致全身炎症反应综合征及多器官功能损伤中的应用价值［J］. 中华老年多器官疾病杂志，2013（10）：725-728.

［37］余培南，谢锐光，孔天翰，等. 中国的毒蛇蛇毒与蛇伤防治［M］. 南宁：广西人民出版社，2010：318-329.

［38］陈寅，袁丞达，陈轶欣. 毒蛇咬伤后尿潴留的原因分析［J］. 中华中医药学刊，2014，32（2）：323-324.

第四十一章　胡蜂螫伤诊治

一、胡蜂螫伤流行病学

（一）胡峰的种类与分布

1. 种类　胡蜂是膜翅目（Hymenoptera）昆虫细腰亚目（Apocrita）中胡蜂总科的统称，世界上已知胡蜂种类有5000多种，中国记载的有200余种，其中包括胡蜂亚科的剧毒杀人胡蜂黑胸胡蜂、金环胡蜂和基胡蜂等。

2. 种群分布　分布区域在全世界。

在我国华北、西北、云贵、浙江、台湾等地山区的丛林中都有分布。

3. 蜂螫伤流行病学　近几年蜂螫伤逐年显著升高，各月份均有胡蜂螫伤病例，但其发病具有明显的季节性，发病高峰出现在8～10月，7月和11月也较多，应加强重视。调查胡蜂螫伤病例呈广泛分布趋势，城乡分布中，乡镇分布较多。男性高于女性，中年人高于其他年龄段。

二、胡蜂螫伤的疾病负担

（一）胡蜂螫伤危害

胡蜂的尾针刺破人的皮肤后，能释放毒素，毒液侵入人体引起的中毒，其实质为生物毒素中毒。被其螫伤后可发生过敏反应及直接毒性作用致病，前者与中毒剂量无关，后者存在明显的剂量-效应关系。临床上主要表现为过敏性休克和多器官功能损害。

1. 局部皮肤红肿、疼痛、瘙痒　蜂刺部位可发生中心性坏死、化脓，可持续数天，邻近气道及面部的蜂螫伤伤口更容易导致气道狭窄；螫伤眼部可能导致眼部红肿、畏光流泪、视力下降、弥漫性角膜炎、虹膜睫状体炎及继发青光眼，甚至是白内障、眼球萎缩等并发症。

2. 过敏反应（anaphylaxis）　一种急性的、全身性的、严重到甚至危及生命的变态反应，是在患者以前被某种变应原致敏后再次接触同一变应原时发生的。当变应原再次进入机体，与肥大细胞及嗜碱粒细胞表面的相应特异性IgE抗体结合，触发这些细胞快速脱颗粒释放大量炎症介质，引起急性迅猛的血管舒张、通透性增加，内脏和支气管平滑肌收缩，严重时引起呼吸道痉挛，甚至窒息，直至呼吸衰竭而死亡。

3. 横纹肌溶解症（rhabdomyolysis）　一系列影响横纹肌细胞膜、膜通道及其能量供应的多种遗传性或获得性疾病导致的横纹肌损伤，细胞膜完整性改变，细胞内容物（如肌红蛋白、肌酸激酶、小分子物质等）漏出，多伴有急性肾衰竭及代谢紊乱。

4. 血管内溶血（intravascular hemolysis）　红细胞在血管内被破坏的称血管内溶血，血管内溶血是指红细胞受损伤较重，直接在血循环中破裂，红细胞的内容（血红蛋白）被释放入血浆，血浆内游离血红蛋白增多而引起的一系列变化。血管内溶血多比较严重，常有全身症状，如寒战、发热、腰背酸痛、血红蛋白血症和血红蛋白尿。

5. 多器官功能障碍综合征（multiple organ dysfunction syndrome，MODS）　机体在遭受严重创伤、休克、感染及外科大手术等急性疾病过程中，有两个或两个以上的器官或系统同时或序贯发生功能障碍，以至不能维持内环境稳定的临床综合征。

系统性器官损害：

（1）神经系统：头晕、头痛、谵妄等表现，可诱发脑炎、脑血管意外等。

（2）呼吸系统：表现为气促、喘息、呼吸困难等，可诱发呼吸衰竭等。

（3）循环系统：可出现心悸、胸闷、胸痛等症状，且可能因过敏反应导致冠状动脉痉挛、低血压性休克导致冠状动脉灌注不足，可诱发心律失常等。

（4）消化系统：轻者常表现为恶心、呕吐、腹胀、腹泻，可诱发消化道出血。

（5）血液系统：非螫伤部位的皮下出血点、瘀斑、呕血、便血和血尿等，可诱发凝血功能异常、间接胆红素升高，甚至类白血病反应。

（6）泌尿系统：早期会出现尿液颜色及尿量的改变。一般早期因出现血尿及蛋白尿而表现为尿液颜色的异常，如茶色、酱油样、洗肉水样，可诱发 DIC。

横纹肌溶解（RM）和多器官功能障碍综合征（MODS）也较常见。

（二）胡蜂螫伤疾病负担

缺乏详细数据，蜂螫伤早期救治是预防发生重症病例的关键，以抗过敏对症治疗为主，如不能及时得到救治因而引起其他系统损害，甚至死亡。

三、胡蜂螫伤救治国内外现状

如果判断为被胡蜂螫伤，应立即前往医院，迅速评估病情，尽早识别过敏性休克，积极抗过敏、抗休克及对症治疗，同时注意外伤后破伤风的预防。

（一）胡蜂螫伤早期规范处置方法

早期的定义：螫伤后 24 小时内为早期，越早处置越好，尤其是 6 小时内，又称"黄金 6 小时"。

（二）早评估和早处理

早评估指一经诊断，需要即刻动态评估，螫伤的皮损总数（间接反映螫伤的胡蜂数量及毒液量），有无出现全身过敏反应及分级，有无基础疾病及过敏史，是否需要立即进行心肺复苏，是否出现器官功能损害的早期表现如无尿和酱油色尿。

早处理包括伤口的处理，生命体征的评估及心肺复苏，严重过敏反应和休克的早期处理，安全的转诊。

（三）抗休克和抗过敏

胡蜂螫伤早期容易出现过敏性休克，少数为全身螫伤剧烈疼痛引起神经源性休克，甚至继发急性冠状动脉综合征引起心源性休克可能。重点在过敏反应的识别及分级处理。

过敏分级处置方法：

1. Ⅰ级过敏反应　可给予口服抗组胺类药物，酌情使用糖皮质激素及其他抗过敏药，短期留院观察。

2. Ⅱ级过敏反应　吸氧，肾上腺素肌内注射，注射抗组胺类药物，可使用糖皮质激素及其他抗过敏药，留院观察。

3. Ⅲ级过敏反应　使患者平卧，适当抬高下肢；吸氧，保持气道通畅，必要时气管内插管或气管切开；肾上腺素皮下或肌内注射；注射抗组胺类药物；注射糖皮质激素及其他抗过敏药；建立静脉通道，充分补液；护送至监护室，严密监测生命体征及器官功能状况。

4. Ⅳ级过敏反应　立即启动心肺复苏。

肾上腺素和糖皮质激素：Ⅱ级以上的过敏反应需要注射肾上腺素。对儿童蜂螫伤早期应用肾上腺素甚至可避免气管内插管。如无效或已出现循环衰竭，应静脉给药。对头面部胡蜂螫伤、有过敏性疾病史、早期出现严重过敏反应者常规使用小剂量肾上腺素，每天数次，连续 3～5 天。注意监测生命体征，及时补充血容量。

糖皮质激素可抗炎、抗休克、抗过敏、抗溶血及提高机体应激能力。早期可静脉分层次给予。为便于基层医疗单位应用，每螫伤一处简单计算泼尼松使用剂量 10 mg，至少连用 3 天，注意保护胃黏膜和控制血糖。

注：地塞米松 0.75 mg，相当于泼尼松 5 mg，相当于氢化可的松 20 mg。

水化和碱化：胡蜂螫伤后发生过敏反应时，由于全身血管通透性增加，可在 10 分钟内致约 50％的血管内液体流至血管外，引起有效循环血容量不足，故对于胡蜂螫伤严重全身过敏反应者，应积极进行液体复苏治疗，适当给予静脉水化，保证组织灌注及尿量增加，有助于促进毒素和代谢产物排出。同时，给予碳酸氢钠碱化也有助于防治蜂毒所致横纹肌溶解症及溶血导致的急性肾损伤（AKI）。

（四）早期规范转诊

若螫伤部位超过 10 处以上，6～24 小时内即出现溶血或横纹肌溶解表现（酱油样尿），基础疾病较多，建议初步处理后尽快转往能进行高级生命支持和血液净化治疗的医疗单位。转诊前务必做好病情评估和病情交接。

（五）局部伤口处理的技术规范

1. 因胡蜂毒刺螫伤后无毒腺残留，伤口局部无毒刺可拔，局部首选以清水或生理盐水进行冲洗，或选择弱酸性液体如食醋等。

2. 选用地塞米松＋利多卡因＋生理盐水混合后持续外敷于螫伤处可取得较好的效果，既可快速减轻局部炎症反应，又不影响对伤口的观察。

3. 冷敷：24～48 小时内给予局部冰敷。

4. 疼痛明显者建议静脉使用镇痛药。

5. 正确预防破伤风，酌情选择抗菌药物预防感染。

〔李洪臣　苗冬滨　王传林〕

参考文献

[1] 中国毒理学会中毒与救治专业委员会，中华医学会湖北省急诊医学分会，湖北省中毒与职业病联盟. 胡蜂螫伤规范化诊治中国专家共识 [J]. 中华危重病急救医学. 2018，30（9）：819－823.

[2] 凌瑞杰，杨贤义，肖敏. 胡蜂螫伤的规范化诊治. 中国工业医学杂志，2018（5）：323.

[3] Sun Y，Yang J，Sun Y，et al. Interleukin-6 Gene Polymorphism and the Risk of Systemic Inflammatory Response Syndrome Caused by Wasp Sting Injury [J]. DNA Cell Biol，2018，37：967－972.

[4] Chai L，Yang X，Liu M，et al. Biopanning of allergens from wasp sting patients [J]. Biosci Rep，2018：38.

[5] Yang X，Chai L，Liu C，et al. Serum Metabolomics Analysis in Wasp Sting Patients [J]. Biomed Res Int，2018：5631372.

[6] Yang J N，Chen J，Xiao M. A protease-activated receptor 1 antagonist protects against global cerebral ischemia/reperfusion injury after asphyxial cardiac arrest in rabbits [J]. Neural Regen Res，2017，12（2）：242－249.

[7] 董江涛，陈文彬，杨小浪，等. 蜂毒溶血肽药理的研究进展 [J]. 中国蜂业，2013，64：53－57.

[8] Billinghaln M E，Morley J，Hanson J M，et al. An anti-inflammatory peptide from bee venom [J]. Nature，1973，245（5421）：163－164.

[9] Kemp S F. The post-anaphylaxis dilemma：how long is long enough to observe a patient after resolution of symptoms？[J]. Curr Allergy Asthma Rep，2008，8（1）：45－48.

[10] Przybilla B，Rueff F. Hymenoptera venom allergy [J]. J Dtsch Dermatol Ges，2010，8（2）：114－127，128－130.

[11] Przybilla B，Rueff F. Insect stings：clinical features and management [J]. Dtsch Arztebl Int，2012，109（13）：238－248.

[12] Guzel M，Akar H，Erenler A K，et al. Acute ischemic stroke and severe multiorgan dysfunction due to multiple bee stings [J]. Turkish Journal of Emergency Medicine，2016，16（3）：126－128.

[13] Kounis N G，Soufras G D，Lianas D，et al. After Administration of Intravenous Epinephrine for bee Sting-induced Anaphylaxis：Kounis Syndrome or Epinephrine Effect？[J]. Chin Med J，2016，129：500.

[14] Zi-Long Zhao，Hong-Ping Zhao，Guo-Jun Ma，et al. Structures，properties，and functions of the stings of honey bees and paper wasps：a comparative study [J]. Biology Open，2015，4：921－928.

[15] Davies A，Srivastava S，Seligman W，et al. Prevention of acute kidney injury through accurate fluid balance monitoring [J]. BMJ Open Quality，2017，6：e000006.

[16] Xiaoyun Si，Jingjing Li，Xiaohong Bi，et al. Clinical Evaluation of High-Volume Hemofiltration with Hemoperfusion Followed by Intermittent Hemodialysis in the Treatment of Acute Wasp Stings Complicated by Multiple Organ Dysfunction Syndrome [J]. PLoS ONE，2015，10（7）：e013270.

第四十二章　蚂蚁螫伤诊治

一、概述

蚂蚁是一种常见的昆虫，隶属于昆虫纲，膜翅目，蚁科。蚂蚁种类繁多，食性各异。我国确认的蚂蚁种类有 2000 多种，其中常见的有 600 多种，生活中常见的有工蚁、小黄家蚁、剑颚臭家蚁、伊氏臭蚁、大头蚁、黑蚁及火蚁等。蚂蚁在我国广泛分布，常在路边、草丛、墙角、墙缝中筑巢。蚂蚁螫伤后，多引起局部红肿及瘙痒，部分患者伤后短时间内可出现全身症状，严重者导致休克甚至死亡。为进一步加强医疗救治和临床管理，需对蚂蚁螫伤进行规范诊治。

二、中毒机制

蚂蚁以大颚咬住人类皮肤，用其螫针将毒囊中大量的毒液注入皮肤，致使人体发生中毒和/或过敏反应。蚂蚁的毒液中含有相对分子质量较大的多肽及蛋白类毒素，还含有蚁酸、组胺样物质及生物碱等。蚁酸具有强烈的细胞毒作用，使细胞内外渗透后失衡，导致细胞溶解、破裂。组胺样物质使全身毛细血管扩张、通透性增加，致血管容积增大，使有效血液循环量锐减。火蚁毒液含有疏水性哌啶生物碱，该毒素有局部组织坏死、溶血、抗菌的作用，会促使肥大细胞释放组胺和血管活性胺类物质，引起细胞坏死。病情轻和重可能与不同品种蚂蚁释放蚁酸和毒素不同、机体遗传背景以及个体差异有关。轻者可无任何症状，严重者可危及生命。

三、临床表现和实验室检查

（一）临床表现

1. 局部症状

（1）风团和红晕：大多数被蚂蚁螫伤的患者在伤处皮肤迅速出现瘙痒、红肿、风团样皮疹、疼痛，一处或多处螫伤，可见针尖样皮损。

（2）无菌性脓疱：最初 24 小时内，螫伤处会形成水疱或脓疱，24 小时左右达到最大，可持续 1 周或更长时间。

（3）大面积局部反应：蚂蚁螫伤部位周围皮肤出现大面积红斑，肿胀明显，伴大片无菌性脓疱。

2. 全身症状　大多数可在螫伤后数分钟发生，轻者可表现为全身瘙痒，风团样皮疹或皮下散在性和弥漫性红斑。重者可出现气促、呼吸困难，面色苍白，四肢厥冷，血压下降等全身过敏反应症状。部分患者出现头晕、乏力、烦躁不安、一过性昏迷、抽搐、大小便失禁等脑缺氧和脑水肿表现。少数严重病例可合并致死性心律失常，危及生命。

3. 过敏性休克　多猝然发生，表现为蚂蚁螫伤后迅速起病，常在短时间内发生严重反应，部分患者迟发性出现。过敏性休克的主要特点如下：

（1）有休克表现，即收缩压＜90 mmHg，平均动脉压＜65 mmHg，或自基线下降≥30％，患者出现意识障碍，轻则意识朦胧，重则昏迷。

（2）休克出现之前或同时，常伴随过敏相关的症状：

1）皮肤黏膜表现：如皮肤潮红、瘙痒，继以广泛的荨麻疹和/或血管神经性水肿等。

2）呼吸道阻塞症状：有胸闷、憋气、发绀、喉头堵塞感、气急等表现，以致因窒息而死亡。

3）循环衰竭表现：先有心悸、出汗、面色苍白、脉速而弱，然后发展为肢冷、发绀、血压迅速下降，乃至测不到血压，脉搏消失，最终导致心脏停搏。

4. 并发症

（1）软组织感染：螫伤后未及时清洗消毒伤口或无菌性水疱破溃后未及时规范处理，伤口可继发周围软组织感染，表现为伤口周围软组织红肿或形成脓肿，皮温高可合并畏寒、发热、疼痛等全身症状。

（2）急性浅表淋巴管炎：可表现为蚂蚁螫伤处邻近淋巴结肿胀、触痛，伤口同侧肢体索条状红线、硬且触痛，可伴发热、疼痛等全身症状。

（3）喉头水肿：出现喉痛、声嘶、喘鸣、呼吸困难等，甚至发生窒息。

（4）心律失常：可出现阵发性室上性心动过速、心房纤颤、尖端扭转型室性心动过速等心律失常。

（二）辅助检查

1. 血常规　白细胞数、中性粒细胞百分比可升高。

2. 肾脏损害指标　如尿微白蛋白、尿转铁蛋白含量可升高。

3. 凝血功能异常　凝血酶原时间（PT）、活化部分凝血活酶时间（APTT）、凝血酶时间（TT）、纤维蛋白原（FIB）可有异常。

4. 肝功能损害指标　如谷草转氨酶（AST）、谷丙转氨酶（ALT）等异常。

5. 电解质紊乱　低钾、低钠等。

6. 心电图　提示窦性心动过速、窦性心律不齐、阵发性室上性心动过速等心律失常。

7. 彩超　可见混合型回声团块。

四、诊断

（一）诊断依据

1. 有明确的被蚂蚁叮螫史易诊断，但个别患者因天黑等其他原因不能明确暴露史也不能排除。

2. 典型的局部症状和全身症状。

（二）鉴别诊断

1. 血循毒毒蛇咬伤　被咬部位疼痛，或局部麻木，伤肢肿胀，2～3天后最为严重，咬伤处有牙痕1～4个点，典型病例有两点大而深的牙痕，其周围可出现血疱、水疱、瘀斑，严重者出现皮下、内脏出血。该病肿胀疼痛明显，常有血小板、凝血功能下降明显，可与蚂蚁螫伤鉴别。

2. 蜈蚣螫伤　咬伤后局部疼痛、红肿、眩晕、恶心、呕吐、发热、心悸、谵妄、抽搐、昏迷等，一般无脓疱，常无瘙痒，以伤口疼痛为主要特征，可与蚂蚁螫伤鉴别。

3. 隐刺虫皮炎　由于皮肤接触隐刺虫毒液所引起的急性炎症反应，皮损常发生在露出部位，表现为在接触部位出现点状、片状或条索状红斑，伴有烧灼疼痛感，逐渐出现密集的丘疹、水疱，后发展为脓疱或呈灰褐色坏死，灼痛明显，搔抓后出现皮肤糜烂，1～2 周脱痂愈合，留下色素沉着。皮损情况可与蚂蚁螯伤相鉴别。

五、治疗

（一）治疗原则

立即脱离蚂蚁螯伤环境；迅速评估病情，尽早识别过敏性休克、发现威胁患者生命的各种危象；积极抗过敏、抗休克及对症治疗；及时进行有效的器官功能支持。

（二）局部治疗

1. 局部予以肥皂水、2.5%～2.8% 氨水或 5% 碳酸氢钠溶液清洗。

2. 螯伤局部可用冰敷。

3. 含糖皮质激素的药膏或止痒药水外搽，如肤轻松、炉甘石洗剂、百部酊等。

4. 被螯伤后应尽量避免将水疱弄破，使伤口继发感染。

5. 大面积局部反应给予抗过敏处理，也可加用清热燥湿、泻火解毒类中药。

6. 正确预防破伤风。

（三）抗过敏、抗休克治疗

轻者口服氯雷他定、西替利嗪，或肌内注射苯海拉明，适当处理伤口，预防和治疗伤口的继发感染。发生过敏性休克者：过敏性休克是临床急症，应立即展开抢救。常规应仰卧位，下肢抬高，松衣扣，保持安静，保持呼吸道畅通；吸氧；同时立即给予肾上腺素、糖皮质激素、β_2 受体激动药、H_1 抗组胺药等药物及液体复苏，也可酌情选用去甲肾上腺素、多巴胺等血管活性药物；严密监测生命指征；发生呼吸心搏骤停立即行心肺复苏等。

（四）并发症治疗

1. 软组织感染和急性浅表淋巴管炎　出现软组织感染或浅表淋巴管炎应规范抗感染处理，出现脓肿可切开引流。

2. 喉头水肿　面罩吸氧，咽喉部喷雾 0.1% 肾上腺素，雾化吸入糖皮质激素，足量糖皮质激素静脉注射，使水肿尽快消除。严重喉阻塞者，发现后立即气管切开。

3. 心律失常　针对不同类型的心律失常，选用针对性抗心律失常药物。窦性心动过速时可用 β 受体拮抗药（如普萘洛尔、比索洛尔），心动过缓与窦房阻滞时可用阿托品。尖端扭转型室性心动过速静脉注射镁盐等，伴有中、重度缺钾者，应积极补钾治疗。

（五）诊治流程图

蚂蚁螯伤诊治流程图如图 42 - 1 所示：

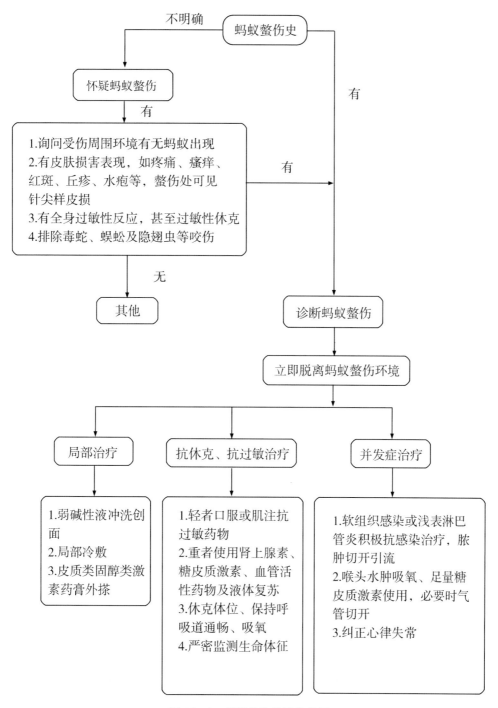

图 42-1　蚂蚁螫伤诊治流程图

〔李永武　庄鸿志　康　新　王传林〕

参考文献

[1] 广东省人民政府办公室. 广东省红火蚁防控应急预案. 粤府办〔2005〕30 号.

[2] 阳生光，苏科，张兴毅，等. 蚂蚁叮螫伤 56 例临床分析 [J]. 中国全科医学，2010，13 (3)：1016-1018.

[3] 邓铁军，梁旻雯. 红火蚁发生新特点、原因分析及防控对策 [J]. 植物检疫，2013，27 (5)：92-94.

[4] 张巧利，林立丰，陈浩田，等. 中国首起红火蚁咬伤致死事件调查报告 [J]. 疾病监测，2006，21 (12)：654-656.

［5］刘霞. 龙珠软膏和百多邦莫匹罗星软膏联合外用治疗蚂蚁咬伤［J］. 护理学杂志，2010，25（7）：14.

［6］Goddrad J. Personal protection measures against fire ant attacks［J］. Ann Allergy Asthmalmmunol，2005，95：344.

［7］沈梦伟，陈圣宾，毕孟杰，等. 中国蚂蚁丰富度地理分布格局及其与环境固子的关系［J］. 生态学报，2016，36（23）：7732.

第四十三章　　海蜇螫伤诊治

　　海蜇为海生肠腔动物，每年我国沿海地区都有海蜇螫伤人的事件发生，人被海蜇螫伤后，不仅可引起皮肤病变，严重者可导致休克，多器官功能障碍综合征（MODS），甚至死亡。海蜇螫伤病死率为2‰～3‰。部分患者因治疗不规范，不及时而死亡。

一、概述

　　海蜇隶属于腔肠动物门，钵水母纲，根口水母目，根口水母科，海蜇属。它是一种生活在海中的肠腔软体动物，海洋漂浮生活，常栖息于近岸水域。种类有海蜇（*R. esculentum* Kishinpuye）、黄斑海蜇（*R. hispidum* Vanhoffen）、棒状海蜇（*R. rhopalophorum* Haeckel）和疣突海蜇（*R. verrilli* Few-kos），在我国沿海仅发现前3种。海蜇广泛分布于南海、东海、黄海、渤海四大海区内海近岸。黄斑海蜇多分布于福建、广东等南方沿海。棒状海蜇，仅分布于厦门一带海区。

　　海蜇为腔肠动物，受到物理或者化学刺激时，螫刺细胞会释放出毒液。海蜇毒液内有大量的毒素，主要有类蛋白毒素、多肽和酶类，以及强麻醉剂、四氨铬物、组胺、5-羟色胺等物质，具有皮肤坏死、溶血、心血管、神经、肺脏、肝脏及肾脏等多种生物毒性。海蜇螫伤后的中毒效应是多种毒素共同作用的结果。不同种类的毒素引起的中毒机制也不同，如皮肤损伤与坏死、溶血作用、心血管毒性、神经系统损害。

二、致病机制

（一）皮肤损伤与坏死

　　海蜇螫伤后刺丝囊释放毒素进入人体，其激肽样成分可使局部小静脉、毛细血管扩张，通透性增加，引起角质细胞水肿，红细胞、中性粒细胞、嗜酸性粒细胞和淋巴细胞外渗到组织间隙中，引起皮肤充血水肿、痛痒、水疱、糜烂以及出血等表现。毒素还可引起皮肤胶原溶解，导致皮肤坏死。

（二）溶血作用

　　海蜇刺丝囊毒液中所含的磷脂酶、皂素等溶血毒素，具有直接溶血作用。溶血毒素还可通过补体的激活，在红细胞膜上形成C5b9补体复合物而产生溶血效应。

（三）心血管毒性

　　毒液中的类蛋白毒素、弹性蛋白酶、羧肽酶等能直接抑制心肌，造成心肌细胞溶解，减少冠状动脉血流量，导致心律失常和心力衰竭等。大量毒素进入机体，可使全身毛细血管广泛扩张，通透性急剧增加，有效循环血量减少，导致顽固性低血压或休克。

（四）神经系统损害

　　毒素可使细胞膜去极化，降低外周神经细胞的动作电位，阻断或减慢神经传导，还可直接作用于中枢神经系统，引起明显的精神症状和体征。

（五）肺功能损害

　　毒素导致人血中儿茶酚胺升高，使全身及肺血管收缩，引起肺血流动力学改变以及毛细血管渗漏和心肌抑制等，导致急性肺水肿。

（六）肝细胞损害

海蜇毒素内含有对人类肝脏细胞产生毒性的多肽，人肝脏细胞在接触海蜇毒素后，可在短时间内发生肝细胞坏死。

（七）肾功能损害

毒素损伤导致肾脏皮质肾小球、肾小管腔内出现大量空泡及透明质样物质，肾髓质血管床大量开放，肾小管上皮细胞脱落坏死。毒素损伤还可引起肾小球肾炎和红细胞溶解而致肾衰竭。

三、临床表现和实验室检查

（一）临床表现

1. 局部症状　人体被螫伤后立即有触电样刺痛感，数分钟内出现瘙痒、麻木或灼热感，出现红斑、丘疹，风团样损害，呈点线状、条索状，有的呈鞭痕样，多与触手接触方向一致。严重致伤或过敏体质者，可出现水疱、大疱、瘀斑，甚至表皮坏死等，且可伴剧痛、奇痒及全身皮肤潮红。局部症状较轻者，常在2~3天后开始消退，1~2周即可痊愈。严重者可持续数天、数月，可有皮肤色素沉着、瘢痕形成，坏疽等。

2. 全身表现　部分患者除局部皮肤症状外，伴有全身症状。如呼吸系统可出现胸闷、气短、咳嗽、咳痰（多为大量泡沫样痰）、喘憋等急性肺水肿表现。部分患者可出现喉头水肿、呼吸困难、支气管痉挛、急性呼吸窘迫综合征、呼吸衰竭，甚至死亡。循环系统症状表现为溶血、心律失常、心肌梗死、低血压、休克及心力衰竭等。神经系统症状表现为头痛、头晕、烦躁、谵妄、意识模糊、昏迷、步态不稳、运动失调、抽搐、痉挛性或弛缓性麻痹等。消化系统可出现纳差、恶心、呕吐、腹痛、腹泻、吞咽困难及唾液分泌增加等症状。个别患者出现血栓形成、肝肾功能损害、眼结膜炎、球结膜水肿、角膜溃疡、流泪、凝血功能异常等症状。

3. 过敏性休克　过敏反应可在海蜇螫伤后猝然发生，最初常表现为濒死感，继而迅速出现一种或多种靶器官（心血管、呼吸道、皮肤或胃肠道等）损害的表现。严重者可在数分钟内发生晕厥和过敏性休克，甚至死亡。部分患者出现迟发性的过敏反应，在螫伤后3~5天甚至更长时间后才出现皮肤过敏症状。也有部分患者经治疗好转后数天，皮肤相同位置又再次出现过敏症状。

过敏性休克的主要特点有：

（1）有休克表现，即收缩压<90 mmHg，平均动脉压<65 mmHg，或自基线下降≥30%，患者出现不同程度的意识障碍，皮肤湿冷，发绀，有少尿、无尿等。

（2）休克出现之前或同时，常伴随过敏相关的表现如下。①皮肤黏膜表现：往往是过敏性休克最早且最常出现的征兆，包括皮肤潮红、瘙痒，继以广泛的荨麻疹和/或血管神经性水肿等；②呼吸道阻塞症状：有喉部堵塞感、胸闷、气急、喘鸣、憋气、发绀等表现，甚至可因窒息而死亡；③循环衰竭表现：患者先有心悸、出汗、面色苍白、脉速而弱，然后发展为肢冷、发绀、血压迅速下降，乃至测不到血压，脉搏消失，最终导致心脏停搏。

（二）辅助检查

1. 血常规　白细胞计数、中性粒细胞百分数可升高。

2. C反应蛋白　可升高。

3. 肝肾功能、血糖　谷草转氨酶（AST）、谷丙转氨酶（ALT）、肌酐等异常，血糖可升高。

4. 心肌酶谱、肌钙蛋白　肌酸激酶（CK）、肌酸激酶同工酶（CK-MB）、肌钙蛋白等可有异常。

5. 凝血功能　凝血酶原时间（PT）、活化部分凝血活酶时间（APTT）指标等可有异常。

6. 心电图、胸片检查　心电图提示心律失常，胸片有肺水肿等表现。

四、诊断

具有明确的海蜇接触史，有典型局部症状和全身表现者，在排除其他可予解释的疾病后，即可做出诊断。对于病情进展迅速，发生过敏性休克的患者，应及时诊断，采取相应治疗，以挽救患者生命。

（一）病情严重程度分型

1. 轻型　仅有局部皮肤反应，可出现刺痒、灼痛感等。

2. 中型　除局部皮肤反应外，尚伴有全身过敏样反应，但不具备重型病例的症状特征；或虽属轻型病例，但有下列情况之一者：过敏体质者、年龄＞65 岁者、有心脑血管疾病病史者，可按中型病例处理。螫伤面积较大者易发展至重型病例。

3. 重型　除皮肤局部反应外，患者出现呼吸、循环、神经、肾脏与凝血系统任一功能损害者，即可诊断为重型。少数患者病情进展迅速，很快出现急性肺水肿及过敏性休克等，甚至猝死，故应早期识别重型患者。

临床凡具有下列情况之一者，应密切观察：

（1）有过敏体质者。

（2）年龄超过 65 岁者。

（3）有心脏病病史者。

（4）大面积皮肤损伤、皮肤反应程度较重者。

（5）腋温≥38 ℃者。

（6）有呼吸系统症状，如胸闷、气短、呼吸困难，血氧饱和度≤95％者。

（7）有烦躁、意识模糊、恶心、呕吐，心律失常或血压下降者。

（8）出现其他严重并发症者。

（二）鉴别诊断

1. 海蛇咬伤　咬伤瞬时疼痛，后有麻木感，伤口一般不红、不肿、不痛，常见被咬部位有一对短浅如针头大小的毒牙痕，有时难以辨认。咬伤 3～5 小时后，可见明显的全身中毒症状，如全身筋骨疼痛，张口困难，吞咽、讲话、咳嗽困难，上睑下垂，视物模糊。严重时出现呼吸困难，眼球固定，瞳孔放大，深昏迷，急性肾衰竭等。

2. 遗传性血管性水肿症　是一种由常染色体遗传的缺乏补体 C1 酯酶抑制物的疾病，患者可在感染、创伤等非特异性因素刺激下突然发病，表现为皮肤、呼吸道黏膜的血管性水肿；由于气管阻塞，患者也常有喘鸣、气急和极度呼吸困难等，与过敏性休克颇为相似。但本症起病较慢，不少患者有家族史或自幼发作史，发病时通常无血压下降，也无荨麻疹等，可与海蜇螫伤后过敏性休克相鉴别。

五、治疗

（一）治疗原则

1. 立即脱离螫伤环境　迅速评估病情，尽早识别过敏性休克、发现威胁患者生命的各种危象；积极抗过敏、抗休克及对症治疗；及时进行有效的器官功能支持。

2. 根据病情严重程度，采取不同的治疗措施

（1）轻型：伤口局部处理，口服抗过敏药物治疗。

（2）中型：局部处理、积极抗过敏处理、对症及观察治疗。

（3）重型：高度重视，积极处理各种危象，抗休克、抗过敏，重视器官功能维护与支持。

（二）伤口局部处理

1. 被海蜇螫伤后，要立即上岸，用海水冲洗患处，切勿用淡水或生理盐水清洗，以免引起刺细胞

破裂，导致毒素大量释放而加重病情。

2. 用刀、钳子、镊子等，去除残留在皮肤中的触手和刺丝囊。禁止用手直接接触，以避免二次致伤。

3. 尽快到医院就诊，用5％～10％碳酸氢钠溶液（或明矾溶液）反复清洗患处，冲洗后含有碳酸氢钠溶液纱布湿敷，也可用炉甘石洗剂外涂，或局部涂擦糖皮质激素类软膏。

4. 按照 T/CADERM 3001 的规定正确预防破伤风。

（三）抗过敏治疗

根据病情轻重积极抗过敏治疗。常用药物有西替利嗪、氯雷他定、阿伐斯汀、氯马斯汀、地塞米松、强的松等。

（四）对症治疗

1. 疼痛　疼痛较轻者，可服用布洛芬、阿司匹林等止痛药。疼痛剧烈时可皮下注射吗啡或肌内注射哌替啶等。老年患者和有呼吸系统疾病患者应注意呼吸抑制的不良反应。严重肌痉挛者，可给予10％葡萄糖酸钙或地西泮静脉注射对症治疗。

2. 低血压　容量不足者应立即快速补液，进行液体复苏治疗。对于积极补充容量后仍为顽固性低血压的患者，必要时可给予去甲肾上腺素或多巴胺等血管加压药物维持。升压效果不佳者应除外外周血管麻痹和应激性心肌病可能。

3. 支气管痉挛和呼吸困难　鼻导管或面罩给氧，应用肾上腺素、糖皮质激素和支气管扩张药，如氨茶碱、沙丁胺醇、特布他林、异丙托溴铵等。若发生急性喉头水肿所致呼吸困难，可立即肌内注射肾上腺素或快速静脉滴注甘露醇，以迅速缓解症状，必要时行环甲膜穿刺术、气管内插管、经皮气管切开术，机械通气以缓解症状。

（五）并发症治疗

1. 过敏性休克　是临床急症，应立即展开抢救。

（1）应立即平卧位或休克体位，吸氧，保持呼吸道畅通，如出现喉梗阻，需作气管切开；如严重呼吸困难尽早气管内插管行辅助呼吸。

（2）应立即给予肾上腺素、糖皮质激素、β_2 激动药、H_1 抗组胺药等药物。

（3）迅速建立有效的静脉通道，快速液体复苏，积极抗休克治疗。酌情选用去甲肾上腺素、多巴胺等血管活性药物。

（4）心脏停搏者，应立即行心肺复苏术。

（5）注意保暖，密切监测患者体温、脉搏、呼吸、血压、神志及瞳孔变化。

2. 急性肺水肿　海蜇螫伤后出现急性肺水肿时，应用肾上腺素、糖皮质激素等抗过敏治疗，同时给予东莨菪碱或阿托品等抗胆碱药，以减少肺部渗出。若大量泡沫痰充满肺部，造成通气障碍，及时给予气管内插管和呼吸末正压通气，迅速解除肺内泡沫对通气的影响。若为心源性因素导致的急性肺水肿，可考虑吸氧，静脉注射吗啡、呋塞米、毛花苷 C 及血管扩张药等药物。

3. 心律失常　注意寻找诱发心律失常的原因，根据患者病理生理改变行针对性治疗。窦性心动过速时可用 β 受体拮抗药（普萘洛尔、比索洛尔等）。心动过缓与窦房阻滞时可用阿托品。如心脏停搏者立即行心肺复苏术。注意监测心电图 QT 间期，预防和识别尖端扭转型室性心动过速。

4. 多器官功能障碍或衰竭　当被海蜇螫伤后，易引起肝、肾、胃肠道等多个器官功能的障碍或衰竭，此时应积极进行各器官功能支持和保护，如预防应激性溃疡，积极改善氧代谢，纠正组织缺氧，重视营养和代谢支持，必要时选择连续性肾脏替代治疗（CRRT）、中医药治疗等。

（六）诊治流程图

海蜇螫伤诊治流程图如图 43－1 所示：

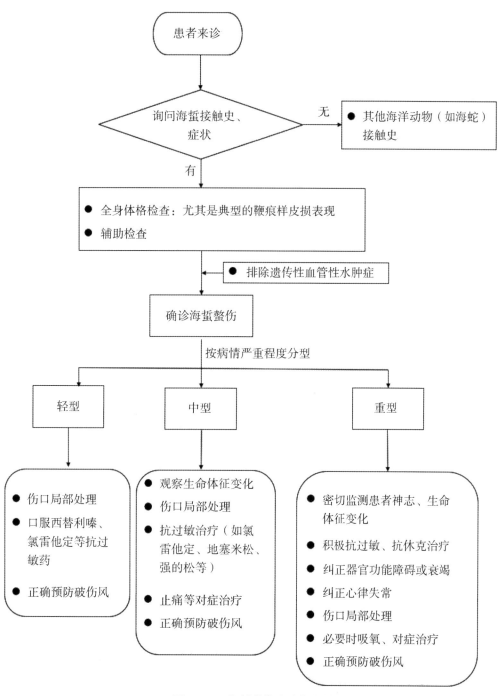

图 43-1　海蜇螫伤诊治流程图

〔康　新　李永武　庄鸿志　王传林〕

第四十四章　破伤风医学史

　　破伤风是一种古老的疾病，人类在与这种疾病对抗的数千年中积累了宝贵的经验，也取得了骄人的成绩。但是我们对于这种疾病的认知是一个曲折漫长的历史过程，这其中包含着众多科学工作者辛勤的付出。

一、破伤风的认知

（一）中医学对破伤风的记载

　　我国古代对破伤风通过两千多年的医疗实践，摸索并积累了丰富的经验，从病因、病机、临床表现、预后、辨病及辨证治疗等较系统地总结一套证候的诊疗程序和理论。

　　史书所载，前汉书名《金创疭瘲方》，该书共三十卷。书名中"金创"，亦称"金疮"，是"疾刃所伤"，即金属利器所致的开放性损伤。"疭瘲"，亦称"瘲疭"，是症状名，"病状手足痉挛"，即肌张力增高，肌紧张，抽搐，"方"，即治疗方法。从书名分析，可以看出，该书是阐述开放性损伤及伤后表现肌肉紧张、痉挛、抽搐等并发症及其治疗的方书，也是这一方面的专著。所记载的，是我国对破伤风及类破伤风病候较早的感性认识。唐代孙思邈著《备急千金药方》中对破伤风的描述"皮肉损破，复被外风袭入经络，渐传入里，其患寒热交作、口噤切牙、角弓反张、口吐涎沫……渐醒渐昏、时发时止、口噤不开、语多不出者终为死候"，对破伤风发病的典型症状"角弓反张"进行了阐述，同时"语多不出者终为死候"也对破伤风的高死亡率进行了记载。从此，该病名即确定下来。在唐代提出了"破伤风"这一病名后，一直沿用至今。

　　宋代王怀隐等在《太平圣惠方》对此名作了概念性解释："此皆损伤之处，中于风邪，故名破伤风也。"清代吴谦等人著的《医宗金鉴·外科心法要诀》把破伤风的诊断编成歌诀："皮肉损破外伤风，初觉牙关噤不松，甚则角弓反张状，吐涎抽搐不时宁。"

　　虽然传统中国的破伤风疗法发展到清代，已经有一套详细的病因解释与用药理论，但是留存下来的破伤风医案件数并不多，并且医案是以医者为中心的叙述，记载医者的成功经验与推进方法，对于患者笔墨很少，较难看出当时民众遭遇外伤之处的处理措施以及寻医与否。清代有"原殴伤轻，因风致死"条例依据规定，只要能证明被害人的死因是感染破伤风所致，犯人就能减免死罪，改为仗刑或者流放，执法官为了辨识被害人是否死于破伤风，就需要犯人、医师、邻居及有关亲属进行咨询，以了解被害人生前的伤势处理以及曾经接受的治疗药物，这也是斗殴因风致死案例，在于民间外伤处理以及医者的诊断疗方法与用药记录，详细地记载了这种案例的所在。吴静芳以斗殴因风死案为中心进行整理分析清代前期（1723—1820年）民间伤口处理与破伤风治疗，收集了334件斗殴因风而死案例。这是我国对破伤风病例较为集中、详细的史料记载。例如，"嘉庆九年（1804年）十二月二十日，许光玉向李调元索讨欠钱而被咬伤手指，据许光玉之弟许九成供述，许光玉因为伤势轻浅不愿报官，甚至自己用针在胳膊上刺出脓水，导致胳膊肿烂，自伤后二十五天死亡（死于破伤风）。"首次记录人和动物咬伤导致破伤风，比西文记载的1889年犬咬伤后导致破伤风病例早近一个世纪。

　　随着对破伤风高死亡率的认知，古代医者提出了破伤风预防的理论，唐代蔺道人在会昌年间写出了《理伤续断方》一书。该书对开放性损伤，提出了预防建议：即不可见风着水，恐成破伤风，成破伤风则……不复可治。虽然在预防的理念与现在医学的免疫预防理论相去甚远，但是破伤风由单纯的治疗上升为预防，是一个巨大的进步。

（二）西方医学对破伤风的记载

希波克拉底（Hippocrates）于公元前 425 年对破伤风病例的描述是第一个病例，"一位船长的手指被船锚砸伤，7 天后伤口感染少量渗出，继而出现言语不利，自己形容为说话不清楚，牙关紧闭，下颌不能张开。然后颈部强直，出现典型破伤风症状。3 天后，出现角弓反张伴全身大汗，被诊断为破伤风后 6 天死亡"。Hippocrates 记录的第二个病例，"一个士兵的背部受到了一个箭伤，箭伤看起来很小，但是伤口内可能有异物残留……一天夜里当所有士兵都已经准备帐篷准备休息的时候，这个受伤的士兵住处发出了尖锐的磨牙声，这个声音听起来好像因为愤怒而发出的咬牙切齿的声音，这个士兵被发现时已经出现了颈部僵硬，张口困难的症状。同伴给他嘴里灌入酒水，灌入口中的酒水已经不能吞咽，并从嘴角流出。2 天之后当其他士兵呼唤受伤士兵吃饭的时候，发现这个士兵已经死亡"。1 世纪一位希腊的医师对破伤风的描述入木三分："惨无人道的灾难；不忍直视的场景，旁观者痛苦万分；疾病却无法治愈。"医师虽然在旁边却不能给予任何有效的帮助，这种情况对于治病救人的医师，是一种心灵上的摧残。

破伤风是由细菌引起的致命性疾病，这种疾病的特点是剧烈的疼痛，肌肉收缩，有时甚至导致躯体骨骼断裂，西文中"Tetanus"一词来自于古希腊语，原词为"tetanos"，意思是"收缩"，这反映了破伤风这种疾病的主要临床症状。历史上破伤风的死亡率一直很高，例如，美国在 20 世纪 40 年代，由于医疗手段有限，破伤风的死亡率超过 90%，即使较好地医疗干预，死亡率仍然是 5%～10%。

二、现代医学对破伤风认知的发展

（一）破伤风梭菌的发现

在 19 世纪晚期之前，破伤风梭菌还未被确定为致病微生物。破伤风的致病原曾经被认为是污染的空气，或体内液体平衡的失调，或其他环境因素。医学微生物学的发展为破伤风致病因素的发现提供了有力环境。多种疾病最终被证明由微生物引起，这一理念得到当时医学界的广泛认可。1884 年研究人员证明了破伤风是一种感染性疾病。破伤风的发病机制，以及破伤风梭状芽孢杆菌的致病性及致病机制逐渐被证实。

研究者从死于破伤风患者的脖子上的伤口中取出脓液，并将这些脓液注射到 12 只实验兔子身上，这些兔子中有 11 只死于破伤风。研究者又从患有破伤风的 4 只兔子身上取出了神经组织，并将这种神经组织提取物注射到 2 只实验兔子身上，这 2 只兔子很快也死于破伤风。经过这个实验研究者认为导致破伤风疾病的微生物存在于神经组织中，这种假设是基于路易斯·巴斯德对于狂犬病毒研究的基础之上。基于以上实验的成功，研究者继续研究这个理论，试图在神经系统组织内寻找破伤风梭菌，但是研究者始终没有能够成功地分离出致病微生物。狂犬病毒能够侵袭神经细胞，然而破伤风梭菌却没有这样的作用机制，它们依然停留在伤口局部，破伤风梭菌释放的痉挛毒素能够侵入神经系统导致破伤风发病。1884 年，研究者把土壤的颗粒注射到犬、老鼠、兔子和豚鼠体内，有些动物会出现症状，并死于破伤风。当研究者将该土壤放置在显微镜下进行检查时，发现一种混合的微生物，其中包含研究者认为可能导致破伤风疾病的细杆状的微生物。研究者还在实验室中用羊血培养基，培养出了这种微生物。虽然研究者没有把破伤风梭菌从其他微生物中分离出来，但是通过注射从羊血培养基的底部提取物，在实验动物中诱发了破伤风。以上这些发现表明，破伤风这种疾病是由一种特定的细菌引起的，而引起破伤风的微生物生活在土壤中，研究者还指出导致破伤风发病后，细菌本身依然停留在最初感染的位置，但它能够产生一种毒素，引起破伤风发病。研究者还发现，许多不同环境的土壤中都含有导致破伤风的细菌，这表明这些细菌在自然界中广泛地分布。

（二）破伤风梭菌的分离

破伤风梭菌的分离对于认识破伤风发病机制以及后续治疗的研究都具有决定性作用，并且是一项非常具有挑战性的工作。

1889 年，世界领先的微生物学家之一北里柴三郎（Shibasburo Kitasato），在德国罗伯特·科赫

（Dr. Robert Koch）实验室工作。他的工作主要分为两部分，分离致病原和证实致病原。第一部分是在培养液中分离出破伤风梭菌，从至少16种不同类型的细菌中分离出破伤风梭菌。就当时的实验室条件来讲，这项任务非常艰巨。北里柴三郎找到了一名最近死于破伤风的士兵，取出伤口中的分泌物。但是他无法使破伤风细菌与其他细菌分离开来。经过细心的观察，他发现破伤风梭菌的孢子比伤口中其他细菌更耐热，这一点给了他重要的启发，于是他将含有破伤风芽孢的混合样本在80℃的条件下，持续加热大约1小时，使其他细菌被杀灭，而破伤风梭菌芽孢不受影响，得以保留，从而被分离开。破伤风梭菌成功分离以后，另一个需要解决的问题是这种细菌需要什么样的条件才能生长。他在琼脂培养基的基底发现了这种细菌形成的菌落，这就意味着需要在特殊的条件和程序下，才能在实验室中培养这种生物。

反复研究证实，破伤风梭菌只有在缺氧的情况下才能成长。具体操作方式就是在培养基的上方加入氢气来排出空气，形成一个无氧环境来培养这种微生物。

北里柴三郎的重要发现是通过加热含有破伤风感染菌的样本，以杀死污染细菌并进行厌氧培养，它能够在纯培养环境中生长出他认为引起破伤风的微生物，这样北里柴三郎就完成了第一步工作。第二步工作是在动物体内进行测试，证明这种微生物确实会导致破伤风。通过实验证明，这种培养出来的细菌会导致小鼠感染破伤风，并且这种细菌能够从伤口中分离出来，被分离出来的细菌会在新一批的小鼠中导致同样的疾病。同时，基于以前的研究，北里柴三郎把土壤样本注入到小鼠体内，观察到破伤风发病。然后从死亡的小鼠中分离出破伤风细菌，他进行细微的观察，发现这些细菌和他之前在培养基中培养出的细菌是一样的。

北里柴三郎通过研究，优化细菌的生长环境，确定细菌在36℃～38℃的弱碱性条件下生长最好，蛋白质是主要的营养来源，这在后来的工作中变得至关重要，因为人们要生产出治疗破伤风的药物，并最终生产出预防破伤风的疫苗，必须大量培养这种细菌，他还证实了之前研究者的观察结果，那就是细菌只存在于注射到体内的部位，而不会扩散到其他的器官，由此得出破伤风梭菌导致发病可能是因为产生了一种毒素，这种毒素能够导致机体发病，而并不细菌侵袭神经系统发病，这与狂犬病病毒感染导致狂犬病发病的机制并不完全相同。

（三）破伤风芽胞及破伤风毒素的发现

进一步研究表明，破伤风梭菌在动物肠道内是普通的细菌体，而在土壤中是一种具有高抵抗力的孢子。1890年丹麦科学家首次报道了分离出破伤风毒素的方法，在他的报告中明确指出，破伤风梭菌纯培养后经过滤除掉了细菌菌体，将滤液注射到实验动物体内动物出现了感染破伤风的症状，因此证明在破伤风纯培养后的去除菌体的滤液中存在某种有破伤风梭菌释放的毒素，这种毒素是破伤风发病的致病原，即破伤风痉挛毒素。

破伤风毒素的毒力非常强大，少量残留可导致人类死亡，案例报道，一些孩子为了治疗白喉，注射了白喉抗毒素抗血清，这批血清来自免疫后的马匹，然而这只马匹在提供的治疗白喉所用的血清之后，出现了感染破伤风的症状，最终死于破伤风。此结果导致用于治疗白喉的抗血清受到了破伤风痉挛毒素的污染，结果这批血清治疗白喉的孩子中13例因感染破伤风而死亡。将这批用于治疗白喉的抗毒素血清在豚鼠中进行破伤风毒力测验，结果发现0.1 ml的血清中所含有的破伤风痉挛毒素足以导致豚鼠死于破伤风。基于孩子使用治疗白喉的马血清的剂量，研究者推论得出：人类对破伤风痉挛毒素更易感，极少量破伤风痉挛毒素可导致人类发生破伤风，并最终导致死亡。这次事件是美国破伤风毒素污染中最严重的事件，但这不是个例，在新泽西州有9个孩子死于破伤风疫苗的接种，像这样在接种破伤风疫苗后因破伤风毒素残留而导致破伤风致死病例时有发生，这些事件的结果是推动了美国在1902年的生物制剂控制法案颁布。在这个法案中要求检查和许可公司生产疫苗及抗毒素和相关治疗的生物用品，必须由政府对这些药物进行生物制剂纯度和效率的测试，给以标注，然后才能发行和生产，到1972年这些内容已经成为美国食品和药品管理局的一项重要工作。

破伤风梭菌产生的痉挛毒素毒力强，具体原因到目前为止没有明确的答案。在传统意识里，一个好的寄生体应该和宿主共生，而不是杀死宿主，这样才能达到更有效的传播。然而破伤风梭菌是一个专性的厌氧菌，这就意味着一个存活的机体能够通过呼吸给体内不断输送氧气，这样一个活的生物体并不有利于破伤风梭菌的生长和繁殖。相反，如果破伤风梭菌毒素能够杀死宿主，让宿主停止呼吸，那么体内残余的需氧菌会消耗掉机体内残留的氧气，这就为破伤风梭菌的繁殖提供合适的无氧环境，当破伤风梭菌从死亡腐败的机体内释放出来后，进入土壤，再次转变为芽胞，又会在土壤中存活很长时间，甚至数十年或更久。

破伤风梭菌释放的毒素毒力强的另一个重要的原因是要绕过机体的免疫系统。机体对于初次接触的物质具有免疫记忆作用。如果相同物质再次出现免疫系统会进行识别，然后攻击、清除这种物质。但是破伤风梭菌产生的痉挛毒素毒力强大且量很小，不能刺激免疫系统产生免疫记忆。机体如果在首次破伤风梭菌痉挛毒素攻击下没有死亡而得到存活。那么破伤风梭菌进入休眠状态，当机体再次出现缺氧等适合破伤风梭菌生长的环境时，破伤风梭菌由芽胞转为增殖体再一次释放痉挛毒素，免疫系统不能对毒素进行识别、清除。通过这种机制绕过机体的免疫系统，导致动物机体死亡。

三、破伤风被动免疫制剂

（一）破伤风抗毒素的发现

1890 年，埃米尔·阿道夫·冯·贝林（Emil Adolf von Behring）和北里柴三郎首次发表了抗毒素可能预防破伤风死亡的报告。他们给兔子注射了小剂量的破伤风梭菌，注射量控制在不导致兔子死亡的剂量然后逐渐增加剂量，直到他们可以注射到正常情况下致命量的 20 倍以上的破伤风细菌剂量，兔子仍然会保持健康。然后他们从免疫的兔子身上提取血液，将血或血清注入到老鼠体内，不久后他们给老鼠注射了破伤风梭菌或破伤风痉挛毒素，接受免疫后血清注射的老鼠均存活，而没有接受血清注射的对照组老鼠全部死亡。这证明了在血清中存在着某种物质，能够使破伤风痉挛毒素灭活。这种物质现在被证明是抗体。血液中存在着能够综合破伤风痉挛毒素的抗体，我们称之为破伤风免疫球蛋白。

（二）破伤风免疫球蛋白

1. 破伤风免疫球蛋白使用方法的修正 破伤风抗体的进一步研究于 1895 年报道。研究者制作了大量的破伤风免疫球蛋白，用于兽医在治疗动物疾病手术之前或之后治疗动物可能感染破伤风梭菌的使用，用破伤风免疫球蛋白治疗了 375 只动物没有一只出现破伤风，然而另一方面，在同样的地区，同样的手术，同样的未经治疗的动物会出现破伤风。尽管这并不能确定破伤风免疫球蛋白对动物有保护作用，但它可以确实提供了支持使用这种治疗的好处的临床证据，其他研究人员将这些发现扩展到人类身上，在某种情况下扩展得太过分，基于破伤风对中枢神经系统有影响的认识和在豚鼠身上的一些实验，一些医师认为直接将破伤风免疫球蛋白注射到大脑比皮下注射更有效，更有可能治愈患者，这项技术于 1898 年最早在法国被报道，内容是把头骨的两个部位取下小骨头，然后直接注射多达 2 ml 的破伤风免疫球蛋白。注射到大脑 5～6cm 深的地方，他们这种治疗方式的第 1 个患者存活下来，但其他经治疗的患者最后都死亡，有些是死于脑部感染。然而这并没有挫伤人们对这种疗法的热情，它开始在欧洲许多国家使用。

2. 脑内注射与皮下注射免疫球蛋白无差异 1903 年，齐波特对这种技术的分析表明这种方法的效果并不比在皮下注射破伤风免疫球蛋白效果好，于是就放弃了脑部注射的方式。

3. 破伤风免疫球蛋白（TAT/TIG）工业化发展 总的来说，这些研究的进展推动了破伤风免疫球蛋白工业化发展的进程。Paul Ehrlich 的工作对于破伤风抗体治疗的进一步发展起着关键性的作用，它使得在患者身上破伤风免疫球蛋白的量可以定量测量。后来这种免疫球蛋白的血清疗法被用于多种疾病的治疗，其中包括破伤风和白喉。最初的破伤风免疫球蛋白是用免疫马匹获得，人们不断地注射增加剂量的破伤风毒素，直到马匹产生大量的抗体，然后从马身上获取血液用于治疗破伤风患者。1960 年美国开始用人类免疫球蛋白治疗破伤风，原因可能是对于马血清生产的破伤风免疫球蛋白其中对马源性的蛋白质产生过敏反应。破伤风人免疫球蛋白来自于接种过破伤风疫苗的人类的血液。

四、破伤风类毒素疫苗

（一）疫苗早期制备原理

从 20 世纪初开始，人们做了许多尝试来研制有效的破伤风疫苗，其中早期的方法是注射具有活性的破伤风毒素和破伤风免疫球蛋白的混合物。但是这种方法的缺点是很难保证破伤风毒素和抗体的比例以适当的方式存在，除去抗体和毒素结合影响免疫原性，同时更加令人担忧的是因为如果游离毒素存在，患者可能因为注射这种破伤风"疫苗"而导致破伤风发病。在此之后研制破伤风疫苗的工作，主要包括用化学药品处理破伤风毒素，使其永远失去活性。在 1909 年德国研究人员使用了许多化学方法处理破伤风毒素，它试图在保持破伤风毒素刺激免疫反应能力的同时消除破伤风毒素毒力。实验测试了各种试剂和方法，包括（甲醛）、金属、酸、碱和物理因素（如热和光）。但是这些方法中的大多数要么对毒素没有影响，要么他们将毒素降解到在接种疫苗后不再保留产生免疫反应的能力的程度，反复试验研究人员利用光灭活毒素的方法，成为最有希望的方法之一。后来证明破伤风痉挛毒素暴露于阳光和甲醛双重灭活的情况下，能够最大限度地降低破伤风毒素的毒性，同时保持其免疫原性。

（二）破伤风疫苗第一次在临床使用

德国科学家在 1915 年的一篇论文中描述第一次人类接种破伤风疫苗的尝试性结果。这个实验最初是给豚鼠和兔子接种用甲醛处理过的破伤风毒素，最终扩展到他的试验领域，包括给马和 24 个人接种这种疫苗，虽然这些试验结果显示接种这种疫苗相当安全，但免疫反应却不是很强烈，例如在他的论文中描述，如果希望马匹能够产生大量抗体，必须接种将近 2.5 L 的破伤风疫苗，在人体实验中患者接受了 4～10 ml 的进行甲醛处理的破伤风毒素，然而随后的测试表明这些人对毒素没有产生太多的免疫反应，根据在豚鼠身上进行的实验结果，研究人员估算需要向人体注射 1000 ml 经甲醛处理的破伤风毒素疫苗，才能产生实质性的免疫反应，考虑到目前典型的疫苗接种可能含有 1～3 ml 的液体，这种疫苗制剂有效性不确切。

（三）第一次世界大战与破伤风疫苗的发展

1917 年法国研究人员报道了另一种早期的破伤风疫苗接种实验，在他们进行实验的时候，第一次世界大战还在继续，许多受伤严重的士兵为实验提供了病例样本。这些士兵中有许多人在前线受了重伤，同时被土壤污染，土壤中可能含有破伤风梭菌，还有一些士兵患有冻伤，或四肢骨折等并发症，研究人员认为这些人面临着感染破伤风的高风险，他们把包括用碘和碘化钾混合物处理的破伤风毒素注射在 7 名非洲血统的士兵身上测试了这种方法的可靠性。研究人员在文献报道中记录接种疫苗对伤者无害，第 3 次接触后一个月未出现破伤风，研究人员还在试验兔子身上试了这种毒素制剂，发现那些接受了与人类患者相同剂量毒素的兔子，将能够杀死 400 只豚鼠剂量的毒素攻击免疫后的兔子，实验动物均存活。但是后续的进一步研究表明这种疫苗不是很安全或稳定，因此放弃了这种疫苗的继续研究。

1911 年，Gaston Ramon 就职于法国巴黎巴斯德研究所，他之前所受的训练是兽医科学，这为他在研究所的工作奠定了基础，最初他的工作是从马身上生产大量的破伤风和白喉免疫球蛋白抗体（抗毒素），为了产生免疫球蛋白，它给这些动物注射未灭活的破伤风毒素，注射过程剂量缓慢增加，直到最后这些动物获得了免疫，并产生了大量针对这种毒素的抗体，然后从马身上抽取血液，让其凝结凝血后，剩余的液体在离心机高速旋转去除未在凝块中凝固的血细胞，澄清液体被从试管中移除，澄清液中含有破伤风抗毒素免疫球蛋白。这些免疫球蛋白用来治疗患了破伤风的患者。Gaston Ramon 在这项工作中遇到了一个技术问题，破伤风毒素制剂有时会被细菌污染，导致无法使用，在兽医学校时他和一名叫作马威森的教员一起工作，马威森告诉他牛奶加入少量的福尔马林（2～4 ml/L），牛奶就可以保存下来，不至于腐败（由于甲醛本身是有毒的，所以目前并不推荐用它来制作任何食品的防腐剂）。Gaston Ramon 在破伤风痉挛毒素中，使用甲醛来抑制污染细菌的生长，他发现用甲醛处理破伤风毒素可以使其保持活性，同时还能产生免疫反应，这种加了甲醛的毒素具备有效疫苗所应该具有的所有特性。

关于疫苗的研究工作存在另一个严重问题：给动物注射甲醛处理过的疫苗，人们没有办法检查疫苗的效力，在确保产生足够高浓度抗体的前提下，就需要大剂量地注射疫苗。Gaston Ramon 在测试它的疫苗制剂时，遇到了同样的问题，现有的破伤风疫苗效率测试涉及确定传统方法需要多少破伤风毒素才能杀死一只动物，然而甲醛已使毒素灭活，显然上述方法已经不适用，迫切需要一种新的方法，以定量一批破伤风类毒素疫苗中破伤风类毒素的数量。1922 年 Gaston Ramon 已经研究出一种使用抗体测试的体系：如果类毒素的数量与试管中的抗体数量相等就会形成强烈的沉淀；如果毒素和抗体的数量不等沉淀就不会那么明显。通过改变不同试管中的抗体数量，根据产生最强沉淀物的数量来确定类毒素的确切数量，与之前研究的本质区别是 Gaston Ramon 可以在动物实验之前，精准地测量出疫苗中类毒素的数量。

（四）安全有效的破伤风类毒素疫苗

1924 年，Descombey（Gaston Ramon 的学生）详细描述了破伤风类毒素疫苗的制备是通过将破伤风毒素暴露在甲醛和高温下配制的，这种疫苗在豚鼠身上进行了测试，发现既无毒又高效，接种疫苗后的 2～3 个月内，给豚鼠注射足以杀死数千只未接种疫苗的毒素，所有动物均存活，并且接种疫苗后的这些动物不会受任何不良的影响。

（五）佐剂在破伤风疫苗中的使用

1925 年，30 岁的 Gaston Ramon 和 Descombey 对之前的研究进一步研究和检测，他们在马身上接种了破伤风类毒素疫苗，在这些实验中他们尝试使用了一种佐剂（佐剂是一种添加到疫苗中的化学物质，可以增强疫苗产生抗体的能力）。他们使用的佐剂是木薯粉（用来制作布丁的成分之一，曾经作为疫苗的佐剂使用）。他们发现经过多次疫苗接种后，被注射破伤风类毒素和木薯粉的马匹能够在注射未灭活的破伤风毒素中存活下来，而所使用毒素量通常会杀死 10000 匹马。因为没有木薯佐剂的破伤风类毒素相比这是一个巨大的进步，无木薯粉佐剂疫苗只能对小剂量毒素提供保护，无佐剂疫苗所中和掉的毒素可以杀死 200 匹未接种疫苗的马。

（六）现代疫苗的诞生

1926 年，Ramon 和 Zoller 阐述了甲醛灭活破伤风类毒素作为人类疫苗的使用，实际上今天使用的几乎是同样生产的工业疫苗。最初他们的一位同事（Lafaille）在自己身上测试了疫苗的安全性，Ramon 和 Zoller 注意到对 Lafaille 注射疫苗后没有任何不良反应，于是他们给 100 人注射了破伤风类毒素疫苗，在接种疫苗的人群中没有发现有害影响，他们还发现单剂量的疫苗不会产生太多的抗体，这是基于这样的观察：用 1 ml 的受试者血清对没有足够的抗体来中和杀死一只豚鼠所需的毒素剂量；接受过两次疫苗接种的是受试者在 1 ml 血清中有足够的抗体来中和毒素剂量，毒素剂量会在杀死 1～10 只豚鼠中波动（这种变异说明了不同个体产生抗体数量的差异）；接种了 3 剂疫苗的受试者，在 1 ml 血清中有足够的抗体中和能够杀死 1000～3000 只豚鼠的破伤风毒素，这比之前在疫苗实验中观察到的抗体产生量要高很多，这些信息有助于确定为了预防破伤风所需要接种疫苗剂次，此外 Ramon 和 Zoller 还表示这种疫苗可以与另一种疫苗混合，通过一次注射获得对多种病原体的保护性，这就形成了现代的 DTP 疫苗的基础（预防白喉、百日咳和破伤风这三种不同种类的细菌引起的疾病）。大多数历史学家现在把破伤风疫苗的发展主要归于 Ramon，因为它完善了破伤风类毒素的高效制剂的制作和检验技术，然而如上所述，就像几乎每一项科学进步一样，许多人对这项重要的医疗干预措施发展做出了重要的贡献。

（七）破伤风抗毒素及疫苗在战中的优异表现

尽管存在一些怀疑，但破伤风类毒素疫苗于 20 世纪 40 年代在美国得到了广泛的使用。破伤风疫苗在美国曾经被用于第二次世界大战受伤的士兵。在陆军医院接受治疗的 270 万受伤士兵中，只有 12 人患有破伤风（比率为 0.00044%），在这些破伤风病例中，有 6 名从未接种过疫苗，另外有 2 名没有接受完整的破伤风疫苗注射。相比之下，在第一次世界大战期间疫苗还没有出现的时候记录了 70 个破伤风病例，破伤风发病占受伤士兵数比例为 0.013%，感染率要高出大约 30 倍。然而在第一次世界大战期间抗毒素破伤风免疫球蛋白已经应用于临床，这减少了破伤风的发病率，相比之下破伤风的发病率在英国等国家和西班牙的半岛战争中（在 1808—1814 年期间）破伤风免疫球蛋白可使用之前为 0.125％，高出 10 倍的比例，是第二次世界大战的 250 倍左右。

五、我国破伤风预防的进程

（一）计划免疫的发展

我国从 1978 年开始实行儿童计划免疫，1988 年先后实现"四苗"接种率达到 85％的目标。所谓"四苗"是指卡介苗（bacillus calmette guerin，BCG）、DTP、口服脊髓灰质炎减毒活疫苗（oral poliomyelitis attenuated live vaccine，oral polio vaccine，OPV）、麻疹减毒活疫苗（measles attenuated live vaccine，MV），其中 DTP 是指"百日咳疫苗、白喉疫苗、破伤风疫苗"。

（二）滥用破伤风被动免疫制剂

由于我国目前免疫预防和临床医疗严重脱离，造成公共卫生医师不了解临床，临床医师不了解公共卫生。外伤后就诊时，临床医师往往会忽略询问受伤者既往是否有破伤风主动免疫史。已经按计划免疫程序进行 DTP 和 DT 的儿童是无需使用破伤风抗毒素（tetanus antitoxin，TAT）或马破伤风免疫球蛋白 $[F (ab')_2]$ 或破伤风人免疫球蛋白（human tetanus immunoglobulin，HTIG）等破伤风被动免疫制剂预防破伤风的。如果给予注射 TAT，不仅对机体已经具有的主动免疫没有辅助作用，反而面临 TAT 导致的过敏危险。目前多数临床医师对破伤风主动免疫和被动免疫制剂混淆不清，误将破伤风被动免疫制剂作为主动免疫制剂使用。随着近期单价吸附破伤风疫苗上市，部分临床医师认为吸附破伤风疫苗就是不需要进行皮试的 TAT 的替代品，因而误用。

（三）开启类毒素疫苗预防外伤后破伤风的里程碑

1. 外伤后破伤风正确预防的萌芽阶段　2010 年在学习和总结相关资料后王传林教授曾提出中国预防破伤风的四大误区：

（1）创伤后一律应用破伤风抗毒素或破伤风免疫球蛋白的被动免疫，在大多数医院当患者就诊时，只要是外伤甚至是擦伤，无论其是否进行过主动免疫，一律应用破伤风抗毒素或破伤风免疫球蛋白进行被动免疫。这就造成了，一方面是有限的医疗资源使用不当造成巨大的浪费，另一方面是增加了已受到主动免疫保护良好的外伤患者还要再次承受由破伤风抗毒素所造成的可能过敏的医疗风险和不必要的医疗经历。

（2）破伤风抗毒素或破伤风免疫球蛋白在外伤后 24 小时内注射才有效。多数医务人员会告知患者应该在外伤后 24 小时内应用破伤风抗毒素或破伤风免疫球蛋白，否则无效，甚至某些医疗单位对外伤后，>24 小时的患者拒绝再给予破伤风抗毒素预防。事实上破伤风感染后发病的潜伏期一般为 6～12 天，根据其发病机制伤后 24 小时之内，甚至稍晚应用破伤风抗毒素，都能起到预防的作用，即使在发病后症状也较轻，因此不能把 24 小时作为一个限定的条件，临床上应尽量强调早用，但只要在发病 2 周内应用破伤风抗毒素，都应视为有预防作用。

（3）应该应用被动免疫制剂时却不使用。对于某些非外伤性的损伤，如肛周脓肿、结肠穿孔等，临床医师却很少考虑到其有破伤风梭菌感染的可能。事实上破伤风梭菌大量存在于人的肠道内，并随粪便排出体外，于是肠道破裂所造成的对腹腔及手术切口的污染机会大大增加，如果病史较长、污染较重，术后可能发生切口的破伤风梭菌感染，因此此类胃型破伤风主动免疫并罹患该损伤性疾病的患者应该应用破伤风抗毒素或破伤风免疫球蛋白。

（4）给予破伤风抗毒素或破伤风免疫球蛋白被动免疫后就不会患破伤风。被动免疫给体内带来的抗体只能持续 2～3 周，此后抗体水平下降，身体不再受到保护，因此一期的破伤风抗毒素或破伤风免疫球蛋白的应用并不能带来人体对破伤风感染的持久免疫，持久免疫力的存在事实上要依靠破伤风类毒素疫苗在体内产生的主动免疫，保持体内较高的破伤风外毒素抗体滴度水平，是对破伤风梭菌感染最有效的预防措施。

2. 我国外伤后破伤风正确预防的发展与成熟阶段 近十年的坚守，中国破伤风在向科学预防正确的方向上稳步前行，2018—2019 年专家团队先后制定和发布《中国破伤风免疫预防专家共识》《外伤后破伤风预防规范（T/CADERM 3001—2019）》《非新生破伤风诊疗规范（2019 年版）》《外伤后破伤风疫苗和被动免疫制剂使用指南》等一系列重要及纲领性指导文件，为我国开启外伤后破伤风正确预防奠定了扎实的基础，也必将翻开非新生儿破伤风预防的新的历史篇章。

六、我国破伤风的消除策略

在我国目前消除破伤风的策略主要为：维持消除新生儿破伤风、计划免疫接种破伤风疫苗、预防外伤后破伤风、高风险暴露前人群的主动免疫。截至 2012 年，我国主要采取住院分娩及新法接生，已经成功消除新生儿破伤风，在计划免疫的 40 多年的时间，破伤风儿童的主动免疫逐步完善，外伤后破伤风的正确预防都是破伤风消除的重要组成部分。然而对于高危人群的暴露前主动免疫预防也是不可或缺的重要途径。四个部分整体不可分割，共同构成我国消除破伤风的重要策略。

（一）消除新生儿破伤风

2012 年 10 月 30 日，世界卫生组织（WHO）证实我国已消除了孕产妇及新生儿破伤风，消除并不意味着结束；相反，它是一个新的起点，应通过政府对妇幼卫生工作高度重视，推广住院分娩和新发接生，来继续保持消除状态。

（二）计划免疫覆盖逐年扩大

尽早完成破伤风主动全程免疫，出生后 3 月龄、4 月龄、5 月龄、18 月龄、6 周岁完成破伤风类毒素的疫苗的主动免疫，免疫保护持续时间大概可以维持 5～10 年。再次受伤后依据主动免疫时间给予相应的加强免疫，是预防非新生儿破伤风的主要策略。

（三）外伤后破伤风的预防

非新生儿破伤风的发病与外伤的发生密切相关，对与外伤后伤口给予有效冲洗，彻底清创，去除伤口内可能存在的异物，消除厌氧环境，结合既往免疫史完成破伤风类毒素疫苗主动免疫接种，在必要的时候联合使用破伤风免疫球蛋白及合理使用抗生素，是预防外伤后破伤风的有效方法。

（四）高风险暴露前人群的主动免疫

对于高危人群持续的主动免疫尤为重要，高危人群包括：军人、建筑工人、厨师、户外工作人员等。对于高危人群建议完成主动免疫，建立免疫屏障，是预防破伤风的重要措施。

总之，人类历史文明的进程是不断与自然界斗争的过程。同样人类与破伤风这种古老疾病的对抗而产生的科学进步，是全人类共同努力的结果，是人类历史文明进程中重要的元素。利用科学的手段预防破伤风，走出我国破伤风预防的误区，降低破伤风死亡数量，依旧是我们共同面临的课题。

〔陈庆军 王传林〕

参考文献

［1］ Beck T，cited by Major R H. Classic Descriptions of Disease. Springfield，Ill.：Charles C ［J］. Thomas，1945：134.

［2］ Centers for Disease Control. Impact of Vaccines Universally Recommended for Children United States 1900—1998 ［J］. Morbidity and Mortality Weekly Report，1999，48：243 - 248.

［3］ Bolton B，Fisch C. An estimate of the amount of toxin in the blood of horses infected with tetanus ［J］. Transactions of the Association of American Physicians，1902，17：462 - 467.

［4］ Behring E V，Kitasato S. The mechanism of diphtheria immunity and tetanus immunity in animals 1890 ［J］. Molecular Immunology，1992，28（12）：1317，1319 - 1320.

［5］ Nocard E. Sur la serotherapie du tetanos. Essais de traitement preventif ［J］. Bulletin de l'Academie de medecine，1895，37：407 - 418.

［6］ Wilson E. Neurosurgical treatment for tetanus ［J］. Journal of the History of the Neurosciences，1997，6（1）：

82 -85.

［7］ Lowenstein E. Ti Uber immunisierung mit toxoiden des tetanustoxin ［J］. Zeitschrift fur Hygiene, 1909, 62: 491 -494.

［8］ Eisler M. Uber Immunisierung mit durch Formaldehyde veranderten Tetansutoxinen ［J］. Wiener Klinische Wochenschrift, 1915, 45: 1223 -1225.

［9］ Vallee H, Bazy L. Sur la vaccination active de l'homme contre le tetanos ［J］. Comptes rendus hebomadaires desseances de l'Academie des sciences, 1917, 164: 1019 -1022.

［10］ Descombey P. L'anatoxine tetanique ［J］. Comptes rendus hebdomadaires des seances et memoires de la Societe de Biologie, 1924, 91: 233 -234.

［11］ Ramon G, Descombey P. Sur l'immunisation antitetanique et sur la production de l'antitoxine tetanique ［J］. Comptes rendus hebdomadaires des seances et memoires de la Societe de Biologie, 1925, 93: 711.

［12］ Ramon G, Zoller C. De la valeur antigenique de l'anatoxine tetanique chez l'homme ［J］. Comptes rendus hebo madaires des seances de l'Academie des sciences, 1926, 182: 245 -247.

［13］ Tillman D. Tetanus ［J］. The Western Journal of Medicine, 1928, 129 (2): 107 -109.

［14］ Sanford, Jay P. Tetanus-Forgotten but Not Gone ［J］. New England Journal of Medicine, 1995, 332 (12): 812 -813.

［15］ 刁连东, 孙晓东. 实用疫苗学 ［M］. 上海: 上海科学技术出版社, 2015: 11 -12.

［16］ 史淑芬. 我国免疫规划工作现状及发展 ［J］. 首都公共卫生, 2009, 3 (4): 179 -181.

［17］ 庄天从, 陈庆军. 儿童外伤后破伤风的预防误区与策略 ［J］. 中国急救复苏与灾害医学杂志, 2019, 14 (9): 864 -866.

［18］ 王传林. 破伤风的预防误区及诊治要点 ［J］. 中国社区医师, 2010 (42): 6.

［19］ 中国创伤救治联盟, 北京大学创伤医学中心. 中国破伤风免疫预防专家共识 ［J］. 中华外科杂志, 2018, 56 (3): 161 -167.

［20］ 中国医学救援协会. 外伤后破伤风预防规范 (T/CADERM 3001—2019) ［J］. 中华预防医学杂志, 2019, 53 (10): 978 -981.

［21］ 王传林, 刘斯, 陈庆军, 等. 非新生儿破伤风诊疗规范 ［J］. 中华流行病学杂志, 2020, 41 (2): 162 -166.

［22］ 王传林, 刘斯, 邵祝军, 等. 外伤后破伤风疫苗和被动免疫制剂使用指南 ［J］. 中华流行病学杂志, 2020, 41 (2): 167 -172.

第四十五章　破伤风被动免疫制剂的使用方法

被动免疫是机体被动接受抗体、致敏淋巴细胞或其产物所获得的特异性免疫能力，它与主动产生的自动免疫不同，其特点是效应快，不需经过潜伏期，一经输入，立即可获得免疫力，但维持时间短。按照获得方式的不同，可分为天然被动免疫和人工被动免疫。前者是人或动物在天然情况下被动获得的免疫力。例如，母体内的抗体可经胎盘或乳汁传给胎儿，使胎儿获得一定的免疫力。后者是用人工方法给人或动物直接输入免疫物质（如抗毒素、丙种球蛋白、抗菌血清、抗病毒血清）而获得免疫力。这种免疫力起效快，但维持时间短。一般用于治疗，或在特殊情况下用于紧急预防。输入致敏的 T 细胞也可使机体被动获得免疫力，这叫作继承免疫，维持的时间比较长，已试用于结核、麻风、某些病毒性和真菌性感染、红斑狼疮、恶性肿瘤和免疫缺陷病的治疗。

破伤风被动免疫使用的制剂包括动物源性的破伤风抗毒素（TAT），由破伤风类毒素免疫马匹所得的血浆，经胃蛋白酶消化后纯化制成的液体抗毒素球蛋白；人源性的破伤风人免疫球蛋白（HTIG）由含高效价破伤风抗体的健康人血浆，经低温乙醇蛋白分离法或经批准的其他分离法分离纯化，并经病毒去除和灭活处理制成，属破伤风被动免疫制剂，含适宜稳定剂，不含防腐剂和抗生素。采用经批准的人用破伤风疫苗和免疫程序进行免疫，原料血浆混合后破伤风抗体效价应不低于 10 IU/ml。

一、破伤风抗毒素

（一）破伤风抗毒素治疗

破伤风抗毒素在动物试验中获得成功后，很快就在临床中得到使用，主要应用在破伤风的治疗方面。对于破伤风抗毒素使用的剂量以及使用的方式，进行了多方面的尝试。

1. 破伤风抗毒素使用剂量　贝林的实验证实了部分动物可以在接受破伤风毒素攻击时存活下来，从而获得了对破伤风毒素的免疫，获得免疫的动物血浆中存在破伤风的抗毒素。破伤风抗毒素能够中和大量的毒素。他的动物免疫实验显示对与毒素的中和能力为 1∶5000000，即 1 g 破伤风抗毒素血清能够免疫 1 kg 体重的动物 5000 只，证明了破伤风抗毒血清在动物试验中的免疫剂量。

Rotter（1893 年）使用贝林的抗毒素血清成功治疗 1 例破伤风病例。该病例在伤口感染的第 16 天开始连续 4 天注射破伤风抗毒素血清，剂量分别为 66 g、59 g、45 g、50 g。该病例不仅证明了破伤风抗毒素在人体中治疗破伤风的有效性，同时也证明了其安全性。Roux（1893 年）报道的病例，患者在出现严重破伤风症状的情况下给予破伤风抗毒素治疗，首次在腹部皮下注射 50 ml 破伤风抗毒素血清 3 剂，首次注射后的第 2、第 4、第 5 天分别给予类似剂量治疗，病情得到控制。之前的病例使用抗毒素剂量相对恒定，但是 Gattai 治疗病例在开始给药患者未出现不良反应的情况下逐渐增加剂量，患者康复。

在这一段特定历史时期的破伤风抗毒使用，破伤风抗毒素在治疗破伤风方面的有效性被肯定，但是由于马破伤风抗毒素的制取差异很大，它的有效性不能进行定量的分析，而且不同公司提供的产品之间不能进行对比，导致使用剂量不能统一。

1910 年研究人员对破伤风病例治疗经验总结报道，如果患者在发病几小时之内给予大剂量破伤风抗毒素进行治疗，那么生存率可以达到 50%。在其治疗的病例中已经存活的病例如果没有在当时给 1 万～2 万单位（美国）的破伤风抗毒素血清进行治疗，这些病例极其可能已经死亡。Torres（1912 年）报道的在 8 年内收治 110 例急性破伤风病例治疗情况，死亡率为 32.7%。在治疗中常规给予

120 ml大剂量的静脉注射破伤风抗毒素，必要时 24 小时之内重复 100 ml。如果症状持续不缓解需要每天重复给药。Penna（1913 年）给出了 100 ml 静脉注射，24 小时内 1～2 次，如果症状持续保持每天注射 1 次。Vender Bogert（1907 年）6 年间给予小剂量破伤风抗毒素治疗，患者死亡率 100％。在此之后他改用大剂量的破伤风抗毒素治疗，经大剂量破伤风抗毒素治疗 5 例，死亡率在 20％。Vender Bogert（1912 年）大剂量破伤风抗毒素治疗 3 例破伤风病例。这些病例在当时都被认为是救治没有希望，其中一名男孩给了 15 万单位（美国）；另一名男性给予了 22 万单位（美国）；一名 14 岁女孩给予了 587000 单位（美国），这 3 例病例均治愈恢复。

从以上资料可以看到早期对于 TAT 治疗破伤风的剂量进行了大量的尝试与探讨。破伤风抗毒素使用被肯定，剂量由小剂量逐渐增大，也由起初的分次给药转变为一次足量给药。对于这些经验性的总结，同样适用于我们目前利用破伤风抗毒素治疗破伤风的原则。目前破伤风抗毒素的治疗剂量为 5000～20000 IU，儿童与成人用量相同，静脉滴注或多点肌内注射，以后视病情决定注射剂量与间隔时间，因不能使与神经细胞结合的毒素失活，且可能导致过敏反应及血清病，不建议盲目加大剂量或持续应用。注射破伤风抗毒素前适当应用激素可能减轻过敏症状或降低过敏发生率。

2. 破伤风抗毒素在治疗破伤风方面的给药方式　破伤风抗毒素在使用上除了剂量的不同，还有给药途径的区别，给药途径包括脑内给药、蛛网膜下隙给药、鞘内给药、静脉注射、肌内注射、皮内注射。脑内注射给药在动物实验和为数不多的人类治疗中取得了明显的效果，但是对于神经系统的持续性损伤，以及继发的颅内感染风险，阻碍的这种方式成为常规给药方式的可能。Ballance（1914 年）建议脑内给药治疗破伤风患者，他认为在手术过程中仔细操作、合理护理，能够减少不必要的危险。

Rogers（1905 年）曾经推荐使用神经内注射给药，但是在他的报道中没有解决这种给药途径所产生风险的更好的解决办法，所以很少被使用。脑内、蛛网膜下隙和神经内这三种给药唯一的不同在于给药后要多长时间抗毒素才能被吸收和分布到全身。一旦静脉给药，那么需要的是几分钟。肌内注射给药大概需要几小时，而皮下注射给药 1～2 天体内血药浓度达到最高值。而蛛网膜下隙给药还没有数据。Descos 等（1902 年）证实脊神经给药是最好的途径，Von Graff（1912 年）证实这种给药途径是最有效的，静脉注射途径是第二有效途径。W. H. Park（1914 年）报道 6 例破伤风病例鞘内给药注射治疗，全部都康复。

Hofman（1907 年）报道 13 例病例治疗情况，皮下给药死亡率为 53.8％，蛛网膜下隙给药死亡率为 12.5％，因此他建议鞘内给药。Graser（1900 年）建议鞘内给药，Gobiet 等（1904 年）均表示鞘内给药是最好的。临床经验无论人和马都表明了持续破伤风抗毒素注射是非常重要的。但是最近的研究表明，鞘内注射人破伤风免疫球蛋白或破伤风抗毒素的疗效目前存在争议，且不能确保安全性，不做推荐。而静脉滴注或多点肌内注射为主要用药方式。破伤风感染不能诱导机体产生免疫力，因此在应用破伤风抗毒素治疗时，对于之前已完成初始免疫的患者，在病情恢复时尽早给予一次强化免疫，如未主动免疫或免疫史不清的患者，应完成基础免疫及强化免疫以产生长期的保护力。

破伤风可以被抗毒素治愈，提供破伤风抗毒素治疗方案是症状出现越早给予效果越好，给予破伤风抗毒素，要以大剂量持续给药为主要原则。然而不幸的是最近按照我们认知来说，诊断一个破伤风的惯例是当这个疾病出现严重的程度才能够确定诊断，因此在这个阶段使用破伤风抗毒素治疗，就没有那么确切，及时给予大剂量的抗毒素治疗效果也并不确切。使用破伤风抗毒素预防破伤风似乎是一个突破。

（二）破伤风抗毒素预防

1. 破伤风抗毒素血清用于预防破伤风　破伤风抗毒血清用于动物破伤风预防的经验实验已经证明：如果致命剂量的破伤风毒素与合适剂量的破伤风抗毒素混合，混合物注射到动物体内，动物不会出现破伤风症状；提前 24 小时注射破伤风抗毒素，然后给予致命剂量的破伤风毒素，这些毒素会被之前注射的抗毒素完全中和掉；短时间注射到动物体内的致命量的毒素，可以被随后注射到体内的合适剂量的血清抗毒素中和而不至于导致破伤风发病。

从以上的事实推断出破伤风抗毒素，用于免疫预防会取得较好的效果，下面这些案例证实了这种猜测。Vaillard（1912 年）报道 1898—1906 年间 8 位兽医的职业情况，在那段时间里，他们给需要手术的 13124 只动物接种了疫苗，手术后没有发生破伤风。在同一时间内另外 2 名兽医，在没有使用破伤风抗毒素血清的情况下进行手术，术后出现了 139 例破伤风。8 名兽医共计使用抗毒素免疫 16917 只动物，其中 1 匹马得了破伤风（创伤后第 5 天给予破伤风抗毒素）。Mohler 和 Eichhorn（1911 年）总结得出，500 单位（美国）破伤风抗毒素，用来免疫预防是足够的，即使此病例在注射破伤风抗毒素之前的 4 天已经感染。

兽医手术的经验证明了破伤风抗毒素血清在免疫中的价值。同样的目的和结果用在人身上是否也具有同样的作用？Vaillard（1912 年）引用了 Biron 和 Pied 的经验数据，外科医师 1895—1902 年没有使用破伤风血清的情况下进行手术，在这期间他们有 11 例破伤风的病例而且均为致死。然而在 1903 年他们在有机会感染破伤风梭菌的病例开始用破伤风抗毒素血清，1903—1910 年无破伤风病例的报告。但是在同一时期收到了其他医院转诊的破伤风病例 7 例。Vaillard 报道了在"美国独立日庆典"中受伤人群的破伤风情况，1903 年没有使用破伤风抗毒素对伤员进行破伤风预防，发生破伤风病例 415 例。在此之后免疫预防被强力推荐使用，在"美国独立日庆典"中受伤人群的破伤风情况分别为，1904 年有 115 例，1905 年 104 例，1906 年 89 例，1907 年 73 例。数字显示随着时间的推移有利的结果被认可了，越来越多的关注被放在破伤风血清免疫处置上。当破伤风抗毒素被正确使用在预防领域不再是一个问题的时候，我们就能看见不可估量的价值。

2. 破伤风抗毒素使用剂量及给药方式　在确定破伤风抗毒素在预防破伤风中的有效性之后，随之而来的便是合适的预防剂量的选择。MacConkey 等认为，破伤风抗毒素血清注射剂量，主要根据每次注射时破伤风抗毒素血清每毫升内所含破伤风抗毒素的单位量而决定。在马匹的治疗使用中为 300～400 单位（美国），为合适剂量。贝林推荐剂量为 10～20 单位（德国），按照当时剂量单位德国与美国剂量换算约为 1∶40，他推荐的剂量 400～800 单位（美国）。Vaillard 等对于能够给予伤口充分清创的病例建议给予 500～1000 单位（美国）。Tizzon 提出使用 20000 单位，经过换算他使用的剂型为 5 ml＝200000 单位＝125 单位（美国）。Park and Williams 报道称，在处理"美国独立日庆典"受伤的人群常规使用 1000 单位（美国）破伤风抗毒素进行预防，没有发生破伤风的病例。

MacConkey 总结 1000 单位（美国）的破伤风抗毒素是足够预防剂量，当然也有可能使用更小的剂量就可以达到预防的目的。如果在有足够血清供应的医院，在手术时不需要考虑抗毒素的剂量，用 1000～1500 单位可以足够用来预防破伤风，而且在人们的认知里给多一些剂量获益多或更安全。但是在一些情况，例如战争爆发了，没有足够量的破伤风抗毒素供应的时候可能需要限制破伤风抗毒素的单剂用量，如果不是特别复杂的单纯伤口的病例，使用 500 单位（美国）剂量的破伤风抗毒素，如果伤口污染比较严重，且坏死组织比较多，应该增加破伤风抗毒素总的用量。

使用抗毒素剂量的多少和创伤发生于注射破伤风抗毒素中间的时间间隔，也应该纳入影响因素之一。Donitz 等（1897 年）报道显示实验兔子注射毒素和注射抗毒素的时间间隔为 1 小时，使用抗毒素综合掉毒素的剂量为 40 倍才能够挽救实验动物的生命。MacConkey 的研究也证实了这一点，在豚鼠身上注射毒素，把注射抗毒素时间间隔增大为 4 小时，所使用破伤风抗毒素增加，也没有能够挽救实验动物的生命。然而当把时间间隔扩大为 24 小时，我们就需要 2000 单位的破伤风抗毒素，才能够挽救生命。而如果 24 小时之内实验动物已经出现了破伤风的症状，那么使用 2000 单位的破伤风抗毒素也不能够使它避免破伤风发病。显而易见，越早使用破伤风抗毒素免疫使用的剂量就会越少，花费也就会越少，预防成功的可能性就越大。

目前规定，研究确定破伤风抗毒素用于破伤风预防剂量 1500～3000 IU/次，接种部位为大肌肉处（如臀部），接种方式为肌内注射。因 TAT/F（ab'）$_2$ 作用维持时间仅有 10 天，对伤口污染患者，应考虑 TAT/F（ab'）$_2$ 注射后 1 周再次注射。注射前应将 1500 IU TAT/F（ab'）$_2$ 用 10 ml 灭菌注射用水稀释后进行皮内试验，皮内试验阴性方可肌内注射。注射 TAT/F（ab'）$_2$ 后，应观察至少 30 分钟。如果皮内试验阳性，应改用 HTIG。

如果患者应进行破伤风被动免疫，但无接种 HTIG 条件且 TAT/F（ab'）$_2$ 皮内试验阳性时，可采用 TAT/F（ab'）$_2$ 脱敏注射：将 TAT/F（ab'）$_2$ 稀释 10 倍，分小量数次作皮下注射，每次注射后观察 30 分钟。第 1 次注射 10 倍稀释的 TAT/F（ab'）$_2$ 0.2 ml，观察无发绀、气喘或显著呼吸短促、脉搏加速时，即注射第 2 次 0.4 ml，如仍无反应则注射第 3 次 0.8 ml，如仍无反应即将安瓿中未稀释的 TAT/F（ab'）$_2$ 全量作肌内注射。有过敏史或过敏试验强阳性者，应将第 1 次注射量和以后的递增量适当减少，分多次注射，以免发生剧烈反应。患者最后一次注射 TAT/F（ab'）$_2$ 后，应观察至少 30 分钟。

二、人免疫球蛋白替代抗毒素用于破伤风的治疗及预防

破伤风抗毒素在破伤风治疗中虽然依然还有一定的争议，但是 TAT 的出现具是历史性突破，是的人类对付这种疾病治疗和预防有了更多的可能性，尤其在第一次世界大战期间，破伤风抗毒素在破伤风预防方面有了更好的表现，美国在这次战争中士兵的破伤风发病人数为 70 例，英国为 1458 例，对比之前的战争，有了非常大的进步，当然在这个时期由法国人发起的清创术有了进一步的发展，对与战伤的伤口处理在理念上有了很大的突破，这对于破伤风的发病人数减少也有一定的贡献。

虽然破伤风抗毒素在治疗和预防两个方面给都起到了非常重要的作用。但是随后出现的不良反应，越来越受到临床医师的重视。在加拿大的一项报道中明确表达，由于破伤风预防的意识调高、伤口处理的技术进步以及破伤风抗毒素在破伤风预防中的大量应用，导致在当时的加拿大每年破伤风病例的发患者数在 20～30 例，这在当时的疾病负担比较轻。但是临床医师在破伤风预防的时候却出现了两难的尴尬局面：首先是破伤风抗毒在使用中容易出现不良反应，轻度的造成不适，严重的可以造成致残甚至致死病例，医师内心产生严重的抗拒心理。另一方面，外伤后使用破伤风抗毒素预防破伤风在社会认知方面根深蒂固，如果在外伤后不使用抗毒素，医师又面临法律方面的风险。破伤风抗毒素预防破伤风每年使用 150000 支。

临床医师在救治伤者的时候，经常面临着一个特定的问题，就是预防一种相对罕见的破伤风。这种疾病虽然相当罕见，但是如果一旦发生它的后果会非常严重，考虑到这一点，临床经常使用马破伤风抗毒素，用来预防这种疾病，而马破伤风抗毒素血清被广泛应用，如果没有不良反应，那么我们没必要质疑这种抗毒素血清预防破伤风的价值，但是破伤风抗毒素血清使用后的后遗症和不良反应是经常发生的。在某医学院的一个特别委员会推荐破伤风类毒素使用预防破伤风，注射破伤风马抗毒素血清发生不良反应的概率在 5%～6%，这就可以理解，人们不是特别愿意使用破伤风抗毒素血清来预防破伤风这种疾病。

使用同源人类抗毒素的想法一直被探索（Turner，Stafford and Goldman，1954 年；Smolens，Stokes and Vogt，1957 年；Stafford，1960 年），但在没有任何资料的情况下讨论被动免疫的剂量和持续时间同源血清从未被认真考虑过。在早期的一项研究中（1961 年），显示通过动物实验证明了同源血清是至少比异源性有效 100 倍，此外保持这种抗毒素浓度在整个潜伏期都能够维持。

Rubbo SD 等对 27 位健康的非免疫欧洲血统成人和 6 位印第安血统的志愿者进行研究，分别肌内注射人破伤风免疫抗毒素，所有志愿者都被采血（约 15 ml）。免疫前和每周抽血间隔 3 周，抗毒素含量血清测定小鼠保护试验结果显示：与马血清相比，同源性的破伤风抗毒素有 3 个突出的优点，这些优点非常显著，因此人们有必要质疑继续使用马血清抗毒素预防破伤风的必要性。首先，同源性破伤风血清不携带任何与使用马血清性相关的过敏反应或过敏反应性并发症，无论使用马血清的剂量有多大，后者都可以被体内消耗掉，这一点已经被很好地证明了。第二，当循环毒素用于诱导破伤风免疫时，其浓度可以用常数表示，而血清抗毒素水平发生碎片性变化，无法预测。第三，与异种抗毒素相比，同种血清比异源性的血清低得多的保护剂量和持续高水平的循环毒素是异源性抗毒素血清无法比拟的。

直接比较被动免疫后的循环存储水平与两种类型的血清作用是不可能的，主要由于医学伦理原因，没有理由让非免疫个体承担马血清注射后导致的致命反应，然而研究发现，同源免疫球蛋白 4 倍剂量的异源血清不能产生循环毒素。

由于同源抗毒素的保护效率好，可以直接通过动物攻毒实验和间接通过循环抗毒素的测定来实现，在之前的研究中，在豚鼠身上证明同源血清进行被动免疫比异源血清至少提高 100 倍的效率，事实上这种差异是如此巨大，以至于他们表明在保护能力方面存在定性而非定量的差异。必须用多少剂量的同种抗毒素才能对人体破伤风起到保护作用，这个问题不能肯定地回答，在考虑这个问题时要考虑到许多因素。

欧洲和印第安受试者接受的相同剂量的免疫球蛋白对比研究。推测产生差异的原因是研究中使用的球蛋白来自于欧洲人，它可能是"有点陌生"的印第安的人群，因此灭活得更快，或者印度人的蛋白质周转率可能会更高。这一现象似乎值得进行更详细的调查。然而，差异并不影响低剂量的人体免疫球蛋白破伤风被动免疫明显优于高剂量马破伤风抗毒素的事实。

与马的抗衰相比毒素免疫，抗排异率消失毒素是缓慢的，然而，印第安实验对象出现了快速清除免疫球蛋白欧洲人接受同样的剂量。建议人体免疫球蛋白的保护剂量成人平均为 400 单位，儿童平均为 200 单位，这些剂量会使血清抗毒素水平每毫升不小于 0.05 单位，总共至少 14 天这些被认为是保护性的被动诱导同源抗毒素。

（一）当前预防破伤风

既往未全程接种破伤风疫苗（全程接种为至少注射过 3 剂 TTCV）的患者和接种史不明确的患者，如果出现不洁伤口或污染伤口，应肌内注射 HTIG 来进行被动免疫。HTIG 用量为 250～500 IU/次，单次注射，接种部位为大肌肉处（如臀部），接种方式为肌内注射。

（二）当前治疗破伤风

被动免疫制剂在治疗方面的应用主要是中和非结合毒素，因为破伤风毒素与组织不可逆地结合，所以只有非结合毒素可进行中和作用。利用被动免疫中和非结合毒素可提高生存率，已作为标准治疗。

人破伤风免疫球蛋白（HTIG）是首选制剂。一旦考虑诊断为破伤风，应尽快肌内注射 3000～6000 U 的剂量，用该剂量的部分浸润伤口周围。HTIG 应在与破伤风类毒素在不同的部位注射。人破伤风免疫球蛋白用破伤风疫苗免疫供血者，采集含高效价破伤风抗体的血浆提纯制成，或基因重组技术制备，过敏反应率低、效价高、体内半衰期长（3～4 周）、使用方便，无需皮试，但我国目前 HTIG 市场供应缺口大，且价格大大高于 TAT，无法完全替代 TAT 在临床上的应用。马破伤风免疫球蛋白于 2008 年在国内上市，加用柱色谱法纯化工序降低 IgG 等大分子蛋白的含量，提高有效成分抗体片段 F（ab'）$_2$ 的相对含量，降低了过敏率，目前已在部分医院临床使用，需要更多的临床研究，可作为不能获得 HTIG 时的代替品，但使用前仍需要皮试，用法为皮下或肌内注射 1500～3000 IU。

三、总结

破伤风被动免疫制剂使用受到历史条件的限制，从使用破伤风抗毒素治疗破伤风，到使用破伤风抗毒素预防破伤风，再到使用破伤风人免疫球蛋白代替破伤风抗毒素的治疗与预防作用。在治疗方面应用受到多方面的影响，并不是单一使用就能达到满意的效果，需要结合伤口局部清创，呼吸支持，血管活性药物，营养支持等多种综合治疗方式才能取得相对满意的效果。被动免疫使用的制剂在破伤风预防方面有存在的价值，但是在剂量以及血药浓度保持保护性水平维持时间上都存在明显的缺陷，需要结合类毒素疫苗进行主动免疫。单纯依靠破伤风被动免疫制剂预防破伤风是不科学的，必须尽早完成破伤风类毒素主动免疫，来实现可靠的、持久的免疫。

〔陈庆军　王传林〕

参考文献

［1］王传林，刘斯，陈庆军，等. 非新生儿破伤风诊疗规范［J］. 中华流行病学杂志，2020，41（2）：162－166.

［2］国家药典委员会. 中华人民共和国药典 2015 年版（三部）［M］，北京：中国医药科技出版社，2015.

［3］Hans-Jörg Oestern，Wentzensen A，Winker K H. Ueber das Zustandekommen der Diphtherie-Immunität und der Tetanus-Immunität bei Thieren ［J］. Dmw Deutsche Medizinische Wochenschrift，1890，16（49）：1113 - 1114.

［4］MacConkey A. TETANUS：ITS PREVENTION AND TREATMENT BY MEANS OF ANTITETANIC SERUM ［J］. Bmj，1914，2（2806）：609 - 614.

［5］王传林，刘斯，陈庆军，等. 非新生儿破伤风诊疗规范 ［J］. 中华创伤杂志，2020，36（1）：18 - 23.

［6］王传林，刘斯，邵祝军，等. 外伤后破伤风疫苗和被动免疫制剂使用指南 ［J］. 中华流行病学杂志，2020，41（02）：167 - 172.

［7］Perey BJF. Progress in Tetanus Prophylaxis：The Advent of Human Antitoxin ［J］. Canadian Medical Association Journal，1966，94（9）：437 - 441.

［8］Fisher T L. Failure to Use Anti-Tetanic Serum ［J］. Canadian Medical Association Journal，1956，75（8）：690.

［9］Ellis M. Human Antitetanus Serum in the Treatment of Tetanus ［J］. Bmj，1963，1（5338）：1123 - 1126.

［10］Rubbo S D，Suri J C. Passive Immunization Against Tetanus with Human Immune Globulin ［J］. Bmj，1962，2（5297）：79 - 81.

第四十六章　破伤风被动免疫制剂的免疫效果

"患者紧咬着嘴巴，眼睛充满了泪水，双脚因为僵硬而无法并在一起。"这是医学之父希波克拉底（Hippocrates）在公元前 400 年对破伤风这种古老而致命疾病所做的描述。人类在不清楚破伤风的病因且没有疫苗的年代，患者只能靠自己的求生意志与死神搏斗。

直到 1884 年科学家从土壤样本中分离出破伤风梭菌，同年来自意大利的两位病理学家安东尼·卡尔安（Antonio Carle）和乔治·瑞东（Giorgio Rattone）取患者身上的脓液注入兔子体内发现产生破伤风症状，才得知造成疾病的来源，1889 年师承于罗伯特·科赫（Robert Koch）的日本细菌学家北里柴三郎（Shibasburo Kitasato），从患者身上分离了破伤风原菌培养后注入动物体内，造成了相同疾病。

一、被动免疫制剂的诞生

1890 年，贝林和北里柴三郎报道，动物可以免疫接种破伤风梭菌及其毒素，然后他们的血液获得了一个新的属性。将合适的剂量免疫接种后的动物的血液注入到其他动物体内时，这些动物能够抵抗之前致命剂量的破伤风抗毒素的攻击。他们认为这一新的特性是由于接种以后的动物产生了一种物质，这种物质综合了破伤风毒素，因此把这种物质称为"抗毒素"，当血液中的固体成分被分出去就会发现血浆或者血清中含有抗毒素。在破伤风抗毒素的生产中，马是最常用的动物，因为它们对毒素非常敏感，所以在毒素接种过程中要特别小心，避免发生意外。在免疫开始时，毒素不是处于完全纯净的状态，而是经过化学药品修饰或与抗毒素混合后才给予的，有时毒素和抗毒素注射时间不加区分，而是在身体的不同部位同时注射，也可以在注射毒素前几小时注射抗毒素，无论在开始时采用哪种方法目的都是一样的，都是为了产生基本的免疫力，使动物经过一段时间后能耐受纯毒素接种而无不良反应，随着注射次数的增加修饰物就逐渐减少，直到注射纯毒素。当基础免疫被证实时，毒素的剂量快速增加，最终达到每次 200 ml、400 ml、1000 ml 纯毒素，每隔 10 天静脉注射，皮下注射、肌内注射（有时采用静脉注射），在动物采血前进行最后一剂次注射，休息 1～3 周后取血，如果认为需要可以在 1 周结束时再一次取血，然后每隔 7、8 天进行第 3 次、第 4 次采血，然后这些动物休息 3 周或更长时间，再次取血期间以及随后的所有过程中需要重新免疫。同时当血浆或血清分离出来后，应采取措施以防止污染，添加少量防腐剂，并将其放在阴凉阴暗处，采血后应尽快测定血清中是否含有足够量的抗毒素，使其适合治疗使用。

贝林因发现破伤风抗毒素及白喉抗毒素用于治疗破伤风和白喉，因此荣获 1901 年首届诺贝尔医学和生理学奖，贝林和北里柴三郎完成了动物实验，并从中发现特殊抗体能中和破伤风毒素。他们的实验也证明以下问题：除了细胞免疫之外还存在体液免疫；破伤风免疫后的兔子血液能够灭活破伤风梭菌产生的毒素；感染特殊细菌后的实验动物对于这种细菌感染的免疫力增强，对其他细菌没有这种增强作用；免疫后的动物这种能力存在于无血细胞的血清中；这种免疫能力可以被移植到其他动物体内，且保持有效；这种灭活破伤风毒素的能力在没有被免疫的动物血液中不存在；免疫血清用于生产或者说具有抗体的动物，即在动物给予毒素之前使用抗血清，可以让动物存活下来具有重要作用；血清可用于患病动物的治疗，在治疗学上有一定的突破；血清不仅可以用来治疗，也可以用来预防生产具有免疫力的动物，就是其中一个重要的作用。这项动物实验，开启破伤风免疫预防治疗的大门。

破伤风被动免疫使用的生物制剂的发展是建立在免疫治疗与免疫预防效果的不断探讨和提高基础上的。反之，从被动免疫制剂的发展历史了解其免疫效果更具有价值。两种破伤风被动免疫制剂不是同时出现的两种平行用药，破伤风抗毒素出现得较早，破伤风人免疫球蛋白的出现是因为破伤风抗毒素制剂不可改变缺陷的基础上，是动物源性制剂的替代品，两种药物都具有破伤风治疗及预防的双重属性。

二、抗毒素用于破伤风治疗的研究

（一）破伤风抗毒素用于治疗破伤风的开始

破伤风抗毒素被发现后，1890 年曾经得到医师们的认可，大量病例使用 TAT 治疗，被认为是攻克破伤风这种疾病的希望，经破伤风抗毒治疗的成功的病例被大量报道。与此同时破伤风抗毒素治疗失败的案例也出现。TAT 用与治疗破伤风的效果得到肯定的同时，使用破伤风抗毒素治疗效果不能均质化的问题出现在公众面前。大量治疗失败的病例出现点燃了人们对破伤风抗毒素治疗用药的进一步探讨。

（二）破伤风抗毒素用于治疗破伤风启动时间

首先探讨的问题就是启动破伤风抗毒素的治疗时间问题。人们开始认真寻找和探讨破伤风的先兆症状。先兆症状，在任何一种疾病中越早期被识别而开始治疗，那么就越有机会得到更好的治疗结果。如果我们能认知到破伤风在早期的阶段像认识白喉一样，那么毋庸置疑我们使用破伤风抗毒素进行治疗，就能获得更好的结果。就像白喉发现咽喉部白色薄膜就应该给血清治疗一样，当我们发现伤口污染或有异物的时候，我们就应该给予破伤风抗毒素血清。

然而当明确的破伤风症状出现的时候，意味着这种疾病已经比较严重了，用破伤风抗毒素的意义就已经打折扣了。这个解释一定程度上解释了破伤风抗毒素治疗方面不确定的结果。这就提出了一个问题，是否存在着早期特异的症状，来确定患者接下来一定会发展为破伤风，多项研究的文献表明，破伤风开始出现的症状多数表现为感冒，肌肉酸痛，颈部强直，咽喉痛等。事实上，很多时候，很多病例被诊断为以上疾病而进行成功治疗，因为是轻型破伤风病例。破伤风典型症状出现后结合可能接触到破伤风梭菌的流行病史，就可以给予破伤风抗毒素注射。破伤风抗毒素作为治疗用药因为不能达到满意的治疗效果，1914 年左右出现了较大的争议。不能达到满意效果，是因为破伤风这种疾病通常确定诊断是处于较严重的阶段。

（三）破伤风痉挛毒素中结合毒素的存在

Hutcllings（1913 年）的一个实验证明了结合毒素的存在。实验室把长尾绵羊的尾巴内植入木片，木片沾染了破伤风梭菌芽胞。破伤风首发症状在 6～8 天内出现，出现首发症状之后，把绵羊尾巴切除，接着给绵羊每天注射破伤风抗毒素 4500 单位。所有动物中只有一只例外，其他均出现典型破伤风症状致死，所有动物血液中在 5～7 天内均测到致死量的破伤风毒素。破伤风抗毒素注射之后，24 小时之内测不到明显的破伤风毒素。从这个结果我们可以总结出，绵羊尾巴被去除之后，没有影响破伤风的进程，破伤风抗毒素能被测，但是使用抗毒素之后，24 小时之内破伤风抗毒素使用后，血液中不能测到毒素，但是实验动物最终死于破伤风。证明破伤风发病后破伤风毒素存在的部位除感染部位之外，还存在机体循环毒素（又称游离毒素）和结合毒素。

破伤风毒素已经被吸收进入神经系统，使用破伤风抗毒素不能影响到进入神经系统内的破伤风毒素。使用破伤风抗毒素只能中和掉破伤风循环毒素，对已经进入神经系统的毒素无法中和掉，只能依靠毒素的衰减代谢掉。到目前为止，重症破伤风治疗破伤风抗毒素的使用之外，还应该包括镇静、呼吸支持、循环支持等治疗措施。在大多数破伤风病例中，破伤风梭菌大量停留在伤口感染的部位，在破伤风感染产生的毒素，被吸收转运进神经组织，破伤风抗毒素在治疗破伤风时需要中和掉大量在伤口产生且没有被吸收的破伤风毒素。目前治疗破伤风的病例伤口，清创仍然是重要的组成部分，去掉破伤风毒素的持续来源，破坏破伤风梭菌可能依赖生存的无氧环境。

（四）破伤风抗毒素治疗剂量及给药方式的探讨

1912 年 252 例破伤风抗毒素治疗数据显示，经治疗平均死亡率为 77.1%。142 例没有使用破伤风抗毒素，死亡率为 71%，使用血清治疗的 112 例，死亡率为 63%。其使用血清剂量较小的死亡率为 70.44%，使用破伤风抗毒素>100 ml 的 41 例病例死亡率为 51.0%。如果我们比较使用和没使用破伤风抗毒素的死亡率，差异并不明显，但是，当我们把没有使用破伤风抗毒素的病例组与大剂量使用破伤风抗毒素的病例组的死亡率进行对比，使用破伤风抗毒素治疗效果就比较明显了。鞘内给药注射途径的有效性及安全性在不断地进行这方面的探索和研究，因其不稳定性及有效性证据不足依然受到质疑。

（五）破伤风抗毒素使用的安全性

大多数的血清都有一定量的防腐剂（如石炭酸、磷酸、氯仿等）加入到其中，当剂量达到一定数值，问题就出现了，多少剂量的防腐剂，给了是最合适而没有不良反应？1911 年的强烈推荐，破伤风应该被皮下注射治疗至少 1 g 的石炭酸每天给予。1913 年在一个狂犬病患者皮下注射 22.5 g 的石炭酸，12 小时注射一次，没有证据证明出现局部或全身的不良反应。1899 年皮下注射 5.25 g 的石炭酸连续注射 18 天。1898 年给予 75 ml，3％的石炭酸，没有出现后续的防腐剂中毒症状。然而鞘内注射出现不良反应的概率也是比较高的，因此认为防腐剂中石炭酸在血液中注射比较安全。

早期的抗毒素血清制备后需要进行有效性及安全性检查，来确保生物制品的安全，其中包括毒测试（取两只 250 g 体重的豚鼠分别注射血清 10 ml，两只豚鼠保持健康）、无菌测试（需氧和厌氧培养介质中接种血清之后，必须不能够产生任何一种细菌）、防腐剂是否过量测试（取 0.5 ml 血清静脉注射到一只 15 g 体重的老鼠身上，这只动物必须没有表现出中毒症状）。

历史上的悲剧案例，孩子为了治疗白喉，注射了白喉抗毒素血清，这批血清来自免疫后的马匹，然而这只马匹在提供治疗白喉所用的血清之后，出现了破伤风的症状，最终死于破伤风。美国 1902 年颁布了生物制剂控制法案。在这个法案中要求检查和许可公司生产疫苗及抗毒素和相关治疗的生物用品，必须由政府对这些药物进行生物制剂纯度和效率的测试。

（六）破伤风抗毒素在有效期内抗体含量的保证

从抗毒素血清制备成品初期，抗毒素的含量便开始逐渐减少，这种减少起初发生得快，过一段时间之后，血清中抗毒素的含量达到了一个相对稳定平衡状态，抗毒素衰减的速度变慢，为了弥补这种不可避免的抗毒素衰减的损失，所采取的办法通常是使每个瓶子的抗毒素超过规定的数量，来保证 2 年后瓶子中的抗毒素含量和标签规定的一致，要求保存在黑暗的低温条件下。

三、抗毒素用于破伤风预防的研究

（一）破伤风抗毒素预防破伤风的有效证据

第一次世界大战中使用破伤风抗毒素预防战争创伤的破伤风似乎成为破伤风抗毒素在创伤中预防使用的经典成功示范。然而在多年的应用实践中发现，这种预防方法出现失败的病例似乎是不可避免的。Martini 等在文献中报道了 15 例破伤风免疫失败的病例。他提出使用常规推荐的 1500 单位预防剂量不足，建议增大剂量。然而，大量文献对破伤风抗毒素预防破伤风免疫失败的分析指出，破伤风抗毒素剂量由 1500 单位提升到 3000 单位，再提升至 5000 单位，依然不能避免破伤风抗毒素预防破伤风导致免疫失败的病例，因此总结出单纯提升破伤风抗毒素剂量不能完全避免破伤风预防中的免疫失败，而且伴随着剂量的升高，破伤风抗毒素出现相应并发症的概率增大，出现严重不良反应的机会增多。

（二）增加剂量失败的原因

破伤风抗毒素预防破伤风免疫失败，这是因为，在从来没有注射过破伤风抗毒素的人的体内注射破伤风抗毒素后，破伤风抗毒素的水平在第 1 周之内会很高，但是因为人类宿主，对于异源性蛋白的清除作用，使得破伤风抗毒素在 10 天的时间，突然下降得特别明显。因此破伤风抗毒素注射时间周期为 15～20 天。然而破伤风抗毒素的清除速率，如果在之前曾经注射过破伤风，抗毒素的人群中，清除速率会加快很多。同时这类人群还容易出现过敏反应，这种过敏反应，通过脱敏注射也不能避免。

关于马破伤风抗毒素的性质，有许多的研究工作已经发表了。多数的研究清楚地表明，马的抗毒素保护实验动物研究注射破伤风毒素的致命影响。然而这种实验是人为造成的，因为临床上破伤风感染是由细菌感染而引起的，而不是注射破伤风毒素引起的。事实上由破伤风芽胞诱导的破伤风实验，一再表明马的抗毒素不能充分保护不同种类的实验动物免受细菌感染而诱发的破伤风。相比之下使用类毒素的主动免疫，在这些条件下确实有了足够的保护作用。有证据表明，主动免疫所达到的血浆水平比被动免疫所达到的类似水平更具有保护作用。而且主动免疫后，如果抗毒素血清在血液中的水平降低也能够有一个良好的保护作用。

过敏反应：使用马抗毒素的另一个限制，经过适当敏感性试验的受伤人员，多达50％对马血清过敏。因此无法接受破伤风抗毒素的注射，牛血清抗毒素的代替品并没有解决这个问题，因为大多数对一种血清过敏的人对两种血清都过敏。

（三）并发症

研究表明，破伤风抗毒素为异源性抗体，使用后出现并发症，包括过敏反应、血清病、荨麻疹等。严重不良反应可直接导致死亡，也可能造成长期的致残等。考虑到过去实验临床和统计观察结果很难理解，到现在还有人坚持对受伤人员进行破伤风抗毒素注射可以作为预防破伤风措施的信心。尽管过敏试验为阴性的人仍可能出现过敏性休克，发生率约为1/10万，同时也可能死于脑炎或其他并发症，包括外周和颅神经炎、脑膜炎、脊髓炎、心包炎、心肌炎和结节性动脉周围炎都有报道，还包括特别严重的血清病等。在预防剂量的破伤风抗毒素导致免疫失败和机体致敏，免疫失败后发生破伤风病例，治疗时使用破伤风抗毒素会发生更加严重的过敏反应，也使得治疗量的破伤风抗毒素失去作用。过敏试验反应方面也是极其不可靠的，而且它本身也可能是危险的，而且在一些情况下，在过敏试验剂量的抗毒素而导致严重的过敏性反应，甚至过敏性休克也包括神经系统并发症，而血清病有时仅因为试验剂量而引起，此外人们普遍认为对马血清敏感的患者经常推荐的脱敏程序是没有价值的，因为注射抗毒素过敏迅速。

在反复使用破伤风抗毒素预防剂量的过程中，机体对于异源性蛋白质产生免疫，不仅不能够预防破伤风，即使增加剂量也如此。更重要的是一旦破伤风预防失败，破伤风发病，抗毒素作为唯一的相对有效的治疗手段，将失去作用。对于本来救治就非常困难的情况变成了更加困难的局面。

（四）破伤风人免疫球蛋白（HTIG）

破伤风人抗毒素是使用破伤风类毒素，主动免疫人群获得的抗毒素，抗毒素在市场上可以获得这种药品，拥有破伤风抗毒素不可比拟的优势，因此HTIG作为破伤风抗毒素的替代品被广泛使用。破伤风人抗毒素来源于同源的免疫球蛋白，因此快速地吸收被宿主接受，而且不会产生过敏反应。破伤风人免疫球蛋白的半衰期约为30天。破伤风抗毒素半衰期在10天左右。因此注射破伤风抗毒素人免疫球蛋白250单位或者更少能够让血清中的保护作用抗体水平在0.01单位每毫升血清中维持几周的时间。实验研究表明，在豚鼠体内注射20倍致死剂量的破伤风抗毒素之后，给予破伤风人免疫球蛋白2.5单位每千克体重可以保护这种动物的抗体，有效浓度维持时间在21天，而且保护作用是马破伤风抗毒素的100倍。1910年保护马匹同源性免疫球蛋白，250单位抗毒素，这种情况的保护作用是马破伤风抗毒素的2倍左右。使用HTIG在医学伦理方面遭到质疑，同时也存在着破伤风抗毒素所具有的共同不足。

四、破伤风感染病理生理

机体出现创伤后，破伤风梭菌及其他需氧菌进入创口，此时创口内并非缺氧环境，由于伤口的特点，血痂、坏死组织、不当处理等导致创口封闭形成密闭环境，需氧菌感染消耗掉破伤风梭菌所处微环境中的氧气，造成破伤风梭菌周围的无氧环境，破伤风梭菌由芽胞状态转变为增殖体，开始释放溶血毒素，溶血毒素通过破坏周围形成有氧环境的条件，进一步优化无氧环境，使得破伤风梭菌的增殖不再依赖于需氧菌消耗氧气，同时也限制了需氧菌的进一步发展，因此破伤风感染的伤口炎症反应并不严重，甚至出现痂下愈合的情况，但是破伤风梭菌的局部专性厌氧环境依旧维持，持续释放痉挛毒素，痉挛毒素持续累积，进入血液系统和神经系统，竞争性抑制乙酰胆碱受体，导致骨骼肌舒张功能障碍，而破伤风发病，进一步影响呼吸、循环等系统功能障碍，最终导致死亡。在这样的致病机制下，使用被动免疫制剂预防破伤风存在不可跨越的不足，具体表现为时间依赖和剂量依赖。

（一）时间依赖

破伤风抗毒素（TAT）预防破伤风即在创伤发生时注射进入体内，维持抗体水平，对可能进入机体的破伤风痉挛毒素进行中和。破伤风抗毒素有效维持时间约为 10 天，在 10 天内破伤风梭菌被清除或转为芽胞不再释放痉挛毒素，或释放痉挛毒素不足以导致出现临床症状，被认为本次预防成功，破伤风梭菌未被清除或没有转为芽胞持续释放痉挛毒素超过 10 天，破伤风抗毒素失去对破伤风痉挛毒素的中和作用，痉挛毒素持续累积，破伤风发病，破伤风抗毒素（TAT）失去破伤风的预防效果。为突破时间依赖破伤风抗毒可加倍使用，即第 1 剂量破伤风抗毒注射后约 10 天再次给予 1500 IU 破伤风抗毒，理论上使破伤风抗毒素预防破伤风的时间延长至 20 天，但是由于重复注射，导致生物利用度下降，以及可能出现的免疫系统对 TAT 的免疫清除作用，随着注射次数的增加有效维持时间逐渐缩短，最终导致无效。即使第二次的注射有效，同样超过 20 天破伤风痉挛毒素持续释放破伤风发病。破伤风人用免疫球蛋白（TIG）用于破伤风的预防部分解决了时间依赖问题，同时因起效能为 TAT 约 20 倍而得到临床广泛应用。但破伤风人用免疫球蛋白（TIG）有效期为 28 天，加倍后维持时间 56 天，即使用被动免疫制剂在时间依赖角度，预防破伤风维持时间为 56 天，能大部分预防破伤风的发生，但是仍旧有明显局限性。因此在时间依赖的概念上，破伤风被动免疫预防破伤风并不十分安全有效。

（二）剂量依赖

破伤风痉挛毒素进入机体至发病需要一个量的积累过程，2.5 ng/kg 体重致死，当创伤较重，感染部位破伤风梭菌增殖体较多，释放进入体内破伤风痉挛毒素大量增加时，仅仅肌内注射 1500～3000 IU 抗毒素或 250～500 IU 破伤风人免疫球蛋白，不足以中和掉大量毒素，破伤风发病，此称为剂量依赖。大量毒素迅速进入机体，结果在创伤早期即使使用预防剂量的破伤风抗毒素，依旧在创伤后早期发病，使用被动免疫制剂应该不再是预防剂量，应该是治疗剂量，为预防剂量的 20～40 倍才有可能预防发病。因此破伤风被动免疫制剂预防受到剂量依赖限制。

五、破伤风治疗后复发

破伤风发病后经规范治疗后症状缓解，临床治愈，文献报道，复发病例并不罕见，破伤风病例复发其中包括多种因素。破伤风复发病例可以是本次发病前破伤风毒素被中和或清除，但是破伤风梭菌仍旧在伤口内残留，破伤风梭菌由增殖体转变为芽胞，暂时休眠后，释放的毒素量不足以导致破伤风临床症状，但当局部缺氧环境进一步优化，破伤风梭菌复活、繁殖释放痉挛毒素量增加，导致再发发病，称为破伤风复发。对于皮肤缺损比较严重的患者如烧伤患者，经治疗破伤风症状缓解，创面破伤风梭菌可能被完全清除，但是创面愈合时间较长，可能导致环境内的破伤风梭菌再次感染创面，破伤风复发。破伤风感染后痉挛毒素的量不能够刺激免疫系统产生免疫应答，所以并不能产生主动免疫达到避免破伤风再次复发的作用。

虽然在破伤风治疗期间给予较大剂量破伤风抗毒素或破伤风人免疫球蛋白，中和体内游离破伤风痉挛毒素，但是破伤风抗毒素维持时间 10 天，破伤风人免疫球蛋白 28 天，在 TAT 或 TIG 有效维持时间内破伤风痉挛毒素被中和，破伤风表现为治愈。当超过破伤风被动免疫制剂有效期后破伤风痉挛毒素继续蓄积，导致破伤风再复发。

在之前论述中我们要正确认识到合理使用破伤风被动免疫制剂，深刻理解破伤风预防使用的被动免疫制剂是抗毒素而不是抗生素，因此它不具有抑制破伤风梭菌生长的能力。所有抗毒素的能力只是中和掉破伤风梭菌产生的毒素。一定量的血清能够中和掉一定量的毒素，仅此而已，不再具备更多的作用。过量使用的抗毒素能够产生不必要的不良反应。因此如果一个动物已经感染了破伤风梭菌，而且接受了一剂量的破伤风抗毒素血清的免疫，那么这次免疫是抗毒素血清的中和能力被耗尽之前，对抗破伤风毒素的一次免疫保护。当达到已注射的抗毒素能力耗尽时，继续产生更多的毒素，那么可能会有 3 个结果：或者需要给予更多的抗毒素；或者动物需要产生自己的抗毒素；或者动物中毒发病甚至死亡。

综上所述，破伤风被动免疫制剂无论在治疗后还是预防破伤风都不能达到完全满意的效果。破伤风被动免疫制剂多次注射后生物利用度降低，保护时间减少，充分认识破伤风被动免疫制剂预防破伤风的时间依赖和剂量依赖，对于合理使用被动免疫制剂，以及突破破伤风预防误区有着极其重要的作用。

　　总之，破伤风是一种可以预防的疾病，而破伤风被动免疫制剂用来预防破伤风存在明显的不足，使用疫苗尽早完成主动免疫，定期加强疫苗注射，保持体内抗体达到预防水平，才是预防破伤风的有效措施。

〔陈庆军　王传林〕

参考文献

［1］国家药典委员会. 中华人民共和国药典 2015 版（三部）［M］. 北京：中国医药科技出版社，2015.

［2］余超，徐玉茗，徐瑾，等. 破伤风抗毒素临床应用及安全性研究进展［J］. 中国药物警戒，2016，13（1）：36-41.

［3］项先和. 破伤风被动免疫临床应用体会［J］. 中国医学创新，2011，8（19）：151-152.

［4］仇秋菊，宾文凯. 马血清破伤风抗毒素与马破伤风免疫球蛋白 F（ab'）$_2$ 过敏反应比较［J］. 蛇志，2015，27（3）：263-265.

［5］Yen L M，Thwaites C L. Tetanus［J］. Lancet，2019，393（10181）：1657-1668.

［6］王传林，刘斯，陈庆军，等. 非新生儿破伤风诊疗规范［J］. 中华创伤杂志，2020，36（1）：18-23.

［7］王传林，刘斯，邵祝军，等. 外伤后破伤风疫苗和被动免疫制剂使用指南［J］. 中华流行病学杂志，2020，41（2）：167-172.

［8］张晓萌，王艳华，王传林. 破伤风被动免疫制剂的发展历史及应用状况［J］. 中华微生物学和免疫学杂志，2018，38（6）：472-475.

［9］Perey B J. Progress in tetanus prophylaxis：the advent of human antitoxin［J］. Can Med Assoc J，1966，94（9）：437-441.

［10］Geeta M G，Krishnakumar P，Mathews L. Intrathecal tetanus immunoglobulins in the management of tetanus［J］. Indian J Pediatr，2007，74（1）：43-45.

［11］Loan H T，Yen L M，Kestelyn E，et al. Intrathecal Immunoglobulin for treatment of adult patients with tetanus：A randomized controlled 2x2 factorial trial［J］. Wellcome Open Res，2018，3：58.

［12］DeHovitz R E. The 1901 St Louis incident：the first modern medical disaster［J］. Pediatrics，2014，133（6）：964-965.

［13］Shin J，Kim J，Song K. Influences on formation of tetanus antibody after simultaneous injection of tetanus immunoglobulin with tetanus vaccine［J］. J Korean Med Sci，2012，27（8）：934-938.

［14］Hopkins J P，Riddle C，Hollidge M，et al. A systematic review of tetanus in individuals with previous tetanus toxoid immunization［J］. Can Commun Dis Rep，2014，40（17）：355-364.

［15］Thwaites C L，Loan H T. Eradication of tetanus［J］. Br Med Bull，2015，116（1）：69-77.

［16］Mahoney L J，Aprile M A，Moloney P J. Combined active-passive immunization against tetanus in man［J］. Can Med Assoc J，1967，96（21）：1401-1404.

第四十七章　新生儿破伤风诊治

新生儿破伤风（neonatal tetanus，NT）是指由破伤风梭菌通过脐带伤口等侵入人体后引发的破伤风，多数发病在出生后 28 天内，俗称"四六风"或"七日风"，多发生在婴儿的母亲免疫不充分，本病发病率及病死率都很高。在全球公共卫生策略中消灭新生儿破伤风占据了重要位置，虽然在过去的 20 多年里在降低孕产妇及新生儿破伤风发病率方面，已经取得了许多进步，但是在某些国家新生儿破伤风仍是可预防的导致新生儿死亡的主要原因之一。数据显示：如果没有医疗护理，新生儿破伤风死亡率接近 100%，住院治疗情况下的死亡率常超过 50%。孕产妇免疫接种可以使 82% 的新生儿破伤风病例得到预防。

截至 2018 年 4 月，有 14 个国家没有实现消除新生儿破伤风目标。虽然这仍未达到先前专题研讨会所预测的结果，但是 2009 年以前已经有 11 个国家消灭了破伤风。世界卫生组织最新数据显示 2018 年全球新生儿破伤风病例报告数为 1803 例，而 2011 年为 61000 例，降低了 97%。

一、流行病学

破伤风是由破伤风梭菌污染伤口引起的，新生儿破伤风常常通过出生后的脐带残端感染出现，不充分的产妇疫苗的接种和恶劣的围产期卫生均可导致破伤风。与其他的感染性疾病不同，破伤风的消灭需要持续的疫苗接种计划，因为破伤风梭菌遍布在世界各地的土壤和粪便中。明确的新生儿破伤风定义应该是新生儿在出生后前 2 天可正常地吮吸和哭闹，在 3～28 天出现不能正常的吮吸，并开始变得僵硬或是有肌肉痉挛，例如肌肉震颤等。

1988 年世界卫生组织通过了在 2000 年以前消灭新生儿破伤风的决案。破伤风是一种每年能致死接近 80 万人，新生儿每 1000 个活产中导致 6.7 个死亡的疾病。消灭破伤风的定义为在每个国家的每个地区，每 1000 个活产儿中死亡不超过 1 个。至 1999 年底仍有 57 个国家未达到目标，同时 WHO 及其合作伙伴更新了决案，将新生儿破伤风消灭延期至 2005 年。但 2005 年的目标也未能实现，在 2016 年 10 月的会议上指出 2015 年目标没有实现。虽然在实现产妇保健方面取得了进展，但明确的理由表明 2015 年 NT 消除目标仍未实现，因为破伤风未列入全球健康安全威胁因素，即使区域公共卫生系统薄弱，破伤风也不会导致引起公众注意的流行病。NT 发生在贫穷和偏远的人口，所以往往是看不见的，此外破伤风与其他特定疾病的竞争资源和政治支持方面，得不到优先级。消除 NT 现在是世界卫生组织全球疫苗行动计划的一部分。世界卫生组织和儿童基金会计划在 2020 年前消除 NT。新生儿破伤风消灭方案实施包括 3 种主要策略：免疫接种，生产卫生和疾病监测。

对孕妇或是育龄期妇女进行免疫接种，使得新生儿破伤风死亡率下降约 94%，来自印度北部乡村地区的数据显示 16% 的新生儿死亡（每年 78632 例）可能是由于 2 剂量破伤风类毒素疫苗的接种失败。除了儿童时期的常规疫苗接种，以及每 10 年一次的增强疫苗接种，新生儿破伤风消灭方案使用，两种主要的免疫接种项目原始方案为增强怀孕妇女的常规免疫接种，但是在许多地区仅仅有此方法是不够的，因此出现了补充免疫疗法（supplementary immunisation activities，SIAs）。补充免疫疗法，包括对新生儿破伤风高风险地区的所有育龄妇女进行免疫接种，如以学校为基础和以社区为基础的疫苗接种，开始后接受推荐剂量破伤风类毒素疫苗接种的父母免疫接种率由 45% 上升至 80%。在巴布亚新几内亚，针对 160 万妇女的疫苗接种计划中，也有相似的覆盖率报道。

由于恶劣的生产环境与不充分的免疫接种可导致破伤风发病率上升，所以免疫接种方案可能对那些家中生产频率高的或是使用传统接生员接生的社区有最大的影响，在中低收入的国家大部分婴儿是在医院设备以外的地方生产。2005—2012年的数据显示，中低收入国家中仅有60%的婴儿是在娴熟的接生人员帮助下生产的。在非洲这个比率低于50%，非洲和亚洲的相关研究显示，即使没有免疫接种项目，通过改善教育和对出生环境的干预措施，对新生儿破伤风的发病有重大的影响。

2012年中国已正式消灭了新生儿破伤风，但是与其他国家不同，这个结果很大部分归功于出生环境的改善和住院生产率的提高，而无特定的免疫接种方案。新生儿破伤风大部分未如实通报：许多婴儿是在家中生产的，未知数量的出生婴儿和死亡从未被记录到。新生儿破伤风方案的一个主要挑战是地方和全国破伤风消除的准确记录。现在已经加强地方的通报系统，对地方社区工作人员和传统进行教育以及民营机构参与等方法已经在应用。使用比质量保证和整群调查来更准确的评估一个地区的破伤风消灭终点水平，其中特别挑选了执行力极有可能很差的国家的多个地区来进行评估，这些调查受到一些局限性的影响，如选择偏移，有可能导致疫苗接种和覆盖率的高估，相同的人群有可能被遗漏。新生儿破伤风案例有可能未如实通报。

在部分地区通过将新生儿破伤风连接到急性迟缓性麻痹监测系统等其他监测项目中去上报，使得数据收集的速度、准确性和详细程度获得了改善，数据发布的改善以及额外细节的获得如地理学和人口统计学信息的获取，使得针对风险人群的SIAs项目在设计和实施上更有效。良好的孕产妇卫生服务是新生儿破伤风预防的关键，尼泊尔和印度地区的妇女进行研究的作者总结道，性别不平等仍和不平等的生殖卫生护理待遇有明显的关系，包括破伤风预防，所以这都是有待解决的问题。

二、临床特征

破伤风的临床症状和体征源于对神经系统的去抑制化，导致骨骼肌的张力过高和痉挛。在严重的病例中，其他自主神经功能障碍可能出现。破伤风的疾病进展有明显的阶段性，这和毒素的摄入及作用机制有关。潜伏期是指伤口感染至首发临床症状出现的时间，即破伤风毒素释放和转运的时间，发作期为随后发生的全面的肌肉痉挛时期。新生儿破伤风的感染是通过脐带发生的脐带，可通过出生时使用未消毒的器械剪断而污染，或是由于接触到动物粪便等污染，这意味着NT潜伏期就是症状发生的时间。中位潜伏期为出生后的5~7天（范围3~24天）。新生儿表现为拒绝喂养，牙关紧闭，面部肌肉痉挛，出现苦笑面容，手部通常握紧双腿屈曲肌肉张力增高后进展至僵硬和角弓反张，四肢痉挛出现，早出时可用物理听觉或视觉刺激诱发，但最终会自发出现。

严重的破伤风可出现自主神经系统功能障碍，通常出现在疾病的第2周，明显心血管症状最常见包括血压部分，心率过速，心动过缓，心律失常，与其他重大疾病相比，破伤风患者的去甲肾上腺素和肾上腺素循环浓度更高，这可通过尿液分析检测，正常的心血管调节功能也受损。尸检可发现直接的儿茶酚胺相关坏死病理生理学也发现肿瘤坏死因子相关的功能障碍。塞内加尔达喀尔33名患者的心电图分析发现尽管超声心动图正常，但93%的患者心电图出现至少一个异常信号。局限型的部分可能出现通常症状更好，虽然局限于头部的破伤风与呼吸系统并发症的增高有相关性。新生儿破伤风死亡率高，亚洲和非洲报道的成人破伤风死亡率高达52%。新生儿死亡率更高，为3%~88%。大部分破伤风在偏远地区出现未住院患者死亡率更高，新生儿破伤风中延迟住院与愈后有直接相关，对新生儿和非新生儿破伤风患者给予机械通气和重症护理，可改善临床愈后，但是呼吸支持导致心血管和其他呼吸系统并发症明显增高。

新生儿破伤风愈后差与低出生体重（特别是低于2.5kg）、发病年龄小、发热，全身僵硬和苦笑面容等因素有关。一项4535例新生儿破伤风的Meta分析（1974—2011年发布的研究）提示，低出生体重和发病年龄是最重要的诱发因素，出生体重低于2.5kg以及发病年龄在出生后6天内两个因素共同存在，愈后最差。

很少有研究检查新生儿破伤风的后遗症，但是并发症发生率似乎更高，肯尼亚的一个研究发现，20%~40%的新生儿破伤风幸存者有脑损伤的证据，表现为头小畸形和轻微的神经系统发育或行为问题。尼日利亚的病例系统报道，20%的幸存者合并脑瘫、认知延迟或失聪等并发症，这些并发症可能是由于缺氧和低血糖引起，这两者通常在病例中同时出现。

三、诊断

新生儿破伤风诊断标准根据临床症状诊断，鉴别诊断包括新生儿窒息、低血糖、低血钙、痉挛和癫痫，破伤风梭菌可在厌氧血液琼脂培养基和庖肉汤培养基中培养，但是设施往往无法提供，因此应尽早进行干预。

有报道床旁接种检测可提高诊断准确率，血清抗破伤风 IgG 浓度＞0.1 IU/ml（抗毒素治疗之前）提示有足够的保护力免受破伤风感染，而且这时的临床诊断为破伤风的可能性极低。生物方法或 PCR 方法检测血浆或伤口渗出物的破伤风毒素也可用于诊断，尽管这些方法大多数情况下难以实现。

四、治疗

新生儿破伤风治疗包括中和毒素、清除细菌、控制症状和支持性治疗，大多数破伤风治疗数据来源于观察或针对成本的研究，对于新生儿破伤风大多数治疗的支持证据不足。自 2007 年 Roper 等的研讨内容发表以来，破伤风治疗的随机对照试验（3 项针对成人，1 项针对新生儿）仅有 4 个，共纳入 190 名患者，没有新治疗方案或药物的研究。同时期还有两篇 Meta 分析发表分别为一项和三项研究。有效的破伤风治疗研究受阻，原因在于大多数破伤风发生在缺乏医疗资源的偏远地区和低收入或低-中收入国家，而且赞助机构不愿意资助使用的疫苗。尽管已发表成年人破伤风治疗的全面说明，其中包含了孕妇破伤风管理，但是基本没有针对于新生儿破伤风治疗的说明。

静脉注射青霉素和甲硝唑是新生儿破伤风的一线治疗方案，越南一项研究显示，破伤风梭菌对青霉素和甲硝唑敏感，但对复方新诺明耐药研究中，患者出现持续性感染，因为破伤风梭菌生长于厌氧环境，而抗生素在此环境中穿透力弱。

抗毒素治疗降低死亡率，马源性抗破伤风血清或人破伤风免疫球蛋白疗效相当，尽管人破伤风免疫球蛋白更优（根据疾病控制和预防中心以及英国健康保护机构推荐），但全球范围内马源性抗破伤风血清使用最广泛。目前的用药剂量是根据 20 世纪 60 年代的研究而制定，但存在争议 Blake 等研究发现，＜500 IU 剂量的免疫球蛋白和高于此剂量的疗效相当。由于破伤风免疫球蛋白的供应获得受限，因此正常免疫球蛋白可用于治疗这一决策是基于少数商业化产品中抗毒素 IgG 浓度进行试验后的理论考量制定，但尚无前瞻性对比性研究或其他通用制剂的研究。

通过鞘内注射抗毒素治疗已有数十年的历史，该途径可在神经系统内中和毒素并于肌内注射所达到的浓度，对比期增加了。2006 年一项纳入 12 项临床研究 942 名患者的 Meta 分析显示抗毒素鞘内给药可以使患者获益，但是由于个体异质性和方法学上的差异，例如类固醇辅助用药的不同使用等，鞘内注射给药需谨慎解读此类研究结果。巴基斯坦更新的一项随机对照研究显示，鞘内注射冻干人免疫球蛋白联合肌内注射马源性抗破伤风血清可降低新生儿破伤风死亡率和缩短住院时间。多哥一项有关 42 名成年人破伤风的研究，将枕骨下路径鞘内注射 1500 IU 异源性免疫球蛋白与肌内和皮下注射 9000 IU 异源性抗破伤风血清的效果进行比较，其中鞘内注射组还接受静脉用甲硝唑治疗，而对照组无此治疗。研究结果显示鞘内注射组死亡率降低，而且康复率提高，这些数据是通过第 48 小时的运动和肌肉痉挛减少获得的。另外，Miranda-Filho 等使用 1000 IU 冻干人免疫球蛋白鞘内注射联合 3000 IU 免疫球蛋白肌内注射治疗年龄＞12 岁的 58 名巴西破伤风患者，并将其治疗效果与仅接受肌内注射免疫球蛋白治疗的 62 名患者相比，尽管两组患者的死亡率无差异，但是鞘内注射组住院时间缩短，疾病进程减缓，而且鞘内注射治疗明显降低了重症护理病房和住院治疗的费用。鞘内注射的副作用之一为轻微头痛，仅有一项报道称出现可逆性下肢瘫痪。

在许多发展中国家，氯丙嗪和苯巴比妥仍是新生儿破伤风治疗的基本用药。静脉注射地西泮被广泛用于控制新生儿和成年人的痉挛。没有机械通气设备的情况下，肌内注射三聚乙醛被用于进一步控制痉挛。

硫酸镁具有肌肉松弛、扩张血管和负性变时作用，或许是一种治疗破伤风简便而又便宜的方法，观察性病例组原始数据显示使膝反射刚好消失的剂量可以有效控制痉挛且不需机械通气。但是一项纳入195名患者的随机对照试验以及更近的小型试验和病例组研究并不支持单独使用硫酸镁，除非是病情较轻的破伤风，尽管镁的确降低了其他肌肉松弛药的剂量并改善心血管的不稳定。2012年一项包括3项试验的Meta分析未能显示硫酸镁治疗较安慰剂或地西泮死亡率更低，也未能得出不同治疗方案对住院时间或者是否需要机械通气影响。我们无法找到新生儿破伤风使用硫酸镁的随机对照试验。

五、预防

疫苗注射联合围产期护理的改善可有效预防和消灭新生儿破伤风。WHO已对妇女免疫接种和无菌分娩作出明确推荐，并已发表持续新生儿破伤风监测标准。无免疫接种或无接种记录的孕妇应接受两次剂量的破伤风类毒素注射，两次注射间隔一个月，第1次尽量在妊娠早期注射。在以后的妊娠中或至少间隔一年时间继续注射破伤风类毒素，直至总数达到5次。在新生儿破伤风高风险地区，推荐育龄妇女额外接种3次间隔的破伤风类毒素疫苗。孕产妇抗破伤风抗体被动转运至胎儿，并在胎儿最初几个月起到保护作用。HIV感染与孕产妇破伤风疫苗反应降低有关。疟疾和HIV可能阻碍破伤风抗体转运至胎儿，但此种观点仍存在争议，因部分研究报道HIV和疟疾患者中被动抗体转运下降而部分研究报道无改变。

目前为止，最大也是最新的一项研究分析了肯尼亚704对孕产妇——脐带配对血清标本，结果显示，感染HIV母亲的新生儿的抗破伤风抗体浓度下降52%，而活动性慢性疟疾或过去曾有胎盘疟疾感染患者的新生儿抗体浓度下降48%。导致不同研究结论不同的原因可能在于之前的研究识别胎盘疟疾敏感性低且未校正孕产妇破伤风注射疫苗情况等因素。不论孕妇过去疫苗接种情况如何，HIV或疟疾妊娠妇女最佳破伤风免疫接种方案尚不明确。一项针对WHO推荐的卫生干预措施证据的系统性回顾分析显示，通过洗手和脐带应用抗生素的方法来减少新生儿破伤风的证据质量低下。

WHO提倡以下6个方面改善生产卫生：清洁生产表面、清洁双手、清洁会阴部、剪断脐带、扎紧脐带以及脐带护理。由于缺乏高质量数据，德尔菲专家共识总结道：家中清洁生产可预防30%新生儿破伤风死亡，若技术娴熟的接生人员在场，该比例可上升至35%，而在拥有出生后护理能力的医疗机构生产时可上升至40%。最近一项巴基斯坦开展的病例对照研究支持了上述观点，研究人员总结道不管接生人员专业水平如何，在疫苗覆盖率低的情况下，专业的清洁分娩装备能够预防1/4的新生儿破伤风。

六、新生儿破伤风消除策略

消灭新生儿破伤风方案的成功，大部分在于根据当地情况具体设计方案增加疫苗覆盖率或改善生产卫生条件。破伤风高风险地区往往地理位置偏远，基础设施差，政局动荡，导致实施基本项目面临挑战。由于儿童疫苗（白喉、破伤风和百日咳）覆盖率提高，孕妇接种疫苗作为预防新生儿破伤风主要方式的依赖程度应有所减少。但是后续的增强疫苗注射仍然必不可少，在公共卫生项目欠发展或接受中等教育儿童稀少的国家，可能需要其他提供青少年增强疫苗注射的方法。尽管新生儿破伤风在过去20多年里发病的例数大幅度减少，仍有24个国家尚未消除这一可预防的疾病。

破伤风在许多国家仍属常见病，维持破伤风消除状态需要持续性努力，然而许多国家的公共卫生项目因战争或自然灾害而不堪一击。实现消除破伤风的国家未必完全消灭这种疾病，破伤风仍然影响年龄较大的儿童和成年人，因此，我们需要进一步研究有效性治疗和预防措施。另外，公共卫生项目应该考虑到HIV和疟疾对孕妇疫苗接种效果的影响，并且进一步研究证实他们之间的关系，欠发达地区可以采取成本效益高的治疗手段进行治疗。鞘内免疫球蛋白注射和静脉硫酸镁治疗或许可减少死亡率，缩短住院时间和减少医疗费用，但是目前尚无证据证明其他支持性治疗能够改善患者的临床预后。

〔陈庆军　王传林〕

参考文献

［1］Roper M H，Vandelaer J H，Gasse F L．Maternal and neonatal tetanus［J］．Lancet，2007，370：1947－1959．

［2］Rai R，Singh D K．Neonatal tetanus：a continuing challenge［J］．Indian J Pediatr，2012，79：1648－1650．

［3］Patel J C，Mehta B C．Tetanus：study of 8，697 cases［J］．Indian J Med Sci，1999，53：393－401．

［4］Chavada V K．To study the clinico-epidemiological factors of tetanus cases admitted in a tertiary care hospital for the last 10 years［J］．J Clin Diagn Res，2010，4：2649－2651．

［5］Byrd T R，Ley H L．Clostridium tetani in a Metropolitan Area：A Limited Survey Incorporating a Simplified in Vitro Identification Test［J］．Applied microbiology，1966，14（6）：993－997．

［6］Tenbroeck C，Bauer J．The tetanus bacillus as an intestinal saprophyte in man［J］．Journal of Experimental Medicine，1922，36：261－271．

［7］WHO．Achieving and sustaining maternal and neonatal tetanus elimination．Strategic plan 2012—2015［M］．Geneva：World Health Organization，2012．

［8］Blencowe H，Lawn J，Vandelaer J，et al．Tetanus toxoid immunization to reduce mortality from neonatal tetanus［J］．Int J Epidemiol，2010，39（suppl 1）：i102－09．

［9］Demicheli V，Barale A，Rivetti A．Vaccines for women to prevent neonatal tetanus［J］．Cochrane Database Syst Rev，2013，5：CD002959．

［10］Singh A，Pallikadavath S，Ogollah R，et al．Maternal tetanus toxoid vaccination and neonatal mortality in rural north India［J］．PLoS One，2012，7：e48891．

［11］Vandelaer J，Partridge J，Suvedi B K．Process of neonatal tetanus elimination in Nepal［J］．J Public Health（Oxf），2009，31：561－565．

［12］Datta S S，Barnabas R，Sitther A，et al．Three cases of neonatal tetanus in Papua New Guinea lead to development of national action plan for maternal and neonatal tetanus elimination［J］．Western Pac Surveill Response J，2013，4：40－43．

［13］WHO．World health statistics 2013［M］．Geneva：World Health Organization，2012．

［14］Meegan M E，Conroy R M，Lengeny S O，et al．Effect on neonatal tetanus mortality after a culturally-based health promotion programme［J］．Lancet，2001，358：640－641．

［15］Liu X，Yan H，Wang D．The evaluation of "Safe Motherhood" program on maternal care utilization in rural western China：a difference in difference approach［J］．BMC Public Health，2010，10：566．

［16］Cutts F T，Izurieta H S，Rhoda D A．Measuring coverage in MNCH：design，implementation，and interpretation challenges associated with tracking vaccination coverage using household surveys［J］．PLoS Med，2013，10：e1001404．

［17］Lambo J A，Nagulesapillai T．Neonatal tetanus elimination in Pakistan：progress and challenges［J］．Int J Infect Dis，2012，16：e833－842．

［18］Namasivayam A，Osuorah D C，Syed R，et al．The role of gender inequities in women's access to reproductive health care：a population-level study of Namibia，Kenya，Neapl，and India［J］．Int J Womens Health，2012，4：351－364．

［19］Dey A C，Saha L，Shahidullah M．Risk factors，morbidity and mortality of neonatal tetanus［J］．Mymensingh Med J，2011，20：54－58．

［20］Sykora M，Diedler J，Veltkamp R，et al．Autonomic impairment in tetanus：delayed baroreflex involvement［J］．J Neurol Sci，2008，270：201－204．

［21］Thwaites C L，Yen L M，Cordon S M，et al．Urinary catecholamine excretion in tetanus［J］．Anaesthesia，2006，61，355－359．

［22］Pomara C，Neri M，Riezzo I，et al．Autonomic nervous system instability，tetanic necrosis of the heart and myocardial TNFalpha expression in a tetanus fatal case［J］．Int J Cardiol，2009，136：e54－57．

［23］Soumaré M，Seydi M，Ndour C T，et al．Cardiovascular events in the course of tetanus：a prospective study on 30 cases in the infectious diseases clinic, in the Fann teaching hospital, Dakar [J]. Med Mal Infect, 2005, 35: 450 - 454. (in French).

[24] Marulappa V G, Manjunath R, Mahesh Babu N, et al. A ten year retrospective study on adult tetanus at the Epidemic Disease (ED) Hospital, Mysore in southern India: a review of 512 cases [J]. J Clin Diagn Res, 2012, 6: 1377 - 80.

[25] Adekanle O, Ayodeji O, Olatunde L. Tetanus in a rural setting of south-western Nigeria: a ten-year retrospective study [J]. Libyan J Med, 2009, 4: 78 - 80.

[26] Amare A, Yami A. Case-fatality of adult tetanus at Jimma University Teaching Hospital, southwest Ethiopia [J]. Afr Health Sci, 2011, 11: 36 - 40.

[27] Muteya M M, Kabey A K, Lubanga T M, et al. Prognosis of tetanus patients in the intensive care unit of Provincial Hospital Jason Sendwe, Lubumbashi, DR Congo [J]. Pan Afr Med J, 2013, 14: 93.

[28] Ertem M, Cakmak A, Saka G, et al. Neonatal tetanus in the south-eastern region of Turkey: changes in prognostic aspects by better health care [J]. J Trop Pediatr, 2004, 50: 297 - 300.

[29] Basu S, Paul D K, Ganguly S, et al. Risk factors for mortality from neonatal tetanus: 7 years experience in north Bengal, India [J]. Ann Trop Paediatr, 2006, 26: 233 - 239.

[30] Mwaniki M K, Gatakaa H W, Mturi F N, et al. An increase in the burden of neonatal admissions to a rural district hospital in Kenya over 19 years [J]. BMC Public Health, 2010, 10: 591.

[31] Fetuga B M, Ogunlesi T A, Adekanmbi F A. Risk factors for mortality in neonatal tetanus: a 15-year experience in Sagamu, Nigeria [J]. World J Pediatr, 2010, 6: 71 - 75.

[32] Amar-Singh H S. Neonatal tetanus in Malaysia [J]. Med J Malaysia, 2009, 64: 1 - 2.

[33] Mchil Ugwu G I. Neonatal tetanus in Warri Niger Delta: a ten year retrospective study [J]. Cont J Med Res, 2010, 4: 3 -7.

[34] Peterside O, Duru C O, George B. Neonatal tetanus at the Niger Delta University Teaching Hospital: a 5 year retrospective study [J]. Int J Pediatr Neonatol, 2012: 14.

[35] Mishra K, Basu S, Kumar D, et al. Tetanus - still a scourge in the 21st century: a paediatric hospital-based study in India [J]. Trop Doct, 2012, 42: 157 - 159.

[36] Jeena P M, Coovadia H M, Gouws E. Risk factors for neonatal tetanus in KwaZulu-Natal [J]. S Afr Med J, 1997, 87: 46 - 48.

[37] Brauner J S, Vieira S R, Bleck T P. Changes in severe accidental tetanus mortality in the ICU during two decades in Brazil [J]. Intensive Care Med, 2002, 28: 930 - 35.

[38] Pornchai S, Chutarat S, Kitti L, et al. Tetanus: a retrospective study of clinical presentations and outcomes in a medical teaching hospital [J]. J Med Assoc Thai, 2009, 92: 315 - 319.

[39] Gibson K, Bonaventure Uwineza J, Kiviri W, et al. Tetanus in developing countries: a case series and review [J]. Can J Anaesth, 2009, 56: 307 - 315.

[40] Lambo J A, Anokye E A. Prognostic factors for mortality in neonatal tetanus: a systematic review and meta-analysis [J]. Int J Infect Dis, 2013, 17: e1100 - 1110.

[41] Barlow J L, Mung' Ala-Odera V, Gona J, et al. Brain damage after neonatal tetanus in a rural Kenyan hospital [J]. Trop Med Int Health, 2001, 6: 305 - 308.

[42] Campbell J I, Lam T M, Huynh T L, et al. Microbiologic characterization and antimicrobial susceptibility of Clostridium tetani isolated from wounds of patients with clinically diagnosed tetanus [J]. Am J Trop Med Hyg, 2009, 80: 827 - 831.

[43] Borrow R, Balmer P, Roper M H. The immunological basis for immunization series. Module 3: tetanus update 2006 [M]. Geneva: World Health Organization, 2006.

[44] Nagao K, Mori T, Sawada C, et al. Detection of the tetanus toxin gene by polymerase chain reaction: a case study [J]. Jpn J Infect Dis, 2007, 60: 149 - 150.

[45] Ali G, Kamal M, Khan A N. Comparison of the efficacy of magnesium sulphate and diazepam in the control of tetanus spasm [J]. J Postgrad Med Inst, 2011, 25: 106 - 110.

［46］Osalusi B S，Ogun S A，Ogunniyi A，et al. Comparison of the efficacy of magnessium sulphate and diazepam in the control of tetanus spasms ［J］. Sci Res Essays，2008，3：571－576.

［47］Wateba M，Diop S，Nichols S，et al. Intrathecal therapy with 1500 IU of antitetanic serum and 1. 5 g of intravenous metronidazole：prognosis of tetanus in hospitalized patients in Togo ［J］. Santé，2008，18：125－129（in French）.

［48］Ahmad A，Qaisar I，Naeem M，et al. Intrathecal anti-tetanus human immunoglobulin in the treatment of neonatal tetanus ［J］. J Coll Physicians Surg Pak，2011，21：539－541.

［49］Rodrigo C，Samarakoon L，Fernando S D，et al. A meta-analysis of magnesium for tetanus. Anaesthesia，2012，67：1370－1374.

［50］Sheffield J S，Ramin S M. Tetanus in pregnancy ［J］. Am J Perinatol，2004，21：173－182.

［51］Blake P A，Feldman R A，Buchanan T M，et al. Serologic therapy of tetanus in the United States，1965—1971 ［J］. JAMA，1976，235：42－44.

［52］Atkinson W，Hamborsky J，Stanton A，et al. Centers for Disease Control and Prevention. Epidemiology and prevention of vaccine-preventable diseases. Tetanus ［M］. Washington DC：Public Health Foundation，1997：291－300.

［53］Kabura L，Ilibagiza D，Menten J，et al. Intrathecal vs. intramuscular administration of human antitetanus immunoglobulin or equine tetanus antitoxin in the treatment of tetanus：a metaanalysis ［J］. Trop Med Int Health，2006，11：1075－1081.

［54］Miranda-Filho Dde B，Ximenes R A，Barone A A，et al. Randomised controlled trial of tetanus treatment with antitetanus immunoglobulin by the intrathecal or intramuscular route ［J］. BMJ，2004，328：615.

［55］Miranda-Filho D B，Ximenes R A，Siqueira-Filha N T，et al. Incremental costs of treating tetanus with intrathecal antitetanus immunoglobulin ［J］. Trop Med Int Health，2013，18：555－563.

［56］Robert R，Rouffineau J，Cremault A，et al. Reversible paraplegia following intrathecal injection of high doses of human gammaglobulins in the treatment of low-grade tetanus. 4 cases ［J］. Presse Med，1984，13：1947－1949（in French）.

［57］Attygalle D，Rodrigo N. Magnesium as first line therapy in the management of tetanus：a prospective study of 40 patients ［J］. Anaesthesia，2002，57：811－817.

［58］Karanikolas M，Velissaris D，Marangos M，et al. Prolonged highdose intravenous magnesium therapy for severe tetanus in the intensive care unit：a case series ［J］. J Med Case Reports，2010，4：100.

［59］Thwaites C L，Yen L M，Loan H T，et al. Magnesium sulphate for treatment of severe tetanus：a randomised controlled trial ［J］. Lancet，2006，368：1436－1443.

［60］Mathew P J，Samra T，Wig J. Magnesium sulphate for treatment of tetanus in adults ［J］. Anaesth Intensive Care，2010，38：185－189.

［61］WHO. Making pregnancy safer：the critical role of the skilled attendant：a joint statement by WHO，ICM and FIGO ［M］. Geneva：WHO，2004.

［62］WHO. Weekly Epidemiological Record ［J］. Wkly Epidemiol Rec，2006，81：197－208.

［63］Bonetti T C，Succi R C，Weckx L Y，et al. Tetanus and diphtheria antibodies and response to a booster dose in Brazilian HIV-1-infected women ［J］. Vaccine，2004，22：3707－12.

［64］Dieye T N，Sow P S，Simonart T，et al. Immunologic and virologic response after tetanus toxoid booster among HIV-1- and HIV-2-infected Senegalese individuals ［J］. Vaccine，2001，20：905－913.

［65］de Moraes-Pinto M I，Almeida A C，Kenj G，et al. Placental transfer and maternally acquired neonatal IgG immunity in human immunodeficiency virus infection ［J］. J Infect Dis，1996，173：1077－1084.

［66］de Moraes-Pinto M I，Verhoeff F，Chimsuku L，et al. Placental antibody transfer：influence of maternal HIV infection and placental malaria ［J］. Arch Dis Child Fetal Neonatal Ed，1998，79：F202－205.

［67］Okoko B，Wesuperuma L，Ota M O，et al. Influence of placental malaria infection and maternal hypergammaglobulinaemia on materno-foetal transfer of measles and tetanus antibodies in a rural west African population ［J］. J Health Popul Nutr，2001，19：59－65.

［68］Cumberland P，Shulman C E，Maple P A，et al. Maternal HIV infection and placental malaria reduce transplacental antibody transfer and tetanus antibody levels in newborns in Kenya ［J］. J Infect Dis，2007，196：550－557.

［69］Blencowe H，Cousens S，Mullany L C，et al. Clean birth and postnatal care practices to reduce neonatal deaths from sepsis and tetanus：a systematic review and Delphi estimation of mortality effect ［J］. BMC Public Health，2011，11 （suppl 3）：S11.

［70］Raza S A，Avan B I. Disposable clean delivery kits and prevention of neonatal tetanus in the presence of skilled birth attendants ［J］. Int J Gynaecol Obstet，2013，120：148－151.

第四十八章 非新生儿破伤风诊治

破伤风分为新生儿破伤风和非新生儿破伤风。我国已于 2012 年消除了新生儿破伤风，但非新生儿破伤风仍是一个严重的公共卫生问题。非新生儿破伤风（non-neonatal tetanus）是指年龄超过 28 天，因破伤风梭菌通过皮肤或黏膜破口侵入人体，在厌氧环境中繁殖并产生外毒素，引起的以全身骨骼肌持续强直性收缩和阵发性痉挛为特征的急性、特异性、中毒性疾病。重症患者可发生喉痉挛、窒息、肺部感染和器官功能衰竭，在无医疗干预的情况下，病死率接近 100%，即使经过积极的综合治疗，全球范围病死率仍为 30%～50%，是一种极为严重的潜在致命性疾病。

一、病原学

破伤风梭菌属于梭菌属，在自然界中分布广泛，可存在于土壤、灰尘、人或哺乳动物粪便等介质中，其菌体细长，大小为（0.5～1.7）$\mu m \times$（2.1～18.1）μm，革兰染色阳性，有周鞭毛、无荚膜，芽胞呈正圆形，直径大于菌体，位于菌体顶端，细菌呈鼓槌状。

破伤风梭菌严格厌氧。在血平板上，37 ℃培养 48 小时后见薄膜状爬行生长物，伴 β 溶血。不发酵糖类，不分解蛋白质。芽胞在干燥的土壤和尘埃中可存活数年，在 100 ℃持续 1 小时才可被完全破坏。

破伤风梭菌产生两种外毒素：破伤风溶血毒素和破伤风痉挛毒素，后者是引起破伤风临床表现的主要致病物质。破伤风痉挛毒素属于神经毒素，毒性极强，小鼠腹腔注射的半数致死量（median lethal dose，LD_{50}）为 0.015 ng，对人的致死量<1 μg。

二、流行病学

破伤风在发达国家发病率较低，但在免疫规划项目执行不规范的国家和地区，特别是在低收入国家和不发达地区仍然是一个重要的公共卫生问题，估计全世界每年的破伤风发病数量约为 100 万例，死亡人数为 30 万～50 万例。我国尚缺乏非新生儿破伤风流行病学监测和报告体系，非新生儿破伤风多散发于乡镇和农村地区，且误诊率和漏诊率较高，因此报告发病率可能存在较严重低估。

三、发病机制

当破伤风梭菌的芽胞侵入人体组织，在缺氧环境中发育为增殖体，并大量繁殖，释放痉挛毒素时，就会引发破伤风。常见的病因包括：①皮肤、黏膜有外伤史或破损史（如动物致伤、注射毒品等药物、分娩或流产等）；②皮肤、黏膜、软组织有细菌感染史（如慢性中耳炎、慢性鼻窦炎、牙周感染、肛周感染等）；③有消化道破损病史（如消化道手术史、消化道穿孔等）。

破伤风痉挛毒素通过逆行轴突运输到达脊髓和脑干，并与这些部位的受体不可逆地结合，抑制突触释放抑制性传递介质，脊髓前角细胞和自主神经元的去抑制导致肌张力增高、痛性痉挛和广泛的自主神经不稳定。

四、临床表现和实验室检查

（一）临床表现

非新生儿破伤风的潜伏期多数为 3～21 天，可短至 1 天内，罕见病例可长至 6 个月以上。感染部位越接近中枢神经系统（如头或颈部），潜伏期相对越短，而越远离中枢神经系统（如手或足），潜伏期相对越长。非新生儿破伤风的临床表现分为3种类型：全身型破伤风、局部型破伤风和头部型破伤风。

1. 全身型破伤风　全身型破伤风是最普遍和最严重的类型。此类患者的主要临床表现为全身肌肉疼痛性痉挛，逐渐发展可出现张口困难、苦笑面容，以致牙关紧闭，进一步加重可表现为颈僵硬、角弓反张、板状腹等。因呼吸肌收缩和/或声门、咽肌收缩可分别导致周期性呼吸暂停和/或上气道梗阻、吞咽困难。痉挛发作时患者神志清楚。上述发作可因轻微的刺激（如光、声、接触等）而诱发。严重者伴有自主神经过度兴奋的症状，可能在早期表现为易激惹性、躁动、出汗和心动过速。在疾病的晚期阶段，常出现大量出汗、心律失常、不稳定型高血压或低血压及发热。压舌板试验可诱发咬肌反射性痉挛。

2. 局部型破伤风　局部型破伤风较为少见。此类患者主要表现为伤口附近区域的单个肢体或身体某一部位发生强直性和痉挛性肌肉收缩。局部型破伤风可发展为全身型破伤风。

3. 头部型破伤风　头部型破伤风是一种特殊的局部型破伤风。头面部受伤或慢性中耳炎、慢性鼻窦炎的患者可能出现头部型破伤风。此类患者可能出现吞咽困难和颅神经麻痹表现，常伴有牙关紧闭。颅神经麻痹最常见为面神经麻痹，表现为面部表情肌的麻痹，也可因动眼神经、滑车神经、外展神经和舌下神经麻痹而出现相应的症状，如眼运动障碍和舌运动障碍。头部型破伤风可发展为全身型破伤风。

（二）实验室检查

1. 取伤口处分泌物标本直接涂片后镜检。阳性为：可见革兰染色阳性细菌，菌体细长，两端钝圆，无荚膜，鞭毛染色镜检可见周身鞭毛。

2. 取伤口处分泌物行厌氧菌培养或破伤风梭菌 PCR 检测。

3. 近期无破伤风人免疫球蛋白（HTIG）、马破伤风免疫球蛋白 $[F(ab')_2]$/破伤风抗毒素（TAT）注射史的患者，如果破伤风抗体检测阳性，患者为破伤风的可能性小，有助于除外诊断。

五、诊断

非新生儿破伤风的诊断主要依据典型的临床表现，需至少有以下两项表现之一：①牙关紧闭或苦笑面容；②疼痛性肌肉痉挛。外伤史不是诊断的必要条件。

存在破伤风常见病因，或取伤口处分泌物标本直接涂片后镜检、厌氧菌培养、破伤风梭菌 PCR 检测阳性，可以协助诊断，但非必需。近期无 HTIG、$F(ab')_2$/TAT 注射史的患者，破伤风抗体检测阳性有助于除外非新生儿破伤风的诊断。

对诊断有疑问的病例，可采用压舌板试验，方法为使用压舌板轻触患者咽后部，发生咬肌反射性痉挛，而非正常的反射性恶心为阳性，此检查方法的敏感性（94%）和特异性（100%）均较高。

六、鉴别诊断

（一）狂犬病

狂犬病患者常有被猫、狗、蝙蝠等哺乳动物抓伤或咬伤病史，常有恐水、恐风、恐声及精神亢奋等症状。非新生儿破伤风患者虽有张口困难或吞咽困难，但无恐水等症状。

（二）脑膜炎

脑膜炎患者除有颈项强直等症状外，还常有头痛、呕吐、意识障碍等症状，体格检查可存在病理征，可与非新生儿破伤风相鉴别。脑脊液检查及颅脑磁共振检查可协助鉴别。

（三）癫痫

癫痫发病时多伴有意识障碍，癫痫发作间歇期无肌肉强直表现，而非新生儿破伤风痉挛发作时意识清楚、阵发性痉挛间歇期肌肉仍持续强直。

（四）口腔感染或咽部感染

口腔感染或咽部感染可能造成张口困难，但无其他部位肌肉痉挛。

（五）颞下颌关节紊乱

颞下颌关节紊乱可以表现为关节局部酸胀、疼痛和张口受限，但无其他部位肌肉痉挛。

（六）士的宁中毒

士的宁又名番木鳖碱，是毒鼠药的常用成分。士的宁中毒可造成类似于破伤风的临床综合征，从临床表现上难以鉴别。当怀疑有毒鼠药中毒的可能，或缺乏破伤风常见病因，或患者已充分进行破伤风免疫预防、破伤风抗体检测阳性时，进行血液、尿液和组织学的士的宁检测可以协助鉴别。

（七）癔症

癔症可以出现牙关紧闭和肌肉痉挛。此病既往常有癔症史，有独特的性格特征，常在精神因素诱发下突发张口困难或牙关紧闭。当患者注意力被转移时，肌肉痉挛缓解，可协助鉴别。

（八）药物性肌张力障碍

吩噻嗪类药物（如氯丙嗪等）或甲氧氯普胺等可引起眼球偏斜、头部和颈部的扭转动作，但在痉挛发作间歇期无强直性肌肉收缩。非新生儿破伤风不会造成眼球偏斜，并且在痉挛发作间歇期出现特征性的肌肉强直性收缩。药物性肌张力障碍给予抗胆碱药（如阿托品等）可逆转肌痉挛，而对非新生儿破伤风患者无效。

（九）神经阻滞药恶性综合征

神经阻滞药恶性综合征患者可表现为自主神经不稳定和肌肉强直。但是，近期使用有此作用药物（如氟哌啶醇等）出现发热及神志改变等，可与非新生儿破伤风鉴别。

（十）僵人综合征

僵人综合征是一种罕见的以重度肌肉强直为特征的神经系统疾病。自主运动、听觉、触觉或情感刺激可突然导致躯干与肢体痉挛。但僵人综合征无牙关紧闭或苦笑面容症状，且使用地西泮后效果显著，可与非新生儿破伤风鉴别。

七、严重程度分级

非新生儿破伤风的严重程度取决于可到达中枢神经系统的破伤风毒素量。其严重程度分级见表48-1。

表 48 - 1　　　　　　　　　　　　　　　　非新生儿破伤风的严重程度分级

严重程度	牙关紧闭	肌肉痉挛发作	吞咽困难	呼吸窘迫	自主神经功能障碍
轻型	轻至中度	无	无或轻微	无	无
中型	中度	轻至中度、短暂	中度	呼吸频率 30～40 次/min	无
重型	严重	严重、持续	严重	呼吸频率超过 40 次/min、无法正常发音	心率超过 120 次/min
特重型	严重	严重、持续	严重	呼吸频率超过 40 次/min、无法正常发音	严重且持续高血压、心动过速，或低血压、心动过缓

八、治疗

严重程度为中型及以上的非新生儿破伤风，建议在有气管切开或气管内插管能力的 ICU 进行治疗。治疗要点包括：灭活循环毒素；消除伤口中破伤风梭菌；控制肌肉痉挛；治疗自主神经功能障碍；气道管理；一般支持性措施和并发症的防治；免疫预防。

（一）灭活循环毒素

破伤风毒素与神经系统会发生不可逆的结合。尚未与神经系统结合的毒素为循环毒素，使用破伤风被动免疫制剂只能中和循环毒素并消除其致病性。

HTIG 是首选制剂。诊断为非新生儿破伤风后，应尽快一次性使用 HTIG 臀部及其他大块肌肉处多点肌内注射，推荐剂量为 3000～6000 IU。不能获得 HTIG 时，可于 F（ab'）$_2$ 或 TAT 皮试阴性后以 10000～60000 IU 一次性多点肌内注射或者以 100 ml 0.9％氯化钠稀释缓慢输注，时间不低于 15 分钟。F（ab'）$_2$ 与 TAT 相比，发生过敏反应的概率低、安全性高。不推荐 HTIG、F（ab'）$_2$ 及 TAT 进行鞘内注射。

（二）消除伤口中破伤风梭菌

完成灭活循环毒素后，在条件允许下，所有非新生儿破伤风患者均应行伤口清创以清除伤口内的破伤风梭菌和坏死组织。对于已结痂的伤口可清除结痂，必要时扩大创面及深度。伤口使用 3％过氧化氢溶液和生理盐水反复交替冲洗后，视情况予以旷置或充分引流。

抗感染药首选甲硝唑 500 mg q6h 或 q8h，口服或静脉给药。青霉素是备选药物，皮试阴性后，200 万～400 万 IU，q4h 或 q6h 静脉给药，也可与甲硝唑联合使用，疗程建议为 7～10 天。如果怀疑存在混合感染，可采用第二、第三代头孢菌素类抗生素或其他相应抗生素。

（三）控制肌肉痉挛

注意控制病房内的光线和噪声，以避免诱发肌肉痉挛。镇静药可用于控制肌肉痉挛，常用苯二氮䓬类（如地西泮）等。地西泮的成人常规起始剂量为 10～30 mg，按需口服或静脉给药。对于严重病例，可能需要高达 500 mg 的日总剂量。大剂量使用地西泮，要警惕呼吸抑制，必要时使用机械通气支持。静脉用地西泮，可导致乳酸性酸中毒。病情稳定后，地西泮应逐渐减量至停用，以避免发生停药反应。

当单独使用镇静药的效果不满意时，如果已使用机械通气，可考虑神经肌肉阻滞药（如维库溴铵）。维库溴铵初始用量为 0.08～0.1 mg/kg，维持剂量为每 0.5～1.0 小时予 0.01～0.15 mg/kg。使用神经肌肉阻滞药的患者应密切监护，且 1 天应当至少停药 1 次，以便评估患者的状态。硫酸镁可作为控制肌肉痉挛的辅助用药，不推荐作为常规使用。

（四）治疗自主神经功能障碍

充分镇静是纠正自律性不稳定的首要前提。首选阿片类药物（如吗啡）。吗啡可使用 0.5～1.0 mg/（kg·h）持续静脉泵入。硫酸镁、α 和 β 受体阻滞药可作为纠正自律性不稳定的辅助用药，不推荐常规使用。当存在低血压时应补充血容量，必要时静脉泵入多巴胺或去甲肾上腺素。

（五）气道管理

气道管理是治疗破伤风的关键措施。对严重程度为中度及以上的患者，尤其是用药后肌肉痉挛控制不理想的患者，应当考虑尽早行气管切开或气管内插管术。气管切开术可更好地进行气管吸引和预防肺部并发症。对早期表现为轻型的患者应密切观察，防止发生咽喉肌痉挛窒息。

（六）一般支持性措施和并发症的防治

支持治疗是非新生儿破伤风的基本治疗。营养支持优先考虑肠内营养，必要时使用鼻饲营养，但应警惕呕吐、误吸，推荐抬高床头 30°～45°。定期监测水、电解质及酸碱平衡状态并及时纠正。对于频繁肌肉痉挛患者定期监测肾功能，警惕横纹肌溶解及急性肾衰竭的发生，必要时充分补液并碱化尿液。推荐留置尿管缓解尿潴留并记录 24 小时液体出入量。使用机械通气患者应注意预防呼吸机相关肺炎。还应当注意预防应激性溃疡、下肢深静脉血栓、长期卧床造成的压力性损伤、坠床、舌咬伤等。

（七）免疫预防

当天在使用 HTIG 或 F（ab'）$_2$/TAT 治疗的同时，如果患者既往未完成含破伤风类毒素疫苗（tetanus toxoid-containing vaccine，TTCV）全程免疫（3 剂及以上）或免疫接种史不详，应按表 48-2 完成 TTCV 全程免疫接种。如果患者既往完成了 TTCV 全程免疫，则此次加强 1 剂 TTCV。如在使用 HTIG 或 F（ab'）$_2$/TAT 治疗的当天无法接种 TTCV，应 4 周以后开始接种。

表 48－2　　　　　　　　　　≥**6 岁儿童及成人含破伤风类毒素疫苗全程免疫接种程序**

项目	第 1 剂次	第 2 剂次	第 3 剂次
推荐接种间隔	—	与第 1 剂次间隔 4～8 周	与第 2 剂次间隔 6～12 个月
最小接种间隔	—	4 周	6 个月

〔刘　斯　王传林　陈庆军〕

参考文献

〔1〕 World Health Organization. China eliminates maternal and neonatal tetanus〔EB/OL〕.〔2019－11－07〕. https：//www. who. int/westernpacific/news/detail/30－11－2012－china-eliminates-maternal-and-neonatal-tetanus.

〔2〕 Tetanus surveillance—United States，2001—2008〔J〕. MMWR Morb Mortal Wkly Rep，2011，60（12）：365－369.

〔3〕 李凡，徐志凯. 医学微生物学〔M〕. 北京：人民卫生出版社，2013.

〔4〕 Afshar M，Raju M，Ansell D，et al. Narrative review：tetanus-a health threat after natural disasters in developing countries〔J〕. Ann Intern Med，2011，154（5）：329－335.

〔5〕 Lalli G，Gschmeissner S，Schiavo G. Myosin Va and microtubule-based motors are required for fast axonal retrograde transport of tetanus toxin in motor neurons〔J〕. J Cell Sci，2003，116（Pt 22）：4639－4650.

〔6〕 Farrar J J，Yen L M，Cook T，et al. Tetanus〔J〕. J Neurol Neurosurg Psychiatry，2000，69（3）：292－301.

〔7〕 Schiavo G，Benfenati F，Poulain B，et al. Tetanus and botulinum-B neurotoxins block neurotransmitter release by proteolytic cleavage of synaptobrevin〔J〕. Nature，1992，359（6398）：832－835.

〔8〕 Caccin P，Rossetto O，Rigoni M，et al. VAMP/synaptobrevin cleavage by tetanus and botulinum neurotoxins is strongly enhanced by acidic liposomes〔J〕. FEBS Lett，2003，542（1－3）：132－136.

〔9〕 Weinstein L. Tetanus〔J〕. N Engl J Med，1973，289（24）：1293－1296.

〔10〕 Kryzhanovsky G N. Tetanus：general and pathophysiological aspects：achievements，failures，perspectives of elaboration of the problem〔J〕. Prog Drug Res，1975，19：314－322.

〔11〕 MILLARD A H. Local tetanus〔J〕. Lancet，1954，267（6843）：844－846.

〔12〕 Jagoda A，Riggio S，Burguieres T. Cephalic tetanus：a case report and review of the literature〔J〕. Am J Emerg Med，1988，6（2）：128－130.

〔13〕 Berger S A，Cherubin C E，Nelson S，et al. Tetanus despite preexisting antitetanus antibody〔J〕. JAMA，1978，240（8）：769－770.

〔14〕 Bleck T P，Reddy P. Toxin-mediated syndromes of the nervous system〔J〕. Handb Clin Neurol，2010，96：257－272.

〔15〕 Apte N M，Karnad D R. Short report：the spatula test：a simple bedside test to diagnose tetanus〔J〕. Am J Trop Med Hyg，1995，53（4）：386－387.

〔16〕 殷文武，王传林，陈秋兰，等. 狂犬病暴露预防处置专家共识〔J〕. 中华预防医学杂志，2019，53（7）：668－679.

〔17〕 Santhosh G J，Joseph W，Thomas M. Strychnine poisoning〔J〕. J Assoc Physicians India，2003，51：739－740.

〔18〕 Strawn J R，Keck PE Jr，Caroff S N. Neuroleptic malignant syndrome〔J〕. Am J Psychiatry，2007，164（6）：870－876.

〔19〕 Andreadou E，Kattoulas E，Sfagos C，et al. Stiff person syndrome：avoiding misdiagnosis〔J〕. Neurol Sci，2007，28（1）：35－37.

〔20〕 Japanese Society of Chemotherapy Committee on guidelines for treatment of anaerobic infections，Japanese Association for Anaerobic Infection Research. Chapter 2－12－4. Anaerobic infections（individual fields）：tetanus〔J〕. J Infect Chemother，2011，17（Suppl 1）：125－132.

〔21〕 中国医学救援协会. 外伤后破伤风预防规范（T/CADERM 3001—2019）〔J〕. 中华预防医学杂志，2019，53（10）：978－981.

〔22〕 Vakil B J，Tulpule T H，Armitage P，et al. A comparison of the value of 200000 IU of tetanus antitoxin（horse）with 10000 IU in the treatment of tetanus〔J〕. Clin Pharmacol Ther，1968，9（4）：465－471.

［23］陈彩莲，王桃林，朱流财. 马破伤风免疫球蛋白 F（ab′)$_2$ 和破伤风抗毒素的过敏反应比较 ［J］. 世界临床医学，2017，11（8）：46，49.

［24］Miranda-Filho Dde B，Ximenes R A，Barone A A，et al. Randomised controlled trial of tetanus treatment with antitetanus immunoglobulin by the intrathecal or intramuscular route ［J］. BMJ，2004，328（7440）：615.

［25］Ahmadsyah I，Salim A. Treatment of tetanus：an open study to compare the efficacy of procaine penicillin and metronidazole ［J］. Br Med J（Clin Res Ed），1985，291（6496）：648 - 650.

［26］Lipman J，James M F，Erskine J，et al. Autonomic dysfunction in severe tetanus：magnesium sulfate as an adjunct to deep sedation ［J］. Crit Care Med，1987，15（10）：987 - 988.

第四十九章　外伤后破伤风疫苗和被动免疫制剂使用指南

外伤后破伤风是非新生儿破伤风的主要类型。为指导基层医疗机构做好外伤后破伤风的预防控制工作，尤其是外伤后的预防处置，降低破伤风发病率及病死率，中国疾病预防控制中心国家免疫规划技术工作组参考《2017年世界卫生组织破伤风立场文件》，以及国内外最新研究进展，制定了本指南。

一、病原学

破伤风梭菌是破伤风的病原菌，菌体细长，大小为（0.5～1.7）μm×（2.1～18.1）μm，革兰染色阳性，有周鞭毛、无荚膜。芽胞呈正圆形，直径大于菌体，位于菌体顶端，细菌呈鼓槌状。

破伤风梭菌严格厌氧。在血平板上，37 ℃培养48小时后始见薄膜状爬行生长物，伴溶血。不发酵糖类，不分解蛋白质。芽胞在100 ℃持续1小时可被完全破坏，在干燥的土壤和尘埃中可存活数年。

破伤风梭菌经由皮肤或黏膜破口侵入人体引起破伤风，尽管有报告表明破伤风的潜伏期从受伤后的1天到数月不等，但大多数病例都发生在感染后的3～21天，中位时间是7天。其感染的重要条件是伤口形成厌氧微环境：伤口窄而深（如刺伤），且伴有泥土或异物污染；大面积创伤、烧伤、坏死组织多，局部组织缺血同时伴有需氧菌或兼性厌氧菌混合感染。

破伤风梭菌产生两种外毒素，一种是对氧敏感的破伤风溶血毒素（tetanolysin），另一种为破伤风痉挛毒素（tetanospasmin），后者是引起破伤风的主要致病物质。破伤风痉挛毒素属于神经毒素（neu-rotoxin），毒性极强，小鼠腹腔注射的半数致死量（LD$_{50}$）为0.015 ng，对人的致死量＜1 μg。该毒素为蛋白质，在细菌溶解时释放，不耐热，65 ℃ 30分钟即可被破坏，亦可被肠道中存在的蛋白酶所破坏。该毒素对脊髓前角细胞和脑干神经细胞有高度的亲和力，引起全身骨骼肌强直性收缩和阵发性痉挛，重症患者可发生喉痉挛、窒息、肺部感染和器官功能衰竭。重症患者在无医疗干预的情况下，尤其是老人和婴幼儿，病死率接近100％；即使经过积极的综合治疗，病死率在全球范围仍为30％～50％。

破伤风患者采用伤口直接涂片镜检和病菌分离培养的检查阳性率很低，故一般不进行此项检查。临床上主要是根据典型的症状和病史作出诊断。

二、流行病学

（一）全球破伤风流行病学概况

破伤风在免疫规划项目执行不规范的国家和地区，特别是在低收入国家的不发达地区仍然是一个重要的公共卫生问题。2015年，全球共报告10301例破伤风病例，其中6750例为非新生儿破伤风。

美国自20世纪40年代中期开始普遍接种含破伤风类毒素疫苗（tetanus toxoid-containing vaccine，TTCV）后，报告的破伤风发病率从1947年的0.39/10万下降到2016年的0.01/10万，所有年龄组的发病率均有下降。破伤风病死率从1998—2000年的18％下降到2001—2016年的8.0％。发病率和死亡率的下降与广泛使用TTCV、伤口管理的改善、分娩时的卫生改善、母亲免疫力水平的提高以及城市化有关。非新生儿破伤风主要发生在老人中。2001—2016年，美国国家重点疾病监测系统（National Notifiable Diseases Surveillance System，NNDSS）报告了3例新生儿破伤风病例和459例非新生儿破伤风病例，非新生儿病例的中位年龄为44.0岁（四分位间距：2～95岁），60％的病例为男性。65岁以上的人群的破伤风发病风险和死亡率均高于65岁以下人群。破伤风几乎都发生在未接种或未全程接种

TTCV 以及 TTCV 接种史不详的人群中。多数欧盟成员国拥有运转良好的免疫和监测系统，自 2006 年以来每年确诊 49～167 例破伤风病例，呈下降趋势。2014 年，欧盟报告的破伤风年发病率为 0.01/10 万，其中 65％的病例年龄≥65 岁。截至 2002 年，澳大利亚的破伤风年发病率为 0.04/10 万，65 岁以上人群年发病率为 0.21/10 万；破伤风患者中 50 岁以上者占 86％；年平均死亡 1.5 例。

（二）我国破伤风流行病学概况

自 1978 年我国开始实行儿童计划免疫，百日咳、白喉、破伤风混合疫苗纳入儿童常规免疫程序。1996—2007 年我国共报告新生儿破伤风病例 37792 例，死亡 5252 例，年平均发病率 19/10 万，平均死亡率 2.65/10 万，年平均病死率 13.66％。2010—2017 年共报告 3992 例新生儿破伤风，年均发病率为 0.032‰，发病率从 2010 年的 0.058‰下降至 2017 年的 0.0059‰；2011—2017 年市级和 2017 年县级发病率均<1‰；男女发病率分别为 0.039‰、0.024‰。在所有病例中，广东、广西、新疆、浙江和云南的报告病例数（2488 例）占 62.32％；2010—2015 年每周均有病例报告；发病年龄中位数（P_{25}，P_{75}）为 8（1，28）天。新生儿破伤风死亡 272 例，病死率为 6.81％；<9 天、9～14 天和>14 天龄的病死率分别为 8.88％、4.80％和 3.97％；发病到死亡的时间间隔中位数（P_{25}，P_{75}）为 3（0，32）天。除部分省份的个别县外，中国新生儿破伤风的发病率已控制在<1‰。2012 年中国已证实消除了产妇与新生儿破伤风，但这个成功很大程度上归功于医疗环境的改善和住院分娩率的提高，而非规范的免疫接种方案。

桂林市疾病预防控制中心对 2015—2017 年桂林市二级以上医疗机构诊疗的破伤风病例资料进行了流行病学调查，全市共报告破伤风发病 69 例，年均报告发病率 0.431/10 万。除 1 例为新生儿破伤风外，其他非新生儿破伤风病例年龄中位数 62 岁（范围为 19～92 岁），40 岁以上占比 94.20％。所有病例仅 1 例完成 4 剂次 TTCV 接种，发病距离末次接种 16 年，其余病例均无 TTCV 接种史。破伤风发病暴露因素以铁钉、铁丝扎伤或铁器刀具割伤为主，其次为草木、竹子、树枝及玻璃等割伤，以及跌倒、车祸、重物砸落引起的外伤。

我国尚缺乏系统的非新生儿破伤风流行病学监测和报告体系，外伤后破伤风多散发于乡镇和农村地区，误诊率和漏诊率较高，因此报告发病率可能存在低估。

（三）破伤风免疫制剂

破伤风主动免疫制剂为含破伤风类毒素疫苗（TTCV）。TTCV 包括破伤风疫苗（tetanus vaccine, adsorbed，TT）、白喉、破伤风混合疫苗（TD）以及百日咳、白喉、破伤风混合疫苗（DTaP）等。

破伤风被动免疫制剂包含破伤风抗毒素（TAT）、马破伤风免疫球蛋白［F（ab'）$_2$］和破伤风人免疫球蛋白（HTIG）。其中 F（ab'）$_2$ 是在原有使用马血清生产 TAT 工艺的基础上，经加用柱色谱法纯化工序降低 IgG 等大分子蛋白的含量、提高有效成分抗体片段 F（ab'）$_2$ 的相对含量，使之安全性较 TAT 得到较大提高。在 HTIG 难以获得时，应优先选择 F（ab'）$_2$，其次选择 TAT。

（四）外伤后破伤风预防处置的基本流程

外伤后进行伤口处置和合理使用破伤风免疫制剂对预防破伤风感染至关重要。外伤后伤口处置按照外科诊疗常规要求，破伤风疫苗和被动免疫制剂使用基本流程如下。

1. 根据伤口的情况进行分类　在接诊外伤患者时，应获取患者完整病史，包括受伤的环境和受伤的过程，对伤口进行分类。①清洁伤口：位于身体细菌定植较少的区域伤口；在伤后立即得到处理的简单伤口（如刀片割伤）。②不洁伤口：位于身体细菌定植较多的区域（如腋窝、腹股沟及会阴等）的伤口；超过 6 小时未处理的简单伤口。③污染伤口：被污物、有机泥土（如沼泽或丛林的土壤）、粪便或唾液（如动物或人咬伤）污染的伤口；已经感染的伤口；含有坏死组织的伤口（如发生坏疽、火器伤、冻伤、烧伤等）。

2. 判断患者的免疫功能是否正常　仔细询问影响患者免疫功能的既往病史、用药史，判断患者免疫功能状态，根据患者的免疫状态给予患者适宜的预防方法，后文详述免疫功能受损人群外伤后破伤风的预防推荐。

3. 破伤风的被动免疫　破伤风的被动免疫主要指将外源性抗体如 HTIG 或 F（ab'）₂/TAT 注入体内，使机体立即获得免疫力，用于破伤风的短期应急预防。其特点是产生效应快，但有效保护时间较短：F（ab'）₂/TAT 保护时间一般只有 10 天，而 HTIG 也只有 28 天。F（ab'）₂ 与 TAT 相比，发生过敏反应的概率低、安全性高。

既往未全程接种破伤风疫苗（全程接种为至少注射过 3 剂 TTCV）的患者和接种史不明确的患者，如果出现不洁伤口或污染伤口，应肌注 HTIG 进行被动免疫。HTIG 难以获得时，应当优先选择 F（ab'）₂，其次选择 TAT。

HTIG 用量为 250～500 IU/次，单次注射，接种部位为大肌肉处（如臀部），接种方式为肌内注射。F（ab'）₂/TAT 用量为 1500～3000 IU/次，接种部位为大肌肉处（如臀部），接种方式为肌内注射。因 F（ab'）₂/TAT 作用维持时间仅有 10 天，对伤口污染严重的患者，应考虑 F（ab'）₂/TAT 注射后 1 周再次注射。注射前应将 1500 IU F（ab'）₂/TAT 用 10 ml 灭菌注射用水稀释后进行皮内试验，皮内试验阴性方可肌内注射。注射 F（ab'）₂/TAT 后，应当观察至少 30 分钟。如果皮内试验阳性，应当改用 HTIG。如果患者应当进行破伤风被动免疫，但无接种 HTIG 条件且 F（ab'）₂/TAT 皮内试验阳性时，可采用 F（ab'）₂/TAT 脱敏注射：将 F（ab'）₂/TAT 稀释 10 倍，分小量数次作皮下注射，每次注射后观察 30 分钟。第 1 次注射 10 倍稀释的 F（ab'）₂/TAT 0.2 ml，观察 30 分钟无发绀、气喘或显著呼吸短促、脉搏加速时，即注射第 2 次 0.4 ml，如仍无反应则 30 分钟后注射第 3 次 0.8 ml，如仍无反应即将安瓿中未稀释的 F（ab'）₂/TAT 全量作肌内注射。有过敏史或过敏试验强阳性者，应将第 1 次注射量和以后的递增量适当减少，分多次注射，以免发生剧烈反应。病例最后一次注射 F（ab'）₂/TAT 后，应观察至少 30 分钟。

4. 破伤风的主动免疫　是指将 TTCV 接种于人体产生获得性免疫力的一种预防破伤风感染的措施。其特点是起效慢，一般注射约 2 周后抗体才达到保护性水平。从未接受过 TTCV 免疫的患者应连续接种 3 剂才能获得足够高且持久的抗体水平，全程免疫后的保护作用可达 5～10 年。

对于未全程接种疫苗或接种史不明确的外伤患者，应尽快完成疫苗的全程接种，以便获得长期保护。≥6 岁儿童及成人的 TTCV 全程接种程序见表 49-1。接种部位为上臂外侧三角肌，接种方式为肌内注射，或按照说明书接种。<6 岁的婴幼儿及儿童，按照国家免疫规划疫苗儿童免疫程序进行 TTCV 接种，见表 49-2。在使用静脉注射用丙种球蛋白的当天或 28 天后可进行主动免疫。

表 49-1　　　　　　　　　　　　≥6 岁儿童及成人含破伤风类毒素疫苗全程免疫接种程序

	第 1 剂次	第 2 剂次	第 3 剂次
推荐接种间隔	—	与第 1 剂次间隔 4～8 周	与第 2 剂次间隔 6～12 个月
最小接种间隔	—	4 周	6 个月

表 49-2　　　　　　　　　　　　国家免疫规划疫苗儿童免疫程序

疫苗种类	接种年（月）龄				
	3 月	4 月	5 月	18 月	6 岁
百日咳、白喉、破伤风混合疫苗	1 剂次	1 剂次	1 剂次	1 剂次	
白喉、破伤风混合疫苗					1 剂次

三、外伤后破伤风疫苗和被动免疫制剂的使用

（一）一般人群

外伤后破伤风疫苗和被动免疫制剂的使用，应结合伤口性质与既往免疫史综合判断，原则如下：
①全程免疫且最后一次注射后的 5 年内。所有类型伤口，均不推荐使用 TTCV、HTIG 或 F（ab'）₂/

TAT。②全程免疫最后一次注射后≥5 年，但＜10 年。清洁伤口不推荐使用 TTCV、HTIG 或 F（ab'）₂/TAT。不洁伤口及污染伤口应加强接种 1 剂 TTCV，不推荐使用 HTIG 和 F（ab'）₂/TAT。③全程免疫最后一次注射已≥10 年。部分患者体内抗体水平降至保护水平以下，所有类型伤口均应接种 1 剂 TTCV，以快速提高体内抗体水平，不推荐使用 HTIG 和 F（ab'）₂/TAT。④免疫接种史不详或不足 3 次接种。清洁伤口仅需全程接种 TTCV。不洁伤口和污染伤口在全程接种 TTCV 的同时应注射 HTIG 或 F（ab'）₂/TAT。以上描述详见表 49 - 3。

表 49 - 3 破伤风疫苗和被动免疫制剂的使用

既往免疫史	最后 1 剂注射至今时间	伤口性质	TTCV	HTIG/F（ab'）₂/TAT
全程免疫	＜5 年	所有类型伤口	无须	无须
全程免疫	≥5 且＜10 年	清洁伤口	无须	无须
全程免疫	≥5 且＜10 年	不洁或污染伤口	加强 1 剂	无须
全程免疫	≥10 年	所有类型伤口	加强 1 剂	无须
非全程免疫或免疫史不详	—	清洁伤口	全程免疫	无须
非全程免疫或免疫史不详	—	不洁或污染伤口	全程免疫	需要

注：TTCV 含破伤风类毒素疫苗；HTIG 破伤风人免疫球蛋白；F（ab'）₂ 马破伤风免疫球蛋白；TAT 破伤风抗毒素。

（二）免疫功能受损人群

免疫功能受损的外伤患者可以安全使用 TTCV。有条件的情况下可进行破伤风抗体测定，以评价疫苗接种后的免疫效果，并指导 TTCV 加强免疫剂次的使用。

1. 免疫功能轻度受损外伤患者 实体器官移植手术后使用常规抗排异药物的患者、服用糖皮质激素和常规免疫抑制剂的患者、慢性肾功能不全进行透析治疗的患者、CD4 细胞计数≥300 个/µl 的艾滋病患者，此类人群接受破伤风主动免疫后抗体滴度较正常人群衰减快，外伤后破伤风疫苗和被动免疫制剂的使用在遵循一般人群的使用原则基础上，考虑所有伤口均将加强免疫的时间间隔缩短至 5 年。有条件的机构，可考虑检测破伤风抗体水平。

2. 免疫功能严重受损外伤患者 实体器官移植后使用抗 CD20 单克隆抗体的患者、非实体肿瘤化疗患者、CD4 细胞计数＜300 个/µl 的艾滋病患者，此类人群接受破伤风主动免疫后的效果不可靠。有条件的机构，可考虑检测破伤风抗体水平，无检测条件时应给予 HTIG 或 F（ab'）₂/TAT 进行保护。部分既往接受过破伤风全程免疫的造血干细胞移植患者移植后失去保护，应在移植后 12 个月重启破伤风基础免疫。有条件的机构，可考虑检测破伤风抗体水平。移植后重启破伤风基础免疫的效果与正常人群相近。在移植后 12 个月内如果受外伤，可考虑注射 HTIG 或 F（ab'）₂/TAT 给予临时性保护，不推荐注射疫苗。

四、潜在外伤高危人群的暴露前免疫

既往无破伤风免疫史的高危人群，如军人、警察、军校和警校等院校在校学生、建筑工人、野外工程作业人员（石油、电力、铁路等）及厨师等，建议推荐程序尽早完成暴露前免疫。

五、破伤风患者的免疫处置

患者确诊以后应寻找感染部位进行彻底清创处理，同时需进行免疫处置，包括使用被动免疫制剂及完成破伤风疫苗主动免疫。被动免疫制剂建议用量：HTIG 为 3000～6000 IU；或 F（ab'）₂/TAT 为 10000～60000 IU，使用方法为单次多点肌内注射或静脉滴入。当天在使用 HTIG 或 F（ab'）₂/TAT 治疗的同时，如果患者既往未完成 TTCV 全程免疫或免疫史不详，应按表完成 TTCV 全程免疫接种，如果患者既往完成了 TTCV 全程免疫，则此次加强 1 剂 TTCV。如在使用 HTIG 或 F（ab'）₂/TAT 治疗的当天无法接种 TTCV，推荐 4 周以后开始接种。

〔王传林　刘　斯　陈庆军〕

参考文献

［1］ Afshar M，Raju M，Ansell D，et al. Narrative review：tetanus-a health threat after natural disasters in developing countries ［J］. Ann Intern Med，2011，154 (5)：329 - 335.

［2］ Roper M H，Vandelaer J H，Gasse F L. Maternal and neonatal tetanus ［J］. Lancet，2007，370 (9603)：1947 -1959.

［3］ Satellite Broadcast. Epidemiology and Prevention of Vaccine-Preventable Diseases 2007 ［J］. Mmwr Morbidity & Mortality Weekly Report，2007，56 (1)：10.

［4］ Tetanus surveillance—United States，2001—2008 ［J］. MMWR Morb Mortal Wkly Rep，2011，60 (12)：365 - 369.

［5］ Sanford J P. Tetanus—forgotten but not gone ［J］. 1995，332 (12)：812 - 813.

［6］ 李凡，徐志凯. 医学微生物学 ［M］. 北京：人民卫生出版社，2013.

［7］ Tetanus vaccines. WHO position paper-February 2017 ［J］. Wkly Epidemiol Rec，2017，92 (6)：53 - 76.

［8］ Liang J L，Tiwari T，Moro P，et al. Prevention of Pertussis，Tetanus，and Diphtheria with Vaccines in the United States：Recommendations of the Advisory Committee on Immunization Practices (ACIP) ［J］. MMWR Recomm Rep，2018，67 (2)：1 - 44.

［9］ Centers for Disease Control and Prevention (CDC). Tetanus surveillance—United States，2001—2008 ［J］. MMWR Morb Mortal Wkly Rep，2011，60 (12)：365 - 369.

［10］ Pascual F B，Mcginley E L，Zanardi L R，et al. Tetanus Surveillance—United States，1998—2000 ［J］. MMWR Surveill Summ，2003，52 (SS - 3)：1 - 8.

［11］ ECDC. Surveillance Atlas of Infectious Diseases ［EB/OL］. ［2019 - 11 - 7］. http：//atlas. ecdc. europa. eu/public/index. aspx.

［12］ Quinn H E，McIntyre P B. Tetanus in the elderly—An important preventable disease in Australia ［J］. Vaccine，2007，25 (7)：1304 - 1309.

［13］ 张萍，梁晓峰，李黎，等. 中国 1996—2007 年新生儿破伤风流行病学特征分析 ［J］. 中国疫苗和免疫，2008 (3)：74 - 75.

［14］ 宁桂军，高源，夏伟，等. 中国 2010—2017 年新生儿破伤风流行病学特征 ［J］. 中国疫苗和免疫，2018，24 (4)：379 - 382.

［15］ 郭昕东，黄建晖，蔡咏娜，等. 2000—2004 年汕头市新生儿破伤风流行病学和影响因素分析 ［J］. 疾病监测，2006，21 (2)：76 - 77，95.

［16］ 林风华，陈杨，陈剑慧，等. 福州市 2003—2006 年新生儿破伤风疫情分析 ［J］. 职业与健康，2008，24 (2)：161 -162.

［17］ World Health Organization. China eliminates maternal and neonatal tetanus ［EB/OL］. ［2019 - 11 - 7］. https：//www. who. int/westernpacific/news/detail/30 - 11 - 2012-china-eliminates-maternal-and-neonatal-tetanus.

［18］ 麦浩，刘颖，龙虎，等. 2015—2017 年桂林市全人群破伤风流行特征调查 ［J］. 中国急救复苏与灾害医学杂志，2018，13 (11)：1084 - 1086.

［19］ 陈彩莲，王桃林，朱流财. 马破伤风免疫球蛋白 F (ab')$_2$ 和破伤风抗毒素的过敏反应比较 ［J］. 世界临床医学，2017，11 (8)：46，49.

［20］ 中国医学救援协会. 外伤后破伤风预防规范 (T/CADERM 3001—2019) ［J］. 中华预防医学杂志，2019，53 (10)：978 - 981.

［21］ Quinn R H，Wedmore I，Johnson E L，et al. Wilderness Medical Society practice guidelines for basic wound management in the austere environment：2014 update ［J］. Wilderness Environ Med，2014，25 (4 Suppl)：S118 - 133.

［22］ 陈孝平. 外科学 ［M］. 北京：人民卫生出版社，2010.

［23］ Stiehm E R. Standard and special human immune serum globulins as therapeutic agents ［J］. Pediatrics，1979，63 (2)：301 - 319.

［24］张延龄，张晖. 疫苗学［M］. 北京：科学出版社，2004.

［25］Eckerle I，Rosenberger K D，Zwahlen M，et al. Serologic vaccination response after solid organ transplantation：a systematic review［J］. PLoS One，2013，8（2）：e56974.

［26］Pedrazzi C，Ghio L，Balloni A，et al. Duration of immunity to diphtheria and tetanus in young kidney transplant patients［J］. Pediatr Transplant，1999，3（2）：109 - 114.

［27］Heijstek M W，van Gageldonk P G，Berbers G A，et al. Differences in persistence of measles，mumps，rubella，diphtheria and tetanus antibodies between children with rheumatic disease and healthy controls：a retrospective cross-sectional study［J］. Ann Rheum Dis，2012，71（6）：948 - 954.

［28］Guerin A，Buisson Y，Nutini M T，et al. Response to vaccination against tetanus in chronic haemodialysed patients ［J］. Nephrol Dial Transplant，1992，7（4）：323 - 326.

［29］Kroon F P，van Dissel J T，Labadie J，et al. Antibody response to diphtheria，tetanus，and poliomyelitis vaccines in relation to the number of CD4＋ T lymphocytes in adults infected with human immunodeficiency virus［J］. Clin Infect Dis，1995，21（5）：1197 - 1203.

［30］Januszkiewicz-Lewandowska D，Gowin E，Bocian J，et al. Vaccine-Derived Immunity in Children With Cancer-Analysis of Anti-Tetanus and Anti-Diphtheria Antibodies Changes after Completion of Antineoplastic Therapy［J］. Pediatr Blood Cancer，2015，62（12）：2108 - 2113.

［31］Alavi S，Rashidi A，Arzanian M T，et al. Humoral immunity against hepatitis B，tetanus，and diphtheria following chemotherapy for hematologic malignancies：a report and review of literature［J］. Pediatr Hematol Oncol，2010，27（3）：188 - 194.

［32］Hammarström V，Pauksen K，Björkstrand B，et al. Tetanus immunity in autologous bone marrow and blood stem cell transplant recipients［J］. Bone Marrow Transplant，1998，22（1）：67 - 71.

［33］Škovránková J，Petráš M. Persistence of humoral immunity to tetanus and diphtheria in hematopoietic stem cell transplant recipients after post-transplant immunization［J］. Pediatr Blood Cancer，2012，59（5）：908 - 913.

［34］Ljungman P，Cordonnier C，Einsele H，et al. Vaccination of hematopoietic cell transplant recipients［J］. Bone Marrow Transplant，2009，44（8）：521 - 526.

［35］Tomblyn M，Chiller T，Einsele H，et al. Guidelines for preventing infectious complications among hematopoietic cell transplantation recipients：a global perspective［J］. Biol Blood Marrow Transplant，2009，15（10）：1143 -1238.

［36］Rubin L G，Levin M J，Ljungman P，et al. 2013 IDSA clinical practice guideline for vaccination of the immunocompromised host［J］. Clin Infect Dis，2014，58（3）：309 - 318.

［37］Vakil B J，Tulpule T H，Armitage P，et al. A comparison of the value of 200000 IU of tetanus antitoxin（horse）with 10000 IU in the treatment of tetanus［J］. Clin Pharmacol Ther，1968，9（4）：465 - 471.

图书在版编目（CIP）数据

现代心肺复苏急救学 / 李宗浩主编. — 长沙 ： 湖南科学技术出版社，2020.12
ISBN 978-7-5710-0875-8

Ⅰ．①现… Ⅱ．①李… Ⅲ．①心肺复苏术 Ⅳ.①R605.974

中国版本图书馆 CIP 数据核字(2020)第 243997 号

现代心肺复苏急救学
主　　编：李宗浩
责任编辑：李　　忠
出版发行：湖南科学技术出版社
社　　址：湖南省长沙市开福区芙蓉中路一段 416 号泊富国际金融中心
　　　　　http://www.hnstp.com
湖南科学技术出版社天猫旗舰店网址：
　　　　　http://hnkjcbs.tmall.com
邮购联系：本社直销科 0731-84375808
印　　刷：湖南省众鑫印务有限公司
　　　　　（印装质量问题请直接与本厂联系）
厂　　址：长沙县榔梨镇保家工业园
邮　　编：410000
版　　次：2020 年 12 月第 1 版
印　　次：2020 年 12 月第 1 次印刷
开　　本：889mm×1194mm　1/16
印　　张：71
插　　页：8
字　　数：2100 千字
书　　号：ISBN 978-7-5710-0875-8
定　　价：298.00 元